AF552002

G. F. Meert

Das venöse und lymphatische System aus osteopathischer Sicht

Meiner lieben Frau Juanita

Danke für deine edle Würde und für dein heiteres Lachen.

Danke dafür, dass du mich die Musik des Lebens hören lässt, und du mich dabei zart in die Arme nimmst.

Danke, dass du mir deinen Weg zeigst, und ich ihn mit dir teilen darf ...

Du bist wunderschön.

Guido F. Meert

Das venöse und lymphatische System aus osteopathischer Sicht

Thorax, Abdomen, Becken, Extremitäten

2. Auflage

Mit einem Geleitwort von: Dr. med. dent Erich Wühr, Bad Kötzting

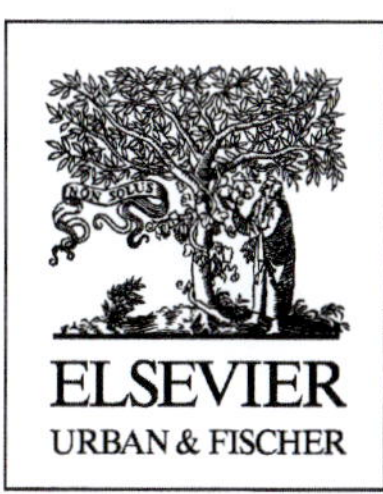

URBAN & FISCHER München

Zuschriften an:
Elsevier GmbH, Urban & Fischer Verlag, Hackerbrücke 6, 80335 München
E-Mail medizin@elsevier.com
Guido F. Meert, Privatpraxis für Physiotherapie und Osteopathie, Adolf-Kolping-Straße 25, 93426 Roding; Homepage des Deutschen Fortbildungsinstituts für Osteopathie: www.dfo-zentrum.de bzw. www.meert-praxis.de

Bibliografische Information der Deutschen Nationalbibliothek
Die Deutsche Nationalbibliothek verzeichnet diese Publikation in der Deutschen Nationalbibliografie; detaillierte bibliografische Daten sind im Internet über http://www.d-nb.de/ abrufbar.

24 25 26 27 5 4 3 2

Um den Textfluss nicht zu stören, wurde bei Patienten und Berufsbezeichnungen die grammatikalisch maskuline Form gewählt. Selbstverständlich sind in diesen Fällen immer Frauen und Männer gemeint.

Planung Marko Schweizer, München
Lektorat: Annekathrin Sichling, München
Redaktion: Johanna Schuster, Inverness, Großbritannien/Schottland
Herstellung: Erika Baier, München, Ute Landwehr-Heldt, Bremen
Satz: abavo GmbH, Buchloe/Deutschland; TnQ, Chennai/Indien
Druck und Bindung: Rodona Industria Gráfica, S.L., Pamplona/Spanien
Umschlaggestaltung: SpieszDesign, Neu-Ulm
Titelfotografie: © Fotolia, Berlin; © Guido F. Meert, Schorndorf

ISBN Print 978-3-437-57621-8
ISBN e-Book 978-3-437-59142-6

Aktuelle Informationen finden Sie im Internet unter **www.elsevier.de** und **www.elsevier.com**

Geleitwort

Ein alter Traum (westlicher) Menschen scheint niemals wahr zu werden: Eine Menschheit, die nur lange genug analysieren und forschen muss, um irgendwann einmal alles zu wissen – und alles zu können. Griechische Philosophen haben vor 2.500 Jahren begonnen, diesen Traum zu träumen. Es dauerte bis in die Zeit der Aufklärung, bis Immanuel Kant feststellte, dass Wissen und Erkenntnis der Menschen (zumindest auf ihrer derzeitigen Evolutionsstufe) begrenzt seien und es auch bleiben würden. Andere haben Kants Erkenntnisse weitergedacht und weiterentwickelt. Nicht nur Philosophen, sondern auch Naturwissenschaftler sind sich mittlerweile der Begrenzung menschlichen Wissens und Könnens bewusst. Nur in der Medizin wird vielerorts der alte Traum noch weitergeträumt.

Dabei sind doch gerade in der Medizin die Grenzen offensichtlich: Zwar hat die moderne Medizin in den letzten 150 Jahren enorme Fortschritte in der Hygiene, Seuchenbekämpfung, Akut- und Notfallmedizin, Transplantationsmedizin, Geburtshilfe usw. gemacht, aber der zunehmenden Zahl chronischer Zivilisationskrankheiten steht sie ziemlich hilflos gegenüber. Diese Erkrankungszustände präsentieren sich multimorbid, therapieresistent und rezidivierend und sind mit den linearen und biomechanistischen Denkmodellen der derzeitigen Medizin nicht zu „beherrschen".

Der Mensch ist eben keine Maschine. Er ist ein hochkomplexes biologisches System, bestehend aus vernetzten Teilsystemen, die miteinander in ständige Wechselwirkungen treten. Das Gesamtsystem ist seinerseits eingebunden in ein Netzwerk bei- und übergeordneter Systeme. Auch hier bestehen ständige Wechselwirkungen. Die Komplexität des biologischen Systems „Mensch" wird auf 10^{15} Freiheitsgrade (Wechselwirkungsfaktoren) geschätzt. Das heißt: Wir Menschen werden auf unserer jetzigen Evolutionsstufe nie alles über uns selbst, geschweige denn über die Rahmenbedingungen unseres Lebens wissen können.

Trotzdem können wir durch systemisches Denken und Handeln Erfolg versprechend mit dieser Komplexität umgehen und die Lebensqualität von kranken Menschen deutlich verbessern: Das biologische System „Mensch" – mitsamt seiner Lebensbedingungen – muss aus unterschiedlichen Perspektiven untersucht und behandelt werden. Im Zusammenwirken dieser Perspektiven ergeben sich effiziente Vorgehensweisen für die Diagnostik, die Behandlung und die Stabilisierung der Therapieergebnisse. Jede einzelne Perspektive beschreibt nur bestimmte Teilaspekte des Systems und wird in ihren Unzulänglichkeiten durch die anderen Perspektiven sinnvoll ergänzt.

Guido F. Meert hat in diesem Buch eine besondere Perspektive als grundlegend und notwendig erkannt – die Perspektive der Flüssigkeiten: Das Leben ist im Meer entstanden. Erste Lebensformen haben sich durch die Bildung einfacher Membranen abgegrenzt und „einen Teil des Meeres in sich aufgenommen". War anfänglich noch der Austausch mit dem umgebenden Wasser notwendig, so haben sich im Lauf der Zeit bestimmte Lebewesen vom sie umgebenden Wasser „emanzipiert". Das Leben hatte das Wasser mit sich an Land genommen. So können wir metaphorisch sagen: Die Körperflüssigkeiten sind das Wasser, in dem der Fisch „Mensch" schwimmt. Und wenn der Fisch krank ist, so sollte man zu allererst nachschauen, was mit dem Wasser nicht stimmt ...

Noch ein zweiter Gedanke diesem Buch zum Geleit: In den letzten Jahrzehnten hat sich die Osteopathie – vor allem in Amerika – der universitären Medizin immer mehr angepasst, um von ihr anerkannt zu werden. (So gibt es in den USA Osteopathieschulen, in denen die Osteopathie nur noch als Wahlfach [300 Stunden] angeboten wird.) Dabei hat sie sich die linearen und (bio-)mechanistischen Denk- und Handlungsmodelle der universitären Medizin angeeignet und vieles von ihrer ursprünglichen Leistungsfähigkeit als systemische Denk- und Vorgehensweise eingebüßt – und damit geht leider etliches an Pluralität und an „Wissen- und Könnerschaft" in der Osteopathie verloren. Andrew T. Still war ein Visionär und seiner Zeit weit voraus. Seine Nachfolger haben durch die Eingliederung der linearen und (bio-)mechanistischen Medizin diesen Vorsprung weitgehend verspielt. Sie haben es zugelassen, dass die Zeit die Osteopathie wieder eingeholt hat.

Guido F. Meert ist in diesem Prozess eine rühmliche Ausnahme. Bei seinem Buch wird deutlich: Hier hat ein erfahrener Lehrer und Praktiker der Osteopathie weiter gedacht als üblich. Er führt uns auch zurück zu dem, was Osteopathie ursprünglich bietet: Eine systemische Denk- und Handlungsweise. Eine wichtige und grundlegende Perspektive auf das biologische System „Mensch" ... Damit werden uns der Autor und seine Weise der Osteopathie zum Vorbild für unser tägliches Denken und Handeln. Sein Buch wird eines der wenigen Bücher sein, die ich von Zeit zu Zeit hervorhole und durcharbeite – Wort für Wort. Ich wünsche ihm eine weite Verbreitung und freue mich auf die Fortsetzung.

Bad Kötzting, im Juli 2006

Dr. med. dent. Erich Wühr
Osteopath DROM, BAO
Dozent beim DFO – Deutsches Fortbildungsinstitut für Osteopathie
Seit 1991 Konsiliarzahnarzt an der Ersten Deutschen Klinik für Traditionelle Chinesische Medizin (TCM-Klinik) Bad Kötzting/Bayer. Wald
Seit 1993 Gründer und Leiter der TCM-Schule an der TCM-Klinik Bad Kötzting
Autor der Fachbücher *Chinesische Syndromdiagnostik*, *Chinesische Syndromtherapie* und *Traditionelle Chinesische Heilkunst*

Vorwort

„Wer den Zweig untersucht und die Wurzel vergisst, geht in die Irre."

Mahatma Gandhi

In vorliegendem Buch und in meinen Vorträgen weise ich oft auf die Zartheit hin. Um zu beschreiben, was ich mit „Zartheit" meine, will ich ein wenig auf die verschiedenen Elemente des Mensch-Seins eingehen.

Zartheit bei der Behandlung heißt, das Anliegen des Patienten ernst zu nehmen, beim Behandeln behutsam vorzugehen und mit der Schmerzgrenze verantwortungsvoll umzugehen. Für mich beinhaltet Zartheit an erster Stelle Respekt für diesen Menschen, der sich von mir liebevoll (zart) behandeln lassen will. Zartheit ist damit mehr eine Philosophie, eine Lebenseinstellung und beinhaltet nicht nur ein behutsames und respektvolles Einschätzen der Beschwerden dieses Menschen, sondern sich Zeit für ihn zu nehmen und sich seine Sorgen und Nöte ernsthaft anzuhören und anzuschauen. (Amerikanische Soziologen konnten beispielsweise aufzeigen, dass Patienten durchschnittlich bereits nach 18 Sekunden [!] vom Arzt unterbrochen werden, wenn sie ihre Probleme schildern [D. Grönemeyer].)

Behandeln ist mehr als das Herstellen eines bestimmten Zustandes – es ist eher eine Art Wiederbelebung eines individuellen Seins. Und dazu gehört Intuition, Erfahrung, kunstvolles Praktizieren …

Manchmal haben wir versucht zu beschreiben, was Osteopathie nicht ist und streiten auch vehement jede Ähnlichkeit mit anderen Therapien ab. Die Osteopathie soll schließlich keine klassische Medizin, keine Physiotherapie, keine Manuelle Therapie, keine Bindegewebsmassage, kein Rolfing, keine Chiropraxis, keine Psychologie … sein, sondern etwas völlig anderes. Umso mehr stellt sich die Frage, was Osteopathie dann eigentlich ist. Und – sofern sie ganzheitliche Ansätze verwendet – ob sie sich dann nicht automatisch mit anderen Therapieformen überschneidet.

Wir haben diskutiert über das „Herz der Osteopathie". Über diese wunderbare und einmalige Kunst, die offenbar nur Osteopathen beherrschen … (Ist das wirklich so?) Dieser geheimnisvolle Schleier aus Können, Wissen und Glauben.

Manchmal brauchen wir dieses Geheimnisvolle, um unsere eigene Angst (uns eingestehen zu müssen, dass auch wir bei unseren Patienten manchmal nicht weiterkommen), verbergen zu können. Oft suchen Osteopathen die so genannte primäre Läsion, von der alles ausgeht und die es zu lösen gilt, damit sich alle anderen, sekundären Läsionen von selbst lösen (ist das wirklich immer so?). Auf der Suche nach der primären Läsion verlassen wir aber wohlgemerkt das Feld der Ganzheitlichkeit!

Hinsichtlich der Zartheit im Umgang mit mir selbst habe ich lange gebraucht, mein „Nicht-Wissen" sowie mein „Unvermögen", stets die primäre Läsion zu finden, vor anderen einzugestehen. Oftmals war ich frustriert, nicht jedem Menschen, der zu mir in die Praxis kam, helfen zu können.

Wenn ich das System der Grundregulation nach Alfred Pischinger studiere oder mit Kollegen diskutiere, wird mir klar, dass wir ab und zu nur an der Oberfläche kratzen. Denken wir – ganz simpel – an den Informationsaustausch (chemisch, mechanisch, piezoelektrisch, energetisch, neurologisch …) zwischen zwei Zellen. Was wissen bzw. verstehen wir davon? Und dann multiplizieren wir dieses komplizierte Geschehen nur mal für das Gehirn millionenfach (die Anzahl der Hirnzellen beträgt etwa 100.000 pro Quadratmillimeter). Jede Hirnzelle kommuniziert zusätzlich mit Tausenden von anderen Hirnzellen. Übersetzen wir das für alle Körperzellen (billionenfach – reicht das aus?) und denken wir dann an alle möglichen Einwirkungen aus der Umgebung. Wissenschaftler schätzen, dass insgesamt etwa 1.015 Wechselwirkungsfaktoren (Freiheitsgrade) auf biologische Systeme (wie beispielsweise den Menschen) einwirken. Wenn der Therapeut Tag und Nacht, jede Sekunde über einen Freiheitsgrad nachdenken würde, bräuchte er alleine schon etwa 30 Millionen Jahre, um alle Faktoren aufzuzählen. Ist das nicht Schwindel erregend?

Wenn Sie über dieses Thema auch noch interdisziplinär kommunizieren möchten, benötigen Sie nicht nur Kenntnisse über Anatomie und Physiologie, sondern auch über Hochenergiephysik, Mathematik, Atomphysik, Chemie, Zellbiologie, Neurobiologie, Biochemie, Biopsychologie, Neurowissenschaften … Es ist beispielsweise schon schwierig, die Ladungen der Elektronen mit den chemischen Eigenschaften der Makromoleküle zu kombinieren, geschweige denn diese in die mechanischen Gegebenheiten der Gewebe zu integrieren! Das erklärt zum Teil die Schwierigkeiten, bei interdisziplinären Versuchen einen gemeinsamen Nenner zu finden und gegenseitigen Respekt (und Zartheit) zu fördern.

Mir wird dabei klar, dass ich mit einer osteopathischen Behandlung nur in einem bescheidenen Umfang dazu beitragen kann, dass ein Mensch sich wieder besser fühlt. Mir wird dabei auch klar, dass hier eine gewisse Demut (Zartheit) gegenüber „Mutter Natur", gegenüber Kollegen, gegenüber den Patienten, gegenüber sich selbst angebracht ist.

Gibt es tatsächlich für jedes Problem nur die eine passende Tablette, die eine richtige manuelle Manipulation oder die eine gekonnte Unwinding-Technik? Gibt es tatsächlich nur die eine primäre Läsion? Ist es manchmal vielleicht nicht eher angebracht, bei der Behandlung mehrgleisig zu fahren? Gibt es nicht vielleicht Überlagerungen von Krankheiten, Kompensationen und Adaptationen in Lauf der Zeit?

Die Gewissheit, diese Komplexität niemals alleine überblicken, geschweige denn testen und behandeln zu können, hat mich darin unterstützt, ruhiger und gelassener zu werden. Dieses Begreifen hat dazu geführt, den Patienten mit einem breiteren und offeneren Horizont zu begegnen. Es fühlt sich gut an zu wissen, dass man nicht „allwissend" und „allheilend" zu sein braucht, weil man eben nicht der einzige Therapeut ist, der helfen kann.

Es kann daher durchaus vernünftig sein, in einem „medizinischen" Team zusammenzuarbeiten. Dieses Team könnte beispielsweise aus einem Arzt, einem Psychologen, einem Zahnarzt, einem Naturheilkundler, einem Osteopathen und nicht zuletzt aus dem Patienten selbst bestehen.

Hinsichtlich der Zartheit im Umgang mit dem Patienten ist es wichtig, über Kompensationen nachzudenken. Ein Mensch wird meiner Meinung nach in dem Moment krank, wo er seine Kompensationsmöglichkeiten ausgeschöpft hat. Gerade das letzte Problem, das noch hinzukam, hat das Fass zum Überlaufen gebracht. Wenn man es als Behandler erreicht, einige Probleme des Patienten zu lösen, kann es sein, dass dieser sich wieder wohler, ja, vielleicht sogar „gesund(er)" fühlt.

Diesen Grundgedanken nachgehend kann man eine „Reise durch den Körper" machen auf der Suche nach lösbaren Problemen. Natürlich macht man sich hierbei Gedanken darüber, wo sich der „point of entry" befindet, der Bereich, wo man am besten zuerst ansetzt. Um diesen zu finden, kann es sinnvoll sein, den Körper wie ein Gebäude mit unendlich vielen Abteilungen zu betrachten. Mit diesem Buch will ich einen „point of entry" (als einen von vielen) im Bereich der lymphatischen und venösen Flüssigkeiten anbieten.

Hinsichtlich der Zartheit im Umgang mit der Osteopathie ist während des Studiums der Anatomie eine Visualisierung extrem wichtig. Im menschlichen Körper sind verschiedene Elemente zusammengefügt, um ein komplexes und fein aufeinander abgestimmtes Netzwerk darzustellen.

Die moderne Medizin ist unbedingt notwendig, aber sie beinhaltet leider auch gewisse Gefahren, in dem sie immer komplizierter, spezialisierter und (nicht nur für den Laien) weniger überschaubar wird und den Patienten in beträchtlicher Weise verunsichert und verwirrt. (Die Zahl der wissenschaftlichen Veröffentlichungen beispielsweise ist allein in 1996 und 1997 höher als alle Schriften sämtlicher Gelehrter der ganzen Welt seit dem Anfang der Schrift bis zum Zweiten Weltkrieg [J. Rubner].)

Vielleicht ist es notwendig – und nicht immer so einfach wie man glauben möchte –, sich Metaphern, anspruchsloser Vergleiche und verständlicher Bilder zu bedienen, um sich untereinander und vor allem mit dem Patienten besser verständigen zu können. Manchmal wird es schwierig, vor lauter Theorien den Patienten noch wahrzunehmen. Kann es hierbei überhaupt sinnvoll sein, nur Befunde anzuschauen, ohne den Patienten selber zu sehen, ohne mit ihm zu reden, ohne ihm zuzuhören, ohne ihn zu berühren …? Vor diesem Hintergrund habe ich in diesem Buch versucht, das hochkomplexe Immunsystem vereinfacht metaphorisch darzustellen.

Stellen Sie sich Ihren Körper als ein Aquarium vor, wobei die Organe und alle Zellen in Wasser (interzelluläre Flüssigkeit) schwimmen. Ein gesundes Milieu in einem Aquarium erfordert sowohl ein Filter- als auch ein Umwälzungssystem zur Reinigung. Im Körper spielen hierfür sowohl mechanische, chemische, neurologische, energetische als auch emotionale und exogene Faktoren eine Rolle. Also ist eine ständige Flüssigkeitsdynamik und damit ein gewisser Rhythmus im Körper nötig. A. T. Still und auch W.G. Sutherland sprachen vom „Atem des Lebens". Weil ich persönlich die Meinung vertrete, dass es sich um eine wellenartige Bewegung der interstitiellen (dazwischen liegenden) Flüssigkeiten handelt, habe ich mich entschlossen, über das „Meer des Lebens" und seine „Gezeiten" nachzudenken und sie zu beschreiben. Lassen Sie uns gemeinsam nachdenken über Rhythmus im Körper, über das Meer der Körperflüssigkeiten, über die Strömungen der Gezeiten …

Es erscheint mir auch dringend notwendig, die „Schlüsselfunktion" des Zwerchfelles erneut zu betonen, nachdem es in der komplexen Medizin droht zu „ersticken". Für mich sind sie das „missing link" (das fehlende Glied) und sollen daher hier ausführlich besprochen werden. Ich möchte auch hier betonen: *Wo es nichts zu sehen gibt, ist fühlen keine Schande* (Goethe). Und in diesen venösen und lymphatischen Flüssigkeiten, gibt es nun mal radiologisch, tomographisch, analytisch, chemisch, ultrasonorisch … weniger zu sehen, aber dafür umso mehr zu fühlen!

Der Praxisanteil dieses Buches besteht aus einem breiten Angebot an artikulären, myofaszialen, viszeralen, lymphatischen, energetischen Techniken. Damit wird die praktische Vielfalt einer osteopathischen Behandlung geschildert. Ich vertrete die Meinung, dass es wahrscheinlich genauso viele Therapien (Osteopathien) geben kann wie es Therapeuten (Osteopathen) gibt. Oder, noch besser: dass es genau so viele Behandlungen (Osteopathien) geben kann wie es Patienten gibt.

Ich wünsche mir, dass es mit diesem Buch gelungen ist, die Individualität einer Behandlung zu unterstreichen und Sie als Leser davon zu überzeugen, dass es die osteopathische Behandlung nicht geben und sie daher auch nicht auf Papier fixiert werden kann. Ein „Rezeptbuch" für den Patienten gibt es nicht; jede Behandlung sollte erneut gefühlt, nachgefragt, probiert, durchdacht, gelebt werden. *Sehe mit fühlendem Aug', fühle mit sehender Hand* (Goethe).

Da die Betrachtung der Flüssigkeiten des Kraniums, des zentralen Nervensystems und des Halses den Rahmen dieses Buches und meine Energie sprengen würden, sollen sie später einmal in einem Buch über die venösen und lymphatischen Flüssigkeiten des Hals- und Kopfbereiches sowie über den Liquor cerebrospinalis entsprechend gewürdigt werden.

Ich habe ein wenig Anlauf gebraucht, um mich an dieses Buch zu wagen, weil ich weiß, dass ich nur einige wenige (mechanisch-flüssige) Zusammenhänge andeuten kann und es unmöglich ist, alle Verbindungen aufzuzeigen. Ich hoffe, Sie mit diesem Buch zum Diskutieren anregen zu können, und bin für Rückmeldungen und Verbesserungsvorschläge dankbar. Davon können wir alle nur profitieren.

Am Ende dieses Buches werden so manche Fragen offen und etliche Themen unbesprochen geblieben sein. Das liegt in der Natur der Sache, denn es kann nur der vorläufige Schlusspunkt eigener Erfahrungen, eine momentane Bestandsaufnahme meines Wissens bzw. „Unwissens" sein. Immerhin, der Anfang ist gemacht für eine nächste Welle, und noch eine … und letztendlich auch für Ihre Welle, lieber Leser!

Rhythmus ist für mich das Symbol des Lebens. Der Rhythmus fängt da an, wo sich leblose Materie in Leben verwandelt. Bringen Sie Rhythmus sowohl in Ihre Gedanken als auch in Ihr Handeln und Behandeln.

Schorndorf, im August 2006
Guido F. Meert

Danksagung

Ein liebevolles Dankeschön an meine Frau Juanita und für zwei große Wunder, die ich im Leben erfahren darf: meine Töchter Joke und Maaike. Ich liebe euch!

Danke für das „Fotoshooting" meiner Frau Juanita. Danke für das „Modelling" meiner beiden Mädels Maaike und Joke.

Danke an meine Eltern und Schwiegereltern für ihre Unterstützung.

Nach meiner Familie bin ich am meisten unseren Studenten zu tiefstem Dank verpflichtet. Ohne eure Freundschaft und eure Aufmerksamkeit, ohne die vielen menschlichen, liebevollen Gespräche und den außergewöhnlichen Gedankenaustausch mit euch wäre ich niemals in der Lage zu unterrichten und ein Buch zu schreiben. Danke!

So gesehen möchte ich mich auch bei „meinen" Patienten, die ich behandeln darf und von denen ich so viel Anregendes lerne, bedanken. Es ist nur die Zartheit, die zählt …

Auch allen Ärzten und Therapeuten, mit denen ich zusammenarbeiten darf, sei liebevoll gedankt.

Meine tiefe und „stille" Bewunderung gilt A.T. Still und W.G. Sutherland. Allen Osteopathen, die diese wunderbare Lehre vertieft haben und sie mit ihren Arbeiten und Büchern uns zur Verfügung gestellt haben, sei namenlos gedankt.

Ein spezielles Dankeschön an meine Kollegin und Freundin Hilde De Smet. Danke, dass du seit unserer Jugendzeit an mich glaubst. Es ist schön, dich als Freundin meiner Familie betrachten zu dürfen.

Ein herzliches Dankeschön an einen besonderen Freund und Kollegen: Andreas Horn. Andi, danke, dass du mir den Weg auf den „Gipfel" gezeigt hast. Dort oben kann man tatsächlich die Dinge aus der Distanz und mit der nötigen Ruhe betrachten, zuweilen kann man dort eben besser über manches hinwegsehen und dafür das Wesentliche deutlicher erkennen. Andi, du bist einfach ein toller Mensch und ein besonders begabter Osteopath. Es ist ein Privileg für mich, mit dir zusammenarbeiten zu dürfen.

Meine Bewunderung für meinen Kollegen Lutz M. Scheuerer möchte ich ausdrücken für die enorme Kraft und die ungeheure Energie, die er immer wieder in die Organisation und den Unterricht für das DFO (Deutsches Fortbildungsinstitut für Osteopathie) investiert. Lutz, danke, für deinen Einsatz und für die vielen Dinge, die ich von dir lernen darf.

Ein liebevolles Wort des Dankes und der Bewunderung möchte ich meinem Kollegen Jakob Setzwein widmen. Jakob, danke für deine Freundschaft, danke für deine ausgleichende Ruhe und deine Wärme. Ich danke dir besonders dafür, das „Tasten und Fühlen" von dir lernen zu dürfen, wobei ich dich für deine einfühlsamen „Listening"-Fähigkeiten sehr schätze.

Ein besonderes Dankeschön an H. Ludwig Wagenpfeil für die vielen kleinen technischen und menschlichen Dinge im Hintergrund. Ludwig, es ist toll, wie du es schaffst, viele Tätigkeiten ohne große Aufmerksamkeit auf dich zu lenken und mit einer sagenhaften Perfektion zu erledigen. Danke, dass du mir so oft den Rücken freihältst.

Genau so sehr bin ich dem ganzen Team des DFO (Deutsches Fortbildungsinstitut für Osteopathie) zum Dank verpflichtet für die vielen kleinen, aber dafür oft umso wichtigeren Arbeiten im Hintergrund.

Ein besonderes Dankeschön an Professor Dr. med. Winfried L. Neuhuber der Universität Erlangen-Nürnberg, dafür dass wir regelmäßig praktische Anatomie bei ihm im Labor studieren dürfen.

Obwohl er leider zu früh von uns gegangen ist, möchte ich meinen Freund und Kollegen Jan Kamphuis nicht vergessen. Jan, du bist in Gedanken immer noch dabei!

Ein herzliches Dankeschön an meine Kollegin und Freundin Petra Herbinger-Wieczorek für ihren liebevollen und unterstützenden Rat. Ein chinesisches Sprichwort, das sie mir zugesandt hat, möchte ich hier wiedergeben: *In der Bewegung nicht nachlassen, um Ruhe zu suchen, sondern Ruhe in der Bewegung finden.* Petra, danke für deinen wunderbaren und immer wieder Mut gebenden Zuspruch.

Danke an das Fortbildungsinstitut Berufskolleg Waldenburg.

Danke an alle Mitarbeiter von Elsevier, die mit Rat und Tat dieses Buch begleitet haben.

Vielen Dank an Gerda Raichle für ihre fachkundige Unterstützung und ihre kunstvolle Fähigkeiten beim Anfertigen der Zeichnungen.

Wenn man mich fragt: „Woran arbeitest du gerade – etwa an einem neuen Buch?", denke ich oft: „Nein, vor allem an mir selber …"

Schorndorf, im Frühjahr 2013
Guido F. Meert

Adressen

Guido F. Meert
Adolf-Kolping-Str. 25
93426 Roding

Abkürzungen

A.	Arteria
ACG	Akromioklavikulargelenk
AIL	Angulus inferior lateralis
AR	Außenrotation
Art.	Articulatio
BWK	Brustwirbelkörper
BWS	Brustwirbelsäule
bzw.	beziehungsweise
C	zervikal
CSR	Kraniosakralrhythmus
GAM	kreuzende anteriore Myofaszialkette
GPM	kreuzende posteriore Myofaszialkette
h	Stunde
HWS	Halswirbelsäule
HVLA	high velocity low amplitude
inf.	inferior
IR	Innenrotation
ISG	Iliosakralgelenk
KAM	kreuzende anteriore Myofaszialkette
KPM	kreuzende posteriore Myofaszialkette
L	lumbal
l/d	Liter/Tag
LCS	Liquor cerebrospinalis
Lig.	Ligamentum
LWS	Lendenwirbelsäule
M.	Musculus
MFK	Myofaszialkette
Min.	Minute
N.	Nervus
N.l.	Nodus lymphaticus, Nodi lymphatici
NS	Nervensystem
PBLT	point of balanced ligamentous tension
PDAK	Psoatico-diaphragmatico-abdominale Kette
PPP	Peritoneum parietale posterius
PRM	Primärer Respirationsmechanismus
Proc.	Processus
R.	Ramus
sec.	Sekunde(n)
SCG	Sternoklavikulargelenk
SIAS	Spina iliaca anterior superior
SIBL	Septum intermusculare brachii laterale
SIBM	Septum intermusculare brachii mediale
SIFM	Septum intermusculare femoris mediale
SIFL	Septum intermusculare femoris laterale
SIFP	Septum intermusculare femoris posterius
SIPS	Spina iliaca posterior superior
sup.	superior
Th	thorakal
V.	Vena
WS	Wirbelsäule

Abbildungsnachweis

Der Verweis auf die jeweilige Abbildungsquelle befindet sich bei allen Abbildungen im Werk am Ende des Legendentextes in eckigen Klammern. Alle nicht besonders gekennzeichneten Grafiken und Abbildungen © Elsevier GmbH, München.

E337	Solomon, E. P.: Introduction to Human Anatomy and Physiology, 3rd ed. 2009, ISBN 978-1-416-04405-5, Elsevier/Saunders
E352	Kierszenbaum, A. L.: Histology and Cell Biology, 2nd ed. 2007, ISBN 978-0-323-04527-8, Elsevier/Mosby
E353	Waugh, A.; Grant, A.: Ross and Wilson Anatomy and Physiology in Health and Illness, 11th ed. 2010, ISBN 978-0-702-03227-1, Elsevier/Churchill Livingstone
E371	Patton, K. T.; Thibodeau, G. A.: Anatomy & Physiology, 7th ed. 2010, ISBN 978-0-323-05532-1, Elsevier/Mosby
E429	Aehlert, B.: Paramedic Practice Today: Above and Beyond, 1st ed. 2010, ISBN 978-0-323-04389-2, Elsevier/Mosby/JEMS
E448	VanMeter, K. C. et al.: Microbiology for the Healthcare Professional, 1st ed. 2010, ISBN 978-0-323-04594-0, Elsevier/Mosby
E607	Muscolino, J. E.: Kinesiology, 1st ed. 2006, ISBN 978-0-323-02524-9, Elsevier/Mosby
E697	Moore, K. L.; Persaud, T. V. N.: Before We Are Born: Essentials of Embryology and Birth Defects, 7th ed. 2008, 978-1-416-03705-7, Elsevier/Mosby
E705	Roitt, I. M; Delves, P. J.: Encyclopedia of Immunology, 2nd ed. 1998, 978-0-122-26765-9, Academic Press
E731	Kumar et al.: Robbins Basic Pathology, 8th ed. 2007, ISBN 978-1-416-02973-1, Elsevier/Saunders
F539	Wang,J. et al.: Specificity of endothelial cell reorientation in response to cyclic mechanical stretching, Journal of Biomechanics, 2001
F540	Guimberteau, J. C. et al.: A fresh look at vascularized flexor tendon transfers: concept, technical aspects and results, Journal of Plastic, Reconstructive & Aesthetic Surgery, 2007
F541	Weinstein,R. et al.: Apoptosis and Osteoporosis, The American Journal of Medicine, 108/2, pp. 153-164, 2000
G080	Wilkins, R. L. et al.: Clinical Assessment in Respiratory Care, 6th ed. 2010, ISBN 978-1-416-05923-3, Elsevier/Mosby
G081	Cottrell, J. E.; William, Y. L.: Cottrell and Young's Neuroanesthesia, 5th ed. 2010, ISBN 9789-0-323-05908-4, Elsevier/Mosby
G082	Panjabi M. M.; White A. A.: Biomechanics in the Musculoskeletal System, 1st ed. 2001, ISBN 978-0-443-06585-9, Elsevier/Churchill Livingstone

G083	Chhabra, B.; Isaacs, J.: Arthritis and Arthroplasty - The Hand, Wrist and Elbow, 1st ed. 2009, ISBN 978-1-416-04971-1, Elsevier/Saunders
G084	Franklin, E.: Locker sein macht stark, 1. A. 1998, Kösel-Verlag, München, in der Verlagsgruppe Random House GmbH
G085	Tizard, I. R.: Veterinary Immunology, 7th ed. 2004, ISBN 978-0-721-60136-7, Elsevier/Saunders
L106	Henriette Rintelen, Velbert
L107	Michael Budowick, München
L132	M. Christof, Würzburg
L134	Holger Keller, Freiburg
L141	Stefan Elsberger, Planegg
L157	Susanne Adler, Lübeck
L190	Gerda Raichle, Ulm
L238	Sonja Klebe, Großhelfendorf
L243	Peter Sommerfeld, Korneuburg (AT)
M375	Prof. Dr. med. Dr. rer. nat. Ulrich Welsch, Institut für Zellbiologie, München
M503	Prof. E. Lepier, Wien
M665	Guido F. Meert, Schondorf
R298	Földi, M. et al.: Lehrbuch Lymphologie - für Ärzte, Physiotherapeuten und Masseure/med. Bademeister, 7.A. 2010, ISBN 978-3-437-45323-6, Elsevier/Urban & Fischer
S007-2-23	Paulsen, F.; Waschke, J.: Sobotta, Atlas der Anatomie des Menschen, Band 2, 23. A. 2010, ISBN 978-3-437-44072-4, Elsevier/Urban & Fischer
S007-3-23	Paulsen, F.; Waschke, J.: Sobotta, Atlas der Anatomie des Menschen, Band 3, 23. A. 2010, ISBN 978-3-437-44073-1, Elsevier/Urban & Fischer
T626	Prof. Dr. med. Stephen M. Wildhirt, München
T627	Dr. Jean-Claude Guimberteau
T628	dia.log diagnostische Radiologie, Altötting

Inhaltsverzeichnis

KAPITEL

1 Vasomotion, Vasomotorik und Zell- oder Gewebeatmung

1.1 Grundprinzipien der Vasomotion

Für den Osteopathen ist es wichtig, Gefäße als bewegliche, chemisch interaktive, aktiv regulierbare Elemente und nicht als passive Röhren zu betrachten. Ein Beweglichkeitsverlust oder eine Einengung der Gefäße kann, wie später ausgeführt wird, schwere Folgen haben.

Von den Körperflüssigkeiten eines 70 kg schweren Erwachsenen zirkuliert nur eine relativ kleine Menge als Blut (etwa 4–6 l). Von der zirkulierenden Blutmenge befindet sich dabei nur etwa ¼ im arteriellen System (mit höherem Druck) und etwa ¾ im venösen System (mit niedrigerem Druck). Ein großer Teil der Körperflüssigkeiten (etwa 10–12 l) befindet sich außerhalb des Gefäßsystems: etwa 7–9 l befindet sich im Interstitium oder Zwischenzellgewebe und etwa 3 l fließen als Lymphe in den Lymphgefäßen. Um einen Stoffaustausch zwischen diesen Systemen zu ermöglichen, muss der Strom der Körperflüssigkeiten relativ langsam und der Blutdruck niedrig sein. In bestimmten Organ- bzw. Gewebebereichen, wie Knorpel, Kornea oder Herzklappen, fehlen die Gefäße komplett und der Stoffaustausch erfolgt durch Diffusion. Der allergrößte Teil der Körperflüssigkeiten (etwa 28 l) befindet sich jedoch im Intrazellulärraum (Deetjen et al. 2005).

Das Arbeitsfeld des zellulären Stoffwechsels ist also eigentlich auf den intrazellulären Bereich ausgerichtet und ist abhängig von der Zulieferung von Arbeitsmitteln (Nährstoffen) und dem Abtransport von Abfallstoffen (Stoffwechselprodukte) durch den interstitiellen Raum (und damit auch über den lymphatischen Weg) zum eigentlichen intrazellulären Arbeitsfeld.

1.2 Das Meer in uns und die Zelle als hydraulisches System mit „metabolischen Gestaltungsbewegungen"

1.2.1 Phylogenese

Vor Milliarden von Jahren entwickelten sich einzellige Organismen in einem großen „Urmeer", wobei wir den Ursprung des Lebens nur spekulativ angehen können. In dieser sog. „Ursuppe" reicherten sich organische Verbindungen unter (zuerst) anaeroben Bedingungen an. Es kam zu Polymerisierung von Eiweißen und Nukleinsäuren sowie zu biochemischen Zyklen. Die Freisetzung von Sauerstoff führt man auf die Entstehung von blaualgenartigen Organismen zurück, die unter Nutzung des Sonnenlichts zur Energiegewinnung H_2O in Wasserstoff und Sauerstoff spalteten. Es bildeten sich darauf Lebewesen, die Sauerstoff benutzten um mehr Energie gewinnen zu können als dies anaerob möglich ist.

Gutmann geht dabei von Turbulenzen und Verwirbelungen in der Ursuppe aus, die durch Strömung, Wind und Wärme verursacht wurden (Gutmann 1995). Durch Verwirbelungen der oberflächlichen lipidhaltigen „Rahmschicht" mit der darunter liegenden Lösung entstanden abgeschlossenen „Präzellen" in Form von Blasen oder Mikrosphären mit lipidhaltigem Membranabschluss. Diese waren mit der Flüssigkeit der Ursuppe gefüllt, die die biochemischen Mechanismen des Lebens enthielt.

In diesen Präzellen entstand zusätzlich ein inneres Fasernetz als Zellgerüst. Durch das Interagieren von zwei Eiweißkörpern, Aktin und Myosin, entstand zusätzlich eine aktive Beweglichkeit. Weil die aktive Beweglichkeit der Einzeller zunehmend größer wurde, baute sich eine Membran um den Kern auf, damit sich die Chromosomen bei der amöboiden Bewegung nicht im „Räderwerk" des Aktin-Myosin-Apparates „verhedderten".

Neben biochemischen und molekularbiologischen Vorgängen spielen demzufolge in der Evolution auch das Entstehen biomechanisch-hydraulischer Konstruktionen, Versteifungen, Mikrotubuli, Zytoskeletten, die Bildung von Zilien zur Fortbewegung usw. eine Rolle. Der Stoffwechsel wird zwar als chemischer Vorgang beschrieben, ist aber auch ein morphologischer, gestalterischer Vorgang. Stoffwechselbewegungen sind laut Blechschmidt Entwicklungsbewegungen, wobei sowohl Wachstum als auch Schwund und räumliche Materialbewegungen stattfinden (Blechschmidt 1978). Aus dieser Sicht ist es spannend die Zelle als hydraulisches System zu betrachten (> Abb. 1.1). Sogar im Zytoplasma einer Zelle fließen die Flüssigkeiten, was heute als „Zytoplasmaströmung" bekannt ist.

Im Laufe der Zeit änderte sich das umgebende Milieu, z. B. durch Vulkanausbrüche, Erdbeben, Regenfälle, Sauerstoffanreicherung in der Atmosphäre und die Einzeller wurden zunehmend durch osmotische Änderungen und das „Gift" Sauerstoff bedroht. Das Überleben verdanken viele Anaerobier der Tatsache, dass sie durch Phagozytose andere Zellen, v. a. O_2-veratmende bakterienartige Formen (Mitochondrien), aufnehmen konnten, was v. a. bei „tierischen Konstruktionen" der Fall war. Andere Zellen phagozytierten zusätzlich Cyanobakterien (Plastiden), die die Photosynthese beherrschten und damit das Sonnenlicht als Energiequelle nutzen konnten. Dies geschah bei „pflanzlichen Konstruktionen".

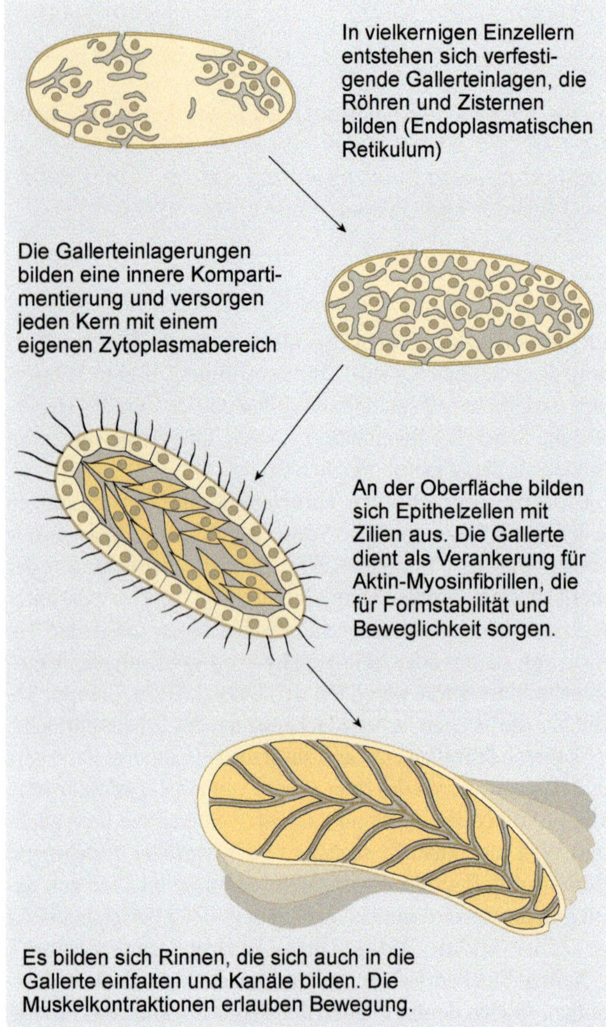

Abb. 1.1 Die Entstehung von Vielzellern [L190]

Einzeller brauchen zum Überleben ein Milieu mit konstanter Zusammensetzung. Das wurde v.a. durch die Gezeiten des Meeres gewährleistet, die für die „Umwälzung" des Wassers und damit für den Transport von Nähr- und Abfallstoffen sorgten.

Manche vielkernigen Einzeller entwickelten die Vielzelligkeit, indem sie versteifende Gallerte (geleeähnliche Schicht) in das endoplasmatische Retikulum einbauten. So wurde das Zytoplasma um die Kerne in abgeschlossene Kompartimente eingeteilt. Nach Aufbau und Integration eines versteifenden Innengerüstes entstand damit die Vielzelligkeit aus dem vielkernigen Einzeller. Die ausgesteifte Gallerte mit ihrer faserigen Struktur diente als Verankerung der Aktin- und Myosinfibrillen und bildet später das Substrat „Bindegewebe" als Verankerung für die Muskelzellen in die Tierwelt. **Vielzeller sind nach Gutmann demzufolge verfestigte Gebilde mit eingebundenen Zellen, wobei die Matrix des Bindegewebes durch äußere mechanische Faktoren bestimmt wird. Bei Tieren dienen verspannende Muskeln zur Formhaltung, bei Pflanzen Zellulose oder Chitin** (Gutmann 1995).

Bei den Tieren interagierten in der Folgezeit in verschiedene Richtungen ausgespannte Muskelzellen zunehmend mit einander und ermöglichten die Verformung des Körpers, auch im Sinne einer aktiven amöboiden Bewegung. Weiterhin entwickelten sich aus den oberflächlichen Zelllagen Rinnen und Kanäle. In der Gallerte eingesenkte Kanäle konnten die aufgenommene Nahrung besser aufbereiten und verdauen. Ferner entwickelten sich Hohlräume, die es dem vielzelligen System erlaubten zu wachsen und sich auszudehnen. Die entstandenen Hohlräume füllten sich mit Flüssigkeit. Diese waren von verspannender Muskulatur umgeben und es bildeten sich **„Hydroskelett-Konstruktionen".** In diesem Sinne entwickelte sich ein Darmrohr, während das Mesoderm flüssigkeitsgefüllte Coelomhöhlen bildete.

Um die Entstehung flüssigkeitsgefüllter Hohlräume (Coelomhöhlen) zu ermöglichen, musste sich zuerst ein vielkammeriges System entwickeln, das durch verspannende Muskeln vielfach untergliedert wurde. Nur so konnte sich ein übergreifendes System aus Längs- und Ringmuskeln bilden, das die Formhaltung auch während Bewegung gewährleisten konnte. Gutmann widerspricht damit dem gängigen Gliederungssystem der klassischen „Phylogenese" und definiert die Wirbeltiere (und auch den Mensch) als „umgebildete" hydraulische Wurmkonstruktion (Gutmann 1995).

Durch die Ausbildung eines axialen Innenskeletts (Chorda) fand der Körper Schutz, Festigkeit und Ansatzpunkte für die Muskulatur. Damit konnten auch Muskeln, die vorher nur der Formkontrolle gedient hatten, ökonomisch „wegrationalisiert" werden und es blieben nur Längs- und überkreuzende Muskeln zurück. Das Tier verfügte damit über ein bindegewebiges verspannendes Formsystem und ein axiales Innenskelett, aber auch über Muskeln, die sich zunehmend in segmentale Muskelpakete (Myomere) untergliederten.

Die Chordatiere funktionierten nun als **hydraulische Gebilde mit Flüssigkeitsfüllung** und zunehmend auch als **Skelett-Muskel-System.** Die Funktion der Zölome spezialisierte sich darauf immer mehr auf die Gleit- und Bewegungsfunktion der inneren Organe.

Durch die Leistungssteigerung des Chorda-Myomeren-Systems und das zielgerichtete Bewegen entwickelte sich die Notwendigkeit von großer Sinnesorganen, Augen und Gleichgewichtsorganen am Vorderende des Tieres. Es bildeten sich Schädel und Kopf. Dieser Körperabschnitt wirkte vor allem „steuernd" und wurde demzufolge im Vergleich zum Rest des Körpers auch „unbeweglicher". Bei allen Vertebraten wurde der vordere Gehirnabschnitt zunächst durch Flüssigkeit aufgetrieben. Im lateralen Schädelbereich entstanden ferner die „Kopfhöhlen" als weitere Flüssigkeitspolster. Erst dann bildete sich im Bindegewebe das knorpelige und knöcherne Schädelskelett.

Fischartige Wirbeltiere zogen an Land. Abhängig von den natürlichen ökologischen Gegebenheiten (feucht, trocken, heiß, kalt usw.) versteiften sie das Skelettgerüst, bauten weitere Skelettstäbe ein, bildeten Extremitäten oder Flügel aus den Flossen und verstärkten die Zuggurtung der Muskeln. Die biomechanischen Konstruktionen spezialisierten sich darauf zur heutigen Anatomie.

1.2.2 Ontogenese

Nach Sheldrake kann die biologische Morphogenese zurzeit nicht überzeugend auf strikt mechanistische Weise mit genetischen Programmen erklärt werden (Sheldrake 2008). Er bemängelt, dass von der Biologie nicht mehr als die Angabe erreicht wurde, dass verschiedene Zellen in passender Verteilung angeordnet sind und verschiedene Proteine produzieren. Wichtige Fragen bleiben nach wie vor offen: *„Wie falten sich die Polypeptidketten zu den charakteristischen dreidimensionalen Strukturen von Proteinen auf?... Auf welche Weise geschieht die Strukturbildung von Zellen durch Proteine, und auf welche Weise schließen sich Zellen zur Bildung von Geweben mit charakteristischer Struktur zusammen?"* Diese und andere Fragen müssen noch von der Genforschung oder Physik gelöst werden (Sheldrake 2008). Nur ein Teil aller morphogenetischen Prozesse lässt sich durch die spontane Faltung von Polypeptidketten (ähnlich wie bei Kristallen) zu charakteristischen dreidimensionalen Proteinstrukturen oder durch den spontanen Zusammenbau von Proteinen und Nukleinsäuren zu Ribosomen und Viren erklären, was man als „Selbstorganisation" bezeichnen könnte. Neuerdings weiß man, dass auch Oberflächenspannungskräfte und kolloidale Eigenschaften der Sol-Gel-Zustände des Bindegewebes eine Rolle spielen. Sarkastisch bemerkt Sheldrake, dass ein Haus auch nicht ganz von alleine entstehe, sofern nur die richtigen Baumaterialien zur richtigen Zeit an die richtige Baustelle angeliefert werden... Auch die Homöobox-Gene können nicht die Formgebung erklären, weil diese Gene bei uns ganz ähnlich jenen der Fruchtfliegen sind.

Blechschmidt betonte, dass bei der embryologischen Entwicklung des Menschen sowohl genetische (chemische) als auch mechanische Faktoren notwendig sind um über die Differenzierung der Zellen zu bestimmen. Die Gene sind nicht die Motoren der Entwicklung und sie bringen nachweislich nicht selbst die späteren Merkmale des differenzierten Organismus hervor (Blechschmidt 1976).

Ontogenese (Individualentwicklung) stellt im Grunde die Gesamtheit der Antworten auf von außen wirkende Reize dar, welche die Anlage des Eis treffen. Gene sind demzufolge Zentren, von denen aus die Reizwirkungen so weit kompensiert werden, dass Abfolgen von Entwicklungsschritten entstehen und die ursprüngliche Art (sich selbst) erhalten bleibt. Blechschmidt bezeichnet es als eine Illusion zu meinen, die individuelle menschliche Entwicklung (Ontogenese) wiederhole die Phylogenese (Blechschmidt 1976).

Die genetischen Informationen sind von Art zu Art verschieden, aber in der Individualentwicklung bleiben sie während der ganzen Entwicklung gleich – und das obwohl die Zelldifferenzierungen von Entwicklungsphase zu Entwicklungsphase verschieden sind. Alle Zellen, sowohl glanduläre Zellen als auch Muskel- oder Knorpelzellen, verfügen unabhängig von ihrer späteren Differenzierung über die gleichen Chromosomengarnitur. Blechschmidt nahm deswegen an, dass ein ordnendes Prinzip (Gestaltungskraft) in den Flüssigkeiten das Zellwachstum steuert und die Ontogenese prägt (Blechschmidt 1976, 2004). Er hob hervor, dass alle Gewebe eines lebendigen Körpers keine statischen Repräsentationen bilden, sondern dynamische „Stoffwechselfelder" darstellen (Blechschmidt 2004). **Die Entwicklung der Lage, der Form und der Struktur der Zellen müssen Hand in Hand gehen um die allgemeine Entwicklung zu erlauben!** Blechschmidt nannte die mikroskopische Komponente dieser Entwicklungsprozesse in seiner kinetischen Entwicklungstheorie „metabolische Bewegungen" einer sog. Wachstumsarchitektur. Aus dieser Sicht kann man Zellgruppen und Organe als lokal modifizierte Kraftfelder betrachten, wobei submikroskopische Partikel sich auf eine geordnete Weise bewegen und biodynamischen Regeln folgen. Die Bewegungen dieser submikroskopischen Teilchen finden immer gegen den Widerstand der Umgebung statt und können als richtige „biophysikalische Gestaltungskräfte" betrachtet werden, die für das „Erstarren" und „Verdichten" des flüssigen Körpers zuständig sind (Blechschmidt 1976, 2004).

In den frühen embryonalen Stadien wirken v. a. die expandierenden und anziehenden Gestaltungskräfte, später wirken dann die auflösenden und verdichtenden Gestaltungskräfte.

Ich habe wegen der Komplexität der Namensgebung die Gestaltungskräfte an Hand ihrer Wirkungsweise allgemein in vier Gruppen eingeteilt (➢ Abb. 1.2):

1. Expandierende Gestaltungskräfte: Hier werden symbolisch zwei Flächen dargestellt, die in der Mitte durch eine Kraft (z. B. durch einströmende Flüssigkeiten oder durch Quelldruck) auseinander gestemmt oder geschoben werden.
2. Anziehende Gestaltungskräfte: In der Zeichnung sind zwei Kräfte dargestellt, die an einem Blasebalg ziehen, wodurch im Blasebalg eine Druckabnahme bzw. ein Sog entsteht. Dies entspricht jenen Bereichen, die an Grenzgewebe anliegen, auf die während des Wachstums Sogkräfte wirken, wodurch Flüssigkeiten von der Umgebung zum Sogfeld fließen und das Gewebe auflockern. Alle Muskeln entstehen laut Blechschmidt dort, wo für Längenwachstum und Bildung von Muskelbäuchen und Sehnen genügend Platz vorhanden ist, d. h. wenn eine Längsdehnung ohne gleichzeitige transversale Kompression stattfindet. Die Muskeln entstehen also nicht dort, wo wir sie vielleicht zweckmäßig gebrauchen könnten, sondern in Dehnungsfeldern. **Kurz nach der ersten Dilation beginnen embryonal im Wechsel Dilationen und Kontraktionen als eine lebendige Reaktion auf die anfängliche Dilation. Der Übergang von Dehnung zu Kontraktion vollzieht sich also rhythmisch und könnte als erste Atembewegung oder Vasomotionsbewegung bzw. als Geweberhythmus betrachtet werden!**
3. Auflösende Gestaltungskräfte: Zeichnerisch sind zwei Wände dargestellt, die aus lebendigen Zellschichten bestehen, die gegen einander gepresst werden. Dadurch bleibt kein Platz für versorgende Gefäße übrig, die Zellen sterben ab und es entsteht ein Loch an der Kontaktstelle. Es entsteht sozusagen eine Perforation, weil kein Platz für die Versorgung mit Nährstoffe vorhanden ist. Die Mund- und die

Analöffnung entstehen z. B. durch Korrosion. So kann auch aus zwei Strukturen (z. B. zwei Gefäßanlagen) eine einzelne neue Struktur (Gefäß) gebildet werden, indem sich die an einander gepressten Wände auflösen.

4. Verdichtende Gestaltungskräfte: Stellvertretend wird ein federndes Gitter gezeichnet, das in seiner Längsrichtung durch zwei Kräfte (Zellen) zusammengedrückt wird. Die festen Partikel schlagen sich dabei nieder und klumpen zusammen. Im Gewebe entstehen durch den Verlust von interzellulärer Flüssigkeit eine Verdichtung des Gewebes und eine dichte Zusammenpackung der Zellen. Densationsfelder entstehen meistens tiefer im Binnengewebe, wobei alle Verknöcherungsvorgänge von Verdichtungsfeldern gebildet werden. Allgemein kann man feststellen, dass dort, wo dem Gewebe interstitielle Flüssigkeiten entzogen werden, eine Verstärkung und Verdichtung des Gewebes stattfindet. Dies geschieht immer im Zusammenhang mit Entwicklungs- und Differenzierungsprozessen, die in Außenbereichen stattfinden und demzufolge den tiefer gelegenen Regionen Flüssigkeiten entziehen. Die benachbarten Strukturen zwingen das Gewebe gewissermaßen Flüssigkeit abzugeben, sodass es eine solidere Form bzw. Struktur annehmen muss. Der Körper wird demzufolge dort weniger permeabel und die Gewebegrenzen verstärken sich. Dies bietet einen größeren Schutz gegen Stress von Außen und auch eine größere Bewegungsfreiheit. Sobald das Embryo sich krümmt und faltet wird sein Herz in der Mitte positioniert. Dann kann das muskuloskelettale System anfangen sich um das Herz herum zu „verfestigen".

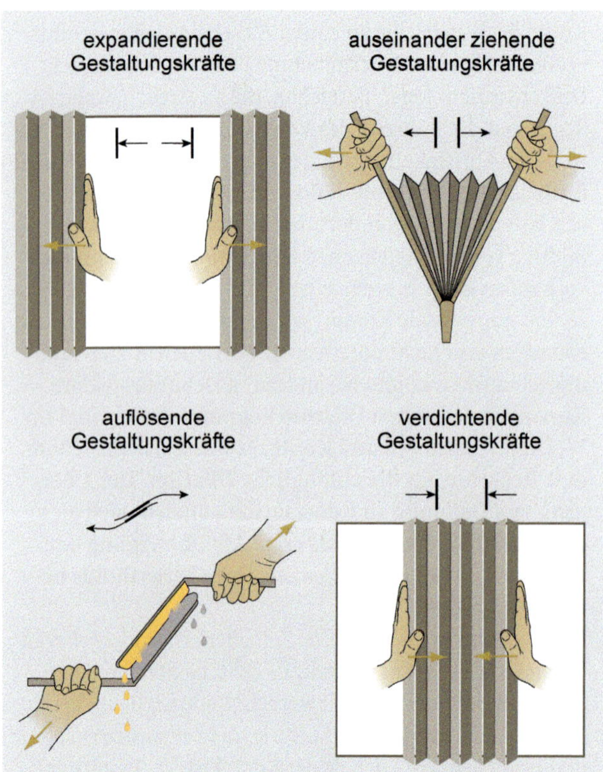

Abb. 1.2 Gestaltungskräfte nach E. Blechschmidt [L190]

1.2.3 Biodynamische Gestaltungskräfte sind mehr als biomechanische und genetische Wirkungsfelder

Biodynamischen Felder kann man auch als morphogenetische Felder beschreiben, da sie auf die Formgebung der Struktur Einfluss nehmen und alle einen Bezug zum „Flüssigen" bzw. zu Flüssigkeiten haben. Blechschmidt definierte diese Wirkungsfelder als submikroskopische organisierende Bewegungen in den Flüssigkeiten des Embryos und postulierte, dass Biodynamik die Biochemie beinhaltet (Blechschmidt 1978).

Die metabolischen Felder und ihre gestalterischen Kräfte veranlassen das Gewebe (mit Flüssigkeiten, Zellen und Materialien) sich in verschiedenen Kompartimente (Flüssigkeiten, Grenzgewebe und Binnengewebe) zu differenzieren. Daraus entstehen letztendlich Kanäle (Gefäße) mit Flüssigkeiten, Epithelien (Grenzgewebe) und dichtere Strukturen wie Knochen, Muskeln, Organe (Binnengewebe, s. u.). Die metabolischen Felder bilden sozusagen das Substrat der Selbstorganisation. Schnell entstehen dann rhythmische Kontraktionen-Dilationen als Geweberhythmus um das Fließen der interstitiellen Flüssigkeiten zu unterstützen. In der „biodynamischen kraniosakralen Therapie" betrachtet man die Primäre Respiration (Breath of life) als selbstorganisierendes metabolisches Feld (Milne 1995, Sills 2001, Kern 2001, Shea 2007, Meert 2012).

Die umgebenden Gestaltungskräfte führen die erwachsenen Zellen global dazu sich zu entscheiden zwischen:

- Reparatur
- Apoptose
- Proliferation oder abnormales Wachstum
- normale Zellteilung oder normales Wachstum.

Biodynamische Kräfte haben neben biomechanischen und biochemischen Wirkungen auch „biopsychische" Gestaltungskräfte, weil auch Emotionen interessanterweise als biodynamische Beweggründe gedeutet werden können.

Bemerkung des Autors

Um Schubladendenken zu vermeiden, sei darauf hingewiesen, dass die Reaktion auf den Stressor genau so wichtig ist wie der Stressor selbst. Jeder Stressfaktor beinhaltet sowohl die Gefahr an der Belastung zu Grunde zu gehen als auch die Chance daran wachsen zu können! Biodynamische Felder haben demzufolge immer (mindestens) eine zweideutige „biopsychische" Wirkung. Ich finde es wichtig zu betonen, dass man durchaus die Reaktion (emotionale Bewertung) des Patienten auf die Behandlung in die Behandlungsstrategie integrieren sollte! Aus dieser Sicht, sollte man sich die Frage stellen, ob es Sinn hat, einem Patienten eine Behandlung aufzuzwingen, die er innerlich und vielleicht sogar auch äußerlich verweigert?

Im Folgenden seien einige „biopsychische" Gestaltungskräfte näher beschrieben:

1. **Expandierende Gestaltungskräfte** haben etwas mit „sich Durchsetzen" und mit entgegengesetzten Richtungen, aber auch mit der Mitte und demzufolge mit der Orientierung im Raum und in der Gesellschaft zu tun. Sie haben in diesem Sinne aber auch etwas mit dem Zulassen von Neuem bzw. Widerstand gegenüber Neuen zu tun.
2. **Anziehende Gestaltungskräfte** haben etwas mit den eigenen Erwartungen, den Erwartungen des Umfelds sowie Verpflichtungen zu tun, aber auch mit der Sogwirkung einer Strömung. Einerseits können diese Kräfte zu Demut führen, andererseits haben sie auch etwas mit „weit Spreizen und Erweitern" (lat. dilatare) zu tun. Aber auch mit Nicht-Ausleben, Nicht-Verbalisieren seiner Gefühle, sowie auch mit dem Fehlen von Rhythmus und Abwechslung. Darüber hinaus können sie auch etwas mit zu viel oder zu wenig „Zurückhalten" (lat. retinere) zu tun haben, was man auch mit zu viel oder zu wenig Speichern (im Bewusstsein) vergleichen kann. Dies hat aber auch etwas mit „(nicht)-Nachgeben" und mit „sich (nicht)-Durchsetzen" zu tun.
3. **Auflösende Gestaltungskräfte** haben etwas mit Aufblühen und mit Entspannung (oder dem Fehlen von Entspannung) zu tun. Darüber hinaus haben sie auch etwas mit „Zernagen" (lat. corrodere), mit Auflösen von Altem und Öffnen (Platz machen) für Neues als Reaktion auf die Umgebung zu tun. Weiterhin haben sie auch etwas mit „Abtragen" zu tun, aber auch mit Anziehung, mit sich schnell (oder nicht) Begeistern-Mitziehen lassen.
4. **Verdichtende Gestaltungskräfte** haben etwas mit langsamen Wachstum und Reifen, aber auch mit Verfestigung und Versteifung zu tun. Das kann man einerseits als ein „sich biegen" unter erdrückenden Belastungen verstehen, andererseits auch als „Verfestigen der Meinung" und Aufstellen von „Grenzen" interpretieren. Demzufolge gehören auch Konsequenz und Mut dazu, um konsequent, bzw. standhaft sein zu können, ohne dabei obsessiv zu werden. Weiterhin haben sie auch etwas mit „Prellung" (lat. contusio) zu tun, d. h. auch mit Nachgeben, „sich umändern" und mit stressigen Emotionen wie Angst, Zeitdruck usw.

Normales gestalterisches Wachstum und Gesundheit haben infolgedessen etwas mit Ausgeglichenheit und Begeisterung für das Leben zu tun.

Die Frage aus den frühen osteopathischen Schriften von Still und Sutherland, wo man den „göttlichen" Funken, der sozusagen das Leben in die Materie „bläst" und den Motor anspringen lässt, unterbringt, sollte jeder Leser individuell für sich, mit seinem „Glauben", spirituell beantworten. Trotz der phylogenetischen und ontogenetischen Wissenschaften, bleibt das Verständnis für und das „Wissen" um die ganze embryonale Entwicklung nur ein „Gewahrwerden" der Gesamtheit oder Ganzheit…

Persönlich möchte ich diesen Funken gerne als „Liebe" bezeichnen, als Liebe und respektvolle Zuneigung zum Leben. Ich bezweifle, ob es überhaupt möglich, bzw notwendig ist, diesen Funken reproduzierbar (wissenschaftlich) „messen" zu können, aber die natürliche Neugierde des Menschen treibt uns immer weiter und das Detailwissen nimmt ungeheure Maße an…

A. T. Still äußerte dazu, dass Gott sich in Materie, Bewegung und Geist zeigt und er hat den Osteopathen dazu aufgerufen, diese Manifestationen intensiv zu studieren. E. Swedenborg und W. G. Sutherland fanden in den Flüssigkeiten eine innere Kraft (Breath of life). Durch das Kondensieren und Expandieren bilden oder prägen die Flüssigkeiten den Körper (Meert, 2012).

M. Shea betont, dass Kraniale Osteopathie in bestimmten Kreisen als „Theologie des Körpers" bezeichnet wird. Der Term „biodynamisch" ist mittlerweile geladen mit therapeutischen, psychologischen, religiösen und mythischen Untertönen und ist demzufolge eine „ziemlich große Sache" geworden. Shea betrachtet Biodynamik als das Spannungsfeld eines intelligenten Protoplasma (Zellinnerem), das sich zwischen den Prioritäten des Primären Respirationsmechanismus, die von Außen, und die genetischen Informationen, die von Innen auf die Zelle wirken, aufbaut (Shea 2008).

W. G. Sutherland beschreibt, dass dem **„Breath of Life"** in den Flüssigkeiten eine unantastbare und unverfälschte Weisheit innewohnt, die weit über die relativ dürftige Intelligenz der menschlichen Ideen und Konzepte hinaus geht (Sutherland 2004). F. Sills beschreibt ferner eine Art „Blueprint" (Entwurf – Blaupause) als inhärentes ordnendes Prinzip (Sills 2001). M. Kern vergleicht den Breath of Life mit dem Dirigenten einer Symphonie und die embryologische Blaupause mit dem Komponisten (Kern 2005). E. Blechschmidt erwähnt **„Gestaltungskräfte"** (Kräfte im physikalischen Sinn), die in den Körperflüssigkeiten wirken und für verschiedene Differenzierungen der Gewebe sorgen (Blechschmidt 1976). **Es ist imponierend diese biodynamischen Stoffwechselfelder als Visualisierung der sog. Potency oder Macht des Breath of life zu betrachten.** (Eine intensive und kritische Besprechung dieser Themen findet sich in Meert 2012).

1.2.4 Die hydraulische Füllung als Voraussetzung für die Funktionstüchtigkeit und Entstehung von biodynamischen Stoffwechselfeldern

Als allererste mechanische Kohärenz der Evolution entstand die Präzelle als ein hydraulisches Gebilde bestehend aus einer Membran, die mit Flüssigkeit gefüllt war. Vielkernige Einzeller „befreiten" sich sozusagen vom Meer durch Bildung einfacher Membranen, die der Abgrenzung und dem Stoffaustausch dienten. Diese Einzeller haben quasi „einen Teil des Meeres in sich aufgenommen" und tragen diese extrazelluläre Flüssigkeit wie einen maßgeschneiderten Anzug ständig mit sich herum. Vor Hunderten von Millionen Jahren, lange vor der Entstehung des kardiovaskulären Systems und der Lunge, wurde die Sauerstoff- und Nährstoffzirkulation durch eine Art „Gezeiten-Peristaltik" aufrecht erhalten. **Vor dem Atmen und dem Herzschlag diente dieser alte Rhythmus sozusagen als „Fort-**

führung" der Gezeiten des Meeres dazu, die interstitiellen Flüssigkeiten fließen zu lassen. Ist der „ominöse" Gewebe- oder Kraniosakralrhythmus vielleicht mit diesem Rhythmus vergleichbar (Meert 2012)?

Je komplizierter tierische Organismen werden, umso wichtiger sind neben Fortbewegungsleistungen die Mobilität und Motilität (Eigenbewegungen, Peristaltik usw.) der inneren Organe und Gewebe. Innere Organe pumpen dabei Nahrung und Blut durch den Körper und treiben exkretionspflichtige Stoffe aus. Sie unterstützen damit das Fließen der interstitiellen Flüssigkeiten.

Laut Blechschmidt sind alle Zellen kinetisch in Form von Anziehung bzw. Abstoßung durch die Bewegungen der Materialien (Aufnahme von Nährstoffen, Abgabe von Metabolismusprodukten) mit einander verbunden (Blechschmidt 2004). Dieses Wechselspiel zwischen Stoffaufnahme- und abgabe sowie zwischen Anziehung und Abstoßung ist eine Voraussetzung für die Anordnung der Zellen in einer bestimmter Zusammensetzung und für die Aufrechterhaltung der Form.

Sogar in den frühesten Entwicklungsstufen findet man zwei verschiedenen Gewebe:

- **„Grenzgewebe" (Epithelien oder Diathelien)** bildet die Grenze zwischen Flüssigkeiten und innerem Gewebe und die ersten zellreichen Gebiete. Typisch für alle begrenzenden Gewebe sind eng zusammengepackte Zellen mit sehr schmalen interzellulären Spalten und wenig Zwischenzellgewebe, die sich entlang von Flüssigkeiten aufbauen und im Unterschied zum Binnengewebe extreme Austauschmöglichkeiten aufweisen. Epithelien oder Diathelien kann man neben ihrer „klassischen" Aufgabe als Deckschicht (Epithel) v.a. als Filterschichten betrachten, die bestimmte Materialien senkrecht zur Oberfläche durchlassen (Diathel). Das Grenzgewebe sorgt für die Bildung von Kanälen, die Vorläufer der Gefäße darstellen und durch die Nährstoffe in das Gewebe transportiert werden können. Junges Grenzgewebe kennzeichnet typischerweise die Überwindung von Wachstumswiderständen, die durch das langsamer wachsende Binnengewebe aufgebaut werden. Grenzgewebe weist ein Minimum an Interzellulargewebe auf.
- **„Binnengewebe (Bindegewebe und Stroma)"** ist von allen Seiten durch Grenzgewebe umschlossen. Im Binnengewebe werden typischerweise Abscheidungsprodukte als „Grundsubstanz" (inklusive Wasser) oder interstitielles Material abgelagert. Demzufolge entfernen sich die Zellen relativ weit von einander, wobei sich ein netzartiges Gebilde aufbaut. Die Flüssigkeiten können interzelluläre Vakuolen bilden, die Form der Zellen beeinflussen und sogar amöboide Bewegungen der Zellen zulassen. Die interzellulären Substanzen können sich verfestigen und Prokollagen bilden, was schließlich zur Bildung von Kollagenfasern führen kann. Dadurch können Zwischenräume und Septen (Faszien) gebildet werden. Binnengewebe weist ein Maximum an Interzellulargewebe auf.

Nur wenn ein gewisser „Füllungszustands" besteht, können Faszien gestrafft und die flexiblen myofaszialen Verspannungs- und Kontraktionselemente in einen funktionstüchtigen (mit synergistischen und antagonistischen Aktionen) Zustand versetzt werden. Die hydraulische Füllung ist eindeutig für die mechanische Funktionstüchtigkeit notwendig! Gutmann betont, dass keine Gestalt eines Lebewesens als „zufällig" angesehen werden darf, weil jede Form Ausdruck des Arrangements von der Gestalt und Architektur der erzwingenden Bauelemente ist (Gutmann 1995).

Nachdem die Zelle bereits am Anfang dieses Kapitels als Hydroskelett dargestellt wurde, wird in Kapitel 3 der gesamten Körper als Hydroskelett-Konstruktion besprochen (➤ Kap. 3). Oben wurde die Gewebe- und Körperentwicklung im Zusammenhang mit biodynamischen Gestaltungskräften beschrieben. Diese mechanischen Überlegungen sollten mit den Überlegungen der Biochemie kombiniert, um die komplexen Zusammenhänge zwischen den biomechanischen Abläufen (z.B. Form, Zellteilung, Morphogenese usw.) und biochemischen Vorgängen zu studieren.

Bei Erwachsenen ist etwa 60 % des Körpergewichts Wasser, bei Kindern sogar etwa 70 % des Körpergewichts.

Die Zusammensetzung der extrazellulären Flüssigkeit (das „Meer in unserem Körper") wird genau reguliert, damit das Milieu um die Zellen konstant bleibt. Die Anstrengungen, die zur Sicherung des inneren Milieus unternommen werden und woran fast alle Organsysteme beteiligt sind, werden als Homöostase bezeichnet. Dies erfordert, dass alle Organsysteme aufeinander abgestimmt sind. Dazu stehen verschiedene Kommunikationswege zur Verfügung: das Nervensystem mit sehr schnellen elektrischen und elektrochemischen Nervensignalen; das Fasziensystem mit schnellen mechanischen und elektromagnetischen Signalen; und das Kreislaufsystem mit langsamen humoralen und chemischen Signalen.

Durch die Bindegewebsmatrix und die interstitiellen Flüssigkeiten entsteht eine kontinuierliche Verbundenheit aller Körpergewebe. Es bildet sich ein flüssiges „Netzwerk", wobei die Flüssigkeiten, Energien, Gedanken usw. – oder verallgemeinernd die „Informationen" – zu allen Körperbereichen fließen können. Stress (im breitesten Sinne des Wortes) hat dabei Einfluss auf die flüssige Grundsubstanz (Matrix) und bombardiert die Zellmembranen mit Signalen.

Bemerkung des Autors

Der freie Fluss von Flüssigkeiten und Informationen nimmt für mich eine zentrale Rolle in die Gesundheit ein!

Es ist dabei interessant, sich noch einmal zu überlegen, dass Elektrizität und Energie, aber auch eine Flüssigkeitsströmung den Weg des geringsten Widerstandes suchen! Das bedeutet, dass ein „Strom" eine Stauung oder eine Blockade umgehen wird. Das Beheben von Stauungen kann demzufolge sowohl präventiv, als auch palliativ und kurativ sinnvoll sein.

Der vielzellige Mensch erhält auf mindestens drei verschiedenen Wegen eine Zufuhr von Material und Informationen: Durch den Gastrointestinaltrakt (Nahrung), die Lunge (Sauer-

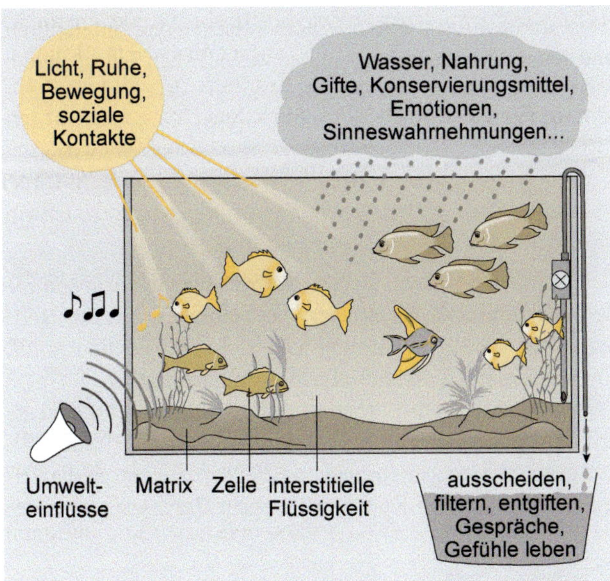

Abb. 1.3 Der Mensch aus ganzheitlicher Sicht (Meert 2012). [M665]

stoff) und die Sinne (Sinneswahrnehmungen). Man könnte hier eventuell (als vierten „Zufuhrweg") auch die genetischen Anlagen hinzurechnen. Ferner verfügt der Mensch über mindestens fünf Ausscheidungswege: den Darm (Stuhl), die Lunge (Ausatmung), die Niere (Urin), die Haut (Schweiß) und die Kommunikationswege (Gespräche, Berührung, Bewegung usw.) (> Abb. 1.3).

Spannend dabei ist, wo wir die Emotionen hinzurechnen? Betrachten wir die Emotionen als abführende (verarbeitete) Reaktionsprodukte oder als zuführende (verarbeitende) Zwischenwege (d. h. als biodynamische Gestaltungskräfte) – oder als beides? **Emotionen sollten gelebt und gefühlt werden und sich nicht stauen! Der Mensch kann alles mit seinen Sinnen zerlegen und durch Denkprozesse und Emotionen schöpferisch wieder zusammensetzen. Er erlebt damit das Beobachtete als „Ganzes" (Meert 2012).**

1.2.5 Die Zelle als elementarer Baustein des Körpers

Die Zelle stellt den elementarsten Baustein des Körpers dar. Ebenso wie der Körper oder ein Organ verfügt auch die Zelle über die drei elementaren Funktionssysteme; ein Stoffwechselsystem, ein Transport- und Verteilungssystem mit kontraktilen Strukturen und Gefäßen und ein Informations- und Reaktionssystem mit Rezeptoren. Die Zelle beweist damit, dass es *„im Kleinen nicht anders ist als im Großen"*:

Jede Zelle – ob sie in ein Organ eingebunden ist oder sich frei im Bindegewebe befindet – muss sich sozusagen in der sie umfließenden interstitiellen Flüssigkeit (Grundsubstanz) zurechtfinden.

Heine und auch Pischinger beschreiben den Interzellularraum als „Transitstrecke" und als morphologisches Korrelat des Stoffwechselwegs zwischen Kapillarlumen und den zu versorgenden Organparenchymzellen (Heine 1997, Pischinger 1998). Durch die Zellmembran wird das Zytoplasma der Zelle vom Extrazellulärraum getrennt.

1.3 Die Zell- oder Gewebeatmung

Die Zelle kämpft ständig gegen die Unterschiede zwischen Intra- und Extrazellulärraum an, d. h. zwischen osmotischen Konzentrationsunterschieden und onkotischen Druckunterschieden, und versucht, dieses „Ungleichgewicht" aufrechtzuerhalten (Rohen und Lütjen-Decroll 2000).

Die Zelle betreibt im Allgemeinen zwei Arten von Stoffwechselmechanismen, um überleben und funktionieren zu können, wobei sie sowohl Stoffe aus der Umgebung aufnimmt als auch welche abgibt. Dazu benutzt sie sog. Pumpmechanismen (z. B. die Ionenpumpe), die Energie benötigen:

- Erhaltungsstoffwechsel: die Zelle sorgt für eine ständige Erneuerung der benötigten Stoffe.
- Betriebsstoffwechsel: die Zelle erfüllt ihre spezifischen Funktionen, z. B. Kontraktilität bei Muskelzellen, Sekretbildung bei Drüsenzellen.

Die Zelle gewinnt Energie durch komplizierte Abbauvorgänge der Grundnährstoffe (Eiweiß, Kohlenhydrate und Fette) und den Zitratzyklus, der sozusagen die chemische „Drehscheibe" des Stoffwechsels darstellt. Die Mitochondrien erfüllen dabei die Rolle der „Kraftwerke" der Zelle.

Verschiedene Wissenschaftler sprechen in diesem Zusammenhang von der „Zellatmung" (Rohen und Lütjen-Decroll 2000, Benninghoff und Drenckhahn, 2003). Laut Benninghoff und Drenckhahn werden bei der Zellatmung in den Mitochondrien Kohlenhydrate, Fettsäuren und Aminosäuren unter Verbrauch von elementarem Sauerstoff zu CO_2 und H_2O oxidiert. Dadurch wird ATP als Energielieferant für zahlreiche Zellfunktionen gewonnen. Hierfür werden in vielen kleinen Einzelschritten Atmungsenzyme (Zytochrome) und Sauerstoff gebraucht.

Man kann sich die Zellatmung vereinfacht als Transport- und Bewegungsvorgänge in und zu der Zelle vorstellen. Zu diesem Zweck verfügt die Zelle über Transportvesikel, Mikrotubuli (kleine Röhrchen) und Filamentsysteme, die aus dem Zytoskelett ein dreidimensionales „Spinnennetzwerk" machen (> Kap. 3) (Rohen und Lütjen-Decroll 2000, Benninghoff und Drenckhahn 2003, van den Berg 1999).

Die Aufgabe der Mikrotubuli ist nach Benninghoff und Drenckhahn der gerichtete, intrazelluläre Transport von Zellorganellen. Um eine stetige Erneuerung der Mikrozirkulation zu ermöglichen, muss es logischerweise einen gewissen Zusammenhang zwischen Mikro- und Makrozirkulation geben. Das Zusammenspiel der „Atmung" aller Zellen eines Gewebes lässt sich somit auch als „Gewebeatmung oder Geweberhythmus" beschreiben.

Es ist demnach wichtig, folgenden Fragen nachzugehen: „Liegt hier ein bestimmter eigenständiger Rhythmus zugrunde oder reicht der Herzrhythmus und das Windkesselprinzip aus, um die Vorgänge der Gewebeatmung zu ermöglichen?"

Bemerkung des Autors

Neben dem Sog des Herzens, den Atembewegungen, den Muskel-Gelenk-Pumpen und den Welle der Arterienpulsationen in Richtung der eng anliegenden Venen spielt bei der Mikrozirkulation meiner Meinung nach auch die Gewebeatmung eine Rolle. Diese geheimnisvolle rhythmische „An- und Abschwellbewegung" des Körpers, die im kraniosakralen System oft als „Tide" oder „Breath of Life" beschrieben wird, ist aber durchaus im ganzen Körper spürbar. Osteopathen bezeichnen diesen Rhythmus als Kraniosakralrhythmus, aber es stellt sich die Frage, ob dieser Rhythmus auf das kraniosakrale System beschränkt bleiben soll? Es erscheint mir sinnvoller, diesen Rhythmus als „Geweberhythmus" oder „Gewebeatmung" bis auf den zellulären Bereich (Zellatmung) auszudehnen. Das lymphatische System und die Unterschiede des kolloidosmotischen und hydrostatischen Drucks zwischen dem Interstitium und dem Gefäßlumen tragen einen wesentlichen Teil zu diesem Geweberhythmus bei (Meert 2012).

1.4 Zytoskelett, Zellmembran und Zellverbindungen

Das Zytoskelett besteht aus Strukturproteinen in Form von Fäden und Röhrchen. Es ist aber kein statisches „Gerüst", sondern wird ständig dynamisch auf- und abgebaut und erfüllt sowohl eine Stütz- als auch eine Bewegungsfunktion.

Jede Bewegung im Körper wird über Bindegewebsfilamente und das Zytoskelett bis in die Zellen weitergegeben (➤ Abb. 1.4). Das gesamte Bindegewebsnetz und die Matrix schützen die Zellen so vor zu großen Krafteinwirkungen. Das fasziale Netz des

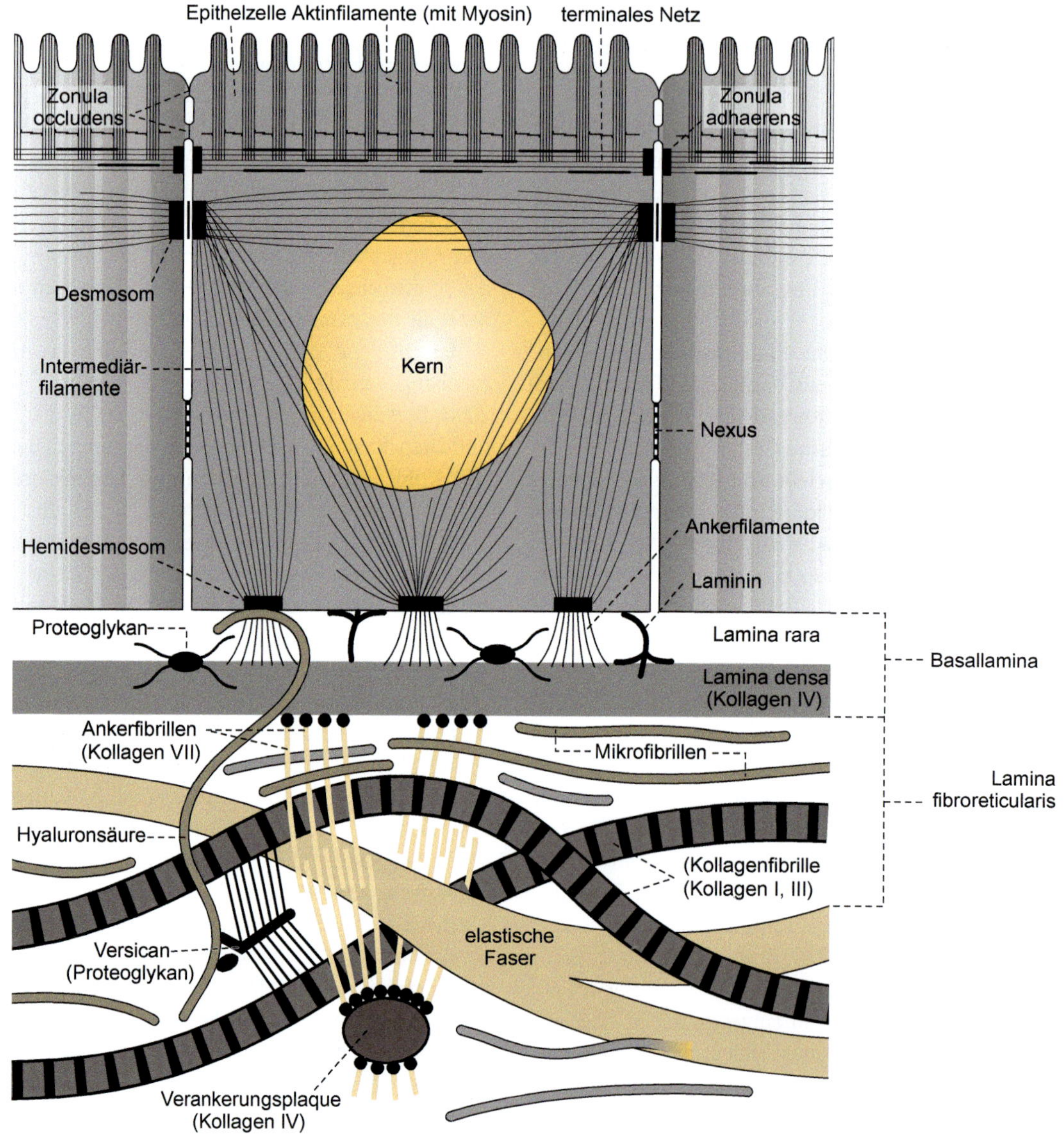

Abb. 1.4 Aufbau einer Epithelzelle mit den Mikrofilamente- und Mikrotubulisystemen [L107]

Körpers ist somit fast wie ein „endloses Netzwerk“ bis auf Zellebene verfolgbar.

Die Zellmembran erlaubt der Zelle sogar eine kriechende Fortbewegung (z.B. Abwehrzellen); außerdem besitzt die Zelle Kinozilien (Flimmerhärchen), die Bewegungsvorgänge im interstitiellen Raum ermöglichen. Wie die Kräfte zur Fortbewegung einer Zelle entstehen wird noch nicht ganz verstanden, jedoch sind sie auf jeden Fall von Aktin und dessen Wechselwirkung mit anderen Proteinen (z.B. Myosin) abhängig (Heinzeller und Büsing 2001).

Hinweis

Die Zellmembran darf nicht als starre, passive Trennwand betrachtet werden, sondern als ein bewegliches, zwischen flüssig und halbflüssig wechselndes, doppelwandiges Gebilde.

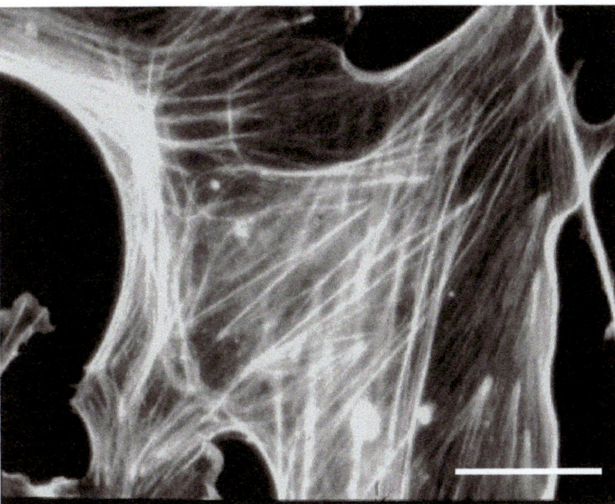

Abb. 1.5 Stressfasern sind mit Antikörpern gegen Aktin selektiv dargestellt, 800-fache Vergrößerung. Die Zelle sieht dabei wie eine Tensegrity-Struktur aus. [F539]

Die Zellmembran wird von einer Doppelschicht aus Phospholipiden gebildet, die hydrophob, also nicht wasserlöslich, sind (Kandel et al. 1996) (> Kap. 3).

Da die Zellmembran mit der extrazellulären Matrix verbunden ist, haben alle Bewegungen und Belastungen, die auf den Körper ausgeübt werden, einen Einfluss auf die Zellmembran. Wie bereits erwähnt, bremst die extrazelluläre Matrix diese Belastungen ab und es entsteht ein sehr komplexes dreidimensionales Netzwerk. In diesem Netzwerk stehen die kleinen Zellen sozusagen durch ein „Tensegrity-Bollwerk“ mit den großen Körperstrukturen in Verbindung (> Abb. 1.5) (> Kap. 3).

Zur Kommunikation mit der Umgebung und zur Reaktion auf die Umgebung verfügt die Zelle über verschiedene Strukturen, wobei die Signalsubstanzen als „ Reize“ und die Rezeptoren als „Sinne“ betrachtet werden können.

Der Transport und die Aufnahme von Stoffen bzw. die Zellatmung können generell auf vier verschiedene Arten erfolgen (> Abb. 1.6):

- **Passive Diffusion:** hier spielt die Permeabilität der Zellmembran eine entscheidende Rolle. Die Zellmembran ist durchlässig für fettlösliche Substanzen, O_2 und CO_2. Die Diffusion durch die Zellmembran ist aber nur in Richtung der geringeren Konzentration möglich (van den Berg et al. 2000).
- **„Erleichterte“ Diffusion“:** Dabei wird die betreffende Substanz, v.a. wasserlösliche Verbindungen und elektrisch geladene Moleküle (z.B. Zucker, Ionen und Aminosäuren), relativ langsam mithilfe eines „Schleppers“ (Carriers) oder passiv und schnell durch Membran- oder Ionenkanäle, die bewegliche „Wasserröhren“ bilden, geschleust (Rohen 2000). Diese Kanäle sind nach neueren Untersuchungen sehr spezialisiert und selektieren nach elektrischen und chemischen Eigenschaften den Durchlass einer Substanz. Sie besitzen weiterhin die Fähigkeit des „gating“; d.h. sie

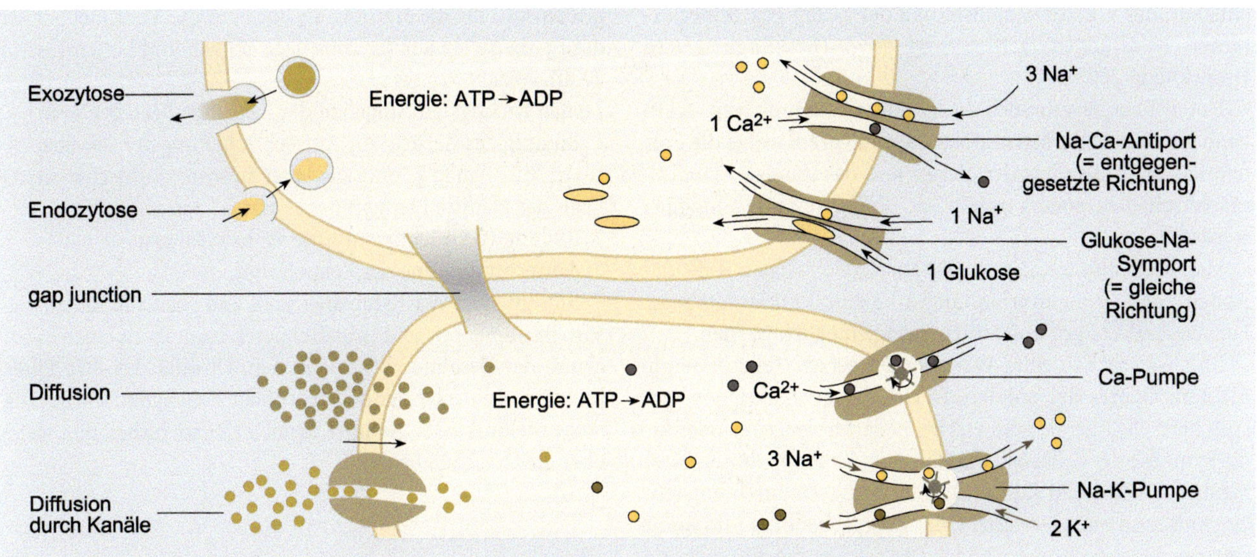

Abb. 1.6 Verschiedene Stofftransportmechanismen durch die Zellmembran (modifiziert nach Bünte 1996) [L106]

können sich wie eine Art Tor öffnen und schließen. Es gibt dabei auch die Möglichkeit, dass das Tor durch Substanzen, wie Toxine, Antikörper oder Pharmaka, blockiert wird. Die molekularen Öffnungs- und Schließmechanismen sind derzeit Gegenstand intensiver Forschung (Kandel et al. 1996).
- **Aktiver, energieverbrauchender Transport durch Transportproteine oder Carrier:** Der Transport erfolgt hier entgegen dem Konzentrationsgefälle durch die Membran. Pumpsysteme, wie die Natrium-Kalium-Pumpe oder die Kalziumpumpe haben eine große Bedeutung für den aktiven Transport. Diese aktiven Transportsysteme halten die Konzentrationsunterschiede zwischen dem intra- und extrazellulären Milieu konstant.
- **Endo- und Exozytose:** Dabei bildet die Zellmembran Vesikel, um bestimmte, schwierig zu transportierende Substanzen (z. B. Cholesterin oder Proteine) zu transportieren. In den Vesikeln werden Stoffe sowohl in die Zelle hinein als auch durch die Zelle hindurch befördert. Nach der Freigabe des Stoffs verschmilzt das Vesikel erneut mit der Zellmembran.

In der Zelle bilden die Aktinfilamente das wichtigste Protein; durchschnittlich 5–20 % des Zytoplasmas bestehen aus Aktinfilamenten; bei Muskelzellen sind es sogar 50 % (Rohen und Lütjen-Decroll 2000).

Aktin ist ein globuläres Protein, das aus tausenden Eiweißmolekülen mit doppelsträngig gewundenen Filamenten besteht, die ein positiv und ein negativ geladenen Ende besitzen.

Neben Aktin spielt auch das Polypeptid **Myosin** eine Rolle für die Kontraktilitätseigenschaften der lebendigen Zelle. Diese Kontraktilität entsteht durch die Fähigkeit der Proteingebilde, sich zusammenziehen zu können. Myosin ist ebenfalls ein Protein, besitzt jedoch die Form eines dickeren Stäbchens mit zwei beweglichen Köpfen. Diese Köpfe können Verbindungen mit den Aktinfilamenten aufbauen, wodurch ein Netz aus Aktin-Myosin-Filamenten (auch Stressfasern genannt) entsteht, das v. a. der Stabilisierung der Zellen gegenüber externen Belastungen (z. B. Stress) dient (Benninghoff und Drenckhahn 2003).

Unter Energieverbrauch (d. h. durch Spaltung von ATP) kann sich das Aktin-Myosin-Netz kontrahieren, wobei die Proteinfilamente übereinander gleiten und das flüssige Zytoplasma verschieben, sodass „amöboide" Zellbewegungen möglich werden.

Man kann also festhalten, dass durch den raschen Auf- und Abbau der Proteinverbindungen Kontraktilitätsvorgänge, Formveränderungen und Stützvorgänge möglich werden.

Im Gegensatz zu einer Wärmequelle setzen Zellen Energie nicht als Ganzes frei, sondern in viele kleine „Paketchen" gespeichert. Die Energie wird erst bei Bedarf freigegeben oder für die Synthese der Zellbausteine (Eiweiße, Kohlenhydrate, Fette) benutzt (Rohen und Lütjen-Decroll 2000). Dadurch entsteht ein Stoff- und Energiekreislauf, das Energie benötigt und somit kein geschlossenes System bildet. Dieser „Energieverlust" kann aber durch Nahrungszufuhr ausgeglichen werden.

1.4.1 Die Zellverbindungen

Die Zelle verfügt über verschiedene Verbindungsmechanismen und Zelladhäsionsmoleküle (Haftproteine wie Cadherine, Selectine, Integrine). Die Zellverbindungen haben entweder eine reine Haftfunktion (mechanische Zusammenhaltefunktion, ➢ Abb. 1.7a und b), eine Austauschfunktion (metabolische Funktion), eine Barrierefunktion oder auch eine Kombination von Haft- und Austauschfunktion (➢ Abb. 1.7c).

Der Nexus (Macula communicans oder „gap junction") bildet einen spezifischen Kommunikationskontakt mit transzellulären Kanälen, z. B. bei den Epithelien (Rohen und Lütjen-Decroll 2000, Benninghoff und Drenckhahn 2003). Nexus sorgen für den interzellulären Informationsaustausch und lassen die zusammengeschlossenen Zellen wie eine funktionelle Einheit zusammenarbeiten.

Die Zonula occludens bildet einen Barrieren- oder Verschlusskontakt, die Gewebekompartimente mit unterschiedlichem chemischen Milieu voneinander trennen.

Man darf aber nicht vergessen, dass es auch viele Zwischenzellverbindungen ohne Spezialisierungen der Plasmamembran gibt, z. B. bei den Zellen des Immunsystems.

1.4.2 Die Basalmembran

Die Basalmembran bildet eine Art Grenz- und Verschiebeschicht zwischen Zellverbänden mit Bindegewebe und Zellverbänden ohne Bindegewebe, wie z. B. die Epithelzellen und Endothelzellen. Sie besteht aus zwei Schichten: einer äußeren Schicht aus Kollagenfibrillen (Lamina fibroreticularis) und einer dünnen, inneren Schicht (Basallamina), die ein flaches Netzwerk aus negativ geladenen Molekülen (Proteoglykane und Glykoproteine) der Extrazellulärmatrix bildet (Oberholzer 2001).

Die Proteoglykane und Glykoproteine der Basallamina sorgen sowohl für die Haftung als auch für die Verschieblichkeit der Epithelzellen auf der Unterlage (Rohen und Lütjen-Decroll 2000).

Zu den wichtigsten Aufgaben der Basalmembran gehören:
- Bildung des Gerüsts zur Aufrechterhaltung der Gewebestruktur – man könnte sie daher aus osteopathischer Sicht als das kleinste Element der „Faszien" betrachten;
- Bildung von selektiven Barrieren bzw. Filtern;
- Aufrechterhaltung der Zellpolarität;
- Bindung von Wachstumsfaktoren und positiven Ionen.

V. a. in Kapillaren und Schleimhäuten kann es zu einer Verdickung der Basalmembran kommen. Obwohl das ihre Filterfunktion beeinträchtigt und erhebliche Folgen hat, wie bei Diabetes mellitus oder Asthma bronchiale, ist bisher nur wenig über die Ursachen bekannt.

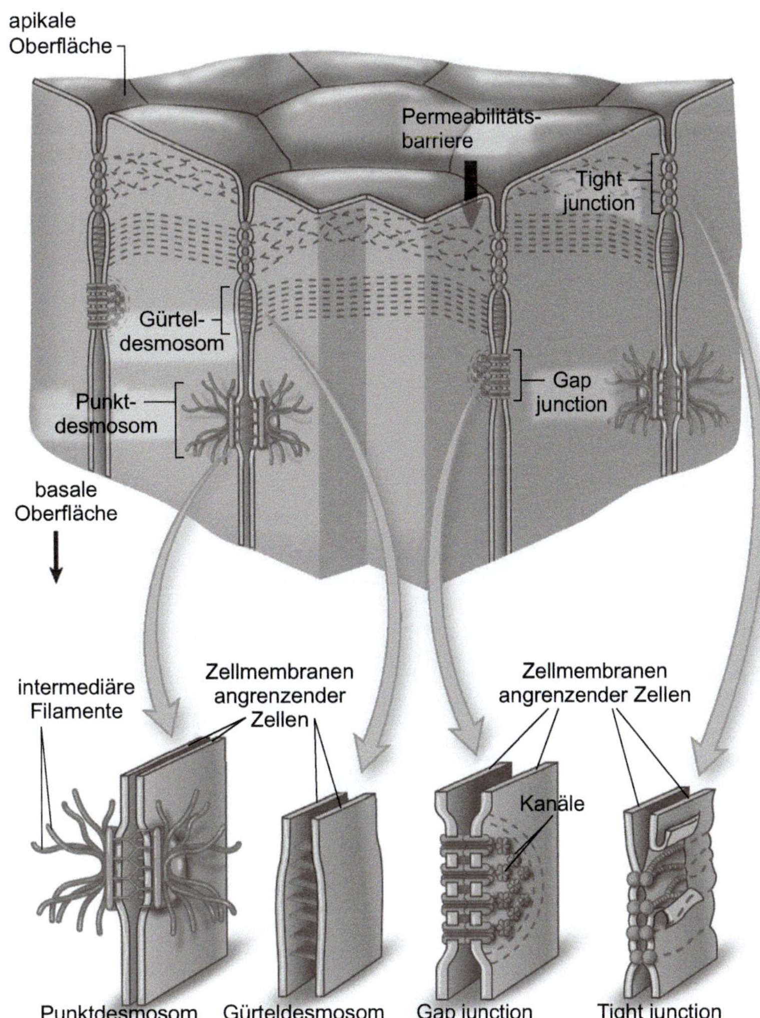

Abb. 1.7 Darstellung verschiedener Zellverbindungen. **a** Zonula occludens („Tight junction"). **b** Macula adherens (Desmosom). **c** Nexus („Gap junction") [E371]

1.5 Passive Eigenschaften der Gefäßwand

Die Grundstruktur der Gefäßwand ist in den verschiedenen Gefäßen im Allgemeinen gleich: Sie besteht aus drei Schichten: der Tunica intima, der Tunica media und der Tunica adventitia (➢ Abb. 1.8). Die Zusammensetzung dieser Schichten variiert jedoch in den verschiedenen Gefäßen. Es wird darauf hingewiesen, dass arterielle Endothelzellen über besonders viele „Stressfasern" verfügen, die an der Basalmembran befestigt sind und in die Interzellularkontakte einstrahlen. Damit kann das Endothel den hydrodynamischen Schubkräften der Blutströmung gut widerstehen.

Für den Stoffaustausch zwischen Intravaskulärraum und interstitiellem Raum bildet das Endothel eine wichtige Barriere, wobei für den Stoffaustausch Aufbau und Dicke dieser Barriere entscheidend sind. Da Zellmembranen zum Großteil aus Lipiden bestehen, können fettlösliche Stoffe relativ leicht durch die Endothelzellen hindurch diffundieren. Für wasserlösliche Stoffe sind dagegen spezielle „Öffnungen" (Poren, Fenestrationen) notwendig.

In den verschiedenen Organen ist das Endothel allerdings sehr unterschiedlich aufgebaut (➢ Abb. 1.9). Man unterscheidet grob zwei „Porensysteme". Kleinere Öffnungen, die wahrscheinlich den Interzellularfugen entsprechen, und größere Poren, die eher durch richtige Fenestrationen und Vesikelsysteme aufgebaut werden. Größere Moleküle (oder genauer Moleküle mit größerem Molekulargewicht) tun sich dementsprechend viel schwerer als kleinere, wenn es darum geht, die Endothelbarriere zu passieren.

Das Endothel (Endoepithel) erfüllt mehrere Aufgaben (Benninghoff und Drenckhahn 2004):

- Regulation der Gefäßpermeabilität: durch Öffnen oder Schließen von Interzellularspalten bzw. durch passiven und aktiven Transport durch die Zelle können Moleküle vom Endothel durchgelassen oder aufgehalten werden. So führen z. B. auch Entzündungsstimuli (wie Histamin, Bradykinin) zur Öffnung der Interzellularspalten des Endothels der postkapillaren Venulen.

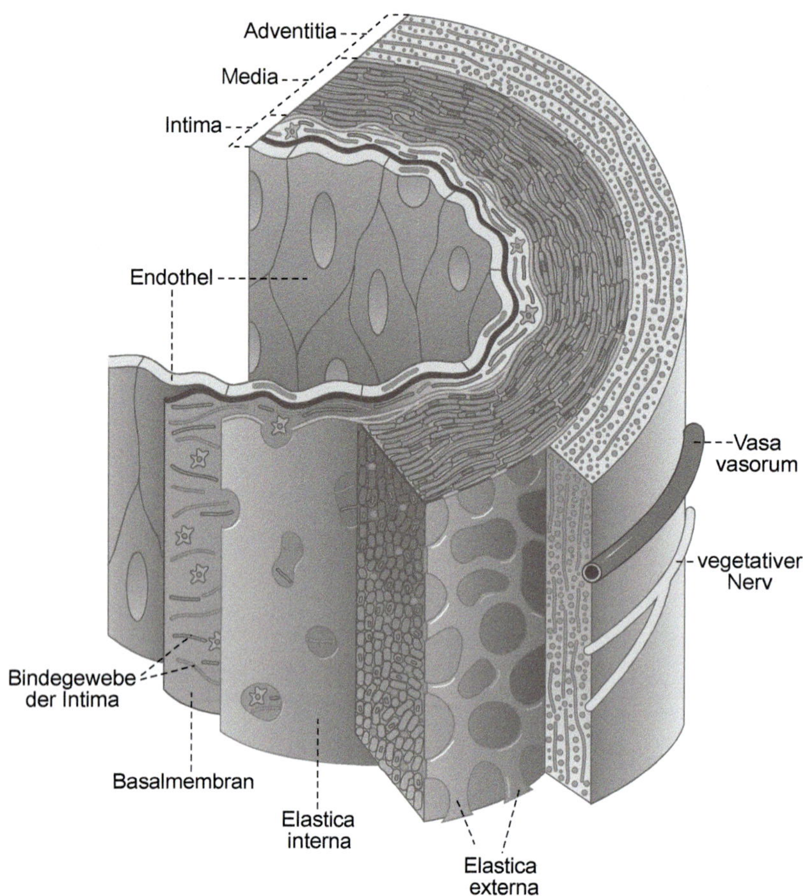

Abb. 1.8 Wandaufbau einer Arterie vom muskulären Typ (aus Welsch und Sobotta 2006) [L107]

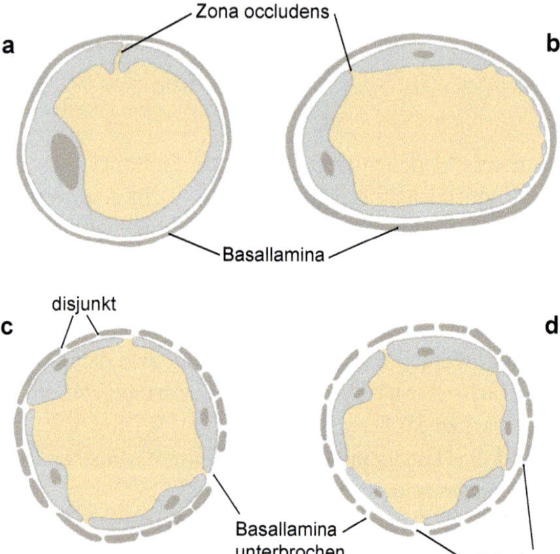

Abb. 1.9 Verschiedene Typen des Kapillarendothels sowie Darstellung der Basallamina. Disjunkt = Interzellulärräume sind zu Poren erweitert. [L134]

- Adhäsionsproteine und spezielle Haftrezeptoren auf dem Endothel ermöglichen das Anhaften von Leukozyten, damit diese die Blutbahn verlassen können (Extravasation).
- Durch Aussprossung von Endothelzellen können neue Blutgefäße (Angiogenese) bei der Wundheilung, beim Wachstum, aber auch (unerwünscht) bei Metastasierung gebildet werden.
- Synthese von Wachstumsfaktoren, die bei der Angiogenese helfen.
- Regulation der Spannung der Gefäßmuskulatur durch Freisetzung von gefäßerweiternden (Stickstoffmonoxid, Angiotensinase) und gefäßverengenden (Endothelin, Angiotensin II) Faktoren (Vasokinen) durch das Endothel. Damit wird das Gefäßlumen kontrolliert.
- Hemmung der Blutgerinnung im Normalzustand durch Freisetzung von Gerinnungsinhibitoren (antithrombogene Oberfläche).
- Aktivierung der Blutgerinnung bei Gefäßverletzungen durch Freisetzung von Gerinnungsfaktoren.
- Abbau von Blutfetten, Chylomikronen und Cholesterin (Umwandlung von VLDL in LDL). Freigesetzte Fettsäuren werden darauf an umgebende Gewebezellen als Energiespender bzw. an Fettzellen zur Speicherung weitergereicht.

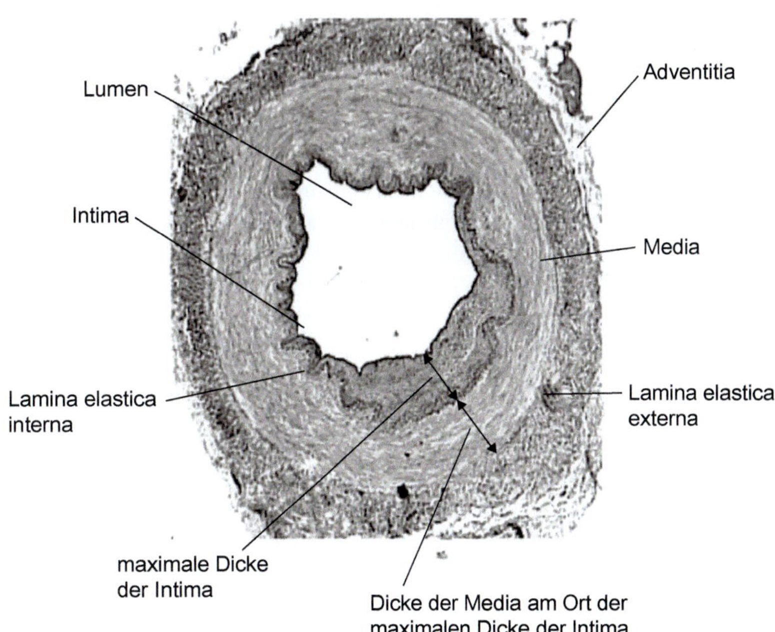

Abb. 1.10 Querschnitt durch eine Speichenarterie. [T626]

1.5.1 Arterien

Die Arterienwände (Dicke i. d. R. 1 mm, bei der Aorta bis zu 2,5 mm) besteht, stark schematisiert, aus folgenden Bestandteilen:

- **Intima oder Endothel:** Im Kapillarbereich ist das Endothel fenestriert und auf Permeabilität ausgerichtet. Bei den größeren Arterien und Venen ist das Endothel dagegen lückenlos. Der Stofftransport erfolgt mittels Vesikel in beiden Richtungen durch die Gefäßwand, auch zur Eigenversorgung der inneren Teile der Gefäßwand. In größeren Gefäßen ist die Intima von einer subendothelialen elastischen und gelöcherten Bindegewebsschicht umgeben (Membrana elastica interna). Hier befinden sich Rezeptoren für vasoaktive Stoffe an den Endothelzellen. Es sei darauf hingewiesen, dass das Endothel eine aktive und regulierbare Barriere zwischen Intravasalraum bzw. Gefäßwand und Interstitium bildet.
- **Media:** Sie besteht v. a. aus glatten zirkulären oder leicht spiralförmigen Muskelzellen, elastischen und kollagenen Fasern und Grundsubstanz (Matrix mit Proteoglykanen). Hier greifen die Neurotransmitter der neurovegetativen Nerven zur Regulierung der Hämodynamik an. Man unterscheidet Arterien vom elastischen Typ und vom muskulären Typ:
  - In der Media der Arterien vom elastischen Typ (herznahe Arterien, wie z. B. Aorta, A. carotis communis, A. subclavia) überwiegen elastische Fasern, die Media ist kräftig und geschlossen. Somit können diese Arterien dem hohen, vom Herzen erzeugten arteriellen Druck standhalten und gleichzeitig für eine kontinuierliche Strömung ohne Druckverlust des Blutes sorgen (= Windkesselfunktion). Bei der Aorta ist die Druckwelle so enorm, dass hier zusätzlich richtige elastische Fasernetze mit glatten Muskelzellen vorhanden sind.
  - In der Media der Arterien vom muskulären Typ (herzferne Gefäße, wie z. B. A. brachialis, A. femoralis, Truncus coeliacus) überwiegen die glatten Muskelzellen (➤ Abb. 1.10).
  - Der Übergang vom elastischen Typ zum muskulären Typ vollzieht sich langsam; Arterien vom Mischtyp kommen z. B. in den Lungen vor.
- **Adventitia:** Sie besteht v. a. aus kollagenen und elastischen Fasern mit Matrix und verankert das Gefäß in seiner Umgebung. Bei den größeren Arterien befindet sich zwischen der Media und der Adventitia die Membrana elastica externa. In der Adventitia der größeren Gefäße verlaufen Nerven mit adrenergen (sympathischen) Fasern, Nerven mit cholinergen (parasympathischen) Fasern, Nervi vasorum (Plexus nervorum perivascularis, Rohen und Lütjen-Drecoll 2000) mit vegetativen Nerven und Spannungsrezeptoren und myelinisierte viszeroafferente Fasern (Schmerz, Druckregistrierung). Am stärksten innerviert sind die kleinsten Arterien und Arteriolen, die für die Blutdruckregulation extrem wichtig sind.
  Weiterhin verfügt die Adventitia über gefäßeigene Gefäße (Vasa vasorum) zur Versorgung der äußeren Teile der Wand. Arterien mit einem Durchmesser > 2 mm verfügen oft über ein Netz von kleinen Gefäßen zur Eigenversorgung der äußeren Mediaschichten. Die inneren Mediaschichten dieser Gefäße werden hingegen durch Diffusion direkt aus dem Arterienlumen versorgt.

- Größere Blutgefäße verfügen sogar über ein adventitielles Netz von Lymphgefäßen (Benninghoff und Drenckhahn 2004). Die Adventitia ist bei Arterien vom muskulären Typ stärker ausgebildet.

Die Gewebebeschaffenheit der Umgebung spielt funktionell eine sehr wichtige Rolle. So können die Pulswellen richtige Furchen und Kanäle in umgebenden Knochen aufbauen, wie z. B. an der Innenseite der Schädeldachknochen. Aber auch der verformbare Fett- und Bindegewebskörper, in den die Gefäße eingebettet sind, soll Abknickungen und Stauungen vermeiden. Den Osteopathen interessiert v. a. die „Beweglichkeit" dieses faszialen „Gefäßbettes". Es scheint wichtig, dass nicht nur der Bluthochdruck, sondern auch perivaskuläre fasziale Spannungen und Verklebungen die Eigenversorgung der Gefäße behindern können und damit die Ursache für Gefäßschäden sein können. Aus osteopathischer Sicht ist es daher umso wichtiger, die perivaskulären Spannungen und Verklebungen im Gewebe mit faszialen Techniken zu lösen.

Die Arterien stehen unter einer Art Vorspannung (Längszug), d. h. die elastischen Elemente sind sozusagen etwas vorgedehnt. Dies unterstützt nicht nur den Bluttransport, sondern ist auch bei auch bei Verletzungen (z. B. Durchtrennung) wichtig. Dabei federn die elastischen Teile die Gefäßwand zurück und ziehe diese ins Lumen, sodass die verletzte Arterie zunächst mechanisch verschlossen wird. Die Blutgerinnung kann dann weitere Heilungsprozesse in Gang setzen.

Jaffrin und Goubel zeigten anhand einer Schweineaorta, dass die Gefäßwand eine mehrschichtige Struktur ist und die mechanischen Eigenschaften der verschiedenen Wandteile unterschiedlich sind (Jaffrin und Goubel 1998). Die inneren Wandbereiche sind starrer als der äußere Wandbereich.

Durch die Vorspannung der Arterienwand stehen die inneren Wandbereiche unter einer Kompressionsspannung, die äußeren unter Traktionsspannung. Die inneren Teile federn deshalb beim Durchschneiden weniger auseinander als die externen Teile (➢ Abb. 1.11 und ➢ Abb. 1.12).

Diese Vorspannung ist bei den verschiedenen Arterien, abhängig von der Position im Körper, unterschiedlich.

Weiterhin sind die mechanischen Eigenschaften der arteriellen Wand anisotrop, d. h. ihre Eigenschaften sind abhängig von der Richtung der einwirkenden Belastung (Jaffrin und Goubel 1998). So ist die Wand z. B. weniger komprimierbar als dehnbar.

V. a. die Intima und die Media zeigen im Verlauf des Alterns eine Abnahme der Elastizität der elastischen Fasern, eine Zunahme an kollagenen Strukturen, Einlagerungen von Cholesterin usw. Es wird allgemein angenommen, dass neben diätetischen Maßnahmen auch genügend Bewegung eine präventive Rolle bei der Erhaltung der Elastizität spielen kann. Aus diesen Gründen hat die osteopathische Behandlung eine große Bedeutung, da sie gezielt auf die Mobilität der Gefäße und des umgebenden Gewebes ausgerichtet ist.

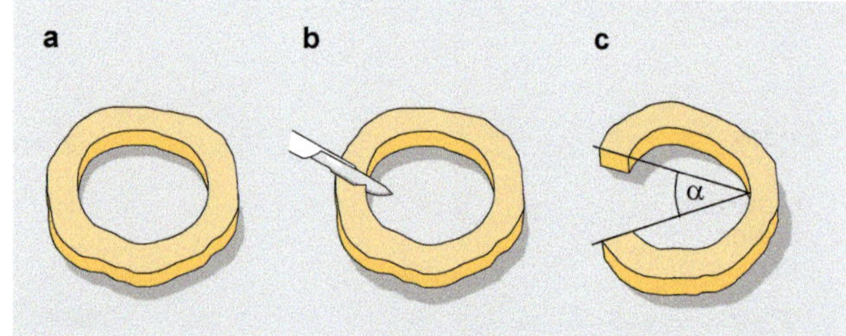

Abb. 1.11 **a** Arterielles Wandsegment der Aorta eines Schweins. **b** Radialschnitt durch die Wand eines arteriellen Segments. **c** Durch die vorhandene Vorspannung entsteht ein „Öffnungswinkel" α (modifiziert nach Jaffrin und Goubel 1998). [L190]

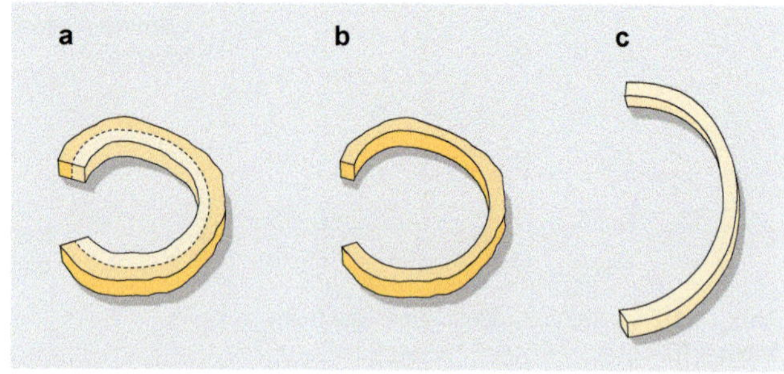

Abb. 1.12 Radialschnitt durch die Gefäßwand der Aorta eines Schweins. **a** Komplette Wand. **b** Externe Wandhälfte. **c** Interne Wandhälfte (modifiziert nach Jaffrin und Goubel 1998) [L190]

Sonderformen der Arterien

- Aa. helicinae (helix, griech. für Schnecke) oder Rankenarterien sind kleine stark geschlängelte Arterien in Organen, die ihr Volumen ändern können (z. B. Penis, Uterus). Durch die geschlängelte Form entsteht eine „Reservelänge" der Arterie, die dann Verformungen, Bewegungen oder auch Volumenänderungen des Organs ermöglicht.
- Sperrarterien sind spezialisierte kleine Arterien oder Arteriolen, die Kapillargebieten mit wechselnder Durchblutung vorgeschaltet sind (z. B. Uterus, Ösophagus, Magen, Nierenbecken, genitale Schwellkörpern). Die Intima dieser Arterien weist Längsmuskeln oder muskelähnliche Zellen auf, die sich bei Kontraktion während einer Vasokonstriktion ins Lumen vorwölben und es verschließen können (➢ Abb. 1.13).

1.5.2 Arteriolen

Arterien mit einem Durchmesser unter 0,5 mm werden als Arteriolen bezeichnet und haben die Funktion „Widerstandsreglers". Die Wandstärke beträgt etwa 20 µm (Klinke und Silbernagl 1996).

Sie besitzen eine Intima und eine dünne Media mit ein bis zwei ringförmigen Lagen glatter Muskelzellen. Typisch ist die gehäufte Anwesenheit von marklosen adrenergen oder cholinergen (typisch für Gefäße der Muskulatur) Nervenfasern.

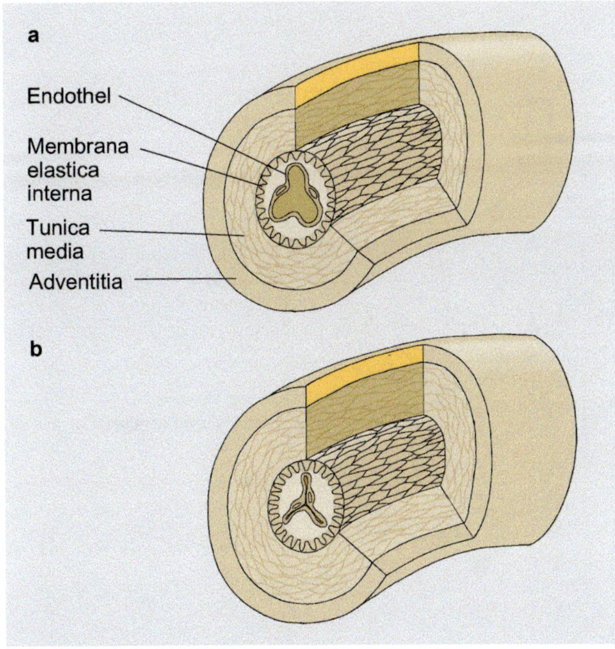

Abb. 1.13 Sperrarterie in **a** geöffnetem und **b** geschlossenem Zustand (modifiziert nach Rohen und Lütjen-Decroll 2000) [L190]

Der mittlere Blutdruck bzw. die Strömungsgeschwindigkeit des Blutes sinken hier von 80 auf 30 mmHg bzw. von 10 auf 0,2 cm/sec. (Rauber und Kopsch 1987).

Vor den Haargefäßen oder Kapillaren liegen die **terminalen Arteriolen** (= Metarteriolen), die eine zirkuläre Muskelschicht aufweisen und damit als Sphinktere funktionieren und die Durchblutung der Kapillaren regulieren.

1.5.3 Arteriovenöse Anastomosen

Sie bilden durch die Anwesenheit von glatten Muskelzellen und Epitheloidzellen (kontraktile Zellen mit noch nicht ganz geklärter Funktion) verschlussfähige Kurzschlussverbindungen zwischen kleinen Arterien und Venen im präkapillaren Gebiet, sodass die Kapillaren (Endstrombahn) umgangen oder entlastet werden können.

Man unterscheidet grob zwei Formen (Benninghoff und Drenckhahn 2004):

- Bei der **Brückenanastomose** (Anastomosis simplex) besteht die Verbindung zwischen Arterie und Vene aus einer kurzen, geraden Gefäßbrücke, wie z. B. in der Ösophaguswand (> Abb. 1.14a).
- Bei der **Knäuelanastomose** (Anastomosis glomeriformis) ist die Gefäßverbindung dagegen lang, geschlängelt und von einer Bindegewebskapsel umgeben (> Abb. 1.14b). Auffällig große Knäuelanastomosen in den Fingerspitzen werden als „Hoyer-Grosser-Organe" bezeichnet. Auch an der Spitze des Os coccygeus befindet sich eine Knäuelanastomose, der Glomus coccygeum.

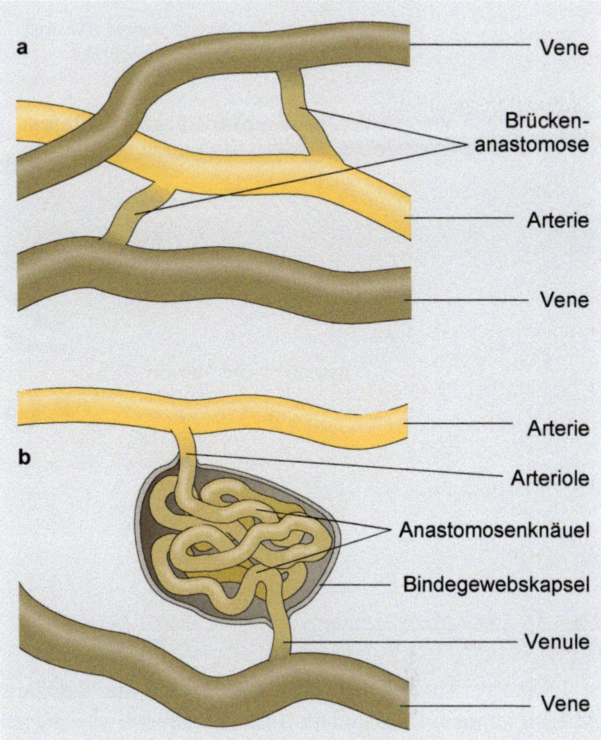

Abb. 1.14 **a** Brückenanastomose. **b** Anastomosenknäuel [L190]

Arteriovenöse Anastomosen werden vegetativ gesteuert und in einigen Fällen produzieren Epitheloidzellen sogar Azetylcholin (Rauber und Kopsch 1987). Sie weisen eine autonome Pulsation auf, die allerdings nur selten zu einem völligen Öffnen oder Schließen der Anastomose führt.

Sie spielen eine wichtige Rolle bei der Regulation der Durchblutung, des Blutdrucks sowie des Temperatur- und Wasserhaushalts.

Sie kommen u. a. in Akren (Körperenden), wie Fingerspitzen, Zehenspitzen, Steißbeinspitze oder Ohrmuscheln, vor sowie in den Schwellkörpern der Sexualorgane und in der Nasenschleimhaut, aber auch in zahlreichen anderen Organen.

Mechanische Spannungen im umgebenden Bindegewebsbereich der Anastomose, Verschlackungen der Umgebung der Endstrombahn und neurovegetative Dysbalancen können zu funktionellen Fehlsteuerungen führen und arteriovenöse Anastomosen unphysiologisch aktivieren bzw. schließen.

1.5.4 Kapillaren als Endstrombahn und Austauschstrecke: die Mikrozirkulation

Normalerweise bilden die Kapillaren (mittlerer Durchmesser etwa 7 µm) funktionell die Endstrombahn (terminale Strombahn) für die Arteriolen. Größere Kapillaren mit mehr als 10 µm Durchmesser, werden als Sinusoide bezeichnet.

Die Kapillarregionen werden von Arteriolen und Metarteriolen angesteuert und verfügen über präkapillare Sphinkterzel-

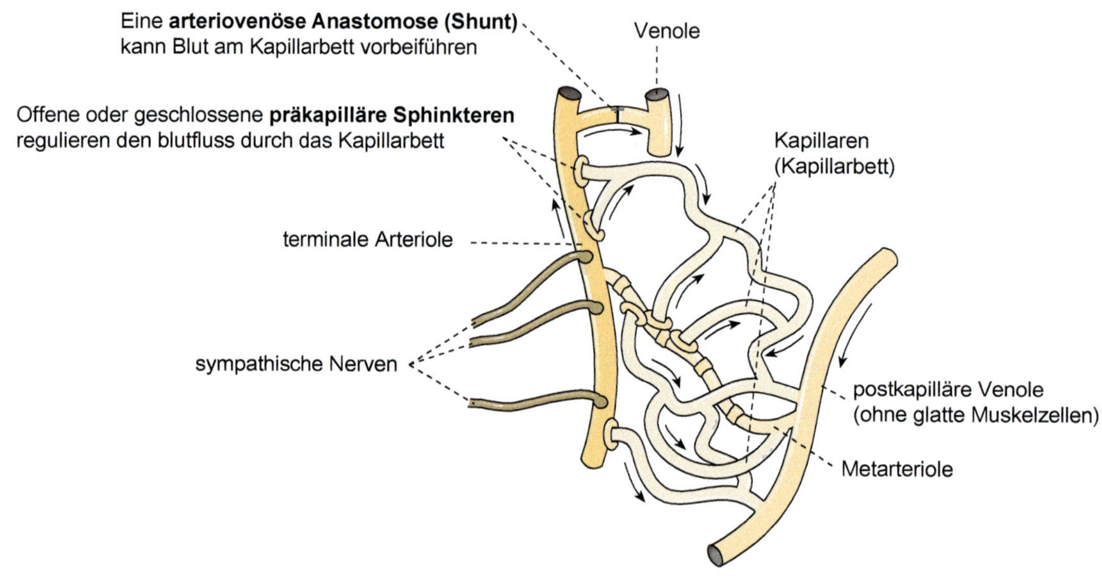

Abb. 1.15 Schematische Darstellung der Endstrombahn [L141]

len (zirkuläre Muskelzellen), die bei Bedarf die Kapillare schließen können. Die kapillare Austauschstrecke wird zuerst von Präkapillaren gebildet, die zu Mittkapillaren und Postkapillaren führen, die schließlich zu den Venolen drainieren (Benninghoff und Drenckhahn 2004) (➤ Abb. 1.15).

Die Venolen beginnen mit postkapillaren Venolen, die direkt zu Sammelvenolen drainieren; letztlich schließen sich muskuläre Venolen zu abführenden Venolen zusammen, die dann weiter in die Venen abdrainieren. Allerdings gibt es öfters Abweichungen, sodass z. B. Mittkapillaren direkt in größere Venolen münden und deswegen als „Durchgangskapillaren" bezeichnet werden.

In der Kapillarwand befinden sich Perizyten, die manchmal kontraktil sind und das Gefäßlumen einengen können und somit eine stabilisierende Funktion aufweisen.

Die Kapillaren besitzen eine sehr dünne Wand, wobei die drei Schichten der Gefäßwand stark reduziert sind und von innen nach außen wie folgt beschrieben werden können:

- **Einschichtiges Endothel** mit 10–15 nm breiten Interzellularfugen (Fenestrationen) zwischen den Endothelzellen. Bei den Kapillaren der Haut, der Skelettmuskulatur und des lockeren Bindegewebes fehlen diese Fugen oder Poren. Das Endothel an sich ist das unentbehrliche und konstant vorhandene Bauelement der Kapillaren in allen Geweben.
- **Basalmembran** (Grundhäutchen) mit 20–60 nm Dicke, die v. a. der Stabilisation dient. Sie fehlt bei den Haargefäßen der Leber und Milz; hier werden die Kapillaren als Sinusoiden bzw. Sinus (besonders weite Kapillaren) bezeichnet.
- **Perithel**, das aus perivaskulärem Bindegewebe und kontraktilen Zellen (Perizyten, Adventitia-Zellen oder Rouget-Zellen) besteht. Häufig befinden sich in diesem Bereich auch phagozytierende Makrophagen.

Die Hauptfunktion der Kapillaren ist der Stoffaustausch zwischen Blut und umgebenden Gewebe. Daher besitzen die Kapillaren eine sehr dünne Wand und eventuell Öffnungen im Endothel. So findet man v. a. in Gewebe mit intensivem Stoffwechsel ein dichtes und gut ausgebildetes Kapillarnetz.

Der Stoffaustausch kann sowohl durch Interzellularfugen als auch durch Poren in den Endothelzellen stattfinden. Generell kommen drei Arten des Stoffaustauschs vor:

- Die Interzellularfugen oder Poren können offen sein (offene oder fenestrierte Endothelschicht), wie bei den Lebersinusoiden oder den Nierenglomeruli, damit auch (größere) fettunlösliche Moleküle (Wasser, NaCl, Glukose, Proteine) die Blutbahn verlassen können. Andererseits können sie, wie in der Milz, Erythrozyten sozusagen als „Fitness-Test" auffordern, durch diese Poren zu wandern, damit atypisch geformte oder gealterte Erythrozyten aussortiert werden können (➤ Abb. 1.16).

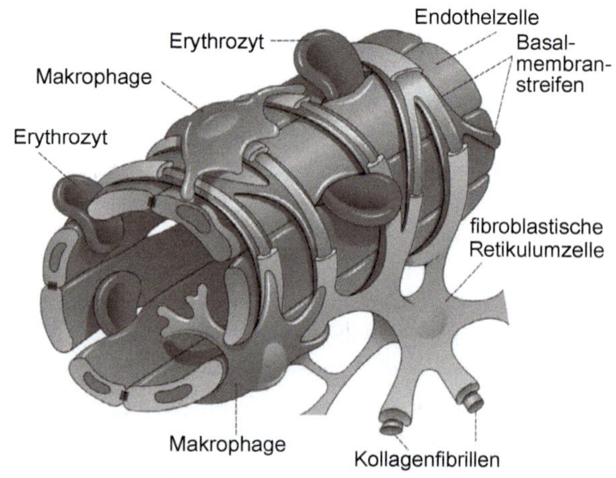

Abb. 1.16 Endothelschicht im Milzsinus (aus: Welsch, Sobotta 2003) [L107]

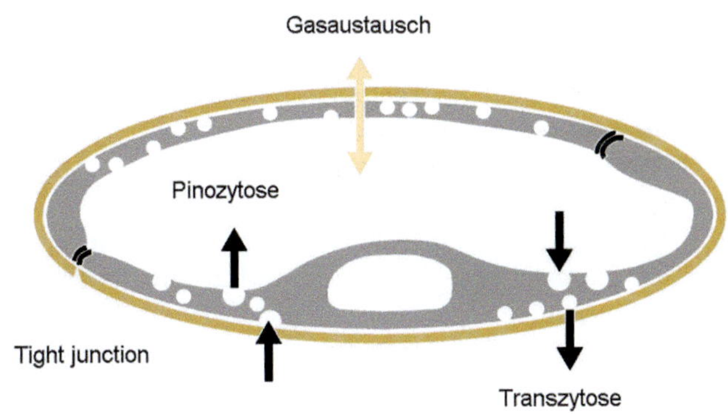

Kontinuierliche Kapillare

Kapillaren mit kontinuierlichem Endothel finden sich vor allem in Muskeln, Gehirn, Thymus, Knochen und Lunge.

Bidirektional durch das Zytoplasma werden Substanzen in Caveolae und Vesikeln transportiert (Transzytose). Die intrazytoplasmatischen Vesikel sind von dem Protein Caveolin umhüllt.

Die Basalmembran ist durchgehend. In der Lunge erlaubt das dünnschichtige Zytoplasma der Endothelzellen die Diffusion von Gasen aus den Alveolen in das Blut (CO_2) und aus dem Blut in die Alveolen (O_2).

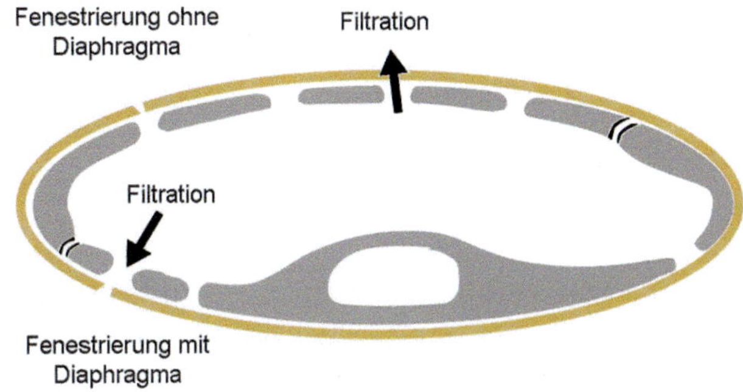

Fenestrierte Kapillare

Die Endothelzelle hat viele Öffnungen (Fenestrae, 10–100 nm Durchmesser) mit oder ohne dünnes Diaphragma. Die Basalmembran ist durchgehend.

Dieser Kapillartyp kommt in Geweben mit erheblichem Flüssigkeitstransport (Darmvilli, Plexus chorioideus, Ziliarkörper des Auges) vor.

Fenestrierte Endothelzellen der glomerulären Kapillarschlingen in den Nieren besitzen eine erheblich dickere Basalmembran.

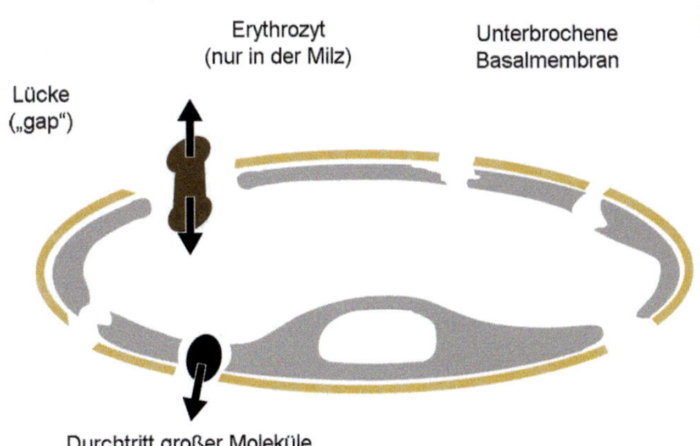

Diskontinuierliche Kapillaren

Die Lücken in den diskontinuierlichen Kapillaren sind größer als in den fenestrierten Kapillaren. Die Basalmembran ist unterbrochen. In den venösen Sinusoiden der Leber sind die Lücken breiter als die der diskontinuierlichen Kapillaren und die Basalmembran ist hier fragmentiert oder fehlt häufig.

In der Milz sind die Endothelzellen oft elongiert und ragen in das Kapillarlumen hinein. Die Basalmembran ist unterbrochen und von Retikulinfasern umgeben, sodass Blutzellen leicht in den Milzsinus gelangen können.

Abb. 1.17 Transportmechanismen durch das Kapillarendothel [E352]

- Die Poren und Fugen können durch dünne, semipermeable Diaphragmen (Zonulae occludentes) abgedeckt sein, damit niedermolekulare Stoffe und Elektrolyte austreten können. Auch wasserlösliche und fettlösliche Stoffe lassen sich hier mittels Diffusion oft leichter durchlotsen. Man findet dieses Kapillarendothel z. B. in der Schleimhaut des Dünn- und Dickdarms oder im Plexus choroideus (Blut-Liquor-Schranke).
- Es sind keine Poren und Fugen vorhanden (geschlossene oder kontinuierliche Endothelschicht). Dafür gibt es ein spezielles Barrieresystem, das nur spezifische Stoffe durchlässt, um das umgebende Gewebe vor einem freien Stoffaustausch zu schützen. Diese Form der Endothelschicht findet man z. B. im hoch empfindlichen Gehirngewebe, im Lungengewebe und in der Muskulatur. Im Gehirn unterstützen Spezialzellen (Astrogliazellen) das Barrieresystem, die nur bestimmte Stoffe aus der Blutbahn zu den Nervenzellen durchlassen. Man spricht in diesem Fall auch von einem Schrankensystem, wie z. B. die Blut-Hirn-Schranke. Oft besteht die Basalmembran hier aus mehreren Lamellen.
Um den Stoffdurchlass zu ermöglichen werden hier Bläschen oder Vesikel gebildet (Pinozytose) und der zu transportierende Stoff wird im Vesikel wie mit einem „Shuttle-Dienst" durch die Endothelzelle geschleust (> Abb. 1.17).

Durch Verschmelzung mehrerer Vesikel können sogar transzelluläre Kanäle gebildet werden.

Wie bereits erwähnt, gehören Endothelzellen zu den aktivsten Zellen des Stoffwechsels (Rauber und Kopsch 1987). Sie bilden antikoagulative und antithrombotische Faktoren, vasoaktive Substanzen (Vasodilatoren und Vasokonstriktoren), Adhäsionsmoleküle, Histokompatibilitätsantigene, Matrixkomponenten (z. B. Kollagen IV, Proteoglykane) sowie wachstumshemmende und wachstumsstimulierende Faktoren. Das Endothel besitzt ferner viele energiereiche Phosphate sowie – abhängig vom Organ – zahlreiche Enzyme.

❷ Durchblutungsregulation der Kapillaren

Die Kapillaren werden selten alle gleichzeitig voll durchströmt. Hier spielt v. a. die Vasomotorik (➢ Kap. 1.7) der präkapillaren Sphinktere oder terminale Arteriolen mit ihren zirkulären glatten Muskelschichten eine wichtige Rolle.

Der Kapillardurchmesser beträgt bei einem 60 kg schweren Erwachsenen etwa 8 µm, die Durchfließgeschwindigkeit ist ungefähr 0,05 cm/sec. (Comolet 1984). In der Vena cava mit einem Durchmesser von 25 mm fließt das Blut mit einer Geschwindigkeit von etwa 15,5 cm/sec. (Comolet 1984). Da das Blut im Kapillarbereich also besonders langsam fließt und die Gefäßwand hier besonders dünn ist, eignet sich diese Gefäßstrecke besonders gut für Austauschfunktionen.

1.5.5 Rhythmische Filtration der Kapillaren und des Interstitiums

Im Anfangsbereich der Kapillaren findet also eine starke Filtration der Flüssigkeiten nach außen statt, weil die hydrostatische Druckdifferenz die kolloidosmotische überschreitet (➢ Kap. 2.4).

Dazu kommt noch, dass bei einer Reabsorption (Aufnahme in die Blutbahn) von Flüssigkeiten sofort der interstitielle kolloidosmotische Druck ansteigt und damit eine weitere Reabsorption verhindert wird. Die Proteine im Interstitium sammeln sich hauptsächlich an den Durchtrittsporen für das Wasser an und verhindern damit sozusagen die Reabsorption der Flüssigkeiten.

Die filtrierte Flüssigkeit wird dann zum Großteil über die Lymphgefäße wieder aufgenommen. Die Passage von Proteinen aus dem Gefäßlumen in das Interstitium ist eine „Einbahnstraße". Die Proteine können nur über den lymphatischen Weg in die Blutbahn zurückgelangen (Klinke und Silbernagl 1996). Deshalb ist die Lymphströmung besonders wichtig und darf nicht unterschätzt werden (➢ Kap. 7).

Es sei weiterhin darauf hingewiesen, dass das Interstitium mit seiner sog. „Grundsubstanz" kein homogenes Körperkompartiment darstellt, sondern ein Sol-Gel-Gemisch (➢ Kap. 3).

Hinweis

Während des rhythmischen An- und Entspannens der Gefäßwandmuskulatur wird der Kapillardruck beim Entspannen auf die Höhe des venösen Drucks vermindert. Dies ermöglicht die Reabsorption (in die Blutbahn) von Flüssigkeiten. Beim Anspannen wird die Reabsorption von Flüssigkeiten gestoppt und die Filtration (aus der Blutbahn) angeregt. Dadurch entsteht eine „wunderbare" rhythmische Wellen- und Saugbewegung im Interstitium- und Kapillarbereich. Weil zusätzlich auch die Lymphgefäße rhythmisch arbeiten, werden die Flüssigkeiten ebenfalls rhythmisch durchgepumpt. Diese rhythmische Pumpbewegung ist meiner Meinung nach ein wichtiger Bestandteil des Geweberhythmus („Gewebeatmung") (Meert 2012). Das Lymphsystem drainiert durchschnittlich etwa 2–3 l pro Tag. Diese Menge kann aber erstaunlicherweise bei Bedarf auf das 20–100-fache ansteigen (Klinke und Silbernagl 1996).

1.5.6 Venolen

Die Kapillaren münden in die postkapillaren Venolen, die oft fenestrierte Endothelien besitzen und einen Durchmesser von etwa 30–500 µm aufweisen.

Die Venolen besitzen neben dem flachen Endothel Perizyten und eine Fibrozytenscheide. Bei etwas größeren Venolen ist die Wand mit Muskelfasern ausgekleidet und kann dadurch eine Sphinkterfunktion erfüllen.

1.5.7 Venen

Venen sind in der Regel dünnwandiger als die der zugehörigen Arterien. Ihre Wand besteht meistens nur aus lockerem Bindegewebe mit einer kräftigen Adventitia (Außenschicht) und wenig Muskulatur. Dafür ist aber der Durchmesser der Venen meistens größer als jener der zugehörigen Arterien.

Weil im venösen System etwa zwei Drittel der gesamten Blutmenge gespeichert ist (Blutspeicherfunktion), müssen die Venen gut dehnbar sein. Das Interstitium wird auch als „Wasserspeicher" angesehen.

Der venöse Druck ist in den distalen Extremitäten (Unterarm, Unterschenkel) entsprechend größer, weshalb ihre Wand dicker und muskelreicher ist als die der Venen in Rumpf und Hals.

Die kleineren und mittelgroßen Venen besitzen, v. a. in den unteren Extremitäten und in der oberen Rumpfwand, zusätzlich innere Endothelfalten (Benninghoff und Drenckhahn 2004), die als Venenklappen (Valvulae venarum) bezeichnet werden. Diese Venenklappen fehlen vollständig im Gehirn und im übrigen Kopfbereich, in der Leber sowie im abdominalen Eingeweidebereich, wie auch in der Wirbelsäule und sind zum Großteil auch in der oberen inneren Rumpfhälfte nicht vorhanden. Die großen Venen, wie Venae cavae, Trunci brachiocephalicae und Vv. iliacae communes, besitzen ebenfalls keine Venenklappen.

Die V. testicularis verfügt meistens über besonders viele Venenklappen. Die Einmündungen der Venen des Magens in die Vena portae, die Einmündung der V. cardiaca magna in den Sinus coronarius und die Einmündung der Vv. renales in die V. cava inferior besitzen nur unregelmäßig verteilte Venenklappen (Benninghoff und Drenckhahn 2004).

Die Venenklappen sind Duplikaturen der Intima, die sozusagen Falten bilden und v. a. aus zugfesten Kollagenfasern bestehen. Sie sind uni-, bi- oder trikuspidal und herzwärts orientiert. Um eine gute Klappenfunktion zu gewährleisten, ist allerdings ein guter Dehnungswiderstand der Venenwand notwendig, sodass sich in Höhe der Klappe oft ein wenig dehnbarer fibröser Ring in der Wand befindet (Gottlob und May 1986). Wird die Venenwand übermäßig gedehnt, dann werden die Venenklappen auseinander gezogen. Die Klappen können dann nicht mehr effizient arbeiten und es entstehen leicht Varizen.

Praxistipp

Vor diesem Hintergrund sollte man vorsichtig mit tief ausstreichenden faszialen herzabgewandten Techniken sein. Wenn man tiefe fasziale Techniken anwendet, dann sollten die faszialen Verbindungen immer äußerst behutsam und am besten in Herzrichtung ausgestrichen werden.

Van Cleef et al. deuten an, dass sich Venenklappen oft in der Nähe der Einmündung einer Kollateralvene befinden (van Cleef et al. 1991).

Tiefe Sammelvenen werden durch die sog. Venae communicantes mit oberflächlichen Sammelvenen verbunden. Wenn diese Venen fasziale Trennwände oder Aponeurosen durchtrennen, werden sie auch als Perforansvenen (Venae perforantes) bezeichnet (> Abb. 1.18).

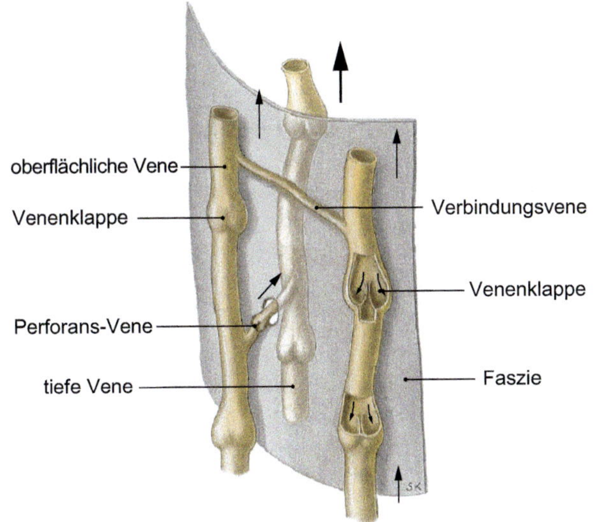

Abb. 1.18 Perforansvenen und Venenklappen [L238]

Letztendlich leiten die „zentralen Venen" das Blut zum Herzen: die Vena cava inferior mit einem Durchmesser von 20–30 mm (Jaffrin und Goubel 1998) und die Vena cava superior mit einem Durchmesser von ca. 25 mm.

Die Venenwand setzt sich in der Regel aus Intima, Media und Adventitia zusammen. Die Intima besteht aus Endothelzellen und Basallamina. Bei den kleinen Venolen findet man meistens nur eine subendotheliale Bindegewebsschicht aus Kollagenfasern und einige Fibroblasten. Die Wanddicke der kleinsten Venolen (Mikrovenolen) beträgt etwa 2 µm, die Wanddicke der Venae cavae dagegen etwa 1,5 mm.

Ab einem Venendurchmesser von etwa 50 µm findet man glatte Muskelzellen (Media) zwischen Endothel und Bindegewebsschicht. Diese Muskelfasern sind zirkulär, längsgerichtet oder spiralförmig angeordnet. Longitudinale Muskelfasern dominieren in verschiedenen Venen.

Ab einem Venendurchmesser von etwa 200 µm entsteht eine echte Muskelschicht von glatten Muskelfasern (Rauber und Kopsch 1987) und die Bindegewebsschicht besitzt neben Kollagenfasern zunehmend auch elastische Fasern.

Die genaue Grenze zwischen Media und Adventitia ist bei den Venen oft schwer zu ziehen.

Der Aufbau der größeren Venen hängt sehr von der Art der Belastung, der sie ausgesetzt sind, ab. So besitzen die Venen der unteren Körperhälfte mehr Muskelfasern, weil sie einer größeren hydrostatischen Belastung ausgesetzt sind, als die Venen der oberen Körperhälfte. Auch Venen von Körperregionen, die starke Blutvolumenschwankungen aufweisen, wie z. B. Venen der Nasenschleimhaut, haben eine dickere Muskelschicht.

Im Gegensatz zu den Arterien, bei denen die inneren Schichten durch Diffusion aus dem sauerstoffreichen Blut versorgt werden, muss die gesamte Media der Venen durch Vasa vasorum versorgt werden. Auch sind Nervi vasorum vorhanden, die mit adrenergen (sympathischen) und cholinergen (parasympathischen) Fasern den Tonus regulieren.

Sonderformen der Venen

- **Drosselvenen** dienen dazu, das Blut in den davor liegenden Kapillargebieten oder Venenplexen anzustauen. Drosselvenen besitzen daher starke, ringförmige sowie längsgerichtete Pakete glatter Muskelzellen. Man findet sie z. B. in der Nasenschleimhaut, in den Geschlechtsorganen, im Ösophagusbereich und in endokrinen Drüsen.
- **Sinus durae matris** oder venöse Blutleiter der harten Hirnhaut bestehen nur aus einer Endothelschicht und starren Bindegewebsmembranen der Dura mater ohne glatte Muskelzellen.

1.5.8 Lymphgefäße

Lymphgefäße werden ausführlich in > Kapitel 7.6 besprochen.

1.6 Rezeptoren und Strömungswiderstände in den Gefäßen

Barorezeptoren am Karotissinus (Ausbuchtung der A. carotis interna) und am Aortenbogen sind bei Gefäßdehnungen und Komprimierungen empfindlich gegenüber Druck und Druckänderungen. Sie bestehen aus spiraligen Endungen afferenter Nervenfasern in der Adventitia und Media (Klinke und Silbernagl 1996) dieser Arterien. Der Karotissinus sendet seine Afferenzen zum N. glossopharyngeus und die Barorezeptoren des Aortenbogen zum N. vagus. Diese Afferenzen werden dann zum Vasomotorenzentrum der Medulla oblongata weitergeleitet. Hypertonien des umgebenden Bindegewebes können sich eventuell bis in die Adventitia auswirken und damit diese Rezeptoren beeinflussen. Blutdruckprobleme können damit hypothetisch auch mit faszialen Verspannungen zusammenhängen. Hierbei können osteopathische Lösungstechniken sinnvoll unterstützen.

Weiterhin befinden sich auch Chemorezeptoren im Glomus caroticum (der über einen Bindegewebestiel und Glomusarterie mit der Gabel zwischen A. carotis interna und A. carotis externa verbunden ist; Benninghoff und Drenckhahn 2004) und Glomus aorticum (Aortenbogen und Aa. subclaviae). Diese Glomera reagieren auf eine Abnahme des O_2-Partialdrucks sowie eine Zunahme des CO_2-Partialdrucks und der H^+-Konzentration des Blutes. Sie reagieren darauf mit einer Stimulation des Atemzentrums und einer Erhöhung von Herzfrequenz und Blutdruck. Die Afferenzen werden über den N. glossopharyngeus bzw. den N. vagus geleitet.

Der Blutstrom entwickelt in den Gefäßen natürlich auch Schubbelastungen (shear stress) bzw. Reibungen, die sich als „Strömungswiderstand" definieren lassen. Der Strömungswiderstand in den Blutgefäßen und damit auch die Durchblutung sind aber von vielen Faktoren abhängig und lassen sich nur schwer berechnen.

Nilius et al., Kohler et al., Hoyer et al. und Rubanyi et al. beschreiben eine Art von Mechanorezeptoren in Form von mechanosensitiven Ionenkanälen in Endothelzellen (Hoyer et al. 1997, Köhler und Zimmer 1989, Nilius und Droogmans 2001; Rubanyi et al. 1990). V. a. bei Hypertension scheinen diese „Mechanorezeptoren" eine Rolle zu spielen. Sie signalisieren schnelle Veränderungen der hämodynamischen Kräfte, wie Schubbelastungen und biaxiale Dehnungsbelastungen (biaxial tensile stress).

Das belgische Forscherteam von B. Nilius der Universität von Leuven weist v. a. auf die Rolle von Ca^{2+}- und K^+-Kanälen hin, die sogar auf Veränderungen in der Zellform und des Zytoskeletts reagieren (Nilius und Droogmans 2001). Diese Kanäle sollen sogar bei der Proliferation von Endothelzellen und der Angiogenese eine Rolle spielen.

Die Strömung des Blutes hängt weiterhin auch vom Gefäßlumen, von der Beschaffenheit und Dehnbarkeit der Gefäßwand, der Verzweigung des Gefäßbaums, der Viskosität (Zähigkeit oder innere Reibung) des Blutes und sogar von der Anzahl der Erythrozyten im Blut (Hämatokrit) ab.

1.6.1 Das ungewöhnliche Fließverhalten des Blutes

Das Ohm'sche Gesetz $Q = \Delta P/R$ besagt, dass die Stromstärke (= Durchblutungsstärke) Q linear mit der Druckdifferenz ΔP (arterieller Druck minus zentralvenöser Druck) zunimmt und umgekehrt proportional mit der Zunahme des Strömungswiderstands R (= Widerstand durch die innere Reibung der Flüssigkeit) abnimmt.

In Gefäßen mit einem Radius r und einer Länge L lässt sich der Strömungswiderstand R, der durch die innere Reibung (Viskosität η) der strömenden Flüssigkeit entsteht, folgendermaßen berechnen:

$$R = 8/\pi \times \eta \times L/r^4$$

Durch das Anwenden des Ohm'schen Gesetzes ($Q = \Delta P/R$) ergibt sich dann das Hagen-Poiseuille-Gesetz, wobei die Durchblutung Q bei einer gegebenen Druckdifferenz ΔP vor allem vom Gefäßradius abhängig ist:

$$Q = \Delta P \times \pi/8 \times 1/\eta \times r^4/l$$

Die Durchblutung eines Gefäßes – und damit eines Gewebes –, ist aber nicht nur vom Durchmesser der Arteriole abhängig. Das Hagen-Poiseuille-Gesetz ist nur für sog. Newton'sche Flüssigkeiten (z. B. Wasser) gültig, deren Viskosität η konstant und nur von der Temperatur abhängig ist.

Dispersionsfarben, Motoröle, aber auch die Gelenkflüssigkeit eines Menschen sind gute Beispiele für Nicht-Newton'sche Flüssigkeiten: die Geschwindigkeit der Strömung ist umgekehrt proportional zur Viskosität der Flüssigkeit (➤ Kap. 3).

Blut ist eine nicht-homogene Lösung von Zellen im Plasma mit einer nicht konstanten Viskosität, es ist also auch eine Nicht-Newton'sche Flüssigkeit. Die Durchblutung ist damit nicht nur vom Durchmesser des Gefäßes, sondern auch von der Schubspannung und vom Hämatokritwert (Anzahl der Zellen im Blut) abhängig. Bei schnellerer Strömung (höhere Schubspannung) nimmt die Viskosität des Blutes ab und bei langsamerer Strömung (niedrigerer Schubspannung) nimmt sie zu.

Die Verformung (Biegung, Kompression usw.) und Orientierung der Erythrozyten (Zusammenkleben der Erythrozyten und Bildung von „Geldrollenaggregaten") spielen für die Viskosität des Blutes eine große Rolle. Weiterhin dürfte auch deutlich sein, dass je mehr Zellen im Blut (höherer Hämatokritwert) vorhanden sind, desto höher auch die Viskosität des Blutes ist.

Osterloh et al. weisen auf die Entstehung von Erythrozytenaggregaten (in Form von „Geldrollen") bei langsamer Blutströmung hin, die zu einer höheren Viskosität des Blutes führen (Osterloh et al. 2000). Dieser dynamische Prozess, in dem Erythrozyten mehr oder weniger „Klumpen" bilden, hat einen wesentlichen Einfluss auf die Mikrozirkulation der Gefäße.

Secomb et al. erwähnen, dass Blutzellen sich ständig deformieren müssen, um durch die unterschiedlichsten Kapillaren gelangen zu können (Secomb 1995, Secomb et al. 1998). Sie stellen fest, dass die Innenwand des Kapillarendothels von einer Makromolekülschicht (Glykokalix) bedeckt wird. Diese Glykokalix soll im Vergleich zu einem künstlichen Gefäß aus Glas für einen höheren Strömungswiderstand des Blutes verantwortlich sein.

Weinbaum et al. heben dagegen die Rolle der Glykokalix als Transportbarriere hervor (Weinbaum et al. 2003). Sie bildet sozusagen eine poröse hydrodynamische Membran, welche von Blutzellen, die überwunden werden muss, um die Blutbahn verlassen zu können. Sie dient ferner als Mechanorezeptor für Schubbelastungen der Endothelzellen.

Es sei zusätzlich darauf hingewiesen, dass auch Turbulenzen in der Blutströmung (durch pathologische Gefäßveränderungen und Stenosen) zu zusätzlichen Energieverlusten und einer Abbremsung der Blutströmung führen können. Man kann eventuell sogar mit dem Stethoskop auf Strömungsgeräusche lauschen, die auf Turbulenzen hindeuten können.

Weiterhin spielen auch die Anzahl und Positionierung von verschiedenen Gefäßästelungen eine Rolle. Nach den Kirchhoff-Regeln addieren sich die Strömungswiderstände bei hintereinander geschalteten Gefäßen. Bei parallel geschalteten Gefäßen teilen sich die Strömungswiderstände dagegen auf (abhängig von der Anzahl der parallel geschalteten Gefäße mit gleichem Lumen) bzw. addieren sich die Leitungsfähigkeiten.

Bei Abnahme der Dehnbarkeit der Gefäßwand wird die „Druckwelle", die durch die Herztätigkeit ausgelöst wird, schlechter weitergeleitet. Dadurch entstehen leichter Stauungen, v.a. im peripheren Bereich. Selbstverständlich wird dadurch auch das Herz überlastet.

Auch die Veränderungen des Muskeltonus der Gefäße spielen eine wichtige Rolle für die Durchblutung der Gefäße. Hier sind neurogene, myogene, hormonale und endothelvermittelte Faktoren bedeutend (➤ Kap. 1.7).

Praxistipp

In der Praxis ist es sinnvoll, Form, Qualität und Amplitude der arteriellen Pulsationen von hintereinander geschalteten Gefäßen an verschiedenen Stellen im Körper zu überprüfen, um fasziale Engpässe bzw. Stenosen aufspüren zu können. Osteopathisch werden die peripheren Pulsationen an verschiedenen Stellen manuell palpiert und verglichen (➤ Kap. 9.2.7).

1.7 Aktive Eigenschaften der Gefäßwand: Vasomotorik oder Vasomotion

Unter Vasomotorik (auch Vasomotion genannt) versteht man eine periodische Veränderung des Durchmessers der Gefäßwand durch Kontraktion bzw. Entspannung der glatten Muskulatur der Gefäßwand. Man könnte die Vasomotorik aber auch als spontane Kontraktionsrhythmik (Vasomotion) verstehen, v.a. der kleineren Arterien und Arteriolen (Klinke und Silbernagl 1996). In der Literatur werden hier meistens lokale Schrittmacherzellen erwähnt, die neurovegetativ gesteuert werden.

Die mechanischen Eigenschaften der arteriellen Wand sind nicht nur passiv, sondern zusätzlich durch den Tonus der glatten Muskeln modifizierbar. Die glatten Muskelzellen der arteriellen Wand werden durch chemische „Cocktails" (sowohl im Blut zirkulierende hormonelle als auch endothelvermittelte Wirkstoffe) sowie neurovegetative und mechanische Stimuli aktiviert.

Sogar in Ruhe besitzt die Gefäßmuskulatur einen Basistonus. Jaffrin und Goubel stellen fest, dass eine Deformierung der arteriellen Gefäßwand oder eine Zunahme der Spannung um die Gefäßwand bei einer Dehnung eine reaktive Kontraktion der glatten Muskelfasern auslöst (➤ Abb. 1.19; Jaffrin und Goubel 1998). Aus osteopathischer Sicht wäre es funktionell wichtig, fasziale Spannungen und Verklebungen im Bereich der Gefäße zu lösen. Umgekehrt verursacht eine Abnahme der auf die Gefäßwand einwirkenden Spannung eine Relaxierung und damit eine Verlängerung dieser Muskelfasern der Gefäße.

Bayliss wies bereits 1902 darauf hin, dass eine Erhöhung der internen Gefäßspannung eine Kontraktion hervorruft, eine Ver-

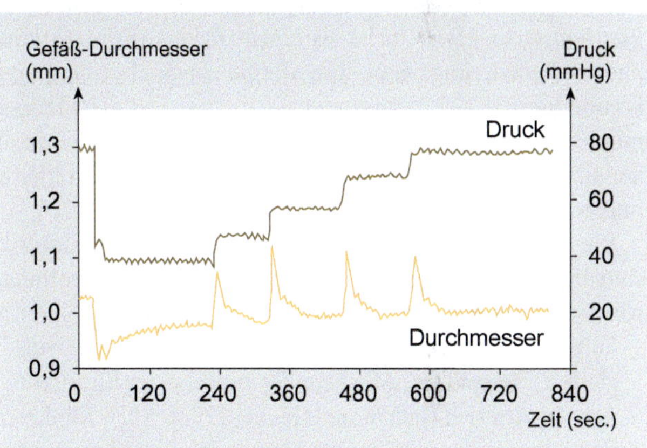

Abb. 1.19 Aktive Anpassung des arteriellen Durchmessers an die Druckeinwirkung (modifiziert nach Jaffrin und Goubel 1998) [L190]

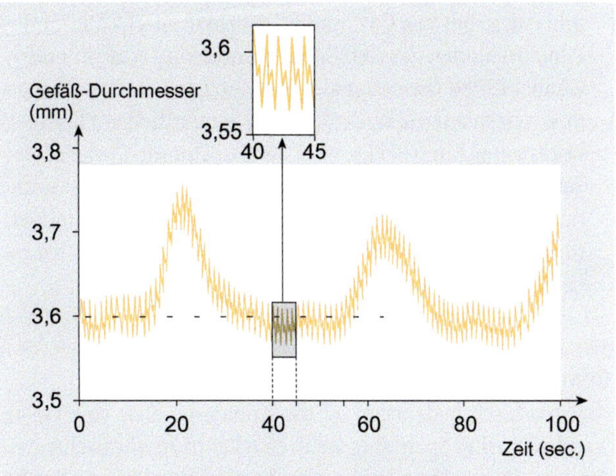

Abb. 1.20 Vasomotorik der A. radialis eines Menschen in vivo gemessen (modifiziert nach Jaffrin und Goubel 1998) [L190]

minderung der Spannung dagegen zu einer Relaxierung der glatten Muskelzellen des Gefäßes führt (Jaffrin und Goubel 1998). Allgemein verursacht eine Verformung der Wand mit Änderung des Gefäßdurchmessers eine Gegenregulation in Form einer Kontraktion bzw. Entspannung der glatten Muskelzellen der Gefäßwand, sodass der Gefäßdurchmesser doch konstant bleibt. Es handelt sich also eindeutig nicht um ein passives System, sondern um ein reaktives Kontraktionssystem der Gefäßwand.

Die Vasomotorik oder Vasomotion entsteht als Reaktion auf Belastungen, aber auch spontan oszillatorisch oder chaotisch, wobei sich Phasen der Kontraktion rhythmisch mit Phasen der Relaxierung der glatten Muskelzellen abwechseln (> Abb. 1.20).

Podgoreanu et al. haben die rhythmische Vasomotion während nicht pulsativen kardiopulmonären Bypassoperationen untersucht und sprechen in diesem Zusammenhang von parasympathischen vasoregulatorischen Mechanismen und mikrovaskulären biologischen Oszillatoren (Podgoreanu et al. 2002). Die Muskelfasern der arteriellen Gefäßwand wechseln ihre Spannung oszillatorisch oder chaotisch von Kontraktionsphasen zu Relaxationsphasen. Stergiopulos und Meister beschreiben für diese vasomotorische Oszillation des arteriellen Diameters eine niedrige Frequenz von etwa 0,02 Hz, was einem Rhythmus von etwas mehr als einem Zyklus (Kontraktionsphase – Relaxierungsphase) pro Minute entspricht (Stergiopulos und Meister 1995). Sie deuten darauf hin, dass diese langsamen Oszillationen des arteriellen Durchmessers nicht von einer simultanen Variation des Blutdrucks oder des Herzrhythmus begleitet werden.

Die Mechanismen der Vasomotion (spontane Vasomotorik) sind bis heute weitgehend unbekannt. Mehrere Hypothesen wurden diskutiert:

- Folkow und Hermsmeyer vermuten die Anwesenheit von glatten „Pacemaker"-Muskelzellen in Höhe der Bifurkationen der Arterien (Jaffrin und Goubel 1998). Auch Klinke und Silbernagl weisen auf eine Tätigkeit lokaler Schrittmacherzellen und auf neurovegetative Entladungen hin (Klinke und Silbernagl 1996).
- Mulvany und Demey et al. gehen davon aus, dass der Ein- und Ausstrom von Ca^{2+} und K^{+} für rhythmische De- und Repolaristionen der Gefäßmembranen sorgt (Jaffrin und Goubel 1998). Civelek et al. unterstützen diese Hypothese und weisen auf die Wichtigkeit des interstitiellen Flüssigkeitsstroms hin (Civelek et al. 2002). Schmidt-Lucke et al. vermuten hingegen, dass niedrige Frequenzen der Vasomotion eher auf pathologische Prozesse deuten, z. B. Hypoperfusion oder Azidose, als auf normal physiologische Prozesse (Schmidt-Lucke et al. 2002).

Bemerkung des Autors

Osteopathisch bedeutsam ist die Annahme, dass eine Gefäßwand, die unter Spannung steht, sich kaum rhythmisch verengen bzw. weiten lässt. Dies kann enorme Folgen für die Funktionalität des umgebenden Gewebes und damit für den gesamten Körper haben. Für die Praxis würde ich eine Einteilung des Körpers in verschiedene fasziale Kompartimente oder Einheiten vorschlagen, wobei die Hauptgefäße so viel wie möglich von mechanischen Spannungen befreit werden, um die Funktionalität der Versorgung dieser Gebiete zu verbessern. Auch Behandlungstechniken, die das umgebende myofasziale Gewebe der Gefäße behutsam lösen, sind besonders interessant und effektiv. Allerdings ist hier eine erhöhte Zartheit und äußerste Vorsichtigkeit gefragt, damit keine Schädigungen der Gefäßwand und/oder Embolien ausgelöst werden!

Es ist also wichtig, den Verlauf der Hauptgefäße zu studieren, damit man das umgebende Bindegewebe lösen kann. Für die Aorta und V. cava inferior ist es wichtig, den Retroperitonealraum von Spannungen zu befreien, bzw. für die subklavikulären Gefäße die Halsfaszien und Fascia clavipectoralis zu entspannen.

1.7.1 Innervation der Gefäße

Es erscheint logisch, dass sich das Gewebe vor Blutdruck- und Durchblutungsschwankungen schützen muss, dass es aber für die Aufrechterhaltung der Durchblutung sorgen muss. Deshalb besitzt das Gewebe einerseits die Fähigkeit, arteriovenöse Anastomosen zu öffnen bzw. zu schließen und hat andererseits einen eigenen Vasokonstriktions-Vasodilatations-Mechanismus (Appenzeller 2000).

Die Regulation des Gefäßsystems ist vielen Faktoren unterworfen, wobei neben dem Kortex das bulbäre Vasomotorenzentrum und kardiovaskuläre Propriorezeptoren sowie das neurovegetative Nervensystem eine wichtige Rolle spielen.

Alle Teile des Gefäßsystems werden vegetativ efferent versorgt, wobei die Nervenfasern an den Gefäßwänden entlang ziehen und an bestimmten Kontaktstellen Neurotransmitter freisetzen können. Über die afferente Innervation ist dagegen kaum etwas bekannt.

An der Gefäßwand findet man zwei Arten von Rezeptoren:

- Die **α-Rezeptoren** der Hautgefäße werden durch sympathische Nervenfasern und im Blut zirkulierendes Noradrenalin vasokonstriktorisch aktiviert.
- Die **β-Rezeptoren** der Muskelgefäße können dagegen sowohl durch sympathische Nervenfasern vasokonstriktorisch als auch durch parasympathische Nervenfasern vasodilatorisch aktiviert werden (Kappert 1998).

Das **sympathische Nervensystem** arbeitet überwiegend **vasokonstriktorisch,** und zwar sowohl bei den Arterien als auch bei den Venen (Appenzeller 2000) über noradrenerge und adrenerge Fasern. Die Überträgersubstanzen sind Katecholamine aus der Nebenniere, z. B. Noradrenalin und Adrenalin, die mit dem Blutstrom zirkulieren und sich an die α-Rezeptoren der Gefäßwand binden (um eine systemische Wirkung zu erzielen) oder an den Enden der Gefäßnerven freigesetzt werden.

Jänig und Häbler weisen darauf hin, dass Kapillaren und Venolen meistens keine sympathische Innervierung besitzen (Jänig und Häbler 1999). Es sind daher offensichtlich v. a. die vorgeschalteten Arteriolen (präkapillare Sphinktere), die unter sympathischer Kontrolle stehen.

Das **parasympathische Nervensystem** hat über cholinerge Fasern offensichtlich nur eine **vasodilatorische Funktion** auf die Arterien der Gesichtshaut, der genitalen Schwellkörper, der Verdauungs- und Speicheldrüsen, der Schweißdrüsen sowie des Gehirns und des übrigen Schädelbereichs (Klinke und Silbernagl 1996). Eine allgemeine parasympathische Gefäßinnervation gibt es sonst üblicherweise nicht, sodass eine Vasodilatation im Allgemeinen eher auf einer Abnahme der sympathischen Innervationsimpulse zurückzuführen ist.

Eine Ausnahme bildet die Skelettmuskulatur, bei der eine Vasodilatation der Gefäße dagegen offensichtlich über cholinerge sympathische Fasern gesteuert wird (Appenzeller 1999 und 2000).

In einigen Organen (äußere Genitalien, Pia mater, Drüsen des Verdauungstrakts) wirken darüber hinaus parasympathische cholinerge Fasern, die eine Vasodilatation hervorrufen (Klinke und Silbernagl 1996). Die Überträgersubstanz ist z. B. Azetylcholin, das sich an die β-Rezeptoren der Gefäßwand bindet.

Eine Vasodilatation kann außerdem indirekt durch Hemmung der vasokonstriktorischen Mechanismen, z. B. durch Dopamin, VIP (vasoaktives intestinales Polypeptid) oder Histamin, erreicht werden.

Auch hormonelle Einflüsse (z. B. Vasopressin, Thyroxin, Angiotensin, Sexualhormone, Kortikosteroide) können hier eine Rolle spielen, insbesondere bei den Venen.

Die Freisetzung und Wirkung der Neurotransmitter werden zusätzlich noch durch ein komplexes Zusammenspiel mit anderen Neuromodulatoren und Bindungen an präjunktionale Rezeptoren modifiziert.

Daneben gibt es auch Gewebehormone, die nur eine lokale und keine systemische Wirkung besitzen. Diese Wirkstoffe werden aus Zellen des Bindegewebes, aus Makrophagen oder aus Parenchymzellen freigesetzt und spielen z. B. bei der Blutstillung nach Verletzungen oder bei entzündlichen Vorgängen eine lokale Rolle.

Endothelzellen produzieren außerdem **vasoaktive Substanzen,** wie z. B. Endothelin (vasokonstriktorisch) und NO (Stickstoffmonoxid, vasodilatorisch, Rohen und Lütjen-Decroll 2000).

Auch Produkte, die bei angeregtem Stoffwechsel und körperlicher Arbeit entstehen, wie z. B. K^+- und H^+-Ionen, ADP (Adenosindiphosphat) oder AMP (Adenosinmonophosphat) sorgen für eine Vasodilatation der aktiven Muskeln – trotz Steigerung des Sympathikotonus.

Ein lokal vasodilatorischer Mechanismus kann über Gap Junctions elektrisch übertragen werden und eine Ausbreitung und Fortleitung der vasodilatorischen Hyperpolarisation bewirken.

Neben der vasoaktiven Funktion der Gefäßwand spielt bei der Durchblutung der Kapillaren natürlich auch das **Fließverhalten des Kapillarbluts** eine wichtige Rolle.

Die Viskosität des Blutes, die Anzahl und die Flexibilität der Erythrozyten (normalerweise sind sie außerordentlich flexibel) haben hierbei eine wichtige Funktion.

Zur Regulation und Verteilung des Blutvolumens spielen komplexe hormonelle Mechanismen, wie das Renin-Angiotensin-Aldosteron-System, das antidiuretische Hormon (ADH) und atriales natriuretisches Peptid (ANP) eine große Rolle. Eine vertiefende Darstellung dieser Systeme würde den Rahmen dieser Arbeit allerdings sprengen.

Die vasomotorischen Prozesse sind sehr kompliziert und werden bis heute nur zum Teil verstanden (Appenzeller 2000). Sie setzen sich aus unterschiedlichen Einzelprozessen zusammen, die gewebespezifisch sind (z. B. Haut und Muskelgewebe), aber auch von der Lokalisation im Körper abhängen, die also z. B. im Gesicht und Unterarm unterschiedlich ablaufen.

Für die Praxis ist es wichtig, darauf hinzuweisen, dass emotionale Erregung zu sympathischen Reaktionen in Form von erhöhter Vasokonstriktion und Sudomotorik bilateral in den Extremitäten führt (Appenzeller 2000). Hierbei kommt dem limbischen System eine wichtige Aufgabe zu.

Praxistipp

Vor diesem Hintergrund kann es von Interesse sein, bei sympathischen Reflexdystrophien, wie Morbus Sudeck, die Balance zwischen Sympathikus und Parasympathikus zu untersuchen und bei Bedarf eine Wiederherstellung der Harmonie anzustreben.

Weiterhin kann die Schweißreaktion der Haut relativ einfach anhand des Feuchtigkeitsgrads gemessen werden. Leider schwächt dieser sympathische Reflex sehr schnell ab und fehlt oft bei älteren Leuten, sodass er nicht immer repräsentativ eingesetzt werden kann (Appenzeller 2000).

Verschiedene Wissenschaftler (Vaishnav et al. 1990) haben anhand von Tierversuchen (Hund, Ratte) festgestellt, dass eine Hypertension der Aorta durch eine (mechanische) Konstriktion der A. renalis ausgelöst werden kann.

Praxistipp

Für den Osteopathen ist es deshalb von Interesse, bei Patienten mit erhöhtem Blutdruck (v. a. einem hohen diastolischen Blutdruck) ohne organische Ursachen, die Mobilität der Nieren und Nierenfaszien (und damit Spannungen auf die A. renalis) zu untersuchen und eventuell auch unterstützend zu behandeln. Eine Spannung in der umgebenden Fascia renalis und dazugehörendem Binde- und Fettgewebe kann eine mechanische Konstriktion der A. renalis auslösen.

Selbstverständlich bleibt die klassisch medizinische Betrachtung hier vorrangig und selbstverständlich ist diese Sichtweise stark vereinfacht dargestellt.

1.8 Zusammenfassung

Die Gefäßwände passen sich sowohl passiv als auch aktiv (also dynamisch-reaktiv) an die Belastungen von innen (z. B. Blutvolumenschwankung) und außen (z. B. Temperaturschwankungen, körperliche Arbeit) an. Man nennt das in der Fachsprache „Remodeling". Die genauen Regulationsvorgänge sind sehr vielfältig und komplex und bis heute noch nicht ganz verstanden.

Zusätzlich besitzen die Gefäße eine Eigenrhythmik (Vasomotion), deren Mechanismen und Auslöser noch weitgehend unbekannt sind.

Interessant ist, dass Untersuchungen, wie die von Nelson et al., die Vermutung nahe legen, dass diese Rhythmen nahezu identisch sind mit kraniosakralen Rhythmen (Nelson et al. 2001).

Für die Praxis ist es äußerst relevant, die myofasziale Umgebung der Gefäße so beweglich zu machen, dass unnötige Reaktionen (Vasokonstriktionen) der Gefäße umgangen werden.

Gefäßwände reagieren sowohl auf Kompression als auf Traktion mit einer (Gegen-)Kontraktion der Elemente der Gefäßwand (Vasokonstriktion). Häufig äußert sich das klinisch in Hypertension, Schmerzen und schlechter Funktionalität des (schlecht) versorgten Gewebes.

KAPITEL

2 Bindegewebe und Körperflüssigkeiten

2.1 Einführung

Die Körperflüssigkeiten befinden sich in kontinuierlicher Strömung (Flux) von einem Flüssigkeitskompartiment zum anderen. Dies ist grundlegend für das Funktionieren des Organismus!

A. T. Still bezeichnet die Flüssigkeit zwischen den Faszien interessanterweise als „Septum-Reiniger". Diese Faszienflüssigkeiten versorgen nicht nur alle Körperteile bis zum kleinsten Atom einer Zelle mit Nährstoffen. Vielmehr tragen sie auch dazu bei, dass Muskeln und Faszien reibungs- und geräuschlos an benachbarten Muskeln und Ligamenten entlanggleiten können (Still 2002).

Bei der Flüssigkeitsdynamik spielen neben Druckunterschieden auch aktive Pumpelemente (Herz, Zwerchfell und Muskel) sowie die Vasomotion oder Gewebeatmung eine Rolle.

Hinweis

Der Osteopath versucht einerseits die „Durchgängigkeit" des Gewebes mit myofaszialen Techniken zu verbessern und andererseits das Fließen der Flüssigkeiten mit Pumptechniken zu stimulieren.

Die Körperflüssigkeiten sind nicht nur für den Transport von Nährstoffen und Stoffwechselabbauprodukten wichtig, sondern auch für die interzelluläre (chemische und elektrostatische) Kommunikation, etwa durch Hormone, Neurotransmitter, Zytokine, Abwehrkörper und elektrostatische Ladungen.

Wie wichtig dieser Flüssigkeitstransport ist, wird deutlich, wenn man sich bewusst macht, dass am Tag im ganzen Körper etwa 75.000 l Wasser in beide Richtungen (intravasal ↔ extravasal) durch Gefäßwände diffundieren und ausgetauscht werden (Klinke und Silbernagl 1996).

A. T. Still verglich den menschlichen Körper mit „Gottes Apotheke", in dem alle Medikamente, Schmierstoffe und Chemikalien enthalten sind. Der Osteopath könnte demnach der Apotheker sein, der die Chemikalien mischt (Sutherland 2004).

2.2 Flüssigkeitskompartimente

Zusammensetzung und Volumen der Körperflüssigkeiten in den Kompartimenten müssen innerhalb gewisser physiologischer Grenzen gehalten werden, um die Zellen funktionsfähig zu halten (z. B. physiologische Blutwerte, keine Ödeme). Dann befinden sie sich auch in einem homöostatischen Gleichgewicht.

Man nimmt täglich durchschnittlich 2.300 ml Wasser über Nahrung und Getränke auf. Bei der metabolischen Umsetzung der Nährstoffe entstehen weitere 200 ml, sodass man insgesamt schätzungsweise 2.500 ml Wasser pro Tag aufnimmt (McBride 1998).

Das Wasser wird über verschiedene Wege wieder ausgeschieden: Die Nieren scheiden etwa 1.500 ml, die Haut ca. 500 ml, die Lungen 300 ml und der Gastrointestinaltrakt ungefähr 200 ml pro Tag aus. Die tägliche Wasserausscheidung beträgt somit 2.500 ml, sodass die Wasseraufnahme und -abgabe des Körpers insgesamt ausgeglichen ist (McBride 1998).

Wird vom Körper mehr Wasser abgegeben als aufgenommen, sorgt eine lokale Trockenheit in Mund und Pharynx für ein Durstgefühl und die Dehydratation zugleich für eine Erhöhung des osmotischen Drucks in den Blutgefäßen. Dadurch wird das Durstzentrum im Hypothalamus stimuliert.

Das antidiuretische Hormon (ADH) aus der Hypophyse, das Aldosteron der Nebennierenrinde, das Renin-Angiotensin-System und das Kallikrein-Kinin-System der Nieren beeinflussen die Nierentätigkeit und regulieren damit das Ausscheidungsvolumen von Wasser im Urin. So verringert sich bei einer Dehydratation des Körpers die glomeruläre Filtrationsrate (GFR), damit weniger Urin produziert wird. Umgekehrt steigt bei einer Zunahme des „Körperwassers" der Blutdruck, wodurch die GFR und dementsprechend auch die Urinproduktion gesteigert werden.

Die erste Barriere zwischen Intrazellulär- und Extrazellulärraum bildet die Zellmembran, die spezielle Öffnungen und Kanäle besitzt (➤ Kap. 1.4). Entscheidend für den Austausch zwischen Intra- und Extrazellulärraum ist jedoch die Konzentration der jeweiligen Lösung. Oft handelt es sich bei der Lösung um Elektrolyten.

Die zweite Barriere im Extrazellulärraum bilden die Faszien, sodass diese eine wichtige Funktion übernehmen: sie unterteilen den Körper in Faszienkompartimente oder – besser gesagt – in Flüssigkeitskompartimente.

A. T. Still war schon sehr früh der Meinung, dass man Körperbereiche suchen sollte, in denen sich der Blutstrom verlangsamt, um herauszufinden, wo eine Krankheit herkommt.

Bei einem Flüssigkeitsstau, v. a. von eiweißhaltiger Flüssigkeit (wie z. B. Lymphe nach einer Mahlzeit) entsteht leicht eine Fibrosierung.

Das ungehinderte Fließen der Körperflüssigkeiten ist damit ein wichtiger Ansatzpunkt in der osteopathischen Untersuchung und Behandlung, um fasziale Verklebungen zu vermeiden. Doch welche Körperflüssigkeiten gibt es?

2.2.1 Einteilung der Körperflüssigkeiten

Die Körperflüssigkeiten kann man allgemein in **Intrazellular- und Extrazellularflüssigkeiten** einteilen.

Die **Extrazellularflüssigkeiten** sind im Körper in verschiedenen Kompartimenten lokalisiert. Die wichtigsten sind nachfolgend angegeben:

- interstitielle Flüssigkeit im Bindegewebe
- Blutplasma in den Blutbahnen
- Lymphflüssigkeit in den Lymphbahnen und im Interstitium
- zerebrospinale Flüssigkeit im ZNS
- Flüssigkeiten des Gastrointestinaltrakts
- Synovialflüssigkeit in den Gelenken
- Flüssigkeiten in den Augen und Ohren
- Urin und glomeruläre Filtrate im Urogenitalsystem
- pleurale Flüssigkeit in der Pleurahöhle
- peritoneale Flüssigkeit in der Peritonealhöhle
- perikardiale Flüssigkeit in der Perikardhöhle
- Amnionflüssigkeit

Extrazellularflüssigkeiten finden sich also in drei Gruppen von Körperräumen:

- **Gefäße**: Blutplasma und Lymphe
- **Gebundenes und freies Wasser im Bindegewebe**: interstitielle Flüssigkeit oder Lymphe (einschließlich Liquor cerebrospinalis). Die Wassermoleküle befinden sich im Körper meistens zwischen Grenzflächen. Diese „Grenzflächen" zu benachbarten Strukturen (Faszien, Zellmembrane, Kollagenfasern, Moleküle usw.) mit hydrophilen und hydrophoben Eigenschaften scheinen eine wichtige Rolle für die Bindung der Wassermoleküle (gebundenes Wasser) und die Dynamik der Wasserstoffbrücken zu spielen (Pollack 2002). (➤ Kap. 3.2.6).
- **Besonders abgetrennte Räume**: Synovialflüssigkeiten, seröse Flüssigkeiten (pleural, perikardial und peritoneal) und Ausscheidungsflüssigkeiten (Urin, Schweiß).

L.J. McBride verglich die chemischen Lösungskomponenten (Elektrolyte) der Hauptflüssigkeiten miteinander: das Blutplasma, die interstitielle und die intrazelluläre Flüssigkeit (➤ Abb. 2.1). Demnach ähneln sich Blutplasma und interstitielle Flüssigkeit stark und unterscheiden sich nur insofern, dass Blutplasma mehr Proteine und Natriumionen, dafür aber weniger Chlorionen enthält. Die intrazelluläre Flüssigkeit unterscheidet sich deutlicher von den beiden anderen. In der Extrazellularflüssigkeit herrschen v.a. Natrium- und Chlorionen vor, in der Intrazellularflüssigkeit hingegen Kalium- und Phosphationen. Außerdem ist bei der Intrazellularflüssigkeit auch die Proteinkonzentration deutlich höher.

Die **interstitielle Flüssigkeit** transportiert verschiedene Informationen, die man vereinfacht in vier große Bereiche einteilen kann:

- **Komplexe Vermittlung chemischer Informationen:** Der chemische Aufbau der Neurotransmitter, Hormone, Zytokine, Nährstoffe sowie Stoffwechselabbauprodukte ist sehr komplex und würde den Rahmen dieser Arbeit sprengen. An dieser Stelle ist es jedoch sinnvoll, sich vorzustellen, dass zunächst ein komplexer Um- und Aufbauprozess der che-

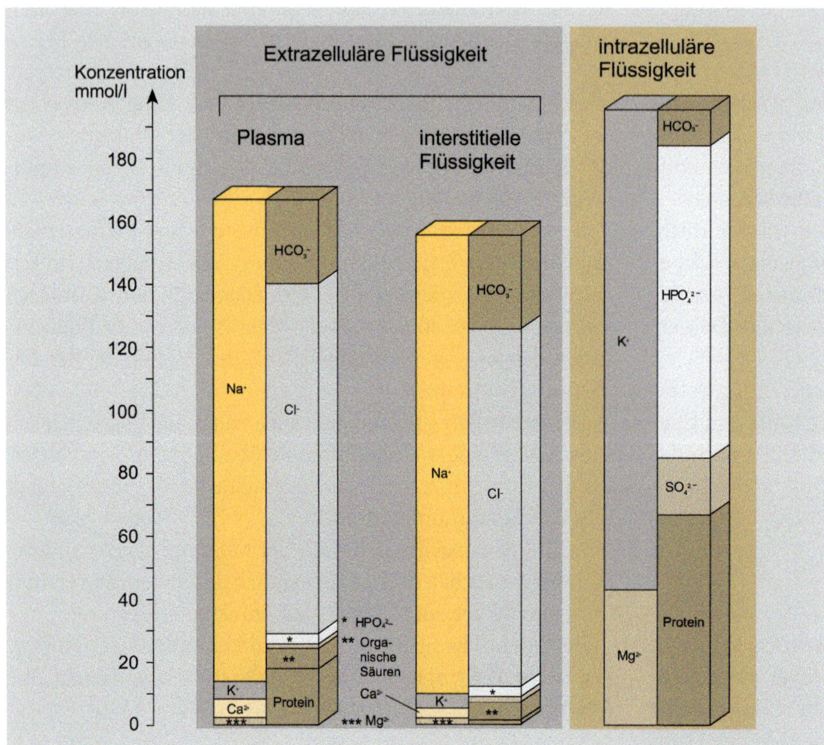

Abb. 2.1 Zusammensetzung der Elektrolyte der drei Hauptflüssigkeiten [L190]

mischen Botenstoffe aus den aufgenommenen oder gespeicherten Stoffen aus dem Darm stattfindet. Danach erfolgt der Transport, z. B. zur Leber, und schließlich zum Zielorgan oder zur entsprechenden Drüse.
An diesen Prozessen sind die Blutgefäße zwar schon wesentlich beteiligt; man sollte sich aber auch hier bewusst machen, dass die Botenstoffe darüberhinaus auch schon etliche Basalmembranen, Zellmembranen und interstitielle Räume passiert haben.
Dieser Weg ist lang und braucht relativ viel Zeit (eine bis mehrere Minuten) und setzt auch voraus, dass wenig Behinderungen auftreten! Welche Kraft steckt hinter diesem Fluss? Was geschieht, wenn dieser Fluss eher zäh oder viskos ist? Man sollte sich vor Augen führen, dass dieser Vorgang ständig und millionenfach gleichzeitig im Körper abläuft.
Je nach chemischen Aufbau und Konzentrationsgefälle kann der Transport in unterschiedliche Strömungsrichtungen in den interstitiellen Körperflüssigkeiten erfolgen.

- **Weiterleitung elektrischer Potenziale (elektromagnetische Signale):** Dieses binäre System aus den Signalen „an" oder „aus", „0" oder „1" bzw. „positiv" oder „negativ" erlaubt eine sehr schnelle Informationsübertragung (innerhalb von Millisekunden bis Sekunden), da es spezielle Leitungen (Nerven) benutzt. Doch elektrische Potenziale können sich auch ohne Nervenvermittlung dreidimensional im Bindegewebe verbreiten.
Die interstitielle Flüssigkeit ist „vollgepackt" mit Kollagenfasern, Proteoglykanen und Glykoproteinen (➤ Kap. 3.3.2). Die Proteoglykane enthalten kleinere hydrophile Glykosaminoglykane, die negativ geladen sind und Kationen und Wasser anziehen. Weil die Kollagenfasern positiv geladen sind, halten sie gemeinsam mit den Proteoglykanen und den Dipol-Wassermolekülen den Gewebeturgor (durch den von den intra- und interzellulären Flüssigkeiten bedingten Gewebetonus) aufrecht. Sie stellen ferner eine Art „Sieb" dar, dass eine Wanderung von Molekülen und Zellen in der extrazellulären Matrix ermöglicht. Eine entscheidende Rolle spielt hierbei auch der Dipolcharakter des Wassers (negativ-positiv), der dafür sorgt, dass Wasser elektrische Potenziale in binärer Form (Aneinander-Reihung der Dipole) weiterleiten kann. Die Aminosäuresequenzen der Glykoproteine stellen „verschlüsselte Informationen" dar und können damit einerseits als „Informationsträger", andererseits durch ihre Adhäsionsmoleküle als molekularer „Leim" betrachtet werden.
- **Vermittlung von mechanischer Spannung über das myofasziale System:** Da kontraktile Strukturen (Myofibroblasten) fast überall im Körper vorhanden sind und auch die Zellen selbst eine gewisse Kontraktilität besitzen, hat das bindegewebige (fasziale) Netz die Möglichkeit, mechanische Beanspruchungen zu kompensieren und sogar zu speichern. Das kann blitzschnell erfolgen (bei Traumen), aber auch etwas mehr Zeit beanspruchen (Stunden, Tage, Monate bis zu Jahren).
R. L. Schultz und R. Feitis sprechen in diesem Zusammenhang vom „endlosen Fasziennetzwerk". Neben dem Spannen oder Entspannen des Bindegewebes spielen hier, wie im vorigen Punkt bereits erwähnt, auch Flüssigkeitsverschiebungen eine wichtige Rolle (Schultz und Feitis 1996). Selbstverständlich gelten die Myofaszialketten in erster Linie als Bewegungsvermittler und Aufrechterhalter der Statik. Für die direkte Verarbeitung von mechanischen Faktoren ist dabei vor allem die Viskoelastizität des lebenden Gewebes entscheidend. Das Bindegewebenetz reagiert hier wie eine Tensegrity-Struktur (Tensegrity = Spannungseinheit), wobei die einwirkende Belastung über den ganzen Körper verteilt wird, sodass eine mechanische Belastung dadurch weniger aggressiv einwirkt. So funktionieren z. B. selbst die Wirbeldeckplatten wie „Trampoline", wobei Flüssigkeiten, abhängig von der Belastung, aus dem Kern der Bandscheibe heraus in den Wirbel eindringen bzw. wieder hinausgedrückt werden.
- **Transport von Blut- und Abwehrzellen:** Als bestes Beispiel sei hier das Knochenmark genannt, das durchaus als „flüssiger" Bestandteil der Knochen betrachtet werden kann. Als aktiver Teil des Immunsystems produziert es in Schwindel erregendem Tempo Erythrozyten.

2.3 Flüssigkeitsaustausch zwischen den verschiedenen Flüssigkeitskompartimenten

Zwischen den verschiedenen Flüssigkeitskompartimenten befinden sich impermeable Membranen und manchmal zur Verstärkung auch Diaphragmen, die diese Kompartimente voneinander trennen. Dieses Konzept soll hier stark vereinfacht erklärt werden. Diffusion spielt dabei wahrscheinlich nur eine sehr geringe Rolle.

Weil der Körper mit einem Hydrostat vergleichbar ist und Flüssigkeiten nicht komprimierbar sind, sind in den Trennwänden und Membranen überall kleine Öffnungen vorhanden (z. B. Fenestrationen des Kapillarendothels, ➤ Kap. 1.6). Diese Öffnungen ermöglichen zum einen den Durchtritt von Leitungsbahnen und zum anderen Flüssigkeitsverschiebungen (z. B. von Lymphe). Ein typisches Beispiel sind die Foramina des Schädels (Meert 2012). Meistens sind die Öffnungen strukturell verstärkt, um die Belastbarkeit des Körpers an dieser Stelle zu erhöhen.

Um durch diese Öffnungen Flüssigkeiten zu verschieben, muss also auf den Körper eine Kraft ausgeübt werden (➤ Abb. 2.2). Die Verschiebung von Flüssigkeiten lässt sich am besten am Beispiel eines Knochen verdeutlichen (➤ Kap. 3).
Es bestehen folgende Möglichkeiten der Kraftausübung:

- Man kann die Kraft plötzlich steigern. Damit wird aber auch der Widerstand schnell größer und es strömt letztendlich weniger Flüssigkeit durch die Öffnung! Gleichzeitig steigt auch die Gefahr, dass die Öffnung reißt. Wird der ausgeübte Druck im Körper insgesamt zu groß, können z. B.

2

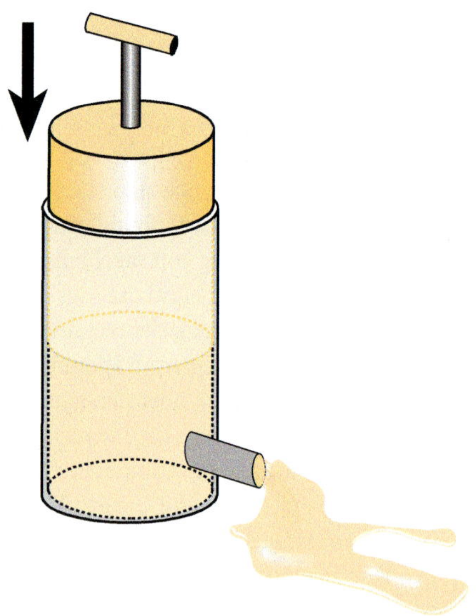

Abb. 2.2 Um Flüssigkeit aus dem Zylinder zu drücken, muss Kraft ausgeübt werden. Wie viel Flüssigkeit herausfließt, wird nicht nur durch die Kraft allein bestimmt, sondern v. a. durch den Zeitfaktor (aus: Klein und Sommerfeld 2004) [L243]

die Öffnungen im Zwerchfell (Hiatus oesophageus, Hiatus aorticus, Foramen venae cavae, ➢ Kap. 4.3) verletzt werden sodass Hernien enstehen.

- Man kann die Kraft behutsam steigern und diese dafür über einen längeren Zeitraum einwirken lassen. Der Widerstand wird sich demnach nur geringfügig erhöhen, was in der Behandlung sicher vorteilhaft sein wird, vorausgesetzt man bringt Zeit mit! Gerade bei Flüssigkeitsansammlungen in bestimmten Kompartimenten (Ödeme) kann es sehr sinnvoll sein, so zu arbeiten.
- Man kann die Kraft rhythmisch an- und abschwellen lassen, was zwar ebenfalls viel Zeit abverlangt, aber von den Patienten als sehr angenehm und sanft empfunden wird. Diese Methode ist ferner ergonomisch für den Therapeuten und reduziert die Gefahr einer Verletzung des Patienten. Wenn das Strömen zusätzlich von vorhandenden Klappen im Lymphsystem und in manchen Venen gelenkt wird, kann man damit einen sinnvollen Pumpeffekt bewirken. Sind wie in den meisten Venen keine Klappensysteme vorhanden (➢ Kap. 1.5.7), dann entsteht eher eine Hin- und Herbewegung der Flüssigkeit, was z. B. einen „Wasch- und Säuberungseffekt" oder das Lösen von Schlacken unterstützen kann.

2.4 Der Flüssigkeitsstrom

Eine wichtige Rolle für den intravasalen Flüssigkeitsstrom spielen v. a. die Gefäßeigenschaften (➢ Kap. 1.7, ➢ Kap. 1.8), wie Gefäßdurchmesser, Elastizität, Beschaffenheit des Endothels, aber auch die Eigenschaften der Flüssigkeit, wie z. B. Viskosität und Hämatokrit. Für den extravasalen Flüssigkeitsstrom sind neben den Eigenschaften der Flüssigkeit natürlich die Materialeigenschaften der Transitstrecke (= Bindegewebe) entscheidend.

Im Folgenden soll der Wassertransport zwischen Blutplasma und interstitiellem Raum betrachtet werden. Dieser ist u. a. abhängig vom Druck, der Molekülgröße und Lösbarkeit der Substanz, dem Aufbau der Gefäßwand und dem Gefäßdurchmesser.

Besonders bei der Mikrozirkulation sollte man in Betracht ziehen, dass das Blut eine konzentrierte Suspension aus Blutzellen darstellt, wobei die Größe der Blutzellen dem Durchmesser der Kapillaren entspricht.

T. W. Secomb et al. beschrieben die Eigenschaften der Blutzellen und verglichen dabei rote Blutkörperchen mit einem Ball, der mit Flüssigkeit gefüllt ist und als Hülle eine flexible Membran besitzt (Secomb et al. 1995, 1998). Die Erythrozyten widersetzen sich gekonnt den durch Kompressions-, Traktions- und Schubbelastungen ausgelösten Änderungen ihrer Umgebung, da sie sehr flexibel sind und leicht zur Seite rutschen können. Weil im lebenden Organismus Kapillaren keine einheitlichen geometrischen Formen aufweisen, sind die Blutzellen gezwungen, ständig ihre Form zu ändern, um diese passieren zu können.

Weiße Blutkörperchen sind von der Größe her vergleichbar mit roten, dafür aber in geringerer Anzahl vorhanden. Sie sind ferner bezüglich ihrer Form weniger flexibel, können sich dafür aber aktiv bewegen.

S. Weinbaum et al. weisen darauf hin, dass die „Steifigkeit" der netzartigen Struktur des Bindegewebes, welches das Gefäß umgibt, wichtig ist, um Plasmaproteine daran zu hindern, die Blutbahn zu verlassen (Weinbaum et al. 2003).

Ist die Gefäßwand für einen Stoff (z. B. O_2, Glukose, Elektrolyte) stark durchlässig, dann begrenzt die Durchblutungsrate die Stoffmenge, die ausgetauscht wird.

Praxistipp

Funktionelle Störungen können manchmal auf eine verminderte Durchblutung und dadurch auf eine Minderversorgung mit diesen Stoffen zurückgeführt werden. Es ist daher durchaus sinnvoll, die Durchblutung osteopathisch anzuregen.

Ist die Durchlässigkeit der Gefäßwand für einen bestimmten Stoff dagegen niedrig, spielt die Durchblutung eine relativ geringe Rolle bei der Versorgung. Bei diesen Stoffen (z. B. hochmolekulare Stoffe, wie Proteine) ist die Diffusionsgeschwindigkeit durch die Gefäßwand dafür umso wichtiger.

Die Funktion und der Aufbau des Endothels wurden bereits besprochen (➢ Kap. 1). Nach dem Frank-Starling-Gesetz ist der effektive Filtrationsdruck $P_{(eff)}$ für Flüssigkeiten gleich der Differenz von hydrostatischen (P) und osmotischen (D) Drücken innerhalb (i) und außerhalb (a) des Gefäßes.

$$P(_{eff}) = [P(_i) - P(_a)] - [D(_i) - D(_a)]$$

Normalerweise beträgt der effektive Filtrationsdruck am Ende einer arteriellen Kapillare etwa [35 mmHg – 2 mmHg] – [25 mmHg

– 0 mmHg] = 8 mmHg. Weil der hydrostatische Druck größer als der osmotische ist, strömt Flüssigkeit aus der Kapillare zum Interstitium.

Am Ende einer venösen Kapillare sehen die Werte dagegen in der Regel folgendermaßen aus:

[15 mmHg – 1 mmHg] – [25 mmHg – 3 mmHg] = – 8 mmHg. Weil der hydrostatische Druck jetzt kleiner als der osmotische ist, strömt hier Wasser aus dem Interstitium in die Kapillare.

Neben den Filtrationsdrücken wirken sich auch die hydraulische Leitfähigkeit der Gefäßwand und die Filtrationsfläche auf die Filtrationsrate zwischen intra- und extravasalem Raum aus. Der Einfluss dieser Faktoren wird durch den Filtrationskoeffizienten K(f) wiedergegeben. Bei einem gut durchlässigen Endothel ist der K(f) hoch, bei einem wenig durchlässigen Endothel niedrig.

Die Lymphwege stellen weiterhin die einzige Möglichkeit dar, Proteine, die sich ins Interstitium „geschlichen" haben, wieder in die Blutbahn zurückzuführen. Die Proteinkonzentration in der Lymphe ist in den verschiedenen Organen sehr unterschiedlich, z. B. etwa 60 g/l in der Leber und weniger als 5 g/l in Skelettmuskeln (Klinke und Silbernagl 1996).

Gelingt den Lymphbahnen der Abtransport der anfallenden Flüssigkeit nicht, entsteht ein Ödem. Es sei angemerkt, dass Lymphe Fibrinogen und Gerinnungsfaktoren enthält und damit auch gerinnungsfähig ist!

Praxistipp

Die Stimulation des Lymphflusses stellt ein bedeutendes Element in der osteopathischen Behandlung dar.

A. T. Still schreibt in diesem Zusammenhang: *„Lasst das lymphatische System sich immer natürlich füllen und entladen. Dann wird keine Substanz so lange zurückgehalten, dass sie Fermentation, Fieber, Krankheit oder Tod auslösen könnte"* (Still 2002).

C. Stone und T. W. Secomb erwähnen, dass ein erhöhter Fließwiderstand in der Mikrozirkulation zu einer lokalen Gewebeischämie führt (Stone 1999, Secomb 1995).

Hier ist es außerordentlich wichtig zu verstehen, dass das Bindegewebe keinen Flüssigkeitsraum, sondern einen Raum für ein Sol-Gel-Gemisch darstellt, das allerdings ständig zwischen Sol- und Gel-Zustand fluktuiert (➤ Kap. 3.2.6).

Das Bindegewebe verfügt also über viskoelastische Eigenschaften und kann sich zum Teil flüssiger, zum Teil fester verhalten. Es besteht, wie später beschrieben wird (➤ Kap. 3), aus viel Wasser, Fasern, Zellen und Makromolekülen – Proteoglykanen (PG) und Glykosaminoglykanen (GAG) – und bildet ein echtes dreidimensionales Gerüst bzw. Netz. Sowohl die Viskosität der in der Matrix vorhandenen Flüssigkeit als auch die Orientierung und Dichte der vorhandenen Fasern in der Matrix entscheiden über die „Durchgängigkeit" des Bindegewebes.

Wichtig

Die Flüssigkeit, aber auch die aktiv beweglichen Leukozyten müssen beim Wechsel von einem zum anderen Flüssigkeitskompartiment immer auch durch das Bindegewebe gelangen!

Durch die hohe Wasserbindungskapazität der Makromoleküle (PG und GAG) im Bindegewebe ist die Strömung von „freiem" Wasser und die Durchlässigkeit für Abwehrzellen nicht immer so einfach, wie man sich das vorstellt.

E. Lederman weist darauf hin, dass für Makromoleküle, wie Proteine, Hormone, Enzyme und Stoffwechselzwischenprodukte, der „hydrokinetische" Transport eine bedeutende Rolle spielt (Lederman 1997). Er versteht darunter den Transport von Flüssigkeiten und Lösungen basierend auf Druckunterschieden, der durch mechanische Kräfte unterstützt wird.

Dieser hydrokinetische Transport ist ein sehr aktives Geschehen (➤ Kap. 3).

Die Flüssigkeitsdynamik im interstitiellen Raum hängt damit zumindest von folgenden Faktoren ab:

- **Druckunterschiede**: Sehr wichtig sind Druckunterschiede in den verschiedenen Körperhöhlen und Körperkompartimenten, die teilweise auch durch Spannungsunterschiede zwischen den verschiedenen Diaphragmen und den einwirkenden Belastungen entstehen. Ziel ist es, eine Spannungseinheit, also Tensegrity (➤ Kap. 3), mit einem Gleichgewicht zwischen den Gewebespannungen, internen Drücken, Flüssigkeitsvolumen usw. im ganzen Körper anzustreben.
- **„Durchgängigkeit" des Bindegewebes**: Änderungen des Sol-Gel-Zustands des Bindegewebes (➤ Kap. 3) beeinflussen den Flüssigkeitstransport. Durch länger anhaltende Kompressionen eines Bindegewebes werden Flüssigkeiten aus dem Gewebe gedrückt und Fibrozyten führen reaktiv zu mehr Fibrosierung. Es ist deshalb wichtig, die Beweglichkeit des Bindegewebes osteopathisch zu optimieren, aber auch der Patient selber muss aktiv mitarbeiten und sich mehr bewegen. Hier spielen durchaus viele Faktoren hinein – von der vernünftigen Ernährung über regelmäßige Ruhephasen (Stillpoints) und psychosozialen Hygiene bis zur aktiven Eigenmobilisation des Bindegewebes durch regelmäßiges Bewegen und Sport.
- **Durchgängigkeit der Gefäße und des perivaskulären Bindegewebes** (➤ Kap. 1): Jede Änderung der passiven (perivaskulären Verklebungen) und aktiven (vasomotorischen) Spannung der Gefäßwand beeinflusst die Durchblutung. Es ist deshalb ebenfalls wichtig, die Durchblutung der Gewebe osteopathisch und durch Eigeninitiative (regelmäßig bewegen) zu optimieren. Auch hier spielen verschiedene Faktoren, von chemischen Mediatoren bis zur psycho-emotionalen Entspannung, eine Rolle.

Die Flüssigkeitsdynamik innerhalb des Interstitiums ist wichtig für das Immunsystem. Immunzellen sind zwar beweglich und verformbar, aber je fester und „verklebter" das Netzwerk des Bindegewebes ist, desto schwerer ist es für die Abwehrzellen und ihre chemischen „Signalstoffe", sich durch dieses Netzwerk zu „hangeln".

2

Hinweis
Mithilfe der osteopathischen myofaszialen Techniken versucht man, einen bescheidenen Beitrag zur Verbesserung der Beweglichkeit und der Durchgängigkeit des Bindegewebes zu leisten und damit eine optimalere Flüssigkeitsdynamik wiederherzustellen. Auf diese Weise wird dann indirekt das Immunsystem optimiert.

Der Flüssigkeitsstrom bewegt nicht nur die Abwehrzellen mit, sondern auch chemische Komponenten des Immunsystems (z. B. Lockstoffe) und Medikamente (> Kap. 6). Um das Immunsystem zu aktivieren, müssen Kontakte zwischen den Abwehrzellen und dem Antigen stattfinden.

Eine gute Strömung der interstitiellen Flüssigkeit in den initialen Lymphgefäßen und von dort eine Weiterleitung zu den Lymphknoten bilden wichtige Voraussetzungen für ein optimales Funktionieren des Immunsystems und für das „Ansprechen" der Medikamente.

2.5 Seröse Höhlen

2.5.1 Seröse Höhlen, Bindegewebslager und Mesos

Seröse Höhlen sind kapillare Spalträume, die nicht nach außen geöffnet sind und von serösen Membranen ausgekleidet werden. Sie bilden sozusagen doppelwandige „Säcke", deren Membranen aus einer dünnen Schicht aus lockerem Bindegewebe bestehen, welches von einer Schicht Mesothel (einschichtiges mesenchymales Plattenepithel) bedeckt ist.

Die serösen Membranen bilden also ein „Doppelblatt". Das viszerale Blatt (Serosa visceralis) umkleidet die Eingeweide der serösen Höhle, während das parietale Blatt (Serosa parietalis) die Wand der serösen Höhle auskleidet.

Man könnte dies mit einer Faust (dem Organ) vergleichen, die sich in einen Ballon hineindrückt, sodass eine doppelwandige Hülle (das Doppelblatt der Serosa) entsteht (> Abb. 2.3). Man unterscheidet im Körper drei seröse Höhlen:

- Perikard- bzw. Herzbeutelhöhle (Cavitas pericardialis) im Brustkorb mit Epicardium (Lamina visceralis) und Pericardium (Lamina parietalis). Das Pericardium besteht aus dem Pericardium fibrosum, dem Pericardium serosum und Perikardflüssigkeit;
- Pleura- bzw. Brustfellhöhle (Cavitas pleuralis) im Brustkorb mit Pleura parietalis und Pleura visceralis;
- Peritoneal- bzw. Bauchfellhöhle (Cavitas peritonealis) im Bauchraum mit Peritoneum parietale und Peritoneum viscerale.

Im Brust- und Bauchraum unterscheidet man zusätzlich zwischen serösen Höhlen und Bindegewebslagern. Die Bindegewebslager des Brust- und Bauchraums sind:

- Mediastinum im Brustraum
- Retroperitonealraum im Bauchraum
- Subperitonealraum im Bauchraum (Becken)

Das Mediastinum setzt sich kranial in der Halsregion fort. Der Retroperitonealraum (hinteres Bindegewebslager des Bauchraums) setzt sich nach kaudal über den Subperitonealraum (untere Bindegewebslager des Beckens) in den unteren Extremitäten fort.

Die serösen Höhlen bilden dagegen eher geschlossene Höhlen, die von serösen Membranen ausgekleidet werden.

Zwischen den beiden Blättern der serösen Höhlen befindet sich eine klare seröse Flüssigkeit (Peritoneal-, Pleura-, Perikardialflüssigkeit), die vom parietalen Blatt produziert wird und als Gleit- oder Schmiermittel zwischen den beiden Blättern dient. Sie befähigt aber auch die damit umgebenen Eingeweide, sich gegeneinander zu verschieben. Die Flüssigkeit wird als „serös" bezeichnet, weil sie von der Zusammensetzung dem Blutserum (Blutplasma) ähnelt.

L. J. McBride beschreibt, dass die vom parietalen Blatt produzierte seröse Flüssigkeit (Transsudation) vom viszeralen Blatt wieder absorbiert wird (Resorption; McBride 1998). Die Produktion entsteht durch Ultrafiltration von Blutplasma durch das Endothel der Kapillaren. Hierbei sind mehrere Faktoren entscheidend, wie der hydrostatische und osmotische Druck in den Kapillaren sowie die Permeabilität der Kapillaren. Die seröse Flüssigkeit wird ständig erneuert und kann pathologisch stark angereichert (Hydrops) oder getrübt (Entzündung) sein.

Eine pathologische Vermehrung der serösen Flüssigkeit nicht entzündlicher Genese wird als Hydrops oder Transsudat bezeichnet. Ursachen hierfür können z. B. sowohl kongestive

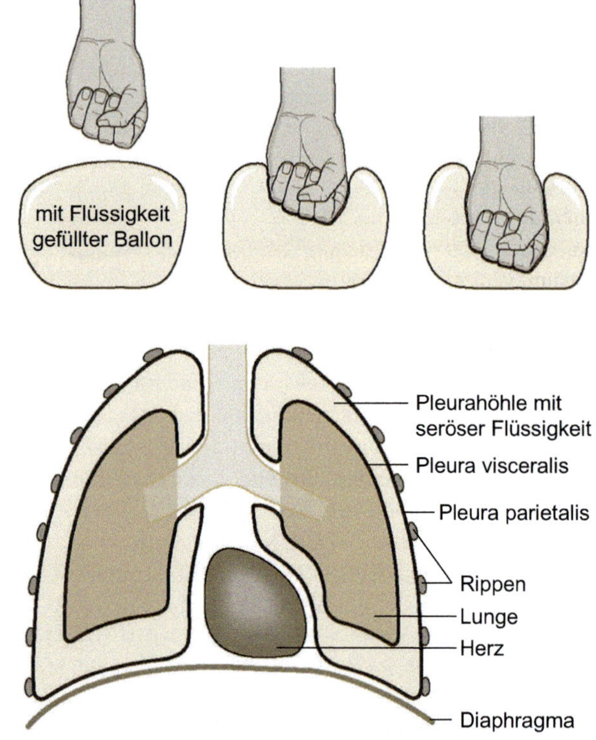

Abb. 2.3 Didaktische Darstellung der serösen Höhlen [E353]

Herzprobleme als auch Leberzirrhose oder Hypoproteinämie sein. Eine pathologische Vermehrung der serösen Flüssigkeit im Rahmen einer Entzündung wird als Exsudat bezeichnet. Während die seröse Flüssigkeit in der Regel farblos, eiweißarm, zellarm und fibrinogenfrei ist, ist Exsudat trübe gefärbt und enthält Plasmaproteine sowie Leukozyten.

M. Worlitschek gibt für Blutplasma und Bindegewebsflüssigkeit pH-Werte von 7,35 bis 7,45 an (Worlitschek 2000). Da die seröse Flüssigkeit dem Serum stark ähnelt, haben die serösen Flüssigkeiten (Perikard-, Pleura- und Peritonealflüssigkeit) vermutlich einen ähnlichen pH-Wert.

In diesem Zusammenhang ist es von Interesse, dass wenn das Exsudat bei einer Pneumonie einen pH-Wert > 7,20 hat, es sich meistens komplett durch eine Antibiotikatherapie zurückbilden lässt. Ist der pH-Wert dagegen < 7,20, lässt sich das Exsudat nur mithilfe einer zusätzlichen Drainage zurückbilden (McBride 1998).

Bemerkung des Autors

Eine „Übersäuerung" hat also einen Einfluss auf die Resorption der Pleuraflüssigkeit! Hier wären weitere Untersuchungen notwendig. Die Pleuraflüssigkeit ist – vereinfacht dargestellt – ebenso wie die interstitielle Flüssigkeit sozusagen ein Destillat des Serums. Daher stellt sich für mich die Frage, ob wir generell und insbesondere beim Bindegewebe nicht viel mehr auf die Übersäuerung des Körpers und der Körperflüssigkeiten achten sollten (➤ Kap. 2.6).

Wäre es neben der Untersuchung des Blutes nicht auch sinnvoll (oder manchmal vielleicht sogar noch wichtiger), die Zusammensetzung der interstitiellen Flüssigkeit zu untersuchen?

An dieser Stelle ist es notwendig, den **osteopathischen Begriff „Meso"** zu erläutern. Ein „Meso" bezeichnet die (manchmal embryonale) Verbindung des Bindegewebslagers mit den Organen der serösen Höhle, wie z. B. beim Mesocolon transversum, Mesocolon sigmoideum, Mesovar, Mesenterium, Mesogastrium ventrale und dorsale, Mesohepaticum. Diese Verbindungen bzw. „Mesos" sind entscheidend für die Versorgung der Organe mit Gefäßen und Nerven!

Praxistipp

Für den Osteopathen ist es wichtig, den Verlauf der Mesos zu kennen, weil man durch gezielte Entspannung und Mobilisation dieser Mesos die Versorgung (Arterien, Venen, Lymphgefäße und Nerven) der „angeschlossenen" Organe verbessern kann!

Die Mesos werden aus Umschlagfalten der serösen Blätter gebildet und durch Bindegewebsfasern verstärkt, sodass sie oft als Ligamentum bezeichnet werden. Ihre mechanische Bedeutung als „Aufhängungsbänder" ist eher beschränkt. Beispiele sind das Mesenterium (Versorgung des Dünndarms) oder das Mesocolon transversum (Versorgung des Colon transversum).

2.5.2 Perikardhöhle oder Herzbeutelhöhle

Dieser Spaltraum befindet sich zwischen dem inneren Epikard (Lamina visceralis) und dem äußeren Perikard (Lamina parietalis). Das Perikard besteht wiederum aus einem inneren Blatt (Pericardium serosum) und einem äußeren Blatt (Pericardium fibrosum). Die Perikardhöhle enthält etwa 20 ml seröser Perikardflüssigkeit.

Die Perikardhöhle und ihre Flüssigkeit ermöglichen es einerseits, dass sich das Herz während der Atmungsbewegungen verlagert und während der Herzpumpbewegungen verformt. Andererseits schützt das Perikard das Herz aber durch seine feste, wenig dehnbare Struktur vor übermäßiger Füllung. Falls Blut in die Perikardhöhle einströmt, kann das Herz komprimiert werden und die Herzaktion gestört werden, was als „Herzbeuteltamponade" bezeichnet wird.

Das Pericardium fibrosum wird durch eine lockere Bindegewebsschicht vom Pericardium serosum getrennt. Zwischen Pericardium serosum und Pericardium fibrosum verlaufen viele Kapillaren, die die Perikardflüssigkeit durch das Pericardium serosum in die Perikardhöhle filtrieren.

Das Pericardium serosum besteht daher aus einer glatten Epithelschicht (Rauber und Kopsch, 1987). Das Pericardium fibrosum ist dagegen aus zwei bis drei Kollagenfaserschichten aufgebaut, die in verschiedene (auch sich überkreuzende) Richtungen verlaufen und in ein elastisches Netz eingebaut sind. Diese Konstruktion bewirkt, dass sich der Herzbeutel bis zu 35 % dehnen lässt.

Das Pericardium fibrosum ist im Bereich des Zwerchfells und des Foramen venae cavae durch das Ligamentum phreni-

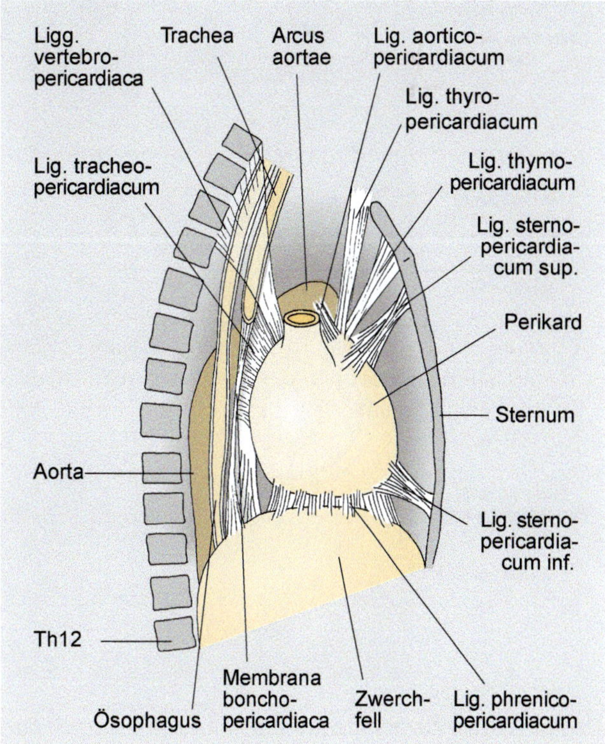

Abb. 2.4 Fasziale Verbindungen des Perikards [M665/L190]

copericardiacum sehr fest mit dem Centrum tendineum des Zwerchfells verwachsen.

Folgende Bindegewebsfasern des Pericardium fibrosum strahlen in benachbarte Strukturen aus (➤ Abb. 2.4):

- Ligg. phrenicopericardiaca;
- Lig. aorticopericardiacum (Rauber und Kopsch 1987);
- Lig. tracheopericardiacum (Rauber und Kopsch 1987);
- Membrana bronchopericardiaca mit Lig. oesophageopericardiacum, Lig. tracheopericardiacum und Lig. bronchopericardiacum;
- Lig. sternopericardiacum inferius;
- Lig. sternopericardiacum superius;
- Lig. thymopericardiacum und Lig. thyreopericardiacum;
- Ligg. vertebropericardiaca (Anheftung an die Wirbelkörper von C7–Th3 nach Bouchet und Cuilleret 1991).

Diese Ligamente bilden fasziale Elemente der zentralen Sehnen oder der zentralen Myofaszialkette (MFK) (Meert 2012). Der Ösophagus, die Trachea und der Pharynx stellen muskuläre Elemente der zentralen MFK dar.

Das Pericardium serosum bildet um die großen Gefäße echte Faserringe und ist an der Adventitia der Gefäße aufgehängt. Die Umschlagfalten des viszeralen Blattes in das parietale Blatt des Perikards bilden weiterhin im Bereich der großen Gefäße (Aorta, V. cava inferior, V. cava superior, Vv. pulmonales, Truncus pulmonalis) Nischen (Sinus transversus pericardii und Sinus obliquus pericardii) und Aussackungen (Recessus pericardii) (➤ Abb. 2.5). Die Umschlagfalten bilden so etwas wie ein Kreuz auf der Rückseite des Perikards: einerseits horizontal ausgerichtete Umschlagfalten zwischen den Vv. pulmonales sinistrae und den Vv. pulmonales dextrae und andererseits vertikal orientierte Umschlagfalten zwischen der V. cava superior und der V. cava inferior.

2.5.3 Die Pleurahöhlen

Die Pleurahöhlen liegen bilateral des Mediastinums. Die Cavitas pleuralis wird ventral, lateral und dorsal von der Thoraxwand,

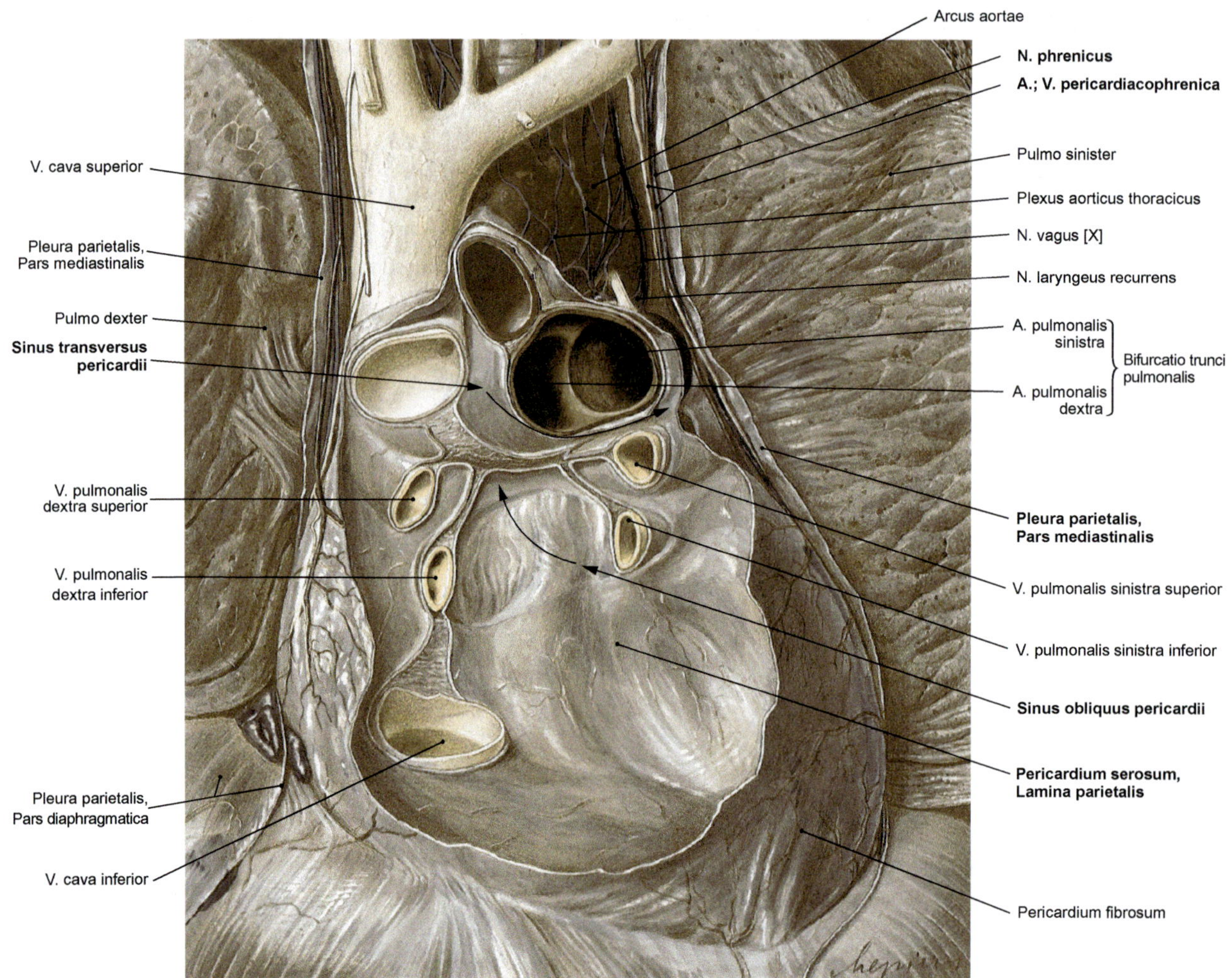

Abb. 2.5 Ventrale Ansicht in das geöffnete Perikard mit seinen Umschlaglinien nach Herausnahme des Herzens (aus: Benninghoff und Drenckhahn 2004) [M503]

medial von der Wirbelsäule und dem Mediastinum, kaudal vom Zwerchfell und kranial vom Thoracic Inlet/Outlet begrenzt.

Die beiden Lungen und ihre Pleuramembranen sind über die Membrana suprapleuralis sozusagen an der HWS aufgehängt.

Die Pleurahöhlen werden von einem Doppelblatt, der inneren Pleura pulmonalis (Lamina visceralis) und der äußeren Pleura parietalis (Lamina parietalis) begrenzt. Die Pleurahöhlen bilden seröse Höhlen, die eigentlich nur einen Spaltraum bilden. Sie werden von einer serösen Membran umhüllt und sind mit ein wenig seröser Flüssigkeit gefüllt.

Die Pleura parietalis produziert eine proteinhaltige Flüssigkeit als Transsudat aus den Blutgefäßen, die für die Verschieblichkeit der Pleurablätter sorgt.

Die kaudale Pleura costalis und Pleura diaphragmatica besitzen zahlreiche kleine Öffnungen (Lakunen oder Stomata), die an das gut ausgebildete subpleurale Lymphgefäßsystem im Zwerchfellbereich angeschlossen sind. Der rhythmisch schwankende interpleurale Unterdruck und die Zwerchfellbewegungen unterstützen die Aufnahme der Pleuraflüssigkeit durch die Lymphgefäße im Bereich des Zwerchfells.

Zwischen der Pleura parietalis und der Pleura visceralis herrscht ein interpleuraler Unterdruck (Donders'scher Druck), der beim Ausatmen etwa -3 bis -4,5 mmHg und beim Einatmen etwa -8 bis -9 mmHg beträgt. Dadurch kann die Lunge sich nicht von der Thoraxwand lösen und muss den Atembewegungen folgen. Auf die Atembewegungen wird später eingegangen (➤ Kap. 4.3).

Die Pleura pulmonalis (Lungenfell) überzieht die Lunge und besteht aus:

- Endopleura oder Mesothel = Epithelschicht mit lockerem Bindegewebe;
- Subpleurale Bindegewebsschicht mit einem Netz aus elastischen und kollagenen Fasern;
- Gefäßreiche Bindegewebsschicht mit kleinen Arterien, Kapillaren, Venen und Lymphgefäßen, die sich dann im Interstitium der Lunge fortsetzt.

Die Pleura parietalis (Rippen- oder Brustfell) ist fest mit der Innenfläche der Thoraxwand verbunden. Man unterscheidet je nach der Struktur, die die Pleura parietalis bekleidet, die Pleura costalis, die Pleura diaphragmatica und die Pleura mediastinalis.

Die der Lunge zugewandte Seite der Pleura parietalis besteht aus Epithel. Die den Rippen und dem Zwerchfell zugewandte Seite ist dort mit der Fascia endothoracica verwachsen.

Das Epithel der Pleura pulmonalis sorgt eher für die Transsudation, während das Epithel der Pleura parietalis sowohl zur Transsudation als auch zur Resorption befähigt ist (Rauber und Kopsch 1987).

Auf das Epithel der Pleura parietalis folgt dann eine lokal unterschiedlich dicke Bindegewebsschicht, die mit den darunterliegenden Faszien verschmilzt.

Im Bereich des Lungenhilums faltet sich die Pleura parietalis zur Pleura pulmonalis um. Diese Umschlagfalte setzt sich unterhalb des Hilums als Lig. pulmonale (Mesopneumonium) fort, das vom Lungenhilum kaudalwärts bis zum Zwerchfell zieht.

Die Pleurahöhlen bilden so genannte Recessus pleurales. Diese Recessus kann man als „Reserveräume" betrachten, wobei Lungenteile diese nur bei extremer Atmung auffüllen und hineingleiten können.

Man unterscheidet folgende Recessus pleurales (➤ Abb. 2.6):

- Der **Recessus costodiaphragmaticus (anterior, lateralis und posterior)** ist kaudal ringförmig zwischen Pleura costalis

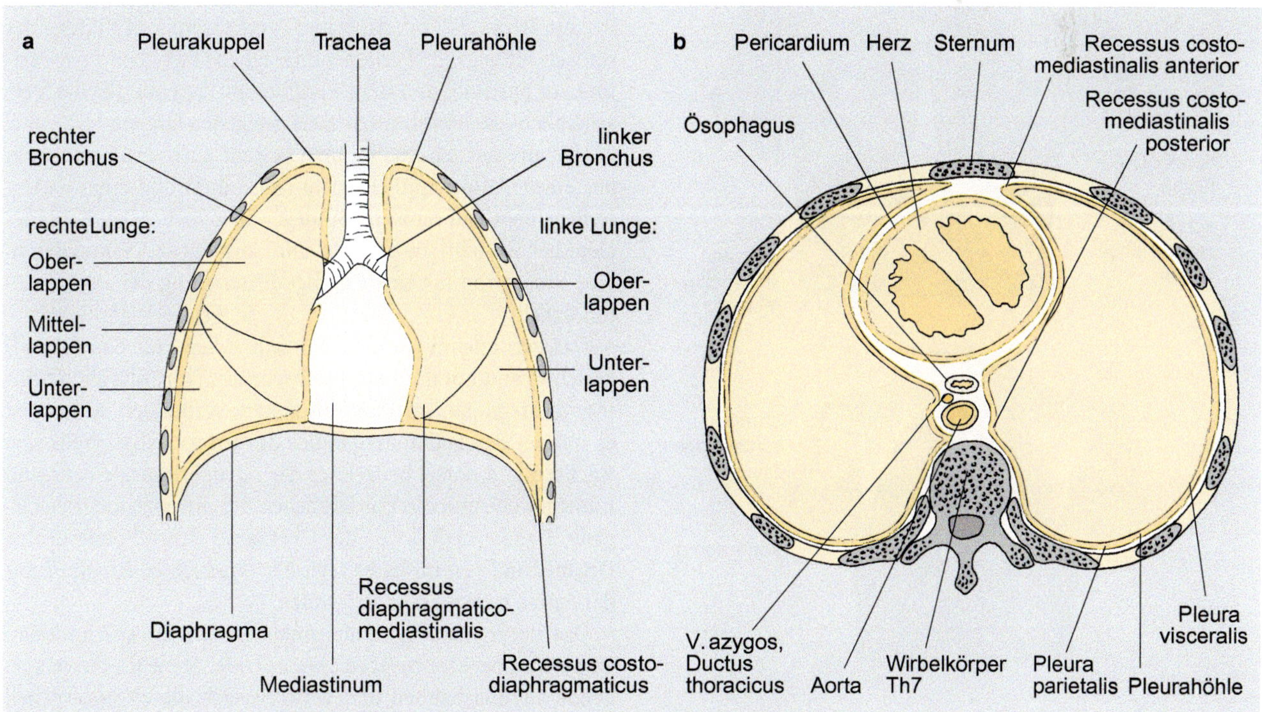

Abb. 2.6 Recessus pleurales. **a** Seitenansicht. **b** Querschnitt (modifiziert nach Agur 1999) [L190]

und Pleura diaphragmatica lokalisiert. Beim Einatmen bewegen sich das Zwerchfell und die subdiaphragmalen Organen nach unten und entfalten die Recessus costodiaphragmaticae bilateral, allerdings niemals komplett. Der Lungenunterrand gleitet dann ein bis zwei Interkostalräume kaudalwärts in diese Recessus hinein.

- Der Recessus costomediastinalis (anterior) ist relativ klein und schiebt sich bei der Einatmung links und rechts hinter das Sternum zwischen Pleura costalis und Pleura mediastinalis.
- Der Recessus costomediastinalis (posterior) bildet eher eine Rinne hinter dem Lig. pulmonale, wo die Pleura mediastinalis in die Pleura costalis umbiegt.
- Der Recessus diaphragmaticomediastinalis ist wenig ausgebildet und bildet sich da, wo die Pleura diaphragmatica in die Pleura mediastinalis übergeht.

Praxistipp
Diese Recessus werden besonders leicht von Verklebungen (z. B. nach Entzündungen, durch chronische Bewegungsarmut, Übersäuerung) betroffen und schränken damit die Beweglichkeit von Rippen, Sternum, Zwerchfell, Pleura und Perikard ein. Parietale Blockierungen der Rippen (sternokostal) und Beweglichkeitseinschränkungen des Zwerchfells sollten daher immer zusätzlich zu Atemtests untersucht werden.

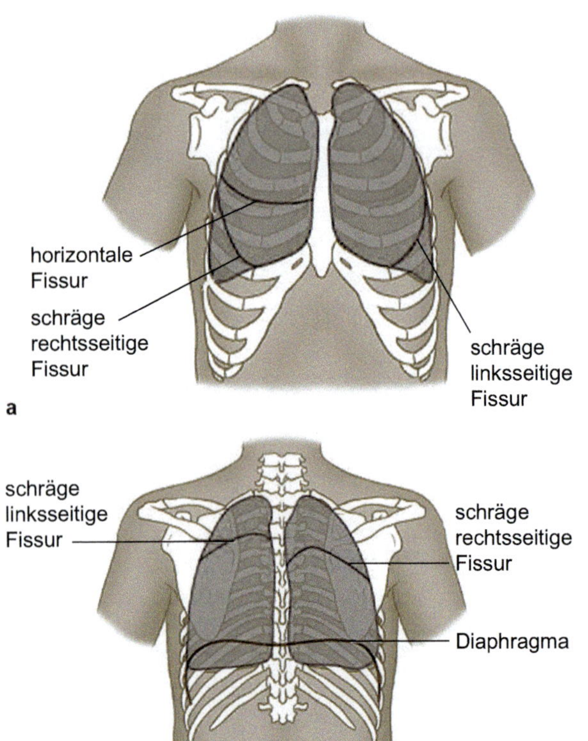

Abb. 2.7 Lobi pulmonales und ihre Fissurae. **a** Ventralansicht. **b** Dorsalansicht [G080]

Die Lunge ist in verschiedene Lungenlappen (Lobi pulmonales) gegliedert, die durch Fissurae interlobares voneinander getrennt werden. Die Pleura pulmonalis kleidet auch diese Fissurae aus, sodass die Lungenlappen gegeneinander verschieblich sind (> Abb. 2.7).

Die rechte Lunge besteht meistens aus drei Lobi: Lobus superior, Lobus medius und Lobus inferior. Die Fissura obliqua trennt den Lobus superior vom Lobus inferior und läuft vom Processus spinosus von Th3 zum 5. Interkostalraum und entlang der Rippe V zur Knochen-Knorpel-Grenze der Rippe VI. Die Fissura horizontalis verläuft ab der Kreuzung der Axillarlinie mit der Fissura obliqua zum Sternokostalgelenk der Rippe IV.

Die linke Lunge besteht aus zwei Lobi pulmonales: Lobus superior und Lobus inferior. Die Fissura obliqua trennt den Lobus superior vom Lobus inferior und verläuft etwa ab dem 4. Interkostalraum zur Knochen-Knorpel-Grenze der Rippe VI/VII.

2.5.4 Die Peritonealhöhle

Der Bauchraum (Cavitas abdominalis) wird generell unterteilt in den Retroperitonealraum (Spatium retroperitoneale, vergleichbar mit dem Mediastinum der Brusthöhle) und eine seröse Höhle für Organe, die Peritonealhöhle (vergleichbar mit den Pleurahöhlen). Das Mediastinum liegt eher sagittal in der Brusthöhle, im Gegensatz zum Retroperitonealraum des Bauchraums, der frontal hinter der Peritonealhöhle liegt.

Das Peritoneum kleidet als seröse Membran die Peritonealhöhle (Bauchfellhöhle) aus und hat eine Oberfläche von immerhin etwa 1,3–2 m^2. Auch hier sorgen wenige Milliliter einer serösen Flüssigkeit (Peritonealflüssigkeit) zwischen dem Peritoneum parietale und dem Peritoneum viscerale für die Verschieblichkeit der intraperitoneal gelegenen Organe.

Wie alle serösen Membranen besteht auch das Peritoneum aus einer glatten Epithelschicht (Mesothel) und einer darunterliegenden (subserösen) Bindegewebsschicht. Das Peritonealepithel ist sehr durchlässig und sorgt über Transsudation und Resorption für eine ständige Erneuerung der Peritonealflüssigkeit.

Das Peritoneum parietale ist nach außen (zur Bauchwand) gerichtet und mit der Fascia transversalis (= Fascia abdominis interna) regionär unterschiedlich stark verbunden. Kranial ist es mit der Fascia diaphragmatica der Fascia transversalis verwachsen und dorsal bedeckt es das retroperitoneale Fett- und Bindegewebe und die Vorderflächen der retroperitonealen Organe. Kaudal bedeckt es die Oberkante der subperitonealen Organe, und ventral ist es regionär unterschiedlich straff mit der Fascia transversalis verbunden.

Das Peritoneum viscerale umkleidet die intraperitonealen Organe, wobei es sozusagen „Mesos“ oder Stiele für die versorgende Leitungsbahnen bildet. Im Bereich dieser Stiele gehen Peritoneum parietale und Peritoneum viscerale mit Umschlagfalten ineinander über.

Die zum Peritonealspalt gerichtete Oberfläche des Epithels besitzt Mikrovilli, wodurch die Strömung der Peritonealflüssigkeit zu den Bereichen der größten Resorptionsflächen unterstützt wird, d.h. zur Zwerchfellunterseite und zum Omentum majus hin.

Wie die Pleura diaphragmatica hat das Peritoneum parietale im Zwerchfellbereich kleine Öffnungen (Lakunen oder Stomata), die an das üppig ausgebildete subpleurale Lymphgefäßsystem im Zwerchfellbereich angeschlossen sind. Die rhythmisch schwankenden Zwerchfellbewegungen dienen der Aufnahme der Peritonealflüssigkeit durch die Lymphgefäße des Zwerchfells.

Die Peritonealflüssigkeit ist normalerweise klar und geruchlos und umfasst in der Regel nur einige Milliliter. Sie enthält weniger als 500 Leukozyten/mm^3. Werte von mehr als 2.000 Leukozyten/mm^3 weisen auf eine intraabdominale Entzündung hin (Lanz und Wachsmuth 1993).

Bakterien und Verunreinigungen können innerhalb von Minuten mit der Peritonealflüssigkeit kranialwärts abtransportiert werden.

Hinweis
Eine gute Zwerchfellbeweglichkeit und Tensegrity zwischen den verschiedenen Diaphragmen mit physiologischen Druckverhältnissen im Thorax und subdiaphragmal ist für die Abwehrfunktion der Peritonealflüssigkeit absolut notwendig!

Bei jeder Zwerchfellbewegung durch die Atmung fließt Lymphe aus dem Abdominal- und Peritonealraum in den Ductus thoracicus (DiZerega und Rodgers 1992). Auch peritoneale Flüssigkeiten werden in der Peritonealhöhle in Bewegung gehalten.

Abhängig von der Größe und Art einer Infektion kann es zusätzlich natürlich zu Entzündungsreaktionen und Abkapselung sowie einer Verklebung des Krankheitsherdes kommen. Die Abwehrreaktion wird dabei durch eine Vasodilatation unterstützt, sodass Abwehrzellen durch Poren zwischen den Mesothelzellen aus dem subserösen Bindegewebe in die Bauchhöhle einströmen können.

Die Fähigkeit zur Selbstreinigung erreicht bei mehr als 100.000 Keimen/ml Peritonealflüssigkeit eine kritische Grenze (Lanz und Wachsmuth 1993). Weiterhin ist eine effiziente peritoneale Abwehrleistung an humorale Faktoren (v.a. das Komplementsystem) und damit an den Flüssigkeitstransport im peritonealen Bereich gekoppelt.

Hinweis
Die Durchblutung des Peritoneums und die Strömung der Peritonealflüssigkeit erfüllen damit eine wichtige Funktion und sollten in der osteopathischen Behandlung berücksichtigt werden.

Beachtenswert ist hierbei, dass es zu Verklebungen kommen kann, wenn intraperitoneale Organe mit dem Peritoneum parietale oder mit anderen intraperitonealen Organe in Berührung kommen. Man kann sich die Frage stellen, ob dies physiologisch oder eher pathologisch ist und ob die Zusammensetzung und Dynamik der Peritonealflüssigkeit hier eine Rolle spielen.

Es ist bekannt, dass beim Nierenversagen harnpflichtige Substanzen aus dem Gefäßsystem durch die seröse Oberfläche des Peritoneums in die Peritonealflüssigkeit durchgelassen werden können. Wie steht es dann aber mit milderen Formen, etwa der Übersäuerung des Bindegewebes?

2.5.5 Drainagewege, Mesos und Recessus in der Peritonealhöhle

Durch die verschiedenen Mesos oder Aufhängungen der intraperitonealen Organe kann man verschiedene Kompartimente in der Peritonealhöhle unterscheiden. Für die Mobilisation der intraperitonealen Organe sind diese Mesos wichtig, weil sie als relativ „unbewegliche" Strukturen tastbar sind. Weiterhin enthalten sie die versorgenden Leitungsbahnen (AVLN oder arteriell-venös-lymphatisch-neurovegetativ) der intraperitonealen Organe, sodass eine Mobilisation dieser Mesos einen direkten, lösenden Einfluss auf diese Leitungsbahnen haben kann. Letztlich wird dadurch die Funktionalität der angeschlossenen Organe verbessert. Diese Arbeit sollte einen wichtigen Pfeiler innerhalb der viszeralen Osteopathie darstellen.

Die intraperitonealen Organe können weiterhin in den Recessus der Peritonealhöhle mobilisiert werden, damit die Flüssigkeitsdrainage verbessert und Verklebungen vermieden werden können. Allerdings können intraperitoneale Organe auch eingeklemmt werden (z.B. bei Hernien oder durch raumfordernde Prozesse). Dies führt zu akuten Problemen und sollte vom Arzt abgeklärt werden.

❶ Wichtige Mesos und ihr Inhalt

Wichtige Mesos und darin enthaltene Leitungsbahnen sind in ➤ Abb. 2.8 dargestellt.

- Lig. phrenicohepaticum mit den Ligg. triangularia und dem Lig. falciformis hepatis: V. cava inferior, Vv. hepaticae, Zweige der A. und V. phrenica inferior, Lymphbahnen und Plexus phrenicus (neurovegetativ und N. phrenicus);
- Lig. phrenicogastricum: Zweige der A. und V. gastrica sinistra, Lymphbahnen und neurovegetativen Plexusäste;
- Lig. oder Membrana phrenico-oesophagealis mit Ösophagus: A und Vv. oesophageales, Lymphbahnen, neurovegetativen Plexusäste und Nn. vagi;
- Lig. gastrosplenicum (oder gastrolienalis): A. und V. gastroomentalis (gastro-epiploica) sinistra, Lymphbahnen und neurovegetative Plexusäste;
- Lig. phrenicosplenicum (oder phrenicolienalis);
- Lig. phrenicocolicum dextrum;
- Lig. phrenicocolicum sinistrum;
- Lig. splenorenale (lienorenale): A. und V. lienalis, Lymphbahnen und neurovegetative Plexusäste;
- Plica gastropancreatica: Truncus coeliacus, Lymphbahnen und neurovegetativer Plexus coeliacus;

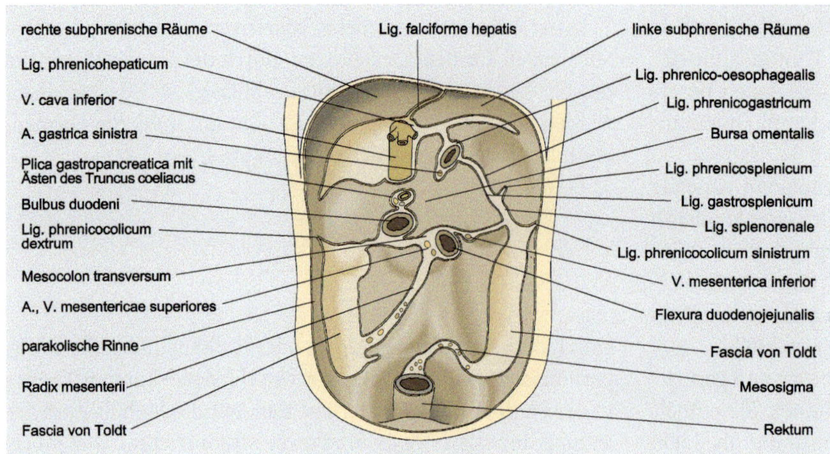

Abb. 2.8 Mesos und Drainagewege der Peritonealflüssigkeit in der Bauchhöhle [L190]

- Omentum minus: V. portae, A. hepatica propria, Ductus hepaticus communis, neurovegetative Plexusäste, Aa. und Vv. gastricae dextra und sinistra, Lymphbahnen;
- Mesocolon transversum mit A. und V. colica media, Lymphbahnen und neurovegetative Plexusäste;
- Fascia von Toldt rechts (Verwachsungsfeld des Colon ascendens): Zweige der A. und V. colica dextra, Lymphbahnen und neurovegetative Plexusäste;
- Fascia von Toldt links (Verwachsungsfeld des Colon descendens): Zweige der A. und V. colica sinistra, Lymphbahnen und neurovegetative Plexusäste;
- Mesocolon sigmoideum (Mesosigma): Zweige der A. und V. sigmoidea, Lymphbahnen und neurovegetative Plexusäste;
- Radix mesenterii: A. und V. mesenterica superior, Lymphbahnen und neurovegetative Plexusäste;
- Omentum majus: Aa. und Vv. gastroomentales (gastro-epiploica) dextra und sinistra, Aa. und Vv. omentales und Lymphbahnen.

Die Mesos werden in ➤ Kapitel 14 ausführlicher behandelt.

Die Recessus bilden Gleitflächen für die intraperitonealen Organe und können dementsprechend als „viszerale Gelenke" betrachtet werden. Peritoneale Flüssigkeit ist sozusagen vergleichbar mit Gelenkflüssigkeit. Die Viskosität und das Volumen der peritonealen Flüssigkeit sind dementsprechend bedeutungsvoll für die Beweglichkeit der Viszera.

Man kann sich hier einerseits die Frage stellen, wie sehr eine Abnahme der Organbeweglichkeit und die rheologischen Eigenschaften der Peritonealflüssigkeit sich gegenseitig beeinflussen können. Wenn ein Organ unbeweglich ist, könnte auch die umgebende peritoneale Flüssigkeitsschicht eher viskös sein und die Gleitflächen des Peritoneums verkleben lassen.

Andererseits verlaufen die Lymphgefäße des Verdauungstrakts in den Mesos und wenn sich retroperitoneal eine lymphatische Stauung aufbaut, führt dies zunächst zu Anschwellungen und Verhärtungen retroperitoneal. Danach kommt es zu proteinreichen Ödemen der Aufhängungsstrukturen des Darms (wie z. B. Mesenterium, Mesocolon und Mesoappendix). Das Darmgekröse schwillt an und wird druckempfindlich. Auf Dauer entstehen Fibrosierungen und Entzündungen im Bereich des Verdauungstrakts, der umgebenden Muskeln und sogar der Gelenke. Blähungen, druckschmerzhafter Darm, Verdauungsstörungen, Allergien, Reizdarm und sogar Kolitis enstehen in zunehmendem Maße.

Es gibt etwa sieben größere „Zwischenwände" oder Mesos im Peritonealraum, die neben einer Versorgungsrolle zusätzlich eine gewisse hydropneumatische und enterozeptive Rolle erfüllen (➤ Abb. 2.9):

1. Mesocolon transversum und Omentum majus
2. Mesenterium und Radix mesenterii
3. Mesosigmoideum
4. Phrenische Zwischenwand, bestehend aus Lig. phrenicocolicum dextrum, Lig. phrenicohepaticum, Lig. phrenicogastricum, Lig. phrenicolienalis und Lig. phrenicocolicum sinistrum
5. Fascia von Toldt rechts
6. Fascia von Toldt links
7. Omentum minus (in ➤ Abb. 2.9 kaum darstellbar), das zwischen der Unterseite der Leber und der Curvatura minor des Magens gespannt ist

Man unterscheidet folgende Bauchfelltaschen oder -nischen (Recessus peritonei):

- Recessus subphrenici (oder subdiaphragmatici): zwischen Zwerchfell und Leber, zwischen Zwerchfell und Magen und zwischen Zwerchfell und Milz;
- Recessus subhepatici: zwischen Leberunterseite und Colon transversum, rechte Niere, Duodenum, Omentum minus, Magen und Milz;
- Bursa omentalis: zwischen Peritoneum parietale und Magenrückwand (mit Peritoneum viscerale); rechts befindet sich eine Öffnung, das Foramen omentale (epiploicum von Winslow), welches die Verbindung zur restlichen Bauchhöhle herstellt;
- Recessus duodenalis superior und inferior: zwischen den inkonstanten Peritonealfalten im Bereich des duodenojejunalen Übergangs und M. suspensorius duodeni von Treitz;
- Recessus paracolicus: lateral von Colon ascendens und Colon descendens;

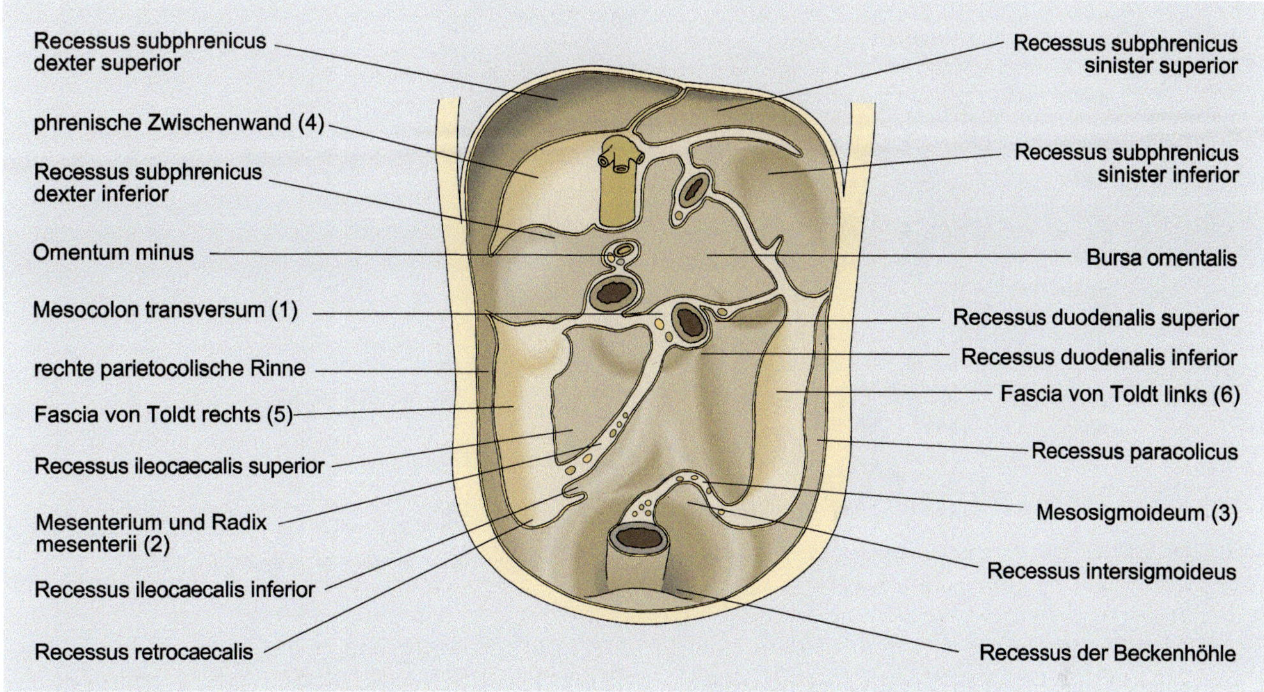

Abb. 2.9 Zwischenwände (1–6) und Recessus peritonei als viszerale Gelenkflächen für die intraperitonealen Organe [L190]

- Linker Recessus mesentericocolicus (inframesocolicus): zwischen Radix mesenterii, linkem Mesocolon transversum und Colon descendens;
- Rechter Recessus „mesentericocolicus": zwischen Radix mesenterii, rechtem Mesocolon transversum und Colon ascendens;
- Recessus ileocaecalis superior und inferior: im Bereich des ileozäkalen Übergangs;
- Recessus retrocaecalis: dorsal vom Zäkum, zwischen Peritoneum parietale und Peritoneum viscerale;
- Recessus intersigmoideus: zwischen Peritoneum viscerale des Mesocolon sigmoideum und Peritoneum parietale, über dem linken M. psoas major;
- Excavatio (Recessus) rectouterina (Douglas-Raum): zwischen Peritoneum parietale auf der Dorsalseite des Uterus und Peritoneum parietale auf der Ventralseite des Rektums;
- Excavatio (Recessus) rectovesicalis: zwischen Peritoneum parietale auf der Dorsalseite der Harnblase und Peritoneum parietale auf der Ventralseite des Rektums beim Mann;
- Excavatio (Recessus) vesicouterina: zwischen Peritoneum parietale auf der Ventralseite des Uterus und Peritoneum parietale auf der Dorsalseite der Harnblase.

Allgemein kann man zusammenfassend etwa acht „Kompartimente" in der Peritonealhöhle unterscheiden:

- subphrenischer Raum
- subhepatischer Raum
- rechter Recessus paracolicus
- linker Recessus paracolicus
- rechter Recessus „mesentericocolicus"
- linker Recessus „mesentericocolicus"
- Recessus intersigmoideus
- peritonealer Beckenraum.

Innere Hernien können – selten – im Bereich des Recessus duodenalis inferior, des Recessus ileocaecalis, des Foramen omentale (Winslow) und des Recessus intersigmoideus vorkommen.

2.5.6 Das Omentum majus

Das Omentum majus wird auch als das „große Netz" oder Epiploon (griechisch: „auf den Eingeweiden schwimmend") bezeichnet. Die lateinische Bezeichnung „Omentum" soll von „Omen" stammen, weil die Römer aus der Form und Lage des Omentum die Zukunft vorhersagten.

Das Omentum majus breitet sich wie eine Schürze vom Colon transversum ausgehend vor dem Dünndarm aus (➤ Abb. 2.10). Es ist in Form und Lage sehr variabel und hat links und rechts freie Ränder.

Es besteht aus drei Schichten:

- Mesothel
- Bindegewebsschicht mit AVLN-Leitungsbahnen
- Esothel.

Allerdings soll es wenig viszeroafferente Nervenfasern führen und damit eine geringe Schmerzempfindlichkeit aufweisen.

Das Omentum majus fängt kranial mit der ventralen Lamelle an und setzt als Lig. gastrocolicum an der Curvatura major des Magens und dem Pylorus an. Links hat es Kontakt mit dem Lig. gastrosplenicum (gastrolienalis) und dem Lig. phrenicocolicum sinistrum, manchmal sogar mit dem Lig. gastrophrenicum.

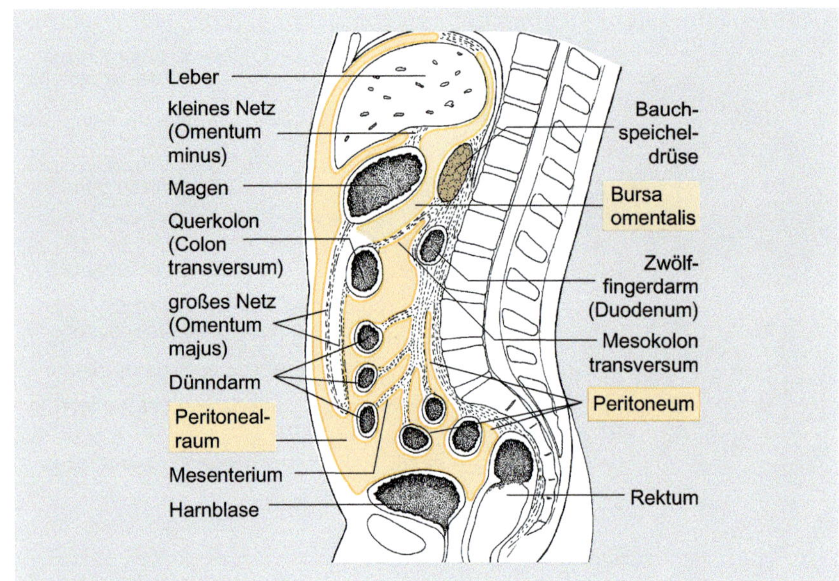

Abb. 2.10 Das Omentum majus und Gekröseverhältnisse im Bauchraum [L190]

Die ventrale Lamelle fängt an der Curvatura major des Magens an, läuft nach kaudal, klappt im Bereich des Unterbauchs nach dorsal um. Sie zieht dann als dorsale Lamelle zum Colon transversum und über das Mesocolon transversum zum Peritoneum parietale in Höhe des Pankreas.

Rechts biegt die ventrale Lamelle stark in Richtung der dorsalen Lamelle des Omentum majus ab. Die dorsale Lamelle des Omentum majus ist mit dem Colon transversum und dem Mesocolon transversum physiologisch verwachsen. Sie zieht über das Mesocolon transversum zum Peritoneum peritoneale am Unterrand des Pankreas. Dieser Ansatz läuft parallel zum Pankreas von der Pars descendens duodeni bis zum Milzhilus, wo sie dann in das Lig. phrenicocolicum sinistrum und das Lig. gastrolienale übergeht.

Die ventrale und dorsale Lamelle sind also miteinander in Kontakt, wodurch oft Verklebungen entstehen.

Oft werden Verwachsungen des Omentum majus mit Bauch- und Beckenorganen gefunden, ohne dass operative Eingriffe stattgefunden haben.

Das Omentum majus enthält – insbesondere beim Neugeborenen – neben Lymphgefäßen richtige lymphoretikuläre Gebilde wie fleckenförmige Platten oder „Milchflecken" („Taches laiteuses" von Ranvier). Es handelt sich hier um Geflechte aus arteriovenösen Anastomosen, Lymphkapillaren und Abwehrzellen (v. a. Makrophagen, Mastzellen, undifferenzierte Bindegewebszellen, Granulozyten und Lymphozyten). Sie besitzen keine Organkapsel, wie z. B. die Lymphknoten, aber dafür einen Mesothelbelag. In diesem Mesothelbelag befinden sich kleine Öffnungen, sodass Abwehrzellen in die Milchflecken aus- und einwandern können. Sie reinigen also die Peritonealflüssigkeit, speichern und resorbieren Substanzen und beeinflussen so Qualität, Menge und Transport der Peritonealflüssigkeit.

Die Anzahl der Milchflecken nimmt vom Säuglingsalter (30–40 Flecken/cm^2) bis zum Erwachsenenalter (etwa 2 Flecken/cm^2) ständig ab.

2.6 Der Säure-Base-Haushalt der Körperflüssigkeiten

2.6.1 Allgemeines

Für die Funktion aller Stoffwechselvorgänge (einschließlich Wasser- und Elektrolytstoffwechsel) im ganzen Körper spielt der Säure-Base-Haushalt eine außerordentlich wichtige Rolle. Normalerweise liegt der pH-Wert des Blutes zwischen 7,36 und 7,44. pH. Wenn er auf Werte unter 7,35 sinkt, kann das lebensbedrohliche Folgen haben, wie z. B. Gehirninfarkt, Schlaganfall, Herzinfarkt oder Koma.

Damit es nicht so weit kommt, muss der pH-Wert des Blutes sowie der extra- und intrazellulären Kompartimente immer innerhalb eines gewissen Spektrums gehalten werden. pH-Werte < 7,1 und > 7,6 sind lebensbedrohlich (Sibernagl und Despopoulos 2007). Der Körper verfügt deswegen über die Lunge und Nieren als Kontroll- und Ausscheidungsorgane sowie Puffer- oder Regulationssysteme, um den pH-Wert des Blutes konstant halten zu können.

Der Körper sorgt so gut wie möglich dafür, dass sein Transportmedium, das Blut, möglichst „rein" bleibt. Dazu verfügt es über Puffersysteme, die anfallende Säuren rasch binden („puffern") können und diese dann über die Blutbahn den Ausscheidungsorganen übergeben, ohne das der pH-Wert des Blutes sich ändert. Falls die Säureflut aber zu groß wird und die Ausscheidungsorgane diese nicht bewältigen können, wird überschüssige Säure im Bindegewebe „zwischen-" oder „abgelagert"!

Worlitschek beschreibt, wie sinnvoll es wäre, die Pufferkapazität von Blut und Plasma sowie den Intrazellulärpuffer (Pufferkapazität des Blutes minus Pufferkapazität des Plasmas) nach Jörgensen zu messen und zu berechnen (Worlitschek 2000). Er gibt an, dass eine intrazelluläre Übersäuerung weder vom diagnostischen Verfahren des Arztes (das nur das Blut untersucht) noch von der Niere des Patienten erkannt wird.

Bemerkung des Autors

In einem Fluss sterben die Fische, wenn der pH-Wert unter 5 fällt. Auf Dauer gibt es in einem solcher Fluss kein Leben mehr. Vergleichen wir doch unsere Körperzellen einmal mit den Fischen und das Flusswasser mit interstitieller Flüssigkeit.

Extrem saurer Regen (der Regen hat einen natürlichen pH-Wert von 5,5) entzieht dem Boden Mineralstoffe und sorgt für eine chronische Auslaugung des Bodens – damit nimmt aber auch der Mineralgehalt des angebauten Gemüses ab. Interessant ist der Vergleich von unserem Bindegewebe mit einem Acker und der interstitiellen Flüssigkeit mit Regen.

Nicht nur der pH-Wert des Blutes erscheint mir wichtig. Wie sieht es mit dem pH-Wert der anderen Körperflüssigkeiten aus?

2.6.2 Grundlagen

Säuren sind, stark vereinfacht, chemische Verbindungen, die sauer reagieren und reich an Wasserstoff (Wasserstoffionen) und demzufolge Protonen-Donoren sind. Basen oder Laugen sind dagegen chemische Verbindungen, die basisch reagieren und reich an Hydroxylgruppen (Hydroxyl- oder Hydroxydionen) und demzufolge Protonen-Akzeptoren sind (Löffler et al. 2007). Als Endprodukte des Stoffwechsels entstehen bei der aeroben Verbrennung der Kohlenhydrate und Fettsäuren CO_2, das durch die Lunge abgeatmet wird. Bei der anaeroben Vergärung der Kohlenhydrate und Fettsäuren entsteht Laktat, das in Leber- und Herzzellen zu CO_2 oxidiert werden kann (Silbernagl und Despopoulos 2007). Weiterhin entstehenen beim Stoffwechsel der Aminsoäuren (in Zellen und Leber) Protonen (H^+) und Säuren wie Schwefelsäure, Phosphorsäure, Säuren mit einer Carboxylgruppe (-COOH) usw., die von den Nieren ausgeschieden werden.

Es sei betont, dass der pH-Wert einem (negativen) dekadischen Logarithmus entspricht und damit eine Änderung des pH-Werts um 1 einen 10-fachen Faktor (!) der Protonenkonzentration darstellt. Wenn sich der pH-Wert einer Flüssigkeit (wie Urin) z. B. um 2 Punkte von 7 auf 5 ändert, bedeutet das, dass der Urin um 10^2 = 100-fach saurer geworden ist.

$$CO_2\,(\text{Säure}) + H_2O \leftrightarrow H_2CO_3 \leftrightarrow H^+\,(\text{konjugierte Säure}) + HCO_3^-\,(\text{konjugierte Base})$$

Nach dem Massenwirkungsgesetz gilt:

$$K = \text{Dissoziationskonstante} = \text{Säurekonstante} = \frac{[H^+] \times [HCO_3^-]}{[CO_2] \times [H_2O]}$$

Weil $[H_2O]$ konstant bleibt, kann man diese in die Konstante K einbeziehen ➔ $K = \frac{[H^+] \times [HCO_3^-]}{[CO_2]}$

$$\rightarrow [H^+] = K \times \frac{[\text{Säure } CO_2]}{[\text{konj. Base } HCO_3^-]}$$

–log [H+] = –log K – log [Säure]/[Base] ➔ pH = pK – log [Säure]/[Base] ➔ pH = pK + log [Base]/[Säure] nach der Henderson-Hasselbalch-Gleichung (Hick und Hick 2006).

Es exisitiert für jedes Gemisch ein spezifischer pH-Wert, bei dem Basen und Säuren in gleicher Konzentration vorliegen und sozusagen ein „Neutralpunkt" bilden. Dieser spezifische pH-Wert wird als pK-Wert (negativ dekadischer Logarithmus der Dissoziatonskonstante K) angegeben. Demzufolge ist an diesem Neutralpunkt der pH = pK + log 1/1 → pH = pK.

Der Neutralpunkt für das Bikarbonat-Kohlensäuresystem im Blutplasma beträgt 6,1 (pK-Wert). Das bedeutet, dass bei einem pH-Wert des Blutes von 6,1 die Konzentration an Säuren (CO_2) und Basen (HCO_3^-) im Blut ausgeglichen sind. Trotzdem liegt der pH-Wert (der freien H^+-Ionen) von Blut bei ca. 7,4!

Die Differenz zwischen pH und pK ist 1,3 → log [Base]/[Säure] = 1,3 → $10^{1,3}$ = 19,95.

Das bedeutet, dass das Verhältnis Basen/Säuren ca. 20:1 ist, d. h. im Blut befinden sich bei einem pH-Wert von 7,4 zwanzigmal mehr Basen als Säuren im Blut! Unser Blut ist demzufolge eigentlich stark basisch!

Die Blutgasanalyse bestätigt das: $[HCO_3^-]$ = 24 mmol/l und $[CO_2]$ = 1,2 mmol/l.

Die Pufferkapazität der intrazellulären und extrazellulären Flüssigkeiten ist demnach äußerst wichtig!

Die pH-Messung vom Blut beinhaltet leider nur die freien Säuren der extrazellulären Räume. Die intrazellulären Säuren und die gepufferten Säuren bleiben dabei der Messung verborgen.

Es erscheint meiner Meinung nach sinnvoll hier den zellulären Stoffwechsel zu berücksichtigen. Die intrazelluläre Azidose stellt sozusagen eine „unsichtbare" Gefahr dar, die nicht messbar ist.

Die H^+-Ionen, die beim Zellstoffwechsel anfallen, werden aus der Zelle ausgeschieden und gegen K^+-Ionen ausgetauscht! Bei Kalium-Mangel strömen zur Aufrechterhaltung der Zellfunktionen statt K^+-Ionen vermehrt H^+-Ionen in die Zelle ein und die Zelle übersäuert! Kalium erscheint unerlässlich für den Säureabbau im intrazellulären Raum.

Aber die Zelle scheint hierbei auch rege mit dem Extrazellulärraum zu kommunizieren. In Abhängigkeit von der Zusammensetzung des Extrazellularraums und demzufolge in Zusammenarbeit mit den Ausscheidungsorganen werden H_2O, H^+-Ionen, Säuren (CO_2, Laktat, Proteine) und Basen (HCO_3^-, Phosphate, Sulfate, Aminehaltige Basen usw.) freigesetzt.

Der menschliche Körper enthält viele Körperflüssigkeiten (z. B. Blut, Lymphe, interstitielle Flüssigkeit, Urin, Gelenkflüssigkeit, seröse Flüssigkeit, Speichel, Tränen, Schweiß, Schleim. Kritisch wird es, wenn eine Flüssigkeit länger in einem extremen (sauren oder basischen) Bereich bleibt. Eine Ausnahme stellt hier der Magensaft (pH = 1,5–2) dar, weil dessen Aufgabe

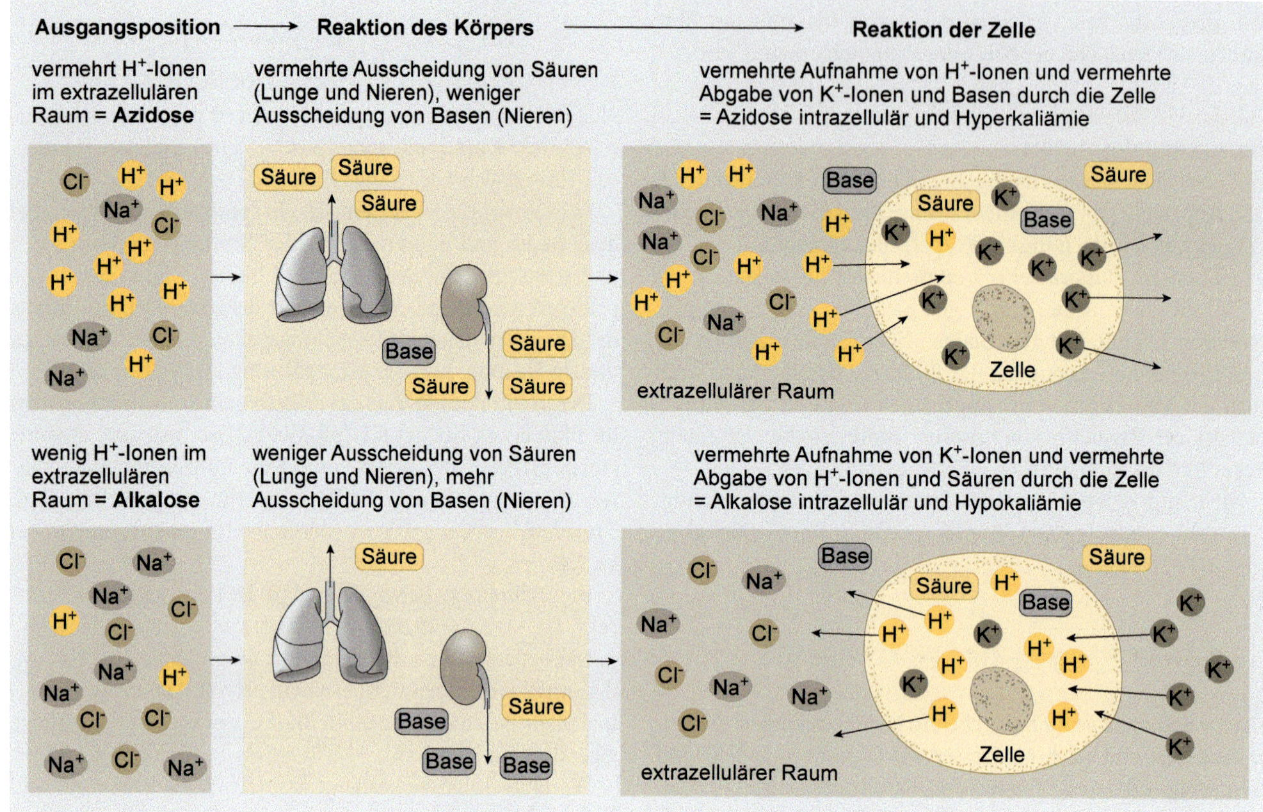

Abb. 2.11 Die Zelle reagiert auf eine Azidose bzw. Alkalose des extrazellulären Raums mit einer vermehrten Aufnahme von H^+ bzw. vermehrten Abgabe von H^+ [M665/L190]

u. a. in der Denaturierung der Nahrungsproteine und in einer bakteriziden Wirkung besteht.

Ein Puffersystem ist in der Lage, den pH-Wert einer Lösung stabil zu halten, auch wenn (kleine) Mengen Säuren oder Basen zugeführt werden. Das Puffersystem besteht dazu aus schwachen Säuren und ihren dissoziierten Bestandteilen (H^+-Ionen und korrespondierenden Basen).

❶ Säurebildung und Azidosen

- **Endogene Faktoren der Säurebildung:** Säuren werden ständig durch Stoffwechselvorgänge gebildet, wie z. B. bei der anaeroben Muskeltätigkeit, der Darmgärung, der Verdauungstätigkeit, dem Auf- und Abbau von Zellen. V. a. eine chronische Darmgärung kann eine erhebliche Quelle für eine Überproduktion von Säuren und Gärungsalkoholen (Methanol, Butanol, Propanol) darstellen. Bei der anaeroben Zuckervergärung (durch eine Lungen- oder Herzpathologie oder extreme körperliche Leistungen) entstehen massiv Laktate und H^+-Ionen, wobei die Milchsäure (Säure mit einer Carboxylgruppe) von der Leber umgewandelt und die H^+-Ionen durch Bikarbonate in der Niere entschärft werden müssen.
Auch ein Überkonsum von Zucker sorgt verständlicherweise für Übersäuerung, weil als Endprodukte des fermentativen Kohlenhydratstoffwechsels kurzkettige Fettsäuren entstehen. Darüber hinaus entstehen beim Stoffwechsel von Kohlenhydraten und Fetten CO_2 und H_2O. Aus Proteinen entstehen beim Stoffwechsel als Endprodukt fixe Säuren, die nicht abgeatmet werden können, sondern über die Niere ausgeschieden werden müssen (harnpflichtig). Ein Teil der Protonen wird als Ammonium-Ion ($NH_3 + H^+ \rightarrow NH_4^+$) mit dem Urin ausgeschieden, ein anderer Teil wird in der Niere gegen Natriumionen ausgetauscht und mit dem Urin ausgeschieden. Darüber hinaus ist der Harnstoffzyklus der Leber ein wichtiger Bikarbonat-verbrauchender Prozess!
- **Endogene Ausscheidungsprobleme:** Ganz problematisch ist eine schlechte Ausscheidung über die Nieren (z. B. durch zu geringe Wasseraufnahme oder durch Verklebungen im Nierenbereich mit schlechterer Filtration der Nieren), schlechte Ausscheidung durch den Darm (z. B. durch Obstipation), schlechte Ausscheidung durch die Lungen (z. B. durch Verklebungen in Lungenbereich, Rauchen oder zu wenig Bewegung), schlechte Ausscheidung über die Haut (z. B. kaum Schwitzen durch Bewegungsmangel).
- **Exogene Aufnahme:** die Nahrung enthält natürlicherweise Säure. In der heutigen Zeit besteht allerdings die Gefahr, dass zu viele Säurebildner (zu viel Eiweiß durch übermäßigen Fleisch- und Käseverzehr, zu viel Süßigkeiten, zu viel Alkohol) aufgenommen werden und gleichzeitig zu wenig basische Lebensmittel (grünes Gemüse, Obst). Die Menge

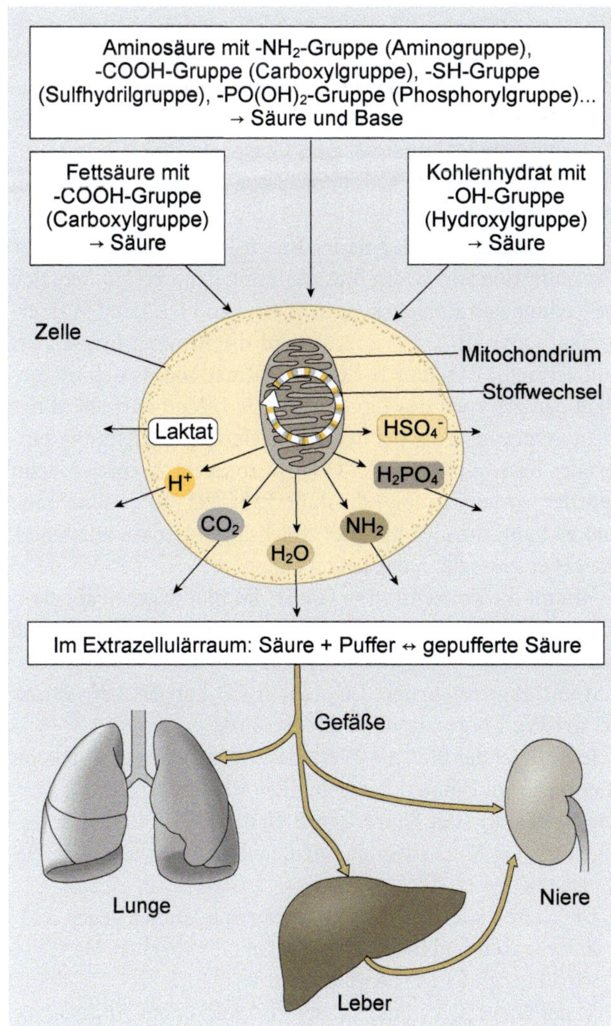

Abb. 2.12 Komplexe Sichtweise des Säure-Basen-Haushalts [M665/L190]

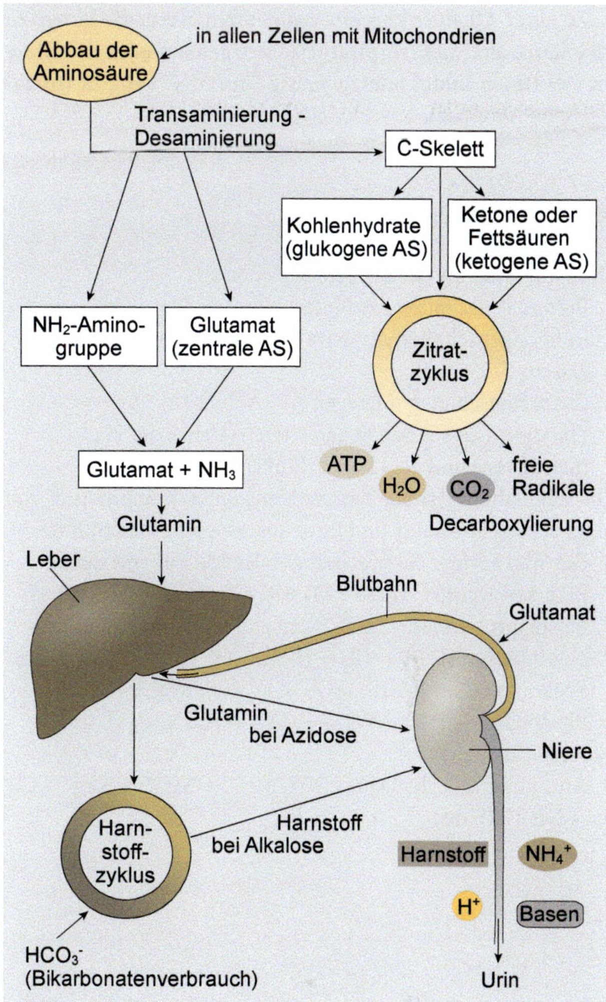

Abb. 2.13 Aminosäurenstoffwechsel [M665/L190]

an Konservierungsmitteln, Antioxidationsmitteln, Emulgatoren usw. in Nahrungsmitteln nimmt zu, was den Körper zusätzlich belastet. Die Höhe der renalen Säureausscheidung ist von der Zusammensetzung der Nahrung abhängig. Der PRAL-Index (potential renal acid load – potenzielle renale Säurebelastung) ist dabei ein Maß für die Säurebildung nach dem Verzehr von Lebensmitteln (Kasper 2009).

- Allgemein werden nicht benötigte Aminosäuren in Zellen abgebaut. Am Ende der Transaminierungen entsteht meistens Glutamat, die zentralste Aminosäure in unseren Zellen (Horn et al. 2005). Dabei wird die Aminogruppe an Glutamat gebunden, das dadurch zu Glutamin wird. Das Glutamin funktioniert demzufolge eigentlich als „Transporter" von Aminogruppen. Das Glutamin wird zur Leber geführt, wo die Aminogruppe wieder vom Glutamin abgekoppelt wird (Desaminierung) und Glutamat entsteht. Der Ammoniak wird darauf in Harnstoff fixiert.
Bei Azidose wird in der Leber vermehrt Glutamin aus Ammoniak und Glutamat gebildet und über die Blutbahn zur Niere geführt, wo das Ammoniak abgekoppelt und ausgeschieden wird. Gleichzeitig wird die Harnstoffsynthese gemindert und demnach auch der Verbrauch von HCO_3^- reduziert. In der Niere wird auch weniger Harnstoff und weniger HCO_3^- ausgeschieden.
Bei Alkalose wird in der Leber mehr Harnstoff gebildet und dazu werden mehr Bikarbonate gebraucht. Dafür scheidet die Niere auch mehr Harnstoff und mehr HCO_3^- aus. Gleichzeitig wird in der Leber weniger Glutamin gebildet.
- **Psychisch-emotionale Faktoren:** Chronischer Stress sorgt auf Dauer für eine Sympathikotonie mit einem Herunterfahren der Verdauungsfunktionen der Verdauungsorgane (Magen, Darm, Pankreas, Leber) und mit Funktionsstörungen der endokrinen Drüsen. Dies führt zu Obstipation und Verdauungsproblemen und kann schließlich auch die Bildung von Azidosen verursachen. Auch extremer und anaerober Sport resultiert in einer Überproduktion von Milchsäure. Zu wenig Bewegung führt zu einer reduzierten Atmung und demzufolge zu respiratorischer Azidose.

Allgemein kann es zu einer Azidose kommen, wenn die Lunge zu wenig Säure (CO_2) abatmet (respiratorische Azidose) oder die Niere zu wenig Basen (HCO_3^-) bildet oder zu wenig Säure (H^+) abgibt (metabolische Azidose).

Zu einer Alkalose kommt es allgemein, wenn die Lunge zu viel Säure abatmet (respiratorischeAlkalose) oder die Niere zu viel Basen bildet oderzu wenig Säure (H^+) abgibt (metabolische Alkalose).

2

❷ Puffersysteme

Die Puffersysteme des Körpers bestehen aus:

- Puffereigenschaften des Blutes
- Puffereigenschaften der extra- und intrazellulären Flüssigkeiten
- Gasaustausch in den Lungen (> Abb. 2.14)
- Flüssigkeitsaustausch in den Nieren (Urin), der Haut (Schwitzen) und dem Darm (Stuhl).

Die Regulationssysteme bestehen aus einer Kombination von einer schwachen Säure und ihrer korrespondierenden Base.

Das Blut verfügt chemisch über folgende Puffersysteme:

- Bikarbonatpuffer: $H_2O + CO_2 \leftrightarrow H_2CO_3 \leftrightarrow H^+ + HCO_3^-$
- Plasmaproteinpuffer (z. B. Hämoglobin, Albumin): Hämoglobinpuffer: $H^+ + O_2$-Hb $\leftrightarrow$ H-Hb + O_2
- Proteinatpuffer: R-NH-COO– + $H^+ \leftrightarrow$ R-$NH_2 + CO_2$
- Phosphatpuffer: $Na_2HPO_4 + H_2CO_3 \leftrightarrow NaH_2PO_4$ (Urin) + $NaHCO_3$ (Blut)
- Ammoniummechanismus: $NH_3 + H^+ \rightarrow NH_4^+ \rightarrow NH_4^+ + Cl^- \rightarrow NH_4Cl$ (Urin)

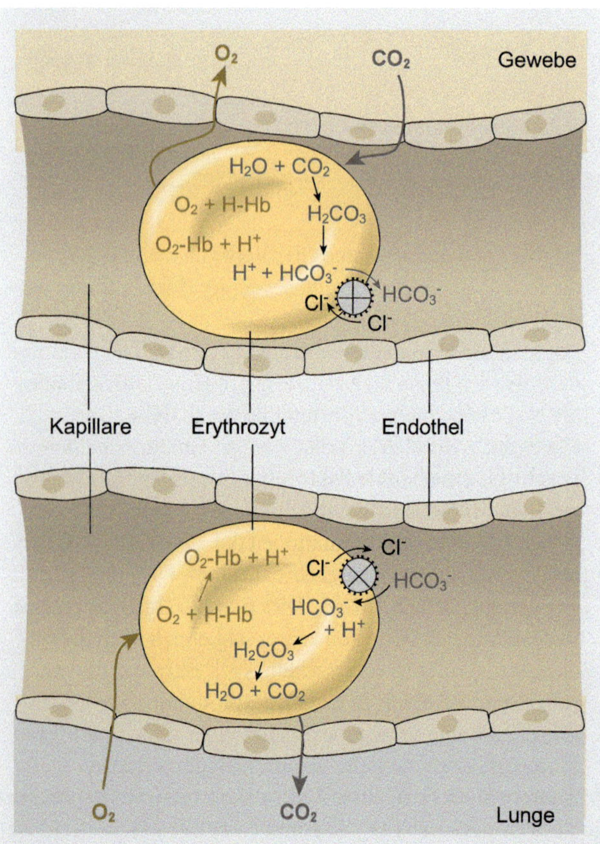

Abb. 2.14 Flüchtige Säuren und die Pufferkapazität der Lunge [M665/L190]

Um einen normalen pH-Wert im Körper aufrecht zu erhalten, werden die saure Substanzen durch verschiedene Systeme neutralisiert. Im Blutplasma und Extrazellulärraum sind v. a. die Bikarbonate (zu 75 %) als Puffer wirksam und der Rest (25 %) als Hämoglobin-, Proteinat- und Phosphatpuffer. Im Intrazellulärraum ist dafür das Phosphatpuffersystem bedeutsam (Martin 2009).

Die Lungen und der Säure-Basen-Haushalt: Wenn die Konzentration von H^+ im Blut zunimmt, dann vermindert sich die Teilung von Kohlensäure in Wasserstoff (H^+) und Wasserstoffkarbonat (HCO_3^-). Darauf wird die Atmung intensiviert und vermehrt CO_2 (aus H_2CO_3) abgeatmet, sodass sich im Idealfall der pH-Wert des Blutes stabilisiert. Man darf allerdings nicht vergessen, dass bei der Intensivierung der Atmung puffernde Basenmoleküle (H_2CO_3) verbraucht werden. Beim Sportler wird demzufolge die Pufferkapazität rapide abnehmen und es kann die Gefahr einer Milchsäure-Azidose entstehen. Die Leber muss dann das Laktat abbauen.

Nimmt die Konzentration von H^+ im Blut dagegen ab, dann steigt die Teilung von Kohlensäure in Wasserstoff (H^+) und Wasserstoffkarbonat (HCO_3^-). Dafür wird die Atmung gemindert und es wird weniger CO_2 (aus H_2CO_3) abgeatmet, worauf der pH-Wert normalerweise wieder sinkt.

Je geringer der Blut-pH-Wert, desto weniger Sauerstoff kann allerdings von Hämoglobin gebunden werden!

Die Nieren und der Säure-Basen-Haushalt: Die Nieren verfügen über 3 Mechanismen zur Regulation des Säure-Basen-Haushalts.

- Die Nieren können (kleinere Mengen) H^+-Ionen gegen Na^+ austauschen und ins Lumen des Tubulus abgeben. Dazu wird Energie (ATP) benötigt.
- In der Niere (wie in der Leber) wird Zucker aus Aminosäuren (v. a. Glutamin) hergestellt (Glukoneogenese). Dabei werden NH_3-Gruppen von der Aminosäure abgespalten und in dem Tubulus abgegeben. Dort bilden NH_3 und H^+-Ionen nun NH_4^+ (Ammonium-Ion), das mit dem Urin ausgeschieden wird. HCO_3^- wird im Blut abgegeben. Dadurch wird im Harnstoffzyklus Bikarbonat eingespart.
- Die Nieren regenerieren Bikarbonate (Rückresorption von HCO_3^-) und scheiden (viel) H^+-Ionen an anderer Stoffe gebunden ($H_2PO_4^-$, NH_4^+) aus.

Um eine Azidose zu vermeiden, bemüht sich der Körper im Extremfall, den Bikarbonatmangel durch Mobilisierung von intrazellulären Puffern (Phosphat und Karbonat) aus den Knochen auszugleichen. Dies kann zu einer Kochendemineralisierung führen.

Die Leber macht die Endprodukte des Eiweißabbaus unschädlich und wandelt dabei zwei Ammoniakmoleküle und ein Hydrogenkarbonat zur wasserlöslichen Harnstoff um, damit sie durch die Nieren ausgeschieden werden können. Der Harnstoffzyklus ist also ein Bikarbonat-verbrauchender Prozess. Es sind aber noch nicht alle Abbauprodukte der Proteine bekannt. Auch beim Milchsäure-Metabolismus spielt die Leber eine wichtige Rolle. Sie bildet hierbei Bikarbonate und füllt damit den Blutpuffer wieder auf.

Die Leber und der Säure-Basen-Haushalt: Die Leber baut Aminosäure ab, wobei CO_2 (bzw. HCO_3^-) und NH_3 (bzw. NH_4^+) anfällt. Diese Produkte werden zu pH-neutralem Harnstoff umgebaut. Dabei werden zwei NH_3-Moleküle an einem HCO_3^--Molekül gebunden, d. h. es werden also Bikarbonate verbraucht. Bei einem Basenmangel (Bikarbonatmangel) wird dass Ammoniak dagegen an eine Ketosäure gebunden und zur Niere geführt, wo das Ammoniak abgekoppelt und als Ammonium ausgeschieden wird.

Bei Azidose bildet die Leber vermehrt Glutamin aus Glutamat und Ammoniak.

Eine unzureichende intrazelluläre Glukosebereitstellung führt zu einem vermehrten Abbau von Fettsäuren in den Mitochondrien der Leberzellen. Bei Hunger und Diabetes sind der Aminosäureabbau, die Glukoneogenese und die Lipolyse gesteigert. Insulin ist das einzige Hormon, das die Lipogenese ankurbelt und das Fett in den Adipozyten hält. Unter Insulinmangel (und beim Hungern) kommt es deswegen zu einer massiven Lipolyse, wodurch in der Leber massiv saure Ketonkörper (Acetessigsäure, Hydroxybuttersäure, Aceton) und H^+-Ionen entstehen. Dies führt zu einem erhöhten Verbrauch von Bikarbonaten.

Eine Laktatazidose kann durch einen generalisierten Sauerstoffmangel (Lungen- oder Herzpathologie, körperliche Extremleistung, laktatproduzierende Tumoren, Typ-I-Diabetes) entstehen. Ohne Sauerstoff wird Glukose über zahlreiche enzymatische Vorgänge in Pyruvate gespalten (Zuckervergärung oder anaerobe Glykolyse). Das Pyruvat wird in Laktat ungewandelt und durch die Blutbahn zur Leber befördert. Die entstandene Milchsäure verlässt dabei gemeinsam mit H^+-Ionen die Muskelzellen und verursacht einen erhöhten Bikarbonatverbrauch. Dies kann auf Dauer zu einer Ansäuerung des Interstitiums (pH-Wert fällt ab) führen. Die Leber kann dank ihrer besonderen Enzyme eine Glukoneogenese aus Nichtkohlenhydraten, wie z. B. Laktat, Aminosäure usw. ausführen und sorgt dafür, dass die Glukosekonzentration im Blut konstant bleibt.

Auch der **Darm** kann verstärkt Säure ausscheiden, z. B. bei Durchfall.

Bei der Diagnostik wären folgende Punkte interessant:

1. Bestimmung über Blutgasanalyse von:
   - pH-Wert: 7,36–7,44
   - PCO_2: 35–45 mmHg
   - BE (Base Excess – Basenüberschuss): die Menge an der Base, die fehlt (-BE-Wert) oder zu viel (+BE-Wert) ist, um einen pH von 7,4 bei 37 °C zu erreichen: normalerweise −2,5 bis +2,5 mmol/l
2. Der pH von Urin sollte mehrmals am Tag gemesen werden. Zwei bis drei Stunden nach einer Mahlzeit sollte im Urin ein Überschuss an Basen messbar sein.
3. Säure-Titration des Urins nach Sander: dabei werden fünf Urinproben genommen (6:00 h, 9:00 h, 12:00 h, 15:00 h und 18:00 h). Diese werden jeweils einmal mit Säure (HCl) und einmal mit Base (NaOH) versetzt und die Pufferkapazität gemessen (Martin 2005).
4. Mineralstoffdiagnostik im Vollblut: besonders wichtig bei der Säureeliminierung sind Kalium, Natrium, Zink, Kalzium, Magnesium und Mangan!
5. Eine gute Ausscheidungsfunktion von Lungen, Nieren und Leber!

Das Bindegewebe und der Säure-Basen-Haushalt: Proteinreiche Nahrung (Wurst, Fleisch, Getreide), stark verarbeitete Nahrungsprodukte (Schmelzkäse, Wurst, Fleisch, Cola, Gebäck usw.), die bei der Verdauung Phosphorsäure bilden, Mangel an basischen Nahrungsmitteln (Gemüse, Obst), zu wenig und/oder zu viel Bewegung, zu viel Stress und zu wenig Ruhe usw. sind Faktoren, die alle eine Rolle beim Säure-Basen-Haushalt spielen können.

Die überschüssigen Säuren, die von den körpereigenen Puffersystemen nicht neutralisiert bzw. ausgeschieden werden können, werden dann im Bindegewebe interstitiell abgelagert. Die Matrisome („Bindegewebseinheiten") sorgen für die „Zwischenspeicherung" der überschüssigen Säuren, bis das Bindegewebe sie hoffentlich wieder abgeben kann, d. h. wenn erneut genügend Basen vorhanden sind. Das kann bei einem Basenmangel auf Dauer katastrophale Folgen haben, auch in Bezug auf Erkrankungen wie Rheuma, Gicht oder Fibromyalgie. Allerdings braucht es hier weitere wissenschaftliche Untersuchungen um die komplexen individuellen Adaptations- und Kompensationsvorgänge besser verstehen und auswerten zu können.

Wendt weist in diesem Zusammenhang darauf hin, dass jede Verlangsamung des Blut- und Lymphstroms im Kapillarbereich eine Verlangsamung der Sauerstoffversorgung auslöst und damit zu einer Steigerung anaerober Prozesse führt. Dies hat sauere Endprodukte und eine lokalisierte Azidose zur Folge (Wendt 1987). Der Immunologe P. Schleicher merkt an, dass im sauren Milieu die Aktivität der Makrophagen gehemmt ist (Schleicher 1999).

Einige Organe bilden im Laufe des Tages erhebliche Mengen an Flüssigkeiten. Der Magen produziert z. B. 2,5 l/Tag Magensaft (pH = 1–2), die Speicheldrüsen 1,5 l/Tag Speichel (pH > 6,34), die Leber 0,5–1,5 l/Tag Galle (pH = 7,5–8,8), das Pankreas 0,7 l/Tag Bauchspeichel (pH = 7,5–8,8), der Darm 3 l/Tag Darmflüssigkeit (pH = 7,5–8,8).

Der Stoffwechsel des Körpers befindet sich sozusagen im Säure-Base-Gleichgewicht, wobei z. B. Urin im Laufe des Tages physiologisch zwischen pH-Werten von 4,8 bis 8,0 schwankt. Es erscheint logisch, dass neben dem pH-Wert des Urins auch die Werte der anderen „Ausscheidungsflüssigkeiten" (Stuhl, Schweiß und Atem) schwanken, um das Säure-Base-Gleichgewicht aufrechterhalten zu können. Messungen sollten deswegen immer mehrmals am Tag erfolgen und pH-Wert-Schwankungen aufweisen. Starre, immer saure pH-Werte („Säurestarre") gelten hingegen als pathologisch

Praxistipp

Vor diesem Hintergrund ist eine optimale Blutversorgung der Ausscheidungsorgane nicht ganz unwichtig. Das kann in der osteopathischen Behandlung berücksichtigt werden, denn eine Förderung dieser Durchblutung sollte angestrebt werden.

Die eine Amino- oder Fettsäure, das eine Kohlenhydrat oder das Fehlen des einen Minerals usw. werden eher weniger Schuld an Übersäuerungen sein. Dafür werden aber die Dosis, das Extreme und die einseitige Sichtweise krank machen!

Aus Sicht des Säure-Basen-Haushalts sollten bei der Behandlung folgende Punkte berücksichtigt werden:

Ernährung (> Kap. 2.12):

- Die Ernährung sollte abwechslungsreich und natürlich gestaltet werden.
- Es sollten allgemein mehr alkalisierende Nahrungsmittel (pflanzliche Nahrungsmittel) und weniger säurebildende Nahrungsmittel (v. a. Käse, tierische Proteine, Nüsse und Zucker) konsumiert werden.
- Es sollte auf eine mehr mineralstoffreiche Nahrung (nicht verarbeitete pflanzliche Nahrung) geachtet werden.
- Bestimmte Medikamente sind säurespendend (z. B. ASS, Ascorbinsäure usw.)

Bewegung: Man sollte regelmäßig aeroben und moderaten Ausdauersport betreiben. Dabei sind die Atmung und Sauerstoffversorgung wichtig!

Ausscheidung: Es sollte ausreichend Wasser getrunken werden; die Ausscheidung sollte angeregt werden (Atmen, Schwitzen und Stuhlgang),

Basensubstitution: Bei Bedarf sollten, in Absprache mit dem Arzt, oral oder per Infusion Basen verabreicht werden.

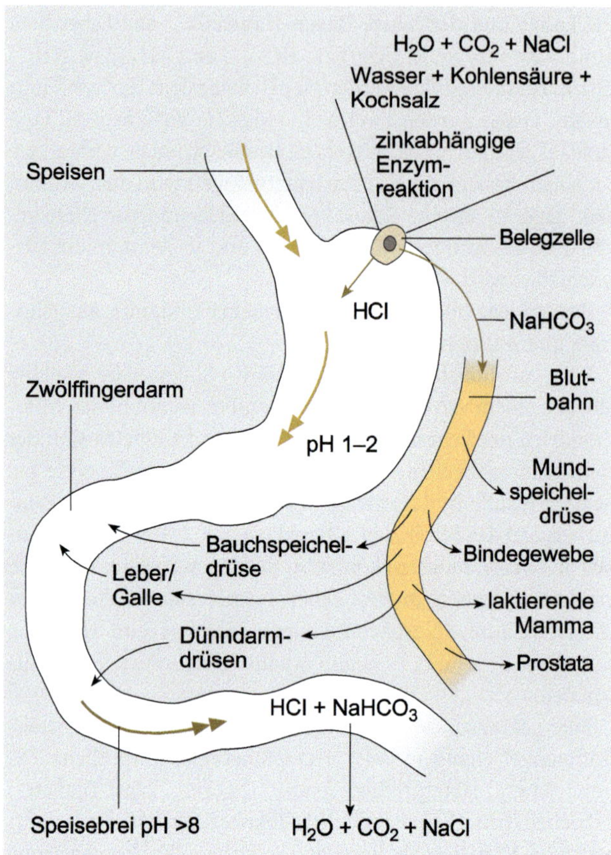

Abb. 2.15 Funktion des Magens im Säure-Base-Haushalt (modifiziert nach Stossier 2003) [L190]

2.6.3 Die Rolle des Magens als Säure- und Baseproduzent

Die Belegzellen der Glandulae gastricae propriae erfüllen eine wichtige Funktion im Säure-Basen-Haushalt. Man könnte diese Zellen nach folgender Formel als Säure- und auch als Basenproduzenten betrachten:

$$NaCl + CO_2 + H_2O \leftrightarrow NaHCO_3\,(Blut) + HCl\,(Magen)$$

Die Belegzellen des Magens bilden sozusagen Natriumhydrogenkarbonat (Base), geben dieses ans Blut ab und „sondern" gleichzeitig Salzsäure (Säure) im Darm (Stuhl) ab (> Abb. 2.15). Manche Organe sind sozusagen „basophil", d. h. sie brauchen Basen für ihre Verdauungsfunktion. Beispiele hierfür sind die Leber, die Gallenblase, das Pankreas und der Dünndarm. Aber auch die Prostata und das Bindegewebe sind als basophile „Organe" zu betrachten. F. F. Sander und auch E. Rauch sehen das Bindegewebe als großen, pufferfähigen „Säurespeicher" an (Sander 1999; Rauch 1999). Eine vermehrte Speicherung von Säure äußert sich dann in einem Verlust an Elastizität des Bindegewebes mit Weichteilrheuma, Verhärtungen und Verklebungen im Bindegewebe, Arthrosen usw. als Folge.

Brauchen diese Organe mehr Basen, dann bildet der Magen mehr Natriumhydrogenkarbonat, aber produziert zugleich auch mehr Salzsäure, was zum Symptom „Sodbrennen" führt (Sander 1999). M. Martin betont allerdings, dass es keinen nachgewiesenen Rückkopplungsmechanismus gibt, der bei Basenmangel zur vermehrten Salzsäureproduktion des Magens führt, um Bikarbonat zu bilden (Martin 2005). Sander warnt zudem vor Säuresekretionshemmern oder Protonenpumpenblockern, weil diese auch die Basenproduktion hemmen. Bei Sodbrennen sei es sinnvoller, mit Natriumbikarbonat und Wasser zu therapieren. Wenn die Belegzellen gehemmt werden (z. B. durch chronischen Stress, Sympathikotonie, Hemmung des Parasympathikus, schlechte Durchblutung), ist nicht nur die bakterizide Wirkung des Magensafts (Säure) eingeschränkt, vielmehr sind auch die Basenproduktion und die Denaturierung der Nahrungsproteine gestört (Sander 1999).

Es ist außerdem für den Säure-Base-Haushalt wichtig, mit Entschlackungen, Entsäuerungen, ausreichend Bewegung (Schwitzen und Atmen), ausreichend Trinken und einer basenreichen Ernährung saure Schlacken- und Abfallstoffe loszuwerden.

Praxistipp

Eine gute Durchblutung des Magens ist unheimlich wichtig. Man kann hier mit osteopathischen Techniken unterstützend eingreifen (> Kap. 14.2). Weiterhin kann man mit osteopathischen faszialen und rhythmischen Techniken Verschlackungen lösen, die dann bei ausreichendem Trinken und Bewegen durch die Ausscheidungsorgane (Nieren, Lungen und Darm) eliminiert werden können.

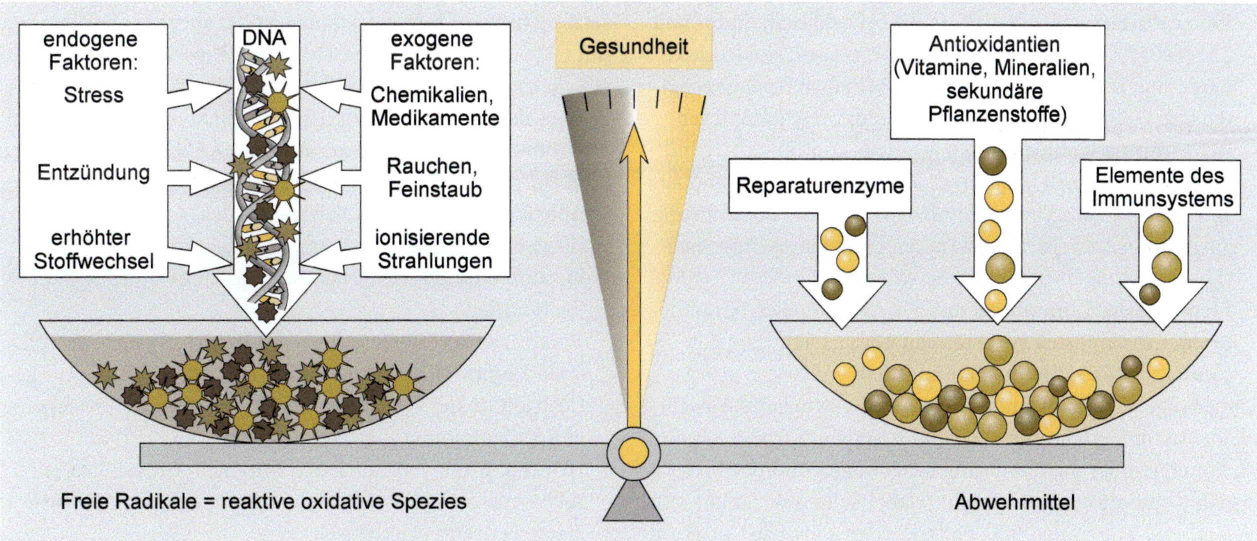

Abb. 2.16 Freie Radikale und ihre Abwehrmittel sollen im Gleichgewicht bleiben [M665/L190]

2.7 Freie Radikale und Abwehrsysteme

Freie Radikale sind chemische Atome oder Moleküle, bei denen sozusagen ein Teil (Elektron) von der äußeren Hülle abgesprengt wurde und die dadurch aggressiv sind. Das „instabile" Atom oder Molekül versucht seinen ursprünglichen Zustand schnell wieder herzustellen. In diesem Sinne entreißt es oft einem benachbarten Atom oder Molekül ein Elektron. Dieser Vorgang pflanzt sich dann wie ein Dominoeffekt (Kettenreaktion) weiter. Freie Radikale können (unerwünscht) mit zahlreichen Stoffen reagieren und Membranen und Nukleinsäuren angreifen (Kasper 2009).

Freie Radikalen entstehen ununterbrochen, sowohl tags als auch nachts, und unglaublich schnell bei der mitochondrialen Energieproduktion (Zitratzyklus). Endogene Faktoren, wie ein erhöhter Stoffwechsel bei Schilddrüsenüberfunktion, Entzündung oder Stress usw., aber auch exogene Faktoren wie Rauchen, Feinstaub, Chemikalien, ionisierende Strahlungen usw. lassen vermehrt freie Radikale bzw. reaktive oxidative Spezies (ROS) entstehen.

Diese freien Radikale scheinen verschiedene pathophysiologische Abläufe zu initiieren (Kasper 2009). Es wird vermutet, dass eine Art Gleichgewicht zwischen freien Radikalen und den Abwehrsystemen besteht. Dazu soll ein Schwellenwert existieren, bei dessen Überschreiten ein dramatisches Ungleichgewicht zwischen freien Radikalen und antioxidativen Abwehrmitteln ausgelöst wird (Gröber 2008) (➤ Abb. 2.16). Dieser Schwellenwert ist von vielen Faktoren abhängig, z. B. vom Gesundheitsstatus des Individuums, der Anzahl der antioxidativen Abwehrsysteme, der Stressbelastung des Indiviuums, sportlicher Tätigkeit und Trainingszustand des Individuums usw.

Häufig entstehende freie Radikale sind: Superoxid-Anion-Radikal, Perhydroxylradikal, Wasserstoffperoxid, Hydroxylradikal, Ozonmolekül usw. Es gibt dabei „gute" freie Radikale, die pathologische Keime (Bakterien, entartete Zellen usw.) angreifen, aber auch „böse" Radikale, die gesunde Zellen und ihre DNA schädigen sowie entzündliche und degenerative Störungen einleiten. Baier-Jagodzinski gibt an, dass pro Tag und Individuum etwa 10^{17} bis 10^{18} oxidative DNA-Schäden durch freie Radikale entstehen (Baier-Jagodzinski 2007). Die Bedeutung freier Radikale scheint laut Prof. Dr. med. Kasper besonders für die Entstehung maligner Tumoren und Arteriosklerose wichtig zu sein (Kasper 2009).

Unser Körper verfügt aber zum Glück über verschiedene Abwehrsysteme, um mit den freien Radikalen vernünftig umgehen zu können:

- **Antioxidantien** fungieren als Radikalenfänger (Scavenger) und bremsen die radikalischen Kettenreaktionen ab. Man unterteilt Antioxidantien in:
- **Nichtenzymatische Antioxidantien,** wie Vit. A., β-Carotin und Abkömmlinge, Vit. C, Vit. E und Abkömmlinge. Andere Vitamine wirken sozusagen als „Cofaktoren" für die Antioxidantien. Weil nichtenzymatische Antioxidantien aber selbst zum Radikal werden können, brauchen sie eigene Antioxidantien (z. B. Vit. E und Omega-3-Fettsäuren). Auch Harnsäure, die Aminosäuren Taurin, Cystein, Methionin, Alpha-Liponsäure, Coenzym Q10, S-acetyliertes Glutathion (und Abkömmlinge), Mineralstoffe und sekundäre Pflanzenstoffe sind Beispiele für nichtenzymatische Antioxidantien.
- **Enzymatische Antioxidantien,** wie Superoxiddismutasen (SOD), Katalasen (Cat), Peroxidasen (Px) und Enzyme des Glutathionsystems. Die enzymatischen Antidoxidantien müssen von unserem Organismus selbst hergestellt werden, wobei zur Synthese Elektrolyte (Eisen, Mangan, Kupfer, Selen, Zink usw.) und Aminosäuren benötigt werden.

- **Reparaturenzyme**, wie z. B. DNA-Glykosidasen, Endo- und Exodesoxyribonukleasen, DNA-Polymerasen, Nukleotidkinasen und DNA-Ligasen können Schäden an Eiweißen, Fetten und DNA erkennen und reparieren. Diese komplexen Reparaturmaßnahmen laufen ebenfalls kontinuierlich und unglaublich schnell in unserem Körper ab. Enzyme sind aus Aminosäuren aufgebaut, die zum Großteil mit der Nahrung aufgenommen werden müssen, um dann vom Körper richtig zusammengebaut werden zu können.
- **Elemente des Immunsystems**, wie Abwehrzellen (Granulozyten, Lymphozyten usw.) und humorale Faktoren (Komplementfaktoren, Immunglobuline usw.).

Um genügend Antioxidantien, Reparaturenzyme und Abwehrelemente zur Verfügung stellen und zuverlässig arbeiten lassen zu können, muss die Ernährung ausgewogen und der Mensch „gesund und ausgeglichen" sein. Dabei sollte die Zufuhr von Vitaminen, Mineralien und Ballaststoffen möglichst in Form von Obst und Gemüse erfolgen. Wenn sich dies nicht realisieren lässt (z. B. bei Essstörungen, einseitiger Ernährungsweise) oder eine extreme Belastung (z. B. Extremsport, schwere Krankheit) vorliegt, sollten eventuell Supplemente – in Zusammensprache mit dem Arzt – zugeführt werden (Kasper 2009). Kasper weist betont darauf hin, dass die D-A-CH-Referenzwerte der Antioxidantien nicht überschritten werden sollen (Kasper 2009).

Mehr ist nicht immer besser. Durch eine Überdosierung von Antioxidantien kann die antioxidative Wirkung sogar in einen prooxidativen Effekt umschlagen! Der Sinn von Supplementen und ihre Dosierung wird durchaus sehr kontrovers diskutiert! Anstatt eine „Fehlernährung" oder einseitige Stressbelastung mit einer Gabe von Supplementen korrigieren zu wollen, wären die Rückkehr zu einer ausgewogenen natürlichen Ernährung, mehr Bewegung und weiterhin sinnvolle Copingstrategien im Umgang mit Stress wesentlich sinnvoller.

Das Bindegewebe kann als Redoxsystem durch Abgabe oder Aufnahme von Elektronen auf jeden Reiz, der das elektronische Potenzial der Matrix ändert, reagieren und Informationen speichern. Weiterhin können überschüssige extrazelluläre Elektronen und Protonen in Form von Sauerstoff- und Hydroxylradikalen durch Wasser und Zuckerpolymere im Bindegewebe abgefangen werden. Wenn die enzymatischen Schritte für den Elektronen- und Protonentransfer, z. B. durch eine interstitielle Stauung beim mitochondrialen Atmungszyklus (Zitratzyklus) oder durch emotionalen Stress, gestört werden, kommt es demzufolge auch zum Stau von Radikalen. Venolymphatische Stauungen im interstitiellen Raum können daher hypothetisch zu Anhäufungen freier Radikale führen, welche die Gefahr von chronischen Entzündungen bergen! Wenn sich diese Situation nicht beheben lässt, besteht laut Pischinger und Heine die Gefahr einer chronischen Entzündung oder sogar der Entwicklung eines Tumors (Pischinger 2004, Heine 1997).

Schmiedel gibt an, dass die Fähigkeit der Grundsubstanz Radikale fangen zu können, bisher zu wenig berücksichtigt wird (Schmiedel 1998). Er betont, dass die antioxidative Wirkung der Proteoglykane und der Glykosaminoglykane die Voraussetzung für alle Organfunktionen ist. Ist aber das Bindegewebe mit Oxidationsmüll „vollgestopft", verlängern sich die Transitstrecken zwischen den Kapillaren und den zu ver- und entsorgenden Zellen. Das kann zu chronischen Metabolismusstörungen führen, wobei sich u. a. folgende Änderungen einstellen können:

- Abbau und Umbau des Netzwerkes der Matrixmoleküle (Proteoglykane und Glykosaminoglykane)
- Zusammenbruch der Zellatmung durch Zerstörung der Mitochondrien
- Verschluss der Gap Junctions mit Hemmung der interzellulären Kommunikationen
- Destruktion der Zellmembrane mit gesteigerter Freisetzung von Kalziumionen,
- Hemmung von verschiedenen Enzymen, wie z. B. Na^+/K^+-ATPasen, Ca^{2+}-ATPasen, Dehydrogenasen, Aminotransferasen, Fettsäuresynthetasen.

Leukozyten bedienen sich der Peroxide oder der freien Radikale, um Bakterien zu töten. Die Granulae von eosinophilen Granulozyten enthalten z. B. eosinophile Peroxidase (EPO). EPO bildet u. a. Sauerstoffradikale, die für Bakterien und Parasiten toxisch sind.

2.8 Die Rolle des Darms

2.8.1 Der Darm als Barriere

Der Darm bildet mit seiner mehrere hundert Quadratmeter (400–500 m^2) umfassenden Oberfläche die größte Kontaktfläche des Körpers mit der Umwelt! Die Lunge hat etwa 100 m^2 Oberfläche und die Haut nur etwa 2 m^2. Erstaunlicherweise sind 60 % der gesamten Körperabwehr im Darm lokalisiert. Der Darm hat eine wichtige Doppelfunktion (➢ Abb. 2.17):

- **Resorption** von Nährstoffen und Sekretion von Schleim und Verdauungsenzymen auf der einen Seite. Eine gewisse Durchlässigkeit der Darmwand ist dabei notwendig. Dabei gibt es grundsätzlich für „Fremdkörper" drei Wege durch die Darmwand:
  1. Nahrungsmittel werden mittels Enterozyten durch die Darmwand transportiert (Transzytose) (➢ Kap. 7.2.2).
  2. Ionen, Elektrolyte und kleinere Molekülen werden eher zwischen den Zellen durch die Tight Junctions transportiert (interzellulärer Transport).
  3. Antigene werden eher mittels M-Zellen durch die Darmwand transportiert (➢ Kap. 7.2.2).
- Bildung einer **Barriere und Abwehr** gegen Mikroorganismen und Antigene auf der anderen Seite: hier ist also eine gewisse Undurchlässigkeit des Darms notwendig, hier kommen auch das darmassoziierte lymphatische Gewebe oder GALT (➢ Kap. 7.2.2) und die Darmflora ins Spiel. Man kann daher von einer „Barrierefunktion" der Darmwand sprechen.

  Bei einer schwachen Barriere besteht die Gefahr, dass sowohl Schadstoffe als auch Krankheitserreger durch den

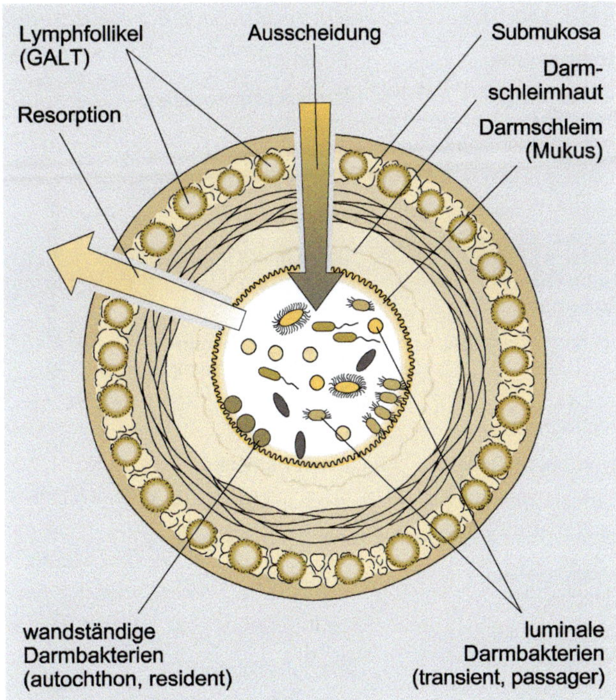

Abb. 2.17 Doppelte Funktion des Darms: Resorption/Ausscheidung und Bildung einer Barriere (modifiziert nach Beckmann et al. 1998) [L190]

Darm in den Körper eindringen. Man sollte sich hier vor Augen führen, dass die Schleimhaut, Mukosa und Submukosa des Verdauungstrakts viel lockeres Bindegewebe enthält. Daher ist dieses Bindegewebe auch ein wichtiges „Schlacht- und Austauschfeld" für das Immunsystem.

Die Darmwand besteht aus vier Schichten (➤ Abb. 2.18):

- **Schleimhaut** (Tunica mucosa) mit wandständiger (autochthoner, residenter) Darmflora, Darmschleim (Mukus), Epithelschicht und „Schutzanstrich" (antibody painting) aus sekretorischen Immunglobulinen A (sIgA), Lamina propria mit GALT (gut associated lympoid tissue oder darmassoziiertes lymphatisches Gewebe) und einzelnen Abwehrzellen (viele Makrophagen, B-Lymphozyten). Zusätzlich ist noch eine sehr dünne Schicht aus glatten Muskelzellen (Lamina muscularis mucosae) vorhanden, die Konturveränderungen der Mukosa erlaubt.
- **Submuköse Bindegewebsschicht** (Tela submucosa) mit Lymphgefäßen, Arterien und Venen: Außerdem findet man hier den Meißner Plexus (Plexus submucosus), einen Nervenplexus, der die Motilität und die Drüsen des Ösophagus und Duodenums (Brunner Drüsen) steuert und sozusagen als „Darmgehirn" betrachtet werden kann.
- **Muskelhaut** (Tunica muscularis) mit ringförmiger und längsgerichteter glatter Muskulatur: Hier befindet sich der Auerbach-Plexus (Plexus myentericus), der die Peristaltik der Tunica muscularis steuert.
- **Tunica serosa** mit Epithel (Mesothel), Serosabindegewebe sowie größeren Arterien und Venen.

Die Integrität der vier Darmwandschichten ist essentiell für die Barrierefunktion (auch „Mukosablock" genannt) des Darms.

Verschiedene Bestandteile wie das darmassoziierte Immunsystem (GALT), der Mukus oder auch die Darmbakterien (Darmflora) schützen vor krank machenden Bakterien, Pilzen und Viren und bilden eine stabile Mikrobengesellschaft.

Im Magen ist die Besiedlung durch Mikroorganismen (z. B. Laktobazillen, Streptokokken, Enterobakterien, Clostridien, Hefen, Schimmelpilze) nur gering (Gesamtkeimzahl $10–10^3$/ml Mageninhalt), im Dünndarm schon etwas höher (Gesamtkeimzahl $10^4–10^8$/ml Darminhalt). Das Maximum ist jedoch im Dickdarm zu finden (Gesamtkeimzahl $10^{10}–10^{12}$/ml Darminhalt). Hier kommen etwa 400–500 Keimarten vor, die zu 99,9 % anaerob sind.

Hinweis

Der gesamte Darm enthält bis zu 10^{15} Bakterien. Das bedeutet weitaus mehr (das 10–100-fache) als es Körperzellen gibt und noch werden nicht alle Funktionen dieses komplexen Symbiosesystems verstanden. Viele dieser Keime werden in der Routinediagnostik einfach nicht erfasst.

2.8.2 Die mikrobielle Besiedlung des Darms

Der Darm des Fetus ist steril, sodass das Baby bei der normalen Geburt das erste Mal fremde Keime schluckt, nämlich die Scheiden- und Darmkeime der Mutter (Erstbesiedlung) sozusagen als „Schluckimpfung". Vor diesem Hintergrund ist sowohl die normale Entbindung (Kaiserschnittkinder haben anfangs eine weniger entwickelte Darmflora) als auch das Stillen des Kindes entscheidend für die Zusammensetzung seiner Darmflora. Die Muttermilch enthält u. a. Immunglobuline (z. B. sIgA, IgA, IgM), mikrobizide Faktoren (z. B. Lysozym, Laktoferrin, Laktoperoxidase, N-Azetyl-Neuraminsäure), antivirale Faktoren (Interferon) und opsonierende Faktoren (Komplementsystem).

G. Beckmann und A. Rüffer weisen darauf hin, dass sowohl flaschenernährte als auch per sectio geborene Kinder wahrscheinlich einen mikroökologischen und damit auch immunologischen Nachteil erleiden (Beckmann und Rüffer 2000). Bei diesen Kindern muss die Erstbesiedlung durch die Umwelt, häufig das Krankenhaus, aufgebaut werden. Dies kann Allergien und eine spätere Infektanfälligkeit, z. B. der Nasennebenhöhlen, auslösen. Sie weisen ferner darauf hin, dass sich in der Veterinärmedizin bei der Kükenaufzucht ein Cocktail aus Mikroorganismen sozusagen als „Schluckimpfung" bewährt hat und würden eine ähnliche Strategie bei Kaiserschnittkindern als sinnvoll erachten.

Im Laufe des Wachstums, insbesondere ab dem Beginn der Zufütterung von Nichtmilch-Nahrung, entwickelt sich individuell eine relativ stabile bakterielle Flora im Gastrointestinaltrakt in Form eines Ökosystems. Die Darmbakterien bilden in der Darmschleimhaut richtige Netzwerke, wobei sie mittels biochemischen Stoffen ständig Informationen untereinander und mit dem besiedelten Gewebe austauschen. Sogar mit pathoge-

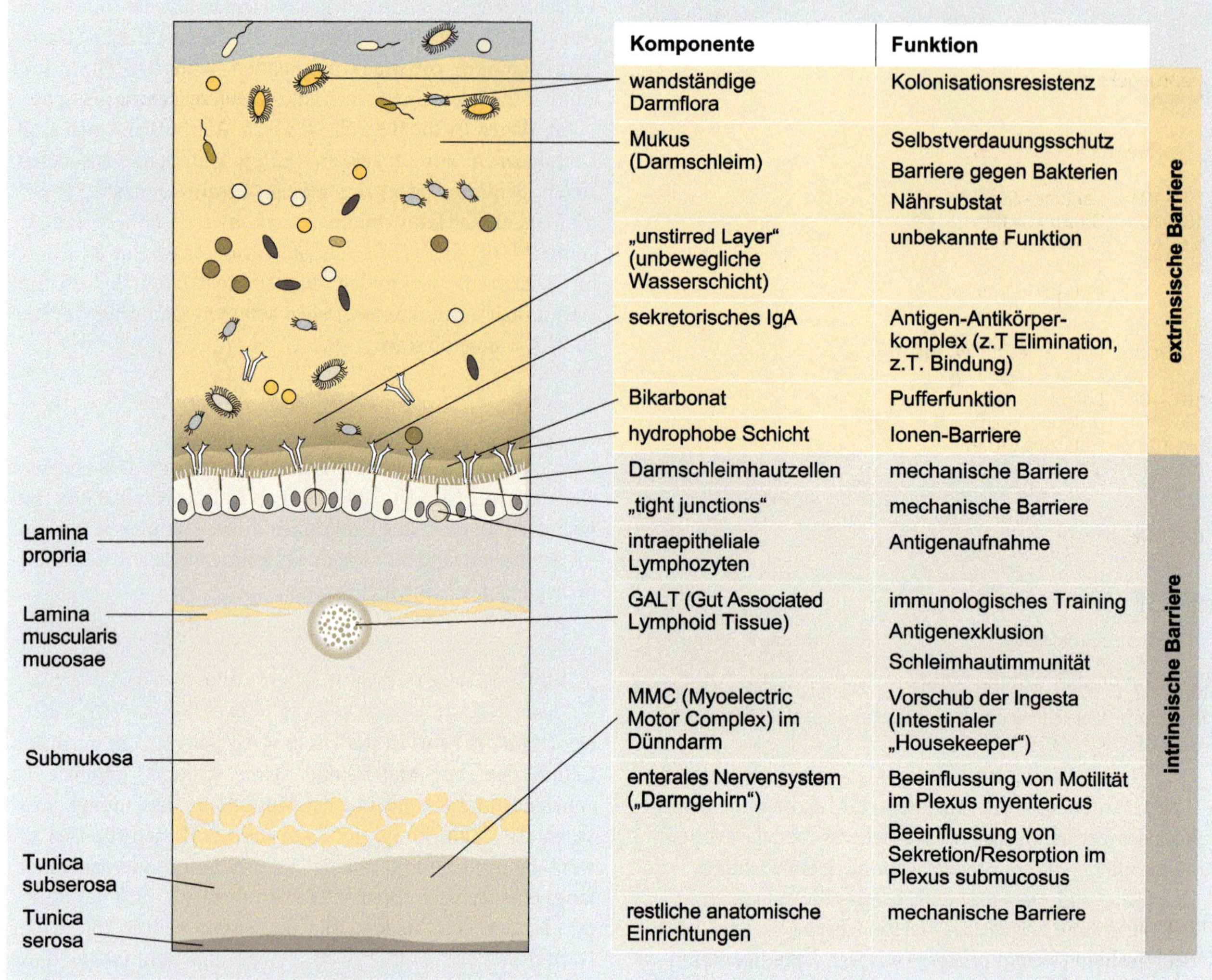

Komponente	Funktion	
wandständige Darmflora	Kolonisationsresistenz	extrinsische Barriere
Mukus (Darmschleim)	Selbstverdauungsschutz Barriere gegen Bakterien Nährsubstat	extrinsische Barriere
„unstirred Layer" (unbewegliche Wasserschicht)	unbekannte Funktion	extrinsische Barriere
sekretorisches IgA	Antigen-Antikörper-komplex (z.T Elimination, z.T. Bindung)	extrinsische Barriere
Bikarbonat	Pufferfunktion	extrinsische Barriere
hydrophobe Schicht	Ionen-Barriere	extrinsische Barriere
Darmschleimhautzellen	mechanische Barriere	intrinsische Barriere
„tight junctions"	mechanische Barriere	intrinsische Barriere
intraepitheliale Lymphozyten	Antigenaufnahme	intrinsische Barriere
GALT (Gut Associated Lymphoid Tissue)	immunologisches Training Antigenexklusion Schleimhautimmunität	intrinsische Barriere
MMC (Myoelectric Motor Complex) im Dünndarm	Vorschub der Ingesta (Intestinaler „Housekeeper")	intrinsische Barriere
enterales Nervensystem („Darmgehirn")	Beeinflussung von Motilität im Plexus myentericus Beeinflussung von Sekretion/Resorption im Plexus submucosus	intrinsische Barriere
restliche anatomische Einrichtungen	mechanische Barriere	intrinsische Barriere

Abb. 2.18 Aufbau und Funktion der Darmwand (modifiziert nach Beckmann und Rüffer 2000) [L190]

nen Mikroorganismen werden Informationen ausgetauscht und es erscheint wichtig zu erwähnen, dass demzufolge die pathogenen Keime von der Darmflora lernen (Finlay 2011). Die Botenstoffe der Darmflora und ihre Bedeutung für den Körper müssen noch weiter erforscht werden und man vermutet, dass viele dieser Botenstoffe essenziell für den Körper sind. Es scheint, als ob unser Körper in Wirklichkeit ein Biotop mit einem Kollektiv von Mensch (Abermillionen von Zellen) und Abermillionen Mikroorganismen zu sein scheint.

Der Begriff der Symbiose (Zusammenleben verschiedener Lebewesen zum gegenseitigen Nutzen) ist hier allerdings mit Bedacht anzuwenden. Die Wechselwirkungen zwischen den verschiedenen Mikroorganismen der Darmflora sind kaum erforscht. Es lassen sich nicht nur synergistische, sondern auch konkurrierende Wechselwirkungen feststellen.

Es sei darauf hingewiesen, dass die Mundhöhle besonders stark mikrobiell besiedelt ist und etwa 200 Keimarten enthält, insbesondere in den Zahnfleischtaschen. Zwar tötet die Magensäure eine erhebliche Anzahl von Bakterien, die den Magen passieren, ab, doch überleben immer noch einige und ziehen bei der Magenentleerung durch den Pylorus. Der Magen ist also keinesfalls keimfrei und enthält immerhin etwa 50 Keimarten! Die Bakterien, die das Duodenum erreichen, werden den aggressiven Gallenblasensalzen und Pankreasenzymen ausgesetzt. Trotzdem finden sich im Dünndarm etwa 100 Keimarten, im Dickdarm sogar 400–500 Arten. Sowohl die Anzahl als auch die Artenvielfalt der Keime nimmt also aboral zu. Bei gesunden Personen benötigt der Transit vom Mund zum Anus etwa 55–72 h, wovon etwa 4–6 h auf den Transit vom Mund bis zum Zäkum fallen; etwa 51–66 h dauert die „Reise" durch das Kolon (Bourlioux et al. 2003).

Die Dickdarmflora besteht zu 99,9 % aus Anaerobiern, also Bakterien, für die Sauerstoff sozusagen ein „Zellgift" darstellt. Generell unterscheidet man zwischen wandständiger (residenter, obligater oder autochtoner) und luminaler (passagerer) Darmflora. Die Stuhlflora repräsentiert damit nur teilweise die wandständige Darmflora (nämlich nur die abgeschilferten Zellen) und oft überhaupt nicht die Dünndarmflora.

Für die Keime des Dickdarms stehen nur die im Dünndarm nicht verwertbaren Bestandteile der aufgenommenen Nahrung

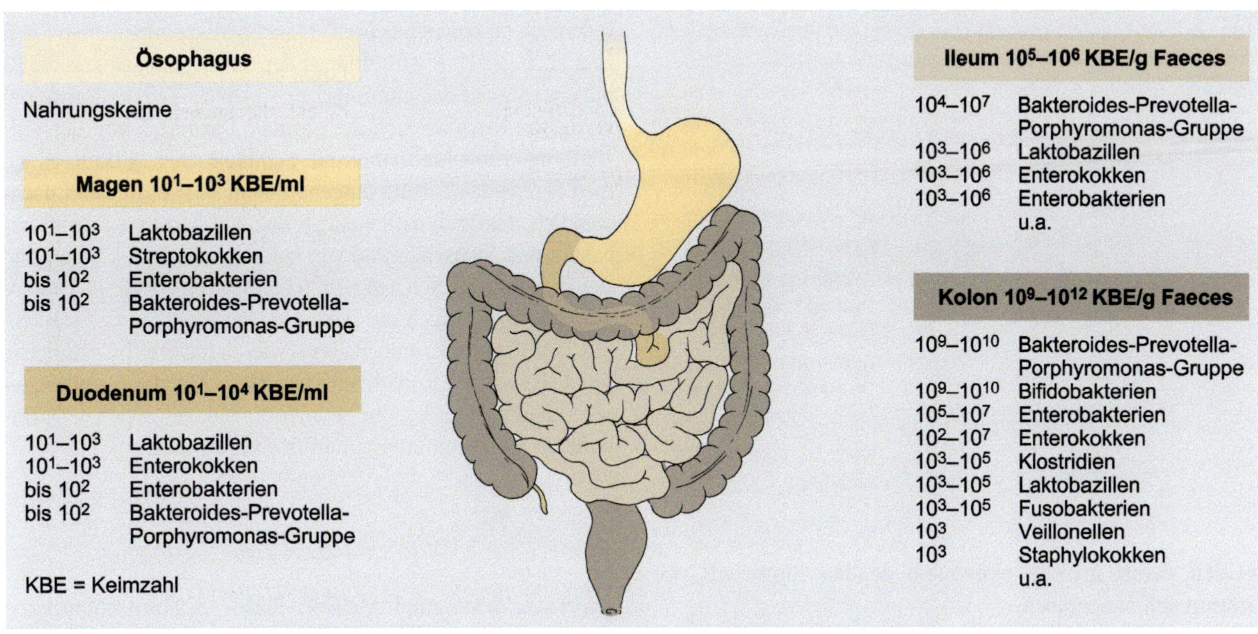

Abb. 2.19 Bakterielle Besiedlung des Verdauungstrakts (modifiziert nach Beckmann und Rüffer 2000) [L190]

zur Verfügung. Oft werden unverdauliche Kohlenhydrate (z. B. Pektine, Xylan, Arabinogalaktan, Arabinoxylan) von der saccharolytischen Darmflora als Substrat genutzt.

2.8.3 Übersicht über die bakterielle Besiedlung des Verdauungstrakts

Finlay gibt an, dass jedes Gramm des Nahrungsbreis im Dickdarm unglaublicherweise etwa 60 Milliarden Bakterien enthält (Finlay 2011). Die Darmflora weist erhebliche individuelle Charakteristika auf. Sowohl organische Störungen (z. B. Magenschleimhautentzündung, Funktionsstörungen der Leber oder des Pankreas) als auch externe Einflüsse (Fehlernährung, Antibiotika-Medikation) können das Gleichgewicht der Darmflora stören. Die gesamte metabolische Aktivität der Darmflora hat ein Ausmaß, das einen Vergleich mit der Leber nicht scheuen muss (Beckmann und Rüffer 2000).

Lange Zeit hat man gedacht, dass E. coli der am meisten vertretene Darmkeim sei. Durch die Entwicklung der anaeroben Kulturverfahren ist jedoch deutlich geworden, dass der Großteil der Darmflora aus anaeroben Darmkeimen besteht und E. coli weniger als 0,1 % der Keimmenge ausmacht. E. coli kann aber sowohl aerob als auch anaerob bestehen.

- Manche aerobe Bakterien (z. B. E. coli) bauen Kohlenhydrate und Proteine zu kurzkettigen Fettsäuren und Gasen (Wasserstoff, Kohlendioxid) ab. Dies kann zu einer Azidose (Übersäuerung) des Dickdarms führen.
- Enterobakterien verwerten v. a. Proteine. Beim Eiweißabbau entstehen als Stoffwechselendprodukte Ammoniak und Amine (z. B. Histamin, Putreszin, Tyramin), die den Dickdarm wiederum alkalisieren, d. h. entsäuern (Martin 1998). F. van den Berg weist darauf hin, dass tierische Proteine im Gegensatz zu pflanzlichen zu einer Senkung des pH-Werts beitragen (Van den Berg 1999). G. Beckmann beschreibt, dass der Stuhl von Vegetariern häufig einen relativ niedrigen pH-Wert aufweist, weil der hohe Balaststoffgehalt von Obst und Gemüse besonders Säuerungskeime fördert (Beckmann und Rüffer 2000).
- Laktobazillen bilden kurzkettige Fettsäuren, v. a. Milchsäure, und verursachen dadurch eine Ansäuerung des Darmmilieus.
- Bifidobakterien bilden kurzkettige Fettsäuren, wie Essigsäure und Milchsäure.
- Bacteroides, Prevotella und Porphyromonas sind relativ wenig stoffwechselaktiv und produzieren ansonsten ebenfalls Fettsäuren.
- Clostridien verwerten hauptsächlich Proteine und Fette. Dabei entstehen Ammoniak, Schwefelwasserstoff und biogene Amine, aber auch Steroidverbindungen, die eine Rolle bei der Entstehung von Dickdarm- und Mammakarzinomen spielen (Martin, 1996).
- Obwohl Pilze bei einem gewissen Prozentsatz der gesunden Bevölkerung nachgewiesen werden, bleibt es in der Medizin ein Streitpunkt, ob sie nun zur obligaten Darmflora gehören. In der Naturheilpraxis werden sie als pathogen betrachtet (Martin 1998).
  Es sei allerdings zur Vorsicht geraten, die Pilzbefunde nur anhand der Keimzahl zu beurteilen. Die Keimzahl sollte immer in Kombination mit der Symptomatik des Patienten beurteilt werden. Als Stoffwechselendprodukte entstehen v. a. Gase (Kohlendioxid) und Fuselalkohole (Amylalkohol, Isoamylalkohol).

Die Keimzahl-Angaben in > Abb. 2.19 wurden aus der Zählung der Bakterien- bzw. Pilzkolonien gewonnen, die sich nach Stuhlverdünnung auf festen Nährböden und einer 1–3-tägigen Bebrütung bei 37 bzw. 30 °C entwickelt haben. Die Keimzahlen

Tab. 2.1 Bakterielle Besiedlung des Darms und ihre Wirkung auf das Darmmilieu (nach Martin 1996; aus Beckmann und Rüffer 2000)

Verwertete Nährstoffe	Wichtige Keime	Auswirkungen auf das Darmmilieu
Fette	Clostridium spp.	Entstehung von Steroidverbindungen → (prä) kanzerogen
Proteine	E. coli, sonstige Enterobakterien, Clostridium spp.	Entstehung alkalischer Stoffwechselprodukte → aber tierische Proteine sorgen eher für eine Senkung des pH-Werts
Kohlenhydrate	Enterococcus spp., Laktobazillen, Pilze, Hefen, insbesondere Candida spp.	Entstehung saurer Stoffwechselprodukte → Ansäuerung

werden damit in KBE (Kolonie-bildenden Einheiten) pro Gramm Stuhl angegeben.

➤ Tab. 2.1 fasst die bakterielle Besiedlung des Darms zusammen.

Der Stuhl-pH (normalerweise zwischen 6,0 und 7,0 für Erwachsene) ist ein einfacher, aber trotzdem zentraler Parameter, um den Zustand der Mikroökologie des Darms zu beurteilen (Beckmann und Rüffer 2000). Er sagt jedoch nicht direkt etwas über die Verhältnisse im Dünndarm aus und auch nicht über den Gewebe-pH-Wert.

Das Gleichgewicht des Darmmilieus hängt von einer Vielzahl von Faktoren ab:

- Interne Faktoren, wie die Durchblutung oder die Mikroorganismen selbst, beeinflussen sich gegenseitig und sind sozusagen „Konkurrenten", wenn es um den Nährboden (für die Darmbakterien) geht. Es gibt sowohl antagonistische als auch agonistische Aktivitäten. So können sich z. B. auch vermehrt Bakteriophagen bilden.
- Die übrigen Organe des Gastrointestinaltrakts – wie Leber, Gallenblase, Magen und Pankreas – können z. B. durch Entzündungen, Insuffizienzen und Funktionsstörungen das Gleichgewicht stören.
- Externe Faktoren wie Fehlernährung, aber auch Medikamenteneinnahme (wie Antibiotika oder Immunsuppresiva), Bestrahlungen oder Chemotherapie können die Darmflora erheblich verändern. Auch Fremdkeime können die obligate (unentbehrliche) Darmflora angreifen.
- Das neurovegetative und das hormonelle System können über die Organsteuerung und das Immunsystem die Darmflora beeinträchtigen. Vegetative Dystonien können auf Dauer einen erheblichen Einfluss auf das Darmmilieu ausüben. Das Neurovegetativum sorgt für die Motilität und die Durchblutung der Darmwand.

Pathologische Mikroorganismen, die versuchen durch die Darmwand in den Körper zu gelangen, müssen sich mit „Unmassen" an Bakterien der Darmflora auseinandersetzen. Die Mikroorganismen verfügen über verschiedene Strategien, um die konkurrierenden Darmflorabakterien zu eliminieren, z. B. indem sie Durchfall auslösen. Manche Mikroorganismen lösen aber auch gezielt Entzündungen der Darmwand aus und manipulieren Signale der Immunzellen, wobei ein Teil der Darmflora vernichtet wird. Bis sich die normale Darmflora von der Entzündung erholt hat, haben die pathologischen Mikroorganismen bereits das Terrain eingenommen. Es stimmt dabei nachdenklich, dass sich pathogene Keime und gutartige Darmflorabakterien austauschen und von einander „lernen" können und sich demzufolge auch neu rüsten können (Finlay 2011). Es wäre wünschenswert, auch die Darmflora des Menschen zu stärken, z. B. mit Probiotika und Ballaststoffe, damit sie für pathogene Keime eine ernste Konkurrenz darstellen. Allerdings sind weitere Studien notwendig, um herauszufinden, von welchen Darmflorakeimen wir am meisten profitieren würden.

❶ Die Nervenplexus der Darmwand

Auerbach-Plexus und Meißner-Plexus besitzen motorische und sensorische Neuronen. Sie steuern die Peristaltik und Sekretion der Darmepithelien. Sie können eigenständig, d. h. ohne externe Einflüsse arbeiten und werden sowohl vom Parasympathikus als auch Sympathikus beeinflusst.

P. J. Vinken und G. W. Bruyn geben an, dass der Parasympathikus im Darmbereich die Motilität und die Sekretion der Verdauungsdrüsen steigert und auch die Sphinktermuskeln entspannt (Vinken und Bruyn 2000).

Der Sympathikus sorgt hingegen für eine Abnahme der Motilität, eine Abnahme der Sekretion der Verdauungsdrüsen, eine Kontraktion der Sphinktermuskulatur, Vasokonstriktion der Arterien und Venen sowie eine Abnahme der Aktivität des lymphatischen Gewebes und der Abwehrzellen.

2.8.4 Bedeutung der Darmflora für das Immunsystem

- **Training des Darm-assoziierten Immunsystems:** Die Darmflora hat einen nicht unerheblichen Einfluss auf die Ausbildung des Immunsystems. Bakterien der Darmflora setzen z. B. Moleküle frei, die Immunantworten ankurbeln können (Pulverer et al. 1997), und trainieren damit das darmassoziierte Immunsystem (➤ Kap. 7).
- **Bildung einer chemischen Barriere gegen Fremdkeime:** Epithel-Zellen der intestinalen Mukosa und Paneth-Zellen (der Dünndarmkrypten) produzieren verschiedene mikrobizide Peptide und bakteriolytische Enzyme, die die Mukosa-Oberflächen und Krypten wie ein „Schutzanstrich" gegen eindringende Mikroben beschirmen. C. A. Muller, I. B. Autenrieth und A. Peschel weisen darauf hin, dass ein Zusammenhang zwischen der Dysfunktion des angeborenen Immunsystems und entzündlichen Darmkrankheiten wie M. Crohn und Colitis besteht (Muller et al. 2005).
- **Bildung einer mechanischen Barriere gegen Fremdkeime:** Durch Raumbeanspruchung und Rezeptorenblockade

bilden die Darmkeime eine rein mechanische Barriere gegenüber Fremdkeimen und belegen Platz, der sonst von pathologischen Keimen besetzt werden könnte. Weiterhin unterdrücken sie durch ihre Konkurrenz um Nährstoffe das Wachstum der Fremdkeime und produzieren wachstumshemmende und mikrobizide Stoffe.

- **Bereitstellung von Vitaminen:** Einige Darmkeime (bestimmte Bifidobakterien-Stämme, E. coli) produzieren eine Vielzahl für den Körper wichtiger Stoffe, wie B-Vitamine (B_1, B_2, B_6, B_{12}), Folsäure, Biotin und Niacin (Beckmann und Rüffer 2000). Vitamin-B-Mangel kann eine Fülle von Symptome auslösen: von neurologischen Störungen, über Stoffwechselstörungen, Blutbildungsstörungen (Anämie), Müdigkeit, Koordinationsstörungen, Angststörungen zu kardiovaskulären Störungen. Weiterhin werden auch Haut- und Schleimhautveränderungen als Mangelerscheinungen beschrieben. Darmflorabakterien bilden auch Vitamin K, das für die Blutgerinnung gebraucht wird (Pietrzik et al. 2007).

Eine Antibiotikabehandlung reduziert die peritoneale Makrophagenfunktion und die Proliferation von Lymphozyten bei Mäusen deutlich (Pulverer et al. 1990).

2.8.5 Untersuchungsbefunde

Die Auswertung der Stuhluntersuchung (Labordiagnostik der intestinalen Mikroökologie) und der Verdauungsproblematik sind „ein Kapitel für sich" und würden den Rahmen dieser Arbeit sprengen. An dieser Stelle sollen nur allgemeine Bedenken und Zusammenhänge angesprochen werden. Die Auswertung sollte am besten in Zusammenarbeit mit dem Arzt und dem Labor geschehen. Oft sind weitere Untersuchungen notwendig (z. B. Bestimmung von fäkaler IgA, pankreasspezifischen Proteasen, Gallensäure, Polymorphonuclear Elastase, Tumormarkern), um einen Überblick zu bekommen.

Weiterhin erfordern anaerobe Darmbakterien Untersuchungsverfahren, die in der Praxis kaum durchführbar sind, und es ist eben die anaerobe Darmflora, die dominiert. Wird sie bei der Untersuchung nicht erfasst, kann dies zu schweren Fehlinterpretationen führen (Beckmann und Rüffer 2000). Das Problem dabei ist, dass man die Anzahl der Darmkeime zwar genau bestimmen kann, aber kaum Aussagen zur Stoffwechselleistung der Keime vor Ort treffen kann.

Allgemein lässt sich feststellen, dass das momentane, routinemäßige Untersuchungsverfahren nur Teilbereiche oder Momentaufnahmen des komplexen intestinalen Ökosystems beleuchten kann. Doch ein Einzelbefund, wie z. B. eine Veränderung der Keimzahl einer Bakteriengruppe, darf nicht überbewertet werden. Nur die gemeinsame Erhebung von klinischen Symptomen (liegt z. B. Obstipation oder Diarrhö vor?), eines Tastbefunds des Bauches, des psychoemotionalen Zustands, der Ernährung (Vegetarier oder Mischköstler?) und des Stuhlbefunds – d. h. ein ganzheitlicher Ansatz – erlaubt eine optimale Annäherung an dieses komplexe Geschehen.

Eine gute Befunderhebung, ein patientenbezogener Dialog und ein interdisziplinärer Austausch sind unbedingt nötig.

Praxistipp

Eine Stuhluntersuchung und auf jeden Fall eine Darmuntersuchung und -behandlung sind nicht nur bei Verdauungsstörungen (z. B. Durchfall, Verstopfung, chronische Blähungen) sinnvoll, sondern auch bei Abwehrschwäche (z. B. Infektanfälligkeit, chronisches Müdigkeitssyndrom, Hauterkrankungen) und allergischen Erkrankungen angebracht!

Wird das Gleichgewicht der Darmflora gestört, kann dies eine Vermehrung von Fremdkeimen bewirken. Die Folge sind belastende Stoffwechselaktivitäten für den Körper. Ferner kann sich die Durchlässigkeit der „Darmbarriere" vergrößern und sie kann sogar zerstört werden. Damit können mehr Säure und Mikroorganismen ins Blut geraten und sich ausbreiten (➢ Kap. 7). Die Darmkeime besitzen außerhalb des Darms oft eine große Bedeutung als Auslöser von Infekten! So kann E. coli außerhalb des Darms Harnwegsinfekte, Wundinfektionen und Septikämien auslösen. Die Gattung Clostridium repräsentiert gefürchtete Infekterreger, die Darminfekte oder auch Gasbrand bei Wunden verursachen können.

M. Martin weist darauf hin, dass Dickdarmentzündungen (Kolitiden) sowie Entzündungen des Ileums (M. Crohn, Ileitis terminalis) zunehmend als Zivilisationskrankheiten auftreten (Martin 1998). Er vertritt die Ansicht, dass ein Mangel an E. coli-Bakterien, milchsäurebildenden Lactobacillus acidophilus sowie Bacterium bifidum die häufigste Störung der Darmflora darstellt. E. coli-Bakterien produzieren aktivierende Faktoren für die Monozyten und Lymphknoten in der Darmschleimhaut. Die Milchsäurebakterien sorgen u. a. für die Aufrechterhaltung einer normalen Darmflora.

Vor diesem Hintergrund wäre es sinnvoll, eine Stuhluntersuchung bzw. eine osteopathische Untersuchung bei folgenden Problemen hinzuzuziehen:

- Allergische Erkrankungen wie Heuschnupfen, Neurodermitis, Asthma
- Abwehrschwäche und erhöhte Anfälligkeit für Infektionen
- entzündliche Darmerkrankungen wie M. Crohn, Colitis ulcerosa
- Nachsorge von Krebserkrankungen
- Verdauungsstörungen und Reizdarmsymptomatik
- chronische Blähungen.

Bei einer Stuhluntersuchung können selbstverständlich nicht alle 500 Bakterienarten routinemäßig untersucht werden. Zudem werden in der Schulmedizin Stuhluntersuchungen sehr kontrovers diskutiert. M. Martin merkt an, dass sich bei zahlreichen Erkrankungen dennoch enge Korrelationen zwischen Krankheitsbild und Veränderungen der Stuhlflora-Zusammensetzung finden lassen (Martin 1996).

Bei der Entnahme der Stuhlprobe sollte auf Folgendes geachtet werden:

- Der Stuhlabsatz sollte auf mehreren Lagen Toilettenpapier oder einem Pappteller aufgefangen werden; der Stuhl soll nicht mit Spülwasser oder Urin in Kontakt kommen.
- Bei der Entnahme der Probe nicht im Stuhl herumstochern, damit kein Sauerstoff in die Probe gelangt.
- Die Versanddauer sollte nicht mehr als 2–3 Tage betragen (Wochenende meiden).
- Mindestens drei Tage vor der Probenentnahme sollten Pankreasenzym-Präparate (wenn vom Arzt genehmigt) abgesetzt werden.
- Wichtig ist das Alter des Patienten und ob er Vegetarier bzw. Mischköstler ist.

Einige wichtige Stuhluntersuchungen werden nachfolgend beschrieben (Martin 1996, Beckmann und Rüffer 2000):

- Stuhlflora mit Anzahl der durch Routinemethoden erfassbaren Keimgattungen, wie z. B. E. coli;
- Stuhl-pH: Dieser liegt normalerweise im leicht sauren Bereich bei etwa 6,0–7,0. Ein zu alkalisches Milieu deutet auf vermehrte mikrobielle Fäulnisaktivität hin;
- Verdauungsparameter wie PMN-Elastase, Lysozym, α-1-Antitrypsin, wobei ein vermehrter Nachweis im Stuhl einen Hinweis auf eine erhöhte Durchlässigkeit bzw. Entzündung der Darmschleimhaut hinweist;
- Immunparameter wie sIgA (sekretorisches IgA), die eine Aussage über die Funktionsfähigkeit der Immunabwehr des Darms erlauben; auch Anti-Gliadin-sIgA und Anti-Transglutaminase-sIgA können einen Hinweis auf Glutenunverträglichkeit geben;
- Tumormarker wie Hämoglobin-Haptoglobin und Tumor-M2-PK können zur Früherkennung von Darmtumoren beitragen;
- Gastritiserreger wie Helicobacter pylori, die als möglicher Auslöser von Magenschleimhautentzündungen betrachtet werden;
- Durchfallerreger, die als Auslöser von Darmschleimhautentzündungen mit Durchfall betrachtet werden können.

Die Auswertung der Stuhluntersuchung soll am besten in Zusammenarbeit mit einem erfahrenen Mediziner für Naturheilkunde erfolgen. Als unterstützende Therapiemöglichkeiten kann man folgende Strategien anwenden:

- Antimykotische Präparate zur Abtötung von Hefepilzen, wie z. B. Nystatin und Myrrhe. Es sei aber darauf hingewiesen, dass eine intestinale „Infektion" mit Pilzen selten primär auftritt, sondern meistens sekundär ist. Es sollte also auch nach der Ursache gesucht werden!
- Darmspülungen (Colon-Hydrotherapie) zur Anregung der Darmmotilität und Durchblutung und zur Reinigung der luminalen Flora mit einem „Rohrputz-Effekt". Weiterhin sind auch osteopathische Techniken zur Verbesserung der Mobilität und Motilität des Darms sinnvoll. V. a. bei Obstipationen und funktionellen Darmstörungen können diese unterstützend ausgeführt werden.
- Präbiotische Therapien, die sozusagen Darmflora anpeilen; sowohl eine ballaststoffreiche Ernährung als auch unterstützende Nährstoffpräparate für die Darmflora können sinnvoll sein, z. B. Inulin, Laktulose. G. Beckmann und A. Rüffer geben allerdings an, dass die Wirkung von oral verabreichten Biotherapeutika kritisch hinterfragt werden sollte (Beckmann und Rüffer 2000). Eine Ansiedlung von oral zugefügten, lebenden Mikroorganismen kann nur bei mikroökologisch unreifen Individuen (Säuglingen) oder im Anschluss an eine totale Dekontamination postoperativ gelingen. Sie verglichen die übliche tägliche therapeutische Dosis von 10^7 bis 10^9 KBE (koloniebildenden Einheiten pro Gramm) mit der Gesamtmenge an Darmkeimen (10^{14} bis 10^{15}). Hierbei ergab sich ein extrem niedriges Verhältnis von „zugefügten Keimen" zur Gesamtflora mit $1 : 10^6$ bis zu $1 : 10^8$. Sie weisen ausdrücklich darauf hin, dass die Wirkweise oral zugeführter Mikroorganismen daher nicht auf eine „Symbioselenkung" oder „Wiederimplantierung" von Keimen zurückzuführen ist, sondern auf immunmodulatorische Effekte!
- Mikrobiologische Therapie zur Anregung der Immunabwehr des Darms mit Präparaten, die Laktobazillen, Bifidobakterien, Enterokokken und E. coli enthalten;
- Osteopathische Techniken zur Lösung von peritonealen Verklebungen und besseren Durchblutung der Darmstrukturen;
- Präparate zur Beruhigung und Regeneration der Darmschleimhaut, wie Heilerde, Schleimstoffe, Kamille;
- Diätetische Maßnahmen, wobei allerdings vor extremen Maßnahmen gewarnt werden soll. So kann z. B. ein kompletter Verzicht auf Kohlenhydrate dazu führen, dass Candida-Hefen nachweislich zum Übergang in eine invasiv wachsende Fadenform wechseln. Eine Reduzierung von bestimmten Nahrungsmitteln, wie Süßigkeiten, hefehaltigen Produkten, ist dagegen durchaus sinnvoll. Auch bestimmte Kräuter und Gewürze können antimikrobiell wirken (> Abb. 2.20).

Hinweis

Das Thema Darmökologie sollte man behutsam und vernünftig anpacken und eine „Darm-Euphorie" vermeiden. Hier sind dringend weitere wissenschaftliche Untersuchungen angebracht.

2.8.6 Übersicht der Nervenversorgung des Darms

- **Sympathisch:** Efferente sympathische Fasern aus dem Seitenhorn der Rückenmarkssegmente Th9–L2 laufen als Teile der Nn. splanchnici thoracici und lumbales (durch das Zwerchfell) zum Ganglion coeliacum, Ganglion mesentericum superius und Ganglion mesentericum inferius und von dort mit den Blutgefäßen zum Darm.
- **Parasympathisch:** Der N. vagus läuft zum Ganglion coeliacum und von dort mit den Blutgefäßen zum Darm. Der linke N. vagus versorgt die Curvatura major des Magens, Duo-

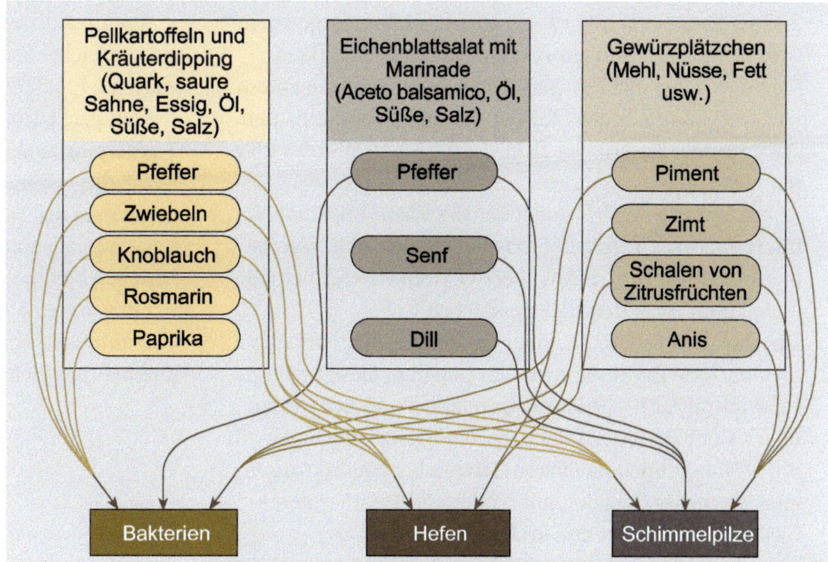

Abb. 2.20 Antimikrobielle Wirkung bestimmter Kräuter und Gewürze (modifiziert nach Beckmann und Rüffer 2000) [L190]

denum 1 und 2. Der rechte N. vagus versorgt die Curvatura minor des Magens, Intestinum tenue, das rechte Kolon, Leber, Gallenblase und Pankreas.
Für die Behandlung des Duodenums sollen daher sowohl das linke als auch das rechte Os temporale mit Foramen jugulare sowie das Okziput gelöst werden!
Da das meist inferiore Ganglion des N. vagus (Ggl. nodosum) in den zervikalen Faszien anterior zu den occipito-atlanto-axialen Gelenken liegt, sollten auch diese Gelenke mitbehandelt werden!

- **Afferenzen:** Diese laufen über Nn. splanchnici thoracici und lumbales zum Grenzstrang und dann zum Rückenmark (Th9–L2) und über den N. vagus zur Medulla oblongata. Diese Afferenzen führen dann zum Thalamus.

Es ist bekannt, dass schwere Traumen (z. B. vertebrale Frakturen) im Bereich der thorakolumbalen Segmente somatoviszerale Reflexe auslösen, wie z. B. paralytischen Ileus.

Bemerkung des Autors

Ich möchte darauf hinweisen, dass ventrale Bandscheibenvorfälle oder Osteophyten den sympathischen Grenzstrang beeinflussen können und daher hypothetisch z. B. auch eine Reizdarmsymptomatik verursachen können (➢ Abb. 2.21)!

Man kann sich hier außerdem die Frage stellen, ob bei einer Operation des Gastrointestinaltrakts durch „Handling" des Darms während der Operation ein neuer somatoviszeraler Reflex und ein postoperativer paralytischer Ileus ausgelöst werden kann.

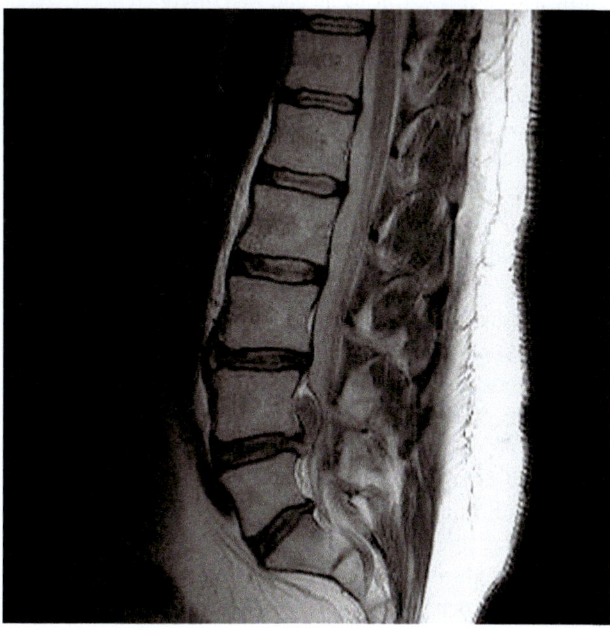

Abb. 2.21 MRT eines Patienten mit Bandscheibenvorwölbung L3–L4 nach ventral und Bandscheibenvorfall L4–L5 nach dorsal mit Reizdarmsymptomatik [G081]

Auch die Kolonflexuren, die Flexura hepatica und Flexura splenica, der sigmoidale Winkel und der ileozäkale Übergang sind Bereiche, in denen die Zirkulation oft erschwert ist, sodass sich hier auch einfacher Entzündungen entstehen können.

Spinale Impulse, die durch fazilitierte Rückenmarksegmente ziehen, verursachen meistens enorme sympathische Aktivitäten in jenen Organen, die durch diese Segmente innerviert werden.

Als Folge des fazilitierten Rückenmarksegments durch den erhöhten viszeralen Input entstehen viszerosomatische Reflexe:

- Veränderungen im Dermatom-Bereich: Hyperalgesie (auch paraspinal), Bindegewebsveränderungen und myofasziale „tender points" nach Chapman;
- Veränderungen im Myotom-Bereich: Hypertonie, myofasziale Triggerpunkte; typisch sind die Mm. rotatores (Transversospinalsystem), die dazu neigen, ein nicht neutrales Läsionsmuster mit Extension, Rotation und Seitneigung zur Seite des betroffenen Organes aufzubauen, sobald Eingeweideprobleme mitspielen;
- Veränderungen im Sklerotom-Bereich: Periostitisartige Beschwerden, Gelenkblockierungen;

- Sympathische efferente Fasern aus Th5–L2 versorgen den ganzen Gastrointestinaltrakt sowie Leber und Pankreas.
  Man darf dabei nicht vergessen, dass sympathische Fasern von Th2–Th7 die Blutgefäße der oberen Extremitäten und sympathische Fasern von Th11–L2 die Blutgefäße der unteren Extremitäten versorgen.
  Es können also bei Problematiken des Gastrointestinaltrakts durchaus auch autonome Reaktionen (z. B. Durchblutungsstörungen) in den oberen Extremitäten, aber v. a. in den unteren Extremitäten entstehen.
  Das Ganglion coeliacum hängt mit den Rückenmarkssegmenten Th5–Th9 zusammen, das Ganglion mesentericum superius mit Th10–Th11 und das Ganglion mesentericum inferius mit Th12–L2. Die ersten zwei Ganglien hängen oft mit Dysfunktionen im oberen Gastrointestinaltrakt zusammen, das dritte Ganglion mit Dysfunktionen im unteren Gastrointestinaltrakt und im Becken.

Der sympathische Teil des autonomen Nervensystems hat die einzigartige Fähigkeit, schnelle und weit divergierende viszerale und somatische Reaktionen auslösen zu können. Die Aktivierung einer sympathischen Faser verursacht eine Aktivierung von 4–40 postganglionären Fasern. Das ist nicht immer vorteilhaft.

W. A. Sodeman und T. M. Sodeman weisen darauf hin, dass eine adaptative Schutzreaktion einen größeren Schaden anrichten kann als die eigentliche Dysfunktion (Sodeman und Sodeman 1985). Das trifft v. a. auf den Gastrointestinaltrakt zu.

Ein erhöhter Tonus des Sympathikus verursacht eine Abnahme der mukösen Abwehr gegen digestive Säuren und Enzyme. Die Sympathikotonie verursacht insbesondere eine Vasokonstriktion, Veränderungen der Bikarbonatkonzentration (Übersäuerung) und Abnahme des mukösen Puffers. V. a. die Glandulae duodenales (Brunner-Drüsen) sekretieren einen viskösen alkalischen Schleim. Die Sekretion wird durch Cholezystokinin, Gastrin und Sekretin aus endokrinen Zellen gesteuert. In den Brunner-Drüsen wird auch das Hormon Urogastron gebildet, das einen hemmenden Einfluss auf die Salzsäureproduktion des Magens hat.

Eine Reduzierung der mukösen Abwehr durch (Hyper-) Sympathikotonie kann die Entstehung von Entzündungen oder Geschwüren im oberen Gastrointestinaltrakt verursachen!

I. M. Korr schreibt, dass bei jeder Krankheit eine sympathische Hyperaktivität besteht (Korr 1978). Postoperativ ist z. B. auf jeden Fall eine Sympathikotonie vorhanden. (Korr hat in der osteopathischen Welt den Begriff des „fazilitierten Segments" eingeführt.)

Praxistipp

Man findet bei Störungen des Gastrointestinaltrakts oft Blockierungen, insbesondere in Höhe von Th5–L2. Es reicht aber oft nicht aus, nur mit Thrust-Techniken der Wirbelsäule zu arbeiten, weil die Blockierungen rezidivieren!

Auch rezidivierende Rippenblockierungen sollte man nicht auf die leichte Schulter nehmen: Man sollte immer prüfen, ob viszerale Probleme vorliegen!

Man darf auch nicht vergessen, dass manchmal myofasziale Triggerpunkte weiter eigenständig bestehen bleiben, auchwenn die viszerale Problematik nicht mehr besteht! Das ist manchmal der Fall, z. B. nach einer Cholezystektomie, wo das typische Gallenblasenschmerzmuster auch nach der Operation bestehen bleibt.

Ein ganzheitlicher Ansatz bei der Behandlung empfiehlt sich also auf jeden Fall! Zumindest parietale, viszerale, chemische und neurologische Faktoren sollten berücksichtigt werden.

❶ Mögliche Symptome der sympathischen Hyperaktivität

Eine sympathische Hypertonie (Sympathikotonie) oder parasympathische Hypotonie kann folgende Symptome verursachen:

- Höherer vaskulärer Tonus = Vasokonstriktion, wodurch weniger O_2 und Nährstoffe zu dem entsprechenden Gewebe gelangen. Hierdurch erhöht sich die Sensibilität der Mukosa für H^+-Ionen und es verändert sich die Mukosa-Barriere.
- Relaxierung der Gallenblase, des Ductus choledochus und Ductus pancreaticus und Anspannung des Sphinkter Oddi (M. sphincter ampullae hepatopancreaticae).
- Abnahme der Peristaltik mit Obstipation in der Folge.
- Ileus oder Darmverschluss durch Verengung, Verlegung oder Darmlähmung; bei unvollständiger Ausprägung als Subileus bezeichnet. Symptome für einen Ileus sind Bauchschmerzen, Erbrechen, fehlender Stuhl- und Windabgang. Die Darmgeräusche können fehlen oder abnormal verstärkt sein, erhöhter Meteorismus (Blähsucht, übermäßige Gasansammlung im Gastrointestinaltrakt, eventuell mit Zwerchfellhochstand).
- Flatulenz
- Abdominale Aufschwellung
- Borborygmus = kollerndes, gurrendes Geräusch im Darm als Folge der peristaltischen Bewegung des mit Gas vermischten Darminhalts.

Der parasympathische Teil dominiert die Innervation der Viszera während länger andauernden, ruhig-entspannenden Aktivitäten.

Kraniale Spannungen im Schädelbasisbereich oder fasziale Spannungen im Verlauf der Nn. vagi können entweder den N. vagus mechanisch reizen und eine Hyperparasympathikotonie (Vagotonie) auslösen oder den N. vagus mechanisch blockieren und eine Hypoparasympathikotonie auslösen.

Eine parasympathische Stimulation erhöht die Sekretion von fast allen gastrointestinalen Drüsen.

M. L. Kuchera und W. A. Kuchera deuten an, dass Probleme im Gastrointestinaltrakt, v. a. virale Infekte des oberen Gastrointestinaltrakts oder der Lungen in den okzipitalen Bereich ausstrahlen können (Kuchera und Kuchera 1994). Okzipitale

Kopfschmerzen, Nausea, Erbrechen mit Blockierungen und Hypertonie im C0-C1-C2-Bereich können zusammen mit Infekten des Gastrointestinaltraktes auftreten.

Praxistipp
Eine Behandlung, die auf eine Verbesserung der parasympathischen Innervation abzielt, beinhaltet u. a. das Lösen von Blockierungen im C0-C1-C2-Bereich, Weichteiltechniken subokzipital, Dekompression der okzipitalen Kondylen und kraniosakrale Techniken, z. B. für die Sutura occipitomastoidea und die Foramina jugulare.

2 Mögliche Symptome der parasympathischen Hyperaktivität

- Erhöhte Säureproduktion oder Hyperchlorhydrie (Hyperazidität des Magensaftes, ist nicht gleichzusetzen mit Sodbrennen, das durch gastro-ösophagealen Reflux verursacht wird)
- Kontraktion der Gallenblase und des Ductus choledochus und pancreaticus sowie Entspannung des Sphinkter Oddi
- Übelkeit
- Hypermotilität des Darms
- Spastisches Kolon
- Bradykardie
- Asthma
- Reizdarm oder irritiertes Kolon (IBS oder „irritable bowel syndrome"), normalerweise eher bei gleichzeitiger Hyperaktivität von Parasympathikus und Sympathikus
- Heuschnupfen
- Epiphora (= Tränenträufeln infolge gesteigerter Bildung von Tränenflüssigkeit)
- Husten
- Heiserkeit
- Weiterhin wird das innervierte Gewebe empfindlicher für Infektionen und trophische (den Ernährungszustand und damit auch das Wachstum betreffende) Veränderungen.

Bei gestörter neurovegetativer Versorgung können auch Sekretionsstörungen auftreten:

- Hypersekretion (bei Vagotonie): Säurehypersekretion, Ulkusleiden, Entzündungen, hormonelle Hypersekretion, Diarrhö.
- Hyposekretion (bei Sympatikotonie): Malabsorption, Obstipation, Gallensteine.

Normalerweise findet man im Darm sowohl eine propulsive (vorwärts schiebende) als auch eine retrograde (rückwärts schiebende) Peristaltik. Weiterhin kann man die peristaltischen Bewegungen des Darms unterteilen in peristaltische Wellen, rhythmische Durchmischungsbewegungen und Kontraktionen bzw. Entspannungen der Sphinktermuskeln (> Abb. 2.22).

Die Darmmuskeln weisen eine permanente rhythmische, spontane Depolarisation auf, die langsame Wellen („slow waves") mit einer Frequenz von 3 (Magen), 8 (Ileum) oder 12 (Duodenum) Wellen pro Minute darstellen.

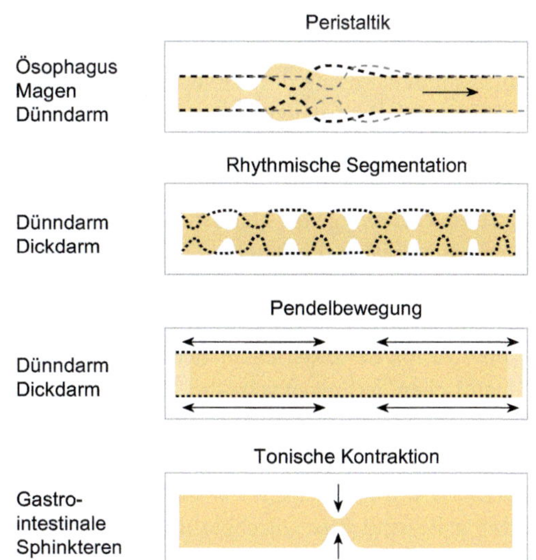

Abb. 2.22 Normalperistaltische Darmbewegungen (modifiziert nach Bünte 1996) [L157]

Im Anschluss an eine Mahlzeit setzt eine motorische Pause von etwa einer Stunde ein (Phase 1 oder motorische Pause). Danach setzt für rund 30 Minuten der interdigestive Motorkomplex (MMC = migrierender Motorkomplex) ein mit einer ungerichteten Motorik (Phase 2 oder Durchmischungsphase). Die Phase 2 geht anschließend in eine 15-minütige kontinuierliche, gezielte Aktivität über (Phase 3 oder peristaltische Phase). Wenn die peristaltische Welle das Ileum erreicht, setzt diese Wellenfront aus, um erneut im Antrum einzusetzen.

Ein- bis zweimal am Tag erfolgen richtige „Massenbewegungen". Diese Kontraktionen schieben innerhalb von einigen Minuten die große fäkale Masse, die im Zäkum und Colon ascendens gestaut ist, bis zum Rektum vor.

3 Motorische Störungen

Es können auch Motilitätsstörungen auftreten:

- Hypermotilität: bei Vagotonie, Reizdarm (IBS), Diabetes, Hyperthyreose, Hypoparathyreoidismus, Neigung zu Diarrhö, Verkürzung des MMC (migrierender Motorkomplex);
- Hypomotilität: bei Sympahtikotonie, postoperativer Darmatonie, Fehlen des MMC, Neigung zu Obstipation. Manchmal findet man eine gesteigerte rhythmische Aktivität, aber mit fehlender propulsiver Aktivität; Darminfektionen: atypische Kontraktionen mit Diarrhö, Tenesmen (= schmerzhafter, spastischer Stuhl- bzw. Harndrang), Erbrechen, Fieber.

Eine sinnvolle Behandlung wäre eine ganzheitliche Kombination von Techniken, die fazilitierte Segmente, die lymphatische Versorgung, die neurovegetative Versorgung und die chemische Ebene berücksichtigt.

M. L. Kuchera und W. A. Kuchera äußern in diesem Zusammenhang, dass es für den Patienten vorteilhaft wäre, mit der osteopathischen Behandlung des Bindegewebes und der fazilitierten Segmente bereits anzufangen, während man auf die Laborbefunde und die spezifische Diagnose wartet (Kuchera und Kuchera 1994). Das könne den Schmerz reduzieren und die Akzeptanz und Verteilung von späteren notwendigen Medikamenten verbessern, wenn die Diagnose feststeht. Allerdings sei dazu eine größere Zusammenarbeit zwischen der klassischen und der osteopathischen Therapie erforderlich.

Eine Kombination der klassischen, medikamentösen Ansätze mit osteopathischen Techniken wäre durchaus wertvoll – natürlich in Kombination mit einer ausgewogenen Ernährung, u. a. übermäßigen Zuckerkonsum und chronisches Proteinüberangebot vermeiden, um die Darmflora in Gleichgewicht zu halten.

Gleichzeitig ist eine gute Durchblutung und lymphatische Versorgung des Gastrointestinaltrakts notwendig, um das Immunsystem funktionstüchtig zu halten. Osteopathische Behandlungen im Zusammenschluss mit einer ausgeglichenen Lebensweise und Umgang mit Stresssituationen erscheinen sinnvoll.

2.9 Intestinale Intoxikation und „Selbstbrauerei-Syndrom"

Schon die alten Griechen und Ägypter glaubten, dass Stoffe, die durch Verwesung des Stuhls entstehen, die Körpersäfte befallen und Krankheiten verursachen können.

Der Begriff „intestinale Intoxikation" wurde während des 19. und Anfang des 20. Jahrhunderts stark geprägt. Mediziner vertraten die Ansicht, dass wenn die aufgenommene Nahrung nicht rechtzeitig restlos abgebaut bzw. ausgeschieden wird, sie der bakteriellen Zersetzung ausgesetzt wird. Chirurgen gingen Anfang des 20. Jahrhunderts sogar so weit, dass sie Kolotomien durchführten, um intestinale Intoxikationen zu heilen (Chen 1989).

Anfang der 90er-Jahre sprach man eher von MCS (multiple chemical sensitivities) und die Autointoxikation wurde als „Pseudokrankheit" angesehen (Gots 1993). E. Ernst weist irritiert auf das „Wiederaufleben" der Theorien der Autointoxikation und Darmdurchblutung hin und stempelt sie als „Quacksalberei" ab (Ernst 1997).

Die Chirurgen G. M. Swank et al. weisen schließlich darauf hin, dass die Darmwand mehr als nur die Rolle eines Siebes darstellt, die eine Passage von Bakterien und Endotoxinen vom Darmlumen zum portalen venösen System ermöglicht (Swank 1996). Dies führt zusätzlich zu einer lokalen Aktivierung des Immunsystems mit einer lokalen Produktion von Zytokinen und anderen Entzündungsmediatoren. Diese intestinal entstandenen Mediatoren kurbeln wiederum Entzündungsreaktionen an und erhöhen damit indirekt die Permeabilität der Darmwand. G. M. Swank vergleicht das mit einem Circulus vitiosus, der ein Sepsis-Syndrom bzw. eine Funktionsstörung multipler Organe (multiple organ failure, MOF) auslöst. Obwohl dies eher das Immunsystem als den Darm betrifft, bleibt der Darm einer der wichtigsten Faktoren bei dieser Problematik.

Wie schon beschrieben, entstehen bei der Gärung azidierende und auch alkalisierende Stoffe sowie kanzerogene und alkoholische Gärungsgifte als Restprodukte im Darm. Diese Noxen und Alkohole sind aber nicht nur im Stuhl, sondern auch im Urin oder Blut nachweisbar. Sie verbleiben also nicht isoliert im Darm, sondern penetrieren auch in die Blut- und Lymphbahnen und können somit den gesamten Körper belasten.

In der Naturheilmedizin spricht man deswegen auch gerne vom „Selbstbrauerei-Syndrom" (Worlitschek 2000). Ein übermäßiges Wachstum von Candida (albicans) im Verdauungstrakt, das mit der Produktion von Alkohol einhergeht, soll hier eine wichtige Rolle spielen, ist allerdings in der klassischen Medizin umstritten. B. K. Logan und A. W. Jones geben z. B. an, dass die Konzentration an endogenem Ethanol im peripheren venösen Blut von gesunden Individuen und auch von Patienten mit metabolischen Störungen (Diabetes, Hepatitis, Zirrhose) von 0 bis 0,08 mg/dl variiert (Logan und Jones 2000). Diese Werte sind so niedrig, dass sie angeblich keinen medizinischen Wert haben. Angaben von anderen Untersuchungen sollen laut Logan und Jones auf Messfehler und unwissenschaftliches Arbeiten zurückzuführen sein.

J. R. Person und J. D. Bernhard geben an, dass bei entzündlichen Darmkrankheiten Antigene durch den Darm in die Blutbahn gelangen können (Person und Bernhard 1986). Sie weisen darauf hin, dass zirkulierende IgA-Komplexe, wie bei Dermatitis herpetiformis, Reiter Syndrom, Psoarisis, Spondylitis ankylosans, Morbus Behçet Syndrom, auch gastrointestinale Ursachen haben können.

A. Witasek et al. untersuchten die Auswirkungen basischer Mineralsalze unter standardisierten Ernährungsbedingungen im Sinne einer Therapie nach F. X. Mayr (Witasek et al. 1996). Sie konnten verifizieren, dass diese Therapie folgendes bewirken konnte: Lösung der latenten Gewebeazidose, Senkung der Fibrinogenkonzentration im Plasma, Reduzierung der Beschwerdemuster im Bewegungsapparat, Blutdrucksenkung, Senkung der Blutsenkungsgeschwindigkeit, Senken des Cholesterinspiegels, Reduzierung stressbedingter Symptome wie Müdigkeit, Schlaflosigkeit und Konzentrationsstörungen.

Grundsätzlich stellen Pilze keine obligaten Krankheitserreger dar und auch beim gesunden Menschen lassen sich Hefe und Schimmelpilze in niedrigen Keimzahlen nachweisen. Aber nicht allein der Mikroorganismus entscheidet über das Entstehen der Krankheit. Pilzarten werden erst pathogen relevant, wenn der Wirt geschwächt ist (z. B. durch Immunsuppression, Diabetes mellitus, chronischen Alkoholismus, postoperativ). Sogar L. Pasteur und R. Koch haben immer wieder auf den Einfluss des Milieus hingewiesen. Eine Pilzbesiedlung im Darm sollte also nicht als primärer Prozess, sondern als Reaktion auf ein geschwächtes Abwehrsystem des Wirtes betrachtet werden!

G. Beckmann und A. Rüffer geben an, dass Pilzbesiedlungen auch im Darm vorkommen können, wobei die makroskopischen Veränderungen der Magen-Darm-Schleimhaut von leicht entzündlichen bis zu hämorrhagisch-nekrotisierenden oder sogar ulzerösen Entzündungen reichen (Beckmann und Rüffer 2000). Vor allem der mittlere und untere Dünndarmbereich soll oft betroffen sein.

2.10 Der Reizdarm und das Enteropathie-Syndrom

2.10.1 Reizdarm

Der Reizdarm beruht auf einer funktionellen Darmstörung, was in der klassischen Medizin leider manchmal als „Ursache unbekannt und damit psychosomatisch" abgetan wird. Die häufig verordneten Spasmolytika, Psychopharmaka oder Laxativa sind wissenschaftlich genauso umstritten und können laut Naturmedizinern unerwünschte Nebenwirkungen oder sogar Abhängigkeit auslösen.

Hier sind diätetische Maßnahmen durchaus sinnvoll, ebenso wie das Meiden „schlecht verdaulicher" Speisen sowie eine ausreichende Wasserzufuhr (ohne Kohlensäure).

Beim Reizdarm handelt es sich um eine Reihe von Symptomen, die Teil einer ernsthaften Krankheit (z. B. M. Crohn, Colitis, Darmtumoren) sein können, was erfahrungsgemäß aber nicht immer der Fall ist:

- abdominale Schmerzen
- Durchfall oder Obstipation
- Blähungen und Flatulenz
- Übelkeit
- Abwesenheit von Fieber.

M. Classen et al. geben zusätzlich folgende Symptome an, die beim Reizdarm häufiger auftreten als bei organischen Erkrankungen (Classen et al. 1994):

- weicher Stuhl bei Schmerzbeginn
- höhere Stuhlfrequenz bei Schmerzbeginn
- Schmerzerleichterung nach dem Stuhlgang
- sichtbares Auftreiben des Leibs
- Gefühl des Aufgetriebenseins
- Schleim im Stuhl
- Gefühl der unvollständigen Entleerung.

Die „Steuerung" des Verdauungssystems erfolgt sowohl über vegetative Nerven als auch über gastrointestinale Hormone. Bei der neuralen Steuerung unterscheidet man ein intrinsisches (darmeigenes) und ein extrinsisches autonomes Nervensystem, die zusammen eine funktionelle Einheit bilden:

- Das **intrische System** besteht aus dem Plexus myentericus (Steuerung der glatten Muskulatur) und dem Plexus submucosus (Steuerung der Sekretion).
- Das **extrinsische System** besteht aus dem Sympathikus und Parasympathikus.

Die neurale Steuerung ist eng mit der hormonellen Steuerung verbunden. Der Sympathikus arbeitet synergistisch mit „Hemmhormonen" und der Parasympathikus synergistisch mit „Stimulationshormonen". Diese Hormone hemmen oder stimulieren die Darmwand (bzw. Magen oder Pankreas), bei ihrer Freisetzung der Verdauungshormone.

2.10.2 Das Enteropathie-Syndrom

Störungen des venösen und lymphatischen Abflusses aus dem Magendarmkanal können sowohl auf pathologische Faktoren als auch auf funktionelle Probleme zurückzuführen sein. Beispiele hierfür sind Zwerchfellhypertonien oder emotionale Spannungen im Omentum-minus-Bereich.

Es sei auch darauf hingewiesen, dass Störungen von Tonus, Mobilität, Motilität und Sekretion zu einem verzögerten oder sogar stagnierenden Weitertransport der Ingesta führen. Die Stauungen können sogar die Klappen in den Lymphbahnen zerstören und zu einem Reflux von Lymphe und Chylus führen. Das führt zu Chyluszysten (Ausbuchtungen) sowie zu Varizen oder sogar Rupturen der mesenterialen Lymphgefäße. Die Folge kann ein Chylom sein, wobei Chylus- und Lymphflüssigkeit in den Peritonealraum gelangt. Dieser Rückstau kann zunehmend auch die Lymphgefäße von Kolon, Appendix und Rektum befallen und stauen.

Das Kolon ist dann mit den Fingern nicht mehr „umgreifbar" und die Schwellung sorgt für eine Reizung der benachbarten Nervenäste, sodass auch die Palpation schmerzhaft wird. Weiterhin fehlt bei einem solchermaßen aufgequollenen Darm auch die Peristaltik.

Bemerkung des Autors

Meiner Meinung nach spielen diese Stauungen eine extrem wichtige Rolle bei der Entstehung von viszeralen Verklebungen im Abdominalraum. Eine schlechte Beweglichkeit des Darms sorgt auf Dauer für „Beläge" der Darmwand, und diese bilden einen Brutboden für pathologische Darmkeime, was letztendlich zu einer Dysbiose führen kann (➢ Kap. 2.8).

Hierdurch entstehen eine übermäßige Gasproduktion und lymphatische Stauungen, die dazu beitragen können, dass sich Divertikel (Aussackungen) der Darmwand sowie Darmsenkungen entwickeln (➢ Abb. 2.23).

Auch können sich zunehmend Verklebungen zwischen Dünndarm und Omentum majus bilden, sodass eine Obstipation droht und (zunächst) verstärkte bis fehlende Motilitätsbewegungen notwendig werden oder es sogar zu einem Verschluss kommt.

Dadurch entstehen wiederum vermehrt Stauungen mit Gasbildung und ein echter Teufelskreis ist die Folge – das Enteropathie-Syndrom.

Bei diesem Syndrom tritt die folgende Symptomatik zumindest teilweise auf:

- fehlende Peristaltik
- diffuse Schmerzen im Bauch und druckempfindliche unbewegliche Darmabschnitte
- fehlende Bauchatmung

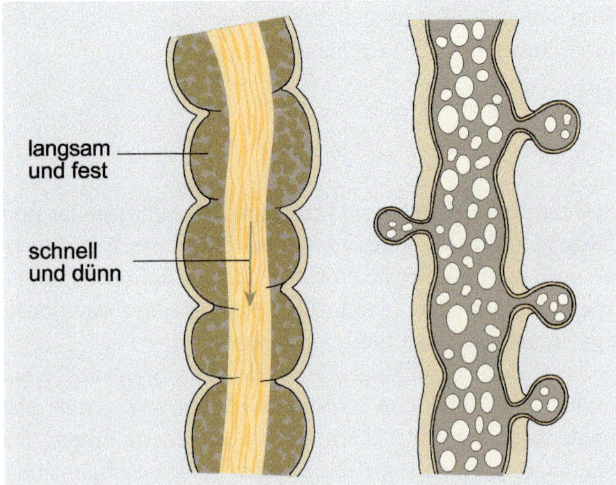

Abb. 2.23 Verschlackungen (Kotreste) bleiben zurück. Sogar Divertikel können durch chronische Gasbildung entstehen [L190]

- chronische Blähungen, Meteorismus
- erhöhtes Risiko von Fibrosierungen und Verlust der Verschieblichkeit der Bauchorgane (mögliche Folge: Kolitis!)
- Dysbiose
- Verdauungsstörungen, Obstipation, Durchfälle
- lumbale Pseudoradikulopathien durch retroperitoneale Verklebungen;
- Übelkeit;
- erhöhte Kongestion oder Stauung im Gewebe
- verringerte Aufnahme von Nährstoffen aus dem Darm
- erhöhtes Risiko von Dysfunktionen der Gallenblase mit Pankreas-Komplikationen
- Abnahme der Widerstandsfähigkeit des Gewebes
- Immunschwäche
- Allergien, die sich zunehmend zu Asthma entwickeln.

Es ist daher osteopathisch extrem wichtig, nach Ausschluss von Organpathologien, die Verschieblichkeit des Omentum majus (Oberflächenreinigung der Peritonealhöhle), des Dünndarms und der Bauchorgane in den Recessus (> Kap. 2.5.4) aufrechtzuerhalten.

Lymphe aus dem Gastrointestinaltrakt (GIT) und aus anderen Organen unterhalb des Diaphragmas dränieren in die Cisterna chyli.

Die Cisterna chyli stellt ein unregelmäßiges fibromuskuläres lymphatisches „Sammelbecken“ in der Größe einer Zigarette dar. Diese ist zwischen der Aorta und der rechten Crus des Zwerchfells eingebettet, genau ventral der Korpora von L1 und L2. Von dort zieht der Ductus thoracicus nach oben zur linken V. subclavia. Die Cisterna chyli wird in ungefähr der Hälfte der lymphangiografischen Studien, in 30 % der abdominalen MRT-Aufnahmen und in 20 % der Autopsien gefunden. Die Darstellung der Cisterna chyli variiert individuell stark: von einem dicken zu einem dünnen Rohr, von parallelen und konvergierenden Schläuchen zu gewundenen Schläuchen und Flüssigkeitsansammlungen (Pinto et al. 2004).

Der vitale Lymphstrom kann sowohl durch eine Schwäche (zu wenig Antrieb) als auch durch eine Diaphragmenhypertonie (Behinderung des Lymphflusses) abgeschwächt werden. Die Diaphragmen arbeiten am besten, wenn sie relativ entspannt und synchron tätig sind!

Auch durch Verklebungen oder hohe Spannungen der Mesenterien um die Lymph- und Venengefäße (Lymph- und Venengefäße haben sehr dünne Wände, die sehr empfindlich gegenüber Druckbelastungen sind) kann der lymphatische und venöse Fluss behindert werden.

Ergebnis der Abflussbehinderung des Ductus thoracicus ist eine Stauung in Höhe der Cisterna chyli und des Ductus thoracicus. Diese Lymphgefäße besitzen Klappen und werden erst bei einer schwereren Problematik (z. B. Ruptur, Tumoren) varikös oder in ihrer Funktion eingeschränkt. Es kommt zunehmend zu Stauungen in den faszialen Plexen der „Mesos“ und den peritonealen Organhüllen. Weil die Lymphgefäße zur Cisterna chyli alle den retroperitonealen Weg nehmen, entstehen Stauungen und Verlangsamung des Lymphflusses auch im Retroperitonealraum.

Man sollte jedoch nicht vergessen, dass Kongestionen auch die Verteilung eines Medikaments im Zielgewebe behindern! Studien zeigen an, dass das Gewebe, das die Medikamente am meisten benötigt, am wenigsten davon erhält!

Das erste Zeichen für eine abdominale Lymphstauung ist oft ein palpierbares „Voll-sein“ der Weichteile subxiphoidal oder subdiaphragmal.

Leukozyten benützen Peroxide, um Bakterien zu töten! Jede Behandlung, die die Durchblutung und damit die O_2-Zufuhr in den Geweben verbessert (natürlich nicht nur lymphatisch, sondern auch arteriell!), steigert auch die Abwehr gegen Infektionen und die Heilungskraft des Gewebes.

D. C. Zawieja wies 1996 darauf hin, dass reaktive Sauerstoffmetabolite, die bei Entzündungen entstehen, die intrinsische Lymphpumpe hemmen und damit eine wichtige Rolle bei der Entstehung von interstitiellen Ödemen spielen.

2.11 Darmentzündungen und „leaky gut“

B. Weber und C. Lieners geben an, dass folgende Faktoren die Permeabilität des Dünndarms erhöhen und damit auch den immunomodulatorischen Mechanismus entgleisen lassen (Weber und Lieners 2003):

- bakterielle, virale, mykologische und parasitäre Infektionen
- Antiphlogistika und Antirheumatika
- Interferon
- Interleukin-4 (IL-4)
- Tumor-Nekrose-Faktor-α (TNF-α)
- Stress
- Gewürze wie Paprika, Chili und Cayennepfeffer zerstören die Zwischenzellverbindungen (tight junctions), während Gewürze wie schwarzer und grüner Pfeffer, Muskatnuss und Lorbeer die Zwischenzellverbindungen stärken (Jensen-Jarolim et al. 1998)

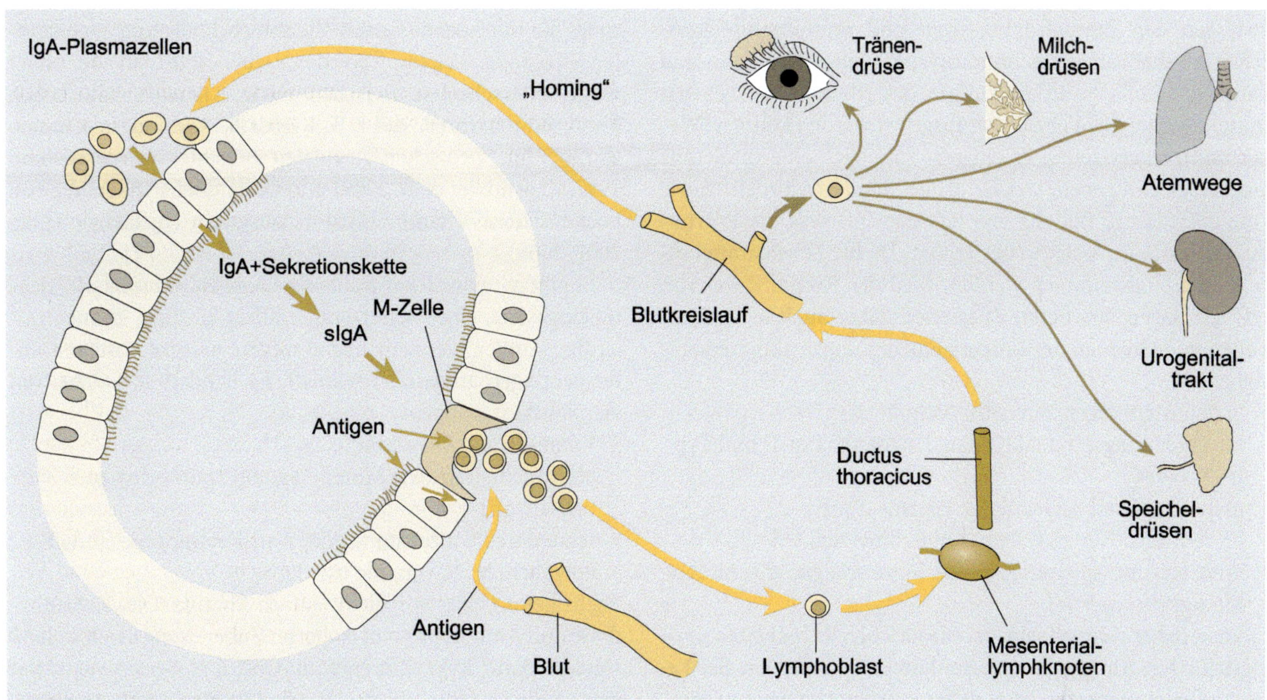

Abb. 2.24 „Homing" der Lymphozyten der Darmwand und die immunologische Vernetzung der Schleimhäute (modifiziert nach Beckmann und Rüffer 2000) [L190]

- Große Mengen an Gasen und organischen Säuren, z. B. bei Laktose-Intoleranz (Jensen-Jarolim 2006). (Ich würde hier den Einfluss chronischer Blähungen betonen.)
- Darmschleimhautatrophie durch zu wenig Ballaststoffe in der Ernährung (Gröber 2008).

TNF-α soll laut neueren Untersuchungen auch zur Apoptose geschädigter Enterozyten führen, wodurch Löcher in der intestinalen epithelialen Barriere entstehen (Martin et al. 2006).

Es kommt sozusagen zu einer intestinalen Entzündung, wobei Lebensmittelantigene, welche bisher toleriert wurden, plötzlich als körperfremd betrachtet werden. Die dabei entstehenden Reaktionen des Immunsystems verschlimmern die Entzündung und schädigen die Darmschleimhaut, sodass diese immer permeabler wird bis schließlich ein „leaky gut" (leckender Darm) entsteht. Die Desmosomen (tight junctions) zwischen den Enterozyten werden dabei leck oder lösen sich, sodass Mikroorganismen (z. B. Helicobacter pylori, Pilze, Mykotoxine) ins Blut gelangen können. Sie sind dort serologisch, genau so wie erhöhte Antikörpertiter, erfassbar.

Diese Vorgänge spielen eine Rolle bei der Pathogenese verschiedener akuter und chronischer pädiatrischer Krankheiten, wie Typ-I-Diabetes, Allergien, Asthma und entzündliche Darmkrankheiten (Liu et al. 2005).

D. Holländer gibt an, dass die Permeabilität des Darms bei M. Crohn, Traumen, Verbrennungen oder Einnahme von nicht steroidalen Antirheumatika erhöht ist (Holländer 1999).

Laut A. Krack et al. gibt es zunehmende Beweise, dass eine erhöhte Permeabilität der Darmwand ein „Durchlassen" von Bakterein und/oder Endotoxinen verursachen kann, was ein wichtiger Stimulus für eine entzündliche Zytokin-Aktivierung bei der chronischen Herzinsuffizienz sein kann (Krack et al. 2005).

Es sind also v. a. die spezialisierten Zellen der Peyer'schen Plaques (M-Zellen oder Mikrofalten-Zellen), die kontinuierlich vorbeiströmende Antigene aufnehmen und diese den subepithelial gelegenen Lymphozyten und Makrophagen präsentieren. Dadurch werden B-Lymphozyten stimuliert und gelangen über die Darmlymphgefäße in den Ductus thoracicus und von dort in den Blutkreislauf. Der Großteil dieser B-Lymphozyten (etwa 80–90 %) kehrt wieder in die Darmwand zurück, was als „Homing" bezeichnet wird (➤ Abb. 2.24), während die restlichen 10–20 % sich in den anderen Körperschleimhäuten ansiedelt. Die Schleimhäute sind also immunologisch miteinander vernetzt und können miteinander „kommunizieren". So können Abwehrzellen aus allen immunkompetenten Geweben eine Wirkung auf (andere) Schleimhäute ausüben.

Die zurückgekehrten und „gereiften" B-Lymphozyten in der Darmwand produzieren sekretorische Immunglobuline A (sIgA), die in die Darmschleimhautoberfläche abgegeben werden und wie eine Art „Schutzanstrich" („antibody painting") funktionieren.

Praxistipp

Vor diesem Hintergrund erscheint es sinnvoll, die Durchblutung der Darmschichten mit osteopathischen Techniken zu stimulieren, damit die körpereigene Abwehr angeregt wird.

B. Weber und C. Lieners geben an, dass durch fehlerhafte Antworten gegenüber Lebensmittelantigenen das Gleichgewicht zwischen den immunsuppressiven und immunmodulatorischen Mechanismen des Immunsystems entgleisen kann und damit entzündliche Erkrankungen des Dünndarms, Lebensmittelunverträglichkeiten usw. ausgelöst werden können (Weber und Lieners 2003). Es entsteht zusätzlich eine Intoleranz gegenüber Antigenen, welche bisher toleriert wurden, sowie eine übermäßige Bildung von IgG und IgE, was die Entzündungsreaktionen noch weiter erhöht. Da die Lebensmittel regelmäßig eingenommen werden, wird der Körper dabei von IgG sozusagen überflutet. Es können daher auch in anderen Teilen und Organen des Körpers Entzündungsreaktionen entstehen:

- in den Atemwegen: Sinusitis, Asthma
- im Verdauungstrakt: M. Crohn, Reizdarm, Typ-I- und Typ-II-Diabetes
- in der Haut und Schleimhaut: Exzeme, Psoriasis
- im zentralen Nervensystem: Kopfschmerzen, MS
- im Bewegungsapparat: Arthritis, Fibromyalgie, chronisches Müdigkeitssyndrom.

Es kann daher sinnvoll sein, bei chronischen Krankheiten serologisch nach Antigenen und Antikörpern zu suchen. Bei Lebensmittelintoleranzen ist es daher sehr wichtig, jene Lebensmittel, die als körperfremd angesehen werden, zunächst absolut zu meiden, damit die „Entzündungskaskade“ und die Überflutung mit Antikörpern und Entzündungsmediatoren gestoppt werden kann. Die Unverträglichkeitsrate gegenüber Nahrungsmittelbestandteilen ist in den letzten Jahren massiv angestiegen. Es kann medizinisch möglich sein, durch eine Blutanalyse herauszufinden, ob Lebensmittelallergien bestehen, was allerdings ziemlich kontrovers diskutiert wird (Martin et al. 2006).

2.12 Ernährung

2.12.1 Einführung

Wir sollten uns sowohl mit den kumulativen Effekten der verschiedenen Belastungen, als auch mit der „Eigenverantwortung“ des Patienten auseinandersetzen. Dabei sind sowohl krankheitsfördernde als auch gesundheitsfördernde Faktoren zu berücksichtigen. Eigenverantwortung beinhaltet tägliche Bewegung, eine vernünftige Ernährung, das Einhalten von regelmäßigen Pausen, das Respektieren der eigenen Grenzen, aber auch das Respektieren der Grenzen von Mitmenschen und Lebewesen, das Einhalten von ethischen Grundsätzen u. v. m.

Dabei muss der moderne Mensch in unserer Konsumgesellschaft wieder lernen, dass *„mehr nicht immer besser“* heißt und es auch *„zu viel von etwas“* geben kann!

Das Thema der Ernährung wird in der Literatur leider sehr kontrovers diskutiert und führt nicht nur den verunsicherten Laien zu „verbittert umkämpften Fachregionen“ der Biochemie. Dazu entsteht neuerdings durch Berichte über ausgelaugte Böden und Vitaminmangel eine noch größere Verunsicherung, die mit hochdosierten Vitamincocktails und sogenannten Vitalstoffen bekämpft werden. Dabei sollte man aber unbedingt unterscheiden zwischen entsprechenden natürlichen Ernährungsfaktoren, die z. B. Krebsfälle verhindern können, worüber im Deutschen Ärzteblatt berichtet wurde (Glomp 1997, Knäsmüller et al. 2009) und Gesundheitsrisiken, die von hochdosierten Vitaminpräparate ausgehen (Bjelakovic et al. 2007, 2008).

Es gibt in pflanzlicher Nahrung einige Substanzen, die, richtig eingesetzt, einen schützenden Effekt ausüben können. Allerdings sollten hierzu dringend weitere wissenschaftliche Untersuchungen ausgeführt werden. Es handelt sich dabei um vier Substanzgruppen:

- Vitamine und Provitamine
- Mikronährstoffe, wie Mineralien und Spurenelemente
- Ballaststoffe
- sekundäre Pflanzenstoffe oder Anti-Karzinogene (Indole, Polyphenole, Flavonoide usw.).

Fuchs betont, dass wir nicht einfach Eiweiße, Öle, Kohlenhydrate und Aminosäuren in isolierter Zubereitung essen sollten, sondern dafür Käse, Butter, Brot, Obst und Gemüse usw. mit einer Fülle weiterer Nährstoffe, wie Pflanzenöstrogene, Protease-Inhibitoren, Phenolsäuren, Ballaststoffen, Aromastoffen usw. (Fuchs 2007).

Es erscheint wenig sinnvoll einzelne Lebensmittel auf bestimmte Nährstoffe zu reduzieren und diese Nährstoffe als Maßstab zu benutzen, ohne die vielen Wechselwirkungen zwischen diesen Nährstoffen zu berücksichtigen. **Es ist darüber hinaus einfach unmöglich, Nährstoffe, wie z. B. Magnesium oder Kalzium, die an zahlreichen Stoffwechselvorgängen teilnehmen und Bestandteil verschiedener Enzyme sind, im Körper bis in den letzten Winkel zu verfolgen.** Magnesium ist z. B. Bestandteil von mehr als 300 spezifischen Zell- und Gewebeenzymen, die für den Stoffwechsel wichtig sind. Ströhle gibt dazu interessante Rück- und Seitenblicke im Zeitalter der Ernährungsver(w)irrung und äußert sarkastisch: *„Wir ertrinken in Wissen und dürsten nach Einsicht ...!“* (Ströhle 2009).

Im Körper werden das „Material“ und die Zellen ständig erneuert und stoffwechselregulierende Enzyme synthetisiert (jede Zelle enthält etwa 10.000 Enzyme), aber dazu brauchen wir täglich eine ausreichende und ausgewogene Nährstoffzufuhr. Laut Flindt werden manche Zellen, z. B. Magen- und Dünndarmzellen, aber auch Leukozyten, erstaunlich schnell erneuert (innerhalb von ein paar Tagen) (Flindt 2003, ➤ Abb. 2.25).

Die heutige Nahrung ist wesentlich weniger verfault, verschimmelt und verkeimt, als das früher der Fall war, aber das hat allerdings auch seinen Preis (Einsatz von Chemikalien und industrielle Verarbeitung). G. Rechekemmer vom Bundesinstitut für Ernährung und Lebensmittel berichtete 2012 in einem Interview für die Zeitschrift „Der Spiegel“, dass die landwirtschaftlichen Böden heute durch gezielte Düngung viel nährstoffreicher sind als früher. Er bezeichnet es als ein „Märchen der Vitaminindustrie“, dass die Lebensmittel früher mehr Vitamine enthielten (Grill 2012). Dieses Thema wird sehr leidenschaftlich und kontrovers diskutiert. Was man dabei vielleicht

Organe	Durchschnittliche Lebensdauer in Tagen	Organe	Durchschnittliche Lebensdauer in Tagen
Magen (Pylorus)	1,8 - 1,9	Rote Blutkörperchen	120,0
Magen (Cardia)	9,1	Harnblase	64,0
Dünndarm	1,3 - 1,6		
Leber	10,0 - 20,0	Epidermis:	
Dickdarm	10,0	Lippen	14,7
Enddarm	6,2	Sohlen	19,1
After	4,3	Bauchhaut	19,4
Luftröhre	47,5	Ohr	34,5
Lunge (Alveolen)	8,1	Nervensystem	vermutlich Jahre/ Jahrzehnte
Weiße Blutkörperchen	1,0 - 3,0		

Abb. 2.25 Lebensdauer von Zellen in verschiedenen Organen des Menschen. Verweis auf: „Auflistung nach R. Flindt: Biologie in Zahlen, Spektrum Akademischer Verlag". [L190]

nicht übersehen sollte, ist, dass heute mehr Obst und Gemüse leichter und schneller zur Verfügung steht als früher. Allerdings muss man Zeit zum Einkaufen und für die Zubereitung usw. mitbringen. **Meiner Meinung nach liegen die Schwierigkeiten hauptsächlich im Verhalten des Konsumenten sowie in der Ver- und Bearbeitung und Konservierung der Nahrung und weniger in der Nahrung selber!**

N. Fuchs gibt an, dass fast die Hälfte unseres tägliches Nahrungsbedarfes aus Zucker besteht und wir zu viele wertlose Kohlenhydrate (raffiniertes Mehl und Zucker) und tierische Fette konsumieren. Anders ausgedrückt: wir nehmen zu viel nährstoffarme Ernährung (arm an sekundären Pflanzenstoffen und Mikronährstoffen) zu uns (Fuchs N. 2007). Es wäre durchaus interessant nachzufragen, wie oft ein Patient Obst und Gemüse isst. Manche „gestresste" Patienten ernähren sich z. B. hauptsächlich von Fertigprodukten, weil sich dadurch die Zeit zum Kochen sparen lässt. Manchmal wird sogar weniger als einmal pro Woche Obst und Gemüse verzehrt.

Die Ernährung in westlichen Ländern besteht oft zum Großteil aus Weißmehl, Spaghetti und poliertem Reis, sodass unserem Körper wichtige Mikronährstoffe (Kalium, Magnesium, Zink, Vit. K, Vit. B, Kupfer, Eisen usw.), Ballaststoffe und Antioxidantien (Beta-Carotin, Selen, Vit. D, Zink usw.) fehlen. Weil unsere Ernährung oft auch zu viele gesättigte Fettsäure und „beschädigte" Fette beinhaltet, besteht zweifelsohne die Gefahr für Diabetes, Herz-Kreislaufstörungen, Immunerkrankungen, Allergien, Krebs, Rheuma, Lebererkrankungen und entzündliche Erkrankungen.

Es sei nochmals betont, dass Nährstoffe keine isolierte Wirkung ausüben, sondern im menschlichen Körper (anders als im Labor) immer mit anderen Nährstoffen interagieren und eine individuelle Prägung aufweisen! **Studien, die Nährstoffe isoliert betrachten, helfen zwar, Einzelwirkungen besser zu verstehen, erlauben aber nur beschränkte Rückschlüsse auf die tatsächlichen Vorgänge im Rahmen kompletter Mahlzeiten.**

Es zeigen sich komplexe Wechselwirkungen, die längst noch nicht alle verstanden werden! In welchem Umfang die synergistischen und auch die antagonistischen Wirkungen zwischen verschiedenen Pflanzenstoffen, Nährstoffen, Metaboliten und Schadstoffen stattfinden, kann gegenwärtig (noch) nicht gemessen werden!

Wie die optimale Zusammensetzung von Vitaminen, Mineralien und Spurenelementen auszusehen hat, weiß (außer der Natur) momentan wirklich niemand. Es stellt sich daher die kritische und ernstzunehmende Frage, in wie fern es sinnvoll bzw. sogar schädlich ist, Nahrungsergänzungsmittel und künstliche Vitamin- und Mineralstoffpräparate einzunehmen? Außer Zweifel steht, dass es am Gesündesten und Billigsten ist, wenn man Vitamine, Mineralien und Spurenelemente in natürlicher Form zu sich nimmt, d. h. in Form von Obst und Gemüse, und zwar mehrmals am Tag! Die schützende Wirkung von Obst und Gemüse scheint weniger auf die einzelnen Bestandteile, sondern besonders auf das Zusammenspiel der verschiedenen Makro- und Mikronährstoffen zurückzuführen sein. Studien mit einzelnen Wirkstoffen scheinen in neuester Zeit die Erwartungen der Vitaminhersteller zu enttäuschen. Weitere wissenschaftliche Untersuchungen sind notwendig (Bjelakovic et al. 2007, 2008).

Es gibt weiterhin leider auch keine Studien, die die Rolle von bewusstem Essen und Genießen als seelisches Wohlbefinden und Lebensqualität berücksichtigen. Man kann sich der Gesundheit wegen, beim Essen zwar willentlich missmutig „kasteien", aber das kann Frustrationen auslösen, deren Rolle ebenfalls berücksichtigt werden sollte.

Beim gemeinsamen Essen unterhält man sich, man genießt zusammen die Speisen und feiert sogar Anlässe. Essen ist also nicht nur eine biochemische Angelegenheit, sondern erfüllt auch kulturelle und soziale Funktionen. Man kann frohlockend angeben, dass auch die Geschmacksbildung durch das abwechselungsreiche Essen Teil der Persönlichkeitsentwicklung ist.

Darüber hinaus sind Studien mit Tieren nicht direkt eins zu eins auf den Menschen übertragbar! So kann z. B. ein Schaf anscheinend größere Mengen an Arsen verdauen, während für einen Menschen bereits kleinste Mengen tödlich sind. Mandeln scheinen für Hühner tödlich zu sein, wogegen der Mensch sie unbeschadet verspeisen kann. Für Menschen soll man also unbedingt einen „menschlichen" Maßstab verwenden!

Es erscheint also sinnvoll, nachfolgend kurz über Nährstoffe und Lebensmittel nachzudenken.

2.12.2 Einige Mikronährstoffe

Makronährstoffe (Käse, Fleisch, Gemüse, Obst, Brot...) bestehen aus verschiedene Mikronährstoffe, die wir nachfolgend besprechen.

1 Kohlenhydrate (KH)

Basiswissen der Kohlenhydrate (KH) Kohlenhydrate (KH) bilden Brennstoff (zwingend) für das zentrale Nervensystem, das Nierenmark und die Erythrozyten, aber sie bilden auch Strukturbestandteile der Gewebe (Matrixmoleküle, Bestandteile von Nukleotiden und Nukleinsäuren, Bestandteile der Zellmembran usw.). Manche Zellen können neben KH auch Fettsäuren abbauen. KH werden als Glykogen in der Muskulatur und der Leber gespeichert. Der Glykogenspeicher ist aber auf 300–750 g begrenzt und reicht für 60–90 Minuten Belastung. Der Fettspeicher ist normalerweise mit ca. 10 kg viel größer – und bei Fettleibigkeit noch ausgeprägter.

KH setzen aerob doppelt so schnell Energie (4 kcal/g KH) frei wie Fette (9 kcal/g Fett). KH brauchen dabei weniger Sauerstoff für die Verbrennung als Fette.

Es gibt keine „essenziellen" KH, die wir unbedingt mit der Nahrung zuführen müssen, im Gegensatz zu den Lipiden und den Aminosäuren! Der gesunde Körper kann zwar alle KH selber herstellen, aber es bedarf vieler chemischer Schritte und zahlreicher Enzyme, um jedes Saccharid, außer Glukose, herstellen zu können. Mandoa und Kitei vermuten, dass der Körper unter Stress eventuell nicht in der Lage sein kann, wichtige Saccharide schnell genug zu produzieren und demzufolge fehlerhafte Glykoproteine und falsche Informationen freisetzt (Mondoa und Kitei 2004, Pies 2007).

KH werden mit der pflanzlichen Nahrung zum größten Teil in Form des Polysaccharids Stärke (besteht aus Amylose und Amylopektin) und mit der tierischen Nahrung in Form von Glykogen aufgenommen. KH müssen mit Hilfe von Enzymen zu Monosacchariden abgebaut werden, da nur diese Saccharidform vom Körper aufgenommen werden kann.
Die wichtigsten Zucker-Enzyme sind:

- Ptyalin (Speichelamylase) der Speicheldrüsen,
- Maltase, Isomaltase und α-Amylase des Pankreas,
- Laktase, Saccharase und Disaccharidasen der Darmmukosa.

Nach der Aufnahme durch die Darmwand werden die Monosaccharide in der Leber in Glukose und andere wichtige Monosaccharidbausteine umgewandelt oder eventuell als Glykogen in der Leber und in Muskeln gespeichert. Es sei erwähnt, dass ca. 30 % Fruktose in Glukose umgewandelt wird (Koula-Jenik et al. 2006).

Blutzuckerspiegel Unser Körper ist bestrebt, den Blutzuckerspiegel innerhalb enger Grenzen konstant zu halten. Glukose wird dabei möglichst schnell von den Zellen aufgenommen. Dazu schüttet das Pankreas, v. a. nach einer kohlenhydratreichen Mahlzeit, vermehrt Insulin aus, bzw. setzt es zwischen den Mahlzeiten Glukagon frei, wenn wenig Glukose im Blut vorhanden ist.

Insulin macht dazu die Zellmembranen in Insulinabhängigen Geweben (Muskel, Leber, Fettgewebe) für Glukose durchgängig und fördert in Leber und Skelettmuskulatur die Glykolyse (Spaltung von Glukose in Pyruvat, das dann bei Vorhandensein von O_2 verbrennt oder ohne O_2 vergärt wird). Gleichzeitig hemmt Insulin die Glykogenolyse und Glukoneogenese (Rassow et al. 2008). Insulin verstärkt im Fettgewebe und in der Leber ferner die Fettsäuresynthese und fördert die zelluläre Aufnahme von Fettsäuren und Aminosäuren (Deetjen et al. 2005). Weiterhin wird für den Zuckerabbau u. a. Magnesium, Chrom, Zink, Mangan und Vit. B-Komplexe benötigt. Leider fehlen diese Mikronährstoffe, die vor allem in Schalen und Keimen vorkommen, oft in unserer Ernährung, die oft viele raffinierten Kohlenhydrate (Weißmehl, Spaghetti, Süßigkeiten usw.) enthält.

Bei Typ-I-Diabetes sind die Insulin-produzierenden β-Zellen des Pankreas durch autoimmunologische Prozesse zerstört worden (Autoimmunerkrankung). Auch Virusinfektionen, Impfungen, toxische Substanzen und Nahrungskomponenten (z. B. Koffein) werden als potenzielle Ursachen betrachtet (Kasper 2009). Campbell und Campbell machen für diese Autoimmunerkrankung das Kuhmilchprotein und die Antikörper gegen unvollständig verdaute Kuhmilchproteine (Bovines Serumalbumin, BSA) verantwortlich (Campbell und Campbell 2011). Kasper gibt an, dass ein hoher Kaffeekonsum statistisch mit einer höheren Inzidenz von Typ-I-Diabetes einhergeht. Weiterhin gibt er an, dass eine erhöhte Diabetesrate bei einer Ernährung mit Kuhmilchproteinen vor dem 8. Lebenstag eines Kindes auftritt (Kasper 2009). Es scheint, dass je mehr Kuhmilch verzehrt wird, desto häufiger tritt Typ-I-Diabetes auf. Weitere Untersuchungen sind hier sicherlich angebracht. Wie kompliziert die Sachlage bezüglich Diabetes wirklich ist, zeigen folgende Angaben. Meyer et al. untersuchten 36.000 Frauen über einen Zeitraum von sechs Jahren (Meyer et al. 2000). Die Frauen, die prozentual am seltensten Diabetes bekamen, waren überraschenderweise ausgerechnet jene, die am meisten ungeschältes Getreide und Ballaststoffe zu sich nahmen. Der genaue Wirkungsmechanismus ist dabei noch nicht bekannt. Man vermutet, dass Enzyminhibitoren (z. B. α-Amylasehemmer), die in Getreide vorkommen, und auch Lektine, Phytate, Tannine, Stärke-Protein- und Stärke-Fett-Verbindungen dafür verantwortlich sind (Kasper 2009).

J. Marshall et al. führten eine Studie mit 1.300 Menschen aus und berichten, dass ein Zusammenhang zwischen einer fettreichen, kohlenhydratarmen Ernährung und der Entstehung von nicht insulinabhängigen Diabetes mellitus (Typ-II-Diabetes) besteht (Marshall et al. 1991).

Typ-II-Diabetes geht mit einer Hyperglykämie aufgrund einer Insulinresistenz und eines relativen Defekts der Insulinsekretion einher (Kasper 2009). Typ-II-Diabetes ist oft mit einem metabolischen Syndrom kombiniert. Die Pathogenese des Typ-II-Diabetes ist unklar. Neben genetischen Ursachen sind auch eine gesteigerte Nahrungszufuhr, Adipositas und Bewegungsmangel wichtige ursächliche Faktoren (Deetjen et al. 2005, Kasper 2009). Um wirksam sein zu können, braucht Insulin die Insulinrezeptoren der Zellmembran. Die Zahl der Insulinrezeptoren ist von verschiedenen Faktoren abhängig. Ein ständig hoher Insulinspiegel reduziert die Zahl der Insulinrezeptoren (Down-Regulation) und resultiert letztendlich in einer Insulinresistenz, was u. a. durch Überernährung und Bewegungsmangel hervorgerufen wird. Dafür steigt die Zahl der Insulinrezeptoren (Up-Regulation) wenn der Insulinspiegel sinkt, z. B. bei Hungern und bei körperlicher Aktivität. Manchmal ist weniger eben doch mehr ...

Postprandialer Metabolismus und das metabolische Wohlstandssyndrom Wird nicht genügend Insulin ausgeschüttet oder existiert eine Insulinresistenz (Zellen reagieren nicht mehr auf Insulin), so steigt die Konzentration von Glukose im Blut an (Hyperglykämie), während die Konzentration in der Zelle abnimmt. Diese Hyperglykämie wird zusätzlich noch durch die Enthemmung der Glukoneogenese verstärkt, sodass der Glukosespiegel auch im Nüchternzustand hoch ist. Um ein intrazelluläres Energiedefizit zu vermeiden, wandeln die Zellen vorhandene Aminosäuren in Glukose um (Glukoneogenese). Dies bedeutet aber, dass diese Aminosäuren nicht mehr für ihre eigentlichen Stoffwechselfunktionen zur Verfügung stehen, was zu einem sog. **„postprandialen Dysmetabolismus“** führt. Das beinhaltet u. a.: einen Triglyzeridanstieg im Blut, oxidativen Stress, Hyperinsulinämie, endotheliale Dysfunktionen, eine herabgesetzte Fibrinolyse (Thrombosegefahr). Zusätzlich bauen die Zellen auch vermehrt Fett ab, wobei zu viel Acetyl-Coenzym A (Essigsäure) entsteht. Diese wird dann in Ketone umgewandelt, was zu einer gefährlichen Ketoazidose mit Koma führen kann. Weiterhin lagert sich bei erhöhter Blutzuckerkonzentration vermehrt Glukose in insulinunabhängigem Gewebe ab, z. B. in der Augenlinse (diabetische Katarakt) und in peripheren Nervenzellen. Glukose wird dort in Sorbitol umgewandelt, welches nur schwer verstoffwechselt und nicht aus der Zelle ausgeschieden werden kann.

Die Mehrzahl der Stoffwechselerkrankungen entwickelt sich auf dem Boden eines metabolischen Syndroms, das man als **„Wohlstandssyndrom“** bezeichnen kann (Herold 2007, Kasper 2009):

- abdominelle Adipositas
- Dyslipoproteinämie (Dyslipidämie): Triglyzeride > 150 mg/dl, HDL-Cholesterin < 50 mg/dl (♂) bzw. < 40 mg/dl (♀)
- Hypertonie: systolisch > 130 mmHg oder diastolisch > 85 mmHg
- Nüchternplasmaglukose: ≥ 100 mg/dl (Insulinresistenz) oder Typ-II-Diabetes

Eine Nüchternplasmaglukose ≥ 126 mg/dl und ein Blutzuckerspiegel ≥ 200 mg/dl deuten eher auf Typ-I-Diabetes mellitus.

Verzuckerung von Hämoglobin Glukose lagert sich gerne an einer der vier Untergruppen von Hämoglobin an. Dabei handelt es sich um HbA_0, HbA_1, HbA_2 und HbF. Durch die Anlagerung von Zucker an Hämoglobin entsteht sozuagen eine Verzuckerung von Hämoglobin zu HbA_{1c} (= glykiertes Hämoglobin). Bei einem gesunden Menschen sind 4 bis 6 % der Hämoglobin-Moleküle von Zuckermolekülen belagert. Eine vermehrte „Verzuckerung“ des Hämoglobins kann somit zu einer verminderten Sauerstoffbindung an Hämoglobin führen. Dies wirkt sich auf Dauer sehr negativ auf das zu versorgende Gewebe aus!

Es dauert vier Monate bis glykiertes Hämoglobin vollkommen abgebaut ist (Lebensdauer der Erythrozyten), sodass man bei einer kohlenhydratreduzierten Diät nicht mit einer raschen Änderung der Hämoglobinwerte rechnen kann. Studien zeigen, dass bei Patienten mit Typ-II-Diabetes der HbA_{1c} pharmakologisch nicht drastisch senken sollte, weil dadurch die Gefahr eines Herzinfarkts oder Schlaganfalles steigt (Beverley und Simon 2010). Darüber hinaus fälschen Medikamente (Acetylsalizylsäure), Alkohol und Eisenmangel die HbA_{1c}-Werte! Currie zeigte in einer Studie mit über 20.000 Diabetikern (Typ 2) an, dass Patienten mit einem HbA_{1c}-Wert von 6,5 % eine gleich hohe Sterblichkeit wie Patienten mit einem „schlechten“ Wert von 10 % aufweisen. Patienten, die ihren HbA_{1c}-Wert auf 7,5 % senkten, hatten die niedrigste Sterberate (Currie et al. 2010).

Advanced Glycation Endproducts (AGEs) Darüber hinaus bilden Glukose-Moleküle mit Proteinen beim Backen, Braten, Grillen, Kochen durch Glykosilierung **„Advanced Glycation Endproducts (AGE)“** oder „verzuckerte Proteine“. Diese AGEs beeinträchtigen die Gewebestrukturen und bilden zahlreiche reaktive oxidative Spezies (ROS). Dies wird als oxidativer Stress (zu viel Elektronen abgebend) bezeichnet. Es handelt sich bei den reaktiven Sauerstoffverbindungen um Superoxid (O_2^-), Wasserstoffperoxid (H_2O_2) und das Hydroxylradikal (OH). AGEs sind irreversible Quervernetzungen, die durch die Reaktion von Proteinen und/oder Fetten mit reduzierenden Zuckern (Zucker mit einer freien Aldehydgruppe -CHO) bei der Erhitzung und Verarbeitung, aber auch durch Reaktion des Blutzuckers mit Serumproteinen, entstehen. AGEs kommen v. a. in Süßigkeiten und Fast-Food vor. Sie sind nephrotoxisch, induzieren Entzündungsreaktionen und stehen im Verdacht Diabetes, Arteriosklerose, Mikroangiopathien und Neuropathien auszulösen.

Untersuchungen mit Benfotiamin (Vorstufe von Vit. B_1) zeigen, dass Vit. B_1 (Thiamin) die Proteinglykosilierung, d. h. die Bildung dieser schädlichen AGEs, hemmen kann (Stirban et al. 2006). Das bedeutet, dass Vit.-B_1-Mangel die Verzuckerung von Proteinen verschlimmern kann. Vitamin-B_1-Mangel kann durch Alkoholmissbrauch, Medikamente (Antiepileptika, orale Kontrazeptiva, Antazida usw.), hohe Zufuhr einfacher Kohlenhydrate, rohes Fleisch (Thiaminasen) und Magnesiummangel induziert werden. Ein Thiaminmangel wird mit dem Erythrozytentransketolase-Aktivitätstest (ETKA-Test) diagnostiziert (Biesalski et al. 2004). Vit. B_1 findet man z. B. in Bierhefe,

2

Weizenkeimen, Sonnenblumenkernen. Weil Magnesium ein Cofaktor von Transketolase ist, ist auch eine ausreichende Magnesiumzufuhr wichtig. Man findet Magnesium in Weizenkeimen, Haferflocken, Mais usw.

Glykämischer Index und Glykämische Last Wegen der Diabetesgefahr spricht man bei Lebensmitteln oft vom Glykämischen Index (GI) und von der Glykämischen Last (GL) (➢ Abb. 2.26). Es sei jedoch betont, dass es grundsätzlich zwei unterschiedliche Arten von Kohlenhydraten gibt:

- raffinierte Kohlenhydrate (Speisestärke und Zucker, die industriell aus Pflanzen gewonnen werden)
- komplexe Kohlenhydrate (in industriell unverarbeitetem frischem Obst und Gemüse sowie in ungeschältem Getreide und Naturreis).

Der **Glykämische Index (GI)**)entspricht der Fläche unter der Blutzuckerkurve nach dem Verzehr von 50 g KH in Form verschiedener Lebensmittel im Vergleich zur Fläche unter der Kurve nach Verzehr von 50 g reiner Glukose (Referenz) (Koula-Jenik et al. 2006). Er bezieht also das Maß zur Bestimmung der Wirkung eines kohlenhydrathaltigen Lebensmittels auf den Blutzuckerspiegel. Ein hoher GI ist > 70, ein mittlerer GI ist 50–70 und ein niedriger GI < 50. Je niedriger der GI, desto geringer ist der postprandialer Blutzuckeranstieg und umgekehrt. Beispiele: Kartoffeln haben ein GI von 70, Haferflocken 90, Spaghetti 70, Äpfel 50, Hülsenfrüchte 40 und Bitterschokolade (70 % Kakao) 20.

Die Glykämische Last (GL))wird berechnet, indem man den GI des Nahrungsmittels durch 100 dividiert und das Ergebnis, mit der Menge (in g) an Kohlenhydraten in 100 g des Nahrungsmittels multipliziert (Koula-Kenik et al. 2006).

Folgende Faktoren spielen beim GI bzw. bei der GL eine wichtige Rolle und erklären die kontroversen Diskussionen unter „Ernährungsexperten" bei der Auswertung von kohlenhydratreichen Nahrungsmitteln:

- Die Art und Menge der Kohlenhydrate, die sich gegenseitig beeinflussen sorgen für eine schlechte Messbarkeit und schlechte Reproduzierbarkeit. Dennoch lässt sich eindeutig ein Zusammenhhang zwischen dem Verzehr von Zivilisationskost mit großen Mengen an Weißmehl, Zucker, Fleisch sowie Kuhmilch und der Zunahme von Diabetesfällen erkennen (Feyerer 2008).
- Je höher der Ballststoffgehalt ist, umso niedriger ist der GI und GL. Ballaststoffe senken die postprandiale Glukosekonzentration und die Insulinfreisetzung (Kasper 2009).
- Die Konsistenz: stärkehaltige Lebensmittel sorgen für einen hohen GI und GL.
- Je stärker die Kohlenhydrate verarbeitet sind, umso höher der GI und GL. Pflanzliche und rohe Lebensmittel haben einen niedrigeren GI.
- Je höher die Konzentration an Enzyminhibitoren (v. a. die α-Amylase-Inhibitoren) umso niedriger der GI und GL.
- Der Protein- und Fettgehalt der Lebensmittel spielt sicher eine Rolle, wird jedoch kontrovers diskutiert.

Mitochondrienfunktion Ob Zellen Glukose eher aerob oder anaerob abbauen, hängt vor allem damit zusammen, wieviel Sauerstoff und Mikronährstoffe verfügbar sind (was wiederum mit der Durchblutung und dem Fließen der Körperflüssigkeiten zusammenhängt). Auch die Aktivität des TKTL-1-Gen (Transketolase-like-1-Gen) mit dem TKTL-1 Enzym (Coy et al. 2005) ist hier wichtig. Ferner spielen die Anzahl an freien Radikalen sowie die Funktionalität der Mitochondrien eine wichtige Rolle (Meert 2012)!

Folgende Faktoren stehen in Verdacht, die Mitochondrienfunktion zu stören oder sogar die Mitochondrien zu zerstören, sodass eine anaerobe Vergärung favorisiert wird: Antibiotika, Sauerstoffmangel, Nitrit als Konservierungsstoff, Schmerzmittel, Medikamente mit Nitroverbindungen, Antioxidantienmangel, Mangel an ungesättigten Fettsäuren, Aminosäurenmangel, Übersäuerung, chronische Entzündungen, chronische Stressbelastungen, Chemotherapie usw. (Kremer 2006). Weitere Untersuchungen wären hier angebracht.

Zuckerbausteine im Körper Unser Körper braucht neben Amino- und Fettsäure folgende Monosaccharidbausteine: Glukose, Galaktose, Mannose, N-Azetylglukosamin, N-Azetylgalaktosamin und Neuraminsäure (Löffler et al. 2007). Mondoa und Kitei und auch Pies nennen ferner Xylose (Mondoa und Kitei 2004, Pies 2007). Häufig sind nur zwei oder drei Zuckerformen Bestandteil unserer täglichen Nahrung, nämlich Glu-

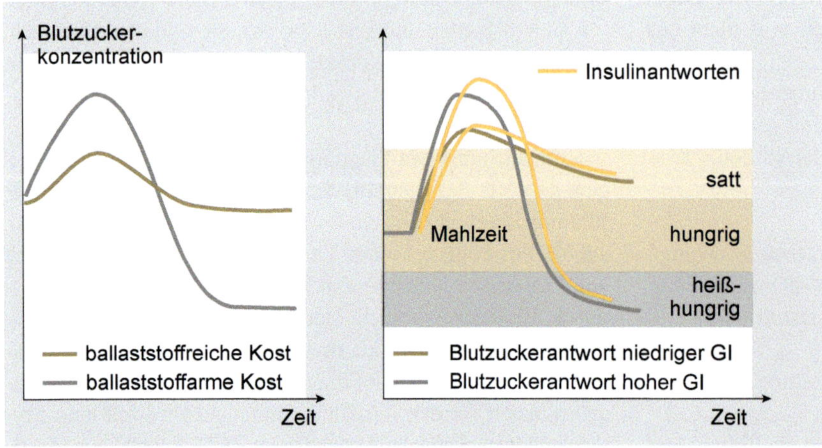

Abb. 2.26 Die Blutzuckerkonzentration und Insulinantwort [L190]

kose (in Pflanzen und Industriezucker), Galaktose (in Milchprodukten) und Fruktose (in Obst und Industriezucker) – und leider oft auch noch in viel zu hohen Dosen. Sie geben an, dass es sinnvoll wäre, diese Zuckerbausteine direkt aus der natürlichen Nahrung und nicht aus industriellen Zuckern aufzunehmen. Die o. g. wichtigen Monosaccharidbausteine bilden Polysacchariden und binden sich an Proteine (Glykoproteine) oder Lipide (Glykolipide), die enorm viele Aufgaben im Körper erfüllen und vom Körper als Baumaterial benötigt werden. So erfüllen diese Zuckerverbindungen wichtige Aufgaben für das Immunsystem (z. B. Infektionshemmung, Hemmung des Tumorwachstums), für die Gehirntätigkeit (z. B. Gedächtnis), für das Nervensystem, für die Erhaltung der Knochendichte und Muskelmasse usw. Lieferanten der wichtigen Monosaccharidbausteine sind z. B. Muttermilch, Aloe vera, viele Pilz-Arten und Obst-Sorten (Ananas, Preiselbeeren, Äpfel, Orangen usw.). Wenn von medizinischer Seite keine Kontraindikationen (z. B. Diabetes, Einnahme von Antikoagulatien usw.) oder Allergien vorliegen, ist ein abwechslungsreicher Speiseplan mit Pilzen, Obst und exotischen Früchten sinnvoll.

Verschlackung Wird Glukose nicht sofort durch Insulin verstoffwechselt, führt dies zu einer nicht-enzymatischen Glykosilierung der extrazellulären Matrix und Zellkomponenten des Bindegewebes (Heine 1997, Pischinger 2004). Dabei bindet sich Glukose an die Aminosäuregruppen der Proteoglykane (PG) und Glykosaminoglykane (GAG), an Struktur- und Vernetzungsproteine und an die Lipiddoppelmembran der Zellen, was zu Verschlackungsphänomenen führt.

Es scheint darüber hinaus auch sinnvoll zu sein, den Konsum von „Zucker“ in Form von einfachen Kohlehydraten zu reduzieren, insbesondere um eine anaerobe Stoffwechselsituation und Entartung von Zellen zu vermeiden! Hingegen sollten Kohlenhydrate in Form von komplexen Kohlenhydraten wie Getreide, Hülsenfrüchte, Reis, Pellkartoffeln usw., die reich an essenziellen Mikronährstoffen und Ballaststoffen sind, ausreichend konsumiert werden!

❷ Fette oder Lipide

Lipide haben viele Funktionen: Energiespeicherung und Energiebereitstellung, Aufbau von Zellmembranen und Zellorganellen, Bereitstellung von Signalmolekülen (Steroidhormone, Prostaglandine, Thromboxane, Leukotriene usw.), Resorption von fettlöslischen Vitaminen (E, D, K, A).

Lipide werden durch Lipasen der Speicheldrüse, des Pankreas, der Magenschleimhaut und der Darmschleimhaut sowie durch Gallensäure in Monoglyzeride und freie Fettsäure aufgespalten. Die langkettigen Fettsäuren bilden gemeinsam mit den Gallensalzen sog. Mizellen (Klümpchen) und werden als Chylomikronen (Lipoproteinpartikel) durch die Lymphe an den großen Blutkreislauf abgegeben. Die kurzkettigen Fettsäure werden ohne Gallensalze direkt in die Blutbahn (V. mesenterica → V. portae) abgegeben und zur Leber transportiert.

Einteilung der Fettsäuren (FS) Fettsäuren werden in gesättigte und ungesättigte Fettsäuren unterteilt:

- **Gesättigte FS** haben nur Einfachbindungen, d. h. alle C-Atome sind mit H-Atomen abgesättigt. Sie befinden sich v. a. in tierischen Fetten: Fleisch, Wurst, Butter, Milchprodukte usw. Sie dienen v. a. als Energiequelle und Energiespeicher sowie zur Strukturbildung (u. a. Zellmembran).
- **Ungesättigte FS** besitzen eine oder mehrere Doppelbindungen (einfach bzw. mehrfach ungesättigte FS) zwischen den C-Atomen und sind demzufolge reaktionsfreudiger als gesättigte FS. Einfach ungesättigte FS dienen v. a. der Energieversorgung und kommen u. a. in Oliven- und Rapsöl vor.

Essenzielle FS kann unser Körper nicht aus anderen Nährstoffen herstellen und wir sind deswegen auf ihre Zufuhr über die Ernährung angewiesen. Sie sind die wichtigsten Hauptbestandteile der Zellmembranen und Zellorganellen. Je höher der Anteil an ungesättigten Fettsäuren (FS), der zur Verfügung steht, umso höher ist die Elastizität und Fluidität der Zellmembranen und Zellorganellen. Viele Frittier- und Raffinade-Öle, die für Fertiggerichte und Pommes frites benutzt werden, enthalten aber überwiegend gesättigte und veränderte (beschädigte) FS. Hingegen sind kaltgepresste Pflanzenöle, Fischöle, Nüsse, Getreidekeime, Ölsamen usw. mit ihren ungesättigten FS sehr wichtig. Fehlen dem Körper essenzielle FS und sind zu viel gesättigte und beschädigte FS vorhanden, entstehen undichte Stellen in und zwischen den Zellen und Energieversorgungsprobleme.

Die **Namensgebung der Fettsäuren** beinhaltet Angaben über die Anzahl der C-Atome und der Lage bzw. Anzahl der Doppelbildungen zwischen den C-Atomen. So beschreibt der „Zahlencode“ C18:0 eine FS mit 18 C-Atomen ohne Doppelbindungen, C18:2 dagegen eine FS mit 18 C-Atomen und zwei Doppelbindungen. Je mehr Kohlenstoffatome, desto länger ist die FS und desto geringer ist die Verdaulichkeit! Je mehr ungesättigte Verbindungen (Doppelbindungen) eine FS aufweist, desto leichter ist sie verdaulich!

Bei der Namensgebung der ungesättigten FS bezieht sich Omega (ω) auf das vom C-Atom der Carboxylgruppe entfernte Ende, wobei die Entfernung der ersten Doppelbindung vom Methylende (= „ω-Ende“) angegeben wird. So befindet sich bei der ω-6-FS die erste Doppelbindung zwischen dem 6. und 7. C-Atom vom Methylende aus gesehen, bei einer ω-3-FS befindet sich die erste Doppelbindung an dritter Stelle vom Methylende her.

Geometrie der Doppelbindung der Fettsäure (FS) Die ungesättigten FS liegen in der Natur meistens in der cis-Form vor und haben einen niedrigeren Schmelzpunkt (➤ Abb. 2.27).

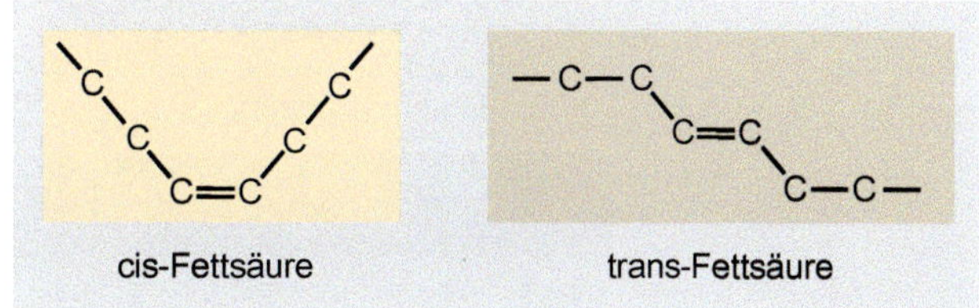

Abb. 2.27 Cis- und Trans-Fettsäuren [M665/L190]

Durch Härtung, industrielle Verarbeitung und Erhitzung (z. B. Frittieren) werden natürlich vorhandene cis-Fettsäuren in „klebrigere", „festere" trans-Fettsäuren (Margarine, Brat- und Frittierfette) mit einem höheren Schmelzpunkt umgewandelt, wobei sich auch die Anzahl Doppelbindungen reduziert. Die Wirkung der trans-Fettsäuren ist sehr komplex und wird auch entsprechend kontrovers diskutiert! Trans-Fettsäuren bilden ein Risikofaktor für koronare Herzkrankheiten. Ihr Einfluss auf das Risiko für Adipositas, Typ-II-Diabetes, Hypertonie, Immunschwäche und Krebs ist nicht eindeutig geklärt, aber wird stark vermutet.

Nur aufgrund einer hohen urzeitlichen Versorgung mit Omega-3-FS soll sich das menschliche Gehirn zur jetzigen Komplexität und Leistungsfähigkeit ausgebildet haben. Ca. 30 % der Fettmasse des Gehirns besteht aus der Omega-3-Fettsäure Docosahexaensäure (DHA), sodass eine ausreichende Versorgung mit DHA in jeder Lebensphase wichtig ist! DHA stabilisiert die Psyche und die geistige Entwicklung des Kindes, schützen vor Herz-Kreislauf-Erkrankungen, wirken entzündungshemmend und verbessern die Fließeigenschaften des Blutes. Weil Muttermilch im Vergleich zu Kuhmilch größere Mengen DHA und andere essenzielle FS beinhaltet, ist das Stillen und eine adäquate Versorgung mit essenziellen FS wichtig für die Entwicklung des Kindes (Gröber 2008).

Eicosanoide: Omega-3- und Omega-6-Fettsäuren sind ungesättigte FS!

Zu den Omega-3-Fettsäuren gehören die pflanzliche Omega-3-Fettsäure **Alpha-Linolensäure** (ALA; enthalten in Algen, Farnen, Moosen, Leinsamen, Raps, Walnüssen, Soja) und die tierischen Omega-3-Fettsäuren, **Eicosapentaensäure** (EPA) und **Docosahexaensäure** (DHA) (Kaltwasserfische und Fleisch von Wild).

Zu den Omega-6-Fettsäuren gehören die **Linolsäure** und **Gamma-Linolensäure**, enthalten in Sonnenblumenöl, Distelöl, Maiskeimöl sowie in Sesamkernen, Nüssen und in den Kernen von schwarzen Johannisbeeren und Stachelbeeren.

Bestimmte Omega-3-Fettsäure und Omega-6-Fettsäure sind essenzielle Fettsäuren und können mit Hilfe von Enzymen und Mikronährstoffen (Vit. B_3, Vit. B_6, Mg, Zn) längerkettige ungesättigte Fettsäuren (Eicosanoide) mit einer Kettenlänge von 20 C-Atomen („eico" = griech. zwanzig) aufbauen. Allerdings scheinen Omega-3- und Omega-6-Fettsäure sich gegenseitig zu verdrängen (z. B. in der Zellmembran). Auch bilden sich aus den mehrfach ungesättigten Fettsäuren unterschiedliche Eicosanoide mit entgegengesetzter physiologischer und biochemischer Wirkung (Löffler et al. 2007, Gröber 2008, Kasper 2009) (➤ Abb. 2.28):

- Aus Omega-3-Fettsäure entstandene **Eicosapentaensäure** (EPA) findet man in Hering, Lachs, Makrele usw. EPA bil-

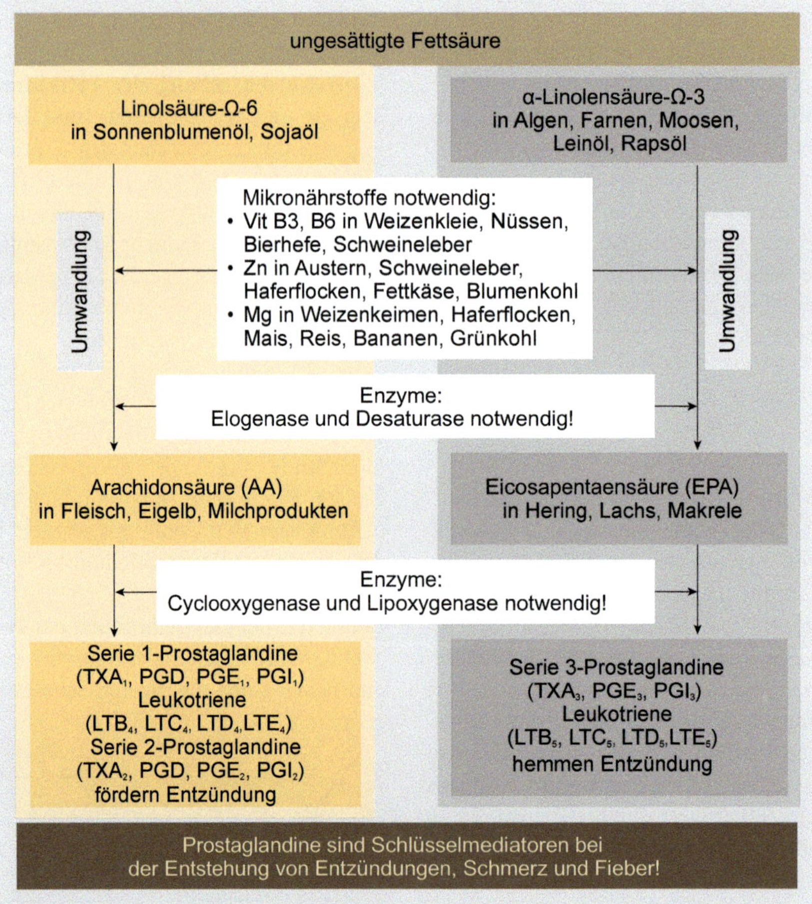

Abb. 2.28 Biosynthese der Eicosanoide aus ungesättigten FS [M665/L190]

det mit Hilfe der Enzyme Zyklooxygenase (COX) und Lipoxygenase folgende Eicosanoide: **Prostaglandine** der Serie 3, **Thromboxane** der Serie 3 und **Leukotriene** der Serie 5.
- Aus Omega-6-Fettsäure entstandene **Arachidonsäure** (AA) findet man in Schweinefleisch, Eigelb usw. AA bildet mit Hilfe der Enzyme Zyklooxygenase (COX) und Lipoxygenase folgende Eicosanoide: **Prostaglandine** der Serie 1 und 2, **Thromboxane** der Serie 1 und 2 und **Leukotriene** der Serie 4.

Die Eicosanoide werden von vielen Zellen des Körpers gebildet, wobei das Spektrum der synthetisierten Eicosanoide, sowohl von den Körperzellen selber, als auch von den anwesenden Enzymen und vom Fettsäureangebot (Omega-6 bzw. Omega-3) abhängig ist. Die Funktionen der Eicosanoide sind äußerst vielfältig (Löffler et al. 2007, Kasper H 2009). Folgende Wirkungen der Eicosanoide werden postuliert (Löffler et al. 2007):
- Prostaglandin E_2 (PGE_2) sorgt für Bronchodilatation, Vasodilatation, Hemmung der Säuresekretion im Magen, hemmt die Lipolyse im Fettgewebe, erzeugt Fieber, fördert Entzündungen.
- Prostaglandin D_2 (PGD_2) sorgt für Bronchokonstriktion und fördert Schlaf.
- Prostaglandin $F_{2\alpha}$ ($PGF_{2\alpha}$) sorgt für Bronchokonstriktion, Vasokonstriktion sowie Konstriktion der glatten Muskulatur.
- Thromboxan A_2 (TXA_2) sorgt für Bronchokonstriktion, Vasokonstriktion und Plättchenaggregation.
- Prostaglandin I_2 (PGI_2) sorgt für Vasodilatation, Zunahme der Gefäßpermeabilität, Hemmung der Plättchenaggregation und eine Entzündungsreaktion.
- Leukotriene C_4 (LTC_4), D_4 (LTD_4) und E_4 (LTE_4) zeigen eine starke Wirkung auf die Konstriktion der Bronchialmuskulatur. Leukotrien B_4 (LTB_4) scheint einen chemotaktischen Effekt auf Leukozyten auszüben.

Das PGE_1 sorgt zusätzlich für eine Abnahme der Säure- und Schleimsekretion im Magen, wobei PGE_1-Derivate als Medikamente zur Ulkusprophylaxe eingesetzt werden. Bestimmte synthetische Derivate von PGE und PGF werden wegen ihre vasodilatierenden Wirkung als Medikamente bei arteriellen Verschlusskrankheiten eingesetzt.

Nichtsteroidale Entzündungshemmer (NSAID, z. B. Aspirin) hemmen die Prostaglandinsynthese und die Freisetzung von Arachidonsäure (Phospholipase-A2-Inhibitoren) und wirken damit schmerzlindernd, fiebersenkend und entzündungshemmend. Weiterhin hemmen sie die Thromboxanbiosynthese und vermindern damit die Plättchenaggregation (Blutgerinnung) (Löffler et al. 2007).

Das Enzym Zyklooxygenase 1 (COX-1) wird in gesundem Gewebe angetroffen, während sich Zyklooxygenase 2 (COX-2) in geschädigtem und v. a. in entzündetem Gewebe auffinden lässt. COX-2 ist für die hohe Konzentration an Eicosanoiden in entzündetem Gewebe verantwortlich (Kasper 2009). COX-2-Inhibitoren hemmen die Aktivität des Enzyms Zyklooxygenase-2 (Löffler et al. 2007).

Um messbare entzündungshemmende, antithrombotische und lipidsenkende Effekte zu erzielen, müssen laut Kasper täglich 1–10 g langkettige Omega-3-Fettsäuren aufgenommen werden, was neben einem hohen Fischverzehr nur durch den zusätzlichen Einsatz von Fischölpräparaten erreicht werden kann. Weitere Untersuchungen sind hier unbedingt notwendig. Allerdings sei davor gewarnt, dass auch ein zu hoher Verzehr von ungesättigten FS, insbesondere der nichtessenziellen Omega-6-Fettsäure (Arachidonsäure) im Fleisch von Tieren und Molkereiprodukten aus Vollmilch, gesundheitsschädigend und entzündungsfördernd wirken kann. Dies kann auch die Fließeigenschaften des Blutes verschlechtern und Herz-Kreislauf-Erkrankungen fördern!

Man sollte allgemein für einen hohen Anteil von Omega-3-Fettsäuren und einen kleineren Anteil von Omega-6-Fettsäuren in der Ernährung sorgen. Es wäre sinnvoll, täglich Gemüse (grüne Blattsalate, Sprossen, Kräuter, Samen und Nüsse) und zwei Mal pro Woche Fisch oder Fleisch von artgerecht gehaltenen Tieren zu konsumieren. Wenn Öle stark erhitzt (frittiert, geräuchert usw.), zentrifugiert und gehärtet werden, zerfallen die empfindlichen ungesättigten FS und es entstehen gesättigte FS und Trans-Fettsäuren. Es ist daher ratsam, den Verzehr frittierter und geräucherter Nahrungsmittel und gehärteter, verarbeiteter Öle (Margarine, Chips, Pommes frites, abgepackte Plätzchen usw.) so viel wie möglich zu reduzieren.

Essenzielle FS (alle FS mit mindestens einer Doppelbindung distal vom neunten C-Atom) sind unstabil und werden bereits zerstört, wenn sie Licht, Luft und Wärme ausgesetzt werden. Dabei werden diese FS oxidiert und es bilden sich gefährliche Polymere, die die Leber und das Immunsystem belasten und schädigen. Es ist viel besser, Gemüse kurz mit Dampf zu garen, als es zu braten. Nach dem Garen kann man kalt gepresste Öle hinzufügen. Das Gemüse ist „knackiger" und schmeckt auch wirklich besser.

Cholesterin Cholesterin (engl. cholesterol) wird überall im Körper hergestellt und ist ein essenzieller Bestandteil von Zellmembranen und Lipoproteinen. Es ist für die Herstellung von Steroidhormonen, Gallensäuren und Vitamin D notwendig. Allgemein wird angenommen, dass ein Zusammenhang zwischen erhöhten Cholesterinwerte und der Entstehung von Arteriosklerose und koronaren Herzerkrankungen besteht.

Cholesterin kommt nur in Lebensmitteln tierischer Herkunft vor. Der Dünndarm kann täglich nicht mehr als 2–3 g Cholesterin resorbieren. Cholesterin wird also mit weniger als 10 % der zugeführten Menge sehr schlecht resorbiert (Kaspar 2009).

Cholesterin wird hauptsächlich in zwei Lipoproteinklassen transportiert; als leichtes LDL (Low-Density-Lipoprotein) mit hohem Cholesterinanteil und als schweres HDL (High-Density-Lipoprotein) mit niedrigem Cholesterinanteil.

Es ist wichtig zu betonen, dass der Cholesterinpool zu ca. 15 % aus exogenem Cholesterin (aus der Nahrung) und zu ca. 85 % aus endogenem Cholesterin (im Körper synthetisiert) besteht (Martin 2006). Die Leber synthetisiert dabei 90 % des endogenen Cholesterins (1–2 g pro Tag), sodass eine Zufuhr von aussen nicht notwendig ist.

Das von der Leber synthetisierte Cholesterin kann drei Wege gehen: es wird mit der Galle in den Darm abgegeben, in die Blutbahn geführt oder für die Synthese von Gallensäuren benutzt.

Der Einfluss des exogenen Cholesterins auf die Cholesterinwerte im Blut wird in der Literatur kontrovers diskutiert. Folgende Ansätze sind dabei wichtig (Kasper 2009):

- Ein erhöhter Verzehr cholesterinreicher Nahrung (z. B. Eier) scheint die Cholesterinwerte des Blutes nicht zu erhöhen. Jedoch sollen die Cholesterinwerte des Blutes durch eine Nahrung, die reich an gesättigten Fettsäuren ist, erhöht werden. Allerdings spielt hier auch ein individuelles Ansprechen (Aufnahmefähigkeit durch die Darmwand) auf die exogene Cholesterinzufuhr eine Rolle!
- Die Eigensynthese des Cholesterins in der Leber wird bei erhöhter Zufuhr von exogenem Cholesterin aus der Nahrung vermindert.
- Eine abwechslungsreiche Ernährung mit Mischkost scheint nicht erfassbare Faktoren zu beinhalten, wodurch sich die Wechselwirkung zwischen exogenem und endogenem Cholesterin nicht voraussagen lässt. Die in der Nahrung enthaltenen Proteine, Kohlenhydrate, Fette und Ballaststoffe scheinen sich gegenseitig zu beeinflussen, sodass allgemeine Ratschläge gut überlegt sein wollen.

Blutbild Lipide Zur Beurteilung des Fettstoffwechsels werden im Blutbild u. a. das Gesamtcholesterin, das HDL-Cholesterin, das LDL-Cholesterin, die Triglyzeride und das Homocystein beurteilt. Es ist auch möglich das VLDL-Cholesterin („Very-Low-Density Lipoprotein") und die Lipoproteine zu bestimmen. Das würde aber allerdings den Rahmen dieses Buches sprengen.

Gesamt-Cholesterin: Normalbereich des Gesamt-Cholesterins < 250 mg/dl. Der Quotient Gesamtcholesterin/HDL sollte am besten < 3 sein.

LDL-Cholesterin („schlechte" Cholesterinfraktion): LDL und VLDL transportieren Cholesterin von der Leber zu den Billiarden Körperzellen, damit sie wachsen und funktionieren können.

- LDL >190 mg/dl zeigt ein erhöhtes Risiko auf Arteriosklerose und koronare Herzkrankheiten an
- LDL = 150–190 mg/dl ist mit mäßigem Risiko auf Arteriosklerose und koronare Herzkrankheiten verbunden
- LDL <150 mg/dl zeigt nur geringe Risikofaktoren auf.

HDL-Cholesterin („gute" Cholesterinfraktion): HDL > 40 mg/dl ist ideal.

HDL transportiert Cholesterin aus der Nahrung und freies Cholesterin zur Leber, damit Gallensäuren gebildet werden können. Zu wenig HDL-Cholesterin wird mit einem höheren Krebsrisiko in Verbindung gebracht (Hartenbach 2003). Erstaunlicherweise schreibt Prof. Hartenbach sogar: *„Der Durchschnittswert für Erwachsene beträgt weltweit 250 mg/dl, schwankend je nach Belastung, und liegt bei 20 % der Bevölkerung bei 300 bis 350 mg/dl, stets ein günstiges Zeichen gesteigerter Vitalität"* (Hartenbach 2003).

Triglyzeride: Normalbereich <200 mg/dl

Homocystein: Normalbereich = 4,9–11,7 µmol/l

Homocystein ist ein Stoffwechselzwischenprodukt der Aminosäure Methionin zu der Aminsoäure Cystein. Ein erhöhter Homocystein-Wert ist ein Risikofaktor für Arteriosklerose und vermutlich auch für Osteoporose und Demenzerkrankungen (Martin 2006).

❸ Aminosäuren

Proteine werden als Bausteine des Lebens angesehen. Aminosäuren (AS), die zum Aufbau der Proteine (Strukturproteine, Transportproteine, Enzyme, Immunglobuline, Zytokine, Bausteine der DNA, Hormone, Neurotransmitter) dienen, werden als proteinogene AS bezeichnet. Die nicht-proteinogenen AS spielen zwar eine wichtige Rolle für den Stoffwechsel, werden jedoch nicht für die Proteinbiosynthese verwendet.

Der Abbau von AS liefert Kohlenstoff für die Biosynthese von Glukose (Glukoneogenese) und Stickstoff für die Biosynthese von N-haltigen Verbindungen.

AS können zu Zwischenprodukten abgebaut werden, die für die Biosynthese von Fettsäuren, Ketonkörpern oder Cholesterin wichtig sind.

Essenzielle und nichtessenzielle AS Man unterscheidet zwischen **essenziellen** (unentbehrlichen) und **nichtessenziellen** (entbehrlichen) **AS**. Essenzielle AS muss der Mensch in bestimmten Mengen mit der Nahrung aufnehmen, weil er sie nicht selber herstellen kann. Nicht-essenzielle AS kann der Körper selber herstellen oder können von der Leber in eine andere AS umgewandelt werden.

Essenzielle AS sind Valin, Leucin, Isoleucin, Phenylalanin, Tryptophan, Lysin, Methionin, Threonin und Hystidin.

Arginin, Glutamin, Serin, Taurin und Glycin sind bedingt essenziell. Das bedeutet; dass sie unter bestimmten Bedingungen essenziell sind, z. B. Arginin während der Schwangerschaft und für Säuglinge.

Tyrosin und Cystein sind semiessenziell. Das bedeutet, dass essenzielle AS erforderlich sind, damit der Körper diese semiessenzielle AS herstellen kann.

Alanin, Asparaginsäure, Asparagin, Glutaminsäure, Ornithin und Prolin sind nichtessenzielle Aminosäuren und können normalerweise vom gesunden Körper hergestellt werden.

Der Proteinbedarf nimmt im Alter ab und reicht von 2,7 g/kg Körpergewicht (KG) bei Säuglingen bis 0,8 g/kg KG bei Erwachsenen. Dafür aber steigt der Proteinbedarf bei Erwachsenen auf bis zu 2 g/kg KG bei schweren Verletzungen und Verbrennungen (Gröber 2008). Fuchs gibt an, dass der tägliche Bedarf an essenziellen AS durchaus durch eine abwechselungsreiche „vegetarische" Ernährung mit Eiern, Milch, Kartoffeln, Soja, Fisch, Käse, Bohnen und Vollkorngetreide gedeckt werden kann und nicht unbedingt Fleisch verzehrt werden muss (Fuchs 2007). Soja enthält z. B. fast alle essenziellen AS und alle Hülsenfrüchte, Kartoffeln, Getreide, Nüsse, Samen und Kerne bilden in einer Mischung ausgezeichnete Quellen für Aminosäuren. Sie enthalten übrigens weniger Hormone und andere Schadstoffe als manches Fleisch (Feyerer 2008).

L- und D-Form der Aminosäure Die L-(Levo)- und D-(Dextro)-Form der AS (und Kohlenhydrate) sind gegenseitige Spiegelbilder. Es ist nicht bekannt, warum von allen Organismen der Erde für den Proteinaufbau nur L-Aminosäuren und für den Nukleinsäurenaufbau nur D-Zucker verwendet werden. Einige D-Aminosäuren kommen in Bakterien, Pilzgiften und manchen Antibiotika vor.

Bei der „Verarbeitung" von Nahrungsmitteln (z. B. Mikrowelle) können aus L-Aminosäuren anscheinend D-Aminosäuren entstehen. Normalerweise lassen sich aber L- und D-Formen nicht ineinander überführen. Welche Auswirkungen D-Aminosäuren auf den menschlichen Körper haben, weiß man noch nicht.

Raumstruktur der Proteine Die räumliche Struktur der Proteine ist höchst komplex und kann in vier „Dimensionen" eingeteilt werden (> Abb. 2.29):

- **Primärstruktur**: Aminosäuresequenz der Kette;
- **Sekundärstruktur**: die lokale räumliche Faltstruktur des Rückgrats einer Polypeptidkette;
- **Tertiärstruktur**: die dreidimensionale Struktur einer kompletten Polypeptidkette. Es sei dazu angemerkt, dass der Faltungscode von Proteinen noch nicht aufgeklärt ist und die dreidimensionale Struktur von Proteinen aufgrund der Vielfalt der beteiligten Wechselwirkungen nicht vorherzusagen ist!
- **Quartärstruktur**: die Lagebeziehung der einzelnen Untereinheiten (Polypeptidketten) zueinander. Bereits geringe Veränderungen dieser Lagebeziehungen führen zu Änderungen der Funktionalität und Kooperativität der Proteine! Hierbei spielen hydrophobe Wechselwirkungen, Wasserstoffbrückenbindungen, elektrostatische Wechselwirkungen, Disulfidbrücken usw. eine wesentliche Rolle.

Es ist erstaunlich, dass fehlgefaltete Proteine anscheinend Krankheiten, z. B. Alzheimer-Krankheit, verursachen können! Die Denaturierung von Proteinen verursacht die Zerstörung der intakten räumlichen Struktur eines Proteins, was gewöhnlich zum Funktionsverlust führt! Es sei darauf hingewiesen, dass eine Änderung der äußeren Bedingungen (Temperatur, pH usw.) zur Denaturierung von Proteinen führen kann. Auch das Fließen der umgebenden (interstitiellen) Flüssigkeiten haben Einfluss auf die Faltung und demzufolge auf die Funktionen des Proteins (Ball 2008).

Enzyme Enzyme sind aus Aminosäureketten aufgebaut und werden bei jeder chemischen Reaktion im Körper benötigt. Man vermutet, dass für die Stoffwechselprozesse in unserem Körper etwa 15.000 Enzyme zuständig sind. Sie kontrollieren u. a. die Verdauung, aber auch Entzündungsvorgänge und Fließeigenschaften des Blutes. Enzyme brauchen Coenzyme oder Cofaktoren um ihre Wirkung optimal entfalten zu können. Im Alter werden weniger Enzyme vom Körper produziert, was u. a. zu Verdauungsstörungen führen kann. So wird Zöliakie durch den Mangel der Enzyme Trypsin und Lipase verursacht (Douwes 2007).

Enzyme werden in 6 Hauptklassen eingeteilt (Löffler et al. 2007):

- Oxidoreduktasen für die Energiegewinnung (z. B. Dehydrogenasen, Reduktasen, Oxidasen, Hydroxylasen usw.)
- Transferasen, die funktionelle Gruppen zwischen 2 Substrate austauschen
- Hydrolasen, die bei der Verdauung, Blutgerinnung und beim Komplementsystem des Abwehrsystems eine Rolle spielen
- Lyasen, die Moleküle spalten und neue Doppelbindungen aufbauen

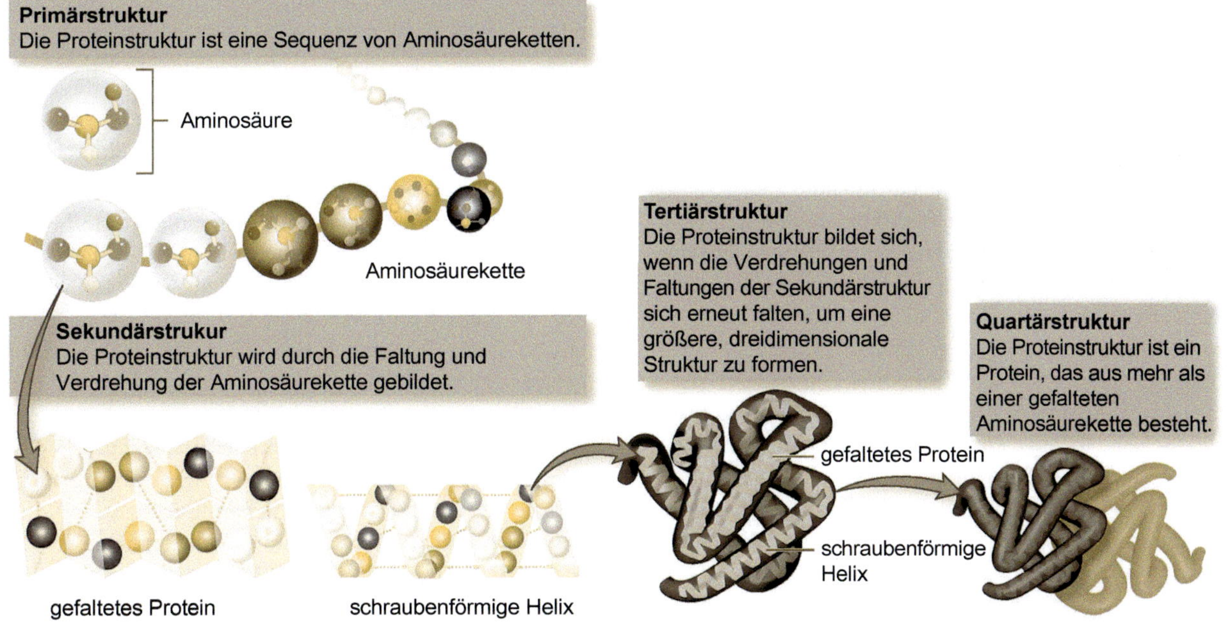

Abb. 2.29 Die räumliche Struktur der Proteine. [E353]

- Isomerasen, die aus Molekülen Isomere (Moleküle mit gleicher Summenformel, aber anderer Strukturformel) bilden
- Ligasen, die zwei Moleküle mit einander verknüpfen.

Defizite an Aminosäuren Für Defizite an einzelnen Aminosäure (AS) gibt es mehrere Ursachen:

- **Eine verminderte Aufnahme von AS**, z. B. durch eine einseitige (z. B. vegane) Ernährung (v. a. Carnitin, Taurin), durch Verluste bei der Verarbeitung von Lebensmitteln (Lagerung, Erhitzung, Zusatzstoffe usw.; v. a. Lysin) und durch Antibiotika, Schwermetalle usw., die die Aufnahme durch die Dünndarmzellen erschweren. Eine zusätzliche Einnahme von AS sollte nur in Zusammenarbeit mit einem Spezialisten in Orthomolekularmedizin ausgeführt werden. Glutathion, Taurin und Glycin sind körpereigene Entgiftungssubstanzen. Ob ein Mensch durch toxische Belastungen von Umweltschadstoffen, Genussgiften und Medikamenten erkrankt, hängt von vielen Faktoren ab, z. B. Vorerkrankungen, genetischen Faktoren, der Menge der Noxen, Einwirkungsdauer der Belastungen, Anwesenheit von Vitaminen und andere Antioxidantien usw., aber auch von den anwesenden AS ab. Bei einem Defizit an bestimmte AS, wie den nicht-essenziellen AS Glutathion, Taurin und Glycin, wird die Entgiftungskapazität des Organismus reduziert. Der Körper kann diese nicht-essenziellen AS aber selber herstellen.
  Glutathion wird aus den drei AS Glutaminsäure, Cystein und Glycin gebildet und gehört zu den wichtigsten Antioxidantien des Körpers. Der Körper kann normalerweise sein Bedarf an Glutathion mit einer ausgewogenen Ernährung aus frischem Gemüse, Obst und Fleisch decken.
  Taurin ist eigentlich ein Abbauprodukt der AS Cystein und Methionin. Taurin ist anscheinend eines der wichtigsten Biomoleküle bei der Entgiftung endogener und exogener potenziell schädlicher Substanzen durch die Leber. Weiterhin ist es für die Entwicklung des ZNS und für die Herzfunktion wichtig (Gröber 2008).
  Glycin kann aus der Nahrung aufgenommen werden oder aus den AS Serin und Threonin hergestellt werden. Die AS Arginin, Tryptophan, Glutamin und Cystein sowie die Aminosäuren-Derivate Glutathion, Carnitin und Taurin zeigen immunologische Wirkungen mit Aktivierung von Abwehrzellen, Regulierung von Entzündungsmediatoren und eine Verbesserung der humoralen und zellvermittelten Immunantworten.
  Die AS Lezithin spaltet (wie ein Spülmittel) Fette in kleine Tröpfchen, sodass sie sich nicht in Gefäßen ablagern können. Die AS Lysin und Arginin spielen beim Knochenstoffwechsel eine wichtige Rolle. Für die optimale Synthese von Kollagen sind die AS Prolin, Glycin, Lysin und Arginin wichtig. Sowohl für Kollagen, als auch für die Grundsubstanz des Bindegewebes und des Knorpels sind die AS Histidin, Tryptophan, Methionin, S-Adenosylmethionin, Cystein und Zystin wichtig. Bei rheumatoider Arthritis scheint eine verminderte Histidin-Konzentration im Blutplasma aufzutreten. Bei Fibromyalgie scheinen die Werte von S-Adenosylmethionin und Tryptophan im Blutplasma gesunken zu sein (Reglin 2003).
  Für einzelne AS bzw. Aminosäuren-Derivate wie Arginin, Lysin, Taurin, Carnitin und Glutathion sowie für Mischungen aus essenziellen AS werden antidiabetische Wirkungen vermutet (Reglin 2003).
  Für die Synthese von Neurotransmittern (Acetylcholin, Serotonin, Katecholamine, Histamin) und der über 3.000 verschiedenen Enzymarten (auch Verdauungsenzyme, Reparaturenzyme usw.) sind AS unentbehrlich. AS sind auch zum Schutz vor Herz-Kreislauf-Erkrankungen wichtig, aber ihre Wirkung hierbei ist noch nicht vollständig erforscht. Verschiedene AS haben darüber hinaus auch protektive Wirkungen für die Magen- und Darmschleimhaut.
- **Eine verminderte körpereigene Synthese von AS**, z. B. durch Leber- oder Nierenerkrankungen und durch Mangel an Mikronährstoffen (z. B. Eisen, Zink, Vitamine usw.), die für die Synthese von AS erforderlich sind. Die 15.000 Ribosomen einer menschlichen Zelle bilden mindestens 100.000 Proteine pro Minute und es gibt etwa 10^{14} Zellen!
- **Ein erhöhter Verbrauch von AS**, z. B. durch toxische Belastungen (Schwermetalle, Lösungsmittel, Alkohol, Nikotin usw.), durch erhöhte hepatische Entgiftungsleistungen, verstärkter Beanspruchung des Immunsystems, oxidativen Stress, Verletzungen usw.
- **Eine erhöhte Ausscheidung von AS**, z. B. durch Nierenerkrankungen.

Übermaß an Aminosäuren (Folgen von Eiweißüberfütterung) Rotes Fleisch enthält viel Arachidonsäure, die Vorstufe mehrerer pro-inflammatorischer Stoffe, nämlich gelenkzerstörende Zytokine (Interleukin-1b und Tumornekrose-Faktor-alpha) sowie hormonähnliche Prostaglandine und Leukotriene. Fischöl reduziert hingegen die Bildung von Arachidonsäure im Körper. Zahlreiche Flavonoide (sekundäre Pflanzenstoffe) bremsen ebenfalls die Wirkung dieser entzündungsfördernden Stoffe.

Bei zu reichlichem Verzehr tierischer Eiweiße können im Darm verstärkt gesundheitsschädigende Fäulnis- und Abbauprodukte (z. B. Indol, Ammoniak usw.) gebildet werden. Diese werden zum Teil resorbiert und müssen dann von der Leber entgiftet werden. Zusätzlich werden für die Verstoffwechselung von AS eine Vielzahl von Vitaminen und Mineralstoffen (v. a. Vit. B_2, Vit. B_6, Folsäure, Magnesium, Zink) benötigt. Besteht ein Mangel an diesen Mikronährstoffen, dann können toxische Stoffwechselzwischenprodukte und toxische Abbauprodukte der AS entstehen!

Darüber hinaus geht der erhöhte Proteinverzehr mit einer verstärkten Beanspruchung der Nieren- und Leberfunktion einher. Die hochdosierte Supplementierung einer einzelnen AS kann die Verfügbarkeit anderer AS beeinträchtigen!

Eine Eiweißüberfütterung durch den überhöhten Konsum von tierischen Lebensmitteln und Milchprodukten führt langfristig zu einer Zunahme des Proteinanteils im Bindegewebe auf Kosten des Kohlenhydratanteils. Weil Proteine mit stärkeren Ladungen als Zuckermolekülen versehen sind, entsteht eine Verschlackung und Verklebung des Maschenwerkes hochpolymerer Zucker-Proteinkomplexe des Bindegewebes. Die Folge sind ein Elastizitäts- und Durchsaftungsverlust (sowohl Blut als auch Lymphe!).

Campbell gibt an, dass erhöhte Spiegel von Östrogen und verwandten Hormonen, eine frühe Menarche und eine späte Menopause die Folge einer Ernährung ist, die reich an Fetten und Tierproteinen (Milchprodukte und Fleisch) und arm an Ballaststoffen ist. Das führt laut Campbell durch die verlängerte Exposition (insgesamt bis zu 15 Jahren) an weiblichen Hormone zu einem erhöhten Brustkrebsrisiko. Eine Senkung des Östrogenspiegels, z. B. durch eine Ernährung, die auf pflanzlichen Nahrungsmitteln basiert, hat einen enormen reduzierenden Einfluss auf die Brustkrebshäufigkeit (Campbell und Campbell 2011).

4 Ballaststoffe

Ballaststoffe (Nahrungsfasern, Faserstoffe, unverdauliche Polysaccharide; engl. „dietary fiber") sind komplexe polymere Kohlenhydrate (Zellulose, Hemizellulose, resistente Stärke, Pektin, Lignin usw.) aus pflanzlichen Nahrungsquellen, die von den Verdauungsenzymen des Menschen nicht oder nur unvollständig abgebaut werden können (von Koerber et al. 2006). Manche Ballaststoffe werden im Dickdarm von Darmbakterien zu kurzkettigen Fettsäuren (z. B. Butyrat) abgebaut, die eine bedeutende Energiequelle für die Mucosazellen der Darmwand bilden (Gröber 2008). Sie wirken einer Atrophie der Darmschleimhaut und chronischen Verstopfungen des Darmes entgegen und verhindern das Entstehen eines „leaky gut" (undichter Darm)!

Bei Ballaststoffen handelt sich dabei fast ausschließlich um Bestandteile von pflanzlichen Lebensmitteln, häufig handelt es sich um Fasermaterial der Zellwände! Sie dienen Pflanzen als Gerüst- und Stützsubstanz und als Füll- und Schutzmaterial und bilden sozusagen „pflanzliches Bindegewebe". Sie enthalten auch Gummis, Schleimstoffe und Speicherpolysaccharide (Kasper 2009). Darüber hinaus wirken Ballaststoffe (wie alle Nährstoffe!) in Verbindung mit den anderen Nährstoffen; es bestehen viele Wechselwirkungen, die längst nicht alle verstanden werden!

Von Koerber et al. und auch Kaspar geben an, dass der Verzehr von ballaststoffreichem Getreide sich in den letzten 150 Jahren um 20 % reduziert hat, jener von Kartoffeln um 50 % und von Hülsenfrüchten sogar um 90 % (von Koerber et al. 2006, Kasper 2009)! Dadurch verminderte sich die Gesamt-Ballaststoffaufnahme pro Person und Tag von 100 g auf etwa 20 g. Der Verbrauch an ballaststofffreien Lebensmitteln (raffinierter Zucker, raffiniertes Weißmehl, Fleisch) stieg dafür deutlich an!

Wirkungen der Ballaststoffe

- Erhöhter Kauaufwand und Speichelsekretion und größere Magen- und Darmfüllung. Das führt zu einem stärkeren Sättigungsgefühl.
- Verzögerte Magenentleerung, langsamere enzymatische Verdauung, verzögerte Nährstoffresorption, langsamere Aufnahme von Kohlenhydraten (weniger hohe Blutzuckerspitzen, weniger hohe Insulinausschüttung).
- Verstärkter Darmperistaltik mit verkürzter Darmpassage und damit verkürzter Kontaktzeit potenzieller Noxen mit der Darmschleimhaut. Je höher das Stuhlgewicht ist, umso kürzer ist die intestinale Transitzeit (Kasper 2009). Vollkorngetreideprodukte haben dabei den größten Einfluss auf die Transitzeit.
- Höheres Stuhlgewicht bzw. höhere Stuhlfrequenz; bei der Fermentation der wasserlöslichen Ballaststoffe entstehen Gase und Fettsäuren, die die Konsistenz des Stuhls weicher machen. Das Vermeiden von chronischen Darmverstopfungen senkt auch das Risiko auf Krankheiten wie Dickdarmkarzinom, Divertikulose, Hämorrhoiden und Krampfadern (Campbell und Campbell 2011).
- Eine ballaststoffreiche Ernährung senkt den intraluminären Druck des Kolons (Kasper 2009). Damit sinkt wahrscheinlich auch das Risiko für die Entstehung von Divertikeln und eine Schwäche der Darmwand („leaky gut").
- Positive Wirkung auf qualitative und quantitative Zusammensetzung der Darmflora. Ballaststoffe wirken einer Atrophie der Darmschleimhaut entgegen und verhindern damit die Entstehung eines „leaky gut" (Gröber 2008).
- Bindung von Schadstoffen, kanzerogenen Stoffen und Abfallstoffen (Gallensäuren, NH_3) und Ionen sowie Verminderung des Darmkrebsrisikos. Eine ballaststoffreiche Ernährung geht mit einer vermehrten Stickstoffausscheidung (Ammoniak) mit der Fäzes einher (Kasper 2009). Das ist allgemein sinnvoll, v. a. aber auch bei Leberzirrhose oder Niereninsuffizienz.
- Manche Ballaststoffe, wie z. B. in Haferflocken und Bohnen, scheinen einen cholesterinsenkenden Effekt zu haben (Kasper 2009). Der zu Grunde liegende Mechanismus wird noch nicht ganz verstanden.
- Der hohe Phytingehalt von Getreide bremmst die Resorption von Eisen und Zink, sodass bei einem hohen Verzehr von Vollkorngetreide Eisenmangelanämien auftreten können. Allerdings kann Vitamin C den hemmenden Effekt von Phytin auf die Eisenresoption aufheben (Kasper 2009). Weil tierische Proteine eine wichtige Zinkquelle bilden, wird auch hier wieder deutlich, dass weniger Mangelerscheinungen entstehen, wenn eine sinnvolle Mischkost aufgenommen wird.

Kontroverse Studien zu Ballaststoffen Park et al. werteten 13 Studien aus und konnten keinen Zusammenhang zwischen Ballaststoffen und dem Risiko kolorektaler Krebserkrankungen feststellen (Park et al. 2005).

Der World Cancer Research Fund findet hingegen bei ihrer Meta-Analyse eine wissenschaftliche Evidenz für einen risikosenkenden Effekt von ballaststoffreicher Ernährung im Hinblick auf Dickdarmkrebs (World Cancer Research Fund 2007).

Die China Study gibt an, dass eine Zunahme des Ballaststoffkonsums die Eisenresorption steigert und mit einem niedrigeren Vorkommen von Dickdarm- und Enddarmkrebs und mit niedrigeren Cholesterinspiegeln assoziiert wird (Campbell und Campbell 2011).

❺ Sekundäre Pflanzenstoffe

Manche Autoren rechnen Vitamine und Ballaststoffe zu den sekundären Pflanzenstoffen. Sekundäre Pflanzenstoffe werden merkwürdigerweise auch als „nicht-nutritive" Pflanzenstoffe (Phytochemicals) bezeichnet. Es gibt schätzungsweise 60.000 bis 100.000 Substanzen mit Wirkungen als Farbstoffe, als Abwehrstoffe gegen Schädlinge und Krankheiten und als Wachstumsfaktoren, weswegen der Name „Vitalstoffe" wesentlich angebrachter wäre (von Koerber et al. 2006, Kasper 2009). Manche sind gesundheitsfördernd, andere gesundheitsschädigend. Studien basieren leider oft nur auf Tierversuchen, deren Übertragbarkeit auf den Menschen problematisch und nur bedingt möglich ist!

Man unterscheidet folgende Gruppen mit gesundheitsfördernden Wirkungen (von Koerber et al. 2006, Kasper 2009, Knäsmüller et al. 2009):

- **Karotinoide:** Vorstufe des Vit. A, in grünblättrigem Gemüse und farbigen Früchten enthalten. V. a. Beta-Carotin (in grünblättrigem Gemüse), Lutein (Spinat und Kohlsorten) und Lycopin (in Tomaten) sollen protektive Eigenschaften aufweisen. Sie wirken als Antioxidantien, Antikanzerogene und Modulatoren des Immunsystems. Sie verstärken die „Gap Junctions" (Proteinbrücken) zwischen den Zellen, wodurch die Kommunikation zwischen den Zellen verbessert und auch eine antikanzerogene Wirkung entsteht.
- **Phytosterine:** in fast allen Pflanzen, besonders in Nüssen und Samen (Sonnenblumenkerne, Sesam, Soja). Sie haben eine stark cholesterinsenkende Wirkung und reduzieren das Darmkrebsrisiko.
- **Saponine:** v. a. in Hülsenfrüchten, Hafer, Spargel und Spinat. Sie hemmen die Proliferationsrate von Dickdarmzellen und das Wachstum von Tumorzellen, stimulieren Abwehrzellen und haben ein cholesterinsenkender Effekt.
- **Polyphenole:** in den Rand- und Schalenschichten von Obst und Gemüse, besonders in Grünkohl, Zwiebeln und Weizen, aber auch in Kaffee (Chlorogensäure oder Kaffeesäure). Z. B. Quercetin (in Zwiebeln, Grünkohl, Äpfel, Kirschen), Kaempherol (in Grünkohl, Brokkoli), Catechin (in Kakao) und Anthocyane (in Beeren und Trauben). Die wichtigsten Untergruppen der Polyphenole sind Flavonoide, Phenolsäuren, Phytoöstrogene (Lignane und Isoflavonoide) und Cumarine. Polyphenole sind starke Antioxidantien und hemmen Entzündungsreaktionen; manche haben wahrscheinlich auch antimikrobielle Wirkungen (grüner Tee) und antitumorale Wirkungen (rote, violett und blau gefärbte Beeren). Phytoöstrogene hemmen v. a. hormonbezogene Krebsarten (Brustkrebs, Gebärmutterschleimhautkrebs, Prostatakrebs).
- **Protease-Inhibitoren:** in Hülsenfrüchten, Getreide, Nüssen und Kartoffeln. Sie wurden lange als gesundheitsschädlich betrachtet. In letzter Zeit werden eine antioxidative Wirkung und protetektive Wirkungen gegen Dickdarm-, Mundhöhlen-, Lungen-, Leber- und Speiseröhrenkrebs vermutet.
- **Glucosinolate:** in Kohlsorten (Weißkohl, Rotkohl, Rosenkohl, Blumenkohl usw.) und in Meerrettich, Radieschen, Senf, Kresse. Sie weisen antitumorale, phytoöstrogene und antimikrobielle Wirkungen auf. Sie wirken aber auch hemmend auf den Jodeinbau in der Schilddrüse und können demzufolge die Entstehung einer Struma („Kohlkropf") begünstigen (Kasper 2009).
- **Sulfide:** schwefelhaltige, aromatische Stoffe, in Knoblauch und Zwiebeln. Sie haben eine starke antikanzerogene Wirkung und aktivieren Enzyme, die an der Entgiftung von Karzinogenen beteiligt sind. Weiterhin haben sie auch eine cholesterinsenkende Wirkung, senken das Thromboserisiko und steigern die Immunantwort.
- **Terpene:** in verschiedenen Obstarten (Südfrüchten, Weintrauben, Aprikosen) und Gewürzen. Z. B. Menthol in Pfefferminzöl, Limonen in Zitronenöl und Carvon in Kümmelöl. Sie haben eine antikanzerogene Wirkung mit einer hohen Affinität zu fettreichem Gewebe (z. B. Brust) und antimikrobielle Wirkungen.
- **Verschiedene andere Pflanzenstoffen:** Glukarate, Phtalide, Phytinsäure, Phytonzide, Phytoalexine, Lektine usw.

Es werden folgende Wirkungen der sekundären Pflanzenstoffen in der Tumorprävention diskutiert (Knasmüller et al. 2009):

- **Antioxidative Wirkung** (Radikal-Fänger): abfangen von freien Radikalen und hoch reaktiven Sauerstoffen. Wirkung v. a. durch Polyphenole: Quercetin, Kurkuma usw. (grüner Tee, Nüsse, Beeren, Curry usw.), Vit. A, Lycopin (Karotten und Tomaten), Vit. C und Vit. E (Zitrusfrüchte, Vollkornprodukte, Sojaprodukte, Sonnenblumenkerne usw.). Weil freie Radikale sowohl wichtige Proteine des Stoffwechsels, als auch die Lipide der Zellmembran und sogar die DNA angreifen und schädigen können (Veränderung des Erbgutes), gibt es Schutzmechanismen, u. a. in Form von Antioxidantien und Reparaturenzyme (➤ Kap. 2.7). Allerdings müssen diese Antioxidantien durch eine gesunde natürliche Ernährung und ein gesundes „Makro- und Mikroumfeld" aufgenommen werden, während die Reparaturenzyme von den richtigen Bausteinen im Körper zusammengesetzt werden müssen. Auch eine optimale Durchblutung ist wichtig, um den Transport innerhalb des Körpers zu ermöglichen!
- **Anti-inflammatorische Wirkung:** Krebs wird schätzungsweise zu 19 % mit chronischen Entzündungen in Verbindung gebracht. Durch sekundäre Pflanzenstoffe wird die Synthese von Entzündungsmediatoren (NO, Prostaglandine) und Enzyme wie Zyklooxygenase-2 (COX-2) und Phospholipase A_2 gehemmt. Diese Wirkung entfaltet sich v. a. durch Polyphenole: Quercetin (allgegenwärtig), Kurkuma (Curry, Gelbwurzel), Resveratrol (Trauben, Rotwein), β-Carotin (Karotten), Vit. E (Vollkornprodukte, Soja, Son-

nenblumenkerne usw.), Organoschwefelverbindungen (Knoblauch) usw.

- **Antitumorale Wirkung:** Hemmung von Tumorpromotoren (Protein Kinase C, Ornithin Decarboxylase, 17β-Östradiol usw.) und Aktivierung der NK-Zellen. Wirkung v. a. durch Polyphenole: Epigallocatechin gallate (grüner Tee), Kurkuma (Curry, Gelbwurzel), Silymarin (Mariendistel), Quercetin (allgegenwärtig), Terpenoide: β-Carotin, Lycopin, Vit. E, Pflanzenextrakte aus Rosmarin, Ingwer, wobei die Pflanzenstoffe noch nicht alle identifiziert sind.
- **Induktion von Apoptose:** Wirkung v. a. durch Polyphenole: Epigallocatechin gallate (grüner Tee), Quercetin (allgegenwärtig), Ellagsäure (Nüsse, Beeren), Kurkuma (Curry, Gelbwurzel), Resveratrol (Trauben, Rotwein), Genistein (Sojaprodukte), Terpenoide (Limonen, Lavendelöl, Minze, Zitrusfrüchte), Vit. E (Vollkornprodukte), Organoschwefelverbindungen (Knoblauch, Wasserkresse, Brokkoli usw.), Saponine (Spargel, Erbsen, Bohnen, Spinat) usw.
- **Biotransformation:** Hemmung von Phase-I-Enzymen (Cytochrome P450-Enzyme), die zur Aktivierung von Karzinogene beitragen; Aktivierung von Phase-II-Enzymen in der Leber, die zur Entgiftung der Karzinogene beitragen. Wirkung v. a. durch Arylisothiocyanate (Brokkoli, Kohlsorten), Organoschwefelverbindungen (Lauchgemüsen wie Knoblauch, Zwiebel usw.), Catechine (grüner Tee) usw.

Defizite an sekundären Pflanzenstoffen Bei den sekundären Pflanzenstoffen handelt es sich wie z. B. bei den Polyphenole um Bitterstoffe oder um farbgebende Komponenten in Obst und Gemüse, die v. a. in den äußeren Schichten bzw. Blättern von Obst und Gemüse vorkommen! Die Entfernung von Schalen und äußeren Blattschichten hat Flavonoidverluste von bis zu 50 % zur Folge, die Erhitzung, Eindosung und Saftherstellung sogar einen Flavonoidverlust von bis zu 80 %!

Fuchs warnt davor, dass **obwohl synthetische und natürliche Vitamine chemisch identisch sind, den synthetischen Verbindungen trotzdem das komplexe Umfeld (Sonnenlicht, zahlreiche Stoffwechselschritte usw.) ihrer Vorstufen fehlt. Daneben enthalten natürliche Vitamine auch zahlreiche weitere Begleitstoffe, wie z. B. Chlorophyll, Flavonoide, Lignane, Karotinoide usw., die für den Menschen als Sekundärstoffe wichtig sein dürften** (Fuchs 2007). Der Bindungspartner, z. B. von Mineralstoffen und Spurenelementen, und das Nährstoff-Umfeld spielen eine große Rolle für die Verträglichkeit, Verwertbarkeit und Wirksamkeit.

Wie vorher bereits oft betont, entscheiden nicht nur das Spurenelement oder die Minerale über die biologische Qualität, sondern auch das Umfeld, die Anzahl und Art der Bindungspartner. Nährstoffe in isolierter Form werden von Zellen oft nicht aufgenommen und entfalten keine Wirkung.

Wie gefährlich die isolierte Zufuhr von hohen Nährstoff-Dosen sein kann, zeigte die CARET-Studie des National Cancer Institute an 18.000 Raucherinnen oder Asbest-exponierten Personen, die jahrelang entweder eine tägliche Dosis von 30 mg Beta-Carotin/5 mg Vit. A oder ein Placebo verabreicht bekamen. Weil die Häufigkeit von Lungenkrebs in der Beta-Carotin/Vit. A-Gruppe um 28 % höher lag, musste die Studie nach vier Jahren abgebrochen werden (National Cancer Institut 1996). Auch Bjelakovic et al. zeigten, dass die Einnahme von hochdosierten Vitaminpräparate gesundheitsschädigend sein kann (Bjelakovic et al. 2007, 2008) . **Wenn korrespondierende Nährstoffe fehlen, können Antioxidantien anscheinend selber prooxidativ werden!** Deswegen sollte vor der Gabe von einzelnen, isolierten Nährstoffen unbedingt gewarnt werden. Man sollte eine vollwertige und abwechselungsreiche Ernährung anstreben und bei Bedarf (bestimmte Pathologien) nur zusätzlich zu einer ausgewogenen Ernährung und mit höchster Vorsicht und Rat eines Spezialisten in Orthomolekularmedizin, Nahrungsergänzungspräparate einnehmen.

⑥ Vitamine

Vitamine sind essenzielle Nahrungsbestandteile. Sie wirken als Cofaktoren für Enzyme und Antioxidantien, als Hormone, als H-Donoren, bzw. H-Akzeptoren und sind an Redoxprozessen, an der Regulation der Proteinfunktionen und an der Genexpression beteiligt (Löffler et al. 2007, Rassow et al. 2008, Kasper 2009).

Man unterscheidet zwischen fettlöslichen (E, D, K, A) und wasserlöslichen Vitaminen (B und C). Die wasserlöslichen Vitamine sind, mit Ausnahme von Ascorbinsäure, Coenzyme. Fettlösliche Vitamine sind hingegen keine Coenzyme.

Fettlösliche Vitamine:

- **Vitamin A** findet sich, hauptsächlich als Retinol, in tierischer Nahrung (in Leber, Milch, Eiern, Fisch) und als Provitamin (Karotinoide, Beta-Carotin) in gelbem und grünem Gemüse und in gelben Früchte. Vitamin A wird erst aufnahmefähig, wenn es von Esterase des Pankreas aktiviert worden ist. Die Umwandlung des Provitamins in Vit. A erfolgt in der Darmwand. Es kann nur in Kombination mit Fett aufgenommen werden. Vit. A beeinflusst das Zellwachstum, die Biosynthese von Glykoproteinen und den Sehvorgang, stabilisiert Membrane und ist aktiv bei der Regulation von Zellwachstum und Zelldifferenzierung.
  Eine Vit.-A-Hypovitaminose führt zu einer Herabstzung der Sehschärfe und Dunkeladaptation (bis zu Nachtblindheit), Schäden der Hornhaut des Auges, einer trockenen, schuppigen Haut, einer Atrophie von Schleimhäuten und Schleimdrüsen, Störungen der Zahnentwicklung und Knochenbildung, einer hypochromen Anämie.
  Eine Vit.-A-Hypervitaminose führt zu Kopfschmerzen, Schwindel, Übelkeit, Erbrechen, Hepatosplenomegalie, Alopezie (Haarausfall), Periostschwellung, Appetitlosigkeit, Hirndrucksymptomatik, erhöhte Reizbarkeit, Blutbildungsstörungen, Blutneigung und Hautschäden. Bei Kindern kann sie zu Wachstumsstörungen und bei Schwangeren zu Fehlbildungen beim Embryo führen.

- **Vit. D. mit Vit. D_3** (Cholecalciferol) kommt vor in Meeresfischen (Lebertran), teilweise in Milch und Eiern. Vit. D_2 (Ergocalciferol) wird vom Körper unter UV-Einstrahlung aus dem mit pflanzlichen Lebensmitteln aufgenommenen Ergosterin hergestellt. Vit. D reguliert (gemeinsam mit dem Parathormon) die extrazelluläre Kalziumkonzentration und die Genexpression.
  Eine Vit.-D-Hypovitaminose kann zu Demineralisierung der Knochen (Rachitis und Osteomalazie), Schädeldeformitäten, Kalkeinlagerungen in den Nieren und Muskelhypotonie führen.
  Eine Vit.-D-Hypervitaminose kann zu Übelkeit, Erbrechen, Appetitlosigkeit, Muskelkrämpfe, Blutdrucksteigerung, Verstopfung usw. führen.
- **Vit. E. oder Tocopherol** (α, β, γ und δ) findet man v. a. in pflanzlicher Nahrung, in Vollkornprodukten, pflanzlichen Ölen, Blattgemüse und in Eiern. Es hat entzündungshemmende und antioxidative Wirkungen, stimuliert das Immunsystem und spielt eine Rolle bei neuromuskulären Signalübertragungen.
  Eine Vit.-E-Hypovitaminose kann zu Arteriosklerose, kardiovaskulären Pathologien, Krebs und Unfruchtbarkeit (Mann und Frau) führen.
  Eine Vit.-E-Hypervitaminose kann zu Erbrechen, Übelkeit, Schwindel, Kopfschmerzen, Muskelschwäche, Erschöpfung, Bluthochdruck, Thrombophlebitis usw. führen.
- **Vit. K_1 (Phyllochinon)** und **Vit. K_2 (Menachinon)** kommen in grünen Pflanzen vor und werden von der Darmflora synthetisiert. Sie spielen eine Rolle bei der Blutgerinnung und bei der Bildung des Proteins Osteocalcin (Protein der EZM des Knochens). Die Gerinnungsfaktoren können nur beim Vorhandensein von Vit. K in der Leber synthetisiert werden.
  Eine Vit.-K-Hypovitaminose kann zu Blutungsneigung, Zahnfleischbluten, Gehirnblutung (v. a. bei Neugeborenen) und Osteoporose führen.
  Eine Vit.-K-Hypervitaminose kann zu Thrombosen, Hämolyse mit Anämie und anaphylaktoiden Reaktionen (schwere allergische Reaktionen) führen.

Wasserlösliche Vitamine:

- **Vit. B_1 (Thiamin)**, kommt praktisch in allen pflanzlichen und tierischen Nahrungsmitteln vor, besonders in Getreide und Innereien. Es erfüllt eine Rolle im Protein- und Fettstoffwechsel. Es wird durch Wärme und Erhitzen stark abgebaut.
  Eine Vit.-B_1-Hypovitaminose kann Müdigkeit, Appetitlosigkeit, psychische Störungen (Depressionen, Angstzustände usw.), Lähmungserscheinungen und Parästhesien der Extremitäten (Hände, Füße), Herzmuskelschwäche usw. verursachen.
  Eine Vit.-B_1-Hypervitaminose kann zu Kopfschmerzen, Schweißausbrüchen, Tachykardie und anaphylaktoiden Reaktionen führen.
- **Vit. B_2 (Riboflavin)** kommt in Fleisch (Innereien), Blattgemüse und Vollkornprodukten vor. Es sorgt für H-Übertragungen und funktioniert als Cofaktor für zahlreiche Enzyme.
- **Vit. B_3 (Niacin)** findet man in magerem Fleisch, Geflügel, Leber, Hefe. Es spielt als Cofaktor beim Kohlenhydrat-, Fett- und Proteinstoffwechsel eine Rolle.
- **Vit. B_5 (Pantothensäure)** kommt in fast allen pflanzlichen und tierischen Nahrungsmitteln vor. Es ist wichtig für den Citratzyklus, den Lipidstoffwechsel, die Fettsäurebiosynthese und für die Blutbildung.
- **Vit. B_6 (Pyridoxin)** findet sich in Vollkorngetreide, Hefe, Fisch, Leber, Milch, Eiern und grünem Gemüse. Es ist das wichtigste Coenzym des Aminosäurestoffwechsels und spielt eine Rolle bei den Immunfunktionen.
  Eine Vit.-B_6-Hypovitaminose kann zu Hautentzündungen (v. a. Mund, Lippen), Müdigkeit, Schlaflosigkeit, erhöhter Infektanfälligkeit, Anämie und Krämpfen (bei Neugeborenen) führen.
  Eine Vit.-B_6-Hypervitaminose kann zu Sensibilitäts- und Reflexstörungen sowie Gangstörungen (Ataxie) führen.
- **Vit. B_7 (Biotin)** kommt in Leber, Niere, Eigelb und Hefe vor. Es dient als Cofaktor für einige Enzyme und stabilisiert die Haut.
  Eine Vit.-B_7-Hypovitaminose kann zu Hautentzündungen, Haarausfall, brüchigen Fingernägeln, niedrigem Blutdruck und psychischen Störungen führen.
  Symptome einer Vit.-B_7-Hypervitaminose sind nicht bekannt.
- **Vit. B_{11} (Folsäure)** findet man in dunkelgrünem Blattgemüse (Spinat), Kohlgemüse, Kartoffeln, Tomaten, Avocados, Bohnen, Spargel, Vollkorngetreide, Leber, Nieren und Hefe. Es dient als Cofaktor für zahlreiche Enzyme.
  Eine Vit.-B_{11}-Hypovitaminose kann zu Morbus Crohn, Blutbildungsstörungen (Anämie, Leukopenie, Thrombozytopenie), Polyneuropathie, Schleimhautatrophie und bei Schwangeren zu Fehlbildung des Embryos (Neuralrohrdefekte) und hyperchromen Anämien führen.
  Eine Vit.-B_{11}-Hypervitaminose kann Magen-Darm-Beschwerden, Schlaflosigkeit und psychischen Störungen (Angststörung, Depression usw.) auslösen.
- **Vit. B_{12} (Cobalamin)** kommt in tierischen Lebensmittel vor. Vit. B_{12} kann nur von Mikroorganismen produziert werden und liegt in der Nahrung (Fleisch, Sauerkraut, Algen) frei und an Protein gebunden vor. Im Magen muss es durch die Salzsäure vom Protein losgekoppelt und zum Teil an den Intrinsic-Faktor gebunden werden, um im Ileum aufgenommen werden zu können. Auch die Darmflora kann dieses Vitamin synthetisieren. Es dient als Cofaktor für bestimmte Enzyme und ist an der Nukleinsäuresynthese und damit an der Neubildung von Zellkernbausteinen beteiligt.
  Eine Vit.-B_{12}-Hypovitaminose kann zu einer perniziösen Anämie und zu neurologischen Ausfallerscheinungen führen.
  Symptome einer Vit.-B_{12}-Hypervitaminose sind nicht bekannt.
- **Vit. C (Ascorbinsäure)** ist in grünem und rotem Gemüse und in Zitrusfrüchten enthalten. Es ist ein starkes Reduktionsmittel und freier Radikalenfänger. Es übt weiterhin eine

Schutzfunktion beim Kollagenstoffwechsel im Bindegewebe aus.

Eine Vit.-C-Hypovitaminose kann zu Müdigkeit, Infektanfälligkeit, Anämie, Blutungsneigung, verzögerter Wundheilung und Zahnfleischentzündungen führen. Eine Extremform dieser Hypovitaminose ist Skorbut bzw. die Möller-Barlow-Krankheit bei Säuglingen. Mangelerscheinungen werden auch mit der Entstehung von Karzinomen, Arteriosklerose und grauem Star in Verbindung gebracht.

Eine Vit.-C-Hypervitaminose kann zur Bildung von Nierensteinen führen. Bei hoher oraler Aufnahme kann es zu gastrointestinalen Beschwerden und Diarrhö kommen.

Prophylaxe und Prävention? Der Vitaminbedarf schwankt stark und hängt von individuellen und situationsbedingten Ereignissen ab. Es sei unbedingt darauf hingewiesen, dass es sowohl Hypo- als auch Hypervitaminosen gibt! Betroffen davon sind v. a. Gewebe mit hoher Stoffwechselleistung (Myokard, Gastrointestinaltrakt, Muskeln, Leber) oder hoher Zellteilungsrate (Knochenmark, Schleimhäute).

Hypovitaminosen können allgemein bei Dünndarmerkrankungen oder Störungen der Darmflora (z. B. durch Antibiotika, Blutverdünnungsmittel), Darmoperationen oder durch einseitige Ernährung entstehen. Ein Folsäuremangel kann während Schwangerschaft, bei Alkoholismus oder Anämie vorkommen. Hypervitaminosen entstehen eher bei Vit. A, Vit. D, Vit. E, Vit. B_1, Vit. B_6 oder Vit. B_{11} durch zu hohe Supplementierung. Es wird kontrovers diskutiert, ob es sinnvoll ist, Vitamine zusätzlich als Nahrungsergänzung zur Eindämmung des Krankheitsrisikos einzunehmen. Hier wären dringend weitere wissenschaftliche Untersuchungen notwendig!

❼ Mineralstoffe (Mengen- und Spurenelemente)

Mineralstoffe werden in Mengen- und Spurenelemente unterteilt. Anorganische Nahrungsbestandteile mit einer Konzentration von mehr als 50 mg/kg KG, z. B. Natrium, Kalium, Kalzium, Phosphor, Chlor, Magnesium und Schwefel werden als Mengenelemente bezeichnet. Anorganische Nahrungsbestandteile mit einer Konzentration von weniger als 50 mg/kg KG, wie Kupfer, Selen, Zink, Jod, Kobalt, Chrom, Mangan, Nickel, Molybdän, Fluor, Zinn, Silizium, Vanadium, Arsen und Eisen (Ausnahme mit 60 mg/kg KG) werden als Spurenelemente bezeichnet (Kasper 2009).

Viele Mineralstoffe befinden sich in der intra- und extrazellulären Flüssigkeit. Kalium- und Phosphationen findet man v. a. intrazellulär, während extrazellulär Natrium- und Chloridionen überwiegen. Essenzielle Mineralstoffe sind u. a. Natrium, Kalzium, Kalium, Zink, Jod, Selen, Eisen, Magnesium, Kupfer und Phosphor. Sie sind am Aufbau von Hormonen, Enzymen und Metalloproteinen, als Cofaktoren für Antioxidantien und an vielen zellulären Vorgängen beteiligt.

Durch einseitige Ernährung, Fast food, zunehmende technische Verarbeitung der Ernährung (z. B. durch Erhitzen), zu starke Supplementierung von einzelnen Mikronährstoffen usw. können in unserer modernen Welt Mangelerscheinungen der Mengen- und Spurenelemente (Mineralstoffe) entstehen. Besonders Kalzium, Magnesium, Jod, Selen und Zink sind relativ häufig betroffen, aber auch dies wird kontrovers diskutiert (Gröber 2008). Auch toxische Spurenelemente können mit der Nahrung aufgenommen werden, z. B. Blei, Cadmium und Quecksilber. Ob nun ein Spurenelementmangel kausal verantwortlich sein kann für bestimmte Krankheiten, wie z. B. Selenmangel bei der Tumorentstehung oder Chrommangel bei Altersdiabetes, ist jedoch nicht geklärt (Kasper 2009).

Kalium Kalium kommt hauptsächlich (> 95 %) intrazellulär vor. Kalium nimmt eine zentrale Stellung im Stoffwechsel (Eiweißaufbau und Glykogenstoffwechsel) und bei der Aufrechterhaltung des Membranpotenzials der Zellen ein. Kalium ist damit aktivierend wichtig für die Muskel- und Nervenerregbarkeit und die Herztätigkeit. Kalium wird v. a. mit Obst und Gemüse eingenommen.

Eine Hypokaliämie – Blutwert unter 3,5 mmol/l – kann durch wiederholtes Erbrechen, Diarrhö, erhöhter Verbrauch von Diuretika und Laxanzien, Niereninsuffizienz, Alkoholismus, übermäßiges Schwitzen usw. ausgelöst werden. Kaliummangel zeigt sich durch Muskelschwäche, Obstipation, Apathie, kardiale Symptome (Extrasystolen, Tachykardie usw.) bis hin zu Lähmungen, Ileus, Bewusstlosigkeit und Koma.

Eine Hyperkaliämie – Blutwert über 5,5 mmol/l – kann durch eine Niereninsuffizienz, Nebenniereninsuffizienz, Diabetes mellitus, Hypertonie usw. ausgelöst werden. Zu viel Kalium im Blut kann zu Parästhesien, Herzrhythmusstörungen, Verwirrtheit, allgemeine Schwäche und sogar zu Herzstillstand führen.

Natrium Natrium kommt hauptsächlich (> 90 %) extrazellulär vor. Natrium hält gemeinsam mit dem Chloridion Cl^- und dem Hydrogencarbonation HCO_3^- v. a. den osmotischen Druck und das Volumen der extrazellulären Flüssgkeit aufrecht. Zusammen mit Kalium reguliert es die Erregbarkeit der Nerven- und Muskelzellen. Natrium spielt auch eine Rolle bei der Aufrechterhaltung des Säure-Basen-Gleichgewichts und bei der Regulation des Wasserhaushalts. Weiterhin ist es wichtig für die Resorption von Glukose, Aminosäuren und wasserlöslichen Vitaminen (Gröber 2008).

Natrium wird v. a. über Speisesalz (NaCl), Wurstwaren, gepökeltes Fleisch und Fisch, eingelegtes Gemüse, Sauerkraut, Fertigware usw. aufgenommen.

Eine Hyponatriämie – Blutwert unter 135 mmol/l – kann sowohl durch Wasserretention als auch durch Salzverlust entstehen, z. B. durch übermäßiges Schwitzen, Nierenerkrankungen, Erkrankungen der Hypophyse, wiederholtes Erbrechen, Diarrhö, erhöhter Verbrauch von Diuretika und Laxanzien usw. Ein Natriumdefizit kann zu Hypotonie, Tachykardie, Konzentrationsschwierigkeiten (bis zu Desorientiertheit und Koma), Apathie, Muskelschwäche, Muskelkrämpfen usw. führen.

Eine Hypernatriämie – Blutwert über 150 mmol/l – kann sowohl durch Wasserverlust als auch durch eine zu hohe Salzaufnahme entstehen, z. B. durch eine übermäßige Aufnahme von Kochsalz beim Essen, Niereninsuffizienz, zu wenig Trinken,

Diabetes insipidus usw. Sie äußert sich durch Hypertonie, Ödeme (z. B. Gehirnödem), Unruhe, Erregbarkeit, Ataxie, Verwirrtheit (bis zu Bewustlosigkeit), Durst.

Magnesium Magnesium kommt überwiegend (99 %) intrazellulär und in den Knochen gespeichert vor. Es spielt eine wichtige Rolle bei allen ATP-abhängigen Reaktionen und aktiviert verschiedene Enzymsysteme. Es spielt damit eine wichtige Rolle in vielen Stoffwechselprozessen. Magnesium dämpft als Gegenspieler von Kalium die Erregbarkeit von Nerven und Muskeln und die Herztätigkeit. Es hemmt auch die Blutgerinnung. Magnesium ist gemeinsam mit Kalzium am Aufbau von Knochen, Zähnen und Sehnen beteiligt. Magnesium kommt sowohl in pflanzlichen (besonders in Haferflocken) als auch in tierischen Lebensmitteln vor.

Eine Hypomagnesiämie – Bluwert unter 0,7 mmol/l – kann durch Niereninsuffizienz, Stress, Malabsorption (Darmerkrankungen), chronischen Alkoholismus, Schilddrüsen- und Nebenschilddrüsenüberfunktion usw. entstehen. Sie äußert sich durch Depressionen, Dysmenorrhö, Prämenstruelles Syndrom, Kopfschmerzen, Konzentrationsstörungen, Schlafstörungen, Hyperkinetisches Syndrom, Parästhesien, Muskelzuckungen, Zittern, Muskelkrämpfe, Herzrhythmusstörungen, Osteoporose usw.

Eine Hypermagnesiämie – Blutwert über 2,5 mmol/l – kann durch Niereninsuffizienz, Schilddrüsenunterfunktion, erhöhte Magnesiumzufuhr (z. B. Infusionen) entstehen. Sie kann zur Erschlaffung der Muskulatur, zu Lähmungen und Herzstillstand führen.

Kalzium Kalzium liegt zu 99,9 % im Skelett- und Zahnsystem gespeichert fest. Kalzium spielt eine Rolle bei der Aufrechterhaltung und Stabilisation der normalen Membranfunktionen, Nerven- und Muskelerregbarkeit und Blutgerinnung. Es spielt ferner eine Rolle bei verschiedenen enzymatischen Stoffwechselvorgängen und wirkt antiallergisch und antientzündlich. Die Kaliumkonzentration im Blut wird normalerweise durch die Hormone der Nebenschilddrüse (Parathormon mobilisiert in Knochen gespeichertes Kalzium) und Schilddrüse (Kalzitonin lagert Kalzium in Knochen ein) konstant gehalten. Vitamin D erhöht die Resorption von Kalzium durch den Darm und lagert es in Knochen ein.

Kalzium kommt v. a. in Milchprodukten und Gemüse (Kohlsorten, Spinat, Rhabarber) vor. Es ist wichtig zu betonen, dass die Eisenresorption durch Kalzium gehemmt wird. Werden Milch und Käse gemeinsam mit Fleisch verzehrt, so verringert sich die Eisenresorption um 50–60 % (Kasper 2009).

Eine Hypokalziämie – Blutwert unter 2,2 mmol/l – kann durch eine Unterfunktion der Nebenschilddrüse, Schilddrüsenüberfunktion, Vit.-D-Mangel, Nieren- und Pankreaspathologien, Cushing-Syndrom usw. entstehen. Sie kann zu einer erhöhten Muskelerregbarkeit bis hin zu Krämpfen und Osteomalazie führen.

Eine Hyperkalzämie – Blutwert über 2,7 mmol/l – kann durch eine Überfunktion der Nebenschilddrüse, eine Schilddrüsenunterfunktion, Nierenpathologien usw. entstehen. Sie kann zu Nierensteinen, Nephrokalzinose, Gelenkverkalkungen, Arteriosklerose, Übelkeit, Erbrechen, psychischen Störungen, Muskelschwäche bis hin zu Lähmungen führen.

Phosphor Phosphor liegt fast ausschließlich als Phosphat vor. Etwa 85 % des gesamten Phosphats befindet sich in den Knochen, etwa 14 % in Weichteilen und Zähnen und ca. 1 % im interstitiellen Raum. Der Phosphathaushalt ist eng mit dem Kalzium- und Magnesiumhaushalt verbunden und wird demzufolge auch über das Parathormon und Vit. D gesteuert. Sowohl das Parathormon als auch Vit. D erhöhen die Resorption von Phosphat im Darm und die Freisetzung von Phosphat aus den Knochen.

Phosphat spielt genau wie Magnesium eine wichtige Rolle bei allen ATP-abhängigen Reaktionen und ist bedeutend für die Aufrechterhaltung des Säure-Basen-Gleichgewichts. Weil Phosphat in der Lebensmittelindustrie als Konservierungsmittel (Käse, Wurst, Fleisch) und Säuerungsmittel (Erfrischungsgetränke) eingesetzt wird, kann es eher zu einer übermäßigen Aufnahme von Phosphat kommen.

Eine Hypophosphatämie kann durch Erkrankungen der Nebenschilddrüse, der Hypophyse und der Nieren und Alkoholismus entstehen. Sie kann zu einer Störung des ZNS, Muskelschwäche, Neuropathien, Azidose, Störungen der Funktionen der Leukozyten und Erythrozyten, Osteomalazie (zu wenig Phosphat stört den Haushalt von Kalzium) usw. führen.

Eine Hyperphosphatämie kann durch eine übermäßige Aufnahme von Phosphat, Erkrankungen der Hypophyse und Nebenschilddrüse entstehen. Sie kann zu Osteoporose führen, weil zu viel Phosphat die Aufnahme von Kalzium stört. Man vermutet, dass eine Hyperphosphatämie eine Rolle beim Hyperaktivitätssyndrom von Kindern spielt.

Eisen Eisen ist zu 60–70 % in Hämoglobin gebunden. Ca. 20 % des Eisens ist in Form von Ferritin und Hämosiderin in der Leber, der Milz und dem Knochenmark gespeichert (Speichereisen) und über die Bindung an das Transport-Protein Transferrin gebunden (Transporteisen). 3 bis 5 % sind schließlich im Myoglobin der Muskelzellen gebunden. Die Hauptaufgabe von Eisen besteht im Transport von Sauerstoff und Elektronen. Eisen spielt auch bei der DNA-Synthese, der mitochondrialen Atmungskette und der Entschärfung der zellschädigenden Sauerstoffradikale eine Rolle.

In der Nahrung liegt Eisen hauptsächlich in dreiwertiger Form (Ferrihydroxidkomplex oder Ferrieisen) vor. Peroral kann es nur in löslicher zweiwertiger Form (Ferroeisen) aufgenommen werden. Die Salzsäure und das Pepsin im Magen wandeln daher dreiwertiges Eisen in zweiwertiges Eisen um. Vitamin C verbessert die Eisenaufnahme. Eisen aus pflanzlicher Nahrung wird grundsätzlich schlechter absorbiert als Eisen aus tierischer Nahrung. Die Phytate im Getreide binden Eisen und sorgen dafür, dass es schlecht resorbiert werden kann.

Bei manifestem Eisenmangel (Ferritin < 12 µg/l, Hb w < 12 g/dl und m < 15 g/dl, Transferrin > 380 mg/dl) sinken auch die Hämoglobinwerte und auf Dauer entsteht eine Anämie. Die Eisenmangelanämie ist weltweit die häufigste Mikronährstoffmangelerkrankung. Ursachen für Eisenmangel sind Eisenverlust durch Blutungen (z. B. bei Menorrhagie), durch eine gestörte Eisenresorption (z. B. Magen-Darmerkrankung) oder Achlorhydrie (insuffiziente Salzsäuresekretion der Magenschleimhaut). Eisenmangel führt zu Rhagaden der Mundwinkel, Atrophie der Schleimhäute, Störungen des Haar- und Nagelwachstums, Kopfschmerzen, Schwindel, Müdigkeit, Atemnot, Kälteempfindlichkeit usw.

Antazida, Kalzium, Magnesium, Zink, Phytate in pflanzlicher Nahrung, Kaffee, Tee und Milch behindern die Eisenresorption. Weil freies Eisen schon in sehr geringen Dosen toxisch wirkt, indem es die Bildung freier Radikale fördert, wird eine hohe Eisenzufuhr (u. a. durch Supplementierung) kritisch betrachtet und mit einem erhöhten Karzinomrisiko in Verbindung gebracht (Kasper 2009, Gröber 2008).

Kupfer Kupfer ist ein essenzieller Bestandteil von Metalloproteinen und Enzymen. Es spielt eine wichtige Rolle bei der Resorption und Bereitstellung von Eisen für die Hämbildung (Häm = Farbstoff). Weiterhin spielen kupferabhängige Enzyme eine Rolle bei der Synthese von Dopamin, Adrenalin, Noradrenalin und Melanin. Es ist essenziell für den Aufbau des Bindegewebes (Vernetzung der Kollagenfasern) und der Knochen und wirkt antioxidativ.

Kupfer kommt v. a. in Leber, Fleisch, Fisch, Austern, Bierhefe, Kakao und Nüssen vor.

Ein Kupfermangel kann durch Antazida, Glukokortikoide, Eisen, Zink, Mangan, phytatreiche Ernährung, Darm- und Nierenerkrankungen hervorgerufen werden. Kupfermangel kann zu einer hypochromen Anämie, Leukopenie, neurologischen Störungen, Haut- und Haarveränderungen usw. führen.

Eine Kupfervergiftung kann durch eine Überdosierung und kupferhaltige Trinkwasserrohre verursacht werden und äußert sich durch kardiovaskuläre Erkrankungen, Zinkmangel, Leberspeicherkrankheiten und Depressionen.

Jod Jod ist essenziell für die Synthese der Schilddrüsenhormone Thyroxin (T4, Vorstufe des Hormons) und Trijodthyronin (T_3). Aus T_4 wird in die Leber durch ein selenabhängiges Enzym das wirksame Hormon T_3 gebildet. Die Schilddrüsenhormone erhöhen den Energie- und Sauerstoffumsatz, beeinflussen den Stoffwechsel zahlreicher anderer Hormone, fördern Wachstums- und Entwicklungsprozesse der Organe und des Körpers, regulieren den Wärmehaushalt, die Glykogensynthese und die Lipolyse.

Ein Jodmangel kann durch jodarme Lebensmittel, Selenmangel, hohen Kaffeekonsum sowie Alkoholabusus entstehen und führt zu einer Schilddrüsenvergrößerung (Struma, Kropf) mit Unterfunktion. Symptome einer Schilddrüsenunterfunktion sind Antriebslosigkeit, Gewichtszunahme, Müdigkeit, Kälteintoleranz, Schlafstörungen, Fertilitätsstörungen, Bradykardie, trockene Haut, verminderte Schweißsekretion usw.

Setzt man ältere Personen mit einem chronischen Jodmangel plötzlich einer hohen Jodzufuhr (> 500 µg/Tag) aus (z. B. durch Algenprodukte als Nahrungsergänzungsmittel) besteht laut Kasper die Gefahr, dass es zu kleinen Adenomen mit einer plötzlichen Schilddrüsenüberfunktion kommen kann (Kasper 2009).

Fluor Fluor kommt in der Natur nur in gebundener Form als Fluorid vor. Im menschlichen Körper befindet es sich hauptsächlich (> 90 %) in den Knochen und Zähnen. Fluor ist für die Festigkeit und chemische Widerstandskraft der Knochen und Zähnen zuständig. Es steigert die Aktivität der knochenbildenden Osteoblasten. Fluorid hemmt das Bakterienwachstum, fördert hingegen die Plaquebildung und Säureproduktion sowie die Remineralisation der Zahnoberfläche.

Feste Lebensmittel enthalten nur wenig Fluorid, es kommt jedoch mehr in Trinkwasser (regional unterschiedlich, in Deutschland oft zu gering) und schwarzem Tee vor. Besonders in den ersten 16 Lebensjahren ist zur Kariesprophylaxe eine ausreichende Versorgung mit Fluorid wichtig. Allerdings kann eine dauerhafte Überdosierung zu weißen Flecken im Zahnschmelz (Dentalfluorose) und sogar zu Skelettveränderungen (Osteofluorose) führen. Darüber hinaus machen Wechselwirkungen mit Kalzium, Magnesium, Kupfer, Mangan, Vitamin D und Vitamin K die Sachlage kompliziert.

Zink Zink kommt v. a. in den Haaren, Hoden, Ovarien, Prostata, Knochen, Muskeln und in den Inselzellen des Pankreas in hoher Konzentration vor. Es ist Bestandteil von vielen Enzymen (Metalloenzyme) und der Speicherform des Insulins im Pankreas und spielt demzufolge eine wichtige Rolle beim Kohlenhydrat-, Lipid-, und Proteinstoffwechsel, ferner beim Stoffwechsel der Nukleinsäuren, des Vit. A und der Hormone. Es ist für die Funkionalität der Zellmembranen und Knochen, die Zellteilung, die Proteinbiosynthese, das Wachstum, die Fortpflanzung und die Immunkompetenz (insbesondere der T- und B-Lymphozyten und der NK-Zellen) außerordentlich wichtig. Es wirkt außerdem antiallergisch.

Zink ist in Austern, Fleisch, Fisch, Getreide und Gemüse vorhanden, sodass der Bedarf normalerweise durch eine ausgewogene Ernährung gedeckt wird.

Ein Zinkmangel kann durch Alkoholabusus, eine vegane phytinhaltige Ernährung, eine kalzium- und phosphatreiche Ernährung, Pankreaspathologien, Nierenfunktionsstörungen, Leberpathologien, Darmerkrankungen usw. entstehen. Es kommt dadurch zu Kraftlosigkeit, Müdigkeit, Anämie, Sehstörungen, Nachtblindheit (gestörter Vit.-A-Stoffwechsel), brüchige Nägel, Störungen der Gewebe mit hoher Zellteilungsreife (Haut, Schleimhaut, Immunsystem), Infertilität, Ovulationsstörungen, Allergien usw.

Bei Überdosierungen von Zink treten Metallgeschmack, Kopfschmerzen, Übelkeit, Müdigkeit, Diarrhö, Erbrechen, Anämie, Immunschwäche und Lipidstoffwechselstörungen auf. Eine erhöhte Zufuhr von Zink kann den Stoffwechsel von Eisen, Kupfer, Kalzium, Magnesium und Selen beeinträchtigen.

Selen Selen ist Bestandteil vieler Enzyme (selenabhängige Proteine) und ist somit wichtig für die Entgiftung (antioxidative Wirkung) der bei Stoffwechselprozessen entstehenden freien Radikale. Selen spielt eine Rolle bei der Aktivierung von T_4 zum aktiven Schilddrüsenhormon T_3. Es spielt ferner eine Rolle bei der Apoptose, der Hemmung von Tumorzellen, der Stimulation der Lymphozytenproliferation, der Synthese von

2

γ-Interferon sowie der Stimulation T-Killer-Zellen und NK-Zellen (➤ Kap. 6).

Selen ist v.a. in Schweinefleisch, Fisch, Eiern und Hühnerfleisch und nur gering in pflanzlichen Lebensmitteln enthalten. Vollkorngetreide enthält wesentlich mehr Selen als raffiniertes Getreide.

Zu Selenmangel kann es durch Alkoholabusus, Pankreaserkrankungen, Leber- und Nierenerkrankungen, Darmerkrankungen, eine vegane Ernährung, Chemo- bzw. Strahlentherapie, oxidativen Stress (Ozon, Rauchen, Leistungssport) usw. kommen. Selenmangel kann zu einem erhöhten Krebsrisiko, Immunschwäche mit Infektanfälligkeit, Herzpathologien, Schilddrüsenunterfunktion, Wachstumsstörungen, trockener Haut, brüchigen Nägeln usw. führen.

Eine chronische Überdosierung kann Haarausfall, brüchige Fingernägel, Hautveränderungen und Neuropathien verursachen.

Chrom Dreiwertiges Chrom ist ein wichtiger Bestandteil des Glukosetoleranzfactors (GTF), der die Bindung von Insulin an die spezifischen Insulinrezeptoren an der Zellmembran steuert. Damit steuert es aber auch die Insulinwirkung und spielt eine zentrale Rolle beim Kohlenhydrat- und Fettstoffwechsel.

Chrom ist v.a. in Innereien, Fleisch, Pilzen und Getreide enthalten, jedoch nur wenig in Obst und Gemüse.

Ursachen für einen Chrommangel können das Alter, die Ernährung (zu viel raffinierter Zucker und zu viele Fette), Stress, starke körperliche Belastung usw. sein. Chrommangel kann zu einer Insulinresistenz mit Diabetes mellitus führen. Weil das Gehirn bei der Energieversorgung von der Glukosezufuhr abhängig ist, kann es zu mentalen und psychischen Störungen kommen mit Depressionen, Konzentrations- und Schlafstörungen. Es kann weiterhin durch einen gestörten Fettstoffwechsel zu Hypercholesterinämie und Arteriosklerose kommen.

Mangan Mangan ist ein essenzielles Element wichtiger Enzyme des Kohlenhydrat-, Fett- und Proteinstoffwechsels. Es wirkt stark antioxidativ und spielt eine wichtige Rolle beim Aufbau des Bindegewebes und der Knochen.

Mangan ist v.a. in Gemüse und Obst und weniger in Fleisch, Fisch und Milch vorhanden. Alkoholismus, Darmerkrankungen, hohe Kalzium-, Eisen-, Phosphat- und Zinkaufnahme können zu Mangelerscheinungen mit Hypercholesterinämie, Knochendeformitäten, Bindegewebsstörungen, Dermatitis usw. führen, aber dies scheint nur in Extremfällen vorzukommen.

Molybdän Molybdän ist ebenfalls ein essenzieller Bestandteil verschiedener Enzyme und wirkt antioxidativ. Es reguliert den mitochondrialen Abbau schwefelhaltiger Aminosäuren und ist damit bedeutend für die Bildung von Harnsäure. Es ist wahrscheinlich an der Verstoffwechselung von Alkohol in der Leber beteiligt.

Darm- und Lebererkrankungen können zu einem Molybdänmangel führen mit Übelkeit, Tachykardie, Nachtblindheit und Sehstörungen.

Zu den anderen Spurenelementen ist wenig bekannt.

8 Wundheilung als Beispiel für die Komplexität der biochemischen Wechselwirkungen im Körper

Wie kompliziert die biochemischen Wechselwirkungen im menschlichen Körper sein können, möchte ich an Hand der Wundheilung verdeutlichen.

In der Wundheilungsphase kann es sinnvoll sein, darauf zu achten, dass man folgende entzündungshemmende und reparaturfördernde Substanzen mit der Ernährung aufnimmt:

- **Arginin** (= essenzielle Aminosäure bei schweren Erkrankungen, Verletzungen usw.) ist eine Komponente von Kollagen. Es kommt in Nüssen, Mandeln, Getreide, Thunfisch, Schweinefleisch, Schokolade vor. Allerdings ist Vorsicht angebracht, da Arginin in hohen Dosen Durchfall, Magenreizungen, Übelkeit, erhöhte Reizbarkeit und eine gesteigerte Libido verursachen kann. Es behindert zudem die Aufnahme von Lysin (essenzielle Aminosäure) und anderen Aminosäuren und verschlimmert Herpes-Infektionen. Nach schweren Verletzungen und Operationen werden 20–30 g/Tag empfohlen (Gröber 2008).
- **Histidin** (= essenzielle Aminosäure) findet man in Thunfischöl, Schweinefleisch, Erdnüssen und Bohnen. Histidin braucht Folsäure (Vit. B_{11}), das in dunkelgrünem Blattgemüse, Avokados, Bohnen, Spargel, Leber, Nieren und Hefe angetroffen wird. Auch hier ist Vorsicht angebracht, weil durch die Decarboxylierung von Histidin Histamin entsteht, das wiederum ein Entzündungsmediator ist! In Studien mit rheumatoider Arthritis hatte eine Dosis von 4,5 g/Tag nur geringe bis keine therapeutische Wirksamkeit (Gröber 2008).
- **Kupfer** (essenzieller Bestandteil von Metalloproteinen) kommt in Bierhefe, Austern, Haselnüsssen, Feigen, Schokolade und Getreide vor. Vorsicht, weil Kupfer bei Lebererkrankungen und Nierenfunktionsstörungen nicht eingenommen werden darf! Hochdosierte Kupferpräparate können zudem zu Zinkmangel, erhöhtem oxidativem Stress, Depressionen und Senilität führen! Für Erwachsene wird eine tägliche Kupferaufnahme von 1–1,5 mg/Tag als angemessen betrachtet (Gröber 2008). Die Einnahme hoher Dosen Eisen, Zink und Mangan reduzieren weiterhin die Kupferaufnahme und können demzufolge zu Kupfermangel führen.
- **Alpha-Linolensäure (ALA), Eicosapentaensäure (EPA)** und **Docosahexaensäure (DHA)** sind pflanzliche und tierische ungesättigte ω-3 Fettsäuren. Dabei sei erwähnt, dass eine arachidonsäurefreie (ohne gesättigte Fettsäuren) und vegetarische Ernährung einen deutlichen Abfall proinflammatorischer Eicosanoide und Zytokine aufweist (Gröber 2008). Durch ihre strukturellen Ähnlichkeit mit Arachidonsäure hemmen ungesättigte Fettsäuren die Bildung von entzündungsfördernde Eicosanoiden (Arachidonsäure mit Prostaglandine, Thromboxane, Prostazyklin usw.). Es scheint sinnvoll zu sein, zweimal pro Woche Seefisch und täglich Salat mit kaltgepressten Pflanzenölen (Olivenöl,

Leinöl, Rapsöl usw.) zu essen um genügend ungesättigte Fettsäuren zur Verfügung zu haben. Hier sind weitere Untersuchungen notwendig.

- **Bromelain** ist ein Enzym (Proteinase), das Adhäsionen vorbeugt. Es kommt v. a. in Ananas vor. Weil noch keine Studien zu eventuellen Wirkungen bei Überdosierungen vorliegen, sollte man vorsichtig mit der Einzelsupplementierung umgehen!

2.12.3 Einige Makronährstoffe (Lebensmittel)

❶ Obst und Gemüse

Obst und Gemüse enthalten allgemein etwa 80–95 % Wasser, 1–2 % Kohlenhydrate, 1–4 % Proteine, < 1 % Fette und sekundäre Pflanzenstoffe (Vitamine und Provitamine, Mineralien wie Selen, Zink, Kalzium usw.), Ballaststoffe und sekundäre Pflanzenstoffe, z. B. Polyphenole und Organoschwefelverbindungen usw.

Einige kontroverse wissenschaftliche Daten zu Obst und Gemüse:

- Ein hoher Obst- und Gemüseverzehr wirkt laut Ströhle et al. protektiv bei Tumoren des oberen Verdauungstrakts (Mund, Rachen, Ösophagus, Magen). V. a. die hohe Anzahl an sekundären Pflanzenstoffen soll für diesen Effekt zuständig sein (Ströhle et al. 2007)!
- Der „World Cancer Research Fund" bezeichnet den risikosenkenden Effekt des Obst- und Gemüseverzehrs für Krebs als „möglich" (World Cancer Research Fund 2007).
- Vainio und Weiderpass betonen, dass es sich dabei nur um eine grobe Schätzung handeln kann, wobei der protektive Effekt vom Art des Krebses abhängig ist und auch von Weltregion zu Weltregion variiert (Vainio et al. 2006).
- Andere Studien geben wiederum an, dass ein hoher Obstverzehr für ein kolorektales Karzinom nur gering protektiv zu sein scheint (Lin et al. 2005).
- Beim Ovarialkarzinom und epithelialen Tumoren (Brust, Blase, Niere) scheint der Verzehr von Obst und Gemüse weniger protektiv zu sein als früher angenommen. Nur Zwiebel- und Knoblauchgewächse mindern das Erkrankungsrisiko (Koushik et al. 2005).
- Grünes Gemüse, Kohlgewächse und Zitrusfrüchte reduzieren das Risiko auf kardiovaskuläre Erkrankungen um 15 % bis 34 % (Liu et al. 2000).
- Der Einfluss von Obst- und Gemüseverzehr auf das Risiko für die Entwicklung von Diabetes mellitus (Typ II) ist umstritten. Ford und Mokdad sehen einen hoher Gemüse- und Obstverzehr als protektiv gegen Diabetes an, laut Meyer et al. ist das dagegen nicht nachgewiesen (Ford und Mokdad 2001, Meyer et al. 2000). Allerdings reduziert ein hoher Gemüse- und Obstkonsum das Risiko für Übergewicht um 24 % – und Übergewicht ist ein zentraler pathogenetischer Faktor des Typ-II-Diabetes (Liu et al. 2004).

❷ Getreide und Vollkornprodukte

Zusammensetzung von Vollkorngetreide: 10–15 % Wasser, 60 % Stärke, 8–13 % Proteine (mit einem hohen Gehalt an Methionin und schwefelhaltigen Aminosäuren, aber wenig Lysin, das mehr in Hülsenfrüchte enthalten ist), 3–7 % Fette.

Vollkorngetreide beinhaltet potenziell protektive Substanzen:

- Vitamine und Provitamine
- Mineralien (Magnesium, Kalium, Eisen, Zink): relativ hoher Gehalt, insgesamt weniger als Obst-Gemüse
- Ballaststoffe und verwandte Substanzen
- Sekundäre Pflanzenstoffe: „Anti-Karzinogene" und antioxidative Substanzen

Helle Mehltypen verlieren allerdings bei der industriellen Herstellung Vitamine, Mineralstoffe, Ballaststoffe und sekundäre Pflanzenstoffe!

Nachteile von Vollkornprodukten: Vollkorngetreide enthält Phytate (myo-Inosit-hexaphosphat oder Phytinsäure) in der äußeren Hülle des Korns. Diese Phytate liefern dem Korn (durch Abspaltung von Phosphatmolekülen) Energie zum Keimen und dienen auch als Speicher für Mineralien, die der Keimling zum Wachstum benötigt. Die Phytate bilden Komplexe mit Eisen, Zink, Kalzium oder Magnesium, sodass diese Mineralien für die Absorption durch den Darm blockiert werden. Das könnte zu einem Mineralmangel beim Verzehr von Vollkornprodukten führen, allerdings befinden sich in den Randschichten des Korns auch Phytasen (Enzyme, die die Phytate abbauen), die die Bioverfügbarkeit der Mineralien wiederum erhöhen. Die Verarbeitung des Vollkornprodukts entscheidet nun darüber, ob sich die Phytate negativ auf die Mineralienversorgung auswirkt. Die Phytasen werden durch eine Säuerung des Teigs und durch ein langes Gehen lassen des Teigs aktiviert, sodass in Sauerteig nach neun Stunden mehr als 90 % des Phytats abgebaut ist. Zusätzliche Säuerungsmittel (z. B. Zitronensäure) und zu viel Hefe lassen die Vollkornprodukte aber zu schnell reifen, sodass zu wenig Phytate abgebaut werden.

Vorteile von Vollkornprodukten aus wissenschaftlicher Sicht:

- Vollkornprodukte enthalten 2–3-mal mehr antioxidative Substanzen als Obst und Gemüse, mit Ausnahme von Beeren und Trockenobst (Miller 2000)!
- Die Phytate des Vollkorns verzögern den Abbau von Stärke im Körper, wodurch die Blutzuckerkonzentration reguliert wird. Phytate binden auch ein Zuviel an Metallionen (v. a. Eisen) in der Nahrung, welche ein erhöhtes Risiko für Darmkrebs darstellen.
- Ein hoher Vollkornverzehr mit vielen Ballaststoffen minimiert das Risiko auf epitheliale Tumoren (Kolon, Rektum, Brust), wie eine Metaanalyse von 40 Studien zeigen konnte (Jacobs et al. 1998).
- Laut einer weiteren Metaanalyse minimiert ein hoher Vollkornverzehr das Risiko für kardiovaskuläre Pathologien um

29 % (Anderson 2006). Dieser protektiver Effekt ist vermutlich unabhängig vom Ballaststoffanteil.
- Ein hoher Vollkornverzehr minimiert das Risiko für Typ-II-Diabetes um 27 % (Liu et al. 2000).
- Ein hoher Verzehr von Vollkornprodukten geht mit einem verminderten Insulinbedarf einher. Dies liegt am hohen Ballaststoffgehalt, am hohen Magnesiumgehalt und am niedrigen glykämischen Index (Wu et al. 2004, McKeown 2004).

Zöliakie (Sprue) ist eine Dünndarmerkrankung, die durch eine Überempfindlichkeit gegenüber den in Getreideproteinen enthaltenen Klebereiweißen (Gluten) hervorgerufen wird. Gluten (lateinisch = Leim) ist kein hochwertiges Protein und besteht aus Gliadin und Glutelin. Gliadin wirkt als Antigen und verbindet sich mit Antikörpern. Es kurbelt Entzündungsprozesse und neurotoxische Wirkungen an, was vermutlich zu einer Mukosa- bzw. Zottenschädigung und sogar zu psychsomatischen Störungen führt. Gluten von ursprünglichen Getreidesorten (Dinkel, Einkorn, Emmer) verursacht weit weniger entzündliche Reaktionen! Buchweizen, Amaranth, Hirse, Quinoa und Mais sind sogar glutenfrei! Mais ist allerdings sehr zuckerhaltig.

Mögliche Symptome bei Zöliakie sind: Durchfall oder Obstipation, Blähungen, Bauchkrämpfe, Übelkeit, Brechreiz, Müdigkeit, Mikronährstoffmangelzustände, Ekzeme, Kopfschmerzen, Nervosität, Depressionen, Angstzustände, Zyklusstörungen usw. Typisch beim Kind zwischen dem 9. und 18. Lebensmonat ist die Symptomtrias: Durchfall + Gewichtsverlust + aufgetriebenes Abdomen.

Wechselwirkungen: Zöliakie kann in Verbindung mit Typ-I-Diabetes (bei 10 % der Kinder mit Diabetes) mit juveniler rheumatoider Arthritis oder mit Autismus auftreten (Zusammenhang zwischen Gluten, Casein [Kuhmilchprotein] und Störungen der Gehirnentwicklung werden vermutet)!

Ursachen von Zöliakie: Neben einer genetischen Ursache werden auch umweltbedingte Einflüsse, wie Ernährung, Stilldauer, Magen-Darminfekte, Stressbelastungen usw. angegeben.

Diagnostik von Zöliakie im Serum:
- Antikörperbestimmung gegen Gliadin (Anti-Gliadin-IgA und Anti-Gliadin-IgG).
- Antikörperbestimmung gegen Retikulin und gegen Endomysium im Serum (Anti-Retikulin-IgA, Anti-Endomysium-IgA).
- Antikörperbestimmung gegen Transglutaminase (Anti-Transglutaminase-IgA) im Serum.
- Biopsie der Dünndarmschleimhaut: die charakteristische Zottenatrophie gilt momentan als zwingende Beweissicherung.

Behandlung: glutenfreie Nahrung (oft lebenslang). Es kann Monate dauern bis sich die Darmschleimhaut regeneriert hat.

Es sei speziell darauf hingewiesen, dass Diätempfehlungen und therapeutische Konsequenzen aufgrund von IgG-Bestimmungen in der klassischen Medizin kontrovers diskutiert werden (Martin, Noschinski und Reglin 2006).

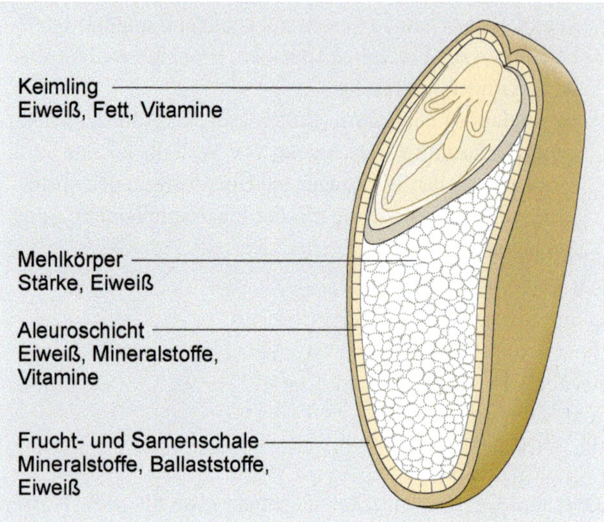

Abb. 2.30 Das Getreidekorn mit seinen Bestandteilen [L190]

Getreide und Unverträglichkeiten Getreidesamen enthalten Schutzstoffen (z. B. Lektine) und Gluten in der Samenhülle und Zucker (Stärke) im Sameninneren (> Abb. 2.30). Manche Getreidesorten (Dinkel, Emmer und Einkorn) haben Spelzen (Hüllblätter) um den Getreidesamen, sodass ihre Hülle wesentlich weniger giftig (weniger Schutzstoffe) ist, als bei Nacktgetreide ohne Spelzen, wie z. B. Weizen. Darüber hinaus braucht Weizen mehr Einsatz von giftigen Pflanzenschutzmitteln gegen Ungeziefer und Krankheiten und auch mehr Düngemittel. Die ursprünglichen (spelzenhaltigen) Getreidesorten sind dadurch viel verträglicher, weil sie im Darm weniger oder keine Entzündungen auslösen.

Bei der Raffinierung von Mehl werden nicht nur die Frucht- und Samenschale, sondern auch die fett-, protein- und vitaminhaltige Aleuronschicht entfernt, sodass nur noch die Stärke als Weißmehl angeboten wird. Das Abtrennen der Spelzen vom Samen ist deutlich mit Mehrkosten verbunden, sodass neue Weizensorten ohne Spelzen gezüchtet wurden, wobei v. a. auf Ertrag und Backeigenschaften geachtet wird.

Die neuen Getreidesorten besitzen auch einen höheren Stärkeanteil, jedoch kaum noch sekundäre Pflanzenstoffe und wenig essenzielle Aminosäuren. Der Eiweißgehalt von Dinkel ist z. B. 50 % höher als der von Weizen! Beim Weißmehl sind die wertvollen Schalenbestandteile mit Mikronährstoffen und dem Keimling vom Mehlkern getrennt. Man erhält so ein fast nur aus kohlehydrathaltigem Mehlkern bestehendes Mehl, das zwar jahrelang haltbar ist, aber nicht der Gesundheit dienlich ist.

3 Nüsse

Zusammensetzung von Nüssen : 5–10 % Wasser, 45–70 % Fette, 15–30 % Proteine (aber mit einer relativ niedrigen biologischen Wertigkeit, weswegen man sie am besten mit Getreide, Hülsenfrüchten und Milch kombinieren sollte, um die Wertigkeit zu steigern)

Nüsse beinhalten potenziell protektive Substanzen

- Vitamine: Vit. A, Vit. B und Vit. C
- Mineralien (Magnesium, Kalium, Kalzium, Eisen, Phosphor, Zink, Kupfer und Mangan)
- Ballaststoffe und verwandte Substanzen
- „Anti-Karzinogene": guter Lieferant für Polyphenole.

Allerdings ist beim Verzehr von Nüssen Vorsicht geboten, da sie oft Rückständen von Pestiziden und Bleichmittel enthalten, z. B. durch Begasung mit Methylbromid (krebserregend) zum Schutz vor Schädlingen und Schimmelpilzne bei der Lagerung. Zwar lassen sich Schimmelpilze durch Erhitzen oder Bestrahlen abtöten, aber ihre Gifte lassen sich dadurch nicht inaktivieren! Schimmelpilzgifte (Aflatoxin, Ochratoxin usw.) sind mit die stärksten krebserregenden Substanzen in Lebensmitteln und werden in Kaffee, Brot, Getreide, Bier, Wein, Obst, Gemüse, Gewürzen usw. gefunden.

Vorteile von Nüssen aus wissenschaftlicher Sicht:

- Ein hoher Nussverzehr (50–100 g/Tag) senkt das Risiko auf kardiovaskuläre Erkrankungen um 48 % (Fraser et al. 1992).
- Weiterhin hat ein hoher Nussverzehr einen cholesterinsenkenden Effekt, (LDL-Senkung um 2–19 %) und senkt auch Triglyceride (Blutfette) (Mukuddem-Petersen et al. 2005).
- Ein hoher Nussverzehr senkt die Konzentration von Entzündungsmarkern (C-reaktives Protein, CRP) und hat einen positiven Effekt auf die Endothelfunktion (Jiang et al. 2006).
- Die Wirkung von Nussverzehr bei Typ-II-Diabetes ist unzureichend geklärt. Weiterhin wird vermutet, dass der häufige Konsum von Nüssen vor Gallensteinen schützt.

❹ Hülsenfrüchte

Zusammensetzung von Hülsenfrüchten Hülsenfrüchte wie Bohnen, Erbsen, Linsen, Kichererbsen, Samen sind folgendermaßen zusammengesetzt: 10–15 % Wasser, 25–40 % Proteine (höchster Proteingehalt aller Lebensmittel!) Ein hoher Lysingehalt, aber ein niedriger Methionin-Gehalt und niedriger Gehalt an schwefelhaltigen Aminosäuren, was wiederum mehr in Vollkornprodukten enthalten ist! 1–5 % Fette, 40–60 % komplexe Kohlenhydrate (Stärke) mit geringer Blutzuckerwirksamkeit, Oligosaccharide (diese verursachen Blähungen, weswegen man Hülsenfrüchte lange einweichen soll).

Hülsenfrüchte enthalten potenziell protektive Substanzen:

- Vitamine: besonders Vit. B
- Mineralien (Magnesium, Phosphor, Kalium, Eisen): guter Lieferant
- Ballaststoffe und verwandte Substanzen: sehr hoher Gehalt (10–25 %)!
- „Anti-Karzinogene": guter Lieferant für Polyphenole.

Hülsenfrüchte können eine Reihe von Substanzen enthalten, die sich beim Verzehr in unerhitzter Form gesundheitsschädlich auswirken können:

- Hämagglutinine oder Lektine: Proteine, die sich an Erythrozyten binden und diese verkleben lassen. Dies kann zu Entzündungen der Darmschleimhaut und zur Zerstörung der Epithelzellen führen. Sie sollen aber auch einen positiven Einfluss auf die Vorbeugung von Krebserkrankungen haben.
- Blausäure (besonders in Limabohnen) blockiert die Zellatmung.
- Protease-Inhibitoren: neuerdings werden diese bei normalen Verzehrsgewohnheiten nicht mehr als gesundheitsschädigend, sondern sogar als gesundheitsfördernd bewertet.
- Tannine: hemmen die Verdauung von Stärke.
- Phytinsäure oder Phytate: hemmen die Resorption von Mineralien.

Langes Einweichen und anschließendes Kochen inaktivieren diese gesundheitsschädlichen Inhaltsstoffe! Man sollte die Kochflüssigkeit benutzen um Vitamin- und Mineralienverlust zu vermeiden!

❺ Milchprodukte

Zusammensetzung von Milch (Kuhmilch): 85–90 % Wasser, 3–4 % Proteine (Kasein und Milchprotein mit einem hohen Gehalt an essenziellen Aminosäuren; in Kombination mit Proteinen pflanzlicher Lebensmittel, entstehen günstige Proteinkombinationen mit hoher biologischer Wertigkeit), 3–4 % Fette (75 % gesättigte Fettsäure, v. a. bei Vollmilch; Käse enthält noch viel mehr Fett!), 4–5 % Milchzucker (Laktose).

Milchprodukte enthalten potenziell protektive Substanzen:

- Vitamine: besonders Vit. B und Vit. C
- Mineralien: besonders Kalzium; aber Ballaststoffe und sekundäre Pflanzenstoffe fehlen meistens komplett
- Lebende Milchsäurebakterien in Sauermilch- und Joghurt-Erzeugnissen bauen Darmflora auf und hemmen das Wachstum unerwünschter Erreger im Dickdarm. Regelmäßiger Verzehr ist notwendig, weil nur 5–30 % der Milchsäurebakterien die Magen-Darm-Passage überleben.

Die Vor- und Nachteile von Milchprodukten Diese werden in der Literatur sehr kontrovers diskutiert:

- Milchprodukte wirken bei einem hohen Konsum (> 250 g/Tag) protektiv bei Tumorerkrankungen und senken das Risiko laut einer Metaanalyse von 10 Studien und laut Evidenzkriterien der WHO/FAO um 15 %. Das liegt an der hohen Kalziumzufuhr, wobei Kalziumionen antiproliferativ auf das Mukosaepithel wirken. Das gilt v. a. beim kolorektalen Karzinom, aber hat keinen Effekt beim Mammakarzinom (Cho et al. 2004, Kesse et al. 2005, Parodi 2005).
- Die Wirkung von Milchprodukten bei Prostatakarzinom ist sehr umstritten. So steigt laut Gao et al. das Risiko um 11 %, während laut Huncharek et al. kein nachteiliger Effekt besteht (Gao et al. 2005, Huncharek et al. 2008).
- Eine hohe Laktosezufuhr und fettreiche Milchprodukte (mehr als drei Gläser Vollmilch am Tag) kann das Risiko für ein Ovarialkarzinom um 13 % erhöhen (Qin et al. 2005). Andere Studien widersprechen diesen Angaben (Genkinger 2006).

2

- Die viel gepriesenen protektiven Effekte von Milchprodukten bei Osteoporose wurden nicht bestätigt (Lanou et al. 2005). Bewegung scheint mindestens genau so wichtig zu sein um Osteoporose zu vermeiden!
- Das Kasein (Milchprotein) der Kuhmilch wird beim Kalb durch das Enzym Renin verdaut. Renin fehlt aber beim Menschen. Milchproteine werden daher unverdaut in die Blutbahn aufgenommen und belasten das Immunsystem, sodass Autoimmunerkrankungen entstehen können. Weitere Untersuchungen wären unbedingt notwendig!

Milchsäurebakterien (Laktobazillen und Bifidobakterien) gehören zu den wichtigsten Vertretern der menschlichen Darm- und Vaginalflora mit wichtigen Funktionen. Bei der Milchsäuregärung wird Zucker u. a. durch Milchsäurebakterien zu Milchsäure (und anderen Endprodukten) abgebaut. Die Milchsäuregärung wird bei Sauermilchprodukten und Joghurt, aber auch bei Sauerkraut, Brotbacken mit Sauerteig oder auch bei der Reifung von Wurst, Salami usw. eingesetzt.

Das Problem mit Milcheiweiß und Milchzucker: Das Disaccharid **Laktose** (Milchzucker) muss bei der Verdauung in die Bausteinen Glukose und Galaktose gespalten werden. Dazu braucht man im Dünndarm das Enzym Laktase (Glykosidase), das bei manchen erwachsenen Menschen fehlt (bei 10 % der Mitteleuropäer und bei den meisten der Afrikanern und Asiaten) und zu Laktose-Intoleranz führen kann mit Blähungen, Bauchschmerzen, Übelkeit, Durchfall usw.

Bei Erwachsenen mit hoher Laktase-Aktivität, die große Mengen Milch verzehren, kann eine Ansammlung von Galaktose entstehen, z. B. in der Augenlinse. Dies kann eine Katarakt (grauer Star) verursachen. Galaktose kann beim Erwachsenen nicht mehr abgebaut werden (Galaktosidase fehlt) und lagert sich in Gelenken, den Augenlinsen, Haut, Bindegewebe usw. ab. Das findet man allerdings auch bei einem Mangel an Karotinoiden (sekundärer Pflanzenstoff)!

Man vermutet weiterhin, dass die erhaltene Laktasebildung bei Erwachsenen eine genetische Anpassung an Kälte und Lichtmangel darstellt. Normalerweise bildet der Körper durch die Sonneneinstrahlung Vit. D, das für den Transport von Kalzium benötigt wird. Bei mangelndem Sonnenlicht und Vit. D, kann Laktose die Transportfunktion des Vit. D übernehmen. Menschen, die auch im Erwachsenenalter noch Laktase bilden und Milch trinken, sind bei mangelndem Sonnenlicht also deutlich im Vorteil. Verträgt man Milch, so scheint es sinnvoll zu sein, diese in Maßen zu verzehren. Wird sie jedoch nicht vertragen, sollte sie unbedingt gemieden werden.

Muttermilch ist eindeutig besser als Babynahrung geeignet! Erst ab dem 6. Lebensmonat bildet das Immunsystem selbstständig IgA, welches jedoch bis zum 4. Lebensjahr niedrig bleibt! Zu frühe Gabe von hochallergener Kost (Kuhmilch, Hühnereier usw.) sollte vermieden werden.

Seit 2001 empfiehlt die WHO das Stillen während der ersten sechs Monate. Die American Academy of Pediatrics empfiehlt Kuhmilch erst nach Vollendung des ersten Lebensjahrs, Eier erst ab 2 Jahren und Nüsse und Fisch erst ab 3 Jahren (Khakoo und Lack 2004).

Kasein ist ein Kuhmilcheiweiß und kann eine Kuhmilchallergie auslösen. Milch, Weizenmehl und Hühnereier scheinen bei Kindern zwischen 6 Monaten und 3 Jahren am meisten die Bildung von IgG-Antikörper auszulösen (Martin et al. 2006). Wir kommen später auf die Milchproteine zurück.

Weiterhin kann Milch mit Pestiziden belastet sein, und zwar aus dem Futter (Hormone, Antibiotika und andere Medikamente aus der Tierhaltung), durch Umweltgifte, z. B. PCB, Dioxine, Schwermetalle (aus Phosphatdünger), Quecksilber aus dem Futtergetreide, Schimmelpilzgifte aus Kraftfutter usw. Das belastet unbestritten den Darm und das Immunsystem.

6 Tierische Lebensmittel

Zusammensetzung von tierischen Lebensmitteln: 65–75 % Wasser, 1–30 % Fette bei Fleisch, 6–42 % bei Wurst, 0,5 bis 25 % bei Fisch und ca. 12 % bei Eiern, 10–25 % Proteine. Der Nachteil bei Fleisch besteht in den vielen gesättigten Fettsäuren!

Tierische Lebensmittel enthalten potenziell protektive Substanzen:

- Fleisch: v. a. Vit. B, Eisen, Zink und Selen
- Fisch: v. a. Vit. A, Vit. D, hochwertige Proteine, Jod und Omega-3-Fettsäuren
- Eier: v. a. Vit. A, Vit. B, Vit. D, hochwertige Proteine, Eisen und Kalium

Allerdings fehlen Ballaststoffe und sekundäre Pflanzenstoffe und es besteht die Gefahr von Rückständen von Pestiziden, Futtermitteln, Antibiotika, Hormonen usw.

Schadstoffe und Chemie in tierischen Lebensmitteln:

1. **Mikroorganismen, mikrobielle Toxine und Parasiten:** Salmonellen, Campylobacter, Listerien, Fadenwürmer usw. Von den 1993 bis 1998 an das Robert-Koch-Institut gemeldeten Erkrankungen gingen 56 % auf eihaltige Lebensmittel, 20 % auf Fleisch und 3,6 % auf Geflügel zurück. In einer Untersuchung von Öko-Test waren alle untersuchten Puten- und Truthahn-Proben entweder mit Salmonellen oder mit Campylobacter jejuni kontaminiert (Franck 2001).
2. **Chemieeinsatz bei der Tierhaltung und Aquakultur:** Den Tieren werden folgende Pharmaka verabreicht:
   - Sexualhormone (Anabolika) mit einer fleischaufbauenden Wirkung und Zurückhaltung von Salz und Wasser; Sexualhormone stehen stark in Verdacht krebserregend zu sein. Synthetische Hormone sind stabile Verbindungen mit einer langen Verweilzeit im tierischen (menschlichen) Körper.
   - Thyreostatika: hemmen die Schilddrüsenwirkung um den Energieverbrauch der Tiere zu senken und die Gewichtszunahme zu steigern.
   - Glukokorticoide: Vermeidung von Stress und Infektionen beim Tier. Nebeneffekt: das Fleisch bindet mehr Wasser.
   - Antibiotika: um Krankheiten zu verhindern. Nebenwirkungen: Wachstum wird gefördert, Befall mit Bakterien

wird verschleiert, Resistenz der Krankheitserreger gegen Antibiotika steigt. Mehr als die Hälfte der tiermedizinisch verwendeten Antibiotika erweisen sich in der Gülle als relativ stabil und belasten dadurch die Gewässer.
- Schmerzmittel (Ibuprofene): viele Zuchttiere werden durch zu wenig Bewegung schwergewichtig und entwickeln Arthrose.
- Psychopharmaka: gegen Verhaltensstörungen und Angstzustände, v. a. bei Massentierhaltung. Gefährlich v. a. bei Schwangeren für das Kind.
- Betablocker: gegen Stress und Angst, werden v. a. vor dem Verladen zum Schlachthof eingesetzt.

3. **Chemieeinsatz bei Futtermitteln (Schädlings- und Unkrautbekämpfungsmittel):** Organochlorverbindungen reichern sich wegen ihres fettlöslichen Charakters in tierischem Fettgewebe an. Besonders fettreiche Fische aus Nord- und Ostsee oder Aquakulturen sind oft stark mit Dioxin, Schwermetall und Quecksilber belastet. Mineralöle (Automotorenöle) gehören mittlerweile anscheinend zum festen Bestandteil von Futterfetten.
4. **Einsatz von chemischen Zusatzstoffen:**
   - Umröte- und Konservierungsstoffe: Nitritpökelsalz zur Beeinflussung von Farbe und Aroma, v. a. bei Fleisch- und Wurstwaren. Nitrit kann mit Aminen und Amiden stark kanzerogene Nitrosamine aufbauen.
   - Beim Grillen und Braten werden viel Nitrosamine gebildet. Ein hoher Verzehr von Fleischwaren wie Schinken, Wurst und gesalzenem Trockenfleisch (≥ zweimal/Woche) wird mit einem erhöhten Risiko für Magenkrebs in Verbindung gebracht (Ward und López-Carrillo 1999).
   - Antioxidationsmittel: zum Schutz des Fleisches gegen den Verderben.

Ein hoher Fleischkonsum, insbesondere Schweine-, Rind- und Lammfleisch, wird laut dem World Cancer Research Fund und dem Deutschen Institut für Ernährungsforschung als wahrscheinlicher Risikofaktor für Prostata-, Brust-, Pankreas- und Nierenkrebs angesehen. Es ist aber unklar, ob das erhöhte Risiko auf dem tierischen Fett im Fleisch, auf dem Zubereitungsverfahren oder auf anderen Faktoren (Mangel an sekundären Pflanzenstoffen, hohem Eisengehalt in rotem Fleisch, das die Bildung von freien Radikalen im Darm fördert, usw.) beruht.

Fleisch und Innereien bilden auf jeden Fall Purin-reiche Lebensmittel. Sie erhöhen die Harnsäurekonzentration mit der Gefahr von Gicht und Gallen- und Nierensteinbildung.

PRAL-Wert (Potential Renal Acid Load – Potenzielle Säurebelastung der Niere, Remer und Manz 1995) Der PRAL-Index gibt den Einfluss der Verstoffwechselung des Nahrungsmittels auf den Säure-Basen-Haushalt an. Ein positiver PRAL-Wert bedeutet, dass das Nahrungsmittel säurelastig ist; ein negativer PRAL-Wert, dass es basenlastig ist. Je höher der Gehalt an Methionin und Cystein und je niedriger der Gehalt an organischen Salzen, desto höher ist der PRAL-Wert des Nahrungsmittels. Die Fähigkeit der Nieren, Säure ausscheiden zu können, nimmt mit fortschreitendem Alter ab. Wenn man sich weiter „westlich" ernährt, entwickelt sich chronisch eine geringfügige (latente) Azidose.

Westliche Ernährung bildet bei der Verstoffwechselung einen täglichen Säureüberschuss von 50–100 Milliäquivalenten (mEq). Das ist v. a. zurückzuführen auf:

- Proteinreiche Nahrung mit Wurst, Fleisch und Getreideprodukten. Diese enthalten reichlich die Aminosäuren Methionin und Cystein. Beide Aminosäuren bilden beim Abbau in der Leber Schwefelsäure (H_2SO_4).
- Stark verarbeitete Produkte wie Schmelzkäse, Wurst, Fleisch, Cola und Getreideprodukte. Diese enthalten phosphorhaltige Verbindungen, die bei der Verdauung Phosphorsäure (H_3PO_4) bilden.
- Zu wenig Obst und Gemüse, sodass zu wenig organische Salze (Kalziumzitrat, Magnesiummalat) aufgenommen werden, die Säure (H^+) binden können und demzufolge als Basen wirken.

Die Pufferkapazität des Blutes ist bei der latenten Azidose bereits vermindert und es entstehen kompensatorische Regelmechanismen:

- Freisetzung von Kalzium und anderen Mineralien aus der Knochenoberfläche, wodurch Osteoporose entsteht.
- Karbonat (CO_3^{2-}) und anderen organische Anionen aus der Knochenmatrix werden zur Pufferung abgegeben.
- Aktivierung von Osteoklasten (Knochenabbau) und Hemmung von Osteoblasten (Knochenaufbau).
- Dysfunktionen im Hormonhaushalt entstehen.

7 Tierische Proteinen und Fetten und die Entstehung von Krebs

In einer randomosierten klinischen Studie wurden 286 junge gesunde präpubertäre Mädchen zwischen 8 und 10 Jahren über einen Zeitraum von sieben Jahren einer fettarmen Diät (maximal 28 % der Kalorien) unterzogen (Dorgan et al. 2003). Die Diät beinhaltete weniger als 8 % der Kalorien von gesättigten Fettsäuren und maximal 9 % von ungesättigten Fettsäuren. Das aufgenommene Cholesterin durfte das Limit von 150 mg/Tag nicht überschreiten. Die weiblichen Sexualhormone, die im Erwachsenenalter mit der Entstehung von Brustkrebs in Verbindung gebracht werden, wurden durch die Diät durchschnittlich um 20–30 % gesenkt und der Progesteronspiegel durchschnittlich sogar um 52,9 %.

Es ist schon länger bekannt, dass eine höhere Östrogenaktivität und die zirkulierende Menge an Sexualhormonen mit einem erhöhten Brustkrebsrisiko zusammenhängt (Key et al. 2011). Eine Studie bei übergewichtigen postmenopausalen Frauen zeigte, dass durch eine Diät mit einer fettarmen und ballaststoffreichen Ernährung und einem täglichen Bewegungsprogramm die Östrogen-, Insulin- und Insulin-Like-Growth-Faktor-I-Werte im Serum signifikant gesenkt werden können (Barnard et al. 2006). Weiterhin zeigten In-vitro-Untersuchungen von Brustkrebszellen von diesen Patienten eindrucksvoll, dass das Wachstum dieser Krebszellen durch das

2

oben genannte Programm um 6,6 % bis 18,5 % reduziert und Apoptosis der Krebszellen um 20 bis 30 % gesteigert wurde.

Insulin-like growth factors (IGF-I, IGF-II) und ihre Bindungsproteine (insulin-like growth factor-binding protein, IGFBP) spielen eine Schlüsselrolle bei der Zellproliferation, Zelldifferenzierung und Apoptosis, wodurch sie auch einen möglichen Einfluss auf die Entstehung von Krebs zugeteilt bekommen. IGF-I stimuliert das Wachstum von normalen und neoplastischen Zellen und hat antiapoptotische Auswirkung auf epithelialen Zellen der Prostata. Gleichzeitig hat das wichtigste zirkulierende Bindungsprotein von IGF-I, das „insulin-like growth factor-binding protein-3 (IGFBP-3), Einfluss auf die Bioverfügbarkeit von IGF-I und eine proapoptotische Auswirkung auf Krebszellen der Prostata (Chan et al. 2002). In einer Metaanalyse unterstrichen Rowlands et al., dass ein erhöhter Blutspiegel des zirkulierenden IGF-I mit einem erhöhten Prostatakrebsrisiko einher geht (Rowlands et al. 2009). Es gab allerdings nur wenig Beweise für einen Zusammenhang zwischen IGF-II, IGFBP-1, IGFBP-2 oder IGFBP-3 und einem erhöhten Risiko für Prostatakrebs.

In Tierversuchen konnte nachgewiesen werden, dass ein proteinarmes Diät (6 % Proteine) eine Reduzierung des Blutspiegels des zirkulierendes IGF-I um 40 % verursachte und auch die Nierenfunktion bei Glomerulosklerosis verbesserte (Doi et al. 2001). Durch eine 4-jährige Intervention an übergewichtigen Frauen mit entweder einer Magenoperation oder einer Diät mit einer dauerhaften Kalorienreduzierung, konnten Forscher nachweisen, dass eine Reduzierung der Wachstumsfaktoren GF (Growth Factor) und IGF-I erreicht werden kann (Mitterberger et al. 2011).

Campbell und Campbell äußern die Vermutung, dass der Konsum von Nahrungsmitteln tierischen Ursprungs (Fleisch und Milchprodukte) den Blutspiegel des Wachstumshormons IGF-I erhöht (Campbell und Campbell 2011). Weitere Untersuchungen wären hier sinnvoll und dringend notwendig.

8 Nahrungsmittelallergien

Das Thema Nahrungsmittelallergien wird in der klassichen medizinischen Literatur sehr kontrovers diskuttiert!

Allergische Reaktionen treten häufig verzögert auf und sind oft schwer feststellbar. So lässt das Fehlen einer IgE-vermittelten Reaktion nicht aussagen, dass keine Immunreaktionen gegen Nahrungsmittel vorliegen (Martin et al. 2006). Auch die Untersuchung der IgG-Antikörper und IgG4-Antikörper gegen bestimmte Nahrungsmittel wird sehr kontrovers diskuttiert. Manchmal treten nur Symptome in Kombination mit einem anderen auslösenden Faktor auf (z. B. bestimmte Medikamente [Antibiotika, ASS], Alkohol oder scharfe Gewürze), die die Tight-junctions der Darmwand teilweise zerstören und so die Durchlässigkeit des Darmwand erhöhen. Die Symptomatik von Nahrungsmittelallergien ist darüber hinaus so breitgefächert und unspezifisch bzw. mit Wechselwirkungen und Kreuzreaktionen (z. B. bei Allergie gegen Birkenpollen treten auch Allergien gegen Apfel, Nüsse und Gemüse auf) behaftet, dass sich Nahrungsmittelallergien nicht leicht einordnen lassen und auch nicht monokausal diagnostizierbar sind.

Symptomatik der Nahrungsmittelallergie Folgende Symptome können bei Nahrungsmittelallergien auftreten (Martin et al. 2006):

- Notfallsymptomatik: anaphylaktische Reaktionen (Schwindel, Kopfschmerz, Angstzustände, Blutdruckabfall, Tachykardie, Übelkeit, Atemnot), akutes Kreislaufversagen, Quincke-Ödem (plötzlich auftretende Schwellungen der Unterhaut, v. a. Augenlider, Lippen, Zunge, Schleimhaut des Rachens), Atemnot (Ödem der bronchialen Mukosa)
- Hautsymptomatik: Dermatitis, Neurodermitis, Urtikaria, Juckreiz
- Symptomatik im Bereich des Respirationstrakts: Dyspnoe, Stridor, Asthma
- Symptomatik im Bereich des Gastrointestinaltrakts: Diarrhö, unklare Bauchschmerzen, intestinale Koliken, Übelkeit, Erbrechen, Blähungen, Colitis ulcerosa
- Symptomatik im Bereich des ZNS: Kopfschmerz, Schwäche, Müdigkeit, Antriebslosigkeit, Konzentrationsstörungen, Gereiztheit
- Undifferenzierte Symptomatik: Gelenkschmerzen, Muskelschmerzen, Lymphknotenschwellungen, Gaumen- und Zungenbrennen, Augentränen, Verschlechterung anderer allergischer Erkrankungen

Nahrungsmittelallergien werden mit verschiedenen Syndromen und Symptomen in Verbindung gebracht:

- Psycho-emotionale Krankheitsbilder: Depressionen, Angststörungen, ADS/ADHS, Autismus, Abgeschlagenheit, Chronisches Erschöpfungssyndrom (chronic fatigue syndrome, CFS), Burn-Out-Syndrom
- Autoimmunerkrankungen: rheumatoide Arthritis, Multiple Sklerose
- Chronische Darmerkrankungen: Chronisch-entzündliche Darmerkrankungen (CED), Reizdarm
- Atemwegserkrankungen: Asthma bronchiale
- Sonstige Erkrankungen: Hypertonie, Migräne

Ursächliche Faktoren der Nahrungsmittelallergie Es werden verschiedene Faktoren als hypothetische Ursachen oder mitwirkende Faktoren für Nahrungsmittelallergien und die zusätzliche Syndromsymptomatik diskutiert. Einige davon folgen hier:

- Zytokine: v. a. chronische Entzündungsherde und die proinflammatorischen Zytokine IL-1, IL-6, TNF-α und INF können die Hypothalamus-Hypophysen-Nebennierenachse stören (➤ Kap. 6).
- Schilddrüse: Patienten mit Zöliakie sowie Angststörungen oder Depressionen scheinen häufiger Schilddrüsenstörungen aufzuweisen (Martin et al. 2006).
- Fehlende Mikronährstoffe (Vitamine, Mineralstoffe und Spurenelemente) und fehlende ungesättigte Fettsäuren
- Zusatzstoffe in der Ernährung, u. a. Farbstoffe und auch manche Medikamente (z. B. Antibiotika)
- Genetische Faktoren

- Stress und Reizüberflutung
- Chronische Blähungen, Verstopfungen, Ödeme im Bauchraum
- Luftverschmutzung (Schwefeldioxid, Stickstoffoxiden, Feinststäuben, Tabakrauch)
- Hygiene: in Entwicklungsländern, wo das Trinkwasser bis zu 10^9 Mykobakterien/l enthält und die hygienischen Maßnahmen wesentlich geringer sind, ist die Allergierate niedrig (Martin et al. 2006).

Histaminintoleranz-Histaminose Histaminosen entstehen, wenn der Körper nicht imstande ist, anfallendes Histamin abzubauen, weil die hierfür benötigten Enzyme fehlen. Histamin ist auch in manchen Nahrungsmitteln vorhanden (Spinat, Bananen, Äpfel, Karotten usw.) oder wird bei der Herstellung des Nahrungsmittels von Bakterien freigesetzt (z. B. bei der Käsereifung, gepökeltes oder verdorbenes Fleisch, Rotwein, Sauerkraut usw.).

Histamin kann im Dünndarm durch das kupferhaltige Enzym Diaminoxidase (DAO) der Enterozyten abgebaut werden. DAO benötigt den Cofaktor Vitamin B_6 (in Bierhefe, Walnüssen, Leber, Linsen, Kiwis, Kartoffeln), sodass ein Vitamin-B_6-Mangel eine Histaminose verursachen kann.

Es besteht die Möglichkeit, DAO im Blut bzw. Histamin im Blut oder im Urin zu bestimmen.

Zöliakie Zöliakie wurde bereits unter ➤ Kap. 2.12.1 im Abschnitt über Vollkornprodukte besprochen.

Laktose- und Fruktoseintoleranz

Die Diagnose einer Laktose- bzw. Fruktoseintoleranz erfolgt über den H_2-Atem-Test nach oraler Verabreichung von Laktose bzw. Fruktose. Die nicht-resorbierten Zucker werden von der Darmflora unter heftiger Gasbildung (Wasserstoff) metabolisiert. Der Wasserstoff wird vom Darm resorbiert und über den Blutweg zur Lunge geführt und dort abgeatmet.

2.12.4 Tipps und Empfehlungen zur Ernährung

1. Ernährung ist viel mehr als die Summe biochemischer Einzelbestandteile. Jahrhundertealte Erfahrungen bestätigen: Es gibt gute und schlechte Esser, dicke und dünne Menschen, krankheitsanfälligere Typen und robuste Naturen. Je nachdem, welcher Typ und in welcher Verfassung man selber ist, bekommt einem die warme Gemüsesuppe besser als die kalte Salatplatte oder umgekehrt!
   Man sollte wieder lernen darauf zu achten, was einem nicht gut tut, wobei man an die Symptomatik einer Nahrungsmittelallergie denken sollte (➤ Kap. 2.12.3). Durch das Weglassen der „verdächtigen“ Nahrung und das anschließende Wiedereinführen bei gleichzeitiger Beobachtung der Symptomatik, bekommt man manchmal schon sinnvolle Hinweise! Bei einem Verdacht auf eine Nahrungsmittelallergie wäre eine Bestimmung der Antikörperbildung sinnvoll.
2. Sogar die Genforschung gibt neuerdings an, dass es starke individuelle Unterschiede gibt, beruhend auf so genannten Polymorphismen. So kann die genetische Anlage, z. B. zur Bildung verschiedener Verdauungsenzyme, von Mensch zu Mensch verschieden sein, was sehr unterschiedliche Ernährungsgewohnheiten bedingen kann! Die „richtige“ Ernährung für alle kann es demzufolge gar nicht geben! Auch die sozialen und ökologischen Netzwerke eines Individuums beeinflussen die Ernährungsgewohnheiten.
3. Man sollte lernen seine eigenen Bedürfnisse wahrzunehmen und diese so in das soziale Umfeld einzubauen, sodass es einem selbst und seiner Umwelt „gut“ damit geht! Es ist wichtig zu entdecken, welche Speisen Körper, Geist und Seele wohl bekommen; zu „fühlen“, wie es schmeckt. Und es ist vor allem wichtig, die Nahrungsaufnahme in vollen Zügen zu genießen. Auch spielt es eine Rolle, dass man sich Zeit zum Essen nimmt – es ist nicht nur wichtig, was und wie viel man isst, sondern auch **wie** man isst. Es gibt eigentlich nichts Schöneres und Besseres für Körper und Seele als ein gemeinsam gut zelebriertes Essen!
4. Hauptgrundlage ist eine qualitativ gute, saisonal und regional orientierte Auswahl an natürlich guten Lebensmitteln. Mit Maß abwechselungsreiche und gering verarbeitete Nahrungsmittel essen sind weitere wichtige Aspekte einer gesunden Ernährung. Allgemein ist es sinnvoll mit dem Patienten den „Speiseplan“ durchzugehen und nachzuschauen, ob eventuell eine einseitige Ernährung vorliegt. Bei Verdacht auf Mangelsymptome kann man den Patienten zum Arzt (spezielles Blutbild) und zum Ernährungswissenschaftler überweisen.
   Ferner sind folgende Grundlagen wichtig:
   - Zu einseitig, zu viel von Einem (Kohlenhydrate, Fette oder Proteine) ist nicht gut. Besser ist eine abwechslungsreiche Kost und angemessene Portionen.
   - Gut sind viele natürliche Lebensmittel in Form von frischem Obst und rohem Gemüse. Meiden sollte man raffinierte und stark verarbeitete (frittiert, geräuchert, konserviert, gekocht, gerostet, gehärtet usw.) Lebensmittel und Fertigprodukte! Verarbeiteten Lebensmitteln sind meistens „en masse“ Lebensmittelzusatzstoffe beigefügt: Antioxidationsmittel, Aromastoffe, Backtriebmittel, Emulgatoren, Farbstoffe, Festigungsmittel, Feuchtigkeitsbinder, Füllstoffe, Geliermittel, Gefrier- und Taustabilisatoren, Geschmacksverstärker, Konservierungsstoffe, Lösungsmittel, modifizierte Stärken, Säureregulatoren, Schaumverhüter, Schimmelblocker, Stabilisatoren, Verdickungsmittel, Zuckeraustauschstoffe u. v. m. Auch werden verschiedene Plastikverpackungen, Haltbarkeitsmittel, Stabilisatoren usw. zunehmend kritisch betrachtet.
     Synergetische Effekte zwischen Nährstoffen, Pflanzenwirkstoffen, Vitaminen, Enzymen und Spurenelementen unterstützen sich anscheinend gegenseitig und sind von der Natur während der Evolution in den natürlichen Lebensmitteln fein aufeinander abgestimmt worden. Welche Substanzen dabei letztendlich zusammenwirken ist noch nicht ganz geklärt, geschweige, wie man eine derartige Symbiose künstlich mit Nahrungsergänzungsmitteln herstellen könnte. Koula-Jenik et al. geben an, dass der Ein-

satz einzelner, isolierter Nährstoffe nur selten die komplexen physiologischen Stoffwechselbedürfnisse erfüllt (Koula-Jenik et al. 2006).
Die Deutsche Gesellschaft für Ernährung (DGE) empfiehlt fünf Portionen Gemüse und Obst am Tag. Bereits das Kochen und Weggießen des Kochwassers sorgt für Vitamin- und Mineralstoffverluste und Mangel an antioxidativen Nährstoffen. Ein kurzes Garen ist wesentlich besser als das lange (Zer-)Kochen. Raffinierte und stark verarbeitete Nahrungsmittel enthalten keine relevanten Mengen an Magnesium, Chrom, Zink, Eisen, Kupfer, Selen, Mangan, B-Vitaminen, K-Vitaminen, D-Vitaminen und Beta-Carotin. Insbesondere dunkelgrünes Blattgemüse sowie orange und rote Obst- und Gemüsesorten enthalten wichtige Enzyme und sekundäre Pflanzenstoffe (Chlorophyll, Karotinoide, Flavonoide usw.).

- Empfohlen werden viel alkalische Nährstoffe wie Blattsalate, Rote Beete, Bananen, grüne Bohnen, Kohl, Karotten, Kartoffeln, Mandeln, Paranüsse usw.
- Ferner empfehlenswert ist eine ballaststoffreiche Ernährung. Es handelt sich dabei fast ausschließlich um Bestandteile von pflanzlichen Lebensmitteln!
- Wichtig sind gute Eiweißquellen mit essenziellen Aminosäuren in der Nahrung. Dazu eignen sich besonders Hülsenfrüchte, Vollkorngetreide, Soja, Samen, Körner, Fisch, Meeresfrüchte, Hühnchen und Eier aus Freilandhaltung.
- Fleisch ist wegen des hohen Beitrags an verfügbarem Eisen und Vit.-B-Komplexen vorteilhaft. Milchprodukte und tierische Proteine stehen aber gleichzeitig in Verdacht das Krebsrisiko zu erhöhen (Campbell und Campbell 2011). Der Konsum von tierischen Proteinen sollte unbedingt reduziert werden, also insgesamt weniger Fleisch- und Milchprodukte! Allgemein kann man sagen, dass 2-mal/Woche Fleisch und 1-mal/Woche Fisch den Bedarf abdecken können.
- Wichtig ist ausreichendes Trinken von nichtalkoholischen und nicht gezuckerten Flüssigkeiten. Man sollte täglich 30 ml/kg KG zu sich nehmen.
- Gehärtete Öle und Fette sowie gesättigte Fettsäuren, wie z. B. in Margarine, Speiseeis usw. sollten gemieden werden!
- Dagegen sollte man für genügend essenzielle Fettsäuren in der Nahrung sorgen. Die pflanzliche Omega-3-Fettsäure Alpha-Linolensäure (ALA) findet man in Leinsamen, Raps, Walnüssen, Soja usw., die tierische Omega-3-Fettsäuren Eicosapentaensäure (EPA) und Docosahexaensäure (DHA) in Fisch und Fleisch von Wild. Die Omega-6-Fettsäuren, wie die Linolsäure und Gamma-Linolensäure, findet man in Sonnenblumenöl, Distelöl, Maiskeimöl und auch in Sesamkernen, Nüssen, in Kernen von schwarzen Johannisbeeren und in Stachelbeeren. Es wäre sinnvoll, täglich Gemüse (grüne Blattsalate, Sprossen, Kräuter, Samen und Nüsse) und 2-mal/Woche Fisch oder Fleisch von artgerecht gehaltenen Tieren zu konsumieren.
- Bei Erkrankungen und Operationen (von Darm, Niere, Leber usw.) kann es zu Mangelsymptomatiken von manchen Nährstoffen kommen, sodass es sinnvoll sein kann, Nahrungsergänzungsmittel zu sich zu nehmen. Man sollte jedoch vorsichtig mit der Einnahme von isolierten Nahrungsergänzungsmitteln in Kapseln sein! Diese sollten nur von einem erfahrenen Spezialisten in Orthomolekularer Medizin verordnet werden, das Ansprechen der Behandlungsmethode sollte überprüft werden. Lassen sie sich bestensfalls Nährstoffdefizite von Laborbefunden bestätigen.
- Jedes Vitamin und jeder Mineralstoff kann den Stoffwechsel eines anderen beeinflussen. In der natürlichen Zusammensetzung von Gemüse oder Obst kann eine bestimmte Substanz harmlos sein und auch leichter aufgenommen werden (bessere Bioverfügbarkeit). Als Einzelsubstanz kann sie jedoch gesundheitsschädigend wirken. Darüber ist momentan noch viel zu wenig bekannt und mehr wissenschaftliche Untersuchungen wären notwendig, z. B. allein schon um Höchstgrenzen festzulegen und Überdosierungen zu vermeiden. Aus dieser Sicht wäre es sinnvoll äußerst vorsichtig mit künstlichen Vitamin- und Mineralstoffpräparaten umzugehen.

5. Wichtig ist auch der Abbau von Stress sowie ausreichend Bewegung – täglich mindestens eine Stunde moderate Bewegung. Auch sollte für Pausen gesorgt werden – einfach ab und zu die Stille und die Natur genießen.

2.12.5 Moderate Bewegung und Aktivität

❶ Bewegung als dringende Notwendigkeit

Die körperliche Bewegung wird durch die Technisierung der Welt verdrängt. Sitzarbeit ersetzt zunehmend die früher übliche tägliche und ganzkörperliche Bewegung. Es scheint, als ob wir nur noch mit einem motorisierten Gegenstand unterwegs sind, um darauf mühelos „anzukommen".

Meyer-Abich betont, dass Bewegung heißt, sich auf einem Weg zu bewegen. Er deutet an, dass es durchaus etwas anderes ist, ob man eine Stunde lang „bewusstlos" auf einem Laufband auf der Stelle tritt und dabei noch fernsieht, also geistig woanders ist, oder ob man real durch die Landschaft wandert (Meyer-Abich 2010).

Bewegung wird in der Medizin und Osteopathie leider manchmal nur als eine paramedizinische, „physiotherapeutische" Zugabe oder sogar als „Beschäftigungstherapie" betrachtet. Bei Bluthochdruck werden den Patienten zwar teure Medikamenten verschrieben, aber die Verordnung eines moderaten Bewegungsprogramms wird dafür leider nur selten verordnet.

❷ Physische Aktivität, Obesitas und Entzündung

Martinez-Gomez et al. gaben in der HELENA-Studie an, dass eine regelmäßige physische Aktivität eine indirekte Rolle bei der Senkung der inflammatorischen Marker CRP, Komplementfaktoren C3 und C4, IL-6 und TNF-α spielt (Martinez-Gomez et al. 2012) (➤ Kap. 6).

Eine Gruppe von 60 Frauen würde in 3 Studiengruppen eingeteilt (De Lorenzo et al. 2007). Eine Kontrollgruppe mit 20 „gesunde" Frauen mit einem normalen Gewicht und BMI < 25, eine Studiengruppe (n=20) mit „nicht-übergewichtigen Frauen mit Obesitas" mit einem normalen Gewicht und einem BMI < 25, aber einer Körperfettmasse > 30 % und eine weitere Studiengruppe (n=20) mit 20 „Frauen mit Obesitas" mit einem BMI > 25 und einer Körperfettmasse > 30 %. Man fand in der Kontrollgruppe der „gesunden" Frauen deutlich geringere Konzentrationswerte der proinflammatorischen Zytokine IL-1α, IL-1β, IL-6, IL-8 und TNF-α und deutlich höhere Werte in der Studiengruppe mit Obesitas. Das Auftreten von chronischen Entzündungen und ihren Folgen sind anscheinend bei Obesitas erhöht. Weitere Studien zeigten an, dass neben einer entzündlichen Einwirkung bei Obesitas auch ein erhöhter oxidativer Stress (Nitrite, Nitrate, Lipidhydroperoxide usw.) besteht, ausgelöst durch metabolische Abnormalitäten (Di Renzo et al. 2010).

Bewegungsmangel und Obesitas scheinen die Menge an Entzündungsstoffen im Körper und damit auch das Risiko für chronische Erkrankungen zu erhöhen.

❸ Physische Inaktivität als Krankheit

Pedersen und Saltin geben an, dass moderates Training als ein eigenständiges Heilmittel anzusehen ist, das man wie ein bewährtes Medikament dosieren kann (Pedersen und Saltin 2006). Neuerdings steigt der therapeutische Wert der Bewegung überraschenderweise in der Krebsmedizin, aber der Paradigmenwechsel findet nur langsam statt (Schulz et al. 2005). Blech bringt es passend auf dem Punkt: *„Auf eines ist das Erfolgsmodell Homo sapiens gar nicht eingestellt: Bewegungsarmut"* (Blech 2007).

Lees und Booth gehen sogar so weit, dass sie physische Inaktivität als Krankheit deuten (Lees und Booth 2006). Sie geben später an, dass physische Inaktivität das Risiko für koronare Arterienkrankheiten um 45 %, für einem Schlaganfall um 60 %, für Hypertension um 30 % und für Osteoporosis um 59 % steigen lässt (Booth und Lees 2006). Metabolische Vorgänge, die während der Evolution des menschlichen Genoms selektiert wurden, sind unvermeidlich mit körperlicher Aktivität verknüpft. Weil Menschen zunehmend weniger aktiv sind, entstehen metabolische Dysfunktionen und chronische Krankheiten.

Bei der Abwesenheit von Nahrung, konserviert der Körper die internen Glukosevorräte durch eine Herabsetzung der Insulinmenge im Blut und der Insulinsensitivität, sodass die Muskelzellen weniger Glukose aufnehmen.

Körperliche Aktivität erhöht die Aufnahme von Glukose in den Muskelzellen. Während einer akuten Muskelaktivität ist die Glukose-Aufnahme sogar unabhängig von Insulin, nach einer akuten Muskelaktivität ist jedoch die Insulinsensitivität der Muskelzellen erhöht (Booth und Lees 2006). Sobald die lokalen Glykogenvorräte in dem sich erholenden Muskel aufgebraucht sind, nimmt die Insulinsensitivität der Muskelzellen wieder ab, sodass Glukose für das zentrale Nervensystem gespart wird.

Beim Hungern wird zudem Muskelgewebe abgebaut, damit auf diese Weise freigesetzte Aminosäuren in der Leber für die Glukoneogenesis verwendet werden können. Umgekehrt stimuliert v. a. die essenzielle Aminosäure Leukin in Kombination mit anstrengungsinduzierter Stimulation die Synthese von Muskelproteinen.

Aerobes Trainieren sorgt für mehr Energie aus der Oxidation von Fettsäuren als von Kohlenhydraten, sodass Kohlenhydrate sozusagen „gespart" werden. Das Fehlen von Körperaktivität verursacht eine niedrige Kapazität Fett oxidieren zu können, eine niedrige Anzahl an Mitochondrien und eine metabolische Inflexibilität (Kelley 2005) (➤ Abb. 2.31).

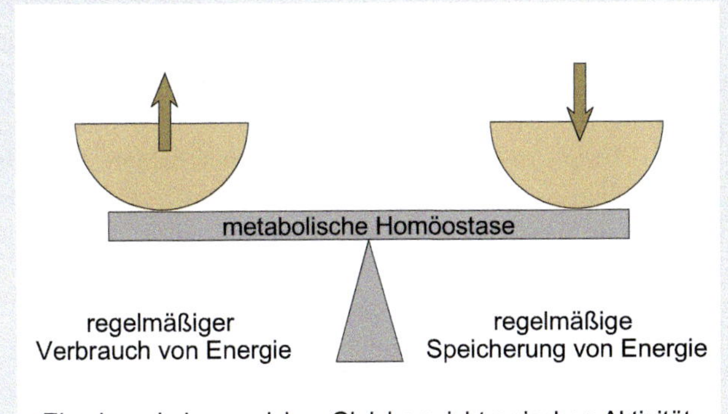

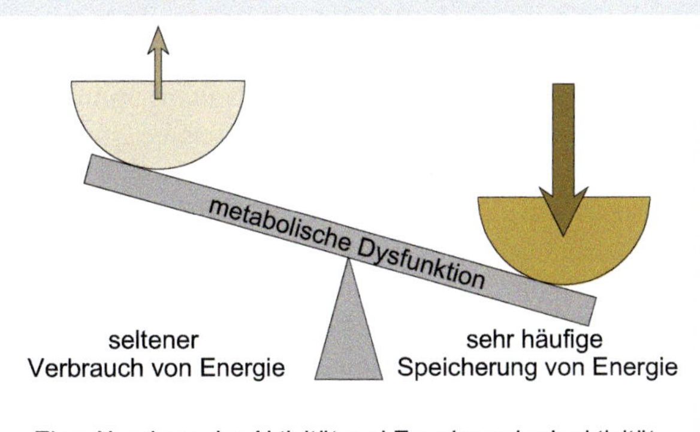

Abb. 2.31 Der Metablosimus bei Aktivität und Inaktivität [M665/L190]

4 Wie viel Bewegung ist gesund?

Auch beim Bewegen gilt die Devise „mehr ist nicht unbedingt besser bzw. gesünder". Beim Sport werden auch eine Menge „unheilvolle" Sauerstoffradikale gebildet, was nachdenklich stimmt. Ristow et al. geben jedoch an, dass diese Sauerstoffradikale die körpereigene Abwehr aktivieren und langfristig wie ein Impfstoff wirken (Ristow et al. 2009). Allerdings bedarf es weiterer Untersuchungen zu diesem Thema. Ferner steigern die beim Sport verstärkt gebildeten freien Radikale die Insulinsensitivität und die Abwehr gegen freie Radikale und verhindern damit Diabetes Typ-2. Es handelt sich hier um ein sehr empfindliches Gleichgewicht zwischen freien Radikalen, Insulinempfindlichkeit und Radikalfängern. Übermäßige Anstrengungen führen zu Schaden durch Sauerstoffradikale, aber moderates Bewegen und eine gesunde Ernährung können das wünschenswerte Gleichgewicht im Metabolismus stärken. Bouchard et al. geben an, dass eine hohe Trainingsbelastung, die mehr als 3.500 kcal pro Woche verbraucht, Schäden verursachen kann (Bouchard et al. 1990). Es wird allgemein angenommen, dass sowohl akuter als auch chronischer Sport, die Anzahl und Funktion der zirkulierenden Zellen des angeborenen Immunsystems (Granulozyten, Monozyten, Dendritische Zellen und NK-Zellen) ändert. Wir brauchen aber mehr Forschung, um herauszufinden, ob Sport nur die Migration dieser Zellen oder auch die Anfälligkeit für Krankheiten ändert. Es wird auch allgemein akzeptiert, dass eine Lymphozytose während und direkt nach dem Trainieren entsteht, wobei die Anzahl der Lymphozyten während der Rekuperationsphase unter das Niveau vor dem Training absinkt, um dann normalerweise innerhalb von 24 Stunden Ruhewerte einzunehmen. So scheinen die Funktionen der T- und B-Zellen empfindlich auf eine Erhöhung der Trainingsbelastung bei durchtrainierten Athleten zu reagieren, was sich in einer reduzierten Anzahl von T-Zellen (Type 1), verminderten Reaktionen der T-Zellen und einer verminderten Immunglobulin-Synthese der aktivierten B-Zellen widerspiegelt (Walsh et al. 2011). Eine Senkung des Titers des sIgA während intensivem Training geht weiterhin anscheinend mit einem erhöhten Risiko auf Infektionen des Urogenitaltrakts einher. Ein moderates Training kann dafür aber optimale Antikörper-Reaktionen bei Stressbelastung und beim Älterwerden wiederherstellen.

Der Fokus der Forschung soll also weiterhin auch auf das richtige Maß an Bewegung (moderat) und auf die richtige Mischung von Antioxidantien (Vit. E, Vit. C, L-Arginin usw.) gerichtet werden (Napoli et al. 2004). Das richtige Mittelmaß scheint also hier, wie in so vielen Sachlagen des Lebens, äußerst wichtig zu sein.

5 Regelmäßige Bewegung ist gesundheitsfördernd

Regelmäßige, maßvolle Bewegung sorgt weiterhin für eine vermehrte Bildung von zytotoxischen T-Lymphozyten und natürlichen Killerzellen, die besser durch den Körper zirkulieren und Tumorzellen zerstören (Westerlind 2003). Trainieren scheint einen protektive Wirkung gegen bestimmte Krebsarten auszuüben (Walsh et al. 2011).

Walsh et al. kommen in ihrer Metaanalyse über Genomik, Proteomik und Metabolomik (Erforschung der Wechselwirkungen zwischen Genen, Proteinen bzw. Metaboliten) zu folgendem Konsens (Walsh et al. 2011):

- Sogar nach einer kleinen Übungseinheit entsteht eine schnelle Aktivierung und Deaktivierung von Genen im peripheren Blut.
- Die Änderungen im Profil der Genexpression bei mononukleären Zellen geben die zellulären Verschiebungen wieder.
- Die Genexpression ist abhängig vom Trainingspensum und nur bei erschöpfendem Training findet eine sekundäre Antwort durch mehrere Gene statt.
- Die Genexpression wird durch das Alter und den menstruellen Zyklus beeinflusst.
- Unterschiede im Genexpressionsprofil stimmen mit pathophysiologischen Befunden überein und könnten die Entstehung von Belastungsasthma erklären.
- Proteomik und Metabolomik werfen ein neues Licht auf die Rolle der Isomerformen und post-translatorischen Modifikationen der Proteine.
- Metabolomik kann Risikofaktoren für Diabetes und die Effekte der Ernährung und des Trainings entschlüsseln.

Regelmäßige Bewegung reduziert das Risiko für chronische metabolische und kardiorespiratorische Krankheiten (Gleeson et al. 2011). Das scheint anti-inflammatorischen Effekten zu verdanken sein, die einerseits mit einer Reduzierung des viszeralen Fettgewebes (und demzufolge einer geringeren Freisetzung von Adipokinen) und andererseits mit der Induktion einer anti-inflammatorischen Umgebung zusammenhängen. Dazu werden mehr anti-inflammatorische Zytokine (IL-1-Rezeptorantagonist – IL-1ra und IL-10) in der Zirkulation freigesetzt (Walsh. et al. 2011). Allerdings scheinen aber diese Effekte auch die Immunität von Athleten zu reduzieren und sie anfälliger für Infektionen zu machen.

Babyak et al. verglichen interessanterweise depressive Patienten, die mit Ausdauertraining therapiert wurden, mit Patienten, die Antidepressiva verabreicht bekamen (Babyak et al. 2000). Obwohl zuerst sowohl die Bewegungstherapie als auch das Antidepressivum gleich wirksam waren, gab es nach sechs Monaten in der Gruppe mit Ausdauertraining deutlich weniger Rückfälle.

Bewegung scheint also die Seele munter zu halten, den Niedergang der kognitiven Fähigkeiten abzuwehren und lässt auch neue Nervenzellen im Gehirn wachsen.

6 Bewegung in der Krebsbehandlung

Krakowski-Roosen lässt Krebspatienten am Krebsforschungszentrum in Heidelberg ein spezielles Krafttraining absolvieren (Schulte 2010). Was der Sport genau im Körper bewirkt, ist noch nicht im Detail erforscht. Untersuchungen zeigen aber, dass Patienten, die regelmäßig trainieren, mehr Abwehrzellen und Erythrozyten im Blut aufweisen, der Körper die Nahrung aus dem Darm besser aufnimmt und diese Patienten psychisch stabiler sind. Jeder braucht sozusagen für sein Selbstbewusstsein, individuell unterschiedlich, ein bisschen „Selbstbewegung", sowohl körperlich als auch geistig. Eine gewisse Entscheidungsfreiheit und soziale Anerkennung ist dabei zur Motivation der schöpferischen Beweglichkeit der Seele äußerst wichtig.

Der „World Cancer Research Fund" empfiehlt täglich mindestens 60 Minuten moderate Bewegung (flotter Spaziergang) oder 30 Minuten kraftvolle Bewegung (World Cancer Research Fund 2007). Sie fanden bei ihrer Metaanalyse überzeugende Angaben, dass regelmäßiges moderates Bewegen vor Dickdarmkrebs schützt. Bei Brustkrebs (Postmenopause) und Endometriumkrebs geben sie positive Effekte als wahrscheinlich und bei Brustkrebs (Prämenopause), Lungenkrebs und Pankreaskrebs als suggestiv an. Fettleibigkeit steht nach ihren Untersuchungen überzeugend stark mit einem hohen Risiko an Ösophagus-, Pankreas-, Dickdarm-, Brust-, Endometrium- und Nierenkrebs in Verbindung.

Frauen, die übergewichtig sind und sich wenig bewegen, haben Hormonspiegel, die um 50 bis 100 % höher liegen als bei Frauen, die wenig wiegen und sich viel bewegen (McTiernan et al. 2006). Sie geben an, dass 30 Minuten moderates Training an fünf Tagen in der Woche reichen. Bewegung sorgt anscheinend für mehr Zwischenprodukte, aus denen keine krebsauslösenden Hormone entstehen können.

Chlebowski et al. untersuchten 16.608 Frauen zwischen dem 50. und 79. Lebensjahr und gaben an, dass die postmenopausale Gabe der Kombination von künstlichen Hormonen Östrogen und Progesteron ein erhöhtes Risiko für Brustkrebs verursacht. Blech äußert zu Recht, ob es nicht sinnvoller wäre, gegen Hitzewallungen und Schweißausbrüche keine Pillen zu schlucken, sondern jeden Tag einen Spaziergang an der frischen Luft zu unternehmen (Blech 2007).

Abschließend möchte ich provokant äußern: *Ein Patient der lieber Medikamente schluckt, als sich zu bewegen, belastet nicht nur das Gesundheitssystem, sondern auch das Gewissen und vor allem seine eigene Gesundheit!*

KAPITEL

3 Biomechanik und Rheologie des menschlichen Gewebes

3.1 Einführung

Dieses Kapitel versucht einen allgemeinen Überblick zu geben, wie sich das lebendige Bindegewebe von einer nicht-lebendigen Mischung der gleichen aufgelösten chemischen Substanzen unterscheidet. Zuerst wird dies aus Sicht der Biomechanik dargestellt.

Die Biomechanik beschreibt die Gesetze der Körpermechanik und ermöglicht es, Kräfte und mechanische Spannungen im Haltungs- und Bewegungsapparat zu berechnen. Weil der Körper sich aber aus verschiedenen Geweben und Flüssigkeiten zusammensetzt, ist es notwendig, auch die Rheologie, sowohl makroskopisch als auch mikroskopisch, hinzuziehen. Diese beschäftigt sich mit den Fließ- oder Kriecheigenschaften von Materialien unter Belastung, also mit der Viskoelastizität von Materialien.

Da allerdings detaillierte Kenntnisse über die Materialeigenschaften der Gewebe noch ausstehen, handelt es sich um eine stark vereinfachte Darstellung.

Es sei weiterhin darauf hingewiesen, dass, wenn es im folgenden um physiologische Belastungen während einer Behandlung oder leicht traumatischen Belastungen geht, es sich weniger um schwere traumatische Vorgänge, bei denen Brüche entstehen, handelt. Unter Einwirkung einer Kraft auf einen Körper entsteht entweder eine Bewegung des ganzen Körpers oder eine Bewegung innerhalb des Körpers (Verformung, Deformation, Deformierung – engl. „strain").

Die Deformierung eines Gewebes ist u. a. abhängig von der Art, der Dauer, der Größe und der Richtung der einwirkenden Belastung sowie von der Belastungsgeschwindigkeit. M. M. Panjabi und A. A. White definieren „strain" wie folgt: „Strain ist das Verhältnis der Längenänderung (oder Änderung des Winkels) zur ursprünglichen Länge (Winkel) in einer Struktur. Strain ist spezifisch für einen Punkt und eine Richtung in dieser Struktur" (Panjabi und White 2001, White und Panjabi 1990) (➤ Abb. 3.1).

Mit Belastung (engl. „stress", wird aber manchmal fälschlicherweise auch als „strain" angegeben) sind im vorliegenden Buch hauptsächlich mechanische Belastungen gemeint. Allgemein unterscheidet man mechanisch folgende Belastungsformen:

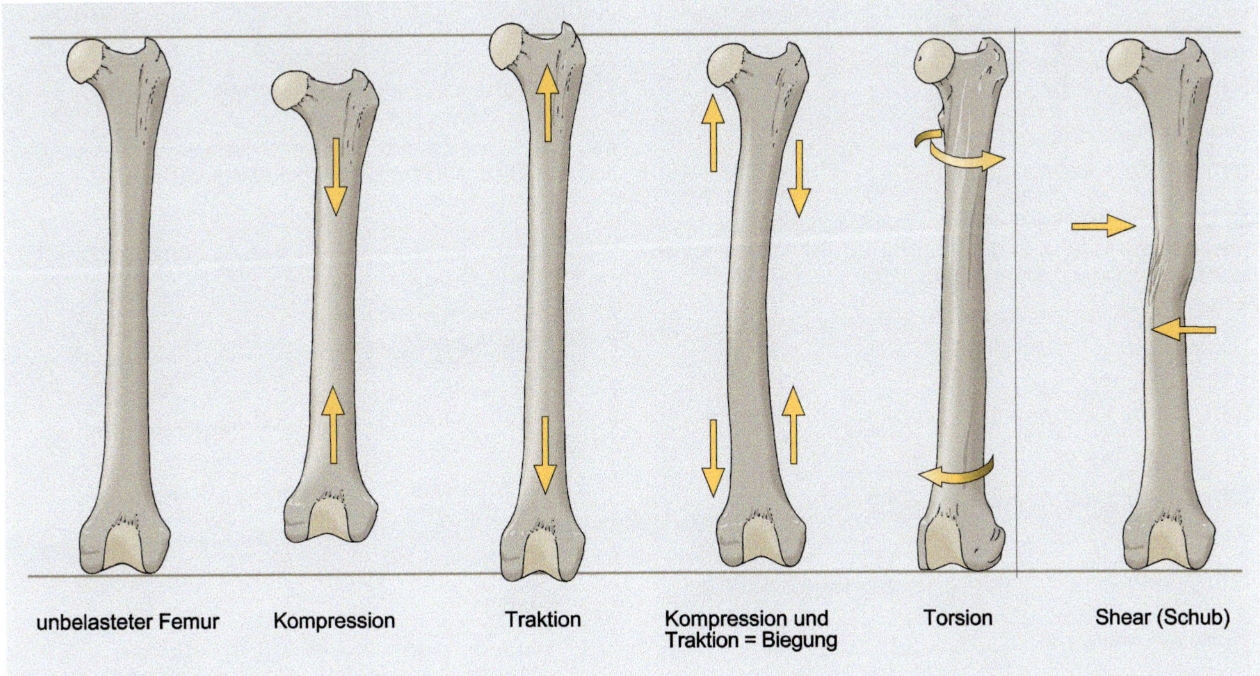

Abb. 3.1 Verschiedene Belastungsarten dargestellt an einem Humerus einer Katze. Die Deformationen sind übertrieben dargestellt zum Zwecke der Illustration (modifiziert nach Liem et al. 2001) [L190]

- Die **normale Belastung** σ (engl. „normal stress") wirkt senkrecht auf die Querschnittsebene ein, z. B. Kompressionsbelastung (compressive stress) und Traktionsbelastung (tensile stress). Zueinander gerichtete Kompressionsbelastungen oder Druckkräfte (compressive stress) verursacht Stauchung (compressive strain) während auseinander gerichtete Traktionsbelastungen oder Zugkräfte (tensile stress) in einer Dehnung (tensile strain) resultieren (➤ Abb. 3.2).
- **Eine Schubbelastung, Scherkraft** oder **Scherbelastung** (engl. shear stress) τ, wirkt parallel zur Querschnittsebene ein. Eine Schubbelastung, die aus zwei entgegengerichteten und parallel zueinander wirkenden Kräften aufgebaut ist, kann eine Verformung (shear strain, Scherung, Winkeländerung) verursachen (➤ Abb. 3.3).
- **Die Kombination aus einer Kompressions- und Traktionsbelastung (compressive und tensile stress)** oder von zwei zueinander gerichteten bzw. auseinander gerichteten Drehmomenten in der gleichen Ebene entspricht einer Biegebelastung, die in einer Biegung (engl. „bending moment") resultiert (➤ Abb. 3.4).
- **Die Kombination aus Kompressions-, Traktions- und Schubbelastung** (compressive, tensile und shear stress) oder von zwei entgegengesetzten Drehmomenten in verschiedenen Ebenen (Torsionsmomente) verursacht eine Torsionsbelastung mit einer Torsion als Resultat (➤ Abb. 3.5).

Bei Belastung eines Gewebes entsteht eine Deformierung, abhängig von der Dauer, der Größe und der Richtung der einwirkenden Belastung, aber auch abhängig von der Zusammensetzung des Gewebes.

So kann man den Femur eines Menschen um etwa 1,3 cm biegen, bevor er bei einer Belastung von etwa 4.000 kg/cm² bricht. Eine gesunde Achillessehne kann man funktionell, hinsichtlich ihrer Zugfestigkeit mit einem Stahlseil gleichen Durchmessers vergleichen; trotzdem handelt es sich im Gegensatz zum Seil um „lebendes" und „anpassungsfähiges" Gewebe.

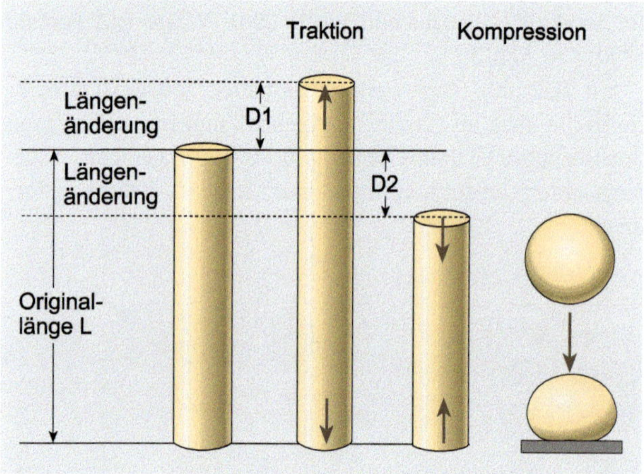

Abb. 3.2 Eine normale Belastung kann man in Kompressions- und Traktionsbelastungen unterteilen, die eine Stauchung bzw. Dehnung verursachen (modifiziert nach Panjabi und White 2001) [L190]

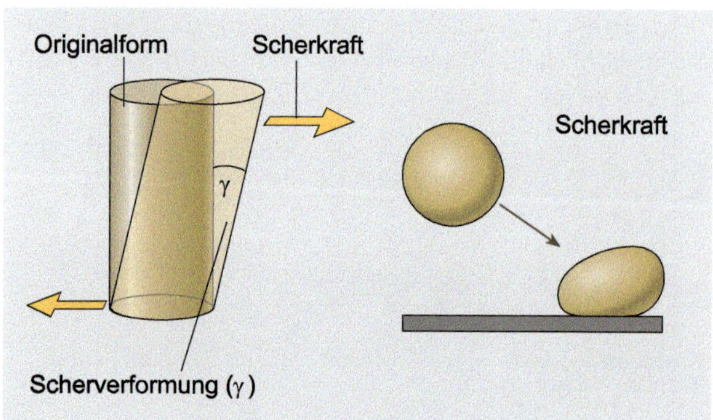

Abb. 3.3 Eine Schub- oder Scherbelastung verursacht eine Scher- oder Winkeländerung (modifiziert nach Panjabi und White 2001) [L190]

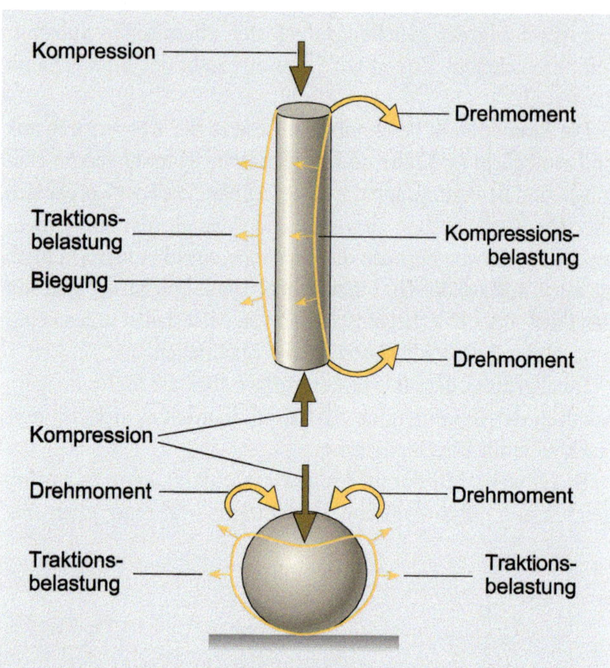

Abb. 3.4 Biegung als Kombination aus Kompressions- und Traktionsbelastung (modifiziert nach Panjabi und White 2001) [L190]

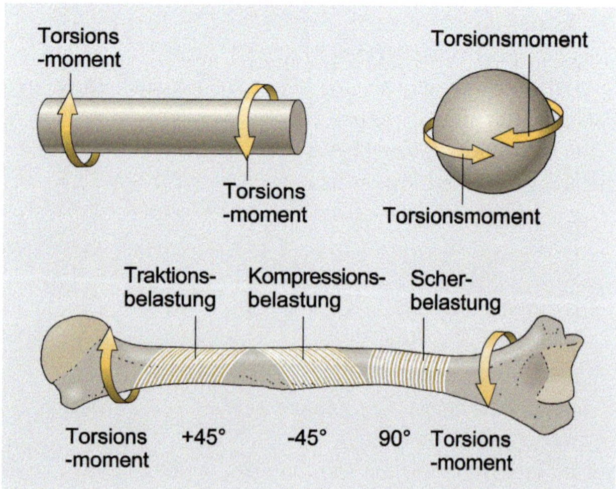

Abb. 3.5 Torsion als Kombination aus Traktions-, Kompressions- und Scherbelastung (modifiziert nach Panjabi und White 2001) [L190]

Man sollte sich bewusst machen, dass Gelenkknorpel lokale Kompressionen bis zu 150 kg/cm² elastisch abfedern kann, ohne auseinander zu brechen und trotzdem eine reibungsfreie Bewegung im Gelenk zulässt, die geringer ist, als wenn Eis auf Eis gleitet. Dies liegt teilweise an der Struktur und am Aufbau des Bindegewebes und der extrazellulären Matrix.

Praxistipp

In der Praxis kann es von Interesse sein, die Knochen intraossär zu biegen bzw. zu strecken und zu versuchen, Flüssigkeiten intraossär durch manuelle (eventuell auch rhythmische) Kompressions-, Traktions- und Schubtechniken zu verschieben. Dadurch werden der Flüssigkeitsaustausch, die Durchblutung und die Funktionalität der Knochen angeregt. Ein Beispiel dafür sind die Vv. basivertebrales, die durch die Wirbelkörper ziehen. Es kann durchaus sinnvoll sein, hier mit rhythmisch pumpenden Kompressions-Traktionstechniken an der Wirbelsäule anzusetzen. Hierzu wären wissenschaftliche Untersuchungen angebracht.

Die mechanischen Eigenschaften des Körpers sind allgemein abhängig von der Summe der folgenden Faktoren:

- mechanische, chemische und biophysische Eigenschaften der verschiedenen Gewebe;
- Geometrie der architektonischen Struktur der verschiedenen Teile.

Die Eigenschaften dieser Materialien oder Gewebe lassen sich nicht ändern, sodass es umso notwendiger ist, etwas über ihre Eigenschaften zu lernen. Oft ist nur wenig über die Veränderungen dieser Eigenschaften bei Belastung oder bei vermehrter oder verminderter Durchblutung bekannt.

Allgemein hängen die mechanischen Eigenschaften des Gewebes mit dem Alter, Geschlecht und der Gesundheit des Menschen zusammen. Menschliches Gewebe verformt sich unter gleich bleibender Belastung im Laufe der Belastungszeit träge („kriechende Verformung"), um sich dann bei einem gewissen Verformungswert zu stabilisieren. Das Gewebe nimmt nach Wegnahme der einwirkenden Kraft auch wieder träge seine ursprüngliche Form an, wie eine Mischung aus elastischem und viskösem Material (> Kap. 3.2.1).

Ein Grundprinzip der Physik sagt aus: „Die Wirkung einer Belastung auf einen Körper bzw. Mechanismus breitet sich so lange aus, bis sie absorbiert ist oder bis der Körper bzw. Mechanismus zusammenbricht!"

Gesundheit bedeutet also nichts anderes als die Möglichkeit, Belastung – in welcher Form auch immer – verteilen und verarbeiten zu können, ohne dass das System zusammenbricht.

Bemerkung des Autors

Nachfolgend wird deutlich gemacht, dass es nicht genügt, rein mechanische Eigenschaften von lebenden Materialien zu betrachten. Viele Techniken, die ich im praktischen Teil präsentiere, sind aus diesen hypothetischen Gedanken heraus ausgebaut worden. Es ist mir durchaus klar, dass wir hier erst in den Kinderschuhen stecken und vieles noch einer wissenschaftlichen Bestätigung bzw. Korrektur bedarf.

3.2 Das Ganze ist mehr als die Summe der Einzelteile

3.2.1 Materialeigenschaften im menschlichen Körper

❶ Einführung

„Das Ganze ist mehr als die Summe der Einzelteile". Schon der Philosoph I. Kant beschrieb, dass das Ganze gegliedert ist und nicht gehäuft (Wührl 2004). Die innere Gliederung und die Strukturierung zählen genauso wie das Ganze, was die Wichtigkeit der Einzelteile betont. Anders ausgedrückt bedeutet dies, dass die einzelnen Strukturen und ihre Wechselwirkungen unter einander erst das Ganze ausmachen.

In der Osteopathie werden u. a. manuelle Techniken angewendet und es wird versucht, bestimmte Gewebe anzupeilen. Die ausgeübten Kräfte (Kompression, Traktion, Schub) setzen nicht immer direkt am Zielgewebe an, sondern werden durch verschiedene andere Gewebe (Transmitter) weitergegeben.

M. M. White und M. M. Panjabi sprechen bei dem Einsatz von Orthesen vom „Transmitter-Problem", weil auch hier die Kraft nicht immer direkt am Zielgewebe (hier insbesondere die Wirbelsäule) ansetzt (White und Panjabi 1990). Die angewendete Kraft wird sozusagen durch verschiedene andere Gewebe übertragen, bevor sie das Zielgewebe erreicht. Da es sich hierbei um Gewebe mit verschiedenen viskoelastischen Eigenschaften und damit um unterschiedliche Steifigkeitseigenschaften handelt, verteilt sich die ausgeübte Belastung im Gewebe.

Man kann allgemein festhalten, dass die Formveränderung eines Materials bei Belastung u. a. abhängig ist von:

- Art der Belastung
- Architektur der Struktur
- rheologischen Eigenschaften der vorhandenen Materialien.

Der menschliche Körper setzt sich aus verschiedenen Geweben mit verschiedenen rheologischen Materialeigenschaften zusammen. Für Osteopathen ist es wichtig, sich dies während des „Handauflegens" bewusst zu machen (> Abb. 3.6). Es ist wichtig zu lernen und sich immer vorzustellen, wie sich diese verschiedenen Teile (Transmitter) zusammensetzen, anfühlen und auf Druck, Traktion und Schub reagieren.

Flüssigkeiten lassen sich z. B. überhaupt nicht komprimieren, sodass Flüssigkeitsverschiebungen neben den viskoelastischen Eigenschaften der verschiedenen Gewebearten eine beträchtliche Rolle spielen. Knochen sind natürlich steifer als Fettgewebe, Rippen oder viszerale Organe. Knochen stellen einen viskoelastischen Transmitterstoff mit hoher Steifigkeit dar (high stiffness viscoelastic transmitter, HSVT). Das Fett- und Bindegewebe bildet dagegen einen viskoelastischen Transmitterstoff mit niedriger Steifigkeit (low stiffness viscoelastic transmitter, LSVT) (> Abb. 3.6).

Das gesamte Gebilde von steiferen Körperelementen wird durch weniger steife „Bauteile" zusammengehalten, sodass man den Körper als eine riesige Tensegrity-Struktur betrachten kann.

Die Strukturen des menschlichen Körpers kann man – abhängig von ihrer Reaktion auf die Belastungsart – folgendermaßen untergliedern:

- **Knochen** sind relativ starr und dadurch nur bedingt widerstandsfähig. Knochen stellen aber mehr als nur reine Kompressionswiderstände dar. Sie machen den Komplex steifer und verleihen ihm Gestalt. Erst in Kombination mit Flüssigkeiten werden sie ideale Partner zur Verarbeitung von v. a. schnellen Kompressionsbelastungen und bilden gemeinsam mit Weichteilen eine „Tensegrity-Einheit". Sie gewinnen damit an „Lebendigkeit" und sind durchaus nicht nur viskös, sondern auch elastisch. Es ist ein großer Fehler, Knochen zu sehr als steife, unbewegliche „betonartige" Strukturen zu betrachten.
- **Wasser** und **Flüssigkeiten** sind sehr widerstandsfähig und in geschlossenen Behältern nicht komprimierbar. Sie leiten Belastungen weiter, und reagieren wenn möglich sogar mit Flüssigkeitsverschiebungen. Sie erweitern das Tensegrity-Modell um ein Vielfaches an Möglichkeiten und Kompensationsfähigkeiten. Sie sind die am meisten unterschätzten und vergessenen Teile der Gewebe.
- **Bindegewebe, Faszien** und **Bänder** werden bezüglich ihrer Widerstandsfähigkeit meist nur im Zusammenhang mit Traktionsbelastungen betrachtet. Sie bilden aber gemeinsam mit Flüssigkeiten ideale Elemente zur Verarbeitung von Kompressions-, Traktions- und Schubbelastungen und sind als typisch viskoelastische Elemente ausgezeichnet. Staubesand und Li (1996) konnten glatte Muskelfasern in der Fascia cruris nachweisen und stärkten damit die Hypothese einer aktiven Spannungsregulation in den Faszien. Seitdem ist das Interesse an Bindegewebe und Faszien rapide gestiegen. „Körpertherapeuten", wie Osteopathen, Rolfer, Fasciatherapeuten, Physiotherapeuten, Manualtherapeuten usw., üben bereits seit längerer Zeit sog. „Faszientechniken" aus und sind demzufolge auch besonders an wissenschaftlichen Untersuchungen des Bindegewebes interessiert. Osteopathen sehen die Faszien als „strukturbildende" Hüllen des Körpers. Still fragte sich: *„Warum sollte man nicht das ganze System von allen Krankheiten, die durch Verbleib und Stagnation von Flüssigkeiten und tödlichen Komponenten in den Faszien entstanden sind, durch diese willige und ausreichende Renovierungskraft entspannen, kontrahieren, stimulieren und reinigen?"* (Still 2002).
  In Kapitel 2 habe ich den Körper mit einem mit Wasser gefüllten Luftballon verglichen, wobei die Diaphragmen das Strömen der Körperflüssigkeiten unterstützen und die Myofaszialketten sich spiralförmig um den Körper aufbauen. Auch der Geweberhythmus (Kraniosakralrhythmus) trägt zum Strömen der interstitiellen Flüssigkeiten bei (Meert 2012). Dazu haben wir unsere Vorstellungen des menschlichen Körpers von einem einfachen mechanischen Modell zu einem komplexen Tensegrity-Modell umgewandelt und das oft vergessene Element der „Körperflüssigkeiten" hinzugefügt.
- **Eingeweide** (z. B. der Darm) sind zum Teil mit Flüssigkeit und/oder Luft gefüllt. Zwar sind die Eingeweide in erster Linie weniger gebaut, um Belastungen zu widerstehen, dennoch helfen auch sie, der körperlichen Hülle Gestalt zu geben und zu bewahren. Die Eingeweide aktivieren häufig die aktiven Elemente, etwa die Myofaszialketten, und lösen Statikänderungen aus, um ihre eigene Kompression und Verformung zu vermeiden. So schränken Blähungen im Darm oder ein gut gefüllter Magen bestimmte Bewegungen ein, z. B. Nach-Vorne-Bücken.
- **Myofaszialketten** bilden aktive Elemente und sind reaktive Gewebe, die v. a. für die Fortbewegung spezialisiert sind. Die statischen Faszialketten sind eher für die Aufrechterhaltung der Statik verantwortlich.

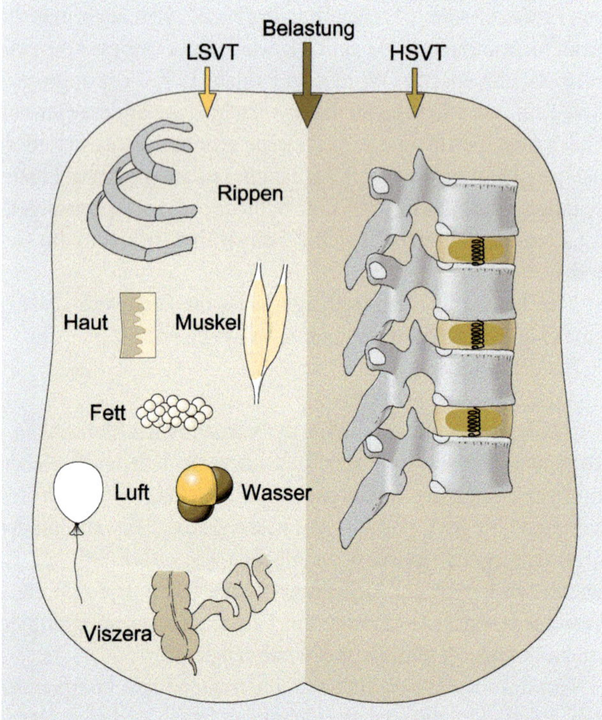

Abb. 3.6 Schematische Darstellung des menschlichen Körpers. Es gibt verschiedene LSVT (low stiffness viscoelastic transmitters) und HSVT (high stiffness viscoelastic transmitters) im menschlichen Körper (modifiziert nach White und Panjabi 1990) [L190]

Der menschliche Körper kann stark vereinfacht als segmentierter Hydrostat oder Hydroskelett betrachtet werden. Dieser Hydrostat ist äußerst flexibel und beweglich. Das Volumen bleibt konstant, sodass eine Veränderung in einer Dimension kompensatorisch zu einer Veränderung in mindestens einer der anderen Dimensionen führt. Die geraden und schrägen

Myofaszialketten und ihre Steuerung ermöglichen dabei zielgerichtete Bewegungen mit Kontraktion, Dehnung, Biegung und Torsion.

Eigentlich kann auch eine Zelle bereits als Hydrostat betrachtet werden und der menschliche Körper somit als multisegmentierter Hydrostat, ja sogar als **muskulärer multisegmentierter Hydrostat.** Agonistisch und antagonistisch wirkende Myofaszialketten ermöglichen mit Unterstützung der Bindegewebe Bewegungen, ohne dass der Körper „auseinander fällt".

Beim menschlichen Körper handelt es sich nicht nur um ein Gleichgewicht zwischen den Traktionsbelastungen, sondern aufgrund der vorhandenen Flüssigkeiten (ca. 60 % des Körpers) und kontraktilen Strukturen auch um einen Gleichgewicht zwischen den Kompressionsbelastungen, einen Gleichgewicht zwischen den Schubbelastungen sowie einen Gleichgewicht zwischen den aktiv ausgeübten Spannungen (➤ Abb. 3.7).

Dies wird am besten deutlich, wenn man die Reaktion des Gewebes auf schnell einwirkende Belastungsformen mit langsam einwirkenden Belastungsformen vergleicht.

Bei schnell einwirkenden Belastungen scheinen die meisten Elemente, v. a. die festeren und manchmal die flüssigen Elemente (➤ Kap. 3.2.1), eher viskös (zäh) zu reagieren und der Belastung sozusagen zu widerstehen bzw. diese möglichst weiterzuleiten oder zu verteilen. Knochen, Bindegewebe, Bänder und Flüssigkeiten leisten dabei gemeinsame Arbeit.

Bei langsam einwirkenden, lang anhaltenden Belastungen entstehen eher viskoelastische Deformierungen, die einerseits aus einer kriechenden Verformung der festeren Teile des Gewebes (Knochen, Bindegewebe) und andererseits aus einem Verschieben der Flüssigkeiten bestehen.

Bei schnell und auch langsam einwirkenden Belastungsformen spielen zusätzlich aktive oder kontraktile Elemente (Myofibroblasten, glatte und quergestreifte Muskelzellen und Muskelfasern) eine Rolle. Dabei üben sowohl periphere (Mechanorezeptoren, Propriorezeptoren) als auch zentrale Steuerelemente (Zerebellum, basale Kernen, neurovegetative Elemente) einen erheblichen Einfluss aus; hier handelt es sich um extrem komplizierte Vorgänge.

Tensegrity als Erklärungsmodell wird der Komplexität des menschlichen Gewebes selbstverständlich nur zum Teil gerecht, es ist aber ein Schritt in die richtige Richtung.

Wichtig ist, dass der Leser sich bewusst macht, dass nicht nur Spannungen, sondern auch Flüssigkeitsverschiebungen sowie neuronale und aktive Abläufe eine Rolle spielen.

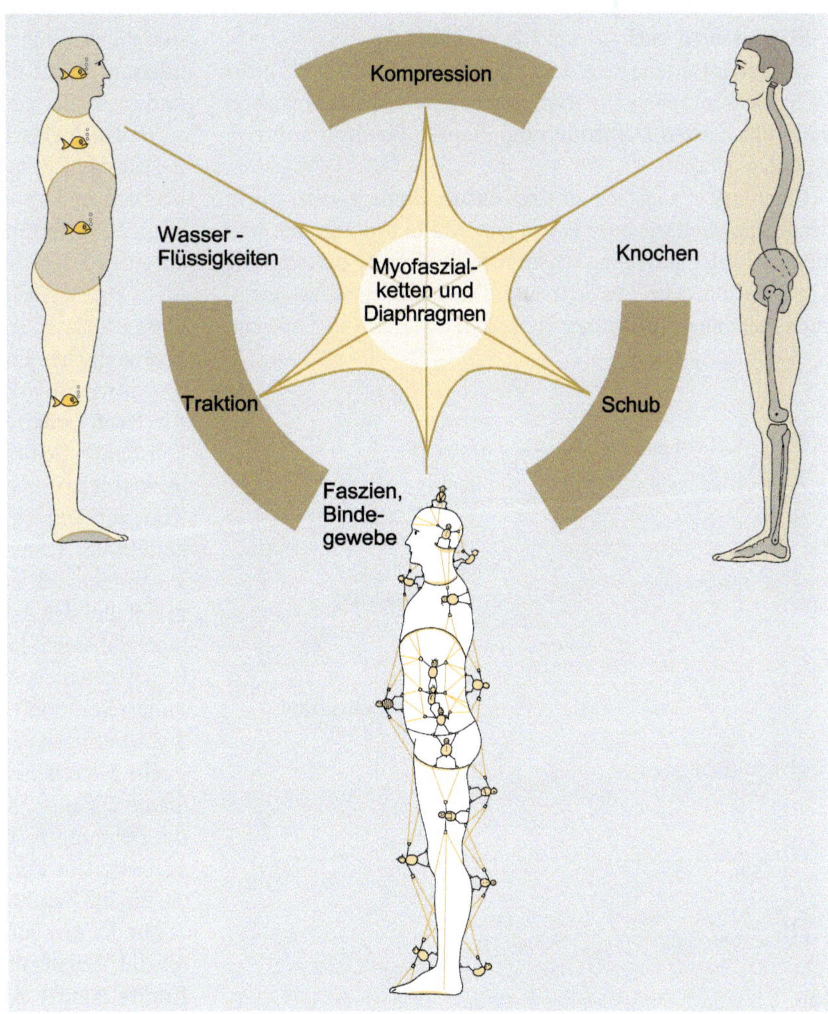

Abb. 3.7 Tensegrity zwischen den Hauptkomponenten des menschlichen Körpers und dreidimensionalen Belastungen (modifiziert nach Meert 2006) [L190]

3

❷ Viskoelastizität, Plastizität und Kraftrelaxation

Typisch für **viskoelastisches** Gewebe, wie auch für lebendes Gewebe im menschlichen Körper, ist, dass sich, im Gegensatz zu elastischem Gewebe, die Deformierung unter Belastung nur kriechend einstellt (➤ Abb. 3.8).

Die Verformung setzt sich im Laufe der Zeit fort bis ein stabiler Zustand oder Steady-State erreicht wird. Diese Deformierung bleibt so lange stabil, wie die Belastung konstant anhält und die Elastizitätsgrenze noch nicht erreicht ist. Die verschiedenen Prozesse, die während der Belastung stattfinden (z. B. Flüssigkeitsverschiebungen, elektrische Spannungsänderungen, Bindung von Wasser an die Matrix, biosynthetische Prozesse, zelluläre und extrazelluläre Deformierungen) und die Verformungskräfte befinden sich dann sozusagen im Gleichgewicht und eine weitere Deformierung wird gestoppt. Beim Menschen würde ein solches Gleichgewicht (Fließgleichgewicht), bei gleich bleibender Belastung erst nach etwa 16 Stunden eintreten (Dölken 2002, Van den Berg 1999). Ein perfekter Gleichgewichtszustand ist aber wahrscheinlich nur im Labor erreichbar.

Auch bei der Entlastung nimmt das Gewebe erneut langsam kriechend seine Anfangsform an (➤ Abb. 3.8).

Bleibt das Gewebe nach der Entlastung deformiert und kehrt nicht mehr zu seiner Ursprungsform zurück, spricht man von einer **plastischen Deformierung**. Plastilin verformt sich z. B. typisch plastisch.

Chaudhry et al. gaben an, dass dichtes Bindegewebe, wie in der Fascia plantaris oder Fascia lata, Kräfte benötigt, die weit außerhalb des physiologischen Bereichs liegen, um nur 1 % Kompression oder 1 % Scherung dieses Bindegewebes erreichen zu können (Chaudhry et al. 2008). Sie sind der Ansicht, dass die palpierbaren Lösungseffekte, die Therapeuten bei der manuellen Behandlung spüren, eher auf reflexartige Änderungen im Gewebe zurückzuführen wären. Durch Stimulation von faszialen Mechanorezeptoren würde der Tonus von Muskelfasern spürbar verändert. Sie merken aber auch an, dass auch Kontraktionen von Myofibroblasten einen Einfluss auf die Spannung der Faszien haben könnten und dass dieses Prinzip nicht berücksichtigt wurde. Bei fibrotischen Erkrankungen und Gewebekontrakturen scheinen Kontraktionen der Myofibroblasten eine wichtige Rolle in der Pathologie zu spielen (Castella et al. 2010). Die faszialen Reaktionen und Spannungsänderungen durch Kontraktionen der Myofibroblasten müssen allerdings noch weiter wissenschaftlich untersucht werden.

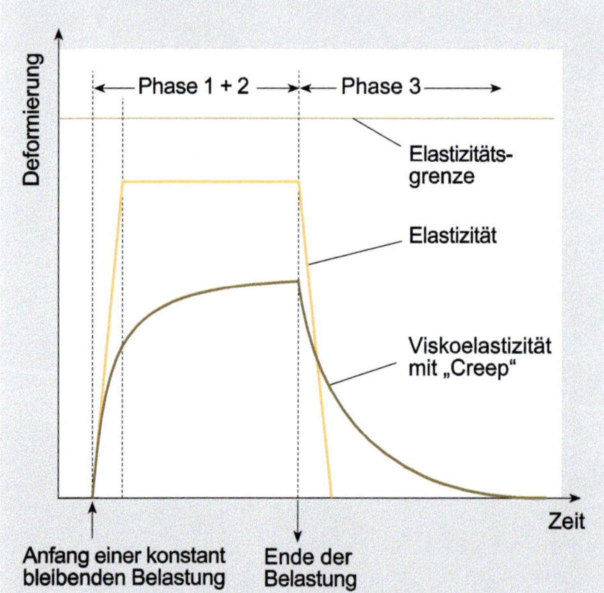

Abb. 3.8 Deformierungskurve bei elastischem (orange) und viskoelastischem (braun) Material (aus Meert 2006) [L190]

Inwiefern Verschiebungen von interstitiellen Flüssigkeiten hierbei eine Rolle spielen wurde leider nicht berücksichtigt und sollte ebenfalls weiter untersucht werden.

Das **nicht-lineare Verhalten** von biologischen (viskoelastischen) Materialien zeigt sich in Form einer nicht linearen proportionalen Deformierung durch Belastung. Einfacher ausgedrückt: Belastung und Deformierung steigen nicht im gleichen Maß an (➤ Abb. 3.9a und b).

M. M. Panjabi und A. A. White beschrieben den „Creep-Test", wobei plötzlich eine gleich bleibende Belastung auf ein Gewebe ausgeübt wird (Panjabi und White 2001). Die Deformierung wurde dann in Abhängigkeit von der Zeit gemessen und grafisch wiedergegeben (➤ Abb. 3.9c).

Weil sich eine Deformierung bei einer konstant bleibenden Belastung nicht unmittelbar und nicht linear einstellt, sondern langsam und verzögert, spricht man von „Creep" oder kriechender Verformung. Man kann sich das vorstellen, wenn man auf einen Trigger- oder Spannungspunkt in myofaszialen Strukturen Druck ausübt und diesen Druck beibehält bis die Spannung nachlässt. Auch Jones-Techniken begründen sich, neben neurologischen Phänomenen, zum Teil auf dieses Phänomen.

Typisch für viskoelastisches Gewebe ist auch die Eigenschaft der **Kraft- oder Spannungsrelaxation** (➤ Abb. 3.9d). Bei konstanter Deformierung (Dehnung) nehmen die Spannung im viskoelastischen Gewebe und damit auch die notwendige Kraft zur Aufrechterhaltung der Dehnung mit der Zeit ab. Es kommt im Laufe der Zeit sozusagen zu einem Kraftabfall. Wenn man z. B. bei einen Baum einen Ast biegt, ohne dass er bricht und den Ast dann längere Zeit festhält, merkt man, dass man allmählich immer weniger Kraft braucht, um den Ast gebogen zu halten. Dieses Phänomen wird als „Kraft- oder Spannungsrelaxation" bezeichnet. Technische Materialien, z. B. Stahl, verfügen zum Glück nicht über diese Eigenschaft, biologische Materialien dagegen zum Glück schon. Dehnt man eine Stahlfeder auseinander, bleibt die Kraft, die notwendig ist, um die Dehnung zu halten, gleich. Dehnt man dagegen ein verspanntes lebendiges Gewebe, nimmt die Kraft, die notwendig ist, um die Dehnung zu halten, ab.

Für die Anwendung von manuellen Techniken wäre es interessant Zeitangaben aufstellen zu können, wann diese sog. Kraftrelaxation eintritt. Leider gibt es diesbezüglich bis heute nur relativ wenige wissenschaftliche Studien.

E. Toft et al. konnten für das Sprunggelenk und den M. triceps surae feststellen, dass sich beim Dehnen eine Kraftrelaxation um 22,7 % (+/– 2,6 %) nach 300 sec. einstellt (Toft et al. 1989). Allerdings waren die viskoelastischen Eigenschaften nach einer Stunde und auch nach zweimal täglichem Dehnen über drei Wochen unverändert.

B. Duong et al. untersuchten anhand von 20-minütigen statischen (lang anhaltenden ohne Unterbrechungen) Dehnungen, wie stark die Kraftrelaxation voranschreitet (Duong et al. 2001). Demnach sind länger dauernde Dehnungen notwendig, um eine größere Kraftrelaxation hervorzurufen. So sind fast 5 min. Dehnung notwendig, um die Hälfte der maximal möglichen Kraftrelaxation zu erreichen.

E. Bressel und P. J. McNair verglichen den Einfluss einer 30-minütigen statischen Dehnung (lang anhaltend, ohne Unterbrechungen) und einer 30-minütigen zyklischen Dehnung (kürzere, wiederholte Dehnungen mit Unterbrechungen) der Wade bei Schlaganfallpatienten (Bressel und McNair 2002) miteinander. Die Steifigkeit des Sprunggelenks reduzierte sich bei der statischen Dehnung um 35 %, bei der zyklischen Dehnung um 30 %. Die Kraftrelaxation war aber bei der statischen Dehnung um 53 % größer als bei der zyklischen Dehnung.

A. M. Butler und W. R. Walsh gaben an, dass bei einer Belastung von weniger als 5 N alle Ligamente des Sprunggelenks eine Kraftrelaxation aufweisen (Butler und Walsh 2004). Allerdings relaxieren nicht alle Ligamente in dem gleichen Ausmaß.

Weitere Untersuchungen (➤ Kap. 3.2.1) lassen vermuten, dass diese Eigenschaften auch in Zeitspannen von Minuten und damit im Bereich der manuellen Behandlungen auftreten.

Praxistipp
Es sei darauf hingewiesen, dass sowohl ein langsamer Kraftaufbau während einer Dehnung als auch ein längeres Beibehalten einer Dehnung, bis man eine Abnahme der Spannung wahrnimmt, ein sinnvolles Vorgehen darstellen können, um die passive Spannung des Muskels zu minimieren.

③ Festigkeit/Steifigkeit von viskoelastischem Gewebe

Als **„Festigkeit"** oder **„Steifigkeit"** (Viskosität, engl. „viscosity", „stiffness", „rigidity") bezeichnet man den Widerstand des Gewebes gegen Verformung. Wenn eine Zug-, Druck- oder Scherbelastung um eine bestimmte Größe (Festigkeitsgrenze) überschritten wird, zerreißt, zerbricht oder verformt sich ein Teil oder die komplette Struktur irreversibel (➤ Abb. 3.10).

Bei einem Ligament reißen nach P. Brinkmann et al. nicht alle Fasern des Bands gleichzeitig, sondern in Stufen (Brinckmann et al. 2000). Weil nicht alle Fasern des Bands gleich orientiert und damit auch nicht gleich belastet werden, zerreißen

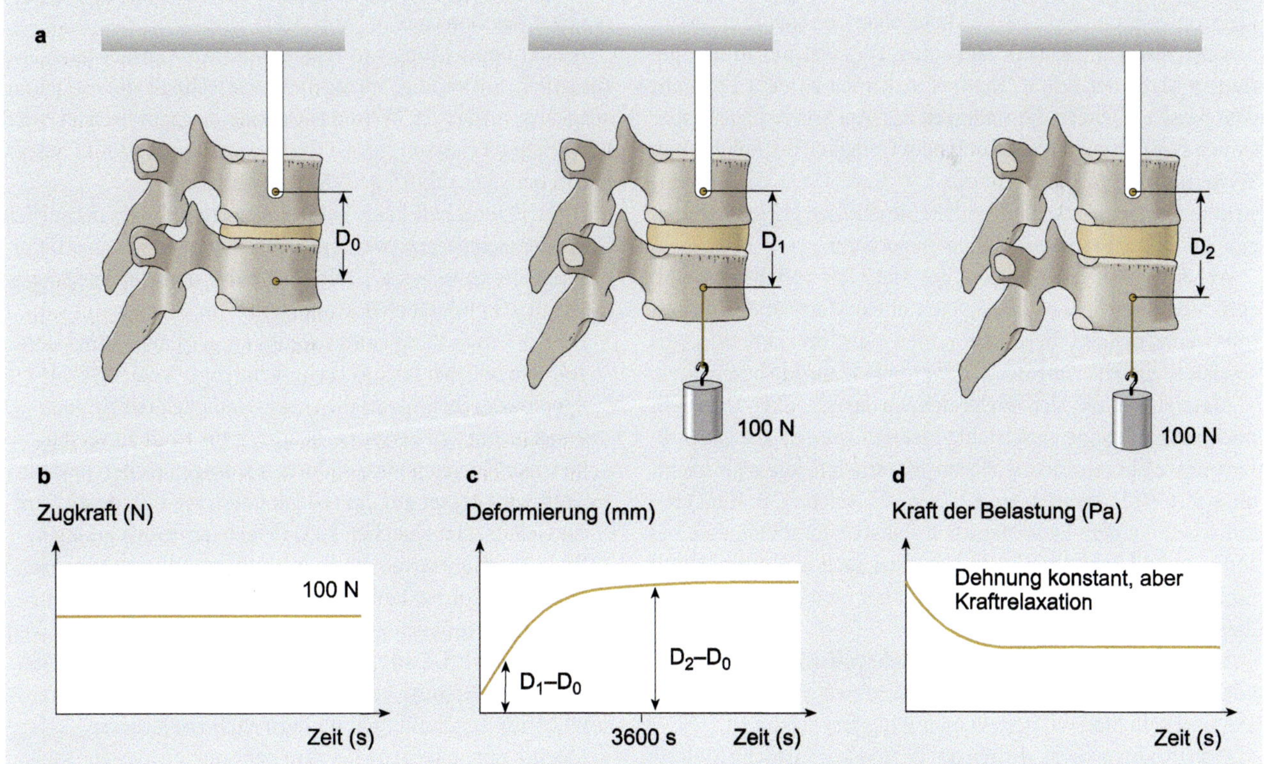

Abb. 3.9 Darstellung von viskoelastischen Eigenschaften anhand eines Experiments. **a** Eine Last von 100 N wird plötzlich an zwei Wirbeln mit ihrem Band- und Bandscheibenapparat aufgehängt. **b** Darstellung der Belastungs-Zeit-Kurve, die andeutet, dass die Belastung konstant bleibt. **c** Darstellung der Deformierung in Abhängigkeit von der Zeit. Deutlich wird dabei das „Creep"- oder „Kriech"-Phänomen. **d** Darstellung der Spannungsabnahme als Funktion der Zeit bei gleich bleibender Belastung (= Kraft- oder Spannungsrelaxation) (modifiziert nach Panjabi und White 2001) [L190]

3

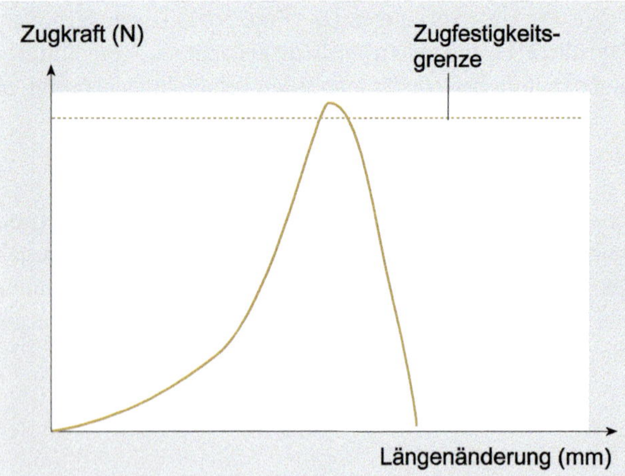

Abb. 3.10 Belastung-Deformierungs-Diagramm (Stress-Strain-Kurve) eines Bands (modifiziert nach Brinckmann et al. 2000) [L190]

die unterschiedlichen Fasern bei unterschiedlicher Dehnung des Bands.

Eine Untersuchung von K. Kubo et al. bestand aus einer Dehnungstherapie der Wade bei 35° Dorsalflexion, wobei die Therapie aus fünf statischen Dehnungen bestand, die langsam innerhalb von 5 sec. aufgebaut wurden und 45 sec. lang gehalten wurden (Kubo et al. 2002). Zwischen den Dehnungen gab es Ruhepausen von 15 sec. Diese Therapie wurde insgesamt zweimal täglich an 20 aufeinander folgenden Tagen durchgeführt. Mittels Elektromyografie (EMG) wurde kontrolliert, ob sich Kontraktionen der Wadenmuskulatur aufbauten. Dies war nur in sehr geringem Maße der Fall. K. Kubo et al. kamen zu dem Ergebnis, dass passives Dehnen die Steifigkeit des Muskels reduziert, aber keinen Einfluss auf die Elastizität oder Steifigkeit der Sehnen hat. Weiterhin nimmt die Hysteresis (➢ Kap. 3.2.1) der Sehnenstrukturen nach der Dehnungstherapie deutlich ab, jedoch steht eine Erklärung für dieses Phänomen noch aus.

Abhängig von der Festigkeit des Materials spricht man von spröden, zähen oder weichen Materialien. Materialien, die sich nur wenig dehnen, bevor sie reißen oder brechen, wie beispielsweise kortikaler Knochen, werden als spröde bezeichnet.

Materialien, die sich mehr dehnen lassen, aber trotzdem noch ziemlich widerstandsfähig bleiben, werden als zäh (z. B. Ligamente) bezeichnet, während Materialien, die sich leicht, ohne viel Widerstand dehnen lassen, als weich (z. B. Haut) beschrieben werden. Es ist natürlich selbstverständlich, dass bei Muskeln und kontrahierbaren Geweben auch die Innervierung und der Erregungszustand des Gewebes eine große Rolle für die Festigkeit dieses Gewebe spielt.

Man spricht in der Rheologie auch von Materialversagen oder Materialmüdigkeit. Dieses Phänomen tritt vermutlich auf, weil kein Material perfekt oder fehlerfrei gebaut ist.

P. Brinckmann et al. deuten an, dass jede künstliche Materialprobe immer gewisse Unregelmäßigkeiten aufweist, z. B. im Aufbau der Kristallgitter, durch Unreinheiten oder Hohlräume im Material (Brinckmann et al. 2000). An diesen Stellen können sich während Belastungen Risse und Brüche bilden.

Bemerkung des Autors

Vor diesem Hintergrund erscheint es mir wichtig, auf den Einfluss von Verschlackungen und den „Einbau“ von Amyloiden im Bindegewebe hinzuweisen. Diese können solche „Schwachstellen“ im Bindegewebe bilden und damit zu „Fehlern“ (z. B. Materialmüdigkeit) im lebenden Bindegewebe führen.

Eine große Rolle bei Materialmüdigkeit scheint die Zahl der wiederholten Belastungszyklen zu spielen. So werden Ermüdungsfrakturen bei Patienten v. a. dann festgestellt, wenn Belastungen mit hohen Wiederholungsfrequenzen und ohne vorheriges Training stattgefunden haben. Typisch sind Frakturen im Fußbereich bei langen Fußmärschen oder Joggen ohne vorheriges Training. Es scheint wahrscheinlich, dass bei Ermüdungsfrakturen der Zeitraum zwischen den Belastungen zu gering ist, um eine Reparatur der Mikroschäden durch aktive Heilungsmechanismen des Körpers zu ermöglichen.

❹ Zeitabhängigkeit der mechanischen Eigenschaften von viskoelastischem Gewebe

Ein weiterer wichtiger Charakter der mechanischen Eigenschaften des lebenden menschlichen Gewebes ist die Abhängigkeit von der Zeit oder Viskoelastizität: **Je schneller die Krafteinwirkung, umso „steifer oder widerstandsfähiger“ reagiert das Gewebe (**➢ Abb. 3.11).

Bei der Betrachtung von viskoelastischem Gewebe ist es also zusätzlich notwendig, anzugeben, wie schnell die Belastung ausgeübt worden ist. Wird das Gewebe langsam belastet, wird bei gleicher Belastungsgröße die Deformierung größer ausfallen als bei einer schnell gesteigerten Belastung.

Diese Eigenschaft kann bei der Anwendung von manuellen Techniken eingesetzt werden! Beabsichtigt man eine Deformierung des Gewebes, z. B. eine Dehnung, dann ist eine langsame Kraftanwendung eher angebracht.

- Bei der Behandlung eines Gelenks kann es manchmal sinnvoll sein, wie bei HVLA-Techniken (High-Velocity-Low-Amplitude-Techniken) die Geschwindigkeit der Anwendungstechnik zu vergrößern, anstatt die Kraft zu verstärken. Der Knochen wird dadurch sozusagen steifer, und die Kraft wird besser auf das Gelenk übertragen. Dadurch wird die Gefahr, den Knochen zu verletzen, erheblich geringer. Viele Kraftsportarten machen sich dieses Wissen zunutze. Bei den „Minimal Leverage-Techniken“ wird die Kraft so niedrig wie möglich gehalten, während die Geschwindigkeit gesteigert wird. Dadurch kann man in einer so neutral wie möglichen Haltung behandeln. Das ist nicht nur komfortabler für den Patienten, sondern auch viel sicherer.
- Möchte man dagegen eher die Spannung im Gewebe (z. B. in den Knochen oder im Bindegewebe, „Compliance“ oder Nachgiebigkeit des Gewebes) behandeln, ist es sinnvoller, langsam mit Kompression zu arbeiten, wie z. B. bei den

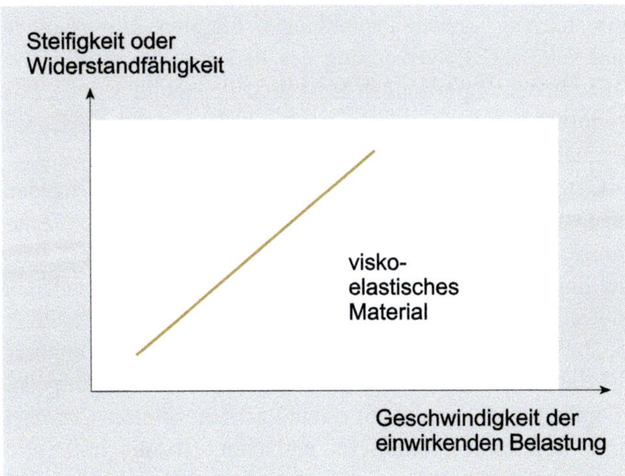

Abb. 3.11 Steifigkeit des Materials in Abhängigkeit von der Belastungsgeschwindigkeit [M665/L190]

LVLA-Techniken (Low-Velocity-Low-Amplitude-Techniken) bei der Schädel- und Knochenbehandlung.

❺ Die Stadien während Belastung-Deformierung

Ein Belastungs-Deformierungs-Diagramm (Spannungs-Deformierungs-Diagramm oder Stress-Strain-Kurve) zeigt das Verhalten des Materials. Technische Materialien, z. B. Metallstäbe, die aus nur einem molekularen Grundbaustein bestehen, zeigen ein typisch lineares Verhalten, d. h. das Verhältnis zwischen zwischen Belastung (σ) und Deformierung (ε) ist proportional. Das Verhältnis zwischen Belastung (Spannung) und Deformierung ist demzufolge eine Konstante, das Elastizitätsmodul (Young-Modul): $E = \sigma/\varepsilon$ (Hooke'sches Gesetz).

Biologische Materialien, die aus verschiedenen molekularen Grundbausteinen bestehen, zeigen dagegen ein nicht-lineares Verhalten. Man kann verschiedene Stadien der Deformierung während der steigenden Belastung beobachten (➢ Abb. 3.12):

Neutrales Stadium oder präelastische Phase der Deformierung (NS) Man spricht hier auch von der ersten oder präelastischen Phase. Es ist wenig Kraft notwendig, um das Gewebe zu straffen („to take up the slack") und kleine Flüssigkeitsmengen zu verschieben. Es entsteht kaum eine Belastung. Vielmehr werden lockere Cross-Links (z. B. Wasserstoffbrücken) gelöst, und wellenförmige Faserstrukturen gestrafft.

Elastisches oder viskoelastisches Stadium der Deformierung (ES) Hier wird bereits mehr Kraft benötigt, beim Loslassen federt das Material jedoch immer noch zurück und nimmt wieder seine ursprüngliche Gestalt an. Es handelt sich hier um die eigentliche viskoelastischen Phase, wobei sich das Gewebe nur träge verformt und sozusagen viskös (mit Widerstand) der Verformung nachgibt, bis eine Art Steady-State (stabiler Zustand) erreicht wird – vorausgesetzt die Belastung wird konstant gehalten.

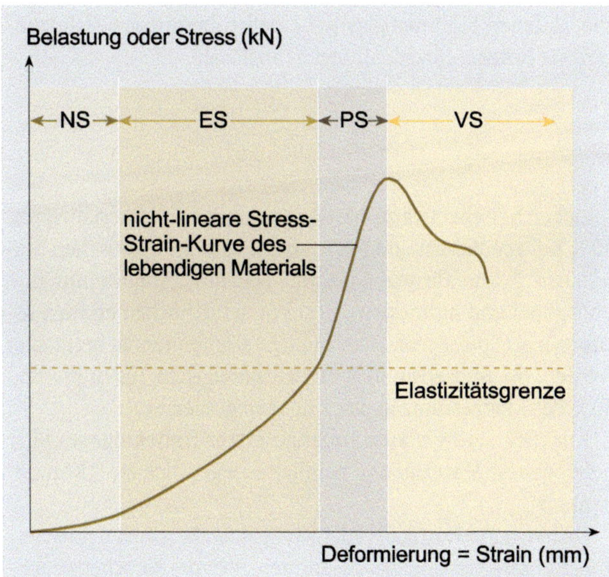

Abb. 3.12 Verschiedene Stadien der Belastungs-Deformierungs-Kurve [G082]

Bei den viskösen Eigenschaften scheinen verschiedene komplexe Vorgänge, wie z. B. die Verschiebung von Wasser aus dem belasteten Bereich, eine große Rolle zu spielen. So deuten neuere Untersuchungen von J. A. Weiss et al. an, dass die viskösen Eigenschaften weniger von Flüssigkeitsverschiebungen als vielmehr von intermolekularen Cross-Links zwischen unterschiedlichen Kollagenfasern sowie zwischen Kollagenfasern und Proteoglykanen abhängig sind (Weiss et al. 2002).

Entscheidend ist hier die Größe und Dauer der Belastung. Steigt die Belastung über die Elastizitätsgrenze, deformiert sich das Gewebe „plastisch" und kehrt bei der Entlastung nicht mehr zu seinem Ursprungszustand zurück.

Wird die „subliminale" Belastung (unter der Elastizitätsgrenze) plötzlich weggenommen, „kriecht" das Gewebe langsam zu seiner ursprünglichen Form zurück (➢ Abb. 3.8), es sei denn, die Belastung war so groß oder hat so lange angehalten, dass sich das Gewebe plastisch verformt hat (➢ Abb. 3.12).

Es besteht also sowohl eine kritische Zeitgrenze als auch eine kritische Belastungsgröße (Elastizitätsgrenze): Je länger die Belastung aufrechterhalten wird, umso größer wird die Deformierung bis ein stabiler Zustand erreicht wird.

Plastisches Stadium (PS) Zur plastischen Verformung des Gewebes sind meist schon extreme Kräfte notwendig, z. B. ein Trauma. Die Deformierung geht über die Elastizitätsgrenze hinaus und kommt z. B. in Form eines überdehnten Ligaments zum Ausdruck. Bei Aufhebung der Belastung bleibt dann eine Restdeformierung (Überdehnung oder „sprain") bestehen.

Versagens-Stadium (VS) Die Belastung ist so hier groß, dass das Gewebe komplett versagt und es bricht oder reißt. Man spricht hier auch von „Materialmüdigkeit".

Praktisch arbeitet man in der Osteopathie immer im physiologischen Bereich der ersten zwei Stadien, in denen eine viskoelastische Deformierung stattfindet. Die Stadien PS und VS oberhalb der Elastizitätsgrenze sind normalerweise die Bereiche, in denen Traumen plastische Deformierungen (Verletzungen wie Brüche, Überdehnungen) auslösen.

6 Anisotropie bei biologischen Geweben

Knochen besteht etwa zu 20 % aus organischen Materialien (ca. 95 % Kollagenfasern und 5 % Matrix), 40 % anorganischen Materialien (Minerale wie Kalzium, Natrium, Magnesium und Phosphor) und mindestens 40 % Wasser. Knochen können sozusagen als Speicherplatz für manche Komponenten betrachtet werden. So sind etwa 30 % des körpereigenen Natriums und 50 % des Magnesiums in den Knochen gespeichert.

Knochen sind ein **zusammengesetztes** (inhomogenes oder heterogenes) **Material** und beinhalten eigentlich zwei Komponenten:

- Dichte, harte Kortikalis oder Kompakta, die wenig deformierbar (viskös) ist und das Zusammenfallen des Knochens verhindert (elastische Verformung ist nur bis zu 3 % möglich, eine weitere Verformung führt zu einer Restdeformierung);
- Weniger harte Spongiosa, die stärker deformierbar sind und das Durchbrechen des Knochens verhindern und für etwas Nachgiebigkeit (elastisch) sorgen.

Abhängig vom Anteil der Kortikalis bzw. Spongiosa variieren die mechanischen Eigenschaften.

Knochen bilden ein **anisotropes Material.** Ihre Eigenschaften variieren, abhängig von der Richtung der einwirkenden Belastung. Die Stärke und elastischen Eigenschaften eines Knochen sind größer bei einer longitudinal ausgerichteten Belastung als bei einer radialen oder zirkumferentialen Ausrichtung.

Es sei darauf hingewiesen, dass sich die Eigenschaften eines toten Knochens wahrscheinlich weniger von lebenden Knochen unterscheideten, wenn die Feuchtigkeit der toten Knochen an die der lebenden angepasst würde.

M. M. Panjabi und A. A. White merken an, dass für Knochen Wasser und damit die gute Durchblutung enorm wichtig sind (Panjabi und White 2001, White und Panjabi 1990). Wasser bzw. eine gute Durchblutung sorgen für eine größere Druck- und Scherbelastbarkeit und eine größere Fähigkeit, Energie absorbieren zu können (Hysteresis, ➤ Kap. 3.2.1.), aber auch für eine geringere Elastizität und Zugbelastbarkeit.

Das Knochengewebe besteht meistens aus zwei Grundformen, der Substantia compacta und der Substantia spongiosa. Die Substantia compacta (Substantia corticalis) kann bei Lamellenknochen eine Dicke von etwa 0,5–3 mm, bei Röhrenknochen (z. B. Femur) bis zu 15 mm aufweisen. Die Substantia compacta ist außen von einer Bindegewebshaut, dem Periost, bekleidet.

Die Substantia spongiosa enthält ein Netzwerk aus Knochenbälkchen, die einzeln eine Dicke von etwa 0,2 mm aufweisen. Die Oberfläche der Spongiosa ist von einer dünnen und lückenhaften Bindegewebshaut, dem Endost (Periosteum internum), bekleidet.

Im Periost befindet sich ein dichtes Lymphgefäßnetz, dessen Lymphe über Lymphgefäße entlang den Aa. und Vv. nutriciae zum nächstgelegenen Lymphknoten drainiert. Die arterielle und venöse Gefäßversorgung des Periosts stammt von Gefäßästen der angrenzenden Muskeln, Faszien und Sehnen. Das Periost ist äußerst schmerzempfindlich und reichlich mit Schmerzrezeptoren und Mechanorezeptoren versorgt.

Obwohl Knochengewebe sehr gut durchblutet ist, werden die Lymphgefäße der Knochen und des Knochenmarks in Anatomiebüchern nicht erwähnt. M. Földi et al. stellen fest, dass die Existenz von Knochen- und Knochenmarklymphgefäßen in der Literatur sehr widersprüchlich behandelt wird (Földi et al. 2005). A. Benninghoff und D. Drenckhahn merken an, dass die Haversschen Kanäle meistens nur ein terminales Blutgefäß (Kapillare oder Venule) mit einem stark fenestrierten Endothel und dünnen Nervenfasern enthalten (Benninghoff und Drenckhahn 2004). Das fenestrierte Endothel erleichtert den Austausch von kleinen Molekülen zwischen dem Blut und der Extrazellularflüssigkeit des Knochens. Sie erwähnen jedoch keinerlei lymphatische Strukturen.

M. Földi et al. sind der Ansicht, dass, wenn man vom Vorhandensein von Lymphgefäßen in den Knochen ausgeht, die Lymphe über Lymphgefäße entlang den Aa. und Vv. nutriciae in benachbarte tiefe Sammelröhre drainiert wird (Földi et al. 2005). Die Vasa nutricia treten im Knochen über richtige Kanäle (Canales nutrientes) ein, die auch beim mazerierten Knochen noch sichtbar sind. Die Gefäße ziehen im Bereich der Diaphyse meistens ohne Verästelung bis in den Markraum der Knochen, bevor sie auf- und absteigende Äste abgeben.

Aus dem Markraum dringen Arteriolen in die Kortikalis und die Osteone ein und ziehen in die spiralförmig und longitudinal verlaufenden Haversschen Kanäle, Canales centrales (Durchmesser etwa 20–50 μm). Diese Kanäle enthalten arterielle Kapillaren bzw. postkapilläre Venolen, marklose und markhaltige Nervenfasern sowie Bindegewebe. Manche Autoren geben perivaskuläre Lymphscheiden um die Haversschen Gefäße an (Földi et al. 2005). In den Diaphysen der Röhrenknochen sind die Osteone mit den Haversschen Kanälen meistens in der Längsrichtung des Knochens orientiert. Es gibt zusätzlich Volkmannsche Kanäle (Canales perforantes), die transversal durch die Kompakta die Haversschen Kanälen miteinander verbinden.

Im Bereich der Meta- und Epiphyse dringen Äste aus den Muskel- und Gelenkgefäßen in den Knochen ein. Diaphysäre Gefäße können meistens über Anastomosen aus dem Metaphysenbereich ersetzt werden (Rauber und Kopsch 1987, Band 1).

Bei kurzen und unregelmäßigen Knochen dringen die Vasa nutricia an mehreren Stellen in die Kortikalis ein. Die Kortikalis scheint als undurchlässige Trennschicht zwischen dem Periost und der Substantia spongiosa zu funktionieren. Damit wirkt der Knochen als extrem belastbar.

Die Austauschstrecke für Flüssigkeiten zwischen intraossär und extraossär scheint damit ausschließlich aus den Canales nutrientes zu bestehen. Beabsichtigt man Flüssigkeitsverschiebungen im Knochen, wird deutlich, dass nur eine langsam einwirkende Kraft sinnvoll sein kann! Der Zeitfaktor ist bei der Behandlung wichtiger als der Kraftfaktor. Es ist spannend, hier Kompressionstechniken an Knochen, langsam und progressiv aufbauend, anzuwenden. Man kann den Knochen aus dieser Sicht mit einem Zylinder vergleichen, der über eine kleine Öffnung verfügt (➢ Abb. 2.2). In der Realität verfügen Knochen aber über unterschiedlich viele Versorgungsöffnungen (Foramina nutritia). Im Femur werden mehrere Arterien bzw. Venen, in der Tibia dafür nur eine Arteria bzw. Vena beobachtet (Adler 2005).

Es ist durchaus interessant, sich hierbei kurz den Vorgang des Knochenumbaus im lebenden Knochen anzuschauen. Das Knochengewebe unterliegt das ganze Leben lang permanenten Umbauvorgängen, die es den Knochen ermöglichen, sich funktionell an mechanische Belastungen anzupassen (➢ Abb. 3.13). Knochenabbau und -aufbau befinden sich dabei in einem fein abgestimmten Gleichgewicht.

In der Substantia spongiosa bilden die Osteoklasten Erosionslakunen, in der Substantia compacta dagegen Erosionstunnel (➢ Abb. 3.14). Dieser Umbauvorgang beinhaltet drei Zonen (➢ Abb. 3.13):

- Vorne im Tunnel oder der Lakune (1) befindet sich die osteoklastäre Erosionszone, wobei Osteoklasten mit einer Geschwindigkeit von bis zu 40 µm/d Knochen „wegfräsen" und sozusagen als „Tunnelbauer" fungieren.
- In der Mitte des Tunnels oder der Lakune (2) befindet sich die monozytäre Umkehrzone, wo Makrophagen die ent-

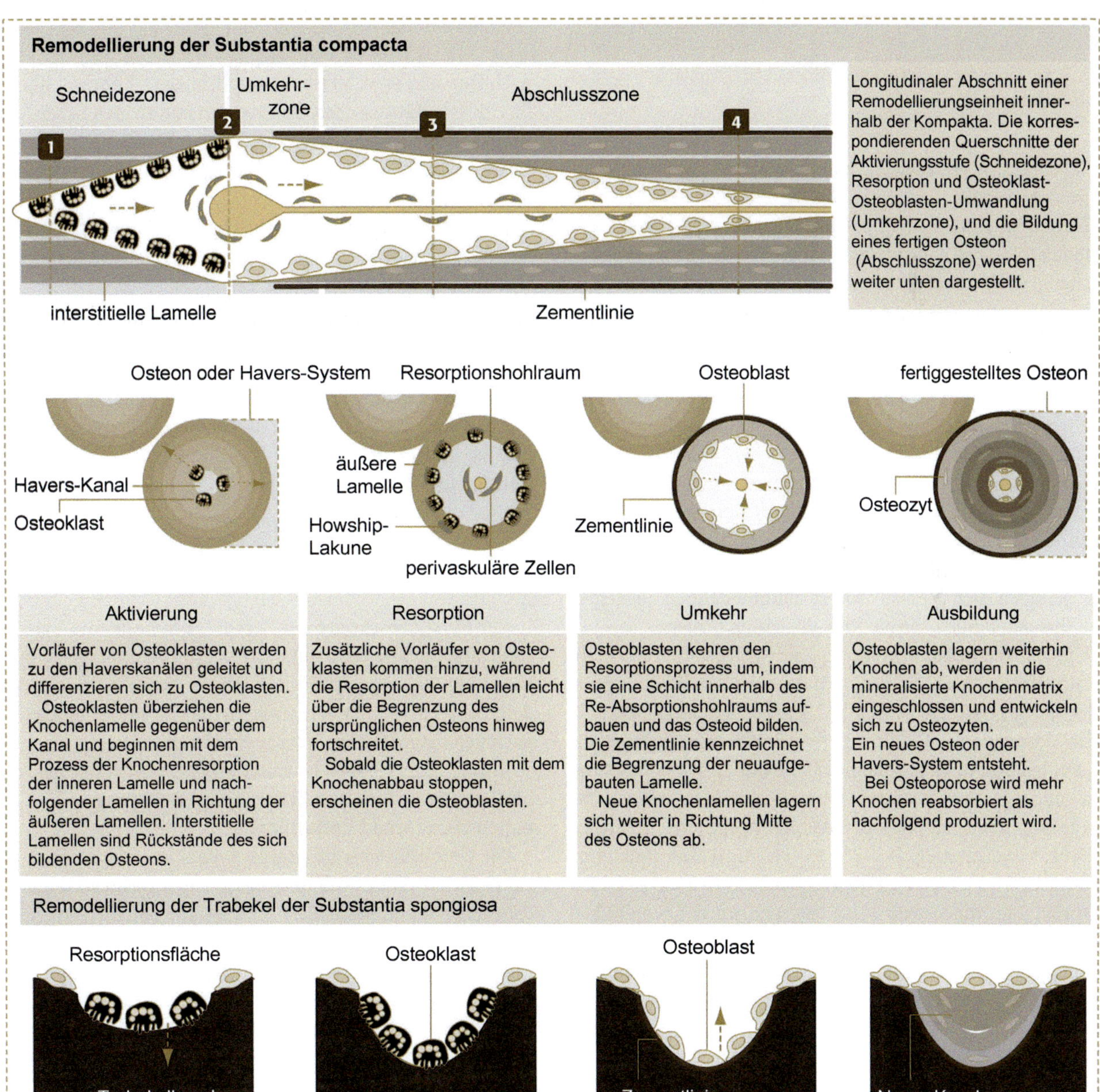

Abb. 3.13 Knochenumbauvorgänge [E352]

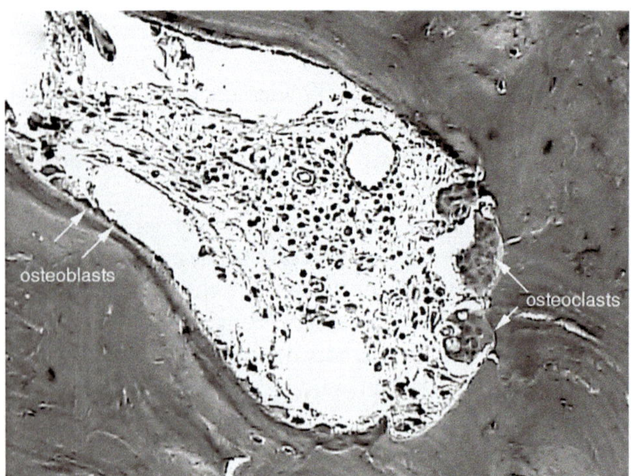

Abb. 3.14 Erosionskegel eines Erosionstunnels im Längsschnitt (mikroskopische Aufnahme) [F541]

kalkte Matrix abbauen. Sie können als „Putzkolonne" betrachtet werden.

- Hinten im Tunnel oder der Lakune (3) befindet sich die osteoblastäre Verschlusszone, wobei Osteoblasten neues Knochengewebe produzieren und den Tunnel bzw. die Lakune wieder verschließen. Sie können als „Maurertruppe" angesehen werden.

Zur Mineralisierung der Knochen tragen hauptsächlich Kalzium- und Phosphationen bei, die über verschiedene chemische Stadien zu Hydroxylapatitkristallen geformt werden. Um die Kristallbildung im Knochen zu ermöglichen, sind Mineralisierungsmechanismen notwendig. Dabei funktionieren die Kollagenfibrillen als Katalysatoren zur Kristallisierung. Darüber hinaus befinden sich auf den Membranen der Osteoblasten große Mengen alkalischer Phosphatase. Im Zellinnern der Oseoblasten befinden sich Vesikel mit kalziumbindenden Proteinen und Phospholipiden, die die Kristallisierung fördern.

Um anabole Reaktionen (gesteigerte Synthese und Mineralisierung, frühestens drei Tage nach dynamischer Belastung) im Knochen zu erreichen, sind laut A. Benninghoff und D. Drenckhahn dynamisch-intermittierende Belastungen notwendig (Benninghoff und Drenckhahn 2003, Band 1). Diese Belastungen müssen Verformungen (strain) von mindestens 1 ‰ (1 mm/m oder 1 μm/mm) auslösen. Demgegenüber entstehen aber bei Verformungen ab 3–7 ‰ (3–7 mm/m) Mikrofrakturen.

Sie geben ferner an, dass die Frequenz der dynamischen Beanspruchung mindestens 1 Hz betragen muss (Benninghoff und Drenckhahn 2003). So soll in Tierexperimenten gezeigt werden können, dass nur vier Zyklen von 1 Hz mit 2 ‰ Verformung täglich ausreichen, um die Knochensubstanz erhalten zu können!

Außerdem wird eine Bewegung der Extrazellularflüssigkeit von der Druckseite zur Zugseite des Knochens postuliert. Die Extrazellularflüssigkeit strömt u. a. durch die Osteozytenkanälchen und kann anscheinend zur Öffnung mechanosensitiver Kationenkanäle führen und Mechanorezeptoren stimulieren. Eine direkte Mechanostimulation der Knochenzellenmembran durch die mechanische Knochenverformung wird eher angezweifelt. Weitere Untersuchungen werden benötigt, um dieses interessante Gebiet weiter zu erforschen.

Bemerkung des Autors

Ich möchte dazu hypothetisch anmerken, dass es von praktischem Interesse ist, einerseits durch abwechselnde Kompressions- und Traktionstechniken und andererseits durch behutsame, die Belastung langsam steigende Kompressions- bzw. Traktionstechniken, sowohl die Mineralisierung und Durchsaftung als auch die Umbauvorgänge der Knochen zu beeinflussen. Wissenschaftliche Untersuchungen wären hier dringend notwendig.

A. H. Burstein et al. weisen darauf hin, dass Knochen nur 4 % ihrer Elastizität zwischen dem zweiten und siebten Lebensjahrzehnt verlieren, aber dafür etwa ⅓ ihrer Fähigkeit, Energie absorbieren zu können, was bei einem Trauma extreme Folgen haben kann (Burstein et al. 1976).

Eine Übersicht über die Eigenschaften von biologischen Geweben bei Zugbelastung geben M. M. Panjabi und A. A. White (Panjabi und White 2001) (➤ Tab. 3.1).

Das Elastizitätsmodul steht für das Verhältnis von Belastung (stress) zu Verformung (strain) und wird in Pascal oder N/m^2 angegeben. Es ist ein Maß für die „Steifigkeit" des Gewebes. Je größer dieser Wert ist, umso steifer ist das Material.

Aus Tab. 3.1 wird deutlich, dass Knorpel am wenigsten steif und besonders dehnbar ist. Die Kompakta ist dagegen am steifsten und nur wenig dehnbar.

7 Hysteresis

In der Physik beschreibt der Begriff „Hysteresis" die Verzögerung des Effekts, dass ein Körper sich verändert, nachdem Kräfte auf ihn eingewirkt haben. Dieser Begriff wird insbesondere bei Änderungen der magnetischen Kräfte eingesetzt, die auf einen magnetischen Körper einwirken.

In der Biomechanik bedeutet „Hysteresis" hingegen, dass **biologische Materialien sich während Belastung anders verhalten als während Entlastung.**

Die Grundsubstanz des Bindegewebes ist viskoelastisch, was zur Folge hat, dass es sich unter Belastung langsam verformt und dabei Energie aufnimmt. Bei der Entlastung geht die Verformung langsam (viskoelastisch) zurück, aber es wird dabei weniger Energie freigesetzt als aufgenommen worden ist (➤ Abb. 3.15).

Dieses Geschehen ist anscheinend bis auf die Molekül- und Atomebene nachvollziehbar. Durch die molekulare Reibung entsteht Wärme und Schall, sodass Energie verbraucht wird. Bereits 1929 beschrieb G. A. Tomlinson die atomare Reibung als das „gegenseitige Anzupfen einzelner Oberflächenatome" (Giessibl et al. 2002). Die Augsburger Physiker Giessibl, Herz und Mannhart haben diesen Mechanismus der atomaren Reibung im Jahr 2002 mit dem Rasterkraftmikroskop sichtbar ge-

Tab. 3.1 Übersicht der Eigenschaften von biologischen Geweben bei Zugbelastung (nach Panjabi und White 2001). Die Werte für die Belastung und Verformung sind Maximalwerte. Darüber hinaus entsteht Versagen des Gewebes.

	Elastizitätsmodul (GPa)	Belastung/ Stress (MPa)	Verformung/ strain (%)
Kompakta	10–20	100–200	1–3
Spongiosa	0,1–0,8	10	5–7
Knorpel	0,001–0,01	10–15	80–120
Ligament	0,06–0,12	10–40	30–45
Sehne	1,0	55	9–10
Muskel (passiv)	–	0,17	60
Nervenwurzel	–	15	19

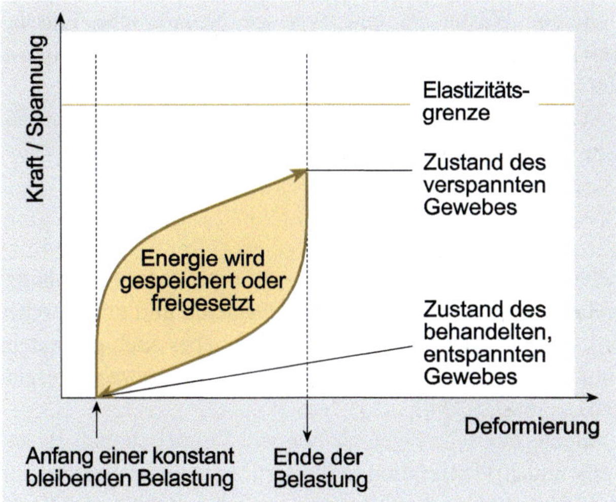

Abb. 3.15 Hysteresis bei viskoelastischer Deformierung mit Energieumsatz (aus: Meert 2006) [L190]

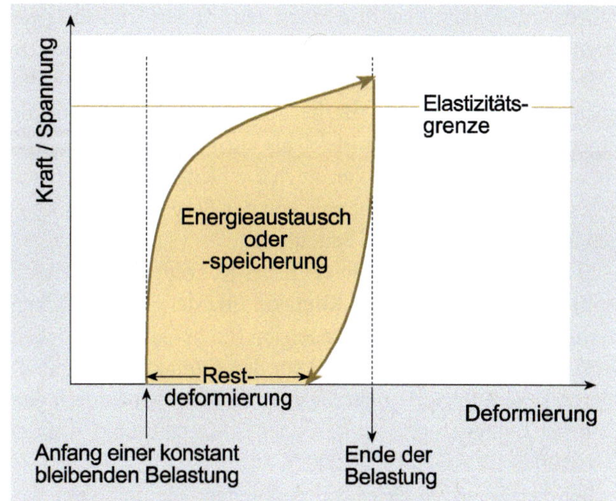

Abb. 3.16 Hysteresis bei plastischer Deformierung mit Energieumsatz (aus: Meert 2006) [L190]

macht (Giessibl et al. 2002). Energieverlust und Reibung tritt anscheinend dann auf, wenn zwei Atome so weit auseinander gezogen werden, dass deren maximale Haftkraft überschritten wird. Die Atome „springen" dann beim Aufheben der Belastung in ihre Ausgangsposition zurück, wo sie mit einer extrem hohen Frequenz oszillieren und die gespeicherte Energie zum Teil wieder in Form von Wärme abgeben.

Hysteresis ist demnach das „Schlucken" oder Speichern von Energie bei Belastung. Die gespeicherte Energie wird bei Entlastung jedoch nicht wieder ganz abgegeben. Dies kann durch reversible Veränderungen (Biegungen und Verdrehungen) der vorhandenen Faserbündeln des Gewebes entstehen (anscheinend sogar bis auf atomarer Ebene), aber auch durch (irreversible) Sprengung der Bindungen zwischen den Fasern.

Je länger das Gewebe bzw. je mehr die Belastung oberhalb einer gewissen Toleranzbelastung ausgeübt wird, desto mehr können Verbindungen der Fasern zerstört werden, d. h. die Deformierung wird eventuell plastisch (> Abb. 3.16). Damit ist auch die Hysteresis, also der Verlust an Energie, u. U. größer.

Praxistipp

Viele emotionale Reaktionen (emotional releases) während der Behandlung sind meiner Meinung nach aus dieser Sicht zu verstehen. Wenn also der Patient bei der Behandlung plötzlich zu weinen, lachen oder zittern anfängt, deutet das oft auf ein Freisetzen von aufgestauter Energie. Dann gilt es, den Patienten zu beruhigen und ihm zu erklären, dass das eine normale Reaktion ist. Bei heftigen Reaktionen ist ein intensives Gespräch notwendig, um zu klären, auf welche Belastung (mechanisch-traumatisch? psychisch-emotional?) diese Reaktion zurückzuführen ist und wie weiter behandelt werden soll oder ob zu einem Psychotherapeuten überwiesen werden soll (Meert 2012). Der Patient darf auf keinem Fall ohne eine Nachbesprechung entlassen werden!

❽ Thixotrope, dilatierende und Newton'sche Flüssigkeiten

Da lebendes Gewebe – wie beschrieben – zum Großteil aus Wasser oder Flüssigkeit besteht, ist es notwendig, kurz über die Eigenschaften von Flüssigkeiten nachzudenken. Bei Flüssigkeitsverschiebungen unter Belastung ist die Viskosität dieser Flüssigkeit extrem wichtig.

Thixotrope Flüssigkeiten sind gekennzeichnet durch eine Abnahme der Viskosität bei Zunahme der Belastungsgeschwindigkeit (> Abb. 3.18). Gelenkflüssigkeit ist ebenso wie Motoröl oder Dispersionsfarbe thixotrop. Sie wird bei schnelleren Belastungen weniger viskös. Dadurch sind HVLA-Techniken (High-Velocity-Low-Amplitude-Techniken) für Gelenke manchmal angebracht, weil man den Widerstand zwischen den Gelenkflächen durch eine höhere Geschwindigkeit reduziert und dadurch das Gelenk besser lösen bzw. die Gelenkflächen besser voneinander separieren kann. Ein anderes Beispiel ist Farbe, die man vor dem Benutzen gut durchmischen und rühren muss, damit sie ihre Konsistenz ändert und flüssiger (weniger viskös) wird.

Der genaue Mechanismus der Gelenkschmierung ist aber noch nicht ganz geklärt. Hierbei spielen nämlich sowohl die Eigenschaften des „Gleitmittels" als auch die der Kontaktflächen des Knorpels eine Rolle. Auch die Fähigkeiten des Knorpels Gelenkflüssigkeit (abhängig von der Belastung) aufzusaugen und abzugeben ist von Bedeutung.

M. M. Panjabi et al. bieten ein neues Konzept an, wobei sich während der Bewegung der Kontaktpunkt der Knorpelflächen bewegt und sich eine feuchtere Region (mehr Gelenkflüssigkeit wird aus dem Knorpel gepresst) vor den Kontaktpunkt und eine trockenere Region (mehr Gelenkflüssigkeit wird durch den Knorpel aufgesaugt) hinter den Kontaktpunkt bildet (➤ Abb. 3.17; Panjabi et al. 2001).

Bei degenerativen Gelenkerkrankungen, rheumatoider Arthritis und verschiedenen Weichteilerkrankungen ist die Viskosität und Viskoelastizität der Gelenkflüssigkeit erhöht (Gomez und Thurston 1993). Laut Gomez und Thurston spielt dabei die höhere Polymerisierung der Hyaluronsäuren und Proteine eine bedeutendere Rolle als die Konzentration dieser Moleküle.

D. Scott et al. und B. M. Praest et al. weisen dagegen darauf hin, dass auch die Konzentration dieser Moleküle durchaus eine Rolle bei der Viskosität der Gelenkflüssigkeit spielt und sogar einen prognostischen und diagnostischen Wert erfüllen kann (Scott et al. 2000; Praest et al. 1997). Zudem soll eine Immobilisierung des Gelenks durch eine höhere Konzentration an Hyaluronsäure zu einer höheren Viskosität führen. So erscheint es sinnvoll, ein Gelenk beweglich und gut durchblutet zu halten, um die mechanischen Eigenschaften der Gelenkflüssigkeit optimal zu erhalten und einer Abnützung vorzubeugen.

Y. J. Wu et al. kommen zu dem Ergebnis, dass auch die erhöhte Zahl an Leukozyten bei entzündlichen Gelenkerkrankungen einen Einfluss auf die Viskosität der Gelenkflüssigkeit ausübt (Wu et al. 2001).

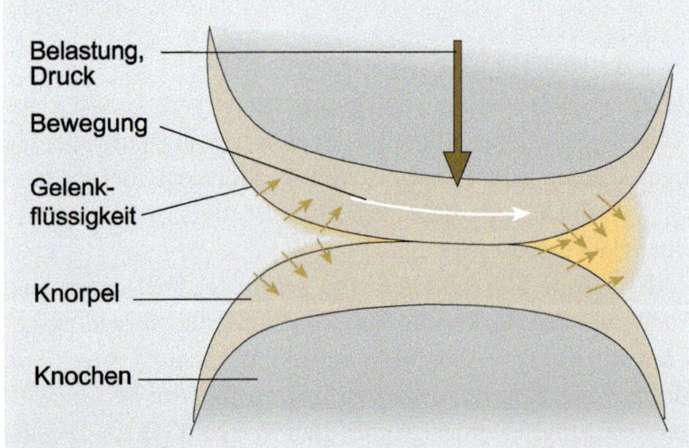

Abb. 3.17 Während der Bewegung bewegt sich der Kontaktpunkt der Knorpelflächen. Es bildet sich eine feuchtere Region (mehr Gelenkflüssigkeit wird aus der Knorpel gepresst) vor dem Kontaktpunkt und eine trockenere Region (mehr Gelenkflüssigkeit wird durch den Knorpel aufgesaugt) hinter dem Kontaktpunkt (modifiziert nach Panjabi und White 2001) [L190]

Der Wassergehalt von Knochen beträgt etwa 40 %, von Bindegewebe bis zu 60 % und von Knorpelgewebe sogar bis zu 75 % (Heinzeller und Büsing 2001). Es handelt sich hier um Lösungen, die von einem Sol-Zustand (flüssig) in einen Gel-Zustand (eher viskös) übergehen können. Damit gleichen Knochen eher **dilatierenden Flüssigkeiten** (dilatant fluids), die durch eine Zunahme der Viskosität bei zunehmender Belastungsgeschwindigkeit gekennzeichnet sind (➤ Abb. 3.18).

Wie bereits oben beschrieben, wird das Gewebe steifer, je schneller man es belastet (Zeitabhängigkeit der mechanischen Eigenschaften von viskoelastischem Gewebe). Deswegen ist es bei der faszialen Behandlung manchmal sinnvoller, anstatt einer schneller ausgeführten artikulären Behandlung langsam und sanft durchgeführte LVLA-Techniken (Low Velocity-Low Amplitude-Techniken) einzusetzen. Dem Gewebe wird damit Zeit gegeben, die beschriebenen komplexen Vorgänge umzusetzen.

Reines Wasser ist eine typische **Newton'sche Flüssigkeit** (Newtonian fluid), d. h. die Viskosität ist unabhängig von der Belastungsgeschwindigkeit (➤ Abb. 3.18).

❾ Ausbau des mechanischen Modells zu einem aktiven Modell

Lebendes Gewebe, sei es Faszien-, Knorpel- oder Knochengewebe, kann auf Belastungen aktiv reagieren und mit Gewebeanspannung oder Gewebeentspannung, aber auch mit einem funktionellen Umbau („turnover") des Bindegewebes reagieren (➤ Kap. 3.2.4)!

Biomechanische Eigenschaften wie Viskoelastizität, Hysteresis und Kraftrelaxation verbessern zwar unser Verständnis des lebenden Gewebes, aber immer noch unzureichend. Jirout hat schon darauf hingewiesen, dass bei einer Creep-Verformung sowohl physikalische als auch chemische Veränderungen auftreten (Jirout 1996). Quinn et al. und Buschmann et al. beschreiben bei ihren Untersuchungen auch biosynthetische Veränderungen (Quinn et al. 1998, Buschmann et al. 1995).

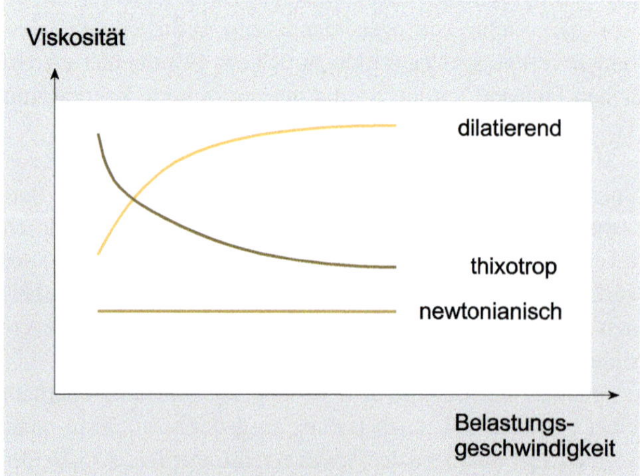

Abb. 3.18 Eigenschaften von Flüssigkeiten [L190]

Über die kritische Zeitgrenze der Viskoelastizität, die zum Erreichen eines Gleichgewicht zwischen den Verformungskräften und den inneren Spannungen des Gewebes notwendig ist und bei deren Erreichen die weitere Verformung gestoppt wird, ist wie bereits erwähnt wenig bekannt (➤ Kap. 3.2.1). Laut M. Dölken und F. Van den Berg beträgt sie etwa 16 h (Dölken 2002; Van den Berg 1999). Damit bezweifeln sie die funktionelle Wichtigkeit von Creep-Faktoren bei einer manuellen Behandlung, aber sie beziehen sich leider auf älteren Untersuchungen aus den 70er-Jahren. Es ist daher gegenwärtig nicht möglich, eine genaue Zeitangabe aufstellen zu können; weitere Untersuchungen wären hier dringend notwendig.

Nach Verletzungen sind die Reparaturzeiten selbstverständlich erheblich länger und dauern Tage und Wochen. Bei der Behandlung bleibt man aber unter der Verletzungsgefahrenzone, es sei denn, der Patient kommt posttraumatisch und hat schon eine Verletzung (Überdehnung, Bruch), doch das soll hier nicht das Thema sein.

T. A. Wren et al. stellen fest, dass weniger die Zeit als die Größe der Anfangsbelastung entscheidend ist (Wren et al. 2003). Je größer die Anfangsbelastung, desto kürzer die Zeit, bis Materialfehler (Plastizität) entstehen.

Praxistipp

Für uns Osteopathen bedeutet dies praktisch, dass eine Dehnung oder „Fascial Release" nicht mit maximaler Kraft, sondern mit geringer Kraft begonnen werden sollte!

M. Solomonow et al. gehen noch einen Schritt weiter und untersuchen Creep-Phänomene der lumbalen Gewebe bei 20-minütigen Belastungen und stellen fest, dass die Creep-Änderungen sich in den folgenden 7 h nicht komplett regenerierten (Solomonow 2003). Sie vermuten Mikrotraumata in Kollagenstrukturen und stellen reflexmäßige Muskelspasmen, u. a. in Multifidisbereich fest.

Auch E. J. Manley et al. untersuchten wie lange Ligamente von Ratten belastet werden müssen um ihr viskoelastisches Verhalten untersuchen zu können. Dazu verglichen sie Creep- und Stress-Relaxationsvorgänge bei Belastungen während 100 sec., 1.000 sec. und 10.000 sec. (Manley et al. 2003). Um viskoelastisches Verhalten zu untersuchen, empfehlen sie Belastungstests mit einem Belastungszeitraum von 100 Sekunden.

P. Provenzano et al. und G. M. Thornton et al. stellen fest, dass Creep-Verformungen von Ligamenten nicht linear ablaufen und die Verformung bei der Belastung und bei der Entlastung unterschiedlich lange dauert (Provenzano et al. 2001, Thornton et al. 1997). Die Ursache hierfür ist jedoch noch unbekannt.

Auch hier wird deutlich, dass man Creep-Vorgänge zeitmäßig nicht unterschätzen sollte und es ratsam ist, eine Belastung und damit auch eine Dehnung vorsichtig aufzubauen.

A. Carano und G. Siciliani beschreiben, dass sich die Zellmorphologie bei Kompressions- oder Zugbelastung schon nach 10–15 min. anpasst und eine Reihe biologischer Aktivierungsvorgänge initiiert werden (Carano und Siciliani 1996). So setzen die Zellen bei intermittierender Dehnung Kollagenase frei, um Cross-Links und Kollagenstrukturen abzubauen und stattdessen längere Kollagenstrukturen aufzubauen! Die Kollagenaseproduktion ist bei intermittierenden Belastungen viel größer als bei statischen Belastungen.

Entstehen große verletzende Kräfte, reagieren die Zellen dagegen eher mit erhöhter Kollagenproduktion, um das Gewebe vor weiterer Traumatisierung in Zukunft zu schützen. Wie oben bereits beschrieben, entstehen zusätzlich auch noch Muskelspasmen.

C. G. Galbraith und M. P. Sheetz untersuchten die Traktionskräfte, die ein Fibroblast bei der Migration auf seine Umgebung ausübt, und gaben damit Beweglichkeit und Kraftpotenzialen auch eine mikroskopische Dimension (Galbraith und Sheetz 1997).

F. Guilak zeigte anhand von „microscopic imaging studies", dass Chondrozyten mechanische Signale benutzen, um ihre metabolische Aktivität zu regulieren (Guilak 2000). Er fand heraus, dass sie sich wie viskoelastisches Material verhalten, wobei allerdings ihre mechanische „Steifheit" (Viskosität) geringer ist als die der extrazellulären Matrix.

Auch Myofibroblasten, die als undifferenzierte Zellen im Bindegewebe vorhanden sind, und kontraktile Eigenschaften besitzen, können diese Hypothese unterstützen.

J. Staubesand und Y. Li sind offensichtlich die ersten Wissenschaftler, die tatsächlich bei ihren Untersuchungen glatte Muskelzellen in einer Faszie fanden, nämlich in der Fascia cruris (Staubesand und Li 1996). Sie vermuten, dass der Körper über das autonome Nervensystem die Spannung dieser glatten Muskelzellen und damit auch der Fascia reguliert.

L. H. Yahia et al. fanden Kontraktionen der Fascia thoracolumbalis während isometrischen Dehnungen (Yahia et al. 1993). Sie führen das auf die Anwesenheit von kontraktilen Strukturen in dieser Faszie zurück und vergleichen diese mit den glatten Muskelzellen des Darmgewebes. Möglicherweise spielen diese („peristaltischen") Kontraktionen der Faszien auch eine Rolle beim Geweberhythmus (Meert 2012).

In der praktischen Osteopathie treten viskoelastische Vorgänge bei Techniken wie „Fascial Release" und „Unwinding" auf, also bei Behandlungen, bei denen die Kraftrelaxation eine große Rolle spielt (➤ Abb. 3.19). „Kraftrelaxation" bedeutet, dass bei einer konstanten Deformierung, die Kraft, die notwendig ist, um die Deformierung des Gewebes aufrechtzuerhalten, mit der Zeit abnimmt (Zeitabhängigkeit der mechanischen Eigenschaften von viskoelastischem Gewebe). Das ist ein komplexer Vorgang, bei dem mindestens folgende Faktoren eine Rolle spielen:

- Flüssigkeitsverschiebungen in und aus den Kollagennetzwerken
- elektrische Ladungen werden verschoben und Spannungsfelder geändert;
- Cross-Links werden gelöst
- neurologische Regelkreise zwischen den Mechano-, Chemo-, Nozi- und Thermorezeptoren und dem neurovegetati-

ven Nervensystem, α-Motoneuronen- und γ-Motoneuronensystem

- reflexartige Muskelspannungen bzw. -entspannungen der (quer gestreiften) Myofaszialketten
- Kräfte, die durch sich bewegende Zellen ausgeübt werden
- Spannung bzw. Entspannung von glatten Muskelfasern und Myofibroblasten
- Biosynthetische Prozesse.

Es handelt sich hier also sowohl um passive als auch aktive, chemische, energetische sowie neurologische Prozesse.

Für das Verständnis und die Umsetzung der „Kraftrelaxation" ist Folgendes wichtig:

- Wenn man Gewebe beeinflussen will, sollte eine Kombination verschiedener Techniken eingesetzt werden. Hierfür ist es wichtig, etwas von Rheologie und Biomechanik der lebenden Gewebe zu verstehen.
- Dehnungen sind wichtig, aber sie sollten unter der Schmerzgrenze bleiben und langsam wiederholt (im Minutentakt) werden. Weitere Untersuchungen wären wünschenswert.
- Techniken zur Lösung von Cross-Links durch Verschieben der Fasern in verschiedenen Richtungen sind sinnvoll.
- Exzentrische Übungen können die passive Spannung in den Muskeln erhöhen, indem sie zu Verletzungskontrakturen in beschädigten Muskelfasern führen (Whitehead et al. 2001).
- Sanfte Kompressionstechniken, die über einen längeren Zeitraum angewendet werden, um Flüssigkeitsverschiebungen zu bewirken, sind ebenfalls sinnvoll. Es hat hier keinen Sinn, mehr Kraft einzusetzen. Vielmehr ist eine sanfte, über eine längere Zeit ausgeübte Kraft genauso wirkungsvoll und sowohl für den Patienten als auch für den Therapeuten angenehmer, bequemer und auch sicherer.
- Ebenso sollten die Behandlungstechniken langsam ausgeführt werden, damit neurologische, chemische und biosynthetische Prozesse stattfinden können und das Gewebe sich langsam und mit so wenig Kraft wie möglich „deformieren" oder besser gesagt „verändern" kann.

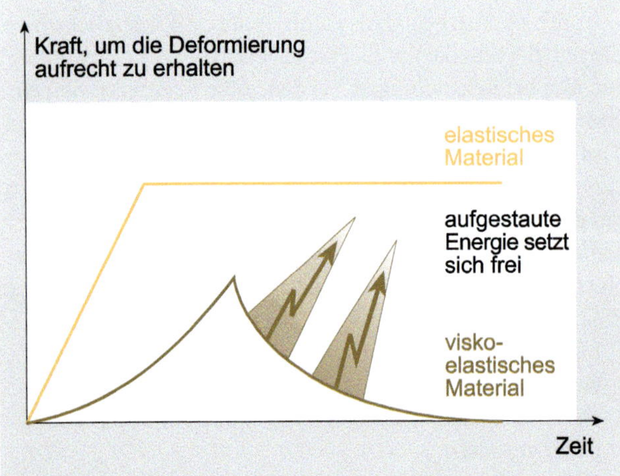

Abb. 3.19 Phänomen der Kraftrelaxation (aus: Meert 2006) [L190]

- Sowohl direkte (Dehnung) als auch indirekte Techniken (Annäherung) können sinnvoll sein, wenn man sich überlegt, dass reflexartiges Anspannen sowohl in der glatten und quer gestreiften Muskulatur als auch bei Myofribroblasten und kontraktilen Zellfilamenten vorkommt (3.2.2).
- Man sollte sich bewusst machen, dass während dem Fascial Release oder Unwinding aufgestaute Energie freigesetzt werden kann (Hysteresislösung). Das kann sich durch emotionalen Reaktionen (z. B. Weinen, Lachen, Zittern), aber auch durch körperliche Reaktionen (z. B. Schwitzen, Frieren) bemerkbar machen. Es kann sogar zu einem heftigen „emotional release" führen, wobei der Therapeut den Patienten aufklären und in Ruhe begleiten soll. Es ist dann allerdings notwendig, dies mit dem Patienten anschließend zu besprechen und zu bearbeiten – oder besser noch zu verarbeiten.

Ein rein mechanisches Denkmodell ist nach dem bisher Aufgeführten eindeutig nicht ausreichend und ein aktiveres dringend notwendig. Auf der anderen Seite soll es auch überschaubar bleiben, daher wird im Folgenden der Begriff „Tensegrity" weiterhin verwendet.

Entschlackung, Lymphdrainage, Ernährungskorrektur, aktive Bewegungstherapie usw. sind begleitend extrem wichtig.

Bemerkung des Autors

Das Verschieben von Flüssigkeiten beinhaltet auch das Verschieben von elektrischen Ladungen, womit ein energetischer Einfluss deutlich wird. Es ist sehr interessant, hier Erfahrungen mit Therapeuten der Traditionelle Chinesischen Medizin (TCM) auszutauschen. Die Meinungen divergieren nämlich weniger, wie man zunächst glauben möchte.

Ein tiefers Verständnis über das spannende Thema der Biomechanik und des menschlichen Gewebes steht noch aus. Obwohl man die einzelnen Elemente des Körpers anatomisch kennt, ist mir klar, dass das Ganze mehr ist als die Summe der Einzelteile.

Praxistipp

Nach Verletzungen

- Die ersten 5 Tage nach einer Verletzung (Entzündungsphase) sollten dem Gewebe keine direkten Reize gegeben werden, jedoch sollte man venolymphatisch pumpen um die Durchblutung und Entstauung anzuregen!
- Von Tag 5 bis Tag 21 (Proliferationsphase) sollte man das Gewebe leichten, funktionellen Belastungen aussetzen. Die Organisation der Kollagenfasern hängt von den funktionellen Belastungsrichtungen ab! Allerdings sollte eine Überlastung unbedingt vermieden werden, da sonst die Gefahr einer erneuten Entzündung droht!
- Von Tag 21 bis Tag 60 (Konsolidierungsphase) sollte man die funktionelle Belastung zunehmend steigern! Es sei darauf hingeweisen, dass die Kollagensynthese mindestens vier Monate nach der Verletzung erhöht bleibt!

⑩ Stoffwechselvorgänge und biosynthetische Prozesse unter Belastung

Wird Knorpel statisch belastet kann es zu einer Hemmung der Stoffwechselvorgänge und biosynthetischen Prozesse sowie zu einer Ansammlung von Proteoglykanen (chemische Fällungsreaktion) im Bereich der Chondrozyten kommen (Quinn et al. 1998; Buschmann und Grodzinsky 1995; Carano und Siciliani 1996).

Bemerkung des Autors

Aus dieser Sicht wäre es interessant, zu bedenken, welche Vorgänge bei Ödemen stattfinden. Bei Ödemen entsteht an sich eine statische Druckerhöhung im Gewebe. Durch die fehlende „Durchströmung" werden mehr Substanzen niedergeschlagen, sodass eine Fibrosierung zu erwarten ist. Allein aus dieser Überlegung heraus erscheint mir bei einem Ödem die Drainage bzw. der Abtransport von niedergeschlagenen Substanzen wünschenswert. Die Behandlung sollte so bald wie möglich erfolgen!

Bei einer dynamischen Belastung kommt es dagegen eher zu einer Zunahme der Proteoglykansynthese. Es scheint, dass hierbei nicht nur das Fließen der interstitiellen Flüssigkeit und die damit verbundenen Schwankungen der elektrischen Potenziale (piezo-elektrischer Effekt), sondern auch die Interaktionen zwischen Zelle und Matrix eine wichtige Rolle als Stimuli spielen.

M. Chiquet et al. merken an, dass sich Zellen über spezielle Zelloberflächenrezeptoren, z. B. Integrin, an die Extrazellulärmatrix binden (Chiquet et al. 1996). Sie vergleichen diese Zelloberflächenrezeptoren mit einem mechanochemischen Transducer, der Signale aus der Umgebung zum Zellinneren weiterleitet. Der genaue Mechanismus ist aber noch nicht geklärt. Als gutes Beispiel dienen hier Knochenzellen, die ihre Matrix und Knochentrabekel in Abhängigkeit von der mechanischen Belastung neu orientieren.

Des weiteren fanden Chiquet et al. heraus, dass Fibrozyten, die an eine beanspruchte Kollagenmatrix gekoppelt sind, mehr bestimmte, belastungsspezifische Glykoproteine (Tenaszin und Kollagen XII) produzieren, als Fibrozyten in einer entspannten Matrix. Sie spekulieren, dass Bindegewebszellen Kraftvektoren in der umgebenden Matrix wahrnehmen können und auf mechanische Änderungen mit Transskription von spezifischen Genen der extrazellulären Matrix reagieren, was eine Voraussetzung für das Remodulieren der Matrix ist.

K. J. Pienta und D. S. Coffey weisen darauf hin, dass Zellen und intrazelluläre Elemente vibrieren und die Frequenz anhand von Fourier-Analysen gemessen werden kann (Pienta und Coffey 1991). Diese Vibrationsfrequenz der Zellen hat eine regulatorische Funktion. Sowohl die extrazelluläre Matrix als auch das Zytoskelett und die intrazelluläre Matrix funktionieren dabei wie aneinander gekoppelten Oszillatoren.

Es besteht sozusagen eine Tensegrity-Matrix, die einen spezifischen Transfer von Informationen zwischen den Zellen und innerhalb der Zellen durch vibrierende chemomechanische Energie mit harmonischen Wellenbewegungen ermöglicht.

Unter Be- bzw. Entlastung finden nicht nur innerhalb des Knorpels Wasserverschiebungen statt, sondern ferner Flüssigkeitsverschiebungen zwischen Knorpel und Synovialraum sowie zwischen Knorpel und subchondralem Knochen (➤ Abb. 3.20).

Während der Belastung wird also Wasser aus dem Knorpel bzw. Bindegewebe gedrückt, sodass immer mehr negative Proteoglykane (PG) und Gluykosaminglykane (GAG) freie Bindungen haben und sich gegenseitig abstoßen. Dadurch entsteht auch ein zunehmend größerer Widerstand gegen weitere Verformung.

Bei Entlastung fließt wieder Wasser im Gewebe, sodass sich mehr Bindungen zwischen Wasser und PG bzw. GAG bilden, bis wiederum ein Gleichgewicht entsteht. Wenn die Dehnung über eine gewisse Grenze hinausgeht und die Entspannungsphase lange genug aufrecht erhalten wird, füllt sich das Gewebe sogar mit noch mehr Wasser als vor der Dehnung (Zorn et al. 2004).

Halten sich in einem Gewebe Auf- und Abbauvorgänge, einwirkende Belastungskräfte und Widerstandskräfte, elektrische

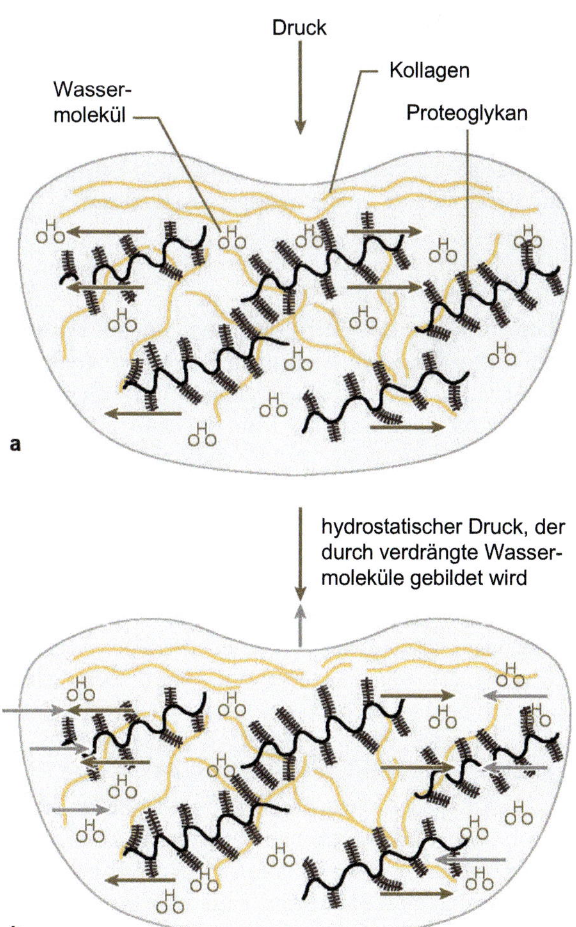

Abb. 3.20 **a** Knorpelgewebe mit gleichmäßig verteilten Wassermolekülen. **b** Bei der Anwendung von Druck verschieben sich die Wassermoleküle. Sobald sie mit Proteoglykanen interagieren, bildet sich innerer Druck und wirkt dem äußerlich angewandten Druck entgegen. [G083]

Spannungen und Flüssigkeitsverschiebungen jeweils die Waage, dann befindet sich das Gewebe in einem so genannten Fließgleichgewicht.

Es bedarf hier sicherlich weitere wissenschaftliche Untersuchungen, aber trotzdem lassen sich einige **funktionell wichtige Schlussfolgerungen** treffen:

- Sowohl die Zufuhr von Nährsubstanzen als auch der Abtransport von Abfallprodukten sollte ausgewogen sein, um eine optimale Funktionalität von Binde- und Stützgewebe gewährleisten zu können. Es scheint, dass eine abwechselnde dynamische Belastung hierbei eine wichtige Rolle spielt. Aus dieser Sicht können einseitige Belastungen, z. B. lang andauernde sitzende Tätigkeiten, negative Folgen haben.
- Man kann dieses Wissen bei manuellen Techniken umsetzen und damit die Selbstheilungskräfte und Umbauprozesse des Gewebes unterstützen. Durch manuelle rhythmische Kompressionen lassen sich Flüssigkeiten sowohl innerhalb von Geweben als auch aus ihnen heraus verschieben.
- Die Ernährung, Entgiftung, tiefe Lymphdrainage und aktive Bewegungstherapie sind nur einige Elemente der Therapie, die selbstverständlich zusätzlich in Betracht gezogen werden sollten. M. J. Oberholzer weist beispielsweise darauf hin, dass eine Fehlernährung und toxische Stoffe eigentlich die Hauptursache für erworbene Defekte bei der Kollagensynthese bilden (Oberholzer 2001). Auch Übersäuerung kann das netzartige Ökosystem der Grundsubstanz zerstören, was den Stoffwechsel beeinträchtigt und Entzündungen und Verklebungen im Bindegewebe auslösen kann.

Bemerkung des Autors

Es darf uns also nicht überraschen, dass wir mit manuellen Techniken sogar in zellphysiologische Prozesse eingreifen und Flüssigkeiten sowohl intrazellulär als auch interzellulär in Bewegung setzen können. Damit kann präventiv eine wichtige Arbeit geleistet werden. Pumpende venolymphatische Techniken gewinnen hiermit funktionell zunehmend an Bedeutung. Vergessen wir auch nicht, dass Medikamente über diese Flüssigkeiten an Ort und Stelle gebracht werden sollen.

Die oben genannten Untersuchungen zeigen, dass Flüssigkeitsverschiebungen eine wichtige Rolle bei der biomechanischen Aktivierung, z. B. von Chondrozyten, spielen. Der Gedanke, dass es sich bei anderen Gewebezellen (z. B. Osteoblasten, Osteozyten, Fibroblasten und Fibrozyten) ähnlich verhält, liegt dann nahe.

Es ist wichtig zu beachten, dass es sich bei der Be- und Entlastung von Gewebe um einen komplexen Vorgang handelt, wobei die Deformierung (z. B. bei Kompression oder Dehnung) träge, d. h. viskoelastisch oder kriechend, einsetzt. Wie sehr sich eine fehlende Belastung auf den menschlichen Körper auswirkt, kann man bei Astronauten beobachten, die während ihres Aufenthalts im Weltall bis zu 5 % ihres Knochenkalziums verlieren und infolgedessen an echtem „Knochenschwund" leiden.

⑪ Schwierigkeiten bei der Definition von Instabilität

Instabilität deutet auf ein plötzliches, unerwartetes Bewegungsmuster des Gewebes hin. Man kann sich hier die Frage stellen, wann dieses Bewegungsverhalten eintritt: am Anfang, in der Mitte oder eher am Ende der Bewegung?

Man tut sich sichtlich schwer, Instabilität genau zu definieren, weil verschiedene Körpersysteme interaktiv zusammenarbeiten sollten, um eine optimale Funktion gewährleisten zu können. Neben dem Knochen-Ligament-Element und den myofaszialen Vernetzungen und Rezeptoren geht es hier auch um das muskuläre und neurale Element.

N. Bogduk hat die Beschreibungen verschiedener Ingenieure studiert und sie in drei Definitionen für Instabilität zusammengefasst (Bogduk 2000):

- Verminderung der Steifigkeit (= Widerstandsfähigkeit), v. a. am Ende des Gelenkspielraums, sodass eine Krafteinwirkung auf diese Strukturen eine größere Verschiebung verursacht, als man unter normalen Umständen erwarten würde;
- Übermäßige Translation gegenüber der Rotation während der Bewegung;
- Abnahme der Möglichkeit, die neutralen Zonen der Bewegungssegmente in ihren physiologischen Bereichen zu halten. Das Gelenk ist sehr früh in der Bewegung locker, sodass es am Bewegungsanfang eine übermäßige Verschiebung erfährt.

M. M. Panjabi hat anhand von In-vitro-Experimenten und mathematischen Modellen gezeigt, dass die spinalen Muskeln für eine signifikante Stabilität der Wirbelsäule sorgen (Panjabi 2003). Er weist darauf hin, dass der Verlust des normalen Bewegungsmusters Schmerz und/oder neurologische Dysfunktionen verursacht.

Laut N. Bogduk ist die Diagnose Instabilität nur durch radiologische Aufnahmen zu vermitteln. Es gibt keine bestätigten, klinischen Kennzeichen (Bogduk 2000).

Da Osteopathen selten radiologische Aufnahmen zur Verfügung stehen und Stress-Aufnahmen generell selten gemacht werden, ist es meiner Meinung nach besser, sich auf die Qualität der Bewegung zu konzentrieren. Bei der Untersuchung der Translation sollte man auf folgende Kriterien achten:

- Treten deutlich sichtbare oder tastbare Verschiebungen bei aktiven Bewegungen auf, insbesondere am Ende des Bewegungsspielraums?
- Ist die Translation passiv sehr leicht ausführbar?
- Ist die Translation erfahrungsgemäß zu groß?
- Treten während der Translation Schmerzen oder neurologische Ausstrahlungen auf?

Sind diese Kriterien beim Testen positiv, kann Instabilität die Ursache sein. Man sollte daher mit mobilisierenden Techniken vorsichtig umgehen. Zusätzlich sollten Stabilisierungsübungen in das Behandlungsschema eingebaut werden.

3.2.2 Zusammensetzung des Bindegewebes

❶ Das bindegewebige „Ackerland" des Patienten

Die Bedeutung des Binde- und Stützgewebes wird in der klassischen Medizin nach wie vor unterschätzt, obwohl das Interesse in den letzten Jahren explosiv gestiegen ist.

Die Entwicklung vom einzelligen zum mehrzelligen Lebewesen ist intensiv dokumentiert. Man hat dabei aber lange übersehen, dass auch das Gewebe zwischen den Zellen diese Entwicklung „mitgemacht" hat. Allgemein kann die Zusammensetzung des Bindegewebes in zelluläre und extrazelluläre Komponenten (Matrix) aufgeteilt werden. In der Matrix des Bindegewebes befinden sich viele Fasern, z. B. zugfeste Kollagenfasern. Diese Fasern sind aus Aminosäurenketten aufgebaut, wobei bei den unterschiedlichsten Tierarten fast identische Aminosäurensequenzen bestehen.

Das Bindegewebe unterlag in der Evolution anscheinend relativ wenigen Veränderungen und hat sich funktionell eindeutig bewährt. Es stellt sich also nur noch die Frage, wie das Lebewesen selber mit dem eigenen Bindegewebe umgeht!

A. Pischinger beschreibt nicht die Zelle an sich, sondern die Zelle mit ihren Extrazellulärraum als funktionelle Einheit, ja sogar als den „kleinsten gemeinsamen funktionellen Nenner des Lebens eines Wirbeltierorganismus" (Pischinger 1998). Für ihn ist das Bindegewebe das Grundgewebe oder das „grundsätzliche oder wichtige Gewebe".

Ende des 19. und Anfang des 20. Jahrhunderts änderte sich langsam das Wissen über das Bindegewebe und die Extrazelluläre Matrix (EZM)

- So wurde das Bindegewebe von einigen Wissenschaftlern als zentrales Element des Körpers betrachtet, das als vernetztes Gewebe eine reinigende, aber auch eine regulierende, ernährende Aufgabe erfüllt und darüber hinaus auch Informationen zwischen den Zellen vermittelt (Reichert C. W., Rokitansky C., Buttersack F., Pischinger A. usw.).
- Die Zellularpathologie nach Virchow beschrieb dagegen die Zelle als kleinste lebendige Einheit und entsprechend Zellstörungen als Ursache pathologischer Vorgänge.
- Hahnemann gab an, dass nicht der Stoff, sondern allein die Dosis die Heilung bewirkt.
- Claude Bernard und Max von Pettenkofer betonten hingegen, dass der Keim allein wenig ausmacht, dafür das Milieu umso wichtiger sei.
- Mitte des 20. Jahrhunderts vermittelte von Bertalanffy, dass biologische Systeme hochvernetzt sind und sogar biologische Fließsysteme bilden. Eine bestimmte Ursache kann dabei unterschiedliche Reaktionen im biologischen System auslösen. Die Suche nach einer linearen Kausalität muss demzufolge endgültig verlassen werden und es muss Platz für nicht-lineare Vernetzungen und Individualität geschafft werden.
- Wiener ging noch einen Schritt weiter und führte den Begriff der „Kybernetik" ein, die er als Wissenschaft von der Funktion komplexer Systeme, insbesondere der Kommunikation und Steuerung, betrachtete. Er gab an, dass alle offene Systeme Energie und Materie mit der Umgebung austauschen.

Bemerkung des Autors

Für mich ist das Bindegewebe ein „Molekularsieb", ein Filter im Stoffaustausch zwischen Kapillaren und Zellen. Es transportiert Botenstoffe und Nährsubstanzen, aber auch Abfallstoffe mittels der Flüssigkeiten. Ist es nicht fantastisch, sich bewusst zu machen, dass das Bindegewebe gleich einem „Wassermantel" Druck und Schwingungen abfedert, dass es genauso wie Motoröl als Gleit- und Schmiermittel dient und genauso wie das Meer an Gezeiten und Strömungen gebunden ist, was ich als Geweberhythmus bezeichnen möchte (Meert 2012)? Das Meer, das die ersten Lebewesen umgeben hat, fließt jetzt sozusagen in unserem Körper.

Reicht es aus, den Körper, ein Gewebe oder ein Organ nur nach der Fassade zu beurteilen? Auch beim Hausbau oder Hauskauf sollte nicht nur die Außenarchitektur entscheidend sein. Die Qualität der verwendeten Materialien (Matrix) und auch die elektrischen Leitungen (Nerven), Wasser-(Blutgefäße) und Drainageleitungen (Lymphgefäße und Ausscheidungsorgane) des „Grundstücks" sind außerordentlich wichtig. Ein Großteil der „Bausubstanz" des Körpers besteht aus der Matrix des Bindegewebes.

M. J. Oberholzer deutet an, dass die Extrazellulärmatrix mit molekular verschlüsselten Informationen vollgepackt sind (Oberholzer 2001). Dazu befinden sich auf den Glykoproteinen „Erkennungsmarken" (Aminosäuren in einer bestimmten Reihenfolge) und auf den Zellen Adhäsionsmoleküle, sodass ein Informationsaustausch zwischen den Zellen und den Glykoproteinen möglich ist. Externe Signalproteine verursachen eine Reaktion in einem Rezeptor auf der Zelloberfläche, wodurch eine Wirkungskette in der Zelle ausgelöst wird.

So stellen eine vermehrte Cross-Link-Bildung oder Amyloidablagerungen Behinderungen oder Engpässe im Verlauf der Nerven und Gefäße dar.

Hier passt der Vergleich aus den Ausführungen von A. T. Still. Er vergleicht das Gewebe mit einem Acker, der bewässert und bearbeitet werden muss, um eine reiche „Ernte" (Gesundheit) zu bekommen.

Der Landwirt (Osteopath) muss das Ackerland (Gewebe des Patienten) in diesem Fall noch einmal auflockern und pflügen (myofasziale Techniken), düngen (Ernährungsumstellung, Darmsanierung), bewässern (lymphatische Techniken) und Steine entfernen (artikuläre und myofasziale Techniken) oder sogar Drainagewege ausbauen (venolymphatische Techniken).

Das Binde- und Stützgewebe geht aus dem Mesenchym hervor. Die Zusammensetzung des Bindegewebes kann man am besten in zelluläre und extrazelluläre Komponenten unterteilen, die zum großen Teil bei allen Bindegewebearten gleich sind, sich aber bezüglich der Konzentration erheblich unter-

3

scheiden (➤ Abb. 3.21). Allgemein unterscheidet man Bindegewebe, Knorpelgewebe und Knochengewebe.

Die Matrix von verschiedenen Bindegeweben unterscheidet sich in der qualitativen und quantitativen Zusammensetzung seiner zellulären und extrazellulären Komponenten. Die Einzelteile und ihre Wechselwirkungen bestimmen dabei die Ganzheit.

So kann man z. B. lockeres Bindegewebe (Bindegewebe eines Organs wie Niere, Leber, Milz) von straffem Bindegewebe (Sehne, Gelenkkapsel) und von Stützgewebe (Knochen und Knorpel) unterscheiden.

Abhängig von der Funktion und vom genetischen Bauplan können die Einzelteile unterschiedlich zusammengesetzt sein. Die Fasern der Matrix können sich z. B. als Schichten übereinander, als schwammartiges Netzwerk oder parallel wie Kabel anlagern.

Manchmal lagern sich die faserigen Anteile der Matrix (z. B. in der Kornea)' sogar rechtwinklig in Schichten übereinander, wie bei einer „Sperrholzplatte". In einer Sehne ordnen sich die Kollagenfasern hingegen eher parallel an und in manchen Geweben (Haut, interstitielles Bindegewebe oder Knorpel) wird es unregelmäßig gestapelt, sodass eher ein Fasernetzwerk entsteht.

Es sei darauf hingewiesen, dass es sich beim Bindegewebe um ein Sol-Gel-Gemisch handelt, d. h. es besteht teils aus Flüssigkeiten und teils aus löslichen Stoffen. Abhängig von den vorhandenen Stoffen und Art und Größe der Belastung ist dieses Gemisch flüssiger oder fester.

Die Mesenchymzellen bilden die Stammzellen der Binde- und Stützgewebe. Dabei handelt es sich um undifferenzierte Stammzellen des Mesoderms, die so vielseitig sind, dass sie Fibroblasten, Lipoblasten, Chondroblasten und auch Osteoblasten bilden können.

Zu welcher Zelle sich eine Mesenchymzelle differenziert ist von verschiedenen Faktoren abhängig, u. a. auch von der Belastung, die auf das Gewebe ausgeübt wird, und der dabei entstehenden Verformung des Mesenchymgewebes. Aus dieser Sicht ist es sinnvoll, „verletztes" Gewebe funktionell so schnell wie möglich wieder zu belasten, damit das sich regenerierende Gewebe auch spürt, was seine „mechanische" Aufgabe ist und die Zellen miteinander und mit dem umgebenden Bindegewebe „kommunizieren" können.

Das Bindegewebe mit zellulären (Fibroblasten, Leukozyten, glatten Muskelzellen usw.) und extrazellulären Elementen (Matrixmoleküle, Fasern, Wasser, Gefäße, Nerven, gelöste Stoffe wie Minerale, Vitamine, Zytokine, Hormone, Neurotransmitter usw.) bilden eigentlich die Basis für das „Grundsystem" unseres Organismus. Die extrazelluläre Matrix besteht aus einem „gelatinösen" Geflecht aus Makromolekülen, Fasern und Flüssigkeiten, das in stark variierender, gewebespezifischer Zusammensetzung von ortsständigen Zellen (Fibroblasten, Osteoblasten, Chondroblasten usw.) gebildet wird.

❷ Zelluläre Komponenten des Bindegewebes

- **Fettzellen**
- **Fibroblasten** (Fibrozyten), die Fasern und Makromoleküle der Bindegewebsmatrix bilden
- **Chondroblasten und Chondroklasten** als Abkömmlinge von Fibroblasten/Fibrozyten zum Auf- bzw. Abbau von Knorpel und Knorpelmatrix
- **Osteoblasten und Osteoklasten** als Abkömmlinge von Fibroblasten/Fibrozyten zum Auf- bzw. Abbau von Knochen und Knochenmatrix
- **Abwehrzellen und freie Bindegewebszellen.** H. Heine bezeichnet die Mastzellen in der Grundsubstanz (und auch in Epithelien) als „einzellige endokrine Drüsen" und als

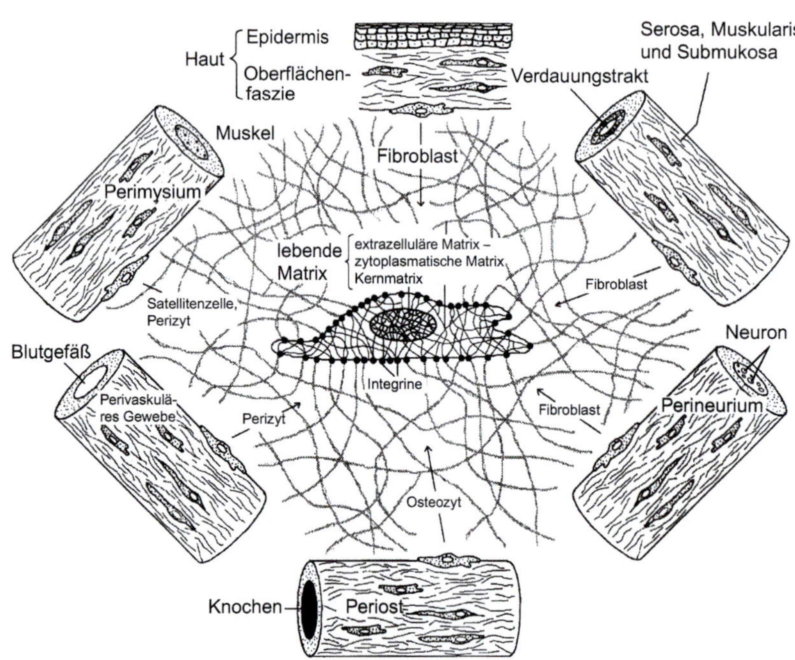

Abb. 3.21 Aufbau des Bindegewebes anhand des Epithels (aus: Oschman 2006) [L190]

„Wächter der Grundsubstanz“ (Heine 1997). Sie beinhalten ein sehr breites Spektrum an Mediatoren, z. B. Histamin (sorgt u. a. für Kontraktionen der glatten Muskulatur, eine Erhöhung der vaskulären Permeabilität, Suppression von T-Lymphozyten, Chemotaxis von Granulozyten), Heparin (Antikoagulans), Chymase (Proteolyse), chemotaktische Peptide (Chemotaxis von Eosinophilen und Neutrophilen), Hydrolasen (Abbau von Proteoglykanen). Die Mastzellen setzen ihren Inhalt auf Befehl von neuroendokrinen Substanzen (Katecholamine, Azetylcholin, Substanz P, Neurotensin, Somatostatin und Endorphine) frei.

- **Myofibroblasten** mit kontraktilen Eigenschaften
- Manchmal **glatte Muskelzellen.**

Alle Körperzellen, d. h. nicht nur die Bindegewebszellen, sondern auch die Abwehrzellen (> 6) können sich über ihre spezifischen Membranrezeptoren an die Fasern und Makromoleküle des Bindegewebes heften. Weiterhin finden zwischen den Membranrezeptoren und den hormonartigen Stoffen der Extrazellulärmatrix (z. B. Integrine, Wachstumsfaktoren) eine Art Kommunikation statt. Beim Bindegewebe überwiegen typischerweise extrazelluläre Komponenten, bei Organen die zellulären Komponenten.

Es sei darauf hingewiesen, dass Verschlackungen im Bindegewebe sich auch negativ auf die „Durchgangsstrecke“ der Abwehrzellen auswirken und es diesen erschweren können, zum Ort des Abwehrgeschehens zu gelangen.

Die Bindegewebszellen und auch die Abwehrzellen (Makrophagen, Granulozyten) produzieren Enzyme, wie Proteasen und Hydrolasen, womit sie für eine langsame und stetige Erneuerung der erwachsenen Extrazellulärmatrix bei Homöostase sorgen.

Mastzellen spielen durch die Histaminfreisetzung eine erhebliche Rolle für das Fließverhalten der Leukozyten und erleichtern diesen den Austritt (Diapedese) aus den Gefäßen sowie die Bewegung durch das Bindegewebe.

Kontraktile Zellen im Bindegewebe: Es gibt verschiedene kontraktile Zellen mit kontraktilen Zellfilamente (> Kap. 3.2.5), die in Bindegewebe eine Spannung aufbauen und aufrecht erhalten können: Fibroblasten, Myofibroblasten, glatte Muskelzellen und Chondrozyten.

Myofibroblasten sind kontraktil und können lang anhaltende, untypische autonome Kontraktionen (Tage bis Jahre!) aufweisen. Mechanische und biochemische Elemente, z. B. TGF (Transforming Growth Factor), die intrazelluläre Ca^{2+}-Konzentration und das Enzym „Myosin light chain kinase“ (MCLK), regulieren die Kontraktion und Migration der Myofibroblasten. Es entstehen demzufolge Änderungen der EZM und Kontrakturen in Fasziengewebe (Pipelzadeh et al. 2003, Hinz et al. 2003, Schleip R 2006, Castella et al. 2010). Weil durch die Faszien und das lockere **und** dichte Bindegewebe Arterien, Venen, Lymphgefäße und Nerven durchziehen, können durch „Entrapment“ dieser Leitungsbahnen venolymphatische Ödeme und/oder arterielle und nervale Versorgungslücken entstehen.

Kontraktile Zellen finden sich in Ligamenten, Sehnen, viszeralen Bändern, Organkapseln, Narben usw. und können einen Hypertonus in diesen Faszien bzw. diesem Bindegewebe aufrecht erhalten (Hinz et al. 2003, Desmouliere et al. 2005).

Die Entwicklung von Myofibroblasten wird von der Organisation und Steifigkeit der extrazellulären Matrix (mechanisch und chemisch) beeinflusst (Hinz 2007).

Faszien besitzen **überraschenderweise** eine opulente propriozeptorische Innervation (Stecco et al. 2007).

Spannungsmuster in Knochen und Membranen sollten im ersten Lebensjahr eines Kindes korrigiert werden, weil sich sonst der Körper des Kindes skoliotisch um das Spannungsmuster herum entwickelt (Carreiro 2004).

Bestimmte Zellen, z. B. Fibroblasten, enthalten kontraktile Filamente, die fasziale Spannungen intrazellulär „weitertragen“ können (> Kap. 3.2.5.).

Bemerkung des Autors

Adhäsionen und Spannungen im Bindegewebe können zu asymmetrischen Belastungen, Funktionsstörungen und Durchblutungsstörungen führen, die u. a. durch Beweglichkeitsstörungen der muskulären, artikulären, myofaszialen und viszeralen Strukturen sowie durch Skoliosen, Kyphosen, Lordosen usw. zum Ausdruck kommen. Ein Osteopath versucht durch das manuelle Testen der Beweglichkeit dieser Bindegewebs- und Muskelstrukturen Adhäsionen aufzuspüren und sie bei Bedarf mit manuellen Techniken (Mobilisationen, Unwindings, Recoils usw.) zu behandeln.

❸ Nichtzelluläre Komponenten des Bindegewebes

- **Wasser;** Laut M. Földi et al. ist 99 % der Gewebeflüssigkeit in einer Gel-ähnlichen Grundsubstanz gebunden (Földi et al. 2005). Die verbleibende freie Flüssigkeit von 1 % fließt in den prälymphatischen Kanälen und Spalten. Die Vasomotion ist ein wichtiger Faktor bei der Strömung dieser freien Flüssigkeit (> Kap. 1).
- Die von den verschiedenen Zelltypen des Bindegewebes sezernierten Proteine können in vier Gruppen eingeteilt werden, die nachfolgend besprochen werden: Kollagene, Elastine, Proteoglykane und nichtkollagene Glykoproteine.
- **Kollagene und retikuläre Fasern** (auch Faserproteine oder Strukturglykoproteine genannt) sorgen für Zugfestigkeit. Sie können von Fibroblasten, aber auch von Muskelzellen, Endothelzellen und Epithelzellen synthetisiert werden. Kollagenmoleküle haben einen gemeinsamen Bauplan und bestehen aus drei Polypeptidketten (α-Ketten), die eine Tripelhelix bilden. Zur Zeit sind etwa 25 Kollagen-Typen bekannt (Katsuda und Kaji 2003). Die Kollagenmoleküle sind äußerst resistent gegen Angriffe von Proteasen aller Art (Ausnahme bilden so genannte „Matrix-Metalloproteasen“, die die Kollagen-Tripelhelix an ganz bestimmten Stellen spalten können). Die Kollagenmoleküle können drei Gruppen von Strukturformen bilden (> Abb. 3.22):
  - Geordnete und ungeordnete Fibrillennetzwerke, die Form- und Stützfunktionen erfüllen. So bilden sie z. B. in

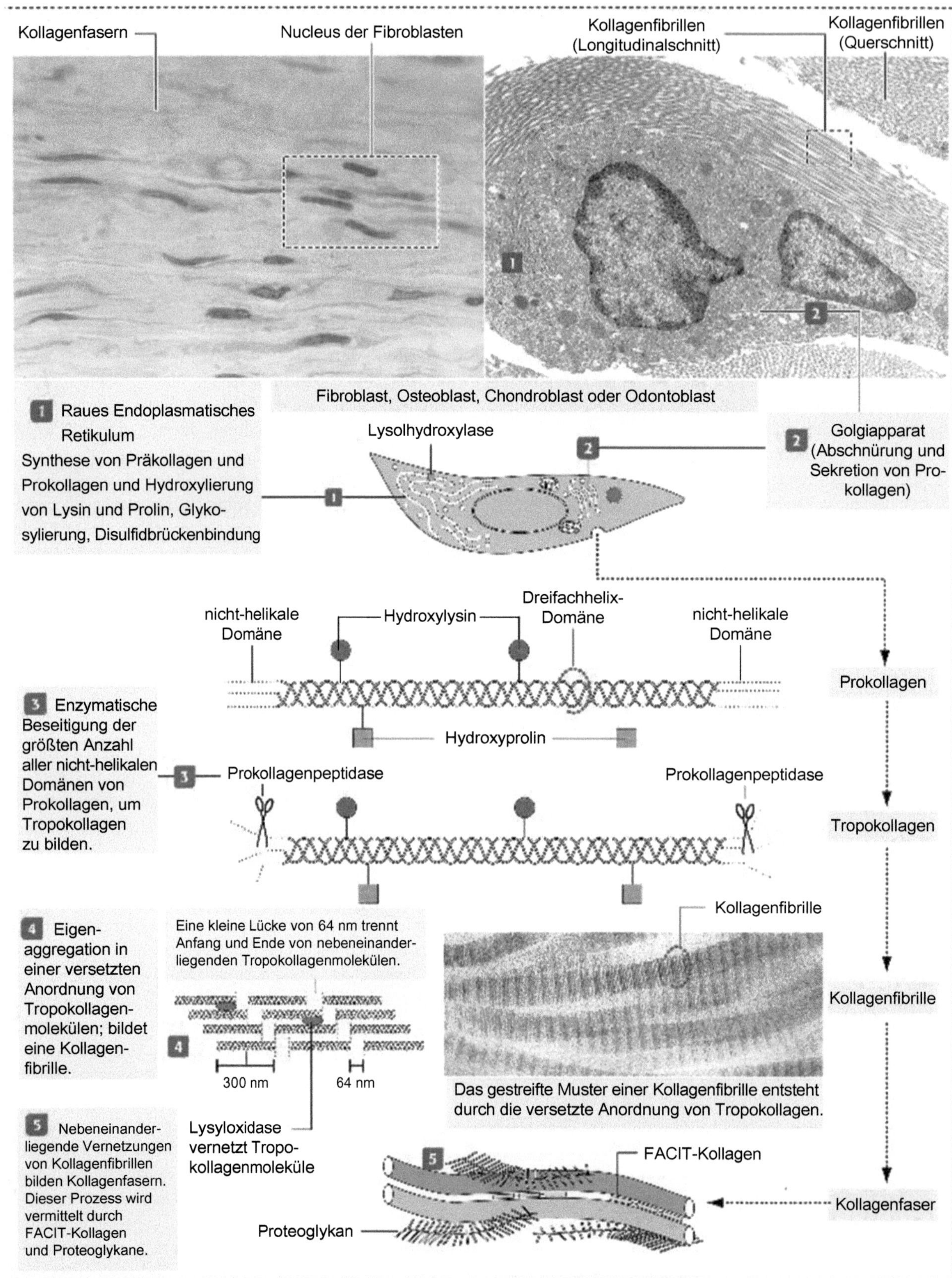

Abb. 3.22 Bindegewebe mikroskopisch betrachtet [E352]

der Haut ein ungeordnetes Netzwerk, während sie in der Kornea und den Organen eher ein geordnetes Netzwerk oder retikuläres Bindegewebe bilden.
  - Parallel geschaltete Fibrillen, die v. a. für Zugfestigkeit sorgen (z. B. in den Sehnen).
  - Mikrofibrillen und Ankerfibrillen, die v. a. Strukturen zusammenhalten und verbinden. Man kann sie in der Haut, im Knorpel, in der Lunge, den Gefäßwänden und auch in den Bandscheiben antreffen.
- **Elastinfasern** sorgen für Dehnbarkeit. Die Hauptkomponente der elastischen Fasern bildet das Fibrillin. Bei der Elastinproduktion spielen Fibroblasten (in der Haut, der Lunge, den Bändern und den glatte Muskelzellen), Myofibroblasten, Chondrozyten, aber auch Makrophagen eine Rolle (Katsuda und Kaji 2003). Elastische Fasern bestehen aus zwei Komponenten: aus einer unstrukturierten dehnbaren Masse Elastin (Protein) und aus Mikrofibrillen, die die elastischen Strukturen mit den angrenzenden Zellen und Geweben verbinden und damit für eine gewisse Stabilität sorgen. Man kann die elastischen Fasern mit Spiralfedern in einer Sprungfedermatratze vergleichen. Defekte im Gen für Fibrillin-1 sind die Ursache für das Marfan-Syndrom, wobei u. a. neben Hochwuchs, Arachnodyktalie und Linsenveränderungen, v. a. aber Störungen der Gefäßwände mit Aneurysmen und Rupturen zur extremen Vorsicht bei der manuellen Behandlung mahnen sollten.
- **Matrixmoleküle wie Proteoglykane** (PG) und **Glykosaminoglykane** (GAG): GAG sind Polysaccharidketten mit einer Kettenlänge von mehreren 10.000 Disacchariden (Zuckern), wie z. B. Hyaluronsäure (➤ Abb. 3.24). Proteoglykane (PG) ähneln einer Flaschenbürste, wobei der Stiel aus einem Kernprotein und die Bürsten aus sulfatierten Glykosaminoglykan-Seitenketten bestehen (Bandtlow und Zimmermann 2000). Die wichtigsten Proteoglykane sind Aggrecan, Brevican, Decorin, Neurocan, Perlecan und Phosphacan. Die Hauptgruppen der Glykosaminoglykane, die aus langen, unverzweigten Heteroglycanketten (bestehend aus verschiedenen Monosacchariden) bestehen, sind Chondroitinsulfat, Dermatansulfat, Heparansulfat, Keratansulfat und Hyaluronsäure (Disulfidbrücken werden z. B. bei Dauerwellen beim Friseur eingesetzt, wobei die Disulfidbrücken die Haare zusammen binden und die Locken in Form halten). M. Földi et al. geben an, dass ein Drittel des Hyaluronsäuregehalts des Körpers täglich abgebaut und ersetzt wird. Das passiert v. a. in den regionären Lymphknoten und zum Teil in der Leber. Sie weisen außerdem darauf hin, dass eine Anhäufung von Hyaluronsäure Ödeme verursachen kann (Földi et al. 2005). „Verbundmoleküle" oder „Core-Proteine" verbinden dann die GAG mit den PG. PG und GAG bilden also zusammen polymere komplexe Strukturen. Bei den PG und GAG handelt es sich um wasserunlösliche Eiweißketten, die Zuckerketten tragen. Diese Zuckerketten sind negativ geladen, sodass die PG bzw. GAG dadurch große Wassermengen binden können und sozusagen als Flüssigkeitsspeicher fungieren. Aber sie können auch Metallionen, Schlackstoffe und alle vier Nährstoffe (Kohlenhydrate, Fettsäure, NH-Gruppen und Wasser) binden (Heine 1997, Pischinger 1998). Weil die Kollagenfasern positiv geladen sind und Wassermoleküle Dipole sind, entsteht ein druckbelastbares Matrix-Netzwerk. Man kann die PG und GAG mit ihrem umgebenden Wassermantel funktionell als „Wasserkissen" betrachten, die eine wesentliche Rolle bei der Verarbeitung von Kompressions-, Traktions- und Schubbelastungen spielen. Sie bauen z. B. (Quelldruck) im Knorpel und Gewebe auf und ermöglichen bei rhythmischer Be- und Entlastung des Knorpels gleichzeitig die Versorgung von Knorpel und Gewebe durch Diffusion im extrazellulären Raum. Die Extrazellulärmatrix dient demzufolge als eine Art „Speicher" für Wachstumsfaktoren, Wärme und Informationen, aber auch als ein Weiterleitungsmedium. Durch ihre poröse Struktur ermöglicht sie eine schnelle Diffusion von wasserlöslichen Molekülen, wie durch ein Sieb, und schafft dabei auch Freiraum für Zellwanderungen und Proliferation. Fehlt auf der einen Seite Wasser, dann faltet sich das Netzwerk zusammen und blockiert sogar den Transport von Nähr-, Boten- und Abfallstoffen oder den Durchgang von Abwehrzellen. Allein schon deswegen sind rhythmisch pumpende – lymphatische – Techniken sehr sinnvoll. Die Extrazellulärmatrix baut auch eine Art Binnendruck (Turgor) auf, sodass der Extrazellulärraum offen bleibt und die Flüssigkeitsströmung im Zwischenzellraum (Zell- oder Gewebeatmung!), aber auch das Eindringen von Abwehrzellen ermöglicht wird. V. a. im Knorpel ist die Bindung von Wasser im kollagenen Netz ein wichtiger Faktor.
  Weiterhin funktionieren die membrangebundenen Proteoglykane aber auch als Korezeptoren für Wachstumsfaktoren, als Modulatoren der Zell-Zell- und Zell-Matrix-Interaktion und spielen auch eine Rolle bei der Regulation der Aktivität einiger Proteasen (Löffler et al. 2007).
- **Matrixmoleküle wie nichtkollagene Glykoproteine** (GP), z. B. Fibronektin, Thrombospondin, Laminin, Entaktin, Vitronektin, Osteopontin oder Tenaszin bilden Verbindungs- und Vernetzungsproteine und Adhäsionsmoleküle (z. B. Integrine, Selektine, Cadherine, Hyaluronsäurerezeptoren, immunglobulinähnliche Superfamilien), die hauptsächlich als „molekularer Leim" mit großer Bindungsfähigkeit dienen. Die meisten Zellen sind über spezifische Zellrezeptoren

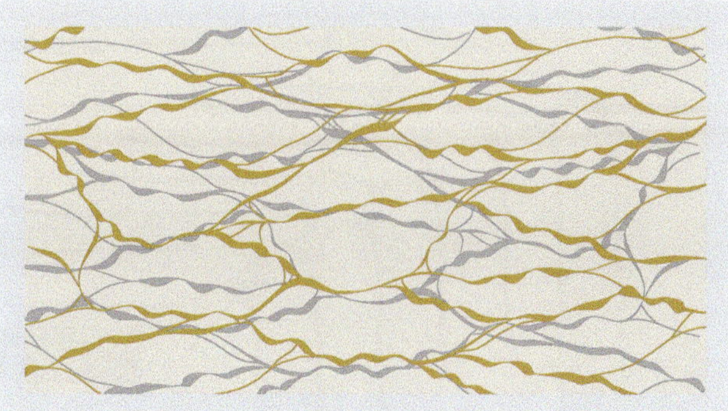

Abb. 3.23 Elastische Fasern (modifiziert nach Schmidt und Unsicker 2003) [L190]

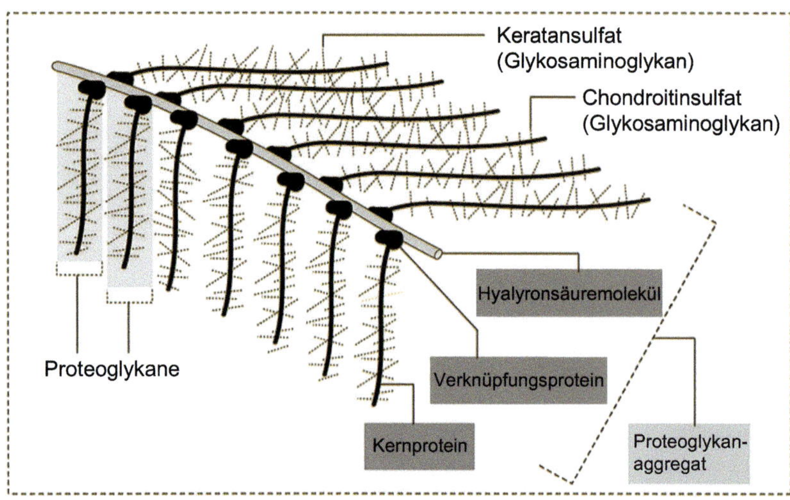

Abb. 3.24 Polymere aus PG und GAG [E352]

(v. a. Integrine) an Substrate wie die Basalmembran oder das lockere Bindegewebe gebunden. Damit Zellen richtig funktionieren können, sind spezifische Zell-Zell- und Zell-Matrix-Kontakte notwendig. Die wichtigsten membrangebundenen Zellrezeptoren, die extrazelluläre Matrixmoleküle binden, sind die Integrine (Löffler et al. 2007). Es ist wichtig zu betonen, dass diese Matrixmoleküle bedeutsame Mediatoren für die Adhäsion, Wanderung, Funktion, Differenzierung und Proliferation der Zellen darstellen!
Schleim ist z. B. ein elastisches Gel, das hauptsächlich aus Glykoproteinen besteht. Sie können z. B. auch Thrombozyten „verkleben" und damit bei Verletzungen einen wichtigen Beitrag zur Blutstillung leisten. Zusätzlich fungieren sie bei der Wundheilung als „Opsonin" (Lockstoff für Abwehrzellen) und können auch für die Entstehung von Amyloidose verantwortlich sein. Sie bestehen aus einem zentralen Protein, aber besitzen – im Gegensatz zu den Proteoglykanen – nur kurze Zuckerketten an den Seiten (➤ Abb. 3.25).

- **Integrine** sind Proteine, die sich auf den Zellmembranen befinden und als „Türsteher" betrachtet werden können. Signale von der Extrazellulärmatrix können von Integrinen umgesetzt und ins Zellinnere übertragen werden. Die Zelle kann darauf mit Adhäsion, Migration, Teilung und Differenzierung reagieren. Aber nicht nur Interaktionen zwischen den Zellen und der Matrix bzw. zwischen den Zellen untereinander sind möglich, sondern auch lösliche Faktoren (Wachstumsfaktoren und Hormone) können durch die Extrazellulärmatrix diffundieren und lassen die Zellen „reagieren", profilieren und differenzieren. Epithelzellen, Muskelzellen, aber auch Tumorzellen können solche löslichen Faktoren in die Extrazellulärmatrix abgeben. Die Extrazellulärmatrix erfüllt damit eine wichtige Kommunikationsfunktion zwischen den Zellen.
- **Sensible Nervenenden und marklose Nervenfasern.** H. Heine (Heine 1997) weist darauf hin, dass es eine auffällig große Anzahl feinster Kollagenfibrillen gibt, die zwischen den terminalen sensiblen Axonen und der Oberfläche der Bindegewebszellen „aufgespannt" sind. Dadurch stehen die sensiblen Axone einerseits direkt mit dem Filamentsystem des Zytoskeletts der Bindegewebszellen in Verbindung, andererseits sorgen auch die Neurotransmitterstoffe der Axone für eine „Kommunikation" mit den Rezeptoren der Bindegewebs- und Organzellen.
- **Vegetative Nerven**
- Kapillarschlingen und Anfänge von **Lymphgefäßen**
- **Kollagenasen** bzw. Elastasen sind Enzyme zum Abbau von Kollagen bzw. Elastin
- **Auch hormonartige Signalsubstanzen** der Bindegewebszellen mit Informationen für andere Zellen kommen im Bindegewebe vor.

Földi et al betonen, dass die Matrixmoleküle die Bewegungsabläufe mobiler Zellen innerhalb der extrazellulären Matrix (EZM) beeinflussen (Földi et al. 2005). Zusätzlich können Abfallstoffe, wie auch Säuren und lipophile Giftstoffe, im Bindegewebe gespeichert oder „zwischengelagert" werden, wobei Pischinger äußert, dass nicht nur das Vorhanden- oder Nichtvorhandensein von Erregern für Krankheit oder Gesundheit entscheidend ist, sondern auch das „Terrain", also das Bindegewebe (Pischinger und Hein 2004). Abfallstoffe und auch Elemente der EZM belasten das „Terrain" dementsprechend vor!

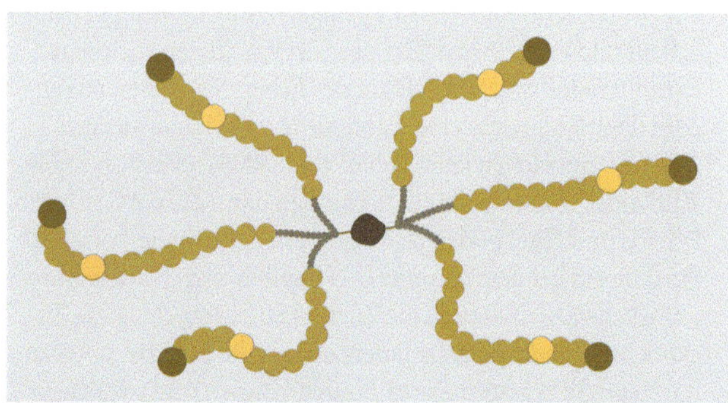

Abb. 3.25 Tenaszin als Beispiel eines Glykoproteins (modifiziert nach Schmidt und Unsicker 2003) [L190]

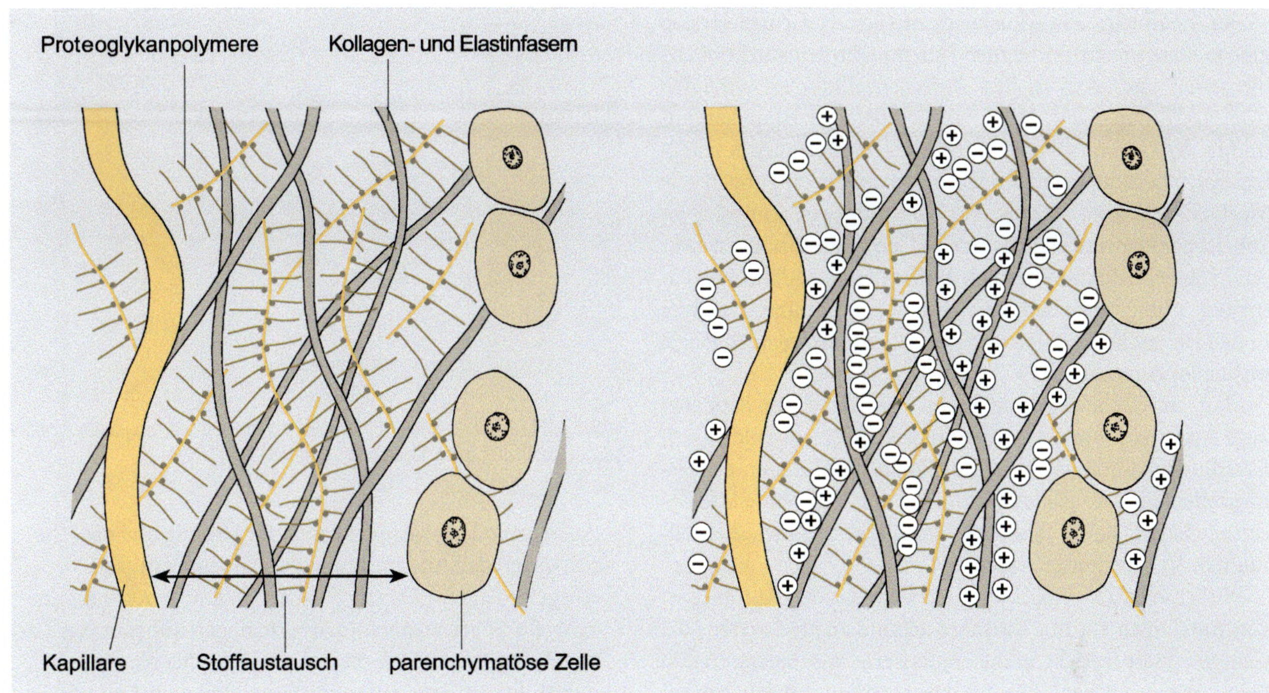

Abb. 3.26 Matrixnetz des Bindegewebes mit elektrostatischen Ladungen (aus: Meert 2006) [L190]

Wendt geht sogar noch weiter und weist auf Verdickungen der Basalmembran in den Kapillaren durch Einlagerung von Kollagen und Proteoglykanen hin, wodurch der gesamte Stoffwechseltransport im Interstitium behindert wird (Wendt 1987). Er sieht das als eine mögliche Ursache für Fibromyalgie.

Das Matrixnetz bildet ein Netz aus elektromagnetischen Ladungen zwischen den Kollagenfasern, Matrixmolekülen und Wassermolekülen (> Abb. 3.26):

Es ist weiterhin sinnvoll, Folgendes zu berücksichtigen: Eine Energiezufuhr, in welcher Form auch immer (z. B. in Form von Belastung, Wärme, Medikamenten, Strahlung), wirkt nicht nur lokal, sondern kann sich als Information blitzschnell im ganzen Körper verteilen.

Neuere Untersuchungen machen deutlich, dass dynamische (wechselhafte) Belastungen folgende Veränderungen im Extrazellulärraum auslösen können (Buschmann und Grodzinsky 1995, Kim et al. 2003, Sah et al. 1989, Wong et al. 1997, Quinn et al. 1998):

- Flüssigkeitsverschiebungen
- Elektrolytverschiebungen
- Veränderungen der elektrischen Potenziale
- Erhöhung der Syntheserate von Proteoglykanen (PG) und Kollagenen
- Osmotische Veränderungen
- Volumenveränderungen
- Deformationen der Zellen und Zellkerne.

④ Amyloidose

Es ist wichtig, auf die Problematik der Amyloidose einzugehen (Oberholzer 2001, Hettenkofer 2001, Khan 2001, Rocken und Shakespeare 2002, Di Monaco et al. 1995, Rousset 2000). Bei der Amyloidose handelt es sich um Erkrankungen, die durch Ablagerungen von Amyloid entstehen, das zu 90 % aus Proteinen und 10 % aus Glykoproteinen besteht. Glykoproteine (wie Fibronektin, Thrombospondin, Vitronektin) verfügen über die Möglichkeit, andere Makromoleküle zu binden, und können als „molekularer Leim" betrachtet werden. Die Nieren und das Herz scheinen am häufigsten von Amyloidablagerungen betroffen zu sein (Oberholzer 2001).

Amyloidablagerungen bilden ein lockeres Maschenwerk aus Fibrillen und können daher die Durchgängigkeit des Bindegewebes beeinträchtigen.

Die moderne Klassifizierung der Amyloidosen unterscheidet eine primäre Amyloidose (AL-Amyloidose durch Überproduktion von Proteinen), eine familiäre Amyloidose (ATTR-Amyloidose durch genetische Faktoren) und eine sekundäre Amyloidose (AA-Amyloidose, wobei verschiedene Ursachen hypothetisch eine Rolle spielen können). Bei der Amyloidbildung spielen chemischen Einflüsse, die durch eine schlechte Durchblutung und Stauungen oder durch Ernährungsfehler mit Übersäuerung des Bindegewebes entstehen können, eine große Rolle.

Grundsätzlich kann diese Pathologie auf eine zu große oder auch zu geringe Proteinsynthese sowie auf einen Defekt in der Ausscheidung dieser Stoffe zurückzuführen sein.

Diese Proteinablagerungen können sich sowohl intrazellulär (hier handelt es sich dann um Hyalin anstelle von Amyloid) als auch extrazellulär (hier handelt es sich um Amyloid, Hyalin oder Fibrinoid) anhäufen. Eine klare (messbare?) Diagnose ist nur mittels eines histologischen Befundes möglich, was teuer und aufwendig ist.

Der Neurologe und Molekulargenetiker P. George-Hyslop gibt an, dass sich bei Alzheimer-Patienten Proteinstücke in Gehirnzellen und auch in den Zwischenzellräumen anhäufen (George-Hyslop 2003). Dabei ist vor allem im Hippokampus und in der Großhirnrinde ein massives Vorkommen feststellbar. Auch bei anderen neurodegenerativen Erkrankungen, wie Morbus Parkinson, Morbus Pick oder Morbus Creutzfeldt-Jakob, ist der Proteinmetabolismus im Gehirn gestört. Es ist zwar schon länger bekannt, dass sich das Gehirn von Alzheimer-Patienten sichtbar verändert, aber obwohl der Kenntnisstand hier in den letzten Jahren zugenommen hat, ist immer noch längst nicht alles entschlüsselt.

Man unterscheidet momentan bei Alzheimer-Patienten zwei Arten von Protein-Ablagerungen. Einerseits bilden sich Faserbündel aus Proteinen (Tau-Bündel) im Inneren der Gehirnzellen, die sich an die Mikrotubuli der Zelle binden. Andererseits lagern sich verklumpte Proteine in den Zwischenzellräumen als „amyloide Plaques“ ab.

Wissenschaftler verdächtigen ein Gen, das den Abtransport von Amyloiden aus den Zwischenzellräumen erschweren soll. George-Hyslop spricht interessanterweise von einem Irrtum beim „Saubermachen“. Es wäre interessant zu untersuchen, ob man mit venolymphatisch pumpenden Behandlungstechniken am Schädel das „Saubermachen“ der Zwischenzellräume im Gehirn verstärken könnte (Meert 2012)!

U. N. Riede und H. E. Schaefer beschreiben die makromolekulare Struktur des Amyloids als spiralförmig umeinander gewundene Protein-Doppelfilamente, die wiederum um ein tubulär angeordnetes Proteinstück gedreht sind (Riede und Schaefer 1999) (➤ Abb. 3.27). Sie unterscheiden systemische Amyloidosen, die in mehreren Geweben oder Organen auftreten und lokalisierte Amyloidosen, die nur in einem Organ oder Gewebe vorkommen.

Sowohl das Speichereiweiß als auch die Amyloide können zusätzlich Immunglobuline, Aminosäuren, Harnsäure, Cholesterin, Umweltschadstoffe usw. speichern und verschlacken.

Der Abtransport der Schlacken- und Abfallstoffe aus dem Zwischenlager (Bindegewebe) ist demnach natürlich äußerst wichtig. Dazu ist eine ganzheitliche Annäherung sinnvoll.

Es sind folgende Faktoren entscheidend:

- Funktionsfähigkeit der Ausscheidungsorgane. Hier ist eine Zusammenarbeit mit dem Arzt notwendig. Aus osteopathischer Sicht kann man zusätzlich durch parietale, viszerale, neurovegetative und energetische Techniken die Funktion dieser Organe anregen.
- Optimale Blutversorgung der Ausscheidungsorgane. Osteopathisch kann man die Durchblutung durch viszerale Techniken verbessern.
- Durchgängigkeit des Bindegewebes. Osteopathisch kann man durch myofasziale Techniken die Durchgängigkeit des Bindegewebes optimieren.
- Optimale Lymphversorgung bzw. optimaler Abtransport von Schlacken- und Abfallstoffen. Osteopathisch kann man hier durch lymphatische Techniken unterstützen.
- Ausreichende Wasserzufuhr.

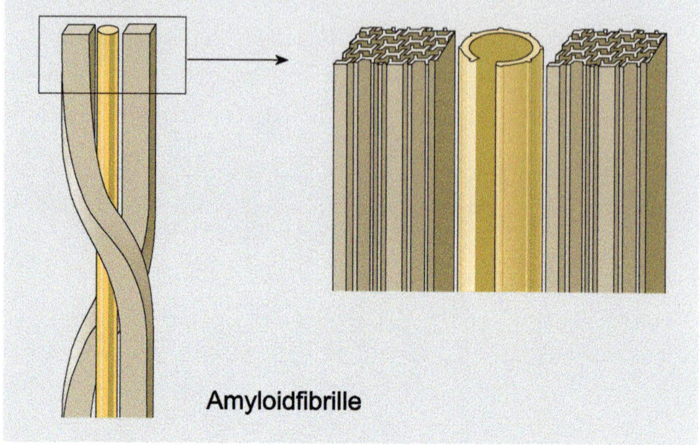

Abb. 3.27 Amyloidfibrille mit Doppelhelix und zentral tubulärem Proteinstück (modifiziert nach Riede und Schaefer 1999) [L190]

- Ausreichende Bewegung, damit die Atmung und das Schwitzen den Ausscheidungsvorgang unterstützen.
- Ausgewogene Ernährung (basenreich und genügend Mineralstoffe, Spurenelemente). Übermäßigen Konsum von Zucker, Eiweiß und Fette meiden und Entschlackungsperioden einbauen. Eine Zusammenarbeit mit dem Arzt und Ernährungsberater ist sinnvoll.
- Ausreichend stressfreie Zeiten in den Tagesablauf einbauen, um Verdauungs- und Ausscheidungsfunktionen zu unterstützen. Eventuell kann man dies osteopathisch durch kraniosakrale und neurovegetative Techniken unterstützen.

3.2.3 Verschiedene funktionelle Einteilungen des Bindegewebes

Der Begriff „Faszien“ ist bisher nicht einheitlich definiert. Es lässt sich schwer eingrenzen, wo Faszien eigentlich genau anfangen bzw. aufhören. Beim ersten „Fascia Research Congress“ 2007 wurde eine weite Auslegung der Terminologie gewählt: *„Faszien sind die Weichteilkomponenten des Bindegewebssystems das den menschlichen Körper durchdringt. ... Der Anwendungsbereich unserer Definition von Faszien und das Interesse an Faszien erstreckt sich auf alle fibrösen Bindegewebe, einschließlich der Aponeurosen, Ligamente, Sehnen, Retinakulae, Gelenkkapseln, Organe, Gefäßscheiden, dem Epineurium, der Meningen, dem Periost und aller endomysialen und intermuskulären Fasern der muskulären Faszien“* (Huijing et al. 2009).

Das Bindegewebe ist weitaus mehr als nur Stützgewebe und bildet zudem ein hochvernetztes humorales Gewebe.

❶ Einteilung des Bindegewebes an Hand der Anordnungsweise der Kollagenfasern

Aus didaktisch-behandlungstechnischer Sichtweise lässt sich das Bindegewebe stark vereinfacht an Hand der Anordnungsweise der Kollagenfasern, unterscheiden (➤ Abb. 3.28):

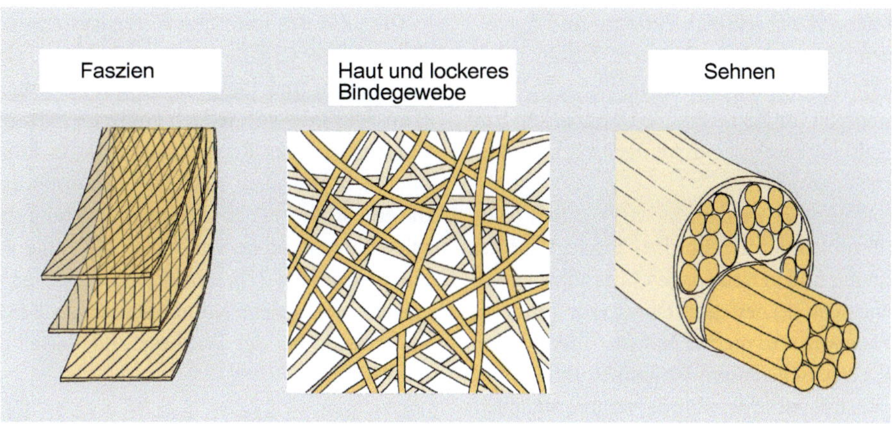

Abb. 3.28 Drei Grundformen des Bindegewebes (aus Meert 2009) [L190]

1. **Lockeres Bindegewebe**: Die Fasern und Zellen sind dreidimensional zu einem ungeordneten Netzwerk mit polygonen Strukturen verknüpft. In diesem Netzwerk ist Wasser hauptsächlich in „gebundener" Form (Gel) anwesend.
2. **Faszien und Basalmembrane**: Die Fasern sind wie bei einem Scherengitter zweideimensional zu einem Blatt verbunden. Es bekommt dabei jeweils einen anderen Namen: Endo-, Epi- und Perimysium der Muskeln, Periost der Knochen, Organfascia usw.
3. **Sehnen**: Die Fasern sind parallel zu einer „Kabelform" angeordnet.

Diese „verschiedene Formen" des Bindegewebes gehen „fließend" in einander über. Obwohl bei dieser didaktischen Einteilung die Gefahr besteht, die Komplexität und Ingeniosität des faszialen Netzwerkes zu simplifizieren, erscheint es uns trotzdem praktisch sinnvoll.

Pischinger A. sah eine Triade, bestehende aus **Gefäß-Matrix-Zelle**, als kleinsten gemeinsamen Nenner des Lebens (Pischinger 1998). Alles, was aus dem arteriellen Gefäß tritt (Flüssigkeiten, Energie und Informationen), muss durch das Maschennetzwerk der Matrix, um zu den Zellen zu gelangen und wird nach „getaner Arbeit" auf venolymphatischem Weg wegdrainiert. Die extrazelluläre (interstitielle) Flüssigkeit entspricht dem Meer, in dem die Fische (Zellen) schwimmen. Die Fibrozyten (Bindegewebszellen) und Makrophagen könnte man metaphorisch einerseits als „Filtrierer", andererseits als „Kabelleger" im Sinne von Vernetzern (Grundsubstanz und Kollagenfasern bilden und umbauen) betrachten. Die ionale Zusammensetzung der interstitiellen Flüssigkeit ist sogar mit dem Meerwasser vergleichbar.

Die verschiedenen Nährstoffe gehen, sobald sie durch die Darmwand transportiert worden sind, getrennte Wege, da die meisten „Transporter" stark spezialisiert sind. Einige transportieren Aminosäuren, andere dafür nur Spurenelemente, Fette oder Kohlenhydrate. Auf ihren Weg durch den Körper werden die Nährstoffe auf wunderbarer Weise abgebaut, umgebaut und sogar wieder zusammengebaut. Allgemein werden die Gefäße und Kapillaren als Nährstoffstraßen betrachtet, wobei aber die interstitiellen Wege nicht vergessen werden dürfen! Trotz den vielen „Umleitungsmöglichkeiten" können an kritischen Punkten Stauungen für eine Flussunterbrechung und demzufolge zu Störungen der metabolischen Prozesse führen.

Heine gibt interessanterweise an, dass Mastzellen durch freigeseztes Histamin eine wichtige Rolle im Fließverhalten (Rheologie) und Diapedeseverhalten (Durchtritt durch das Gefäßendothel, vor allem bei Kapillaren) der Leukozyten spielen (Heine 1997)! Mastzellen, Fibroblasten und vegetative Nervenfasern beeinflussen sich gegenseitig und gleichen das sogar mit dem aktuellen Stand der Grundregulation ab.

❷ Einteilung des Bindegewebes an Hand der Anwesenheit von Matrixmoleküle

J. H. Miner teilt die Gewebe an Hand der Anwesenheit von Matrixmoleküle folgendermaßen ein (Zent und Pozzi 2010):

1. Basalmembrane
2. Elastische Fasern
3. Knochen, Knorpel und anderes Bindegewebe
4. Interstitielle Matrix

Basalmembrane sind dünne Blätter aus spezialisierter extrazellulärer Matrix. Sie gliedern die Gewebe in verschiedenen Kompartimente auf, bilden Filterbarrieren in der Niere und dem Plexus choroideus, dienen als Adhäsionsflächen für Zellen und Muskelfasern und fördern die Proliferation, Differenzierung und Migration von Zellen. Sie bestehen aus mindestens vier Hauptkomponenten:

- Laminin umschreibt eine Familie von 12 großen Glykoproteinen. Sie bilden Trimere, die aus α-, β- und γ-Ketten bestehen.
- Kollagen IV: die Kollagenketten unterscheiden sich durch ihre Aminosäuresequenzen. Typisch ist dabei das periodische Aufeinanderfolgen von Tripeptiden, die jeweils Glycin enthalten und deswegen als [Gly-X-Y]n bezeichnet werden. X ist dabei häufig Prolin und Y häufig Hydroxyprolin (Spahn 2006).
- Nidogen scheint Laminin mit Kollagen IV zu verbinden. Neuere Untersuchungen zeigen jedoch, dass Nidogen zum Aufbau einer Basalmembran nicht wirklich notwendig zu sein scheint (Zent und Pozzi 2010).

- Heparansulfat-Proteoglykane (HSPG): Perlecan und Agrin sind die am meisten vorkommenden Heparan-Sulfat-Proteoglykane (HSPG) in Basalmembranen.

Elastische Fasern sorgen für die reversible Dehnbarkeit und Verformbarkeit. Elastische Fasern sind weniger zugfest, aber dafür um 150 % ihrer Länge dehnbar.

Während der Organogenesis werden, meistens durch glatte Muskelzellen oder Fibroblasten, Mikrofibrillen abgelegt, die aus Fibrillin, Emilin 1, Fibulin und verschiedenen Mikrofibrillen-assoziierte Glykoproteine (MAGP) bestehen. Durch eine komplexe Folge von sekretorischen und enzymatischen Cross-linking-Vorgängen werden daraus elastische Fasern hergestellt. Dadurch ist ihre Reparatur bei Erwachsenen schwierig oder sogar unmöglich.

Knochen, Knorpel und andere Bindegewebe In diesen Geweben findet man Kollagen am häufigsten als extrazelluläres Matrixprotein. Bei Kollagen handelt es sich um eine Aneinanderreihung von Tripeptiden. Nach verschiedenen enzymatischen Modifikationen und Spaltungen bauen sich durch Interaktionen zwischen den Proteomeren und durch Cross-linking stabilere Strukturen auf. Kollagenfasern haben erstaunlicherweise eine höhere Zugfestigkeit als Stahl (50–100 N/mm^2). Sie sind leicht gewellt, aber nur um ca. 5 % ihrer Länge dehnbar. Mittlerweile werden 28 verschiedene Kollagentypen beschrieben (Zent und Pozzi 2010). Die extrazelluläre Matrix ist reich an Proteoglykanen und Hyaluronsäure (Glykosaminoglykane = GAG). Die GAG sind stark negativ geladen und ziehen Wasser an, sodass eine Gel-ähnliche Substanz mit einer stoßdämpfenden Wirkung entsteht.

Interstitielle Matrix (Matrixmoleküle) Man könnte die interstitielle Matrix als „Bindemittel" zwischen den bindegewebigen Hauptfunktionselemente betrachten. Es handelt sich dabei jedoch um andere Proteine als die Komponenten der kollagenen und elastischen Fasern. Das am meisten untersuchte Matrixprotein ist Fibronektin, ein Disulfid-gebundenes Dimer, das zur Polymerisation und Fibrillenbildung neigt (Kadle et al. 2008). Fibronektin enthält, wie viele andere Proteinen der extrazellulären Matrix, das Aminosäurentriplett Arginin-Glycin-Aspartat, das auch als RGD-Aminosäuresequenz (Einbuchstabencode dieser Aminosäure) bezeichnet wird und die Adhäsionsstruktur darstellt. Zellen können sich mit Hilfe von bestimmten Zelloberflächen-Rezeptoren (Schloss-Funktion), den Integrinen, an die RGD-Sequenz (Schlüssel-Funktion) binden und sich damit in ihre Umgebung „verankern". Fibronektin spielt, gemeinsam mit Integrinen, eine besondere Rolle bei der Montage von Kollagenfibrillen. Fibronektin scheint sogar als Plasmafibronectin (von Hepatozyten produziert) eine Rolle bei der Plättchenaggregation und Thrombogenesis zu spielen (Cho und Mosher 2006).

Die extrazelluläre Matrix (EZM) hat eine strukturbildende Funktion (sie verleiht dem Interzellulärraum der Organe und den Räumen zwischen den Organen Struktur), aber formt auch Grenzschichten in Form von Basalmembranen der Endothelien und Epithelien sowie in Form von Faszien. **Die EZM beeinflusst dadurch auch die Ausrichtung und das Wachstum der Zellen!**

Die EZM des zentralen Nervensystems scheint sich von der EZM anderer Organe zu unterscheiden. So kommen Kollagene, Fibronektin und Laminin in den Basalmembranen der Blut-Hirn-Schranke vor, jedoch kaum im extrazellulären Raum des Gehirns und des Rückenmarks. Dafür kommen Matrixmoleküle (z. B. Brevican, Neurocan, Phosphocan und Tenascin-R), die eine Rolle bei der Gehirnentwicklung spielen, nur im zentralen Nervensystem vor. Diese Moleküle werden von Gliazellen, neuronalen Zellen und Endothelzellen produziert. Bei MS zeigen verschiedene Komponenten der EZM anscheinend Veränderungen bei der Synthese und Verteilung (Sobel und Ahmed 2001).

3.2.4 „Turnover" (Umbau) des Bindegewebes

Die Matrixmoleküle und Fasern der EZM werden allgemein kontinuierlich durch Enzyme, die **Proteinasen (= Proteasen)** (es gibt etwa 569 Proteinasen) und die **Glykosidasen,** auf- und abgebaut („turnover"). Bei Enzymen handelt es sich um Proteine (selten um RNA), die chemische Reaktionen und Stoffwechsel- und Verdauungsvorgänge steuern. Enzyme sind aus Aminosäureketten aufgebaut, die zum Großteil mit der Nahrung aufgenommen werden und vom Körper zu den über 3.000 verschiedenen Enzymarten zusammengebaut werden. Viele Enzyme benötigen Coenzyme und Cofaktoren (Vitamine, Metallionen usw.) zur Katalyse der chemischen Reaktion (Löffler et al. 2007).

Das extrazelluläre Matrixnetz wird von einer Gruppe von Proteinen und Nicht-Proteinen gebildet, die so vielfältig ist, dass eine Einteilung dieser Matrixmoleküle nicht einfach ist. Mutationen dieser Matrixmoleküle kommen durch schwere Krankheiten, z. B. Muskeldystrophie, neuromuskulären Störungen und Lähmungserscheinungen, kardiovaskuläre Krankheiten usw. zum Ausdruck.

Enzyme und Enzym-Inhibitoren Um ein „Fließgleichgewicht" beim Auf- und Abbau der EZM gewährleisten zu können, müssen neben Proteinasen und Glykosidasen auch Enzym-Inhibitoren (**Proteinase-Inhibitoren** und **Glykosidase-Inhibitoren**) in der EZM aktiv sein. Bei mechanischen Verletzungen des Bindegewebes durch Traumen, werden Makrophagen aktiviert, die Proteinasen, insbesondere Kollagenasen und Elastasen, freisetzen und Remodellierungsprozesse aber auch entzündliche Vorgänge initiieren (Werb und Gordon 2005). Auch andere Abwehrzellen scheiden Proteinasen aus. Dieses Geschehen wird ferner durch chronische Entzündungen angefacht!

Die Hauptgruppen der Proteinasen werden durch **Matrixmetalloproteinasen** (MMP = eine große Familie von mindestens 23 eiweißspaltenden Enzymen), **Serinproteinasen** und **Cysteinproteinasen** gebildet. Proteinasen werden von Mikroorganismen gebildet, aber kommen auch in vielen Tieren und Pflanzen vor. So enthält z. B. Ananas hohe Werte der Proteinase Papain, aber auch in zahlreichen Lebensmitteln (Fleisch, Käse, Fisch) lassen sich viele Proteinasen finden. Wenn Rindfleisch „abhängt“ entstehen Proteinasen, welche Proteine abbauen und das Fleisch zart machen. In der Lebensmittelverarbeitung lassen sich Proteinasen u. a. als Backenzym für eine bessere Teigführung und Maschinengängigkeit, als Würze und Aromen in Soßen, als Stabilisatoren zur Kältestabilisierung in Bier, als Umrötestoffe zur Konsistenzverbesserung bei Fischprodukten, als Geschmacksstoffe zur Geschmacksbildung bei Milch- und Käseprodukten und sogar zur Herstellung von hypoallergener Nahrung verwenden. Es ist nicht bekannt, wie sich diese „beigefügten“ Proteinasen auf die Gesundheit auswirken. Verschiedene Proteinase-Präparate werden sogar mit Hilfe von gentechnisch veränderten Mikroorganismen hergestellt. Es sei darauf hingewiesen, dass diese Lebensmittelenzyme nicht als Zutaten deklariert werden müssen und demzufolge auch nicht auf der Zusatzliste bei Lebensmitteln erscheinen.

Erst seit Kurzem interessiert sich die Forschung auch für **Glykosidasen** (glykolytische Enzyme). Die Glykosidasen werden nach der Bindungsart (O- oder N-glykosidisch), nach Art der Konfiguration (α- oder β-glykosidisch) und nach Art des Substrates (Alpha-Amylase, Disaccharidase, Beta-Galaktosidase) eingeteilt. Auch Glykosidasen kommen in Tieren, Pflanzen und Mikroorganismen vor und finden sich beim Menschen häufig als Verdauungsenzyme. Glykosidasen werden aber auch Waschmitteln und sogar Tiernahrung (mit Angabe von EC-Nummern) zugesetzt.

Einige wichtige Enzyme, die im Bindegewebe tätig sind

- **Matrixmetalloproteinasen (MMP):** Die MMP-Familie umfasst Kollagenasen, Gelatinasen, Stromelysine und membranassoziierte Metalloproteinasen. Ihr Name leitet sich von der charakteristischen Bindungsstelle für ein Metallion, zumeist Zink, ab. Sie spielen eine Rolle bei der Zellproliferation, -migration, -differenzierung und -apoptosis, aber auch bei der Angiogenesis und Wundheilung. Die Balance zwischen aktivierten Proteinasen und freien Inhibitoren (TIMP = tissue inhibitors of metalloproteinases und PI = proteinase-inhibitors) bestimmt die effektive Proteinase-Aktivität.
- **Serinproteinasen:** Für den Abbau der EZM sind v. a. das tPA (tissue-type-plasminogen-activator) und das uPA (urokinase-type-plasminogen-activator) bedeutsam. Beide wandeln Plasminogen in Plasmin um, das wiederum Fibrin spaltet und verschiedene Matrixmoleküle „verdauen“ kann. Zu der großen Familie der Serinproteasen, gehören die Verdauungsenzyme (Trypsin, Chymotrypsin, Elastase) und Blutgerinnungsfaktoren (Thnrombin usw.), aber auch z. B. das PSA (prostataspezifisches Antigen). Die von der EZM freigesetzten Wachstumsfaktoren können Angiogenesis, Invasion und Metastasierung stimulieren (Andreasen et al. 2000). Auch die Serinproteinasen werden wiederum durch Inhibitoren (Serpine, z. B. Plasminogen-Activator-Inhibitor = PAI und andere Serinprotease-Inhibitoren) nach getaner Arbeit, abgeschaltet.
- **Cysteinproteinasen:** Die Katepsine (Cathepsine) sind die am meisten untersuchten Cysteinproteinasen. Katepsine werden z. B. intrazellulär in Lysosomen angetroffen (Zent und Pozzi 2010). Die Aktivität von Katepsinen scheint durch ein eher saures Milieu aktiviert zu werden, was wiederum von einer Hypoxie in der Mikroumgebung ausgelöst wird. Höhere Katepsin-Werte scheinen mit einer größeren Tumoraggressivität zu korrelieren (Gocheva und Joyce 2007).
- **Glykosidasen** sind u. a. bei der Verarbeitung von Heparan-Sulfat-Proteoglykane (HSPG) tätig.

Proteinase-Inhibitoren und Glykosidase-Inhibitoren befinden sich u. a. in Gemüse, Getreide, Ölsamen, Nüsse, Obst, Hülsenfrüchte, Eier, Kartoffeln, Fleisch usw. Insbesondere Sojabohnen und Bohnen scheinen sehr viel Proteinase-Inhibitoren (speziell Chymotrypsin Inhibitor = Bowman-Birk Inhibitor) zu enthalten und besitzen daher eine anti-inflammatorische und antimikrobielle Wirkung (Kobayashi H. et al. 2005, Kim et al. 2009).

Eine abwechselungsreiche und naturbelassene Ernährung, ohne Zusatzstoffe, mit ausreichend Gemüse und Obst scheint demzufolge eine nicht unwichtige Rolle für das gesunde Fließgleichgewicht zwischen Auf- und Abbau der EZM zu spielen (➤ Kap. 2.12).

Komplexe Wechselwirkungen zwischen EZM und Zellen Eine Fehlsteuerung mit überschießender proteolytischer Aktivität kann zu Gewebeschädigungen und tiefgreifenden Änderungen der EZM-Zusammensetzung führen, was sich schließlich durch verschiedene Krankheitsbilder (z. B. Arthritis, Marfan-Syndrom, Tumoren) äußern kann.

So zeigen neuere Untersuchungen, dass die Matrixmetalloproteinasen (MMP) und ihre Inhibitoren (tissue inhibitors of metalloproteinases = TIMP) eine wichtige Rolle bei demyelinisierenden Erkrankungen, z. B. MS oder experimentelle autoimmune Enzephalomyelitis (EAE) und bei verschiedenen physiologischen und pathologischen Prozessen spielen (Sternberg et al. 2009, Bernal et al. 2009). Manche MMPs (MMP-2 und MMP-9) sind in der Lage, das in Basalmembranen auftretende Kollagen abzubauen und erleichtern damit metastasierenden Krebszellen die Überwindung der Basalmembranen (Lynch und Matrisian 2002).

Auch in der Krebsmedizin erhofft man sich durch weitere Untersuchungen prognostische Karzinommarker gewinnen zu können, um Aussagen über das Metastasierungs- und Invasionspotenzial von Tumoren treffen zu können und neue Chemotherapeutika entwickeln zu können. Neuere Untersuchungen deuten jedoch an, dass die MMPs nicht nur eine Rolle für die EZM spielen, sondern auch bei der Verarbeitung von Wachstumsfaktoren und Zytokine wirken (Zent und Pozzi 2010). Dabei wird erneut die Vielzahl an Funktionen deutlich, die v. a. auch durch Wechselwirkungen zwischen unterschiedlichen Molekülen entstehen und klinische Studien erschweren! So zeigten Untersuchungen an, dass bestimmte MMPs (insbesondere MMP-3 und MMP-8) im Gegensatz zu den bereits erwähnten „karzinogenen“ MMPs (MMP-2 und MMP-9) Tumorprogression verhindern (Lopez-Otin und Matrisian 2007).

Die Zusammensetzung der EZM kann die Tumorbiologie und Entstehung von verschiedenen chronischen Erkrankungen auf verschiedene Arten beeinflussen und zeigt, wie kompliziert die Wechselwirkung zwischen Zellen (in diesem Fall Tumorzellen) und ihrer Mikroumgebung ist:

1. Die Verfügbarkeit der Signalfaktoren und ihren Molekülen ist abhängig von den vorhandenen Bindungspartnern.
2. Die Invasivität von Tumoren ist abhängig von proteolytischen Faktoren, die beim Überwinden der anwesenden Proteinbarrieren (Basalmembranen) helfen.
3. Die EZM selbst kann das Verhalten der Tumorzellen ändern, indem sie über Integrine und assoziierte Proteine Signale sendet. Die chemisch-mechanisch-energetische „Kommunikation" zwischen EZM und Zellen scheint extrem wichtig zu sein!
4. Tumoren können die EZM durch proteolytische Signale ändern.

Die EZM und Tumoren Das von den Fibrozyten gebildete Matrixnetz (Maschenwerk) mit Kollagenfasern und Matrixmolekülen baut eine elektrostatische Grundspannung mit dem interstitiellen Wasser auf. Der pH-Wert der interstitiellen Flüssigkeiten beeinflusst die Beweglichkeit und Viskoelastizität des Matrixnetzes und damit auch die Beweglichkeit der aktiven Zellen (z. B. Leukozyten) sowie den Stoff- und Signaltransit zwischen Gefäß und Zelle! Gerweck et al. untersuchten die Mikroumgebung von Tumoren und stellten fest, dass der extrazelluläre pH bei Tumoren deutlich niedriger ist als in normalem Gewebe, der intrazelluläre pH jedoch gleich ist (Gerweck et al. 2006).

Weiterhin haben Tumorzellen Strategien entwickelt, um auch unter hypoxischen oder anoxischen Bedingungen überleben zu können. Eine chronische Hypoxie der Mikroumgebung scheint dabei einen Selektionsdruck auf die vorhandenen Zellen auszuüben, der zu einer Entartung tendiert. Die Veränderungen der Vaskularisation (vaskuläres Remodeling) sind adaptative Reaktionen auf Gewebehypoxie, die von Hypoxie-induzierbaren Faktoren (z. B. HIF-1) und vaskulären Wachstumsfaktoren (Vascular endothelial growth factor = VEGF) vermittelt werden (Semenza 2009).

Bemerkung des Autors

Das Vermeiden von hypoxischen Zuständen der Gewebe mit venolymphatischen Pumptechniken und einer aktiven Lebensführung (täglich mindestens eine Stunde in der frischen Luft bewegen) erscheinen demzufolge präventiv sinnvoll. Allerdings sollten hierzu wissenschaftliche Untersuchungen ausgeführt werden.

3.2.5 Das Tensegrity-Modell

Bemerkung des Autors

Nachdem ich – inspiriert von S. M. Levin und der Bewegungspädagogik von E. Franklin (Levin 1997, Franklin 1996) – das Tensegrity-Prinzip bereits beim Becken angewendet habe (Meert 2003), versuche ich in den folgenden Kapiteln, dieses Prinzip im ganzen Körper makro- und mikroskopisch anzuwenden und weiterzuentwickeln.

Ich möchte „Tensegrity" als eine Leichtbau-Kombination von Kompressionsresistenten (z. B. Knochen) und zugresistenten Materialien (z. B. Kollagenfasern) darstellen. Damit werden Belastungen besser absorbiert, ohne Verletzungen auszulösen.

Es ist verständlich, dass der Körper aus mehr als nur Gelenken, Knochen und relativ rigiden Elementen besteht, um aufrecht stehen zu können. Wichtig sind auch viskoelastische Elemente, die Belastungen standhalten können, ohne dass die Struktur sofort zusammenbricht.

Diese viskoelastische Strukturen (Bindegewebe) verbrauchen keine Energie, können diese allerdings speichern und später wieder abgeben. In der Rheologie ist diese Eigenschaft als Hysteresis bekannt (➤ Kap. 3.2.1).

Neben dem passiven Abpuffern von Belastungen sorgt das Bindegewebe mit spezialisierten Strukturen (verstärkte Faszien, wie beispielsweise die komplexe Fascia thorakolumbalis) für Hebelarme und Fixpunkte oder Ansatzpunkte der MFK.

❶ Das makroskopische Tensegrity-System auf Körperebene

Bemerkung des Autors

Faszien (Bindegewebsmembranen) und Knochen unterstützen die „Unterteilung" des Körpers in Körperkompartimente. C. Stone vergleicht den Körper interessanterweise mit einem Luftballon, den man aufblasen kann (Stone 1999) (➤ Abb. 3.30). Ich würde diesen Ballon lieber mit Wasser füllen und den Körper mit einem großen Hydrostaten vergleichen. Es sind zwar einige „luftgefüllte" Ballone im Körper vorhanden (Lungen und zum Teil auch der Darm), aber zum Großteil sind die Körperteile mit Wasser gefüllt.

Die „Körperwand" (Haut, Bindegewebe, Membranen, Muskeln) ist Zugkräften ausgesetzt, während die Flüssigkeiten (interstitiell, intrazellulär und intrakapillar) eher Kompressionskräften unterliegen. Würde man einen Zylinder mit Wasser füllen, dann ist die Art, wie er sich biegt, von der Orientierung der Fasern in der Wand abhängig.

Sind diese Fasern nur longitudinal und zirkulär angelegt, wird der Zylinder unter Belastung leicht „einknicken", weil die longitudinalen Fasern keiner Kompression widerstehen können. Sind die Fasern dagegen links und rechts spiralförmig orientiert, dann sind Biegungen des Zylinders möglich (➤ Abb. 3.29). Die Kollagenfasern der Faszien und die Myofaszialketten bauen sich spiralförmig um den Körper auf, und der Körper kann so mit einer Art „muskulärem Hydrostat" verglichen werden (Meert 2009).

Der Körper als Wasserballon Um den Wasserballon aufrecht stehen lassen zu können, werden also eine „Segmentierung" (bzw. Aufteilung in Körperkompartimente) und zusätzliche Stützelemente benötigt (➤ Abb. 3.31). Folgende Elemente findet man im Körper tatsächlich vor:

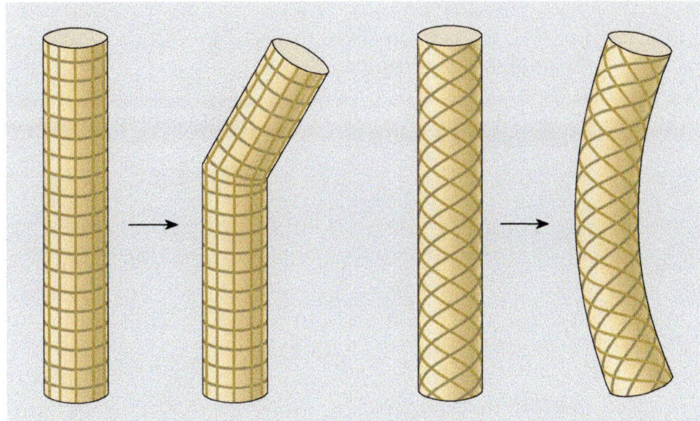

Abb. 3.29 Die spiralförmige Anordnung der Fasern erlaubt es dem Zylinder, sich zu biegen (rechts), ohne dabei zu knicken (links) [L190]

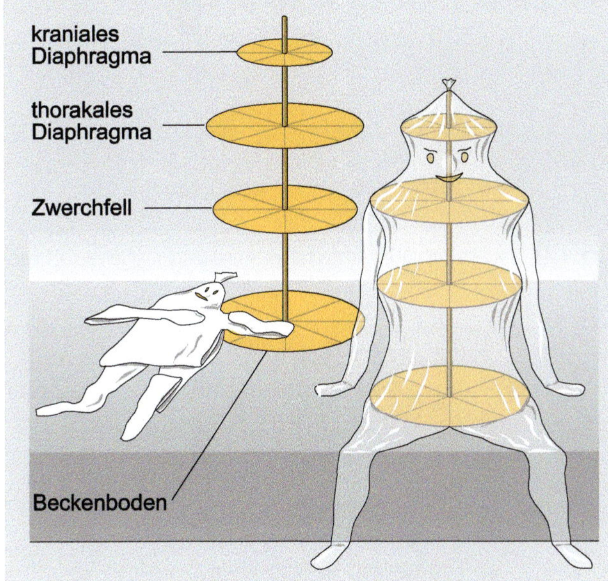

Abb. 3.30 Die menschliche Körperhülle als Luftballon [L190]

- Knochen als relativ rigide und formgebende Elemente
- Weichteile und Bindegewebe als viskoelastische Verbindungselemente
- Flüssigkeiten als „Füllmittel" und Transportmittel von Signalen und Kommunikationsmitteln
- Muskeln und myofasziale Ketten als Mittel zur Fortbewegung
- Eingeweide als spezialisierte Organe mit bestimmten Aufgaben (z. B. Verdauung, Abwehr, Atmung, Steuerung)
- Nervensysteme als Steuer- und Kontrollelemente.

Die ersten drei Körperelemente (Knochen, Weichteile und Flüssigkeiten) sind v. a. für die Formgebung und Belastungsbewältigung zuständig, die Myofaszialketten für die Fortbewegung und die Eingeweide für spezielle Funktionsaufgaben. Die Muskeln sind an erster Stelle für die Fortbewegung zuständig und das Bindegewebe ist für Statik, Zusammenhalt und Formgebung verantwortlich. Sind die Muskeln hyperton, so sind Bewegungseinschränkungen und Immobilität die Folge!

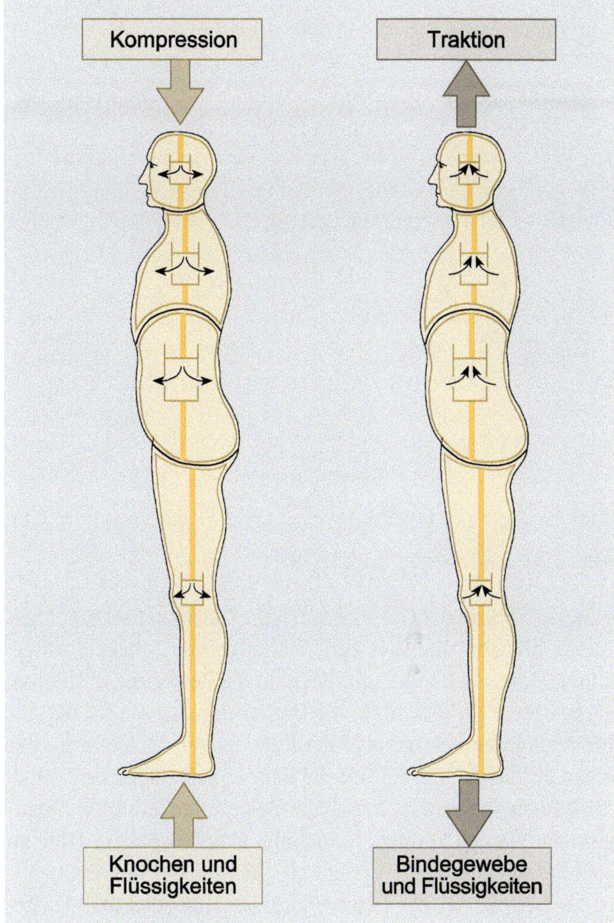

Abb. 3.31 Kompartimente des Körpers [L190]

Bemerkung des Autors

Vor diesem Hintergrund möchte ich darauf aufmerksam machen, dass Muskeln und damit auch die Myofaszialketten eigentlich für eine rhythmische Arbeit und weniger für eine statische Arbeit geschaffen sind. Bei statischer Arbeit, v. a. wenn diese kontinuierlich stattfindet, entstehen Stauungen in der venösen und lymphatischen Versorgung dieser Muskeln. Die Muskelketten neigen dann dazu, zu fibrosieren und es entstehen Verklebungen.

Die kleinen „Tiefenmuskeln" des M. erector trunci werden oft unterschätzt und sollten viel häufiger rhythmisch aktiviert werden. Ich sehe daher auch unsere osteopathische Aufgabe darin, dass wir – vergleichbar einem Klavierspieler, der seine Fingermuskeln trainiert – die Wirbelsäule des Patienten „bespielen" und aktivieren und dem Patienten das „Musizieren" mit den Rückenmuskeln beibringen. Es sei hier an die „guten alten Gymnastikübungen" erinnert. Empfehlenswert für den Patienten sind „aktive Aufgaben", die die osteopathische Behandlung unterstützen.

Im „Körper-Wasserballon" sind Gelenke vorhanden, die die Stabilität der Knochenelemente unterstützen – zugunsten einer erhöhten Mobilität des Körpers. Deswegen wird der Bewe-

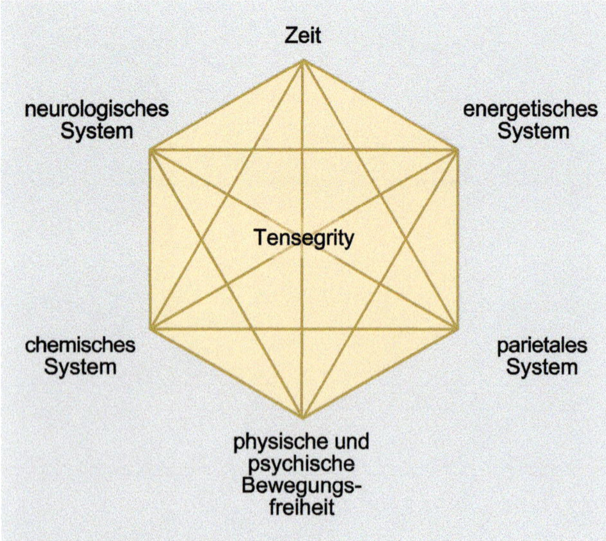

Abb. 3.32 Das Tensegrity-Modell [L190]

gungsspielraum der Gelenke durch die Gelenkkapsel und Ligamente limitiert und dies zum Teil auch von Muskeln unterstützt. Dort, wo Bänder und Kapseln die Bewegung limitieren, sorgen Muskeln sowohl für die Initiierung als auch für die Abbremsung der Bewegung. Allerdings weisen Muskeln immer einen ähnlichen Verlauf wie die Bänder auf, sodass im Notfall die Bänder zur Unterstützung der Bewegungslimitation hinzugezogen werden können. Manchmal kann aber diese Hilfe zu spät kommen und eine Verletzung (Bänderriss) verursachen.

Als Beispiel sei der Faserverlauf der Hüftgelenkbänder genannt. Zur Unterstützung des Lig. pubofemorale dient der M. pectineus, zur Unterstützung des Lig. iliofemorale der M. iliopsoas und zur Unterstützung des Lig. ischiofemorale der M. quadratus femoris. Das Knie ist ein weiteres Beispiel für dieses Prinzip: Zur Unterstützung des hinteren Kreuzbands verläuft die Quadrizepssehne über der Patella und inseriert am Tuberositas tibiae; die Mm. ischiocrurales unterstützen das vordere Kreuzbandes sozusagen als „aktive Ligamente" und der M. popliteus dient als Unterstützer der Kollateralbänder des Knies.

Um die Vielzahl der Gelenke aufeinander abstimmen zu können, ohne dass der Körper dabei instabil wird, besitzt der Mensch Myofaszialketten (MFK). Die konzentrische Arbeit bestimmter MFK wird gleichzeitig mit der exzentrischen Arbeit der antagonistischen MFK koordiniert und abgestimmt. Der Balance-Akt, der notwendig ist, um aufrecht stehen zu können, ist sehr komplex und besteht zusätzlich aus dreidimensionalen „Shifts" (Verschiebungen) von Körperabschnitten oberhalb bzw. unterhalb der betroffenen Region.

Ligamente als Kunstprodukte der Präparation Viele Ligamente können als „Kunstprodukte" eines Präparators betrachtet werden, weil das Bindegewebe dreidimensional alles mit allem verbindet. Ich betrachte dabei das Bindegewebe mit seinen Rezeptoren (Propriorezeptoren, Mechanorezeptoren, Nozirezeptoren usw.) eher als „Messinstrument" und die Muskeln als Aktivposten, die die Befehle der Bindegewebsrezeptoren und des ZNS ausführen. Proprio- und Mechanorezeptoren scheinen dabei vermehrt in Geweberegionen vorzukommen, wo auch vermehrt Belastungen (Traktions-, Kompressions-, Biegungs- und Scherungsbelastungen) auftreten. Es wäre spannend, in unterschiedlichen Körperregionen die Art und Weise der Vernetzung und Verwachsung der Faszien und Ligamente mit dem umgebenden Gewebe zu untersuchen und diese mit der Funktionalität des Gewebes zu vergleichen. J. van der Wal sieht die Unterscheidung zwischen Gelenk- und Muskelrezeptoren aus funktioneller Sicht als künstlich an (Van der Wal 2009).

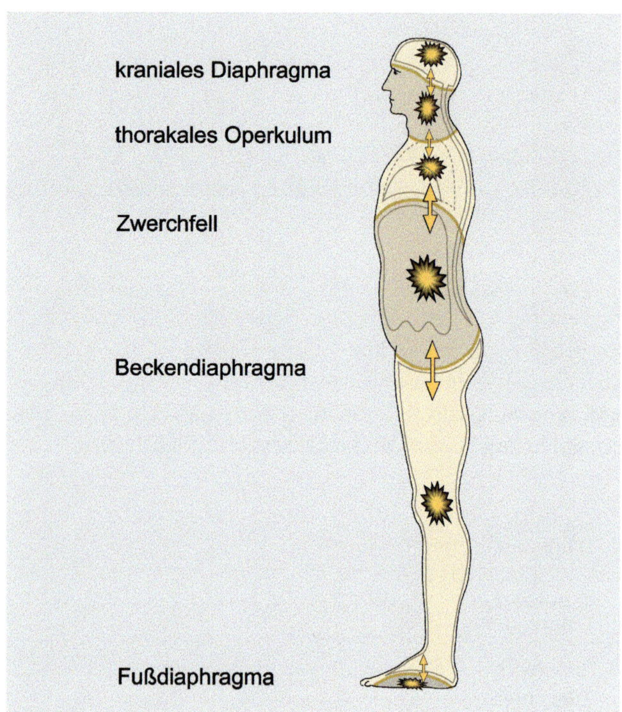

Abb. 3.33 Fasziale Flüssigkeitskompartimente und Diaphragmen des Körpers [L190]

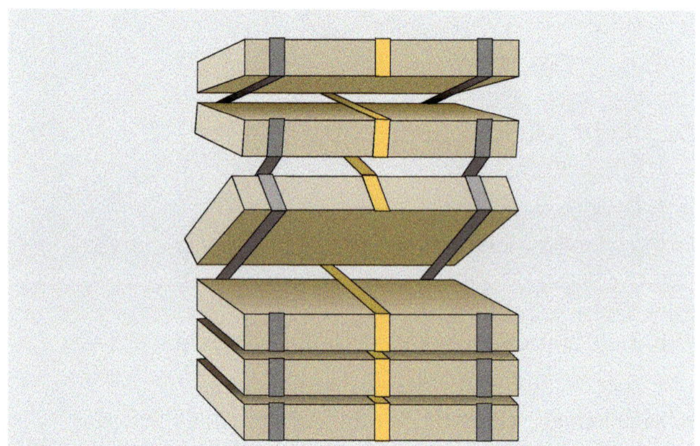

Abb. 3.34 Die „Jakobsleiter" als 2.000 Jahre altes Kinderspielzeug (modifiziert nach Levin 1997) [L190]

Fasziale Flüssigkeitskompartimente des Körpers Membranen und Faszien unterteilen den flüssigkeitsgefüllten Körper in Kompartimente. Dadurch entstehen einerseits die typischen viskoelastischen Eigenschaften, andererseits werden gute Gleitflächen konstruiert. Ferner wird durch die Membranen und Faszien auch eine Art hydropneumatische Stütze geschaffen. Das Bindegewebe und die Flüssigkeiten füllen sozusagen die Spalten und „Leerräume" zwischen den Organen und Knochen aus. Dadurch wird der Gesamtkörper insgesamt stabiler ohne Mobilität einbüßen zu müssen.

Das Bindegewebe kann als hydropneumatischer Mikrostabilisator fungieren, wobei die Faszien- und Flüssigkeitsverschiebungen dabei etliche Belastungen abmildern. Die „Hüllen" oder Faszien unterstützen besonders die Verteilung der einwirkenden Belastungen, sodass „Spitzenbelastungen" zerstreut werden und damit die Verletzungsgefahr geringer wird. Zusätzlich verfügt der Körper über wunderbar aktive (kontraktile und anpassungsfähige) Strukturen, wie das Zwerchfell, den Beckenboden und die anderen Diaphragmen, die als regelrechte „Druckregulatoren" angesehen werden können (➤ Abb. 3.33).

Schon A.T. Still schreibt kunstvoll, dass der „Acker" des Körpers (das Bindegewebe) gut „irrigiert" oder bewässert werden muss, um eine gute Ernte (Gesundheit) zu erzielen.

In letzter Zeit rücken die Faszien in den Vordergrund des wissenschaftlichen Interesses und werden intensiver untersucht.

Das Prinzip der Tensegrity wurde schon sehr früh angewendet. Ein gutes Beispiel ist das etwa 2.000 Jahre alte Kinderspielzeug, das als „Jakobsleiter" bekannt ist (Levin 1997) (➤ Abb. 3.34). Hierbei werden Gegenstände (Steine) durch überkreuzte Bänder so „aufgehängt", dass sie zwar keinen direkten Kontakt untereinander haben, aber trotzdem so übereinander gestapelt werden können, dass stabile Türme errichtet werden können.

Der Körper aus Sicht des „Tensegrity-Prinzips" Der amerikanische Ingenieur R. Buckminster Fuller (1895–1983) prägte den Begriff der „Tensegrity" in der Architekturwelt (Sieden 2000). Selbst für größere Bauten entwarf er leichtere und Energie sparende Gebäudekomplexe, wobei Kuppelformen, die er als Tensegrity-Konstruktionen bezeichnete, im Vordergrund standen.

D.L. Robbie war einer der Ersten, der in den 1970er-Jahren „Tensegrity" als relevant für den menschlichen Körper beschrieb (Robbie 1977).

Wissenschaftler wie P. Pearce, H. Kroto, D.E. Ingber und J. Jamieson und N. Wang et al., weisen darauf hin, dass dreidimensionale dreieckige Strukturen optimal für biologische Strukturen geeignet sind, weil sie inhärent stabil sind und Belastungen und Spannungen auf den ganzen Körper verteilen (Pearce 1978, Kroto 1988; Ingber und Jamieson 1985, Wang et al. 1993).

Die Tensegrity wurde seitdem aus verschiedenen wissenschaftlichen Richtungen beschrieben und auch in der Medizin umgesetzt, aber sie sorgt gleichzeitig auch für Kontroversen. Auch I.P. Rolf hat bei ihrer strukturellen Integration dieses Prinzip angewendet (Rolf 1997). Sie entwickelte phantastische Ideen, die diesen Ansatz unterstützen. Der menschliche Körper besteht demnach aus verschiedenen Blöcken, die von einer elastischen Hülle umspannt werden. Diese Blöcke müssen gut aufeinander gestapelt und ausgerichtet sein (➤ Abb. 3.35). Weiterhin stellte sie fest, dass der Körper aus verschiedenen aufeinander folgenden Muskel- und Faszienschichten besteht.

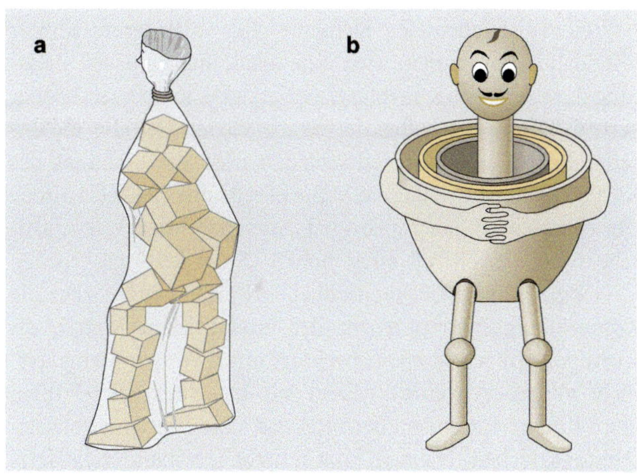

Abb. 3.35 Der menschliche Körper als Stapel aus Blöcken und aufeinander folgenden Schichten (modifiziert nach Rolf 1997) [L190]

Die Kunst einer erfolgreichen Behandlung besteht demnach darin, die Blöcke und Schichten qua Spannung aufeinander einzuspielen (d.h. Tensegrity herzustellen) bzw. nach der „Rolfing-Terminologie" für „strukturelle Integration" zu sorgen.

Es ist immer äußerst spannend zu verfolgen, wie Personen aus verschiedenen Fachrichtungen aus verschiedenen Blickwinkeln ähnliche Gedanken definieren – wenn die Zeit dafür reif ist. So lassen sich z.B. viele Parallelen zwischen Rolfing und Osteopathie ziehen.

In der Literatur finden sich dazu ebenfalls interessante Sichtweisen und Anregungen (Vleeming et al. 1997, Bois und Berger 1990, Busquet 1992, Stone 1999, Rolf 1997, Gagey et al. 1999, Denys und Struyf 1996, Struyf und Denys 1987).

Das myofasziale Netzwerk des Körpers Ingber gab enttäuscht an, dass sich die Medizin in den 80- und 90iger-Jahren immer mehr von einer holistischen Betrachtung des Verhältnisses zwischen Form und Funktion entfernte und zu einer reduktionistischen Sichtweise der molekularen Biologie und Chemie mutierte (Ingber 1998).

Um die mechanischen Eigenschaften der Zelle im faszialen Netzwerk des Körpers verstehen zu können ist es sinnvoll, das Tensegrity-Modell zu benutzen. Man könnte Tensegrity praktisch frei als **die Aufhängung von lokalen Kompressionselementen in einem Netz aus kontinuierlicher Spannung** interpretieren. Die Kompressionselemente drücken dabei wohlgemerkt **nicht** aufeinander, sondern werden durch das Spannungsnetzwerk in ihrer lokalen Position gehalten. Nur Tensegrity kann erklären, wie es möglich ist, eine Extremität weit zu schwingen und dabei die Haut und das Bindegewebe zu dehnen und zu „verrutschen", Flüssigkeiten zu verschieben, Zellen und ihre molekulare Maschinerie zu verzerren usw., ohne das dabei etwas kaputt geht oder die Kontinuität im Körper unterbrochen wird. Wenn auf eine Tensegrity-Struktur eine Kraft ausgeübt wird, reagiert das Ganze um einen Ausgleich zu schaffen. Eine Zunahme an mechanischer Spannung in einem Teil, sorgt für eine Umverteilung der Spannung in der gesamten Tensegrity-Struktur, d.h. in allen verbundenen Elementen.

Weil die myofaszialen Elemente alles in unserem Körper miteinander verbinden, wird eine lokale mechanische Belastung durch das ganze myofasziale Netzwerk im ganzen Körper verteilt. Die Eigenschaften der verschiedenen Gewebe, die unseren Körper aufbauen, entscheiden über die Stabilität des Körpers. Ich habe in diesem Sinne bereits über viskoelastische Gewebearten mit einer niedrigen „Steifigkeit" und viskoelastische Gewebearten mit einer hohen „Steifigkeit" gesprochen (➤ Kap. 3.2.1). Beim menschlichen Körper dürfen aber die Körperflüssigkeiten in Form der interstitiellen Matrix, als wichtige „viskoelastische Gewebeart mit niedriger Steifigkeit" nicht vergessen werden. Wenn wir das Tensegrity-Prinzip beim Körper anwenden, bedeutet das, dass Kompressionselemente (Knochen) in einem kontinuierlichen Spannungs-Netzwerk aufgehängt sind. Dieses Spannungsnetzwerk besteht aus den Myofaszialketten und der Bindegewebsmatrix mit den gelförmigen Körperflüssigkeiten (➤ Abb. 3.36).

Es sei betont, dass eine Art Vorspannung für die Formstabilität des Gewebes erforderlich ist. Diese Vorspannung wird durch die Kompressionsresistenz der extrazellulären Matrix und den osmotischen Druck innerhalb des Gewebes aufgebaut. Aber auch die kontraktilen intrazellulären Filamente und interzellulären Vernetzungen spielen hier eine Rolle. Weiterhin bilden negativ geladene Matrixmoleküle (Proteoglykane) zusammen mit positiv geladenen Kollagenfasern und Wassermolekülen (Dipole) ein gelartiges Matrixsystem mit einem „elektrostatischen Grundtonus". Dieser Grundtonus bestimmt die Gewebeelastizität und die „Durchgängigkeit" des Gewebes für Hormone, Zytokine, Neurotransmitter und Reproduktionsfaktoren.

Durch die Tensegrity-Eigenschaften des Körpers werden Kräfte von der (oder von mehreren) Einwirkungsstelle(n) abgelenkt und durch das myofasziale Spannungsnetzwerk im ganzen Körper verteilt. Bei mechanischen Belastungen wird die „Aufprallenergie" meistens im bindegewebigen-flüssigen Matrix-Netzwerk abgefedert und absorbiert, sodass es nicht zu einer Verletzung kommt. Es ist demzufolge wichtig in den verschiedenen „gelartig-flüssigen" Geweben des Körpers nach Spannungen, Stauungen, Narben, Verklebungen usw. zu suchen. Diese Spannungen müssen abgebaut werden, um die Funktionalität wiederherstellen zu können!

Je elastischer und ausgewogener das Netzwerk aus Knochen, Bändern, myofaszialen Aufhängungselementen und (gelatinösen) Flüssigkeiten ist, desto besser funktioniert der Körper und seine Eingeweide. In Umkehrschluss bedeutet dies aber auch, dass unelastisches Gewebe, myofasziale Verspannungen, Vernarbungen (z. B. posttraumatisch) usw. die Funktionalität des ganzen Körpers und der Organe beeinflussen können! Es ist dabei spannend zu beobachten, dass alle Gewebe, auch das Bindegewebe, kontraktile Elemente (z. B. Myofibroblasten mit kontraktilen Zellfilamente) enthalten.

Ständig in Bewegung Der Körper ist ständig in Bewegung (Gagey und Weber 1999). Aus Sicht der Tensegrity sind alle Teile des Körpers, hypothetisch bis auf die zelluläre Ebene, miteinander verbunden und im „Gleichgewicht". Bewegung in einem Teil einer Tensegrity-Struktur setzt sich durch die ganze Struktur fort.

Die Matrix des Bindegewebes stellt sich wie ein komplexes Fasernetz gefüllt mit gelartigen Flüssigkeiten dar. Ferner wissen wir, dass sich diese Flüssigkeiten verschieben und das Netz sich bei Belastungen verändert. Es ziehen also „Wellen" durch den Körper. Jede körperliche Bewegung, z. B. Atembewegungen oder peristaltische Bewegungen, setzt sich im Körper fort und führt über das Bindegewebe und das Zytoskelett zu kontinuierlichen Mikrobewegungen. Diese physischen Kräfte sind sogar auf zellulärem Niveau notwendig, um die Zellfunktion aufrechterhalten zu können.

Wellenartige Bewegungen tauschen Informationen im Körper aus (Pienta und Coffey 1991). Die Körperflüssigkeiten repräsentieren das ideale Transfer-Medium für diese mechanisch-chemisch-energetischen Wellen. Wird der Flüssigkeitsstrom unterbrochen, gestaut oder gehemmt, kann Krankheit entstehen. Nicht nur die Durchblutung, sondern auch der interstitielle Lymphstrom ist dabei ausschlaggebend für die Gesundheit!

Das Fließen der interstitiellen Flüssigkeiten in der EZM scheint eine außerdordentlich wichtige Rolle einzunehmen und wir werden später darauf zurückkommen.

Statik des Körpers Neben der Verschieblichkeit von Fett- und Bindegewebe und von Flüssigkeiten verfügt der Körper natürlich auch über einfache autostabilisierende Mechanismen, wie Statikänderungen, um Druckverhältnisse im Körper zu regulieren. Darüber hinaus spielen auch die Organe eine Rolle, die einerseits an der Wirbelsäule hängen und andererseits hydropneumatisch, gemeinsam mit den Körperflüssigkeiten, zur Aufrechterhaltung des Skeletts beitragen (➤ Abb. 3.37).

Einige wichtige Grundregeln sind in diesem Zusammenhang entscheidend:

- Wie geht der Körper mit starken mechanischen Belastungen um? Der Körper reagiert hier eher mit Tensegrity und versucht, die Belastung im Körper zu verteilen, um die lokale Belastung zu minimieren.
  Ist die Belastung trotzdem zu groß, entsteht Schaden nach dem Alles-oder-Nichts-Prinzip: Entweder der Körper ist biegsam oder er bricht. Wichtig ist die Tatsache, dass hierbei oft kinetische Energie gespeichert wird.
- Wirkt eine weniger aggressive mechanische Belastung auf den Körper ein, dann sucht er nach Kompensationsmechanismen und fängt an, Material (v. a. Flüssigkeit) zu verschieben.

Die MFK sind in diesem Zusammenhang die autostabilisierenden Arbeiter, die diese Änderungen und Anpassungen ausführen. Als Schlüsselmuskeln funktionieren dabei die Diaphragmen und insbesondere das Zwerchfell. Die Mesos und Aufhängestrukturen der Viszera funktionieren wie Propriorezeptoren und vermitteln die Spannung an die MFK, sodass diese reagieren können.

Hier sei noch einmal in Erinnerung gerufen, dass die Haltungsposition (Statik) an sich, ohne Beweglichkeitsverlust, nur eine Momentaufnahme und **keine** Läsion darstellt!

Allgemein lassen sich durch Hypertonie der MFK fünf sagittale Abweichungstypen (Haltungstypen) von der neutralen Haltung unterscheiden (➤ Abb. 3.38):

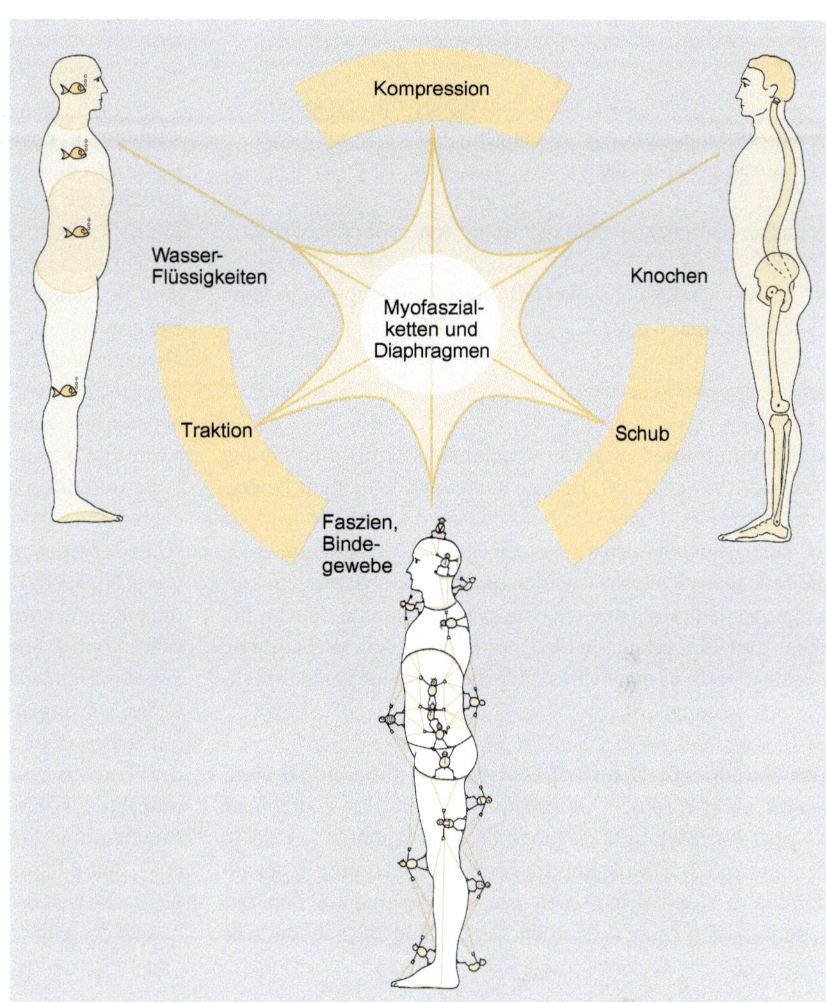

Abb. 3.36 Tensegrity zwischen den Hauptkomponenten des menschlichen Körpers und dreidimensionale Belastungen [L190]

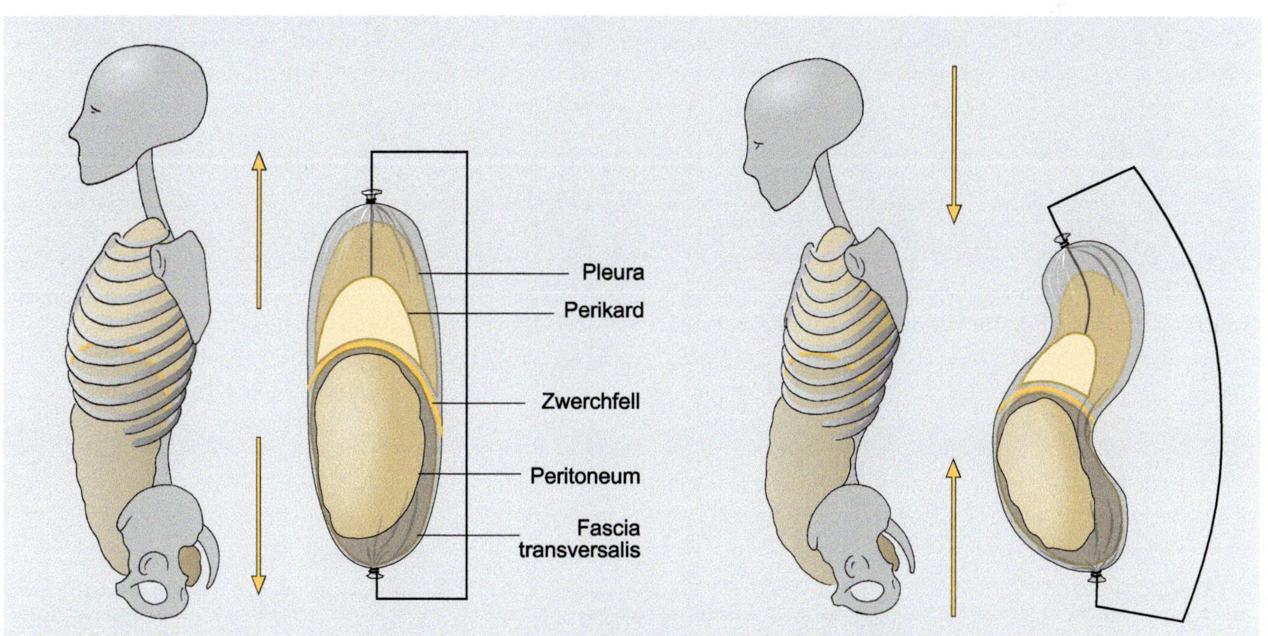

Abb. 3.37 Bauch- und Brustraum als hydropneumatischer Luftballon. In diesem Luftballon sind durch „Trennwände" (Zwerchfell, Peritoneum, Pleura und Perikard), weitere „Kammern" vorhanden (modifiziert nach Franklin 2000) [G084]

- kyphotischer Haltungstyp mit Hypertonie der anterioren MFK
- schlaffer, kypholordotischer Haltungstyp mit Hypertonie der zentralen MFK oder mit allgemeiner MFK-Schwäche
- lordotischer Haltungstyp mit Hypertonie der posterioren MFK
- flacher Haltungstyp mit Hypertonie von Teilbereichen der MFK
- steifer, kypholordotischer Haltungstyp mit Hypertonie von Teilbereichen der MFK.

Praxistipp

Man sollte immer zu allererst untersuchen, ob die Haltung starr oder beweglich ist. Danach sollte man bei einem Beweglichkeitsverlust immer untersuchen, wo die Ursache liegt. Es ist daher sinnvoll, neben einer parietalen Untersuchung auch die faszialen-viszeralen Gleitbewegungen, die viszeralen Aufhängungsstrukturen und die Druckverhältnisse im Bauch-, Becken- und Thoraxraum in die Untersuchung bzw. Behandlung zu integrieren! Es empfiehlt sich demgemäß eine ganzkörperliche Betrachtung.

Das abdominelle Kompartimentsyndrom (abdominal compartment syndrome) Wittmann definiert das abdominale Kompartimentsyndrom als einen Zustand erhöhten Drucks in der Bauchhöhle. Dies ist mit einer erhöhten Spannung in der abdominalen Wand, dem Becken, dem Diaphragma und dem retroperitonealen Raum verbunden. Der erhöhte intra-abdominale Druck beeinträchtigt die Funktion des gesamten gastrointestinalen Trakts und der retroperitonealen Organe (Wittmann 2000).

Normal ist ein intra-abdominaler Druck (IAD) von <10 mmHg. Zwischen 10–20 mmHg handelt es sich laut Wittmann um eine leichte abdominale Hypertension, signifikante funktionelle Organstörungen sind meistens nicht bemerkbar! Ein IAD von 21–35 mmHg wird als moderate abdominale Hypertension angesehen und muss meist ärztlich behandelt werden. Bei einem IAD über 20 mmHg kann eine chirurgische Dekompression notwendig sein. Werte von >35 mmHg gelten als schwere intra-abdominale Hypertension (Wittmann 2000). Ein erhöhter IAD stört das kardiovaskuläre, respiratorische, hepatische, renale, urogenitale und gastrointestinale System sowie den intrakranialen Druck tiefgehend.

Betroffen von einem erhöhten IAD sind aufgrund der schwächeren Wandkonstruktion zuerst die venösen und lymphatischen Leitungsbahnen in den Aufhängungsstrukturen (➤ Abb. 3.39). Dabei entstehen venolymphatische Stauungen, die auf Dauer wiederum zu Fibrosierungen und Spannungen führen und arterielle sowie nervale Engpässe entstehen lassen können. Demzufolge kann es zu den verschiedensten funktionellen Störungen der Abdominalorgane kommen.

Petrella et al. sprechen von einem Kompressionssyndrom des Truncus coeliacus (Syndrom des Lig. arcuatum medianum) mit abdominalen Schmerzen, Übelkeit, systolischen Geräuschen und Stenosierungen des Truncus coeliacus (Petrella et al. 2006). Ich stelle mir hier die Frage, wie sehr die venolymphatische Gefäße schon in Mitleidenschaft gezogen sind, wenn bereits der arterielle Truncus coeliacus betroffen ist?

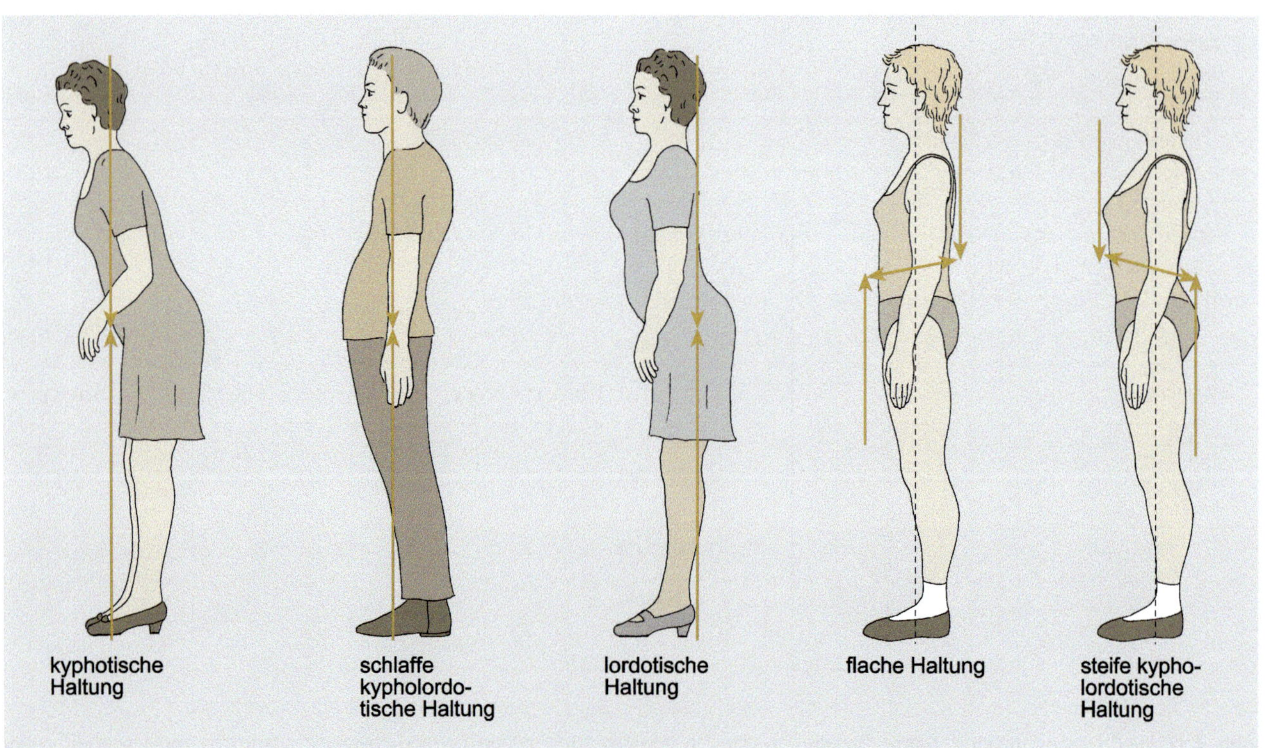

Abb. 3.38 Allgemeine Einteilung der verschiedenen Abweichungen von der neutralen Haltung in der Sagittalebene [L190]

Allgemeine Zeichen und Symptome des abdominalen Kompartimentsyndrom

- Bretthärter Bauch, Zwerchfellhochstand, Verklebungen im Bauchbereich (durch Mobilisierung der Bauchorgane tastbar), Leistenproblematik, schnelles Atmen, wenig Urinproduktion, Überdruck der Vena cava inferior mit Ödemen in den Beinen, gastro-ösophagealer Reflux, Stress-Inkontinenz der Harnblase.
- Ein chronisch erhöhter IAD stört die Nierenfunktion (weniger Urinproduktion) und den pH der Schleimhäute.
- Die Wirkung eines erhöhten IAD auf Milz, Pankreas, Nebennieren und Beckenorgane ist noch nicht bekannt! Hier sind weitere Untersuchungen dringend angebracht.
- **Ursachen für einen akut erhöhten IAD:** Peritonitis, intraperitoneale Ödeme, retroperitoneale Ödeme und Hämatome, postoperative Verklebungen und Vernarbungen, Infektionen und postinfektiöse Verklebungen von Abdominalorgane, Zunahme der intrabdominalen Masse, Aszites
- **Ursachen für eine leichte (funktionelle) Erhöhung des IAD** sind venolymphatische Stauungen intra- und retroperitoneal, Hypertonus des Zwerchfells und der Bauchmuskulatur, Spannungen in den myofaszialen Aufhängungsstrukturen und peritonealen Doppelblättern der abdominalen Organe usw.

Tensegrity für das Becken und die LWS Charakteristisch für die neutrale Haltung ist eine leichte Anteversion des Beckens und dementsprechend eine leichte Lordose der LWS. Generell unterscheidet man im lumbosakralen Körperbereich zwei Möglichkeiten, von der neutralen Haltung abzuweichen:

- starke Anteversion des Beckens mit Hyperlordose der LWS
- Retroversion des Beckens mit Kyphosierung der LWS.

Die Bauchmuskeln, der Beckenboden und das Zwerchfell stellen für den Abdominalraum mit seinen faszialen Unterteilungen in Peritoneal-, Retroperitoneal-, Vertebral- und Subperitonealraum funktionell wichtige Druckregulatoren bei der Atmung dar.

Falls z. B. krankhafte Prozesse im Bauchraum mehr Raum benötigen, sorgen diese autostabilisierenden Kräfte auf reflektorischem Wege für eine Vergrößerung des Bauchraums. Deshalb ist es wichtig, die abgrenzenden Diaphragmen, zumindest das Zwerchfell und den Beckenboden, auf ihre Spannungs- und Bewegungsfreiheit zu testen. Bei Bedarf sollten selbstverständlich alle Diaphragmen gelöst werden.

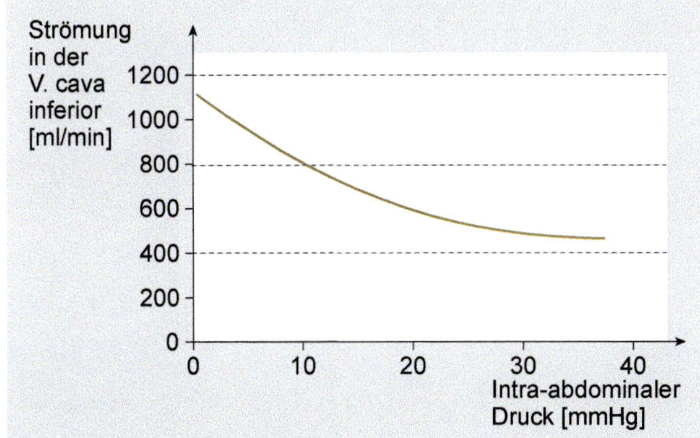

Abb. 3.39 Abnahme der Strömung in der V. cava inferior bei Zunahme des intraabdominalen Drucks (IAD) (modifziert nach Wittmann 2000) [L190]

Die starke Anteversion des Beckens mit Hyperlordose der LWS Eine starke Anteversion des Beckens ist häufig eine Anpassung an einen Überdruck im Bauchraum (s. o., abdominales Kompartimentsyndrom) oder an Spannungen und Verklebungen im Beckenbodenbereich. Typisch sind Blähungen und entzündliche Reaktionen im Bauch, z. B. beim „Reizdarm" oder auch Hypertonien oder Dammschnitte im Perineum.

Eine ausgesprochene Anteversion des Beckens verbunden mit einer lumbalen Hyperlordose (lordotische Haltung) kann manchmal als ein Versuch des Körpers betrachtet werden, bei einer Zwerchfellkontraktion den zusätzlichen deszendierenden Druck am Subperitonealraum des Beckens vorbeizuleiten. Das wäre z. B. bei einem bereits bestehenden Überdruck im kleinen Becken (z. B. durch venöse Stauungen im Uterusbereich) wünschenswert. Ein Posterior-Shift (ein „Nach-Posterior-Verschieben") des Beckens, durch den die Wirkungsrichtung des Kaudaldrucks des kontrahierenden Zwerchfells ventral vom Becken fällt, unterstreicht die Anteversionsbewegung des Beckens noch mehr.

Manchmal können Verklebungen oder Spannungen im Beckeneingangsbereich eine Anteversion des Beckens mit einer Anteriorisierung des Sakrums hervorrufen. Das Becken wird dabei z. B. passiv durch das Sakrum nach anterior mitgenommen. Auch können Verklebungen zwischen Darmschlingen und den Mm. iliaci bzw. Mm. psoas eine Anteriorisierung der Ossa Ilia verursachen.

Genauso können Übergewicht, Schwangerschaft oder Senkungen, z. B. des Dünndarmpakets, die LWS auf Dauer passiv in Hyperlordose ziehen. Das Becken kann passiv mitgezogen werden oder kompensatorisch eine Retroversionsstellung annehmen.

Man darf aber nicht vergessen, dass eine Anteversion des Beckens auch eine Kompensation eines mehr kranial gelegenen Problems, z. B. einer Dekyphosierung der BWS, darstellen kann.

Einerseits kann durch eine zusätzliche Delordosierung der LWS mehr Platz dorsal im Unterbauch gewonnen werden, um Überdruck oder Stauung retroperitoneal kompensieren zu können. Andererseits kann durch eine zusätzliche Hyperlordosierung der LWS im Rahmen einer kypholordotischen Haltung dagegen mehr „Freiraum" ventral im Oberbauch entstehen, um Überdruck und Stauung im Peritonealbereich zu kompensieren. Das typische Beispiel dafür ist sicherlich der „dicke herauswölbende Bauch", der die LWS in Hyperlordose und das Becken in Anteversion zieht und den Oberkörper mit einer Kyphosierung der BWS kompensatorisch nach hinten zieht.

Je größer die Anteversionsbewegung des Beckens, umso größer und kräftiger sind die Ausweichbewegungen der anderen Körperteile, um eine aufrechte Haltung gewährleisten zu können.

Generell gibt es bei einer fixierten Anteversion des Beckens (mit Verkürzung der Hüftbeugemuskulatur) zwei extreme Kompensationswege, aber natürlich auch unendlich viele Zwischenlösungen (> Abb. 3.40).

- Durch eine Überprogrammierung der zentralen MFK oder einfach durch Muskelschwäche bzw. Übermüdung wird der komplette Körper „zusammengestaucht". Die Folgen sind eine kompensatorisch kypholordotische Haltung mit einer verstärkten Lordose lumbal, einer verstärkten Kyphose thorakal und einer verstärkten Lordose zervikal.
  Oft können auch kompensatorisch ein Posterior-Shift („Nach-posterior-Verschieben") des Rumpfes bzw. ein Anterior-Shift („Nach-anterior-Verschieben") des Beckens beobachtet werden. Diese Haltung verlangt wenig Energie- bzw. Krafteinsatz der Muskeln und findet sich deswegen auch eher bei atonischen, unsportlichen Patienten. Auch Übergewicht führt auf Dauer zu dieser Haltung.
- Durch eine Überprogrammierung der posterioren MFK streckt sich der komplette Körper. Im Zuge der lordotischen Haltung entwickeln sich kompensatorisch eine lumbale Lordose, eine verstärkte thorakale Dekyphosierung und eine leichte zervikale Lordose. Oft tritt dabei ein Anterior-Shift des Rumpfes bzw. ein Posterior-Shift des Beckens auf. Diese Haltung bedeutet eine größere muskuläre Leistung, v. a. der hinteren MFK, und findet sich deswegen eher bei sportlicheren Patienten.

Retroversion des Beckens mit Kyphosierung der LWS Retroversionen des Beckens und Delordosierungen sind oft ein Hinweis auf Erkrankungen der Wirbelsäule, z. B. entzündlich-rheumatische Krankheiten (z. B. Morbus Bechterew) oder akute Bandscheibenprobleme oder auf eine Spannung im Beckenausgangsbereich (z. B. Dammschnittnarbe) Manchmal können Verklebungen oder Spannungen im Beckeneingangsbereich eine Retroversion des Beckens mit einer Anteriorisierung des Sakrums hervorrufen, was allerdings oft stärkere und schmerzhafte Iliosakralgelenk-Probleme auslöst.

Je größer die Retroversionsbewegung des Beckens ist, desto größer und kräftiger sind auch die Ausgleichbewegungen der anderen Körperteile, um eine aufrechte Haltung gewährleisten zu können.

Generell gibt es bei der fixierten Retroversion des Beckens (mit Verkürzung der Bauch- und Glutealmuskulatur) zwei extreme Kompensationswege und natürlich eine unendliche Zahl an Zwischenlösungen (> Abb. 3.41):

- Durch eine Überprogrammierung von Teilen der anterioren (abdominal) und posterioren MFK (thorakal) wird der Körper in einer sehr anstrengenden und Energie raubenden flachen Haltung gehalten. Oft können kompensatorisch auch ein Posterior-Shift des Rumpfes bzw. ein Anterior-Shift des Beckens beobachtet werden. Diese Haltung verlangt enorm viel Energie- bzw. Krafteinsatz der Muskeln und findet sich eher bei einer „akuten" (Schmerz)-Problematik.
- Durch eine Überprogrammierung der anterioren MFK rollt sich der gesamte Körper zusammen, und es entsteht eine komplette kyphotische Haltung. Kompensatorisch müssen die Beine gebeugt bleiben und es wird eine starke Lordose zervikal aufgebaut. Oft sind ein Anterior-Shift des Rumpfes bzw. ein Posterior-Shift des Beckens die Folge.

Tensegrity des Thorax und der BWS Die neutrale Haltung besteht aus einer leichten Kyphosierung der BWS mit leichter Aufrichtung des Thorax. Entsprechend unterscheidet man im thorakalen Körperbereich zwei Möglichkeiten, von der neutralen Haltung abzuweichen:

- Aufrichtung des Thorax mit Dekyphosierung der BWS
- Zusammensenkung des Thorax mit Kyphosierung der BWS.

Das Sternum, die Rippengelenke, das Zwerchfell und das thorakale Operkulum stellen für den Thoraxraum mit seinen faszialen Unterteilungen in Pleuraräume und Mediastinum funktionell wichtige Druckregulatoren bei der Atmung dar.

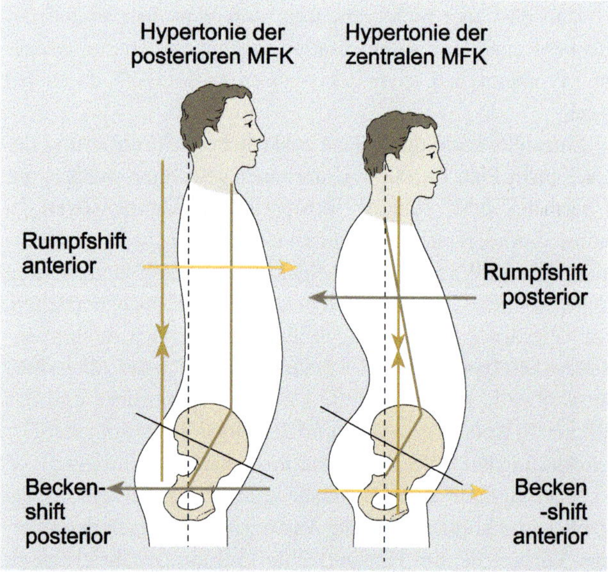

Abb. 3.40 Einfluss der fixierten Anteversionsstellung des Beckens auf die Körperhaltung [L190]

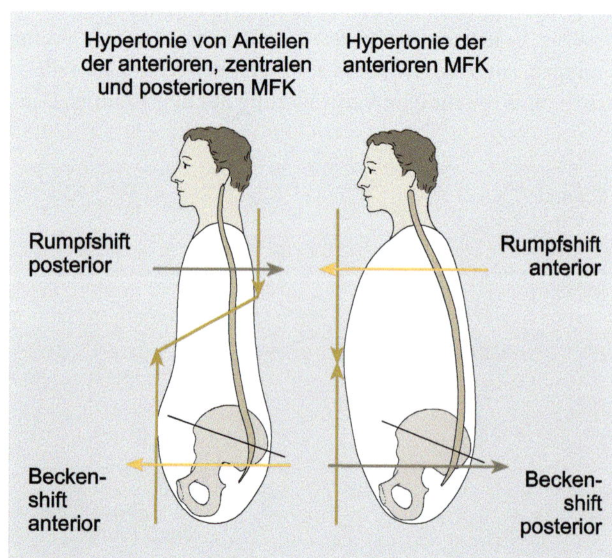

Abb. 3.41 Einfluss der fixierten Retroversionsstellung des Beckens auf die Haltung des Körpers [L190]

Falls krankhafte Prozesse, z. B. im Mediastinum, mehr Raum benötigen, sorgen diese autostabilisierenden Kräfte auf reflektorischem Wege für eine Vergrößerung des Thoraxraums.

Hier ist es wichtig, die abgrenzenden Diaphragmen, zumindest das Zwerchfell und das thorakale Operkulum, auf ihre Spannungs- und Bewegungsfreiheit zu testen. Bei Bedarf sollten selbstverständlich alle Diaphragmen gelöst werden.

Thorax-Aufrichtung mit Dekyphosierung der BWS: Eine Thorax-Aufrichtung mit Dekyphosierung der BWS tritt relativ oft im Zuge einer lordotischen Haltung auf (> Abb. 3.42a). Häufig handelt es sich hier um dorsoventrale Spannungen und Verklebungen im Mediastinum oder Lungenbereich. Meistens befinden sich die Rippen dabei kompensatorisch passiv in einer Außenrotations- und Inspirationsstellung und nicht selten sind sie dauerhaft blockiert. Die hinteren MFK sind oft hyperton und verkürzt.

Wie bereits angedeutet, kann sich eine Aufrichtung des Thorax auch kompensatorisch auf eine Anteversion des Beckens aufbauen.

Eher selten anzutreffen ist eine Aufrichtung des Thorax mit einer Retroversion des Beckens im Zuge einer anstrengenden flachen Haltung (> Abb. 3.42b). Ursache können hier schwere Erkrankungen sein, z. B. eine ernsthafte Bandscheibenproblematik. In einem solchen Fall sind meistens die thorakalen Bereiche der hinteren MFK und die abdominalen Teile der vorderen MFK hyperton und verkürzt.

Thorax-Zusammensenkung mit Kyphosierung der BWS Eine Thorax-Zusammensenkung mit Kyphosierung der BWS tritt relativ oft im Zuge einer kypholordotischen Haltung auf (> Abb. 3.43a). Es handelt sich meistens um kraniokaudale Spannungen und Verklebungen im Mediastinum oder Lungenbereich. Meistens befinden sich die Rippen kompensatorisch passiv in Innenrotations- und Exspirationsstellungen und sind dauerhaft blockiert. Die vorderen MFK sind oft hyperton und verkürzt.

Wie bereits angedeutet, kann eine Thorax-Senkung im Zuge einer kyphotischen Haltung auch ausgleichend bei einer Retroversion des Beckens entstehen (> Abb. 3.43b).

❷ Das mikroskopische Tensegrity-System auf Zellebene

Das Ikosaeder als biologischer Baustein: Wissenschaftler wie Ingber et al. (1985) und Wang et al (1993) konnten nachweisen, dass nur dreidimensional Strukturen, die aus Dreiecken bestehen, wie z. B. das Ikosaeder (Zwanzigflächner), inhärent stabil sind. Da sie ausschließlich unter Zug- und Kompressionsbelastung stehen, verbrauchen sie wenig Energie und sind daher optimal als biologische Struktur geeignet. Egal aus welcher Richtung eine Belastung auf derartige Tensegrity-Strukturen einwirkt, es kommt immer zur uniformen Verteilung der Belastung in Kompressionsbelastung und Zugbelastung. Je flexibler und ausgewogener dabei das Netzwerk (Bindegewebe und myofasziale Strukturen) ist, desto leichter werden Stöße absorbiert und in Informationen umgewandelt. Typische Beispiele für spannungseinheitliche Strukturen sind das Rad eines Fahrrads oder ein Tennisschläger.

S. M. Levin und R. B. Fuller führten Tensegrity in die Biomechanik ein (Vleeming et al. 1997). Viren, Enzyme, Zellen und sogar kleine Organismen nehmen geodätische Formen, wie ein Ikosaeder aus Kugeln an, der wiederum aus dreieckigen Strukturen aufgebaut ist (> Abb. 3.44), sodass der Stress in der gesamten Struktur verteilt wird und die Struktur zusammengehalten wird.

Laut Levin stellt das Ikosaeder den Baustein für biologisches Gewebe schlechthin dar. Ein Ikosaeder besteht aus 20 dreiecki-

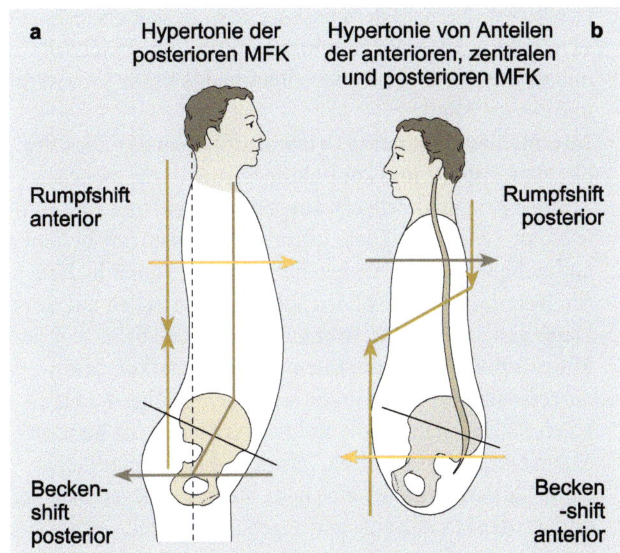

Abb. 3.42 **a** Aufrichtung des Thorax mit Anteversion des Beckens. **b** Aufrichtung des Thorax mit Retroversion des Beckens [L190]

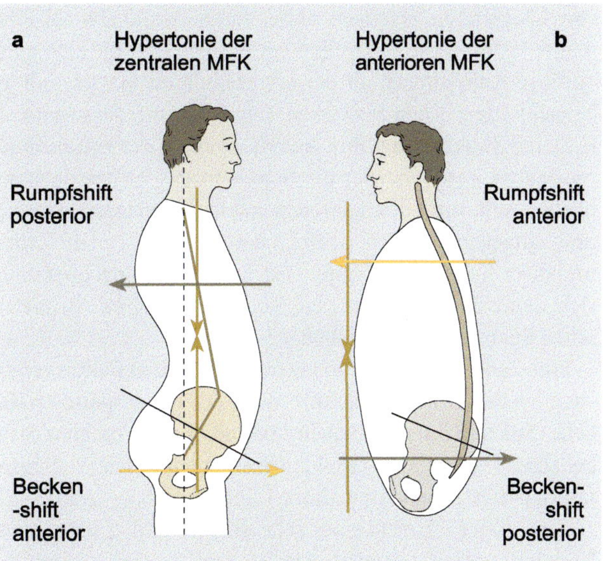

Abb. 3.43 **a** Thorax-Senkung mit Anteversion des Beckens. **b** Thorax-Senkung mit Retroversion des Beckens [L190]

3

gen Flächen, die 30 Kanten und 12 Scheitelpunkte bilden (Levin 1986). Ein Tensegrity-Ikosaeder ist also ein trianguliertes, dreidimensionales Fachwerk, das ganz normal in der Natur vorkommt. Es ist omnidirektional einsetzbar, unabhängig von der Schwerkraft. Mechanisch verhält es sich nicht-linear und nicht nach den Gesetzen-von Newton und Hooksch (Levin 1995).

Levin betont weiterhin, dass es möglich ist, jede Kompression von den äußeren Kanten fernzuhalten, in dem man gegenüberliegende Scheitelpunkte des Ikosaeders mit einem Kompressionsstab verbindet. Eine Kompressionsbelastung wird demzufolge in der Struktur verteilt und die Kompressionsstäbe schweben in die äußere Spannungshülle. Wenn verschiedene Ikosaeder mit einander verbunden werden, dann können sie sich insgesamt wiederum wie ein riesiges Ikosaeder verhalten. Dies hat Levin zu einem Vergleich mit den Extremitäten und der Wirbelsäule inspiriert (Levin 2002). Der Mörtel, der biologische Strukturen zusammenhält, ist laut Levin interessanterweise Schleim, worauf ich später noch zuruckkommen werde.

Neben Gesetzen der Triangulation spielen auch die Gesetzmäßigkeiten der „dichtesten Packung" (Close Packing) im Sinne der Selbstorganisation eine Rolle (➤ Abb. 3.44). Die regelmäßige Anordnung von Kugeln (oder auch von Atomen) führt entweder zu einem kubischen oder zu einem hexagonalen Gitter, was man z. B. auch bei Schaum, einem Kolloid oder einer Emulsion beobachten kann. Das Ikosaeder scheint dazu bestimmt zu sein, die strukturelle Einheit des Lebens, oder wie D. E. Ingber es ausdrückt, die „Architektur des Lebens" darzustellen.

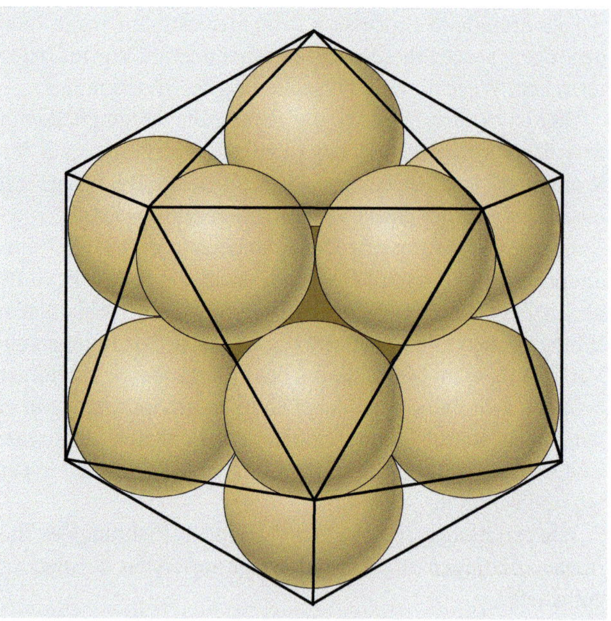

Abb. 3.44 Die „dichteste Packung" von 12 Kugeln bildet einen stabilen Ikosaeder (aus Meert 2006) [L190]

Die Zelle als Tensegrity-Struktur: Ingber betrachtete die Zelle aus der Sicht des Tensegrity-Modells und verglich das Zellskelett mit einer Tensegrity-Struktur, wobei die Zellfilamente ein vielflächiges Rahmenskelett bilden (➤ Abb. 1.5). Die mechanischen Eigenschaften von Zellen scheinen auf passive und aktive Zellfilamente im Zytoplasma zurückzugehen (Wang und Stamenovic 2000). Alle lebendigen Zellen von Säugetieren erzeugen aktiv durch Aktin-Myosin-Filamente (kontraktile Mikrofilamente) Zugkräfte, die sich auch auf ihre Anheftungen an der extrazellulären Matrix und an benachbarten Zellen auswirken. Ingber betont, dass wenn alle Zellen Zugkräfte auf ihre Anheftungen an der extrazellulären Matrix ausüben, aber die Gewebeform gleichzeitig stabil bleiben soll, ein Gleichgeweicht zwischen gleichgerichteten und entgegengesetzten Kräften bestehen muss. Die Zellen und die mit diesen verknüpfte extrazelluläre Matrix befinden sich demzufolge in einer Art Vorspannung bzw. isometrischen Spannung (Ingber 2008).

Eine Zelle sollte nicht mit einem gel-gefüllten Ballon verglichen werden, sondern eher mit einem Zelt mit gespannten Kabeln (Mikrofilamente), Segeln (Zellmembran), inneren Strebebalken (Mikrotubuli) und äußeren Spannseilen (Kollagenfasern der extrazellulären Matrix) (Ingber 2008, ➤ Abb. 3.45).

Jedes aktive Filament einer Zelle ist kontraktil, d. h. bei einer Verkürzung eines Filaments wird eine mechanische Spannung erzeugt. Vereinfacht dargestellt sind Filamente lineare Biopolymere, die aus Aminosäureketten (hauptsächlich Tubulin), Actin und Vimentin bestehen. Weil Mikrofilamente beim Verkürzen auch steifer werden, können sie als Kompressions-, aber auch als Spannungselemente dienen. Verschiedene Untersuchungen deuten an, dass Mikrotubuli in lebendigen Zellen immer gebogen sichtbar sind, was bedeutet, dass sie sich unter Kompressionsbelastungen verbiegen lassen. Wenn sie mit einem Laser durchgeschnitten werden, „schnappen" sie in eine gestreckte Position zurück (Ingber 2008).

Man unterscheidet im Zytoplasma von Zellen drei Filamenttypen (Mehrbod und Mofrad 2011):

- **Mikrofilamente (Aktin-Myosin-Filamente)** bilden v. a. zugresistente und kontraktile Elemente und werden demzufolge als „Seile" dargestellt. Aktin scheint das primäre strukturelle Element der meisten Zellen zu sein und schließt sich leicht mit Myosin zusammen. Aktin reagiert schnell und drastisch auf von Außen einwirkende Kräfte (McGrath und Dewey 2006).
- **Intermediäre Filamente (Vimentinfilamente)** bilden flexible, zugresistente und kontraktile Elemente, die zwischen Zellmembran und Zellkern ausgespannt sind und eine Hülle um den Zellkern bilden. Intermediäre Filamente bestehen aus mehr als 50 verschiedenen Proteinen (Vimentin, Keratin, Desmin usw.). Sie bilden aufgewickelte Rollen mit einer Länge von ca. 1 µm (McGrath und Dewey 2006).
- **Mikrotubuli (Tubulinfilamente)** bilden v. a. kompressionsresistente Elemente und werden demzufolge mit elastischen Balken, Stäben oder Rohren verglichen. Sie besitzen einem Durchmesser von ca. 25 nm und eine Länge von 6 µm. Sie verfügen über eine hohe Steifigkeit gegen Biegung und werden ständig auf- und abgebaut (die Halbwertszeit beträgt nur wenige Minuten). Sie ziehen von einem Mikrotubuli-organisierenden Zentrum in der Nähe des Zellkerns zur Zellperipherie (Ingber 2008).

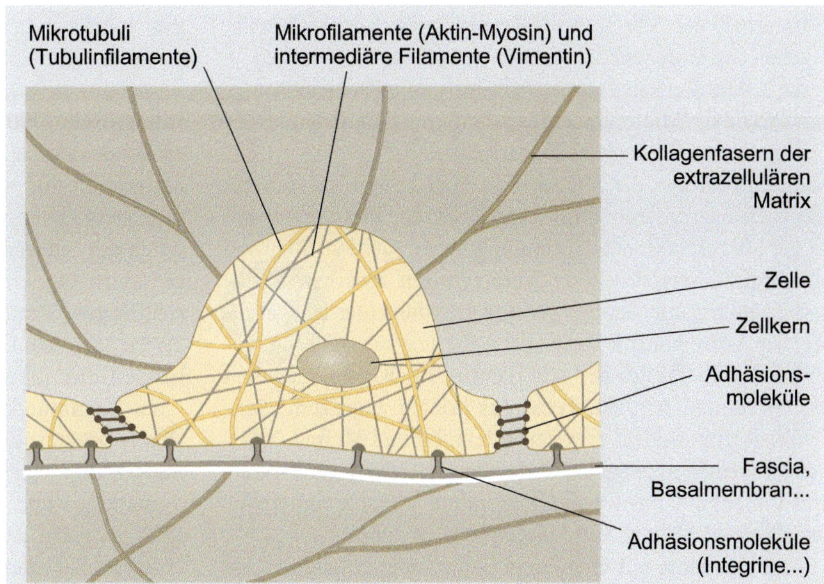

Abb. 3.45 Architektur einer Zelle als Tensegrity-Struktur mit Mikrofilamenten, intermediären Filamenten, Mikrotubuli und Adhäsionsmolekülen [M665/L190]

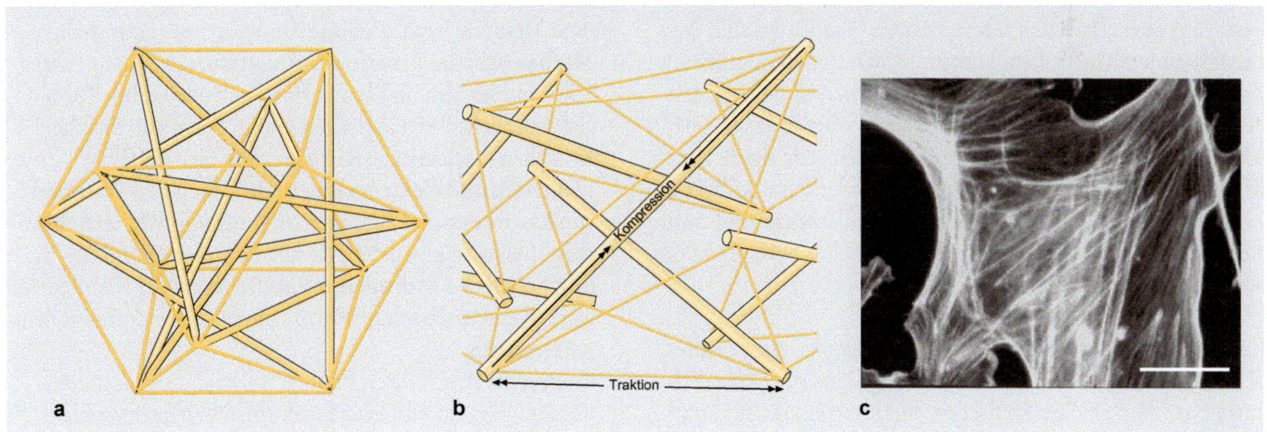

Abb. 3.46 Struktur einer Zelle mit Zytoplasmafilamenten (aus Meert 2009) **a** [L190], **b** [L190], **c** [F539/L190]

Die Zug- und Kompressionselemente einer Zelle sind mit einander in Form von Tensegrity-ähnliche Strukturen verbunden (➤ Abb. 3.46). Die geniale und doch einfache Betrachtung der Zelle als Tensegrity-Struktur hilft, die Integration von mechanischen Systemen in einem Komplex aus Molekülen in Zellen, Zellen in Geweben, Gewebe in Organen und Organe in einem Körper eines Menschens zu verstehen. Tensegrity-Strukturen versuchen immer jene Position einzunehmen, in der am wenigsten Belastung herrscht. Experimentelle Daten stärken die Vermutung, dass man Zellen als kleine Tensegrity-Strukturen betrachten kann, obwohl hierüber keine Einigkeit besteht (Stamenović 2006).

In der Literatur werden drei Zellmodelle kontrovers diskutiert:

- Verstärkung der Zellmembran durch einen Kortex
- Kabel im Zytoplasma bilden ein vorgespanntes Zell-Netzwerk
- Kabel und Stützen im Zytoplasma.

Weitere Studien müssen aufdecken, ob das Tensegrity-Modell nur die statischen Eigenschaften erklären kann, oder ob es auch auf die dynamischen viskoelastischen Eigenschaften der Zelle ausgeweitet werden kann. Studien im Bereich der Mikro- und Makrorheologie führen momentan manchmal zu unterschiedlichen Ergebnissen, wobei die Gründe dafür nicht ganz verstanden werden (Janmey und Schmidt 2006).

Ingber, als Befürwörter des zellulären Tensegrityprinzipes, führt folgende Kriterien an (Ingber 2003):

1. Zellen verhalten sich nicht wie ein mechanisches Kontinuum, sondern als diskrete Netzwerke, die aus verschiedenen, miteinander verbundenen, zytoskeletalen Filamenten aufgebaut sind.
2. Die Vorspannung innerhalb der Zelle ist ein entscheidender Faktor für die mechanische Stabilität der Zellform. Kontraktionen der Aktinfilamente bauen die sog. „Vorspannung" auf, die eines der Schlüsselelemente von Tensegrity bildet. Die Steifigkeit der Zelle nimmt direkt proportional mit der Vorspannung zu (Stamenović 2006).

3. Innerhalb der Zelle muss ein Tensegrity-Gleichgewicht zwischen den einwirkenden Kräften herrschen. Dazu wirken die Mikrotubuli als kompressionsresistente Bauelemente, während die Mikrofilamente und intermediären Filamente zugresistenten Bauelemente darstellen.

Allerdings wirken die Mikrotubuli einer Zelle nicht nur als kompressionsresistente Strukturen. Auch der Biegungskapazität der Mikrotubuli sollte Rechnung getragen werden. Mehrbod und Mofrad vergleichen die Verbindungen zwischen Aktin- und Tubulinfilamenten mit der Konstruktion einer Hängebrücke. Die Aktinfilamente stellen dabei die Tragkabel dar, die Tubulinfilamente die Pylonen und Hänger. Durch die Biegsamkeit der Mikrotubuli wird das Tensegrity-Prinzip somit zum „Bendo-Tensegrity-Modell“ erweitert (Mehrbod und Mofrad 2011). Dabei scheinen miteinander verbundene Netzwerke aus Aktin- und Vimentinfilamenten die Mikrotubuli lateral zu unterstützen, damit sie nicht zu leicht biegen oder knicken.

Weil Filamente mit Wasser ein Gel formen, „versteifen“ sie bei starker Belastung und beugen demzufolge größeren Deformitäten und Schaden vor (Janmey et al. 1991). Besonders Netzwerke aus quervernetzten intermediären Filamenten sind weicher als andere Gelformen, können jedoch trotzdem größeren Verformungen (mehr als 100 %) widerstehen ohne auseinander zu brechen oder Schaden zu erleiden (Wagner et al. 2007). Aktin-Myosin- und Tubulinfilamente bilden sehr rigide Netzwerke, die unter starker Belastung flüssig werden und bei der Zellmotilität eine Rolle spielen. Vimentinfilamente sind zwar weniger starr, aber verfestigen sich unter hoher Belastung und widerstehen demzufolge Brüchen.

Hardware und Software der Zelle Es scheint immer klarer, dass die biochemischen Kenntnisse über Signalmoleküle nicht ausreichen, um alle mechanischen und interzellulären Funktionen verstehen zu können. Die Mechanik der lebenden Zellen beinhaltet verschiedene Faktoren, wie z. B. die Aufrechterhaltung der Zellform (passive Steifigkeit), die Eigenbeweglichkeit der Zelle (Motilität und aktive Kontraktilität), die Mechanotransduktion und die Verankerung der Zelle im umgebenden Gewebe. Auf Zellniveau ist die Schwerkraft im Vergleich zu den lokal wirkenden Belastungen praktisch zu vernachlässigen. Das Zellskelett reagiert auf Belastung vielmehr mit einer Reorganisation, wodurch die Zellorganellen geschont werden. Die Zellmembran enthält zahlreiche „integrale Membranproteine“ (Integrine, Selectine, Cadherine usw.), wobei manche als Ionenkanäle, andere als Signalwege oder sogar als Verankerungen im umgebenden Gewebe funktionieren. Etwa die Hälfte der Membranproteine sind frei in die Zellmembran integriert, während die anderen fest mit dem inneren Zellskelett verankert sind (Mofrad und Kamm 2006). Man weiß relativ wenig über die mechanischen Eigenschaften der Zellorganellen und des Zytoplasmas. Manche Zellen verfügen über eine dichte Struktur (Kortex), die sich nahe an der Zellmembran befindet. Auch der Zellkern scheint über eine verfestigende „Hülle“ in Form einer Doppelfettschicht zu verfügen (Mofrad und Kamm 2006). Weiterhin steht die Polymerisation und Depolymerisation von Aktin in migrierenden Zellen gegenwärtig im Mittelpunkt neuerer Untersuchungen.

Interstitielle Flüssigkeiten als Kommunikationsmedium zwischen den Zellen Sowohl Kollagen als auch Wasser- und Matrixmoleküle weisen elektrische Leitungs- und Polarisationseigenschaften auf. Demzufolge laufen Polarisationswellen durch das Bindegewebe und Protonen springen entlang Kollagenfasern ultraschnell, sogar schneller als die Übertragung von elektrischen Signalen durch die Nerven (Jaroszyk und Marzec 1993). Man kann demnach das aus Wassermolekülen bestehende Gitter innerhalb des Matrixnetzwerks als ein fantastisches Kommunikationsnetzwerk betrachten. Aufgrund des Dipolcharakters der Wassermoleküle bedeutet das Fließen von Flüssigkeiten eigentlich auch das Fließen von Energie und Informationen und es lagern sich Wassermoleküle entlang der Kollagenfasern an. Es überrascht dann auch nicht, dass die Wassermolekülketten entlang Kollagenfasern manchmal mit Akupunkturmeridianen verglichen werden (Ho 2008).

Der Kommunikationsschlüssel des Bindegewebes scheint meiner Meinung nach, mehrere Komponenten zu enthalten:

- **Mechanisch:** das geometrische Matrixnetzwerk aus Fasern, Matrixmolekülen und Wassermolekülen leitet mit Tensegrity-ähnlichen Eigenschaften und in Form von flüssigen Kristallen mechanische Reize im Netzwerk weiter.
- **Elektrisch und elektromagnetisch:** Durch den Transport von Elektronen und Protonen, Bildung von Wasserstoffbrücken, Ionenladungen der gelösten Substanzen und den hydrophoben und hydrophilen Eigenschaften der Biomoleküle werden elektrische und elektromagnetische Informationen weitergeleitet.
- **Chemisch:** Durch Interaktionen zwischen Aminosäuren, Kohlenhydraten und Fettsäuren entstehen hormonelle, neuronale, immunologische Reparatur- und Wachstumseigenschaften und -funktionen. Es sei darauf hingewiesen, dass das interstitielle Fließen eine wichtige treibende Kraft darstellt, die diese biochemische Maschinerie überhaupt ermöglicht.
- **Energetisch:** Flüssig-kristallines Wasser und die Polarisation-Depolarisation von Zellen, sowie das Binden und Abspalten von ATP ermöglichen das Fließen von Signalen, Informationen und Energie.

Umgebung der reaktiven Zelle Es ist spannend Experimente zu verfolgen, bei denen verschiedene Zelltypen, die in einem dreidimensionalen Gel gewachsen sind, die Matrix um mehr als 50 % kontrahieren lassen können (Sieminski und Hebbel 2004).

Wenn eine Zelle an einem flachen, ebenen Substrat befestigt wird, nimmt sie eine breite, flache Form an (Volokh 2003). Wenn eine Zelle hingegen an ein biegsames, weiches Substrat geheftet wird, nimmt sie eher eine kugelrunde Form an. Die Umgebung einer Zelle hat offenbar einen gewaltigen Einfluss auf die Form und, wie später gezeigt wird, auch auf die Funktion der Zelle.

Badley et al. und Ingber konnten zeigen, dass wenn ein Fibrozyt an der Matrix „fixiert" wird und die Form der Zelle geändert wird, die Mikrofilamente mit Kontraktion und Erhöhung der isometrischen Spannung im Rahmenskelett reagieren (Badley et al. 1980, Ingber 1998). Die kontraktilen Mikrofilamente orientieren sich zu linearen Bündeln, die zwischen den fokalen Adhäsionen der Zelle, wo Integrinrezeptoren die Zelle an der Matrix verankern, gespannt sind. Diese kontraktilen Bündel werden daher auch als „Stressfasern" bezeichnet. Durch die Zunahme der Traktion an den Integrinrezeptoren werden verschiedene biophysische und biochemische Reaktionen ausgelöst, die wiederum Myosin-gesteuerte Kontraktionen, eine vermehrte Integrinbindung und eine festere Adhäsion auslösen (Ingber 2008).

Tumminia et al geben an, dass Trabekelwerkzellen im Auge sich an mechanische Belastungen anpassen, in dem sie ihr zytoskelettales Netzwerk und Signalkaskaden ändern (Tumminia et al. 1998). Zellen, die einer Dehnung von 10 % unterzogen wurden, verlängerten sich sofort parallel zur Dehnungsrichtung und bildeten polygonale (vielflächige) Netzwerke aus Mikrofilamenten! Diese Formänderungen schienen reversibel zu sein; nach einigen Stunden fingen die Zellen an, wieder ihre normale Form anzunehmen. Dauert die Belastung jedoch an, reagieren die Zellen mit genregulatorischen Änderungen („transcriptional upregulation") und Aussendung von Signalen, z. B. werden Wachstumsfaktoren und Stressfaktoren ausgeschüttet! Auch das „Ausströmen" von Flüssigkeiten aus der Zelle und homöostatische Änderungen stehen in Verbindung mit dem interstitiellen Tensegrity-Netzwerk! Tumminia et al betonen, dass Zellen des Trabekelwerks des Auges fähig sind, mechanische Signale unmittelbar als biochemisch-strukturelle Reaktionen weiterzuleiten, was neuerdings als „Mechanotransduktion" bezeichnet wird (Tumminia et al. 1998)!

Wie sehr die Tensegrity-Struktur als „Hardware" der Zelle mit dem informationsverarbeitenden Netzwerk (oder „Software") der Zelle verknüpft ist, müssen weitere Untersuchungen nachweisen.

Die Zellform beeinflusst die Zellfunktion Ingber betont die Bedeutung der physikalischen Natur der biochemischen Welt. Er beschreibt, dass Enzyme, z. B. RNA-Polymerase, genau so viel Kraft wie molekulare Motoren entwickeln und Zellen größere Traktionskräfte als optische Pinzetten auf Mikropartikel ausüben können. Die Verhaltensstrategien von Zellen, wie Wachstum, Differenzierung, Motilität, Polarität, Kontraktilität und Apoptose werden alle von Deformationen und Distorsionen der Zellen durch ihre Haftung an der extrazellulären Matrix beeinflusst (Ingber 2003, Ingber 2008). So scheinen erstaunlicherweise die Zellform, die Rigidität und die dreidimensionale Organisation der extrazellulären Matrix das zelluläre Verhalten zu beeinflussen. Gespreizte adhärente Zellen scheinen meistens eher ihr Wachstum anzukurbeln; eingezogene adhärente Zellen scheinen sich eher zu differenzieren; und runde, abgelöste Zellen oder adhärente Zellen, deren Ausbreitung verhindert wird, neigen dafür eher zu Apoptose (➤ Abb. 3.47, Ingber 2003, Ingber 2008). Die Vorspannung in der Zelle und in der extrazellulären Matrix bestimmen das

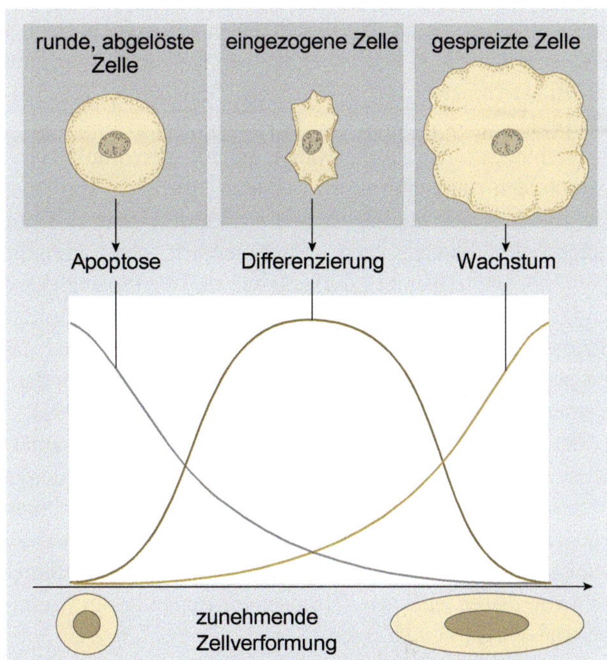

Abb. 3.47 Die Form der Zelle beinflusst das Verhalten der Zelle [L190]

Kräftegleichgewicht innerhalb der Zelle. Die Zelle kann so in Form von Stillegung oder Anregung der intrazellulären biochemischen Kraftwerke und in Form von Wachstum, Differenzierung oder Apoptose auf ihre Umgebung reagieren. Damit wird die Morphogenese des umgebenden Gewebes sowohl durch molekulare als auch durch mechanische Einflusse strukturiert.

Es scheint dringend notwendig das Zusammenspiel der molekularen Signalpfade mit dem mechanisch-physikalischen Verhalten der Zelle zu erforschen. Die Mechanismen der sog. Mechanotransduktion (Umwandlung von mechanischen Kräfte in biochemische Reaktionen) muss noch geklärt werden. Dies wird neue, spannende Perspektiven für therapeutische Interventionen ermöglichen.

Mechanische Kräfte scheinen Adhäsionsrezeptoren, Ionenkanäle und Integrine als eine Art Mechanorezeptor zu aktivieren und in elektrische und chemische Signale innerhalb der Zelle umzuwandeln. Auch das Fließen der interstitiellen, arteriellen und venolymphatischen Flüssigkeiten üben mechanische Scherkräfte auf die anwesenden (Endothel-)Zellen aus und sollten intensiver erforscht werden. Darüber hinaus ist es makroskopisch notwendig, auch die emotionale und soziale Vernetzung in unser Denkmodell zu integrieren. Auch Zellen „fühlen" sich wohl bzw. unwohl in ihrer Umgebung und reagieren dementsprechend darauf.

❸ Tunnelförmige Matrisome, „lebende Kristalle" und das Prinzip der Selbstorganisation

Tunnelförmige Matrisome und lebende Kristalle Wenn man die mikroskopischen Strukturen der Bindegewebsmatrix betrachtet, merkt man, dass es sich um eine Vielzahl polygoner Elemente handelt. A. Pischinger bezeichnet diese Polygone mit einem Durchmesser von 5–80 nm als **„Matrisome"** (Pischinger 1991).

Pischinger vergleicht die Matrisome mit „geschraubten hyperboloiden (tunnelförmigen) Gebilden", die nach dem Prinzip energetischer Minimalflächen strukturiert sind, d. h. die potenzielle Energie pro Flächeneinheit ist minimal (➤ Abb. 3.48). Über ihre Zuckerketten sind die Proteoglykane und Glykosaminoglykane in der Lage, ring- und tunnelförmige Strukturen zu bilden. Pischinger weist darauf hin, dass das Prinzip energetischer Minimalflächen bei raumteilenden Bauelementen in der Natur weit verbreitet ist (Pischinger 1991).

Oschman spricht in diesem Zusammenhang interessanterweise von **„lebenden Kristallen"**, die aus dünnen, faltbaren Molekülen bestehen und weich und biegsam sind (Oschman 2006). Wer die fantastische Arbeiten von Dr. Guimberteau zum subkutanen Gewebe kennt, wird sofort ein wunderbares Bild von diesen lebenden Kristallen vor Augen haben (Guimberteau 2004) (➤ Abb. 3.49).

In lebenden Systemen sind kristalline Strukturen anscheinend eher die Regel als die Ausnahme. In Kristallen sind die Moleküle nicht zufällig, sondern in sich regelmäßig wiederholenden, dreidimensionalen Struktureinheiten in einem sogenannten Kristallgitter angeordnet. Oschman vergleicht Kristalle mit **„molekularen Antennen"**, die Signale (Schwingungen) aussenden und empfangen. Der Übertragungsmechanismus der vibratorischen Informationen im Organismus, bis in der Zelle und weiter bis in den Zellkern, findet laut Oschman im Gewebe-Matrix-Netzwerk statt (Oschman 2006). Die Tensegrity-Struktur der Zellen erlaubt auf wunderbare Weise die Schwingungen zwischen den Zellkernen bzw. Zellen im Gewebe und Organismus zu harmonischen Wellenbewegungen umzumodulieren, vergleichbar mit einem riesigen, dreidimensionalen Spinnennetz.

Das Bindegewebe kann alle vier Nährstoffe speichern: Kohlenhydrate in den Glykosaminoglykanen und Proteoglykanen; Eiweiß als Aminogruppen in den Proteoglykanen und Kollagenfasern; Fettsäuren in den Zellmembranen; und Wasser überall. Die tunnelartigen Matrisome bilden funktionell das Transportsystem der Grundsubstanz (➤ Abb. 3.48).

Weil nun dieses tunnelbildende Matrixnetzwerk durch die Kapillaren mit dem humoralen System (Hormone, Zytokine, Wachstumsfaktoren usw.) und durch die Nervenfasern mit dem Nervensystem (Neurotransmitter) und Gehirn in Verbindung steht, entfaltet sich langsam die Einsicht über die Komplexität dieses Matrix-Systems, wobei auch die Psyche, die Seele und das Immunsystem integriert sind. Wenn man sich ferner überlegt, dass darüberhinaus auch durch den Körper wandernde Leukozyten Informationen mit anderen Zellen austauschen und weiterreichen und ferner Zytokine durch die interstitiellen Flüssigkeiten weitertransportiert werden, kann man über diese Ingeniosität der Natur nur staunen. Hier wird meiner Meinung nach eines der Schlüsselprinzipien zum Verständnis der Quadriunity Körper-Geist-Seele-Umfeld gelegt (Meert 2012).

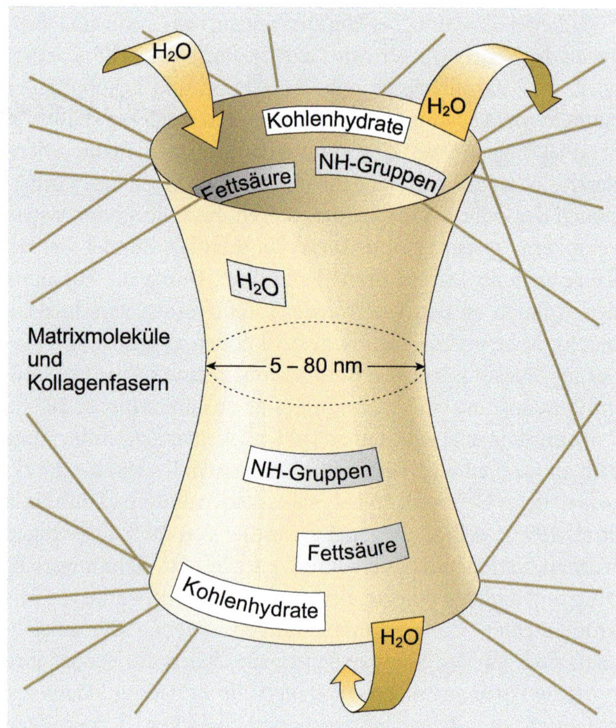

Abb. 3.48 Tunnelstruktur der Matrisome. Hydrophobe Tunnelinnenseite und hydrophile Tunnelaußenseite (nach Pischinger 1991) [M665/L190]

Selbstorganisation Als Grundprinzip könnte man hier vereinfachend die sog. „Selbstorganisation" heranführen. In der Physik ist die Selbstorganisation als spontane Entstehung von stabilen, regelmäßigen Strukturen in dissipativen (stabil geordneten, nicht im thermodynamischen Gleichgewicht befindlichen) Systemen definiert. In einem selbstorganisierten System entsteht Ordnung durch lokale Interaktionen zwischen individuellen Elementen, die unabhängig von externen Einflüssen handeln. Allerdings setzen selbstorganisierende Vorgänge eine Offenheit und Nichtlinearität des Systems und manchmal auch eine Energiezufuhr voraus! In lebendigen Systemen wird die Organisation sowohl durch Selbstorganisation von Innen heraus als auch durch externe Einflüsse aufgebaut.

Man könnte als einfachstes Beispiel für Selbstorganisation die Entstehung von Seifenblasen heranführen (Perkowitz 2000). Die intermolekulären Kräfte (z. B. hydrophobe und hydrophile Kräfte bestimmter Moleküle, Wasserstoffbrücken usw.) spielen hierbei eine erhebliche Rolle. Auch bei Fisch- oder Vogelschwärmen, Ameisenstaaten, Kristallstrukturen, bei „fummeligen" Schneeflockenmustern usw. trifft man eine „mysteriöse" Selbstorganisation an.

Auch der Aufbau des lockeren Bindegewebes aus den sog. polygonalen Matrisomen kann aus Sicht der Selbstorganisation betrachtet werden. Dr. Guimberteau spricht beim subkutanen Gewebe jedoch nicht von Matrisomen, sondern interessanterweise von **Mikrovakuolen** (Multimicrovacuolar Collagen Dynamic Absorption System) (➤ Abb. 3.49, Guimberteau 2008).

Auch hexagonal geformte Strukturen (z. B. Bienenwaben) stellen oft das Ergebnis selbstorganisierender Prozesse dar und

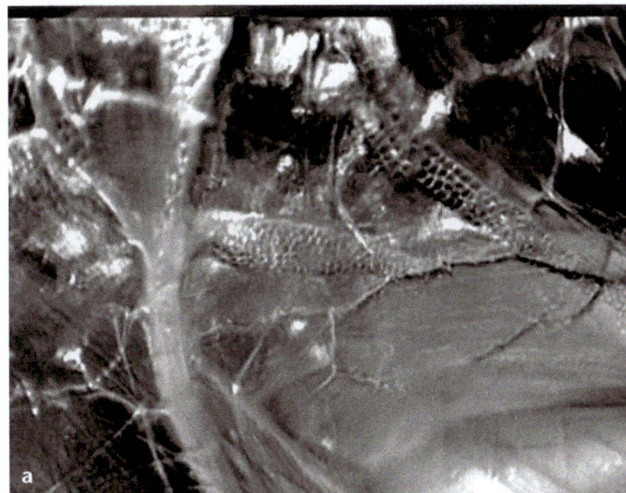

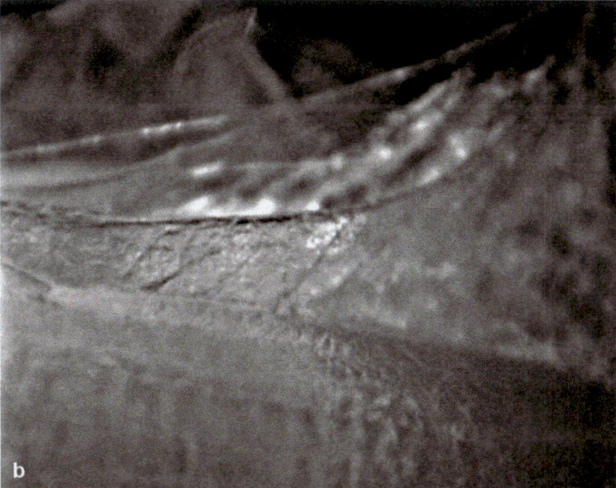

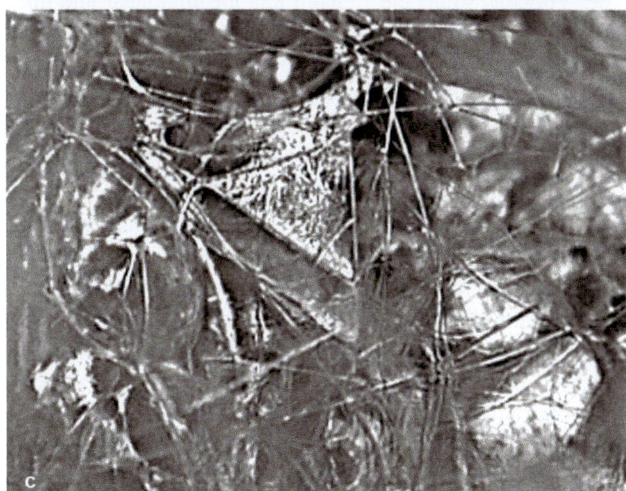

Abb. 3.49 Eine Mikrovakuole als „lebende Kristalle" (aus Guimberteau 2004) [T627]

befinden sich entsprechend in einen Zustand minimaler Energie (Melcher et al. 2004). Bei näherer Betrachtung scheinen Seifenblasen durchaus eine hochkomplexe Bauweise zu besitzen. Es handelt sich dabei um einen selbstorganisierenden Prozess, bei dem sich das Gleichgewicht zwischen Membranspannung sowie Innen- und Außendruck mit hochgradigster Präzision in Form einer optimalen Materialnutzung und Lastverteilung (Leichtbau) einstellt.

Bemerkung des Autors

Elektromagnetische Felder der Gewebe: Es wäre sinnvoll das Matrisom (Mikrovakuole oder Kristall) als ein mikroskopisch kleines, elasto-kollagenes Polyeder zu betrachten und den Körper als riesiges „Flowing-Tensegrity-Netzwerk", bestehend aus zig Milliarden unterschiedlicher Matrisome, das ein immenses elasto-kollagenes Gerippe in einem Meer aus interstitiellen gelartig-gebundenen Körperflüssigkeiten bildet.

Das Matrisom (Mikrovakuole) ist mit Matrixmolekülen (Proteoglykanen, Glykosaminoglykanen, Glykoproteinen, Kolloiden, Ionen) und Wasser zu einem Gel-Sol-Gemisch verbunden. A. Szent-Györgyi beschreibt, dass alle Moleküle der lebenden Matrix Halbleiter sind und Energie auch ohne direkten molekularen Kontakt durch das elektromagnetische Feld der Grundsubstanz (Matrix) fließen kann. Weiterhin fließen Elektronen durch Fasern (Elektrizität) und Protonen durch die Wasserschicht (Protizität = Fähigkeit zu Wasserstoffbrückenbildung) (Oschman 2006).

Lee listet folgende Parameter auf, die für eine Neueinstellung der Viskosität und des elektromagnetischen Feldes des Gewebes und demzufolge auch für eine Neueinstellung der ganzkörperlichen neurologischen und humoralen Funktionsnetzwerke sorgen (Lee 2009):

- stagnierende oder fließende Elektronen (freie Radikale)
- gebundenes oder ungebundenes Wasser (➤ Kap. 3.2.6)
- polymerisierende oder depolymerisierende piezoelektrische Moleküle
- stagnierende oder fließende Gegenionen wie Wasserstoffionen, Kalziumionen und andere Elektrolyte.

Im Bindegewebsnetzwerk befinden sich Zellen und durchziehende Leitungs- und Versorgungsbahnen, wobei die elastokollagenen Fasern sozusagen als viskoelastisches Gerüst und

Schützgewölbe für die durchziehenden Nerven und Gefäße dienen. Die Proteoglykanpolymere sind dabei mit den Kollagen- und Elastinfasern verbunden. In dem Flowing-Tensegrity-Netzwerk ziehen die negativ geladenen Proteoglykane und positiv geladenen Kollagenfasern Wassermoleküle (Dipole) an, was für eine gute Anpassungsfähigkeit (durch Flüssigkeitsverschiebungen des gebundenen Wassers) und für eine gute Kompressionsbelastbarkeit des Gewebes sorgt, aber auch elektrische Felder erzeugt. Die Kollagen- und Elastinfasern sorgen für Zugfestigkeit und elastische Eigenschaften. Die vieleckige Flowing-Tensegrity-Struktur verbindet demzufolge eine absolute dreidimensionale Bewegungsfreiheit mit der viskoelastischen Belastungsfähigkeit eines Stoßdämpfers.

Durch die Energiezufuhr entsteht ein nichtlinearer dynamischer Vorgang, wobei die äußeren Randbedingungen und die Wechselwirkungen innerhalb des Systems für die eigenständige Einstellung des Energieminimums sorgen. Als Ursachen für die Entstehung von selbstorganisierenden Prozessen können mechanische, chemische, elektrische, elektrochemische und thermodynamische Potenziale, aber auch Geschwindigkeitspotenziale herangeführt werden. Durch eine enge Kooperation zwischen Nanotechnologie und Materialwissenschaften wird prognostiziert, dass man zukünftig selbstorganisierende Strukturen, z. B. auf den Tragflächen von Flugzeugen, als Alternative für kostenintensive Enteisungsmethoden anwenden wird (Melcher et al. 2004).

A. P. McGuigan. et al. zeigten experimentell, dass durch das Ziehen mit Mikropipetten an Adhäsionsrezeptoren von lebendigen Zellen eine aktive Reaktion mit Wiederherstellung der Zellstruktur und Wiedereinordnung des Zellkerns stattfindet (McGuigan 2008).

Die intrazellulären Mikrotubuli erfüllen darüber hinaus die Funktion des intrazellulären Transports von Zellorganellen (Vesikel, Chromosomen usw.). Sie verfügen über ein Plus- und ein Minusende und verursachen damit eine eventuelle Polarisierung der Zelle. In nichtpolarisierten Zellen befinden sich alle Minusenden im Zentrum der Zelle, alle Plusenden im periferen Bereich. In polarisierten Zellen befinden sich dagegen die Minusenden an einem Ende der Zelle (apikal), die Plusenden am anderen Ende (basal) (> Abb. 3.50).

Durch die Ladungen der Elemente der Grundsubstanz (negativ geladene Proteoglykane, positive geladene Kollagenfasern, Wasser als Dipol) entsteht zudem im Bindegewebe ein elektrostatischer Grundtonus (Potenzial), der Einfluss auf den Tonus (Spannung), die Ionenkonzentration und die Osmosefähigkeit des Bindegewebe hat. Einwirkungen auf die Grundsubstanz resultieren in mechanischen Reaktionen, Potenzialschwankungen und Flüssigkeitsänderungen mit chemischen Änderungen in der Matrixumgebung der Zelle. Diese werden demzufolge an die Zellmembran weitergegeben. Die Zellmembran leiten diese mechanisch-elektrostatisch-chemisch-flüssige Informationen dann in das Zellinnere und an den genetischen Informationsbehälter weiter.

Bemerkung des Autors

Es erscheint damit hypothetisch interessant, dass man auch mit „manuellen“ (z. B. faszialen und pumpenden) Techniken sogar bis auf Zell- und Zellkernebene eine Wirkung ausüben kann.

Ingber gibt an, dass die Zellstruktur und -form nicht nur vom Zytoskelett und seinen Strukturproteinen (Mikrofilamente, intermediäre Filamente und Mikrotubuli) herrührt, sondern auch von der extrazellulären Matrix mit Ankerfilamenten (Ingber 1998)! Die Zellen sind über Integrine und Ankerfibrillen (Kollagenfasern) mit dem Matrixnetzwerk verknüpft. Mechanische Kräfte werden demzufolge durch Integrine an das Zytoskelett weitergegeben und innerhalb der Zelle weitergeleitet – sie regulieren also zelluläre Funktionen! Dort mag dieser mechanische Impuls sogar biochemische Reaktionen und genetische Aktivierungen bzw. Deaktivierungen beeinflussen, was als **„Mechanotransduktion“** bekannt ist! Mechanotransduktion kann als die Fähigkeit einer Zelle angesehen werden, ein mechanisches Signal in ein biochemisches Signal umzuwandeln. Wir dürfen aber nicht vergessen, dass mechanische Deformierungen automatisch elektrische Störungen verursachen und umgekehrt.

E. Blechschmidt gab an, dass die Zellgrenzmembranen mit ihrer ständigen Neu- und Rückbildung, d. h. ihrer fortgesetzten Umbildung, mit unmittelbarer Hilfe des angrenzenden Zytoplasmas die primären Träger der Biokinetik sind (Blechschmidt 1976). Im Gegensatz zu den Membranen haben die Zellkerne nur eine relativ passive Funktion.

Ist eine Zelle eine intelligente Vakuole? J. C. Guimberteau et al. beschreiben, dass im subkutanen Gewebe molekulare Verbindungen zwischen den Kollagenfasern Typ I und den

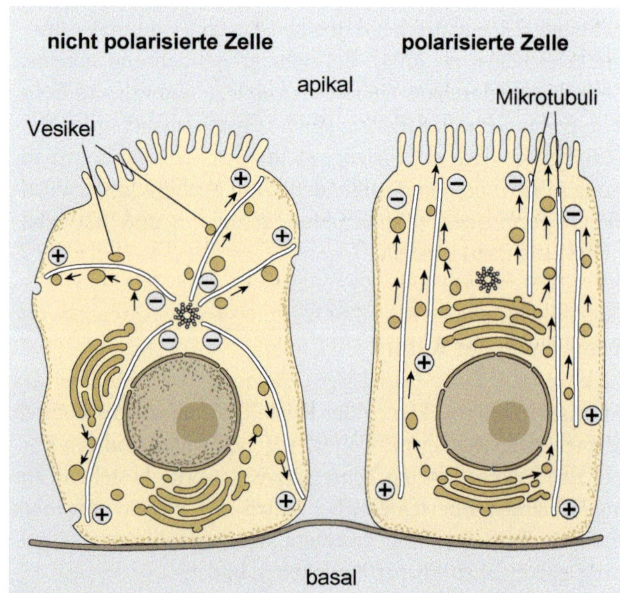

Abb. 3.50 Ausrichtung und Polarität von Mikrotubuli einer Zelle. Links eine nichtpolarisierte Zelle, rechts eine polarisierte Zelle [L190]

Proteoglykanen aus Kollagen Typ IV eine perlenkettenartige Struktur bilden. Dabei findet man ein subkutanes Netzwerk aus diesen „perlenkettenartigen" Fasern (aus Kollagen, Elastin), die in alle Richtungen ziehen und mehr oder weniger polygone Formen bilden. Diese sind ohne sichtbare Logik mit einem Gel aus Matrixmolekülen gefüllt. Dabei sind die Fasern nicht linear geordnet, sondern chaotisch und scheinen nur ein einziges Ziel zu verfolgen: das Leben zu begünstigen.

In diesem Sinne stellen Guimberteau et al. die interessante Frage, ob die Zelle eine intelligente Vakuole ist? (Guimberteau 2008).

Sie beschreiben, dass sich diese perlenkettenartigen Fasern sogar spalten und aufteilen können, um die Belastungskräfte effizienter aufnehmen zu können. Zu den reziproken Spannungsfasern müssen auch die gebundenen Flüssigkeiten hinzugerechnetwerden, die für Druckgradienten und elektrochemische Spannungsgradienten sorgen. Sie erfüllen ferner nicht nur eine Gleit- und Transportfunktion, sondern tragen auch zur Kompressionsbelastbarkeit bei. Gemeinsam mit den Fasern üben sie darüber hinaus eine volumenaufrechterhaltende Funktion aus. Um all diesen Funktionen gerecht zu werden, wurde oben der Begriff „Flowing-Tensegrity" eingeführt.

Guimberteau et al. deuten außerdem an, dass je verschiebbarer das Netzwerk ist (z. B. im Bereich von Sehnen), umso kleiner und zahlreicher die Vakuolen sind (Guimberteau 2008). Die Funktion bestimmt also eindeutig die Form. Eine Blutung (Hämorraghie), ein Ödem, aber auch eine mechanische Einwirkung kann die Struktur der kleineren Vakuolen zerstören, sodass sich eine riesige Vakuole, z. B. in Form eines Hygroms (Wasserzyste) bildet. Narben verändern die elastokollagene Rahmenkonstruktion stark und scheinen sich nicht mehr genau an den ursprünglichen Bauplan zu erinnern. Bei Adipositas ersetzen Adipozyten unter Volumenzunahme zunehmend die Proteoglykane, wodurch sich die intravakuoläre Spannung zunächst erhöht. Die Volumenzunahme und Verfettung des Gewebes führt aber zu einer Gewichtzunahme der Vakuolen, was zu Überdehnung und schließlich zu einer irreparablen Zerstörung und Ptose (Senkung) des elasto-kollagenen Netzwerks führt.

Eine Eiweißüberfütterung durch den überhöhten Konsum von tierischen Lebensmitteln und Milchprodukten sorgt langfristig für eine Zunahme des Proteinanteils im Bindegewebe auf Kosten des Kohlenhydratanteils. Weil Proteine mit stärkeren Ladungen als Zuckermoleküle versehen sind, entsteht eine Verschlackung und Verklebung des Maschenwerks hochpolymerer Zucker-Proteinkomplexe des Bindegewebes. Dies hat einen Elastizitätsverlust und Durchsaftungsverlust (sowohl Blut, als auch Lymphe!) zur Folge. Auch ein überhöhter Verbrauch von Zucker verschlackt auf ähnliche Weise das Bindegewebe. Umgekehrt führt eine Stauung der interstitiellen Flüssigkeiten zu einer Anhäufung von freien Radikalen.

Stills Betrachtung der Faszien: A. T. Still umschrieb die Faszien als *„das Prinzip, das jeden Körperteil umhüllt, durchdringt, teilt und unterteilt. […] Jede Faser und das dazu gehörige Prinzip wächst wunderschöner, wenn ihr euer Augenmerk auf das venöse System mit seinem großen Begleiter, dem Lymphsystem, richtet, welches das Lebenswasser zur Verfügung stellt, um das zu sehr eingedickte venöse Blut zu verdünnen, wenn es sich auf seine Reise zum Herzen begibt. Nach seiner Erneuerung und Reinigung kehrt es in die Arterien zurück und patrouilliert und versorgt von den Hauptquartieren aus die Abteilungen dieser großen bewegten Armee des Lebens […] Es handelt sich um ein Netzwerk von zu- und abführenden Nerven, Zellen und Gängen. Es ist durchzogen und angefüllt mit Millionen Nerven und Fasern, welche die Sekretion und Exkretion vitaler und zerstörender Flüssigkeiten aufrechterhalten. Durch seine Aktivität leben wir, durch sein Versagen schrumpfen oder schwellen und sterben wir. […] Jede Faser eines Muskels verdankt ihre Geschmeidigkeit dem nachgebenden „Septum-Reiniger"* (Still 2002).

Es ist spannend und beeindruckend zu lesen, wie A. T. Still bei seiner Beschreibung der Faszien die Flüssigkeiten integrierte und damit aus meiner Sicht einen klinischen Kreis schloss und abrundete.

So fragte Still: *„Warum entspannt, kontrahiert, stimuliert und reinigt der Arzt das ganze System durch diese willige und ausreichende Renovierungskraft nicht von allen Krankheiten? Aufgrund von Verbleib und Stagnation von Flüssigkeiten in den Faszien werden tödlichen Komponenten hervorgerufen"* (Still 2002).

Bemerkung des Autors

Faszien mobilisieren bedeutet für mich mehr als nur Spannungen abzubauen. Es ist wichtig zu betonen, dass durch eine pumpende Mobilisation der venolymphatischen Flüssigkeiten auch (chemische, elektromagnetische, mechanische usw.) Informationen, Emotionen und elektrische Felder zum „Fließen" gebracht werden und das Bindegewebe ernährt und auch gereinigt wird. Demzufolge werden auch die sog. Selbstheilungskräfte aktiviert (Meert 2012).

❹ Fließende Spannungseinheit

Tensegrity und das Mikroumfeld von Zellen Zellen und Gewebe müssen fähig sein sich zu bewegen, die Form zu ändern und zu wachsen (Ingber 1998)! Wissenschaftler wissen eigentlich wenig über die Kräfte, die Atome zu Molekülen werden lassen und die Moleküle zu Zellen und Gewebe zusammenheften lassen. Ingber betrachtet Tensegrity als ein System, dass sich mechanisch selbst stabilisiert (Autostabilisation), indem es Kompressions- und Traktionskräfte innerhalb der Struktur verteilt und balanziert. Alle verbundenen Elemente einer Tensegrity-Struktur reorganisieren sich als Reaktion auf lokalen Stress. Dabei orientieren sich die Strukturen bei Zunahme des Stresses in Richtung des ausgeübten Stresses.

Jiang et al. geben an, dass die Richtung der Polarisation der Zelle die Richtung angibt, in die sie sich bewegt (Jiang et al. 2005). Sie untersuchten experimentell, ob die Form der Zelle

Einfluss auf ihre Bewegungsrichtung hat. Damit lässt sich der Einfluss von mechanischen Stimuli auf das „Verhalten" der Zelle erklären. In 82 % der Fälle einer Tropfenform oder Dreieckform bewegte sich die Zelle in die Richtung des stumpfen Endes. Bei einer Kreisform konnte keine bevorzugte Bewegungsrichtung festgestellt werden.

Ingber beschreibt, dass man durch die Modifikation der Form der Zelle, sogar zwischen verschiedenen genetischen Programmen wechseln kann (Ingber 1998, 2003). Werden Zellen unter Dehnung des Zytoskeletts flach zusammen gedrückt, geben diese den Input, dass mehr Zellen zum Schutz des umgebenden Substrats benötigt werden (wie bei Reparatur einer Verletzung) und eine Zellproliferation notwendig wäre. Ingber betrachtet die EZM als verlängertes Zytoskelett (Ingber 1998). Aus dieser Sicht wäre es sicherlich auch interessant, die Entstehung von Krebszellen und die Zusammensetzung ihres umgebenden Gewebes bzw. ihre Wechselwirkungen mit selbigem zu untersuchen. Auch die Entstehung von Arthrose wäre aus dieser Sicht interessant.

Obwohl neuere Untersuchungen andeuten, dass das **Mikroumfeld eines Tumors** eine wichtige Rolle spielt, gibt es diesbezüglich leider wenig konkrete Ansätze. Klein und Grandis geben an, dass der kooperative Effekt der molekularen Veränderungen in den Tumorzellen und die kompenstorischen Veränderungen des Mikroumfeldes es Tumoren ermöglichen zu metastasieren (Klein und Grandis 2010).

Fidler. et al konnten experimentell zeigen, dass Tumorzellen, die in verschiedene anatomische Gewebe von gesunden Mäusen injiziert wurden, veränderte invasive und metatstatische Fähigkeiten aufwiesen (Fidler et al. 1994).

Anpassungsfähigkeit des Bindegewebes A. Pischinger und auch H. Heine geben an, dass Fibrozyten innnerhalb von Sekunden in der Lage sind, Proteoglykane und Glukosaminoglykane, sowohl quantitativ als auch qualitativ zu modifizieren, sodass rasch dynamisch wechselnde Ringschlüsse zwischen den Zuckerketten der Proteoglykane und Glukosaminoglykane gebildet werden. Gleichzeitig können Makrophagen durch Phagozytose Teile der Bindegewebsmatrix wieder abbauen und das Duo Fibrozyten-Makrophagen „strickt" sozusagen das Matrixnetzwerk dauernd neu, wobei Fibrozyten und hydrophobe Substanzen „Strukturmacher" und die Makrophagen „Srukturbrecher" sind (Pischinger 1998). H. Heine bezeichnet die Mastzellen zusätzlich als „Wächter" der Grundsubstanz (Bindegewebsmatrix), weil sie sozusagen als „einzellige endokrine Drüsen" das Entzündungsgeschehen und damit die „Durchgängigkeit" im Bindegewebe kontrollieren (Heine 1997).

Die Eiweiß-Zuckerkomplexe spielen eine besondere Rolle bei der „Verschlackung" des Bindegewebes. Besteht über einen längeren Zeitraum ein Überangebot an Kohlenhydraten oder Eiweißen aus der Nahrung oder eine Stauung des Transportvorgangs oder aber ist der physiologische Um- oder Abbau nicht möglich, kommt es zu einer Ablagerung von Eiweiß-Zuckerkomplexen in der Bindegewebsmatrix (z. B. durch Überlastung der Leberfunktion, bei schlechter Ausscheidung usw.). Als Beispiel seien die negativ geladenen Sulfatgruppen der Glykosaminoglykanen erwähnt, die Protonen anziehen und binden, wobei die Glykosaminoglykane ihre Wasserbindungskapazität einbüßen. Das Bindegewebe wird demzufolge viel weniger elastisch, sodass Verschleisserscheinungen auftreten oder es kann auch zu einer sog. Fibromyalgie kommen. Wenn ferner der Ausgleich durch Bewegung (Verbrennung) fehlt, entsteht Fettleibigkeit und es können Krankheiten vorprogrammiert werden!

Das Bindegewebe kann als Redoxsystem durch Abgabe oder Aufnahme von Elektronen auf jeden Reiz, der das elektronische Potenzial der Matrix ändert, reagieren und Informationen speichern. Weiterhin können überschüssige extrazelluläre Elektronen und Protonen in Form von Sauerstoff- und Hydroxylradikalen durch Wasser und Zuckerpolymere im Bindegewebe abgefangen werden. Wenn die enzymatischen Schritte für den Elektronen- und Protonentransfer, z. B. beim mitochondrialen Atmungszyklus (Zitratzyklus), gestört werden, z. B. durch eine Stauung bei der Blutversorgung, kommt es infolgedessen auch zu einem Stau der Radikale. Es sei zudem darauf hingewiesen, dass auch emotionaler Stress zu einer Stauung von Radikalen führen kann. Wenn sich diese Situation nicht beheben lässt, besteht die Gefahr einer chronischen Entzündung oder sogar der Entwicklung eines Tumors (Pischinger 1998, Heine 1997).

Zelle und Umfeld als biologische Einheit Ingber betont weiterhin, dass Tensegrity eigentlich den Weg der Natur darstellt, eine starke, stabile Lebensform mit einem Minimum an Material- und Energieverbrauch aufzubauen (Ingber 2003). Er beschreibt, dass mechanische Kräfte wie Kompression, Traktion usw. wichtige Regulatoren bei der Zellentwicklung bilden (Ingber 2006). Zellen nutzen Spannung um ihre Struktur zu stabilisieren und Tensegrity gibt der Zelle nicht nur ihre Form, sondern unterstützt sogar die Regulation der zellulären Biochemie (Ingber 2003).

Oschman betont, dass eine Zelle, biologisch betrachtet, niemals ohne den umgebenden Lebensraum betrachtet werden darf (Oschman 2006)!

Der ganze menschliche Körper ist stark vereinfachend eine Tensegrity-Struktur, wodurch einwirkende Belastungen, wie Stürze, Stöße usw. absorbiert werden können, ohne Knochenfrakturen oder Eingeweidequetschungen auszulösen! **Durch die lebende Matrix werden mechanische Belastungen sozusagen in „schwingende Informationen" statt in Schädigungen umgewandelt!**

Pienta und Coffey merken an, dass Zellen und intrazelluläre Elemente fähig sind, in einer komplexen Harmonie dynamisch zu schwingen (Pienta und Coffey 1991). Formänderungen, Motilität, Membrandepolarisation, Signaltransduktion usw. der Zelle können mit diesen Schwingungen zusammenhängen. Die „Schwingungsinformationen" werden einerseits durch die Tensegrity-Matrix in den ganzen Körper, andererseits durch Integrine, Adhäsionsrezeptoren und Mikrofilamente in die Zelle bis zum Zellkern und letztendlich bis zur DNA weitergeleitet.

Hu et al. zeigten auf, dass mechanische Stimuli über das Tensegrity-Netz der Mikrofilamente bis in die Zelle weitergetragen werden, wobei die Mitochondrien und der Zellkern „verrutscht" werden (Hu et al. 2003). Sie deuteten darauf hin, dass die intrazelluläre Stressverteilung von einer Art Vorspannung im Zytoskelett moduliert wird. Galli et al. betonen, dass das Tensegrity-Modell gut geeignet wäre, weitere Untersuchungen und ein besseres „ganzheitliches" Verständnis zu ermöglichen (Galli et al. 2005).

Zusammenfassung: Tensegrity ist sowohl makroskopisch als auch mikroskopisch im ganzen Körper „transportierbar".

Die viskoelastischen MFK kommunizieren über das Matrixnetzwerk miteinander und sorgen für eine isometrische aufeinander abgestimmte Spannung, damit unsere aufrechte Haltung erhalten werden kann. Sie sorgen sozusagen für eine „Autostabilisation" des Körpers!

Tensegrity ist ein spannendes und faszinierendes Prinzip zur Betrachtung der menschlichen Biomechanik. Es bedarf sicherlich noch weiterer Untersuchungen und Ergänzungen. Zwischen den bindegewebigen Ikosaederstrukturen des kontraktilen Bindegewebes „fließen" z. B. die bis dato wenig beobachteten gelatinösen interstitiellen Flüssigkeiten zum lymphatischen und venösen System. Dazu gibt es ein wunderbares aktives Vasomotionssystem, das die Flüssigkeiten autonom umher pumpt und das Bindegewebe gewissenermaßen „melkt" (Meert 2012, Schleip et al. 2012). Wenn die venolymphatischen und zerebrospinalen Flüssigkeiten nicht fließen können, entsteht ein funktionelles Ödem mit einem „Compartment-Syndom" (Einengung der Gefäße und Nerven, die durch dieses fasziale Kompartiment ziehen) und die Ikosaederstrukturen fangen an zusammenzukleben. Dazu habe ich in diesem Buch eine Kombination von faszialen Techniken mit Pumptechniken und Diaphragma-Techniken aufgebaut, die erfahrungsgemäß praktisch gut funktionieren, aber weitere wissenschaftliche Unterstützung und Bestätigung brauchen.

Es ist spannend das Tensegrity-Prinzip nun integrativ als ein „Flowing-Tensegrity-Prinzip", sozusagen als „fließende Spannungseinheit", zu betrachten.

3.2.6 Dynamik der interstitiellen und intrazellulären Flüssigkeiten

Die Konzentrationsquotienten der Salze (NaCl, KCl, $CaCl_2$) sind in den interstitiellen Flüssigkeiten fast identisch mit jenen im Wasser der Weltmeere. Unsere Zellen sind mit schwimmenden gelartigen Strukturen vergleichbar und sie tragen sozusagen ihr Meer (aus interstitiellen Flüssigkeiten) mit sich herum. Zwischen den intrazellulären Polymeren und Wassermolekülen der Zelle besteht eine große Anziehungskraft, die das intrazelluläre Gel in eine relativ kompakten Zellform gießt und es der Zelle ermöglicht sich zu bewegen oder Ionenkanäle zu öffnen, ohne zusammen zu brechen. Die extrazelluläre Matrix (EZM) bildet die eigentliche Transitstrecke für Nährstoffe, Stoffwechselprodukte und Botenstoffe. Sie erhält die Homöostase zwischen intra- und extrazellulären Bereich aufrecht.

Neuere Untersuchungen zeigen, dass Wasser eine komplexe Flüssigkeit mit sehr variablen Eigenschaften darstellt. Es ist auch interessant, dass sowohl die intrazellulär als auch extrazelluläre Mischung aus Wasser und Proteinen, Ionen und Fasern eine gelartige Matrix bzw. ein eiweißähnliches Zytoplasma aufbaut.

❶ Eigenschaften von interstitiellem Wasser

Die Struktur von Wasser wird noch nicht ganz verstanden. Wasser ist, geformt durch winzige Moleküle, sehr vielseitig. Szent-Györgyi betrachtete Wasser als „Matrix des Lebens", weil es auf komplizierteste Art und Weise mit Zellen und Molekülen interagiert! Ein Wassermolekül bildet ein dipolares Tetraeder (Vierflächner oder Pyramide) mit zwei Elektronendonoren (Wasserstoffatome) und zwei Elektronenakzeptoren (zwei ungepaarte Elektronen des Sauerstoffatoms) (➤ Abb. 3.51). Dadurch ist das Wassermolkül sehr reaktiv und ist fähig 4–6 Wasserstoffbrücken mit Nachbarn zu bilden (Pollack 2001).

Im menschlichen Körper haben wir es v. a. mit interfaszialem (strukturiertem, gebundenem oder geschichtetem) Wasser zu tun, das an Grenzflächen (begrenzendem Bindegewebe) gebunden ist, und weniger mit sog. „Mengenwasser" (unstrukturiertem, ungebundenem oder freiem Wasser) (➤ Abb. 3.52). In gebundenem Wasser sind die Wassermoleküle miteinander verknüpft, aber weniger geordnet und lockerer als in Eis. Freies Mengenwasser scheint sich überraschenderweise anders zu

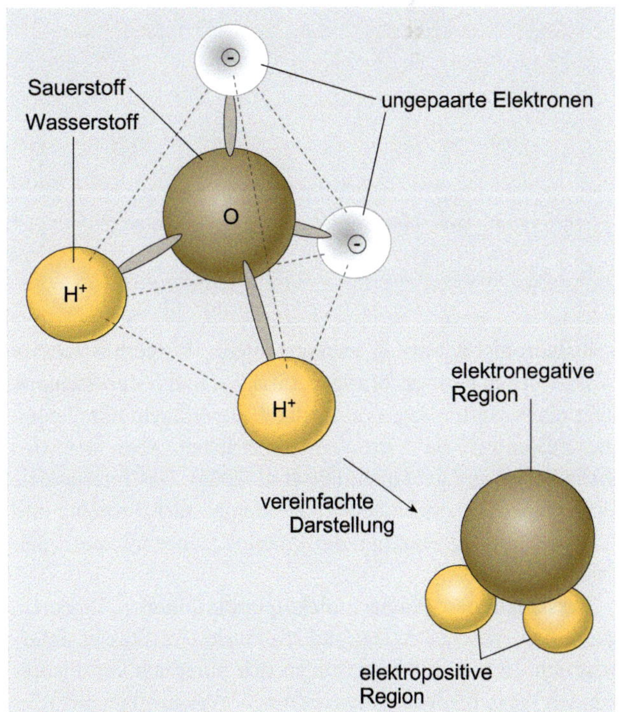

Abb. 3.51 Wasserstoffatom als dipolares Tetraeder [M665/L190]

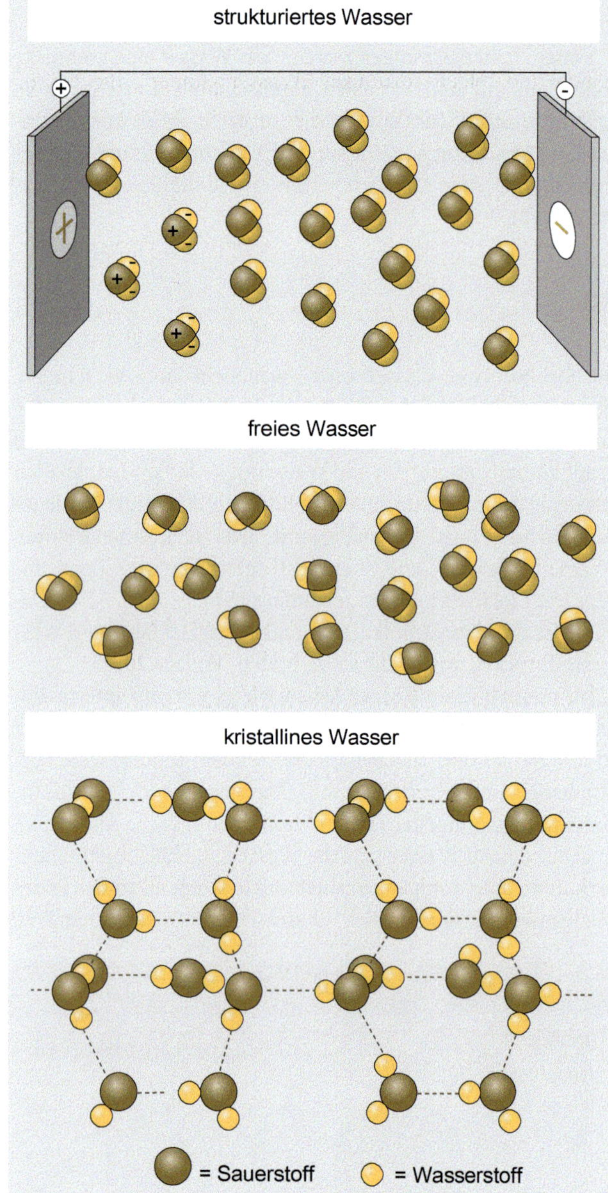

Abb. 3.52 Freies, strukturiertes und kristallines Wasser [L190]

verhalten, als Wasser in engen Räumen. Weiterhin scheint Wasser neben dem gasförmigen, flüssigen und festen Zustand, über einen vierten Aggregatszustand zu verfügen, nämlich einen Zustand in der Nähe von Grenzflächen. Aber hier wird mehr Forschung gebraucht (Ye et al. 2004). Das interfasziale Wasser (Wasser im Bindegewebe) umgibt auch Proteine und scheint damit die Funktion der Proteine zu beeinflussen (Bellissent-Funel 2005).

Verschiedene Wassermolekülpopulationen Allgemein kann man zwischen freiem und strukturiertem Wasser unterscheiden. In freiem Wasser bilden sich innerhalb von Picosekunden verschiedene „ungeordnete“ Wassermolekülcluster ständig neu, sodass keine geordnete Orientierung von Wassermolekülen wahrnehmbar ist. In Gegenwart einer festen Oberfläche oder von Ionen bzw. Molekülen mit einer elektrischen Ladung können Wassermoleküle dagegen eine Orientierung annehmen und sogar relativ stabile Molekularbindungen aufbauen. Man spricht deswegen von strukturiertem Wasser. In manchen (zum Teil unbekannten) Situationen, wie z. B. in Eis, bilden Wassermoleküle erstaunlicherweise geometrische Kristallformen (Polyeder oder Vielflächner), die platonischen Körpern entsprechen (Tetraeder, Hexaeder, Oktaeder, Dodekaeder und Ikosaeder). Ein Beispiel sind die „Eisblumen“ am Fenster im Winter oder die sensationellen Bilder von gefrorenen Wasserkristallen von Masaru Emoto.

Wasser spielt eine Rolle bei der Faltung und Struktur der Proteine Es besteht ein Zusammenhang zwischen der Wasserhülle, die die Proteine umgibt, und der Form und Eigenschaften dieser Proteine. Wasser scheint also die Art, wie Proteine gefaltet werden und funktionieren, zu justieren (Ball 2008). Proteine enthalten meist zentral hydrophobe Elemente sowie an ihrer Oberfläche hydrophile Elemente bzw. die Wassermoleküle bilden Hüllen um hydrophobe Gruppen der Proteine und bestimmen damit die Art der Faltung der Proteine (> Abb. 3.53). Weil Proteine ferner mehrere Ladungen (negative Carbonylgruppen, positive Aminogruppen, positive und negative Seitenketten) und Polaritäten aufweisen, induzieren sie eine Schichtung der Wassermoleküle an ihrer Oberfläche. Weil aber die Wassermoleküle Dipole sind, werden sie, stark vereinfacht beschrieben, durch die Oberflächenladung der Proteine Seite an Seite im Schachbrettmuster ausgerichtet und bilden mehrere aufeinander gestapelte Wasserschichten. Es sind letztendlich Wasserstoffbrücken, die die Faltungen der Proteine an Ort und Stelle dreidimensional zusammenhalten. Dies ist ein ziemlich komplizierter Vorgang. Wie die Oberflächenladungen der Proteine nun genau die Strukturierung der Wassermoleküle organisieren, ist noch nicht ganz geklärt, aber es scheint eine besondere Fähigkeit der Proteine darzustellen (Pollack 2001).

Proteine brauchen erstaunlicherweise Fluktuationen der umgebenden Flüssigkeiten um richtig funktionieren zu können. Man unterscheidet dabei α-Fluktuationen, die im Mengenwasser stattfinden und β-Fluktuationen, die in der Wasserhülle um die Proteinen erfolgen (Frauenfelder et al. 2009). Es wird zunehmend deutlich, dass sich die Biochemie nicht nur mit dem molekularen Aufbau sondern auch mit den Interaktionen zwischen den Molekülen und der Umgebung auseinander setzen muss! Für von Zellen freigesetzte Moleküle (Zytokine, Neurotransmitter, Hormone, Wachstums- und Reparaturfaktoren usw.) ist diese Umgebung an erster Stelle die interstitielle Flüssigkeit und die EZM.

Zellen sind mit Proteinen, Enzymen und andere Molekülen „gefüllt“, wobei die Zwischenräume in der Größenordnung von Nanometern liegen. Demzufolge liegen intrazellulär nicht mehr als 10–15, wahrscheinlich sogar noch weniger Wassermolekülschichten zwischen den Oberflächen der intrazellulären Organellen und den Molekülen. Das Zytoplasma ist demnach mit strukturiertem Wasser gefüllt (Pollack 2001). Das Wasser in unserem Körper hat durch die Anwesenheit von

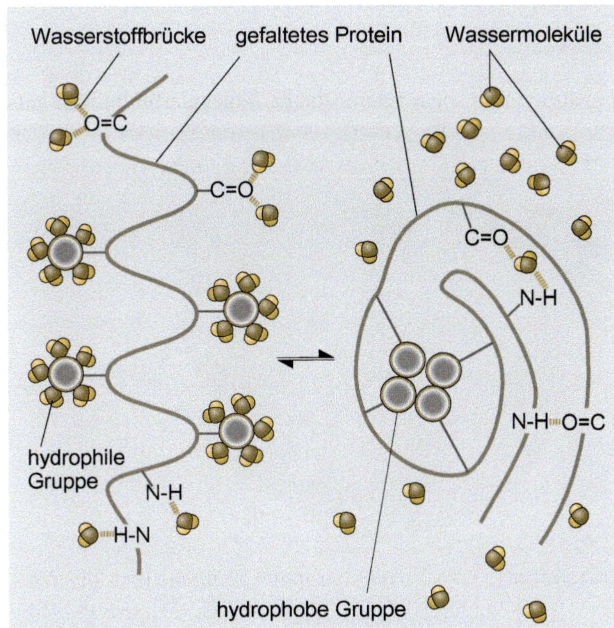

Abb. 3.53 Rolle von Wasser bei der Faltung von Proteinen [L190]

Bindegewebe, Proteinen und verschiedenen Molekülen überraschenderweise andere physikalische Eigenschaften als übliches ungeordnetes (freies) Mengenwasser („bulk water").

Im menschlichen Körper bilden fasziale Blätter, Fasern, Zellmembrane, Moleküle usw. größere und kleinere Zwischenräume bzw. Grenzflächen mit hydrophilen oder hydrophoben Eigenschaften für die interstitielle Flüssigkeiten. Es überrascht, dass für die Dynamik der Wasserstoffbrücken die Anwesenheit einer Grenzfläche wichtiger zu sein scheint als deren chemische Eigenschaften (Fenn et al. 2009).

Stark vereinfacht scheint es drei „Populationen" von Wassermolekülen zu geben, die in Kontakt mit Kollagenfasern stehen (Peto und Gillis 1990):

- Wasser, das innerhalb der Tripelhelix der Kollagenmoleküle gebunden ist
- Wassermoleküle, die an die Oberfläche der Kollagenmoleküle oder Matrixmoleküle (Proteoglykane, Glykoproteine, Glykosaminoglykane) gebunden sind
- Freies Wasser in den Räumen zwischen Fibrillen und Fasern. Dabei ist interessant, dass das interstitielle Wasser zwischen den Zell-Matrix-Grenzflächen in alle Richtungen fließen kann.

In strukturiertem oder flüssig-kristallinem Wasser bewegen sich die Wassermoleküle sozusagen zusammen, wie ein Schwarm Fische, ohne an Beweglichkeit einzubüßen.

Flüssig-kristallines Wasser hat spezielle Eigenschaften:

- größere molekulare Stabilität (die die Zellform intakt bleiben lässt, auch wenn die Zellmembran zerstört ist)
- negative elektrische Ladung
- größere Viskosität
- Bildung von Eis nur bei extrem kalten Temperaturen
- molekulares Aneinanderreihen der Wassermolekülen, wobei gelöste Substanzen (abhängig von ihrer Molekulargröße, ihrer Protein-Affinität und ihrem Volumen) aus dem Wasser ausgeschlossen werden (Pollack G. H. 2002).

Wassermoleküle scheinen sich in Nanorohren aneinander zu reihen und bilden sozusagen „Wasserzylinder", die das ultraschnelle Springen von Protonen in diesen Zylindern ermöglichen. Biochemische Reaktionen finden in diesen beengten interfaszialen Räumen an der Oberfläche von Proteinen und Membranen statt.

Wassermoleküle bilden durch ihre starken Wasserstoffbrücken Polyeder. Wasser ist allerdings nicht statisch und Wasserstoffbrücken werden innerhalb von Femto- bis Picosekunden kontinuierlich ab- und neu aufgebaut bzw. neu organisiert (Fayer et al. 2009).

Allgemein vereinfacht treten die Wassermolekül-Ikosaeder in zwei Formen auf: eine ausgedehnte Form mit niedriger Dichte und eine „zusammengefallene" Form mit hoher Dichte. Das Unglaubliche ist, dass die Wassermoleküle einfach zwischen der ausgedehnten und der zusammengefallenen Form wechseln können, ohne dass die Wasserstoffbrücken zerstört werden (Chaplin 2004). Die hypothetische Frage, ob dieser Wechsel zwischen ausgedehnter und zusammengefallener Form der Wassermoleküle vielleicht sogar im Einklang mit dem Rhythmus der Vasomotion oder des faszialen Kontraktionsrhythmus stattfindet, erscheint mir enorm spannend! Allerdings muss hier noch weiter geforscht werden.

Sowohl intrazellulär als auch extrazellulär bilden die Flüssigkeiten mit den anwesenden Polymeren ein gelatinöses Netzwerk aus Fasern, Molekülen und Wasser. Weil die Matrixpolymere hydrophil sind, bleibt das Wasser in Gelform gebunden und fließt nicht aus der EZM. Das Zytoplasma-Wasser ist mit einem Gel vergleichbar, wobei Gele und Zellen die gleichen Eigenschaften besitzen (Pollack 2001). Weil auch das Wasser der EZM gelartig ist, kann man vermuten, dass diese Eigenschaften auch auf die interstitiellen Flüssigkeiten zutreffen.

❷ Die Kontraktionsfähigkeit von Fazien und fasziale Rhythmizität

Es wird allgemein angenommen, dass es in Gewebe drei wichtige kontraktile Strukturen gibt (Katoh et al. 2011):

- quer gestreifte Muskelzellen
- glatte (nicht-quergestreifte) Muskelzellen und Myofibroblasten (Hinz et al. 2003, Desmouliere et al. 2005)
- Zellfilamente: Aktin-Myosinfilamente (Mikrofilamente), intermediäre Filamente und Mikrotubuli (➤ Kap. 3.2.5). Es gibt zwei Arten der Kontraktrion der Mikrofilamente: ein Ca^{2+}-abhängiges MLCK-System (Myosin light-chain kinase) und ein Ca^{2+}-unabhängiges Rho-Kinase-System (Ras homology protein kinase).

Castella et al. zeigten, dass kultivierte Myofibroblasten spontane Kalzium-Oszillationen ausführen und diese Kontraktionen zwischen sich berührende Zellen synchronisiert werden (Castella et al. 2010). So können nicht nur Gewebekontrakturen, aber auch hypothetisch eine gewisse rhyth-

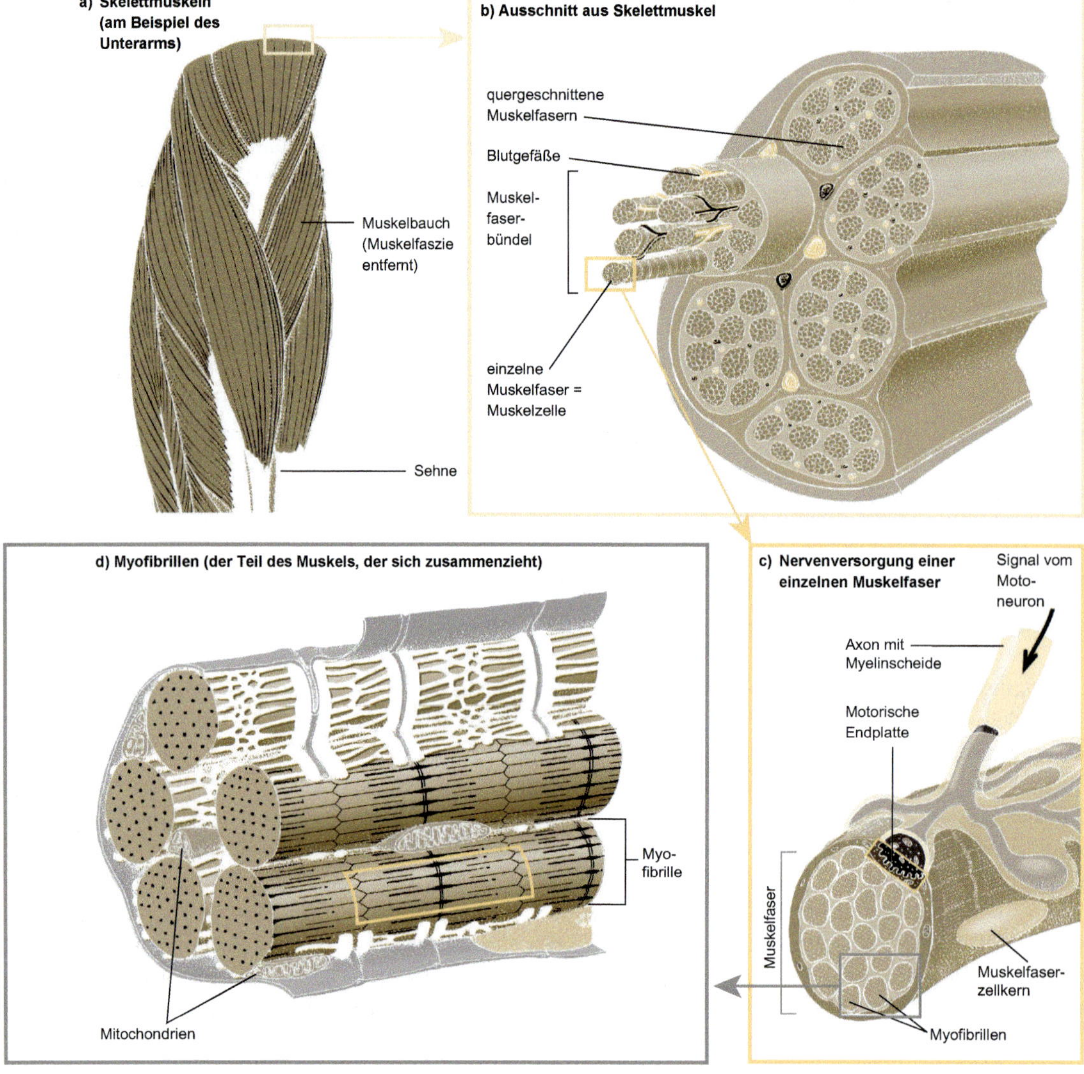

Abb. 3.54 Bindegewebshüllen und Blutversorgung von Skelettmuskeln [L190]

mische Eigendynamik des Gewebes im Sinne eines Geweberhythmus (Kraniosakralrhythmus) entstehen. Mehrere Untersuchungen liefern Hinweise, die auf spontane rhythmische Kontraktionen von Faszien schließen lassen (Schleip 2010, Castella et al. 2010, Salbreux et al. 2007). Dabei scheinen die Zellkontakte und mechanischen Verbindungen (Integrine) eine wesentliche Rolle zu spielen. Es sei allerdings darauf hingewiesen, dass diese Oszillationen und Kontraktionen noch in vivo nachgewiesen werden müssen. Schleip und die Arbeitsgruppe des Fascia Research Projekts haben die Kontraktionskraft der Myofibroblasten in Relation zur Myofibroblastendichte in einer Faszie gestellt und halten eine mit der Hand spürbare Kontraktionskraft einer Faszie für denkbar (Schleip 2010). Darüber hinaus ist nicht geklärt, in wie fern die Vasomotion, also die Eigendynamik der Gefäße, hier zusätzlich eine Rolle spielt. Man kann gespannt auf weitere Ergebnisse dieser Forschergruppe warten.

Neuere Untersuchungen decken auf, dass die Faszien nicht nur eine passive, sondern auch eine aktive Rolle bei der muskuloskelettalen Biomechanik spielen (Schleip et al. 2005, Schleip 2006).

Schleip weist darauf hin, dass Myofibroblasten bereits in Ligamenten und Muskelsehnen nachgewiesen wurden und besonders stark in viszeralen Bändern und Organkapseln vertreten sind. Er fand v. a. auch in der Fascia thoracolumbalis und der Fascia plantaris viele Myofibroblasten sowie ferner in der Nähe von Blutgefäßen und in intramuskulären Faszien (Schleip 2006). Myofibroblasten werden als Zellen mit intermediären (auch kontraktilen) Eigenschaften von glatten Muskelzellen und Fibrozyten beschrieben und werden an vielen Stellen im Körper, wie im Bandapparat des Uterus, aber auch im Bindegewebe hinter dem Augenbulbus und im Narbengewebe gefunden (Welsch und Sobotta 2005). Wenzel und Balzar geben an, dass Fibroblasten zu Myofibroblasten werden können und ähnlich wie glatte Muskelzellen Aktin produzieren können

(Wenzel und Balzar 2006). Schleip deutet an, dass das Entstehen von Myofibroblasten aus Fibroblasten durch drei momentan bekannte Faktoren angefacht wird (Schleip 2006):

- durch mechanische Traktion,
- durch den Wachstumsfaktor TGF-β1 (Transforming Growth Factor),
- durch Fibronektin-Varianten (bei Wundheilung).

Wahrscheinlich spielen aber auch bestimmte genetische Faktoren, wie bei der Dupuytren'schen Krankheit, eine Rolle.

Schleip merkt an, dass der Faszientonus nicht nur durch chemische Botenstoffe, sondern auch durch mechanische Stimulation bestimmt wird! Dazu ist es notwendig, sich über Mechanorezeptoren Gedanken zu machen. Das Verwunderliche ist aber auch, dass die Myofibroblasten besonders langsame und lang anhaltende, untypische autonome Kontraktionen (Minuten bis Stunden!) aufweisen können. Das könnte für einen chronisch erhöhten myofaszialen Tonus verantwortlich sein und damit mit dem Entstehen von z. B. Fibromyalgie oder myofaszialen Verspannungen in Zusammenhang stehen. Meiner Meinung nach kann man hier auch an entstehenden Engpässe bzw. „Kompartmentsyndrome“ denken.

❸ Kompartmentsyndrome durch eine fasziale Hypertonie

Die venolymphatischen Gefäße können durch Spannungen in der Bindegewebshülle eingeengt werden. Dies kann venolymphatische Ödeme, Hypoxie, eine Anhäufung von Stoffwechselrückständen und sogar entzündliche Prozesse auslösen (> Abb. 3.54). Geschieht dies im Bereich der Muskulatur, entstehen Verklebungen und „Kontraktionsrückstände“ der Muskelfasern, was zu Funktionseinschränkungen, Muskelfaserrissen, Faszienrissen mit Muskelhernien usw. führen kann.

Ein Muskel ist von einer Faszie (Epimysium) aus straffem kollagenem Bindegewebe umhüllt. Bindegewebsblätter strahlen dann in die Tiefe des Muskels ein (Perimysium) und umhüllen die Muskelbündel. Die Muskelfasern sind von einem dünnen Bindegewebsblatt aus retikulären Fasern umgeben, die von einer zarten Basallamina bedeckt werden.

Weil die Blutgefäße in die Schichten der straffen Muskelfaszien hineinziehen und die Arterien, im Vergleich zu den Venen und Lymphgefäßen, über stärkere Wände und eine stärkere Pumpe verfügen, können durch Spannungen der Muskelfaszien innerhalb des Epimysiums und Perimysiums venolymphatische Ödeme entstehen. Die längliche Muskelform verdickt und verkürzt sich durch die damit verbundene Schwellung (> Abb. 3.55)!

Es ist weiterhin bekannt, dass bei chronischen Kontrakturen von faszialem Gewebe eine Proliferation von Myofibroblasten stattfindet. Zusätzlich löst dies Fibrogenesis und eine Umgestaltung der Bindegewebsmatrix aus, z. B. durch das Entstehen von Crosslinks zwischen Kollagenfasern und kovalente Bindungen. Manche Autoren reden in diesem Fall von „Kontrakturen“, die dementsprechend Tage bis Monate anhalten können. Die Anzahl an Myofibroblasten in faszialem Gewebe scheint aber individuell sehr unterschiedlich zu sein, sodass weitere Untersuchungen angebracht sind.

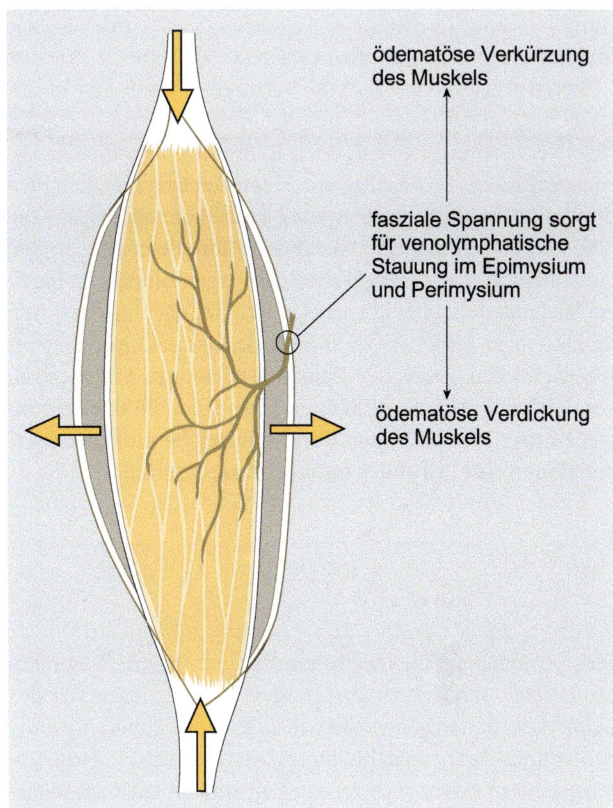

Abb. 3.55 Verkettung einer Spannung des Epi- und Perimysiums mit einem venolymphatischen Ödem und Verdickung bzw. Verkürzung des Muskels [L190]

Bemerkung des Autors

Wegen der Anwesenheit von kontraktilen Myofibroblasten und auch glatten Muskelfasern in Faszien und Bindegewebe ist das Lösen von mechanischen Spannungen im Bereich der viszeralen und kranialen Faszien, eben so wie im Bereich der muskuloskelettalen Faszien, ein zentrales Element der osteopathischen Behandlung. Es soll dabei eine Detonisierung der myofaszialen Elemente, eine Reinigung und Durchsaftung des Gewebes, eine bessere Sauerstoff- und Nährstoffversorgung, sowie eine Anregung der Kommunikation (chemisch, elektrisch, mechanisch, eletrochemisch, elektromagnetisch) zwischen den Körperzellen angeregt werden.

Besonders beeindruckend wirkt sich das bei den kleinen Beckenorgane aus, wobei die Aufhängungsbänder der Gebärmutter oder Harnblase in Form der M. pubovesicalis, M. rectovesicalis und M. rectourethralis glatte Muskelfasern enthalten (Meert 2009). Spannungen, Verklebungen und Vernarbungen im Bereich der Aufhängung der Beckenorgane beeinflussen infolgedessen die Mobilität der Beckengelenke als auch der Sphinktermuskeln der

Harnblase und des Rektums. Aus dieser Sicht wird z. B. eine funktionelle Enuresis erklärbar (Meert 2009).

Stecco et al (Stecco et al. 2006) beschreiben an Hand von Untersuchungen der oberen Extremität, dass tiefe Faszien sowohl freie Nervenendigungen als auch Ruffini- und Pacini-Körperchen enthalten. Dies deutet auf propriozeptive Eigenschaften dieser Faszien hin. In einer zweiten Untersuchung (Stecco et al. 2007) untersuchten sie v. a. die Innervation dieser Faszien und fanden eine opulente Innervation der tiefen muskulären Faszien. Sie fanden darüber hinaus, dass das Retinaculum flexorum im Unterarm besonders reich innerviert ist und ihm dementsprechend eine perzeptive Funktion zukommt. **Stecco et al. vergleichen die Faszien mit einer Membran, die sich im ganzen Körper ausbreitet und durch zahlreiche muskuläre Expansionen eine „Grundspannung" aufrechterhält.**

❹ Einfluss von venolymphatischen Pumptechniken

Die den Lymphgefäße innewohnende (intrinsische) Kontraktionsfähigkeit sorgt durch rhythmische Kontraktionen für den Lymphfluss und trägt hypothetisch zu jenem „ominösen" Geweberhythmus (Kraniosakralrhythmus) bei (Meert 2012). Neue Untersuchungen weisen auch auf eine Eigenrhythmizität des Bindegewebes hin, auf welches das kontraktile Verhalten von Myofibroblasten zurückzuführen wäre (Schleip 2010). Die lymphatischen glatten Muskelzellen sind empfindlich für mechanische, endotheliale, neurale (neurovegetative), hormonale und humorale Stimuli und passen ihre Aktivitäten so an, dass sie die lymphatische Drainage dementsprechend modulieren können (von der Weid und Zawieja 2004). Das lymphatische System spielt eine essentielle Rolle bei der Aufrechterhaltung der Gewebehomöostasis. Es entfernt interstitielle Flüssigkeiten und Makromoleküke aus dem interzellulären Raum und führt diese zurück zur Blutbahn und den Ausscheidungsorganen (➤ Abb. 3.56). Darüber hinaus transportiert die Lymphflüssigkeit Antigene und antigenpräsentierende Zellen zu Lymphknoten, wo Abwehrzellen aktiviert werden und der Weg zur Blutbahn für immunkompetente Zellen bereit gemacht wird (Wu et al. 2005).

Partsch fand heraus, dass eine intermittierende pneumatische Kompression der Beine bei immobilisierten Patienten nicht nur die Schwellung der Beine reduzierte, sondern auch die lymphatische Pumpe anregte (Partsch 2008). Auch die von mir entwickelten venolymphatischen Pumptechniken können hierbei aus empirischer Sicht zusätzlich sinnvoll eingesetzt werden, aber es fehlen klinische Studien, die dies belegen.

Downey et al. untersuchten den Effekt von lymphatischen Pumptechniken bei Hunden, die bei Bewusstsein waren. Sie fanden heraus, dass eine Volumenzunahme der extrazellulären Flüssigkeit zu einer großen Zunahme des Lymphstroms im Ductus thoracicus führte, der durch lymphatische Pumptechniken und moderate Laufbandübung sogar noch erhöht werden konnte (Downey et al. 2008).

Hodge et al. zeigten bei Hunden, dass abdominale lymphatische Pumptechniken sowohl die Strömung im Ductus thoracis als auch die Strömung der Leukozyten merkbar erhöhten. Bei Patienten, die mit lymphatischen Pumptechniken behandelt worden sind, stellt die Mobilisation von Immunzellen wahrscheinlich einen wichtigen Mechanismus dar, der für eine erhöhte Immunität und die Erholung von einer Infektion verantwortlich ist (Hodge et al. 2007).

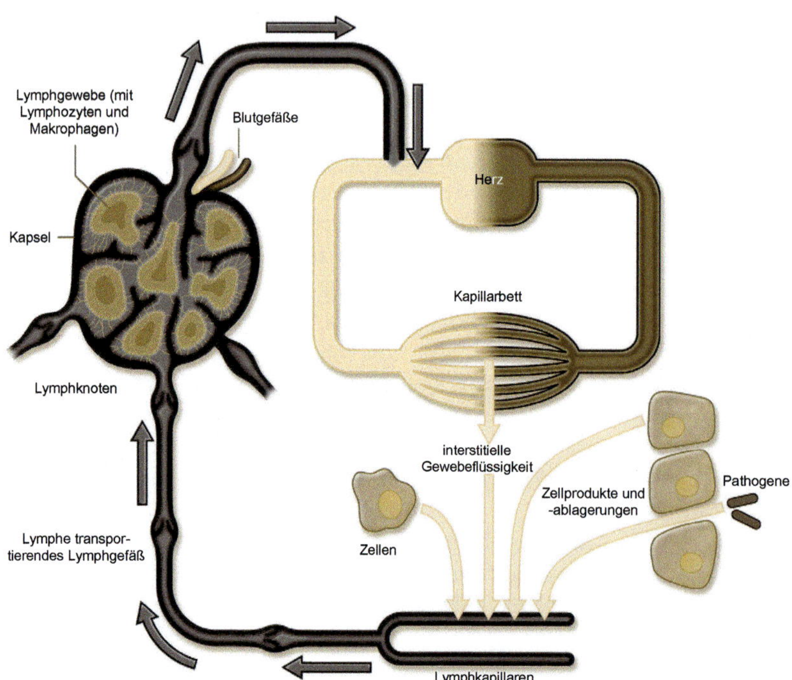

Abb. 3.56 Das Bindegewebe als Transitstrecke für die Körperflüssigkeiten und humorale Botenstoffe (aus Williams und Warwick 1980) [E429]

Muthuchamy und Zawieja betonen, dass entgegen der verbreiteten Meinung, die Lymphflüssigkeit **nicht** passiv abfließt, weil die Netto-Druckgradienten dem Fließen eher entgegenwirken. Dafür wirken die Lymphgefäße aktiv als regulierende Leitungen und auch als Pumpen, die den Lymphfluss erzeugen (Muthuchamy und Zawieja 2008). Das bedeutet, dass das lymphatische Pumpen, aber auch der Strömungswiderstand kontrolliert werden müssen. Hierbei spielen die Kalzium-Regulation sowie regulatorische Proteine eine Rolle. Das Wissen über die Regulation der lymphatischen kontraktilen Funktion ist jedoch noch sehr unvollständig. So geben Wu et al. an, dass obwohl Ödeme bei chronisch entzündlichen Darmerkrankungen, Morbus Crohn und Colitis ulcerosa sehr häufig beobachtet werden, es keine klinische Untersuchungen diesbezüglich gibt (Wu et al. 2005).

Die lymphatische Zirkulation bei Entzündungen Heatly et al. stellten bei Patienten, die wegen Morbus Crohn operiert wurden, eine mesenterische lymphatische Obstruktion fest (Heatly et al. 1980). Wu et al geben an, dass die lymphatische Zirkulation eine unerlässlische Rolle bei den chronisch entzündlichen Darmerkrankungen spielt. **Die erste morphologische Änderung bei einer intestinalen Entzündung stellen Ödeme und Verstopfungen der mesenterialen Kapillaren und der Lymphgefäße dar** (Wu et al 2005).

Bei einer Enzündung entstehen durch das Freisetzen der Entzündungsmediatoren eine Vasodilatierung und eine Zunahme der vaskulären Permeabilität. Dadurch entsteht wiederum eine Zunahme der Plasmaflüssigkeit und der Proteine im interstitiellen Raum. Benoit et al. beschreiben, dass bei verdünntem Plasma die aktive Vasomotion der Lymphgefäße (aktive Lymphpumpe) im Mesenterium von Ratten in vivo zunimmt (Benoit et al. 1989). Es wird angenommen, dass das lymphatische System normalerweise die Zunahme der Plasmaflüssigkeit aktiv ausgleicht. In pathologischen Situationen geschieht dies jedoch nicht, sodass z. B. bei chronisch entzündlichen Darmerkrankungen Ödeme entstehen. Diese Zusammenhänge sind bis jetzt aber noch nicht eindeutig geklärt.

Auch der Effekt von Entzündungsmediatoren auf die lymphatische Pathophysiologie ist noch nicht adequat untersucht worden. Es gibt pro-inflammatorische Zytokine, wie Interleukin-1b (IL-1b) und Tumornekrose-Faktor-alpha (TNF-α) sowie proinflammatorische hormonähnliche Stoffe (wie Prostaglandine, Thromboxane und Leukotriene), die alle eine ausgesprochene gelenkzerstörende Wirkung haben und kardiovaskuläre Erkrankungen auslösen. Diese Entzündungsmediatoren werden mit Hilfe von Enzymen (COX = Zyklooxygenase und LOX = Lipooxygenase) aus Arachidonsäure und deren Metaboliten hergestellt. Die Entzündungsmediatoren und die Enzyme wirken direkt, sowohl inhibitorisch als auch exzitatorisch auf Lymphgefäße. Auch Substanz P, ATP und NO (Stickstoffmonoxid) scheinen eine Rolle bei der Lymphangiomotorik zu spielen (Wu et al. 2005). Auch das Endothel der Lymphgefäße erfüllt eine Aufgabe bei der Prostaglandinproduktion. Nichtsteroidale Antirheumatika (NSAR), die oft bei Arthritis und Gelenkerkrankungen eingesetzt werden, blockieren zwar die Wirkung der COX-Enzyme, belasten aber die Magenschleimhaut. Neue Medikamente sollen magenschonender sein und gleichzeitiig die COX-Enzyme, LOX-Enzyme sowie die pro-inflammatorische Enzyme IL-1b und TNF-α blockieren (Douwes 2007).

Bemerkung des Autors

Toxische Faktoren in der mesenterischen Lymphe können eine systemische Entzündungsreaktion auslösen, da sie die portale Zirkulation und die Leber umgehen. Es ist unbedingt notwendig, mehr Informationen über die Rolle der mesenterischen Lymphe und ihrer intrinsischen Pumpmechanismen bei Gesundheit und Krankheit zu gewinnen (Fanous et al. 2007).

⑤ Flüssigkeitsdynamik und das „Atmen" des Gewebes

Aktinfilamente können erstaunlicherweise in Anwesenheit von ATP und Myosin die Propulsion von Wassermolekülen, ähnlich einem drehenden Propeller, ermöglichen und zum Fließen der interstitiellen und intrazellulären Flüssigkeiten beitragen (Pollack 2001). Weil das Aktin-System weder zielgerichtet noch effizient ist, unterstützt auch das Mikrotubulisystem in Anwesenheit von ATP und weiteren Proteinen das Fließen dieser Flüssigkeiten. Auch das Bewegen von Flimmerhärchen und das Anspannen-Entspannen von glatten Muskelzellen und anderen beweglichen Zellen steuern aktiv zur Flüssigkeitsdynamik bei.

Langevin et al. beschreiben, dass Fibroblasten in lockerem Bindegewebe nicht so von mechanischem Stress abgeschirmt sind, wie allgemein angenommen wird. Sie stellen die Hypothese auf, dass Fibroblasten mithelfen, ein körperweites Signalsystem aufzubauen, das auf mechanisch einwirkende Kräfte reagiert und andere physiologische Systeme beeinflusst. Das Bindegewebe bildet anscheinend ein komplexes Netzwerk durch den ganzen Körper, das mechanosensorische, regulatorische und signalisierende Funktionen (Verkürzung bzw. Verlängerung des Gewebes) ausüben kann (Langevin et al. 2004, 2005, 2007).

Fibroblasten üben Zugkräfte auf die Kollagenfasern der EZM aus und pressen sozusagen die Grundsubstanz aus (➤ Abb. 3.57). Sobald die Fibroblasten ihre Spannung auf die Kollagenfasern mildern, nimmt die EZM wieder Flüssigkeiten auf und schwillt auf (Reed et al. 2010). Das Auspressen der EZM durch die Fibroblasten wird z. B. durch den von Blutplättchen freigesetzten Wachstumsfaktor (PDGF, platelet-derived growth factor) oder durch β1-Integrine ausgelöst. Das Aufschwellen der EZM durch die Entspannung des Fibroblasten-Kollagen-Netzwerks wird durch proinflammatorische Zytokine, wie Prostaglandine E1 (PGE1), Interleukin-1 (IL1), Interleukin-6 (IL6) und Tumor-Nekrose-Faktor-α (TNF-α) verursacht (Martin und Resch 2009).

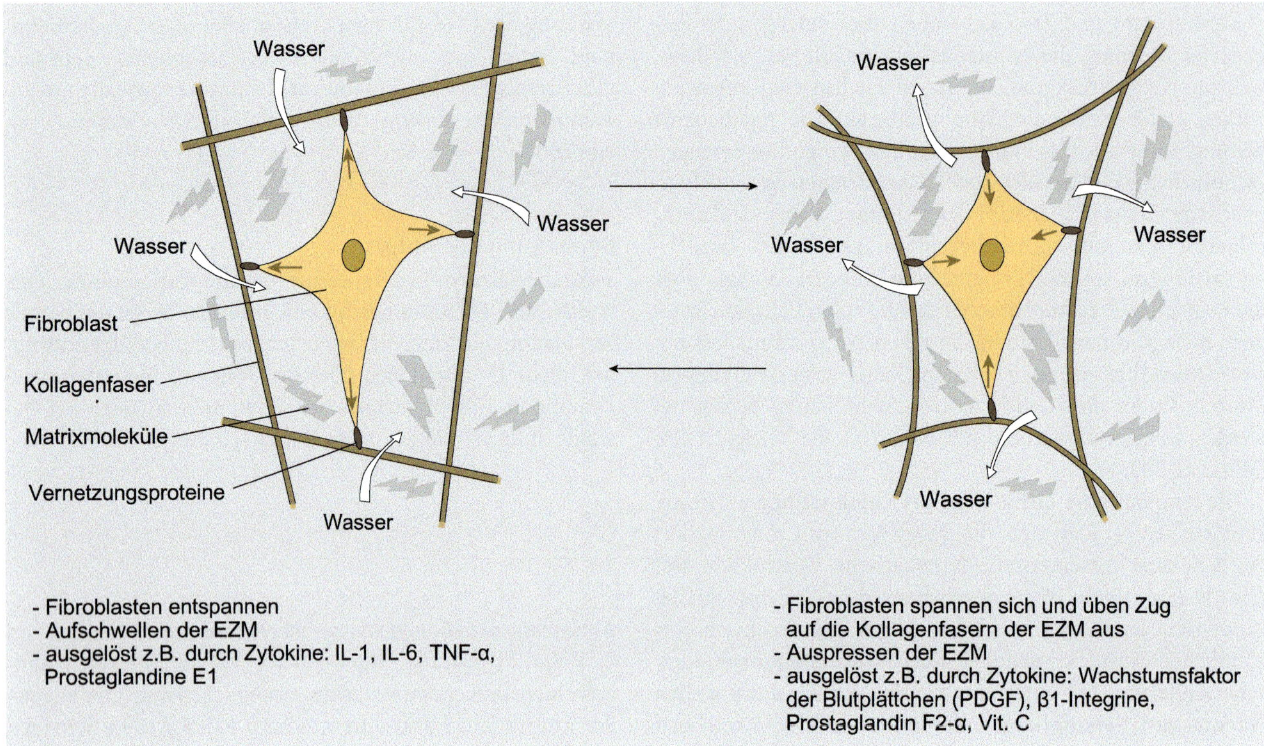

Abb. 3.57 Fibroblasten und Zytokine sorgen für einen aktiven Pumpeffekt in der EZM [M665/L190]

Weiterhin scheint es Parallelen zwischen Stoffen, die den interstitiellen Flüssigkeitsdruck erniedrigen und Stoffen, die das Auspressen der EZM auslösen, zu geben. Ebenso kooperieren Substanzen, die den interstitiellen Flüssigkeitsdruck erhöhen mit Stoffen, die die EZM aufschwellen lassen (Reed et al. 2010). Der interstitielle Flüssigkeitsdruck fällt während einer akuten Entzündung innerhalb von Minuten ab und stellt eine treibende Kraft für die Ödembildung dar. Dies geschieht durch die osmotische Aktivität der Glykosaminoglykane (Hyaluron), was zur Schwellung der interstitiellen Matrix führt. Das Aufschwellen der Gewebe wird daraufhin durch das kollagene Netzwerk ausbalanziert. Während einige Zytokine (IL-1, IL-6, TNF-α usw.) den interstitiellen Flüssigkeitsdruck senken, steigt der Druck durch andere Zytokine (Prostaglandin F2-α, Vitamin C usw.) an.

Dynamische mechanische Belastungen und Druckgradienten lassen also in lebendigen Geweben kleine Flüssigkeitsströmungen durch die EZM entstehen (➢ Abb. 3.58). Wegen des hohen Strömungswiderstandes der EZM findet das interstitielle Fließen in allen Richtungen statt, wobei die Strömung langsamer als der Blutstrom in den Gefäßen ist (Rutkowski und Swartz 2006). Földi et al. erwähnen sog. „Gewebekanäle“ (tissue channels), die je nach Füllungszustand einen Durchmesser von 1–50 μm besitzen. Es ist allerdings nicht geklärt, ob diese faserfreien Räume, die „Zuflussstraßen“ zu den initialen Lymphgefäße darstellen, Artefakte oder physiologisch vorhandene Räume sind (Földi et al. 2005).

Obwohl wissenschaftliche Untersuchungen der interstitiellen Strömung dringend notwendig wären, scheinen diese bei lebendigen Personen technisch schwierig durchführbar zu sein.

Es kann praktisch und didaktisch hilfsreich sein, das Netzwerk des Bindegewebes als eine Art „Schwamm“ zu betrachten. Durch Dehnen oder Komprimieren des Gewebes wird Wasser aus dem Bindegewebe gepresst, wodurch das Gewebe biegsamer und geschmeidiger wird. Nach einer gewissen Zeit nimmt das Gewebe wieder etwas Wasser auf und findet ein neues Gleichgewicht. Physiotherapeuten und Osteopathen benutzen dieses Prinzip mittels Pump- und Weichteiltechniken und pressen das Gewebe aus bzw. füllen es erneut auf. Zahlreiche dieser venolymphatischen Pump-Behandlungstechniken sind ausführlich in den späteren Kapiteln beschrieben.

Man versucht mit venolymphatischen Pumptechniken einerseits proinflammatorische Stoffe und Abfallprodukte aus dem Gewebe zu spülen und andererseits Verklebungen des Kollagennetzwerkes zu lösen, damit das Gewebe mit Sauerstoff und Nährstoffen besser versorgt werden kann.

Flüssigkeitsströmungen üben auch Kompressions-, Traktions-, Torsions- oder Scherbelastungen auf Zellen, Rezeptoren und Proteine aus. Wenn die Strömung der interstitiellen Flüssigkeiten verlangsamt ist, steigen Frequenz und Amplitude der lymphatischen Vasomotion (aktive Lymphpumpe) (Gashev et al. 2002). Einzelne Lymphangione sind fähig, sich selbständig auf lokale Situationen anzupassen (Venugopal et al. 2007). Die endothelialen Zellen der Lymphgefäße können das Strömen oder auch das Fehlen der Strömung der interstitiellen Flüssigkeiten wahrnehmen und entsprechend auf ihre Umgebung reagieren. Endothelzellen reagieren auf ihre Umgebung in Form von Zellmigrationen, Zelldifferenzierungen, Matrixremodellierung sowie mit Sekretion von Chemokinen und Zytokinen (Ng

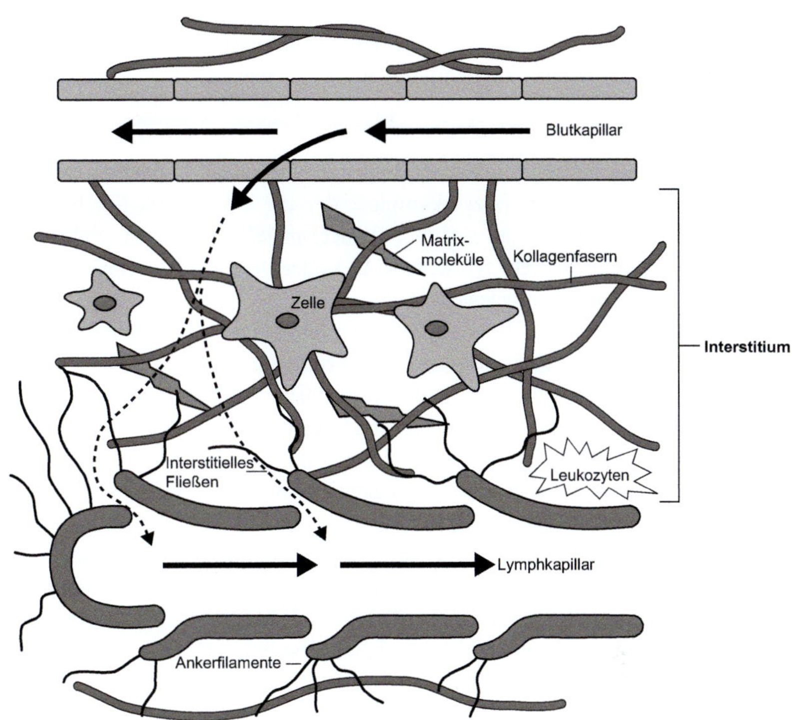

Abb. 3.58 Interstitielle Strömung aus mikroskopischer Sicht [M665/L190]

et al. 2004). Da Proteine aufgrund ihrer Größe nicht diffundieren können, scheint die Strömung der interstitiellen Flüssigkeiten notwendig zu sein, um Proteine von der Blutbahn zu den Zellen und umgekehrt transportieren zu können.

Untersuchungen zeigten auf, dass die Organisation von neuen Kapillaren durch Endothelzellen vom Wachstumsfaktor (Vascular Endothelial Growth Factor – VEGF) und auch von der interstitiellen Strömung abhängig ist (Helm et al. 2005).

Sowohl die Zwerchfellatmung, als auch der „ominöse" Kraniosakralrhythmus oder Geweberhythmus üben, hypothetisch, rhythmisch pumpende Effekte aus. Der Gewebe- und Atemrhythmus melken und ernähren die Grundsubstanz und Zellen in Form einer dynamischen Balanze zwischen „Inspiration" (Aufschwellen, Aufrichten, Außenrotation der Extremitäten) und „Exspiration" (Abschwellen, Zusammensacken, Innenrotation der Extremitäten) mit einem rhythmischen Ändern des interstitiellen Flüssigkeitsdrucks (➢ Abb. 4.2).

Es gibt verschiedene Körperrhythmen (Herzfrequenz, Atemfrequenz, Peristaltikfrequenz, rhythmisch wechselnde Produktion von Zytokinen und Hormonen, abwechselnde Konzentrations- und Entspannungsphasen usw.), die alle mit einander interferieren und einen langsamen Körperrhythmus (Interferenzmuster) produzieren. Dieser ist einzigartig für jedes Individuum und jeden Moment (Meert 2012). Ein wenig untersuchter Rhythmus, der diesen individuellen Körper-Geweberhythmus fördert, ist die aktive Vasomotion der Blut- und Lymphgefäße. Weil es sich bei der Palpation so anfühlt, als ob die Gewebe wirklich „atmen", spreche ich diesbezüglich lieber von Geweberhythmus als von Kraniosakralrhythmus.

Es ist eine der faszinierendsten Erfahrungen für einen „handarbeitenden" Therapeuten zu lernen, diese individuellen und subtilen Wellen des Geweberhythmus eines Patienten zu palpieren, zu stimulieren und zu kanalisieren. Nachdem man fasziale Verklebungen und Ablagerungen mit myofaszialen Techniken gelöst hat, erscheint es sinnvoll, das Bindegewebe auszuspülen und zu reinigen. Immerhin finden die Infektionsschlachten und Abwehrkriege meistens im Bindegewebe statt und hinterlassen jeder Menge Abfall, Trümmerstücke und „Munition". Aus dieser Sicht erscheint die Dynamik der interstitiellen Flüssigkeiten eine wichtige Schlüsselfunktion für eine normale Abwehr- und Gesundheitsfunktion zu erfüllen. Wir können hoffnungsvoll der zukünftigen Forschung im Bereich des Bindegewebes entgegen blicken und uns auch auf „frische Strömungen" sowohl in den manuellen Therapieformen als auch in der Gewebetechnologie freuen.

Nicht umsonst hat A.T. Still uns aufgefordert: *„Lasst das lymphatische System sich immer natürlich füllen und entladen. Dann wird keine Substanz so lange zurückgehalten, dass sie Fermentation, Fieber, Krankheit oder Tod auslösen könnte"* (Still 2002).

❻ Fluktuation zwischen Sol- und Gel-Zustand

Für den Transport von Anabolen und Katabolen zwischen Blut und Parenchym sind Permeabilitätsänderungen der Extrazellulärmatrix notwendig!

Der Hauptmechanismus dieser interzellulären Permeabilitätsänderung im Bindegewebe besteht in der Variation des Polymerisationsgrads der Hyaluronsäure. Hyaluronsäure hat einen hohen Polymerisationsgrad und bildet ein dreidimensionales Netzwerk aus Proteoglykanpolymeren. Wichtig dabei ist, dass die Hyaluronsäure alle zwei bis vier Tage durch Fibroblasten erneuert wird.

Eine wichtige Rolle bei der Polymerisation der Hyaluronsäure bildet Hyaluronidase, ein Enzymkomplex, der die GAG (Glykosaminoglykane, früher als „Mukopolysaccharide“ bezeichnet, Hyaluronsäure ist ein typisches GAG) oder vereinfacht die Zuckerketten im Bindegewebe spaltet.

3

A. Tajaddini et al. fanden 1994 eine erhöhte interstitielle Permeabilität in der Lunge ausgelöst durch Hyaluronidase (Tajaddini et al. 1994). N. E. Aronson et al. deuteten 2003 an, dass sich die Flüssigkeitsströmung in interstitiellen Lungensegmenten durch Zuführung von Hyaluronidase steigern lässt. Auch G. C. Reilly et al. fanden eine erhöhte Flüssigkeitsströmung in Knochen durch Hyaluronidase (Reilly et al. 2003).

Manche Ärzte setzen Hyaluronidase bei rückenmarksnahen Operationen ein, um eine geringere Ausbildung von epiduralen Fibrosen zu fördern. Die „Rasz-Katheter Methode“ bleibt aber bis heute umstritten und befindet sich laut L. Gerdesmeyer et al. noch immer im Probestadium (Gerdesmeyer et al. 2003).

Neben Hyaluronidase spielen natürlich auch andere Enzyme eine Rolle bei der Spaltung der GAG, wie Chondroitinase, Heparinase, Oligosaccharinase und Hexosaminidase. Sie sind allerdings weniger dominant und weniger wichtig für die Eigenschaften der Matrix.

Hyaluronidase wird manchmal auch „Spreading Factor“ genannt. Sie lockert die Struktur des Bindegewebes auf, sodass der Flüssigkeitsaustausch zwischen Bindegewebe und Gefäßsystem erleichtert wird. Hyaluronidase wird von verschiedenen Geweben produziert und sekretiert. So können die Haut, die Milz, die Testikel, aber auch bestimmte Bakterien dieses Enzym freisetzen. Auch Granulozyten können durch Modifikationen des pH-Werts oder der Elektrolytkonzentrationen oder durch die Anwesenheit von Inhibitorsubstanzen (Antikörper, Anti-Enzyme) mit Hyaluronidase gefüllte Lysosome bilden, die diese freisetzen können.

Die Bindegewebsmatrix befindet sich sozusagen in einem „labilen Gleichgewicht“ und fluktuiert unter Einfluss von zahlreichen Faktoren gewissermaßen zwischen zwei Extremen:

- **Sehr permeable Phase (Sol-Zustand):** reich an „freiem“ Wasser und arm an „Kolloiden“ (Makromoleküle oder GAG), v. a. Hyaluronsäure ist durch Einfluss von Hyaluronidase in kurze Ketten depolymerisiert. Die Matrix wird flüssiger und damit auch durchlässiger für Hormone, Neurotransmitter, anorganische Ionen (Na^+, Ca^{2+}, K^+), elektrische und energetische Signale, Viren, Opsonine, Interferon, Erythropoetine, Antikörper sowie Antigene. Das negative elektrische Feld der Oberfläche nimmt ab, was wiederum Anionen anzieht (z. B. Cl^-, HCO_3^-, PO_4^{3-}, SO_4^{2-}, Proteine).
- **Weniger permeable Phase (Gel-Zustand):** arm an „freiem“ Wasser und reich an „Kolloiden“ oder Makromolekülen. Viele Wassermoleküle sind gebunden. Die Matrix wird visköser, weniger durchlässig, gesättigter. Die elektromagnetischen Felder verlieren ihre Kohärenz. Das negative elektrische Feld der Oberfläche verstärkt sich, was wiederum Kationen anzieht (z. B. Na^+, K^+, Ca^{2+}, Mg^{2+}).

Bei der Freisetzung von Hyaluronidase spielen zahlreiche Faktoren eine Rolle, z. B. die Elektrolytkonzentration. Durch Zu- oder Abnahme der Elektrolytkonzentration wird eine Polymerisation bzw. Depolymerisation ausgelöst.

H. Heine gibt an, dass das Grundsystem sich schnell auf komplexe Veränderungen einstellen kann, weil extrazelluläre Zucker einen raschen Umsatz (turn over) haben und über verschiedene Kopplungsmöglichkeiten verfügen (Heine 1997).

Praxistipp

Die Freisetzung bzw. Bindung von Elektrolyten wird auch dadurch ausgelöst, dass manchmal mehr, manchmal weniger Druck auf das Gewebe ausgeübt wird. Das kann man wunderbar in der Therapie nutzen: Anhand von rhythmischen und pumpenden Techniken kann man versuchen, hier ebenfalls einen gewissen Einfluss auszuüben.

Auch wechselnde Magnetfelder können eine Rolle spielen, wobei es hier aber sichtlich noch an Erfahrung fehlt. Die Funktion der Schilddrüse ist ebenfalls entscheidend bei der Ab- bzw. Zunahme der Polymerisation von Glykosaminoglykanen im Bindegewebe.

H. Heine merkt an, dass die Bindegewebsmatrix einem starken zirkadianen Rhythmus unterworfen ist (Heine 1997). Die Proteoglykane und Glykosaminoglykane des Blutplasmas weisen nachts zwischen 2:00 und 4:00 Uhr ein Maximum (Sol-Zustand) an freiem Wasser mit Sulfatierung, Proteinbindung und Hybridisierung auf. Weiterhin entsteht nachts ein Minimum an Glukokortikoiden und Katecholaminen, was der nächtlichen parasympathischen Regenerationsphase entspricht. Gleichzeitig findet auch eine Verringerung der Phagozytoseleistung der Makrophagen statt (dies wird als Erholungsphase der Makrophagen diskutiert) und eine vermehrte Radikalbindung sowie erhöhte Entzündungshemmung.

Um etwa 8:00 Uhr morgens weist das Bindegewebe ein Minimum (Gel-Zustand) an freiem Wasser auf, bei einem gleichzeitigen Maximum der Harnausscheidung sowie einem Maximum an Glukokortikoiden und Katecholaminen.

Störungen dieser Zirkadianrhythmik, z. B. durch Schichtarbeit, häufigen Schlafentzug, sollen deshalb eine Rolle bei der Entstehung von chronischen Krankheiten und Tumoren spielen.

S. Kurbel et al. stellten eine Hypothese für die zyklischen Veränderungen der Permeabilität der Kapillarwand auf (Kurbel et al. 2001):

- Präkapillare Sphinkter können die Durchströmung einer Kapillare fast komplett stoppen.
- Nur eine Minderheit dieser Sphinkter sind normalerweise im Gewebe geöffnet.
- Der hydrostatische Druck in einer geschlossenen Kapillare ist gleich dem Druck im venösen Ende der Kapillare. Der

hydrostatische Druck in einer Kapillare mit geschlossenem präkapillaren Sphinkter ist niedrig, etwa 10–15 mmHg und kann keine Flüssigkeit aus dem geschlossenen Kapillar filtern.

Bei geöffneten Kapillaren filtert der hydrostatische Druck dagegen Flüssigkeit aus der Kapillare in den perikapillaren Raum. Die Flüssigkeit bewegt sich etwa 20–30 μm und wird anschließend reabsorbiert. Während der geschlossenen Phase wird Flüssigkeit reabsorbiert und während der geöffneten kurzen Phase wird der perikapillaren Raum mit frischer Flüssigkeit gefüllt.

Belastungen übertragen sich bis auf das zelluläre Niveau, wobei die extrazelluläre Matrix die Zellen vor zu starken Krafteinwirkungen schützt. Das Zytoskelett und die extrazelluläre Matrix können sich, wie oben beschrieben, diesen Belastungen durch Änderungen der Viskosität anpassen (Ozerdem und Tozeren 1995).

H. Heine stellt fest, dass Zuckerpolymere wie geschaffen sind um Informationen zu speichern (Heine 1997). So können nur vier verschiedene einfache Monosaccharide theoretisch etwa 35.560 unterschiedliche Tetrasaccharide bilden. Im Vergleich dazu können vier Aminosäuren anscheinend nicht mehr als 24 Tetrapeptide bilden.

3.2.7 Das lockere Bindegewebe als „Spinnennetz" der lebenden Kristalle

Laut Guimberteau et al. besteht trotz der Kontinuität der Gewebe eine Verschieblichkeit zwischen Muskelaponeurosen, dem Fettgewebe und der Haut. Auch sie betonen, dass auf eine bekannte, aber wenig beachtete Tatsache hingewiesen werden muss: das flüssige Element.

Guimberteau et al. beschreiben die Fascia superficialis als sog. „areoläres Bindegewebe", das faseriges Bindegewebe enthält, dessen elastische Fasern ein netzartiges Geflecht mit großen „Fenstern" bilden und das sehr schnell austrocknet. Allerdings sollte die Lymphflüssigkeit genauer untersucht werden, weil der Begriff „Lymphe" zu allgemein ist und der anatomischen und physiologischen Realität nicht gerecht wird (Guimberteau et al. 2008).

Das netzartige Geflecht der Kollagenfibrillen breitet sich dabei in alle Richtungen aus und bietet ein „chaotisches" Bild, wobei sich Vakuolen (Bläschen) interfibrillär ausdehnen und ein hydraulisches System bilden, welches unterschiedliche Drücken ausgesetzt wird. Guimberteau et al. möchten deswegen nicht mehr von Faszien mit ihrer lamellären Anordnung reden, sondern lieber von einem **„multimikrovakuolären kollagenen dynamischen Absorptionssystem"** mit einer dreidimensionalen chaotischen Anordnung. Hier wäre es meiner Meinung nach sinnvoll das vorher beschriebene Prinzip der **Selbstorganisation** einzubeziehen, wobei die formgebenden, gestaltenden und beschränkenden Einflüsse von den Elementen (Grundsubstanz des Bindegewebes) des sich organisierenden Systems selbst ausgehen.

Es scheint mir aber darüber hinaus sehr wichtig, beim Bindegewebe zwischen einer **lockeren Anordnung** (z. B. bei lockerem Bindegewebe zwischen den Faszien) und **einer geformten Anordnung der Kollagenfasern** (z. B. bei Faszien, Sehnen usw.) zu unterscheiden!

Das lockere Bindegewebe bildet ein dreidimensionales „Tensegrity-Netzwerk", bestehend aus Matrisomen oder Mikrovakuolen (➤ Kap. 3.2.5). Die Faszien bilden hingegen eher flache, zweidimensionale Hüllen um bestimmte Strukturen, während die Sehnen aus paralell angeordneten Fasern bestehen. **Das lockere Bindegewebe verbindet auf wunderbare Weise die Faszienplatten miteinander und gewährleistet trotzdem die Verschieblichkeit untereinander indem es wie eine Art „Spinnennetz" seine Fäden zwischen den Gewebeschichten ausbreitet!**

Neue makroskopische Sichtweise des Bindegewebes: Man kann demzufolge der Körper mit verschiedenen Faszienblättern, die wie „Schalen einer Zwiebel" übereinander liegen, darstellen. Zwischen den Faszienblättern befindet sich in den sog. faszialen „Zwischenräumen" manchmal lockeres (ungeordnetes) Bindegewebe, manchmal Polymerisationen und Cross-Links in Form eines Spinnennetzes (➤ Abb. 3.59 und ➤ 3.60)!

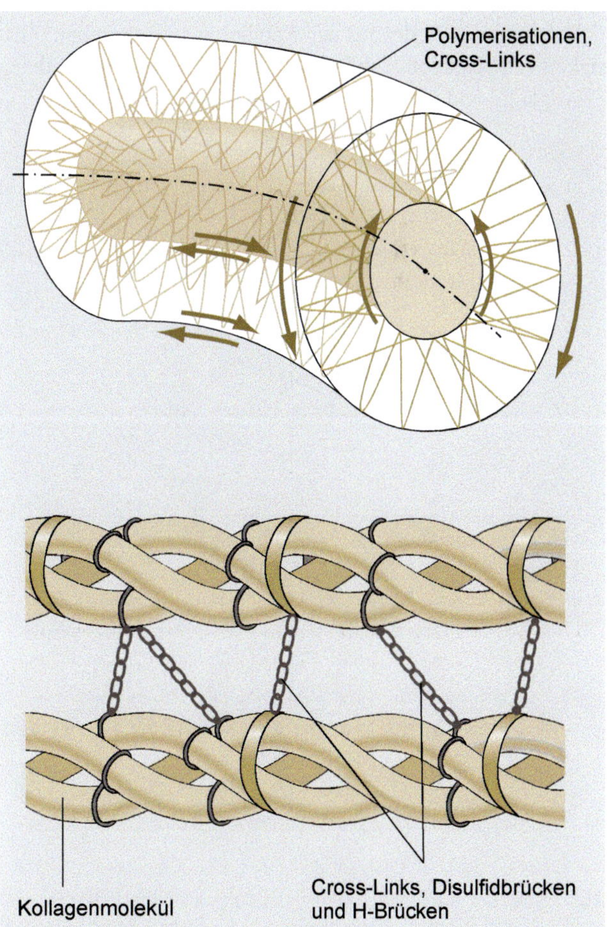

Abb. 3.59 Gleitlager der Faszienzylinder mit Polymerisationen (oben) und unphysiologische Cross-Links (unten) [M665/L190]

3

Dieses Spinnennetz aus lockerem Bindegewebe besteht aus einem dreidimensionalen Gel-Netzwerk aus Wasser, Kollagenfasern und Matrixmolekülen (Matrisome oder Mikrovakuolen), die die Faszien untereinander verbinden, aber trotzdem verschieblich halten und sich nach dem Prinzip der Selbstorganisation regulieren.

Dieses lockere Bindegewebe ist darüber hinaus mit gebundenen Flüssigkeiten (Lymphe = interstitielle Flüssigkeit) gefüllt, sodass sich ein riesiges gelartiges „Flowing Tensegrity-Netzwerk" in einem „Ozean" aus interstitieller Flüssigkeit darstellen lässt!

Arbeitshypothese Der Geweberhythmus (Vasomotion und fasziale Rhythmizität) „wälzt" das gelatinöse Bindegewebsmeer um und unterstützt den intra- und interzellulären Transport (Meert 2012). Es gibt dabei einen Zusammenhang zwischen Mikro- und Makrozirkulation, die für rhythmische Wellen- und Saugbewegungen im Kapillarbereich und Interstitium sorgen. Beim Anspannen der glatten Muskulatur der Kapillarwände und der Myofibroblasten steigt der Kapillardruck und es findet eine Filtration statt (Flüssigkeit tritt aus den Kapillaren aus). Beim Entspannen der glatten Muskulatur der Kapillarwände und der Myofibroblasten senkt sich der Kapillardruck und es findet eine Reabsorption statt (Flüssigkeit tritt in den Kapillaren ein).

Dabei wird 90 % der aus den Kapillaren ausgetretenen Flüssigkeit von postkapillaren Venolen und 10 % der ausgetretenen Flüssigkeit von Lymphgefäßen aufgenommen.

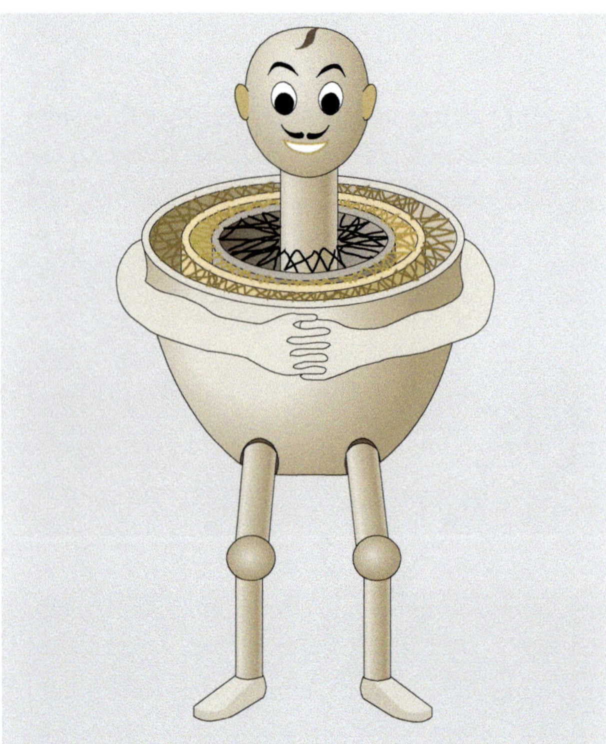

Abb. 3.60 Der menschliche Körper mit aufeinanderfolgenden Faszienschichten und lockerem Bindegewebe als dreidimensionales „Spinnennetz". Polymerisationen und Cross-Links sind zwischen die Faszienschichten „gespannt". [L190]

Die elasto-kollagenen Fasern sind im menschlichen Körper wie ein riesiges Netzwerk mit einander verbunden und verfügen über eine Art Vorspannung, sodass Belastungen übertragen und aufgeteilt werden können. Sie werden einerseits über mobile Drehpunkte und andererseits über Flüssigkeitsverschiebungen umgelenkt, sodass **„Flowing Tensegrity"** (ein fließendes spannungseinheitliches Gleichgewicht) entsteht. Was in dieser Abbildung (> Abb. 3.61) leider zu wenig zum Ausdruck kommt, sind die Flüssigkeiten und die elektromagnetischen und elektrischen Felder!

3.2.8 Immobilisierung und Bindegewebe

Zwischen den Faszienschichten befindet sich lockeres Bindegewebe, Polymerisationen und Cross-links in Form eines lockeren dreidimensionalen ungeordneten Netzwerkes. Abhängig von der Verschlackung und Vernarbung (durch venolymphatische Stauungen, einseitige Ernährung, schlechte Ausscheidung, amyloide Plaques usw.) und Einsteifung (durch Bewegungsmangel) des Bindegewebes, können sich diese lockere Polymerisationen zu richtigen Verklebungen verfestigen (> Abb. 3.59).

Auch in Faszien und Sehnen können sich Polymerisationen in Form von Adhäsionen zwischen den Kollagenfasern verfestigen und zu einer Einschränkung der Gleitfähigkeit und Bewegungsfreiheit führen (> Abb. 3.59). Diese Arbeitshypothese soll durch Forschung widerlegt oder ergänzt werden.

B. A. M. van Wingerden fasst die multiplen Veränderungen von immobilisierten Ligamenten folgendermaßen zusammen (van Wingerden 1998):

- der Durchmesser der Kollagenfaserbündel verringert sich;
- weniger parallele und mehr willkürliche Ausrichtung der Kollagenfasern, wodurch die funktionell ausgerichtete Widerstandfähigkeit in bestimmten Richtungen schwächer wird;
- mehr instabile Cross-Links;
- erhöhte Deformierung und verminderte Belastbarkeit.

Dadurch wird die funktionelle Widerstandsfähigkeit der Ligamente bei Immobilisierung deutlich geringer. Dass eine komplette Immobilisierung wenig sinnvoll ist, ist schon länger bekannt. Falls eine Immobilisierung trotzdem notwendig ist (z. B. bei komplizierten Brüchen), sollt eine Behandlung wegen der durch die Immobilisierung schwächer gewordenen Ligamente vorsichtig und nicht direkt auf den kompletten Bewegungsumfang aufgebaut werden. Bei Immobilisierung entsteht im periartikulären Bindegewebe und in der Kapsel eine größere Steifheit, was v. a. auf die Zunahme an Cross-Links zurückzuführen ist. Deshalb sind festere Mobilisierungen der Kapselstrukturen nach einer Immobilisierung durchaus sinnvoll.

Bei der Behandlung von Arthrose werden oft nur Traktionsbehandlungen durchgeführt, weil man vor einer Überlastung Angst hat. Aber eigentlich besteht die Aufgabe des Knorpels doch im Tragen von Gewicht und im Widerstehen von Druck. Aus dieser Sicht wäre es funktionell eher sinnvoll, das arthrotische Gewebe zu belasten und die Mobilisation des Gelenks unter angepasster Belastung und in verschiedenen Richtungen aufzubauen. Weiterhin können auch kurze Traktionsmanipulationen in verschiedene Richtungen ausgeführt werden, um die Gelenkkapsel so mobil wie möglich zu machen und Adhäsionen zu lösen.

Cross-Links sind bei der Kollagensynthese im physiologischen Bereich sowohl intramolekular als auch intermolekular notwendig, um die Kollagenmoleküle untereinander zu binden und auch die richtige Orientierung der Fasern gewährleisten zu können.

Es können sich aber auch unphysiologische Cross-Links bilden (➤ Abb. 3.59). Bei einer kurzen Immobilisierung entstehen v. a. Wasserstoffbrücken, die zwar auflösbar sind, aber laut van Wingerden trotzdem mechanisch nur schwer zu beeinflussen sind (van Wingerden 1998). Außerdem ist es umso schwieriger sie wieder zu lösen, je länger sie aufrechterhalten werden. Neben Wasserstoffbrücken können auch reversible Cross-Links (Dihydroxylysinonorleucin- und Hydroxylysinonorleucin-Quervernetzung) sowie stabile, irreversible Cross-Links (Hydroxylysylpyridinolin- und Lysylpyridinolin-Quervernetzung) aufgebaut werden. Typaldos beschreibt, dass bei Verletzungen Fasern und Querverbindungen von Faszien zerreißen und anschließend falsche Querverbindungen, Adhäsionen und sogar sogenannte Triggerbänder und Triggerbanddistorsionen gebildet werden können (Typaldos 1999) (➤ Abb. 3.62).

Cross-Links können einerseits enzymatisch aus oxidativen metabolischen Vorgängen, andererseits nicht-enzymatisch durch die Bildung von freien Radikalen und Ischämie entstehen, aber auch durch Stress, Rauchen, Ozonbelastung und ionosierender Strahlungen auftreten.

Freie Radikale (➤ Kap. 2) sind Moleküle mit einem ungebundenen Elektron in der äußeren Schale, die bei jedem Sauerstoff-verbrauchenden Organismus physiologisch entstehen. Beispiele für freie Radikale sind das Superoxid-Anion (O_2^-), das Wasserstoffperoxid (H_2O_2) oder das Hydroxyl-Radikal (OH^-). Manche freie Radikale, wie das Superoxid-Anion, sind in der Lage, Kollagen in kleinere Stücke zu zerlegen, während andere freie Radikale, wie Hydroxyl-Radikale, neue willkürliche Cross-Links (Disulfidbrücken) auslösen, die Fibrosierungen zur Folge haben können.

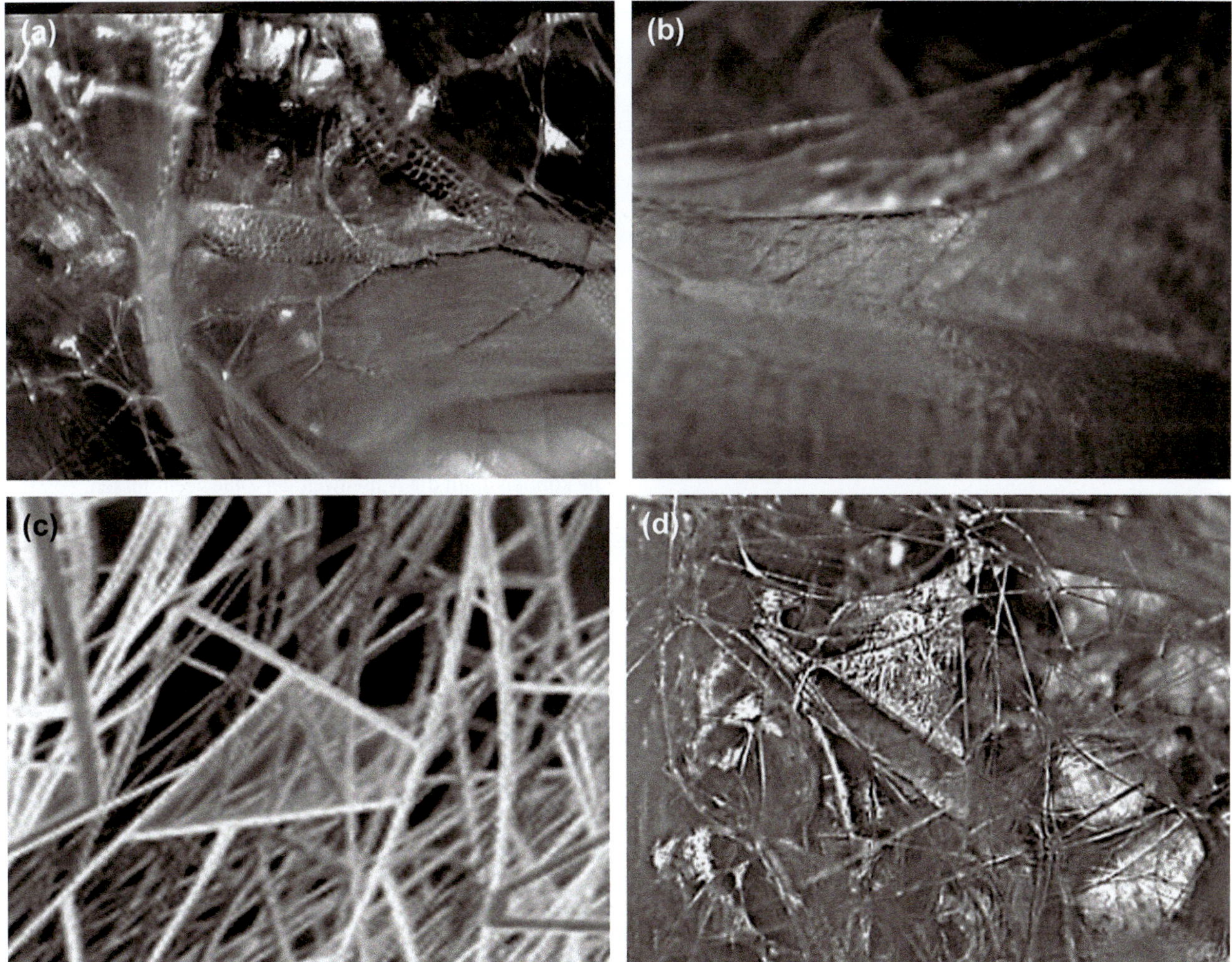

Abb. 3.61 Mikrovakuolen im spinnennetzartigen lockeren Bindegewebe (aus Guimberteau et al. 2008) [F540]

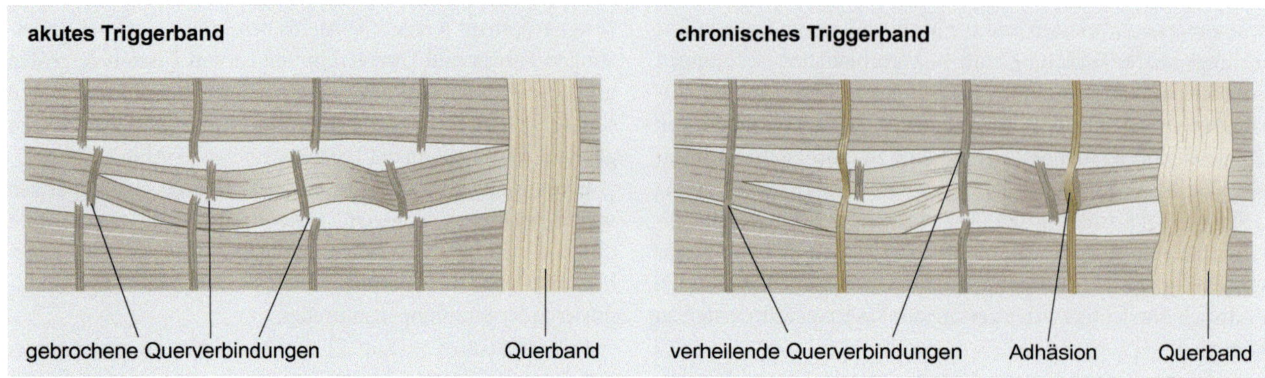

Abb. 3.62 Gebrochene Verbindungen und Adhäsionen der Kollagenfasern in Faszien [L190]

Durch die Anwesenheit von Myofibroblasten und kontraktilen Zellfilamenten kann Bindegewebe weiterhin auch eine Hypertonie aufweisen und demzufolge durchziehende Leitungsbahnen in Bedrängnis bringen sowie Ödeme und Kompartmentsyndrome auslösen (➢ Kap. 3.2.5).

Die räumliche Orientierung der Zellen und Protein-Moleküle des Körpers spiegelt einen Zustand wider, der das Resultat seiner mechanischen Spannungen, seiner elektromagnetischen und elektrischen Spannungen, seiner interstitiellen und intrazellulären Flüssigkeitsdrücke, seiner chemischen Gradienten, seiner emotionalen Informationsflüsse usw. darstellt!

Zwischen den Bewegungen der Zellen, den Formänderungen der Proteine und den Stoffwechselfunktionen besteht also eine Art geheimnisvolle Beziehung oder Macht. Die „alten" Osteopathen bezeichneten das spiritualistisch als „Potency" („Macht"), Mesmer hätte es als „Fluidum" angegeben, Leibniz und Swedenborg als „Lebenskraft" – oder sollten wir es quantenmechanisch als „Wellen-Teilchenartiger Dualismus" deuten?

3.3 Genetik und Epigenetik

3.3.1 Umweltfaktoren aktivieren bzw. deaktivieren Gene

Das Human-Genom-Projekt beschreibt, dass im Gegensatz zu den vermuteten 120.000 Genen beim Menschen nur ca. 25.000 Gene gefunden wurden – überraschenderweise nicht viel mehr als bei einem Wurm. Sogar viele Pflanzen verfügen erstaunlicherweise über mehr Gene, z. B. Reis über ca. 38.000 Gene. Allerdings setzen sich Gene aus mehreren Basenpaaren zusammen. Beim Menschen sind wesentlich mehr Basenpaare vorhanden (etwa drei Milliarden) als es chemische Bausteine gibt. Die größere Komplexität und Verschiedenheit des Menschen soll sich weiterhin aus der Kombination von mehreren Proteinen und aus regulierenden Kontroll- und Strukturelementen aufbauen (International Human Genome Sequencing Consortium 2004).

Es lassen sich extrem komplexe (epigenetische) Wechselwirkungen zwischen verschiedenen Gene und „Umweltfaktoren" aufzeichnen. Es gibt nicht einfach *das* Krebsgen oder *das* Herzinfarktsgen. Die **„Epigenetik"** entwickelt sich in letzter Zeit mit raschen Schritten. Es gibt demnach neben den genetischen Faktoren auch Methylgruppen, die sozusagen über den Genen stehen und darüber bestimmen, ob ein Gen abgelesen wird oder nicht. So können sich zwei Organismen mit den gleichen Genen trotzdem voneinander unterscheiden. Die Methyltransferasen sorgen für das Anheften von Methylgruppen an bestimmte Bereiche des Erbmoleküls DNA („Methylierung") und sorgen dafür, dass diese Genbereiche weniger abgelesen und demzufolge weniger aktiviert werden. Werden die Methyltransferasen dagegen gehemmt, ist die Methylierung geringer und die entsprechenden Gene werden öfters gelesen und aktiviert.

Nach neueren Angaben der Epigenetik werden die Informationen der Außenwelt über einen sog. Signalweg an die DNA (Erbsubstanz) vermittelt, wo bestimmte Gene eingeschaltet und abgelesen werden. Darauf vermittelt die mRNA (messenger RNA) die Information an die Ribosomen, die diese Informationen in bestimmte Eiweißmoleküle übersetzen (Translation). Diese Eiweißmoleküle reifen danach im endoplasmatischen Retikulum werden schließlich durch den Golgi-Apparat aus der Zelle geführt, z. B. als „Zell-Botenstoffe". Diese Zytokine können dann die Außenwelt der Zelle beeinflussen.

Der genetische Weg schaut folgendermaßen aus: Umweltsignale → Regulationsproteine → DNA → RNA → Protein.

Die Epigenetik beschreibt also eigentlich jene Faktoren, die über den Genen stehen und die man vereinfachend als „Umgebungsfaktoren" zusammenfassen könnte. **Es ist wichtig zu betonen, dass es v. a. die Wechselwirkungen zwischen den Umweltfaktoren sind, die entscheiden, ob Gene aktiviert (weniger Methylierung) oder deaktiviert (mehr Methylierung) werden.** Allgemein kann man zwischen internen Faktoren (genetische Faktoren, Charakterzüge, Emotionen usw.) und externen Faktoren (soziales Umfeld [Familie, Freundeskreis], Arbeitsumfeld, Freizeitgestaltung, Bewegungspotenzial) unterscheiden. **Das Wechselspiel zwischen den internen und externen Faktoren entscheidet also, ob ein Gen ein- bzw. abgeschaltet wird und demnach ob jemand krank wird oder gesund bleibt.**

Nach dem Abschluss des Human-Genom-Projekts 2003 kündigte die US-Gesundheitsbehörde 2005 das Großprojekt „TCGA – The Cancer Genome Atlas" an. Dieser Krebsgenomatlas soll sämtliche Mutationen bei Krebszellen ermitteln, um die Veränderungen von Genen und Proteinen behandeln zu können. Wenn man sich überlegt, wie komplex die Wechselwirkungen zwischen Proteinen und Genen sind und dass die noch komplizierteren Interaktionen mit der astronomisch hohen Anzahl an „Umgebungsfaktoren" (10^{15}) unberücksichtigt bleiben, stellt dies ein wahrhaft ehrfürchtiges Vorhaben dar.

Bestimmte Moleküle können in Abhängigkeit von Milieu, Rezeptortyp sowie Menge und Art der Liganden (Bindungsstellen) unterschiedliche und zum Teil sogar gegensätzliche Wirkungen entfalten. Neuerdings spricht man z. B. auch von Micro-RNAs, extrem kurzen Abschriften der DNA, bestehend aus nur 19–23 Erbgut-Bausteinen, die die Aktivität der Gene überwachen. Micro-RNAs fangen die mRNA (messenger RNA) ab, bevor sie die Ribosomen (die „Eiweißfabriken") erreichen. Sie stoppen damit die Produktion ausgewählter Eiweiße. Man vermutet, dass manche Micro-RNAs bestimmte Gene abschalten, die für die Apoptose (Selbstmord) entarteter Zellen zuständig wären (Fix 2009). Um der Komplexität der genetischen und epigenetischen Wechselwirkungen vernünftig entgegen treten zu können, scheint eine interdisziplinäre Zusamenarbeit unbedingt erforderlich.

Nijhout merkt an, dass Gene eher als „Lieferanten" des materiellen Bedarfes der Entwicklung und als Katalysatoren für zelluläre Änderungen funktionieren (Nijhout 1990). Er gibt sogar an, dass eine Gen-Wirkung durch ein Signal aus der Umgebung und nicht durch das Gen selbst aktiviert wird! Es wäre also eigentlich mindestens genauso wichtig, neben dem Krebsgenomatlas auch einen „Atlas von Mutation-auslösenden Faktoren" aufzustellen. Dazu zählen vermutlich längst nicht nur Giftstoffe und schädliche Strahlungen, sondern auch alle internen und externen Faktoren, wie regelmäßige Körperbewegungen, emotionale Ausgeglichenheit usw.

Laland beschreibt, wie Gene und Kultur sich gegenseitig modellieren und betont die Wichtigkeit von Feedback-Mechanismen zwischen biologischen und kulturellen Prozessen (Laland 2008). Noch wichtiger aber erscheint es zu erkennen, dass sich erstaunlicherweise nur wenige Krankheiten (z. B. Mukoviszidose, Huntington-Krankheit usw.) auf ein einzelnes „fehlerhaftes" Gen reduzieren lassen! Die meisten Krankheiten stehen vielmehr in Bezug zu komplexen Interaktionen zwischen mehreren Genen und Umweltfaktoren!

Bemerkung des Autors

Gene können zwar die maximale Zeitspanne des Lebens einer Zelle im Voraus programmieren, aber nicht das Leben der Zelle selber. Denn das Überleben der Zelle hängt von ihrer Fähigkeit ab, wie sie auf ihre Umgebung reagieren kann.

Straub betont, dass ein Gen zwar Eiweißmoleküle kodiert und deren Aufbau festlegt, aber dass es nicht die möglichen „Kommunikationsmoleküle" aus der Umwelt oder aus der Zelle selbst bestimmen kann (Straub 2006). Bauer gibt an, dass physikalische oder chemische Prozesse zwar auf biologische Systeme einwirken können (z. B. durch Zerstörung), aber deren Verhalten nur dann beeinflussen können, wenn das lebende System über Rezeptoren oder Wahrnehmungsorgane für diese einwirkenden Prozesse verfügt (Bauer 2008).

3.3.2 Kommunikation zwischen Zelläußerem und Zellinnerem

Wenn man bei einer Zelle den Kern entfernt, stirbt die Zelle überraschenderweise nicht, sondern sie verliert lediglich ihre Reproduktions- und Reparaturfähigkeit und stirbt dann irgendwann an „Alterschwäche". Wenn nicht die berühmte Doppelhelix, wer könnte dann eigentlich eine Zelle ihre „intelligente Steuerungskraft" verleihen?

Es ist überraschenderweise die dynamische, flüssige **Zellmembran,** die diese Rolle übernimmt. Sie bestimmt längst nicht nur die Form und die mechanischen (viskoleastischen) Eigenschaften der Zelle (Lipton 2008)! Man weiß experimentell, dass mechanische Krafteinwirkungen viele zelluläre Prozesse (Signalumwandlung, Genexpression, Wachstum, Zelldifferenzierung usw.) direkt ändern können. Wie aber wird eine mechanische Krafteinwirkung von der Makroebene auf die Mikroebene einer Zelle übertragen und in eine biologische Reaktion umgewandelt?

In Geweben und Zellen muss jede Änderung des Umfeldes, z. B. eine mechanische Gewebeverformung durch Kompression, aber auch ein Fließen bzw. Stauen der umgebenden interstitiellen Flüssigkeiten, notwendigerweise in eine koordinierte strukturelle Neuorientierung auf vielen verschiedenen Ebenen (mechanisch, chemisch, elektromagnetisch) übertragen werden. **Eine schnelle Kommunikation zwischen Zelläußerem und Zellinnerem ist demzufolge eine ausschlaggebende Grundvoraussetzung für das erfolgreiche Überleben der Zelle!**

Dazu verfügt die Zellmembran auf der Innen- und auch auf der Außenseite über verschiedene Membranproteine, die Rezeptoren, Effektoren und Kanäle bilden. Es ist das Zytoskelett aus Struktur- und Vernetzungsproteinen, das den Hauptweg für den mechanischen Signaltransfer durch das Zytoplasma vorgibt! Die Rezeptor-Membranproteine signalisieren der Zelle ständig den Zustand der „Umgebung" und nehmen eine Vielzahl an Reizen wahr, z. B. Zytokine, Kalium, Kalzium, Sauerstoff, Glukose, Histamin, Östrogen, Noradrenalin, Fremdkörper, Krankheitserreger, Licht und viele andere Reize. In einer Zelle finden gleichzeitig Zehntausende solcher Wahrnehmungen statt. Pert beschreibt, dass ein durchschnittliches Neuron mehrere Millionen Rezeptoren auf seiner Oberfläche trägt (Pert 2007). Das chemische Äquivalent eines Reizes, der an einen spezifischen Rezeptor bindet, wird als „Ligand" bezeichnet.

Die Rezeptor-Effektor-Proteine der Zellmembran bilden die elementaren Hardware-Einheiten des Bewusstseins der Zelle! Sobald ein Zellrezeptor ein Signal wahrnimmt, reagiert die Zelle prompt durch eine Neuorientierung ihrer Form, Position und Funktion. Die Signale, die diese Rezeptoren wahrnehmen können, sind chemischer, mechanischer, eletrischer, elektrochemischer und elektromagnetischer Art. Laut Straub verfügen die meiste Zellen von einem Supersystem (Immunsystem, Nervensystem, Hormonsystem und Reproduktion-Reparatursystem) auch über Rezeptoren für die Botenstoffe des anderen Supersystems (Straub 2006). Weil gleichzeitig Millionen verschiedener Signale in Millionen von Zellen ablaufen, muss es eine Art „Resonanzmuster" geben, dass die Reaktionen auf einen gemeinsamen Nenner für das Lebewesen Mensch bringt.

Zellen verfügen darüber hinaus anscheinend nur zu gewissen Zeitpunkten während ihrer Lebensphase über bestimmte Rezeptoren! Hinzu kommt, dass manche Rezeptoren auf der Zelloberfläche nur kurz wirksam sind und abhängig von der Umgebung abgeschaltet werden können. Das macht die Kommunikation zwischen Nervensystem, Hormonsystem, Immunsystem und Reparatursystem erheblich komplizierter.

Bemerkung des Autors

Die klassische pharmakologische und auch die mechanische Betrachtung der Kommunikationssysteme reicht demzufolge nicht aus, um der Komplexität der interzellulären Kommunikation gerecht zu werden!

Die interzelluläre Kommunikation findet neben der chemischen Ebene auch auf mechanischer, elektrischer, elektrochemischer und elektromagnetischer Ebene statt. Daher müssen neue Arbeits- und Denkhypothesen ausgearbeitet werden …

Es scheint also durchaus so zu sein, dass das Milieu, sowohl die Makroumgebung (externe Faktoren), als auch die Mikroumgebung (interne Faktoren), durchaus eine wichtige Rolle für das Funktionieren der Zelle spielt. Beide, Zelle und Umgebung, kommunizieren miteinander und beeinflussen sich gegenseitig.

Wissen wir eigentlich aus wie vielen „Lebewesen" wir bestehen? In unserem Körper wohnen unzählige Bakterien und benutzen uns als Biotop. Wenn diese Bakterien ihre Arbeit einstellen würden, würden wir einfach verhungern. Auch die Mitochondrien sind eigentlich eigenständige Mikroorganismen (Prokaryonten), die sich unsere Zellen im Laufe der Evolution einverleibt haben. M. Bischof, E. Huber und J. Heimrath betonen in einem Interview, dass **jeder einzelner Mensch eigentlich eine Gemeinschaft, ein Vielfalt oder ein Kollektiv ist und die Kooperation das Wichtigste ist** (Heimrath 2010).

Der „World Cancer Research Fund" merkt an, dass Ernährung und physische Aktivität eine wichtige Rolle bei der Prävention von Krebs spielen (World Cancer Research Fund/American Institue for Cancer Research 2007). Der Psychoonkologe Tschuschke betont, dass neben genetischen Veranlagungen auch mangelnde Bewegung, Stress, Rauchen, Alkoholmissbrauch und eine einseitige Ernährung das Erkrankungsrisiko erhöhen (Tschuschke 2009). Man könnte diese Faktoren als das **Makroumfeld eines Tumors** betrachten! Wie bereits betont, sind es v. a. die individuellen Wechselwirkungen zwischen den internen Faktoren (genetische Faktoren, Emotionalität usw.) und den externen Faktoren (soziales Umfeld, Ernährung, Bewegung usw.), die über die Entstehung einer Krankheit entscheiden (➤ Abb. 3.63).

Bei Über- bzw. Unterangebot der folgenden Nährstoffe treten oft bestimmte Stoffwechselstörungen auf (Bundesministerium für Bildung und Forschung 2008):

- Kohlenhydrate: Diabetes mellitus, Laktoseintoleranz und Galaktosämie
- Proteine: Phenylketonurie, Ahornsirupkrankheit, Albinismus
- Purine und Pyrimidine: Gicht
- Mikronährstoffe: Mangelerscheinungen wie Hämachromatose, Rachitis usw.
- Fette: Adipositas, Metabolisches Syndrom, Hypercholesterinämie

Das Bundeministerium erkennt mittlerweile auch, dass selbst wer sich ausreichend ernährt und keine gravierenden, genetisch bedingten Stoffwechseldefekte hat, nicht gegen Krankheiten gefeit ist. Sie weisen auf die Wichtigkeit einer gesunden Lebensführung hin mit einem Mindestmaß an körperlicher Bewegung und eine ausgewogene und individuell angepasste Kost mit viel frischem Obst und Gemüse.

Ames und McCann hypothetisieren, dass ein chronischer, suboptimaler Minderkonsum von Mikronährstoffen (etwa 40 essentielle Mineralien, Vitamine, Aminosäuren und Fettsäuren) das Risiko für Krebs und chronische degenerative Krankheiten erhöhen. Bei einem Mangel an Mikronährstoffen (u. a. der Mangel an Magnesium, Eisen, Zink, Vit. B_6, Vit B_{12}, Folsäure, Biotin usw.) sind dabei vor allem drei Folgen messbar (Knasmüller et al. 2009):

- DNA-Schaden
- Zerfall von Mitochondrien
- Störungen des Immunsystems.

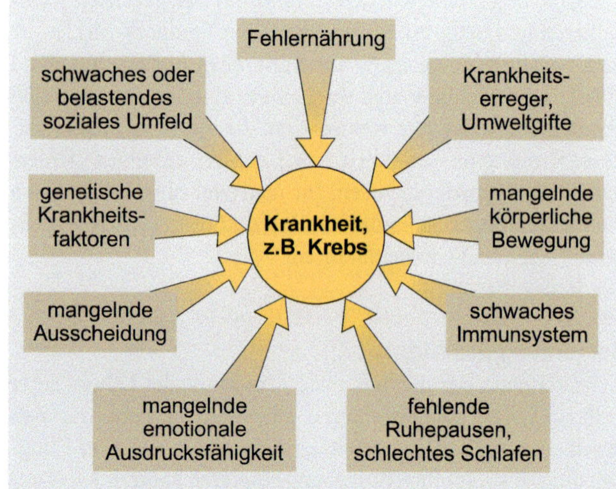

Abb. 3.63 Die Entstehung einer Krankheit ist ein hochkomplexes Geschehen, wobei viele Faktoren (Makro- und Mikroumfeld) eine Rolle spielen [M665/L141]

3.3.3 Die Zellmembran als „Sinnesorgan" der Zelle

Alle Zellen verfügen über eine Zellmembran und darauf gebundene Makromoleküle und Zuckerketten.

Die flexible Zellmembran besteht allgemein aus verschiedenen Komponenten (> Abb. 3.64):

- **Lipiddoppelschicht**: Doppelschicht aus Fettverbindungen (Phospholipide, Glykolipide, Cholesterin usw.) mit den hydrophilen Köpfen außen und den hydrophoben Köpfen innen
- **Glykokalyx**: Zuckerketten, die wie einen „Rasen" die Zelloberfläche bedecken
- **Membranproteine** (in der Doppelmembran eingebettete Proteine): integrale Membranproteine, periphere Membranproteine, Oberflächenproteine. Diese Membranproteine bilden auf der Zellmembran verschiedene Rezeptoren (Hormon-, Neurotransmitter-, Immun-, Adhäsions- und Endozytoserezeptoren), Strukturproteine, Zelladhäsionsmoleküle (Zellverbindungsmoleküle wie Integrine, Cadherine, Selektine), Kanäle (für K^+, Na^+, Ca^{2+}, Cl^-, H_2O), Transporter (Ione, Glukose, Aminosäuren), Pumpen (Na^+-K^+-ATPase, Ca^{2+}) und Ektoenzyme (Katalysatoren für biochemische Reaktionen auf der Zelloberfläche).

Über die sogenannten **Strukturproteine**, die in der Zellmembran verankert sind, ist die Zelle sowohl mit anderen Zellen als auch mit den extrazellulären (Ankerfilamente) und intrazellulären Filamenten (Mikrofilamente und intermediäre Filamente) fest verkabelt. Dies gewährleistet die Form und Struktur der Zelle. Die Zellen sind weiterhin in der extrazellulären Matrix über **Vernetzungsproteine** mit „fokalen Adhäsionen" (ähnlich wie Punktschweißung) verankert.

Man kann grob vier verschiedene Makromoleküle unterscheiden:

- **Matrixmoleküle (im Interstitium gespannt):** Proteoglykane (PG) und Glukosaminoglykane (GAG)
- **Strukturproteine (zwischen Zellkern und Zellhülle gespannt):** kontraktile Mikrofilamente, intermediäre Filamente und Mikrotubuli (> Kap. 3.2.5)
- **Vernetzungsproteine (zwischen Zellhülle und Interstitium gespannt):** Ankerfilamente, Matrixmoleküle und Kollagenfasern
- **variable Proteinkomponenten:** Zytokine, Hormone, Neurosubstanzen, Metaboliten, Kataboliten.

Eines der am meisten untersuchten Struktur- bzw. Vernetzungsproteine ist wahrscheinlich Integrin. **Integrine** bilden sowohl Adhäsionsmoleküle, als auch Rezeptoren, die aus zwei nichtkovalenten Bindungen (keine echte chemische Bindungen, sondern elektrostatische zwischenmolekulare Anziehungskräfte) mit α- und β-Untereinheiten bestehen. Es sind gegenwärtig etwa 18 α- und 8 β-Untereinheiten bekannt, die sich zu mindestens 24 Integrinen zusammenschließen können. Jedes Integrin besteht aus einer großen extrazellulären Domäne, die in der extrazellulären Umgebung Proteine bindet, einer membranspannenden Transmembrandomäne und einer kurzen intrazellulären (zytoplasmatischen) Domäne. Integrine spielen eine Rolle bei der Organisation des Zytoskeletts; bei der bidirektionalen Transduktion (Übermittlung) von Signalen (intrazellulär ↔ extrazellulär), die zelluläre Funktionen regulieren; und bei zellulären Funktionen (Zelladhäsion, Migrati-

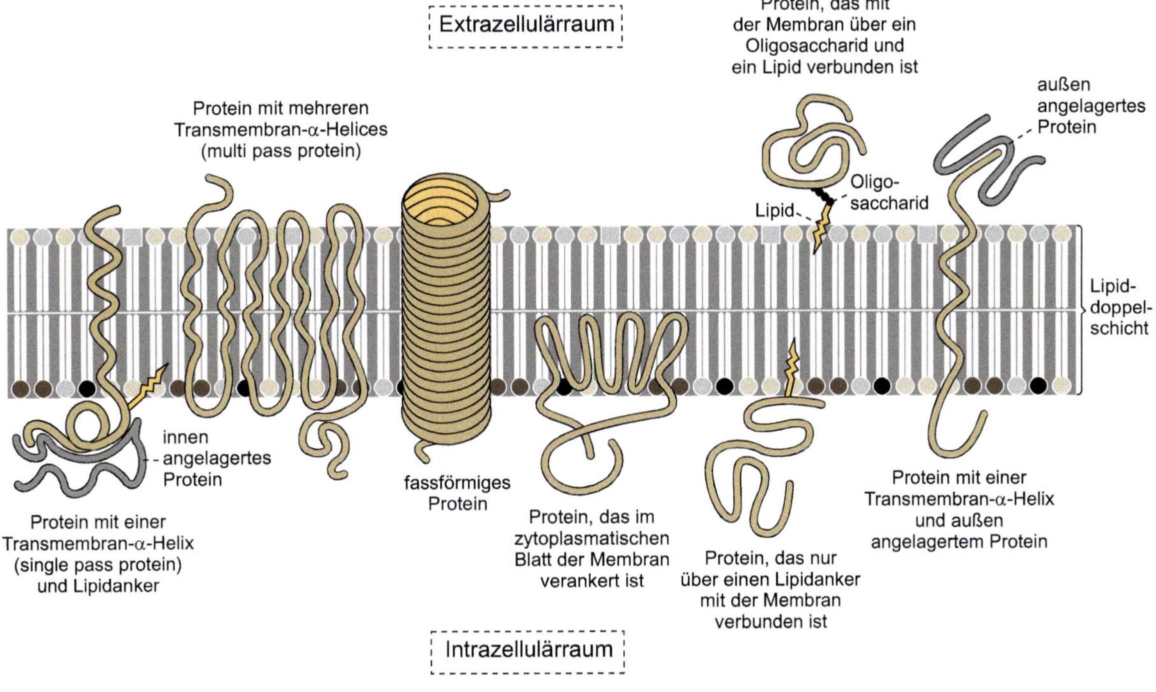

Abb. 3.64 Aufbau der Zellmembran eines Erythrozyten (aus Welsch 2006) [L141]

on, Proliferation, Zelldifferation und Apoptosis). Die Kontaktstelle der Zelle mit der EZM, wird manchmal auch als Focal Adhesion Complex (FAC) bezeichnet. Integrine binden verschiedene extrazelluläre Matrixelemente, sodass man Integrine an Hand ihrer Bindungskapazitäten (Rezeptorfähigkeiten) einteilen kann (Zent und Pozzi 2010):

- Leukozyten-spezifische Rezeptoren
- Kollagenrezeptoren
- RGD-Rezeptoren (Einbuchstabencode für Arginin-Glycin-Aspartat)
- Lamininrezeptoren

Integrine können sowohl mechanische, als auch chemische Signale durch Interaktionen mit der EZM wahrnehmen. Die detaillierte Signalweiterleitung durch Integrine ist komplex und wird von Rezeptoren der Wachstumsfaktoren und von Signalmolekülen, z. B. Focal Adhesion Kinase FAK beeinflusst. Weiterhin sind die Actin-bindende Proteine Kindlin und Talin notwendig um Integrin zu aktivieren.

Das wichtigste Adhäsionsmolekül, das umherziehende Krebszellen an der Matrix oder am Endothel anheften lässt und damit eine wichtige Rolle bei der Metastasierung spielt, ist CD44. Enzyme, wie Chymotrypsin, Bromelian oder Papain verringern die Wirkung von CD44, sodass Enzymtherapie bei der Krebsbehandlung eine interessante Rolle einnehmen kann (Douwes 2007).

3.4 Die kausale Histogenese

Die Theorie der kausalen Histogenese von Pauwels besagt, dass Binde- und Stützgewebe auf äußere Belastung aktiv reagieren und sich dieser funktionell anpassen (Rauber und Kopsch 1987). Die Verformung, die durch Belastung entsteht, bildet den eigentlichen mechanischen Reiz für das Gewebe. So können z. B. Druck-, Zug- oder Schubbelastung eine Verformung in Form von Dehnung verursachen, was als Reiz für die Bildung von kollagenen bzw. elastischen Fasern gilt. Wird ein undifferenziertes Gewebe durch eine Kompression belastet, wird dieses Gewebe zur Bildung von Knochengewebe angeregt und lagert viele Knochensalze und Kalzium ein.

Das Stütz- und Bindegewebe besteht somit aus verschiedenen Komponenten, die abhängig vom Gewebe und von der anhaltende Belastung durch die vorhandenen Zellen in verschiedenen Konzentrationen gemischt werden. Als „Zutaten" des Bindegewebes mischt das lebende Gewebe allgemein Zellen, Fasern, Flüssigkeit, Matrixmoleküle und Salze, um die richtige Zusammensetzung als funktionelle Antwort auf Belastung herauszudestillieren. Knochen enthalten demzufolge mehr Matrixmoleküle und Kalzium, Ligamente besitzen dafür mehr Fasern, während Blut einen höhren Flüssigkeitsgehalt hat.

Unter physiologischen Bedingungen finden ständig Umbauvorgänge im Gewebe statt. Sind Auf- und Abbau der Matrix gleich groß, so befindet sich das Gewebe in einem Fließgleichgewicht. Um physiologisch optimal arbeiten zu können, ist es außerordentlich wichtig, dass sich die verschiedenen Elemente des Bindegewebes bewegen und fließen können. Sowohl die Flüssigkeiten als auch die Zellen müssen im Gewebe mobil sein können. Als Beispiel seien hier die Osteoblasten und Osteoklasten im Knochengewebe genannt, die wie richtige „Tunnelbauer" im Knochen unterwegs sind.

Auch die Flüssigkeitsverschiebungen und die Zellmobilität im Knochenmark sind für die Blutbildung durchaus wichtig.

Besonders spannend ist in diesem Zusammenhang die Periostmassage nach Vogler (Storck 2004) und die „Kontinuumtheorie" von S. Typaldos (Typaldos 1999): Beim Ligament- oder Sehnenansatz am Knochen findet kein plötzlicher Übergang von der Bandstruktur zur Knochenstruktur statt, vielmehr gehen diese Gewebe (Sehne zu Knochen und umgekehrt) allmählich ineinander über. Das Band kann als relativer „Sol-Zustand" mit Wasser verglichen werden und der Knochen mit einem relativen „Gel-Zustand" von Eis. Der Anheftungsbereich der Sehne oder des Bands im Periostbereich ist damit eher als Übergangsbereich („Matsch") zwischen Band (Wasser) und Knochen (Eis) zu betrachten. Dieser Übergangsbereich ist elastischer als Knochengewebe und visköser als Bandgewebe.

S. Typaldos verschiebt nach einer traumatischen Überdehnung eines Bands, die er als „Kontinuumsdistorsion" bezeichnet, die Übergangszone mit dem Daumen sehr kraftvoll zurück in den Knochen. Laut Typaldos seien die entsprechende Kraft und die Richtung der ausgeübten Kraft ausschlaggebend und die korrigierende Kraft wird entgegengesetzt zu jener Kraft gerichtet, die die Verletzung verursachte.

Bemerkung des Autors

Ich persönlich versuche nach traumatischen Verletzungen zusätzlich durch gezielten Einsatz entweder von Traktion (bei Kompressionsverletzungen) oder von Kompression (bei Traktionsverletzungen, wie Überdehnung) oder durch abwechselnde Traktionskräfte und Kompressionskräfte in diesem Übergangsbereich das Gewebe erneut funktionell zu trainieren und ihm „beizubringen", wie es sich Belastungen anpassen kann. Es ist dabei wichtig, der Flüssigkeit Zeit zu geben, sich ins oder aus dem Gewebe zu bewegen. Durch eine Traktion bzw. Kompression am Ansatzbereich gibt man dem Gewebe die Möglichkeit, mehr Wasser in sich aufzunehmen bzw. abzugeben. Es saugt sich nach der Kompression sozusagen buchstäblich voll mit Flüssigkeit (Blut, Lymphe) oder es schwemmt die Flüssigkeit bei der Kompression aus. Entscheidend ist hierbei meiner Meinung nach v. a. die Zeit: Das Gewebe passt sich nur langsam an, und man sollte es direkt neben der Ansatzstelle bearbeiten. Auch das Periost eines Knochens sollte in der direkten Umgebung eines Bandansatzes (z. B. auch bei Tendinitis) auf diese Art und Weise angeregt werden.

KAPITEL

4 Die Diaphragmen

4.1 Einführung

Um die Gewebeatmung verstehen zu können, muss man verschiedene Körpersysteme betrachten. So erfüllt das Herz-Kreislauf-System selbstverständlich eine wichtige Aufgabe dabei, aber ist es der einzige Faktor der eine Rolle spielt?

Maurice Eschers (1898–1972) Lithografie „Wasserfall" zeigt ein Mühlrad, das nur durch die Schwerkraft angetrieben wird und damit das Wasser ruhig und Energie sparend ohne Pumpen (und ohne Rhythmus) ewig fließen lässt. Auf den ersten Blick erscheint ein solches Energie sparendes Modell zwar ideal, jedoch könnte das Wasser nicht belastungsabhängigen Anforderungen gerecht werden und sich dementsprechend auch nicht rhythmisch beschleunigen bzw. verlangsamen.

Für den Kreislauf wäre dieses Energie sparende Modell ebenfalls wenig erfolgversprechend. Frei nach dem Motto von Johann Wolfgang von Goethe „Das Leben gehört den Lebendigen, und wer lebt, muss auf Wechsel gefasst sein", braucht der Kreislauf Pumpsysteme, die den Rhythmus funktionell anpassen und verändern können. Verschiedene Muskelpumpen, wie z. B. das Zwerchfell, die Peristaltik des Lymphsystems und des Magen-Darm-Trakts, unterstützen den Kreislauf entsprechend.

Es wurde bereits angedeutet (➤ Kap. 1), dass neben elastischen Eigenschaften der Gefäßwände auch die spontane Vasomotorik durchaus sehr wichtig ist und als eigenständiges Pumpsystem betrachtet werden kann. Ein weiterer Faktor, der eine außerordentlich wichtige Rolle für die Gewebeatmung spielt, ist die harmonische Zusammenarbeit der verschiedenen Diaphragmen des Körpers.

Die Diaphragmen funktionieren wie „Pumpen", die den interstitiellen Flüssigkeitsstrom ankurbeln. Im Laufe eines Tages wird beim Einatmen etwa 28.000-mal eine Pumpbewegung ausgeführt. Jeder Mensch tätigt seinen ersten Atemzug bei der Geburt und den letzten bei seinem Tod. Der Mensch kann etliche Tage ohne Essen auskommen, dagegen nur wenige Tage ohne Trinken, aber erstaunlicherweise nur ein paar Minuten ohne zu atmen. R. Fulford bemerkte dazu: „Wie eine Person atmet, so ist diese Person" (Fulford 2005).

Bemerkung des Autors

Ich möchte hier die „Vision" von A. Pischinger visualisieren und die Zellen des Körpers als lebende Fische im Meer der interstitiellen (extrazellulären) Flüssigkeiten darstellen (Pischinger, 1998). Damit sei auch ein Tribut an A. T. Still bekundet und „the arterial rule" auf alle Körperflüssigkeiten ausgedehnt (Still 2002). Er forderte uns Osteopathen auf, die an der Oberfläche liegenden „Lymphdrüsen" eines Frosches zu studieren. Still merkte an, dass sich diese Lymphdrüsen genau wie das Herz rhythmisch bewegen und dass das nur dem Flüssigkeitstransport diene. Er beschreibt das großartige Lymphsystem als „Quelle von Konstruktion und Reinheit".

Als Osteopath sollte man also die Lymphströmung in Schwung setzen und halten, damit Krankheiten keine Chance haben, sich festzusetzen.

Um die interstitielle Flüssigkeit in Bewegung zu halten und Stauungen zu vermeiden, sind also verschiedene Voraussetzungen notwendig:

- Die „Durchsaftung" des Gewebes muss möglich sein. Neben myofaszialen Techniken, die das Bindegewebe durchgängig machen, sind hier auch Ernährungskorrekturen wichtig. Verklebungen, Spannungen, Vernarbungen sollten möglichst schnell gelöst werden, um die Zirkulation der Flüssigkeiten und damit auch das Herbeischaffen von Nährstoffen und den Abtransport von Abfallstoffen zu ermöglichen.
- Die Myofaszialketten (MFK) sollten harmonisch und regelmäßig ihre pumpende Wirkung entfalten, weil die Lymphbahnen oft mit den anderen Gefäßen zusammen in bindegewebigen Räumen verlaufen und durch Faszientunnel ziehen. Da die faszialen Räume und Tunnel zum Teil von Faszien der statischen Kette aufgebaut werden und die statische Kette (z. B. Lig. nuchae, Fascia thoracolumbalis, Tractus iliotibialis, Fascia lata) ihrerseits als Ansatz für die aktiven MFK dient, ist das Aktivieren und Optimalisieren der Wirkung der MFK für den Lymphfluss wichtig.
- Das Lumen der afferenten und efferenten Gefäße sollte ausreichend groß sein. Bei der Regulation des Gefäßlumens spielen chemische Faktoren (Hormone, Zytokine, Neurotransmitter) und neurovegetative Faktoren eine wesentliche Rolle. Eine Harmonie zwischen Sympathikus und Parasympathikus und damit ein Ausgleich von Stress-Situationen erscheint deshalb sehr wichtig.
- An den Gefäßwänden sollten keine Ablagerungen vorhanden sein, die das Lumen einengen.
- Die Diaphragmen sollten spannungsfrei und harmonisch aufeinander abgestimmt sein, damit der rhythmische Druckwechsel seinen pumpenden Charakter beibehält. Als zentraler Motor sei hier hypothetisch das abdominale

Zwerchfell vorgestellt. Die übrigen Diaphragmen scheinen eher als stabilisierende „Synchronisatoren" zu funktionieren. Wenn sich das abdominale Zwerchfell beim Einatmen anspannt, spannen sich auch der Beckenboden und der Thoracic Outlet an. Als logische Konsequenz dieser Druckerhöhung werden die lymphatischen und venösen Flüssigkeiten gegen die Schwerkraft hochgepumpt. Das Fußdiaphragma und das kraniale Diaphragma funktionieren eher als „Federmodelle", um die einwirkenden Spannungen abzufangen.

Neuere Untersuchungen lassen nur erahnen, wie komplex die Integration und Interferenz der verschiedenen Körperrhythmen sind. So sind z. B. Atemrhythmus und Herzrhythmus aneinander gekoppelt: Beim Einatmen beschleunigt sich das Herz, beim Ausatmen wird es wieder langsamer. Es ist wichtig zu verstehen, dass der Herzrhythmus eine „gesunde Unregelmäßigkeit" oder Variabilität braucht. Ein starrer und wenig variabler Herzrhythmus ist gefährlich und sollte am besten vom Kardiologen untersucht werden.

Es sei darauf hingewiesen, dass zwar eine große Anzahl unterschiedlicher Rhythmen auf den Körper einwirken, dass aber zugleich auch eine große Anzahl unterschiedlicher körpereigener Rhythmen vorhanden ist. Der Körper ist also einer Vielfalt an äußeren und körpereigenen Rhythmen ausgesetzt, die miteinander interferieren und sich koppeln. Durch ihre Kombination entsteht eigentlich eine Art „Chaos" in Form von Fraktalen und „Entropie". In meinem nächsten Buch werde ich hierauf tiefer eingehen (Meert 2012). Für einen Nicht-Mathematiker birgt die Definition von „Chaos" im ersten Ansatz das Fehlen von Ordnung, dass alles Zufällige durcheinander bringt. Aus mathematischer Sicht bezeichnet „Chaos" allerdings nur das Unvorhersehbare. Mathematisches Chaos äußert sich also u. a. in gewissen unregelmäßigen, aber auch regelmäßigen Rhythmen.

4.2 Der „Atem des Lebens"

Johann Wolfgang von Goethe (1749–1832) schrieb in seinem „Gesang der Geister über den Wässern": „Des Menschen Seele gleicht dem Wasser: Vom Himmel kommt es, zum Himmel steigt es. Und wieder nieder zur Erde muss es. Ewig wechselnd. Seele des Menschen, wie gleichst du dem Wasser! Schicksal des Menschen, wie gleichst du dem Wind."

W. G. Sutherland wies darauf hin, dass ein Osteopath nicht nur ein Mechaniker des Skelettsystems ist, sondern auch ein Mechaniker der Körperflüssigkeiten (Sutherland 2004). A. T. Still gab an, dass sich in der zerebrospinalen Flüssigkeit, im Vergleich zu den anderen Körperflüssigkeiten, etwas „Außergewöhnliches" befindet; sie fluktuiert periodisch (Still 2002).

W. G. Sutherland betrachtet „Fluktuation" in seinem kraniosakralen oder primären respiratorischen Konzept als die Bewegung einer Flüssigkeit, welche sich in einem natürlichen oder künstlichen Hohlraum befindet und durch Palpation oder Perkussion „beobachtet" werden kann.

Allerdings wirft sich hier eine Kernfrage auf: „Was setzt und hält diese Flüssigkeit in Bewegung?" Innerhalb der zerebrospinalen Flüssigkeit sieht Sutherland in Anlehnung an E. Swedenborg dazu eine unsichtbare, automatische Kraft („Potency"), die er als „eine Flüssigkeit innerhalb der Flüssigkeit" oder als den „Atem des Lebens" („Breath of life") betrachtet. Swedenborg und Sutherland vergleichen die Fluktuation der zerebrospinalen Flüssigkeit wunderbar mit den Meeresgezeiten oder Tiden und deutet diese Fluktuation als Kraniosakralrhythmus (CSR) oder Primär Respiratorischen Mechanismus (PRM). Sie beschreiben diesen als einen Mechanismus, dessen Fundament von der zerebrospinalen Flüssigkeit gebildet wird. Die zerebrospinale Körperflüssigkeit ebbt mit einer Exhalation ab und flutet mit einer Inhalation an. Man spürt ein rhythmisches Hinausbewegen und Zurückkommen. Die eigentliche Potency kommt dabei im Balancepunkt zwischen Flut und Ebbe zur Geltung.

Laut Sutherland badet und ernährt die zerebrospinale Flüssigkeit das komplette zentrale Nervensystem und wird dann zum venösen und lymphatischen System drainiert.

Die Kunst der kraniosakralen Osteopathie besteht unter anderem darin, diesen wunderbaren Gezeitenmechanismus nicht zu „vergewaltigen", sondern ihm lediglich etwas „Antrieb" zu geben, um die Fluktuationsbewegung in eine bestimmte Richtung (häufig die „besser gehende" Richtung) anzuspornen (Meert 2012). Sutherland regt seine Zuhörer immer wieder an, sich auf die Intelligenz der Tiden und auf die Potency der zerebrospinalen Flüssigkeit zu verlassen. Sutherland postuliert, dass die Tiden der zebrospinalen Flüssigkeit genutzt bzw. kontrolliert werden können, indem man die Flüssigkeitsbewegung verringert und durch einen Stillpunkt lenkt. Während des Stillpunkts findet ein Austausch zwischen der zerebrospinalen Flüssigkeit und allen anderen Körperflüssigkeiten statt. Der Effekt des Stillpunkts geht dabei weit über ein „simples Lösen" einer somatischen Dysfunktion hinaus (Meert 2012). Er appelliert an jeden Osteopathen, mehr auf die treffsichere Potency der zerebrospinalen Tiden zu vertrauen als auf eine „blinde" Kraft (Technik) von außerhalb des Körpers.

R. E. Becker beschreibt den Stillpunkt als eine Transmutation zwischen der Dynamik der Potency (Kraft) mit dem „Atem des Lebens" einerseits und der Vitalität von jedem Gewebe und jeder Flüssigkeit im Körper andererseits (Becker 1997). Er vergleicht den Stillpoint treffend mit einem „Funken" und einem bioenergetischen Faktor. Die zerebrospinale Flüssigkeit – wie übrigens auch jede Maschine, aber auch jedes biologische System – braucht diesen Funken um „anspringen" und ihre Wirkung entfalten zu können.

Es ist faszinierend, dass es nicht so sehr die einzelnen Wellen sind, die die Gezeiten ausmachen, sondern dass es die Kraft (Potency) in der Fluktuation der Gezeiten selber ist. Sutherlands Ansicht spiegelt sich in seiner Äußerung wider, dass der Atem des Lebens in die Lehmgestalt geblasen und der Mensch so zu einer lebendigen Seele gemacht wurde.

Die eigentliche Macht geht also letztlich nicht von den Wellen aus – ob sie nun stürmisch oder friedlich dahinziehen –, sondern es ist der Punkt zwischen den Wellen, zwischen Inhalation und Exhalation, welcher die Potency, die wahre Kraft, besitzt. Denn es ist durch diesen stillen Punkt („Stillpoint" oder „Fulcrum Point"), dass der Therapeut und der Patient das Anschwellen der Tide, die Entwicklung der Potency, das Überspringen des Funken verstehen lernen.

Die großen Wellen befinden sich meist an der Oberfläche und werden größtenteils von den Diaphragmen bestimmt. Insbesondere das Diaphragma abdominalis spielt hier eine erhebliche Rolle. Tiefer im interstitiellen Gewebemeer, wesentlich langsamer und feinfühliger als der diaphragmale Atmungsrhythmus, findet man die sanften Gezeiten, auf die Sutherland bereits aufmerksam gemacht hat. Tief zwischen der Inhalation und der Exhalation kann man lernen, den Funken anzuzünden.

William G. Sutherland gibt den Rhythmus für den Atem des Lebens mit 8–12-mal/Min. an (Sutherland 2004).

Rollin E. Becker unterscheidet zwischen einer schnellen (8–12-mal/Min.) und einer langsamen Tide (1-mal/100 sec. = 0,4-mal/Min.) (Becker, 1997).

J. Jealous unterscheidet hingegen zwischen einer langsamen Tide (1-mal/100 sec. = 0,4-mal/Min.), einer mittleren Tide (1-mal/24 sec. = 2,5-mal/Min.) und einer schnellen Tide (8–14-mal/Min.) (Jealous 1997).

Bemerkung des Autors

Es ist eine wunderbare Erfahrung, in diese Gezeiten des Körpers einzutauchen. Persönlich begebe ich mich gerne in verschiedene Tiefen (und damit auch in verschiedenen Rhythmen) im Körpermeer des Patienten und verfüge somit über mehr und feinere Möglichkeiten, mich und meine Therapie dem Patienten anzupassen. Ich möchte nicht unbedingt behaupten, dass die oberflächlichen Regionen unwichtig sind und man sich unbedingt immer in die Tiefen des Meeres hinabbewegen sollte. Manchmal kann es sinnvoll sein, die oberflächlichen Wellen zu beruhigen, um auch in der Tiefe eine Ruhe, bzw. einen Effekt verbreiten zu können. Manchmal ist es aber trotzdem notwendig, tief hineinzutauchen und die Potency eines Stillpoints zu benutzen (Meert 2012).

Es sollten also durchaus mehrere Möglichkeiten in Betracht gezogen werden. Ob man sich dabei auf die schnelle Tide („fast tide") oder mehr auf die langsame („slow tide") konzentriert (Becker 1997), oder ob man sich eher die longitudinale oder die laterale Fluktuation, oder eine spirale Fluktuation zunutze macht, kann bzw. muss meiner Meinung nach von Patient zu Patient und von Situation zu Situation unterschiedlich sein können.

Spielen nicht unzählbar viele Mechanismen in der Physiologie des Körpers eine Rolle? Wie viele „Taktgeber" mitwirken, um die Gezeiten und damit auch die verschiedenen Rhythmen mitzugestalten, wird in Kapitel 5 beschrieben.

Bereits Leonardo da Vinci verglich den menschlichen Körper mit dem Meer: „Der Mensch ist eine Welt im Kleinen. Der Mensch ist aus Erde, Wasser, Luft und Feuer zusammengesetzt und gleicht dem Erdenkörper. So wie der Mensch die Knochen als Stützen und Gerüst des Fleisches in sich hat, so hat die Welt das Gestein als Stützen der Erde. So wie der Mensch in sich den Blutsee hat, in dem die Lunge beim Atmen zunimmt und abnimmt, so hat der Körper der Erde sein Weltmeer, das auch alle sechs Stunden abnimmt und zunimmt mit dem Atmen der Welt. Dem Erdkörper fehlen nur die Sehnen, die nicht da sind, weil die Sehnen für die Bewegung geschaffen sind. Da die Welt von ewigem Bestand ist, findet dort keine Bewegung statt. Aber in allen anderen Dingen sind sie (der Mensch und die Welt) einander sehr ähnlich" (Arasse 2005).

Der große innere (interstitielle) „Ozean", bestehend aus Blut, Lymphe und Liquor cerebrospinalis, wird wie die Weltmeere von den Gezeiten „umgewälzt". Die Druckverhältnisse in den verschiedenen Körperhöhlen spielen dabei eine wichtige Rolle (➤ Abb. 4.1). Im Thorax herrscht v. a. bei der Einatmung ein Unterdruck (bis zu –30 mmHg), sodass die abdominalen Organe sozusagen am Zwerchfell angesaugt werden und metaphorisch eine Art „Unterstrom" im Körperozean erzeugen. In den serösen Höhlen, z. B. in der Peritonealhöhle, herrscht ein niedrigerer Druck als im Inneren der Organe selber. Damit nehmen die Organe stets den „frei" zur Verfügung stehenden Raum ein. Während der Einatmung sorgt die Kaudalbewegung des Zwerchfells für ein Stärkerwerden des negativen Drucks im Thorax und für eine Zunahme des positiven Drucks im Abdominalraum. Während der Ausatmung nimmt der thorakoabdominale Druckunterschied wieder ab.

Der Mensch ist in der Lage, lange still zu sitzen, aber er ist auch im Stande, plötzlich zu körperlichen Höchstleistungen aufzudrehen. Er kann tief unter Wasser schwimmen und weit in der dünnen Luft der Berge hochsteigen. Er kann sich großen Variationen an Gaskonzentrationen und atmosphärischen Druckunter-

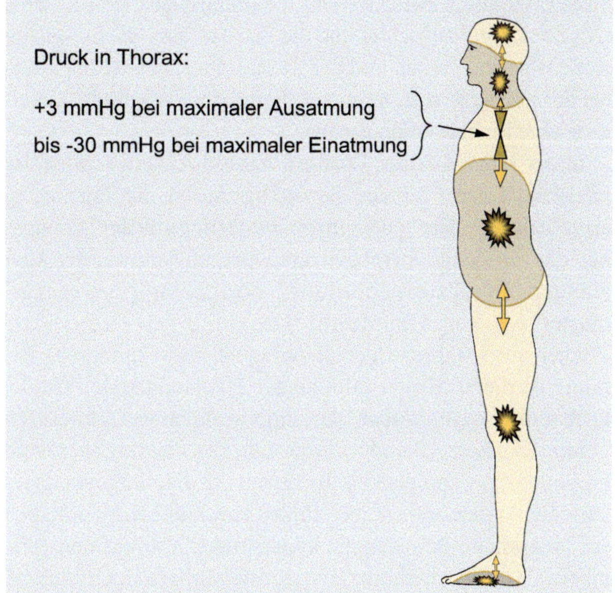

Abb. 4.1 Druckverhältnisse in den hydraulischen und pneumatischen Räumen unterstützen die Statik. Der starke Unterdruck im Thorax bei der Einatmung (bis zu –30 mmHg) funktioniert wie eine Ansaugpumpe (modifiziert nach Meert 2006) [L190]

4

schieden anpassen. Die Atmung und die Diaphragmen können dabei als antreibende Druckregulatoren oder „Zylinderkolben" betrachtet werden. Sie bilden sozusagen einen Puffer zwischen der externen Umgebung und dem internen Milieu. Obwohl nach W. G. Sutherland keine muskulären Elemente am Primären Respiratorischen Mechanismus (PRM) mitarbeiten, führen aktive Atembewegungen zu ähnlichen Körperbewegungen. Meiner Meinung nach tragen diese diaphragmalen Atembewegungen zumindest einen kleinen Teil zum letztlichen Interferenzmuster, dem Gewebe- oder Kraniosakralrhythmus bzw. der Tide, bei.

Einerseits sorgen die Diaphragmen für eine Aufrechterhaltung der Druckverhältnisse in den Flüssigkeitskompartimenten des Körpers und damit für eine Aufrechterhaltung der Statik, andererseits pumpen sie gemeinsam die Flüssigkeiten durch den Körper.

Es sei besonders betont, dass die großen Venensysteme keine Klappen besitzen, sodass bei größerem Druckgefälle, wie beim Pressen, Niesen oder Husten, Flüssigkeiten zwischen dem kavalen System und dem Azygossystem hin- und hergeleitet („Shunt-Wirkung") werden können.

Aus osteopathischer Sicht gibt es mindestens folgende Diaphragmen:

- kraniales Diaphragma, bestehend aus Tentorium cerebelli, Falx cerebri und Falx cerebelli
- zervikothorakales Diaphragma (Thoracic Inlet/Outlet)
- thorakolumbales oder abdominales Diaphragma (Zwerchfell)
- Beckenboden
- Fußgewölbe und myofaszialen Strukturen der Fascia plantaris.

Während der ruhigen, aber tiefen (sekundären) Atmung wird die Arbeit der Diaphragmen und der (primäre) „Atem des Lebens" am deutlichsten wahrnehmbar. Wir wechseln harmonisch rhythmisch zwischen der Einatmungsphase (Flut), wobei sich der Körper aufrichtet und die Extremitäten in eine leichte Außenrotation drehen und der Ausatmungsphase (Ebbe), wobei der Körper sich zusammenrollt und die Extremitäten in eine leichte Innenrotation drehen.

In der kraniosakralen Osteopathie nach Upledger wird das (viel langsamere) primäre Bewegungsmuster der Einatmung als „Flexionsmuster" oder „Inspir-Bewegungsmuster" bezeichnet, das (viel langsamere) primäre Bewegungsmuster der Ausatmungs als „Extensionsmuster" oder „Exspir-Bewegungsmuster" (> Abb. 4.2) (Meert 2012).

Aber auch während der diaphragmalen (sekundären) Atmung ist dieses Muster mithilfe der Myofaszialketten (MFK) tastbar und sogar sichtbar, allerdings in einem viel schnelleren Tempo (> Abb. 4.3 und > Abb. 4.4). Es ist extrem spannend und intensiv, wenn man als Therapeut die diaphragmalen (sekundären) Atembewegungen fühlen kann und sich zusätzlich auf langsamere Bewegungen konzentriert: also auf den (primären) Geweberhythmus (Kraniosakralrhythmus) „unter" dem diaphragmalen Atemrhythmus. Der Osteopath muss dabei lernen, seinen „Sender" (Tastgefühl) bei Bedarf auf eine andere Frequenz als die (sekundäre) Atemfrequenz einzustellen (Meert 2012).

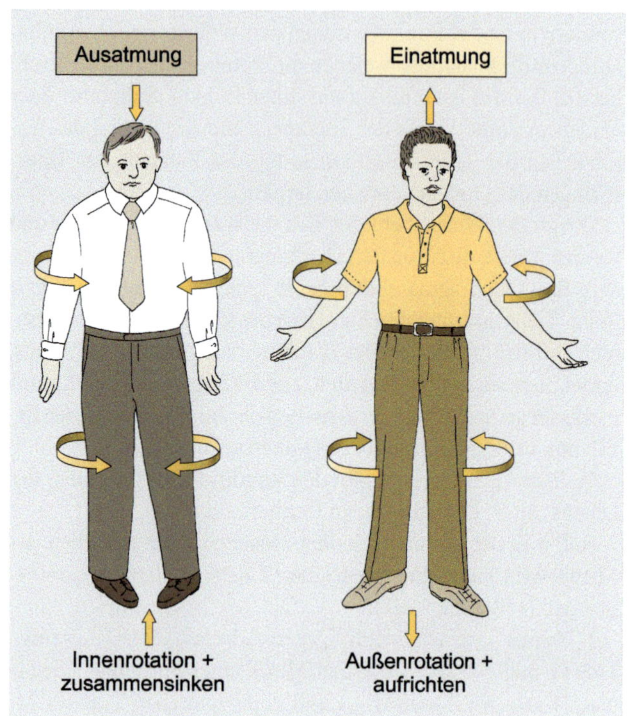

Abb. 4.2 Das „kraniosakrale Extensionsmuster" mit Innenrotation nach Upledger. Das „kraniosakrale Flexionsmuster" mit Außenrotation nach Upledger (modifiziert nach Meert 2006) [L190]

R. E. Becker unterteilt die Selbst-Organisation des Individuums in einen „Atem des Lebens" (breath of life) und einen „Atem der Luft" (breath of air; Becker 1997). Aber auch er sieht ein, dass die beiden in Wirklichkeit eins sind.

Alle rhythmischen und automatischen Bewegungen der Gewebe und Flüssigkeiten des Körpers wirken und interferieren letztendlich zusammen und bilden sozusagen einen übergreifenden Rhythmus, der Sutherland bereits in seinem Konzept wiedergegeben hat. Man kann diese Bewegungen auch als eine „Umwalz-Bewegung" der Körperflüssigkeiten im Hohlraum des Körpers betrachten. Der Atem des Lebens zieht sozusagen bis in jede einzelne Zelle hinein und kann damit als „Zellatmung" angesehen werden.

Beim Behandeln des venolymphatischen Systems stehen damit mehrere Möglichkeiten zur Verfügung: Man kann sowohl bei dem (sekundären) diaphragmalen Atemrhythmus auch bei dem (primären) Gewebe- oder Kraniosakralrhythmus Pumptechniken anwenden.

Bemerkung des Autors

Persönlich fange ich meistens mit dem diaphragmalen Rhythmus an und verfeinere dann im Laufe der Behandlung zum Geweberhythmus des Patienten. Oft betrachte ich den Geweberhythmus als ein „Finetuning".

Durch ihre rhythmische Arbeit helfen die Diaphragmen, die interstitielle Flüssigkeit (etwa 10–12 l) intrazellulär und auch interstitiell zu pumpen und den Körper zu „durchsaften". Man muss dabei zwischen den mikroskopisch kleinen Lymphgefä-

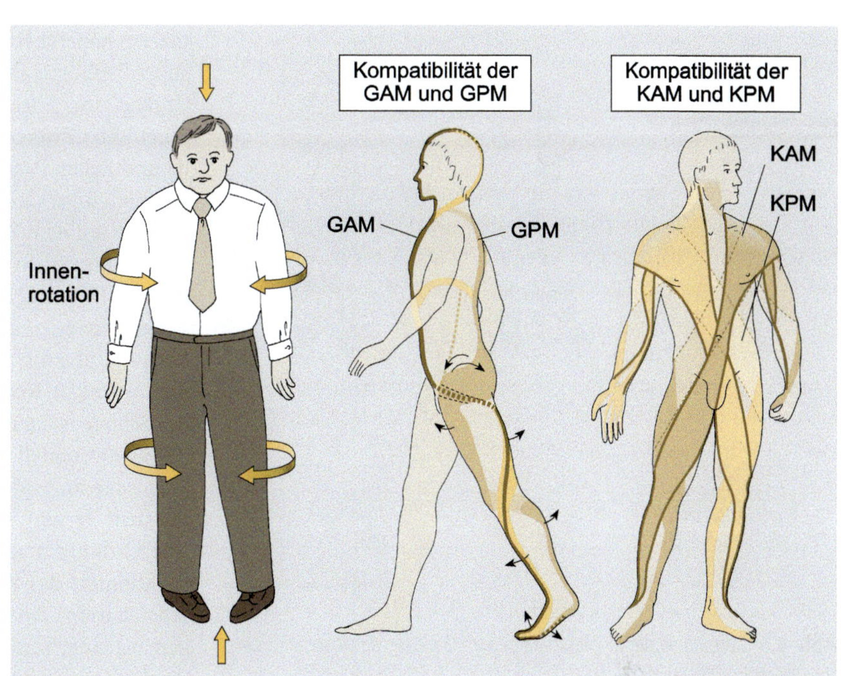

Abb. 4.3 Ausatmungsbewegung des Körpers durch die geraden anterioren Myofaszialketten (GAM) und die kreuzenden anterioren Myofaszialketten (KAM) (modifiziert nach Meert 2006) [L190]

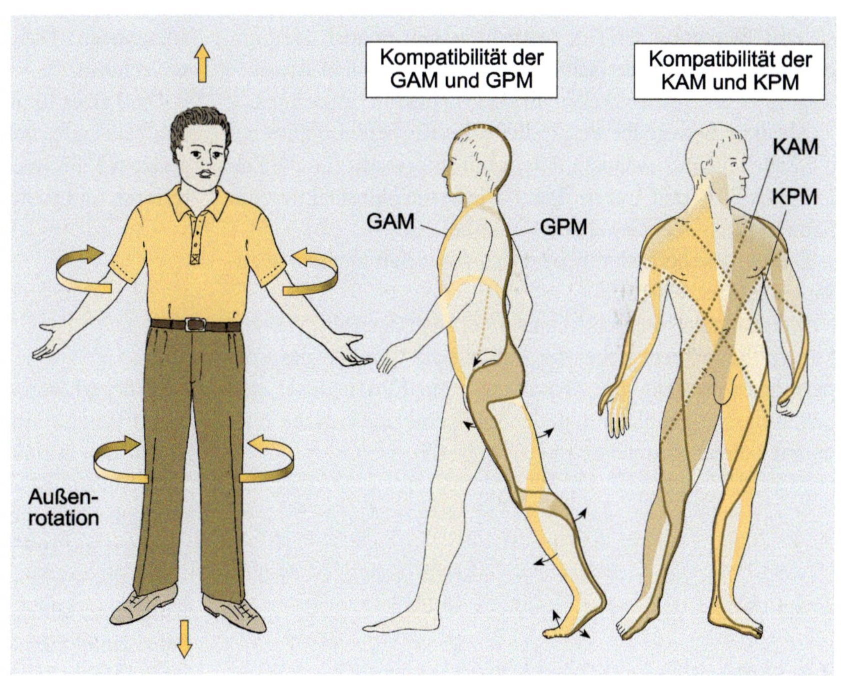

Abb. 4.4 Einatmungsbewegung des Körpers durch die geraden posterioren Myofaszialketten (GPM) und die kreuzenden posterioren Myofaszialketten (KPM) (modifiziert nach Meert 2006) [L190]

ßen mit interstitieller Flüssigkeit im Bindegewebe und den gebundenen Flüssigkeiten (Kolloid) im makroskopischen Bereich unterscheiden. Außer in den Gefäßen und im Interstitium gibt es keine größeren frei fleißenden Flüssigkeiten im Körper. Auf diese Thematik werde ich genauer in meinem nächsten Buch eingehen (Meert 2012). Die primären und sekundären Atembewegungen ziehen durch den ganzen Körper, um ihre „Atemwelle", den „breath of life" sowohl interstitiell als auch intrazellulär zu verbreiten.

Die diaphragmale Atmung und der Kraniosakral- oder Geweberhythmus ergänzen sich gegenseitig. Je mehr Ruhe und Entspannung im Körper einkehrt, umso mehr nähern sich die primären und sekundären Atemrhythmen an einander an, bis sie wahrscheinlich in der tiefstmöglichsten Entspannung ganz identisch werden. Man kann hier an die Yoga-Profis denken, die ihren Herzrhythmus und ihren diaphragmalen Atmungsrhythmus extrem herunterfahren können.

W. G. Sutherland sprach von der Fluktuation der Tide als eine Bewegung, die durch Inhalation anflutet und durch Exhalation verebbt (Sutherland 2004). Die Bewegung der Tide ist die Bewegung des gesamten Wasserkörpers namens Ozean. Obwohl Sutherland und auch Still den Kraniosakralrhythmus nur

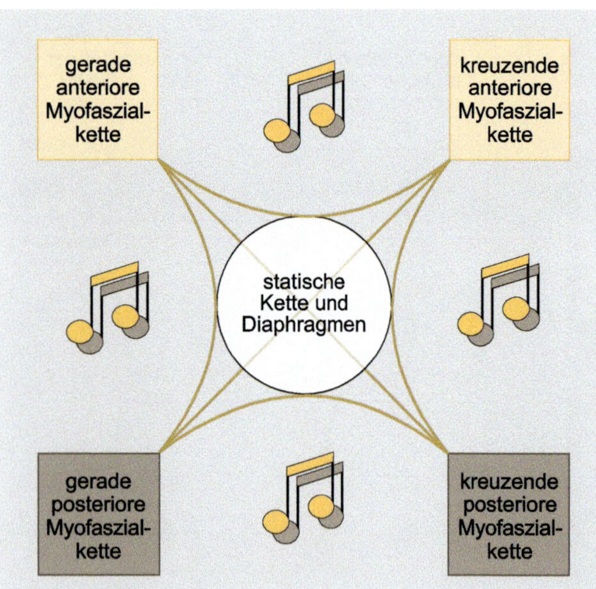

Abb. 4.5 Symphonie der Myofaszialketten als Gezeiten des Wasserkörpers (aus: Meert, 2006) [L190]

als eine Bewegung der Tide betrachten, gibt es auch Meinungen, die zusätzlich die (schnelleren) diaphragmalen Atembewegungen als Antriebswellen dieser Lebenskraft bezeichnen.

Als aktiv bewegliche Bestandteile des Körpers mobilisieren die Zellen die intrazelluläre Flüssigkeit (insgesamt für alle Zellen etwa 30 l) und tragen damit wiederum selbst aktiv zum Kraniosakral- oder Geweberhythmus bei.

Dieser Geweberhythmus setzt sich aus vielen Elementen zusammen (Meert 2012).

Man kann den menschlichen Körper sozusagen als „Wasserkörper" betrachten, wobei die Atmung die Gezeiten des Körpermeeres darstellt. Die Myofaszialketten führen dabei eine „Atmungssymphonie" auf, in der Statik eine momentane Wiedergabe dieser Symphonie ist (> Abb. 4.5).

4.3 Das Zwerchfell

4.3.1 Einführung

A. T. Still bezeichnete Anfang des 20. Jahrhunderts das Zwerchfell zu Recht als das „am wenigsten verstandene Organ" (Still, 2002). In neueren Lehrbüchern und Atlanten der Anatomie wird das Zwerchfell meist nur relativ kurz erwähnt, obwohl es kaum einen Muskel gibt, der mehr Verbindungen und Durchtrittstellen von Gefäßen und Nerven aufweist.

Es gibt kaum ein funktionelles Problem, bei dem das Zwerchfell nicht eine Rolle spielt. Man kann sich das Zwerchfell als zentralen „Motor" oder „Pumpe" für die Körperflüssigkeiten vorstellen, insbesondere für die interstitiellen und lymphatischen Flüssigkeiten.

Das Zwerchfell (Diaphragma abdominale oder thorakoabdominale) trennt den Brust- vom Bauchraum, wobei subdiaphragmal ein höherer Druck besteht als supradiaphragmal. Durch den supradiaphragmalen Unterduck werden die subdiaphragmalen Organe und Flüssigkeiten sozusagen vom Zwerchfell „angesaugt". Das Zwerchfell kann neben der Eigendynamik der Gefäße und Zellen (Vasomotion) als wichtige Antriebskraft der Zirkulation, sogar der Mikrozirkulation, betrachtet werden.

Oben auf dem Zwerchfell liegt das Herz, das durch das Pericardium mit dem Zwerchfell verbunden ist, sodass die Dynamik des Diaphragmas die des Herzens unterstützt.

Bei einem unausgeglichenen Diaphragmarhythmus, der auch in Ruhe nicht in Einklang mit den anderen Körperrhythmen gebracht werden kann, ist eine Erholung, v. a. während des Schlafens, kaum möglich.

Das Zwerchfell spielt zusätzlich eine enorm wichtige biomechanische Rolle, da es eine zentrale Tensegrity-Struktur bildet. Es stellt ferner einen Teil einer zentralen Myofaszialkette (MFK) dar, die als Aufhängung der Organe dient. Zusätzlich funktioniert das Zwerchfell als „Schlüsselmuskel" (oder Umschaltstation) zwischen den verschiedenen MFK. Es ist deswegen aus einer runden, den Körper transversal „umgreifenden" Struktur aufgebaut. Als „Schlüsselmuskel" ist das Zwerchfell" in der Lage, sich in alle MFK einzuschalten und Spannungen anzupassen. Das Zwerchfell ist die Kompensationsstruktur schlechthin.

Die Partes lumbales können sich bei den posterioren geraden MFK einschalten, die Partes sternales bei den anterioren geraden MFK und die Partes costales bei den kreuzenden (anterioren und posterioren) MFK.

4.3.2 Embryologie der Körperhöhlen und des Zwerchfells

Die Körperkompartimente sind von viskoelastischen Membranen (Faszien) umhüllt (> Kap. 3).

Um den Aufbau der verschiedenen Körperkompartimente zu verstehen, ist es sinnvoll, einen kurzen Ausflug in die Embryologie zu machen (Moore 1996; Sinowatz et al. 1999; Moore und Persaud 1996).

Die flache und runde Keimscheibe wächst anfangs v. a. in die Länge und bildet nach kranial den „Kopffortsatz". Sie nimmt dabei zunehmend die Form einer „Birne" an und wächst v. a. im kranialen Bereich. Der Kopf als eigenständiges Körperkompartiment entsteht damit gleichzeitig mit dem Brust- und Bauchraum. Der Hals bildet zunehmend die Verbindung zwischen Brustraum und Kopfregion. Die Extremitäten entstehen dann erst einige Wochen später (> Abb. 4.6).

Am Anfang entsteht eine Ansammlung von kleinen primitiven Körperhöhlen im lateralen Bereich des Mesoderms, die in Verbindung mit dem extraembryonalen Zölom stehen. Am Vorderdarm entwickeln sich etwa ab der 4. Embryonalwoche Falten im Vorderdarm (Septum oesophageotracheale), wobei sich dann letztendlich der Respirationstrakt ventral vom Vorderdarm trennt, sodass aus dem anfänglichen Darmrohr nun zwei Röhren werden, nämlich die Trachea-Anlage und der

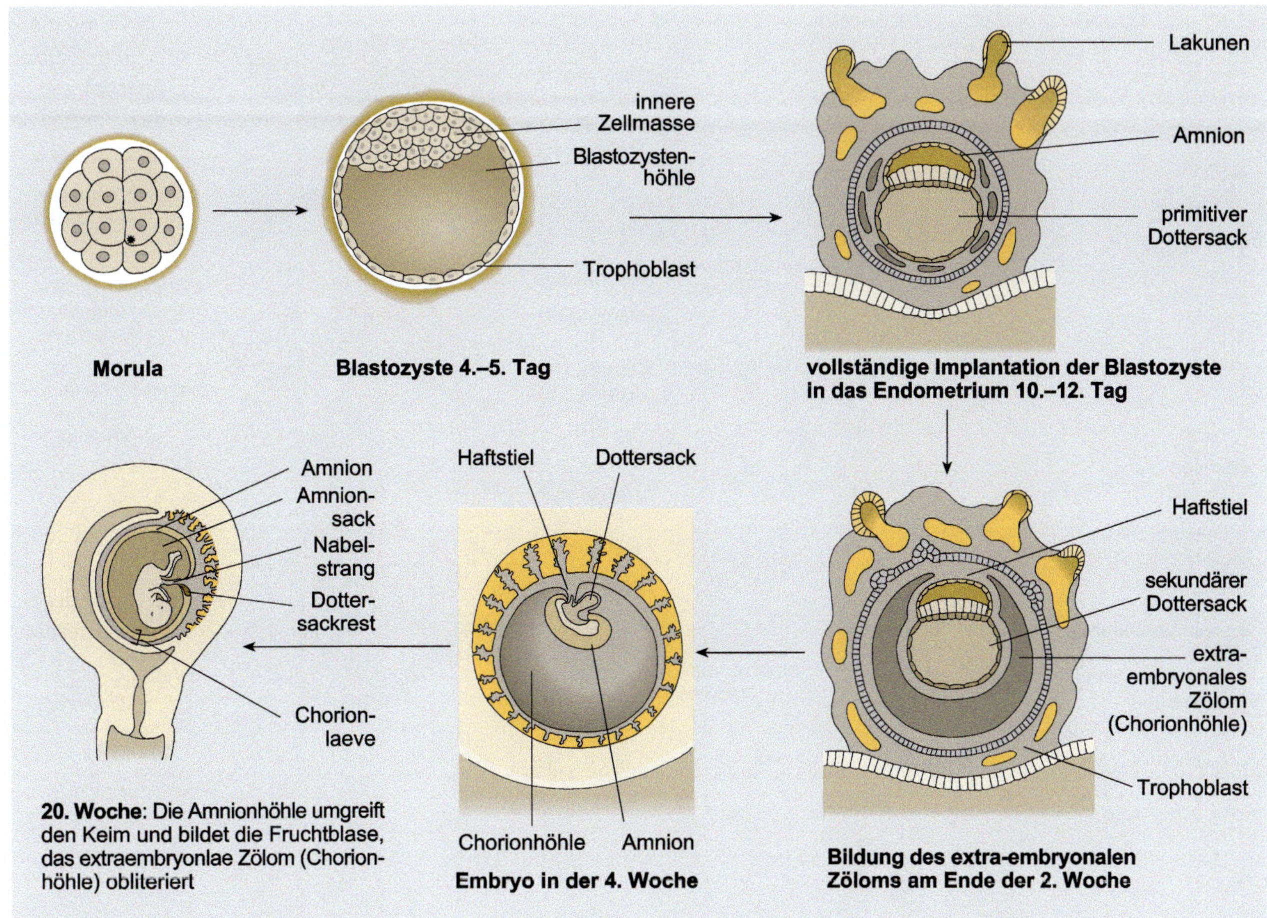

Abb. 4.6 Schemata der Entwicklungsvorgänge bis zur 20. Woche (modifiziert nach Moore 1996; Moore und Persaud 1996) [L190]

Ösophagus. Die Trachea wächst dann in die Länge. Die Entwicklung schreitet kaudalwärts fort, indem Lungenbläschen kaudal aus der Trachea-Anlage sprossen. Bis zum Ende der Embryonalperiode sind dann alle Lungensegmente und ihre arteriovenösen Elemente ausgebildet.

In der 4. Embryonalwoche verschmelzen diese primitiven Körperhöhlen zu einer hufeisenförmigen Körperhöhle (intraembryonales Zölom), wobei die Öffnung des Hufeisens nach kaudal gerichtet ist. Das laterale Mesoderm wird hierbei durch eine Einstülpung in eine parietale und eine somatische Schicht aufgeteilt (> Abb. 4.7).

Während des 2. Embryonalmonats wird die intraembryonale Körperhöhle in drei Körperhöhlen unterteilt: die Perikardhöhle, die Pleurahöhle und die Peritonealhöhle.

In den Seitenwänden wachsen verschiedene Falten des Embryos zueinander und unterteilen den Körper in die unterschiedlichen Körperhöhlen.

Embryologisch entwickelt sich das Zwerchfell sozusagen etappenweise aus vier Anlagen zu einer bindegewebigen Trennwand (> Abb. 4.8 und > Abb. 4.9):

- Eine ventrale Anlage: Das Septum transversum wird zum Centrum tendineum und Pars sternalis.
- Zwei laterale Anlagen: Pleuroperitonealfalten bilden die pleuroperitoneale Membranen, die durch muskuläre Elemente aus dem Mesoblast verstärkt werden. Sie bilden die Partes costales.
- Eine dorsale Anlage: das dorsale Mesenterium des Ösophagus (Darms) oder Mesoesophageum dorsale, das die Crura des Zwerchfells mit aufbaut.

Die Körperwand baut die Recessus costodiaphragmatici auf. In der 4. Embryonalwoche sammelt sich Mesodermgewebe mittig und kaudal der Herzanlage bzw. oberhalb der Leberanlage und bildet das Septum transversum. Es bildet sozusagen eine noch unvollständige Trennwand zwischen Herz-Perikard-Anlage und Lungen-Pleura-Anlage.

Lateral wachsen Pleuroperitonealfalten (pleuroperitoneale Membranen) aus der Körperwand zum Septum transversum und zum dorsalen Mesenterium des Ösophagus hin, sodass sich langsam eine richtige Trennwand zwischen der Perikard-, der Pleura- und der Peritonealhöhle entwickelt, aus der sich später das Zwerchfell bildet. Das dorsale Mesenterium des Darms beinhaltet die Aorta- und die Vena-cava-inferior-Anlage.

Diese Membranen verwachsen in der 7. Embryonalwoche mit dem Septum transversum. Es können Öffnungen (Bochdalek Foramen) im Zwerchfell bestehen bleiben, die mechanische Schwachstellen oder sogar Hernien von Bauchorganen bilden können.

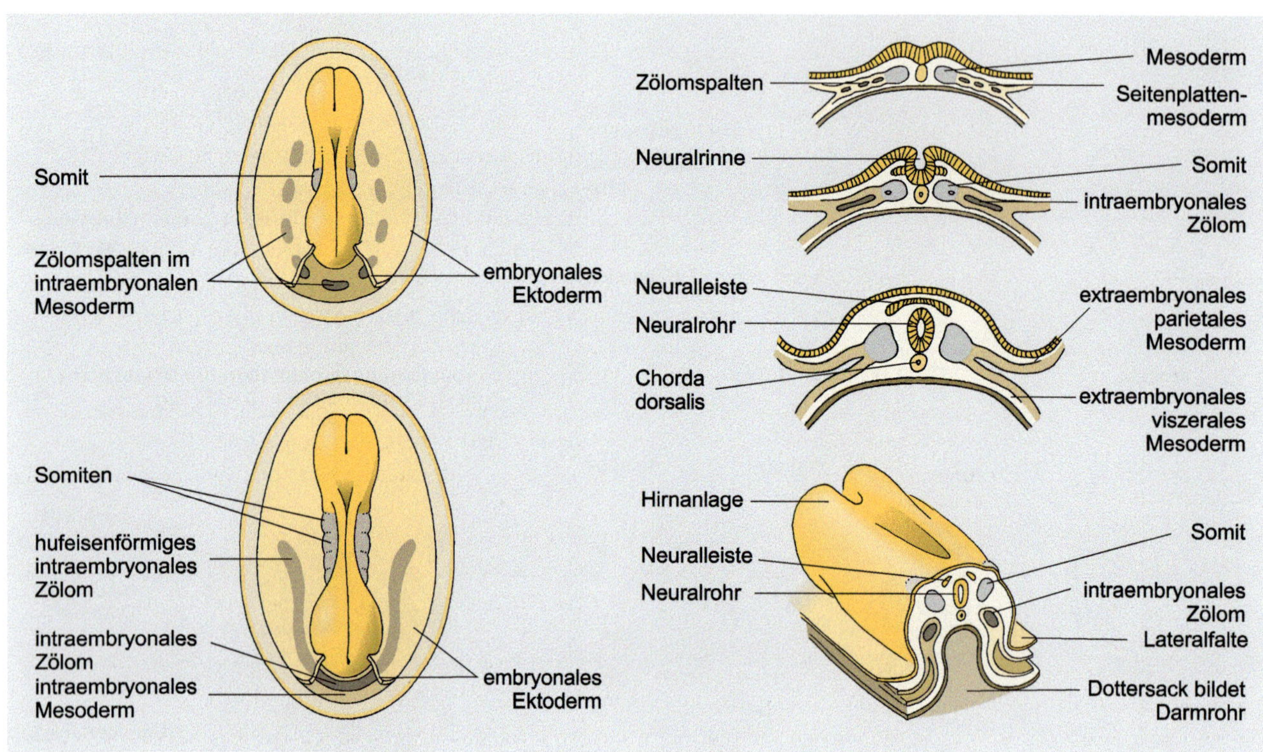

Abb. 4.7 Das intraembryonale Zölom während der 3. und 4. Woche (modifiziert nach Moore 1996) [L190]

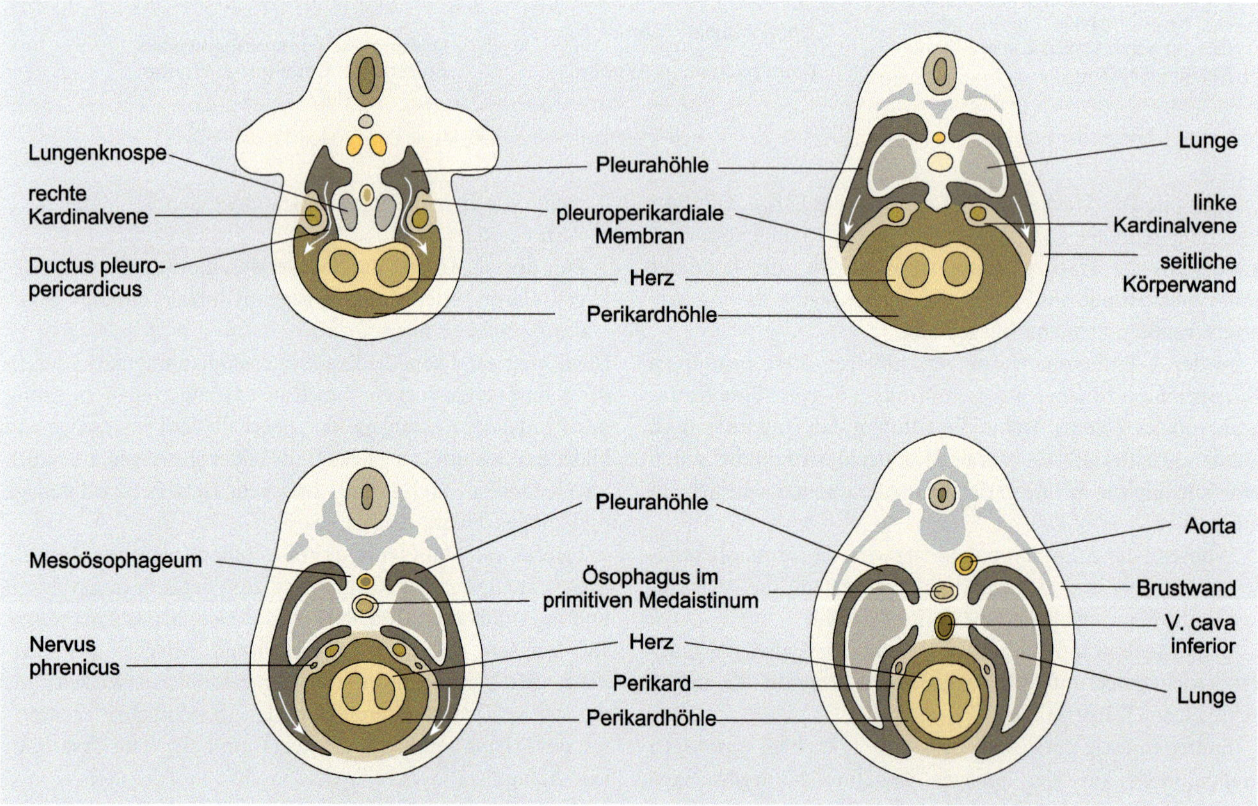

Lungenknospe
rechte Kardinalvene
Ductus pleuro-pericardicus
Pleurahöhle
pleuroperikardiale Membran
Herz
Perikardhöhle
Lunge
linke Kardinalvene
seitliche Körperwand
Mesoösophageum
Nervus phrenicus
Pleurahöhle
Ösophagus im primitiven Medaistinum
Herz
Perikard
Perikardhöhle
Aorta
Brustwand
V. cava inferior
Lunge

Abb. 4.8 Entstehung der Körperhöhlen und pleuroperikardialen Membranen (modifiziert nach Moore und Persaud 1996) [L190]

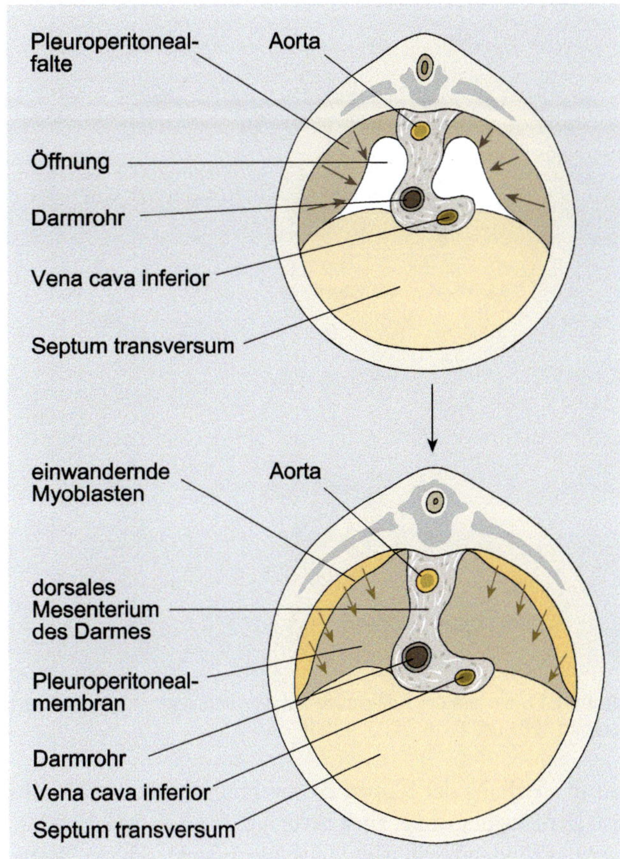

Abb. 4.9 Embryonale Entwicklung des Zwerchfells aus vier Anlagen (modifiziert nach Sinowatz et al. 1999) [L190]

In das dorsale Mesenterium des Darms wachsen zusätzlich Muskelfasern ein, die die Crura des Diaphragmas bilden. Die Peritoneal- und Pleurahöhlen „kriechen" dann zunehmend zwischen die Zwerchfellanlage und die Körperwand und bilden damit die Recessus costodiaphragmatici, die dem Diaphragma zusätzlich seine kuppelförmige Gestalt verleihen.

Da sich die Zwerchfellanlage in einer frühen embryonalen Phase in Höhe der zervikalen Somiten befand und die Lungen und das Herz sich zunehmend ausdehnen, wird das Zwerchfell immer mehr nach kaudal verdrängt. Zervikale Myoblasten und Nervenäste wachsen dabei mit, sodass das Zwerchfell seine Innervierung aus dem zervikalen Rückenmark über den langen N. phrenicus beibehält. Die zervikalen Myoblasten bilden dann muskuläre Fasern in der Zwerchfellanlage.

Die pleuroperitonealen Membranen wachsen nach medial aufeinander zu und verschmelzen in der 6. Woche mit dem ventral des Ösophagus gelegenen Mesoderm und dem Septum transversum (➤ Abb. 4.9). Dadurch wird die Peritonealhöhle von den Pleurahöhlen getrennt. Das Septum transversum bildet das Centrum tendineum des Zwerchfells. Myoblasten (Vorläufer der Muskelzellen) wachsen nun aus der Körperwand in die pleuroperitoneale Membranen ein.

Das Septum transversum liegt in der 4. Embryonalwoche noch in Höhe des 3. bis 5. zervikalen Somiten. Durch ein ungleichmäßiges, schnelles Wachstum der dorsalen Teile des Embryos wandert das sich entwickelnde Zwerchfell, einschließlich seiner Nerven, mehr nach kaudal. Das erklärt, warum das Zwerchfell seine Innervierung (Nn. phrenici) aus dem zervikalen Bereich erhält (➤ Abb. 4.10).

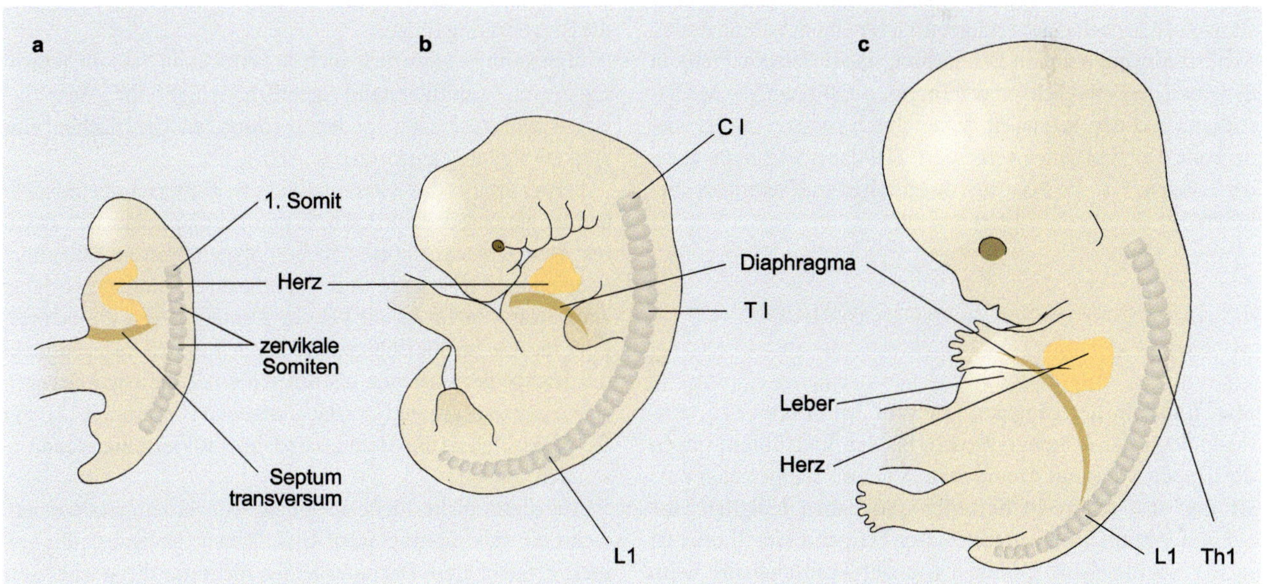

Abb. 4.10 Lageveränderungen des Zwerchfells. **a** etwa 24. Tag. **b** etwa 41. Tag. **c** etwa 52. Tag; Septum transversum, Teil der Zwerchfellanlage, liegt in Höhe des 3., 4. und 5. Zervikalsegments (modifiziert nach Moore und Persaud 1996) [L190]

Die Lungenknospen und das Herz entwickeln sich zunehmend, wobei in der 7. Embryonalwoche die pleuroperikardialen Membranen mit dem ventral des Ösophagus gelegenen Mesoderm zusammen wachsen und dadurch die Perikardhöhle von den Pleurahöhlen trennen. Diese Höhlen bilden dann später die serösen Höhlen des erwachsenen Körpers.

Die Extremitäten sprießen in der 3. bis 8. Embryonalwoche als „Knospen" aus der ventrolateralen Wand des Körpers. Die Armknospen entstehen in Höhe C5–C8, die Beinknospen in Höhe von L3–L5.

Jede Knospe besteht aus einem mesenchymalen Kern (parietales oder somatisches Mesoderm), der von Ektoderm überzogen ist. In den Knospen differenzieren sich einerseits mesenchymale Zellen zu Verknorpelungszentren als „Vorläufer" der späteren Knochen und andererseits zu Myoblasten, die dann die späteren Muskelgruppen aufbauen. Während Äste aus den Spinalnerven in die Knospen hineinwachsen, beschränken Weichteile (Bindegewebsfaszien) zusätzlich die Expansion der Extremitätenknospen. Letztendlich bauen diese Faszien Muskellogen und Führungswege für die Leitungsbahnen (Nerven und Gefäße) in den Extremitäten auf.

Bei der Geburt und an den ersten Tagen danach brauchen die Lungen genügend „Atemübungen", um sich komplett entfalten zu können. Das Atemvolumen ist also noch recht gering und es bedarf vieler Atemzüge über mehrere Tage, damit sich die Lungen ganz entfalten können. Es können in den ersten Stunden und Tagen noch vereinzelte zusammengefaltete, „luftleere" Inseln in der Lunge vorhanden sein. Das Schreien des Babys ist ein gutes Beispiel für eine solche Atemübung.

Hier wäre eine rasche osteopathische Unterstützung sehr sinnvoll (v. a. nach einer Frühgeburt oder einem komplizierten Geburtsvorgang → auf die Blaufärbung dieser Babys achten), in dem man die Beweglichkeit des Thorax, der Rippen, des Mediastinums und der Pleuragleitflächen durch passive, sanfte, wiederholte Mobilisationen verbessert. Ziel dabei ist alle Bereiche der Lungen, v. a. die Recessus, zu entfalten und damit zu „belüften".

4.3.3 Anthropologie der Atmung und Biomechanik der Statik

Man findet in der gängigen Literatur kaum etwas zur Anthropologie des Atmungssystems. Bei den Vierfüßlern tragen die Rippen wenig zur Atemdynamik bei, sie hängen eher passiv und fast senkrecht herunter und haben lediglich eine Schutzfunktion für die „verletzbaren" Organe. Der Thorax ist in der Sagittalebene größer als in der Frontalebene. Beim Vierfüßler spielen vor allem die Bauchatembewegungen eine Rolle (> Abb. 4.11).

Da sich der Mensch aufgerichtet hat, werden die Rippen durch der Schwerkraft nach kaudal gezogen und „stützen" sich sozusagen aufeinander. Der Rumpf wird dadurch breiter (in der Frontalebene) und v. a. weniger tief (in der Sagittalebene). Beim Baby ist das noch sichtbar, da der Rumpf wegen der Ho-

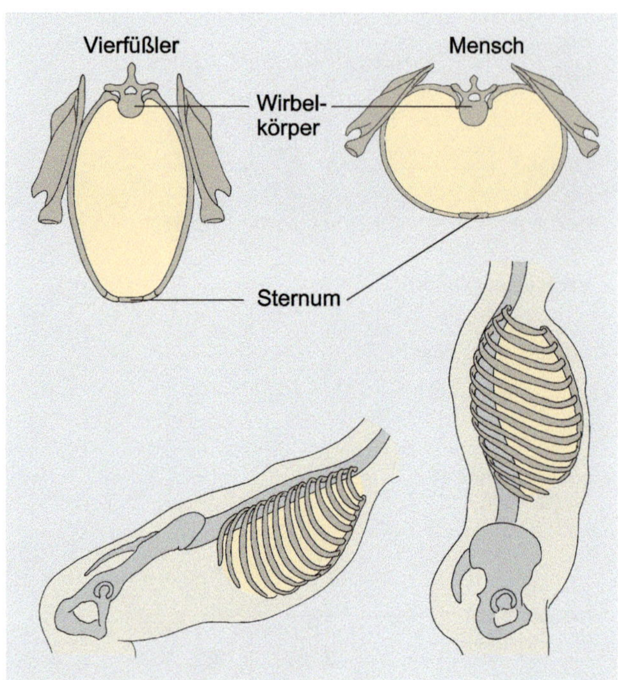

Abb. 4.11 Einfluss der Aufrichtung auf die Thoraxform (modifiziert nach Schmitt 1981 und Eccles 2002) [L190]

rizontalstellung der Rippen dorsoventral verhältnismäßig tief ist. Der Säugling atmet auch bevorzugt mit dem Bauch. Je länger das Kind aufrecht geht, umso mehr flacht sich der Thorax dorsoventral ab und umso mehr nehmen die Rippen eine „Schrägstellung" ein. Zur Zwerchfellatmung (Bauchatmung) kommt beim Aufrichten in den Zweifüßlerstand zunehmend die Brustatmung hinzu.

Man kann es eigentlich auch so betrachten, dass die Bauchorgane im Zweifüßlerstand eigentlich vermehrt ihr „Meso" belasten und zusätzlich in den peritonealen Gleitflächen eine stärkere Reibung auslösen (> Abb. 4.12).

Ferner erfährt das Zwerchfell im Zweifüßlerstand eine mehr kaudal gerichtete Traktion von den subdiaphragmalen Organen bzw. Organstrukturen (Leber, Magen, Nieren, Milz, duodenojejunale Übergang und Kolonflexuren) und muss daher auch relativ mehr Arbeit bei der Atmung gegen die Schwerkraft leisten. Im Vierfüßlerstand handelt es sich dagegen mehr um leichte Berührungen als um echte Gleitbewegungen zwischen den „aufgehängten" Bauchorganen (> Abb. 4.12). Für das Zwerchfell ist die Atemarbeit daher im Vierfüßlerstand wesentlich leichter.

Aus dieser Sicht dürfte auch deutlich werden, was passiert, wenn die subdiaphragmalen Gleitflächen (Recessus subphrenici) verklebt sind. Darunter leiden nicht nur die Wirbelsäule und das Zwerchfell, sondern letztendlich der ganze Körper. Mit der Zeit können sich hypothetisch Skoliosen bilden. Ein typisches Haltungsmuster bei Verklebungen in den Recessus subdiaphragmales ist der Anterior-Shift des Beckens und der Posterior-Shift des Oberkörpers. Die zentrale MFK ist verkürzt und zieht den Körper in eine kypholordotische Haltung (> Abb. 4.13).

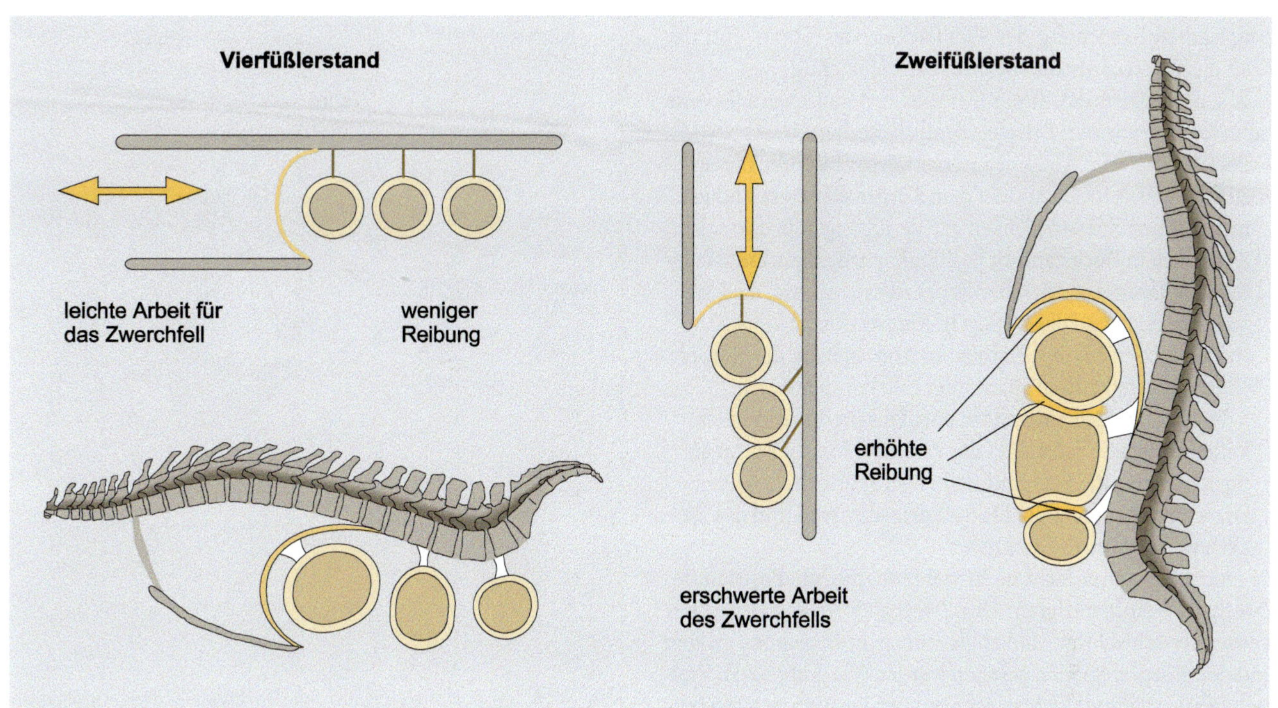

Abb. 4.12 Erschwerte Arbeit und erhöhte Reibung für das Zwerchfell im Zweifüßlerstand [L190]

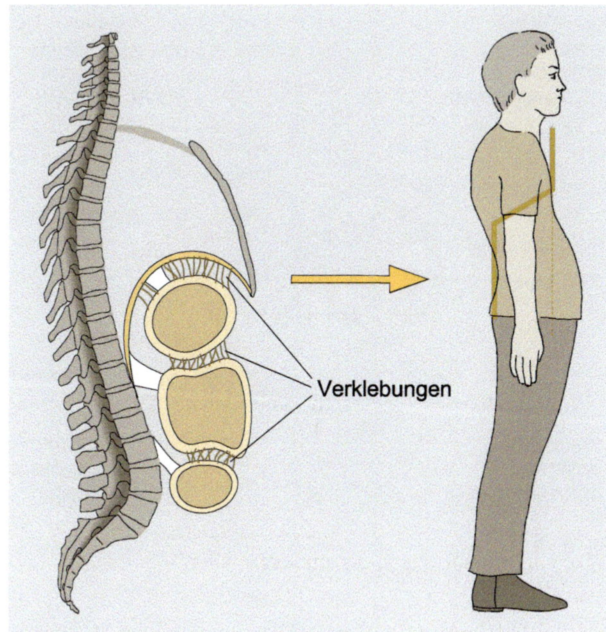

Abb. 4.13 Verklebungen und ihr Einfluss auf die Haltung (modifiziert nach Meert 2006) [L190]

Der Schultergürtel nimmt während der Evolution vom Vierfüßler zum Zweifüßler zunehmend eine frontolaterale anstelle einer sagittolateralen Position ein (> Abb. 4.11). Die Muskulatur in den oberen Extremitäten entwickelt sich zunehmend von einer „Stützmuskulatur" zu einer „Trage- und Hilfsatemmuskulatur". Der Schultergürtel hängt dabei auch zusätzlich an der Schädelbasis, der HWS und der BWS. Der Thorax wird dadurch zwar entlastet, aber die HWS und der Schädel mit seinen zahlreichen Öffnungen für den Durchgang von Hirnnerven und Gefäßen werden dafür u. U. durch eine Hypertonie der zentralen MFK umso mehr belastet (Meert 2012). Aus ganzheitlicher Sicht ist es deswegen außerordentlich wichtig, bei einer Symptomatik der HWS und/oder Schädelstrukturen, die Organaufhängung nicht nur am Zwerchfell, sondern auch an der Schädelbasis zu betrachten. Die Organe „hängen" sozusagen wie ein Gewicht (wie eine Krawatte) am Hals und dem Schädel. Der „zentrale Sehne" als Personifizierung dieser Aufhängung verdient darum gebührender Respekt. Die zentrale Sehne (= zentrale MFK) besteht aus (Meert 2012):

- Aufhängungselementen der subdiaphragmalen Organe am Zwerchfell
- Zwerchfell
- Membrana bronchopericardiaca mit Ligg. phrenicopulmonales und phrenicopericardiaca
- Ösophagus und Trachea
- Pharynx und Larynx
- Aufhängung von Pharynx und Larynx am Schädel.

Auch das Zwerchfell stützt sich im Zweifüßlerstand vermehrt auf die subdiaphragmalen Organe, wodurch Gleit- und damit auch „Friktionsflächen" in den Recessus subphrenici zwischen dem Zwerchfell (mit Peritoneum parietale oder diaphragmale) und den darunter liegenden Bauchorganen (mit Peritoneum viscerale) entstehen. Während der Bewegungen beim Gehen und bei Rumpfrotationen wird das Zwerchfell zunehmend zum „Dreh- und Angelpunkt" des Rumpfes.

Die funktionelle Bedeutung der subperitonealen Gleitflächen (Recessus subphrenici oder subdiaphragmales) für eine optimale Atemmechanik und Körperdynamik (v. a. Rumpfrotationen) kann gar nicht genug betont werden. Die Behand-

4

lung und Untersuchung der Gleitflächen, des Tonus und der Kraft des Zwerchfells sind deshalb extrem wichtig.

Wie kompliziert das Zusammenspiel der statischen Elemente ist, sollen folgende zwei Beispiele deutlich machen (➤ Abb. 4.16):

- Bei Überdruck im Abdomen ist der Körper bestrebt, diesen zu kompensieren. Dazu steht dem Körper selbstverständlich mehr als nur eine Möglichkeit zur Verfügung, z. B. das Zwerchfell in Hochstand zu positionieren, die Bauchmuskulatur zu entspannen, den Oberkörper zu extendieren, die LWS zu lordosieren und das Becken in Anteversion zu kippen.
- Bei Verklebungen und Narben im Abdomen ist der Körper ebenso bestrebt, diese Spannungen zu kompensieren. Selbstverständlich hat er dazu ebenfalls mehrere Möglichkeiten. Beispiele dafür sind das Zwerchfell in Tiefstand zu positionieren, die Bauchmuskeln anzuspannen, den Oberkörper zu flektieren, die LWS zu delordosieren und das Becken in Retroversion zu kippen.

Es macht aus dieser Sicht nicht viel Sinn, nur die Position des Zwerchfells zu inspizieren. Das Zwerchfell ist das Organ der Tensegrity schlechthin und sollte immer in Beziehung zu den anderen Körperregionen gesehen werden (➤ Abb. 4.15). Vielfach beschäftigt man sich zu sehr mit der Position des Zwerchfells. Es sei darauf hingewiesen, dass das Zwerchfell sowohl unabhängig von der Ausgangsposition des Körpers (Lordose oder Kyphose) als auch von seiner eigenen Position (Tiefstand oder Hochstand) die Atmungsfunktion aufrechterhalten kann.

Daher sollten sowohl die Beweglichkeit als auch der Tonus und die Schmerzfreiheit der Zwerchfellansätze in verschiedenen Ausgangspositionen untersucht werden. Wenn das Zwerchfell in seiner Beweglichkeit gehemmt oder sogar ganz eingeschränkt ist, sollte man die mediastinalen, pleuralen, perikardialen und peritonealen Verbindungen überprüfen. Zusätzlich sollte man auch testen, inwieweit es in die verschiedenen MFK einbezogen ist, und dies ggf. behandeln; anschließend kann man dann das beweglichere Zwerchfell in die Atmung einbeziehen.

Das Zwerchfell ist eng mit dem viszeralen und parietalen System verbunden. Die meisten funktionellen Zwerchfellprobleme entstehen daher durch eine Einengung seiner Beweglichkeit. Auf Dauer können dabei sowohl parietale Störungen (Rippen, Wirbelsäule, Sternum) als auch viszerale Läsionen (Recessus subphrenici, mediastinale Spannungen) sowie Tonusprobleme des Zwerchfells eine erhebliche Rolle spielen. Aber auch Faktoren wie das Tragen enger Hosen, eines engen Büstenhalters, wenig körperliche Bewegung, führen oft zu Einschränkungen der Beweglichkeit des Zwerchfells.

Alle MFK können das Zwerchfell als aktives Spannungselement einbauen. Man kann aber auch den Spieß umdrehen: Indem man das Zwerchfell lockert, hat man einen direkten Einfluss auf alle MFK.

- Die GAM (gerade anteriore MFK) setzt über den M. rectus abdominis am Sternum an und kann von dort auf die Pars sternalis des Diaphragmas umschalten. Bei einer Überprogrammierung der GAM befinden sich die Rippen und der Brustkorb eher in einer Exspirationsposition.

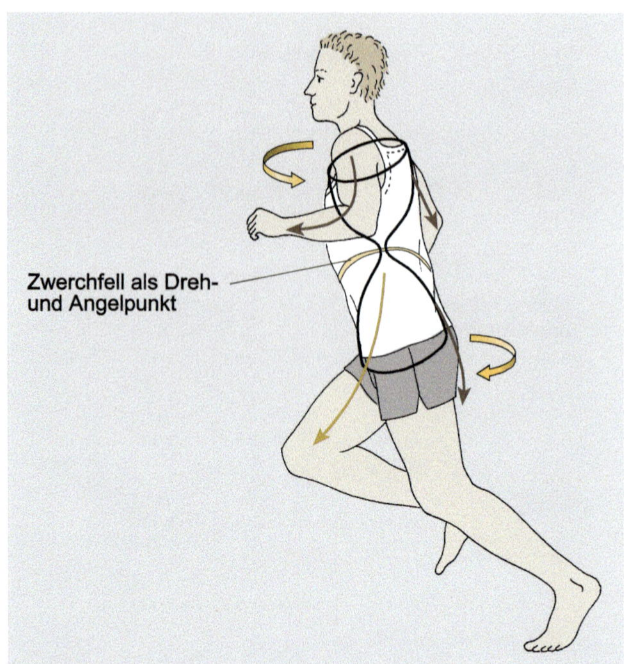

Abb. 4.14 Der Rumpf als Zylinder mit den Ansätzen der verschiedenen Myofaszialketten und das Zwerchfell als „Drehscheibe" des Körpers (aus: Meert 2006) [L190]

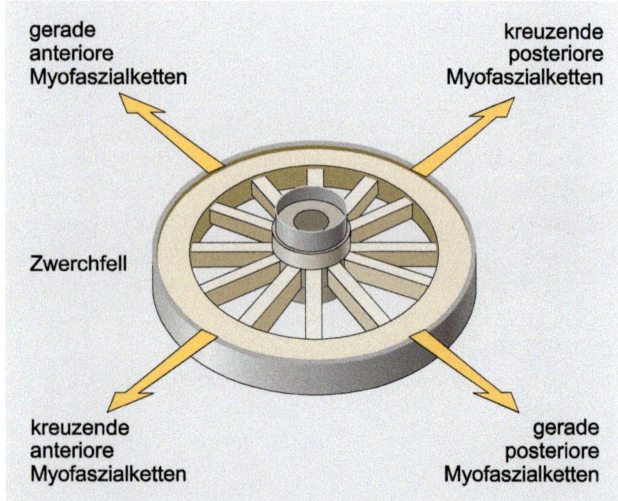

Abb. 4.15 Das Zwerchfell als „Tensegrity-Struktur" und Verbindungselement zwischen den verschiedenen MFK [L190]

- Die GPM (gerade posteriore MFK) setzt über den M. erector trunci an der LWS an und kann von dort auf die Pars lumbalis des Zwerchfells umschalten. Bei einer Überprogrammierung der GPM befinden sich die Rippen und der Brustkorb eher in einer Inspirationsposition und die WS eher in Extension.
- Die KAM (kreuzende anteriore MFK) setzt über den M. obliquus externus abdominis an den unteren Rippen (V–XII) an und kann von dort auf die Pars costalis des Zwerchfells umschalten. Bei einer Überprogrammierung der KAM befinden sich die Rippen und der Brustkorb eher in einer Exspirationsposition.

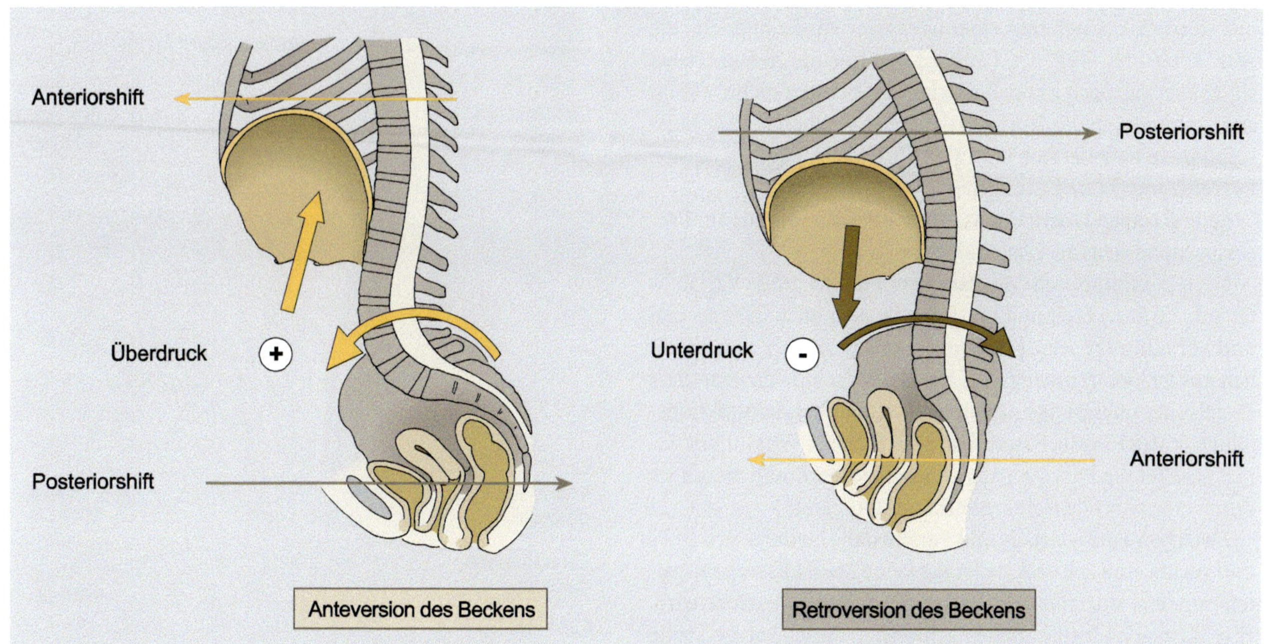

Abb. 4.16 Übertragung der Druckverhältnisse der Atembewegungen und Kompensationsmechanismen bei verschiedenen Haltungen. Anteversion des Beckens ohne Druckübertragung auf die Beckenorgane. Retroversion des Beckens mit Drückübertragung auf die Beckenorgane. [L190]

- Die KPM (kreuzende posteriore MFK) setzt über den M. quadratus lumborum, den M. serratus posterior inferior und M. latissimus dorsi schräg an der LWS und den hinteren Bereich der unteren Rippen (IX–XII) an und kann von dort auf die Pars costalis des Zwerchfells umschalten. Bei einer Überprogrammierung der KPM befinden sich die Rippen und der Brustkorb eher in einer Inspirationsposition.

Die Beckenorgane verfügen über erhebliche venöse Plexen und lymphatische Drainagewege. Die hämodynamische Wirkung der Atembewegungen ist für diese Elemente extrem wichtig. V. a. bei einer Anteversion des Beckens werden die Atemwellen am kleinen Becken vorbeigeleitet, sodass diese hämodynamische Wirkung hier abgeschwächt wird (➤ Abb. 4.16). Dies kann dann zu venösen und lymphatischen Stauungen im Becken führen.

4.3.4 Funktionelle Anatomie des Zwerchfells

Funktionell unterscheidet man zwei Zwerchfellbereiche, die gemeinsam eine nach kaudal konkave Muskel-Sehnen-Platte bilden:

- Der muskuläre Teil (Pars muscularis) mit Ursprung am gesamten unteren Rahmen des Thorax, peripher liegend:
  - Pars lumbalis
  - Pars costalis
  - Pars sternalis
- Der tendinöse Teil (Centrum tendineum) mit einer Kleeblattform liegt zentral.

Die kraniale Fläche des Zwerchfells wird komplett von der Fascia endothoracica (= Fascia thoracica interna) bedeckt. Ventral-mittig kommt noch die Lamina parietalis des Perikard (Pericardium fibrosum) hinzu, die über die Ligg. phrenicopericardiaca mit dem Zwerchfell und Fascia endothoracica verbunden ist. Der Rest der kranialen Fläche wird zusätzlich von der Pleura parietalis (Pleura diaphragmatica) bedeckt, die mit der Fascia endothoracica direkten Kontakt hat.

Die kaudale Fläche des Zwerchfells wird komplett von der Fascia transversalis (= Fascia abdominis interna) bedeckt. Dieser Teil der Fascia transversalis wird auch als Fascia diaphragmatica bezeichnet.

Der größte Teil dieser Fläche wird zusätzlich vom Peritoneum parietale bedeckt. Das Peritoneum parietale fehlt nur in den Bereichen, in denen Organe bindegewebig „aufgehängt" sind. Hier bilden sich zum Teil Umschlagfalten des Peritoneum parietale.

Die Leber ist über das Lig. phrenicohepaticum am Zwerchfell bzw. an der Fascia transversalis aufgehängt. Der Magen ist über das Lig. phrenicogastricum am Zwerchfell und an der Fascia transversalis aufgehängt. Die Milz ist über das Lig. phrenicolienale am Zwerchfell und an der Fascia transversalis aufgehängt.

Die Kolonflexuren sind über das Lig. phrenicocolicum dextrem und das Lig. phrenicocolicum sinistrum am Zwerchfell aufgehängt.

Nach R. Breul ist auch die Fascia renalis links und rechts am Zwerchfell befestigt (Breul 2002). Allerdings gibt er dieser Verbindung keinen Namen; man könnte sie als Lig. phrenicorenalis bezeichnen.

❶ Der muskuläre Teil des Zwerchfells

Pars sternalis Die Pars sternalis entspringt an der Hinterseite des Processus xiphoideus bzw. des kaudalen Teiles des Corpus sterni. Sie besteht aus einer oder zwei Muskelbündeln, die zum anterioren Teil des Centrum tendineum ziehen. Dabei sind sie etwas nach kranial gerichtet und laufen nicht, wie oft angenommen, in der Horizontalebene. Zwischen beiden Muskelbündeln befindet sich mittig eine Schwachstelle bzw. Spalte. Es treten hier keine Leitungen oder Gefäße durch.

Lateral setzen Fasern des M. transversus abdominis am Processus xiphoideus an.

Nach L. Schmitt weist die Pars sternalis eine große Variabilität auf. Sie kann breit und muskelstark, aber auch ganz schmal und verkümmert sein. Manchmal besteht sie fast ausschließlich aus weißen Muskelfasern, was darauf schließen lässt, dass es sich eher um faserige Anteile und weniger um kontraktionsfähige (roten) Muskelfasern handelt (Schmitt 1981). Funktionell bereitet die Pars sternalis oft die meisten Probleme, da sie durch eine sitzende Haltung verkümmern kann.

Zwischen Pars sternalis und Pars costalis befindet sich links und rechts eine Schwachstelle, die keine Muskelfasern enthaltet, sondern nur von Peritoneum und Pleura bedeckt wird. Hier lässt sich oft eine Spalte nachweisen, die als Larrey-Spalte oder Spatium sternocostale von Morgagni bezeichnet wird (Rauber und Kopsch, 1987, Band 1). Hier können sich Hernien bilden. Funktionell ist diese Larrey Spalte wichtig, weil hier die A. thoracica interna bzw. die V. thoracica interna durchziehen. Nach Durchtreten des Zwerchfells werden diese als A. epigastrica superior bzw. Vv. epigastricae superiores bezeichnet. Die Vasa thoracica interna versorgen die Rektusscheide, den Mm. recti abdomini und die abdominale Subkutis. **Viele Tendinopathien der Bauchmuskulatur und der Rektusscheide sind meiner Erfahrung nach auf eine Hypertonie des Zwerchfells im Bereich der Durchtrittstellen der A./V. musculophrenica, A./V. epigastrica superior und der Lymphgefäße zurückzuführen!**

Weiterhin ziehen hier auch Lymphgefäße (Trunci lymphatici epigastricae) und Rami anteriores des N. phrenicus zur Versorgung der vorderen Zwerchfellanteile durch.

Erfahrungsgemäß ist die Mobilität der Pars sternalis oft eingeschränkt, was zu einer Einengung der Larrey-Spalte führen kann.

Pars costalis Die Pars costalis entspringt an der Innenseite der Rippenknorpel der Rippen VII–X und an den Spitzen der Rippen XI und XII.

Ph.-E. Souchard spricht in diesem Zusammenhang von den „Arkaden von Sénac", womit die bogenartigen Fasern zwischen den Spitzen der Rippen X–XII gemeint sind (Souchard 1980). Sie sind als eine Verlängerung der Psoas- und Quadratusarkaden anzusehen und ziehen von den Rippen X–XII zur Wirbelsäule. Die Ursprungsfasern der Pars costalis alternieren mit den Ansatzfasern des M. transversus abdominis. Auch die Fasern der Pars costalis sind bogenförmig nach kranial zum Centrum tendineum gerichtet. Zwischen der Pars costalis und Pars lumbalis findet man links und rechts wiederum eine Schwachstelle, die als Trigonum lumbocostale von Bochdalek (Rauber und Kopsch 1987, Band 1) bezeichnet wird. Auch hier können sich Hernien bilden.

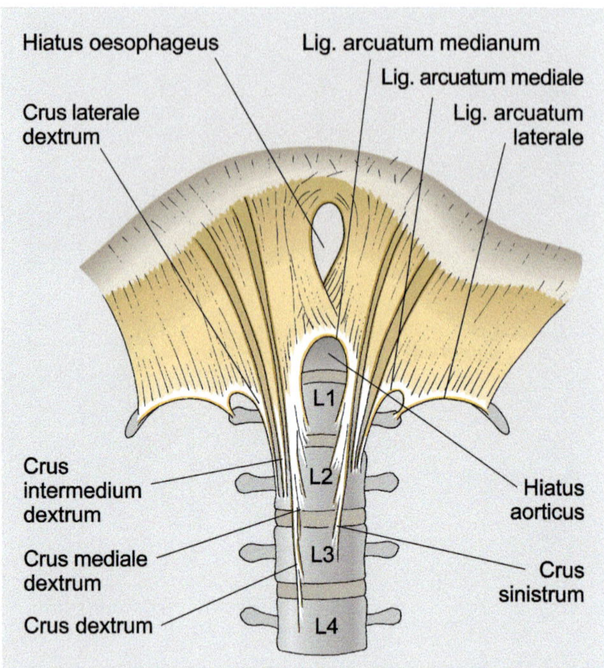

Abb. 4.17 Ursprung der muskulären Zwerchfellbestandteile (modifiziert nach Souchard 1980) [L190]

Pars lumbalis Die Pars lumbalis besteht aus zwei „Muskelschenkeln" oder Crura, nämlich dem Crus dextrum und dem Crus sinistrum. Das Crus dextrum ist meistens etwas stärker ausgebaut.

Sowohl am linken als auch am rechten Crus sind jeweils drei Teile oder Schenkel erkennbar: das Crus mediale, das Crus intermedium und das Crus laterale (➤ Abb. 4.17).

- Das Crus mediale dextrum entspringt am Lig. longitudinale anterius und an den Wirbelkörpern von L1–L4, das Crus mediale sinistrum dagegen am Lig. longitudinale anterius und an den Wirbelkörpern L1–L3.
- Das Crus intermedium entspringt links und rechts als dünner Streifen an der lateralen Seite des Wirbelkörpers von L2 (Rauber und Kopsch 1987, Band 1).
- Das Crus laterale entspringt links und rechts am Lig. arcuatum mediale und am Lig. arcuatum laterale. Das Lig. arcuatum mediale (Psoasarkade, Arcus lumbocostalis medialis) zieht von der lateralen Fläche des Wirbelkörpers von L2 zum Processus transversus von L1 oder L2. Das Lig. arcuatum laterale (Quadratus-lumborum-Arkade, Arcus lumbocostalis lateralis) entspringt vom Processus transversus von L1 oder L2 und zieht zur Spitze der 12. Rippe.

Da diese beide Arkaden eigentlich Verstärkungen der Faszien des M. psoas major und des M. quadratus lumborum bilden, sind die Funktionen von Zwerchfell, M. psoas major und M. quadratus lumborum unter diesem faszialen Gesichtspunkt zusammenhängend zu betrachten. Sie sind oft aneinander gekoppelt und können somit auch als „psoatico-diaphragmatische Kette" bzw. als „quadratico-diaphragmatische Kette" bezeichnet werden (➤ Abb. 4.18). Weil bei einer Torsionskette auch die schrägen und geraden Bauchmuskeln beteiligt sind, wird im Fol-

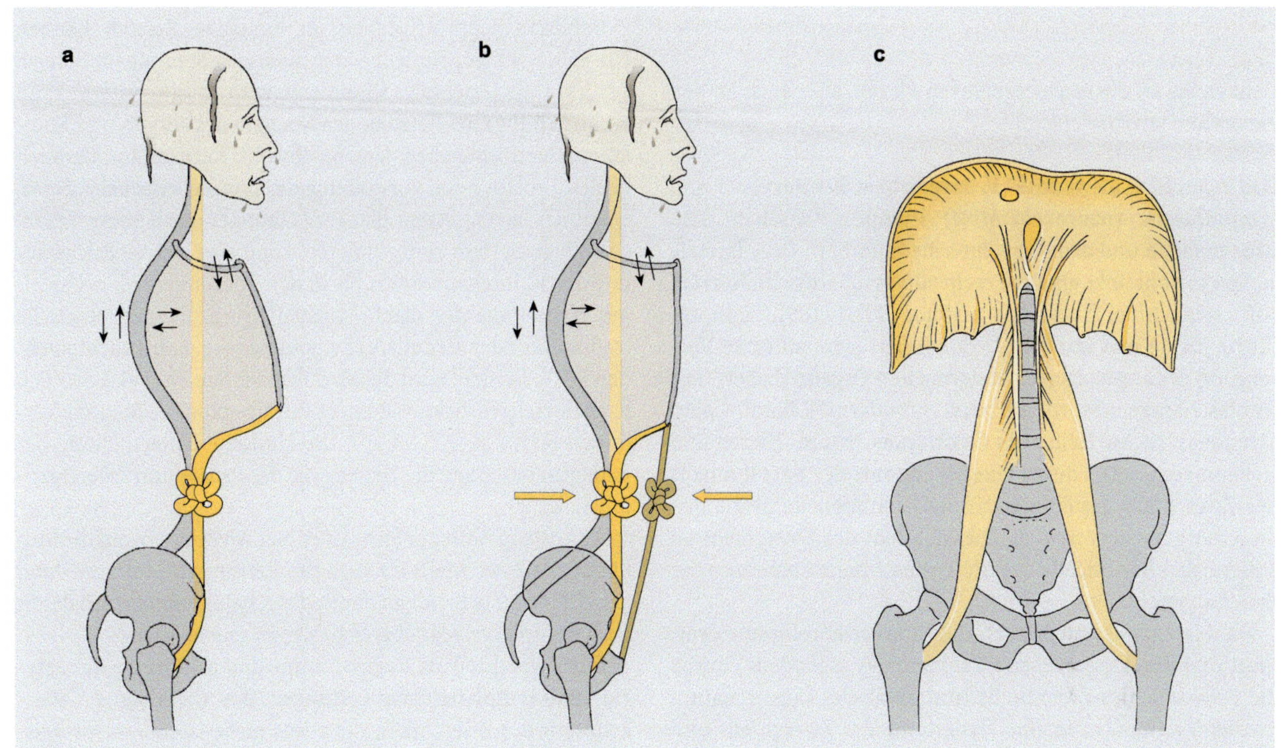

Abb. 4.18 Hypertonie des Zwerchfells, des M. iliopsoas und der Bauchmuskeln und ihre Statikänderung. **a.** Hypertonie (Knoten) der psoatico-diaphragmatischen Kette. **b.** Hypertonie (Knoten) der psoatico-diaphragmatico-abdominalen Kette. **c.** Kontinuität zwischen den Mm. psoas und dem Zwerchfell, wobei sich das Gebilde wie ein „Pilz" darstellt. Die Sehnen der Mm. psoas bilden sozusagen die Wurzeln, die Mm. psoas mit der Wirbelsäule den Stamm und das Zwerchfell den Hut des Pilzes. [L190]

genden von einer „psoatico-diaphragmatico-abdominalen Kette" gesprochen. Verklebungen in den subdiaphragmalen Recessus lordosieren eher die LWS und kyphosieren die BWS. Verklebungen im mediastinalen Bereich dekyphosieren hingegen häufig die BWS, v. a. bei dorsoventralen Spannungen.

Hinweis

Der Truncus sympaticus verläuft links und rechts nahe an den Wirbelkörpern, ebenso wie das V. azygos-V-hemiazygos-System unterhalb des Lig. arcuatum mediale (Arcus lumbocostalis medialis). Die sympathischen Nn. splanchnici thoracici majores (Th6–Th9), minores (Th9–Th11) und imi (Th12) ziehen hingegen durch interkrurale Spalten des Zwerchfells zum Abdominalraum. Aufgrund dieser anatomischen Verhältnisse kann eine Hypertonie des Lig. arcuatum mediale bzw. der Faszien des Zwerchfells und Psoas zu einer epiduralen Stauungssymptomatik mit „Pseudoradikulopathien" und Funktionsstörungen der Bauch- und Beckenorgane führen!

Das Zwerchfell als lymphatische Pumpe und Aortapumpe Zwischen dem Crus mediale dextrum und dem Crus mediale sinistrum befindet sich in Höhe von Th12–L1 der sehnige Hiatus aorticus für den Durchtritt der Aorta und des lymphatischen Ductus thoracicus. Die Fasern dieser beiden Crura medialia vereinigen sich oberhalb des Hiatus aorticus in Höhe von Th12 und bilden damit das Lig. arcuatum medianum.

Die sehnige Arkade des Hiatus aorticus hat nicht nur Einfluss auf die Aorta und den Truncus coeliacus, sondern auch auf den lymphatischen Ductus thoracicus. Während des Einatmens kippt der Hiatus aorticus nach vorne ab (zur Transversalebene) und vergrößert seinen dorsoventralen Durchmesser. Während des Ausatmens kippt der Hiatus aorticus nach dorsal (zur Frontalebene) und verengt damit seinen dorsoventralen Durchmesser. Das Zwerchfell streicht sozusagen den Ductus thoracicus und die Aorta nach kranial aus. Die Pulsationen der Aorta unterstützen damit den Lymphstrom im Ductus thoracicus, aber können umgekehrt bei Hypertonie des Zwerchfells den Lymphstrom erschweren und damit subdiaphragmal (retroperitoneal) zu lymphatischen Stauungen führen. Beim sog. Kompressionssyndrom des Truncus coeliacus durch das Lig. arcuatum medianum treten abdominale Schmerzen, systolische Geräusche und Stenosierungen des Truncus coeliacus auf, wobei sowohl ischämische, als auch neurogene Pathomechanismen eine Rolle spielen können (Petrella et al. 2006). Da die abdominale Lymphe, v. a. nach Mahlzeiten Chylus (Darmlymphe mit hochmolekularen Proteinen und Fettsäuren) enthält, können bei lymphatischen Stauungen schnell Fibrosierungen und Verklebungen im Retroperitonealbereich entstehen (Lanz und Wachsmuth 2004). Das kann katastrophale Folgen für die retroperitoneal gelegenen neurovegetativen Ganglien (Ganglion coeliacum, Ganglion articorenale, Ganglion mesentericum superius, Ganglion mesentericum inferius) haben und Funktionsstörungen der versorgten Organe nach sich ziehen (➤ Kap. 3.2.5, erster Teil abdominelles Kompartmentsyndrom).

Praxistipp

Denken Sie an die neurovegetativen Plexen, aber auch an den Plexus lumbalis bzw. sacralis

Das Zwerchfell als venöse (V. azygos bzw. hemiazygos) und sympathische (neurovegetative) Pumpe Zwischen dem Crus mediale und dem Crus intermedium bzw. Crus laterale ziehen sowohl links als auch rechts die sympathische Nerven, Nn. splanchnici thoracici majores (Th5–Th9), minores (Th10–Th11) und imi (Th12) durch. Die sympathische Versorgung der angesteuerten abdominalen Organe (Leber, Gallenblase, Magen, Milz, Pankreas, Dünndarm, Zäkum, Colon ascendens, rechte Hälfte des Colon transversum, Nieren und Nebennieren) kann durch eine Hypertonie der Pars lumbalis des Zwerchfells gestört werden und funktionelle Störungen dieser Organe hervorrufen. Die Mobilität des Zwerchfells ist außerordentlich wichtig für die sympathische Steuerung der Bauchorgane.

Da das Azygossystem auch die Intervertebralräume drainiert und die Azygosvenen (Vv. lumbales ascendens) durch die Psoasloge des Zwerchfells (unterhalb des Lig. arcuatum mediale) ziehen, kann eine Hypertonie des Zwerchfells und des M. iliopsoas zu einer Stauung des Azygossystems und damit der vertebralen venösen Plexen führen. Die Mobilität des Zwerchfells und des M. iliopsoas ist außerordentlich wichtig für den venösen Fluss im Azygossystem. Kleinere Bandscheibenprotrusionen können durch venöse Stauungsproblematiken plötzlich akut werden und Radikulopathien auslösen.

Auch hier können die retroperitoneal gelegenen neurovegetativen Ganglia und insbesondere die intervertebral austretenden Nervenwurzeln in Bedrängnis kommen.

Bandscheibenprotrusionen im lumbalen Bereich können Nn. spinales komprimieren, aber auch eine Stauung im Bereich der Vv. Intervertebrales (drainieren zum Azygossystem) kann zusätzlich für eine Reizung der Nn. spinales sorgen und Radikulopathien entstehen lassen, obwohl Kernspintomografien keinen Prolaps oder Vorwölbung der Bandscheibe nach dorsal erkennen lassen. Wenn die Vorwölbungen nach ventrolateral das Azygossystem komprimieren, kann eine venöse Rückstauung der V. intervertebralis bis in den Epiduralkanal, neben einer Hypertonie der diaphragmalen Crura, für neurologische (radikuläre oder medulläre) Symptome sorgen. Im nachfolgenden MRT-Beispiel wird die Medulla in Höhe Th11–L2 deutlich nach dorsal gedrückt, was eine ventrale epidurale Stauung vermuten lässt (> Abb. 4.19). Die klinische Untersuchung der Patientin bestätigte die Hypertonie der Psoas- und Zwerchfellmuskulatur.

Aus osteopathischer Sicht ist es hier wichtig, sowohl die Mobilität des Zwerchfells als auch des Retroperitonealraums und der Nieren zu behandeln, damit das Azygossystem (und damit auch der Intervertebralbereich) wieder entstaut wird.

Das Zwerchfell als Vagus-Pumpe und als Pumpe der arterio-veno-lymphatischen Leitungen des Ösophagus Muskelfasern des Zwerchfells, die etwas mehr lateral entspringen und nicht an der Bildung des Hiatus aorticus beteiligt sind, überkreuzen sich oberhalb des Hiatus aorticus und bilden dort den Hiatus oesophageus mit „fleischigen" oder muskulären (elastischen) Rändern. Dieser bildet den Durchtritt für den Ösophagus, die Nn. vagi, die arteriellen Rami oesophageales, die Vv. oesophageales und die oesophagealen Lymphgefäße. Der Hiatus oesophageus wird später ausführlicher besprochen (> Kap. 4.3.7). Oberhalb des Hiatus vereinigen sich die Muskelfasern wieder und ziehen weiter zum Centrum tendineum.

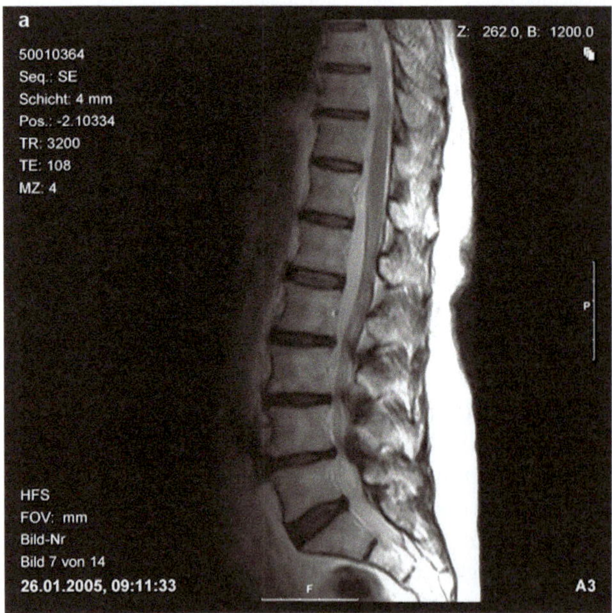

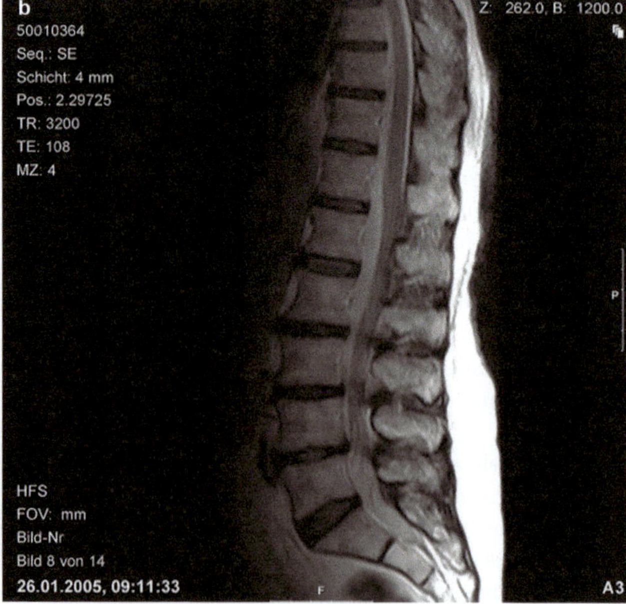

Abb. 4.19 Deutliche epidurale Stauung der internen vertebralen venösen Plexen mit Verschiebung der Medulla nach dorsal in Höhe Th11–L2. Patientin mit starker Symptomatik einer Plexus lumbalis-Reizung [T628]

Hinweis

Hypertonien des Zwerchfells können damit eine Sphinkterproblematik am Mageneingang hervorrufen. Sie können ferner Refluxstörungen oder sogar funktionelle Ösophagusvarizen (deuten normalerweise eher auf Portalhypertension) und Verklebungen des Magenfundus auslösen. Eine Reizung der parasympathischen Nn. vagi kann wiederum zu Funktionsstörungen der abdominalen Organe führen.

❷ Das Centrum tendineum

Das zentral gelegene sehnige Centrum tendineum hat die Form eines dreiblättrigen Kleeblatts. Ein „Blatt" zeigt nach ventral, die beiden anderen „Blätter" nach lateral (➤ Abb. 4.20).

Auf dem ventralen Kleeblatt-Teil des Centrum tendineum inseriert das Perikard etwas mehr links und die konvexe Zwerchfellkuppel weist hier eine Art Eindellung auf, den Herzsattel.

An der Stelle, an der das vordere und das rechte Kleeblatt-Teil zusammenkommen, liegt das Foramen venae cavae für den Durchtritt der V. cava inferior.

Beim Aufbau des Foramen venae cavae spielen verschiedene sehnige Fasern des Centrum tendineum eine Rolle. Die V. cava inferior ist fest mit dem sehnigen Rand des Foramens verwachsen, sodass es weder verrutschen noch verdreht werden kann (Schmitt 1981).

Ph.-E. Souchard und auch T. von Lanz und W. Wachsmuth beschreiben semizirkuläre Bänder (Bänder von Bourgery), wobei ein superiores und ein inferiores halbkreisförmiges Bändchen angegeben werden (Souchard 1980; von Lanz und Wachsmuth 2004). Superiore halbkreisförmige Fasern verlaufen vom ventralen zum rechten Kleeblatt-Teil des Centrum tendineum und bilden den vorderen Rand des Foramen venae cavae. Inferiore halbkreisförmige Fasern ziehen ebenfalls vom ventralen zum rechten Kleeblatt-Teil des Centrum tendineum und bilden den hinteren Rand des Foramen venae cavae. Die Ränder des Foramen venae cavae sind fest mit der V. cava inferior verbunden.

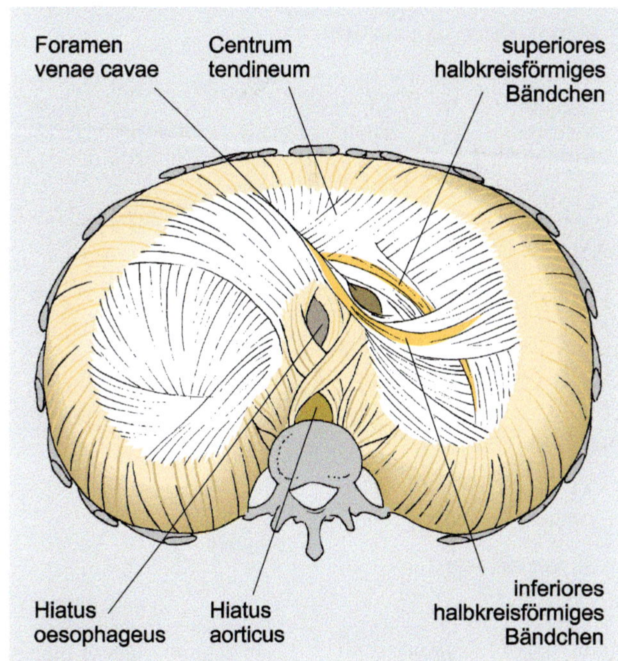

Abb. 4.20 Aufbau des Centrum tendineum. Sicht von kranial (modifiziert nach Souchard 1980) [L190]

Beim Einatmen ziehen Pars lumbalis und Pars costalis diese halbkreisförmigen Bändchen auseinander, sodass sich das Foramen venae cavae öffnet. Beim Ausatmen entspannen sich die muskulären Zwerchfellanteile und das Foramen venae cavae „schließt" sich dadurch passiv etwas. Das Zwerchfell funktioniert damit wie eine Art Atempumpe (oder venöse Pumpe) für die V. cava inferior.

Die Nn. phrenici durchbohren das Centrum tendineum in Höhe der lateralen Seiten des Perikards. Sie versorgen das Zwerchfell sowohl motorisch als auch sensibel.

Hinweis

Irritationen und Verklebungen in den Recessus subphrenici können deswegen Afferenzen zu den zervikalen Rückenmarkssegmenten C3–C5 abfeuern und diese möglicherweise fazilitieren. Das kann zu Ausstrahlungen in die Myotome, Dermatome, Sklerotome, Viszerotome von C3–C5 führen. Bei therapieresistenter Symptomatik der Schultern und der HWS sollten deswegen immer die supra- und subdiaphragmalen Gleitflächen untersucht und eventuell behandelt werden!

4.3.5 Die Innervation des Zwerchfells

Die Innervation des Zwerchfells erfolgt sowohl motorisch als auch sensibel über die Nn. phrenici aus den Segmenten C3–C5. (zur Erinnerung: das Zwerchfell hat im Laufe der embryologischen Entwicklung einen Descensus durchgemacht.)

Die Nervi phrenici versorgen das Zwerchfell, die Recessus diaphragmatici und das Peritoneum der oberen Bauchorgane sensibel.

Das Zwerchfell wird ferner auch von den Rami der letzten vier bis fünf Interkostalnerven und der Nn. intercostales VII–XII motorisch unterstützt (Netter 1995, Souchard 1980). Periphere Chemorezeptoren der Karotis- und Aortenglomerula sowie zentrale Chemorezeptoren des Gehirns und der Lungen führen chemische Informationen (z. B. pH-Wert, O_2-Konzentration, CO_2-Konzentration, Lungenfüllung) über den N. glossopharyngeus (Hirnnerv IX) und N. vagus (Hirnnerv X) zum Atemzentrum in der Medulla oblongata und im Pons. Es gibt unterschiedliche Gruppen von Kernen für inspiratorische und für exspiratorische Zwecke im Gehirn. Auch zentrale und periphere Thermorezeptoren (Hitze, Fieber usw.), Nozirezeptoren, Hormone (Adrenalin, Schilddrüsenhormone usw.) und Dehnungsrezeptoren der Lunge regulieren die Atmung mit. Die Rhythmusbildung bei der Atmung entsteht auf komplexe

Weise durch vielfache fördernde und hemmende Afferenzen (Stoffwechsel, Aktivität, Verhalten, Emotionen usw.) aus der Körperperipherie und aus dem ZNS. Impulse aus dem Atemzentrum werden dann über die Nn. phrenici (sympathisch und parasympathisch) und Nn. intercostales zum Zwerchfell geleitet und lassen die Atemfrequenz ansteigen oder abnehmen.

Die Nn. phrenici bekommen zervikal über die Rami communicantes grisei sympathische Fasern zugeteilt. Sympathische Nerven steuern die Durchblutung und den Tonus des Zwerchfells, wobei sie die Vasokonstriktion und auch die Vasodilatation der Blutgefäße steuern. Sie werden vermutlich von den thorakalen Segmenten (Th1–Th6) versorgt. T. Lanz und W. Wachsmuth geben an, dass von den Nn. splanchnici thoracici majores Ästchen direkt zur Pars lumbalis des Diaphragmas ziehen. Weiterhin zweigen in 50 % der Fälle mehrere Nervenfasern aus dem Plexus coeliacus ab, zwischen denen sogar auch ein Ganglion liegen kann. Die Fasern aus dem Plexus coeliacus ziehen dann mit der A. phrenica inferior zum Zwerchfell.

Die Nn. phrenici bilden auf dem Zwerchfell ein Nervengeflecht, den Zwerchfellplexus oder Plexus diaphragmaticus (phrenicus). Auf der kaudalen Seite des Zwerchfells bildet sich oft rechts und manchmal auch links ein Ganglion phrenicum.

Der Plexus diaphragmaticus (phrenicus) hat Verbindungen mit dem Perikard, den Nn. splanchnici thoracici majores, mit neurovegetativen Fasern der Interkostalnerven, mit den neurovegetativen Plexen der Lungen, dem Sonnengeflecht, dem Ganglion coeliacum, dem kardioösophagealen Übergang, der Kardia, den Nn. vagi, dem Omentum minus und mit dem Nebennierengeflecht (Netter 1987, Band 5). Es bestehen damit wichtige neurovegetative Verbindungen zwischen dem Zwerchfell und den Organen des Brust- und Bauchraums, die sowohl sympathischer als auch parasymathischer Art sein können. Das erklärt auch teilweise, warum das Zwerchfell so oft mit in Leidenschaft gezogen wird und oft auch als emotionaler (neurovegetativer) Speicher funktioniert.

Sind die Organbewegungen durch Verklebungen, Hypertonien usw. irritiert, können sie Afferenzen über die Nn. phrenici abfeuern und eventuell folgende Segmente fazilitieren: C3–C5, Th1–Th12 und Hirnstamm. Die Funktion der angeschlossenen Organe kann demzufolge durch die gereizten nervalen Segmente gestört werden.

4.3.6 Die Vaskularisation des Zwerchfells

Das Zwerchfells ist gut vaskularisiert und weist viele Anastomosen auf.

Die diaphragmale Blutströmung ist deshalb so wichtig, weil das Diaphragma abdominalis den größten und wichtigsten Einatmungsmuskel darstellt (Hussain, 1996). Dieser Blutstrom wird durch komplexe Interaktionen zwischen verschiedenen Faktoren gesteuert, z. B. durch supra- und subdiaphragmale Druckverhältnisse, das Lumen der versorgenden Gefäße, die lokale metabolische Nachfrage, die sympathische (adrenerge) Versorgung sowie den Spannungszustand der Zwerchfellmuskeln.

❶ Arterielle Versorgung

Die arterielle Versorgung des Zwerchfells ist auf ➢ Abb. 4.21 dargestellt:

1. Die Aa. phrenicae superiores entspringen genau kranial der Pars lumbalis des Zwerchfells der Aorta und versorgen hauptsächlich die superiore Fläche der Pars lumbalis dorsal.
2. Die von der Aorta abzweigenden Rami mediastinales versorgen die hintere superiore Fläche des Zwerchfells.
3. Der kraniale Ast der A. thoracica interna, die A. pericardiacophrenica, versorgt die superiore Fläche des Zwerchfells neben dem Perikard.
4. Der kaudale Ast der A. thoracica interna, die A. musculophrenica, versorgt v. a. die superiore Fläche des Zwerchfells im Bereich der Recessus costodiaphragmatici.
5. Die Aa. intercostales VII–XII versorgen die Pars costalis des Zwerchfells in der Nähe der Rippen (Hussain, 1996).
6. Die Aa. phrenicae inferiores (in ➢ Abb. 4.21 nicht darstellbar) entspringen der Aorta genau kaudal der Pars lumbalis des Zwerchfells und versorgen die Pars lumbalis ventral und die kaudale Fläche des Zwerchfells. Hussain gibt an, dass Äste der A. phrenica inferior zahlreiche intra- und extramuskuläre Anastomosen bilden, damit eine adäquate Versorgung der Muskelfasern gewährleistet ist und eine Ischämie vermieden werden kann (Hussain, 1996).

❷ Venöse Versorgung

Die Venen verlaufen parallel zu den Arterien (➢ Abb. 4.21).

1. Die Vv. phrenicae superiores drainieren die Pars lumbalis zum venösen Azygossystem.

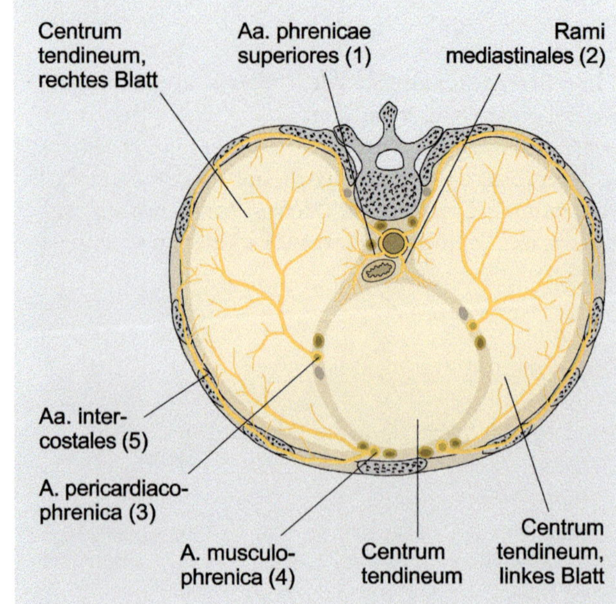

Abb. 4.21 Arterielle Versorgung der kranialen Seite des Zwerchfells [L190]

2. Die Vv. mediastinales drainieren die hintere superiore Fläche des Zwerchfells zum Azygossystem und zum Teil zur V. cava superior.
3. Die Vv. pericardiacophrenicae drainieren das Perikard und die superiore Fläche des Zwerchfells neben dem Perikard zu den Vv. thoracicae internae.
4. Die Vv. musculophrenicae drainieren v. a. die superiore Fläche des Zwerchfells im Bereich der Recessus costodiaphragmatici zu den Vv. thoracicae internae. Es ist zu bedenken, dass die Vv. thoracicae internae auch die Vv. epigastricae superiores empfangen.
5. Die Vv. intercostales posteriores VII–XII drainieren das venöse Blut der Pars costalis zum Azygossystem.
6. Die Vv. phrenicae inferiores drainieren kaudal die Pars lumbalis des Zwerchfells und die kaudale Fläche des Zwerchfells zur V. cava inferior. Die Vv. phrenicae inferiores bilden Anastomosen mit den Vv. suprarenales, den Rami oesophageales und oft mit der linken V. renalis (Netter 1983, Band 2).

❸ Lymphatische Versorgung

Sowohl die thorakale als auch die abdominale Fläche des Zwerchfells besitzen ein ausgedehntes Geflecht von Lymphgefäßen.

Das thorakale und auch das subpleurale Lymphgefäßnetz drainieren (➤ Kap. 7.3.3) zu den Lymphgefäßen des Mediastinums, nämlich zu den parasternalen Lymphbahnen (links und rechts), zu den Trunci bronchomediastinales (links und rechts) und zum Ductus thoracicus.

Das abdominale subdiaphragmale Lymphgefäßnetz drainiert zum Ductus thoracicus, aber kann zusätzlich durch die Öffnungen (Hiatus oesophageus und Foramen venae cavae) des Zwerchfells zum subpleuralen Lymphgefäßnetz auf der thorakalen Fläche anastomosieren.

Es sei daran erinnert, dass der Ductus thoracicus die Lymphe der unteren Extremitäten, des Beckens, der Becken- und Bauchorgane und des Bauchraums drainiert. Hieraus wird deutlich, dass Spannungsfreiheit des Zwerchfells für eine optimale Drainage bei Ödemen des Bauchraums, des Beckens und der unteren Extremitäten extrem wichtig ist.

4.3.7 Der Hiatus oesophageus und die Fixierung des Ösophagus

Der Ösophagus steht unter einer erheblichen Längsspannung und ist sozusagen zwischen Pharynx (Schädelbasis) und Magen (Zwerchfell) gespannt. Nach Durchschneiden des Ösophagus zieht es den Ösophagus um mindestens 10 cm auseinander, was bei chirurgischen Operationen beachtet werden muss.

Der Hiatus oesophageus besteht aus muskulären Rändern und bildet eine funktionelle Engstelle des Ösophagus. Während des Einatmens (Kontraktion des Zwerchfells) verengt sich das Lumen des Hiatus oesophageus und der Ösophagus erfährt eine Längsdehnung. Während des Ausatmens (Entspannung des Zwerchfells) lockert bzw. weitet sich das Lumen des Hiatus oesophageus und der Ösophagus „verkürzt“ sich.

Der Ösophagus zieht als Pars abdominalis des Ösophagus bis 1–2 cm unterhalb des Zwerchfells zum Magen. Die Fixierung des Ösophagus am Diaphragma hat schon immer Interesse geweckt, was sich in einer Vielzahl von Namensgebungen widerspiegelt, z. B. Treitz-Ligament, Bertelli-Laimer-Membran, Membrana elastica diaphragmaticooesophagea oder Membrana phrenicooesophagea.

Mehrere Anatomen geben als Verbindung zwischen dem Ösophagus und den umgebenden Organen glatte Muskelfasern (manchmal nur elastische bzw. kollagene Fasern) an: der M. tracheo-oesophageus (Luschka), der M. broncho-oesophageus sinistra (Hyrtl), der M. broncho-oesophageus dextra (Wenzel-Gruber), der M. pleuro-oesophageus sinistra (Hyrtl), der M. aortico-oesophageus (Treitz), der M. pericardiaco-oesophageus (Treitz-Cunningham), der M. thyreo-oesophageus (Wenzel-Gruber), der M. vertebro-oesophageus (Hyrtl-Treitz) und der M. phrenico-oesophageus (Juvara).

Der Ösophagus ist über einen „Faszientrichter“ mit dem Zwerchfell verbunden. Dabei bildet die supradiaphragmale Spitze des Trichters die Fascia endothoracica (Fascia phrenicopleuralis, Fascia diaphragmatica superior) nach kranial, während die subdiaphragmale Spitze die Fascia transversalis (Fascia diaphragmatica inferior) nach kaudal bildet (➤ Abb. 4.22). Der Innenraum dieses Trichters ist mit Fettgewebe ausgefüllt, das als Verschiebepolster bei Atem-, Schluck- und Körperbewegungen dient, aber auch durchziehenden Nn. vagi sowie arterielle, venöse und lymphatische Rami oesophageales vor mechanischen Beanspruchungen schützt. Als physiologisch wird eine Gleitbewegung der Speiseröhre von 2 cm im Hiatus oesophageus während des Atmens und des Schluckens angesehen. Beim Schlucken wird im Pharynx eine peristaltische Welle ausgelöst, die den Magen nach etwa 7–10 sec. erreicht.

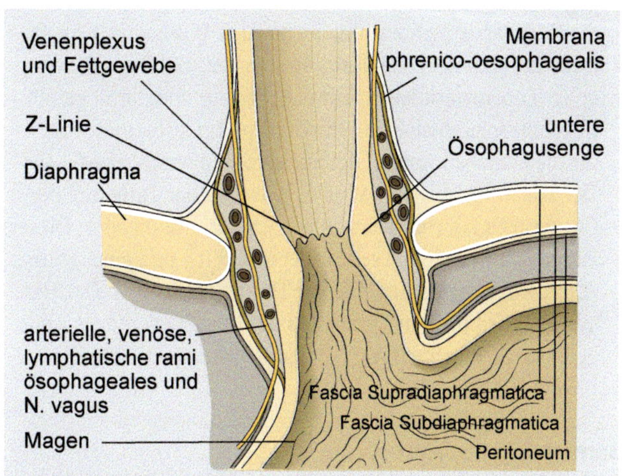

Abb. 4.22 Aufbau des Faszientrichters zur Fixierung des Ösophagus am Zwerchfell (modifiziert nach Lanz und Wachsmuth 2004) [L190]

4

Der abdominale Abschnitt der Speiseröhre wird auch als „ösophagogastrale Übergangszone" bezeichnet (von Lanz und Wachsmuth 2004). Wie fest der Faszientrichters befestigt ist, ist indviduell unterschiedlich ausgeprägt und ist auch altersabhängig. Auch die Fixierung des abdominalen Abschnitts des Ösophagus wird nach dem 50. Lebensjahr lockerer (Lanz und Wachsmuth 2004).

Die muskulären und fibrösen Verbindungen zwischen Zwerchfell und Ösophagus lassen sich wie folgt beschreiben:

Supradiaphragmal wird der Faszientrichter hauptsächlich durch die Fascia supradiaphragmatica am Zwerchfell verankert. Diese mündet 2–3 cm oberhalb des Hiatus oesophageus in die Tunica adventitia und die äußere Längsmuskulatur der Tunica muscularis des Ösophagus. Subdiaphragmal zieht die Fascia subdiaphragmatica 2–3 cm unterhalb der Hiatus oesophageus in die Tunica serosa und die äußere Muskelwand des Magens.

Die dorsale Seite der Pars abdominalis des Ösophagus und teilweise auch des Magenfundus liegen dorsal der Fascia subdiaphragmatica und dem Zwerchfell an. Die Pars abdominalis des Ösophagus liegt retroperitoneal und wird ventral vom Peritoneum parietale posterius bedeckt. Der kranio-laterale Teil des Omentum minus umkleidet mit den Umschlagfalten des Peritoneum den Magenfundus und bildet manchmal (inkonstant – individuell unterschiedlich) das Lig. phrenicogastricum. Die Muskelfasern von Juvara und Rouget verbinden das Zwerchfell mit dem Ösophagus und werden als M. phrenicoösophageus interpretiert (Bouchet und Cuilleret 2001).

Der Verschluss des Magens gegen den Ösophagus wird klassisch durch drei Faktoren bestimmt:

- Die Muskelfasern der Ösophaguswand sind im Bereich des ösophagogastralen Übergangs schraubenförmig und bilden eine Verdickung der Tunica muscularis. Diese verschließt die Speiseröhre während der längsgedehnten Ruheposition und öffnet sich in der verkürzten Position, wie beim Schlucken oder bei Zwerchfellhochstand. Von Lanz und Wachsmuth sprechen in diesen Zusammenhang sogar von einem funktionellen „Ösophagussphinkter". Obwohl eine echte Sphinkterstruktur fehlt, weisen die Muskelfasern der Wand des ösophagogastralen Übergangssegments einen höheren Ruhetonus als die Nachbarsegmente auf (von Lanz und Wachsmuth 2004).
- Der submukose Venenplexus wird in der „gedehnten" Position (bei normaler Längsspannung) gestaut und damit gefüllt. Er erfüllt sozusagen eine Schwellkörperfunktion und sorgt für die Feinabstimmung des Speiseröhrenverschlusses.
- Der His-Winkel ist der Winkel zwischen der Tangente der Curvatura major und des linken Speiseröhrenrandes. Dieser Winkel ist individuell sehr unterschiedlich und auch vom Alter, von der Atmung und der Haltung abhängig. Der His-Winkel wird für den Verschluss des Magens heute als weniger wichtig erachtet (von Lanz und Wachsmuth 2004).

Bemerkung des Autors

Ich möchte zu diesen drei klassischen Faktoren einen vierten Faktor hinzufügen: die Beweglichkeit und Spannungsfreiheit des Zwerchfells.

Mit zunehmendem Alter und Gewicht nimmt das Fettgewebe im Faszientrichter zu, v. a. im kaudalen Teil, wodurch der Trichter gedehnt wird und die fasziale Fixierung der Speiseröhre im Hiatus oesophageus lockerer wird. Auch eine abnehmende Mobilität und Hypertonie des Zwerchfells beeinträchtigt die fasziale Verankerung des Ösophagus, v. a. bei extremen Bewegungen, bei denen eventuell zusätzlich zur Kraftausübung mit angehaltenem Atem gepresst wird. Eine Zwerchfellhernie ist dementsprechend zunehmend vorprogrammiert. Eine dauerhaft hypertone und somit verkürzte Speiseröhre führt zu einen permanent geöffneten Sphinkter und einer Störung des venösen Verschlussmechanismus. Deshalb ist es sehr wichtig nach Ausschluss einer Organpathologie, bei Sodbrennen die Spannung des Ösophagus und des Zwerchfells osteopathisch abzubauen.

Als sicheres Diagnosemittel für eine Hiatushernie gilt v. a. die Magenspiegelung, sodass bei Verdacht eine Überweisung zum Arzt notwendig ist.

Es werden folgende Hiatushernien unterschieden (➢ Abb. 4.23):

- Am häufigsten ist die **axiale Hiatushernie** (70–85 % der Fälle), bei der sich der ösophagogastrale Übergang in der Längsachse der Speiseröhre kranialwärts verschiebt. Der Läsionsmechanismus besteht aus einer Hyperextension der HWS, wobei der Ösophagus beim tiefen (reflektorischen) Einatmen nach kranial gezogen wird. Das kommt oft bei Säuglingen und Kleinkindern vor (Geburtsvorgang mit Hyperextension der HWS), aber auch nach Schleudertraumata (Autounfälle) oder beim Heben von schweren Lasten. Arbeiten mit den Armen über den Kopf (z. B. Malerarbeiten an der Decke) kann das Entstehen dieser Hernie begünstigen. Typisch ist hier, das der Verschlussmechanismus des ösophagogastralen Übergangs fehlschlägt mit Symptomen wie Reflux von Magensaft in die Speiseröhre, Sodbrennen oder sogar Refluxösophagitis als Komplikation im Vordergrund.
- Die **paraösophageale Hiatushernie,** bei der ein Teil des Magens neben den Ösophagus verschoben wird, kommt eher bei Erwachsenen (5–15 % der Hiatushernien sind para-ösophageal) vor. Manchmal kann sich sogar ein Mega-Ösophagus bilden, wobei sich der terminale Teil der Speiseröhre siphonartig ausbuchtet. Der ösophagogastrale Verschlussmechanismus ist bei kleineren Formen hier meistens noch intakt, sodass kein Sodbrennen, sondern nur ein Völlegefühl und Müdigkeit auftreten. Bei größeren Hernien wird das Roemheld-Syndrom ausgelöst.
- **Morgagnische-Hernien** sind erworbene Hernien im Bereich des Trigonum sternocostale, die in 70–80 % der Fälle rechtsseitig gelegen sind. Ätiologisch ist wenig bekannt, evtl. spielt hier ein Bewegungsverlust der Pars sternalis und des Zwerchfells eine Rolle. Die Gefahr eines Darmverschlusses ist dabei groß.
- **Bochdalek-Hernien** sind Hernien im Bereich des Trigonum lumbocostale. Weil der Peritonealraum meistens nicht bis zum Trigonum lumbocostale reicht, sind es meistens die

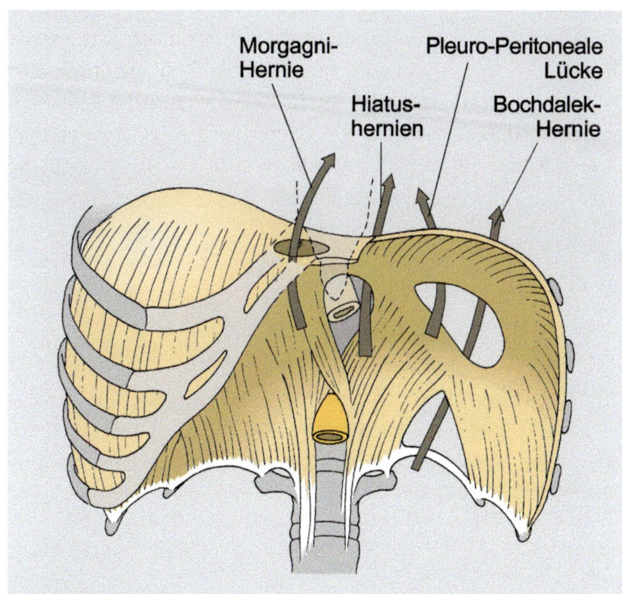

Abb. 4.23 Hiatushernien [L190]

Nieren, die sich durch dieses Trigonum im Thorax „quetschen".

- Bei der **pleuroperitonealen Hernie** handelt es sich meistens um angeborene Defekte, wobei sich die Eingeweide im Thorax vorwölben.

Praxistipp

Es kann hilfreich sein, eine intensive Perkussion der linken Thoraxhälfte durchzuführen. Verschwindet die Herzdämpfung oder tritt bei der Perkussion ein tympanitischer Klopfschall im Herzbereich in Kombination mit funktionellen Herzbeschwerden auf, so verstärkt dies den Verdacht auf eine Hiatushernie. Der Patient sollte zum Arzt überwiesen werden.

Die Größe der Hernie hat einen entscheidenden Einfluss auf die Symptomatik:

- Funktionelle kardiale Störungen in Form von Herzrhythmusstörungen (Roemheld-Syndrom)
- Dysphagie
- Epigastrische Schmerzen, v. a. nach Vornüberbeugen
- Angespannte Bauchmuskulatur
- Steigerung der Symptomatik beim Sitzen oder Anspannen der Bauchmuskeln
- Okkulte (verborgene) Blutungen, die zu Anämie führen können
- Druckgefühle und Schmerzen hinter dem Sternum.

Genauso wenig wie Mobilisationen einem hypermobilen Gelenk helfen, hilft auch die alleinige Reposition des ösophagogastralen Übergangs bei einer Hernie. Wesentlich sinnvoller ist hier eine Reharmonisierung der einwirkenden Kräfte, der Beweglichkeit und des Tonus des Zwerchfells.

Die Symptomatik einer paraösophagealen Hernie, bei der der durchbrechende Magenteil das Herz zur Seite schiebt, ähnelt manchmal sehr dem Roemheld-Syndrom (> Kap. 4.3.8). Zusätzlich kann sich durch den gastroösophagealen Reflux eine Ösophagitis entwickeln.

Als besondere Komplikation darf die Achalasie und/oder auch der Kardiospasmus angesehen werden, wobei die Hypertonie der Speiseröhre bzw. der Kardia (Pars cardiaca ventriculi oder Mageneingang) und des funktionellen Ösophagussphinkters im Vordergrund stehen. Beim Schlucken fehlen die peristaltische Kontraktion und es besteht eine Hypertonie des funktionellen Sphinkters. Der Patient hat das Gefühl, dass der Essensbrei regelrecht stecken bleibt und klagt über Dysphagie, Refluxaufstoßen, Sodbrennen und retrosternale Schmerzen.

Die Ösophaguswand kann wie die Darmwand Divertikel bilden. Ätiologisch können vernarbte Lymphknoten oder Entzündungen eine Rolle spielen, aber man sollte auch an funktionelle Störungen des Zwerchfells und des Ösophagusspinkters denken.

4.3.8 Biomechanik des Zwerchfells und der Atembewegungen

❶ Biomechanik des Zwerchfells

Die Zwerchfellbewegungen waren in der Medizingeschichte lange Zeit ein kontroverses Thema.

Beim Einatmen bewegt sich das Zwerchfell nach kaudal, wobei die Kuppelform in der Frontalebene bei ruhiger Atmung erhalten bleibt und die Recessus der Pleura sich kaum entfalten. Erst beim tieferen Einatmen entfernt sich der vertikal stehende Teil des Zwerchfells von der lateralen Thoraxwand, wobei der Recessus costodiaphragmaticus einen Winkel von bis zu 80° bilden kann.

A. P. Gauthier et al. stellten fest, dass sich die Kuppelform in der Sagittalebene wesentlich mehr abflacht als in der Frontalebene (Gauthier et al. 1994). Die Rippen fungieren im ersten Abschnitt der Einatmungsbewegung des Zwerchfells als Punctum fixum und das Centrum tendineum wandert nach kaudal. Die Bauchorgane werden dadurch nach unten gedrängt und wölben dabei die Bauchwand vor, was als „Bauchatmung" bezeichnet wird. Gauthier et al. fanden weiterhin heraus, dass sich die Muskelfasern des Zwerchfells physiologisch stärker verkürzen können als die von anderen Skelettmuskeln. P. Cluzel et al. geben sogar eine Verkürzung der entspannten Zwerchfellfasern bei vitaler Kapazität um 55 % (± 11) an (Cluzel et al. 2000).

Klassisch geht man davon aus, dass die Kaudalbewegung des Zwerchfells durch die zunehmende Kompression der abdominalen Organe gebremst wird. Modellhaft kann man sich die Bauchhöhle wie einen wassergefüllten, verformbaren Ballon vorstellen (> Kap. 3.2.5). Es ist auch heute noch nicht eindeutig geklärt, inwiefern die frei in der Bauchhöhle beweglichen Organe als „Stützpunkt" für das sich senkende Centrum tendineum wirken können.

Das Zwerchfell ist ebenso wie die kurzen Fingermuskeln und Augenmuskeln fein innerviert, wobei sich immer alle Teile des Zwerchfells gleichzeitig anspannen (Benninghoff und Drenckhahn, 2003).

Boriek und Rodarte vermuten, dass sich die (Kuppel-)Form des Zwerchfells während der Atembewegungen nur beschränkt verändern kann, weil das Centrum tendineum im Wesentlichen undehnbar ist und die „Steifheit" der Muskelfasern senkrecht zur Faserrichtung größer ist als parallel zur Faserrichtung (Boriek und Rodarte 1997).

W. A. Whitelaw hat die Form des Zwerchfells mit einem Sattel verglichen. Das Zwerchfell besteht laut ihm aus zwei funktionell unabhängig voneinander arbeitenden Hemidiaphragmen, wobei das Centrum tendineum wie ein Anker funktioniert (Whitelaw 1987). Normalerweise funktionieren beide Hemidiaphragmen synergistisch.

Bei einer sehr tiefen Einatmung kann sich das Centrum tendineum bis unter das Niveau des Processus xiphoideus senken, sodass der Faserverlauf der Pars sternalis, der normalerweise schräg nach kraniodorsal verläuft, sich „wendet" und nach kaudodorsal umkippt (Benninghoff und Drenckhahn 2003).

Da sich die oberen Rippen während der Atmung stärker als die kaudalen Rippen in der Sagittalebene heben, hebt sich das Manubrium sterni mehr als der Corpus sterni. Daraus resultiert beim tiefen Einatmen eine leichte Biegung des Sternums zwischen Manubrium und Corpus (Flexion des Sternums = der manubriosternale Winkel wird kleiner). Beim tiefen Ausatmen senkt sich das Manubrium sterni mehr ab als der Corpus sterni, was in einer Streckung zwischen Manubrium und Korpus des Sternums resultiert (Extension des Sternums = der manubriosternale Winkel wird größer) (➤ Abb. 4.25).

T. Kondo et al. bestätigen, dass das Mediastinum mit seinem kranialen Ende am Thorax und mit seinem kaudalen Ende am Zwerchfell angeheftet ist (Kondo et al. 1989). Dadurch erfolgt die kraniokaudale Krafteinwirkung des Zwerchfells radial und strahlenförmig. Die viskoelastischen Eigenschaften der mediastinalen Gewebe schränken jedoch die Bewegungsfreiheit des Centrum tendineums ein.

Nichtsdestotrotz wird auch das Herz beim Einatmen durch die starke Verwachsung des Perikards mit dem Zwerchfell gestreckt. Das hat den Vorteil, dass das Einströmen von Blut in die Vorhöfe begünstigt wird.

T. von Lanz und W. Wachsmuth deuten an, dass ein nach kranial verdrängtes Diaphragma typische Zeichen einer venösen Einflussstauung im rechten Vorhof verursacht (von Lanz und Wachsmuth 2004).

Es stellt sich die Frage, ob das Perikard die Kaudalbewegung des Centrum tendineum beim Einatmen abbremsen kann und sich damit das Centrum tendineum zu einem Punctum fixum umfunktionieren lässt?

Auch W. A. Kuchera und M. L. Kuchera halten fest, dass die zentrale Sehne beim Einatmen eine stabile Struktur bildet und zum Punctum fixum wird, indem es einen „Balance Punkt" zwischen abdominaler Kompression und mediastinaler Traktion bildet (Kuchera und Kuchera 1994).

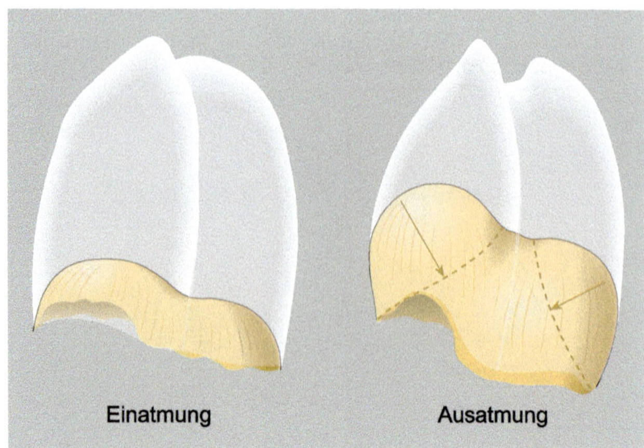

Abb. 4.24 3D-Rekonstruktion des Zwerchfells, Ventralansicht. Links bei maximaler Einatmung, rechts bei maximaler Ausatmung (modifiziert nach Cluzel et al. 2000) [L190]

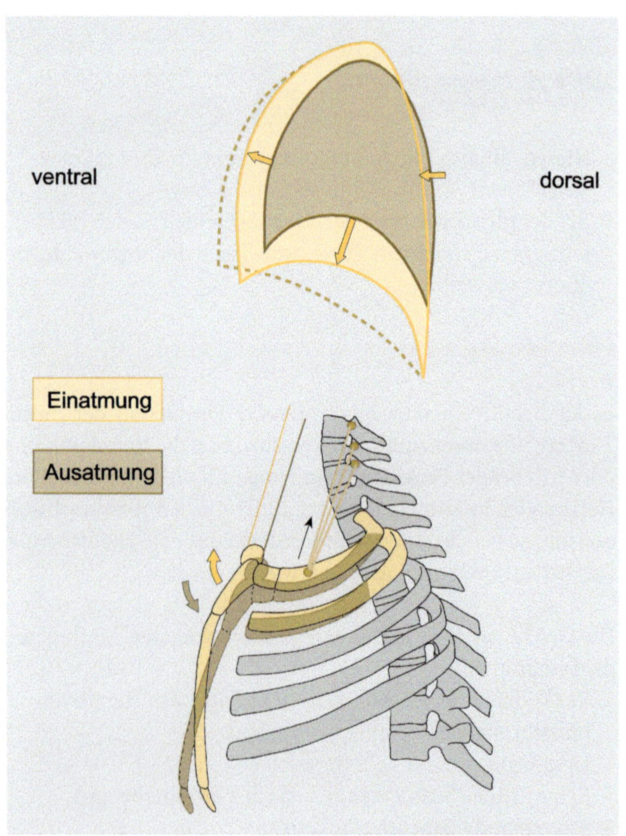

Abb. 4.25 Änderung der Form und Stellung des Zwerchfells und des Thorax in der Sagittalebene. Gestrichelt bzw. gelb: Einatmung mit Flexion des Sternums; braun: Ausatmung mit Extension des Sternums. [L190]

Die Bronchi principalis und die Lungenstiele (Ligg. pulmonales) sind durch eine echte Bindegewebsplatte (Membrana bronchopericardiaca) miteinander und mit der Rückseite des Perikards verbunden. Die Membrana bronchopericardiaca bzw. das Perikard ist über das Lig. phrenicopericardiacum von Tandler und das Lig. phrenicopulmonalis von Teutleben mit dem Zwerchfell verbunden. Diese Bänder machen einen Teil der zentralen Sehne aus (➤ Abb. 4.26).

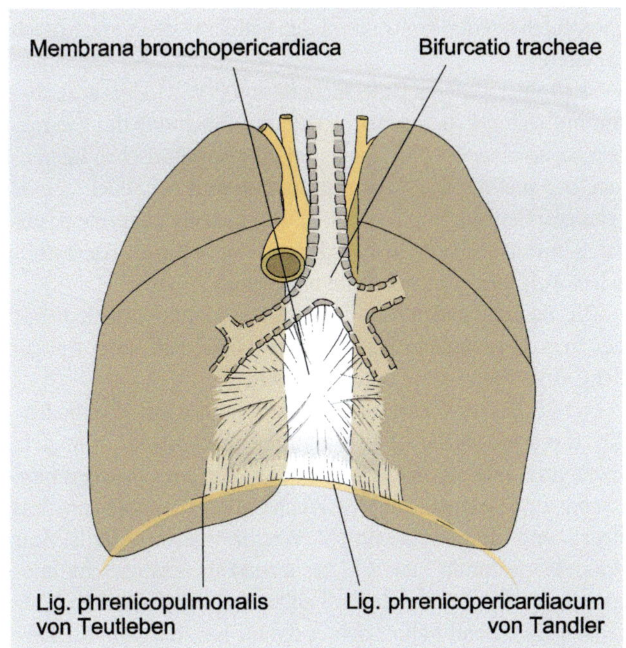

Abb. 4.26 Verbindungen der Lungen und des Perikards über die Membrana bronchopericardiaca und das Lig. phrenicopericardiacum sowie das Lig. phrenicopulmonalis mit dem Zwerchfell (modifiziert nach Rauber und Kopsch 1987) [L190]

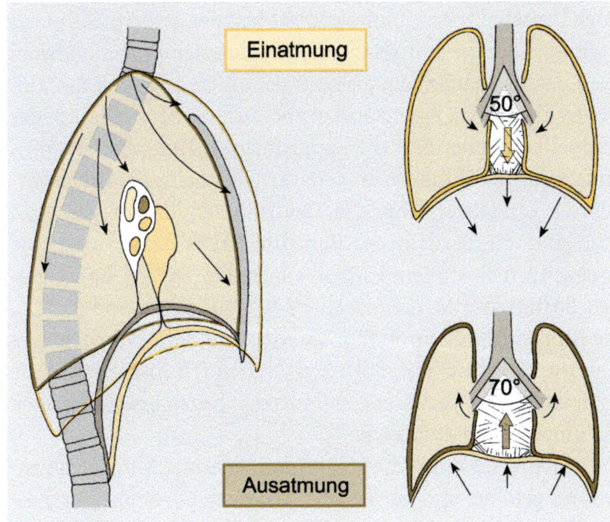

Abb. 4.27 Beweglichkeit der Lungen und der Trachea [L190]

Durch die faszialen Verbindungen der Membrana bronchopericardiaca zwischen dem Perikard, den Bronchien und dem Zwerchfell verkleinert sich der Winkel der Bifurkation der Trachea bei der Einatmung (bis etwa 50°), verlagert sich auch etwa kaudalwärts (maximal um 2 cm) und dehnt sich kraniokaudal um etwa 4–5 cm. Bei der Ausatmung vergrößert sich der Bifurkationswinkel der Trachea wieder (bis etwa 70°) und gleitet „federnd" kranialwärts zurück (Rauber und Kopsch 1987, Band 2, ➢ Abb. 4.27).

Die gesamte Lunge macht bei der Einatmung eine nach kaudal gerichtete Bewegung. Das Oberlappengebiet entfaltet sich zusätzlich nach ventral und dreht ein wenig nach außen, während das Unterlappengebiet durchaus eine Drehung und Entfaltung nach außen-ventral macht, sodass eine Torsion der Lungenlappen gegeneinander aufgebaut wird (➢ Kap. 4.3.8).

Von den Zwerchfellbestandteilen ist das Centrum tendineum am wenigsten beweglich. Es sind v. a. die dorsalen und dorsolateralen muskulären Bereiche (Pars lumbalis, lateraler Teil der Pars costalis) des Zwerchfells, die stärker kontrahiert bzw. verlängert werden.

Das Centrum tendineum wird während der Bewegung nach kaudal zunehmend mehr zum Punctum fixum, sodass sich beim tieferen Einatmen (zweiter Abschnitt der Einatmungsbewegung), wobei die Interkostalmuskulatur die Rippen zu heben beginnt und die obere LWS nach ventral zieht. In Vergleich zur aufrechten Position wird das Zwerchfell in Rückenlage durch die abdominalen Organe etwas nach kranial zurückgeschoben, was genauso in Seitenlage auf der unten liegenden Seite passiert. G. J. Gibson gibt dabei an, dass die Vitalkapazität in Rückenlage dadurch um etwa 20 % reduziert wird (Gibson 1989).

A. B. Froese und A. C. Bryan stellten fest, dass die unten liegende Seite des Zwerchfells in Seitenlage effektiver kontrahiert, weil sie sozusagen bereits vorgedehnt ist und damit ein verbesserter Bewegungsausschlag gegenüber dem Zwerchfelltiefstand erreicht werden kann (Froese und Bryan 1974).

W. A. Whitelaw zeigte anhand von CT-Aufnahmen, dass die Hemidiaphragmen durch die typische Sattelform des Zwerchfells unabhängig voneinander arbeiten können (Whitelaw 1987). Die rechte Zwerchfellkuppel verstellte sich kraniokaudal um 6,7–7,2 cm, die linke Kuppel um nur 4,0–4,3 cm.

O. Unal et al. bestätigten diese Angaben und verglichen die diaphragmale Beweglichkeit zwischen gesunden Personen und Patienten mit chronischer obstruktiver pulmonaler Pathologie (Unal et al. 2000). Bei den kranken Personen fanden sie rechts 26 mm und links 20 mm kraniokaudale Beweglichkeit des Zwerchfells im Gegensatz zu den gesunden Personen mit 69 mm rechts und 56 mm links.

In diesem Zusammenhang untersuchten M. Ito et al. den Effekt von Atemmuskeldehnungen und von diaphragmaler Atmung bei Patienten mit chronischer obstruktiver pulmonaler Pathologie (Ito et al. 1999). Demnach hat Gymnastik einen deutlich positiven Effekt auf das Atemmuster, wohingegen diaphragmale Atemübungen eine Post-Hyperventilationshypoxämie auslösen können.

E. Cohen et al. stellten bei vier von acht Hemiplegiepatienten fest, dass auch das Hemidiaphragma auf der gelähmten Seite betroffen und weniger mobil war (Cohen et al. 1994).

T. Iwasawa et al. zeigten anhand von Ultraschall- und MRT-Aufnahmen mit Fourier-Transformation bei gesunden Personen, dass die Hemidiaphragmen sich unterschiedlich bewegen und sich z. B. der dorsale Anteil des linken Hemidiaphragmas schneller bewegt (Iwasawa et al. 1999).

D. S. Gierada et al. wiesen anhand von speziellen Echografien und MRT-Aufnahmen von zehn gesunden Personen nach, dass die Exkursion des Zwerchfells von anterior nach posterior und von medial nach lateral zunimmt (Gierada et al. 1995).

I. A. Laing et al. belegten, dass bei gesunden Neugeborenen die diaphragmale Beweglichkeit in der Mitte und posterior größer ist als anterior. Bei mechanisch beatmeten Neugeborenen war dieser Unterschied zwischen den verschiedenen Zwerchfellabschnitten nicht nachweisbar (Laing et al. 1988).

T. Suwatanapongched et al. stellten fest, dass die Form und Position des Zwerchfells individuell sehr unterschiedlich ist. Das Diaphragma scheint mit zunehmendem Alter, bei geringerem Körpergewicht und bei einem kleineren transversalen und dorsoventralen Durchmesser des Thorax tiefer zu liegen. Weiterhin scheint es mit zunehmendem Alter, höherem Gewicht, größerem transversalen Durchmesser des Thorax und bei Rauchern flacher zu sein und einen größeren Radius zu besitzen (Suwatanapongched et al. 2003).

Funktionell interessant sind auch die Untersuchungen von M. D. Fratacci et al. Danach ist die aktive Verkürzung des Zwerchfells nach thorakalen Operationen deutlich eingeschränkt (Fratacci et al. 1993).

Eine Reedukation des Zwerchfells nach Operationen sollte also nicht unterschätzt werden.

Hypothese zur Biomechanik des Zwerchfells

Bemerkung des Autors

Ich bin der Ansicht, dass es notwendig ist, die Biomechanik des Zwerchfells im Rahmen der funktionellen Ketten zu betrachten. Dabei laufen wahrscheinlich wesentlich mehr Ereignisse ab, als man zunächst vermuten würde.

Es ist wichtig, darauf hinzuweisen, dass sich das Zwerchfell auch bei nicht respiratorischen Bewegungen, wie bei der Defäkation, bei der Entbindung und auch beim Schlucken und Husten anspannt. Es bestehen schon länger Vermutungen, dass das Zwerchfell auch aktiv an der posturalen Stabilität beteiligt ist, indem es den intraabdominalen Druck erhöht. Kontrahiert man die Bauchmuskeln mit der Absicht den intraabdominalen Druck zu erhöhen, ist es notwendig, dass sich das Zwerchfell ebenfalls anspannt (dagegenhält), um ein „Verrutschen" des abdominalen Inhalts zu verhindern.

P. W. Hodges et al. stellten mittels einer Studie fest, dass das Zwerchfell einen Beitrag zur intraabdominalen Druckerhöhung leistet, um große (keine kleinen) Bewegungen der oberen Extremität einleiten zu können (Hodges et al. 1997). Die Kontraktion des Zwerchfells ist dabei unabhängig von der Phase der Atmung. Das Zwerchfell kann den Rumpf zwar nicht direkt bewegen, um den Kräften, die bei der Bewegung der Extremität entstehen, entgegenzuwirken. Dafür erhöht es aber den intraabdominalen Druck, damit die Bauchmuskeln die spinale Stabilität durch eine Spannung der Fascia thoracolumbalis erhöhen können. Nach Hodges et al. stimmen die Ergebnisse von vorausgegangenen Tierversuchen, nach denen die Pars costalis und Pars lumbalis unabhängig von einander arbeiten, jedoch nicht. Sie weisen vielmehr darauf hin, dass die Pars costalis und Pars lumbalis bei der posturalen Kontrollausübung zusammenarbeiten, und legen weiterhin nahe, dass das Zwerchfell bei der Kontraktion der Bauchmuskeln exzentrisch arbeitet.

Nach einer weiteren Untersuchung von P. W. Hodges et al. „benimmt" sich der neurologische Output in Richtung des Zwerchfells so, als ob er die posturalen und die respiratorischen Efferenzen der phrenischen Motoneuronen zusammenzählen würde (Hodges, Heijnen, Gandevia 1997). Das bedeutet, dass die posturale Aktivität des Zwerchfells reduziert wird, wenn die respiratorischen Aufgaben zunehmen und umgekehrt.

Die nachfolgenden Überlegungen sind hauptsächlich aus der Praxis entstanden und brauchen sicherlich noch weitgehend eine wissenschaftliche Verifizierung.

Der M. erector truncae, der M. latissimus dorsi und die Fascia thoracolumbalis (FTL) könnten gemeinsam mit dem Zwerchfell eine Myofaszialkette (MFK) für das Einatmen bzw. die posturale Kontrolle bilden. Auch Cala et al. merken an, dass Brust- und Thoraxmuskeln (M. erector spinae, M. latissimus dorsi, M. pectoralis major, M. trapezius) als Fixatoren funktionieren, die den Kräften die Luft ablassen entgegenwirken (Cala et al. 1992). Benninghoff deutet darauf hin, dass die Rückenstreckermuskulatur sogar über einen neuromuskulären Regelkreis bei der Einatmung stets mitkontrahiert (Benninghoff und Drenckhahn 2003).

Die Aufhängung des Centrum tendineum am Mediastinum und der Kuppelform des Zwerchfells sorgt für eine strahlenförmige Umsetzung der Kontraktionsarbeit des Zwerchfells in der Transversalebene mit relativer Fixierung der Rippen. Sowohl das Centrum tendineum als auch die unteren Rippen funktionieren als relative Puncta fixa, wobei sich die Muskelfasern der Kuppel verkürzen und die kuppelförmige Hemidiaphragmen abflachen. Die Kuppelform verlagert sich beim Einatmen insgesamt kaudalwärts bis das Centrum tendineum gebremst wird und darauf als neues Punctum fixum funktioniert. Die Kreuzenden Posterioren Myofaszialketten (KPM) und Geraden Posterioren Myofaszialketten (GPM) ziehen und fixieren die Rippen in Außenrotation und drücken die BWS nach ventral. Die Zwerchfellfasern flachen dann durch Anspannung die Kuppelform ab. Die Interkostalmuskeln heben beim Einatmen die Rippen noch zusätzlich.

Die Kette, die durch die Mm. rhomboidei und Mm. serrati anteriores gebildet und durch die Mm. serrati posteriores und die interkostale Muskulatur unterstützt wird, sorgt zusammen mit der passiven Füllung des Thorax mit Luft (bzw. des Abdomens durch die Senkung des Zwerchfells) für die „parietale" Außenrotation und relative „Fixierung" der Rippen I–IX (➤ Abb. 4.28).

Weiterhin sind auch die Leber über das Lig. phrenicohepaticum, die Milz über das Lig. phrenicolienalis, das Colon transversum über das linke und rechte Lig. phrenicocolicum, der Magen manchmal über das inkonstante Lig. phrenicogastricum und die Nieren über die Ligg. phrenicorenale am Zwerchfell aufgehängt. Die Exkursionen des Zwerchfells verändern dadurch direkt die Positionen dieser Organe und üben auch einen gewissen „Druck" beim Einatmen bzw. „Zug" beim Ausatmen auf diese Organe aus, jedoch ohne einen „Schaden" anzurichten.

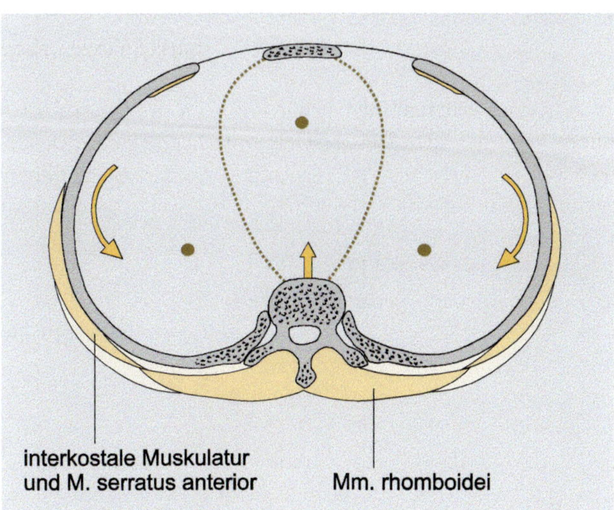

Abb. 4.28 Die Kette der Mm. rhomboidei und Mm. serrati anteriores sorgt für eine Außenrotation der Rippen [L190]

❷ Das Zwerchfell als wichtige Tensegrity-Struktur

Die Pars sternalis ist funktionell ein wichtiger „Tensegrity-Punkt". So wirken beim Einatmen folgende Kräfte gleichzeitig:

- Das Sternum bewegt sich mit Unterstützung der Hilfsatmungsmuskeln nach ventro-kranial.
- Die Rippen bewegen sich mit Unterstützung der Hilfsatmungsmuskeln nach ventro-kranio-lateral.
- Das Zwerchfell zieht in der Höhe des Pars sternalis normalerweise nach dorso-kaudal bzw. bei Insuffizienz nach dorso-kranial.
- Die Bauchmuskeln halten die Sternumspitze passiv nach dorso-kaudal, aber sollen beim Einatmen exzentrisch arbeiten bzw. loslassen.
- Das Mediastinum und die Ligg. sternopericardiaca inferiores ziehen den inferioren Teil des Corpus sternalis nach dorsal. Die Ligg. sternopericardiaca superiores ziehen den superioren Teil des Manubrium sterni nach dorsal, sodass insgesamt eine dorsalwärtse manubriosternale Biegung des Sternums (manubriosternaler Winkel wird kleiner) entsteht.
- Die Mm. transversi thoracis ziehen nach medial und komprimieren die Sternokostalgelenke II–VI.
- Die Pleura parietalis zieht das Sternum nach dorsal.

Hier wirken offensichtlich gleichzeitig sehr verschiedene Kräfte aus unterschiedlichen Richtungen. Zu einer wahren „Belastungsprobe" kommt es beim tiefen Einatmen. Das Zwerchfell fungiert hierbei als Ausgleichstruktur. Während es sich kontrahiert und seine Kuppelform nach kaudal versetzt, entfernen sich seine Ansatzpunkte trotzdem gleichzeitig voneinander. Das Spiel-Gegenspiel dieser verschiedenen Kräfte wird durch das Zwerchfell optimal ausgeglichen, sofern es sich genügend entfalten kann. Oft lassen sich aber Verkürzungen bzw. Hypertonien der zervikothorakalen Muskelgruppen (Mm. scalenii, Mm. pectorales, M. trapezius, Mm. levatores scapulae) finden, wodurch das Zwerchfell zunehmend seine Selbstständigkeit bzw. Unabhängigkeit verliert und von den Myofaszialketten kontinuierlich „missbraucht" wird.

Beobachtet man die Statik des modernen Menschen, so fallen oft die enge Kleidung im Bauchbereich, der eingezogene Bauch als „Schönheitsideal" und die oft pauschal propagierte Haltung „Brust raus mit gestreckter Wirbelsäule" auf. Die oft stundenlange sitzende Tätigkeit, wobei der Bauch noch mehr eingeengt und die Bauchatmung ausgeschaltet werden, trägt zusätzlich noch dazu bei. Die „Tiefendynamik" der kleinen Wirbelsäulenmuskeln geht oft komplett verloren und es herrscht leider sehr häufig eine totale Unfähigkeit, die einzelnen Körperabschnitte bewusst zu bewegen. Es ist dann schlicht unmöglich, Beckenkippungen, Wirbelsäulenbewegungen und Bauchatmung in den verschiedensten Ausgangpositionen auszuführen.

Bemerkung des Autors

Es ist traurig, feststellen zu müssen, dass die Bewegungspädagogik komplett verloren geht und durch „Fingerakrobatik" am Computer ersetzt wird! Es wäre töricht, zu glauben, dass man ausschließlich mit passiven Techniken den Körper ummodulieren kann. Hinzu kommen manchmal die Überschätzung der manuellen osteopathischen passiven Techniken und das Abwerten der nur physiotherapeutischen aktiven gymnastischen Übungen. Der Körper erlebt bei der alleinigen passiven Korrektur zwar kurzzeitig eine Besserung, verfällt aber anschließend oft wiederum schnell in sein altes Muster.

Ich glaube, dass es sinnvoll und notwendig ist, neben passiven Lösungs- und Entspannungstechniken die „Tiefenmuskeln" zusätzlich mit aktiver Übungstherapie zu reaktivieren, damit die Flüssigkeiten optimal in Bewegung bleiben!

Neben der Beweglichkeit ist auch die Position des Zwerchfells durchaus interessant. Auf Dauer kann es zu einer Beweglichkeitseinschränkung des Zwerchfells kommen und es bleibt in einer bestimmten Position fixiert. Man unterscheidet allgemein den Zwerchfellhochstand und den Zwerchfelltiefstand. Es ist sinnvoll, als Sonderform die Zwerchfellhernien anzugeben, die weniger selten sind, als oft angenommen wird. (➤ Kap. 4.3.7).

Zwerchfellhochstand Ein Zwerchfellhochstand (Exspirationsposition) wird häufig durch Blähungen oder intraabdominale Druckerhöhungen (auch Schwangerschaft) ausgelöst (➤ Abb. 4.29).

Beim fixierten Zwerchfellhochstand kann sich ein Roemheld-Syndrom – auch als gastrokardialer Symptomenkomplex bekannt – entwickeln! Typisch dabei sind:

- Fixierter Zwerchfellhochstand mit schlechter Beweglichkeit bei der Einatmung;
- Völlegefühl im Oberbauch
- Horizontalstellung des Herzens mit einem Winkel von etwa 25° mit der Frontal- und Sagittalebene (➤ Abb. 4.31)
- Linksseitiges Beklemmungsgefühl des Herzens, insbesondere bei linker Seitenlage, eventuell sogar Angina-pectoris-

4

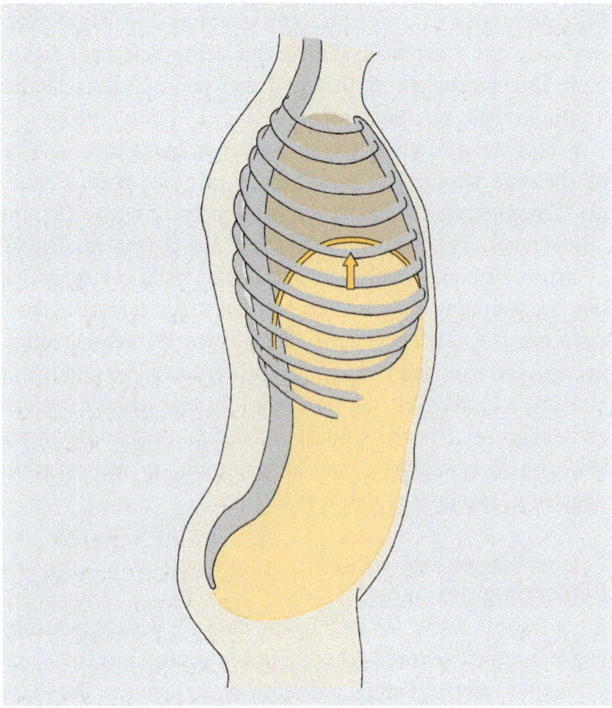

Abb. 4.29 Fixierter Zwerchfellhochstand [L190]

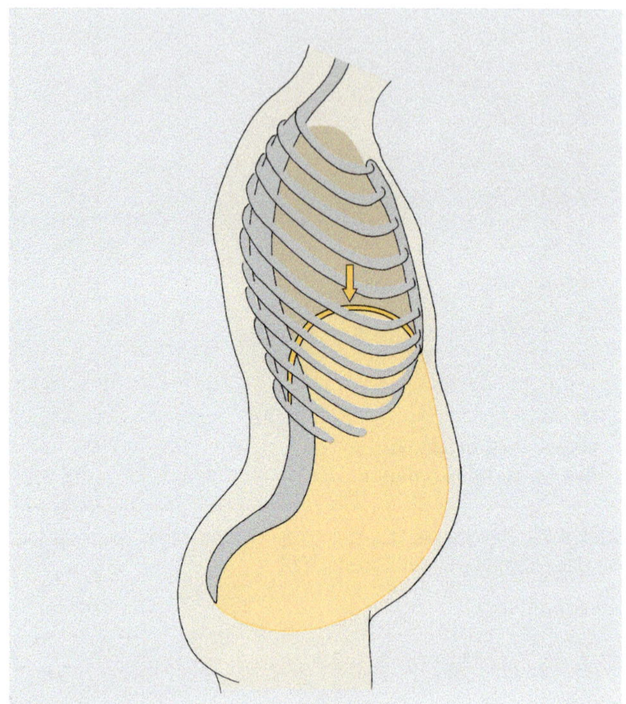

Abb. 4.30 Fixierter Zwerchfelltiefstand [L190]

ähnliche Schmerzen (Herzgegend, subdiaphragmal, linke obere Extremität, linke Hals und Gesichtsseite)

- Funktionelle Herzrhythmusstörungen, Herzfrequenzsteigerung und Extrasystolen, aber EKG unauffällig
- Kurzatmigkeit oder Dyspnoe bei Anstrengung
- Vertikalisierung und Längsdehnung des Magens
- Vergrößerung des kraniokaudalen Durchmessers des Bauchraums
- Zugbelastung der „Mesos" der subdiaphragmalen Organe
- Eventuell Sympathikotonie mit Organträgheit des Verdauungstrakts und Schweißausbrüchen.

Im Extremfall kann der Hochstand einer Zwerchfellkuppel, v. a. links bei Magenreizungen mit Blähungen bzw. Magenpathologie, sogar das Herz nach links verlagern.

Zwerchfelltiefstand Ein Zwerchfelltiefstand (Inspirationsposition) wird häufiger durch eine Enteroptose (Senkung) oder Verklebungen bzw. Vernarbungen der Bauchorgane ausgelöst (> Abb. 4.30). Allgemein können Schwäche, insbesondere Bauchmuskelschwäche, Unsportlichkeit, aber auch zu schnelles und extremes Abnehmen als Ursachen in Betracht gezogen werden. Speziell nach der Schwangerschaft können diese Probleme ebenfalls einsetzen.

Die Gewichtszunahme des Bauchs bzw. die Senkungen oder Verklebungen bzw. Vernarbungen der Bauchorgane ziehen das Zwerchfell über die subdiaphragmatischen Mesos nach kaudal.

Oft lassen thorakal die Kompensationskräfte nach und der Patient staucht (kypholordotisch) in sich zusammen. Der Thorax wird sozusagen passiv um das tief stehende Zwerchfell nach vorne gefaltet, was zu erheblichen Stauungen der venösen und lymphatischen Strömung führen kann.

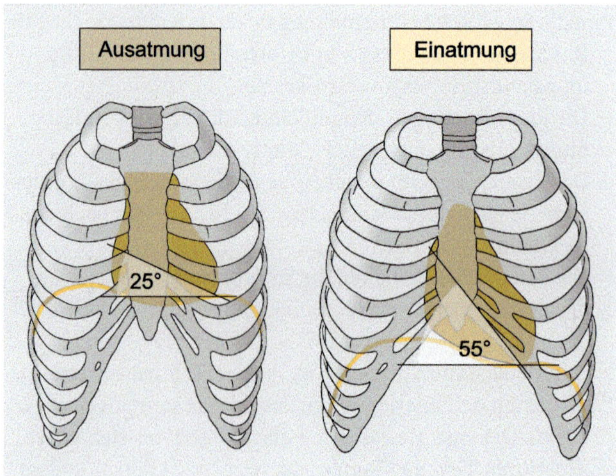

Abb. 4.31 Verlagerung des Herzens durch die diaphragmale Aktivität [L190]

Typisch sind:

- Fixierter Zwerchfelltiefstand mit schlechter Beweglichkeit bei der Ausatmung
- Vertikalstellung des Herzens mit einem Winkel von etwa 55° mit der Frontal- und Sagittalebene (> Abb. 4.31)
- Vergrößerung des kraniokaudalen Durchmessers des Thoraxraums mit Zugbelastung des Mediastinums
- Horizontalisierung und Kompressionsbelastung des Magens mit eventueller Irritation der Magenwand
- „Einengung" der Milz in ihre „Milznische" mit eventueller Abnahme der Abwehrkräfte und funktionellen Milzstörungen (> Kap. 11.1);

- Kompressionsbelastung der Leber mit eventuell funktionellen Leberstörungen (➤ Kap. 12.1);
- Typischer „Hängebauch" und schlaffer Tonus der Bauchmuskeln
- Häufig venöse und lymphatische Stauungen in den unteren Extremitäten, im Becken und im Abdomen.

❸ Die Zwerchfellfunktionen und die diaphragmale Mobilität der Viszera

Neben der Funktion als Atemmuskel spielt die hämo- und lymphodynamische Wirkung des Zwerchfells eine große Rolle. Der Rückfluss des Blutes und der Lymphflüssigkeit zum venösen System wird allgemein durch die Zwerchfellaktivität stimuliert.

Weiterhin darf die lymphatische Drainage im Bereich des Sonnengeflechts sicherlich nicht außer Acht gelassen werden. Die rhythmische diaphragmale Aktivität wird leider oft nur als Selbstverständlichkeit erwähnt.

Viszerale Mobilität impliziert die Bewegungen der Organe gegeneinander und gegenüber den Wänden der umgebenden parietalen Strukturen. Das erfolgt nicht nur bei Körperbewegungen, sondern auch bei Defäkation, Füllung und Entleerung der Harnblase, respiratorischen Bewegungen, peristaltischen Bewegungen usw.

Peritoneal-, Pleura- und Perikardflüssigkeiten können als „Gelenkflüssigkeit" in den viszeralen Gelenken (Gleitflächen) der serösen Höhlen betrachtet werden (➤ Kap. 2.5). Sie werden hauptsächlich von den parietalen Membranen produziert, ebenso wie beim parietalen Gelenk die Membrana synovialis die Gelenkflüssigkeit produziert. Osteopathen zielen darauf ab, durch wiederholte, zarte, nicht verletzende Organbewegungen die Beweglichkeit und damit auch die Funktion dieser Organe zu verbessern.

Es ist allerdings zu beachten, dass nicht nur die Eigenschaften der viszeralen Gelenkflüssigkeiten eine Rolle spielen, sondern auch die glatte Muskulatur der Eingeweide selber und die Beweglichkeit der Mesos (Aufhängebänder), die diese Beweglichkeit „lenken".

Wenn Osteopathen versuchen, Organe in den serösen Höhlen zu verschieben, beurteilen sie nicht nur die Organverschieblichkeit, sondern auch den Tonus des Organs.

Bei den Organen, die nicht in serösen Höhlen liegen, wie die subperitonealen Beckenorgane oder die retroperitonealen Organe, beurteilt man die Verschieblichkeit des Binde- und Fettgewebes und den Tonus des Organs.

Es gibt diesbezüglich leider nur wenige wissenschaftliche Untersuchungen. Soweit mir das bekannt ist, sind G. Finet und C. Williame die Einzigen, die anhand von Echografien und radiologischen Aufnahmen die Mobilität der abdominalen Viszera durch die diaphragmalen Bewegungen gemessen haben (Finet und Williame 1992). Es wäre sehr wünschenswert, hier weitere wissenschaftliche Studien anzugehen.

Allgemein kann man feststellen, dass die abdominalen Organe beim Einatmen passiv nach kaudal und in eine Art Rotation geschoben werden. Die subdiaphragmalen und supradiaphragmalen Organe werden sicherlich durch das Zwerchfell mehr bewegt als die mehr kaudal gelegenen Bauchorgane. Die Beckenorgane werden am wenigsten durch das Zwerchfell bewegt, aber sind dennoch den Druckschwankungen der diaphragmalen Atmung ausgesetzt. Die passive Beweglichkeit einiger Organe durch die diaphragmale Aktivität wird nachfolgend kurz beleuchtet.

Es sei darauf hingewiesen, dass es sicherlich ein Fehler bzw. zu einfach wäre, das Abdomen nur mit einer flüssigen Masse zu vergleichen. Die verschiedenen abdominalen Organe besitzen durch ihre Hülle und das Bindegewebsgerüst eine unterschiedliche „Steifigkeit". Sie bilden also verschiedene Transmitterstoffe. Der menschliche Körper insgesamt kann als multisegmentierter Hydrostat betrachtet werden (➤ Kap. 3.2). Die abdominalen Organe sind damit im Gegensatz zu frei beweglichen Flüssigkeiten im Stande, Schubkräfte zum Teil aufzunehmen und zu zerstreuen, damit die auf sie einwirkenden Kräfte nicht vollständig weitergeleitet werden.

Andererseits ist es für ein Organ nicht folgenlos, ob und wann sich unterschiedliche Druckwirkungen global oder sogar punktuell auswirken. Leider fehlen hier weiterführende Studien.

Es ist hier außerdem von Interesse, dass das parietale Peritoneum schmerzempfindlich ist, das viszerale Peritoneum dagegen kaum. Allerdings ist dies bis heute noch nicht zufriedenstellend geklärt (Benninghoff und Drenckhahn 2003).

Techniken zur Stimulation der Organbeweglichkeit und Flüssigkeitsbewegungen können die Funktionsfähigkeit der Organe auf dreierlei Arten unterstützen:

- Die Spannungen in den Mesos werden reduziert, sodass die durchziehenden AVLN-Gefäße befreit werden.
- Die Spannung der glatten Muskeln der Organe selbst und des umgebenden Gewebes wird reduziert, damit sich die Motilität (Eigenbewegungen wie Peristaltik) und die intramurale Durchblutung verbessert.
- Die Gleitfähigkeit der serösen Flüssigkeiten kann hypothetisch verbessert werden. Weitere Untersuchungen sind hier dringend notwendig.

Bemerkung des Autors

Vor diesem Hintergrund möchte ich darauf hinweisen, dass wir neben faszialen Spannungen, „Überdruckphänomene", wie Blähungen und venöse und lymphatische Stauungen, die den Verklebungen meistens vorangehen, nicht vergessen dürfen!

Diaphragmale Mobilität des Herzens Das Herz ähnelt einer auf der Seite liegenden dreiseitigen Pyramide. Die Herzspitze (Apex cordis) zeigt nach ventral-kaudal-links, die Herzbasis dagegen nach dorsal-kranial-rechts. Das Herz ruht mit einem großen Teil der rechten Kammer und einem kleinen Teil der linken Kammer auf dem Zwerchfell. Die Längsachse des Herzens steht damit etwa 40° schräg zur Median- und Transversalebene.

Obwohl das Herz an den großen Gefäßen des Aortenbogens und dem „Venenkreuz“ aus Vv. cavae und Vv. pulmonales hängt, ist es über das Perikard (Lig. phrenicopericardiacum) sehr stark mit dem Zwerchfell verwachsen. Es ist daher logisch, dass das Herz sich bei einer tiefen Einatmung stark vertikalisiert, sodass die Längsachse einen Winkel bis zu etwa 55° mit der Median- und Transversalebene bildet („vertikales Herz“, > Abb. 4.31). Bei einer tiefen Ausatmung horizontalisiert sich das Herz bis zu einem Winkel von etwa 25° mit der Median- und Transversalebene („horizontales Herz“). Bei funktionellen Störungen sei auf das Roemheld-Syndrom (> Kap. 8.2.1) bei Zwerchfellhochstand verwiesen.

Während einer tiefen Einatmung erfährt der intrathorakale Abschnitt der V. cava inferior neben einer radiären Erweiterung auch eine Längsdehnung. Ferner wird die Aorta durch die Zwerchfellbewegungen in Bewegung gesetzt. L. Roemheld sprach in diesem Zusammenhang von einer „passiven Aortengymnastik“ (Roemheld, 1952).

Diaphragmale Mobilität der Lungen Die Lungen befinden sich in der serösen Pleurahöhle (> Kap. 2.5.3). Wegen des interpleuralen Unterdrucks (Donders'scher Druck) zwischen Pleura parietalis und Pleura viszeralis wird die Lunge an der Thoraxwand und der Zwerchfellwand „angesaugt“, aber kann trotzdem den Bewegungen der Thoraxwand und des Zwerchfells folgen und an ihnen entlang gleiten.

Weiterhin ist die Pleurakuppel über die Mm. scaleni minimi am thorakalen Operkulum (> Kap. 4.6) aufgehängt und über den Lungenstiel (Hilum pulmonis oder Lungenwurzel) und den dort durchtretenden Hauptbronchien und Gefäßen mit dem Bindegewebe des oberen Mediastinums und mit der zentralen Sehne verbunden.

Bei der Atmung werden das Thoraxvolumen und dementsprechend auch das Lungenvolumen rhythmisch vergrößert bzw. verkleinert. Es ist wichtig, die interpleurale Spalte, die Recessus pleurales und die Fissurae zwischen den verschiedenen Lungenlobi als besondere Gleitflächen zu betrachten (> Kap. 2.5.3). Diese Gleitflächen ermöglichen es dem Lungengewebe, sich allen Atem- und Körperbewegungen durch Gleitbewegungen anzupassen.

Beim Einatmen nimmt das Thoraxvolumen zu. Dabei vollziehen sich folgende Bewegungen im Brustkorb, denen sich die Lungen passiv anpassen:

- Das thorakale Operkulum hebt über die Mm. scalenii minimi die Pleurakuppeln.
- Das Zwerchfell zieht die Pleura diaphragmatica nach kaudal.
- Die oberen Rippen (> Kap. 4.3.9 und > Abb. 4.32) machen eine Pumpschwengelbewegung nach kranial, eine Eimerhenkelbewegung nach kranial und eine Zahnradbewegung in Außenrotation.
- Die mittleren Rippen (> Kap. 4.3.9 und > Abb. 4.32) machen eine Eimerhenkelbewegung nach kranial, eine Zahnradbewegung in Außenrotation.
- Die unteren Rippen (> Kap. 4.3.9 und > Abb. 4.32) machen eine Eimerhenkelbewegung nach kranial und eine Zahnradbewegung (oder Tastzirkelbewegung) nach außen.
- Das Sternum (> Kap. 4.3.8) hebt sich nach kranial, das Manubrium sterni macht eine Kippung nach dorsal und der Corpus sterni eine Kippung nach ventral, sodass zwischen Manubrium sterni und Corpus sterni eine Biegung (Flexion) entsteht.

Da die Lungen durch den interpleuralen Unterdruck an der parietalen Pleura angesaugt werden, sind sie **beim Einatmen** folgenden Belastungen ausgesetzt (> Abb. 4.33 und > Abb. 4.34):

- Allgemeine kraniokaudale Dehnung, weil das thorakale Operkulum die Pleurakuppel nach kranial zieht und das

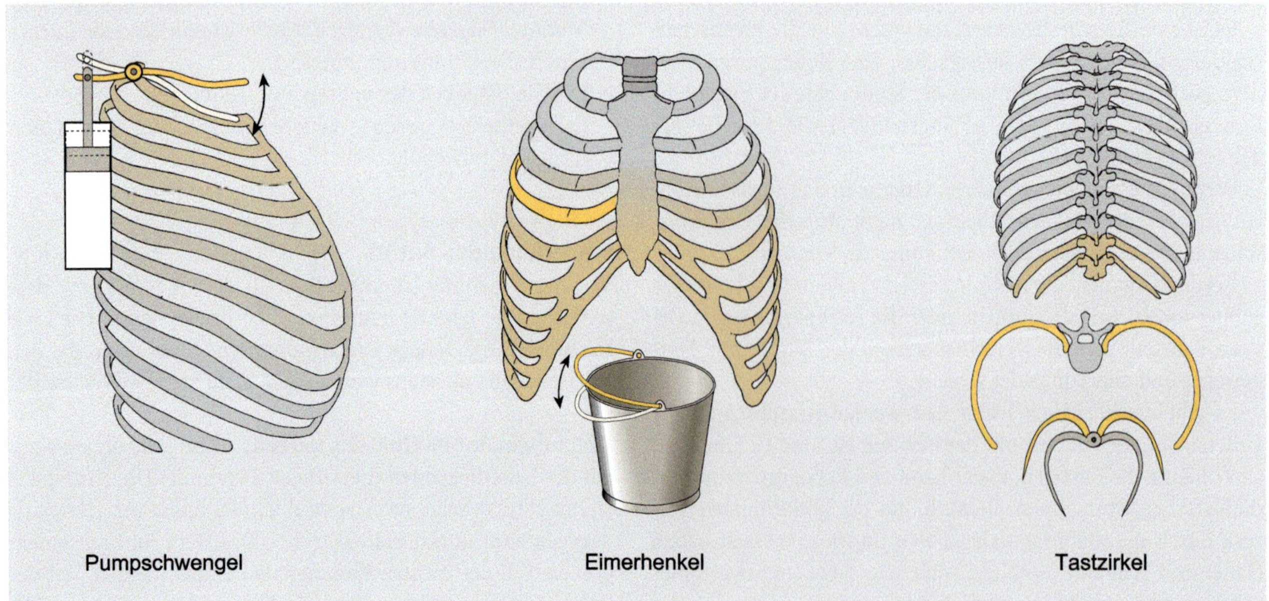

Abb. 4.32 Atembewegungen der Rippen. Pumpschwengelbewegung der oberen und mittleren Rippen. Eimerhenkelbewegung der mittleren und unteren Rippen. Tastzirkelbewegung der unteren Rippen (modifiziert nach Mitchell 2005) [L190]

Zwerchfell gleichzeitig die unteren Lungenteile nach kaudal zieht.

- Dorsoventrale Dehnung im oberen Bereich, weil das Sternum und auch die oberen Rippen über eine Pumpschwengelbewegung nach ventral-kranial rotieren. Das Manubrium sterni bewegt sich dabei mehr nach ventral als der Corpus sterni.
- Laterolaterale Dehnung im mittleren Bereich, weil die mittleren Rippen die mittleren Lungenteile am meisten nach lateral ziehen. Sie sorgen durch ihre ausgesprochene Eimerhenkelbewegung nach kranial-lateral für eine laterolaterale Dehnung.
- Dorsoventrale Entspannung und laterolaterale Dehnung im unteren Bereich (etwa Rippen VII–X), weil die unteren Rippen (außer XI und XII) die unteren Lungenanteile am meisten nach außen drehen. Sie weisen die größte Bewegung in Außenrotation auf. Die Rippen XI und XII sind oft durch muskuläre Spannungen in ihrer Beweglichkeit gehemmt.

Beim Ausatmen sind die Lungen durch den interpleuralen Unterdruck folgenden Belastungen ausgesetzt (➢ Abb. 4.33 und ➢ Abb. 4.34):

- Allgemeine kraniokaudale Rückfederung, weil sich das thorakale Operkulum entspannt und absenkt und das Zwerchfell sich gleichzeitig entspannt und hebt, werden die unteren Lungenteile nach kranial geführt.
- Dorsoventrale Rückfederung im oberen Bereich, weil das Sternum und die oberen Rippen über eine Pumpschwengelbewegung nach dorsal-kaudal rotieren. Das Manubrium sterni bewegt sich mehr nach kaudal als der Corpus sterni.
- Laterolaterale Rückfederung im mittleren Bereich, weil die mittleren Rippen sich durch die ausgesprochene Eimerhenkelbewegung am meisten nach kaudal-medial zurückbewegen.
- Innenrotation im unteren Bereich, weil die unteren Rippen sich am meisten nach innen zurückdrehen. Sie weisen die größte Tastzirkelbewegung in Innenrotation auf.

Es wird besonders betont, dass diese Bewegungen der Lungen und des Brustkorbs die Summe aus vielen interpleuralen Gleitbewegungen und kleinen Gelenkbewegungen darstellen, nämlich der interapophysären Wirbelgelenke, der Kostotransversalgelenke, der Kostovertebralgelenke, der Bandscheiben, der Chondrokostalgelenke, der Chondrosternalgelenke und der sternalen Gelenke. Diese Gelenke sollten bei Bedarf zusätzlich untersucht und behandelt werden.

Allgemein resultiert daraus, dass sich die Lunge bei der Atmung dreidimensional dehnt und verdreht: kraniokaudal, late-

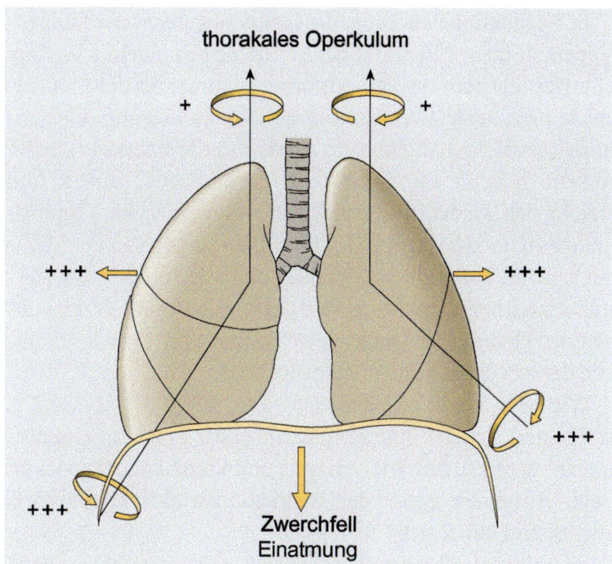

Abb. 4.34 Allgemeine passive Bewegungen der Lungen beim Einatmen [L190]

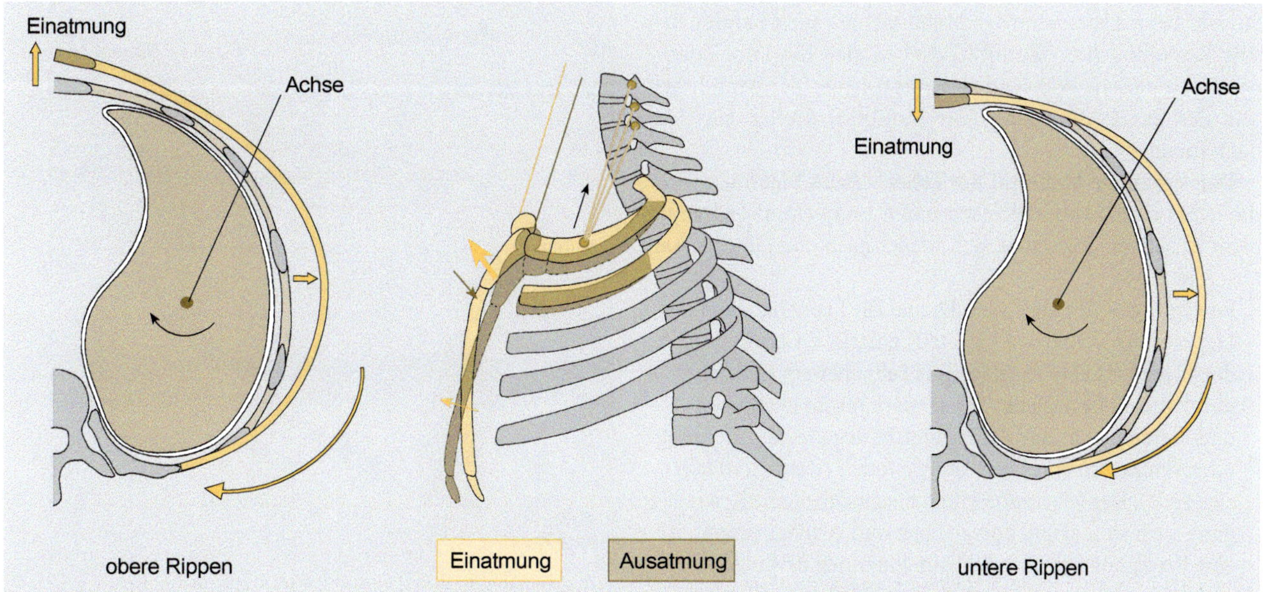

Abb. 4.33 Passive Bewegungen der Lungen sowie der oberen und unteren Rippen in der Transversalebene beim Einatmen [L190]

rolateral und dorsoventral (> Abb. 4.34). Alle Lungenlappen drehen sich beim Einatmen nach außen und beim Ausatmen nach innen, allerdings erfolgt diese horizontale Rotationsbewegung (Zahnradbewegung) bei den unteren Rippen (etwa VII–X) am deutlichsten. Weiterhin ist die Pumpschwengelbewegung bei den oberen Rippen und Lungenlobi größer und die Eimerhenkelbewegung bei den unteren Rippen (außer Rippen XI und XII) und Lungenlobi deutlicher.

Zusammenfassend kann man feststellen, dass die oberen Lobi der Lungen beim Einatmen passiv mehr nach ventral, die mittleren Lobi mehr nach lateral und die unteren Lobi mehr in Außenrotation bewegt werden. Dabei kommt es zu Gleitbewegungen in den Recessus pleurales und in den Fissurae interlobares.

4

Es ist funktionell wichtig, die Gleitbewegungen der Lungenlappen zu überprüfen und bei Bedarf zu behandeln (> Kap. 15). Das Sternum bewegt sich beim Einatmen in der Medianebene nach ventral-kranial und macht eine Biegung (Flexion) in sich (zwischen Manubrium sterni und Corpus sterni). Beim Ausatmen kehrt es wieder nach dorsal-kaudal zurück und streckt sich wieder in sich aus (Extension zwischen Manubrium sterni und Corpus sterni). Eine Abweichung von der Medianebene im Sinne einer Lateralflexion bzw. Rotation des Sternums zwischen Manubrium und Corpus deutet auf Verklebungen des Pleura- und Lungengewebes und/oder Einschränkungen der Beweglichkeit der Rippengelenke.

Wie oben bereits erwähnt (> Kap. 4.3.8, > Abb. 4.27), verkleinert sich der Bifurkationswinkel der Trachea beim Einatmen, wird kaudalwärts verlagert und kraniokaudal gedehnt. Beim Ausatmen gleitet der Bifurkationswinkel kranialwärts zurück und öffnet sich (> Kap. 15).

Barral und Mercier beschreiben eine vertikale Bewegungsachse für die Ober- und Mittellappen der Lunge und eine schräg nach kaudal-lateral gerichtete Bewegungsachse für die Unterlappen der Lungen (Barral und Mercier 1983). Sowohl beim Einatmen (der Mobilität) als auch bei der Inspir-Bewegung (der Motilität) drehen sich die Lungenlappen nach außen. Während des Ausatmens (der Mobilität) und der Exspir-Bewegung (der Motilität) drehen sie sich nach innen.

Diaphragmale Mobilität der Leber Beim Einatmen wird die Leber vom Zwerchfell nach unten und ventral gedrängt, beim Ausatmen bewegt sie sich wieder nach oben und dorsal (> Abb. 4.35):

- **Bewegung in der sagittalen Ebene:** Die Leber hängt an den Ligg. coronaria und den Ligg. triangularia, die etwas mehr dorsal an der Leber ansetzen. Die Leber bewegt sich dadurch nicht nur nach kaudal, sondern macht laut Barral und Mercier auch eine Art Flexionsbewegung oder Kippung nach ventral um eine laterolaterale Achse (Barral und Mercier 1983). Der Lebervorderrand macht dabei eine Bewegung nach kaudal und dorsal. Finet und Williame konnten eine Bewegung nach kaudal beim Einatmen bzw. nach kranial beim Ausatmen feststellen (n = 30), fanden aber keine Systematik, um diese Bewegungen zu messen (Finet und Williame 1996). Sie stellten zusätzlich auch gewisse anteroposteriore Bewegungen und Inklinationen fest.
- **Bewegung in der frontalen Ebene:** Das linke Lig. triangulare (Appendix fibrosa hepatis) bildet zusammen mit dem Lig. venae cavae um die V. cava inferior die stärkste Aufhängung der Leber. Das linke Lig. triangulare ist in Höhe der linken Medioklavikularlinie am Zwerchfell befestigt und lässt daher nur wenig Bewegung der linken Leberlappen zu. So entsteht beim Einatmen laut Barral und Mercier eine Art Pendelbewegung um das Lig. triangulare sinistrum. Beim Einatmen ist der Bewegungsausschlag der rechten Diaphragmakuppel auf die Leber größer als der der linken Diaphragmakuppel (Whitelaw 1987). Finet und Williame konnten wiederum eine Bewegung nach kaudal beim Einatmen bzw. nach kranial beim Ausatmen feststellen (n = 30), fanden aber auch hier keine Systematik, um diese Bewegungen zu messen. Sie stellten zusätzlich auch gewisse transversale Bewegungen und Inklinationen fest.
- **Bewegung in der transversalen Ebene:** Beim Einatmen ist der Bewegungsausschlag der rechten Diaphragmakuppel auf die Leber größer als der der linken Diaphragmakuppel und auch hier lassen das linke Lig. triangulare und die Fixierung an der V. cava inferior nur wenig Bewegung zu. Dadurch entsteht beim Einatmen laut Barral und Mercier eine leichte Rotation der Leber nach links. Helsmoortel et al. geben dagegen eine Außenrotation an (Helsmoortel et al. 2002). Da die V. cava inferior diese Bewegung bremst, ist sie sicherlich sehr klein. Finet und Williame zweifeln diese Bewegung an und glauben eher an eine Translation der Wirbelsäule (n = 29, Finet und Williame 1996). Es wird auf jeden Fall deutlich, dass eine Verformung der Leber auch in der Transversalebene stattfindet.

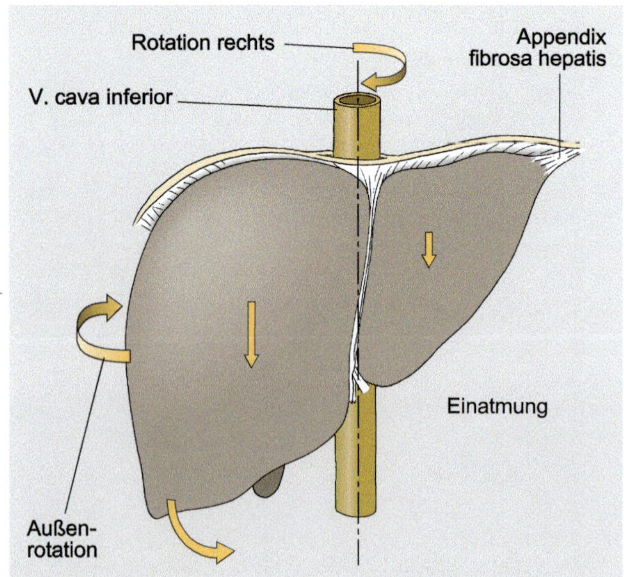

Abb. 4.35 Dreidimensionale Mobilität der Leber [L190]

Folgende Bewegungen der gesunden Leber spielen beim Einatmen eine Rolle:

- Verschiebung nach kaudal
- Eine Art kleine Pendelbewegung nach links um das linke Lig. triangulare und die V. cava inferior. Es fühlt sich eher so an, als ob die Leber in der Mitte einknicken würde.
- Minimale Außenrotation (Dehnung) der Leber in sich und um die V. cava inferior und das linke Lig. triangulare.

Beim Ausatmen kehrt die Leber in ihre Ausgangsstellung zurück. Am wichtigsten sind dabei einerseits als relative Fixpunkte die V. cava inferior und der Appendix fibrosa hepatis, andererseits die unterschiedliche Mobilität der beiden Hemidiaphragmen.

Barral und Mercier beschreiben auch Motilitätsbewegungen der Leber, wobei die Bewegungen jenen der Mobilität ähneln, aber deutlich kleiner sind und einen langsameren Rhythmus aufweisen (Barral und Mercier 1983). Die Exspir-Bewegung stimmt dabei mit der Einatmungsbewegung und die Inspir-Bewegung mit der Ausatmungsbewegung überein.

Diaphragmale Mobilität des Ösophagus Der Ösophagus ist bindegewebig und muskulär am Kehlkopf und am Zwerchfell befestigt (Meert 2012). Von Lanz und Wachsmuth beschreiben eine Verlängerung der Speiseröhre zwischen der Ausatmung mit Extension der HWS und der Einatmung mit Flexion der HWS um 4–5 cm (von Lanz und Wachsmuth 2004).

Diaphragmale Mobilität des Magens Der Magen ist im Fundusbereich relativ fest mit dem Zwerchfell verbunden. Hingegen ist das Lig. phrenicogastricum eher inkonstant. Weil sich die beiden Zwerchfellkuppeln beim Einatmen mehr als das Centrum tendineum senken, erscheint es logisch, dass der Magenfundus hierbei nicht nur nach kaudal, sondern auch etwas nach medial wandert. Barral und Mercier beschreiben zusätzlich eine leichte Rotation des Magens nach rechts (Barral und Mercier 1983).

Stenger fand in den 50er Jahren bei radiologischen Untersuchungen mit Kontrastmitteln heraus, dass die Füllung und Entleerung des Magens fast ausschließlich während der Phase des Ausatmens stattfinden; dies darf als Regelfall angenommen werden (Stenger 1983). Der Magentonus unterliegt durch die Zwerchfellbewegungen erheblichen Schwankungen. Stenger betont, dass die Magenperistaltik durch das Vertiefen der Atmung angeregt werden kann. Leider fanden seine Untersuchungen anschließend kaum noch Beachtung. Heute werden meistens nur noch nervale und hormonelle Mechanismen der Magenmotorik aufgeführt.

Finet und Williame fanden anhand von Ultraschalluntersuchungen eine Bewegung des Tuberculum majus des Magens (Fundus gastricus) um durchschnittlich 29 mm nach kaudal in 100 % der Fälle (n = 59), in 98 % der Fälle um 20 mm nach ventral und bei 85 % um 6 mm nach rechts (Finet und Williame 1996). Das Tuberculum majus inkliniert in 63 % der Fälle auch noch nach dorsal und in 71 % der Fälle nach links.

Das Tuberculum minus des Magens (Pars pylorica) senkt sich dagegen in 87,5 % der Fälle (n = 57) um durchschnittlich 8 mm (deutlich weniger als das Tuberculum majus), verschiebt sich in 88 % der Fälle nach ventral um durchschnittlich 9,5 mm und kann sich sowohl nach rechts als auch nach links verschieben. In 70 % der Fälle war auch eine Inklination nach rechts um durchschnittlich 5,2° und in 65 % der Fälle auch eine Biegung nach vorne um durchschnittlich 9,5 mm feststellbar. Es handelt sich also um komplexe Torsionen und Organbewegungen, die individuell sehr unterschiedlich sein können.

Zusammenfassend sei festgestellt, dass der Magen sich beim Einatmen sozusagen „zusammenstaucht" und beim Ausatmen wieder „ausstreckt". Beim Einatmen senkt sich der Magen, rollt sich zusammen, horizontalisiert sich und macht eine Art „Torsion", wobei der Fundus nach dorsal und der Pylorus nach vorne drehen (➤ Abb. 4.36).

Aus funktioneller Sicht ist es extrem wichtig zu verstehen, dass die Kurvaturen des Magens und die dort vorhandenen arteriellen und venolymphatischen Gefäßarkaden abwechselnd zusammengedrückt und ausgestreckt werden, was der Durchblutung des Magens sicherlich zugute kommt. Weiterhin entstehen bei der Atmung Torsionen des Magens, die man als unterstützende Maßnahmen der Peristaltik ansehen kann.

4

Praxistipp

Hier sollte man vor allem an den negativen Einfluss einer sitzenden Tätigkeit und die zunehmende Anzahl von Magenschleimhaut-Irritationen und -geschwüren denken. Nicht nur die Ernährung spielt hier eine Rolle, sondern v. a. auch die Beweglichkeit! Man kann die Durchblutung des Magens osteopathisch wunderbar stimulieren (➤ Kap. 14)!

Barral und Mercier beschreiben weiterhin auch Motilitätsbewegungen des Magens, wobei die Bewegungen ähnlich wie bei der Mobilität sind, aber deutlich kleiner sind und einen langsameren Rhythmus aufweisen (Barral und Mercier, 1983). Die Exspir-Bewegung stimmt dabei mit der Einatmungsbewegung und die Inspir-Bewegung mit der Ausatmungsbewegung überein.

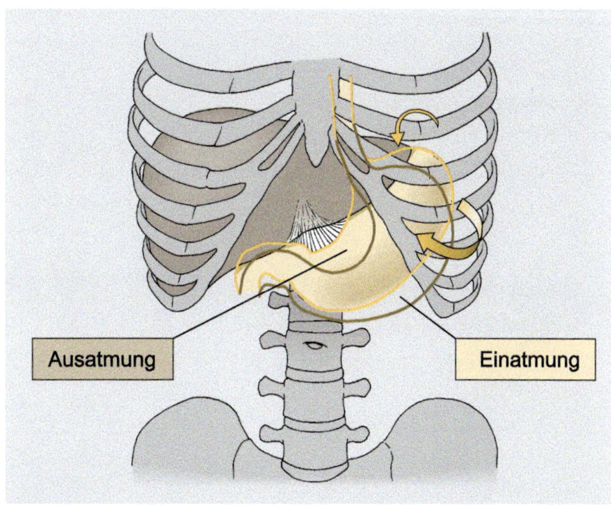

Abb. 4.36 Atemmobilität des Magens [L190]

Diaphragmale Mobilität der Milz Die Milz befindet sich links vom Magen in einer Nische unter dem Zwerchfell und wird von einem besonderen Band, dem Lig. phrenicocolicum sinistrum (oder früher auch Lig. sustentaculum lienalis genannt) gestützt. Die Mobilität der Milz ist daher mit der des Magens vergleichbar.

Die Milz wird beim Einatmen vom Zwerchfell nach kaudal-medial geführt. Ob eine Inklinationsbewegung stattfindet, lässt sich manuell nicht ertasten (➤ Abb. 4.37).

Finet und Williame konnten in der Sagittalebene eine Bewegung nach kaudal von durchschnittlich 16,95 mm und eine Bewegung nach ventral um 3,9 mm in 70 % der Fälle (n = 30) messen (Finet und Williame 1996). Es war jedoch nicht möglich, eine Aussage über eine bevorzugte Inklinationsbewegung in der Sagittalebene zu treffen. In der Frontalebene konnten sie eine kaudalwärts gerichtete Bewegung von durchschnittlich 20,4 mm und in 80 % der Fälle eine Inklination nach rechts um durchschnittlich 5,3° mm messen. Es war nicht möglich, eine transversale Bewegung zu messen.

Barral und Mercier machen keinerlei Angaben über die Mobilität und Motilität der Milz.

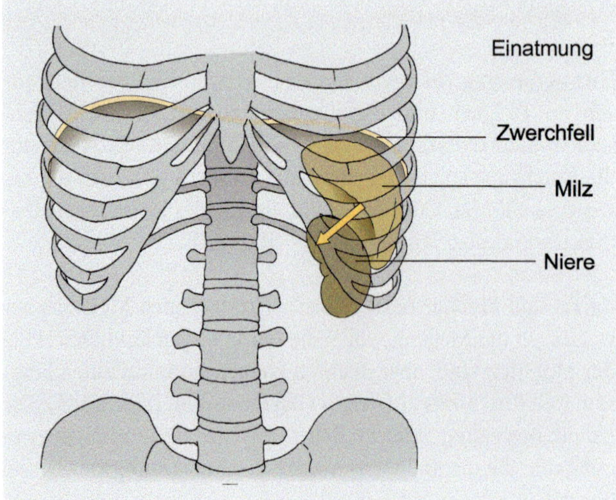

Abb. 4.37 Mobilität der Milz beim Einatmen [L190]

Diaphragmale Mobilität der Nieren und Nebennieren Obwohl die Nieren retroperitoneal liegen, sind sie sehr mobil, weil sie in einer flüssigen Fettkapsel und in lockeres Bindegewebe eingebettet sind. Sie haben meiner Meinung nach eine wichtige Aufgabe als „Pumpe" der retroperitonealen Lymphflüssigkeiten. Die Nebennieren liegen oben auf den Nieren, sodass ihre Mobilität mit jener der Nieren identisch ist.

Rauber und Kopsch geben an, dass sich die Nieren beim tiefen Einatmen und im Stehen etwa eine halbe Wirbelhöhe nach kaudal und beim Ausatmen wieder nach oben bewegen (Rauber und Kopsch 1987, Band 2).

Nach von Lanz und Wachsmuth lassen sich die Nieren bei der Einatmungsbewegung des Zwerchfells um etwa 2–3 cm nach kaudal drängen. Ihr Oberpol wird dabei gleichzeitig nach lateral gedrückt (von Lanz und Wachsmuth 2004).

Finet und Williame berichten, dass sich die Nieren bei der Einatmung in 70 % der Fälle (n = 30) in der Sagittalebene nach kaudal bewegen (auf der rechten Seite um durchschnittlich 18,9 mm, links um durchschnittlich 12,9 mm). Auf der rechten Seite findet eine Ventralbewegung um 8,85 mm statt, links um 8,55 mm. Weiterhin konnten sie in 70 % der Fälle eine Inklination nach posterior am Ende der Einatmungsbewegung (rechts um 4,1°, links um 6,4°) feststellen (Finet und Williame 1996).

In der Frontalebene stellten sie beim Einatmen eine kaudalwärts gerichtete Bewegung fest (rechts um durchschnittlich 16,05 mm, links um 16,85 mm) fest. Weiterhin waren transversale Bewegungen und Inklinationsbewegungen bemerkbar, aber es war nicht möglich, eine Systematik zu erkennen, abgesehen davon, dass die linke Niere in 69 % der Fälle eine kleine Inklination nach rechts machte (um 1,2°), obwohl sie auch Oszillationen nach links und rechts ausführte.

Barral und Mercier geben beim Einatmen und bei der Inspir-Bewegung (der Motilität) eine Bewegung nach kaudal und lateral an, dazu eine Außenrotation mit einer Kippung (Inklination) nach anterior (Barral und Mercier, 1983, 1987). Allerdings geben sie keine Messwerte an.

Es wird deutlich, dass bei der diaphragmalen Mobilität der Nieren viele Faktoren eine Rolle spielen. Es sollten weitere Un-

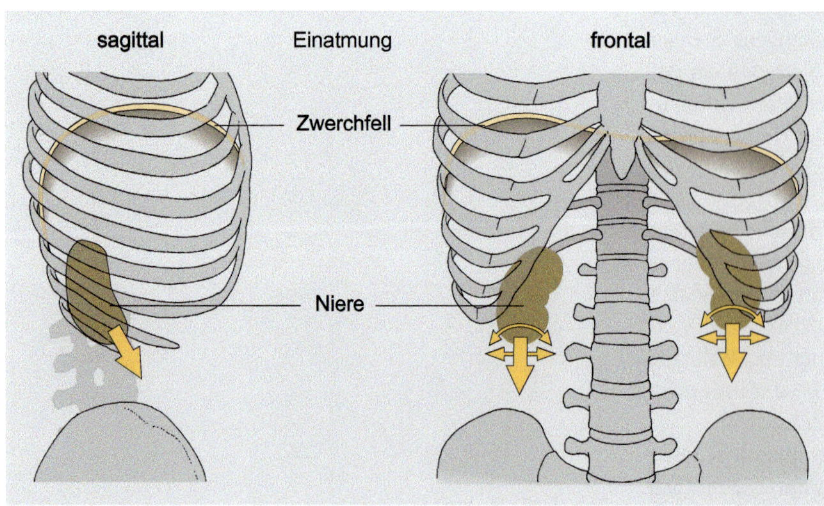

Abb. 4.38 Diaphragmale Mobilität der Nieren beim Einatmen [L190]

tersuchungen ausgeführt werden, um zu klären, welche Beweglichkeit der Atmung physiologisch ist. Fakt scheint allerdings, dass sich die Nieren, abhängig von den Druckverhältnissen, in alle Richtungen schieben lassen und sich beim Einatmen nach kaudal verlagern; ferner dass das Pedikel und die Psoasschiene (➢ Abb. 4.38) auf die angrenzenden Organe einen deutlichen Einfluss ausüben.

Praxistipp

Vor diesem Hintergrund ist es sinnvoll, sich in der Praxis auf Folgendes einzurichten: in Rückenlage während des Einatmens die Kaudalbewegung der Niere nach lateral in der Psoasschiene bzw. nach kaudal-medial bei einer schweren Senkung außerhalb der Psoasschiene zu testen. Es ist sinnvoll, zusätzlich die Beweglichkeit des Unterpols nach lateral und medial zu testen. Beim Ausatmen sollte besonders auf die Kranialbewegung nach medial in der Psoasschiene geachtet werden. Bei einer schweren Senkung der Niere sollte beim Ausatmen eventuell zuerst mehr nach kranial-lateral bis zur Psoasschiene gesteuert werden. Zusätzlich sollte die Beweglichkeit des Unterpols nach lateral und medial betrachtet werden. Es ist durchaus sinnvoll, auch eine Rotationskomponente hinzuzufügen, wobei man sich unbedingt vom Gewebe führen lässt, um keine Verletzungen zu induzieren.

Diaphragmale Mobilität des Pankreas Das Pankreas liegt retroperitoneal und ist an der hinteren Bauchwand (Peritoneum parietale posterior) befestigt. Das Pankreas hat die Form eines flachen, schmalen Keils, dessen Spitze nach links gerichtet ist. Es liegt quer etwa in Höhe von L1–L2 und bildet einen Winkel von ca. 30° nach links oben mit der Horizontale.

Die Verbindung mit dem prävertebralen Bindegewebe ist locker, sodass das Organ atemverschieblich ist. Die ventrale Verbindung mit dem posterioren Peritoneum parietale ist dagegen sehr stark. Das Pankreas ist damit bewegungstechnisch vom Peritoneum und den umgebenden „Stützelementen" oder Organen abhängig. Fixierte Senkungen von Abdominalorganen haben dadurch auch einen starken Einfluss auf das Pankreas.

Das Caput pancreatis wird von verschiedenen Strukturen „umklammert":

- Duodenum
- Außerdem bildet das Caput pancreatis eine Verbindung mit dem Ductus choledochus, der manchmal sogar durch den Corpus pancreatis zieht.
- Die A. mesenterica superior und ihre Abzweigungen verlaufen unter dem Übergang vom Kaput zum Korpus und stützen auch diese beiden Organstrukturen.

Das Corpus pancreatis wird ferner vom Duodenum gestützt und hängt damit an der Flexura duodenojejunalis (M. suspensorius duodeni von Treitz).

Die Cauda pancreatis wird über einen Teil des Lig. splenorenale (lienorenale) mit der Milz verbunden und liegt manchmal sogar etwas intraperitoneal.

Finet und Williame geben beim Einatmen in der Sagittalebene eine Kaudalbewegung von durchschnittliche 12,75 mm an (Finet und Williame 1996) (➢ Abb. 4.39). In 97 % der Fälle (n = 30) fanden sie ferner eine kleine Bewegung nach dorsal und in 90 % der Fälle eine Inklination nach dorsal, obwohl hier die technischen Möglichkeiten des verwendeten Geräts von den Autoren infrage gestellt werden. In der Transversalebene fanden sie beim Einatmen in 100 % der Fälle eine Bewegung nach dorsal um durchschnittlich 10,8 mm. Doch auch hier empfehlen die Autoren, diese Daten wegen der technischen Schwierigkeiten bei der Messung mit Vorsicht zu interpretieren.

Barral und Mercier machen keine Angaben zur Mobilität und Motilität des Pankreas.

Diaphragmale Mobilität des Intestinaltrakts Mit zunehmender Entfernung verringert sich natürlich der Einfluss des Zwerchfells auf das betreffende Organ.

Das Duodenum liegt retroperitoneal und hat die Form eines nach links offenen „C". Es verläuft ventral der LWS um den Pankreaskopf. Die Flexura duodenojejunalis ist über den M. suspensorius duodeni von Treitz elastisch am Hiatus aorticus des Zwerchfells aufgehängt.

Finet und Williame konnten folgende Bewegungen messen (Finet und Williame 1996):

- Der Bulbus duodeni verschiebt sich bei 95 % der Fälle (n = 27) nach kaudal (8,9 mm), bei 89 % der Fälle nach ventral (6,8 mm) und bei 70 % nach links (1,9 mm). Er inkliniert bei 63 % der Fälle nach rechts (3,3°) und bei 74 % nach ventral (5,8°).
- Die Pars superior des Duodenums verschiebt sich bei 91 % der Fälle (n = 30) nach kaudal (9,7 mm), bei 90 % der Fälle nach ventral (7,5 mm) und bei 72 % nach links (2,6 mm). Es inkliniert bei 61 % der Fälle nach links (3,8°).
- Die Pars descendens verschiebt sich bei 94 % der Fälle (n = 32) nach kaudal (7,2 mm), bei 84 % der Fälle nach ventral (5,1 mm) und bei 67 % nach links (2,1 mm). Es inkliniert

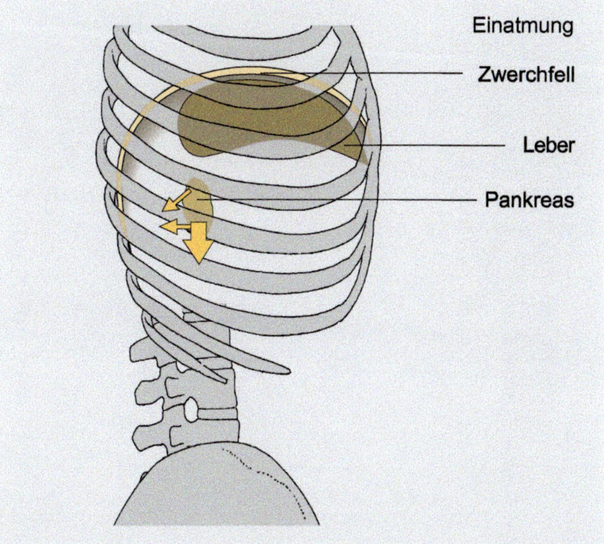

Abb. 4.39 Diaphragmale Mobilität des Pankreas beim Einatmen [L190]

bei 61 % der Fälle nach links (3,4°) und bei 66 % nach ventral (4,3°).
- Die Pars horizontalis verschiebt sich bei 93 % der Fälle (n = 34) nach kaudal (6 mm) und individuell unterschiedlich nach ventral oder dorsal (1,8 mm) und nach links oder rechts. Es inkliniert bei 68 % der Fälle nach ventral (6,5°) und individuell unterschiedlich nach links oder rechts.
- Die Pars ascendens verschiebt sich bei 82 % der Fälle (n = 28) nach kaudal (5,3 mm), bei 82 % der Fälle nach ventral (4 mm) und bei 57 % nach rechts. Es inkliniert bei 71,5 % der Fälle nach ventral (9°) und individuell unterschiedlich nach links oder rechts.
- Die Flexura duodenojejunalis verschiebt sich bei 86 % der Fälle (n = 30) nach kaudal (7,4 mm), bei 90 % der Fälle nach ventral (7,2 mm) und bei 57 % nach rechts (2,3 mm). Sie inkliniert bei 94 % der Fälle nach links (10,6°) und bei 74 % nach ventral (6°).

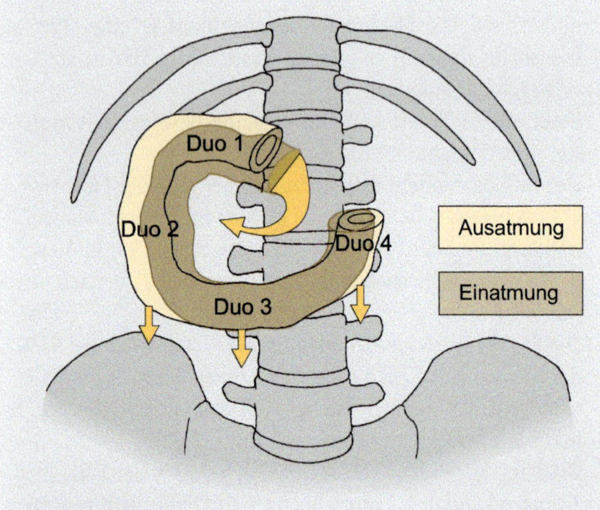

Abb. 4.40 Diaphragmale Mobilität des Duodenums beim Einatmen [L190]

Zusammenfassend kann man feststellen, dass sich die Pars superior und die Pars descendens beim Einatmen nach links verschieben, während sich die Pars ascendens und die Flexura duodenojejunalis nach rechts verlagern. Die Pars horizontalis scheint dabei sozusagen als Achse zu funktionieren und bleibt unbeweglich. Insgesamt entsteht der Eindruck, als ob sich die C-Form des Duodenum beim Einatmen zusammenrollt oder schließt und die ganze C-Form sich etwas nach links inkliniert und nach kaudal senkt (> Abb. 4.40). Auch Barral und Mercier geben eine ähnliche Bewegung zur Mobilität bzw. Motilität an (Barral und Mercier 1983, 1987).

Ab der Flexura duodenojejunalis befindet sich der Dünndarm intraperitoneal und ist deswegen auch nicht mehr so eng mit der hinteren Bauchwand verbunden.

Finet und Williame geben an, dass die Flexura duodenojejunalis nicht so fest fixiert ist, wie von osteopathischer Seite immer angenommen wurde (Finet und Williame 1996). Die Flexura verschiebt sich beim Einatmen nach kaudal (7,4 mm), nach ventral (7,2 mm) und nach rechts (2,3 mm, n = 30).

Der Dünndarm ist intraperitoneal sehr beweglich und über die Radix mesenterii auf einer „Linie“ aufgehängt, die schräg von links-oben im Bereich der Flexura duodenojejunalis nach rechts-unten zum Bereich der Ileozäkalklappe zieht. In dieser Radix mesenterii sind alle versorgenden (AVLN) Leitungsbahnen enthalten. Während der Atem- und Köperbewegungen wird die Radix mesenterii bewegt, was der Versorgung des Dünndarms sicherlich zugute kommt. Es ist nicht möglich, im Detail die einzelnen Bewegungen des restlichen jejunoilealen Dünndarms zu messen. Finet und Williame geben an, dass sich das Dünndarmpaket insgesamt senkt und nach außen gegen das Kolon ausweitet (Finet und Williame 1996).

Barral und Mercier machen zur Mobilität keine Angaben. Für die Motilität verweisen sie auf die Drehung des Dünn-

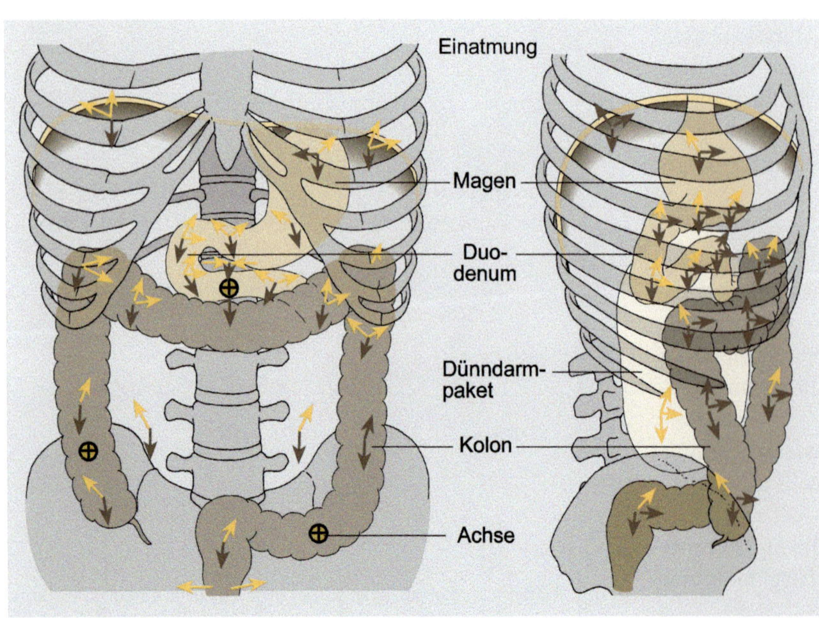

Abb. 4.41 Diaphragmale Mobilität des Dickdarms und GIT beim Einatmen [L190]

darms während der Embryogenese. Während der Exspir-Bewegung soll sich der Dünndarm dabei im Uhrzeigersinn und während der Inspir-Bewegung gegen den Uhrzeigersinn drehen.

Der Dickdarm bildet einen nach kaudal geöffneten Ring mit M-Form, wobei der kraniale Teil, das Colon transversum, durchhängt (> Abb. 4.41).

Nach Finet und Williame finden beim Einatmen folgende Bewegungen statt (Finet und Williame 1996):

- Das Zäkum verschiebt sich in 79 % der Fälle (n = 27) nach kaudal (4,2 mm), in 81,5 % der Fälle nach ventral (5,4 mm). Es inkliniert in 81 % der Fälle nach dorsal (3,1°) und in 74 % nach rechts (4,7°).
- Das Colon ascendens verschiebt sich in 85 % der Fälle (n = 23) nach kaudal (3,8 mm), in 91 % der Fälle nach ventral (6,2 mm) und individuell unterschiedlich nach rechts oder links. Es inkliniert in 70 % der Fälle nach ventral (6,7°).
- Die Flexura hepatica verschiebt sich in 93 % der Fälle (n = 31) nach kaudal (11,8 mm), bei 90,5 % der Fälle nach ventral (8,6 mm) und in 74 % der Fälle nach links (2,9 mm). Sie inkliniert in 71,5 % der Fälle nach links (6,2°) und individuell unterschiedlich nach ventral oder dorsal.
- Das Colon transversum dextrum verschiebt sich in 89 % der Fälle (n = 24) nach kaudal (8,9 mm), in 83 % der Fälle nach ventral (8,5 mm) und bei 62 % nach links (1 mm). Es inkliniert in 60 % der Fälle nach links (1,2°) und bei 88 % nach ventral (3,3°).
- Das Colon transversum sinistrum verschiebt sich in 88 % der Fälle (n = 23) nach kaudal (7,3 mm), in 100 % der Fälle nach ventral (10,5 mm) und bei 64 % nach links (1 mm). Es inkliniert in 57,5 % der Fälle nach links (2,1°) und bei 88 % nach ventral (3,3°).
- Die Flexura lienalis verschiebt sich in 92 % der Fälle (n = 32) nach kaudal (14,3 mm), in 94 % der Fälle nach ventral (16,3 mm) und individuell unterschiedlich nach links oder rechts. Sie inkliniert in 72 % der Fälle nach links (5,6°) und bei 75 % nach dorsal (3,4°).
- Das Colon descendens verschiebt sich in 94 % der Fälle (n = 20) nach kaudal (7,2 mm), in 100 % der Fälle nach ventral (8,5 mm) und bei 75 % nach links (1,2 mm). Es inkliniert in 85 % der Fälle nach ventral (6,7°) und bei 60 % nach rechts (2,5°).
- Das Colon sigmoideum verschiebt sich nach kaudal (1,3 mm) (n = 21). Es inkliniert nach ventral (0,9°) und nach links (1,6°). Die Daten sind jedoch aufgrund von technischen Schwierigkeiten beim Messen schwer interpretierbar.
- Das Rektum scheint sich nach kaudal und rechts zu verschieben bzw. nach dorsal und nach links zu inklinieren (n = 17). Die Daten sind jedoch aufgrund von technischen Schwierigkeiten beim Messen schwer interpretierbar.

Zusammenfassend senkt sich der gesamte Dickdarm beim Einatmen in der Frontalebene, wobei sich das Colon ascendens und das Colon descendens weniger als die Kolonflexuren und das Colon transversum senken. Allgemein entsteht der Eindruck, als ob sich die M-Form des Dickdarms beim Einatmen in der Mitte zusammenstaucht und die Flexura lienalis und das Colon descendens sich mehr nach kaudal verschieben.

Zusätzlich geben die Autoren für die Frontalebene an, dass das Zäkum beim Einatmen eine Inklination nach rechts (Gegen-Uhrzeigersinn) macht, während die restlichen Kolonteile eher eine Inklination nach links (Uhrzeigersinn) machen, und zwar um eine Achse im Bereich des Mesocolon sigmoideum.

In der Sagittalebene senkt sich das Dickdarmpaket, gleitet nach anterior und macht eine Inklination nach posterior.

Barral und Mercier gehen nicht auf die Mobilität und Motilität der Dickdarmteile ein. Sie erwähnen lediglich eine Mobilität der Kolonflexuren nach inferior-anterior-medial beim Einatmen. Zusätzlich betonen sie die lokale Mobilität des Dickdarms um seine Längsachse.

Für die Motilität des Dickdarms verweisen sie erneut auf die Drehung des Darms während der Embryogenese. Während der Exspir-Bewegung soll sich der Dickdarm, genauso wie der Dünndarm im Uhrzeigersinn und während der Inspir-Bewegung gegen den Uhrzeigersinn drehen.

Die Sphinkter und Engstellen des Darms bilden besonders wichtige Strukturen für dessen Funktionalität. Die Beweglichkeit und Verschieblichkeit dieser Strukturen (zumindest nach kaudal beim Einatmen bzw. nach kranial bei der Ausatmung) sollte deshalb explizit getestet werden, um sicher zu gehen, dass keine Verklebungen vorliegen. Bei Bedarf sollte selbstverständlich auch behandelt werden.

Folgende Strukturen sollten auf ihre Beweglichkeit getestet werden:

- Mageneingang oder Kardia: etwa 2 cm links von der Medianlinie in Höhe des 7. Chondrosternalgelenks;
- Magenausgang oder Pylorus: etwa 4 Patientenfinger breit oberhalb des Nabels. Bei leerem Magen etwas mehr links und etwas mehr kranial. Bei vollem Magen etwas mehr rechts und etwas mehr kaudal;
- M. sphincter ampullae hepatopancreaticae (Sphinkter Oddi): etwa 2 Patientenfinger breit oberhalb und rechts vom Nabel;
- Flexura duodenojejunalis und M. suspensorius duodeni von Treitz: etwa 2 Patientenfinger breit oberhalb und links vom Nabel;
- Ileozäkalklappe: auf einer Linie vom Nabel zur rechten Spina iliaca anterior superior (SIAS), etwa 2–3 cm oberhalb der SIAS;
- Ostium appendicis vermiformis: 2–3 cm kaudal von der Ileozäkalklappe in der anteromedialen Wand des Zäkums;
- Flexura coli dextra (Flexura hepatica): unterhalb des rechten Rippenbogens am Zwerchfell in Höhe der rechten Rippe X;
- Flexura coli sinistra (Flexura splenica oder lienalis): unterhalb des linken Rippenbogens in Höhe der Rippe VIII.

Diaphragmale Mobilität der kleinen Beckenorgane Der supradiaphragmale Druck ist niedriger als der subdiaphragmale und sorgt dafür, dass die Baucheingeweide am Zwerchfell angesaugt werden. Der intraperitoneale Druck ist kleiner als der Druck im Inneren der Organe selber, während der abdominale Druck kleiner ist als der Druck im kleinen Becken. Der „ansaugende" Einfluss der Druckverhältnisse und des Zwerchfells auf die kleinen Beckenorgane ist damit deutlich am geringsten und der Einfluss der Schwerkraft und des darüber liegenden Organpakets ist im Becken am größten. Deshalb kommen auch eher Senkungen der Beckenorgane vor.

Die Schrägstellung des Beckeneingangs und die „Schaufelform" der beiden Ilia leiten daher den von kranial kommenden Druck eher weg von den kleinen Beckenorganen, damit sie nicht „zerdrückt" werden. Von kaudal bildet dann der Beckenboden als Diaphragma den Stoßdämpfer, der die restlichen Druckverhältnisse abpuffert.

Trotzdem sollte die funktionelle Bedeutung der Zwerchfellatmung als veno-lymphatische Pumpe für die Beckenorgane, insbesondere für ihre Flüssigkeiten, nicht unterschätzt werden.

Beim tiefen Einatmen steigt auch der Druck im kleinen Becken, nicht nur wegen des Zwerchfells, sondern auch wegen der „Gegenhalter-Spannung" des Beckenbodens. Beim Ausatmen nimmt diese Druckwelle wieder ab, sodass ein rhythmischer Pumpeffekt auf die interstitiellen Flüssigkeiten entsteht.

Es gibt kaum Angaben über die diaphragmale Beweglichkeit der Beckenorgane. Barral und Mercier stellen fest, dass sich die Harnblase beim Einatmen synchron mit Sakrum und Uterus nach posterosuperior, beim Ausatmen nach anteroinferior bewegt. Die Motilität hängt eher mit der Embryogenese zusammen. Die Harnblase und der Uterus verschieben sich bei der Exspir-Bewegung nach posterior-superior, bei der Inspir-Bewegung nach anterior-inferior (Barral und Mercier 1983).

4.3.9 Atembewegungen und Biomechanik der Rippen

Wenn es im Stehen (Zweifüßlerstand) zu einer ausgeprägten Ventilation der Lungen kommt (v. a. bei Anstrengung), werden (zusätzliche) Rippenatembewegungen notwendig. In der Sagittalebene machen die Rippen Atembewegungen wie ein Pumpschwengel, wobei sie sich während der Einatmung heben und während der Ausatmung senken. In der Frontalebene entstehen Bewegungen wie ein Eimerhenkel, wobei sie sich während der Einatmung heben und während der Ausatmung senken (➢ Abb. 4.32).

Da eine reine Hebungs- und Senkungsmechanik der Rippen in der Sagittal- und Frontalebene mit einem erheblichen Kraft- und Energieaufwand einhergeht, scheint es logisch, dass sich zusätzlich Rippenbewegungen in der Transversalebene einstellen müssen, nämlich Zahnradbewegungen in Außenrotation (Einatmung) und Innenrotation (Ausatmung) der Rippen I–X (➢ Abb. 4.42). Für die unteren Rippen XI und XII entstehen Atembewegungen wie bei einem Tastzirkel (Öffnung beim Einatmen, Schließen bei der Ausatmung, ➢ Abb. 4.32).

Die Biomechanik der Rippen und des Thorax wird in Amerika deutlich anders interpretiert als in Europa.

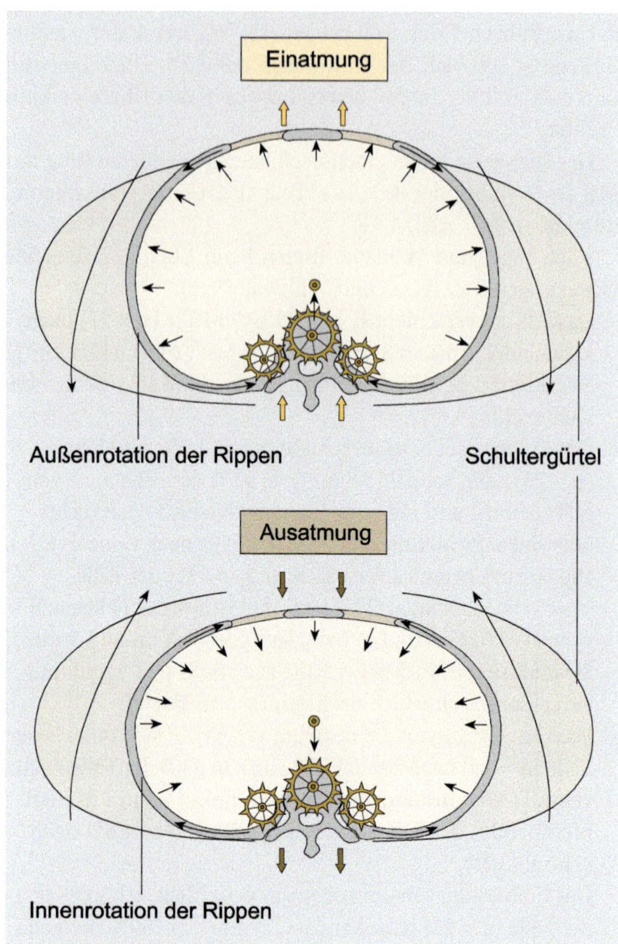

Abb. 4.42 Zusätzliche Atembewegungen der Rippen und Wirbel in der Transversalebene [L190]

Bemerkung des Autors

Persönlich denke ich, dass beide Systemen wertvolle Elemente aufweisen. Deshalb habe ich versucht, eine Kombination beider Systeme wiederzugeben.

Wie schon angedeutet hat die Aufrichtung zum Zweifüßlerstand einen gewaltigen Einfluss auf die Atemmechanik ausgeübt (➢ 4.3.3). Die Rippen müssen jetzt bei der Einatmung gegen die Schwerkraft angehoben werden und führen Bewegungen in der Sagittalebene (Pumpschwengelbewegung), in der Frontalebene (Eimerhenkelbewegung) und in der Transversalebene (Zahnradbewegung bzw. Tastzirkelbewegung) aus (➢ Abb. 4.32 und ➢ Abb. 4.42).

Die Bewegungen setzen sich folgendermaßen zusammen (➢ Abb. 4.43):

- Pumpschwengelbewegung in der Sagittalebene, v. a. die oberen sechs Rippenpaare;
- Eimerhenkelbewegung in der Frontalebene: v. a. Rippe I und die unteren 6 Rippenpaare;
- Tastzirkelbewegung in der Transversalebene: v. a. die unteren vier Rippenpaare;

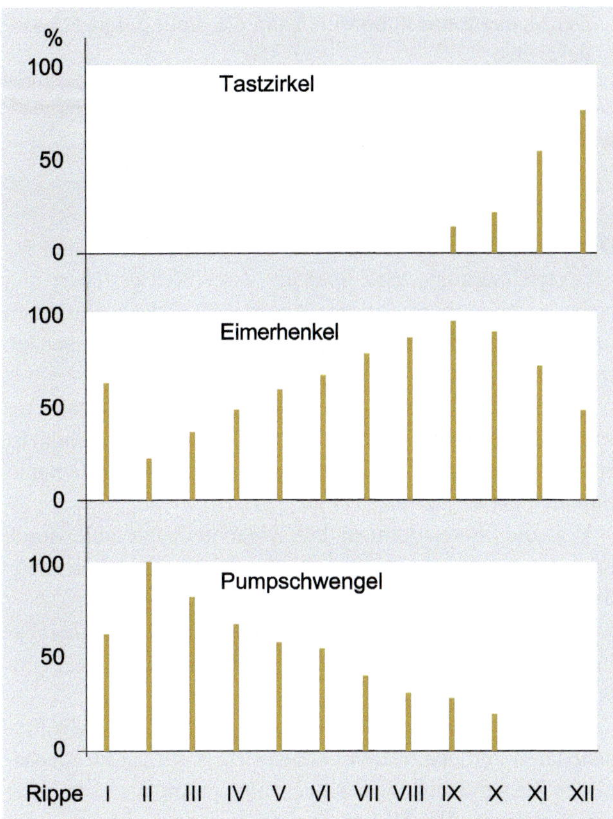

Abb. 4.43 Respirationsbewegungen der Rippen (modifiziert nach Mitchell et al. 1998) [L190]

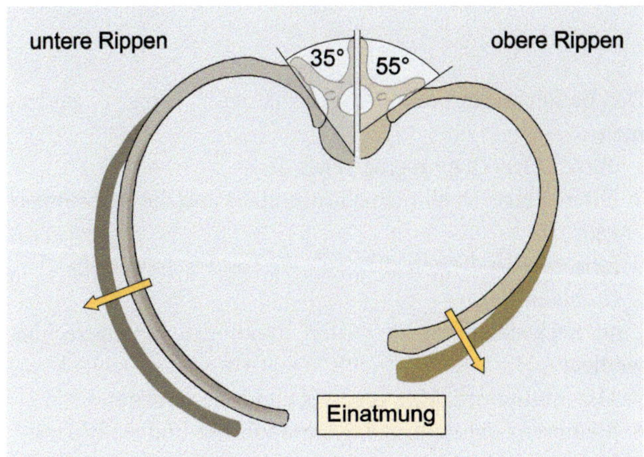

Abb. 4.44 Segmentale Änderung der Rotationsachse der Rippen in der transversalen Ebene (modifiziert nach Mitchell et al. 1998) [L190]

- Zahnradbewegung in der Transversalebene: Innen- und Außenrotation der Rippenpaare I–X. Für die Rippen XI und XII kann man, weil sie keine Verbindung zum Sternum und Rippenbogen haben, eher von einer Tastzirkelbewegung sprechen. Diese Rotationsbewegungen in der transversalen Ebene werden von amerikanischen Osteopathen, wie beispielsweise F. L. Mitchell nicht besprochen (Mitchell et al. 1998). Die Rotationsachsen der Rippen haben aber eine dreidimensionale Orientierung, weshalb

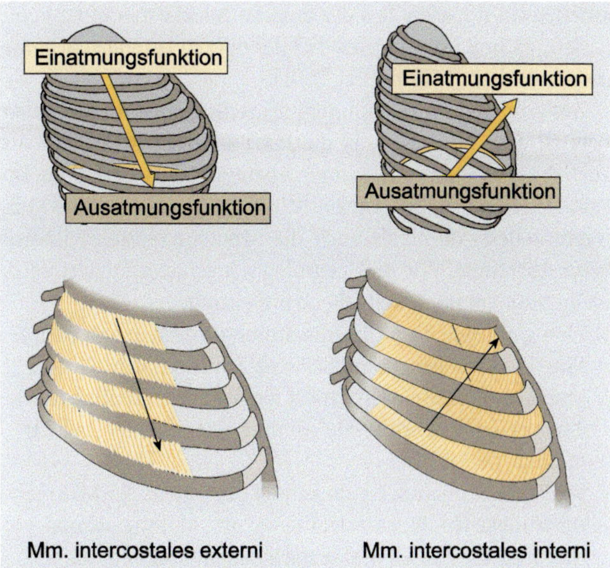

Abb. 4.45 Funktion der Mm. Intercostales [L190]

auch alle drei Ebenen miteinbezogen werden sollten (> Abb. 4.44).

Die Muskeln des Thorax, Hals und Nackens werden zusätzlich als Atemmuskeln eingeschaltet. Manche Muskeln können sowohl beim Ein- als auch beim Ausatmen arbeiten, abhängig von der Position des Punctum fixum. Da der Vorgang des Einatmens aktiver als der des Ausatmens verläuft, stehen für das Einatmen auch mehrere Muskeln zur Verfügung. Bei ruhiger Atmung verlaufen die Ausatmungsbewegungen hauptsächlich passiv aufgrund der Retraktionskraft des Lungen- und Knochengewebes.

Die meisten Anatomiebücher berufen sich für die Mechanik der Interkostalmuskulatur immer noch auf die Theorie von G. E. Hamberger aus dem Jahr 1749. Diese besagt, dass aufgrund die Orientierung ihrer Faserrichtung die Mm. intercostales externi beim Einatmen und die Mm. intercostales interni beim Ausatmen zum Einsatz kommen.

Neuere Untersuchungen von A. De Troyer et al. und T. A. Wilson et al. widerlegen diese Theorie teilweise (De Troyer 1999; Wilson et al. 2001). Der Winkel zwischen den Interkostalmuskeln und den Rippen ändert sich ebenso wie die Muskelmasse in Abhängigkeit von der Höhe und der sagittalen Position im Thorax (> Abb. 4.45). Weiterhin ändern sich auch die Form und segmentale Orientierung der Rippen. Auch die Orientierung der Rotationsachse der Rippen ändert sich segmental (> Abb. 4.44).

T. A. Wilson et al. deuten an, dass die Funktion der Mm. intercostales externi von ihrer Position im Brustkorb abhängig ist. Im dorsalen Drittel der oberen Interkostalräume arbeiten sie hauptsächlich beim Einatmen, während sie im ventralen Drittel der unteren Interkostalräume dagegen mehr beim Ausatmen arbeiten (Wilson et al. 2001).

Auch die Funktion der Mm. intercostales interni ist von ihrer Position im Thorax abhängig. Die Mm. intercostales interni arbeiten im dorsalen Teil der unteren Interkostalräume beim Ausatmen und im ventralen Teil der oberen Interkostalräume inspriratorisch (Wilson et al. 2001).

Zusammenfassend kann man feststellen, dass im kranialen Bereich des Thorax sowohl die Mm. intercostales externi als auch die Mm. intercostales interni beim Einatmen arbeiten. Im kaudalen Bereich des Thorax arbeiten dagegen sowohl die Mm. intercostales externi als auch die Mm. intercostales interni beim Ausatmen. Wie dies neurologisch genau gesteuert wird, ist im Moment noch weitgehend unbekannt.

Nachfolgend sind die (Hilfs-)Einatmungsmuskeln aufgelistet:

- Mm. intercostales, wobei sich eine Kontraktionswelle von kranial anfangend nach kaudal fortsetzt und die Rippen wie eine „peristaltischen Welle“, ähnlich wie bei einer Ziehharmonika, heben.
- Wenn das Punctum fixum kaudal liegt, zieht der M. erector truncae (M. iliocostalis lumborum, M. longissimus thoracis) die Anguli costae nach kaudal und hebt damit die Rippen (Pumpschwengelbewegung) beim Einatmen. Wenn das Punctum fixum sich kranial befindet, zieht der M. erector truncae (M. iliocostalis cervicis, M. longissimus cervicis) die Anguli costae nach kranial und senkt die Rippen beim Ausatmen. Gleichzeitig zieht er beim Einatmen die Anguli costae auch nach medial und führt damit die Rippen in Außenrotation. Insbesondere die Mm. levatores costarum ziehen die Anguli costae beim Einatmen nach medial. Weiterhin führt der M. erector truncae die Wirbelsäule beim Einatmen in Extension, sodass sich der Thorax „öffnen“ kann.
- Das Zwerchfell oder Diaphragma abdominalis wird unwillkürlich gesteuert, kann aber zusätzlich willkürlich eingeschaltet werden.
- Der M. serratus posterior superior zieht die Anguli costae der Rippen II–V nach medial und damit die Rippen beim Einatmen in Außenrotation.
- Der M. serratus posterior inferior zieht den Angulus costae der Rippen IX–XII nach medial und kaudal und damit die Rippen beim Einatmen in Außenrotation und Hebung.
- In Situationen, wo die Wirbelsäule als Punctum fixum benutzt wird, kann sich beim Einatmen auch eine Art Muskelkette einschalten. Die Mm. rhomboidei und der M. trapezius fixieren das Schulterblatt und die Kette zieht dann über den M. serratus anterior die Rippen I(II)–IX in Außenrotation und „öffnet“ sozusagen den Thorax.
- M. sternocleidomastoideus und Mm. scaleni heben die oberen Rippen bei der Einatmung.
- Der M. pectoralis major hebt die Rippen I(II)–VI(VII), der M. pectoralis minor hebt die Rippen III–V.

Zu den (Hilfs-)Ausatmungsmuskeln werden gerechnet:

- Mm. intercostales, wobei sich eine Kontraktionswelle von kaudal anfangend nach kranial fortsetzt und die Rippen wie bei einer Art „peristaltischen Welle“ (wie bei einer Ziehharmonika) senken.
- Die Bauchmuskeln ziehen die Rippen nach kaudal in der Frontal- und Sagittalebene.
- Der M. quadratus lumborum kann die Rippe XII nach kaudal ziehen.

4.3.10 Zusammenfassung der funktionellen Zusammenhänge der Anatomie

Die lymphatische Drainage des Retroperitonealraums und des Intervertebralraums wird über das Zwerchfell gesteuert und bietet wichtige therapeutische Ansätze. V. a. die somatischen und neurovegetativen Nervenplexus können bei Stauungen betroffen sein.

Da fast alle Leitungsbahnen für die abdominalen Organe, sowohl vaskulär als auch nerval, durch das Zwerchfell ziehen, ist eine Spannungsausgeglichenheit des Zwerchfells für die Funktionalität der abdominalen Organe extrem wichtig.

V. a. die Nieren können bei Zwerchfellhypertonie durch Rückstau aus dem Azygossystem oder der Vv. phrenicae inferiores gestaut werden.

Gefährlich sind Varizen im Bereich der Kardia und des Hiatus oesophageus, weshalb Behutsamkeit in diesem Bereich immer angebracht ist.

Fasziale Ansätze des Zwerchfells an den unteren sechs Rippenpaaren und den oberen Lendenwirbeln sorgen für mechanische Zusammenhänge mit dem thorakolumbalen Übergang und den Rippen VI–XII.

4.4 Beckenboden und Beckendiaphragma

Der Beckenboden setzt sich aus mehreren „Etagen“ zusammen:

- obere Etage: Diaphragma pelvis
- untere Etage: Diaphragma urogenitalis und die Schließmuskeln
- zwischen den beiden „Etagen“: die Fossa ischiorectalis (ischioanalis).

Zum Beckendiaphragma dürfen funktionell hinzugerechnet werden:

- Mm. obturatorii, Mm. coccygei und Mm. piriformes
- Membrana obturatoria, Lig. infrapubicale und Hüftgelenkkapsel
- Adduktorenansätze.

Das Diaphragma pelvis oder der trichterförmige M. levator ani bildet die obere Etage. Der M. levator ani besteht aus M. puborectalis, M. pubococcygeus und M. iliococcygeus (➤ Abb. 4.46).

Der M. levator ani setzt an der Pubis und am Arcus tendineus musculi levatoris ani an. Dieser Arcus zieht von der Pubishinterkante zur Spina ischiadica und ist fest mit der Fascia des M. obturatorius internus verwachsen. Aus dieser Sicht bildet der M. levator ani zusammen mit den beiden Mm. obturatorii interni eine myofasziale Kette. Die Fascia des M. levator ani (Fascia diaphragmatis pelvis) steht direkt mit der Fascia obturatoria in Verbindung.

Das Becken ist damit durch die myofasziale Kette (M. levator ani – Mm. obturatorii) wie ein „Obstkorb" bilateral an den Fossae trochantericae aufgehängt (➤ Abb. 4.47).

Der M. levator ani bildet den äußeren Schließmuskel des Anus (M. sphincter ani externus). Tonusstörungen können damit einen funktionellen Einfluss auf die Stuhlkontinenz haben.

Funktionell ist hier ferner wichtig, den M. coccygeus und den M. piriformis jeweils beidseitig zu berücksichtigen.

Aus dieser Sicht ist es unmöglich, den Beckenboden funktionell von den Hüftgelenken zu trennen. Auch ist es undenkbar, den lymphatischen Strom von der Spannungsfreiheit der pelvinen Myofaszialkette zu separieren.

Praxistipp

Bei jeder Hüftpathologie, bei jeder lymphatischen Stauung im Beckenbereich und auch bei funktionellen Kontinenzproblemen müssen der Beckenboden, die Mm. obturatorii, die Mm. coccygei und die Mm. piriformes untersucht bzw. behandelt werden! Beckenboden, Bauchmuskeln, Iliopsoas, M. quadratus lumborum und Zwerchfell müssen sich konzentrisch-exzentrisch auf einander abstimmen und sollten deswegen untersucht werden!

Für genauere Angaben möchte ich auf mein Buch: „Das Becken aus osteopathischer Sicht" verweisen (Meert 2009).

Damit erscheint eine gute Mobilität und Spannungsübertragung (Tensegrity) im Becken und Beckenboden umso wichtiger für die Funktion der Schließmuskeln.

Die Diaphragmen sollten spannungsfrei und harmonisch zusammenarbeiten, damit sie rhythmisch pumpen und die interstitiellen, venolymphatischen Flüssigkeiten gegen die Schwerkraft mobilisieren können.

Der am aktivsten arbeitende Motor ist zweifellos das abdominale Zwerchfell. Synchron mit dem Zwerchfell spannen sich beim Einatmen auch der Beckenboden und der Thoracic Outlet konzentrisch an und pumpen damit die abdominalen und thorakalen Flüssigkeiten sowie die Flüssigkeiten aus den unteren Extremitäten und aus dem Becken aufsteigende Flüssigkeiten kranialwärts. Die Bauchmuskeln und auch der Beckenboden funktionieren dabei als eine Art Gegenstütze oder „Fangnetz" und fangen den Druck der kontrahierenden Diaphragmen ab (➤ Abb. 4.48).

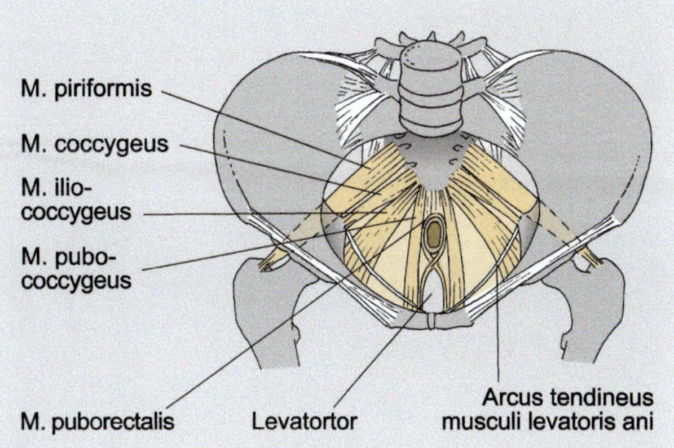

Abb. 4.46 Schematische Darstellung der oberen Ebene des Beckenbodens von ventrokranial (aus: Meert 2006) [L190]

Die Diaphragmen müssen aber auch in der Lage sein, exzentrisch und in verschiedenen vorgedehnten Positionen ihrer Aufgabe nachzukommen. Deswegen ist es in der Praxis äußerst wichtig, jedes einzelne Diaphragma korrekt auf die Atmung einzustellen, aber auch die Diaphragmen insgesamt in verschiedenen Positionen aufeinander abzustimmen und zu „rehabilitieren".

Das Fußdiaphragma und das kraniale Diaphragma funktionieren eher als „Federmodelle", um die einwirkende Spannungen passiv abzufangen.

Die Innervation des Beckenbodens geschieht durch die Rami musculares (Rami perinei) des N. pudendus (S3–S4) des Plexus sacralis. Der M. sphincter ani externus wird durch den N. rectalis inferior, einen Ast des N. pudendus, innerviert.

Aufgaben des Beckenbodens und seiner „Hilfsstrukturen":

- Stützfunktion für den Becken- und Bauchinhalt
- Sphinkterfunktion für Vagina, Urethra und Rektum und Unterstützung der Kontinenz

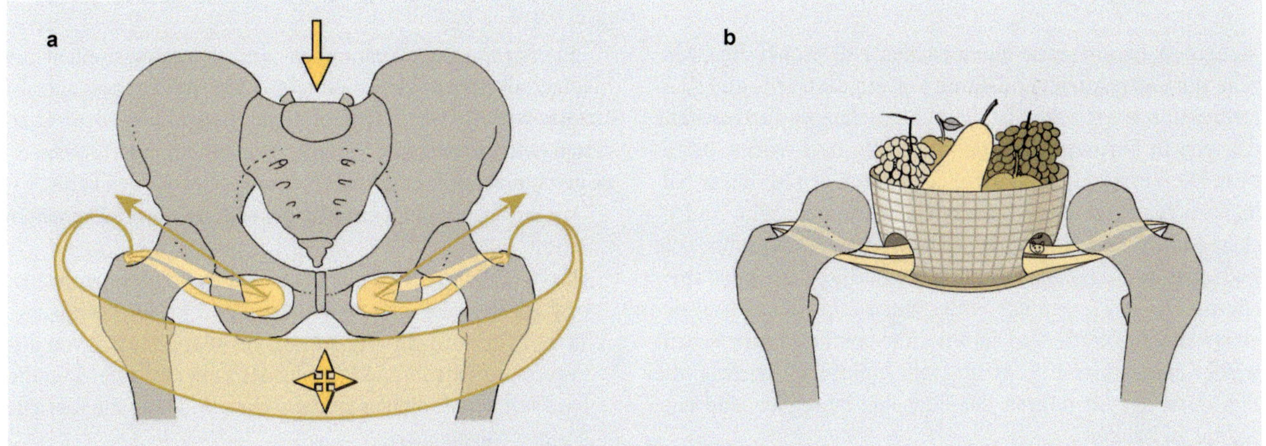

Abb. 4.47 Becken und Aufhängung. **a** Mm. obturatorii als Teil des Aufhängungssystems des Beckens. **b** Das Becken ist durch die myofasziale Kette (M. levator ani – Mm. obturatorii) wie ein „Obstkorb" bilateral an den Fossae trochantericae aufgehängt [L190]

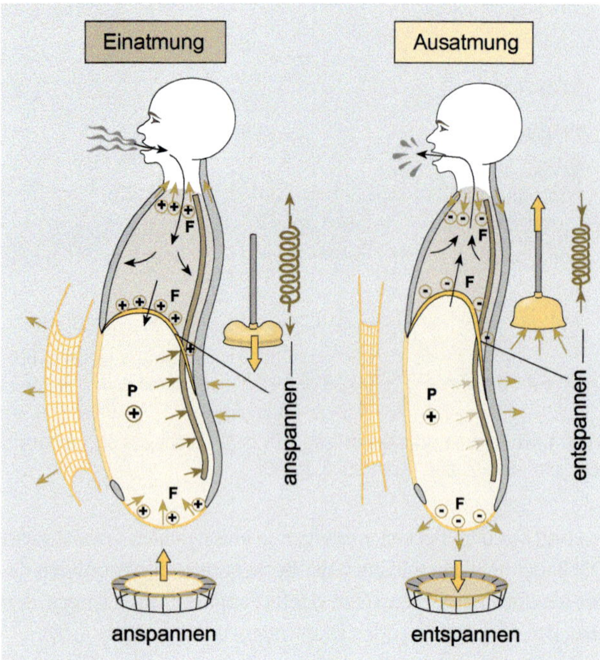

Abb. 4.48 Synchronarbeit zwischen Zwerchfell, Beckenboden und Thoracic Outlet/Inlet beim Flüssigkeitstransport. F. Muskelanspannung, P. Abdominaldruck [L190]

- Biomechanische Funktion: Anteriorisierung der Ilia iliosakral, Out-flare der Ilia iliosakral, Posteriorisierung des Sakrum sakroiliakal, Anteriorisierung des Os coccygis
- Aufhängung und Stoßdämpfung der Koxofemoralgelenke in Zusammenarbeit mit den Mm. obturatorii, Mm. coccygei und Mm. piriformes
- Dynamisierung der interstitiellen, venolymphatischen Flüssigkeiten in Zusammenarbeit mit den anderen Diaphragmen.

4.5 Das Fußdiaphragma als „Umschaltestation" der Myofaszialketten

Menschenaffen bestizen einen flachen Fuß, wobei die Großzehe stark abgespreizt und damit v. a. auf die Greif- und Kletterfunktion ausgerichtet ist. Beim Menschen ist die Großzehe dagegen in Fortbewegungsrichtung, also nach vorne, orientiert. Die Verstärkung der Großzehe durch den M. flexor hallucis longus sorgt für einen zusätzlichen Impuls beim Abdrücken des Fußes während des Gehens. Die Achillessehne, die Fußsohle und das Längs- und Quergewölbe des Fußes speichern beim Aufsetzen des Fußes einen erheblichen Teil der einwirkenden Kräfte und setzen diese beim nächsten Schritt wieder elastisch frei. Es ist deshalb funktionell wichtig, die Elastizität der Strukturen der Fußsohle beweglich und entspannt zu halten.

Der Fuß bildet das kaudale Ende des Körpers und verknüpft hier alle Myofaszialketten miteinander. Es bildet sozusagen einen „Endknotenpunkt" oder eine „Umschaltestation" der Geraden Anterioren Myofaszialketten (GAM), der Geraden Posterioren Myofaszialketten (GPM), der Kreuzenden Anterioren Myofaszialketten (KAM), der Kreuzenden Posterioren Myofaszialketten (KPM) und der statischen Kette (SK). Die Myofaszialketten wurden ausführlicher in „Das Becken aus Sicht der Osteopathie" vorgestellt [Meert 2009]).

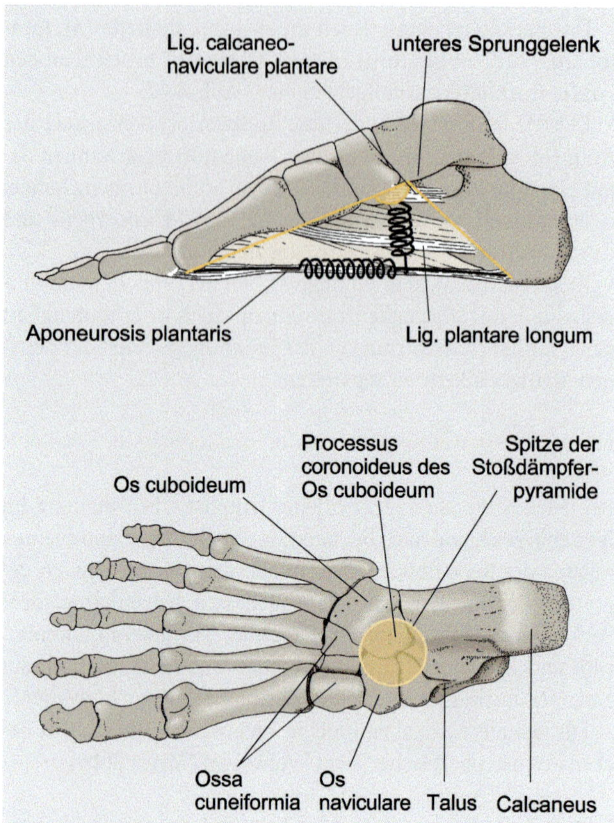

Abb. 4.49 Das Fußdiaphragma und die Stoßdämpferpyramide [L190]

Der Fuß wird beim Ausatmen durch die GAM und die KAM sehr minimal in Dorsalextension und Pronation geführt. Beim Einatmen wird der Fuß durch die GPM und die KPM sehr minimal in Plantarflexion und Supination geführt (> Abb. 4.2 bis > Abb. 4.4).

Eine harmonische Spannungs- und Bewegungsfreiheit der Myofaszialketten und insbesondere der Fußdiaphragmen ist äußerst wichtig. Das Fußdiaphragma bietet allen Myofaszialketten einen Ansatz und verknüpft sie miteinander, sodass eine geschlossene kinematische Kette gebildet werden kann.

Das Fußdiaphragma besteht generell aus zwei Elementen (> Abb. 4.49):

- **Oberflächliches Element:** Die Fascia plantaris superficialis bzw. Aponeurosis plantaris mit den dort entspringenden kurzen Fußmuskeln. Diese Aponeurose spannt sich von den Processus medialis und lateralis des Tuber calcanei über die Fasciculi longitudinales zu den Zehen und über die Fasciculi transversi quer aus.
- **Tiefes Element:** Das Lig. plantare longum ist zwischen der plantaren Fläche des Calcaneus und dem Tuber ossis cuboi-

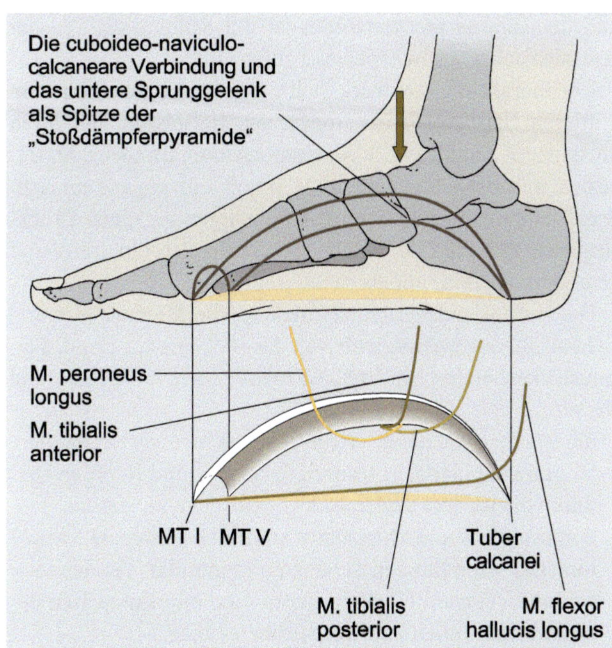

Abb. 4.50 Aufbau des Fußdiaphragmas und der „Stoßdämpferpyramide" als Tensegrity-Struktur [L190]

deum und den Metatarsalen gespannt. Kranial davon liegt die Fascia plantaris profunda.

Die Fußgewölbe bilden verschiedene Bogen, die als typische Abfederungsmodelle eines Tensegritymodells funktionell wichtig sind. Als knöcherne Basiselemente sind die Köpfchen der Metatarsale I und der Metatarsale V sowie der Tuber calcanei bedeutend. Das myofasziale Fußdiaphragma mit der Aponeurosis plantaris, dem Lig. plantare longum, dem Lig. calcaneo-naviculare plantare und den Muskeln der Fußsohle (insbesondere dem M. quadratus plantae, dem M. flexor digitorum brevis, dem M. abductor hallucis und dem M. abductor digiti minimi) sind zwischen diesen knöchernen Stützelementen gespannt und bilden damit die elastische Basis der „Stoßdämpferpyramide" des Fußes (> Abb. 4.50).

Das untere Sprunggelenk (subtalare Gelenk) und die cuboideo-naviculo-calcaneare Verbindung in Höhe des Processus coronoideus (= Processus calcaneus oder Apophysis pyramidalis) des Os cuboideum bilden die artikuläre Spitze dieser stumpfen Pyramide.

Der M. tibialis posterior, der M. flexor digitorum longus und der M. peronaeus longus umgreifen die Fußsohle von medial bzw. lateral.

Der M. tibialis posterior entspringt am tiefsten an der Membrana interossea und an der hinteren Fläche von Tibia und Fibula und inseriert an der Tuberositas ossis navicularis, Ossa cuneiformia I–III und die Basis der Ossa metatarsalia II–IV.

Der M. flexor digitorum longus entspringt an der hinteren Fläche der Tibia, genau unterhalb der Linea musculi solei und inseriert an den Phalanges distales der II.–V. Zehe an.

Der M. peronaeus longus entspringt am Caput fibulae, an der lateralen Fläche und dem hinteren Rand der Fibula, an den Septa intermuscularia cruris anterius und posterius und an der Fascia cruris und inseriert an der Tuberositas ossis metatarsalis I und an der plantaren Fläche des Os cuneiforme intermedium.

Diese Muskeln sorgen mit dem schrägen Verlauf ihrer Sehnen für eine zusätzliche dorsoventrale und laterolaterale „Verspannung" des Quer- und Längsgewölbes des Fußdiaphragmas und ziehen sozusagen gleichzeitig die Spitze der Pyramide nach kranial.

Als Unterstützung zum „Hochhalten" der Spitze der Pyramide kann man zusätzlich noch den M. tibialis anterior angeben. Dieser entspringt ventral an der Tibia, unterhalb des Condylus lateralis, proximal und lateral an der Fibula, an der ventralen Fläche der Membrana interossea und an der Fascia cruris und inseriert an der Basis des Os metatarsale I und an der plantaren Fläche des Os cuneiforme mediale.

Es ist weiterhin funktionell sehr wichtig, den Verlauf des M. flexor hallucis longus zu betrachten. Dieser Muskel entspringt distal an der hinteren Fläche der Fibula, an der Membrana interossea und am Septum intermusculare cruris posterior und die Sehne dieses Muskels verläuft in einer knöchernen Rinne (Sulcus tendinis musculi flexoris hallucis longi) zwischen dem Tuberculum laterale und dem Tuberculum mediale des Processus posterior tali. Weiter distal zieht diese Sehne dann in die Rinne unter dem Sustentaculum tali des Calcaneus und steuert damit die Varus-Valgus-Kippbewegung des Calcaneus. Die Sehne zieht dann longitudinal in der Fußsohle weiter zum Phalanx distalis der großen Zehe. Der M. flexor hallucis longus sorgt damit zusätzlich für eine „Verspannung" des Längsgewölbes des Fußes, aber auch für eine laterolaterale Stabilität des unteren Sprunggelenks.

Es ist funktionell für das Fußdiaphragma sehr wichtig, sowohl die myofaszialen als auch die artikulären und muskulären Elemente dieses Stoßdämpfermodells optimal mobil und spannungsfrei zu halten.

4.6 Thoracic Inlet/Outlet oder das thorakale Operkulum

Die venösen Gefäße ziehen von kranial aus dem Hals und von kaudal aus den oberen Extremitäten im Thorax, sodass man von einem Thoracic Inlet reden könnte. Andererseits verlaufen Arterien und Lymphgefäße aus dem Brustraum nach kranial, weshalb es vernünftiger wäre, von einem Thoracic Outlet zu sprechen.

Aus praktischer Sicht erscheint es aber sinnvoller, die Strukturen, die einen Engpass für die aus dem (bzw. in den) Thorax ziehenden Leitungsbahnen darstellen können, zu benennen: das Operkulum (der Deckel) des Thorax.

Das thorakale Operkulum ist mit einem „Tipi" (indianischen Zelt) vergleichbar (> Abb. 4.51). Der kaudale Rand dieses „Tipis" besteht aus einem knöchernen Ring. Dieser Ring besteht aus dem Manubrium sterni, den beiden Klavikulae, den beiden ersten Rippen, dem Acromion auf beiden Seiten,

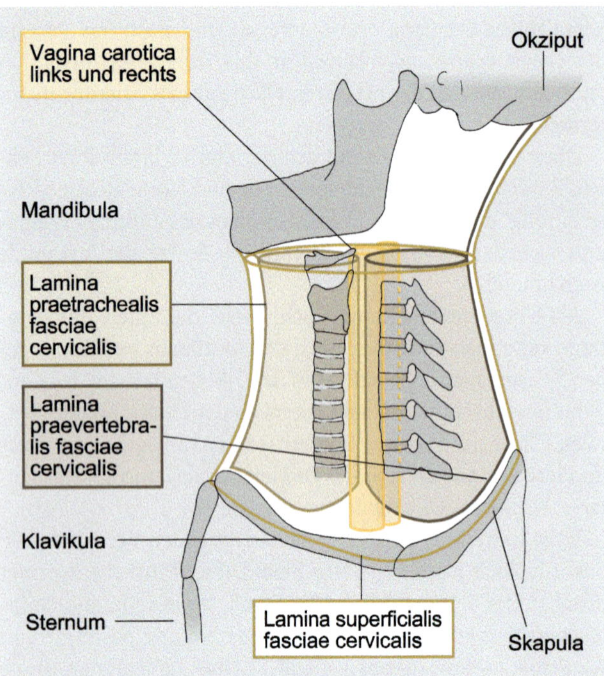

Abb. 4.51 Operkulum des Thorax als „Tipi" [L190]

der Spina scapulae bilateral und C7–Th1. Der kraniale Rand des Operkulums wird durch die Schädelbasis und die Mandibula gebildet.

Der kraniale Rand des Operkulums besteht aus dem Kopfgelenksbereich und dem Mundboden, den suprahyoidalen Muskeln und der Mandibula.

Der Deckel selber wird von den Halsfaszien und myofaszialen Strukturen gebildet, die wie ein Zelttuch über die kraniale Öffnung des Brustraums gespannt sind:

- Lamina superficialis fasciae cervicalis oder Fascia colli superficialis
- Lamina praetrachealis fasciae cervicalis oder Fascia colli media
- Lamina praevertebralis fasciae cervicalis oder Fascia colli profunda.

Die verschiedene Laminae der Fascia cervicalis sind über lockeres Bindegewebe miteinander verbunden und bilden damit wichtige Gleitlager sowohl für die muskulären und viszeralen Halsstrukturen als auch für die durchziehenden Lymphgefäße.

Zusätzlich ist bilateral eine spezielle bindegewebige Scheide (Vagina carotica) für die Leitungsbahnen des Schädels vorhanden: die A. carotis communis, die V. jugularis interna und den N. vagus.

Die Lamina superficialis fasciae cervicalis bettet den M. trapezius und die Mm. sternocleidomastoidei ein. Die Lamina praetrachealis fasciae cervicalis bettet die infrahyalen Muskeln ein und hat starke fasziale Verbindungen mit der Zwischensehne des M. omohyoideus, mit der Fascia des M. sternocleidomastoideus, mit der Klavikula und der ersten Rippe und mit der Vagina carotica. Die Lamina praevertebralis fasciae cervicalis bettet die prävertebralen Muskeln, die Mm. scalenii und die Nackenmuskeln ein. Zwischen der Lamina praetrachealis und der Lamina praevertebralis ist der Schlund als Teil der zentralen Sehne am Schädelbasis aufgehängt.

Der thorakale Unterdruck wölbt sich buchstäblich bis zum mittleren Halsbereich vor, sodass die Halsfaszien mit ihren muskulären Anteilen (z. B. M. sternocleidomastoideus, M. trapezius, infrahyale Muskulatur, M. omohyoideus) wie ein richtiges Diaphragma funktionieren. Sie sorgen für einen Druckausgleich zwischen dem Hals-Schädel-Bereich einerseits und dem Thoraxbereich andererseits.

Die Lamina praevertebralis bedeckt die Mm. scalenii und zieht als Bindegewebsscheide von der HWS bis zur Hand. Skalenuslücken bilden Ein-bzw. Austrittsstellen für Gefäße und Nerven:

- die V. subclavia, der arterielle Truncus thyrocervicalis, die V. suprascapularia, V. transversa cervicis und N. phrenicus durch die vordere Skalenuslücke (zwischen M. sternocleidomastoideus und M. scalenus anterior) → Engpass-Symptomatik: Schwellung in der oberen Extremität, Verklebungen und Verspannungen im supra- und interskapulären Bereich, Hypertonien im Zwerchfellbereich;
- der Plexus brachialis und die A. subclavia durch die mittlere Skalenuslücke (zwischen M. scalenus anterior und M. scalenus medius) → Engpass-Symptomatik: Kältegefühl, Parästhesien und Schwäche in der oberen Extremität;
- der N. thoracicus longus durch die hintere Skalenuslücke (zwischen M. scalenus medius und M. scalenus posterior) → Engpass-Symptomatik: Hypertonie bzw. Schwäche des M. serratus anterior.

Der M. scalenus minimus kann auch mit einer kräftigen Sehne vom Processus transversus von C7 und gelegentlich auch von den Processus transversi von C5 und C6 entspringen. Interessant ist aber, dass dieser Muskel meistens an der ersten Rippe inseriert und manchmal in die Pleurakuppel einstrahlt, weswegen er auch M. scaleno-pleuralis genannt wird. Manchmal ist dieser Muskel atrophiert und bildet einen bindegewebigen Strang, der als Lig. pleurovertebrale (oder Lig. transversopleurale) und Lig. pleurocostale zwischen dem Processus transversus von C7 (bzw. manchmal zwischen dem Hals der ersten Rippe) und der Pleurakuppel gespannt ist (> Abb. 4.52).

Es ist in der Praxis sehr wichtig, die Spannungen und Verklebungen dieser myofaszialen Strukturen des thorakalen Operkulums, das die kraniale Öffnung des Brustraums abdeckt, zu beheben und die Beweglichkeit des Sternums, der Klavikulae, der ersten Rippen und des zervikothorakalen Übergangs zu befreien, um dem flüssigen „Atem des Lebens" Durchlass zu gewähren. Besonders die lymphatischen Flüssigkeiten im Ductus thoracicus, die aus dem Brustkorb, dem Abdomen und den unteren Extremitäten aufsteigen, die venösen Flüssigkeiten in der V. jugularis interna, die aus dem Schädel abfließen, und die venösen und lymphatischen Flüssigkeiten aus den oberen Extremitäten sind durch mögliche Verspannungen im Bereich dieser Strukturen in ihrer freien Strömung gefährdet.

Beim Einatmen hebt und vergrößert sich das Lumen des kaudalen Operkulumrands. Die knöchernen Strukturen, insbe-

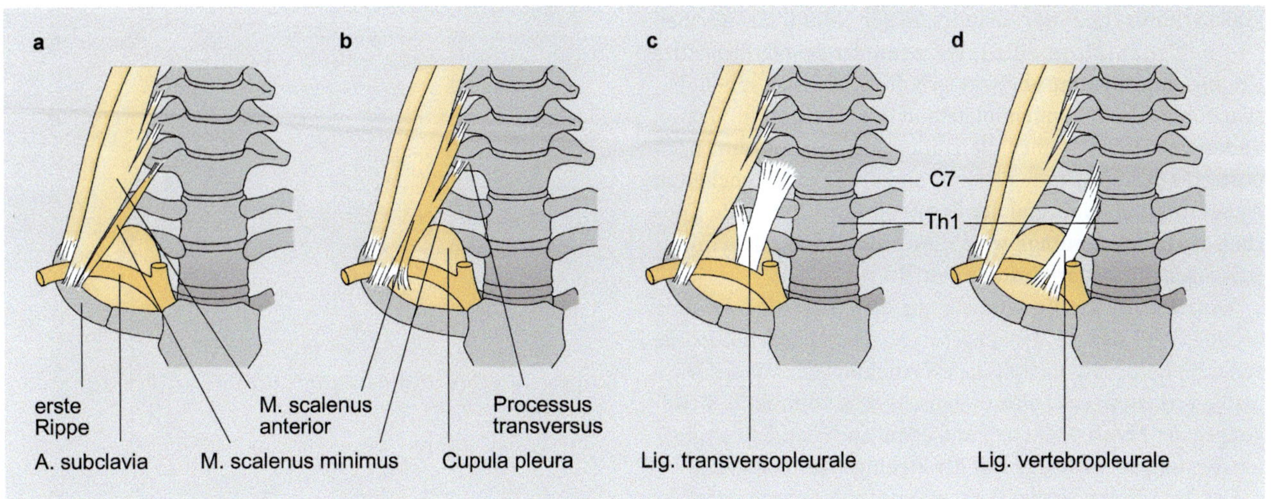

Abb. 4.52 Variationen: **a** M. scalenus minimus (häufig); **b** M. scaleno-pleuralis mit verbreitertem Ansatz auf der Cupula pleurae (selten); **c** Lig. transversopleurale (häufig); **d** Lig. vertebropleurale (häufig) (modifiziert nach Lanz und Wachsmuth 2004) [L190]

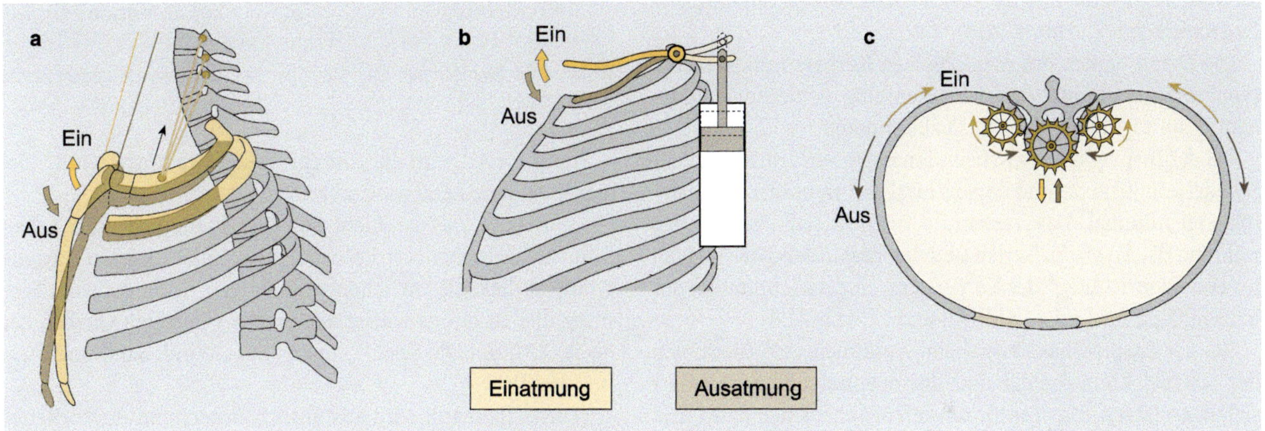

Abb. 4.53 Atembewegungen des kaudalen Operkulumrands. **a** und **b** Atembewegungen in der sagittalen Ebene. **c** Atembewegungen in der transversalen Ebene [L190]

sondere die ersten Rippen, führen eine Außenrotation in der transversalen Ebene und eine Pumpschwengelbewegung nach kranial in der sagittalen Ebene aus (> Abb. 4.53). Beim Ausatmen senkt und verkleinert sich das Lumen des kaudalen Operkulumrands. Die knöchernen Strukturen, insbesondere die ersten Rippen, führen eine Innenrotation in der transversalen Ebene und eine Pumpschwengelbewegung nach kaudal in der sagittalen Ebene aus.

In der Praxis kann man sich diese Bewegungen zum „Durchpumpen“ der Flüssigkeiten durch die kraniale Öffnung des Brustraums zunutze machen.

4.7 Das kraniale Diaphragma

Das Diaphragma im Schädel wird von den Meningen gebildet. Aus osteopathischer Sicht stehen diese Membranen unter einer ständigen dynamischen Spannung, sodass eine Änderung in der Spannung der einen Membran unmittelbar eine Spannungsänderung in der anderen Membran hervorruft (Sutherland 2004, Greenman und Mc Partland 1995). W.G. Sutherland und H.I. Magoun bezeichnen die Meningen deswegen als reziproke Spannungsmembranen (Sutherland 2004, Magoun 1976), was die Bedeutung der Spannungsübertragungen unter den Meningen besonders betont. Hier sei wiederum der Begriff der „Tensegrity“ oder Spannungseinheit betont, die natürlich auch im Schädel vorhanden sein sollte!

Bei Babys helfen diese Membranen, die Schädelknochen, die sich durch den mechanischen Einfluss des Geburtsakts verschoben haben, neu zu ordnen und Kongruenz zu schaffen.

Das innere Blatt der Dura mater bildet Duplikationen, die den venösen Sinus (Sinus durae matris) umgeben und Trennwände oder Septa für Teile des Hirns bilden. Man unterscheidet (Meert 2012):

- **Falx cerebri**
- **Tentorium cerebelli**
- **Falx cerebelli**
- **Diaphragma sellae**

Aus osteopathischer Sicht wird die „Potency“, das Mysterium des Lebens, als die treibende Kraft hinter dem Kraniosakralrhythmus und der diaphragmalen Mobilität gesehen (> Kap. 4.2) (Meert 2012). Während der Inspir-Phase des Kraniosakralrhythmus bewegt sich die Symphysis sphenobasilaris, also das Os sphenoidale und das Okziput, in Flexion und zieht demnach über die Dura mater das Sakrum nach posterior (kraniosakrale Flexion) und die Schädelknochen in Außenrotation. Während der Exspir-Phase rotieren die Knochen zurück. Allerdings wird dieser Kraniosakralrhythmus wissenschaftlich stark infrage gestellt.

Trotzdem ist die Verbindung zur diaphragmalen Atmung wichtig. Weil sich die dynamischen Myofaszialketten über die statische Kette, also über fasziale Verbindungen, mit der Dura mater verketten, erscheint es logisch, dass kontraktile Bewegungen der Myofaszialketten und damit auch der diaphragmalen Atmung die Beweglichkeit der Meningen unterstützen.

Das Tentorium cerebelli und eigentlich das ganze intrakraniale Membransystem können damit als Diaphragma des kraniosakralen Mechanismus bzw. des Geweberhythmus betrachtet werden. Es senkt und flacht sich ebenso wie das abdominale Zwerchfell ab (> Abb. 4.54).

Die Diaphragmen des menschlichen Körpers funktionieren synchron und beeinflussen sich gegenseitig. Änderungen in einem Diaphragma betreffen auch alle anderen.

Bei der Inspir-Phase bzw. beim Einatmen verkleinert sich der Schädel kraniokaudal und dorsoventral und verbreitert sich laterolateral minimal. Das Tentorium cerebelli senkt sich dabei, während die Myofaszialketten und diaphragmalen Bewegungen für eine „Aufrichtung" des Körpers und eine Außenrotation der Extremitäten sorgen (> Abb. 4.4 und > Abb. 4.54).

Bei der Exspir-Phase bzw. beim Ausatmen vergrößert sich der Schädel kraniokaudal und dorsoventral und verkleinert sich laterolateral. Das Tentorium cerebelli hebt sich dabei und die Myofaszialketten und diaphragmale Bewegungen sorgen für eine „Zusammenrollen" des Körpers und eine Innenrotation der Extremitäten (> Abb. 4.3 und > Abb. 4.54).

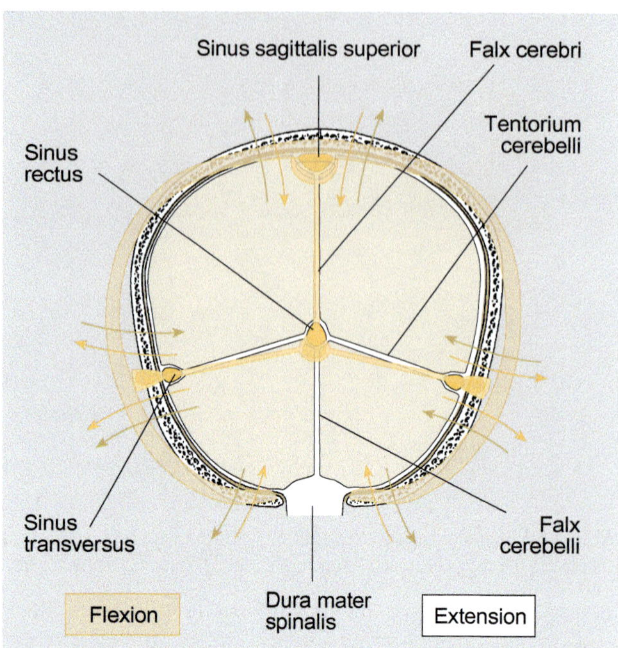

Abb. 4.54 Biomechanik der Meningen im Kraniosakral- oder Geweberhythmus [L190]

Auf diese Art wird die „Durchsaftung" des Körpers mit Flüssigkeiten bedeutend unterstützt.

„Wasser, ... es ist nicht so, dass man dich zum Leben braucht: du selber bist Leben ... Durch dich kehren uns alle Kräfte zurück, die wir schon verloren gaben. Dank deiner Segnung fließen in uns wieder alle bereits versiegten Quellen der Seele" (Antoine de Saint-Exupéry, aus „Wind, Sand und Sterne", 1939).

(Diese Thematik wird ausführlich in meinem Buch „Venolymphatische kraniosakrale Osteopathie" behandelt [Meert 2012].)

KAPITEL

5 Rhythmen

5.1 Einführung und Gedanken zu Rhythmus und Therapie

Nichts steht still, sondern alles bewegt sich, alles „schwingt" vor sich hin.

R. Fulford schreibt, dass jedes Lebewesen mit dem Fluss der elektrischen Lebenskraft, die das Universum durchdringt, pulsiert (Fulford 2005). Er ist der Ansicht, dass bei guten Schwingungen auch eine gute Gesundheit besteht. Meditation stellt dabei eine gute Möglichkeit dar, um die eigene Schwingungsrate kennen zu lernen.

Schwingungen erzeugen z. B. Farben, Töne, Musik und Worte. Manche Schwingungen kann man sehen, manche kann man hören, andere kann man eher spüren.

Interessierte Leser seien an dieser Stelle auf Bücher zur nicht linearen Dynamik, zum Hyperchaos und zur Chaos-Hierarchie bzw. zu Fraktalen verwiesen (Baier 2001, Strogatz 2004).

Praxistipp

Wissenschaftliche Aufgabe

Besonders im Hinblick auf das Hauptthema „Flüssigkeiten" ist ein Hinweis notwendig, dass rhythmische Kräfte (rhythmisch angewendete Techniken) ödematöse Regionen „melken" können und somit einen besseren Abtransport der gestauten Flüssigkeiten ermöglichen. Vorausgesetzt man sorgt zusätzlich dafür, dass die Drainagewege vorher befreit werden!

Körperrhythmen (Herzschlag, Atmung, Kraniosakralrhythmus usw.) sind individuell unterschiedlich und subjektiv. Leider erweckt die Interpretation von rhythmischen Phänomenen und demzufolge auch deren Behandlung den Verdacht, unwissenschaftlich zu arbeiten. Zusätzlich sind die Resultate schlecht durch Experimente prüfbar und weniger reproduzierbar. Es scheint sowohl für Therapeuten als auch für Naturwissenschaftler eine schwierige Aufgabe zu sein, auch Individualität und Subjektivität in ihrem Denkrahmen aufzunehmen (Meert 2012).

Beim Thema Rhythmus denkt man meistens spontan an den Herz-, Atem- oder Schlaf-Wach-Rhythmus. Dass sich dahinter aber viel mehr verbirgt und sogar staunenswerte Phänomene auftauchen, möchte ich im Folgenden darstellen. Im Laufe eines Tages atmet der Mensch z. B. etwa 28.000-mal, was aus mechanischer und flüssigkeitsdynamischer Sicht erstaunlich viel und wichtig ist.

Obwohl man es noch nicht erklären kann, ist Rhythmus und Synchronizität eine stark verbreitete Tendenz im Universum, bei Atomen, bei Tieren, bei Menschen, aber auch bei Planeten.

Im menschlichen Körper existieren viele verschiedene Rhythmen. Sowohl der Körper als Ganzes als auch die einzelnen Organe und sogar einzelne Zellen weisen Rhythmen auf, die einerseits unregelmäßig sind (Mathematiker würden eher von chaotisch oder nicht linear dynamisch sprechen), andererseits durch ein gewisses Zusammenspiel für einen orchestralen Akt sorgen.

Einige Gewebe, wie Knochen oder Faszien, werden etwa 10–15-mal im Leben komplett erneuert. Andere, wie Haut oder Dünndarm, werden sogar bis zu 10.000-mal „ausgewechselt". Atome oszillieren und vibrieren sogar trillionenfach in der Sekunde.

Vielleicht können auch einige Ideen dieser Arbeit neue „Wellen" aufwerfen. Der Rhythmus kann das Chaos ordnen, indem es z. B. Wellen und Kräfte bündelt, die sich sonst im Chaos ungestüm entladen und verpuffen. Trotzdem ist Rhythmus nie gleichförmig, sondern flexibel und anpassungsfähig.

Organismen, die regelmäßige Veränderungen ihrer Umgebung und Umwelt vorausahnen und sich dadurch besser bzw. schneller an diese Veränderungen anpassen können, haben in der Natur einen deutlichen Überlebensvorteil. Dazu brauchen diese Organismen aber innere Uhren. Pflanzen schalten z. B. ihren Stoffwechsel bereits auf Photosynthese um, bevor es hell wird. Säugetiere lassen ihre Körpertemperatur bereits vor dem Aufwachen ansteigen.

Schon Platon hat Rhythmus als Ordnung der Körperbewegungen definiert.

G. Baier betrachtet Rhythmus als „eine Folge von sich wiederholenden Ereignissen, die einer inneren Logik gehorcht und die deswegen für andere Menschen nachvollziehbar ist" (Baier 2001).

In der Natur lässt Rhythmus immer wieder neues Leben aufblühen. Fehlt dagegen der rhythmische Wechsel der Jahreszeiten, dann wird das Leben schwierig, wie z. B. am Nordpol oder in der Wüste.

Bemerkung des Autors

Eigentlich sind alle Lebewesen „Oszillatoren", die sich ständig verändern und rhythmisch pulsieren. Ich habe jahrelang die Erfahrung machen dürfen, dass sich viele Kinder mit zerebraler Lähmung (cerebral palsy) in eine Welt aus rhythmisch schaukelnden Bewegungen zurückziehen. Es kann funktionelltherapeutisch, aber auch menschlich sehr sinnvoll und auch spannend sein, sich diesen Kindern mit sanften, rhythmischen Bewegungen zu nähern.

Es ist für Mathematiker anscheinend kein Problem, die Interferenz bei einer Koppelung von zwei Oszillatoren zu berechnen und zu verstehen. Im Körper gibt es aber unzählige größere (z. B. Atmung, Herz) Oszillatoren und Milliarden (wenn man jede Zelle als Oszillator betrachtet) kleinere Oszillatoren. Mathematiker, wie S. Strogatz, stellen fest, dass die Wissenschaft die nicht-lineare Dynamik von Systemen mit derartig vielen Oszillatoren und entsprechend vielen Variablen momentan noch nicht in den Griff bekommt (Strogatz 2004).

Die Entstehung von Rhythmen kann zwei Ursachen haben:

- Einerseits können räumliche Begrenzungen dafür sorgen, dass infolge von „Schritt-Bewegungen" der Fortbewegungsorgane oder „Pumpbewegungen" der Transportorgane rhythmische Bewegungen entstehen.
- Andererseits können sich Regelvorgänge wiederholen, damit der Organismus sich effizienter und rechtzeitig auf periodisch wiederkehrende Regelereignisse einstellen kann. Dadurch kann er besser eingreifen, als wenn er unvorbereitet von einem Ereignis überrascht wird. Die Evolution hat somit bestimmte, vererbbare Rhythmizitäten herausgezüchtet.

Zu Festes und Starres kann durch Rhythmus mit nur wenig Kraft (!) gelöst werden; Rhythmus stellt damit eines der Geheimnisse des Lebens dar. Auch beim Sport, z. B. beim Joggen, ist es wichtig, seinen eigenen Rhythmus zu finden, nicht nur um weiter und länger, sondern v. a. um angenehmer laufen zu können. Babys können mit rhythmischen Schaukelbewegungen wieder beruhigt werden.

Osteopathen üben schon seit langem rhythmische Techniken aus, etwa die sanften rhythmischen kraniosakralen Techniken, aber auch die rhythmischen „Global-Body-Adjustment-Techniken" (General Osteopathic Treatment) nach Littlejohn und Wernham (Hermanns 2007)

Ist eigentlich viel Kraft notwendig, um Einfluss nehmen zu können? Ist es durch ein Zurückgewinnen von Rhythmus möglich, Kraft für den Patienten zu schöpfen? Ist es denkbar, dass im Chaos des Stoffwechsels eine strukturierende, rhythmische Kraft eine entscheidende Rolle spielt?

Obwohl Stressfaktoren pausenlos chaotisch auf den Körper einwirken, ist es nicht selbstverständlich, dass das Ergebnis (nicht nur die Reaktion des Körpers an sich, sondern auch die daraus resultierende Gesundheit oder Krankheit) trotzdem meistens geordnet, berechnet oder überlegt ist! In der heutigen Zeit ist eine Reizüberflutung – sowohl visuell, akustisch, olfaktorisch als auch digestiv – immer häufiger der Fall.

5.2 Biorhythmen: rhythmische Funktionen im Körper

In der chinesischen Medizin betrachtete man schon früh den Puls als Summe der Einzelrhythmen der verschiedenen Organe. Ein harmonischer Puls ist hier ein Zeichen von Gesundheit, eine Disharmonie weist eher auf Krankheit hin.

Ähnlich kann man den so genannten Kraniosakralrhythmus betrachten. W. G. Sutherland spricht von der „fluctuation of the tide", einer Bewegung der zerebrospinalen Flüssigkeit, die durch Inhalation anflutet und durch Exhalation verebbt (Sutherland 2004). Diese Bewegung nennt er in Anlehnung an E. Swedenborg den primären Atemmechanismus oder auch den „Atem des Lebens" (Hartmann 2010). Der Liquor cerebrospinalis fluktuiert in den inneren und äußeren Liquorräumen, nämlich in den Ventrikeln, in den Ventrikelverbindungen, in der Canalis centralis und den Subarachnoidalräumen.

Swedenborg merkt dazu an, dass es nicht die rollenden Wellen sind, die die Gezeiten bilden, sondern die Bewegung des gesamten Wasserkörpers namens Ozean. Was aber versteht man unter diesem Ozean? Es reicht nicht aus, sich nur auf die zerebrospinale Flüssigkeit zu beziehen. Vielmehr ist es notwendig, auch das Blut, die Lymphflüssigkeit und die interstitielle Flüssigkeit zu berücksichtigen, ebenso wie deren Drainagewege, die als „Flüsse" schließlich in den Ozean, das „Meer des Lebens", münden (Meert 2012).

Der französische Astronom J. J. d'Ortous de Marain entdeckte im 18. Jahrhundert bei einer Pflanze Blattbewegungen, die einen Tagesrhythmus aufwiesen und endogen gesteuert wurden. Die Blätter schienen sich auch bei Dauerdunkelheit weiter im Tagesrhythmus zu bewegen (Lamberg 2000).

R. Knox veröffentlichte bereits in 1815 einen Artikel über die Rhythmik der Körperfunktionen (Knox 1815). Der Berliner Arzt W. Fließ stellte 1890 eine Theorie der Biorhythmen auf, wobei er einen physischen 23-Tage-Rhythmus und einen emotionalen 28-Tage-Rhythmus postulierte. Diese Rhythmen sollen mit der Geburt einsetzen und dann regelmäßige Schwingungen aufzeigen (Freud 1999). W. Fließ stellte sehr komplexe mathematische und statistische Berechnungen an, um seine Theorie der Biorhythmen zu bestätigen. Er arbeitete viele Jahre mit Sigmund Freud zusammen, der mithilfe seiner Traumdeutung versuchte, die von Fließ aufgestellten Theorien zu verifizieren.

Erst nach dem zweiten Weltkrieg interessierten sich weitere Wissenschaftler intensiv für Biorhythmen. Forscher wie W. Pfeffer, E. Bünning, K. von Frisch und J. Aschoff untersuchten die Blütenöffnung bei Pflanzen, Schlüpfvorgänge bei Insekten, Stoffwechselvorgänge bei Tieren und beim Menschen und fanden heraus, dass diese Vorgänge auch unter konstanten Laborbedingungen ungehindert ihren Rhythmus verfolgen. Man war sich zwar einig, dass die Stoffwechselvorgänge beim Menschen Schwankungen unterliegen, konnte jedoch keinen Konsens erreichen, ob diese Schwankungen regelmäßig ablaufen.

Weil die Periodenlänge der Tagesrhythmen nur ungefähr 24 Stunden beträgt, muss es so genannte „Zeitgeber" geben, die den „Schrittmacher" („die innere Uhr") mit dem Tagesablauf synchronisieren.

Bei Pflanzen scheint es mehrere innere Uhren ohne übergeordnetes Zentrum zu geben (Piechulla und Roenneberg 1999). Bei Tieren kann ein solches übergeordnetes Zentrum im Zentralnervensystem, und zwar im Bereich des visuellen Systems gefunden werden. Bei Säugetieren werden tagesrhythmische Vorgänge vom Nucleus suprachiasmaticus gesteuert. Auch in der Netzhaut von Wirbeltieren konnten „Schrittmacher" nachgewiesen werden.

In den letzten Jahren konnte bei Tieren das molekulare Uhrwerk anhand einer selbst regulierenden Rückkopplungsschleife auf der Ebene der Genexpression verfolgt werden. Die verschiedenen Oszillator-Mechanismen und die Komplexität der Synchronisationen und Rückkopplungsschleifen beim Menschen sorgen wahrscheinlich für Abschirmung von störenden Einflüssen (z. B. Temperatur-, Energie- oder Nährstoffänderungen) und auch für die Robustheit der biologischen Uhr. Sowohl molekulare und zelluläre Mechanismen als auch genetische Faktoren spielen beim Menschen anscheinend eine große Rolle. Der komplexe Zusammenhang dieser Faktoren muss jedoch noch genauer erforscht werden.

G. Baier sieht die biologischen Rhythmen zwar als unregelmäßig, aber niemals als zufällig an (Baier, 2001). Er unterscheidet zwischen natürlichen und krankhaft veränderten Rhythmen.

Obwohl für jeden biologischen Rhythmus wahrscheinlich eine Art Grundfrequenz vorliegt, ist eine mechanische Vorstellung mit konstanter Frequenz viel zu starr und mangelhaft. Sogar bei gesunden Personen zeigt der Herzrhythmus gewisse „Unregelmäßigkeiten" auf, ohne dass die Gesundheit deswegen gefährdet wäre.

Die Herzrate von gesunden, jungen Menschen und Sportlern variiert deutlich stärker. Auch schlägt das Herz offensichtlich ungleichmäßiger als bei kranken alten Menschen. Ein starrer, wenig variabler Rhythmus bildet in diesem Fall ein Indiz eines erhöhten Risikos für eine Herzpathologie. Aber auch die totale Anarchie würde dem Herz wenig bringen – im Gegenteil, das Schlimmste, was dem Herzen passieren könnte, wäre, wenn jede Herzzelle sich wie ein eigenständiger Schrittmacher verhalten und Extrasystolen auslösen würde.

Der ideale Rhythmus für das Herz liegt wahrscheinlich irgendwo zwischen einer perfekten Synchronisation und Koordination und einer absoluten und freien Variabilität. Weitere wissenschaftliche Studien, u. a. über Extrasystolen, sind hier notwendig.

Auch in Tierversuchen konnte beobachtet werden, dass die Entwicklung des Embryos erst beginnt, wenn Kalzium in der befruchteten Eizelle einen bestimmten Oszillationsrhythmus aufweist und damit das Signal für den Anfang eines neuen Lebens gegeben hat (Baier 2001).

Auch Hormone werden zyklisch produziert, sodass man die Drüsen als Musikanten eines Orchesters betrachten könnte. Die Drüsen schütten ihren Vorrat an Hormonen nicht gleichmäßig ins Blut aus, wodurch ein sehr komplexes Zusammenspiel mit Feedback (Rückkopplung) entsteht.

Das Immunsystem und das Stresssystem gleichen sich gegenseitig sozusagen aus (Bauer 2002). Dabei pendeln sie aber auch in einem 24-Stundenrhythmus. Etwa zwischen 4:00 und 6:00 Uhr erreicht die Kortisolproduktion ihren Gipfel, zwischen 14:00 und 15:00 Uhr hingegen ein Tief. Um 16:00 Uhr erreicht die Kortisolproduktion anscheinend einen zweiten Gipfel und in der Nacht erneut ein Tief. Die Aktivität des Immunsystems verläuft genau gegenläufig, was die Zahl der Immunzellen im Blut, die Ruheproduktion von Zytokinen (Botenstoffe des Immunsystems) und die Körpertemperatur betrifft. Während Kortisol eher einen „Wachmacher-Effekt" hat, erzeugen die Zytokine eher Müdigkeit, sodass sich auch in einem gesunden Biorhythmus Wachheits- und Müdigkeitphasen abwechseln.

Auch die zelluläre Präsenz und die Funktion von Immunzellen weisen einen Zirkadianrhythmus auf (Heine 1997). Im Differenzialblutbild gesunder Probanden konnte Heine zeigen, dass von 2:00 bis 4:00 Uhr morgens Monozyten, neutrophile Leukozyten, Zytokine, Kortisol und Adrenalin in minimaler Menge vorhanden sind, während sie zwischen 8:00 und 11:00 Uhr vormittags in maximaler Menge vorhanden sind. B-Lymphozyten erreichen ein Maximum abends um 20:30 Uhr und ein Minimum morgens um 4:30 Uhr. Mit den T-Lymphozyten verhält es sich genau umgekehrt: Sie erreichen ihr Minimum abends um 20:30 Uhr, ihr Maximum hingegen morgens um 4:30 Uhr.

Endokrinologen wie K. Plank und sein Team der Medizinischen Hochschule in Hannover sind der Ansicht, dass jede Person eine Art „Hormonfrequenz-Fingerabdruck" besitzt (Baier und Stahl 2002). Die Hormonproduktion stellt individuell unterschiedliche und charakteristische Pulsationen dar, wobei die genaueren Zusammenhänge noch nicht ganz erforscht sind.

Es scheint allerdings so zu sein, dass zu starke Unregelmäßigkeiten dieser Rhythmen dazu führen, dass die Informationen, die sie vermitteln sollen, falsch verstanden werden. Dadurch können Krankheiten ausgelöst werden (Baier und Stahl 2002).

Auch Bewegungen des Körpers und die Aufrechterhaltung der Statik geschehen durch zyklische Depolarisierungen und Repolarisierungen der Muskelfasern. Z. Comeaux versucht, das Nervensystem aus funktioneller Sicht neu zu definieren und es als dynamischen, zyklischen Prozess darzustellen. Er beschreibt, dass Gruppen von Neuronen kooperativ feuern und sich damit gegenseitig zyklisch aktivieren (Comeaux 2005). Dieses Aktivieren wird dann linear an einen weiter entfernten Punkt im Nervensystem weitergegeben. Manche Nervenzellen funktionieren dabei sozusagen als „Generatoren". Man kann allgemein feststellen, dass willentliche und propriozeptive Muskelfunktionen eine rhythmische neuronale Koordination beinhalten.

G. Schalow und G. Zach fanden heraus, dass rhythmische äußerliche Anwendungen manchmal eine Muskelspastik überwinden können (Schalow und Zach 1998). Bei meiner eigenen Arbeit mit Kindern mit zerebraler Lähmung konnte ich mit rhythmischen Behandlungstechniken viel versprechende Erfahrungen sammeln. Manche Kinder konnten z. B. durch eine Hippotherapie die Gangbewegungen des Beckens spüren und dadurch schneller und besser (mit Gehhilfen) gehen lernen.

Das gesamte neuromuskuläre koordinative System besitzt eine rhythmische Funktion. Z. Comeaux nimmt an, dass sich hypertones Muskelgewebe durch den Schmerz und die Dysfunktion so arhythmisch depolarisiert, dass man die resultierende Problematik als „Dysrhythmie" bezeichnen könnte (Comeaux 2005). Er nennt seine Techniken „facilitated oscillatory release" (FOR).

Bemerkung des Autors

Leider findet diese funktionelle, rhythmische Sichtweise bis jetzt kaum klinische Anwendung und man steckt hier wissenschaftlich sicherlich erst in den Kinderschuhen. Vielleicht kann ich mit dieser Arbeit und den beschriebenen rhythmischen Techniken dazu einen kleinen Beitrag leisten.

J. L. Oschman berichtet hypothetisch über pulsierende magnetische Felder mit extrem niedriger Energie und niedriger Frequenz, die auch von der Hand eines Therapeuten ausgehen können. Diese können therapeutisch eingesetzt werden um Krankheiten zu behandeln. Er beschreibt Frequenzen <100 Hz und ihre heilenden Wirkungen (Oschman 2000). Weiterhin stehen natürlich auch andere (hohe) Frequenzbereiche, z. B. in Form von Behandlungsgeräten, zur Verfügung. Weitere wissenschaftliche Untersuchungen sind hier notwendig.

G. Hitzenberger beobachtet, dass es in den Morgenstunden einen drastischen Anstieg des diastolischen und systolischen Blutdrucks sowie der Herzfrequenz gibt. Aber auch andere Faktoren, wie die Katecholaminsekretion, der Sympathikotonus, die Renin-Angiotensin-Aldosteronsekretion, die Kortisolsekretion und die Plättchenaggregation steigen in den Morgenstunden an, während die fibrinolytische Aktivität in den Morgenstunden sinkt. Hitzenberger weist darauf hin, dass nach statistischen Aufzeichnungen auch Herzinfarkte, plötzlicher Herztod und thrombotisch ausgelöste Schlaganfällen, stark gehäuft in den späten Morgenstunden auftreten (Hitzenberger 2001).

Auch sympathische Impulse (v. a. Vasokonstriktionsimpulse) der Skelettmuskel können unterschiedliche Rhythmen mit enger Verbindung zum Herzrhythmus aufweisen, haben aber einen dominanten Rhythmus von 2–6 Zyklen pro Minute (Appenzeller et al. 2000, Part II).

Es ist eine enorme Aufgabe für die Physiologie, Zusammenhänge zwischen den verschiedenen rhythmischen Prozessen zu untersuchen. Die Höhe der unterschiedlich einwirkenden Frequenzen variiert auf der Größenskala sehr stark. So beträgt die Frequenz des EEG etwa 10/sec., die Herzfrequenz etwa 1/sec., die Respirationsfrequenz etwa 0,167/sec., der Schlaf-Wach-Rhythmus etwa 1 proTag, der Menstruationszyklus etwa 1 pro 28 Tage und der Wechsel der Jahreszeiten hat sogar eine noch kleinere Frequenz.

J. W. Rohen unterteilt die rhythmischen Funktionen im Körper folgendermaßen (Rohen 2000):

- **Die Rhythmik des Informationssystems** offenbart durch die Frequenzen der Nervenaktionen die Einflüsse der Außenwelt. Diese Rhythmen sind dadurch sehr wechselhaft bzw. stark frequenzmoduliert (z. B. EEG). Die Frequenz dieses Informationssystems hängt stark mit dem ZNS zusammen und deckt sozusagen den „Hochfrequenzbereich" des Körpers ab (ca. 1–1000/sec.) und wird v. a. vom Umfeld bestimmt.
- Demgegenüber steht die **Rhythmik des Stoffwechselsystems,** die als „Niederfrequenzbereich" des Körpers (ca. 2–3/Min. bis 1/d) betrachtet werden kann. Diese Rhythmik, z. B. die Peristaltik, dient vorwiegend Stoffwechselaktivitäten, der Verdauung, dem Schlaf-Wachen und der Erholung. Die Niederfrequenzen werden autonom und genetisch, aber auch „phylogenetisch" gesteuert. Man weiß aber bis heute eigentlich nur sehr wenig über die Steuerung dieser Rhythmik.
- Zwischen dem Hochfrequenz- und Niederfrequenzbereich befindet sich das **rhythmische Transport- und Verteilungssystem.** Es bildet z. B. über Atmung und Kreislauf eine Art Puffersystem zwischen den beiden vorher beschriebenen Frequenzsystemen. Interessant ist hier die Interaktion zwischen Bewusstsein und Atmung. Zwar kann man die Atemfrequenz willentlich steuern, häufig wird diese aber auch unbewusst beeinflusst.

Das rhythmische Geschehen der Atmung durchzieht den ganzen Körper bis auf zelluläres Niveau, da auch jede Zelle selber „atmet", d. h. Sauerstoff aufnimmt bzw. Kohlensäure abgibt. J. W. Rohen spricht in diesem Zusammenhang von der „inneren Atmung" (Gasaustausch zwischen Blutgefäße und dem Interstitium) und der „äußeren Atmung" (Gasaustausch zwischen Lungengefäße und Außenwelt; Rohen 2000). Der Kraniosakralrhythmus bzw. Geweberhythmus lässt sich meiner Meinung nach mit dieser inneren Atmung vergleichen, weil es sich um den gleichen Mechanismus handelt (Meert, 2012).

5.3 Rhythmus als Zeichen für Gesundheit

G. Hildebrandt et al. weisen darauf hin, dass bei etwa 70 % der Menschen die Pulsfrequenz im Tiefschlaf das Vierfache der Atemfrequenz erreicht. Die Atemfrequenz wiederum beträgt das Vierfache der Schwingung des Blutdrucks und die Schwingung des Blutdrucks erstaunlicherweise ebenfalls das Vierfache der Durchblutung der peripheren Blutgefäße (Hildebrandt et al 1998). Es scheint also, dass es eine Art Koordination zwischen den verschiedenen körpereigenen Rhythmen gibt, eine Art mysteriöse Funktion zwischen Mathematik und Abstraktion, zwischen Körper und Seele, zwischen Wissen und Fühlen.

M. Moser zeigt anhand von Messungen von Körperrhythmen (z. B. Herzfrequenzvariabilität, Puls-Atem-Kopplung, Synchronisation von Herzschlag und Atmung), dass Störungen der biologischen Rhythmen das Risiko, an Krebs oder Herzinfarkt zu erkranken, deutlich erhöhen (Klasmann 2005). Er gibt weiterhin an, dass im entspannten (vagotonen) Zustand die Herzfrequenz vom Atemrhythmus abhängt. Der Herzfrequenzrhythmus oszilliert sozusagen mit der Atemfrequenz. Dagegen ahmen die Veränderungen der Herzfrequenz im erregten (sympathikotonen) Zustand die Rhythmen des Blutdrucks und der peripheren Gefäßdurchblutung nach. Ein harmonisches Gleichgewicht zwischen Entspannung und Anspannung im Tagesablauf scheint daher sehr wichtig zu sein. Ein wichtiger Parameter dieser Harmonie ist der Schlaf, wobei es eine klare Abfolge zwischen längeren tiefen, entspannten Ruhigschlaf-Phasen und aktiveren, angespannten Traum- oder REM-Phasen gibt. Wird der Körper während des Tages durch chaotische Geschehnisse überfordert und „ziehen" diese in die Nacht „hinüber", führt dies zu einem gestörten Schlafablauf. Es ist daher wichtig, beim Patienten zu hinterfragen, ob er überhaupt noch fähig ist, abzuschalten. Auch wenn es nicht gelingt, den Geweberhythmus (Kraniosakralrhythmus) des Patienten zu einem Stillpoint zu führen oder das Gewebe zu entspannen, deutet das auf Überlastung.

Der „Basic Rest-Activity Cycle" scheint einer der brisantesten Zyklen im Tagesablauf zu sein: Der Körper wird zyklisch für 70 Minuten auf „Aktion und Konzentration" geschaltet und darauf folgen etwa 20 Minuten von „Passivität", um die Batterien wieder aufzuladen und den „Computer" zu reorganisieren, sozusagen ein „Resetting" (Klasmann 2005). Es wäre damit durchaus sinnvoll, in der Arbeitszeit eines Tages etwa fünf bis sechs Pausen von 5 bis 10 Minuten einzulegen. Ignoriert man diese Ruhephasen, dann verliert der Körper auf Dauer seine Regenerationsfähigkeit. Die hauseigene Apotheke bleibt sozusagen geschlossen. Der Stress kriecht bis ins Bindegewebe, ja, sogar bis ins Zellinnere. Die Produktion und Aktivität von Killerzellen wird gehemmt, die Produktion von freien Radikalen kann ungezügelt fortschreiten, das Immunsystem wird schwach und „unbeweglich". Allzu oft versuchen wir, die Ruhephase des Körpers mit einem „Aufputschmittel" wie Kaffee zu ignorieren, was katastrophal enden kann.

Untersuchungen der Forschergruppe um Niels Birbaumer an der Universität Tübingen haben gezeigt, dass es Epileptikern mittels ihrer EEG-Messdaten als Feedback möglich war, Teile ihres Gehirns zu beeinflussen und sogar Anfälle zu vermeiden, indem sie sich auf ihre sog. „langsamen kortikalen Potenziale" konzentrierten (Kotchoubey et al. 1996, Rockstroh et al. 1993, Kaiser et al. 2001). Andere Untersuchungen lassen hoffen, dass schwer gelähmte Patienten durch solche Feedback-Methoden lernen können, bewusst kleine Potenzialänderungen im EEG zur Kommunikation zu nutzen (Kaiser et al. 2001).

Der Mathematiker S. Strogatz merkt an, dass es Naturphänomene gibt, bei denen Tausende von Glühwürmchen gemeinsam im gleichen Rhythmus leuchten (Strogatz 2004). Dieser Synchronismus entsteht, indem die Glühwürmchen durch wechselseitige Signalgebung ihren Takt aneinander anpassen. S. Strogatz und R. Mirollo konnten beweisen, dass sich eine Kakophonie von Tausenden von Oszillatoren (Metronomen), die einander jeweils ihren eigenen Takt um die Ohren schlagen, sich trotzdem synchron aufeinander einstellen können und dass dies sogar immer funktionieren würde (Strogatz 2004). Selbstorganisation sozusagen als mathematisches Thema und als Weg aus dem Chaos zur Ordnung.

Jeder Oszillator besitzt gewissermaßen eine Selbstständigkeit, sollte aber nicht als Solist auftreten. Vielmehr soll jeder Oszillator körperliche Teamarbeit leisten und dynamisch mit den anderen Oszillatoren „verbunden" sein. Die Rhythmen arbeiten quasi gemeinsam einen „Kompromiss" aus, wobei sie einerseits die eigene Freiheit aufrechterhalten und andererseits die Freiheit aller anderen schonen.

Bemerkung des Autors

An dieser Stelle möchte ich anmerken, dass weder das „Starre" noch das „Chaotische", weder die „Ordnung" noch das „Durcheinander" an sich als falsch oder als richtig angesehen werden sollten, solange sie vorübergehend auftreten. Die Variabilität, das „Farbenspiel", die Kompromissbereitschaft, sowohl aktiv als auch entspannt sein zu können, gewinnen damit deutlich an Stellenwert.

Die verschiedenen Körperrhythmen müssen also wie die Solisten eines Orchesters aufeinander abgestimmt und synchronisiert werden. Als Dirigent fungiert ein kleines Gehirnareal, der suprachiasmatische Kern, der den Corpus pineale (Zirbeldrüse) zur Bildung des Schlafhormons Melatonin anregt. Die genaue Funktion dieser Taktgeber der einzelnen Körperrhythmen ist zwar noch nicht dekodiert, doch scheinen neue Therapieformen in den Bereich des Möglichen zu rücken; es lassen sich mutgebende Informationen für osteopathische rhythmische Techniken finden.

Das heutige technisierte und elektrifizierte Leben stellt hohe Anforderungen an den Stoffwechsel. Das Lebewesen Mensch ist nicht mehr fähig, regelmäßige Veränderungen seiner Umgebung und Umwelt vorauszusagen. Dadurch kann er sich diesen Veränderungen nicht so einfach anpassen und verliert damit seinen „rhythmisch anpassungsfähigen Überlebensvorteil". Bei Schichtarbeit ist es z. B. nicht möglich, seine innere Uhr kurzfristig umzustellen und man arbeitet teilweise gegen seinen inneren Schrittmacher. Inwiefern sich dadurch chronische Krankheitsbilder entwickeln können, ist momentan noch offen, lässt aber nichts Gutes ahnen.

Die variablen Rhythmen des Körpers sind seine individuelle Antwort auf die wiederkehrenden und doch immer neuen Belastungen (Stress oder Anforderungen) der Umgebung. Sowohl eine zu starre als auch eine unkontrollierbare Interaktion dieser Rhythmen kann fatale Folgen haben – und Krankheiten auslösen.

B. Piechulla und T. Roenneberg geben beispielsweise an, dass eine normale Innenbeleuchtung nur etwa 50–500 Lux produziert, im Gegensatz zu 8.000–100.000 Lux tagsüber durch die Sonne (Piechulla & Roenneberg 1999). Licht ist aber anscheinend der wichtigste Zeitgeber und schaltet sich erst bei relativ hoher Lichtintensität, d. h. erst bei mehr als 1.000 Lux, ein. Weil sich der moderne Mensch aber die meiste Zeit des Tages in Innenräumen aufhält und damit viel zu wenig Licht ausgesetzt wird, lebt er sozusagen in „chronobiologischer Finsternis". Daraus resultierende Folgen können Schlafstörungen, Aktivitätsstörungen, Energielosigkeit und Depressionen sein.

Bemerkung des Autors
Ich finde es extrem spannend und interessant, mit rhythmischen Techniken Patienten dazu anzuregen, einige innere Körperrhythmen wahrzunehmen. Es ist erstaunlich, wie wenig manche Patienten allein über ihren eigenen Atemrhythmus wissen. Das Aufrechterhalten eines bestimmten Rhythmus scheint dabei weniger entscheidend zu sein. Viel wichtiger ist eine ausreichende Anpassungsfähigkeit dieses Rhythmus an die äußeren Gegebenheiten und v. a. die Möglichkeit, langsamer zu werden oder kurz innehalten zu können.

Durch akustische oder taktile Vorgaben des Therapeuten können Patienten ihre Rhythmen und Arrhythmien kennen lernen und bewusst Einfluss auf sie nehmen. Sie lernen dabei auch „Stillpunkte" oder „Momente des Innehaltens" kennen und bekommen damit eine Möglichkeit zu regenerieren, einen neuen Schritt zu machen oder einen anderen Rhythmus zu beginnen. Aber auch die Möglichkeit, zu beschleunigen oder einfach variabler zu sein, soll unbedingt hervorgehoben werden.

Es ist klar, dass osteopathische Behandlungstechniken nur eine kleine Möglichkeit der Hilfe darstellen. Meditation, Entspannungstechniken, Lichttherapie, Stressabbau, Tanzen, Bewegung in der freien Luft und unter natürlichen Lichtbedingungen, um nur einige Beispiele zu nennen, sind genauso wichtig für den Patienten.

5.4 Geweberhythmus oder Kraniosakralrhythmus zwischen Wissen und Glauben

S. E. Hartman und J. M. Norton vom College of Osteopathic Medicine der Universität von New England stehen dem Kraniosakralrhythmus mit rationaler Skepsis gegenüber (Hartman und Norton 2002). Sie fassen verschiedene Untersuchungen verschiedener Wissenschaftler nach der „intertherapeutischen Zuverlässigkeit" (interexaminer reliability) zusammen und fällen ein vernichtendes Urteil:

- Es gibt keine wissenschaftliche Bestätigung für den Kraniosakralrhythmus oder Primären Respirationsmechanismus.
- Verschiedene intertherapeutische Untersuchungen weisen darauf hin, dass die diagnostische Zuverlässigkeit praktisch null ist.
- Es gibt keinen wissenschaftlichen Beweis für die Wirksamkeit dieser Behandlung.

Ist die kraniale Osteopathie damit reine Einbildung?

Man kann sich tatsächlich, genauso wie M. Balint die Frage stellen, ob objektive Beobachtungen überhaupt existieren oder ob es sich nur um subjektive Beobachtungen handelt, die in eine Kommunikationsmatrix gegossen worden sind (Balint 1976).

In der Schöpfungsgeschichte war zuerst „Tohuwabohu" oder das Chaos. Dann kam das Licht und es entstand eine rhythmische Abwechslung zwischen hell und dunkel. Zunehmend entstand das „determinierte Chaos" durch Ordnungsprinzipien der Natur.

Beim Rhythmus weiß man zwar, worum es sich handelt, aber man tut sich trotzdem schwer, ihn zu definieren. Rhythmus hat etwas mit Schwingungen und eigentlich auch mit Emotionen zu tun, was ihn sofort zu einem kontroversen Thema macht. Für die einen ist Rhythmus wie Musik sehr gefühlsbetont, für die anderen handelt es sich nur um das „mathematische Wiederkehren des Ähnlichen in ähnlichen Abständen".

Rhythmik scheint eine „inherente" Eigenschaft von vielen physiologischen Regulationsmechanismen der Homöostase zu sein. Es gibt verschiedene biologische rhythmische Vorgänge, wobei die Wellenlänge und die Frequenz erheblich voneinander abweichen.

Da der Körper ein geschlossenes System bildet, müssen die verschiedenen Wellen miteinander interferieren. Es erscheint logisch, dass eine „Frequenzmodulation" oder Zusammenfügung der verschiedenen einwirkenden Rhythmen übergreifend entstehen kann. Könnten dieses Interferenzmuster und die daraus resultierende Frequenz, etwas mit dem Kraniosakralrhythmus oder Geweberhythmus zu tun haben?

J. M. Norton entwickelte 1991 ein „tissue pressure model" (Gewebedruckmodell), das die komplexen Interaktionen zwischen mindestens vier physiologischen Rhythmen – dem vaskulären Druck, dem Gewebedruck, den kardiovaskulären Druckschwankungen und den respiratorische Druckschwankungen – beschreibt. Norton sieht diese Interaktionen, die sowohl den Patienten als auch den Therapeuten betreffen, als Ursprung für den Kraniosakralrhythmus an (Norton 1991).

A. J. Blood und Mitarbeiter konnten mittels PET (Positronenemissionstomographie) lokale Durchblutungsänderungen im Gehirn beim Anhören von Musik nachweisen (Blood et al. 1999). Bei unangenehmer Musik werden demnach parahippokampale Bereiche des Gehirns angeregt, die für negative Emotionen zuständig sind. Angenehme Musik sorgt dagegen für die Aktivierung der Orbitofrontalregion und Frontoparietalregion, die für die Verarbeitung von positiven Affekten zuständig sind. In weiteren Untersuchungen weisen sie darauf hin, dass als angenehm empfundene Musik das Belohnungssystem des Körpers stimuliert, sodass Dopamin und endogene Opioide ausgeschüttet werden (Blood und Zatorre 2001). Gleichzeitig werden Hirnstrukturen, die Angst und unangenehme Emotionen verarbeiten, deaktiviert.

L. H. Yahia et al. beobachteten Kontraktionen der Fascia thoracolumbalis infolge von isometrischen Dehnungen (Yahia et al. 1993). Sie führen das auf die Anwesenheit von kontraktilen Strukturen in dieser Faszie zurück und vergleichen diese mit den glatten Muskelzellen des Darmgewebes. Möglicherweise spielen diese (peristaltischen) Kontraktionen der Faszien auch eine Rolle beim Geweberhythmus. Der Kraniosakralrhythmus ist m. E. hypothetisch identisch mit dem Geweberhythmus, wobei ich die Vasomotion (aktiver Spontanrhythmus der Gefäße) sowohl der arteriellen und venösen Gefäße als auch der Lymphgefäße als wichtiges Element betrachte (➤ Kap. 7.6.1). Vielleicht spielt auch die Eigendynamik und Motilität des Bindegewebes (Faszien) sowie die Filtration der interstitiellen Flüssigkeiten hier eine zusätzliche Rolle (➤ Kap. 3.2.6) (Meert 2012).

Bemerkung des Autors

Obwohl das Übertragen von angenehmen taktilen Rhythmen nicht vergleichbar ist mit akustisch angenehmen Rhythmen, stimmen die oben erwähnten Arbeiten doch optimistisch und es wäre wünschenswert, hier Unterstützung durch weitere wissenschaftliche Studien zu bekommen.

Kann man durch manuelle Induktion von angenehm empfundenen Rhythmen den Patienten ebenso positiv stimulieren wie mit Musik? (Ich versuche in der Praxis, den Patienten mit seinem Geweberhythmus vertraut zu machen und ihn für den Patienten zu visualisieren, bzw. ihn spüren oder erleben zu lassen.)

5.5 Der physiologische Rhythmus

Jeder Osteopath, der kraniosakral arbeitet, wird sicherlich bereits die Erfahrung gemacht haben, dass er abhängig von seiner Konzentration, beim Patienten verschiedene Rhythmen wahrnehmen kann. Es stellt sich also für den praktizierenden Osteopathen (und insbesondere für den Patienten) umso deutlicher die Frage: Welcher Rhythmus, wenn überhaupt, ist physiologisch und ab wann wird es pathologisch?

Da es im Körper enorm viele rhythmische Vorgänge gibt und z. B. allein schon die Vasomotion (auch die Traube-Hering-Mayer-Oszillationen) in allen Gefäßen des Körpers gefühlt und gemessen werden kann, erscheint eine eindeutige Aussage über den beim Patienten spürbaren Rhythmus schwierig. Rhythmen können regional unabhängig oder autonom sein, und es ist auch wahrscheinlich, dass es bei einem Patienten regional unterschiedliche Frequenzen gibt.

Die Aussage, welcher Rhythmus physiologisch bzw. pathologisch ist, wird damit umso schwieriger zu treffen sein. Daher ist es sinnvoll, mehr auf die Qualität des Rhythmus (z. B. Disharmonien) als auf die Quantität (Frequenz) zu achten.

Bemerkung des Autors

Man kann Rhythmus also als Haupteigenschaft seiner Technik einsetzen, wobei man v. a. auf die entspannende, pumpende Qualität achtet und weniger auf die Quantität des Rhythmus an sich! Rhythmus hat den riesigen Vorteil, dass mit wenig Kraft (und eventuell auch mit einer geringen Bewegungsamplitude) Gewebe und Flüssigkeiten in Bewegung gesetzt werden können.

Weiterhin spielt aus meiner Sicht das Feedback des Rhythmus zum Patienten in der Praxis eine wichtige Rolle. Rhythmus bietet dem Patienten die Möglichkeit, in sich hineinzuhorchen, zu meditieren und zur Ruhe zu kommen. Das sollte man nicht unbedingt überbewerten, aber auch nicht negieren.

Ich gehe so vor, dass ich meinen „Sender" (fokusierte Aufmerksamkeit) auf eine bestimmte Frequenz einstelle, z. B. zuerst auf den diaphragmalen Rhythmus und dieser Frequenz lausche, damit ich in den Takt einsteigen kann und pumpende Techniken in diesem Rhythmus einsetzen kann. Nachdem ich die Flüssigkeiten gut in Bewegung gebracht habe und die Wellen harmonisch auf- und abrollen, ist es einfach, seinen „Sender" umzustellen und langsamere Frequenzen aufzuspüren. Das braucht Übung, aber es ist eine besondere Erfahrung, wenn man das erste Mal den Geweberhythmus (Kraniosakralrhythmus) wahrnimmt.

Erfahrungsgemäß gibt es verschiedene Möglichkeiten, rhythmisch zu arbeiten. Folgende Beispiele lassen sich hier nennen:

- Pumptechniken in einem Rhythmus, den der Osteopath zur allgemeinen Mobilisierung und faszialen Auflockerung selber vorgibt.
- Rhythmisch mobilisierende Techniken: Zum Teil wird ein rhythmisches Bewegen in artikuläre Thrust-Techniken eingebaut. Der Osteopath nähert sich dabei langsam in der Läsionsrichtung an, bis er spürt, dass die Summe der Hebelarme optimal ist.
- „Global Body Adjustment" (GBA) oder „General Osteopathic Treatment (GOT) nach Littlejohn und Wernham.
- Pumptechniken im Rhythmus der diaphragmalen Atmung des Patienten.
- Pumpende Techniken zur Intensivierung des Geweberhythmus (Kraniosakralrhythmus), wobei man beide Richtungen, sowohl die Inspiration als auch die Exspiration, vorantreibt.
- Direkte Techniken, wobei man die Richtung, die nicht so gut geht, ansporнt.
- Indirekte Techniken, wobei man die Fluktuation in die Richtung, in die sie gut zieht, weiterführt.
- Stillpunkte setzen, wobei man den Punkt zwischen Flut und Ebbe hält und das Anlaufen der nächsten Welle oder den überspringenden „Funken" von der einen zur nächsten Welle damit intensiviert.

Bemerkung des Autors

Bei meinen Behandlungen fange ich meistens mit einer faszialen Auflockerung an, gefolgt durch den diaphragmalen Rhythmus des Patienten und verfeinere dann im Verlauf der Behandlung zum Geweberhythmus des Patienten.

Empirisch ist es hier besonders interessant, den (verschiedenen) Rhythmen des Patienten zu lauschen und sanft zu versuchen, sich auf die Qualität dieser Rhythmen zu konzentrieren und auf sie einzuwirken. Besonders aufschlussreich und manchmal mit erstaunlichen Wirkungen einhergehend ist das Durchführen von einem (oder auch mehreren) Stillpunkten.

5

Es ist sinnvoll die Wirkung eines Stillpunkts mit einer Defragmentierung der Informationen des „Körpercomputers" zu vergleichen.

Die Wirkung des Gewebe- oder Kraniosakralrhythmus ist bis heute noch rein hypothetisch zu betrachten. Es ist sinnvoll, zuerst mit dem Aufspüren des diaphragmalen Rhythmus anzufangen, um sich mit den rhythmischen Techniken vertraut zu machen. Mit wachsender Erfahrung wird es leichter, zunehmend auch langsamere (sich überlagernde) Rhythmen unter der eigentlichen diaphragmalen Atmung wahrzunehmen. Für Therapeuten, die hiermit umgehen können, lohnt es, sich zusätzlich der wunderbaren kraniosakralen Osteopathie zu widmen (Meert 2012).

Zum Thema der „wissenschaftlichen Wirklichkeit" sollen hier auch einige philosophische Gedanken wiedergegeben werden. Kant sagte: „Aller Irrtum besteht darin, dass wir unsere Art, Begriffe zu bestimmen, abzuleiten oder einzuteilen, für Bedingungen der Dinge an sich halten."

Jaspers geht sogar noch weiter: „Das Unheil menschlicher Existenz beginnt, wenn das wissenschaftlich Gewusste für das Sein selbst gehalten wird, und wenn alles, was nicht wissenschaftlich zugänglich ist, als nicht existent gilt" (Muller 2000).

Es stimmt nachdenklich, dass sich nicht nur Philosophen über die wissenschaftliche Wirklichkeit Gedanken machen. Einstein sagte in einem Gespräch mit Heisenberg: „Es ist unmöglich, nur beobachtbare Größen in eine Theorie aufzunehmen. Es ist vielmehr die Theorie, die entscheidet, was man beobachten kann."

H. F. J. Muller startete im des Rahmen Karl Jaspers Forums eine Internet-Diskussion des zur Begriffsdynamik und zu den geschichtlichen Auffassungen von Realität, Subjekt und dem Umgreifenden und fasst dort das Wesentliche zusammen: „... wenn Vorstellungen (Theorien) nicht länger haltbar sind, muss man auf die Erfahrung zurückgreifen und versuchen, passendere Vorstellungen zu entwickeln: neue Bilder der „Realität, bessere Vorstellungen der, Wahrheit"... Erfahrung ist immer umfassender als die Werkzeuge (Vorstellungen, Bilder, Theorien usw.), die innerhalb der Erfahrung entwickelt wurden. Die Erfahrung ist also die sozusagen Quelle für diese Theorien und Vorstellungen. Allgemeinere Theorien, die als Folge entstehen, können manche restriktive Vorstellungen verwerfen. Dies ermöglicht es, hilfreichere Vorstellungen zu entwickeln. In Erweiterung dieses Gedankens ist die umfangreichste Quelle die unstrukturierte Erfahrung; diese liefert uns natürlich keine Theorien – letztere müssen innerhalb der gemachten Erfahrungen nach Bedarf entwickelt werden" (Muller, 2000).

Rhythmizität stellt eine essenzielle Eigenschaft zur Koordination der verschiedenen Mechanismen dar. Sie gewährleistet das sichere Funktionieren des Gesamtorganismus. Aschoff et al. gaben an, dass sich bei Insekten (z. B. Fliegen) durch wiederholte Phasenverschiebungen des Licht-Dunkel-Rhythmus um jeweils sechs Stunden nach vorne bzw. nach hinten, die Lebensdauer dieser Tiere sich um ein Viertel verringerte (Aschoff et al. 1976). Nun wäre es zwar töricht, diese Feststellung auf Menschen zu übertragen – trotzdem wäre es sinnvoll, sich darüber Gedanken zu machen.

Forscher der University of South Carolina zeigten anhand von Tierversuchen, dass Tumoren in der aktiven Tageshälfte doppelt so schnell wachsen wie in der Ruhephase. Professor D. Spiegel von der Stanford University ist sogar der Meinung, dass das Schlafhormon Melatonin antioxidativ wirkt und ein guter Schlaf Krebs vorbeugen kann.

Aus dieser Sicht ist es notwendig, ausgleichende und synchronisierende Zeitpunkte in den Tagesablauf einzubauen. Es kann praktisch sinnvoll sein, Meditationsmomente, Schlafmomente, aber auch Stillpunkte in den Tagesablauf und eventuell auch in eine (osteopathische) Behandlung einzubetten. Der Körper kann sich dabei erholen, die inneren Uhren können wieder aufeinander abgestimmt werden. Diagnostisch erscheint es sinnvoll, z. B. den Atem-, Herz- und Geweberhythmus des Patienten zu testen und zu fragen, ob der Patient während des Testens und des Behandelns fähig ist, herunterzuschalten, d. h. den Rhythmus zu verlangsamen oder zumindest zu harmonisieren.

Aus dieser Sicht ist es sinnvoll, zumindest einen Teil der Behandlung sanft, nicht-aggressiv und ausgleichend aufzubauen. Jeder Therapeut sollte sich darüber im Klaren sein, dass der Rhythmus, den er dem Patienten während der Behandlung vermittelt oder „aufzwingt", eine Art „Zeitgeber" oder „Korrekturwert" für den Körper darstellt. Eine ausgeglichene, sanfte Grundeinstellung des Therapeuten bei der Behandlung ist damit vielleicht nicht so unwichtig. Auch ist es sinnvoll, vor Behandlungsbeginn zu überlegen, welchen Rhythmus bzw. welche „Aggressivität" (Intensität, Dosis, Frequenz usw. der Behandlungsform) man diesem „einmaligen" Patienten entgegenbringen sollte.

Bemerkung des Autors

Noch ein kleiner Gedanke zum Thema: Nach A. R. Damasio, Professor für Neurologie und Leiter des Department of Neurology an der Universität von Iowa, ist eine „Neurobiologie der Gefühle" nicht unrealistischer ist als die Neurobiologie des Sehens oder des Gedächtnisses (Damasio, 2003). Obwohl die Gefühle jenseits der Grenzen der Wissenschaft liegen – verbannt sowohl von den Skeptikern als auch von ausgewiesenen Neurowissenschaftlern – hat Prof. Damasio den Mut, Gefühle zu untersuchen, einfach weil er durch seine Arbeit kontinuierlich mit der Realität neurologischer Patienten konfrontiert wird.

Vielleicht entwickeln auch wir den Mut, die subjektive Rhythmen von Patienten zu untersuchen? Ich weiß nicht, ob sich eine rhythmische Behandlung des Schädels und des Körpers vielleicht eher im metaphysischen Bereich bewegt oder ob es nur ein Umreißen unseres heute gültigen Unwissens darstellt. Fakt ist allerdings, dass viele Theorien und Überlegungen aus der Praxis entstanden sind und ihre Gültigkeit bzw. Berechtigung erprobt werden konnte. Die Theorien in diesem Bereich sollten deswegen undogmatisch und mit genügend Realitätssinn aufgestellt und betrachtet werden (Meert 2012).

KAPITEL

6 Das Immunsystem

6.1 Einführung

Bemerkung des Autors

Es ist gewiss nicht in meinem Sinne, im Rahmen dieses Buches den derzeitigen Stand der zellulären Immunologie zu beschreiben. Vielmehr möchte ich einen bescheidenen Versuch unternehmen, diesen extrem komplizierten, aber auch wundervollen Bereich schematisch und schlicht darzustellen. Es empfiehlt sich selbstverständlich, in Standardwerken der Medizin, der Pathologie und der Physiologie nachzuschlagen!

Diese Arbeit ist lediglich als Anregung gedacht, angesichts des atemberaubenden Tempos der Genforschung und grenzenverschiebenden Biochemie ein Auge für einfache präventive und kurative Maßnahmen offen zu halten – ein Versuch, nicht den Überblick zu verlieren.

Die „Mikrozirkulation" als „innerer Kreislauf" stellt den Stoffaustausch zwischen den Zellen und dem Blut dar. Da sie für eine „Durchsaftung" des Gewebes sorgt, ist sie eigentlich einer der wichtigsten Faktoren des Lebens. Die Zufuhr erfolgt dabei über das arterielle, die Abfuhr über das venöse und lymphatische System.

Das Immunsystem ähnelt einem nichtkompakten Organ, dessen einzelne Teile und Zellen im gesamten Körper verteilt sind. Aus diesem Grund ist es unbedingt notwendig, dass das Immunsystem intensiv kommunizieren kann. Dazu dienen humorale Faktoren, die klein genug sind, um schnell im Gewebe diffundieren und über die extrazellulären Flüssigkeiten transportiert werden zu können. Auch elektromagnetische Schwingungen spielen eine Rolle, aber hierzu sind weitere Untersuchungen notwendig.

Man kann hier wirklich von einem „Fließsystem Organismus" mit einem individuellen körperspezifischen Rhythmus sprechen. Hinter der Zirkulation steckt ein harmonisch kontrahierender Mechanismus, wobei nicht nur die Herzkontraktionen, sondern auch die Zwerchfellpumpe, die Zellatmung, die Vasomotion, der „Gewebe- oder Kraniosakralrhythmus" sowie der Kontraktionsrhythmus des lymphatischen Systems eine Rolle spielen (Meert 2012).

Neben Nähr- und Abfallstoffen kursieren auch Abwehrstoffe und Zellen des Immunsystems im gesamten Körper.

„Immunis" bedeutet auf Latein „steuerfrei", was heißt, dass dieses System sozusagen Krankheiten besiegen kann, ohne dass dafür „Steuern" oder ein hoher Preis bezahlt werden müssen.

Bemerkung des Autors

Wäre es nicht zweckmäßig, mit rhythmischen lymphatischen Techniken unsere eigenen Abwehrkräfte mobilisieren zu können und damit nicht nur auf eine Strategie (Medikamente) zu setzen, sondern gleichzeitig auf mehrere? Dies würde wahrscheinlich die pharmakologischen Waffen besser aktivieren und sie könnten besser an Ort und Stelle ihre Wirkung entfalten. Vielleicht käme es durch die Kombination aus Medikation und Aktivierung der Abwehrkräfte dann manchmal gar nicht so schnell zu einer Infektion?

Der Organismus kann in der Regel auf zwei Arten auf einen Angriff reagieren:

- **Unspezifisch**, indem er eine Entzündungsreaktion aufbaut, bei der unspezifische Abwehrzellen (Mastzellen, Granulozyten und Monozyten) mitarbeiten;
- **Spezifisch**, indem er durch spezifische (immunkompetente) Zellen (T- und B-Lymphozyten) Strukturen als körperfremd erkennt und eine antigen-spezifische immunologisch gesteuerte Reaktion aufbaut.

Die strenge Trennung von humoraler und zellulärer Abwehr, wie sie früher üblich war, lässt sich heute nicht mehr aufrechterhalten. Im Gegenteil, Abwehrzellen (Granulozyten, Monozyten und Lymphozyten) und humorale Faktoren (Zytokine, Hormone, Neurotransmitter, Komplementsystem) sind funktionell stark aneinander gekoppelt. Nur aus didaktischen Überlegungen werden sie im Folgenden weiterhin getrennt betrachtet.

Bei einer Immunreaktion treten Zellen, Blutplasma mit Proteinen und verschiedene andere Stoffe aus den Blutgefäßen aus und bewegen sich in Richtung der „Angriffsstelle". **Abwehrprozesse finden damit im Bindegewebsraum des gesamten Körpers statt.**

Mikroorganismen, Moleküle und Tumoren können als körperfremd identifiziert werden und eine Immunantwort hervorrufen. Sie können auch die enzymatischen Prozesse der Körperzelle stören oder die Zellmembran schädigen und damit eine Entzündungsreaktion aktivieren.

Sowohl der Entzündungs- als auch der Immunmechanismus machen von Abwehrzellen und molekularen Stoffen Gebrauch. Die Blut- und Lymphbahnen spielen hierbei eine wichtige Rolle.

Bei einem gestörtem Lymphstrom oder z. B. bei Übersäuerung läuft das komplette Immun- und Lymphsystem aus dem

Ruder. Zellen werden nicht mehr richtig abgebaut, Abfallstoffe nicht mehr entfernt. Es entsteht Fäulnis, was zu Fehlmeldungen in den komplexen Botenstoffkreisläufen der kommunizierenden Zellen führt. Antigene und Antikörper bilden Immunkomplexe, die im Körper kursieren, was zu Schädigungen führt und Allergien auslöst. Es kann sogar so weit kommen, dass das Immunsystem den eigenen Körper angreift oder chronische Beschwerden entstehen.

6.2 Die Elemente des Lymph- und Immunsystems

Übersicht:

- Zelluläre Komponenten (Granulozyten, Monozyten, Mastzellen, NK-Zellen, T-Lymphozyten, B-Lymphozyten) und humorale Komponenten (Zytokine, Defensine, Komplementfaktoren usw.)
- Lymphatische Organe:
  - Retikuläre lymphatische Organe: Thymus und Milz
  - Endotheliale lymphatische Organe: lymphathische Organe in Schleimhäuten wie z. B. Tonsillen, MALT (mucosa-associated lymphoid tissue) und GALT (gut-associated lymphoid tissue)
- Lymphbahnen und Lymphknoten
- Lymphflüssigkeit und Liquor cerebrospinalis
- Leber als „Entgiftungsorgan“
- Ausscheidungsorgane (Darm, Lunge, Niere, Haut)
- Nieren (weil sie durch ihre kraniokaudale „Beweglichkeit“ in der Fascia renalis beim Atmen mechanische Druckveränderungen bewirken, die die retroperitonealen Lymphbahnen des Abdomens „pumpen“)
- Zentrales Nervensystem mit Hormonen (Hypophysenvorderlappen) und Neurotransmittern (sympathisches Nervensystem).

Die Leukozyten bilden eine weiße „Armada“ zur Abwehr von Angriffen aus Luft, Nahrung usw.

Für R. Virchow lag die Ursache aller Krankheiten in einer Schädigung der kleinsten lebenden Einheit des Körper – der Zelle. Es ist hier aber notwendig, nicht nur die Zelle selbst, sondern auch die Umgebungs- und Stressfaktoren, die auf die Zelle einwirken können, zu betrachten. Dabei funktioniert die direkte Umgebung der Zelle, die Grundsubtanz oder extrazelluläre Matrix, wie ein Molekularsieb, das der Zelle sozusagen vorgeschaltet ist und den Input der Zelle, aber auch die Reaktion der Zelle (Output) beeinflusst.

Nachdem das Abwehrsystem seine täglichen Inspektionen und Aktivitäten durchgeführt hat, bleiben jedoch meist Reste und Unordnung zurück. Damit das interstitielle Bindegewebe (Zwischenzellgewebe) nicht im Müll „versinkt“, wird es vom Lymphfluss gereinigt. Die Lymphe kann als interstitielle Flüssigkeit, die im ganzen Körper vorhanden ist, angesehen werden.

Das arteriovenöse Netzwerk ist sozusagen an ein „Klärwerk“ angeschlossen: das Lymphgefäßsystem. Lymphgefäße aber nur mit einem Klärwerk zu vergleichen, wäre eine starke Untertreibung, sie transportieren nämlich auch „lymphpflichtige Stoffe“ zum Blut, die auf Grund ihrer Größe nicht in den Venen befördert werden können. Lymphpflichtig sind eine Vielzahl an Stoffen, z. B. überschüssige Zellflüssigkeit, Fremdstoffe, Toxine, Krankheitserreger, Mikroorganismen, entartete Zellen (auch Tumorzellen), Stoffwechselprodukte, Eiweißkörper, Zellen, Fette und Cholesterin.

Lymphknoten bilden einen Teil der „Lymphozyten“ aus, eine Art spezialisierte Abwehrzellen, die im Lymphgefäß- und Blutgefäßsystem spezifische Antigene erkennen und ausschalten können. Die Lymphknoten funktionieren hierbei als „Polizeistation“, auf der Krankheitserreger und Fremdkörper abgefangen und unschädlich gemacht werden können.

A. T. Still merkte dazu an: *„Wir arbeiten mit den Quellen von Leben und Tod, wenn wir uns mit der Lymphe beschäftigen.“ Und: „Wenn wir ein vertrautes Wort benutzen und sagen, dass Krankheiten nur zu viel Dreck in den Rädern des Lebens sind, erkennen wir die Methode der Natur, diesen Schmutz auszuwaschen“* (Still 2002).

Bemerkung des Autors

Die Ära der Antibiotika lässt uns manchmal vergessen, über welche schönen und erstaunlichen Fähigkeiten unser Immunsystem verfügt. Die Heilkräfte unseres Körpers und unseres Geistes sind unvorstellbar stark.

Jede Minute muss sich unser Körper mit den Angriffen von Mikroorganismen und „Stresssituationen“ auseinandersetzen. Meistens „beseitigt“ unser Körper diese Angriffe, ohne dass wir etwas davon ahnen.

Es scheint mir unwahrscheinlich wichtig zu verstehen, dass unser Immunsystem mehr ist als ein riesiger „Polizeiapparat“, sondern vielmehr auch ein „friedliches“, präventiv aktives Ökosystem unserer Gesundheit darstellt.

Neueste Untersuchungen lassen vermuten, dass es zwischen dem Lymphsystem und dem Liquor cerebrospinalis (LCS), der als das Lymphsystem des Gehirns funktioniert, sehr enge Beziehungen gibt.

Die Behandlung des Lymph- und Immunsystems beinhaltet deshalb auch kraniosakrale Techniken (Meert 2012).

Die Osteopathie ist keine Notfallmedizin und versucht, die Selbstheilungskräfte (das rhythmische Transportsystem) anzuregen und ist aus ganzheitlicher Sicht daher auch nur ein kleines Glied der Behandlungskette.

Neben der medikamentösen Behandlung des Arztes und der Osteopathie können selbstverständlich auch Homöopathie, Akupunktur, Lymphdrainage und vieles mehr sinnvoll dazu beitragen, gemeinsam dem Patienten zu helfen. Weiterhin sind auch genügend und regelmäßige Bewegung, eine ausgewogene abwechslungsreiche Ernährung oder z. B. Kneipp-Kuren ratsam.

A. T. Still schreibt dazu: *„Der Osteopath überprüft als Maschinist, ob Achsenlager oder Röhren verbogen sind, Gürtel gelockert oder beschädigt sind, ob die Räder alle an der richtigen*

Stelle und fest sitzen, und versucht, diesen anomalen Zustand zu beheben. Dann fängt er an, diese Maschine zu wässern, anzufeuern und auf den Weg zu bringen. Die Natur wird dann den Rest erledigen" (Still 2002).

6.3 „Kenne deinen Feind" – Pathologie besser verstehen

Bemerkung des Autors
Siegesreiche Strategen zeichnen sich dadurch aus, dass sie ihre Feinde gut „einschätzen" und dadurch manche Reaktionen des Gegners voraussagen können.

In diesem Sinne ist es vernünftig, die wichtigsten „Feinde" (Stressfaktoren) kennen zu lernen. Weiterhin sind Visualisierungen in der Therapie nicht so unwichtig. Sie können helfen, die Abwehr des Patienten zu stärken! Ich meine damit, den Patienten nicht nur mit seinen „Feinden" (Krebszellen, Tumoren, Viren, Stressfaktoren) „bekannt" zu machen, sondern auch mit seinen „Freunden", d. h. mit seinem Immun- und Lymphsystem und den eigenen Abwehrzellen.

Es war der russische Forscher Metschnikow (1845–1916), der in einem Experiment kleine Dornen in einen Seestern einstach. Unter dem Mikroskop konnte er dann bewegliche Zellen entdecken, die versuchten, die Dornen aus dem Inneren des Tierchens zu entfernen. Er postulierte Ende des 19. Jahrhundert als Erster die damals sehr umstrittene Theorie der zellulären Abwehr, die ihn später weltberühmt machte.

Vielfalt und Anpassungsfähigkeit der Mikroorganismen Die Erreger von Infektionskrankheiten können in mehrere Gruppen eingeteilt werden: Prionen (Proteine mit virusähnlichen Eigenschaften), Viren, Bakterien, Pilze, Protozoen (Urtierchen), Helminthen (Würmer) und Arthropoden (Gliederfüßler). Für jede Gruppe gibt es ein eigenes Klassifikationssystem, wozu auf die Spezialliteratur verwiesen sei.

Prionen und Viren sind keine Zellen (keine Lebewesen) und haben keinen eigenen Stoffwechsel. Sie besitzen weder eine Zellmembran noch Zytoplasma.

Ansonsten sind alle Mikroorganismen aus Zellen aufgebaut. Die zellulären Lebewesen werden allgemein in Archaeen (Urbakterien), Bakterien und Eukaryonten eingeteilt. Während Archaeen und Bakterien zu den Prokaryonten („Einzeller ohne Zellkern") gehören, verfügen Eukaryonten (einzellige und vielzellige Lebewesen) über einen Zellkern.

Die moderne Medizin scheint im Kampf gegen bakterielle Krankheitserreger neuerdings Schwierigkeiten zu haben, mit den Keimen Schritt zu halten, weil manche Erreger resistent gegen Antibiotika geworden sind. Es bedarf dringend innovativer Ansätze für die Entwicklung neuer Antibiotika und Abwehrstrategien (Walsch und Fischbach 2011). Die Bakterien selbst verfügen über verschiedene Überlebens- und Verteidigungsstrategien:

1. Sie produzieren Enzyme, die die Antibiotika inaktivieren.
2. Ihre Zellwand verfügt über molekulare Pumpen, die aufgenommene Medikamente sofort wieder herausschleusen bevor sie wirken können.
3. Sie können vom Medikament angepeilte Strukturen in ihrem Inneren verändern, sodass diese nicht mehr vom Medikament angegriffen werden.

Man forscht nun nach Möglichkeiten die Enzymproduktion der Bakterien zu blockieren, die Mikroorganismen genetisch zu manipulieren, neue Antibiotikaklassen zu entwickeln oder auch nach synthetischen Miniproteinen, die Löcher in die Bakterienmembran „schlagen" können. Sogar nach Viren, die bestimmte Bakterien angreifen und gleichzeitig menschliche Zellen unbehelligt lassen, wird gesucht (Walsch und Fischbach 2011). Neuerdings wird auch im Bereich der sog. „Riboschalter" (riboswitches) geforscht, mit denen Bakterien ihren Stoffwechsel regulieren. Es wird versucht, Antibiotika zu entwickeln, die diese Riboschalter angreifen.

Gute und böse Mikroorganismen Es ist jedoch auch wichtig hervorzuheben, dass nicht alle Mikroorganismen schädlich sind und das menschliche Leben ohne Mikroorganismen unmöglich wäre. Viren und Bakterien gelten eigentlich noch immer als größte Unbekannte unseres Lebensraums. Dabei spielen Viren wahrscheinlich eine wichtige Rolle bei der Regulation des Kohlenstoff-, Stickstoff- und Phosphatkreislaufs. Mikroorganismen zerlegen z. B. komplexe chemische Moleküle in solche, die einfacher und besser verwertbar sind; auch entschärfen und binden sie giftige Chemikalien und Kohlendioxid.

Es wird geschätzt, dass es auf der Erde etwa 10^{31} Virenpartikel gibt, wobei pro Sekunde rund 10^{24} neue Partikel produziert werden (Kräuslich 2011). Allerdings ist der größte Teil dieser neu entstehenden Viren nicht vermehrungsfähig.

Dass Mikroorganismen nicht nur negative Wirkungen haben, zeigen auch Untersuchungen an Mäusen, die schlummernde Herpesviren in sich tragen und dadurch anscheinend besser verschiedene andere Bakterien, wie z. B. den Pesterreger Yersinia, abwehren können (Kräuslich 2011). Man weiß mittlerweile, dass der Infektionsverlauf nicht nur von reproduzierbaren molekularen Interaktionen, sondern auch von komplexen intra- und extrazellulären Netzwerken abhängig ist. Der Mensch besteht nicht nur aus Zellen, sondern bildet gemeinsam mit bakteriellen und archäellen Mikroorganismen ein extrem dicht besiedeltes und interaktives Ökosystem. Jede Stelle im und am menschlichen Körper scheint fantastischerweise seine eigene spezifische, besonders strukturierte und organisierte Artengemeinschaft an Mikroorganismen zu beinhalten, wobei es sogar Unterschiede zwischen rechter und linker Körperhälfte gibt (Dorit 2011). Dass man darüber noch nicht viel weiß, liegt sicher daran, dass man die meisten Bakterien nicht unter Laborbedingen untersuchen kann, weil sie dort nicht gedeihen. Man versucht nun interdisziplinär mit Molekularbiologie, Bioinformatik und mathematischen Modellierungen ein Verständnis für diese komplexen Prozesse und DNA-Sequenzen zu gewinnen.

Kollateralschäden Selbstverständlich stellen Antibiotika, z. B. nach Traumen, Infektionen und Operationen, einen Segen für die Menschheit dar, aber man darf auch die Schattenseiten nicht übersehen. Weil der Einsatz von Breitbandantibiotika leider auch enorme Kollateralschäden und ökologische Störungen in unserem Körper verursacht, erleichtert man es eventuell bestimmten Krankheitserregern dauerhaft Fuß zu fassen (Dorit 2011). Dorit betont, dass der exzessive Antibiotikagebrauch, u. a. auch bei der Massentierhaltung, unsere etablierten mikrobiellen Lebensgemeinschaften ins Chaos stürzt und Pathogene das willig ausnutzen. Deswegen werden auch Strategien gesucht, um die Mikroflora des Menschen zu stärken und auf diese Weise eine echte Konkurrenz für die eindringenden Krankheitskeime zu bilden. In diesem Zusammenhang sind Pro- und Präbiotika (Laktobazillen und Ballaststoffe) interessant, aber es fehlen noch die Erkenntnisse, von welchen Darmflorakeimen wir am meisten profitieren könnten (Finlay 2011).

Stress als Reaktion auf Belastung Lymphozyten und Makrophagen besitzen u. a. Rezeptoren für Adrenalin. Psychologischer Stress aktiviert das sympathische Nervensystem und hat dadurch einen Einfluss auf das Immunsystem. Akuter Stress erhöht die Anzahl der zirkulierenden Lymphozyten kurzzeitig, während chronischer Stress diese auf Dauer verringert. Adrenalin verursacht sowohl qualitative wie quantitative Änderungen der peripheren Blutlymphozyten. So nimmt die Anzahl an natürlichen Killerzellen dadurch zu, die Reaktionsbereitschaft der Lymphozyten auf Mitogene (Stoffe, die die Mitose anregen) nimmt jedoch ab. Die genauen Zusammenhänge sind dabei noch nicht vollständig entschlüsselt und bilden das relativ neues Forschungsgebiet der Psychoendokrinologie (Rabin et al. 1996, Ehlert und von Känel 2011).

Grob vereinfacht handelt es sich um folgende Stressfaktoren:

- **Exogene Stressfaktoren**:
  - Mechanischer Stress: Druck- und Zugbelastung kann eine direkte strukturelle Schädigung der Zellmembran oder indirekt Ischämie (durch Unterbrechung der Blutversorgung) verursachen. Auch extreme Temperatureinwirkungen gehören hierher.
  - Chemischer Stress: nicht nur toxische Schädigungen durch chemische Stoffe, sondern auch durch Bakterien und Viren.
  - Elektromagnetischer (energetischer) Stress: Ionisierende Strahlungen können freie Radikale freisetzen oder Ionenkanäle blockieren.
  - Psychisch-emotionaler Stress: z. B. Ängste, Frustrationen oder Zeitdruck können das neurovegetative System (Sympathikus-Nebennierenmark-Achse) und das endokrine System (Hypothalamus-Hypophysen-Nebennierenrinde-Achse) entgleisen lassen.
  - Soziale Stressfaktoren: Mobbing, Arbeitslosigkeit, fehlende Anerkennung usw.
- **Endogene Stressfaktoren**:
  - Genetischer Stress: angeborene oder vererbte Krankheiten
  - Organpathologie

Interessant sind natürlich auch die Prozesse, die im Körper durch diese Stressfaktoren ausgelöst werden, sowie die Art und Weise, wie das Individuum und der Körper (in diesem Fall die Zelle) darauf reagiert.

Im folgenden sind Beispiele für **wichtige Stressfaktoren aus osteopathischer Sicht** aufgelistet:

- Ein wichtiger Stressfaktor, der auf eine Zelle einwirken kann, ist die **Ischämie** oder Hypoxie, die bei schlechter Blutversorgung entsteht. Die Zelle stellt hierauf ihre ATP-Synthese ein, wodurch eine komplexe chemische Reaktionskette erzeugt wird. Allgemein löst diese Kettenreaktion eine Störung der Zellmembranpermeabilität aus und führt letztendlich zu einer Zellschädigung. Parallel dazu entstehen freie Radikale, die die Zellmembran schädigen können (➢ Kap. 2.7). Dies kann man osteopathisch behandeln, indem man versucht, die Durchblutung anzukurbeln und den Körper über die Ernährung mit genügend Antioxidanzien zu versorgen. Das mobilisiert nicht nur den Anpassungsmechanismus der angegriffenen Zelle selber, sondern auch spezielle Abwehrzellen, sodass diese das Angriffsziel besser erreichen können.
- Ein weiterer beachtlicher Stressfaktor ist der **„soziale Stress“**, bedingt durch Beruf, finanziellen Leistungsdruck, Existenzängste, die Familie usw. Diese Impulse erreichen den Hypothalamus, der einerseits das sympathische Nervensystem und das Nebennierenmark, andererseits das endokrine System und die Nebennierenrinde aktiviert. Hierdurch werden u. a. Energiereserven mobilisiert und im Blut freigesetzt, der Fett- und Eiweißstoffwechsel angekurbelt, Herz- und Atemfrequenz erhöht, die Verdauung gehemmt, Muskeln angespannt. Der Körper befindet sich im Erregungs- oder „Stresszustand“, der, wenn er über längere Zeit anhält, nicht gerade gesundheitsfördernd wirkt und zu Erschöpfung und letztendlich einer Abnahme der Widerstandsfähigkeit des ganzen menschlichen Organismus führt. Es ist in unserer Gesellschaft leider der Fall, dass es (häufig aus „Zeitmangel“ oder „Bequemlichkeit“) wenige oder keine adäquaten Möglichkeiten zur Stressreduzierung gibt (z. B. Bewegung, Ausreden und Dampf ablassen). Eine dauerhafte Einwirkung dieser Stressfaktoren kann z. B. Vergrößerungen der Nebennieren, Schrumpfen des Thymus und der anderen Lymphgewebe oder Magen- und Duodenumgeschwüre zur Folge haben. Osteopathisch kann man versuchen, hier mit kraniosakralen und faszialen Techniken mehr Ruhe und Harmonie ins Gewebe zu bringen und den „Dauerstresskreislauf“ zu unterbrechen (Meert 2012). Selbstverständlich sind weitere therapeutische Maßnahmen (z. B. Psychotherapie, Copingstrategien usw.) und Einstellungsänderungen des Patienten zusätzlich notwendig.
- Ein anderer bedeutender Stressfaktor sind **nicht verarbeitete Traumen.** Viele Ereignisse, wie Krieg, Unfälle, sexueller Missbrauch, Verlust eines Menschen usw., sind Themen, die auch in unserer modernen Gesellschaft häufig totgeschwiegen werden. Anstatt aber zu verschwinden, „eitern“ solche Vorfälle manchmal vor sich hin, bis sie symptoma-

tisch und pathogen werden. Osteopathisch können „somato-emotionale Techniken" den Menschen unterstützen, um wieder stärker und gesünder zu werden. Auch hier ist eine Zusammenarbeit mit anderen therapeutischen Disziplinen (Psychologie) häufig notwendig.
- Es erscheint mir wichtig, hier etwas tiefer auf die Problematik der Überernährung und der **Amyloidose** einzugehen (➤ Kap. 3.2.2) Dabei entstehen zunehmend niedermolekulare Eiweißkörper, sog. Amyloide, (Paraproteine), die sich unter Bildung von speck- oder wachsartigen Massen zusammen mit Glykoproteinen und Proteoglykanen um retikuläre oder kollagene Fasern ablagern (Oberholzer 2001, Hettenkofer 2001, Khan und Falk 2001, Rocken und Shakespeare 2002, Di Monaco et al. 1995, Rousset et al. 2000). Osteopathisch ist es wichtig, hier unterstützend die Durchblutung und den Lymphstrom anzuregen sowie auf eine ausgewogene Ernährung und auf regelmäßige Bewegung zu achten (➤ Kap. 2.12)!

6.4 „Kenne deine Stärken" – das Immun- und Abwehrsystem besser verstehen

Ein guter Stratege inspiziert öfters seine eigenen Truppen, er lobt sie und spricht ihnen Mut zu. A. T. Still meinte dazu: *„Der Osteopath sollte die große Runde unter den Wachen machen und überprüfen, ob sie schlafen, tot sind oder ihre Posten verlassen haben, und dem Feind erlaubten, in ihren Bereich einzudringen. Er sollte alle Posten besuchen. Bevor er seine Runde macht, sollte er wissen, wo alle Posten stehen und den Wert der Versorgung kennen, für den er zuständig ist, ob Schüsse, Schilder, Essen, Kleidung, Waffen oder etwas anderes für die Kompanie oder Abteilung von Wert ist"* (Still 2002).

Nun möchte auch ich in diesem Kapitel eine große Runde unter den Wachen machen und überlegen, wo sich die diversen immunologischen Posten befinden und über welche Truppen und Versorgung wir verfügen!

Man kann allgemein zwischen dem angeborenen (unspezifischen) und dem adaptativem (spezifischen und erworbenen) Immunsystem unterscheiden.

Eine Zelle verfügt dabei über einfache Anpassungsmechanismen, die den ersten Schritt in der Abwehrkette darstellen.

Anpassungsmechanismen der Zelle Ebenso wie der Körper verfügen auch die Zellen über Mechanismen, um sich an Stress anzupassen:
- Sie können Ionenkanäle schließen; dadurch kann Wasser einströmen und eine hydrophische Schwellung (Zellödem) verursachen.
- Sie können gefährliche Substanzen detoxifizieren.
- Sie können sich volumenmäßig vergrößern (Hypertrophie), zahlenmäßig vermehren (Hyperplasie) oder in ein anderes Gewebe umwandeln (Metaplasie), was zur Tumorbildung führen kann.
- Sie können Reparaturmaßnahmen starten.
- Sie können katabolische Prozesse ankurbeln, was zu einer Zellschrumpfung führen kann.
- Sie können schädliche Stoffe im Zellinnern sammeln, um sie später abzugeben. Dadurch entstehen intrazelluläre Ablagerungen (z. B. bei chronischem Alkoholabusus).
- Sie können Apoptose ausführen.
- Sie können Zytokine ausschütten und so mit anderen Zellen kommunizieren.

Eine erste Reaktion der Zelle besteht in einer provisorischen reduzierten Synthese von physiologischen Proteinen und einer erhöhten Synthese von selektiven Proteinen (Hitzeschock- oder Stressproteine in allen Zellen, Akute-Phase-Proteine in den Leberzellen).

Es sei hier darauf hingewiesen, dass alle Abwehrzellen mobile Zellen sind, die sich zum Ort des Geschehens bewegen können, zunächst eventuell über die Blutbahn – falls sie nicht vor Ort anwesend sind –, aber letztendlich auch aus eigener Kraft, indem sie die venöse Blutbahn verlassen und durch das Bindegewebe „kriechen".

Das Immunsystem ist komplex vernetzt, wobei die zellulären und humoralen (molekularen) Prozesse eng miteinander verknüpft sind. Weil immunkompetente Zellen auch Neurotransmitterrezeptoren aufweisen, spielen auch die Interaktionen zwischen dem Zentralnervensystem und dem Immunsystem eine wesentliche Rolle. Insofern sind auch die soziale Vernetzung des Individuums sowie die individuellen Umgebungsfaktoren bedeutsam.

Eine getrennte Darstellung der zellulären und humoralen Faktoren ist aus didaktischen Gründen unbedingt notwendig. Auch sind die folgenden Ausführungen stark vereinfacht und können der Ingeniosität des Immungeschehens leider nicht gerecht werden.

„Truppenschau" der zellulären Komponenten Die „Armee" besteht aus unspezifischen Truppen („Streifenpolizei") und aus spezifischen Truppen („Sonderkommandos") (➤ Abb. 6.1):

Unspezifische Abwehrzellen (des angeborenen Immunsystems) können mit ihren Erkennungsrezeptoren Krankheitserreger nur grob klassifizieren.
- Neutrophile und eosinophile Granulozyten, die als „Mikrophagen" (kleine Fresszellen) wirken, und antigenpräsentierende Zellen (APC) fungieren als Streifenpolizisten. Granulozyten nehmen Partikel bis zur Größe von Kokken auf (Phagozytose). Antigenpräsentierende Zellen können phagozytierte Antigene auf ihrer Oberfläche präsentieren und so T-Zellen (spezifische Abwehrzellen) aktivieren. Granulozyten bilden einen sehr großen Anteil der Leukozyten (60–70 %) und sind in der Lage sich amöboid fortzubewegen. Sie agieren oft als erste Abwehrzellen vor Ort. Der Großteil der Leukozyten wandert aktiv aus dem Blut zu strategisch gelegenen lymphatischen Organen (Lymphknoten). Dort prüfen sie, ob antigenpräsentierende Zellen vorhanden sind und schlagen bei Bedarf Alarm.

- Die Mastzellen initiieren wie „Flammenwerfer“ eine Entzündungsreaktion.
- Die Monozyten sind „Panzereinheiten“, die als Makrophagen (große Fresszellen) eine Mittelstellung zwischen den beiden Systemen einnehmen. Sie phagozytieren größere Partikel, Zelltrümmer oder ganze Zellen und präsentieren die Antigene auf ihrer Oberfläche. Sie sind hauptsächlich in bestimmten Organen und Geweben (Leber, Niere, Lunge, Gehirn, Milz, Bindegewebe, Lymphknoten) anzutreffen, dagegen kaum im Blutstrom (3–5 %). Auch Makrophagen können als antigenpräsentierende Zellen andere Zellen des Abwehrsystems informieren.
- Die natürlichen Killerzellen (NK-Zellen) stellen sozusagen „Geheimagenten“ dar, die nicht mittels Phagozytose, sondern über einen direkten Zellkontakt chemische Stoffe (membranlytische und zytotoxische Stoffe) absondern und damit die Zielzelle zerstören. Sie können ohne Immunisierung schwach differenzierte Zellen (virusinfizierte oder Tumorzellen) ausschalten. Wie die natürlichen Killerzellen ihre Beute erkennen ist nicht genau bekannt. Wahrscheinlich werden auch sie durch chemotaktische Stoffe auf ihre Ziele aufmerksam gemacht. Interferon ist einer der chemischen Botenstoffe, der von Makrophagen bei einer Viren-, Bakterien- oder Pilzinvasion ausgeschüttet wird. Mikro- und Makrophagen sind entweder ortsgebunden (z. B. Kupfferzellen der Leber, Makrophagen der Milz, Alveolarphagozyten der Lunge) oder frei und werden durch chemotaktische Stoffe angelockt (humorale Abwehr auf Basis der Körperflüssigkeiten).

Zellen des spezifischen (erworbenen) Immunsystems:

- Die „SOKO“ wird von den Lymphozyten (B- und T-Zellen) repräsentiert und bildet eine spezifische bzw. eine „speziell ausgebildete“ Abwehrtruppe, die man als Strategen mit „Geheimwaffen“ ansehen kann. Die Lymphozyten befinden sich hauptsächlich im Lymphstrom und in den lymphatischen Organen. Sie können die verschiedenen Infektionserreger individuell und ganz spezifisch erkennen. Die T-Lymphozyten fungieren dabei als Dirigenten der Granulozyten, Monozyten und NK-Zellen. Die B-Lymphozyten produzieren allgemeine und ganz spezifische (für einen bestimmten Erreger) Antikörper (Immunglobuline), sozusagen als „Geheimwaffe“ gegen Antigene.

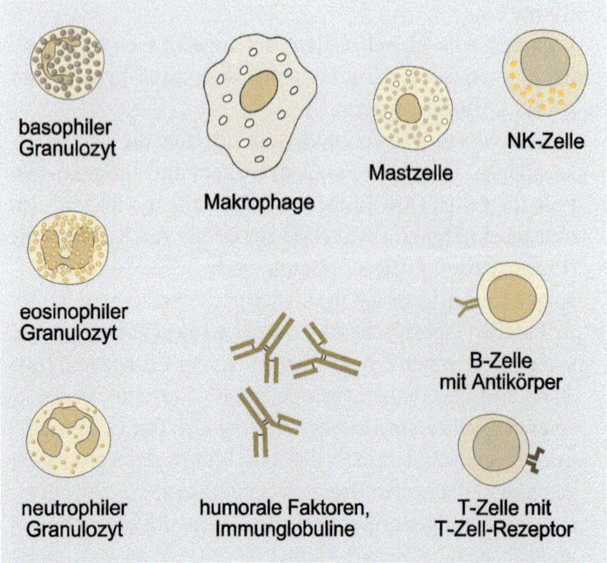

Man kann allgemein zwischen dem angeborenen (unspezifischen) und dem adaptativem (spezifischen und erworbenen) Immunsystem unterscheiden:

Parameter	**Angeborenes Immunsystem**	**Erworbenes (adaptives) Immunsystem**
Erkennung von Antigenen	Unspezifische, breite Antigenerkennung	Spezifische Erkennung bestimmter Antigene
Zellrezeptoren	Beschränkte Anzahl	Große Anzahl von speziellen Rezeptoren
Reaktion	Schnell, innerhalb von Minuten bzw. Stunden	Verzögert, innerhalb von Tagen
Zelluläre Anteile	Granolyten, Monozyten, NK-Zellen, dendritische Zellen, Mastzellen	T-Lymphozyten, B-Lymphozyten
Humorale Anteile	Komplementfaktoren, Akute-Phase-Proteine, Zytokine, Defensine, reaktive Sauerstoffspezies usw.	Zytokine, Immunglobuline, kostimulierende Moleküle
Gedächtnisbildung	Nein	Ja → schnellere und bessere Abwehrreaktion, besserer Schutz beim erneuten Angriff des gleichen Antigens

Einteilung der Leukozyten an Hand der Oberflächenmoleküle (CD-Klassifikation) Eine moderne Einteilung der Leukozyten beruht auf unterschiedlichen Molekülen der Oberflächenmembran der Leukozyten (Oberflächenmarker), die spezifisch auf bestimmte Antikörper reagieren. Dabei charakterisiert die Kombination von vorhandenen (+/positiv) oder nicht vorhandenen (–/negativ) Oberflächenmolekülen bestimmte Leukozytentypen. Bei B-Lymphozyten handelt es sich dabei um ein oberflächengebundenes Immunglobulin und bei T-Lymphozyten um den sog. T-Zell-Rezeptor (TCR). Bei den anderen Leukozyten werden diese Oberflächenmarker nach der CD-Klassifikation (clusters of differentiation) eingeteilt. Momentan sind mehr als 300 CD-Typen bekannt (Male 2005). Viele der CD-Marker sind allerdings auf verschiedenen Zellty-

Abb. 6.1 „Einsatztruppen" des Abwehrsystems (aus: Kugler 2006) [L190]

pen und in verschiedenen Kombinationen nachweisbar, was diese Einteilung nicht leichter macht.

Einige der wichtigsten Oberflächenantigene von Leukozyten sind (Löffler et al. 2007, Holländer 2006, Martin 2006):

CD3 bei T-Lymphozyten
CD4 bei T-Helferzellen
CD8 bei T-Killer-Zellen (zytotoxische T-Lymphozyten) und T-Suppressorzellen
CD11 und CD18 bei Granulozyten
CD19 bei B-Lymphozyten
CD16 und CD56 bei NK-Zellen
CD14 bei Monozyten
CD34 bei Stammzellen
CD32 und CD64 bei Mastzellen
CD11c und CD14 bei dendritischen Zellen.

Erkennen von körperfremd durch Rezeptoren Die „feindliche Armee" wird von **Antigenen** (Moleküle, die eine Immunantwort auslösen) und Pathogenen (Krankheitserreger) gebildet. Der Begriff „Antigen" bedeutet soviel wie **Anti**körper-**Ge**nerator. Das Antigen stimuliert das Immunsystem, gegen dieses Antigen oder gegen einen Teil des Antigens (das Epitop) zu agieren.

Antigene bestehen aus Molekülen, die vom Organismus als fremd erkannt werden. Diese Moleküle können Teile von eingedrungenen Mikroorganismen sein, aber auch körpereigene Gewebeteile, Tumoren oder Grundelemente von transplantierten Organen. Löst das Antigen eine Immunreaktion aus, wird es als „immunogen" bezeichnet.

An den möglichen Eintrittspforten des Körpers (Haut und Schleimhaut) sind zahlreiche Abwehrzellen sozusagen als „Wächter" postiert. Diese Wächteraufgabe wird v. a. von dendritischen Zellen (DC, eine besondere Art Makrophage mit langen Fortsätzen), und Mastzellen erfüllt. Für die Aufgabe, körperfremd erkennen zu können, verfügen Abwehrzellen über Rezeptoren, die als „pathogen recognition receptors" (PRR) bezeichnet werden. Die Strukturen bzw. molekularen Muster (oft handelt es sich um wiederkehrende Kohlenhydratmotive) auf der Oberfläche von Antigenen (Mikroben) werden „pathogen-associated molecular pattern (PAMP)" genannt (Mims et al. 2006). Sogar in den Endosomen und Lysosomen und auch im Zytoplasma sind Rezeptoren vorhanden, die Erreger (Viren, Bakterien) erkennen, die sich intrazellulär vermehren können. Wenn Zellen verletzt oder geschädigt werden, können Moleküle ins Interstitium gelangen, die sich normalerweise im Intrazellularraum befinden. Auch diese Stoffe werden von den Rezeptoren der Abwehrzellen erkannt, sodass eine Entzündungsreaktion initiiert werden kann. Diese Reaktion leitet wiederum eine Reparatur ein und bekämpft somit die Schadensursache. Apoptotische Zellen zerstören sich selbst (sozusagen Selbstmord), ohne Zellinhalte freizusetzen und lösen daher keine Entzündung aus. Vielmehr locken sie Makrophagen an, die die Zellteile phagozytieren.

Eine kleinere Anzahl (<100) dieser Mustererkennungsrezeptoren sind vererblich bzw. angeboren und kommen auf allen Abwehrzellen vor (Martin und Resch 2009).

In den letzten Jahren haben die **Toll-ähnlichen Rezeptoren** (toll-like receptors, TLRs, auch Signaltransduktions-vermittelnde Pattern Recognition Receptors) an Bedeutung gewonnen. Der Name „Toll-ähnlich" stammt übrigens von der Entdeckergruppe um Nüsslein-Volllhard, die so begeistert über ihre Entdeckung war, dass sie es „toll" fand. TLRs sind fähig, typische „Mustermoleküle" auf pathogenen Mikroorganismen, z. B. Bakterien, Viren und Pilzen, zu erkennen. Toll-ähnliche Rezeptoren finden sich auf der Plasmamembran, den Endosomen, den Lysosomen und im Zytosol.

Derzeit sind beim Menschen etwa 11 TLRs bekannt, wobei von 10 TLRs die Liganden bekannt sind. Aktivierte TLRs sorgen für die Aktivierung der Transkription von Genen und initiieren Immunreaktionen, wodurch z. B. entzündungsfördernde Zytokine freigesetzt werden und phagozytierende Abwehrzellen angelockt werden. Die genauen molekularen Prinzipien dieser Abwehrprozesse werden noch nicht ganz verstanden. Es wird weiterhin geforscht, wie verschiedene Krebsarten und andere Erkrankungen mit den TLR-Funktionen korrelieren.

Weiterhin gibt es Rezeptoren für andere Signalstoffe, z. B. für Immunglobuline, Zytokine, Wachstumsfaktoren usw.

6.4.1 Das unspezifische (natürliche) Abwehrsystem

❶ Zelluläre unspezifische (natürliche oder angeborene) Abwehr

Es handelt sich hierbei um angeborene oder natürliche Immunmechanismen. Dabei sind Fresszellen (Granulozyten und Monozyten) aktiv, die Fremdstoffe umschließen (fressen). Sie pinozytieren (gelöste Stoffe) oder phagozytieren (feste Stoffe) den Fremdkörper oder Erreger und bauen ihn intrazellulär mittels Enzymen ab (➤ Abb. 6.2). Fresszellen sind antigenpräsentierende Zellen. Diese bauen Antigene intrazellulär ab und präsentieren Teile davon auf ihrer Zelloberfläche, um andere Abwehrzellen anzulocken (➤ Kap. 6.4.3).

Gleichzeitig scheiden die Fresszellen proteolytische Enzyme und bakterizide Stoffe aus, z. B. Proteasen, Lipasen, Sauerstoff- und Stickstoffradikale und Defensine, die zur Erweichung des entzündlichen Infiltrats, zum Abbau wieder verwertbarer Stoffe (z. B. Aminosäuren) und zur Eliminierung des Erregers führen. Weiterhin schütten sie auch Stoffe (Interleukin-1) aus, die als „Startsignal" für T-Lymphozyten dienen.

Allgemein kann man zwischen Mikrophagen (Granulozyten oder „Streifenpolizisten" bzw. „kleine Fresszellen"), Makrophagen (Monozyten oder „große Fresszellen") und Mastzellen (Entzündungsmediatoren) unterscheiden.

Mikrophagen (Granulozyten) als „Streifenpolizisten" Die Granulozyten verdanken ihren Namen den zahlreichen Granula im Zytoplasma. Diese enthalten u. a. bakterizide Proteine (Polypeptide mit antimikrobieller Wirkung), Faktoren, die das Anheften der Zelle an das Endothel fördern, sowie enzymartige Stoffe (Proteinase, Elastase, Kollagenase, reaktive Sauer-

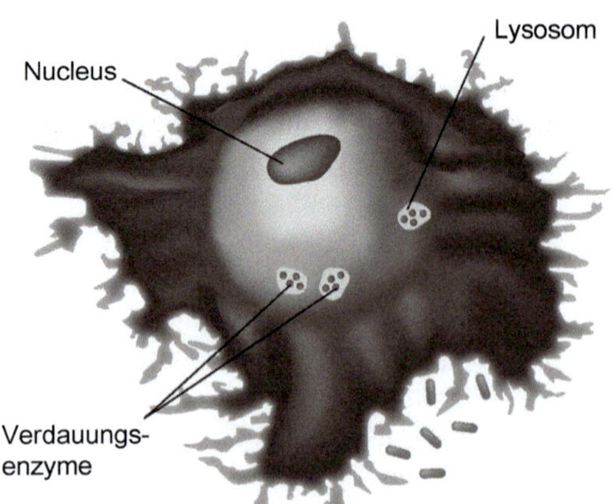

a
Die Zelle nimmt als Nahrung große feste Partikel wie Bakterien zu sich. Gefaltete Plasmamembranen umschließen die Partikel, um sie aufzunehmen, und bilden eine Vakuole um sie herum.

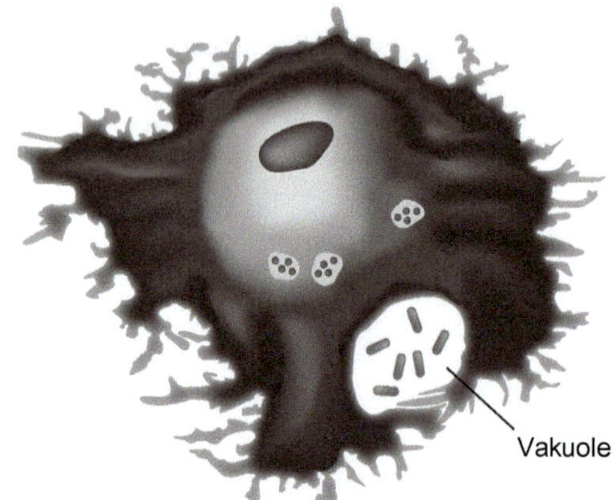

b
Die Vakuole zwängt sich ins Innere der Zelle

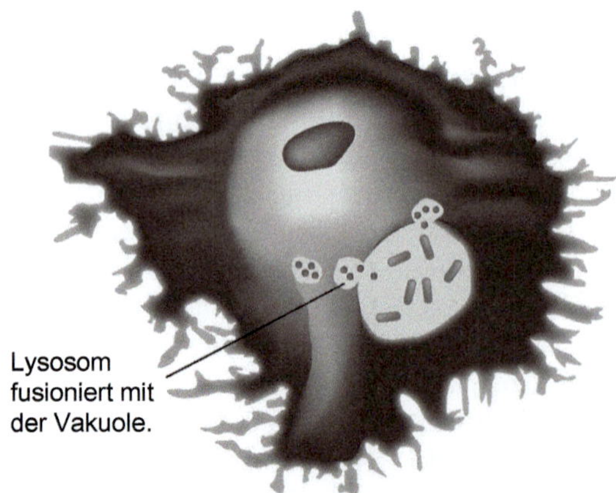

c
Lysosomen fusionieren mit der Vakuole, Verdauungsenzyme zersetzen das als Nahrung zu sich genommene Bakterium.

Abb. 6.2 Phagozytose von Partikeln durch einen Makrophagen [E337]

stoffspezies, Stickstoffmonoxid, Plättchen aktivierende Faktoren, Eicosanoide). Die Granula lassen sich färben und man unterscheidet entsprechend zwischen neutrophilen, basophilen und eosinophilen Granulozyten.

Die **neutrophilen Granulozyten** sind die „Profis" unter den Phagozyten und machen mehr als 70 % der Leukozyten aus. Sie verdanken ihren Namen der Tatsache, dass sie sich nicht anfärben lassen und farblich neutral bleiben. Sie kommen physiologisch nur im Blut (das Endothel entlang schwimmend) und im Knochenmark vor und haben eine kurze Lebensdauer (bis zu vier Tagen). Sie sind meistens die ersten Zellen, die bei einer Gewebeschädigung oder einer akuten Entzündung einschreiten. Nach ihrem Absterben bilden sie bei Infektionen die Hauptbestandteile des Eiters. Unter dem Einfluss chemotaktischer Stimuli verlassen sie die venöse Blutbahn (Para- oder Extravasation) und wandern in geschädigte oder infizierte Gewebe ein. Dieser Vorgang läuft in der Regel in vier Stadien ab (> Abb. 6.3):

- **Abbremsen und Rollen:** Zytokine sorgen dafür, dass vermehrt Adhäsionsmoleküle (Selektine und interzelluläre Adhäsionsmoleküle, ICAM) in das Endothel eingebaut werden. Diese Adhäsionsmoleküle heften sich an die vorbei schwimmenden Leukozyten, sodass diese abgebremst werden und nunmehr an der Endothelwand entlangrollen.
- **Aktivierung:** Dadurch, dass sie nun langsam entlang der Endothelwand rollen, können die Leukozyten Signalstoffe (Chemokine) von stimulierten Makrophagen, Granulozyten und Mastzellen besser wahrnehmen. Die Leukozyten werden daraufhin aktiviert und bilden ihrerseits Adhäsionsmoleküle (Integrine).
- **Haftung:** Durch die Aktivierung der Leukozyten und die damit verbundene Bildung von Integrinen haften sich die Leukozyten fest an die Adhäsionsmoleküle der Endothelwand.
- **Diapedese:** Die Leukozyten kriechen nun aus den Blutkapillaren ins Gewebe zu ihrer Beute.

Bemerkung des Autors

Damit die Paravasation erfolgreich verlaufen kann, ist es auch wichtig, dass das umgebende bzw. paravaskulären Gewebe frei durchgängig ist. V.a. hier sehe ich die Aufgabe des Osteopathen, das paravaskuläre Bindegewebe aufzulockern und den Flüssigkeitsstrom anzuregen.

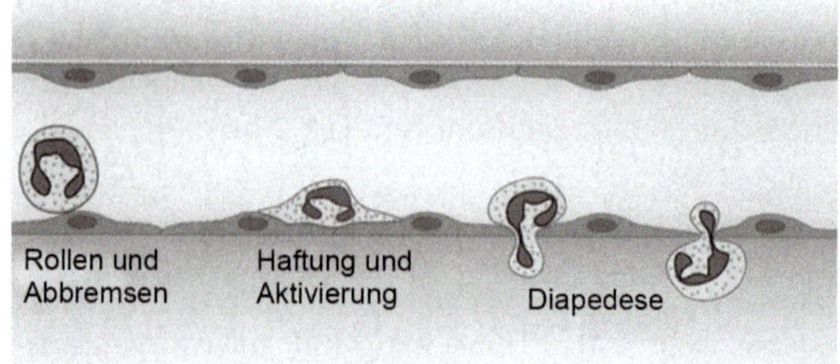

Abb. 6.3 Paravasation eines Leukozyten durch das Endothel [L132]

Erst 2004 entdeckten Brinkmann und Zychlinski, dass neutrophile Granulozyten auch Fangnetze (NETs = Neutrophil Extracellular Traps) nach Krankheitserregern auswerfen können.

Bei diesem aufopfernden Vorgang zerplatzen die Granulozyten, um so den aus aggressiven Enzymen bestehenden Zellinhalt heraus zu schleudern (Fuchs et al. 2007).

Mikrophagen werden durch chemische Lockstoffe zum Entzündungsherd gelockt (Chemotaxis). Gealterte neutrophile Leukozyten können entweder durch das Epithel des Darmtrakts in den Stuhl abgegeben werden, von Makrophagen der Lunge oder Milz eliminiert oder mit dem Eiter ausgeschieden werden.

Die **eosinophilen Granulozyten** machen etwa 2–5 % der Leukozyten aus. Sie sind benannt nach dem Farbstoff Eosin, mit dem sie rosa angefärbt werden können. Sie sind wesentlich weniger effektiv als neutrophile Granulozyten oder Makrophagen, dafür jedoch besonders aktiv bei nicht-phagozytierbaren Strukturen, bestimmten großen Parasiten und allergischen Erkrankungen. Die eosinophilen Granulozyten sind normale Bestandteile des Bindegewebes und kommen v. a. im Atem-, Magen-Darm- und Urogenitaltraktgewebe vor. Ihre Granula beinhalten Proteine mit Histaminaseaktivität (Histamin-abbauend, d. h. mit dämpfender Wirkung auf Entzündungsreaktionen). Insgesamt verfügen sie aber sowohl über proinflammatorische, als auch über antiinflammatorische Eigenschaften und können dementsprechend Zytokine und Immunmodulatoren freisetzen. Ihre Oberfläche besitzt spezifische Rezeptoren, womit sie sich v. a. an Parasiten binden können. Ihre Granulae enthalten toxische Substanzen, die Parasiten schädigen oder töten können. Sie sind wesentlich langlebiger als neutrophile Leukozyten. Eine erhöhte Anzahl an Eosinophilen im Blut kann auf Parasitenbefall oder Allergien deuten.

Die **basophilen Granulozyten** stellen weniger als 0,5 % der Leukozyten. Sie zirkulieren im Blut und wandern bei Bedarf von der Blutbahn ins Zielgewebe. Sie lassen sich mit basischen Farbstoffen anfärben. Sie enthalten zahlreiche Granulae mit Mediatoren, z. B. Histamin, Serotonin, Heparin, proteolytische Enzyme, chemotaktische Faktoren, Zytokine (IL-4), Plättchen aktivierende Faktoren, Leukotriene usw. Damit fördern sie u. a. die Entwicklung von bestimmten T-Helferzellen, die Differenzierung von B-Lymphozyten, die Synthese von IgE durch Mastzellen. In funktioneller Hinsicht ähneln sie den Mastzellen und scheinen bei Parasitenbefall und bei IgE-vermittelten allergischen Reaktionen eine Abwehrrolle zu spielen. Über ihre genaue Funktion ist bis jetzt wenig bekannt.

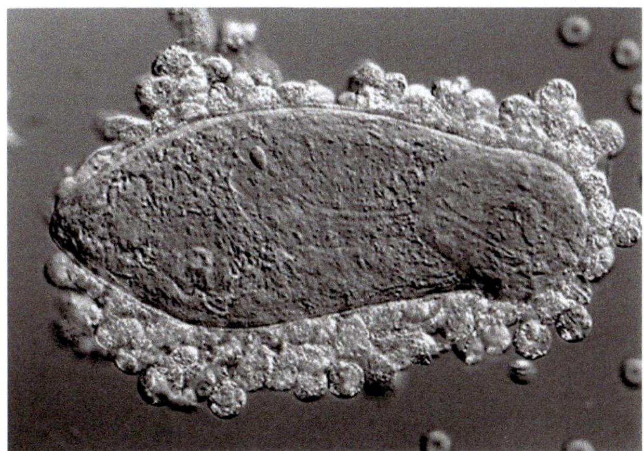

Abb. 6.4 Antikörperabhängige, zelluläre Zytotoxität; Immunreaktion gegen ein Schistosomulum. [E705]

Mastzellen Mastzellen kommen in den meisten Geweben vor und liegen dort entlang der Blutgefäße und Nerven oder in den Schleimhäuten und der Haut. Man kann sie in zwei Kategorien einteilen: Bindegewebemastzellen (an den Gefäß- und Nervenwänden) und Mukosa-Mastzellen (Mastzellen der Schleimhäute), v. a. in Larynx, Darmtrakt und Lunge. Mastzellen enthalten Granula, die Entzündungsmediatoren (Histamin, Heparin, Tryptase, Chymase, Serotonin, Prostaglandin D2, Plättchen-aktivierender Faktor = PAF), Enzyme und verschiedene proinflammatorische Zytokine (IL-1, IL-6, IL-8, TNF-α) enthalten (ich möchte sie deswegen bildlich als „Flammenwerfer" bezeichnen). Im Gegensatz zu den zirkulierenden basophilen Granulozyten, die weniger und unterschiedlich große Granula besitzen, besitzen die Mastzellen viele Granula mit einer einheitlichen Größe (Mygind et al. 2000). Sie rufen als erste Abwehrschleife eine Entzündung hervor, können aber auch die Interaktion zwischen Allergen und IgE intensivieren und damit allergische Reaktionen verstärken.

Manche Autoren (Heinzeller et al. 2001) weisen darauf hin, dass Mastzellen und basophile Granulozyten von verschiedenen Vorläuferzellen abstammen. Sie unterscheiden sich je nach Ort ihres Vorkommens, weshalb sie als nicht identisch angesehen werden sollten.

Bei einer Reaktion des Körpers auf ein Antigen mit Bildung von IgE koppeln die Rezeptoren der Mastzellen den Antikörper IgE und werden dadurch angeregt, den Inhalt ihrer Granula (z. B. chemische Mediatoren wie Histamin, Tryptase, Serotonin, Prostaglandin D2) freizusetzen.

Allgemein haben diese chemischen Mediatoren folgende Wirkung (> Kap. 6.4.4):

- Kontraktion der glatten Muskulatur
- Vasodilatierung der Arteriolen
- Kontraktion der Endothelzellen
- Steigerung der Gefäßwandpermeabilität
- Anziehen von anderen Abwehrzellen.

Makrophagen Makrophagen sind große Fresszellen, die den den zweiten Verteidigungswall bilden. Sie versuchen, die von den kurzlebigen Granulozyten begonnenen Prozesse zu beenden, um anschließend sogar noch „aufzuräumen". Sie können sowohl bei Entzündungsreaktionen (als Makrophagen) als auch bei Immunreaktionen (als antigenpräsentierende Zellen) eingesetzt werden.

Die Monozyten verdanken ihren Namen ihren großen einzigen Kern (griech. „monos" = einzig). Sie werden im Knochenmark gebildet und zirkulieren mehrere Tage nach ihrer Entstehung im Blut. Die **Monozyten** des Blutes gelten als unreife Makrophagen (Vorläufer der Makrophagen), die erst mit dem

Eintritt in das Bindegewebe oder mit der organspezifischen Lage funktionell reifen. Hierbei spielt die Kooperation der Monozyten mit den Lymphozyten eine wichtige Rolle! Sie können als nicht stimulierte Makrophagen (Histiozyten) frei im Bindegewebe vorkommen und dort mehrere Wochen bis Monate leben. Werden sie hingegen aktiviert bilden sie zur Fortbewegung Pseudopodien aus. Makrophagen sind häufig ortsgebunden oder werden durch chemische Lockstoffe zum Entzündungsherd gelockt (Chemotaxis). Eine große Menge an Monozyten befindet sich in der Milz, von wo aus sie in großer Zahl (z. B. bei Infektionen) freigesetzt werden können.

Makrophagen können körperfremde Materialien erkennen. Antikörper (IgG, IgM) und Komplementfaktoren (C3b) können an den körperfremden Strukturen haften bleiben (Opsonierung), sodass sie erheblich schneller und leichter von Makrophagen erkannt werden. Weiterhin können sie durch Stoffe, die von Bakterien aber auch von anderen Makrophagen abgegeben werden, angelockt werden (Chemotaxis).

Makrophagen haben im Allgemeinen folgende Funktionen (➢ Abb. 6.6):

- Sie können größere Partikel, Zelltrümmer und geschädigte Zellen aufnehmen (phagozytieren) und intrazellulär abbauen.
- Sie können zusätzlich als antigenpräsentierende Zellen die spezifische Immunabwehr unterstützen und mit anderen Immunzellen zusammenarbeiten.
- Sie können Enzyme, Zytokine (IL-1, IL-6, TNF-α, GF usw.), Komplementfaktoren, Gerinnungsfaktoren, Wachstumshormone und Arachidonsäuremetabolite (Prostaglandine, Leukotriene) freisetzen.
- Sie können mikrobizide Stoffe (Sauerstoffradikale, Stickstoffmonoxid) freisetzen um Erreger abzutöten und zu hemmen.

Das **Mononukleäre Phagozytosesystem** (MPS) oder Monozyten-Makrophagen-System (MMS) ist ein Sammelbegriff für alle Organstrukturen, in denen Monozyten, Makrophagen und andere langlebige phagozytierende Zellen vorkommen. Es wurde früher als retikuloendotheliales bzw. retikulohistiozytäres System (RES bzw. RHS) bezeichnet.

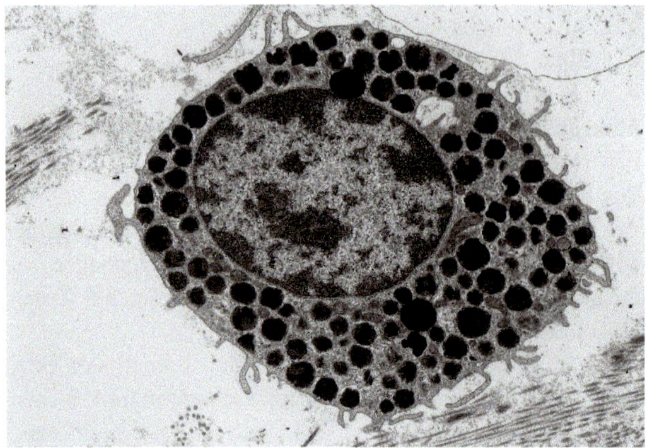

Abb. 6.5 Mastzelle mit dicht gepackten Granula im Bindegewebe des Harnleiters (aus: Welsch und Sobotta 2006) [M375]

Die Lymphknoten, die Leber und das Knochenmark sind hier bedeutsam, z. B. Kupfferzellen der Leber (sesshafte Makrophagen), die dort etwa drei Wochen überleben. Sie phagozytieren Bakterientoxine und Mikroorganismen aus dem Blut der V. portae und bauen diese intrazellulär ab. Ein beachtlicher Teil der Antigene, die über den Darm in den Körper gelangen, wird von diesen Makrophagen abgefangen.

Die Alveolarmakrophagen in den Lungen, die Mikrogliazellen im Gehirn und die Langerhans-Zellen in der Haut sind weitere Beispiele des MPS. Auch Osteoklasten sind eng mit Makrophagen verwandt.

Bindegewebsmakrophagen sind sozusagen „freie Abwehrzellen" im Bindegewebe, die häufig in der Umgebung kleinerer Blutgefäße liegen. Sie enthalten Heparin (Antikoagulantium) und Histamin.

Dendritische Zellen Dendritische Zellen ähneln Makrophagen und sind antigenpräsentierende Zellen (APC), die auf diese Weise T-Lymphozyten stimulieren. Sie stellen wahrscheinlich eine spezielle Art des monozytären Makrophagensystems dar und besitzen typische, lang gestreckte dendritische Fortsätze, denen sie ihren Namen verdanken (lat. „dendriticus" = verzweigt). Mit ihren Fangarmen fangen sie rezeptorunabhängig (!) eindringende Pathogene (sowohl Viren als auch Bakterien) und Antigene ein und phagozytieren diese. Nach der Phagozytose wandern sie in die sekundären lymphatischen Organe ein und präsentieren die Antigene den dort anwesenden Lymphozyten. Sie kommen in allen lymphatischen Geweben vor, werden aber auch in nicht-lymphatischen Geweben nachgewiesen (Holländer 2006). Sie bilden zahlreiche Ausläufer, die weite Bereiche des Keimzentrums netzförmig durchflechten. Sie sind die leistungsfähigsten antigenpräsentierenden Leukozyten

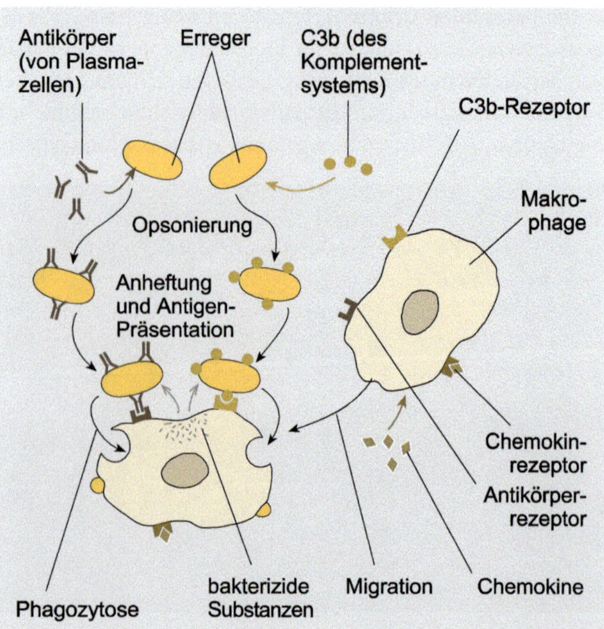

Abb. 6.6 Mikro- und Makrophagen fressen, verdauen und „präsentieren" Bakterien. Reste können eventuell durch Exozytose wieder abgegeben werden (aus: Kugler 2006) [L190]

(Gemsa et al. 1997). Dendritische Retikulumzellen entwickeln sich in den einzelnen Organen unterschiedlich, manche haben sogar Eigennamen, z. B. die Langerhans-Zellen in der Epidermis, die interdigitierenden dendritischen Zellen (IDC) der T-Zell-Region der lymphatischen Organe und die follikulären dendritischen Zellen (FDC) (die nur in der Milz und den Lymphfollikeln vorkommen).

In den sekundären lymphatischen Organen ändern sie ihre Form (weniger Dendriten) und setzen dort Adhäsionsmoleküle und Zytokine, die gezielt T-Zellen anlocken, frei. Weiterhin stimulieren sie auch B-Zellen und NK-Zellen.

❷ Humorale unspezifische (natürliche oder angeborene) Abwehr

„Humoral" bedeutet, dass die Abwehrmechanismen mittels der Körperflüssigkeiten gesteuert werden. Es werden anschließend verschiedene Moleküle des Immunsystems besprochen, die über die Körperflüssigkeiten Erreger töten, schwächen oder markieren können.

Chemotaxis bezeichnet das Anlocken von Abwehrzellen durch chemische Stoffe. So werden Opsonine (körpereigene Stoffe) an Bakterien, Pilze usw. angeheftet, damit sie schneller von Makrophagen geschluckt werden. Auch Antikörper (spezifische Abwehr) können sich an fremde Zellen heften und diese „markieren", was als „Fress-Signal" für die Makrophagen dient. Opsonine wie Lektin und Fibronektin machen Fremdkörper sozusagen „schmackhaft" für die Fress-Zellen.

Wichtige Moleküle des Immunsystems sind:

1. Komplementfaktoren
2. Defensine
3. Verschiedene Moleküle des Immunsystems

Komplementsystem des Blutplasmas Dieses besteht aus einem komplexen System von 30 oder mehr funktionell untereinander verbundenen Glykoproteinen mit Enzymcharakter (Komplementfaktoren). Die Komplementproteine werden mit dem Präfix C (Complement) und einer durchgehenden Nummerierung (C1 bis C9) sowie Kleinbuchstaben für die durch proteolytische Prozesse entstandenen Peptide (z. B. C3b, C5a) versehen. Diese Komplementproteine werden in komplizierten Reaktionsketten aktiviert und locken wiederum einen membranattackierenden Faktor (z. B. C9) an, der ein Loch in die Zielzelle (z. B. Bakterium) bohrt. Dadurch kann massiv Wasser in die Zielzelle einströmen und sie zum Platzen bringen (Zell-Lyse) (➤ Abb. 6.8). Das Komplementsystem stellt sozusagen eine Art „Bio-Bohrer" dar, der, wenn er gereizt wird, sich wahllos an alle möglichen (auch körpereigenen) Zellen, Bakterien und Viren heftet und ein Loch in sein Opfer bohrt. Er nimmt es aber bei der Auswahl seiner Opfer nicht so genau und kann schlecht zwischen Freund und Feind unterscheiden.

Das Komplementsystem erfüllt verschiedene Aufgaben:

- Die Komplementfaktoren heften sich an Antigene (Bakterien, Pilze, Viren usw.) und markieren (opsonieren) sie entsprechend. V. a. das Molekül C3b scheint eine besondere Rolle bei der Opsonierung zu spielen.
- In Form einer Reaktionskette des vorher beschriebenen „Biobohrers" kann das Komplementsystem Antigene töten.
- Die Komplementfaktoren initiieren Entzündungen indem sie durch chemotaktische Eigenschaften Mastzellen und Granulozyten anlocken und auch die B-Lymphozyten aktivieren.

Bei der Spaltung der Komplementfaktoren C3, C4 und C5 entstehen kleinere Restprodukte C3a, C4a und C5a. Diese wirken als sog. Anaphylatoxine stark entzündungsfördernd (Gefäßerweiterung, erhöhte Gefäßpermeabilität und chemotaktische Wirkung) (Martin und Resch 2009).

Das Komplementsystem wird normalerweise durch eine Antigen-Antikörper-Bildung aktiviert und würde damit zum spezifischen Abwehrsystem gehören. Es wurde von Jules Bordet entdeckt und zunächst als „komplementär" zur antibakteriellen Aktivität der Antikörper angesehen und daher stammt auch die Namensgebung „Komplementsystem". Es kann jedoch auch ohne Anwesenheit von Antikörpern aktiviert werden (z. B. durch Kohlenhydrate in der Zellwand von Bakterien) und damit zum unspezifischen Abwehrsystem gerechnet werden.

Da es sich bei den Überresten und Bestandteilen fremder Zellen oder Krankheitserreger auch um giftige Substanzen handeln kann, werden gleich mehrere Abwehrzellen alarmiert. Die Komplementfaktoren verfügen allerdings auch einzeln über eine biologische Aktivität. So stimuliert C3e beispielsweise Abwehrzellen wie Makrophagen, während C3a, C5a und C5b67 Chemotaxis ausüben (Holländer 2006). Darüber hinaus opsonieren („schmackhaft" für Abwehrzellen machen) die Faktoren C3b, C3d und C4b Fremdpartikel wie Bakterien, Parasiten, Pilze, Viren und Zellen und regulieren Entzündungsvorgänge.

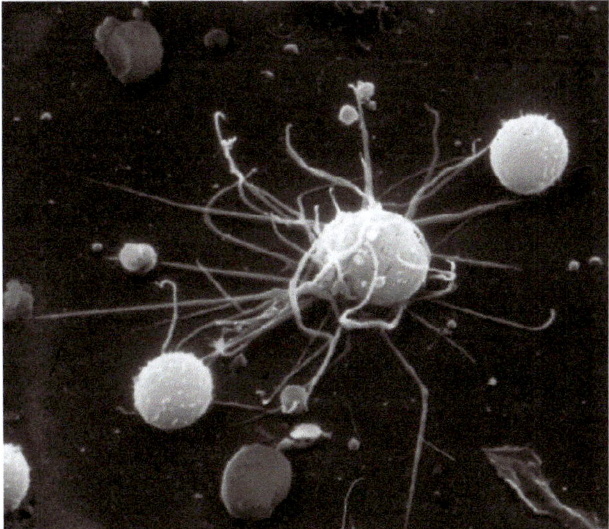

Abb. 6.7 Eine Rasterelektronenmikroskopaufnahme einer dendritischen Zelle aus dem Lymphknoten eines Meerschweinchens. [G085]

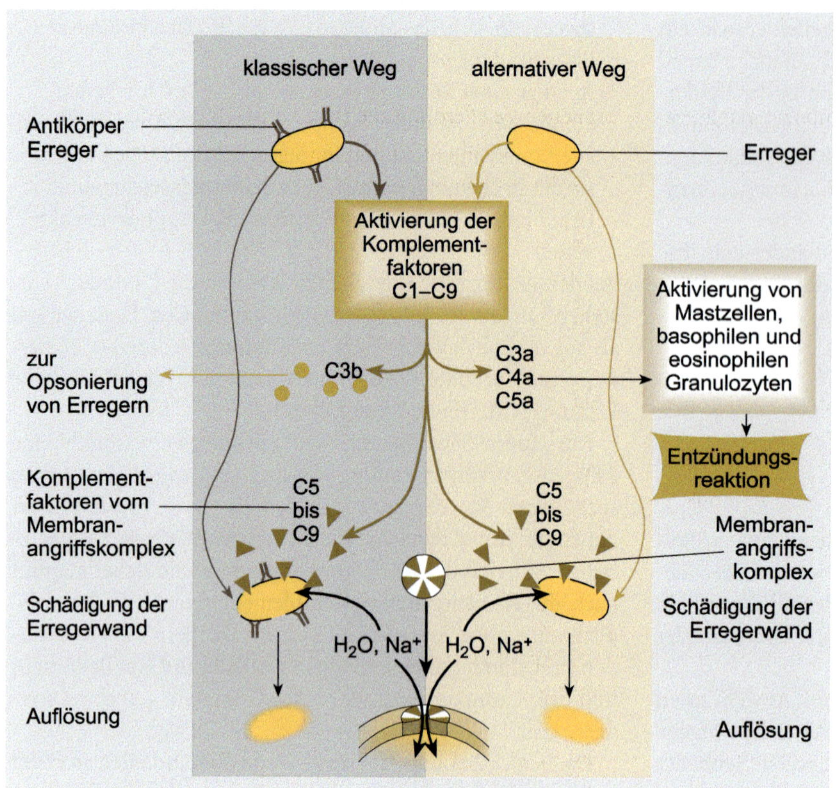

Abb. 6.8 Komplementsystem des Blutplasmas, dass eine Art „Bio-Bohrer" bildet, der ein Loch in die Zellmembran bohrt (aus: Kugler 2006) [L190]

Diese Proteine schwimmen im Blutplasma herum oder werden von Makrophagen des Monozyten-Makrophagen-Systems freigesetzt. Das Komplementsystem kann durch Antikörper, die sich an für sie spezifische Antigene gebunden haben, aktiviert werden (klassischer Aktivierungsweg). Für den alternativen Aktivierungsweg sind vier Plasmaproteine (ohne Beteiligung von Antikörpern) verantwortlich: C3, Faktor B, Faktor D und Faktor P. Mittlerweile ist auch eine Aktivierung über das Mannose-bindenden Lektin (MBL) bekannt (Holländer 2006).

Weitere unterstützende Elemente der unspezifischen humoralen Abwehr sind z. B. der Säureschutzmantel bzw. die Bakterienflora auf der Haut, der Schleim und das Flimmerepithel, worin sich Mikroben verfangen können. Ein System von regulatorischen Proteinen übt eine kontrollierende Rolle aus und verhindert die zufällige Aktivierung des Komplementsystems.

Defensine Dabei handelt es sich um Peptide, die gegen Bakterien, Pilzen und Viren wirken. Man unterscheidet α- und β-Defensine. α-Defensine werden von Paneth-Zellen der Dünndarmwand (enthalten eosinophile Granula), aktivierten Granulozyten und Epithelzellen der Schleimhäute produziert. Sie werden in den Schleimhäuten, u. a. des Dünndarms und des Bindegewebes abgelegt. β-Defensine werden durch Epithelzellen in der Haut und Schleimhaut, sozusagen als „Breitbandantibiotikum", freigesetzt (Martin und Resch 2009).

Defensine sind aktiv an der Wundheilung beteiligt und scheinen auch eine proinflammatorische Wirkung auszuüben.

Moleküle des Immunsystems

- Das **Mannose-bindende Lektin (MBL)** ist ein Protein, das sich an Zucker auf der Oberfläche von Krankheitserregern bindet und chemotaktisch wirkt. So bald das MBL an die Oberfläche eines Erregers gebunden ist, werden Proteasen aktiviert, die die Komplementfaktoren C4 und C2 spalten und an die Oberfläche binden, wodurch der Erreger markiert wird. Es entsteht eine Entzündungsreaktion, die auch Granulozyten anlockt.
- **Reaktive Sauerstoffspezies (ROS oder freie Radikale)** werden von verschiedenen Zellen (u. a. Granulozyten und Monozyten) freigesetzt (➤ Kap. 2.7). Dabei wird mit Hilfe von NADPH-Oxidase aus Sauerstoff und Nicotinamidadenindinukleotidphosphat (NADPH), das Hyperoxidanion O_2^- gebildet – ein Vorgang der sehr viel Sauerstoff verbraucht. Durch das hochreaktive Hyperoxidanion werden weitere reaktive Sauerstoffspezies (Wasserstoffperoxid, Hydroxyl-Radikal usw.) synthetisiert. Diese ROS reagieren unter anderem mit Proteinen, Nukleinsäuren und anderen Zellbestandteilen der Erreger. Da diese Oxidationsstoffe aber auch immer die eigenen Zellen schädigen, werden betroffene Zellen automatisch eliminiert. Weiterhin können die Zellen an Hand von Antioxidanzien (Radikalfänger) die ROS in unschädliche Stoffe umwandeln. Allerdings spielt eine ausgewogene Ernährung eine wichtige Rolle, um genügend Antioxidanzien bereit stellen zu können (➤ Kap. 2.7).
- **Stickstoffmonoxid (NO)** ist sehr kurzlebig (Halbwertszeit von 2–30 Sekunden) und ist demzufolge auch nur sehr lokal wirksam. NO verfügt über ein ungepaartes Elektron und bindet sich daher leicht an andere Moleküle. Dies führt meistens zu einem Funktionsverlust und schadet nicht nur Bakterien, sondern auch den eigenen Zellen. Das NO wird

von vielen Zellen aus der Aminosäure L-Arginin gebildet (Martin und Resch 2009). NO verursacht u. a. eine Entspannung der glatten Gefäßmuskulatur (und damit eine Vasodilatierung) sowie eine Hemmung der Thrombozytenaggregation (Löffler et al. 2007).

6.4.2 Das spezifische (erworbene) Abwehrsystem

Auch Viren und Mikroben halten Schritt mit der Evolution und sind zunehmend besser ausgerüstet. Sie überlisten die „Streifenpolizei" mit manchmal relativ einfachen Methoden, sodass Spezialeinheiten unbedingt notwendig sind, um den Eindringlingen Einhalt gebieten zu können. Im Gegensatz zur unspezifischen Entzündungsreaktion reagieren die Lymphozyten sehr spezifisch auf körperfremde Moleküle. Deshalb dauert die spezifische Anlaufphase der Immunantwort auch dementsprechend länger. Man schätzt, dass das Immunsystem etwa 10^8 unterschiedliche Antigene unterscheiden kann. Damit aber diese Sonderkommandos aktiviert werden können, benötigen sie die Hilfe von antigenpräsentierenden Zellen. Makrophagen und dendritische Zellen präsentieren einen Teil des „verdauten" Fremdkörpers auf ihrer Zelloberfläche, die eigentliche Antigenpräsentation.

Lymphozyten verfügen über „neuronale" Fähigkeiten. Sie können „wahrnehmen", körperfremd erkennen und sogar Informationen in ihrem „Gedächtnis" speichern. Heine vergleicht daher die Lymphozyten mit einem „mobilen Gehirn" und die Granulozyten und Makrophagen mit einem „mobilen Darm" (Heine 1997). Beide ergänzen sich immunologisch wunderbar.

Viele Kinderkrankheiten, z. B. Masern, erleidet man dank des spezifischen Abwehrsystems nur ein einziges Mal im Leben. Bei einem erstmaligen Virusbefall bildet das Immunsystem Antikörper. Dies wird als Primärantwort bezeichnet. Diese Primärantwort äußert sich in einem eindrucksvollen Krankheitsbild mit Fieber, Lichtscheu, den typischen Hauterscheinungen usw. Kommt man ein zweites Mal mit dem Masernvirus in Berührung, so erkrankt man nicht mehr. Das Immunsystem hat gelernt, mit dem Virus umzugehen und seine Sekundärantwort tritt so schnell und so effektiv ein, dass das Virus keine Chance mehr hat, sich im Körper zu vermehren.

1 Zelluläre spezifische (erworbene) Abwehr

B-Lymphozyten Lymphozyten verdanken ihren Namen ihrer Eigenart, dass sie fast als einzige Leukozyten auch in der Lymphflüssigkeit vorkommen. Sie entwickeln sich primär in der fötalen Leber und später im Knochenmark (**B**one-marrow-dependent lymphocytes, knochenmarkabhängige Lymphozyten) zu Vorläuferzellen der B-Lymphozyten, sog. Pro-B-Zellen. Als ausgereifte B-Zellen wandern sie in die B-Region der sekundären lymphatischen Organe (> Abb. 6.9).

Sie besitzen die Fähigkeit, sich auf einen spezifischen Stimulus hin im Knochenmark oder in den sekundären lymphatischen Organen zu großen Plasmazellen umzuwandeln. Dazu brauchen sie allerdings die Hilfe von T-Helferzellen.

Die B-Lymphozyten zirkulieren im Gegensatz zu den T-Lymphozyten deutlich weniger. Sowohl B- als auch T-Lymphozyten befinden sich zu 98 % der Zeit in den sekundären lymphatischen Organen. Von dort schwärmen beim Gesunden nur wenige Späher ins periphere Blut aus, um nach unerwünschten Eindringlingen Ausschau zu halten.

Erst wenn die Späher fündig werden, aktivieren sie die Lymphozyten von regionalen Lymphknoten oder geben bei Bedarf Großalarm für das gesamte Immunsystem.

B-Lymphozyten verfügen über Antigenrezeptoren oder B-Zell-Rezeptoren, die aus in der Plasmamembran verankerten Antikörpern bestehen und spezifisch für ein bestimmtes Antigen wirken. Sie können demzufolge keine Antigene erkennen, die in der Zelle versteckt sind (Martin und Resch 2009).

Bei einem Primärkontakt mit einem Antigen bilden B-Lymphozyten (> Abb. 6.10):

- **Plasmazellen (= Antikörper-produzierende B-Lymphozyten)**, die massenhaft humorale Antikörper (Immunglobuline), exakte Kopien der B-Zell-Rezeptoren, bilden und sie in die Lymphbahn ausscheiden. Eine Plasmazelle produziert 2.000 Antikörper pro Sekunde, was 7 Millionen Antikörper pro Stunde und sage und staune 173 Millionen Antikörper pro Tag bedeutet. Dabei bilden sich identische Tochterzellen, die wiederum Antikörper bilden. Der Körper bildet auf Vorrat für zehntausende möglicher oder denkbarer körperfremder Antigene jeweils einen eigenen Lymphozytentyp, der bei Bedarf reagieren kann. Von einem Idiotyp liegen oft nur ganz wenige Exemplare, vielleicht sogar nur ein einziges, vor, damit sämtliche Idiotypen in den lymphatischen Organen Platz finden. Bei Bedarf vermehrt sich der betreffende Idiotyp durch Mitose innerhalb weniger Tage millionenfach. Die Immunglobuline können in fünf Gruppen unterteilt werden (IgG, IgA, IgM, IgD und IgE). Sie können körpereigene von körperfremden Substanzen unterscheiden und identifizieren. Sie liegen entweder als sog. Rezeptoren auf der Oberfläche von B- und T-Lymphozyten oder schwimmen als Antikörper frei im Blutplasma.
- **B-Gedächtniszellen**, die sozusagen in den Startlöchern stehen und darauf warten, durch eine zweite Infektion mit demselben Erreger aktiviert zu werden. Die Immunantwort kann jetzt sehr viel schneller und effektiver ablaufen als beim ersten Mal und man wird demzufolge nicht an dieser Krankheit leiden, sondern ist dagegen immun. Sie verbleiben für lange Zeit, manchmal für immer, in den verschiedenen lymphatischen Organen.

In Ruhezustand können B- und T-Lymphozyten optisch nicht von einander unterschieden werden. Während der Reifung verändern sich ihre unterschiedlichen Oberflächeneigenschaften (Differenzierungsantigene), sodass man sie anhand einer CD-Nomenklatur (cluster of differentiation) in verschiedene Subpopulationen unterteilen kann. Bei den Bemühungen um

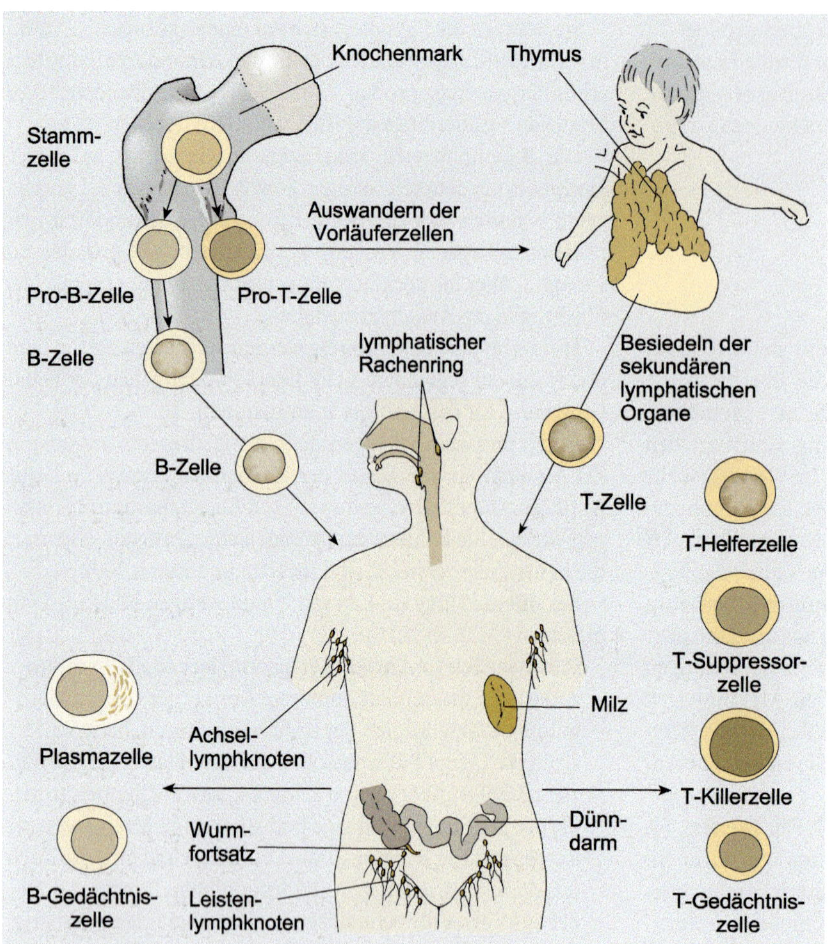

Abb. 6.9 B- und T-Lymphozyten. Die B- und T-Vorläuferzellen entwickeln sich im Knochenmark. Sie schwärmen dann über die Blutbahn aus und besiedeln die sekundären lymphatischen Organe. T-Zellen machen dabei erst einen Zwischenstopp zur Differenzierung im Thymus (modifiziert nach Schwegler 1998) [L190]

eine Standardisierung werden auch Antikörper mit einer nahezu identischen serologischen Aktivität für ein Membranantigen durch eine CD-Nummer definiert.

T-Lymphozyten T-Lymphozyten (thymus-dependent lymphocytes, thymusabhängige Lymphozyten) stammen ebenfalls aus Stammzellen des Knochenmarks, reifen allerdings im Thymus, wo sie den Unterschied zwischen körperfremd und körpereigen lernen. Der Thymus ist sozusagen die „Fachhochschule“ für die T-Lymphozyten. Nur etwa 2 % der T-Zellen verlassen den Thymus, nämlich diejenigen, die Fremdantigene erkennen können. Die Rezeptoren der T-Lymphozyten (T-cell receptors) können Peptide nur erkennen, wenn sie in aufgearbeiteter Form in den speziellen Präsentationsmolekülen (MHC-Molekülen) einer Zelle präsentiert werden. Einen intakten Erreger können T-Lymphozyten nicht erkennen! T-Zellen brauchen immer antigenpräsentierende Zellen.

Genau wie B-Lymphozyten verfügen T-Lymphozyten über spezifische T-Zell-Rezeptoren, die spezifisch für ein ganz bestimmtes Antigen sind. Ein T-Lymphozyt trägt schätzungsweise 30.000 Rezeptoren auf seiner Oberfläche. Die Struktur eines T-Zell-Rezeptors ähnelt einem Arm (F_{ab}, ➢ Abb. 6.12) eines Antikörpers.

T-Lymphozyten kommen in weitaus größerer Menge vor und zirkulieren auch deutlich mehr als B-Lymphozyten. Als reife T-Lymphozyten wandern sie über Blut- und Lymphbahnen in die T-Regionen der sekundären lymphatischen Organe (➢ Abb. 6.9). Sie sind entscheidend für die Fähigkeit des Organismus, eine optimale Abwehrreaktion (Immunkompetenz) einzuleiten. Charakteristisch ist ihre Fähigkeit zwischen Lymph- und Blutgefäßsystem und Gewebe rezirkulieren zu können (➢ Kap. 6.4.2) sowie Antigene über den T-Zell-Antigenrezeptor erkennen zu können.

T-Lymphozyten tragen übrigens alle den CD-Marker CD3, die T-Helfer-Lymphozyten zusätzlich den CD-Marker CD4 und die T-Killerzellen zusätzlich den CD-Marker CD8. Grob vereinfacht kann man vier Typen von T-Zellen unterscheiden:

- **T-Helferzellen:** Nachdem ein körperfremdes Element entdeckt worden ist, produzieren sie Botenstoffe (Zyto- oder Lymphokine) und läuten damit die Alarmglocken. Zwar können sie selber keine Pathogene abtöten, aber sie holen Hilfe. Die B-Lymphozyten werden daraufhin aktiviert und dazu stimuliert, Plasmazellen und Antikörper zu bilden. Die Zytokine (Interleukine und Lymphokine) ziehen ihrerseits auch wieder B-Lymphozyten an und stimulieren sie.
  Nach neueren Forschungsergebnissen lassen sich verschiedene Subpopulationen der T-Helferzellen mit selektiven Aufgaben (wie z. B. die Produktion von bestimmten Zytokinen) erkennen (Martin und Resch 2009):

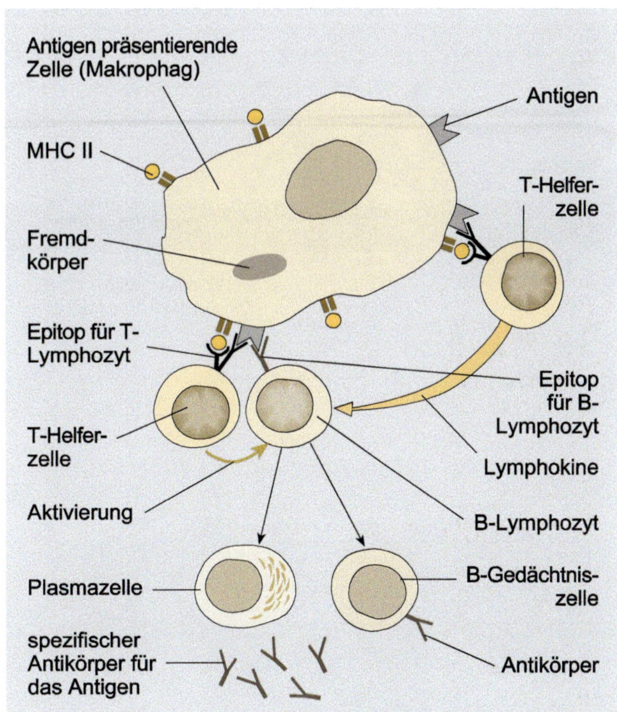

Abb. 6.10 Aktivierung der B-Lymphozyten. Ein Makrophage präsentiert ein Antigen auf seiner Oberfläche und lockt damit T-Lymphozyten (T-Helferzellen) an. Die T-Helferzellen locken darauf B-Lymphozyten an. Epitop = spezifischer Bereich eines Antigens als Determinante für einen bestimmten Antikörper oder Rezeptor eines Lymphozyten (modifiziert nach Schwegler 1998) [L190]

Der TH1-Lymphozyt (T-Helferzelle-Typ1) aktiviert zelluläre Immunreaktionen (v. a. Makrophagen) und sezerniert dazu Zytokine wie IL-2, IFN-γ, TNF-α und TNF-β. Das ist besonders wichtig, weil manche Pathogene durch die Phagozytose nicht getötet werden, sondern intrazellulär weiterwachsen. TH1-Lymphozyten animieren darauf Makrophagen noch effektivere keimtötende Substanzen (Sauerstoffradikale, Stickstoffmonoxid, Proteasen usw.) bereit zu stellen. Weiterhin setzen TH1-Zellen Wachstumsfaktoren für weitere Leukozyten frei.

Der TH2-Lymphozyt (T-Helferzelle-Typ2) aktiviert hingegen eher humorale Immunreaktionen indem er B-Lymphozyten zur Antikörpersynthese anregt. Dazu werden Zytokine wie IL-4, IL-5, IL-6, IL-10 und IL-13 sezerniert. Normalerweise besteht ein Gleichgewicht zwischen den TH1- und TH2-Zellen. Bei Allergien liegt jedoch meistens eine höhere Anzahl an TH2-Zellen und ein Zuviel an IgE vor, bei chronische Entzündungen dagegen eine Überpopulation an TH1-Zellen.

T-Killerzellen (T-Effektor-Zellen oder zytotoxische T-Zellen): Sie töten wie die natürlichen Killerzellen die Zielzellen (v. a. virusinfizierte oder von Krebs befallene Zellen) durch Freisetzen von sogenannten Effektorproteine (Zytotoxine wie Perforin und Granzym). Diese können die Zellmembran der Zielzelle perforieren oder die Apoptose der Zielzelle einleiten. Sie schütten ferner Zytokine (z. B. Interferone) aus, die die Vermehrung der Viren eindämmen und Makrophagen und antigenpräsentierende Zellen anlocken. Allerdings können sie aber auch autoaggressiv werden oder Entzündungen auslösen. Im Gegensatz zu den NK-Zellen müssen sie erst sensibilisiert werden, bevor sie aktiv werden können.

- **T-Suppressorzellen oder regulatorischen T-Zellen:** Diese beenden eine Immunreaktion, sobald der Körper die Infektion bewältigt hat. Sie blasen also zum Rückzug und verhindern, dass sich die Immunzellen selbstständig machen und eine Autoimmunreaktion oder eine Allergie hervorrufen. In den Lymphknoten werden autoimmunreaktive Zellen durch die T-Suppressor-Lymphozyten in die Schranken gewiesen und abgebaut.
- **T-Gedächtniszellen:** Sie erkennen das auslösende Antigen wieder und beschleunigen damit die Immunabwehr.

Besondere SOKO-Truppen Ferner spielen besondere SOKO-Truppen eine wichtige Rolle:

- **Die natürlichen Killerzellen (NK-Zellen) als „Geheimagenten":** Sie werden auch als „große granuläre Lymphozyten" (LGL) bezeichnet (Oberholzer 2001, Male 2005, Holländer 2006). Sie gehören aufgrund der anwesenden CD-Marker zur Gruppe der T-Lymphozyten (Gemsa et al. 1997). Oft werden sie durch das Zytokin Interferon aktiviert. NK-Zellen können aber auch ohne vorher spezifisch stimuliert worden zu sein, kranke oder infizierte Zellen an ihrer veränderten Oberflächenstruktur erkennen und mit einem speziellen komplementähnlichen Eiweiß (Perforin) deren Zellmembran durchlöchern. Gleichzeitig injizieren sie Enzyme in die Zielzelle, die deren DNA in kleine Stücke zerlegt, was innerhalb von wenigen Minuten zum Zelltod führt (➤ Abb. 6.11). Sie können aber auch durch Chemotaxis angelockt werden. Die meisten NK-Zellen befinden sich in der Milz oder „fahren Streife" im peripheren Blut. Sie besitzen kein immunologisches Gedächtnis. Der Schwachpunkt der NK-Zellen ist ihre mangelhafte Unterscheidungsfähigkeit zwischen „gesund" und „krank", sodass viele infizierte oder entartete Zellen ihrem Angriff entgehen. Andererseits scheinen sie eine Rolle bei der antitumoralen Immunüberwachung (immunosurveillance) zu spielen und visieren v. a. Krebszellen an, wodurch in letzter Zeit das Interesse an diesen Zellen bei der Krebsbehandlung zugenommen hat. T-Killerzellen (s. o.), greifen hingegen eher virusinfizierte Zellen an.

❷ Humorale spezifische (erworbene oder adaptative) Abwehr

Immunglobuline Spezifische (erworbene) Abwehrreaktionen werden vor allem mittels der Körperflüssigkeiten aufgebaut. **Antikörper (Immunglobuline)** werden von B-Lymphozyten (Plasmazellen) gebildet und entweder als B-Zell-Rezeptor auf ihre Oberfläche gebunden oder in die Körperflüssigkeiten (lateinisch *humores*) abgegeben. Sie werden also in das

6

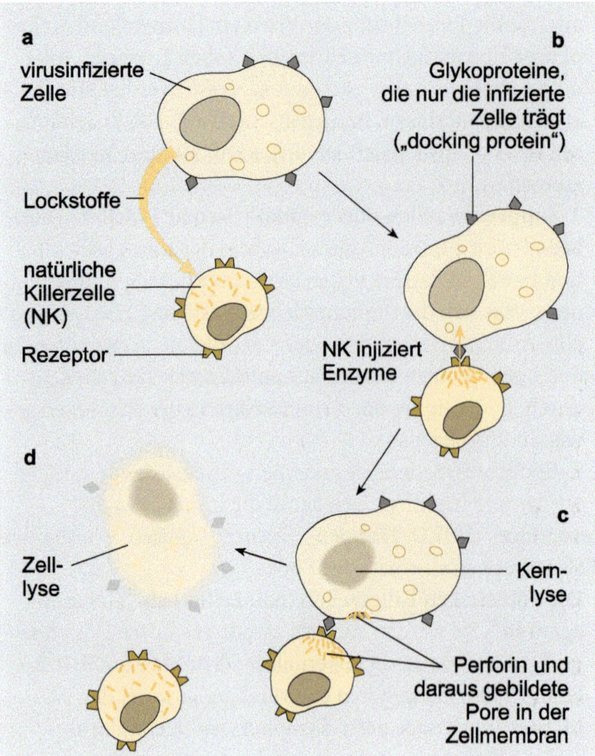

Abb. 6.11 Natürliche Killerzellen. **a.** NK-Zellen werden durch Zytokine einer virusinfizierten Zelle angelockt. **b.** Die NK-Zelle dockt an und bohrt ein Loch in der Zellmembran der infizierten Zelle. **c.** Die NK-Zelle injiziert Enzyme in die infizierte Zelle, die deren DNA zerlegt. **d.** Zelltod und Zell-Lyse (modifiziert nach Schwegler, 1998) [L190]

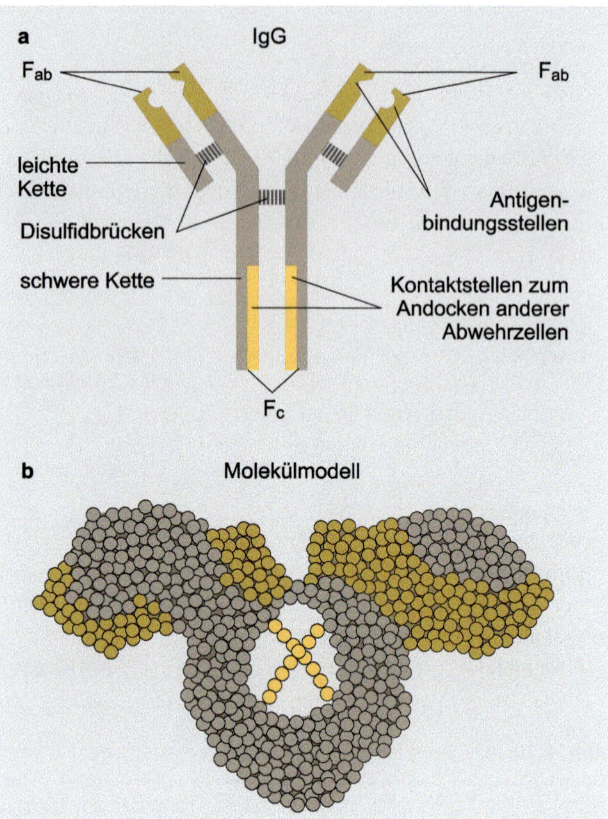

Abb. 6.12 Grundform eines Antikörpers. **a.** Schema eines einfachen Antikörpers (IgG) mit zwei antigenbindenden Fragmenten (F_{ab}) und einem komplementbindenden Fragment (F_c). **b.** Grundform eines Molekülmodells (modifiziert nach Schwegler 1998) [L190]

Blut, die Lymphe, die Pleuraflüssigkeit, die Peritonealflüssigkeit, die Perikardflüssigkeit aber auch in Sekrete der Nasenschleimhaut und der Darmschleimhaut abgegeben. Der deutsche Mediziner Paul Ehrlich (1854–1915) beschrieb als Erster diese löslichen Faktoren. Sie sind eine Art von „Spürhund", da sie Antigene oder Eindringlinge mit ihren „Ypsilonsarm" erkennen und sich an ihn heften können (> Abb. 6.12). Darauf wird eine spezifische Abwehrkette eingeleitet, die meistens mit der Zerstörung des Eindringlings endet. Auch das Komplementsystem kann dabei eine Rolle spielen.

Alle Antikörper besitzen eine ähnliche Grundform aus kugelförmigen Proteinen und sind antigenspezifisch.

Man kann ihre Funktion allgemein in folgende Aufgaben einteilen:

- Immunglobuline erkennen über ihre antigenbindenden Fragmente (F_{ab}) jeweils zwei identische Antigene oder auch körpereigene Strukturen, z. B. bei Autoimmunvorgängen. Hierbei erkennen die Antikörper spezifisch sehr viele individuelle Moleküle oder Teile von Molekülen. Die vom Antikörper erkannte Struktur wird als Epitop bezeichnet. Dieser Erkennungsvorgang unterscheidet sich von der allgemeinen Erkennung durch Rezeptoren der Zellen des angeborenen Immunsystems.
- Immunglobuline aktivieren über das komplementbindende Fragment (F_c) weitere Zellen und Moleküle des Immunsystems wie das Komplementsystem. Pathogene, die mit Antikörpern bedeckt sind, werden schneller und effizienter erkannt und eliminiert. Sie erhöhen die Phagozytose!
- Immunglobuline neutralisieren Toxine, die von Erregern freigesetzt werden. Sie verhindern auch das Andocken und Eindringen von Bakterien und Viren in Zellen, indem sie die Mikroben umhüllen.

Zwar sind die Antikörper selbst bei der Bekämpfung eines Krankheitserregers nicht besonders wirksam, aber sie lösen Signale aus, die andere Abwehrzellen und Proteine (z. B. Komplementsystem) anziehen und leisten damit indirekt einen wichtigen Beitrag zur Immunreaktion.

Die Grundform der Antikörper ist immer Y-förmig, wobei die sehr variablen „Arme" des Y Antigene binden können und der eher konstante Y-„Fuß" eine Kontaktstelle zum Komplementsystem oder T-Lymphozyt bildet (> Abb. 6.12). Sie liegen entweder als Rezeptor auf der Oberfläche von B-Lymphozyten oder schwimmen als Antikörper im gesamten Körper frei im Blut.

Es gibt wahrscheinlich mehrere Millionen unterschiedlicher Antikörpermoleküle, im Grunde so viele, dass es für jedes denkbare Antigen einen passenden Antikörper gibt.

Im Blutplasma befinden sich fünf verschiedenen Hauptklassen von freien Antikörpern (Isotypen) mit jeweils bestimmten Funktionen:

- Der **IgG-Antikörper** ist der kleinste Antikörper und als „Dauerwaffe" besonders viel im Einsatz. Er ist aus einer einzelnen Y-Form aufgebaut. Man könnte ihn als systemisches Schutzglobulin (Dauerbrenner) bezeichnen. Er bildet etwa 75–80 % der gesamten Globuline im Blut. Die IgG schützen den Körper vor wiederholten Infektionen und können aufgrund ihrer Größe leicht aus dem Blut ins Gewebe (interzellulär) übertreten. Sie patrouillieren durch alle Flüssigkeitsräume des Körpers und auch in den Schleimhäuten. Auf Endothelzellen findet man besondere Rezeptoren, die die Aufgabe haben, IgG-Antikörper aus dem Blutstrom zu fischen und sie durch die Endothelzellen hindurch ins Gewebe zu transportieren (Martin und Resch 2009). Sie aktivieren das Komplementsystem und sorgen durch Opsonierung der Fremdkörper dafür, dass diese leichter erkannt und phagozytiert werden. Durch ihre einzigartige Plazenta-Durchgängigkeit schützen IgG der Mutter (mit ihrem gesamten Repertoire an IgG-Molekülen) als einzige Antikörperklasse den Fetus und das Neugeborene vor Infektionen. Erst ab etwa dem 6. Lebensmonat entwickelt das Baby seine eigenen IgG. Eine Erhöhung von IgG im Körper ist schwer zu deuten. Man unterscheidet die Unterklassen IgG1, IgG2, IgG3 und IgG4.
- Der **IgA-Antikörper** spielt eine Rolle bei der Schleimhautbarriere und findet sich damit reichlich in Speichel, Schweiß, Tränen und Sekreten der Schleimhäute der Nasenhöhle, Atemwege, Harnwege und des Magen-Darm-Trakts. Er besteht aus zwei Y-Formen, die in Höhe des Y-Fußes miteinander verbunden sind. Man unterscheidet die Unterklassen IgA1 und IgA2. Das IgA ist das dominierende Immunglobulin in Sekreten und wird durch ein aufwendiges aktives Transportsystem durch die Epithelzellen zu den Mukosa befördert. IgA bildet mit Antigenen einen Komplex, der jedoch zu groß ist, um durch die Schleimhaut des Darms zurück diffundieren zu können. Es bildet damit eine wichtige Rolle beim Abfangen von Krankheitserregern, bevor sie in den Körper eindringen. Das IgA-Molekül wird durch die Verdauungssäfte des Darms nicht aufgespalten. Sie verhindern v. a. die Keimkolonisation mit Bakterien, Viren oder Pilzen („Bakterien- oder Pilz-Overgrowth") und die Keimadhärenz im Schleimhautbereich. Ein Overgrowth, z. B. von Pilzen könnte demzufolge die Freisetzung von sIgA hemmen und damit die Schleimhautbarriere des Dünndarms abschwächen, was zu Darmentzündungen und Schädigungen der Dünndarmschleimhaut („leaky gut") führen kann (➤ 2.11). Die IgA-Moleküle werden von den in der Schleimhaut postierten B-Lymphozyten produziert. Das sIgA ist als sekretorisches IgA an Sekretstücke gekoppelt im Darmlumen sehr stark vertreten. Zirkulierende Lymphozyten geben dann die Informationen über Antigenkontakte an darmferne Gebiete weiter, sodass auch dort Antikörper gegen diese Antigene gebildet werden.
- Der **IgM-Antikörper** reagiert sehr schnell (Akutphase) und kann durch Plasmazellen überall im Gesamtorganismus hergestellt werden. Unabhängig davon, wo sich das befallene Gewebe befindet, ist er bei einer Infektion als Erster vor Ort. Seine Anwesenheit kann damit als Zeichen einer frischen Infektion betrachtet werden. Wenn der Körper zum ersten Mal mit einem bestimmten Keim konfrontiert wird, produzieren die vorerst noch „naiven" B-Lymphozyten immer zuerst IgM. Da es sich um ein großes Molekül handelt, das aus fünf Y-Formen (Pentamer) besteht, die in Höhe der Y-Füße miteinander verbunden sind, weist es zehn Antigenbindungsstellen auf und ist dadurch bestens antigenneutralisierend wirksam. Als größtes Immunglobulin kann es dafür weniger gut ins Gewebe diffundieren und bleibt damit meistens nur im Blutkreislauf aktiv. Es dient sozusagen als eine Art „erster Hilfe", bis wirkungsvollere Antikörper aufgebaut worden sind (erst nach 10–14 Tagen), und seine Wirkungsstärke ist eher begrenzt. Die Blutgruppenantikörper (Rhesusfaktor) gehören zu dieser IgM-Klasse. Martin weist darauf hin, dass die Bestimmung des IgM-Titers im Blut besonders bedeutend für die diagnostische Früherkennung einer Mykose oder die Erfassung von Rezidiven sein kann (Martin 1998).
- Der **IgE-Antikörper** tritt eher seltener im Blut auf und findet sich hauptsächlich auf Mastzellen, Granulozyten und dendritischen Zellen, besonders in der Haut. IgE-Moleküle werden vom Körper vor allem gegen größere Erreger gebildet und zwar bei Wurm- und Parasitenbefall. Weiterhin sind sie auch bei allergischen Reaktionen (Asthma, Heuschnupfen) von Bedeutung. Der IgE-Antikörper besteht aus einer einzelnen Y-Form. und lagert sich besonders an Mastzellen und basophile Granulozyten an, sodass diese Zellen selbst empfindlicher werden und ihre „Vesikel" mit Entzündungsmediatoren bei Bedarf ausschütten. Diese Mediatoren rufen akute Entzündungen oder allergische Reaktionen hervor.
- Der **IgD-Antikörper** ist für das Eindämmen einer Immunreaktion bedeutsam. Er besteht aus einem einzelnen Y-Arm und kommt als zellständiges Antigen-Erkennungsmolekül auf der Oberfläche von B-Lymphozyten vor. Über die genaue Funktion dieser Immunglobuline ist noch nicht viel bekannt.

Obwohl die Immunglobuline als Medikamente in den 1980er-Jahren wegen ihrer vielen schweren Nebenwirkungen und Abwehrreaktionen in Verruf gekommen waren, erleben sie in den letzten Jahren eine wahrlich Schwindel erregende „Renaissance" (z. B. Muromonab CD3, Absiximab, Rituximab). Die Hightechmedizin experimentiert momentan sogar mit Phagen (einer besonderen Art von Viren), die sich auf Bakterien als Opfer spezialisiert haben, um so neue Antikörper (sog. „Design-Medikamente") millionenfach herstellen zu können. Sie hoffen, damit auch die „Spürhunde" mit speziellen Eigenschaften (Gifte, radioaktive Atome), sog. Immuntoxinen und „Radioimmun-Konjugaten", ausrüsten zu können, die sie von Natur aus nicht besitzen. Bislang befinden sich diese Versuche noch in der experimentellen Phase und es gibt noch etliche Hürden zu überwinden.

Zytokine (des angeborenen und erworbenen Immunsystems) Zytokine sind weitere humorale Faktoren, die man als „Hormone" des Immunsystems bezeichnen könnte. Mittlerwei-

6

le sind mehr als 100 Zytokine bekannt. Es handelt sich dabei um Proteine, die oft glykolysiert sind (Glykoproteine). Sie werden von verschiedenen aktivierten Zellen synthetisiert. Meistens geschieht das als Reaktion auf einen bestimmten Stimulus. Sie können autokrin wirken, indem sie die Zelle, die die Zytokine freigesetzt hat, beeinflussen, aber auch parakrin und endokrin wirken, wobei sie Zellen in ihrer unmittelbaren Nachbarschaft bzw. in ihrem weiteren Umfeld anregen. Von Makrophagen freigesetzte Zytokine werden als Interleukine (IL bezeichnet. Um sie zu kategorisieren, werden sie mit einer Nummer versehen. In den letzten Jahren hat sich die Zahl der bekannten Polypeptide ständig erhöht. Noch nicht im Detail bekannt ist allerdings die komplexe Steuerung von Induktion, Funktion und Regulation dieser Moleküle und deren Produzenten.

Die Anzahl löslicher Mediatoren (Moleküle wie Zytokine, Antikörper, Komplementfaktoren, Defensine usw.) die im Immungeschehen mitspielen, droht mittlerweile unüberschaubar zu werden und das Detailwissen wird rasant größer.

Es gibt allgemein **fünf große Gruppen von Zytokinen** (Martin und Resch 2009, Janeway et al. 2005, Gemsa et al. 1997, Löffler et al. 2007):

- Die **Familie der Wachstums- und Differenzierungsfaktoren für Leukozyten**, die u. a. kolonienstimulierende Faktoren (CSF) beinhaltet. Diese beeinflussen das Wachstum und die Differenzierung hämatopoetischer Zellen. Man kann dabei z. B. Stammzellfaktoren (SCF), Granulozyten- und Makrophagenkolonien-stimulierende Faktoren (GM-CSF), Makrophagenkolonien-stimulierende Faktoren (M-CSF) und Granulozytenkolonien-stimulierende Faktoren (G-CSF) unterscheiden.
- Die **Interleukin-Familie** umfasst mittlerweile über 30 verschiedene Interleukine mit unterschiedlich aktivierenden und inhibierenden Aufgaben. Sie bilden Aktivierungs-, Differenzierungs- und Wachstumsfaktoren für Lymphozyten. Es gibt proinflammatorische und antiinflammatorische Interleukine.
- Die **TNF-Familie** (tumor necrosis factor) konnte in vivo bei experimentellen Tumoren eine Nekrose erzeugen. Man unterscheidet TNF-α und TNF-β.
- Die **Interferon-Familie (IFN):** Ein Interferon besteht aus mehreren Proteinen mit antiviraler Wirkung, wobei allgemein zwei Interferonarten unterschieden werden: Typ-1-Interferone (IFN-α, IFN-β, IFN-ε, IFN-κ und IFN-ω) und Typ-2-Interferone (IFN-γ). Sie hemmen die Zellproliferation und stimulieren das Immunsystem.
- **Chemokine** (**Chemo**tactic cyto**kines**) sind Faktoren, die die Abwehrzellen zielgerichtet lenken und das Migrationsverhal-

6

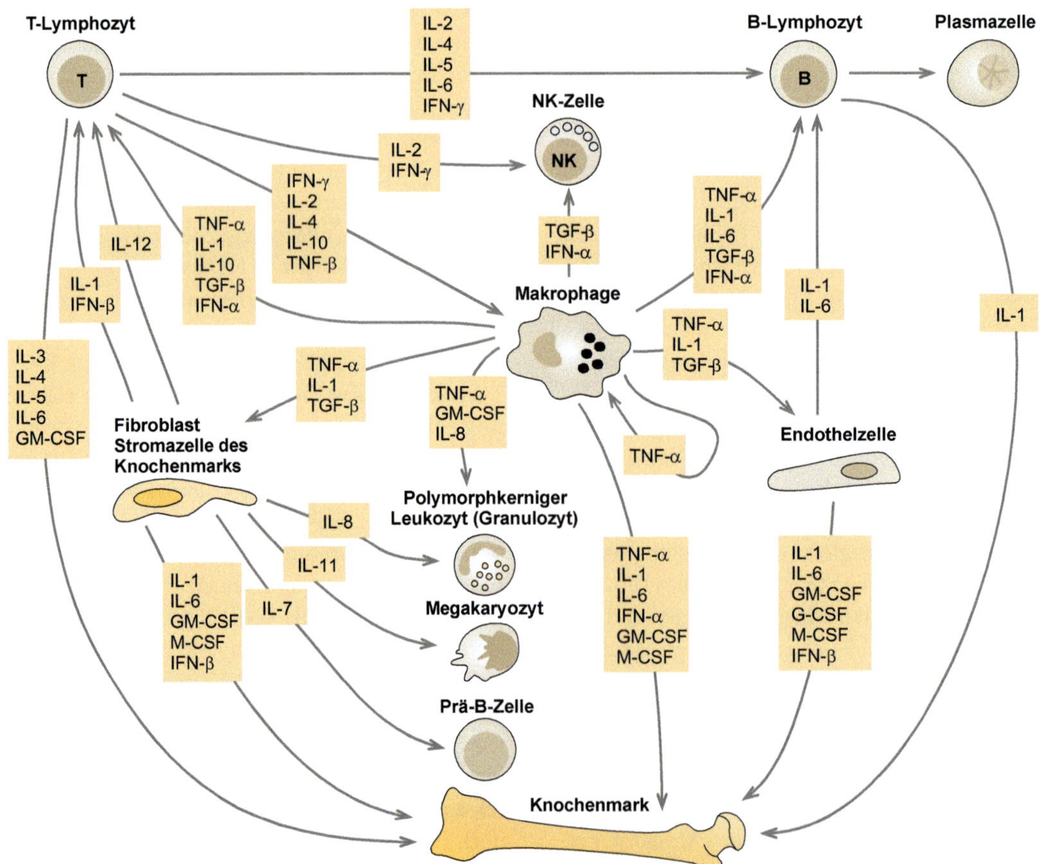

Abb. 6.13 Zytokinvermittelte zelluläre Interaktionen (aus Mims et al 2006). G-CSF/GM-CSF/M-CSF = Granulozyten-/Granulozyten-Makrophagen-/Makrophagen-Kolonie-stimulierender Faktor, LS = lymphoide Stammzelle, MS = myeloide Stammzelle, NK = natürliche Killerzelle, PC = Plasmazelle, PMN = Polymorphkerniger Lymphozyt, SC = Stammzelle, Tc = Zytotoxische T-Zelle, TGFβ= transforming growth factor beta, TNF = Tumornekrosefaktor [L157]

ten der Abwehrzellen bestimmen. Es sind bisher mehr als 50 Chemokine bekannt. Man unterscheidet CXC-Chemokine, die v. a. neutrophyle Granulozyten anlocken, CC-Chemokine, die hauptsächlich Monozyten anziehen, und XC-Chemokine bzw. CX3C-Chemokine, die v. a. T-Lymphozyten anziehen.

Zytokine sind multifunktionell und können lymphoide und myeloische Stammzellen im Knochenmark stimulieren und proliferieren lassen. Sie können aber auch weiterhin proinflammatorische, inhibitorische oder zytotoxische Effekte aufweisen. Die Wirkungen der Zytokine überschneiden sich häufig und können sich teilweise gegenseitig ersetzen (Redundanz). Zytokine docken an spezifische Rezeptoren in der Plasmamembran an um ihre Wirkung entfalten zu können.

Manuelle Behandlungstechniken und Ausschüttung von Zytokinen Yang und Wang geben an, dass repetitive größere Dehnungen (8 % Dehnung mit einer Frequenz von 0,5 Hz während 4 Stunden) von Fibroblasten einer Sehne bei gleichzeitiger Stimulation mit IL-1β, zu einer größeren Ausschüttung von COX-2 (cyclooxygenase-2), MMP-1 (matrix metalloproteinase-1) und PGE_2 (Prostaglandin E_2) führen, was eine proinflammatorische Wirkung vermuten lässt. Dagegenüber scheinen repetitive kleinere Dehnungen (4 %) von Fibroblasten bei gleichzeitiger Stimulation mit IL-1β die Freisetzung der Entzündungsmediatoren eher abzubremsen, sodass eine antiinflammatorische Wirkung erzeugt wird (Yang, Im und Wang 2005).

Meltzer und Standley vermuten, dass verstärkte repetitive Bewegungsbelastungen des Körpers (10 % Dehnung) in den darauffolgenden 24 Stunden eine verstärkte Proliferation von Fibroblasten und eine erhöhte Sekretion von proinflammatorischen Zytokinen (z. B. IL-1α, IL-1β, IL-2, IL-3, IL-6) auslösen. Weiterhin hypothetisieren sie, dass indirekte osteopathische Techniken die proliferative Antwort und die Freisetzung von proinflammatorischen Zytokinen abbremsen, jedoch die Freisetzung von antiinflammtorischen Zytokinen (z. B. IL-1ra, IL-4, IL-10) induzieren (Meltzer und Standley 2007). Sie weisen weiterhin darauf hin, dass Zytokine nicht in Form von Vesikeln gespeichert werden, sondern nach zellulärer Aktivierung regulär, aber demzufolge oft etwas verzögert und „kurzlebig" freigesetzt werden.

Es werden dringend weitere Untersuchungen benötigt, um herauszufinden, welche Intensität, welcher Behandlungsparameter (indirekt-Annäherung oder direkt-Dehnung) und welcher Rhythmus der manuellen Behandlung vorteilhaft für das Gewebe eines kranken Menschen sein kann.

Als Arbeitshypothese möchte ich hierzu angeben, dass zarte direkte Belastungen (Kompression-Dehnung-Schub-Torsion mit Stufe 1 und 2, ➤ 10), zarte rhythmische Behandlungstechniken und indirekte Behandlungstechniken vorteilhaft und für den Patienten sicherer eingesetzt werden können.

❸ Rezirkulation von Lymphozyten

Normalerweise kehren Leukozyten, die ins Gewebe eingewandert sind, nicht mehr in die Blutbahn zurück. Lymphozyten haben jedoch im Gegensatz zu den anderen Leukozyten die Fähigkeit, die Blutbahn zu verlassen und nach Durchwanderung von Organen und Geweben über die Lymphe wieder ins Blut zurückzukehren, was als „Rezirkulation" bezeichnet wird. (➤ Abb. 6.14). Dabei ist es fast unvorstellbar, dass jede Sekunde etwa 5 Millionen wandernde Lymphozyten aus der Blutbahn austreten und gleichzeitig die gleiche Anzahl wieder ins Blut zurückkehrt.

Praxistipp

Auch hier wird wiederum deutlich, wie wichtig das Fließen bzw. die „Durchgängigkeit" der Körperflüssigkeiten und des Gewebes ist. Der Osteopath kann diese Aufgabe des Gewebes und des Lymphsystems mit faszialen Lösungstechniken und venolymphatischen Pumptechniken erheblich unterstützen!

Die meisten Lymphozyten (etwa 80 %) wandern durch die versorgenden Gefäße besonders in das Parenchym der Milz, der Lunge, der Leber und des Knochenmarks ein, um anschließend wieder in die Blutbahn einzutreten.

Andere Lymphozyten wandern über hochendotheliale Venolen (HEV) aus den versorgenden Blutgefäßen in den Lymphknoten ein oder werden direkt über zuführende Lymphgefäße zu den Lymphknoten geführt, um dann über den Ductus thoracicus und andere Lymphbahnen erneut in die Blutbahn zu gelangen.

Es ist auch möglich, dass Lymphozyten (etwa 10 %) über hochendotheliale Venolen aus den versorgenden Blutgefäßen in

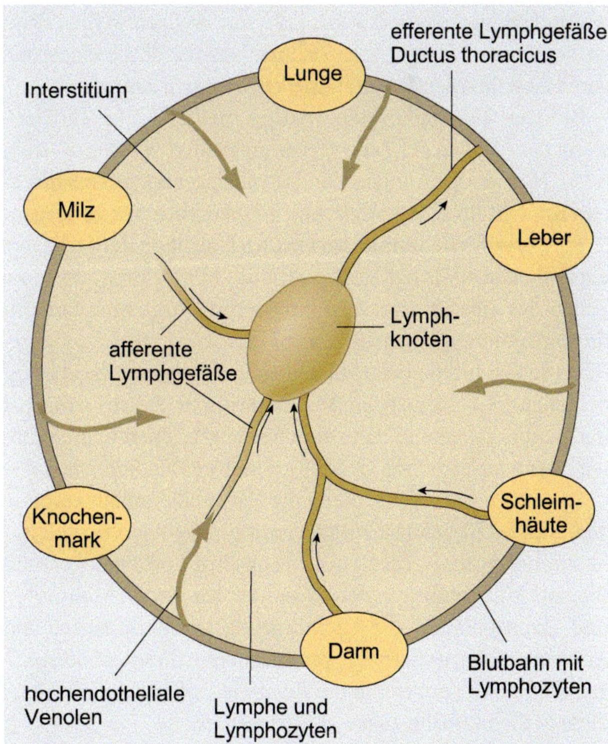

Abb. 6.14 Rezirkulation von Lymphozyten; hochendotheliale Venolen (HEV; aus: Benninghoff und Drenckhahn 2004) [L190]

6

die endothelialen lymphatischen Organe (z. B. Tonsillen, Peyersche Plaques), in die Haut oder ins Bindegewebe wandern, um dann über den Ductus thoracicus und andere Lymphbahnen erneut in die Blutbahn zu gelangen. Dabei wandern jedoch wesentlich weniger Lymphozyten in die Haut, Gelenke und Muskeln als in das GALT (darmassoziiertes lymphatisches Gewebe), es sei denn, erstere sind von einer Entzündung betroffen.

Spezifisch gebildete Gedächtnislymphozyten vermehren sich und wandern dann in andere lymphatische und nichtlymphatische Organe ein, sodass beim erneuten Angriff des gleichen Antigens (z. B. auch nach einer Impfung) eine schnellere Reaktion möglich ist, unabhängig davon, wo das Antigen in den Körper eindringt.

Manche Lymphozyten kehren überaschenderweise an ihren Herkunftsort zurück, was als „Homing" (Heimfinden) bezeichnet wird. Dazu verfügen die Lymphozyten über Homing-Rezeptoren und die Gefäßendothelzellen über entsprechende Liganden („Adressine") (Lüllmann-Rauch 2009).

6.4.3 Antigenpräsentation und Selbsterkennung

Das Immunsystem arbeitet grundsätzlich in zwei Phasen:

- Erkennung und Identifikation der Eindringlinge
- Organisation der Abwehrreaktion.

Beim Erkennen einer Fremdsubstanz spielt die Antigenpräsentation eine wesentliche Rolle. Antigenpräsentation bedeutet, dass ein Antigen von einer Abwehrzelle (z. B. Makrophage) aufgenommen und in Fragmente zerteilt wird. Teile vom Antigen werden dann an bestimmten Stellen ihrer Zellmembranoberfläche eingebaut, damit Abwehrzellen darauf aufmerksam werden können.

B- oder T-Lymphozyten werden meistens nur aktiviert, wenn das Antigen der Zelle vorher präsentiert wurde (> Abb. 6.15). Nur wenige Antigene sind deutlich genug, um bei direktem Kontakt für eine Aktivierung der Lymphozyten zu sorgen.

Eine spezifische Immunantwort wird nicht an der Stelle, wo ein Pathogen eindringt, ausgelöst. Vor Ort reagieren zuerst die Zellen des angeborenen Immunsystems. Durch eine Entzündungsreaktion wird mehr Plasma ins infizierte Gewebe geführt, sodass interstitielle Flüssigkeit und antigenpräsentierende Zellen (v. a. Monozyten und dendritische Zellen) zunächst ins Lymphsystem und dann zum nächstgelegenen Lymphknoten oder lymphatischen Gewebe geleitet werden können.

So werden Pathogene, die in die Darmschleimhaut eindringen, zum GALT geführt. Pathogene, die in die Pharynxschleimhaut eindringen, werden zu den Tonsillen und Pathogene im Blut zur Milz geführt. In den Lymphknoten warten Monozyten und „kontrollieren" die einströmende Lymphflüssigkeit auf Antigene. Falls notwendig, phagozytieren diese „Makrophagen-Aufpasser" einströmende Antigene und verhindern, dass diese in die Blutbahn ausgeschüttet werden.

Im Lymphknoten binden sich naive T-Lymphozyten an die antigenpräsentierenden Zellen (APZ) und suchen die Oberfläche der APZ nach spezifischen Antigenen ab. Wenn sie ein solches erkennen, startet die ganze Abwehrkette der T-Lymphozyten, die dann zusätzlich auch andere Abwehrzellen einschalten. Aktivierte T-Zellen aktivieren ihrerseits B-Lymphozyten. Die B- und T-Zellen fangen darauf an zu proliferieren und bilden sogenannte Keimzentren. In diesen Keimzentren differenzieren die B-Zellen zu Plasmazellen, die dann in großen Mengen spezifische Antikörper produzieren und freisetzen. Es bilden sich weiterhin B- und T-Gedächtniszellen, die ein langanhaltendes immunologisches Gedächtnis besitzen. Sie ermöglichen damit dem Immunsystem, schneller und effektiver auf einen Angriff durch „bekannte" Pathogene zu reagieren und für Immunität zu sorgen.

Die Mikroorganismen verfügen jedoch über ausgeklügelte Schutzmechanismen, die zum Ziel haben, die Erkennung durch Lymphozyten zu verhindern.

Major Histocompatibilty Complex (MHC) oder Hauptgewebeverträglichkeitskomplex Der MHC besteht aus Präsentationsmolekülen (Glykoproteinen), die in der Plasmamembran verankert sind und v. a. als Oberflächenmarker dienen (Mims

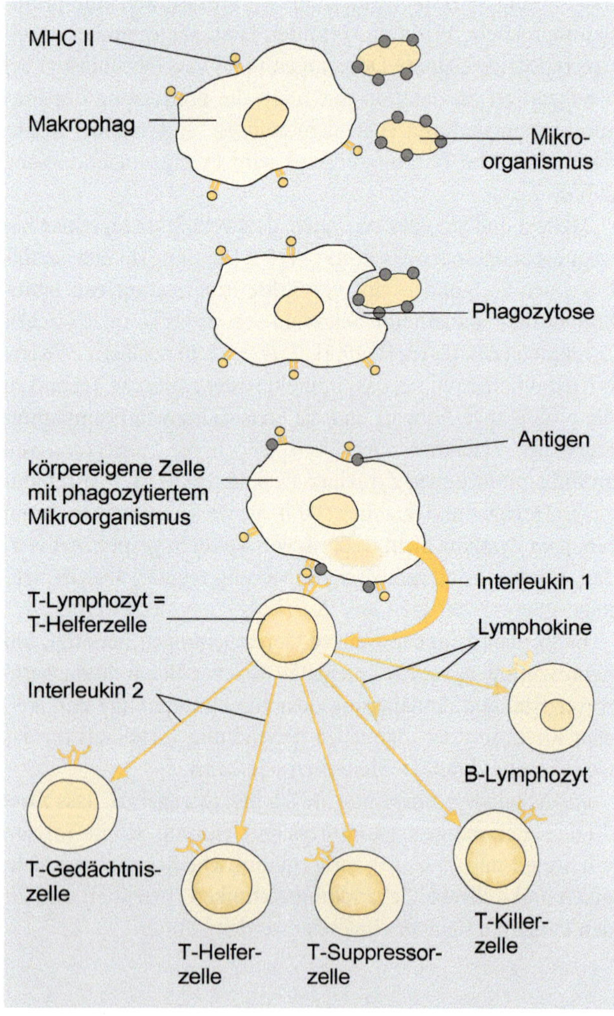

Abb. 6.15 Antigenpräsentation der Makrophagen und Chemotaxis. Aktivierung eines T-Lymphozyten mit dem richtigen „Rezeptor", der das MHC II erkennt und infolge dessen einen B-Lymphozyten aktiviert (modifiziert nach Schwegler 1998) [L190]

et al. 2006). Sie sind hauptsächlich dafür verantwortlich, dass ein Gewebe, das in einen anderen Menschen transplantiert wird, meistens abgestoßen wird (Martin und Resch 2009). Alle körpereigenen Zellen tragen individuell spezifische Präsentationsmoleküle (MHC) auf ihrer Oberfläche, damit das Immunsystem körpereigene von körperfremden Zellen unterscheiden kann. Jeder Mensch hat ein individuelles Profil an MHC-Molekülen, was Transplantationen schwierig macht. Genetisch verwandte Menschen besitzen mehr übereinstimmende MHC-Eigenschaften als genetisch nicht verwandte; nur bei eineiigen Zwillingen sind sie gleich. Die MHC-Proteine werden in drei Klassen eingeteilt: MHC I, MHC II und MHC III.

MHC-I-Moleküle sind praktisch auf jeder Körperzelle vorhanden (Mims et al. 2006). Die klassischen MHC-I-Moleküle sind auch als HLA-A-, -B- und -C-Moleküle (HLA = human leukocyte antigen) bekannt, weil sie zuerst auf Leukozyten erkannt wurden. Es handelt sich dabei um jene Antigene, die bei einer Transplantation eine Abstoßungsreaktion verursachen!

Intrazelluläre Antigene (z. B. Teile von Viren, Bakterien) binden sich an MHC-I-Moleküle. Die Zelle signalisiert damit den Abwehrzellen, dass sie einen Erreger in sich trägt.

MHC-II-Moleküle sind hauptsächlich auf Makrophagen und B-Lymphozyten vorhanden (Mims et al 2006). Extrazelluläre Antigene (Bakterien, Parasiten) binden sich an MHC-II-Moleküle.

Bestimmte T-Lymphozyten, binden sich an Komplexe aus einem MHC-I-Molekül und einem Peptid von einem intrazellulären Erreger (Mims et al. 2006).

Andere T-Lymphozyten binden sich an Komplexe aus einem MHC-II-Molekül und einem extrazellulären Antigen.

Erkennt eine „naive" T-Zelle ein spezifisches Antigen, differenziert sie zu einer T-Killerzelle oder einer T-Helferzelle und wird zur Ausschüttung von Zytokine angeregt. Eine aktivierte T-Killerzelle sucht nach ihren Zielzellen, um diese zu töten und Zytokine (z. B. Interferone) und Effektorproteine (Zytotoxine) freizusetzen.

Die Komplementfaktoren des Blutplasmas, Hitze-Schock-Proteine (Stressproteine) und Zytokine gehören zur MHC-III-Kategorie.

Es sind also für die Abwehr zwei Signale notwendig, bevor der T-Lymphozyt aktiviert wird:

- Die Zelle muss ein Antigen präsentieren und der T-Lymphozyt muss den richtigen Antigenrezeptor aufweisen.
- Die Antigen präsentierende Zelle muss das körpereigene Protein MHC-I oder MHC-II tragen, und der T-Lymphozyt muss dieses ebenfalls mit einem entsprechenden Rezeptor erkennen. T-Zellen können Fremdkörper sozusagen nicht als Ganzes erkennen, sondern müssen sie von antigenpräsentierenden Zellen häppchenweise angeboten bekommen!

T- und B-Lymphozyten besitzen also Antigenrezeptoren (Membranrezeptoren) zur Erkennung des Antigens. Man kann diese Rezeptoren als die „Sinne" der Lymphozyten betrachten. Die Antigenrezeptoren sind aus Glykoproteinen aufgebaut. Sie bestehen aus einem extrazellulären Anteil, der mit der Membran verankert ist und für die Erkennung des Antigens zuständig ist, und aus einem intrazellulären Anteil, der die Signale in die Zelle weiterleitet. Manchmal sind es spezifische Antikörper, die an die Membran gebunden werden und damit zu einem Antigenrezeptor umfunktioniert werden.

6.4.4 Verlauf einer Entzündung und Infektion

Das Immunsystem muss sich allgemein mit zwei Typen von Krankheitserregern auseinandersetzen:

- Extrazelluläre Krankheitserreger, z. B. Bakterien, Pilze und Parasiten
- Intrazelluläre Krankheitserreger, z. B. Viren.

Allgemein kann man den Abwehrmechanismus in fünf aufeinander folgende Schritte unterteilen:

- Granulozytäre Entzündungsphase
- Monozytäre Entzündungsphase
- Lymphozytäre Phase
- Abschalten der Entzündung
- Reparaturphase

❶ Entzündung und Fieber

Oft finden im Körper Angriffe statt, ohne dass man dies wahrnimmt. Die Mikro- und Makrophagen sowie die humoralen Faktoren im Blut „schmettern den Angriff ab" und das Lymphsystem reinigt anschließend alles, sodass nichts mehr zurückbleibt. Sind die Angreifer zu stark, zu zahlreich oder ist die Verletzung zu groß, dann leitet der Körper eventuell eine Entzündungsreaktion (unspezifischer Abwehrmechanismus) ein.

Ziel einer Entzündungsreaktion ist, die Ursache eines Gewebeschadens zu beheben und auszuheilen. Der Schaden kann traumatische, chemische, physikalische oder bakterielle Ursachen haben. Die Entzündungsreaktion kann lokal beschränkt sein oder sich auf den ganzen Organismus ausdehnen.

Die Entzündungsreaktion wird entweder von exogenen Mediatoren (von fremden Mikroorganismen freigesetzt, z. B. Endotoxine oder Exotoxine) oder von endogenen Mediatoren (von körpereigenen Zellen freigesetzt, z. B. vasoaktive Amine, vasoaktive Peptide, Komplementsysteme, Zytokine, Chemokine) ausgelöst.

Parminedes äußerte ca. 450 v. Chr.: *„Gib mir ein Mittel, Fieber zu erzeugen, und ich heile jede Krankheit."* Zwischen 1983 und 1989 wurde in einigen Kliniken (z. B. Bad Rappenau, Uniklinik Göttingen) bei Tumorpatienten die Hyperthermie und die aktive Fiebertherapie eingesetzt und verzeichnete verblüffende Erfolge. Douwes gibt an, dass Menschen, die ein- oder zweimal im Jahr Fieber entwickeln, ein sehr viel geringeres Risiko haben, an Krebs zu erkranken (Douwes 2007). Krebspatienten scheinen dagegen bereits Jahre vor der Krebsdiagnose kein Fieber mehr entwickelt zu haben. Kluger äußerte, dass Fieber eine angepasste Antwort auf einen Infekt darstellt. Die Tatsache, dass im Laufe der Evolution Fieber in der

Tierwelt erhalten blieb, unterstreicht dessen Nutzen (Kluger 2002).

Bei der aktiven Fiebertherapie wird ein Vakzin intravenös eingespritzt und eine Mindesttemperatur von 39 °C angestrebt um die Immunreaktion optimal ablaufen zu lassen. Bei metastasierenden Karzinomen wird die aktive Fiebertherapie mindestens ein halbes Jahr lang mehrmals durchgeführt (Göhring 1988).

Eine Entzündung (mit Temperaturerhöhung innerhalb des physiologischen Bereichs bis ca. 39–40 °C) hat folgenden Sinn:

- Stimulierung von Immunabwehr, Stoffwechsel, Sauerstoffverarbeitung und Vasomotion (Aller et al. 2006)
- Stimulierung der lokalen Durchblutung und Erhöhung der Durchlässigkeit der lokalen Gefäße (Lockerung der „Tight Junctions") um den erhöhten Stoffwechsel abdecken zu können und auch genügend Abwehrzellen und humorale Abwehrstoffe (Komplementproteine, Antikörper usw.) ins Gewebe zu befördern. Auch die venöse und lymphatische Strömung muss erhöht werden um nicht weiter abbaubare Produkte zu entfernen.
- Schnellere Antigenerkennung durch Erhöhung des interstitiellen Flusses zu den nächstgelegenen Lymphknoten
- Steigerung der Mobilität und Aktivität der Abwehrzellen (am höchsten bei 39,3 °C)
- Größere Zytokinproduktion.

Dies zeigt, dass nicht jede kleine Erkrankung antibiotisch therapiert werden muss (Ebert 2005). Nach Ebert, einem Facharzt für innere Medizin, sollte man Fieber mindestens 24 Stunden (unter Umständen sogar zwei bis drei Tage) tolerieren, damit der Organismus selbt Antikörper bilden kann. Zur unterstützenden Behandlung können Wickel (in einer Ruhephase durchführen; akut mit kalten, chronisch mit warmen Wickeln), pflanzliche Mittel (Kamille, Salbei, Weidenrinde, Holunder usw.) und Enzyme (z. B. Phlogenzyme) eingesetzt werden. Ist ein Antibiotikum notwendig, sollte zusätzlich ein Probiotikum gegeben werden.

In folgenden Situationen sollte Fieber auf jeden Fall ärztlich untersucht und behandelt werden:

- Herz- und Lungenerkrankungen. Fieber geht mit einer Steigerung der Herzfrequenz einher!
- hohes Fieber (> 40 °C)
- länger anhaltendes Fieber oder sehr schnell steigendes Fieber (Anstieg ≥ 2 °C innerhalb einer Stunde)
- Schlaganfall, Embolie, Thrombose
- Schwangerschaft
- Fieberkrämpfe
- Infektionskrankheiten (Behandlungsverbot für Nicht-Ärzte!)

Man sollte betonen, dass jede Entzündung körpereigenes Gewebe schädigt, das später aber meistens vollständig repariert werden kann. Regulations- und Reparaturmechanismen mit IL-10 (Interleukin 10) und TGF-β (Transforming Growth Factor-β) sorgen durch einen komplexen aktiven Prozess dafür, dass die Entzündung abgebaut wird und die Trümmer weggeräumt werden, Gefäße wieder verschlossen und zerstörte Zellen ersetzt werden und sich ein Exsudat bildet. Das Exsudat dient der Wundspülung! Paracelsus nannte es „Balsam". Staut

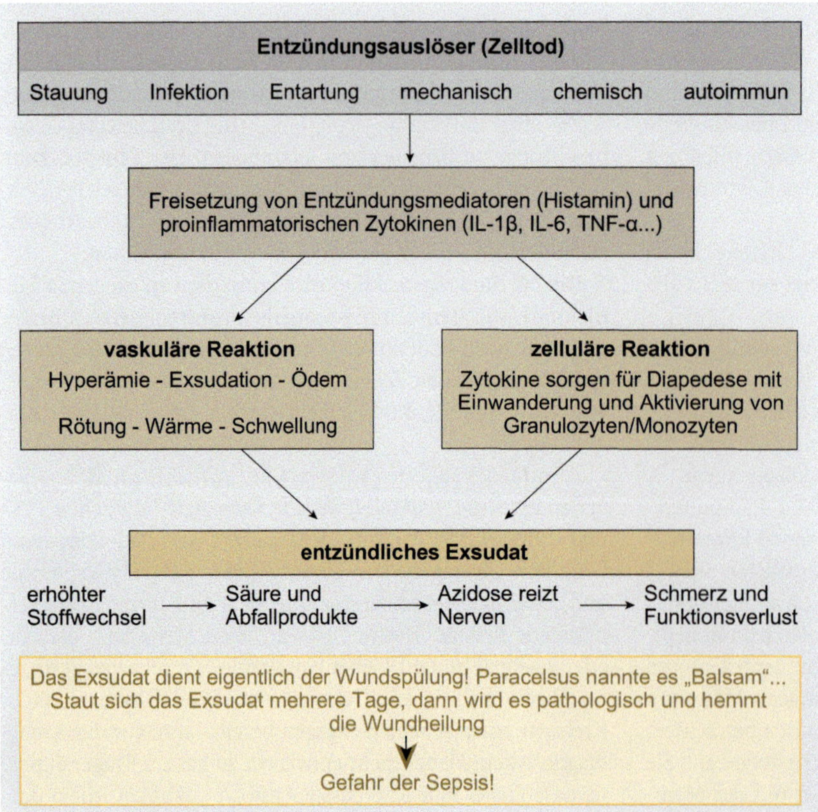

Abb. 6.16 Ablauf einer akuten Entzündung [M665/L190]

sich das Exsudat mehrere Tage, dann wird es pathologisch und hemmt die Wundheilung!

Wichtig: Eine besondere Gefahr geht von einer infektiösen Entzündung aus, wenn sie zu lange andauert, zu viel Gewebe schädigt, das Immunsystem überfordert, eine venolymphatische Stauung entsteht oder sich die Infektion (Erreger mit Toxinen) im Körper ausbreitet (Sepsis). Das sollte unbedingt vermieden und immer ärztlich behandelt werden!

Endogene Mediatoren haben folgende Wirkungen bzw. Eigenschaften:

- Einfluss auf die Gefäßpermeabilität (Vasodilatation oder Vasokonstriktion), wobei sie in verschiedenen Geweben unterschiedlich wirken. Oft entsteht lokal am Schadensort eine Vasodilatation, während eine Vasokonstriktion der Endothelzellen für „Öffnungen" in der Endothelwand sorgt. In beiden Fällen erhöht sich die lokale Durchblutung (Rötung und Überwärmung) und es kommt zur Ödembildung. Die Folge ist eine eingeschränkte Funktion und Schmerzen (➤ Abb. 6.17). Prostaglandine und Prostazyklin verursachen zusätzlich oft Schmerzen. Durch die Vasodilatation und Öffnungen der Endothelwand gelangen Zellen und humorale Faktoren (Exsudat) als erste Verteidigungswelle an den Ort des Geschehens!
- Einfluss auf die glatte Muskelzellen (meistens Kontraktion), wobei die Wirkung je nach Gewebe unterschiedlich ist.
- Sie können durch Inhibitoren gehemmt werden.
- Sie sind kurzlebig.
- Sie ziehen Abwehrzellen an.

Starke Infektion und Akutphasereaktion Wenn eine Infektion lange anhält oder zu heftig wird, wird der ganze Körper in Alarmbereitschaft versetzt. Leukozyten setzen dann proinflammatorische Zytokine (IL-1β, IL-6, TNFα) frei, während die Leber Akut-Phase-Proteine (z. B. C-Reaktives Protein, CRP) bereitstellt. Ferner werden vermehrt Komplementfaktoren und andere Zytokine freigesetzt, im Knochenmark werden neue Leukozyten gebildet, das Fettgewebe stellt Fettsäure als Energieträger und Bausteine zur Proteinsynthese der Leber zur Verfügung, die Muskulatur stellt Aminosäuren zur Verfügung, der Hypothalamus erhöht die Körpertemperatur (Fieber), die Nebenniere setzt Glukokortikoide frei usw.

Diagnostische Parameter:

- Leukozytose
- Akut-Phase-Proteine erhöht:
  - C-reaktives Protein ist am aussagekräftigsten (CRP > 10 mg/l = leichte oder lokale Entzündung: CRP > 50 mg/l = schwere Entzündung).
  - Procalcitonin: PCT > 2 ng/ml deutet auf eine Sepsis
- Blutkörperchensenkungsgeschwindigkeit (BSG) erhöht.

Wenn die Entzündung sich ausbreitet und eine komplexe systemische Entzündungsreaktion den ganzen Körper belastet mit u. a. Fieber, Schüttelfrost, Tachykardie, Tachypnoe, Anurie, Bewustseinsstörungen, Hypotension, Schockzeichen usw., spricht man von einer Sepsis (Blutvergiftung). Eine Sepsis kann zu Organdysfunktionen und sogar zum Tod führen.

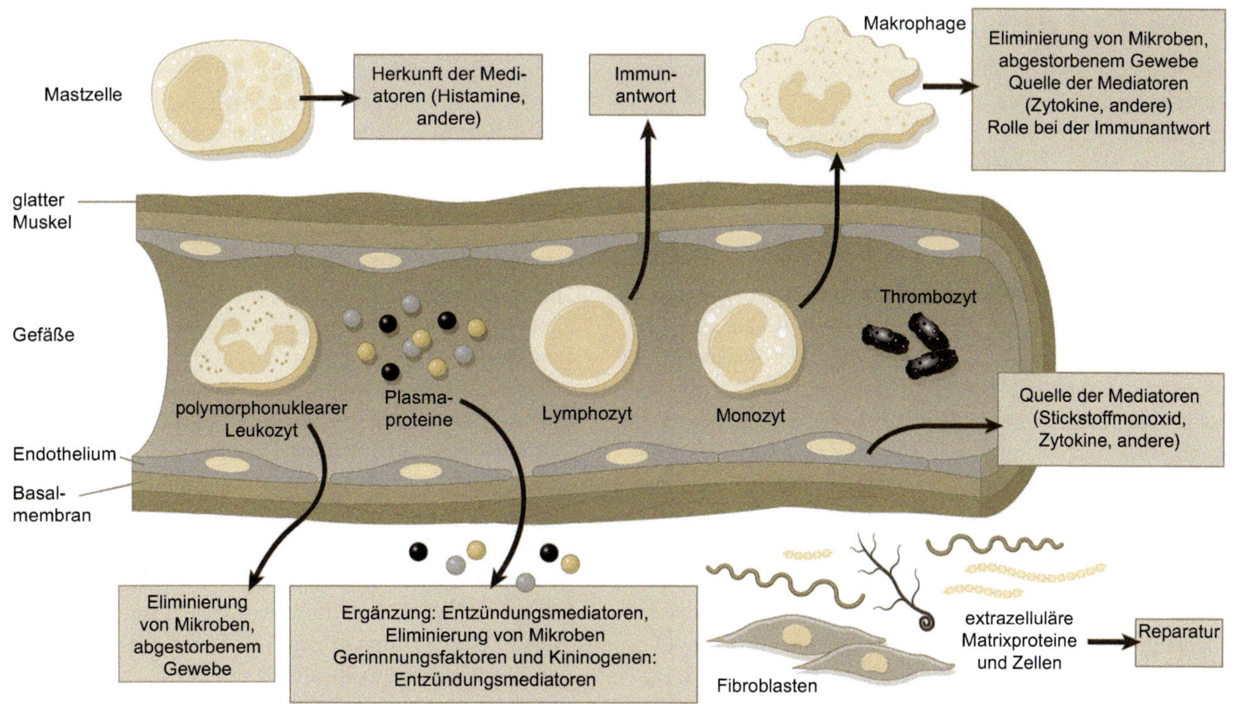

Abb. 6.17 Komponenten der Entzündungsreaktion [E731]

❷ Bakterielle Infektionen

Im Gegensatz zu menschlichen Zellen besitzt die Außenwand von Bakterien eine zusätzliche dicke Stützstruktur. Dies ist notwendig, denn Bakterien fehlt ein Zytoskelett. Die „Außenhülle" sorgt für Stabilität und verhindert, dass eine Bakterie bei der geringsten Krafteinwirkung von außen oder innen sofort zerplatzt.

Die Außenhülle besteht aus langen Zuckerketten und zwischengeschalteten kurzen Peptidketten, die zusammen Molekülkomplexe bilden. Die Hülle muss kontinuierlich in Stand gehalten werden, d. h. repariert und ausgebessert werden. Hier setzen manche Antibiotika an, indem sie die Bildung neuer Verknüpfungen zwischen den Zucker- und Peptidketten verhindern. Die Bakterienwand wird damit instabil und das Bakterium zerplatzt.

Zwischen Bakterien und Biochemikern findet jedoch ein zunehmend rasanter Wettlauf statt. So bauen die Bakterien z. B. Aminosäuren als „Wachtposten" in ihre Hülle ein oder bilden eine wesentlich dickere Außenwand aus, um sich gegen Antibiotika besser verteidigen zu können.

Momentan versuchen Genetiker und Molekularbiologen herauszufinden, welche Gene für die Krankheitserreger unverzichtbar sind, um gezielter gegen die Erreger vorgehen zu können. Dabei sind einige Strategien auf die Störung des Aufbaus der Außenhülle ausgerichtet (z. B. β-Laktam-Antibiotikum), während andere Antibiotika (z. B. Erythromyzin, Tetrazyklin) die Proteinfabriken (Ribosomen) des Bakteriums zum Ziel haben. Wiederum andere Antibiotika (z. B. Quinolon-Antibiotika, Sulfonamide) versuchen die DNA-Synthese der Bakterien zu hemmen.

Bemerkung des Autors

Hier handelt es sich um eine immer komplexer werdende Spezialisierung innerhalb der Medizin. Vielleicht könnten wir Osteopathen vor allem in der präventiven, aber auch in der kurativen Phase einen kleinen Beitrag leisten.

Ablauf der Abwehrreaktion bei einer Infektion Die nachfolgende Beschreibung der immunologischen Abläufe soll die Interaktionen des Abwehrsystems verständlich machen. Die Prozesse sind sehr komplex und z. T. auch noch unbekannt, sodass hier kein Anspruch auf Vollständigkeit erhoben wird. J. Hennig ist zu Recht besorgt, dass die Anzahl der löslichen Substanzen, Zytokine und Wachstumsfaktoren, die im Immungeschehen von Bedeutung sind, droht, unüberschaulich zu werden (Hennig 1998).

1. **Granulozytäre Kampfphase:** Zu Beginn heften sich Komplementfaktoren an Antigene, opsonieren diese und wirken chemotaktisch. Dendritische Zellen fangen Eindringlinge und senden chemotaktische Zytokine (Chemokine) aus. Darauf tauchen die Mikrophagen (Granulozyten) im Blut auf. Sie fressen im Entzündungsgebiet alles auf, was nicht dorthin gehört und senden Botschaften (Zytokine, u. a. Wachstums- und Differenzierungsfaktoren) aus. Im Blutbild stellt man eine Linksverschiebung fest. Das bedeutet, dass unreife (stabkernige) Granulozyten vermehrt und reife (segmentkernige) Granulozyten weniger häufig auftreten.
2. **Monozytäre Kampf- und Entzündungsphase:** Als Nächstes werden Monozyten und NK-Zellen angelockt (Monozytose). Die Monozyten verwandeln sich im Gewebe in Makrophagen und unterstützen die neutrophilen Granulozyten. Normalerweise ist es mit dem Auftauchen der Monozyten und NK-Zellen um die Bakterien geschehen, weshalb diese Phase auch monozytäre Überwindungsphase genannt wird. Gleichzeitig altern beim Sieg über die Krankheitserreger die vermehrt produzierten Granulozyten, und die Linksverschiebung im Blut geht zurück. Der Rückgang der Linksverschiebung gilt somit allgemein als prognostisch günstiges Zeichen. Eine akute Entzündung ist also eine natürliche Abwehrreaktion des angeborenen Immunsystems und kann überall im Körper auftreten.
   Wenn die Bakterien durch die Prozesse der Entzündungsphase dennoch nicht eingedämmt werden können und drohen, die Überhand zu gewinnen, senden die Makrophagen Zytokine aus (z. B. IL-1, IL-6, IL-8 und TNFα), um weitere Abwehrzellen herbeizuholen. Ferner präsentieren die Makrophagen oder dendritischen Zellen das entsprechende Antigen auf ihrer Hülle. Über die interstitielle Flüssigkeit (Lymphe) werden sozusagen Aufträge an das spezifische Immunsystem (Lymphozyten) geschickt. Die Lymphflüssigkeit (mit Zytokinen und antigenpräsentierenden Zellen) wird von Lymphkapillaren aufgenommen und passiert auf dem Weg zum zentralen Mündungspunkt ins venöse System (Angulus venosus) mehrere Lymphknoten als Filterorgane.
3. **Lymphozytäre Kampfphase:** Da die interstitielle Flüssigkeit zu in der Nähe gelegenen Lymphknoten geführt wird, filtern die dort vorhandenen Makrophagen und dendritischen Zellen Antigene und antigenpräsentierende Zellen heraus. Die Makrophagen führen diese unverzüglich den T-Lymphozyten in den parakortikalen Zonen des Lymphknotens vor, sodass dort T-Helferzellen mobilisiert werden. Diese werden dann über die Lymphbahn in die Blutbahn zum Ort der akuten Entzündung geführt. Wenn die T-Helfer-Lymphozyten mit dem richtigen Antigenrezeptor auf das präsentierte Antigen treffen, werden sie aktiviert und senden eine Vielzahl spezifischer Zytokine in den efferenten Lymphgefäßen aus (Wachstumsfaktoren, IL-2, TNFα, IFNγ usw.). Im Lymphknoten sorgen Wachstums- und Differenzierungsfaktoren dafür, dass sich die anwesenden Leukozyten vermehren und mobilisiert werden. Diese aktivierten Abwehrzellen verlassen den Lymphknoten über das Vas efferens und fließen über das Lymphsystem zum venösen System. Über das Blut gelangen sie letztendlich in die Gefäße des infizierten Gewebes. Dort sind inzwischen auch die Endothelzellen informiert worden und stellen Interaktions- oder Adhäsionsmoleküle bereit, um die zuströmenden T-Helferzellen und Abwehrzellen anzuhalten. Diese treten aus

der Blutbahn aus und begeben sich zum infizierten Gewebe. Die B-Lymphozyten beteiligen sich nicht an der Phagozytose, sie sind überwiegend „Strategen". B-Lymphozyten mit dem richtigen Antigenrezeptor werden von aktivierten T-Helferzellen aktiviert und bilden Plasmazellen. Diese Plasmazellen bilden große Mengen antigenspezifische IgM-Moleküle und geben diese ans Blut ab. Damit werden lokal im infizierten Gewebe Antigene von den Antikörpern „abgebremst", aber es werden auch bereits ins Blut gelangte Erreger vom IgM in Schach gehalten, bis sie die Abwehr ausschalten kann. Die IgM-Antikörper binden sich an Antigene und aktivieren dadurch wiederum verstärkt Leukozyten, insbeondere Makrophagen, sodass vermehrt antimikrobielle Mediatoren gebildet werden.

4. **Abschalten der Entzündung bzw. Immunreaktion:** Eine lokale Entzündung hält so lange an, wie präsentierte Antigene vorhanden sind. Wenn keine Antigene mehr präsentiert sind und demzufolge auch keine Mustererkennungsrezeptoren mehr gereizt werden, werden antiinflammatorische Zytokine (z. B. Interleukin-1-Rezeptor-Antagonist, IL-1-RA) freigesetzt. Diese antiinflammatorischen Zytokine neutralisieren die noch vorhandenen proinflammatorischen Zytokine und bremsen die Entzündung. Der genaue Ablauf der Beendigung einer Immun- oder Entzündungsreaktion ist äußerst komplex und wird noch nicht ganz verstanden. Auf jeden Fall spielen Feedbacksysteme, inhibitorische Rezeptoren, Zytokininhibitoren und Transkriptionsfaktoren eine wichtige Rolle.
5. **Reparatur:** Ganz zum Schluss, wenn die Schlacht erfolgreich geschlagen ist, kommen Aufräumzellen in Form der eosinophilen Granulozyten und Makrophagen. Diese beseitigen tote Zellen und Zellfragmente, sodass wieder gesundes Gewebe in den ehemaligen Entzündungsherd einwachsen kann. Makrophagen sezernieren ferner Wachstumsfaktoren (z. B. fibroblast growth factor FGF) und Fibroblasten verschließen bzw. ersetzen das Gewebe und bilden ggf. Narben.
   Einige T- und B-Lymphozyten bilden nach der Erstreaktion sogenannte T- und B-Gedächtniszellen. Sie patrouillieren lange Zeit (mehrere Jahre) im Körper und sorgen dafür, dass im Fall des wiederholten Eindringens derselben Keime, diese schneller unschädlich gemacht und antigenspezifische Antikörper und alarmierende Zytokine freigesetzt werden können, damit es nicht zu klinischen Erscheinungen kommt (Immunität). Auf wunderbare Weise besiedeln Gedächtniszellen auch bevorzugte Eintrittstellen (v. a. in den Schleimhäuten des Atmungs- und Verdauungstrakts) von Krankheitserregern und überleben dort lange in einer Art Ruhestand.
   Dauer und Umfang dieser Immunität ist allerdings sowohl von der Art des Erregers als auch von der Schwere der Erstinfektion abhängig.

❸ Die virale Infektion

Viren sind vergleichbar mit beweglichen „Software"-Paketchen (Gene oder DNA bzw. RNA, manchmal Enzyme oder Katalysatoren) mit einer Proteinhülle, manchmal zusätzlich auch einer Lipidhülle. Weil sie also nur sparsam ausgerüstet sind, suchen sie das Innere einer Wirtszelle, um sich dort zu vermehren. Dabei kann es sich zwar um jede Art von Körperzelle handeln, aber die Viren suchen selektiv Zellen mit den für sie passenden Rezeptoren aus.

Viren synthetisieren ihre eigenen Proteine oder geben der infizierten Zelle den Auftrag, dies zu tun. Die synthetisierten Proteine werden in der Zelle oder der Zellmembran abgelagert. Daraus knospen dann neue Viren, wenn die Zeit reif dazu ist, d. h. wenn der Wirtsorganismus so schwach ist, dass er nur wenig dagegen unternehmen kann.

Grundsätzlich kann ein Virus seine Wirtszelle auf zwei verschiedene Arten beeinflussen:

- Bei einer latenten viralen Infektion limitiert das Virus sich selbst und es werden keine neuen Proteine produziert.
- Bei einer aktiven viralen Infektion vermehren sich die Viren bzw. ihre Proteine so stark, dass die Wirtszelle zerstört wird. Um gezielte antivirale Arzneimittel zu entwickeln, versuchen Genforscher die Erbinformation und Baupläne (Genomik) der Nukleotidsequenz von besonders kritischen Viren zu entschlüsseln und damit deren Schwachpunkte zu finden. Es ist unglaublich, wie weit die Biochemie schon in diese komplexen Zusammenhänge vorgedrungen ist.

Der Angriff eines Virus verläuft, vereinfacht dargestellt, etwa folgendermaßen (> Abb. 6.18):

- Zuerst heftet sich das Virus an den passenden Rezeptor der Zellmembran.
- Die Proteinhülle des Virus und die Zellmembran verschmelzen. Das Virus wird von seiner Hülle befreit (Uncoating) und gibt sein Erbgut ins Zellinnere ab.
- Die „Software" (Erbinformation) des Virus beauftragt die Hardware, also die „Proteinfabriken und Montagewerke" der Wirtszelle (Ribosomen und endoplasmatisches Retikulum), Kopien (Transkription) anzufertigen und diese zu vervielfältigen.
- Die verschiedenen Bauteile werden zu neuen Viren zusammenmontiert und freigesetzt.

Die Gene von Viren sind manchmal so hartnäckig, dass sich fortwährend neue Virusstämme entwickeln.

Die Medizin hat bereits folgende antivirale Strategien entwickelt:

- Impfstoffe zur Vorbeugung viraler Infektionen, damit sich der Wirtsorganismus bereits vor einer drohenden Infektion auf die Abwehr einstellen kann. In diesem Stadium wäre es wünschenswert, auch osteopathische Behandlungen in die Strategie zu integrieren.
- Eine Gruppe von antiviralen Arzneimitteln (z. B. Pleconaril) versucht den Erreger daran zu hindern, in die von ihm bevorzugte Wirtszelle einzudringen. Dazu werden die Rezeptoren, an die das Virus andockt, blockiert oder die Verschmelzung der Virushülle mit der Zellmembran verhindert – also vergleichbar mit der „Firewall", einem „Antivirenprogramm" oder einem „Türwächter" beim PC.

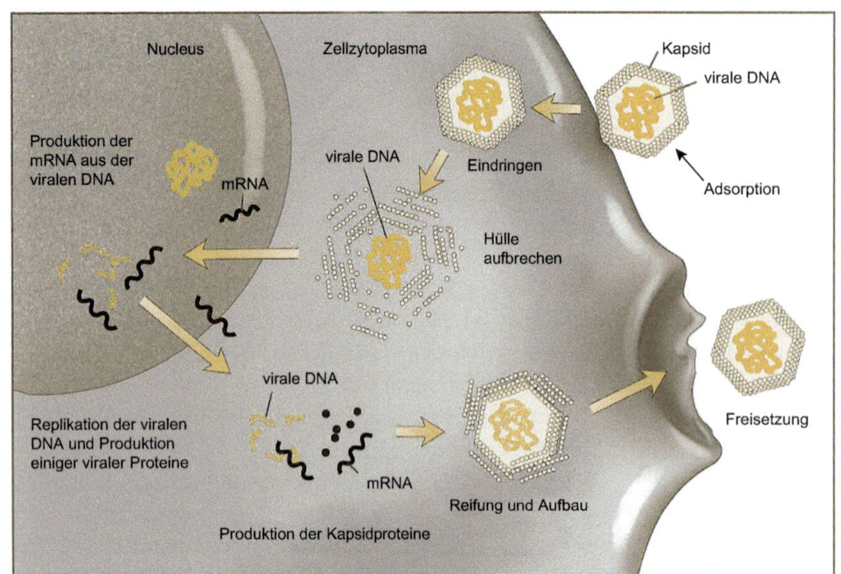

Abb. 6.18 Angriff und Vermehrung eines Virus [E448]

- Eine andere Gruppe von antiviralen Medikamenten (z. B. Aciclovir, Abacavir, Cidofovir) verhindert das Kopieren der Virusinformation. Sie hemmen also die Genomvermehrung. Wiederum andere Medikamente (z. B. Amprenavir, Indinavir, Fomivirsen) hemmen die Proteinsynthese durch „Lahm legen" der Proteinfabriken und Montagewerke. Im Vergleich mit dem PC sind diese Medikamente so etwas wie ein „Kopierschutz".
- Eine weitere Gruppe von antiviralen Medikamenten (z. B. Oseltamivir, Zanamivir) blockiert das Protein, das es den neu gebildeten (kopierten) Viren ermöglicht, sich aus der Wirtszelle zu befreien.
- Andere antivirale Wirkstoffe (z. B. Interferon) versuchen, die Immunantwort zu verstärken und die Produktion von bestimmten Antikörpern, die sich an die Oberfläche des Eindringlings heften, anzuregen, sodass er schneller von den Abwehrzellen „erkannt" und unschädlich gemacht werden kann.
- Viren schütten Proteine aus, die das Funktionieren des Immunsystems des Wirtorganismus hemmen. Medikamente, die diese Proteine der Viren deaktivieren und damit eine Immunantwort des Wirtorganismus ermöglichen, sind ebenfalls sehr sinnvoll. Bei dieser Strategie könnten auch osteopathische lymphatische Techniken zur Stärkung des Immunsystems einen bescheidenen Platz finden.

Auch gegen eine virale Infektion verfügt unser Körper über eigene wunderbare Abwehrreaktionen:

- Einige angeborene Mustererkennungsrezeptoren (z. B. TLR3, TLR7 und TLR8) können virale Strukturen erkennen und Alarm schlagen.
- Ausgeschüttete Interferone warnen Zellen und aktivieren antivirale Schutzmechanismen. Auch werden RNA-spaltende Enzyme produziert. So werden die zelluläre Proteinsynthese und die Zellteilung gehemmt, auf welche auch die Viren zur Vermehrung angewiesen sind. Weiterhin sorgen Interferone für die Freisetzung des Mx-Proteins, das virale Polymerasen hemmt und die Replikation der Viren bremst. Manche Interferone lösen auch Apoptose der infizierten Zellen aus und lassen NK-Zellen und zytotoxische-T-Lymphozyten (T-Killer-Zellen) proliferieren. Interferon-β wird vor allem von den überall anwesenden Fibroblasten und Interferon-α hauptsächlich von Leukozyten (v. a. von dendritischen Zellen) sezerniert. Makrophagen können Zytokine ausschütten (IL-1, IL-2, TNF), die wiederum die Freisetzung von Interferon-α induzieren.
- Antikörper opsonieren die Viren, d. h. sie heften sich an die Viren und blockieren so deren Anheftstellen. T-Helfer-Lymphozyten und T-zytotoxische-Lymphozyten scheinen ebenfalls eine wichtige Rolle bei der Virusabwehr zu spielen. Sie setzen Zytokine frei, die einersits die Makrophagen stark aktivieren und andererseits die Freisetzung von Interferon-α steigern.
- Die zytotoxischen T-Lymphozyten arbeiten Hand in Hand mit den NK-Zellen. Sie benötigen die Präsentation von viralen Antigenen auf MHC-I-Moleküle. Viren versuchen dieser Gefahr zu entkommen, indem sie in ihrer Wirtszelle die Expression von MHC-I-Molekülen unterdrücken, sodass die T-Lymphozyten die Infektion nicht erkennen können. Weil normalerweise alle gesunden Zellen MHC-I-Moleküle tragen, werden sie nicht von NK-Zellen angegriffen. Virus-infizierte Zellen tragen jedoch keine MHC-I-Molekülen mehr und werden daher nicht von den zytotoxischen-T-Lymphozyten, dafür aber von den NK-Zellen angegriffen. Es wird deutlich, dass die Erreger aktiv strategisch planen, sodass eine Kooperation und Kommunikation zwischen dem angeborenen und dem erworbenen Abwehrsystem notwendig ist!

Impfungen Bei der Impfung wird ein Impfstoff mit dem Ziel gegeben, eine spezifische Abwehrkette mit Bildung von spezifischen Immunglobulinen und Gedächtniszellen zu initiieren, um vor einer übertragbaren Krankheit zu schützen.

- **Aktive Schutzimpfung:** Abgeschwächte oder abgetötete Erreger oder Giftstoffe des Erregers werden injiziert, wodurch

eine milde Primärantwort hervorgerufen wird. Zwar entsteht der Impfschutz dabei erst nach einer gewissen Zeit, hält dafür aber lange an.
- **Passive Schutzimpfung:** Es werden ausgereifte Antikörper injiziert, sodass der Impfschutz schnell einsetzt. Allerdings bilden sich hier keine Gedächtniszellen und der Schutz hält nur so lange, wie noch Antikörper im Blut zirkulieren (ca. 1–3 Monate).

❹ Differenzialblutbild

Bei einem Differenzialblutbild werden die prozentualen Anteile und die Gestalt (Morphologie) der verschiedenen Leukozytenarten bestimmt. Damit können konkretere Schlussfolgerungen über Infektionen, entzündliche Prozesse, Krebserkrankungen oder Parasitenbefall getroffen werden.

Untersucht wird dabei das venöse Blut, das prinzipiell am Morgen entnommen wird. Körperliche Belastungen und psychische Stresssituationen vor der Blutentnahme sollten vermieden werden.

Beispiele von Differenzialblutbildern und ihre Aussagen:
- Leukopenie (verringerte Leukozytenzahl): bei Immunerkrankungen, Schädigungen des Knochenmarks, Nährstoffdefiziten, chronischen Stresssituationen, nach körperlichen Belastungen, besonders während akuten Kampfphasen von Infektionen, Leukämie, aber auch durch Medikamenteneinnahme (z. B. Azetylsalizylsäure, Glukokortikoide, Zytostatika);
- Leukämie: maligne Entartung und Reifungsstörungen der Leukozyten;
- Leukozytose (erhöhte Leukozytenzahl): bei subakuten und chronischen (bakteriellen) Infektionen, Karzinomen, Herz- und Lungeninfarkt, aber auch durch Medikamenteneinnahme (z. B. orale Kontrazeptiva, Antibiotika), Rauchen, körperliche Anstrengung, Sympathikotonie;

Tab. 6.4.1 Differenzialblutbild eines gesunden Erwachsenen (Martin 2006)

Segmentkernige neutrophile Granulozyten	50–70 %
Stabkernige neutrophile Granulozyten	3–5 %
Eosinophile Granulozyten	2–4 %
Basophile Granulozyten	0–1 %
Lymphozyten	25–40 %
→ T-Lymphozyten gesamt	60–70 %
→ B-Lymphozyten	7–15 %
→ NK-Zellen	9–21 %
→ aktivierte T-Lymphozyten	5–10 %
→ zytotoxische T-Lymphozyten	2–8 %
→ T-Helferzellem	40–50 %
→ T-Suppressor-Zellen	27–37 %
→ Helfer-Suppressor-Verhältnis	1,1–1,7 %
Monozyten	2–8 %

- Linksverschiebung (erhöhte Anzahl unreifer Leukozyten): bei akuten Infektionen, nach schweren körperlichen Belastungen, Herzinfarkt, Operationen;
- Rechtsverschiebung (erhöhte Anzahl älterer übersegmentierter Leukozyten): bei Erkrankungen des Nervensystems, manchen Lebererkrankungen, Hungerzuständen, Vitamin-B_{12}- und Folsäuremangel, manchmal bei Magenkarzinom.

6.4.5 Probleme des Immunsystems

Wenn das Immunsystem nicht richtig funktioniert, kann es selbst Krankheiten auslösen. Allgemein kann man drei Arten von Fehlfunktionen unterscheiden:
- Hyperempfindlichkeits- oder allergische Reaktion, wobei das Immunsystem sozusagen „überreagiert";
- Reaktion des Immunsystems zur falschen Zeit, was oft in einer Autoimmunkrankheit resultiert;
- zu schwache Reaktion des Immunsystems, wobei es zu Immundefekt- oder Immunschwächekrankheiten kommt.

❶ Überreaktionen des Immunsystems

Auch eine Antigenstimulation des Immunsystems kann zu einer überempfindlichen Reaktion führen.

Coombs und Gell teilen allergische Reaktionen in vier Typen ein (Mygind et al. 2000):
- **Typ-I-Reaktionen** kennzeichnen die klassischen Allergien, wobei die Symptome sofort (bereits nach Minuten) auftreten, wie z. B. bei Heuschnupfen, Asthma oder Rhinitis. Anscheinend spielt hier das Immunglobulin IgE, oft an Mastzellen oder basophile Granulozyten gebunden, eine wichtige Rolle.
- **Typ-II-Reaktionen** werden durch eine zytotoxische Reaktion zwischen zellgebundenem Antigen und zirkulierendem IgG- oder IgM-Antikörper gekennzeichnet. Durch diese Interaktion wird die Zellmembran geschädigt und das Komplementsystem des Blutplasmas aktiviert, was schließlich zur Zell-Lyse führt. Die Reaktion auf Transfusion einer falschen Blutgruppe ist ein typisches Beispiel für eine zytotoxische Reaktion.
- **Typ-III-Reaktionen** entstehen erst später (nach 4–6 h) durch Bildung von Antigen-Antikörper-Komplexen (insbesondere das IgG), wodurch auf Dauer (Wochen bis Monate) die Kapillaren geschädigt werden. Oft werden neutrophile Granulozyten angezogen, die gewebeschädigende Enzyme freisetzen und eine Vaskulitis auslösen. Typ-III-Reaktionen sind typisch für chronische Entzündungen, Autoimmunkrankheiten oder Medikamentenunverträglichkeiten.
- **Typ-IV-Reaktionen** sind zelluläre Reaktionen ohne Beteiligung von Antikörpern. Sie entstehen sehr spät (nach 24–48 h). Typisches Beispiel ist das Kontaktekzem.

2 Autoimmunkrankheiten

Normalerweise greift das Immunsystem keine gesunden körpereigenen Zellen oder Substanzen an. Autoaggressive Zellen werden üblicherweise im Thymus eliminiert oder durch Suppressorzellen gebremst.

Die Fähigkeit des Organismus, „selbst" und „fremd" unterscheiden zu können, beruht auf der Anwesenheit von individuell typischen Membranantigenen (➤ Kap. 6.4.3). Diese MHC-I-Antigene bedecken die Oberfläche nahezu aller Körperzellen und dienen den Lymphozyten zur „Selbsterkennung".

Die T-Lymphozyten lernen an ihrer „Fachhochschule" (Thymus), wie sie MHC-Antigene erkennen können.

Versagt diese Suppression, dann kann es zur Autoaggression kommen, d. h. körpereigenes Gewebe wirkt auf den Organismus pathogen. Wenn man sich überlegt, dass die Körperzellen in jeder Stunde mehrere Milliarden Mitosen durchführen, ist es ein wahres Wunder, dass man so lange gesund bleibt und nicht durch mutierte Zellen krank wird.

Häufig sind Autoimmunkrankheiten familiär gebunden und man vermutet, dass sie genetisch bedingt sind. Der Entstehungsmechanismus ist jedoch noch nicht geklärt.

Autoimmunkrankheiten können organspezifische Krankheiten auslösen, z. B. der Schilddrüse (Hashimoto-Thyreoiditis, M. Addison, Myasthenia gravis), der Nebenniere, des Magens, der Niere oder des Pankreas. Systemische, nicht organspezifische (rheumatische) Krankheiten der Haut, der Gelenke, des Bindegewebes, der Schleimhäute und der Muskeln werden manchmal als Kollagenosen bezeichnet.

Praxistipp

Osteopathisch ist es eher schwierig, eine größere Rolle bei der Behandlung von Überreaktionen des Immunsystems oder Autoimmunkrankheiten zu übernehmen. Wir werden nur begleitend unterstützen können.

3 Immundefekte und Immunschwäche

Sowohl das spezifische als auch das unspezifische Immunsystem können abgeschwächt oder gestört werden. Es werden angeborene Defekte (z. B. Mukoviszidose) und erworbene Pathologien (z. B. AIDS) unterschieden.

Hinweis

Ich möchte in diesem Buch ein Plädoyer für eine integrative Behandlung der erworbenen Immunschwäche halten. Neben einer Verbesserung der Durchgängigkeit des Bindegewebes durch myofasziale Techniken können z. B. Ernährungsumstellungen, Entschlackungen, neurovegetative Regulationen mit kraniosakralen und neurovegetativen Techniken sowie venolymphatische Pumptechniken hier die klassische Medizin sinnvoll unterstützen.

4 Kritische Gedanken

In Zeiten der Hightechmedizin und Biochemie werden aber leicht weniger positive Erfolge aus dem Auge verloren. Eine Reihe von Antibiotika hat ihre Kraft gegen so manchen Krankheitserreger deutlich eingebüßt. K. C. Nicolaou und C. N. C. Boddy geben an, dass manche Krankheitserreger so „fit" sind, dass sie die Antibiotika einfach austricksen (Nicolaou und Boddy 2003). Es lassen sich immer mehr pathogene Krankheitserreger finden, die sich von den modernen Medikamenten nicht mehr „besiegen" lassen und Resistenzen entwickeln. Man vermutet sogar, dass die „bösen" (pathogenen) Bakterien genetische Anleitungen von den „guten" (harmlosen) Bakterien der Darmflora übernehmen.

Es besteht die Gefahr, dass der Mensch durch den übermäßigen Einsatz von Antibiotika super-resistente Krankheitserreger heranzüchtet. Der Antibiotikaeinsatz bei einer akuten Infektion wird wohl von keinem vernünftigen Menschen bestritten. Wäre es aber nicht sinnvoll, bei chronischen Entzündungen oder als Präventivmaßnahme bei rezidivierenden Entzündungsherden eher eine Stimulation des Immunsystems anzustreben?

Bemerkung des Autors

Das Aufrechterhalten einer intakten Immunantwort, die einerseits stark und harmonisch ist, andererseits aber nicht überreagiert, erscheint mir als ein sinnvoller und durchaus realistischer Ansatz.

Die medikamentösen Abwehrwaffen, die uns im Notfall zur Verfügung stehen, sind wahrhaft ein Segen für die Menschheit – dies zu bestreiten wäre töricht und naiv. Aber wäre es nicht auch sinnvoll, gleichzeitig die Eigenabwehr anzukurbeln?

Wäre es also nicht ratsam, beim nicht akut Kranken neben der medikamentösen Behandlung gleichzeitig das Immun- und Lymphsystem durch pumpende, bewässernde Techniken schonend anzuregen? Könnte das Lymph-Immunsystem auf diese Weise vielleicht besser trainiert und gefördert werden?

Wäre es nicht wünschenswert, darüber hinaus auch den Patienten zu überzeugen, dass sein Abwehrsystem ein aktives und damit auch ein sich selbstregulierendes System darstellt? Wir haben in unserem modernen Lebensraum keine Zeit, um krank zu sein, geschweige denn, um wieder gesund werden zu können.

Es sollte klar sein, dass es sich bei den osteopathisch-venolymphatischen Techniken v. a. um präventive Maßnahmen handelt, die aber trotzdem durchaus kurativ unterstützend herbeigezogen werden könnten! Man könnte diese Techniken sowohl bei chronisch kranken Menschen als auch unterstützend bei Patienten mit Akuterkrankungen anwenden. Allerdings sollte die Behandlungsstrategie vorher gut überlegt und eingeschätzt werden, um den Patienten nicht zu überfordern!

6.4.6 Der Abwehrmechanismus aus integrativer Sicht

Als Allostase oder „allostatische Last" bezeichnet man die physiologischen Anstrengungen und Gegenregulationen des Körpers zur Aufrechterhaltung eines stabilen Zustandes (Homöostase) (McEwen und Lasley 2003). Bei der homöostatischen Regulation spielen verschiedene Faktoren, wie genetische Veranlagungen, individuelle Erfahrungen, Quantität und Qualität der Stressoren, das soziale Netz usw. eine Rolle.

In manchen Stresssituationen sinkt die Anzahl bestimmter Abwehrzellen, während in anderen Stresssituationen das Gegenteil der Fall ist. Daraus wird deutlich, dass das Immunsystem ein kompliziertes Netzwerk aus verschiedenen Komponenten darstellt. Die Wechselwirkungen zwischen den unterschiedlichen Komponenten werden jedoch gegenwärtig noch nicht vollständig verstanden.

Es ist hier wichtig zu verstehen, dass es, wie bereits oben besprochen, allgemein zwei wichtige Verteidigungsstrategien des Immunsystems gibt:

- Die unspezifische (angeborene oder natürliche) Immunabwehr, die innerhalb von Minuten bis Stunden reagieren kann. Hier spielen verschiedene Abwehrzellen, v.a. die Granulozyten und Monozyten, und Komplementfaktoren eine erhebliche Rolle. Sie benutzen dazu auch Botenstoffe und können Fieber sowie Entzündungsreaktionen hervorrufen.
- Die spezifische (erworbene) Immunabwehr reagiert eher träge, innerhalb von mehreren Tagen. Hierbei reagieren v.a. Lymphozyten, die sich auf ein Antigen des eingedrungenen Erregers spezialisiert haben und Antikörper produzieren.

Auch die Psyche kann in die Immunabwehr eingreifen. Das zentrale Nervensystem kommuniziert dazu mit den Zellen des Immunsystems einerseits über die Hormone der Hypothalamus-Hypophysen-Achse und andererseits über die Neurotransmitter der Nervenfasern, die lymphatische Organe innervieren (> Abb. 6.19).

Die Kommunikation zwischen dem zentralen Nervensystem (ZNS) und dem Immunsystem über Hormone ist abhängig von der Durchblutung des hypophysären Portadersystems und von der Zirkulation der lymphatischen Organe.

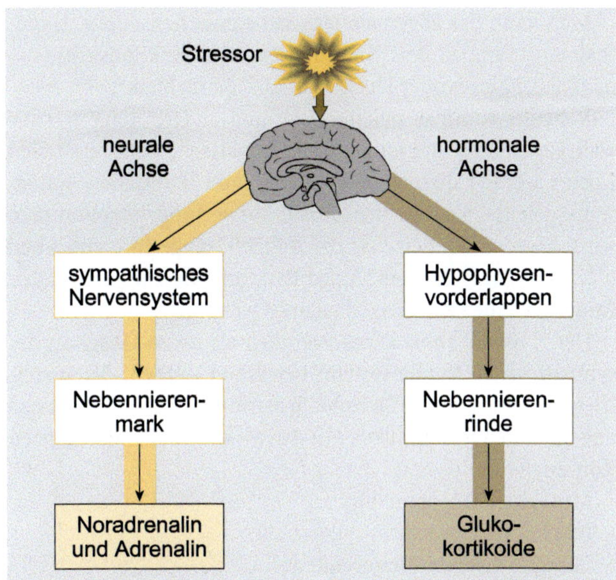

Abb. 6.19 Zwei Systeme der Stressreaktion: links die kurzfristige neurale Reaktion, rechts die längerfristige hormonelle Reaktion [L190]

Bemerkung des Autors
Osteopathisch versuchen wir, manuell die Durchblutung der Hypophyse (mit kranialen Techniken) und der lymphatischen Organe (mit venolymphatischen Techniken) zu intensivieren.

D.L. Bellinger et al. konnten adrenerge und peptiderge Fasern sowohl in primären als auch in sekundären lymphatischen Organen nachweisen (Bellinger et al. 1994). Diese Nervenfasern können Signale zum Immunsystem übertragen und so für eine Änderung der Immunfunktion sorgen. Die Abwehrzellen verfügen über spezifische Rezeptoren, um diese Signale wahrnehmen zu können. Pathologien des Immunsystems und auch Autoimmunkrankheiten sind abhängig von extrem komplexen Interaktionen zwischen dem Nervensystem und dem Immunsystem. Insbesondere bei einem geschwächten Immunsystem können diese Interaktionen eine nicht unerhebliche Rolle spielen.

In einer Metastudie wurde darauf hingewiesen, dass kurzfristige Stresssituationen die unspezifische Immunantwort steigern (Segerstrom und Miller 2004). Es handelt sich dabei eher um eine „Umverteilung" der Streitkräfte als um die Bildung neuer Truppen, d.h. Abwehrzellen werden an die vorderste Front geschickt und bereitgestellt. Gleichzeitig werden aus Energiespargründen bestimmte Aspekte der spezifischen Immunabwehr unterdrückt, z.B. die Vermehrung von T-Lymphozyten.

Dauerstress hat hingegen negative Effekte auf das Immunsystem. Es scheint so, als ob sich das Gehirn und die Immunzellen an den veränderten Stresshormonspiegel „gewöhnen" und damit ihre Fähigkeit verlieren, auf diesen adäquat zu reagieren. Das Immunsystem wird sozusagen unempfindlicher, auf Dauer kann es zusammenbrechen oder sogar „verrückt spielen".

Praxistipp
Vor diesem Hintergrund sind Meditationsübungen, aber auch kraniosakrale und rhythmische osteopathische Techniken sinnvoll. Auch osteopathische Atemtechniken können hier durchaus sinnvoll unterstützend hinzugezogen werden!

❶ Die neurale Achse

Der amerikanische Nobelpreisträger und Physiologe W.B. Cannon (1871–1945) hat die neurovegetative Reaktion des Körpers auf eine lebensbedrohende Situation beschrieben.

Man kann das allgemein als die neurale Achse bzw. Hypothalamus-Sympathikus-Nebennierenmark-Reaktionsachse oder als „Kampf- oder Fluchtreaktion" betrachten.

Visuelle, auditive, olfaktorische und andere Reize werden wahrgenommen und im Kortex entschlüsselt. Vom zerebralen Kortex werden diese Informationen zum limbischen System weitergeleitet, wo eine emotionale Auswertung vorgenommen wird. Werden die Reize als „bedrohlich" eingestuft, entstehen u. U. Wut, Aggressionen, Angst usw. und die entsprechenden Impulse werden zum Hypothalamus weitergeleitet.

Der Hypothalamus kann eigentlich als erstes Ganglion des sympathischen Nervensystems betrachtet werden. Bei ausreichender Intensität der Bedrohung alarmiert der Hypothalamus den gesamten Sympathikus mit Auswirkungen auf den ganzen Körper:

- Muskeln → Anspannung
- Herz → Tachykardie
- Lunge → erhöhte Atemfrequenz
- Verdauung → Stilllegung der Verdauungsvorgänge
- Durchblutung → teilweise Vasokonstriktion der Blutgefäße mit erhöhtem Blutdruck.

Ferner schütten die sympathischen Nerven die Stresshormone Adrenalin und Noradrenalin aus, und auch das Nebennierenmark bekommt den Auftrag, Katecholamine (Adrenalin und Noradrenalin) ins Blut auszuschütten.

Gleichzeitig wird der Leber aufgetragen, Glykogen in Glukose umzuwandeln und ins Blut abzugeben. Die gesamte Körperenergie wird sozusagen für den Kampf oder die Flucht bereit gestellt.

Viele Immunzellen besitzen spezielle Rezeptoren, an die diese Stresshormone andocken können. Über Signalketten steuern sie damit, welche und wie viele Zytokine von den Abwehrzellen freigesetzt werden.

❷ Die hormonelle Achse

Der Endokrinologe H. Selye (1907–1982) bestätigte, dass neben der neuralen Achse auch eine hormonelle Achse eine große Rolle beim Abwehrmechanismus spielt – die Hypothalamus-Hypophysen-Nebennierenrinden-Achse.

Die extrazellulären Signalmoleküle für die Kommunikation zwischen Organen und Zellen werden allgemein in Zytokine und Hormone eingeteilt. Die Zielzellen mit den richtigen Rezeptor antworten auf die Signalmoleküle mit biochemischen und biologischen Prozessen. Die Zytokine wurden bereits besprochen (➤ 6.4.2). Im Gegensatz zu den Zytokinen, die meistens nur lokal wirken, haben Hormone, die oft im Blut transportiert werden, eine globalere Wirkung. Manche hydrophoben Hormone müssen an Transportproteine gebunden werden, um im Blut transportiert werden zu können.

Hormone werden von endokrinen Drüsen (glanduläre Hormone) oder vom Gewebe (Gewebehormone) ausgeschüttet, um eine bestimmte Information an die Zellen der Erfolgsorgane weiterzuleiten. Glanduläre Hormone sind meistens Polypeptide, Proteine, Steroide oder Aminosäurenderivate. Gewebehormone sind hingegen biogene Amine, Eikosanoide, Gase oder Neurotransmitter (Löffler et al. 2007). Hormone werden entweder in Form von intrazellulären Vesikeln gespeichert oder aber nach einer sehr genau regulierten Biosynthese bereitgestellt.

Grundsätzlich entfalten Hormone ihre Wirkung erst, wenn sie an spezifischen Rezeptoren der Zielzelle andocken. Der Andockort am Rezeptor wird als „Domäne", das Hormon als Bindungspartner des Rezeptors wird als „Ligand" bezeichnet. Man unterscheidet allgemein Membranrezeptoren und intrazelluläre Rezeptoren. Die Hormonkonzentration kann durch spezielle Tests (Assays) bestimmt werden (Radioimmunoassay [RIA], Enzyme-linked-immunosorbent-Assay [ELISA], Partikelimmunoassay [PIA], chromatografische Verfahren).

Den Signalmolekülen stehen vier Kommunikationswege zur Verfügung (Löffler et al. 2007, von Känel 2011):

1. Synaptische Kommunikation: präsynaptischen Neuronen setzen Hormone (in diesem Fall Neurotransmitter) frei, die eine Wirkung auf den Rezeptor des postsynaptischen Neurons ausüben.
2. Autokrine Kommunikation: das Hormon wird in den extrazellulären Raum freigesetzt, wirkt auf Zielzellen und dockt danach wieder an der Erzeugerzelle an, wo es Feedback gibt.
3. Parakrine Kommunikation: das Hormon wird in den extrazellulären Raum freigesetzt und wirkt auf Nachbarzellen.
4. Endokrine Kommunikation: das Hormon wird in die Blutbahn abgegeben und wirkt auf Zellen im ganzen Körper, die über entsprechende Rezeptoren verfügen. Hierbei spielen oft Hormonkaskaden in Form von Regelkreisen (ein Hormon aktiviert ein Hormon des nächsten Vorgangs) eine Rolle, was auch als „Feed-forward-Mechanismus" beschrieben wird. Zum Schutz vor Überbeanspruchung läuft gleichzeitig hypophysär oder hypothalamisch ein negatives Feedbacksystem ab, um eine weitere Freisetzung des entsprechenden Hormons zu hemmen.

Bei der Freisetzung und Regulation von Hormonen gibt es zwei Systeme, die sich gegenseitig ergänzen:

1. Eine pulsatile Freisetzung von Hormonen, die durch eine zirkadiane Rhythmik gesteuert wird. Hier spielen u. a. der Tag-Nacht-Rhythmus, eine regelmäßige Sonnenlichtexposition und ein harmonischer Leistungs-Erholungsrhythmus eine Rolle. Stillpoints sind aus dieser Sicht nicht unwichtig (Meert 2012).
2. Autokrine und parakrine Feedbacksysteme zwischen Gehirn und Körperperipherie.

Im folgenden sind die endokrinen Drüsen, hormonproduzierenden Organe und Gewebe mit ihren Hormone aufgelistet:

- **Zentrales Nervensystem:** Serotonin, Katecholamine (Adrenalin, Dopamin, Noradrenalin), wahrscheinlich Steroide (Glukokortikoide, Prognenolon) (von Känel 2011)
- **Epiphyse:** Melatonin
- **Hypothalamus:** Corticotropin-Releasing Hormon (CRH oder Kortikoliberin), Gonadotropin-Releasing-Hormon (GnRH), Growth-Hormone-Releasing-Hormon (GHRH

oder Somatoliberin), Neuropeptid Y (NPY), Somatostatin (SST), Thyreotropin-Releasing-Hormon (TRH), Urokortin III, Agouti-related protein (AgRP)

- **Adenohypophyse (Hypophysenvorderlappen):** Adrenokortikotropes Hormon (ACTH oder Adrenokortikotropin), Calcitonin Gene-Related Peptide (CGRP), Choriongonadotropin (CG), Endorphine, Follikelstimulierendes Hormon (FSH), Luteinisierendes Hormon (LH), Prolaktin (PRL), Proopiomelanokortin (POMC), Thyroidea-stimulierendes Hormon (TSH oder Thyreotropin), Wachstumshormon (GH)
- **Neurohypophyse (Hypophysenhinterlappen):** Oxytocin (OXY), Vasopressin (ADH oder Antidiuretisches Hormon),
- **Schilddrüse:** Kalzitonin, Trijodthyronin (T3) und Tetrajodthyronin (T4 oder Thyroxin)
- **Nebenschilddrüsen**: Parathormon (PTH oder Parathyrin)
- **Thymus:** Thymosin oder Thymopoietin
- **Pankreas**: Amylin, Insulin, Somatostatin
- **Leber:** Angiotensine, Serotonin
- **Milz:** Serotonin
- **Magen-Darm-Trakt:** Cholecystokinin (CCK), Gastrin, Gastroinhibitorisches Peptid (GIP), Ghrelin, Neurotensin, Pankreatisches Polypeptid (PPP), Sekretin, Somatostatin, Substanz P, Vasoaktives Intestinales Peptid (VIP), Serotonin
- **Nieren**: Renin, Kallikrein
- **Nebennieren**: Katecholamine (Adrenalin, Dopamin, Noradrenalin), Androgene (Androstendion, Androsteron, Dehydroepiandrosteron, Dihydrotestosteron, Testosteron), Östrogene (Östradiol, Östriol, Östron), Glukokortikoide (Kortisol), Mineralokortikoide (Aldosteron, Cortexon, Cortexolon),
- **Männliche Gonaden (Testes):** Androgene (Androstendion, Androsteron, Dehydroepiandrosteron, Dihydrotestosteron, Testosteron), Östrogene (Östradiol, Östriol, Östron)
- **Weibliche Gonaden (Ovarien):** Androgene (Androstendion, Androsteron, Dehydroepiandrosteron, Dihydrotestosteron, Testosteron), Östrogene (Östradiol, Östriol, Östron), Gestagene (Pregnandiol, Pregnenolon, Progesteron)
- **Sexualorgane:** Follistatin
- **Fettgewebe:** Leptin
- **Haut:** Östrogene (Östradiol, Östriol, Östron), Gestagene (Pregnandiol, Pregnenolon, Progesteron), Glukokortikoide (Kortisol),
- **Plazenta**: β-Endorphin, Östrogene (Östradiol, Östriol, Östron), Gestagene (Pregnandiol, Pregnenolon, Progesteron)

Für die Hormone und ihre Wirkungen sei auf die Fachliteratur der Endokrinologie und Biochemie verwiesen.

Es werden immer mehr Botenstoffe und Hormone entdeckt und ein Ende dieser Forschungsreise ist nicht absehbar! Es wird auch deutlich, dass die meisten endokrinen Hormone nicht nur von einer Drüse produziert werden. Auch Leukozyten können bestimmte Hormone, z. B. Gonadotropine und Glukokortikoide ausschütten.

Die Wechselwirkungen zwischen endokrinem System, Nervensystem und Immunsystem sind extrem kompliziert und noch lange nicht alle entschlüsselt. So wird die Aktivität bestimmter endokriner Drüsen (insbesondere der Hypothalamus-Hypohysen-Nebennierenriden-Achse) durch Zytokine reguliert.

Alle Immunorgane haben eine sympathische Innervation und besitzen dementsprechend adrenerge Rezeptoren. Auch Leukozyten verfügen über β-adrenerge Rezeptoren und können sogar selber Noradrenalin herstellen und freisetzen. Eine Stimulation des sympathischen Nervensystems (v. a. akuter Stress) verursacht eine Leukozytose, aber es muss weiter geklärt werden, welche Zelltypen aktiviert und welche eher gehemmt werden.

Durch fortlaufende neue Entdeckungen muss man etliches relativieren und manchmal wirkt es fast so, als ob man durch die zunehmende Komplexität heute weniger zu wissen scheint als noch vor 20 Jahren (von Känel, 2011)!

„Bedrohliche" Reize stiften den Hypothalamus an, Corticotropin-releasing Hormone (CRH) freizusetzen, was wiederum den Hypophysenvorderlappen veranlasst, ACTH freizusetzen. Das ACTH stimuliert die Freisetzung von Stresshormonen, also von Glukokortikoiden (Kortisol), Mineralokortikoiden (Aldosteron) und androgenen Steroiden (Androgene) aus der Nebennierenrinde.

Auch für diese Stresshormone haben Abwehrzellen spezielle Rezeptoren. So besitzen Lymphozyten Rezeptoren für CRH und ACTH, die beide die Funktion der Lymphozyten beeinflussen. Der genaue Mechanismus und die Zusammenhänge müssen jedoch noch geklärt werden (Rabin et al. 1996).

Das ACTH und auch die Stresshormone üben normalerweise über einen Feedback-Mechanismus eine hemmende Regulation auf den Hypothalamus und die Hypophyse aus, sodass die Ausschüttung von CRF pulsatil mit einer zyklischen Rhythmik erfolgt.

Ständiger Stress (physischer, emotionaler, chemischer Art) kann diese physiologische Rhythmik stören.

Bemerkung des Autors

Nach meinem Verständnis spielt der harmonische, ausgeglichene Geweberhythmus oder Kraniosakralrhythmus hier eine nicht unwichtige Rolle und bietet sowohl diagnostische als auch therapeutische Möglichkeiten, osteopathisch zu unterstützen.

Die Steroidhormone werden in der Leber zu wasserlöslichen Metaboliten umgebaut und über die Nieren ausgeschieden. Es ist also notwendig, auch die Funktion der Leber und der Nieren zu stimulieren.

Die Wirkungen der Glukokortikoide sind breit gefächert, nachfolgend sind die wichtigsten dargestellt (Spinas und Fischli 2001, Pinel 2001, von Känel 2011):

- Lipolyse: Freisetzung von Fetten ins Blut → Fettablagerungen, z. B. im Gesicht („Mondgesicht")
- Glykogensynthese und Glukoneogenese: Freisetzung von Glukose ins Blut → Hyperglykämie

- Hemmung der Fibroblasten und Osteoblasten → Osteoporose, schwaches Bindegewebe, schlechte Wundheilung;
- Glukokortikoide hemmen die Freisetzung der proinflammatorischen Zytokine (IL-1β, IL-6, IL-8, TNF-α, IFN-γ und regen die Produktion der antiinflammatorischen Zytokine (IL-4, IL-10) an. Sie verfügen also über entzündungshemmende Eigenschaften.
- Erhöhung des „cardiac output" und Vasokonstriktion der Gefäße → Blutdruckerhöhung.

Die Mineralokortikoide erhöhen die Na^+-Resorption in der Niere, den Schweißdrüsen und dem Darm, was schließlich in einer Erhöhung des Blutdrucks resultiert.

Die androgenen Hormone haben eine geringere Wirkung, aber können trotzdem zu einer Erhöhung der Libido, vermehrter Behaarung, Akne usw. führen.

Es würde den Rahmen dieser Arbeit sprengen die Erkrankungen der endokrinen Drüsen und hormonproduzierenden Organe und Gewebe zu besprechen.

❸ Das Filtersystem des Körpers

6

Normalerweise wird die Lymphe mühelos durch den Körper, d. h. durch das Molekularsieb des Bindegewebes, transportiert und anschließend zurück in die Blutbahn geführt, damit die Filterorgane (Leber, Niere, Lunge, Milz usw.) bestimmte toxische Substanzen und Abfallstoffe aus dem Körper befördern können.

In der Praxis ist das nicht immer der Fall und bleibt nicht folgenfrei. Wenn die Lymphe nicht frei durch das Bindegewebe zu den Lymphbahnen und durch die Lymphknoten fließen kann, können anwesende Toxine nicht neutralisiert werden und die zelluläre Abwehr der Lymphozyten kann nicht gestartet werden. Auch können sich Fette, Proteine und Abfallstoffe ansammeln und werden nicht „ausgespült".

Diese angesammelten Abfallstoffe und/oder Krankheitserreger sind oft wasserbindend, sodass Ödeme entstehen. Auf Dauer führt dies aber auch zu einer geringeren Abwehrkraft, Infektionen und schlechter Wundheilung.

Weiterhin können Fibrinogene und Chylus zu Verstopfungen und Kongestionen in Kapillaren, kleinen Lymphgefäßen oder im Bindegewebe generell führen.

McCarthy gibt an, dass angesammelte toxische Substanzen in Lymphknoten ein magnetisches Feld aufbauen können, das benachbarte Nervensysteme reizen und den Durchgang von Nervenimpulsen erschweren kann (McCarthy 2003). Funktionelle Störungen des Gewebes oder Organs sind dann die Folge.

Praxistipp

Es ist daher osteopathisch sehr sinnvoll, den Lymphfluss anzukurbeln und die Durchblutung zu verbessern. Vor allem hilfreich ist auch, durch osteopathische Behandlungen die Durchblutung in der Milz, im Darm und in den Schleimhäuten zu erhöhen.

KAPITEL

7 Das lymphatische System

7.1 Einführung

Zur Geschichte des Lymphsystems Schon in der Antike wurde von Hippokrates und Aristoteles „weißes und milchiges Blut" bei Mensch und Tier beschrieben, allerdings ohne eine Erklärung für dessen Herkunft oder Funktion. Der griechische Arzt Herophilos (330 v. Chr.–255 v. Chr.) beschrieb vom Körperinneren ausgehende mesenteriale Lymphknoten und „milchige Gefäße", die er als „Milchgänge" (ductus lactei) bezeichnete.

Das Wissen um das Lymphsystem verschwand dann lange, um erst in der Neuzeit wieder aufzutauchen. Der italienische Arzt Gaspare Aselli (1581–1626) wies 1622 Lymphgefäße beim Hund nach. Olof Rudbeck (1630–1708), das schwedische Universalgenie, beschrieb 1652 wahrscheinlich als Erster das Lymphsystem als ein eigenes Kreislaufsystem. Der Däne Thomas Bartholin benannte die Gefäße erstmals mit „Vasa lymphatica" und die Lymphflüssigkeit mit „Lympha" (klares Wasser). In den darauf folgenden Jahren versuchten verschiedene Anatome, diese Lymphgefäße, z. B. mit Quecksilber, sichtbar zu machen und zu zeichnen (Kupferstiche). Hier sind, neben vielen anderen Medizinern, der niederländische Arzt Anton Nuck (1650–1692), der französische Anatom Jean Pecquet (1622–1674), der schottische Mediziner William Hunter (1718–1783) und der französische Anatom Marie Philibert Constant Sappey (1810–1896) für ihre wichtige Arbeit über das lymphatische System zu nennen. Man begann das Lymphsystem langsam mit der Entstehung von Ödemen und mit der Abwehr gegen lokale Infektionen in Verbindung zu bringen. Der französische Anatom Henri Rouviere (1876–1952) publizierte 1932 sein epochales Werk „Anatomie der Lymphgefäße des Menschen" (Leeds 1977, Kanter 1987).

Im Gegensatz zum Blut ist über das Lymphsystem trotzdem erstaunlich wenig bekannt. Erst vor wenigen Jahren entdeckten Wissenschaftler, dass Fette und Cholesterin nicht durch Diffusion in die Blutbahn gelangen. Vielmehr befinden sich auf den Membranen der Dünndarmzellen spezielle Rezeptoren, wo Mizellen (Fett- und Cholesterinmolekülaggregate) andocken können. Der Inhalt dieser Mizellen wird dann von den Dünndarmzellen in die daneben liegenden Lymphgefäße abgegeben und weitertransportiert. Albumin (Plasmaprotein) ist z. B. ein Transportprotein für verschiedene Substanzen wie Fettsäuren, Metalle, Hormone usw.

Das Lymphsystem als zirkulatorisches Körpersystem Das lymphatische System ist das zweite zirkulatorische System des Körpers. Aus den Blutkapillaren werden täglich etwa 0,5 % des Blutplasmas (ca. 20 l/d) in den Interstitialraum gepresst. 90 % dieser ausgepressten Flüssigkeit (ca. 18 l/d) werden wieder vom venösen Kapillarsystem aufgenommen, die restlichen 10 % (ca. 2 l/d) werden über das Lymphsystem abdrainiert. Wenn dieser Austausch nicht mehr funktionieren würde, würde der Patient innerhalb von 24 h sterben.

Man hat das lymphatische System lange als ein „passives" System angesehen, was allerdings durch neuere Untersuchungen widerlegt wurde. So wird der Transport der Lymphe und ihrer Substanzen durch Kontraktionen der Lymphgefäße mit einer Frequenz von 6–10/Min. in Ruhe und bis zu 20/Min. unter Belastung ermöglicht (Olszewski 1997).

Neben dem Lymphvolumen spielt auch die vegetative Innervierung eine wichtige Rolle bei der Steuerung der Lymphangiomotorik (Weissleder und Schuchhardt 2000).

Die Funktion des Lymphsystems kann gut durch „äußerliche" und damit auch durch osteopathische Techniken beeinflusst werden.

Neuere Untersuchungen (➤ Kap. 7.9) bestätigen diese Vermutungen, aber weitere Untersuchungen wären wünschenswert.

Bemerkung des Autors

Ich möchte weiterhin darauf hinweisen, dass das Lymphsystem seine normale Strömungskapazität bei Stress um das 4–5-fache erhöht und bei chronischen Pathologien sogar um das 40-fache! Auf Dauer entsteht die Gefahr der Überlastung, wobei mit jeder kleinen Einschränkung, z. B. Stauung, Verklebung der lymphatischen Wege oder des Zwerchfells eine erhebliche Abnahme der Abwehrkräfte einhergeht. Damit wird die Fähigkeit des Körpers, sich von Krankheitsprozessen zu erholen, stark geschwächt!

Neben venolymphatischen Pumptechniken, myofaszialen Lösungstechniken und Techniken zur Stimulierung des Lymphstromes sind Entspannungs- und neurovegetative Techniken zum Stressabbau sehr sinnvoll!

Das lymphatische System und das Immunsystem entwickeln sich beim Fetus ungefähr ab der 20. Woche. Für die Genese der Lymphgefäße gibt es zwei Theorien:

- die Auskleidung von perivaskulären Interzellularspalten mit Lymphendothel
- die Differenzierung aus Endothelsprossen von Venen.

Alle Blutzellen gehen aus Stammzellen hervor. Nach der Geburt findet die Bildung von Blutzellen im roten Knochenmark statt. Bei der Geburt ist das lymphatische System noch unreif und macht bis zur Pubertät Änderungen und Weiterentwicklungen durch.

Einteilung des Lymphsystems Man kann das Lymphsystem funktionell in verschiedene Komponenten einteilen:

- Organisierte lymphatische Organe
- Lymphbahnen und Lymphknoten
- Lymphflüssigkeit
- die Leber als Entgiftungsorgan
- die Niere als Filterorgan und „Motor" der abdominalen lymphatischen Drainage.

7.2 Organisierte lymphatische Organe

Aus didaktischen Gründen werden die lymphatischen Organe hier folgendermaßen eingeteilt:

- retikuläre lymphatische Organe (Knochenmark, Thymus und Milz)
- endotheliale lymphatische Organe (z. B. MALT, GALT).

Zusätzlich seien noch die Leber als Entgiftungsorgan, die Lungen, die Nieren, der Darm und die Haut als Ausscheidungsorgane erwähnt. Für detailliertere Informationen über diese Organe sei auf die Fachliteratur der inneren Medizin verwiesen.

Eine andere Einteilung unterscheidet zwischen primären und sekundären lymphatischen Organen. Nach ihrer Bildung in den primären lymphatischen Organen (Knochenmark und Thymus) wandern die Lymphozyten zu den sekundären lymphatischen Organen, Milz, MALT (mucosa-associated lymphoid tissue) und Lymphknoten. Zusammen bilden die lymphatischen Organe einen Verbund, in dem sich die einzelnen Organe ergänzen. Dabei spielt das rote Knochenmark die Rolle des „Stammplatzes" und der Thymus die einer „Fachhochschule" für T-Lymphozyten (➤ Abb. 6.9).

7

7.2.1 Retikuläre lymphatische Organe

❶ Das rote Knochenmark

Das blutbildende rote Knochenmark findet man beim Erwachsenen in den platten und kurzen Knochen wie Skapula, Becken und Wirbel. Innerhalb der Höhlen des retikulären Grundgerüsts (Spongiosa) dieser Knochen liegen Stammzellen, die man als pluripotent, also hoch variabel, bezeichnen kann.

Sowohl die Erythrozyten als auch die Thrombozyten und Leukozyten entwickeln sich aus diesen Stammzellen. B-Zellen wurden ursprünglich nach einer Kloakentasche (Bursa fabricii) bei Vögeln benannt. Beim Säuger gilt das Knochenmark (bone marrow) als Bursa-Äquivalent. Dementsprechend werden die abgeleiteten Zellen als B-Lymphozyten bezeichnet.

Die Blutzellen bleiben unterschiedlich lang im roten Knochenmark: Monozyten verlassen fast unmittelbar nach ihrer Bildung das Knochenmark, um sich im Bindegewebe zu verteilen und dort Makrophagen zu bilden. Granulozyten bleiben mehrere Tage im Knochenmark, bevor sie es verlassen. Die T-Vorläuferzellen schwärmen direkt ins Blut aus und vermehren und spezialisieren sich im Thymus.

Die B-Vorläuferzellen differenzieren sich im Knochenmark zu Prä-B-Zellen, bevor sie über die Blutbahn zu den Abwehr- oder lymphatischen Organen ziehen. Nur etwas 3 % der zirkulierenden Lymphozyten sind aktiviert.

Die B-Vorläuferzellen unterlaufen im Knochenmark eine Selektion und viele gehen dort durch autoaggressive Reaktionen zugrunde (bis zu 75 %), weil sie den gestellten Erwartungen nicht entsprechen.

❷ Der Thymus

Gestalt und Lage des Thymus Der Thymus liegt im Bindegewebe des oberen Mediastinums, unmittelbar hinter dem Sternum an der Vorderseite der Herzbasis und vor den großen Leitungsbahnen (V. brachiocephalica sinistra, V. cava inferior) und wird von den Umschlagrändern der Pleura costalis und Pleura mediastinalis begrenzt.

Die Gestalt des Thymus ist sehr variabel: Inseln aus Thymusgewebe können im Hals vom Zungenbein bis zur oberen Thoraxappertur vorkommen. In der Regel sind zwei 5–10 cm lange vertikale Lappen (Lobus dexter, Lobus sinister) anzutreffen, die 1–2 cm breit sind. Das Organ wiegt maximal ca. 35–50 g. Seine stärkste Ausprägung erreicht der Thymus zwischen dem 10.–15. Lebensjahr und kann kranialwärts bis zum Unterrand der Schilddrüse und kaudalwärts bis in den 4. Interkostalraum reichen.

In der Pubertät bildet sich der Thymus weitgehend zurück (Pubertätsinvolution). Dieser Prozess setzt sich dann im gesamten weiteren Leben langsam fort (Involution). Der Thymus wird durch Fettgewebe ersetzt, wobei noch Restinseln funktionsfähigen Gewebes übrig bleiben.

Feinbau des Thymus Der Thymus wird von einer Bindegewebskapsel (Capsula fibrosa) umhüllt, die am Perikard und an der Lamina praetrachealis der Fascia cervicalis festgeheftet ist. Der Thymus wird eigentlich von Epithelzellen aufgebaut. Er besteht aus der lymphozytenreichen Rinde (Kortex) und dem relativ lymphozytenarmen Mark (Medulla). Das Thymusgewebe wird durch bindegewebige Septen in Läppchen (Lobuli) gegliedert, die an einem zentralen Gefäßstrang aufgehängt sind. Das den Gefäßbaum unmittelbar umgebende Thymusgewebe bildet die Medulla.

In der äußeren Schicht der Rinde vermehren sich beim Kind die aus dem Knochenmark stammenden Vorläuferzellen (was nur in der Rinde möglich ist): „Thymozyten" oder „Pro-T-Lymphozyten". Diese immunologisch zunächst inkompetenten Lymphozyten erhalten während ihres Aufenthalts in der Thymusrinde ihre immunologische Kompetenz. Sie bilden hier oberflächliche Rezeptoren aus, die sie reaktionsfähig machen. Man spricht in dieser Hinsicht von TCRs (T-cell receptors) und CD-Markern (clusters of differentiation), d. h. komplizierten Proteinen auf der Membranoberfläche (➤ Kap. 6.4).

Mit zunehmender „Reifung" wandern die Lymphozyten dann in Richtung Thymusmark und differenzieren sich in T-Helfer-, T-Suppressor- und T-Killerzellen. Die Mehrzahl der in der Thymusrinde entstandenen Zellen wird allerdings bald nach ihrer Entstehung, wegen „Inkompetenz" durch autoaggressiven Reaktionen aussortiert, zerstört und von Makrophagen „entsorgt".

Die herangereiften immunologisch kompetenten T-Lymphozyten werden anschließend im Grenzbereich zwischen Rinde und Mark zur Besiedlung der T-Regionen der „sekundären" lymphatischen Organe an das Blut abgegeben.

Im Thymusmarkgewebe finden sich Epithelzellen, Makrophagen und nur 10 % der Lymphozyten. Die Lymphozyten des Marks sind aber voll ausgereifte T-Lymphozyten, die lange im Mark verweilen und auch als T-Gedächtniszellen angesehen werden können. Man vermutet, dass sie Lymphokine bilden, die für die Reifung neuer Rindenlymphozyten wichtig sind. Diese Zellen stammen ursprünglich aus dem Knochenmark und besitzen die Fähigkeit, Antigene über lange Zeit (Monate) hinweg auf ihrer Oberfläche zu präsentieren.

Typisch im Mark sind weiterhin die „Hassall'schen Körperchen" (perlenartige Gebilde aus einer Epithelzelle, wobei sich wenige bis viele Zellen des Grundgewebes zwiebelschalenförmig umeinander legen). Vor der Pubertät sind ca. 1,5 Millionen Hassall'sche Körperchen anwesend. Um das 40. Lebensjahr sind es nur noch etwa eine Viertelmillion. Sie können rasch entstehen und verschwinden oder auch echte mit Zelltrümmern gefüllte Zysten aufbauen und als verkalkte Hassall'sche Körperchen zurückbleiben. Die Bedeutung dieser Körperchen ist noch nicht bekannt. Sie entstehen allerdings vermehrt im Zusammenhang mit Abwehraufgaben.

Einzelne Epithelzellen und Bindegewebszellen im Rinden- und Markgewebe zeigen Zeichen von „Sekretion". Der Thymus stimuliert die Ausbildung, Unterhaltung und Regulation des Immunsystems durch Sekretion von biologisch aktiven Substanzen. Am bekanntesten ist der Thymusfaktor Thymosin (oder Thymopoietin = Polypeptide), der der Auffüllung der Lymphozytenspeicher in den lymphatischen Organen dient. Damit wird das Immunsystem natürlich erheblich unterstützt!

Versorgung des Thymus Der Thymus wird von den Rami thymici, die hauptsächlich aus der A. thoracica interna kommen oder manchmal aus den Rami pericardiaci, versorgt (nur selten aus Rami aus dem Truncus thyrocervicalis oder der Aorta).

An der Grenze zwischen Mark und Rinde bilden sich arterielle Gefäßbögen, aus denen zahlreiche Rindenkapillaren entspringen. Im Markgewebe befinden sich nur wenige Kapillaren.

Ferner befinden sich an der Grenze zwischen Rinde und Mark sowie an der Organoberfläche Venen und begleitende Lymphgefäße. Typisch für den Thymus ist eine dichte Schicht von Epithelzellen um die Blutgefäße im Rindenbereich, was ihn von den anderen lymphatischen Organen unterscheidet. Diese „Blut-Thymus-Schranke" verhindert den Übertritt von Antigenen aus dem Blut in die Thymusrinde.

Die Vv. thymici treten zu beiden Vv. brachiocephalicae. Kleinere Venen ziehen manchmal zu den Vv. thyroideae inferiores.

Die Lymphbahnen begleiten die Venen und ziehen zu den Nodi lymphatici mediastinales anteriores an den Vv. brachiocephalicae und am Aortenbogen.

Die vegetativen Nervenfasern stammen vom N. vagus und vom Truncus sympathicus (Th1–Th4). Es ist wenig über ihre Funktion bekannt.

Auch kommen im Grenzbereich zwischen Rinde und Mark Nerven vor, die wahrscheinlich der Vasomotorik dienen. Rauber und Kopsch berichten über eine Rückbildung des Thymusmarks nach Durchtrennung des N. vagus auf der betroffenen Seite (Rauber und Kopsch 1987, Band 2).

Pathologie des Thymus Fehlbildungen des Thymus sind relativ häufig vorhanden. Man unterscheidet dabei Fehlbildungen ohne Auswirkungen auf das Immunsystem, wie z. B. akzessorisches Thymusgewebe, und Fehlbildungen des Thymus mit Immundefekten, wie das DiGeorge-Syndrom.

Eine Thymushyperplasie kann ohne Krankheitswert, aber auch zusammen mit Myasthenia gravis vorkommen, wobei IgG-Autoantikörpern gegen die Azetylcholinrezeptoren der motorischen Endplatten der Skelettmuskeln gebildet werden. Über die Pathogenese von Myasthenia gravis ist jedoch relativ wenig bekannt.

Bösartige Thymustumoren (Thymom und Thymuskarzinoid), gutartige Thymustumoren (Thymolipom) und Thymuszysten können klinische Symptome wie Stauung der Halsvenen oder das Horner-Syndrom (Lidsenkung des Auges, Pupillenverengung und Zurücksinken des Augapfels) auslösen.

❸ Die Milz

Die Milz zählt zu den sekundären lymphatischen Organen. Man könnte sie funktionell als einen riesigen Lymphknoten betrachten. Im Unterschied zu den Lymphknoten ist sie aber in den großen Blutkreislauf integriert, enthält jedoch auch in geringem Maß Lymphgefäße. Sie filtert also hauptsächlich das Blut und weniger die Lymphe!

Die Blutstrom verbreitert sich in der Milz, sodass sich die Blutströmung dadurch stark verlangsamt.

Es ist wichtig ein Verständnis dafür zu entwickeln, dass die Milz auf mehrfache Weise die Blutzusammensetzung beeinflussen kann.

Die Milz repräsentiert ca. 25 % des lymphatischen Gewebes des Körpers. Sie beinhaltet als wichtiges Immunorgan größtenteils Zellen des spezifischen Abwehrsystems.

Lage und Form der Milz

Die Milz (Lien oder Splen) ist ein etwa faustgroßes Organ, das die Form einer abgeplatteten Kaffeebohne hat. Sie liegt unter dem Zwerchfell intraperitoneal links im Oberbauch in der „Milznische", lateral von der Curvatura major des Magens. In der Projektion auf die ventrale Körperoberfläche nimmt die Milz ein Feld zwischen den Rippen V–VIII ein, ihre Längsachse ist parallel zu den Rippen nach kaudolateral gerichtet.

Der hintere Pol der Milz nähert sich bis auf etwa 4 cm dem Querfortsatz des 10. Brustwirbels an, ihr vorderer Pol überquert beim Gesunden nicht eine Verbindungslinie zwischen dem linken Sternoklavikulargelenk und der Spitze der linken Rippe XI. Sie ragt also normalerweise nicht unter dem linken Rippenbogen hervor und ist deshalb nicht tastbar.

Eine gesunde Milz ist faustgroß, von weicher Konsistenz und wiegt beim Erwachsenen 150–200 g. Größe und Gewicht können natürlich starken funktionell bedingten Schwankungen unterworfen sein.

Nach etwa dem 40. Lebensjahr verändern sich Form, Größe und Gewicht der Milz erheblich. Altersveränderungen der Milz bestehen aus einer Verdickung der Kapsel und der Trabekel bei gleichzeitiger Erschlaffung des Organs und Pigmenteinlagerungen in die Milztrabekel.

Die Milz ist atemverschieblich und folgt den Bewegungen des Zwerchfells (➤ Kap. 4.3.8). Bei Rechtslagerung des Körpers kann die Milz, dem Zug der Baucheingeweide folgend, in geringem Umfang nach vorn tiefer treten.

Wichtig

Die Milz ist normalerweise nicht zu palpieren (außer bei Kindern, wo sie leichter zu tasten ist) und eine einfache „Tastbarkeit" sollte uns zur größten Vorsicht mahnen!

Eine direkt tastbare Milz deutet auf eine Splenomegalie und muss vom Arzt untersucht werden! Auch eine Veränderung (Härte) der Konsistenz der Milz sollte kontrolliert werden.

Mögliche Ursachen für eine Vergrößerung sind:

- auf Hochtouren laufendes Abwehrsystem
- Blutrückstau in die Milz (Portalhypertension)
- Leukämie
- Autoimmunerkrankungen (z. B. Lupus erythematodes)
- Akute schwere Infektionskrankheiten (z. B. Typhus, Tuberkulose)
- Leberproblematik und Portalhypertension
- Subkapsuläre Rupturen und posttraumatische Hämatome

Hinweis

Es ist wichtig zu verstehen, dass bei einem Trauma sowohl die Milz als auch die Nieren und die Leber häufig in Mitleidenschaft gezogen werden! Das liegt zum einen an dem relativ hohen Gewicht dieser Organe, wobei es durch die Trägheit beim Aufprall (Trauma) zu einer enormen potenziellen Steigerung der kinetischen Krafteinwirkung kommen kann. Hiervon werden v. a. die Aufhängebänder betroffen, was eine Indikation für die osteopathische Behandlung darstellt. Zum anderen sorgt auch die relativ „weiche Konsistenz" des Organgewebes für eine höhere Verletzbarkeit des Organs.

Treten nach einem Trauma Symptome auf, sollte man das Organ zuerst medizinisch abklären lassen. Osteopathisch von Interesse ist es, nach Ausschluss einer Organpathologie, das umgebende Gewebe zu untersuchen und zu behandeln.

Beziehungen der Milz zu den anderen Organen

Die Milznische wird im Oberbauch seitlich und hinten von der Bauchwand und dem Zwerchfell, medial und vorn vom Magen und unten vom Lig. phrenicocolicum begrenzt, das den Boden der Milznische bildet. Die Milz ist vollständig von Peritoneum umkleidet!

Der Eintritt und auch der Austritt der Gefäße erfolgt durch das Hilum splenicum. Die Eingeweidefläche ist in ein oberes (Facies gastrica) und zwei untere Felder (Facies colica und Facies renalis) unterteilt.

Die Facies gastrica liegt dem Magen an und ist nach anterior-medial gerichtet. Die Facies colica hat anterior-inferior Kontakt mit der linken Kolonflexur und posterior-inferior manchmal Kontakt mit dem Pankreasschwanz. Die Facies renalis hat mit dem oberen Pol der linken Niere Kontakt und ist nach posterior-medial orientiert.

Der obere Pol der Milz kommt in Kontakt mit dem Lig. triangulare sinistrum der Leber.

Wichtige Strukturen für die Biomechanik der Milz

Aus Sicht der Osteopathie gibt es:

- Das eigentliche „Meso-Band": das Lig. phrenicosplenicum (phrenicolienale) zwischen dem oberen Teil der Milz und dem Zwerchfell. Es bildet die kraniale Verschmelzung des Lig. pancreaticosplenicum (pancreaticolienale) mit dem Lig. gastrosplenicum (gastrolienale). (Nach kranial setzt es sich als Lig. phrenicosplenicum fort.)
- Das linke Lig. phrenicocolicum und die linke Niere stützen die Milz etwas und sind damit sozusagen als „Bodenplatte" tätig. Früher wurde dieses Band auch als die „Wiege" der Milz (Lig. sustentaculum lienalis) bezeichnet.
- „Versorgungsbänder": Lig. splenorenale, Lig. pancreaticosplenicum und Lig. gastrosplenicum.

Hinweis

In der Pathomechanik spielt die Stützfunktion des linken Lig. phrenicocolicum oder besser gesagt dessen Hypertonie eine sehr wichtige Rolle beim Beweglichkeitsverlust der Milz. Die Behandlung dieses Bandes ist dann dementsprechend wichtig!

Das Lig. phrenicocolicum sinistrum ist eine derbe Gekröseplatte, die das Mesocolon transversum zwischen der linken Kolonflexur bzw. dem Anfangsteil des Colon descendens einerseits und dem Zwerchfell und Peritoneum parietale posterius (PPP) andererseits lateralwärts fortsetzt. Es sendet Fasern zu all den Organen, die die Milz umgeben.

Das Lig. phrenicosplenicum verbindet das Milzhilum mit dem Zwerchfell, mit der Hinterwand des Peritonealraums vor der linken Niere und mit dem Pankreasschwanz. Das Ligament setzt sich unten in das Lig. pancreaticosplenicum und dann im Mesocolon transversum fort.

Im Lig. splenorenale verlaufen die Gefäße zur Versorgung der Milz (A. und V. splenica) vom Oberrand des Pankreas zum Milzhilum. Die Mobilität der linken Niere hat damit Einfluss auf die Versorgung der Milz.

Das Lig. gastrosplenicum zieht, als kraniale Fortsetzung des Omentum majus, von der Curvatura major des Magens zum Milzhilum und koppelt damit die Beweglichkeit des Magens an die der Milz.

Kranialwärts zieht es links als Lig. phrenicosplenicum und etwas mehr medial als Lig. gastrophrenicum bis zum Zwerchfell.

Im Lig. gastrosplenicum verlaufen, von den Milzgefäßen kommend, die linken Zuflüsse zum Gefäßbogen der großen Kurvatur des Magens (A. und Vv. gastroomentales sinistrae).

Feinbau der Milz

Die Milz ist von einer kräftigen bindegewebigen Organkapsel (Capsula fibrosa) umgeben. Die Bindegewebskapsel besteht aus Kollagenfasern, elastischen Netzen, Fibrozyten und kontraktilen Myofibroblasten und einigen glatten Muskelzellen, was ihre Dehnbarkeit, aber auch ihre Kontraktionsfähigkeit (Blut rasch in den Kreislauf abgeben) und Anpassungsfähigkeit an Volumenschwankungen erklärt.

Die menschliche Milz wird durch von der Kapsel ausgehende Trabekel (Balken) segmentiert. Die Trabekel enthalten größere Arterien und Venen sowie Balkenarterien und Balkenvenen.

Im Milzhilus spaltet sich die A. splenica (lienalis) in mehrere Äste für die Milzsegmente auf. Jedes Segment besitzt somit seine eigene vollständige Blutversorgung. Dadurch können auch einzelne Segmente chirurgisch entfernt werden. Mitunter löst sich ein Segment sogar anatomisch aus dem Organ und bildet dann eine sog. Nebenmilz.

Nebenmilzen (Lienes accessorii) stellen einzelne oder mehrere Knollen aus Milzgewebe dar, die am Lig. gastrosplenicum oder im großen Netz, an der A. splenica, aber auch an anderen Stellen vorkommen können. Ein oder zwei Nebenmilzen treten häufig auf. Mehr oder weniger tiefe Einschnürungen der Milz sind als Übergangsformen zu Nebenmilzen aufzufassen.

Die Milztrabekel (Trabeculae splenicae, Bälkchen von Billroth) ziehen vom Milzhilum aus radiär durch das Organ zur Milzkapsel und sind reich an Myofibroblasten.

Die Räume zwischen Milztrabekel und Milzkapsel sind vom retikulären Bindegewebe der Milzpulpa (Pulpa splenica) ausgefüllt.

Die Milzpulpa wird in zwei Bereiche gegliedert, die weiße und die rote Pulpa. Diese kann man auch auf der Schnittfläche der frischen, unfixierten Milz mit dem bloßen Auge unterscheiden.

Die rote Milzpulpa Die rote Pulpa macht etwa 75 % der Milzpulpa aus. Sie enthält hauptsächlich den Milzsinus (dünnwandiger und weitlumiger venöser Sinus) und retikuläres Bindegewebe, gefüllt mit Leukozyten und Makrophagen des Monozyten-Makrophagen-Systems (MMS, > Kap. 6.4.1). Das Blut kann so in engem Kontakt mit diesen Makrophagen bzw. Phagozyten kommen.

Das Blut strömt aus offenen Kapillaren (offener Kreislauf) in den Pulpasträngen, sodass die Makrophagen v. a. alte Erythrozyten und Thrombozyten abbauen können. Die sich dabei freisetzenden eisenhaltigen Pigmente verursachen die dunkelrote bis braune Farbe. Die übrig bleibenden Erythrozyten müssen dann durch die Sinuswand zurück in den Venen „kriechen", was sozusagen als „Fitness-Test" dieser Zellen angesehen werden kann (> Abb. 7.5). Diejenigen, die „durchfallen", werden von den Makrophagen eliminiert.

Die weiße Milzpulpa Die weiße Pulpa nimmt beim Erwachsenen etwa 25 % der Milzpulpa ein. Sie besteht aus periarteriellen Lymphozytenscheiden und stecknadelkopfgroßen weißen Milzknötchen (Malpighi-Knötchen oder Folliculi lymphatici lienales).

Die aus den Balkenarterien abzweigenden Äste treten in Lymphstränge ein und verlaufen hier als Zentralarterien, umgeben von der periarteriellen Lymphscheide. Das Endothel ist (wahrscheinlich) kontraktil.

Die weiße Pulpa stellt sozusagen eine lymphatische Hülle oder Gefäßscheide dar, die um eine Arterie herum angeordnet ist, und mit Lymphe und Lymphozyten (v. a. T-Lymphozyten) gefüllt ist. Sie besitzt an manchen Stellen kugelförmige Verdickungen, die Milzlymphfollikel (Malpighi-Körperchen) enthalten und mit B-Lymphozyten gefüllt sind (ähnlich wie die Lymphfollikel der Lymphknoten).

Dort wo Lymphfollikel ausgebildet sind, wird die Zentralarterie seitlich abgedrängt, sodass sie den Follikel durchquert.

Am Ende der periarteriellen Lymphozytenscheide teilt sich diese Zentralarterie in verschiedene Arteriolen (ca. 50 Arteriolen = Endbäumchen, Penizillus, Pinselarterien) auf, die sich wiederum in zwei bis drei Kapillaren aufspalten. Zwischen den Endothelzellen einiger Kapillaren bestehen Lücken und auch die Basallamina dieser Kapillaren ist unvollständig.

Die kapillaren Endgefäße der Pinselarterien (> Abb. 7.4):

- enden entweder frei im interzellulären Maschenwerk der roten Pulpa und bilden dadurch sozusagen einen „offenen Kreislauf". Das ausgetretene Blut muss dann durch das Maschenwerk zum Milzsinus laufen. Alten oder krankhaft veränderten Erythrozyten gelingt es nicht mehr, durch das „Sieb" und seine schlitzförmigen Zwischenräume zu schlüpfen, und sie platzen dabei („Fitness-Test"). Sie werden dann durch Makrophagen phagozytiert. (Auch die Kupfferzellen der Leber und phagozytierenden Zellen des Knochenmarks sind am Abbau der roten Blutkörperchen beteiligt.)
- oder sie münden in den Milzsinus (venöser Sinus) ein und bilden damit einen „geschlossenen Kreislauf".

Das Blut fließt schließlich über den Milzsinus in die Pulpavenen und von dort über die Balkenvenen in die V. splenica (lienalis).

Lymphgefäße in der Umgebung des proximalen Verlaufs der Zentralarterien und in den Trabekeln führen eine dem Blutstrom gegenläufige Flüssigkeitsverschiebung aus.

Gefäße der Milz

Die A. splenica (lienalis), einer der drei Äste des Truncus coeliacus, zieht am Oberrand des Pankreas entlang und dann im Lig. splenorenale zum Milzhilum. Vor Eintritt in das Organ teilt sich die Arterie in sechs oder mehr funktionelle Endarteri-

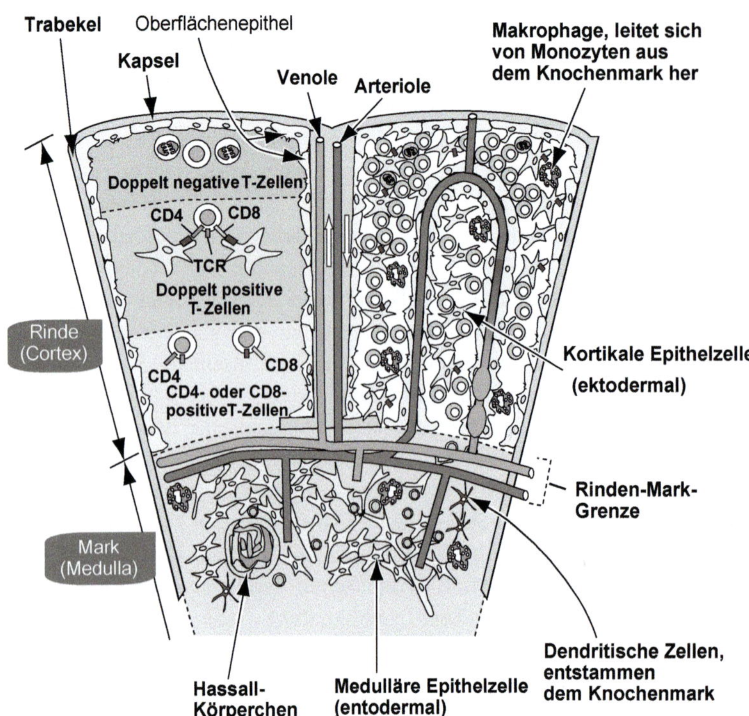

Funktionelle Histologie des Thymus

Der Thymus besteht aus zwei wesentlichen Zellpopulationen: den Thymusepithelzellen **(manchmal auch Stromazellen genannt) und den** Thymuslymphozyten **(T-Zellen, oft auch Thymozyten genannt). Zu den Thymusepithelzellen zählen**

1) **die** Epithelzellen, die die Oberfläche des Organs **– einschließlich der Begrenzung der Trabekel und der perivaskulären Räume – aufbauen,**
2) **die im Organinnern gelegenen** kortikalen Epithelzellen, **die ektodermalen Ursprungs sind,**
3) die im Mark befindlichenmedullären Epithelzellen, **die entodermalen Ursprungs sind und sich zu** Hassall-Körperchen **umwandeln können.**
4) **Weitere wichtige Zellen im Thymus sind** Makrophagen **und dendritische Zellen. Makrophagen** finden sich in Rinde und Mark, sie räumen **Thymus-Lymphozyten ab, die bei der klonalen Selektion mittels Apoptose eliminiert werden.** Dendritische Zellen **mark und kommen im Mark vor.**

Die Thymuslymphozyten kommen in unterschiedlichen Ausreifungsstadien vor. Unreife T-Zellen – doppelt negative T-Zellen **– gelangen über das Blut in die Thymusrinde und proliferieren in einer** oberflächennahen Zone.Doppelt **(CD4 + CD8)** positive T-Zellen finden sich in der mittleren **Zone der Thymusrinde, wo sie in Kontakt mit** Rindenepithelzellen kommen, die an ihrer Oberfläche **MHC-I- und MHC-II-Moleküle tragen, die bei der klonalen Selektion eine entscheidende Rolle spielen. Zellen, die nur noch entweder CD4- oder CD8-positiv sind** (single positive T-cells), finden sich in **der Innenzone der Rinde und im Mark.**
80 – 85% der T-Zellen befinden sich in der Rinde, **15 – 20% im Mark.** Apoptotische T-Zellen finden sich **in der Rinde.**

Abb. 7.1 Struktur des Thymus [E352]

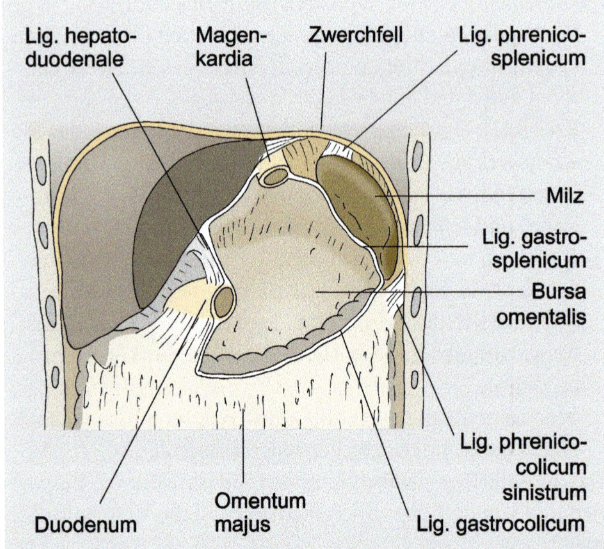

Abb. 7.2 Lage der Milz, nach Entfernung des Magens. Blick von ventral auf die Rückwand der Bursa omentalis [L190]

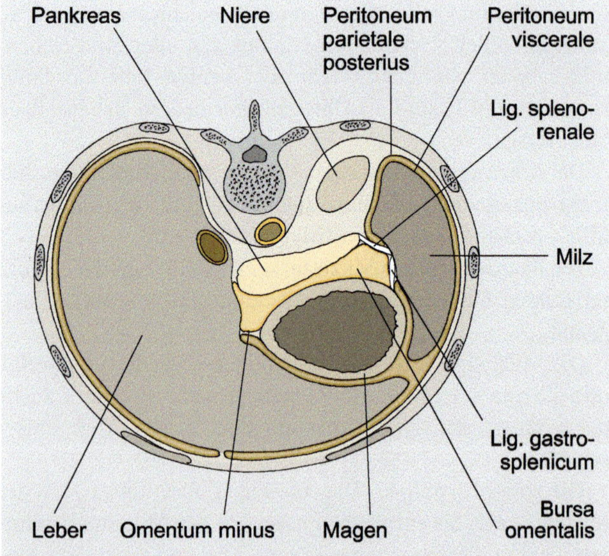

Abb. 7.3 Horizontalschnitt durch den Oberbauch [L190]

en (Rr. Splenici) auf. Weiterhin verzweigt sie sich auch in die A. pancreatica dorsalis, A. pancratica magna, A. caudae pancreatis und A. gastroomentalis sinistra.

Die V. splenica (lienalis), die am Milzhilum aus mehreren Wurzelvenen entsteht, gelangt im Lig. splenorenale hinter den Pankreasschwanz und bildet hinter dem Pankreaskörper gemeinsam mit der V. mesenterica inferior und der V. mesenterica superior die V. portae. Die V. splenica empfangt die Vv. pancreaticae. Es gibt allerdings nicht selten Anomalien und Varianten der V. portae und V. splenica.

7

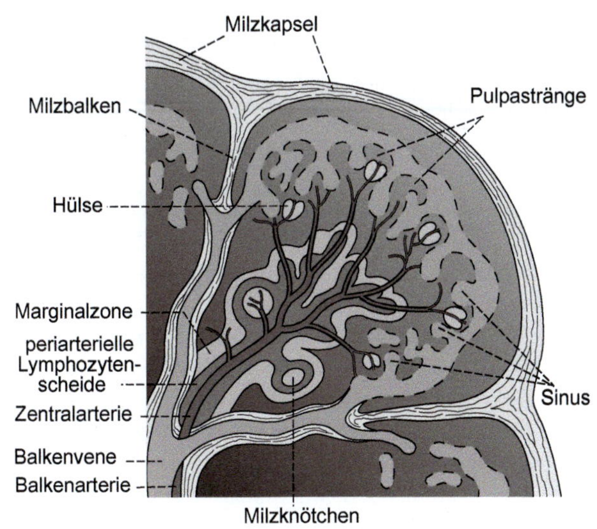

Abb. 7.4 Blutgefäße in der Milz [L107]

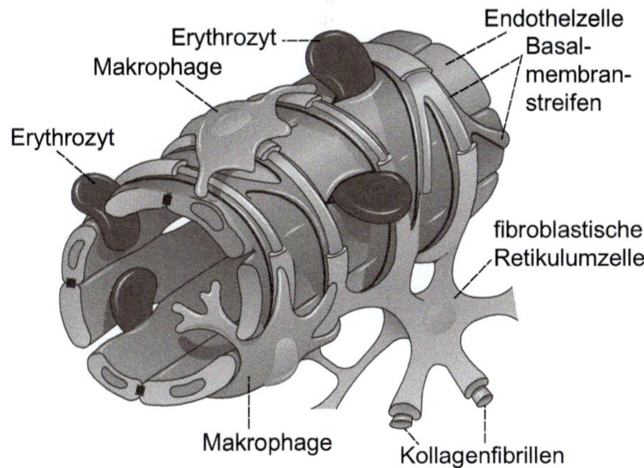

Abb. 7.5 Milzsinus und „Fitness-Test" für die Erythrozyten [L107]

Die Lymphgefäße, die hauptsächlich aus dem subserösen Bindegewebe kommen, ziehen über das Lig. splenorenale zum Retroperitonealraum. Sie laufen dann entlang der A. und V. splenica retroperitoneal zu den Nodi lymphoidei pancreaticolienales, zum Teil auch direkt zu den Nodi lymphoidei coeliaci am Truncus coeliacus. Sie drainieren in den Ductus thoracicus.

Innervierung der Milz

Die linken Nn. splanchnici thoracici des Sympathikus (Th5–Th9) aus dem Plexus coeliacus vermischen sich mit viszerosensiblen Fasern und begleiten als Plexus lienalis die A. lienalis zur Milz.

Die sympathische Steuerung verursacht die Kontraktion des Trabekel-Kapsel-Systems der Milz und kann damit auf Dauer die Abwehrkräfte des Patienten hemmen (Kuchera und Kuchera 1994, Vinken und Bruyn 1999). Laut Prof. Neuhuber W. von der Universität Erlangen scheint es keine parasympathische Innervation der Milz zu geben.

Bemerkung des Autors

Die Nebenniere und der Sympathikus können meiner Meinung nach bei Sympathikotonie und chronischen Stressbelastungen für einen Kontraktionszustand der Milz sorgen und auf Dauer eine Rolle bei der Herabsetzung der Abwehrkräfte spielen!

Die Azetylcholin-haltigen parasympathischen Fasern scheinen im Bindegewebe um die A. splenica außerhalb der Milz zu bleiben – obwohl R.C. Ward andeutet, dass die parasympathischen und sympathischen Fasern, sobald sie in den Hilus eingetreten sind, zusammen mit den Gefäßen in den Bindegewebssepta der Milz verlaufen (Ward 1997).

Ferner ziehen Katecholamin-haltige sympathische Fasern in der Milz bis in die weiße Pulpa. Die Milz enthält anscheinend viel Katecholamin (Noradrenalin, Adrenalin, Dopamin) und es wird vermutet, dass sie ein Katecholamin-Reservoir darstellt. Diese Konzentration an Noradrenalin soll notwendig sein, um die Proliferation und Differenzierung von B-Zellen kontrollieren zu können und Immunreaktionen aufbauen zu können (Ward 1997).

Wenn zu wenig Noradrenalin anwesend ist, läuft die Proliferation der B-Zellen aus dem Ruder, und es proliferieren und differenzieren sich zu viele B-Zellen. Der genaue Ablauf wird noch nicht ganz verstanden.

Funktionen der Milz

Die Milz ist vergleichbar mit einem „Filter" für das Blut und wirkt beim Abbau der „zu alten" Erythrozyten mit. Hierbei wird Hämoglobin-Eisen freigesetzt und in der Milz gespeichert.

Produkte eines pathologischen Lipidstoffwechsels bei Speicherkrankheiten werden in der Milz (auch in der Leber und den Lymphknoten) in großer Menge gespeichert (z.B. Niemann-Pick Syndrom: Speicherung von Sphingomyelin in Milz und Leber; Gaucher-Syndrom: Speicherung von Zerebrosiden in Milz, Leber und Lymphknoten).

Während der Fetalentwicklung findet die Granulo- und Erythropoese vorübergehend in der Milz statt. Diese kann bei einer Insuffizienz des roten Knochenmarks hier wieder beginnen.

Die Milz ist außerdem ein Thrombozytenreservoir; bis zu 30 % der zirkulierenden Thrombozyten können in der Milz festgehalten werden, zum Teil werden sie hier auch abgebaut.

Speicherkrankheiten oder Krankheiten, die das Immunsystem aktivieren, können allerdings dazu führen, dass die ursprüngliche Größe der Milz um ein Vielfaches zunimmt und sich auch ihre Konsistenz verändert (Erweichung, Verhärtung). Dies kann dann durch die Bauchdecken hindurch tastbar werden. Es ist dann notwendig, den **Patienten zum Arzt zu überweisen** und direkte Techniken in Richtung der Milz zu vermeiden!

Übersicht der Milzfunktionen

- Immunfunktion: Produktion von Lymphozyten und Antikörpern (v.a. IgM). Hierfür sind die Malpighi-Körperchen zuständig.

- Blutmauserung: Erkennung und Abbau von überalterten oder krankhaften Blutzellen, v. a. Erythrozyten. Die Baustoffe, v. a. Eisen, werden dabei zurückgewonnen und über die Blutbahn zu den blutbildenden Organen (Knochenmark und Leber) geführt.
- Phagozytosefunktion: Nicht nur überalterte Blutzellen, auch Bakterien, Fremdkörper oder Antigen-Antikörper-Komplexe können phagozytiert werden.
- Blutreservoir: Speicherung von Thrombozyten und Erythrozyten und rasche Ausschüttung bei erhöhtem Verbrauch (z. B. bei Blutungen, körperlicher Anstrengung). Die Milz kann damit deutlichen Volumenveränderungen unterliegen (Volumenzu- oder -abnahme bis zu 1 l).
- Hämatopoese: blutbildende Funktion vor der Geburt, aber auch während bestimmter Krankheiten (z. B. bei manchen Formen von Anämie, Leukämie, Vergiftungserkrankungen) kann die Milz ihre blutbildende Funktion erneut aufnehmen.

Indikation und Kontraindikationen

Folgende Symptome können nach Ausschluss von pathologischen Milzbefunden als Indikation zur osteopathischen Behandlung der Milz und des Immun-Lymphsystems angesehen werden:

- abdominales Druck- und Unwohlgefühl, nicht exakt lokalisierbar
- „Seitenstechen" auf der linken Seite, oft beim Gehen oder Laufen
- unerklärliche Müdigkeit, Mattigkeit und „Nicht-Ausgeschlafen-Sein"
- Eisenmangel
- schwaches Immunsystem, Infektanfälligkeit
- Hypotension, häufig auch mit Seitendifferenz
- Blockierung der linken Rippe I
- leichtes Fieber, oft am Abend: immer abklären lassen!
- Blockierungen im Bereich von Th5–Th10
- Blockierungen im Bereich der Rippen VI–XI links
- früheres Trauma (Anamnese!) oder ein sedentäres Leben.

Pathologie der Milz

Hier wird lediglich ein Schema dargestellt. Es wird empfohlen, zur Wissensvertiefung weitere Fachbücher hinzuzuziehen.

Organpathologien sind absolute Kontraindikationen zur Behandlung! Da die Milz ein sehr empfindliches Organ ist, kann man bei der Behandlung nicht „sanft genug" sein.

- Anomalien: Gelegentlich findet sich ektopes Milzgewebe in anderen Organen oder atypische Lobulierungen der Milz. Im Lig. gastrolienale lokalisierte Nebenmilzen werden bei ca. 10 % der Obduktionen gefunden.
- Milzatrophie kann z. B. bei Sichelzellanämie, rheumatoider Arthritis, bestimmten Glomerulonephritisformen oder allgemeinen Stoffwechselerkrankungen entstehen.
- Eine Splenomegalie entsteht selten primär und soll besonders zur Vorsicht mahnen! Häufige Ursachen sind portale Hypertension, Infektionen sowie systemische lymphatische Erkrankungen!
- Milzinfarkt und Milzrupturen entstehen als Folge eines Verschlusses von Ästen der A. lienalis (z. B. durch Thrombembolie, atherosklerotische Verschlüsse, Kompression der Arterien durch neoplastische Zellen). Klinisch sind die Symptome oft nur schwer auszumachen und dadurch sehr gefährlich:
  - starke linksseitige Oberbauchschmerzen
  - Zwerchfellhochstand links
  - bei Milzrupturen: hämorrhagischer Schock infolge einer Blutung in der Bauchhöhle.

Bei frischen, posttraumatischen Beschwerden sollte man **extrem vorsichtig** sein. Zuerst immer abklären lassen!

- Speicherkrankheiten: Diese seltenen Erkrankungen unterschiedlichster Ursachen entstehen durch intrazelluläre Speicherung normaler oder pathologischer Stoffwechselprodukte. So können z. B. Makrophagen, die die anfallenden Substanzen speichern, sich in der Milz anhäufen. Beispiele sind die Amyloidose (Speicherung von Amyloiden oder Mukopolysaccharidosen. Zunehmend treten auch „Vergiftungen mit Chlorchemikalien" auf, die in Insektengift, PVC, FCKW, PCB, Weichmachern in Kunststoffen und Schwimmbädern vorkommen. Diese Vergiftungen verursachen hormonelle und immunologische Störungen.
- Infektionskrankheiten: Entzündliche Veränderungen können im Milzparenchym (Splenitis) oder in der Organkapsel (Perisplenitis) bakteriell oder viral entstehen. Die Milz ist oft nur mäßig vergrößert und ihr Parenchym ist sehr weich.
- Nichtneoplastische Blutkrankheiten: Bei allen hämolytischen Anämien liegt eine mehr oder minder stark ausgeprägte Splenomegalie vor! Die geringe Verformbarkeit der Erythrozyten verhindert, dass sie aus den Pulpasträngen in den Sinus übertreten können.
- Milztumoren und Systemerkrankungen: Tumoren und Lymphome (Lymphknotenschwellung) können sowohl primär als auch sekundär sein. Metastasen der Milz findet man bei ca. 10 % der Krebspatienten, in erster Linie bei kleinzelligen Bronchial- und Mammakarzinomen sowie malignen Melanomen.

Praxistipp

Osteopathisch wird die Behandlung der Aufhängungsbänder der Milz aufgenommen, wenn ein pathologischer Befund der Milz bzw. Kontraindikationen der Behandlung vom Arzt ausgeschlossen worden sind und die „innere" Abwehr gestärkt werden soll. Man sollte dabei aber realistisch bleiben und diese Behandlung nicht überbewerten. Die Behandlung der Aufhängungsbänder der Milz kann unterstützend wirken, darf aber nicht im „Alleingang" geschehen! Eine Stärkung des Immunsystems sollte ganzheitlich, in Zusammenarbeit mit dem Arzt und naturheilkundigen Verfahren aufgebaut werden. Es müssen aber auf jeden Fall immer zuerst Kontraindikationen der Behandlung vom Arzt ausgeschlossen werden!

7.2.2 Endotheliale lymphatische Organe der Schleimhäute oder MALT

1 Einführung

Die Eigenart der übrigen „sekundären" lymphatischen Organe ergibt sich in erster Linie aus ihrer Lokalisation. Man spricht deswegen auch oft vom MALT oder Mukosa-assoziiertem lymphatischem Gewebe.

Lymphfollikel (Folliculi lymphatici) kommen vereinzelt oder organartig in Gruppen angeordnet in der Mund- und Rachenschleimhaut in Form von Tonsillen vor. Man findet sie aber auch in anderen Körperbereichen:

- Darmschleimhaut (GALT, gut-associated lymphoid tissue oder Darmmukosa-assoziiertes lymphatisches Gewebe)
- Schleimhaut der Atemwege (BALT, bronchial-associated lymphoid tissue oder Lungenmukosa-assoziiertes lymphatisches Gewebe)
- Haut (SALT, skin-associated lymphoid tissue oder Haut-assoziiertes lymphatisches Gewebe)
- Schleimhaut des Urogenitaltrakts, in den Konjunktiva des Auges und an anderen Stellen in wechselndem Maße.

Wenn man sich vor Augen führt, dass die Schleimhautbereiche eine Oberfläche von über 500 m^2 einnehmen, wird die Eigenart der Lokalisation besser verständlich. Die Schleimhäute und insbesondere die Darmschleimhaut bilden weitaus die größte Kontaktfläche des Körpers mit der „Außenwelt"!

Die Lymphfollikel haben die Aufgabe, das Eindringen von Mikroorganismen über die empfindlichen Schleimhäute zu verhindern bzw. eingedrungene Bakterien noch innerhalb der Schleimhaut abzufangen.

Die Lage der Tonsillen und der Lymphfollikel der übrigen Schleimhäute und Haut macht diese zu „Wächtern der Schleimhaut- und Hautpforte". Der zusätzliche Einbau der Milz in den Blutstrom weist diesem Organ Funktionen in der Überwachung des Blutes zu.

Die lymphatischen Organe bestehen, vom Thymus ausgenommen, aus den gleichen Bauelementen. Ihr Grundgewebe ist retikuläres Bindegewebe.

Charakteristisch für die Lymphgefäße der Schleimhäute ist, dass sie auf der gesamten Schleimhautfläche richtige zusammenhängende Lymphgefäßnetze bilden, die kontinuierlich ineinander übergehen. Dadurch kann die Lymphe der Schleimhäute, ähnlich wie die Lymphe der Haut, in alle Richtungen abfließen und z. B. auch durch Drainage- und rhythmische Drucktechniken abdrainiert bzw. zu Gebieten mit intaktem Lymphfluss geführt werden. Besonders im Darmbereich erscheint dies sinnvoll, wobei es hier notwendig ist, die Mesos der Darmstrukturen zu betrachten, weil sie die Lymphgefäße und Venen mit sich führen.

2 Tonsillen

Der Rachenraum ist die erste kritische Stelle bei der Abwehr von Erregern und ist daher besonders geschützt. Die Mandeln (Tonsillen) umgeben die Ausgänge des Mund- und Nasenraums in den Rachen (Waldeyer-Rachenring). Bei den Tonsillen handelt es sich um eingekapselte Ansammlungen lymphatischen Gewebes am Racheneingang.

Bemerkung des Autors

Es erscheint mir wichtig, darauf hinzuweisen, dass dieser Rachenring in die Wand der zentralen Myofaszialkette (MFK) eingebaut ist und damit von der Spannung dieser MFK abhängig ist. Hypertonien in dieser zentralen MFK üben nach meiner Erfahrung einen sehr negativen Einfluss auf die Abwehrkraft der Tonsillen aus. Osteopathische Behandlungen der zentralen MFK können präventiv wunderbar eingesetzt werden (Meert 2012).

Man unterscheidet vier große Mandeln:

- die Tonsilla pharyngealis oder Rachenmandel
- die beiden Tonsillae palatinae oder Gaumenmandeln
- die Tonsilla linguialis oder Zungenmandel
- die Tonsillae tubariae oder Tubenmandeln.

Das lymphatische Gewebe der seitlichen Pharynxwand, das sich an der Mündung der Tuba auditiva (Eustachii) zur kleinen Tubenmandel befindet, verdichtet sich.

Gegen die Umgebung (z. B. Muskulatur, Drüsen) ist die Tonsilla palatina durch kräftiges Bindegewebe abgegrenzt, aus dem sie operativ ausgeschält werden kann. Die Oberfläche der Tonsillen ist durch tiefe Furchen (Fossae) und Krypten (von Schleimhaut ausgekleidete Epithelgruben) vergrößert, die den Kontakt zwischen Antigenen und Immunzellen verbessern.

Die Tonsilla pharyngealis (Rachenmandel) bildet den oberen Teil des Waldeyer-Rachenrings und ist mit der Schleimhaut des Rachengewölbes am Os sphenoidale angeheftet (➢ Abb. 7.6). Sie grenzt damit direkt an die Schädelbasis und wölbt sich blumenkohlartig aus der Schleimhaut hervor. Sie kann in der ersten Schulzeit, wenn die Entwicklung des lymphatischen Apparats am größten ist, so groß sein, dass sie die Atmung (v. a. die Nasenatmung) beeinträchtigt. Beim Erwachsenen dagegen besteht die Rachentonsille nur aus einer dünnen Schicht lymphatischen Gewebes in der Schleimhaut.

Die Tonsillae palatinae (Gaumenmandeln) liegen beidseitig zwischen dem vorderen und dem hinteren Gaumenbogen. Die bohnengroßen Organe entzünden sich häufig bei Erkältungskrankheiten.

Wichtig

Jede Mandelentzündung birgt die Gefahr einer bakteriellen Besiedelung mit Streptokokken. Auch wenn das selten ist, kann diese Erkrankung doch in eine gefährliche Nierenentzündung (Glomerulonephritis) oder eine Endokarditis mit Beteiligung der Herzklappen übergehen und sollte deswegen immer vom Arzt überprüft und behandelt werden. Dies erklärt zum Teil auch die Bereitschaft vieler HNO-Ärzte, die Gaumenmandeln vorsichtshalber zu entfernen.

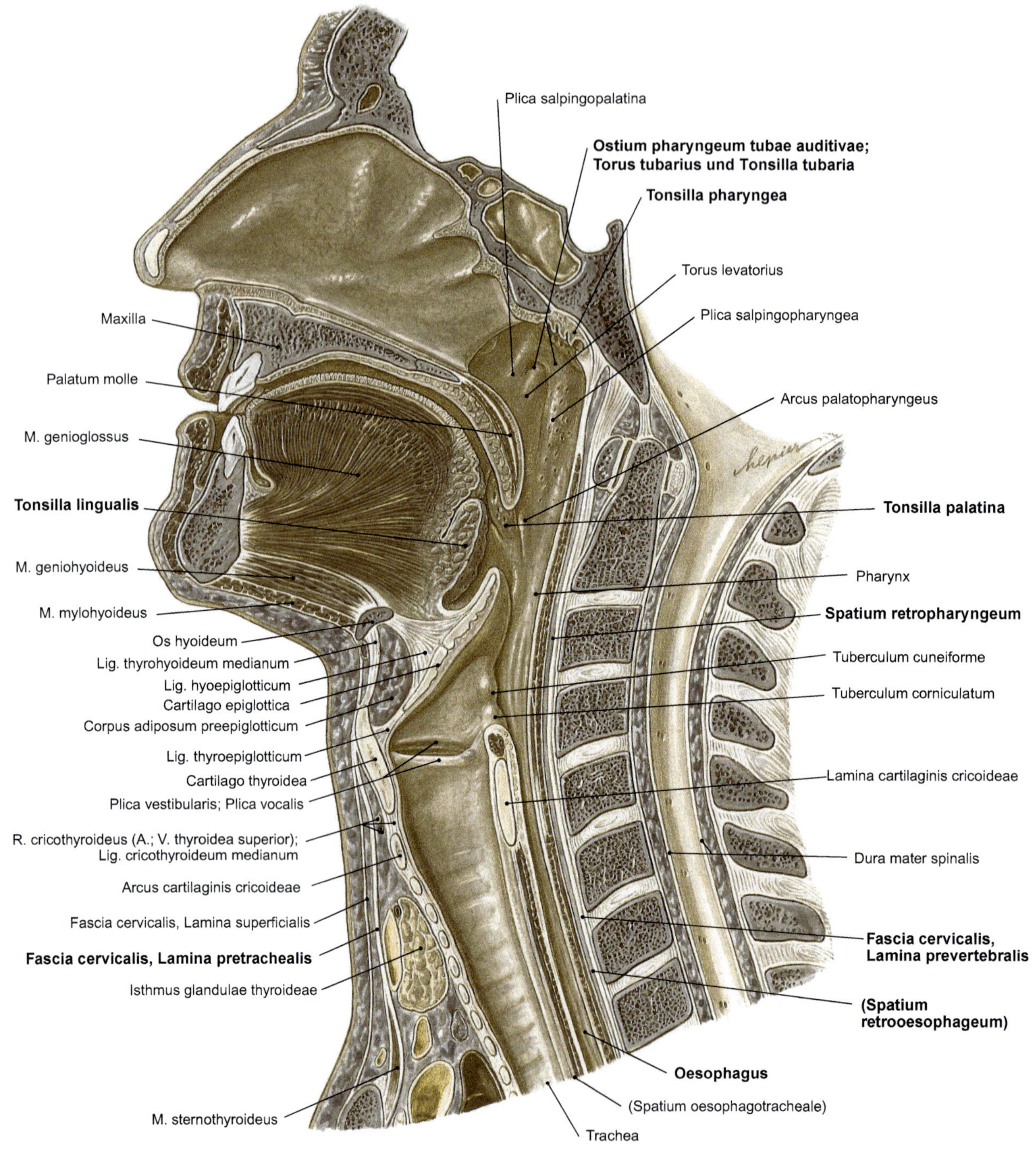

Abb. 7.6 Mediansagittalschnitt. Am Übergang von Nasen- und Mundhöhle zum Pharynx befindet sich der Waldeyer-Rachenring. [S007-3-23]

Es kann sinnvoll sein, eine rezidivierende Tonsillitis mit den von mir entwickelten venolymphatischen Techniken und myofaszialen Lösungstechniken der zentralen Myofaszialkette in der nicht-akuten Phase (!) präventiv zu behandeln, mit dem Ziel, das umgebende myofasziale Gewebe aufzulockern und eine Chronifizierung zu vermeiden (Meert 2012). Allerdings sollten hierzu weitere Studien und klinische Untersuchungen durchgeführt werden.

Die Tonsilla lingualis (Zungenmandel) besteht aus Anhäufungen von Lymphfollikeln (Folliculi lingualis), die in den Zungengrund oberhalb des Kehldeckels eingelassen sind.

Die Tonsilla tubaria (Tubenmandel) wird durch eine Ansammlung lymphatischen Gewebes in der Schleimhaut um die Mündung der Tuba auditiva in der Seitenwand des Pharynx gebildet, etwa in Höhe des unteren Nasengangs. Dieses lymphatische Gewebe kann sich strangförmig in der seitlichen

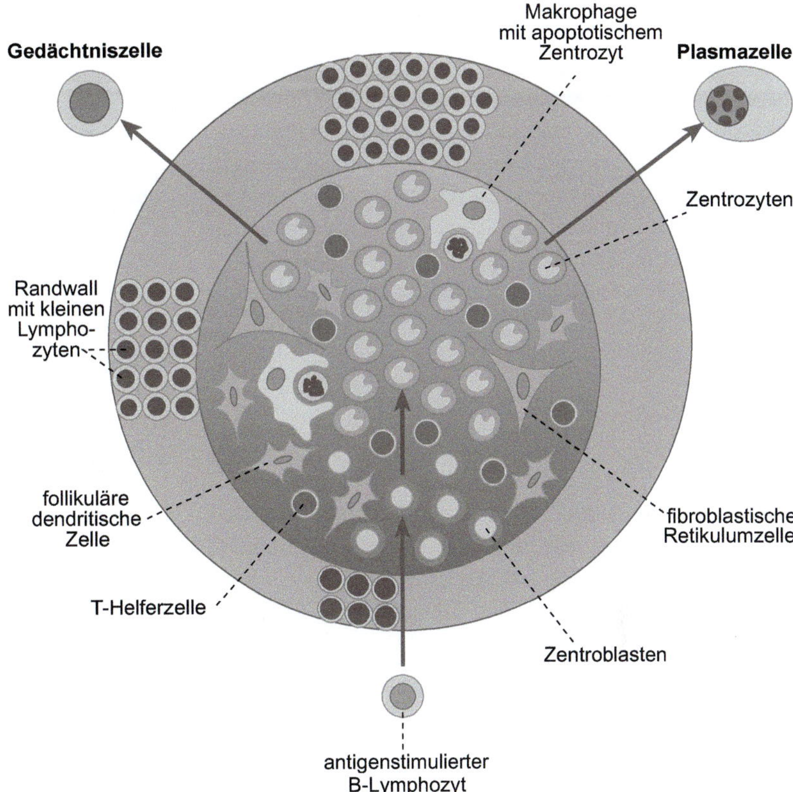

Abb. 7.7 Struktur und Funktionen des Lymphfollikels (z.T. hypothetisch) (aus: Welsch 2006) [L141]

Pharynxwand abwärts fortsetzen und bildet den lymphatischen „Seitenstrang".

Die Tuba auditiva verbindet das Mittelohr mit dem Nasenrachen für Druckausgleich zwischen Paukenhöhle und Außenluft.

Feinbau der Tonsillen

In den Lymphfollikeln befinden sich v.a. B-Lymphozyten, während im parafollikulären Gewebe T-Lymphozyten, Monozyten und Makrophagen eingelagert sind.

Die Lymphfollikel sind „Vermehrungsstätten" der B-Lymphozyten (➤ Abb. 7.7). Sie können differenziert werden als Primär- oder Sekundärfollikel. Das Grundgerüst der Lymphfollikel bildet wiederum ein Netzwerk aus Retikulumzellen und retikuläre Fasern.

Primärfollikel sehen gleichmäßig „dunkel" aus und enthalten Lymphozyten, die zwar reif, aber noch undifferenziert oder „naiv" sind. Das bedeutet, dass sie noch nicht mit Antigenen in Kontakt gekommen sind.

Aus einem Primärfollikel, der gleichmäßig mit ruhenden, kleinen Lymphozyten besetzt ist, entsteht 3–4 Tage nach dem Kontakt mit einem Antigen ein Sekundärfollikel.

Sekundärlymphfollikel gliedern sich in folgende Bestandteile:

- innen gelegenes helleres Keim- oder Reaktionszentrum mit lebhafter Zellteilung der kleinen „undifferenzierten" B-Lymphozyten
- umgebender dunklerer „Lymphozytenmantel" aus dicht gelagerten B-Lymphozyten, die unter Mithilfe von T-Lymphozyten (Helferzellen) und Makrophagen zu antikörperproduzierenden Plasmazellen heranreifen.

Die Makrophagen eliminieren die B-Lymphozyten (bis zu 90 %), die nicht oder nur schwach auf das Antigen reagieren. B-Lymphozyten mit „guten Reaktionen" überleben und bilden langlebige Plasmazellen oder Gedächtnis-B-Zellen.

Wie im Thymus finden sich auch hier stark verzweigte (dendritische) Zellen, die mit der Bildung von B-Gedächtniszellen in Verbindung gebracht werden.

Die Lymphozyten wandern in die interzellulären Spalten des Epithels ein und drängen dabei die Epithelzellen auseinander. Das Epithel wird hierdurch aufgelockert und zu einem Schwammkörper umgestaltet. Aus dem Epithel ausgewanderte Lymphozyten, abgeschilferte Epithelzellen und Bakterien sammeln sich im Lumen der Krypten an und bilden weißliche Mandelpfröpfe. In seltenen Fällen können die Pfröpfe verkalken (Mandelsteine).

Versorgung der Mandeln

Die Tonsillen werden wie die Rachen- und Zungenschleimhaut versorgt, deren Bestandteil sie eigentlich auch sind.

Die A. pharyngea ascendens, ein Ast der A. carotis externa, verläuft parallel zur Rachenwand im parapharyngealen Bindegewebe, medial vom Gefäß-Nervenstrang des Halses, aufwärts bis zur Schädelbasis. (Ihr Endast tritt meist als A. meningea posterior durch das Foramen jugulare in die hintere Schädelgrube.)

Weitere Zuflüsse kommen in der Mündungsgegend der Tuba auditiva von der A. palatina ascendens und zur Pars laryngea pharyngis von der A. thyroidea inferior.

Die Venen der Rachenwand und Mandeln bilden in der Vorder- und Hinterwand einen submukösen Venenplexus und münden in den Plexus pharyngeus. Dieser umgibt die Rachenwand und hat mehrere Abflüsse: in die V. jugularis interna, in den Plexus venosus pterygoideus und in die Vv. meningeae.

Die Lymphbahnen der Rachenwand und Mandeln ziehen zu den Nodi lymphatici (lymphoidei) retropharyngeales und zu den oberen Nodi lymphatici (lymphoidei) cervicales profundi an der V. jugularis interna.

Die motorischen, sensiblen und sekretomotorischen Nerven kommen vom N. vagus, N. trigeminus, N. glossopharyngeus und vom Truncus sympathicus.

Praxistipp

Es ist äußerst wichtig, dass die Rachenmuskulatur und das Bindegewebe gut „durchsaftet" werden, damit dementsprechend auch die Abwehrreaktionen stattfinden können. Rhythmische Behandlungstechniken der zentralen Myofaszialkette bieten hier eine gute osteopathische Unterstützung (Meert 2012).

❸ Das Darm-assoziierte lymphatische System (GALT)

Die Speiseröhre und der Magen sind durch die kurze Passagezeiten und niedrige pH-Werte weitgehend vor dem Eindringen schädlicher Erreger in den Körper geschützt. Dagegen ist der Darm ein Ort höherer Gefährdung.

7

Die Darmoberfläche beträgt mehrere hundert Quadratmeter. Diese Oberfläche ist als wichtige Kontaktfläche mit der Umwelt zu sehen, sodass etwa 60 % der gesamten Körperabwehr im Darm lokalisiert ist. Die Stärke der körpereigenen Abwehr ist von einem gut funktionierenden Darm abhängig.

Der gesamte Darm beinhaltet etwa 10^{14}–10^{15} Bakterien (z. B. Laktobazillen, Streptokokken, Enterobakterien, Clostridien), verschiedener Art (300–400 verschiedene Arten), was mehr als das 10–100-fache der Anzahl an Körperzellen bedeutet (➤ Kap. 2.8).

Die eingelagerten Teile des spezifischen Abwehrsystems in Magen-, Darm- und Wurmfortsatzschleimhaut werden als Darm-assoziiertes lymphatisches System (GALT) zusammengefasst und können prinzipiell überall in der Schleimhaut des Magen-Darm-Trakts vorkommen.

Das lymphatische Gewebe besteht aus diffus in der Lamina propria und im Epithel verteilten Lymphozyten sowie aus Nodi lymphatici aggregati (Peyer'schen Plaques), die Lymphfollikelpakete (richtige „Nester") bilden, z. B. in der Schleimhaut des terminalen Ileums und im Wurmfortsatz. Die Peyer'schen Plaques sind etwa 1–20 cm lang und bestehen aus zehn bis mehreren hundert zu Lymphfollikeln zusammengesetzten Platten in der Schleimhaut. Sie sind sogar makroskopisch sichtbar, weil sie von einer halbkugeligen Aufwölbung (Dom) des Oberflächenepithels bedeckt sind. Zotten und Krypten fehlen, auch sind nur wenig Becherzellen anwesend; dafür finden sich aber spezielle Epithelzellen (M-Zellen, microfolded cells), die nur einen geringen Mikrovillibesatz aufweisen. Die M-Zellen absorbieren Antigene und transportieren sie durch das Epithel (➤ Kap. 2.8.1). Subepithelial der M-Zellen sind oft Lymphozyten und Makrophagen anwesend (➤ Abb. 7.8).

Es werden permanent geringe Mengen allergener Makromoleküle von den M-Zellen aufgenommen, sodass eine „stille" gezielte Antigenkonfrontation herbeigeführt wird!

Das führt zu der Bildung von antigenspezifischem sIgA (sekretorisches Immunglobulin A = Antikörper der Sekrete) in der Darmschleimhaut und antigenspezifischem IgG im Blut! Bei zukünftigem Kontakt mit den gleichen Antigenen sollte eine Antigenneutralisierung bereits im Darmlumen ermöglicht werden!

Informationen über das Antigen werden dabei von den M-Zellen an T-Helferzellen weitergegeben. Es ist fantastisch, dass die Informationen auch an B-Lymphozyten weiter gegeben werden, die über Lymphe und Blutbahn im Körper rundreisen und die Informationen dabei wahrscheinlich an anderen Abwehrzellen vermitteln und nachher wieder heimkehren! Das betont die Vernetzung des Immunsystems, jedoch sind weitere Forschungsarbeiten notwendig um mehr Wissen über dieses unglaubliche Abwehrnetz zu erlangen.

Die Peyer-Plaques sind schon in der 24. Fetalwoche nachweisbar, beim Neugeborenen werden etwa 100, in der Pubertät hingegen an die 250 Plaques gezählt. Selbst im hohen Alter findet man noch rund 100 dieser Gebilde.

Jede Peyer-Platte kann etwa zehn bis einige hundert Lymphfollikel enthalten. In Jejunumbiopsien gesunder Menschen findet man pro 100 Enterozyten etwa 15–30 Lymphozyten (Beckmann und Rüffer 2000). Die Mehrzahl der anwesenden Abwehrzellen in der Lamina propria des Darmes bilden die T-Helferzellen, aber es sind auch B-Lymphozyten, Plasmazellen, Monozyten und dendritische Zellen vertreten.

Das Ausmaß der Reaktion dieser Nodi lymphatici aggregati kann den Verlauf von Infektionen entscheidend beeinflussen (z. B. Erweichung und Darmdurchbruch im Ileum bei Abdominaltyphus, im Wurmfortsatz bei Appendizitis).

Um die enorme Wirkung des GALT begreifen zu können, muss man die Anatomie der Darmmukosa verstehen.

Die Schleimhaut (Mukosa) des Dünndarms beinhaltet Zotten (Ausstülpungen der Mukosa) und Krypten (Eindellungen der Mukosa, ➤ Abb. 7.9). Die Schleimhaut ist mit einem einschichtigen Epithel mit resorbierenden Eigenschaften bedeckt. Unterhalb des Epithels befinden sich Blut- und Lymphgefäße, die die resorbierten Substanzen (z. B. Nährstoffe, aber auch Medikamente) aufnehmen und transportieren, aber auch Abwehrzellen, die „gefährliche" körperfremde Substanzen unschädlich machen sollen. So enthält z. B. ein Rohkost-Salat etliche Millionen von Mikroorganismen, die es gilt, unschädlich zu machen. Auch die Keime der Darmflora sollten an einem Übertritt in die Blut-Lymphbahn gehindert werden.

Es sei übrigens darauf hingewiesen, dass auch Lebensmittel eigentlich „körperfremd" sind und damit potenziell Antigene

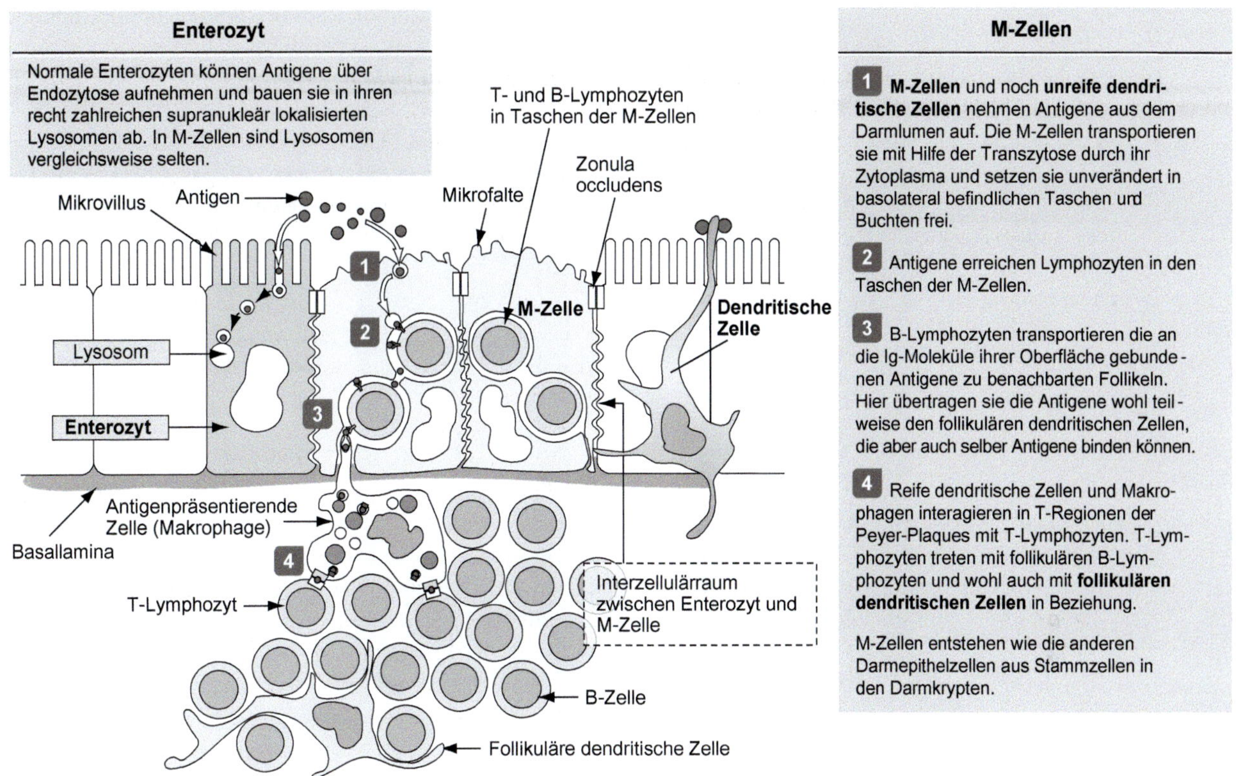

Abb. 7.8 M-Zelle im Domepithel und benachbarte subepitheliale Zellen (Makrophagen, Lymphozyten und interdigitierende dendritische Zellen) im Bereich der Peyer-Plaques des Ileums [L141]

darstellen. Um aufgenommen werden zu können, muss sich eine gewisse „Lebensmitteltoleranz" einstellen!

Die Schleimhaut des Dünndarms bildet einen wirksamen Schutzfilm gegenüber körperfremden Eindringlingen aus. Dieser Schutzfilm besteht aus Muzinen (von den Becherzellen produziert), Mikroorganismen (Darmflora), unspezifischen Abwehrstoffen (z. B. von den Paneth-Körnerzellen der Krypten produzierte Lysozyme) und spezifische Abwehrstoffen (v. a. sIgA), aber auch IgG und IgE (aus Lymphozyten, die zwischen den Epithelzellen liegen, aber auch Enterozyten können diese endozytisch aufnehmen und im Darmlumen abgeben). Diese Barriere aus Darmflora und sIgA verhindert das Eindringen löslicher Antigene und eine Besiedlung der Schleimhaut durch pathogene Bakterien, Viren und Pilze, was also durchaus eine wichtige Aufgabe bedeutet.

Die Saumzellen oder Enterozyten der Schleimhaut tragen auf ihrer Oberfläche ca. 3.000 Mikrovilli und vergrößern damit ihre Kontaktfläche wesentlich. Täglich transportieren die resorbierenden Saumzellen des gesamten Darms etwa 7–8 l Flüssigkeit aus dem Darmlumen in den Körper (Welsch 2006). Das meiste Wasser wird übrigens im Jejunum und Ileum aufgenommen.

Neben den Saumzellen mit Mikrovilli gibt es im so genannten Domareal der Peyer'schen Plaques im Ileum auch M-Zellen (> Abb. 7.8). Diese M-Zellen erfüllen v. a. eine antigenpräsentierende Funktion, indem sie ständig Antigene aus dem Lumen aufnehmen und diese den Nachbarzellen präsentieren. **In der Darmwand liegen unglaublicherweise so viele IgA-produzierende Plasmazellen wie es Lymphozyten in der Milz gibt. Es werden täglich etwa 30–100 mg/kg Körpergewicht an IgA gebildet, d. h. mehr als andere Immunglobuline. Konzentrationswerte für sIgA unter 510 µg/ml Stuhl deuten auf ein vermindertes Aktivitätsniveau des Immunsystems der Darmschleimhaut. Werte über 2.040 µg/ml Stuhl deuten auf lokale Entzündungsreaktionen (Martin 2000)!**

Erst ab dem 6. Lebensmonat produziert das Immunsystem selbstständig IgA und bis zum 4. Lebensjahr wird nur wenig IgA produziert! Die zu frühe Gabe hochallergener Kost (Kuhmilch, Hühnereier usw.) sollte daher vermieden werden (Martin 2000).

Die Enterozyten nehmen also die Lebensmittelsubstanzen in Vesikel (Lysosomen) auf und geben über Transzytose (Transport durch die Zelle durch) – mit oder ohne Degradierung in den Lysosomen – diese an die Lymph- und Blutgefäße wieder ab. Während der Transzytose werden auf komplexe Weise Peptide gebildet, die eine Erkennung durch die Enterozyten und M-Zellen der Peyer'schen Plaques ermöglichen und damit den Abwehrzellen helfen, diese Nahrungsmittel als „nicht körperfremd" zu betrachten. Man könnte stark vereinfacht sagen, dass dem Nahrungsmittel (Antigen) eine „körpereigene Uniform" (MHC II, Major Histocompatibility Complex II) übergestreift wird, damit es nicht als körperfremd betrachtet wird (> Kap. 2.8.1).

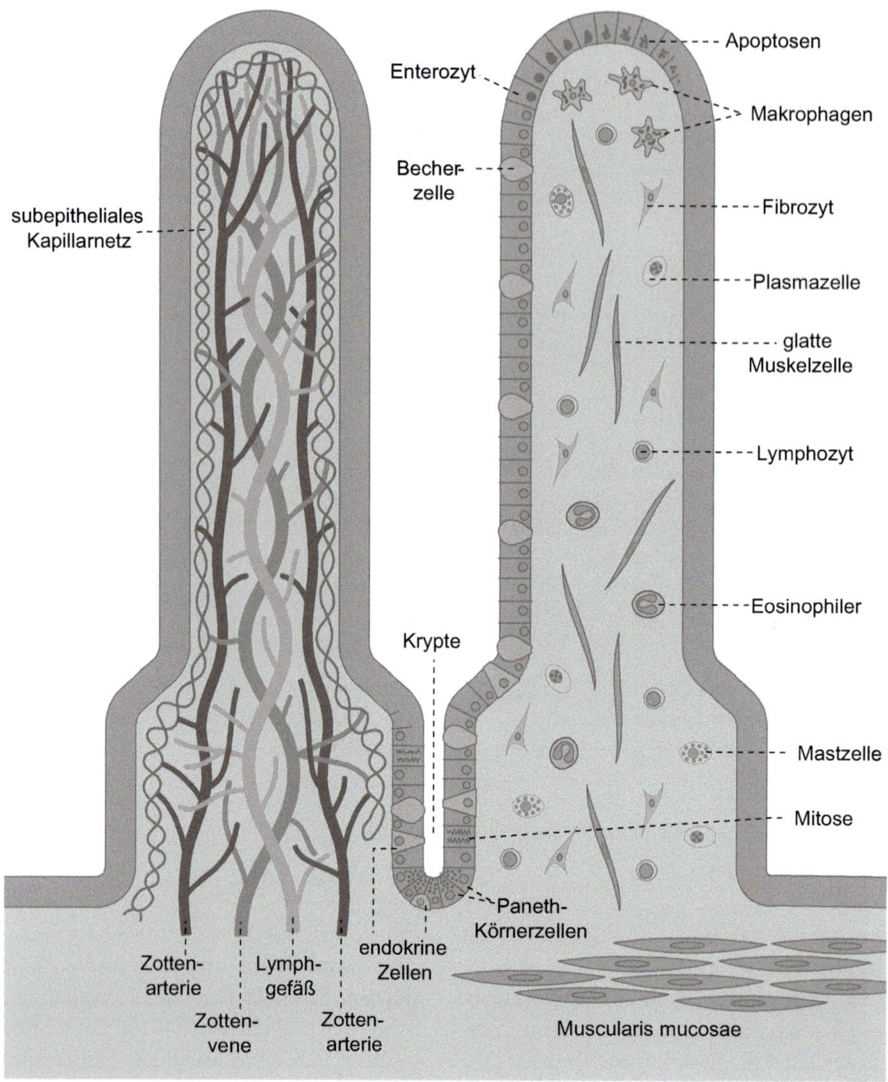

Abb. 7.9 Dünndarmzotten und -krypten. Links mit Blut- und Lymphgefäßen, rechts mit Fibrozyten, glatten Muskelzellen und freien Bindegewebszellen (aus: Welsch 2006) [L107]

T-Lymphozyten müssen dann über einen komplexen immunsuppressiven und immunomodulatorischen Mechanismus ein „tolerantes Signal" zu den anderen Abwehrzellen schicken. Es ist allerdings noch nicht ganz geklärt, wie es letztendlich zur „Unterdrückung" einer entzündlichen Immunantwort kommt.

Ableitende Lymphkapillaren führen in ein Lymphgefäßnetz in der Tela submucosa, zuführende Lymphgefäße sind dagegen nicht ausgebildet. Die Gefäß- und Nervenversorgung teilen sich die lymphatischen Organe mit der übrigen Darmschleimhaut.

In tierexperimentellen Studien konnte gezeigt werden, dass die Folliculi lymphatici aggregati des Ileums bei der Abwehr oral eindringender Antigene eine wichtige Rolle spielen.

Während sich die Abwehr bei intakten Folliculi lymphatici nur in diesen selbst abspielt (d.h. in der Lamina propria des Darms), sind nach Entfernung der Folliculi lymphatici aggregati die gegen das Antigen gerichteten Zellen in den Mesenteriallymphknoten und in der Milz zu finden. Offenbar verhindern die Folliculi lymphatici aggregati, dass der Organismus mit oral aufgenommenem antigenem Material überflutet wird.

Diffus in der Lamina propria des Magen-Darm-Trakts verteilte Lymphozyten und Plasmazellen, die hier neben Makrophagen, eosinophilen Granulozyten und Mastzellen reichlich vorkommen, produzieren zu etwa 80 % sIgA sowie zu etwa 20 % IgM und IgG.

Auch das große Netz (Omentum majus ➤ Kap. 2.5.6) enthält große Mengen lymphatischen Gewebes. Das Omentum majus enthält meist keine Lymphknoten, aber Lymphbahnen und Milchflecken (Maculae lacteae) entlang den Gefäßen, die aus Ästen der Aa. und Vv. gastroomentales (oder gastroepiploicae) dextra und sinistra bestehen.

Die „Milchflecken" (Maculae lacteae) sind 0,5–3,5 mm² große, runde, weiß-gelbliche Flecken, die man als lymphoretikuläre

Organe ansehen kann. Sie beinhalten Fettzellen, Fibroblasten, Fibrozyten und Abwehrzellen (Lymphozyten, Granulozyten, Makrophagen). Die Milchflecken weisen Lücken auf, sodass die Lymphgefäße mit der Peritonealhöhle Kontakt haben.

Die Lymphbahnen drainieren zu den Nodi lymphatici gastroomentales und von dort rechts zum Ductus thoracicus und links zu den Nodi lymphatici lienales und dann von dort schließlich zum Ductus thoracicus.

Im Wurmfortsatz (Appendix) ist die Schleimhaut mit Lymphfollikelpaketen ausgepolstert, sodass der Wurmfortsatz oft auch als „Darmtonsille" bezeichnet wird.

Eine abgeschwächte Lymphströmung verursacht im Gastrointestinaltrakt:

- erhöhte Gewebekongestion
- Abschwächung der Schleimhautbarriere des Darms und geringere Produktion von sIgA – die erste Abwehrwelle in der Darmschleimhaut
- erhöhtes Risiko für Fibrosierungen, was wiederum leichter zu Kolitis führt
- verminderte Nährstoffaufnahme im Darm
- erhöhtes Risiko für Krankheiten bzw. Dysfunktionen der Gallenblase mit Pankreas-Komplikationen
- Abnahme der Widerstandsfähigkeit des Gewebes.

Hinweis

Ein gesunder Darm mit einem gut durchgängigen Lymphstrom kommt dem Abwehrsystem zugute!

Gestaute Lymphe führt zu Anschwellungen und Verhärtungen, was zu einer schlechteren Beweglichkeit des Darms und der umliegenden Organe führt, was wiederum den Lymphstrom verschlechtert und den wohlbekannten „Circulus vitiosus" entstehen lässt. In diesem Fall lassen sich dann auch manchmal verhärtete oder geschwollene Nodi lymphatici aggregati im Darm tasten.

Diese sollten v. a. bei Verhärtungen und Verklebungen mit den umgebenden Geweben vom Arzt abgeklärt werden.

Chylus oder Darmlymphe

Die Blutkapillaren, die während der Verdauungstätigkeit stark gefüllt sind, nehmen einen Großteil der resorbierten Nährstoffe (z. B. Aminosäuren, Zucker, Fettsäuren) auf. Die Molekulargröße der resorbierten Stoffe entscheidet, ob diese durch die Blutkapillaren oder durch die Lymphkapillaren aufgenommen werden. Kürzere Kohlenhydratketten, Proteine und Fettsäuren werden in die Blutkapillaren aufgenommen und transportiert. Langen Fettsäureketten werden dagegen als kleine Fetttröpfchen in die Lymphkapillaren aufgenommen. Die Darmlymphe erscheint durch das emulgierte Fett milchig weiß und wird deswegen als Chylus bezeichnet.

Die Blutkapillaren münden in eine zentrale Zottenvene, über die die resorbierten Stoffe zu größeren Venen und schließlich über die V. portae direkt zur Leber geführt werden.

Während der Verdauungsruhe ist dieses Kapillarnetz weitgehend von der Durchblutung ausgeschaltet.

Zentrale Lymphgefäße nehmen größtenteils die Fette sowie die durch das Epithel hindurchtretenden kleinsten Fetttröpfchen auf. In diese Lymphkapillaren, die von einer äußerst durchlässigen Basallamina umgeben werden, treten Fetttröpfchen durch interzelluläre Öffnungen ein.

Die zentralen Lymphgefäße münden in das mit Klappen ausgestattete submuköse Lymphgefäßnetz. Die Darmlymphe gelangt dann auf dem Lymphweg unter Umgehung der Leber über den Ductus thoracicus in den Blutkreislauf.

❹ Das Bronchus-assoziierte lymphatisches Gewebe (BALT) und Haut-assoziierte lymphatische Gewebe (SALT)

Im Bereich der Schleimhäute besteht eine große Wahrscheinlichkeit mit pathogenen Keimen in Kontakt zu kommen. Zusätzlich sind die Schleimhäute an manchen Stellen, wie z. B. der Darmflora, von Mikroorganismen besiedelt, um eine sinnvolle Symbiose aufzubauen (➤ Kap. 2.8).

Das verlangt vom Immunsystem ein „Fingerspitzengefühl", um zwischen pathogenen und nützlichen Mikroorganismen unterscheiden zu können. Obendrein sollten auch die Verdauungsfunktionen dieser Schleimhäute nicht gestört werden. Die Schleimhäute verfügen daher über viel lymphatisches Gewebe. J. W. Rohen und E. Lütjen-Decroll merken an, dass 70–80 % der Immunglobulin-produzierenden Plasmazellen im Darm lokalisiert sind und lediglich 20–30 % in Knochenmark und Milz (Rohen & Lütjen-Decroll 2000)!

Es ist zu beachten, dass die Nodi lymphatici aorticocavales sich im Retroperitonealraum befinden und in die Cisterna chyli drainieren. Dadurch entsteht im Retroperitonealraum ein riesiges Lymphgeflecht, wobei die diaphragmale Atemmobilität der Nieren und der Nierenfaszien eine erhebliche Rolle für die Flüssigkeitsdynamik in diesen Lymphknoten spielen.

Genauso wichtig ist ein spannungsfreies und bewegliches Zwerchfell, weil die Cisterna chyli über den Ductus thoracicus drainiert wird und dieser zusammen mit der Aorta durch das Zwerchfell zieht.

Spannungen und Bewegungseinschränkungen des Zwerchfells können damit erheblich auf das Lymphsystem einwirken und Stauungen verursachen. Da die Lymphe (oder Chylus) v. a. nach Mahlzeiten reich an Proteinen und Lipiden ist, entstehen bei Stauungen leicht Verklebungen retroperitoneal. Vor diesem Hintergrund sind die vielen „pseudoradikulären" Symptome erklärbar, selbst wenn das MRT größtenteils intakte Bandscheiben zeigt.

BALT

Die Atem- und Lungenwege bilden eine enorme Oberfläche (140–150 m^2), in die Antigene eindringen können. Der Körper versucht sich dagegen zu wehren, indem er spezifische und unspezifische Systeme in alle Wandschichten einbaut.

Benachbarte Alveolen werden durch schmale Septen getrennt, die beidseitig von Alveolarepithel bedeckt sind. Das subepitheliale Bindegewebe der Septen, auch als Lungeninterstitium bezeichnet, beinhaltet (Myo-)Fibroblasten, kollagene und elastische Fasern, Proteoglykane und enorm viel Blutkapillaren. Das Alveolarepithel besteht aus zwei Typen von Epithelzellen (> Abb. 7.10):

- Flache und ausdifferenzierte Pneumozyten I.
- Dicke und undifferenzierte Pneumozyten II. Diese produzieren den Surfactant (oberflächenaktiver Flüssigkeitsfilm aus Phospholipiden und Proteinen), der die Oberflächenspannung des Epithels herabsetzt. Die Alveolarmakrophagen fressen diesen Surfactant wieder weg, damit er ständig erneuert werden kann.

Im Schleim des Epithels befinden sich zusätzlich gelöste Abwehrstoffe (z. B. IgA). Eine große Anzahl von Abwehrzellen (Makrophagen, Lymphozyten und Granulozyten) werden in den Kapillaren der Alveolaren durch aktivierte Adhäsionsmoleküle jeweils für einige Stunden festgehalten.

Alveolarmakrophagen kriechen auf der Zelloberfläche des Epithels durch den Surfactant und nehmen Keime, Staub- und Rußpartikel, Reste von Erythrozyten oder zerstörtes Alveolargewebe auf. Beladen mit diesen Stoffen wandern sie zu den Interalveolarsepten und lockeren Bindegewebssepten der Lunge, wo sie abgelagert oder über die Lymphbahn zum nächstgelegenen Lymphknoten transportiert werden. Die Alveolarmakrophagen können sich durch mitotische Teilungen vermehren oder auch „Nachschub" aus dem Blut bekommen.

Mastzellen können Histamin und andere Entzündungsmediatoren freisetzen und eine Entzündungsreaktion auslösen.

Unterhalb des Epithels liegen Lymphgefäße, die die Antigene aufnehmen und zum nächstgelegenen Lymphknoten führen, wo dann spezifische Abwehrreaktionen eingeleitet werden können! Es können sich auch Lymphfollikel bilden, die als Bronchus-assoziiertes lymphatisches Gewebe oder BALT (bronchus-associated lymphatic tissue) bezeichnet werden.

Der Surfactant der Alveolen erhält die fragile Struktur der Alveolarepithelzellen, sorgt für eine enorme Dehnungskapazität, reduziert die Kollapsneigung der Alveolen und macht Volumenänderungen während des Atmens möglich. Der Surfactant beinhaltet weiterhin auch Abwehrproteine (Surfactantproteine SP-A, SP-B, SP-C, SP-D), die sich an Viren, Bakterien und Pilze binden, wenn diese versuchen, durch den Surfactant zu dringen. Dadurch entsteht eine „Opsonierung", und es werden Abwehrzellen, insbesondere Alveolarmakrophagen, angelockt. Der Surfactant wird mehr als zweimal pro Tag völlig erneuert, weshalb eine gute Drainage wichtig ist.

SALT

J. W. Rohen und E. Lütjen-Decroll vermuten, dass die Haut eine Region darstellt, in der v. a. T-Lymphozyten reifen, während in den Schleimhäuten v. a. B-Lymphozyten anwesend sind (Rohen und Lütjen-Decroll 2000).

Wenn ein Antigen in die Haut eindringt, „schnappen" sich Makrophagen (Langerhans'sche Zellen) diese Eindringlinge

7

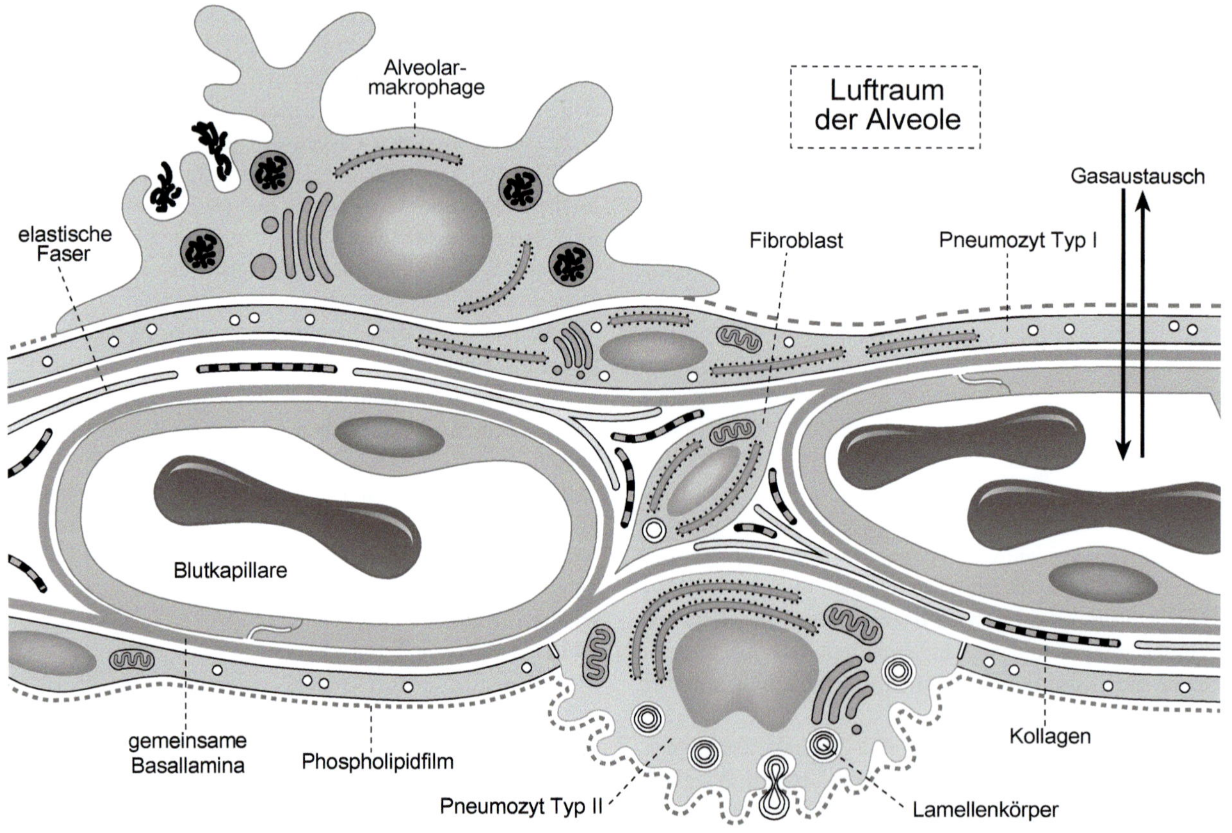

Abb. 7.10 Wandstruktur einer Lungenalveole (aus: Welsch 2006) [L107]

und „präsentieren“ diese Antigene entweder den dort vorhandenen T-Lymphozyten oder führen sie zu den regionalen Lymphknoten, wo dann eine adäquate Immunreaktion entsteht.

7.3 Lymphbahnen und Lymphknoten

Um die 5. Embryonalwoche sprießen Endothelzellen aus den embryonalen Kardinalvenen in das umgebende Mesenchym, um Lymphangione zu bilden. Die Genese der Lymphgefäße fängt v. a. im Bereich der V. jugularis und V. iliaca interna an. Retroperitoneal im Bereich des Truncus coeliacus entsteht etwas später ein lymphatischer „Sack“ als Anlage für die Cisterna chyli. Von den Zentren im Bereich der jugulären und iliakalen Gefäße wachsen dann Lymphgefäße in die Extremitäten (Abb. 7.11). Durch Besiedlung mit Lymphozyten an bestimmten Stellen werden Lymphknoten gebildet.

7.3.1 Einführung

Das Lymphsystem ist ein dem Venensystem parallel gestelltes Drainagesystem. Das Lymphgefäßsystem ist folgendermaßen aufgebaut: Lymphkapillaren (initiale Lymphgefäße) → Präkollektoren → Lymphkollektoren → Lymphstämme.

Die Vasa lymphatica sind Abflusswege für die im Überschuss filtrierte Plasmaflüssigkeit. Das Lymphsystem beginnt daher blind mit feinen Lymphkapillaren und Präkollektoren, auch initiale Lymphgefäße genannt. (Földi et al. 2005).

Lymphkapillaren liegen als unregelmäßig geformte Haargefäße mit sich überlappenden flachen Endothelzellen zwischen den Gewebezellen und sind klappenlos. Sie besitzen einen Durchmesser von etwa 56 µm. Die Endothelzellen sind nur locker verbunden, ihnen fehlt eine durchgehende Basalmembran. Sie durchdringen alle Gewebe, außer das Zentralnervensystem, die Epidermis, das Endomysium von Muskeln, die Knorpel, das Knochenmark und Teile der peripheren Nerven. In diesen Geweben spielt Diffusion eine wichtige Rolle.

Die Wände dieser Kapillaren werden von „Ankerfilamenten“ unterstützt, die an den Endothelzellen verankert sind und in die Matrix des umgebenden Bindegewebes ausstrahlen (> Abb. 7.12). Bei Ödembildung weicht das Bindegewebsgerüst auseinander, die Anker- und Basalfilamente übertragen den Zug breitflächig auf die Kapillarwand, und es entstehen Öffnungen zwischen den Endothelzellen, so dass die sich stauende interstitielle Flüssigkeit vermehrt von den Lymphgefäßen aufgenommen und weitertransportiert werden kann. Weiterhin verhindern sie das Kollabieren dieser Gefäße, wenn wenig Flüssigkeit anwesend ist!

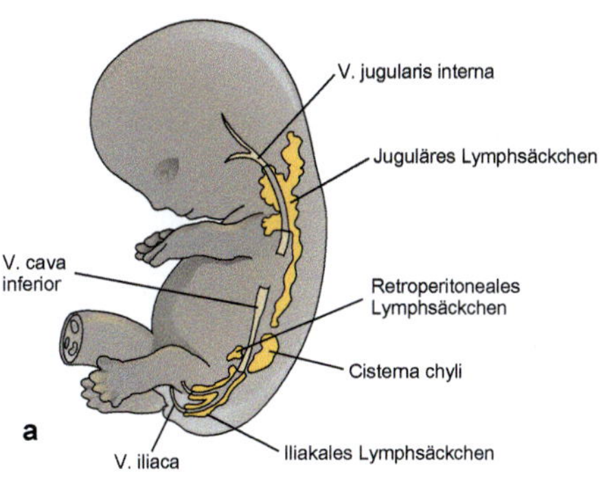

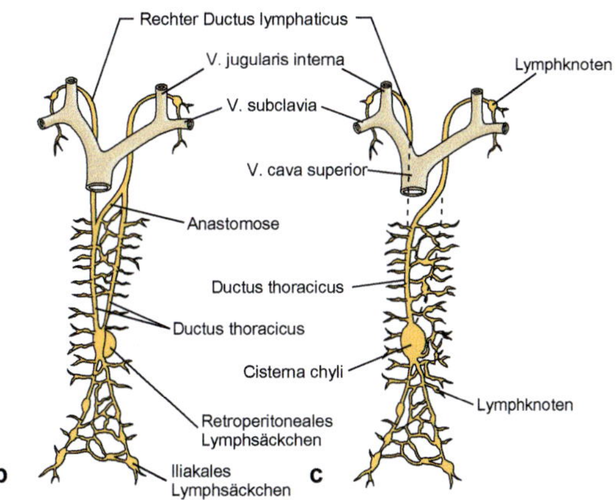

Abb. 7.11 Darstellung des Lymphgefäßsystems in der 9. Embryonalwoche [E697]

7

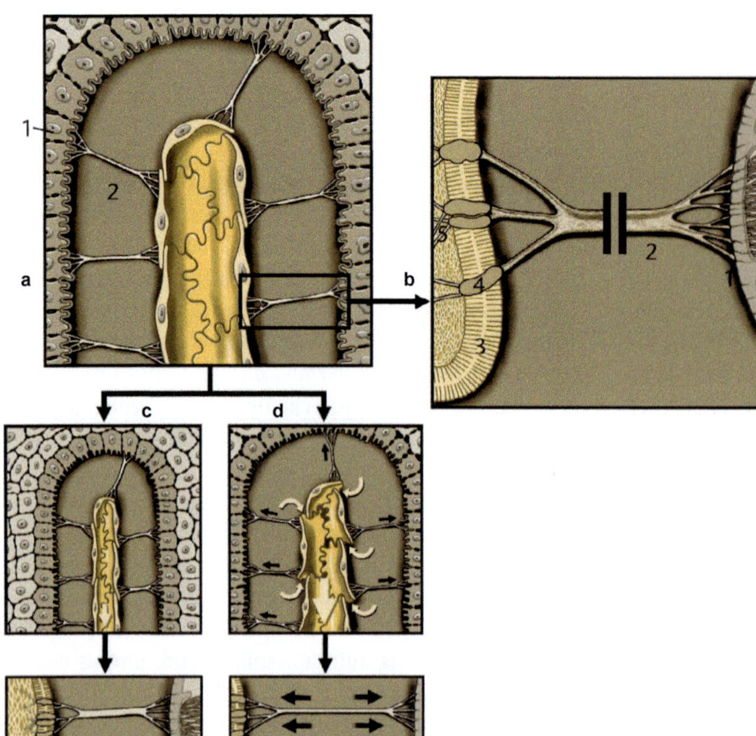

Abb. 7.12 a, b Hautpapille mit initialem Lymphgefäß. 1: Dermo-epitheliale Verbindung, 2: Ankerfilament, 3: Plasmamembrane der Lymphkapillarendothelzelle, 4: Integrin, 5: Mikrotubulus, **c** Entleerungsphase des initialen Lymphgefäßes, **d** Füllungsphase des initialen Lymphgefäßes, das flüssigkeitsgefüllte Interstitium ist ausgedehnt (modifiziert nach Földi et al. 2005) [R298]

Die Filtration der intravaskulären Flüssigkeit findet im Bereich der arteriellen Kapillaren statt, wobei Flüssigkeit, Proteine und Partikel des vaskulären Systems ins Interstitium dringen. Diese Flüssigkeit diffundiert dann entlang der Kollagenfasern und den „Ankerfilamenten" und mischt sich mit der extrazellulären Flüssigkeit der Matrix.

Das Epithel der Lymphkapillaren besitzt keine Basalmembran und hat daher eine große Permeabilität.

Im Allgemeinen besitzen die Lymphkapillaren keine echten Klappen, sondern septenartige Vorsprünge, die den Lymphstrom ein wenig lenken können (obwohl theoretisch die Lymphe im Kapillarnetz in alle Richtungen abfließen kann).

Außer den Kapillaren besitzen die Lymphgefäße im Abstand von wenigen Millimetern echte Klappen, die denen der Venen ähneln. Sie sorgen dafür, dass der Lymphstrom nur in eine Richtung möglich ist. Jedes Lymphsegment zwischen den Klappen arbeitet „selbstständig": es füllt und entleert sich abhängig vom Flüssigkeitsbedarf. Ein solches Segment wird als „Lymphangion" bezeichnet (früher „Mikrolymphherz").

Die größeren Lymphbahnen verfügen über glatte Muskeln (eine Längsschicht und eine zirkuläre Schicht), die vom sympathischen Nervensystem innerviert werden. Durch intermittierende und teilweise auch aufeinander folgende Kontraktionen der Lymphangione wird die Lymphe in Kontraktionswellen (laut Földi 10–12/Min.; laut Olszewski 4–10/Min. in Ruhe und bis zu 20/Min. unter Belastung) ähnlich der Peristaltik von Segment zu Segment weiterbefördert (Földi et al. 2005, Olszewski 1997, Olszewski 2002).

Hinweis

Es sei darauf hingewiesen, dass Stress wahrscheinlich die optimale Dekongestionierung (Entstauung) des Gewebes verhindern kann!

B. Degenhardt und M. Kuchera untersuchten das Lymphsystem bei Mensch und Tier mittels Doppleruntersuchungen und fanden spontane rhythmische Kontraktionen der Lymphgefäße (Degenhardt und Kuchera 1996). M. Földi, E. Földi und S. Kubik sprechen in diesem Zusammenhang von der „Lymphpumpe". Sie stellen fest, dass man vom Lymphangion ein Elektrolymphogramm, ähnlich wie beim Herz ein EKG, machen kann (Földi et al. 2005). Die Lymphpumpe verfügt über einen autoregulatorischen Mechanismus. Wenn sich die Netto-Ultrafiltration erhöht, also mehr Lymphe in das Lymphangion gelangt und dessen Wand dadurch gedehnt wird, dann steigt die Frequenz der Lymphpumpe und das Schlagvolumen nimmt zu. Auch eine Erhöhung des Strömungswiderstands im Bereich der Lymphknoten oder im Bereich des Venenwinkels hat den gleichen Effekt.

Hier sei die Hypothese aufgestellt, dass dieser Rhythmus des Lymphsystems über den faszialen Weg am Aufbau des kraniosakralen Rhythmus oder Geweberhythmus beteiligt ist (Meert 2012). Diese Kontraktionen werden neural und humoral, z. T. auch über Hormone gesteuert. So zieht sich z. B. der Ductus thoracicus ähnlich dem Kraniosakralrhythmus oder Geweberhythmus ca. 4–10-mal pro Minute zusammen.

Praxistipp

In der osteopathischen Praxis wird einerseits durch Pumptechniken mit Gewebeverformung eine pumpende Dehnung und Öffnung der Lymphgefäße erzeugt, andererseits durch eine manuelle Intensivierung des Geweberhythmus die autonome Füllung der Lymphgefäße angeregt. Es handelt sich bei der Behandlung nicht nur um eine quantitative, sondern auch um eine qualitative Intensivierung des Geweberhythmus.

Im Gegensatz zu den Lymphkapillaren enthalten die Gefäßwände der Kollektoren und Lymphstämme eine Basalmembran und glatte Muskulatur.

Zusätzlich besitzen die terminalen Punkte der beiden großen Ducti lymphatici „Klappen“, die das Zurückfließen von Blut im Lymphsystem verhindern. Diese Klappen werden sympathisch gesteuert! Die interstitielle Flüssigkeit (v. a. Wasser, Elektrolyte, 2–4 % Protein) wird also ausgetauscht und über das Lymphsystem abdrainiert. Es bildet somit eine wichtige Basis für das System der Grundregulation!

Der Lymphfluss im Ductus thoracicus kann bei Hunger oder Passivität auf 10–15 ml/h zurückgehen. Bei starker Flüssigkeits- und Fettresorption und unter Einfluss der gastrointestinalen Hormone (z. B. Cholezystokinin, Histamin, Sekretin, Glukagon) kann der Lymphfluss hingegen auf bis zu 2.000–2.800 ml/d steigen (von Lanz und Wachsmuth 2004, Band „Bauch“).

7.3.2 Lymphknoten

❶ Einführung

Die Lymphknoten bilden einen Teil des Lymphgefäßsystems. Es handelt sich dabei um bohnenförmige, auch vielgestaltige, häufig gelbbräunliche, von einer Bindegewebskapsel umgebene und deshalb gut isolierbare lymphatische Organe. Früher wurden sie fälschlicherweise als „Lymphdrüsen“ bezeichnet, aber Lymphknoten sezernieren nicht im Sinne einer Drüse.

Man kann sich Lymphknoten im Sinne einer kleinen „Milz“ (sowohl was die Form als auch die Funktion anbelangt) vorstellen, die in den Lymphkreislauf integriert sind (im Gegensatz zur Milz, die in den Blutkreislauf integriert ist).

Im menschlichen Körper befinden sich rund 600–700 Lymphknoten (davon 100–200 mesenteriale Lymphknoten!) (Welsch 2006, Földi et al 2005). Sie sind unterschiedlich groß, wobei der Durchmesser (zwischen 2–30 mm) je nach funktionellem Zusammenhang stark variiert. Sie treten entlang der Blutgefäße auf und sind meistens ins Fettgewebe eingelagert (Földi 2005).

Die als biologische Filter hintereinander in Lymphbahnen geschalteten Lymphknoten sind ihrem Einzugsgebiet streng zugeordnet. So handelt es sich bei sog. regionären Lymphknoten um organnahe Lymphknoten oder Lymphknotengruppen, die als Erste Lymphe von einem Organ, einem begrenzten Organteil oder einer umschriebenen Region erhalten.

Sammellymphknoten sind nachgeschaltete Lymphknoten, die aus mehreren regionären Lymphknoten Lymphe empfangen.

❷ Feinbau des Lymphknotens

Lymphknoten besitzen ein Hilum, aus dem versorgende Blutgefäße und meistens ein efferentes (abführendes) Lymphgefäß ein- bzw. austreten. Verschiedene afferente (zuführende) Lymphgefäße dringen an verschiedenen Stellen der Oberfläche des Lymphknotens ein.

Der Lymphknoten, Nodus lymphaticus (lymphoideus), wird von einer Kapsel umhüllt. Von der Kapsel ziehen Trabekel ins Innere, wobei der Knoten nur unvollständig in Kompartimente eingeteilt wird.

Die Kapsel und die Trabekel bestehen aus kollagenem Bindegewebe, elastischen Fasern, einzelnen glatten Muskelzellen und Fibroblasten. Die Bindegewebskapsel enthält Myofibrozyten und ist kontraktil (Rauber und Kopsch 1987, Band II). M. Földi et al. geben an, dass die Lymphknotenkapsel rhythmische Kontraktionen ausübt (Földi et al 2005).

Das Innere des Lymphknotens besteht aus retikulärem Bindegewebe, in das Lymphozyten in verschiedenen Differenzierungsstufen sowie andere Zellen des spezifischen Abwehrsystems und Makrophagen eingelagert sind (➤ Abb. 7.13).

Spaltsysteme in Form eines Lymphsinus bleiben für die Zirkulation der Lymphflüssigkeit frei. Der Lymphsinus besteht also aus Lymphgefäßen im Lymphknoten, deren Wände aus nur sehr dünnen Endothelzellen aufgebaut sind. Auf der Kapselseite wird der Sinus von der Kapsel, einer kontinuierlichen Basallamina und der Endothelschicht bedeckt. Auf der Parenchymseite wird der Sinus durch eine unvollständige Basallamina und eine lückenhafte Endothelschicht bedeckt, wobei sich in den Lücken und im Lumen des Sinus Makrophagen und Retikulumzellen vorstülpen, die Bakterien, Zelltrümmer und Antigene phagozytieren. Sie verhindern ferner, dass schädliches Material aus dem Gewebe in die Blutbahn gelangt und filtern sozusagen die Lymphe.

Die Blutgefäße, die durch das Hilum eintreten, verlaufen in den Trabekeln. In der Kapsel bilden sie an der Außenseite des Randsinus ein Kapillarnetz mit hochendothelialen Venolen (HEV). Die Endothelzellen dieser HEV (die auch in den Tonsillen und Peyer'schen Plaques vorkommen) besitzen spezifische Adhäsionsmoleküle, die dafür sorgen, dass die Lymphozyten am Endothel angeheftet werden, sodass sie durch dieses hindurch treten können. Die Lymphozyten verlassen hier also die Blutbahn und treten in das Parenchym des Lymphknotens über.

Der Randsinus (Marginalsinus) liegt direkt unter der Kapsel und nimmt die afferente Lymphe auf, die dann von hier aus im Radiärsinus (Intermediärsinus) zum Zentrum (Confluens sinuum) geführt wird. Schließlich wird die Lymphe über den Terminalsinus zum efferenten Lymphgefäß geführt, wo sie den Lymphknoten verlässt.

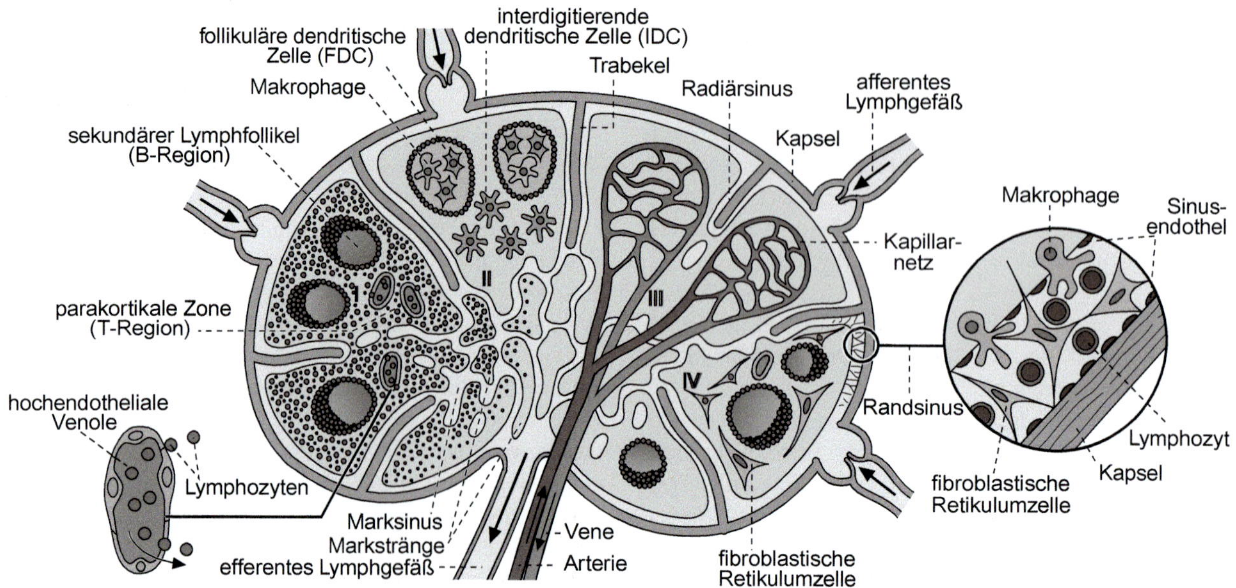

Abb. 7.13 Schematischer Aufbau eines Lymphknotens, aus didaktischen Gründen in vier Sektoren gegliedert: I. Lymphatisches Gewebe mit Sekundärfollikeln (B-Zellregion), parafollikulären Zonen (T-Zellregion) und hochendothelialen Venolen, II. Makrophagen und Antigen-präsentierende Zellen (dendritische interdigitierende Zellen), III. Blutversorgung, IV. Lymphfollikel und Retikulumzellen (aus: Welsch 2006) [L107]

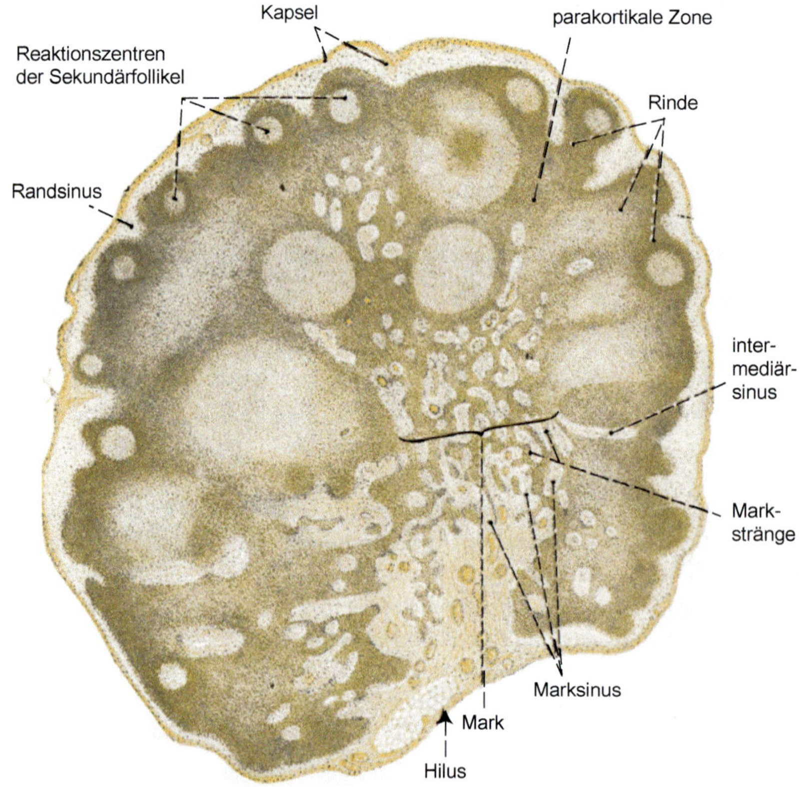

Abb. 7.14 Lymphknoten [M375]

Auch um diesen Marksinus verlaufen die Kapillarnetze der Blutgefäße parallel zu hochendothelialen Venolen, sodass sowohl zelluläre (Lymphozyten) als auch nicht zelluläre Elemente (im Lymphknoten gebildete Antikörper, Antigene) ausgetauscht werden können. Die Lymphozyten sind im Randbereich dichter gelagert als im Zentrum des Lymphknotens, sodass man die Rinde (Kortex) und das Mark (Medulla) unterscheiden kann (> Abb. 7.14).

Die Rinde besteht aus Lymphfollikeln (mit B-Lymphozyten), zwischen denen sich parafollikuläre Zonen (mit T-Lymphozyten) befinden (➢ Kap. 7.2.2).

❸ Funktionen des Lymphknotens

- Filter und Speicher von Fremdkörpern bzw. Krankheitserregern, die nicht in die Blutbahn gelangen dürfen.
- Aufbau der adaptativen (lymphozytären) Immunreaktionen, wobei T- und B-Lymphozyten, die über den richtigen Antigenrezeptor verfügen, aktiviert werden (➢ Kap. 6.4.4). Lymphozyten- und Antikörperproduzent bei Reizung durch ein Antigen.
- Regulator der Zusammensetzung der Lymphe.

Filterfunktion des Lymphknotens Die „Filterwirkung" des Lymphknotens beruht v.a. auf der Phagozytosebereitschaft seiner Makrophagen. Sie sorgen z. T. dafür, dass das Blut nicht durch Schadstoffe oder Stoffwechselprodukte „verunreinigt" wird.

Die Lymphe kommt auf ihrem Weg durch den Lymphknoten großflächig mit lymphatischem Gewebe in Berührung. Fremdkörper, Krankheitserreger, Zelltrümmer, Kohlenpartikel und Farbstoffe werden je nach Lokalisation des Lymphknotens in unterschiedlichem Ausmaß von Makrophagen festgehalten und phagozytiert.

Krebszellen können auf diesem Weg Metastasen in Lymphknoten bilden. Entzündliche Vorgänge führen zur Schwellung des Lymphknotens und zu Schmerzen durch Kapselspannung.

Durch die Aufnahme und Speicherung der Abfallstoffe (Staubpartikel, Farbstoffe, Duftstoffe, aber auch Tumorzellen) werden Lymphknoten manchmal verstopft oder von Metastasen befallen und eventuell aus der Zirkulation ausgeschaltet.

Antigenpräsentation im Lymphknoten Lymphknotenmakrophagen und dendritische Zellen filtern im Lymphknoten Bakterien, virusinfizierte Zellen und angeschwommene Krebszellen aus der Lymphe und präsentieren deren Antigene, bzw. werden antigenpräsentierende Zellen mit der Lymphe zum Lymphknoten geführt. T-Helferzellen tasten im Lymphknoten ständig die antigenpräsentierende Zellen ab und kontrollieren, ob sie über den richtigen Antigenrezeptor verfügen. Wenn das der Fall ist werden sie aktiviert und es werden Zytokine (Differenzierungs- und Wachstumsfaktoren) ausgeschüttet, die wiederum andere Abwehrzellen aktivieren und differenzieren lassen. Auch B-Lymphozyten mit dem richtigen Antigenrezeptor werden aktiviert. Durch die Vermehrung von Abwehrzellen schwillt der Lymphknoten an und es werden vermehrt Zytokine und Leukozyten über den Vas efferens in die Lymphbahn und darauf folgend in die Blutbahn freigesetzt. In den Körperflüssigkeiten findet nun eine rege und sehr komplexe Kommunikation und Interaktion an Hand der Zytokine statt (➢ Kap. 6).

Bemerkung des Autors

Es scheint in manchen Situationen so, als ob manche Lymphknoten durch ein Übermaß an Abfallstoffen verstopfen und das Abwehrsystem die „Notbremse" zieht. Ich denke hier an eine Patientin, deren Kopfhaut allergisch auf ein Haartönungsmittel reagierte. In erster Linie sollte hier natürlich der Kontakt mit dem allergieauslösenden Stoff vermieden werden, aber man sollte zusätzlich dafür sorgen, den Körper vermehrt durch Trinkkuren, Lymphdrainagen, osteopathische Pumptechniken und Stimulation der Ausscheidungsvorgänge (Haut-Nieren-Lungen-Leber-Darm) zu reinigen, um die Schadstoffe ausleiten zu können.

Abwehrfunktion des Lymphknotens: Lymphozyten- und Antikörperproduktion Lymphknoten sind wichtige postfetale Lymphozytenproduzenten. Mit der Lymphe, die den Lymphknoten über das Vas efferens verlässt, gelangen diese Lymphozyten ins Blut. So enthält die zum Lymphknoten fließende (afferente) Lymphe nach Untersuchungen an Katzen etwa 200–2.000 Lymphozyten/mm³ und kann sogar fast zellfrei sein. Dagegen ist die aus dem Lymphknoten strömende (efferente) Lymphe wesentlich zellreicher und enthält 17.000–152.000 Zellen/mm³ (Rauber und Kopsch 1987, Band II; Földi et al. 2005).

Die Lymphozytenproduktion ist abhängig von Abwehrvorgängen. Die efferente Lymphe von nicht antigenstimulierten Lymphknoten enthält nur etwa 1 % neu gebildete Lymphozyten.

Hingegen findet man bei antigener Stimulierung nach 60 h fast nur neu gebildete Lymphozyten im efferenten Lymphgefäß des stimulierten Lymphknotens. Lymphozyten kontrollieren die Lymphe; stoßen sie dabei auf Antigene, lösen sie im nächstfolgenden Lymphknoten eine Neubildung und Differenzierung von Lymphozyten aus.

In der Regel rufen Erreger (z. B. Holzsplitter), die sich an einer bestimmten Stelle im Zwischenzellraum eingenistet haben, zunächst eine lokal entzündliche Reaktion des nächstgelegenen Lymphknotens und eine eng umgrenzte Lymphozytenvermehrung hervor. Erst wenn dieser Lymphknoten mit der Infektion nicht mehr fertig wird, entlässt er Erreger (Antigene) in die Blutbahn oder den abführenden Lymphstrom.

Lymphknoten und Krebs Die meisten Krebsarten metastasieren entlang der Lymphwege. Das heißt, Krebszellen schwimmen zunächst nicht im Blut, sondern in der Lymphflüssigkeit. Der nächstgelegene Lymphknoten setzt sich mit diesen Zellen auseinander. Gewinnt der Krebs die Oberhand, bildet sich hier ein Tochtergeschwulst (Lymphknotenmetastase), weswegen auch oft eine Lymphadenektomie durchgeführt wird. Der Lymphknoten schwillt dann genau wie bei einer Infektion oder Abwehrreaktion an, ist jedoch im Gegensatz dazu weder druckschmerzempfindlich noch überwärmt. Allerdings ist er oft mit dem umgebenden Gewebe „verbacken" und demzufolge nicht verschieblich.

In der Praxis sollte man besonders auf schmerzlose, verklebte Vergrößerungen der Lymphknoten achten und nachfragen, ob Störungen bei der Blutgerinnung vorliegen. Verklebte Vergrößerungen der Lymphknoten hinter der linken Klavikula werden als „Virchow-Drüse“ oder „Klavikular-Drüse“ bezeichnet. Diese Einmündungsstelle des Ductus thoracicus in die V. jugularis sinistra ist ein bevorzugter Ansiedlungsplatz für lymphogene Frühmetastasen von Tumoren, insbesondere von Geschwülsten aus dem Thoraxraum, aber auch aus dem Magen-Darm-Trakt oder dem abdominalen Raum.

Alle länger als vier Wochen bestehenden Lymphknotenvergrößerungen sollten vom Arzt abgeklärt werden!

Zusätzliche Symptomatik (B-Symptomatik), die man nicht außer Acht lassen soll, ist: Fieber unklarer Ätiologie, unerklärbare Müdigkeit, Leistungsabfall, Gewichtsverlust unklarer Ätiologie, Nachtschweiß.

Bei der Palpation und Perkussion sollte auch auf Hepatomegalie, Unebenheiten an der Leberunterkante und Splenomegalie geachtet werden. Auch Knochenschmerzen unklarer Ätiologie sollen zur Vorsicht mahnen. Eine Kombination der oben genannten Symptomatik sollte unbedingt vom Arzt abgeklärt werden. Lymphknoten sind als wichtige und sinnvolle „Wächter“ des Immunsystems zu betrachten. Sie bilden nach den lokal anwesenden Abwehrzellen und humoralen Faktoren sozusagen die zweite Abwehrfront, wo vor allem lymphozytäre Abwehrreaktionen zugeschaltet werden! Im Deutschen Ärzteblatt wurde 2009 die Frage gestellt, ob eine Metastasenbildung durch eine Entfernung der Lymphknoten verhindert werden könnte und ob die Lymphadenektomie, die zum Standard der Karzinomchirurgie gehört, demzufolge noch zeitgemäß ist? Es gibt anscheinend keine randomisierten Studien, die den Nutzen der elektiven Lymphadenektomie aufzeigen. Im Gegenteil, randomisierte Studien mit bis zu 30 Jahren Beobachtungszeit stützen die Hypothese, dass bei soliden Tumoren (93 % aller jährlichen Krebsneuerkrankungen in Deutschland), positive Lymphknoten keine Fernmetastasen verursachen (Zylka-Menhorn 2009). Die Fachwelt scheint sich jedoch über eine eindeutige Strategie nicht einigen zu können und weitere Studien sind dringend notwendig. Hoffentlich kommen hier bald konkrete Angaben, zumal die standardisierte Lymphadenektomie anscheinend mit einer gesteigerten Morbidität einhergeht (Zylka-Menhorn 2009). Ob Krebszellen metastasieren scheint von genetischen, regionalen und systemischen Faktoren abzuhängen. Die Sachlage ist eindeutig komplexer als die mechanistische Sichtweise einer lymphatischen Streuung.

Wichtig

In der Praxis ist es wichtig, auf vergrößerte und veränderte Lymphknoten im Halsbereich, der Achselhöhle und der Leiste zu achten. Wenn sie nicht mehr verschiebbar sind, ist besondere Vorsicht geboten! Direkt zum Arzt überweisen!

Im Alter nehmen die Reaktionszentren und die Lymphozyten in den Lymphknoten ab, das retikuläre Bindegewebe wird reduziert. In den Vordergrund treten kollagenes Bindegewebe und Fettgewebe, das, vom Hilum ausgehend, das ganze Organ durchsetzen kann. Diese Abbauvorgänge beginnen bereits im Anschluss an die Pubertät.

Hinweis

Durch regelmäßige veno-lymphatische Drainagen, aktive Bewegung, Sauerstoffaufnahme, Entschlackung, osteopathische Behandlungen und richtige Ernährung kann man versuchen, diese Abbauvorgänge zu bremsen und das Immunsystem zu unterstützen.

Das Lymphsystem ist sehr lebendig und aktiv. Sogar nach operativer Entfernung erkrankter Lymphknoten, soll eine Neubildung von Lymphknoten und Lymphgefäße von kleinen Arealen retikulären Bindegewebes ausgehen können (Rauber und Kopsch 1987, Band II).

Bei Untersuchungen an Schafen konnte gezeigt werden, dass nach operativer Entfernung der Lymphknoten tatsächlich eine Lymphangiogenese stattfindet, aber dass der Lymphfluss durch das komplexe neue Fasernetzwerk teilweise behindert wird (Kim et al. 2003). Der Lymphfluss erreicht demnach nicht das gleiche Niveau wie vor der Operation.

Praxistipp

Auch hier kann man versuchen, diesen Regenerationsvorgang durch entsprechende venolymphatische, myofasziale und Lymphtechniken anzuregen.

Durch unsere sitzende Lebens- und Arbeitsweise ist man oft gezwungen, stundenlang fast unbeweglich auszuharren. Das lebende Lymphsystem wird hierdurch hart auf die Probe gestellt, und es darf nicht verwundern, dass sich auf Dauer Stauungen und eine „Passivität“ des Lymphsystems einstellen.

Regulation der Zusammensetzung der Lymphe Wie bereits angedeutet, können Makrophagen Bestandteile der herangeführten Lymphe phagozytieren und damit die Zusammensetzung der Lymphe ändern.

Die Lymphknoten können zusätzlich auch die Proteinkonzentration der Lymphe und damit auch der interstitiellen Flüssigkeit regulieren. Durch mehr oder weniger starke Resorption von Flüssigkeit aus der Lymphe wird die Konzentration an Proteinen in der Lymphe reguliert. Nur wenn der hydrostatische und osmotische Druck auf beiden Seiten der Lymph-Blut-Barriere ausbalanciert sind, verändert sich die Lymphe nicht.

Der Fettgehalt des Chylus kann im Ductus thoracicus nach einer fettreichen Mahlzeit 1–2 % erreichen (von Lanz und Wachsmuth 2004, Band „Bauch“) und beinhaltet Neutralfette, Cholesterin, freie Fettsäuren, Cholesterinester, Sphingomyeline und Phospholipide.

Die Wand der Blutkapillaren und der postkapillaren Venulen lässt Plasmaproteine durch, die dann in die Gewebeflüssigkeit treten. Mindestens die Hälfte der in der Blutbahn zirkulierenden Eiweißmenge verlässt im Laufe eines Tages die

Blutbahn! Weil aber eine permanente Anreicherung von Plasmaproteinen für die Flüssigkeitsbalance katastrophal wäre und die Passage der Plasmaproteine aus dem Intravasalraum in das Interstitium eine Einbahnstraße ist, muss es einen Mechanismus geben, der die Plasmaproteine ständig in das Blut zurücktransportiert. Diese wichtige Aufgabe erfüllt das Lymphgefäßsystem!

Wasser diffundiert dagegen in die Blutbahn zurück! Die Gewebeflüssigkeit ist also eigentlich immer eiweißhaltig; M. Földi et al. geben an, dass es nicht nur im Blut, sondern auch in der Gewebeflüssigkeit einen kolloidosmotischen Druck (KOD) gibt (Földi 2005). Der KOD in der Gewebeflüssigkeit ist aber durch den permanenten Abtransport von Plasmaproteinen durch die Lymphgefäße aus der Gewebeflüssigkeit zum Blut stets niedriger als der KOD im Blut.

- Der effektive ultrafiltrierende Druck entspricht damit dem Blutkapillardruck minus Gewebedruck.
- Der effektive resorbierende Druck entspricht dem KOD im Blut minus KOD im Interstitium.

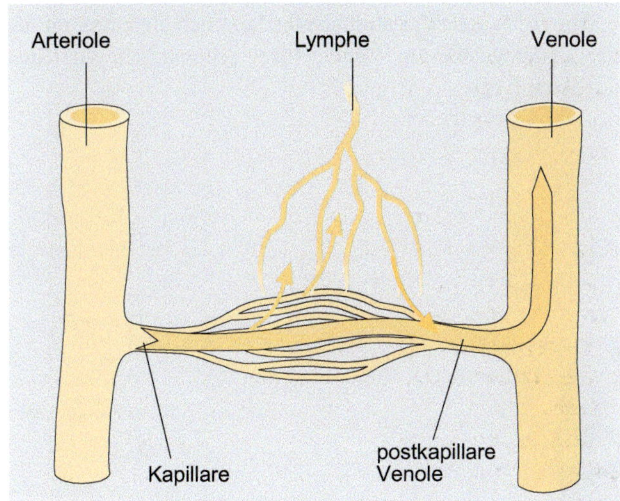

Abb. 7.15 Zusammenspiel der Filtrations-Resorptionsvorgänge an der Blutkapillare [L107]

Im arteriellen Teil der Blutkapillare ist der effektive ultrafiltrierende Druck höher als der effektive resorbierende Druck, was zu einer Ultrafiltration führt. Im venösen Teil der Blutkapillaren ist dagegen der effektive ultrafiltrierende Druck niedriger als der effektive resorbierende Druck, was zu einer Resorption führt (> Abb. 7.15).

M. Földi et al. betonen weiterhin, dass es falsch ist, anzunehmen, dass die Eiweißkonzentration der aus afferenten Lymphgefäßen gewonnenen Lymphe identisch mit derjenigen des Interstitiums ist. Dies ist deshalb nicht der Fall, weil während der Systole des Lymphangions Lymphwasser aus dem Lymphgefäß in das interstitielle Gewebe ultrafiltriert werden kann (Földi et al. 2005). Dadurch erhöht sich die Eiweißkonzentration der Lymphe im Vergleich zur Gewebeflüssigkeit.

7.3.3 Übersicht der Hauptlymphbahnen und Lymphkompartimente

Die Dimensionen des Lymphbahnnetzes sind immens; nachfolgend wird deshalb nur eine allgemeine Übersicht gegeben und lediglich auf die Hauptlymphstämme eingegangen.

Das Lymphgefäßsystem verläuft parallel zum arteriellen und venösen System. Das oberflächliche und das tiefe Lymphsystem sind durch lymphatische Perforansgefäße miteinander verbunden (> Abb. 7.16). **M. Földi et al. geben an, dass eine Insuffizienz des einen Systems jedoch nicht durch das andere System kompensiert werden kann, daher ist es wichtig, sowohl das oberflächliche als auch das tiefe Lymphsystem bei der Behandlung zu berücksichtigen.** Für Details sei auf ausführlichere Arbeiten hingewiesen (Földi et al. 2005, Benninghoff 2004, Band 2; Rauber und Kopsch 1987, Band II).

Die oberflächlichen Lymphgefäße verlaufen in der Subkutis, die tiefen Lymphbahnen verlaufen subfaszial gemeinsam mit den Arterien und den Venen.

7

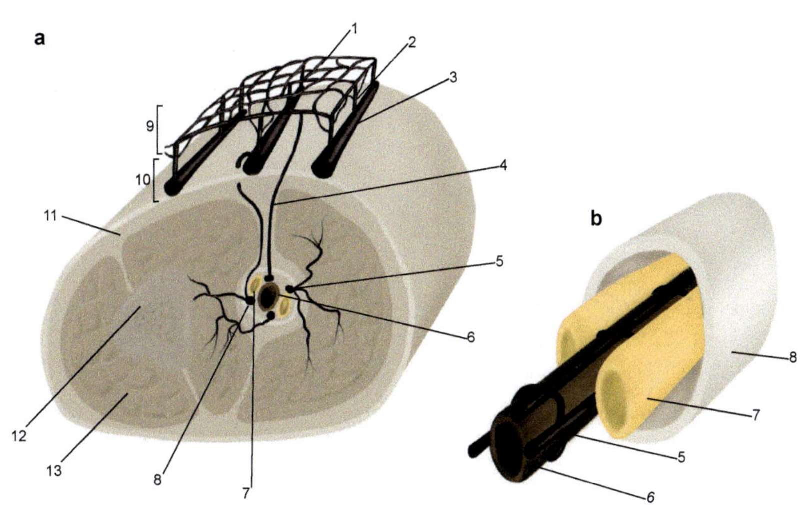

Abb. 7.16 Gliederung des Lymphsystems:
a Schichtenbau. **2** und **3** entsprechen dem oberflächlichen, 5 dem tiefen Lymphgefäßsystem.
b Tiefes Lymphgefäßsystem, Gefäßscheide.
1 Lymphkapillaren der Haut **2** Präkollektor **3** Kollektor **4** Perforansgefäß, das oberflächliches und tiefes Lymphgefäßsystem verbindet **5** tiefes Lymphgefäß 6 Arterie **7** Vene **8** Gefäßscheide **9** Cutis **10** Subcutis **11** Faszie **12** Knochen **13** Muskel. [L134]

Die Art des Bindegewebes der Subkutis zwischen Haut und Fascia superficialis bestimmt die Verschieblichkeit der Haut. An manchen Stellen ist die Subkutis aus lockerem Bindegewebe aufgebaut, was die Haut wesentlich verschieblicher macht, z. B. bei den Augenlidern, den Lippen oder am Penis und Skrotum.

An anderen Stellen verbindet straffes Bindegewebe die Haut mit der oberflächlichen Körperfaszie, sodass die Haut nur wenig beweglich ist, wie z. B. im Gesicht, am Kopf, an den Fußsohle bzw. den Handflächen und den Retinakulae.

Zwischen den tiefen Teilen der Subkutis und der Fascia superficialis kann sich sehr viel Fett anlagern, das sich so verdichten kann, dass es keine Fascia superficialis mehr gibt, wie z. B. bei der Fossa ischioanalis.

Epi- und subfasziale Venen stehen durch zahlreiche Venenanastomosen (Vv. perforantes) miteinander in Verbindung, die die Fascia superficialis durchbohren. So existieren z. B. in der unteren Extremität etwa 150 Venae perforantes (Sulyma und Wormer 1992, Band II). Wenn bei einer Muskelkontraktion des Beins sichtbar Blut in eine oberflächliche Vene gepresst wird („blow out"), deutet das auf insuffiziente Venenklappen der Vv. perforantes. Das kann zur venösen Insuffizienz und Varikosebildung führen; man sollte harte Faszientechniken in diesem Bereich daher meiden.

Die Myofaszialketten (MFK) bedienen sich für ihre Motorik der Faszienketten, sodass die Lymphbahnen nicht nur von der sog. Muskelpumpe und der autonomen Lymphpumpe (Eigendynamik des Lymphsystems), sondern auch von der „myofaszialen Pumpe" durch Dehnungen und viskoelastische Vorgänge angetrieben werden. Die Mobilität der Faszien und der statischen MFK sind somit für den Lymphfluss entscheidend!

❶ Thoracic Outlet und Venenwinkel (Angulus venosus)

Alle Lymphbahnen münden meistens in die V. subclavia in Höhe des Venenwinkels (Angulus venosus), im Bereich zwischen V. jugularis interna und V. subclavia (Area jugulosubclavia nach Földi). Diese Mündung ist sehr variabel. Sie können auch zum Teil in die V. subclavia, V. jugularis interna, V. brachiocephalica oder sogar (selten) in die V. jugularis externa drainieren.

Obwohl es viele Variationen gibt, lässt sich die Einmündung der Lymphgefäße im Venenwinkel schematisch darstellen (➤ Abb. 7.17).

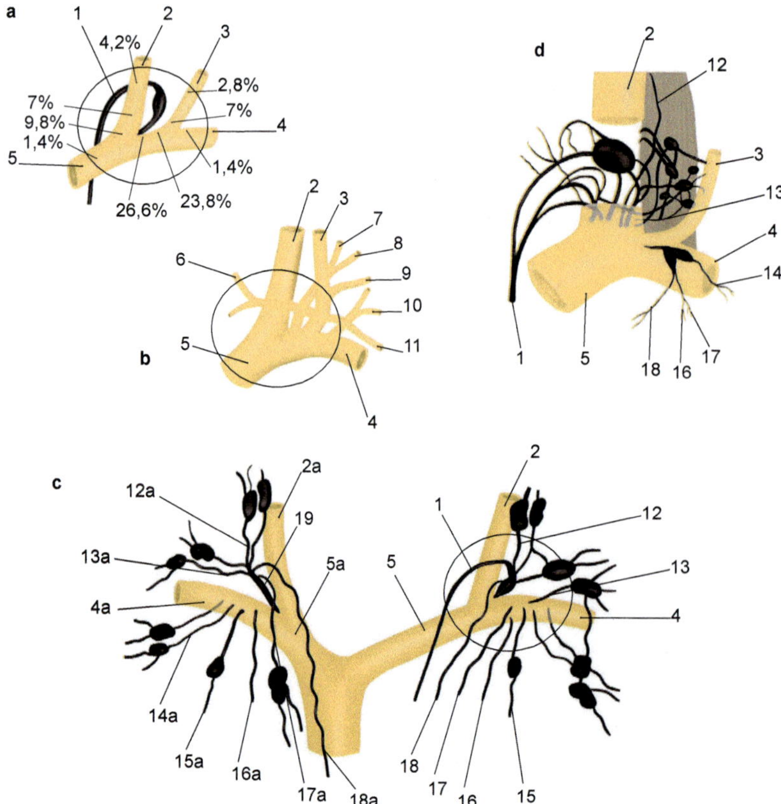

Abb. 7.17 Einmündungsvarianten des Ductus thoracicus und der kurzen Lymphstämme. **a** Einmündungsstellen des Ductus thoracicus **b** Venen in der Nachbarschaft des Venenwinkels **c** Einmündung der Lymphstämme in die Area jugulosubclavia dextra und sinistra **d** plexiforme Endigung des Ductus thoracicus (Präparat von M. Manestar). Der Kreis umrahmt die Area jugulosubclavia. **1** D. thoracicus **2** V. jugularis interna sinistra (**2a** dextra) **3** V. jugularis externa **4** V. subclavia sinistra (**4a** dextra) **5** V. brachiocephalica sinistra (**5a** dextra) **6** V. jugularis anterior **7** V. vertebralis **8** V. cervicalis profunda **9** V. cervicalis superficialis **10** V. transversa colli **11** V. suprascapularis **12** Tr. jugularis sinister (**12a** dexter) **13** Tr. supraclavicularis sinister (**13a** dexter) **14** Tr. subclavius sinister (**14a** dexter) **15** Tr. intercostalis sinister (**15a** dexter) **16** Tr. tracheobronchialis sinister (**16a** dexter) **17** Tr. mediastinalis anterior sinister (**17a** dexter) **18** Tr. parasternalis sinister (18a dexter) **19** D. lymphaticus dexter. [L134]

Praxistipp

Ich möchte daran erinnern, dass neben den Halsfaszien und dem zervikothorakalen Diaphragma auch der M. omohyoideus, der M. sternocleidomastoideus, der Processus falciformis der Lamina praetrachealis und die Klavikula eine wichtige Rolle für den Lymphfluss spielen. In der Praxis ist es wichtig, diese Strukturen von Spannungen zu befreien und ihren Geweberhythmus wieder herzustellen (Meert 2012)!

Allgemein wird die Lymphe aus folgenden Körperbereichen zum linken Venenwinkel drainiert (➤ Abb. 7.18):

- linke Kopf- und Halsseite
- linke obere Extremität
- linke Lunge (hauptsächlich vom Lobus superior)
- linke Thoraxwand
- linke mediastinale Seite
- Bauchraum und Bauchorgane
- Beckenraum und Beckenorgane
- beide untere Extremitäten.

Die Lymphe aus den folgenden Körperbereichen wird zum rechten Venenwinkel drainiert:

- rechte Kopf- und Halsseite
- rechte obere Extremität
- rechte Lunge und ein Teil der linken Lunge (hauptsächlich vom Lobus inferior)
- rechte Thoraxwand
- rechte mediastinale Seite.

❷ Schädelhöhle, Hals und Nackenregion

Das Gehirn und das Rückenmark besitzen keine Lymphgefäße, weil aufgrund der stärker ausgeprägten Basalmembran der „Blut-Hirn-Schranke" theoretisch keine lymphpflichtige Eiweißlast anfällt. Dennoch haben Untersuchungen ergeben, dass sowohl die interstitielle Flüssigkeit des ZNS als auch der Liquor cerebrospinalis in erheblichem Umfang über Lymphgefäße außerhalb des ZNS drainiert werden (Földi et al. 2005).

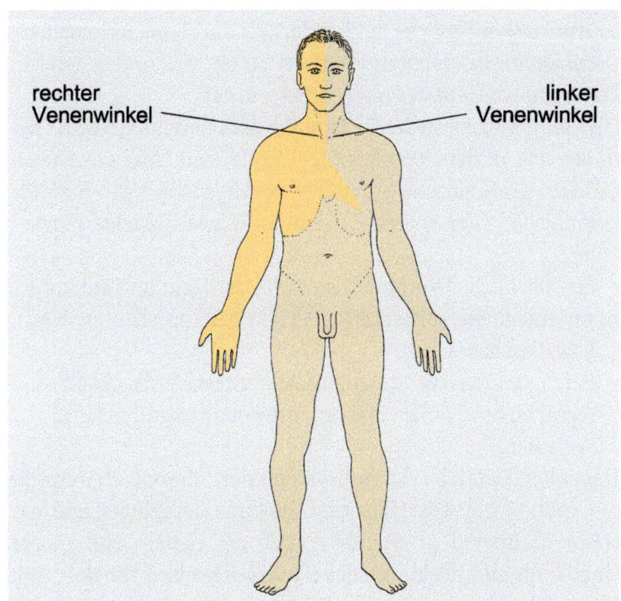

Abb. 7.18 Allgemeine Übersicht der Drainage des Körpers [L190]

Bei Überdruck, Hirnblutungen etc. kann dennoch anfällige Lymphe durch die Foramina der Schädelbasis zu den extrakraniell gelegenen Lymphgefäßen gelangen. Im Bereich des N. olfactorius, des Hör- und Gleichgewichtsorganes und des N. opticus kann sie über die initialen Lymphgefäße der Nasen- und Gaumenschleimhaut abdrainiert werden (Meert 2012).

Die „Prälymphe" oder interstitielle Flüssigkeit aus diesem Gebiet fließt jedoch als Liquor cerebrospinalis ab. Allgemein kann man sagen, dass dieser Liquor zu den venösen Sinus der Schädelhöhle drainiert wird.

Ein zirkulär angeordneter Lymphknotenring (Circulus lymphaticus pericervicalis) drainiert die oberflächlichen Strukturen der Kopfhaut und der Kopfmuskulatur, des Gesichts und des Halses.

Frontal begleiten Lymphgefäße die V. supraorbitalis, die V. angularis und die V. facialis. Sie ziehen dann über die Lymphgefäße der Wangen zu den Nodi lymphatici submentales und submandibulares. Viele Lymphgefäße der Stirn- und Schläfenregion drainieren zu Lymphknoten der vorderen Ohrregion, den Nodi lymphatici praeauriculares. Die Lymphe der mittleren Scheitelregion und des Ohrenbereichs wird zu den Nodi lymphatici retroauriculares geführt. Die Lymphe aus der Occipitalregion wird zu den Nodi lymphatici occipitales drainiert.

Allgemein wird also die Lymphe der Kopfschwarte zu einem oberflächlichen zirkulären Lymphknotenring im kraniozervikalen Übergang geführt.

Dieser Ring ist transversal orientiert und besteht bilateral aus (➤ Abb. 7.19):

- Nodi lymphatici submentales (unter dem Kinn)
- Nodi lymphatici submandibulares
- Nodi lymphatici praeauriculares (oder parotidei)
- Nodi lymphatici retroauriculares (oder mastoidei)
- Nodi lymphatici occipitales.

Diese Lymphknoten und Lymphbahnen befinden sich in Bindegewebe, das seinerseits in Verbindung mit der Lamina superficialis der Fascia cervicalis sowie ferner mit dem kranialen Teil der externen statischen Kette (der Fascia temporalis und Galea aponeurotica) steht.

Drei vertikale Lymphbahnen drainieren bilateral die Lymphe aus dem lymphatischen perizervikalen Ring zur V. subclavia (Meert 2012):

- Die Nodi lymphatici jugulares interni bilden den Truncus jugularis internus, die tiefer entlang der V. jugulares interna liegen und zusätzlich v. a. den Bereich der Halsorgane drainieren;
- Die Nodi lymphatici cervicales anteriores profundi et superficiales bilden die Trunci cervicales anteriores profundi et superficiales, die tief und oberflächlich ventral der V. jugu-

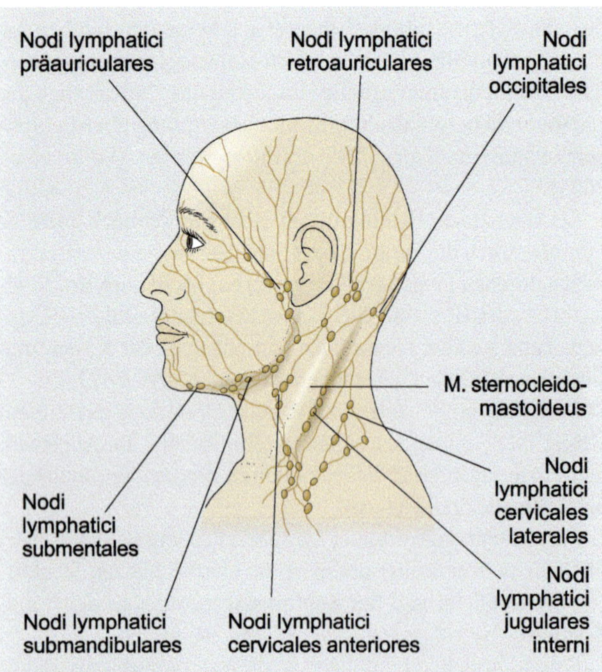

Abb. 7.19 Lymphbahnen des Kopf-, Gesichts- und Halsbereichs [L190]

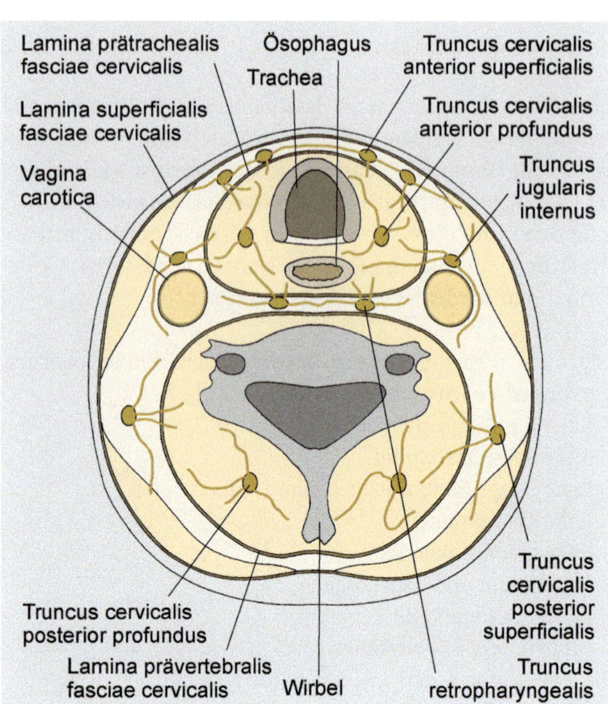

Abb. 7.20 Schematische Wiedergabe der vertikalen Lymphtrunci und deren Faszienverhältnisse [L190]

laris interna liegen und zusätzlich v. a. den ventralen Bereich des Halses und den Mundbodenbereich drainieren;

- Die Nodi lymphatici cervicales laterales profundi et superficiales bilden die Trunci cervicales posteriores profundi et superficiales, die oberflächlich und tief und dorsal der V. jugularis interna liegen und zusätzlich den Bereich zwischen Lamina superficialis und Lamina praevertebralis der Fascia cervicalis drainieren.
- Die Nodi lymphatici retropharyngeales, die tief im Spatium prevertebrale oder retropharyngeale verlaufen.

Es gibt zusätzlich noch tiefe Lymphbahnen der zentralen MFK (zentralen Sehne), die Nodi lymphatici retropharyngeales und Trunci retropharyngeales (> Abb. 7.20). Diese Lymphbahnen der zentralen MFK drainieren in den Bereich zwischen der Lamina praetrachealis und Lamina praevertebralis, also in den Pharynx, die Nasenhöhle, die Tuba auditiva und die Paukenhöhle.

Die Mobilität der Halsfaszien und der zentralen MFK spielt eine außerordentliche Rolle für den Lymphfluss dieser Regionen.

❸ Schulter, obere Extremität und Thoraxwand

Das Lymphsystem des Schultergürtels

Die oberflächliche Lymphe der Haut und der Subkutis wird zu den supra- und infraklavikulären Lymphknoten geführt.

Das tiefe Lymphsystem der Schulter- und der Achselregion folgt den arteriellen Bahnen und drainiert zu infra- und supraklavikulären Lymphknoten und zum Terminus (Venenwinkel).

Das tiefe Lymphsystem der Schulter- und Achselregion besteht nach Földi et al. aus:

- Truncus lymphaticus suprascapularis für den Supraspinatusbereich
- Truncus lymphaticus circumflexus humeri posterior und Truncus thoracoacromialis für den Deltoidbereich
- Truncus lymphaticus circumflexus scapulae für den Infraspinatusbereich
- Truncus lymphaticus dorsalis scapulae für den interskapulären Bereich
- Truncus lymphaticus thoracicus superior, Truncus lymphaticus thoracicus lateralis, Truncus lymphaticus subscapularis, Truncus lymphaticus thoracodorsalis und Truncus lymphaticus circumflexus anterior humeri für den pektoralen Bereich.

Das Lymphsystem der oberen Extremität

Die Hauptsammelstelle der Lymphe der oberen Extremität befindet sich in der homolateralen Axilla, den Nodi lymphatici axillares profundi und superficiales. Allgemein kann man die Lymphgefäße der oberen Extremität in zwei Schichten unterteilen:

- oberflächliche Lymphgefäße, die in der Haut und Subkutis verlaufen, also epifaszial (außerhalb der Fascia antebrachii bzw. Fascia brachii).
- tiefe Lymphgefäße, die subfaszial (unterhalb der Fascia antebrachii bzw. Fascia brachii), inter- und intramuskulär verlaufen.

Das oberflächliche Lymphsystem der oberen Extremität (> Abb. 7.21): Die Haut und Subkutis der Finger und der Hand drainieren größtenteils über die radiale und ulnare Handkante zu Kollektoren des Handrückens und von dort zum Unterarm. Die Haut des Unterarms drainiert in ein Netzwerk aus Lymphgefäßen, das um den Unterarm herum verläuft.

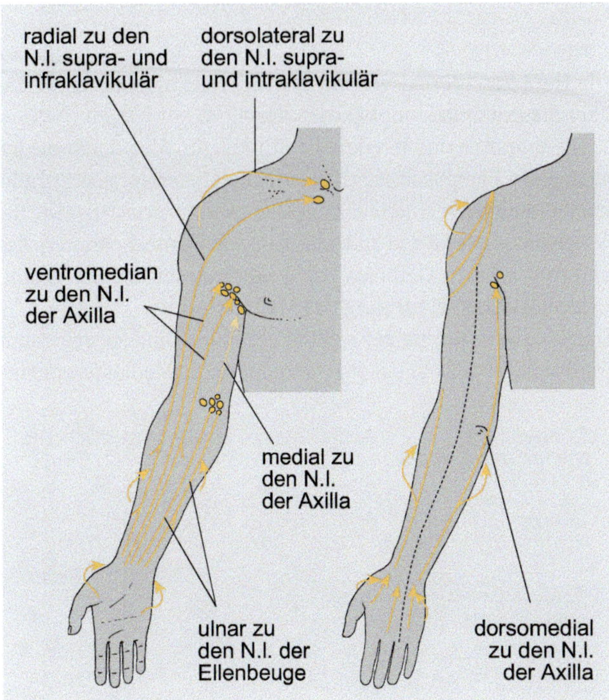

Abb. 7.21 Oberflächliche Lymphbahnen der oberen Extremität. N. I. = Nodi lymphatici [L134]

Man unterteilt die Lymphgefäße des Unterarms in folgende Lymphbündel:

- ventromediales Vorderarmbündel
- radiales Vorderarmbündel
- ulnares Vorderarmbündel.

Manchmal werden in der Ellenbeuge (Nodi lymphatici cubitales superficiales und profundi) und im Septum intermusculare brachii mediale (SIBM) inkonstante kleine Lymphknoten (Nodi lymphatici brachiales) angetroffen, die zum medialen Oberarmgefäß drainieren. Entsprechend erfolgt die Drainage des Unterarms auf drei Wegen:

- ulnar oder medial zu den Lymphknoten des Ellenbogens oder des SIBM
- ventromedial oder mittig direkt zu den axillaren Lymphknoten
- radial oder lateral direkt zu den supra- und infraklavikulären Lymphknoten.

Die Haut und Subkutis des Oberarms wird ebenfalls von drei Lymphgefäßenbündeln drainiert:

- mediales Oberarmbündel, das die Lymphe aus der Oberfläche des Unterarms sammelt und im Sulcus bicipitalis medialis zu den Nodi lymphatici axillares führt;
- dorsolaterales Oberarmbündel, das die dorsolaterale Oberfläche des Oberarms drainiert und die Lymphe zum Teil zu supra- und infraklavikulären Lymphknoten führt;
- dorsomediales Bündel, das die dorsomediale Oberfläche des Oberarms drainiert und die Lymphe zu den axillären Lymphknoten führt.

Das tiefe Lymphsystem der oberen Extremität: Die tiefen Lymphbündel ziehen in die faszialen Gleitschichten und begleiten die A. brachialis, die A. profunda brachii, die A. collateralis radialis, die A. collateralis ulnaris, die A. radialis, die A. ulnaris, die A. interossea anterior und die A. interossea posterior. Für den Oberarm existieren folgende tiefe Lymphbahnen:

- Truncus lymphaticus brachialis
- Truncus lymphaticus profunda brachii mit Truncus collateralis radialis
- Trunci lymphatici collaterales ulnares superiores und inferiores.

Die Vasa brachialia und die Vasa collateralia ulnaria ziehen im SIBM, in der medialen Rinne zwischen den Flexoren (M. biceps brachii, M. brachialis, M. brachioradialis) und Extensoren (M. triceps brachii) des Oberarms. Dieser Bindegewebsraum steht mit der Achselhöhle und mit der Ellenbeuge direkt in Verbindung. Es ist sinnvoll, zuerst dieses Gewebe faszial zu lösen, bevor man lymphatische Pumptechniken für die Vasa brachialia und Vasa collateralia ulnaria einsetzt.

Die Vasa profunda brachii verläuft zwischen dem medialen und dem lateralen Kopf des M. triceps brachii nahe am Humerus nach lateral im Canalis nervi radialis. Sie durchbrechen dann als Vasa collateralia radialia das SIBL (Septum intermusculare brachii laterale) und ziehen zwischen M. brachialis und M. brachioradialis zur Beugeseite der Ellenbeuge. Für den Unteram existieren folgende tiefe Lymphbahnen:

- Truncus lymphaticus radialis
- Truncus lymphaticus ulnaris
- Truncus lymphaticus interosseus anterior
- Truncus lymphaticus interosseus posterior.

Die Lymphbahnen des Unterarms drainieren zum Truncus lymphaticus brachialis.

Bei den Lymphbahnen des Unterarms fallen vier Bindegewebsstraßen auf. Es ist sinnvoll, zuerst die fasziale Mobilität dieser Bindegewebsstraßen zu verbessern, damit auch die Lymphtechniken optimal eingesetzt werden können. Man unterscheidet:

- Die **Radialisstraße** unter den Streckermuskeln (Epicondylus-lateralis-Muskeln). Auch der so genannte Supinatorkanal zwischen dem Caput humerale und Caput ulnare des M. supinator ist wichtig. Hier ziehen die Vasa radiales durch.
- Die **Ulnarisstraße** unter den Beugemuskeln (Epicondylus-medialis-Muskeln). Wichtig ist auch der Muskelbogen des M. pronator teres von der lateralen Seite des mittleren Drittels des Radius zum Processus coronoideus ulnae (Caput ulnare) und weiter zum Epicondylus medialis humeri (Caput humerale) sowie der Sehnenbogen des M. flexor digitorum superficialis. Hier ziehen die Vasa ulnares durch.
- Die **ventrale Interosseusstraße** zwischen den Ansätzen der Mm. flexor pollicis longus und flexor digitorum profundus auf der Membrana interossea antebrachii. Hier ziehen die Vasa interossea anteriora auf der Membrana interossea nach kaudal und versorgen die tiefen Flexoren sowie Radius und Ulna. Distal treten sie durch eine Lücke in der Membrana interossea antebrachii auf die Streckseite des Unter-

arms zur Versorgung des Handrückens. Von hier zweigen kleine Äste zur Versorgung der Handfläche ab.

- Die **dorsale Interosseusstraße** führt entlang den Vasa interossea posteriora. Diese ziehen unterhalb der Chorda obliqua von ventral durch die Membrana interossea antebrachii auf die Rückseite des Unterarms. Sie ziehen sodann zwischen den oberflächlichen und den tiefen Streckern distalwärts.

Praxistipp

Die Mobilität der Faszien der oberen Extremität ist entscheidend für den Lymphfluss! Grundsätzlich ist es sinnvoll, immer zuerst die fasziale Spannung zu lösen, bevor man lymphatische Techniken einsetzt.

Die Lymphe der Rumpfwandhaut drainiert im kranialen Bereich zu den Nodi lymphatici axillares und im kaudalen Bereich zu den Nodi lymphatici inguinales superficiales.

Typisch in der Rumpfwand ist das Vorkommen von Retinaculae (Schultz und Feitis 1996). Das Queren dieser Bänder ist für die Lymphe nicht einfach; M. Földi et al. deuten an, dass hier oberflächlich nur wenig Lymphgefäße durchziehen, sondern nur initiale Lymphgefäße ihren Anfang nehmen, die man insofern als oberflächliche „Wasserscheiden" betrachten könnte (Földi et al. 2005).

Genau oberhalb der Retinakulae findet man bei leichten Ödemen deswegen auch oft subkutane Lymphansammlungen.

Es ist sinnvoll, die Brust nochmals separat zu betrachten (> Abb. 7.24). Das Brustdrüsengewebe wird allgemein in vier Quadranten eingeteilt. Die Lymphe der beiden lateralen Quadranten (1 + 2) wird zur Axilla drainiert. Der mediale untere Quadrant (4) drainiert seine Lymphe zu den parasternalen Lymphknoten, der mediale obere Quadrant (3) zu den infraklavikulären Lymphknoten (> Abb. 7.24).

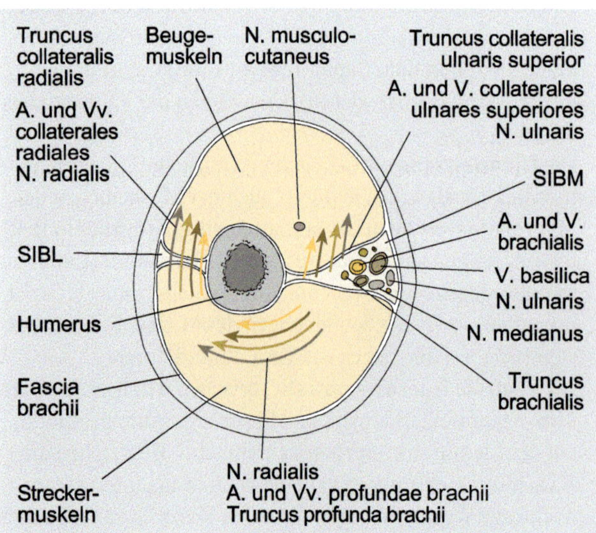

Abb. 7.22 Tiefe Lymphbahnen (Trunci) des Oberarms [L190]

4 Thorax und Mediastinum

Die Haut der Thoraxwand wird, wie bereits oben beschrieben, über die axillaren Lymphknoten drainiert.

Die thorakale und interkostale Muskulatur wird durch die interkostalen Lymphbahnen drainiert. Diese interkostalen Lymphknoten drainieren einerseits zum Ductus thoracicus bzw. Ductus lymphaticus dexter und andererseits zu den Trunci parasternales und von dort zum Terminus, zur V. subclavia sinistra bzw. dextra.

Lymphatische Versorgung des Mediastinums

Das Mediastinum ist ein sagittal gestellter Bindegewebsraum im Brustkorb, das in ein oberes und unteres Mediastinum ein-

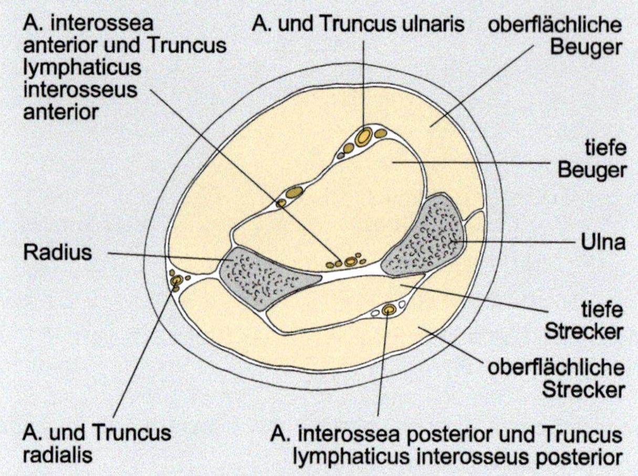

Abb. 7.23 Tiefe Lymphbahnen (Trunci) des Unterarms [L190]

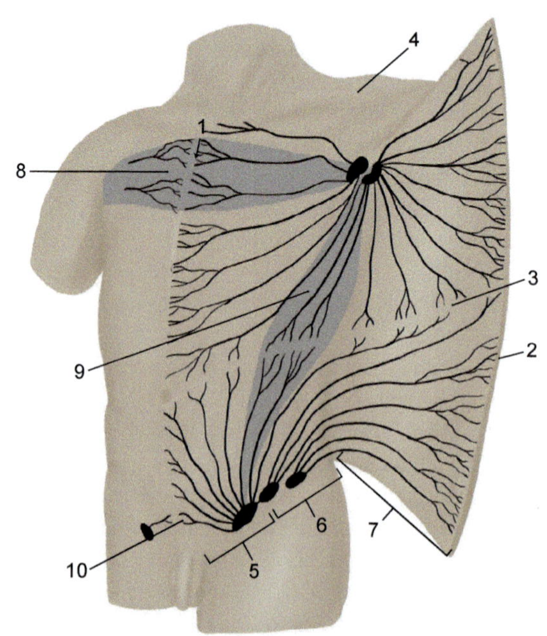

Abb. 7.24 Schema der Lymphdrainage der Rumpfwand (Rückenhaut seitwärts geklappt). **1** Vordere senkrechte Wasserscheide **2** hintere vertikale Wasserscheide **3** transversale Wasserscheide **4** Drainagegebiete des lateralen Oberarmbündels (Deltoid-Bündel) **5** vordere Rumpfwand **6** seitliche Rumpfwand **7** hintere Rumpfwand **8** interaxillärer Kollateralweg **9** axilloinguinaler Kollateralweg **10** suprapubische Anastomosen. [L134]

geteilt werden kann. Das obere Mediastinum reicht vom Thoracic Outlet/Inlet bis zu einer Horizontalebene durch die kraniale Spitze des Herzens. Das obere Mediastinum führt alle Leitungsbahnen wie den Aortenbogen, die V. cava superior, die Trachea, den Ösophagus, den Ductus thoracicus, den Ductus lymphaticus sinistra, die Nn. phrenici, die Trunci sympathici, die Nn. vagi, die V. azygos und V. hemiazygos.

Das zwischen den Lungen gelegene untere Mediastinum wird wiederum eingeteilt in (> Abb. 7.25 und > Abb. 7.26):

- **Vorderes Mediastinum:** Raum zwischen dem Sternum und dem Perikard; lymphatisch drainieren hier die Trunci lymphatici parasternales. Arteriell und venös versorgen die Aa. und Vv. thoracicae internae diesen Raum;
- **Mittleres Mediastinum:** beinhaltet das Perikard mit dem Herz, die Nn. phrenici, die A. und V. pericardiacophrenica, alle Lymphstämme von kaudal; Nodi lymphatici mediastinales anteriores, Nodi lymphatici bronchopulmonales und Nodi lymphatici mediastinales posteriores drainieren zu den Trunci bronchomediastinales (repräsentativ für die Lymphbahnen des mittleren Mediastinums sprechen wir aus didaktischen Gründen stark vereinfacht nur noch von Trunci bronchomediastinales).
- **Hinteres Mediastinum:** beinhaltet fast alle Leitungsbahnen, wie die Aorta, die V. cava superior bzw. V. cava inferior, die Bifurcatio tracheae und Membrana bronchopericardiaca, die Aa. pulmonales, die Vv. pulmonales, den Ösophagus, den Ductus thoracicus, die Trunci sympathici, die Nn. vagi, die V. azygos und V. hemiazygos. Lymphatisch wird zum Ductus thoracicus und zum Ductus lymphaticus dexter drainiert.

Die thorakalen Organe (Herz und Lunge) und das mittlere Mediastinum werden durch die mittleren mediastinalen Lymphbahnen, die Trunci bronchomediastinales dexter und sinister drainiert (schematisch betrachtet). Der Ductus thoracicus drainiert das hintere Mediastinum (auch das hintere Perikard)

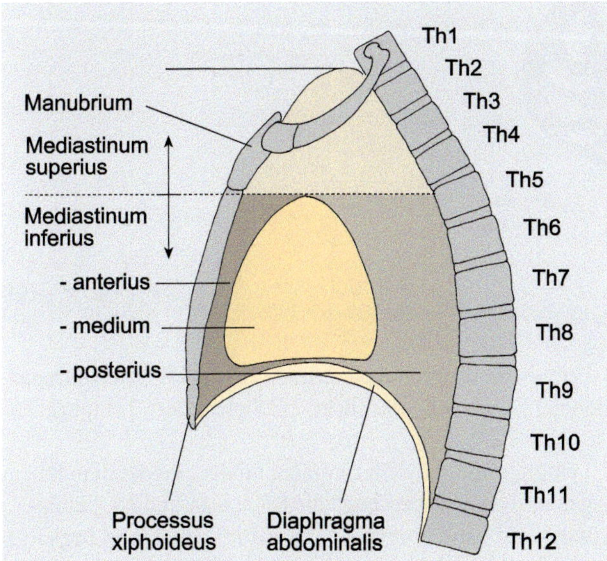

Abb. 7.25 Einteilung des Mediastinum [L190]

und die interkostalen Lymphknoten. Die Ducti lymphatici parasternales drainieren das vordere Mediastinum und die vordere Brustwand.

Der Ductus lymphaticus dexter ist nur wenige mm lang und bildet in 20 % der Fälle den Zusammenschluss der lymphatischen Trunci der rechten Seite. Meistens münden die rechten Trunci lymphatici separat in die V. subclavia dextra oder V. jugularis interna dextra.

Lymphatische Versorgung der Lungen

Das Lungengewebe ist eigentlich ein Bindegewebsnetz, das in zwei Bindegewebssysteme unterteilt werden kann:

- Das zentrale Bindegewebssystem dringt wie ein auf dem Kopf stehender Baum (Bronchialbaum) über den Hilus pulmonalis (Lungenpforte) mit den Bronchien, den Aa. pulmonales (mit sauerstoffarmem Blut aus dem rechten Ventrikel) und Rami bronchiales (gehen von der Aorta mit sauerstoffreichem Blut ab) zentral in die Lunge ein und reicht bis zu den Alveolen.
- Das periphere Bindegewebe umgibt wie eine Art „Vogelschutznetz“ den Bronchialbaum bzw. die Lungenoberfläche und zieht mit den Vv. pulmonales in den Bindegewebssepten hiluswärts. Die Vv. pulmonales drainieren zum linken Vorhof des Herzens.

Die Trachea und die großen Bronchien enthalten Knorpelplatten, eine Schleimhaut, Flimmerepithel, schleimbildende Becherzellen, glatte Muskelzellen, elastische Fasern und Lymphozyten.

Die Bronchien werden von lockerem Bindegewebe, dem Peribronchium, umgeben. Dieses enhält die Aa. pulmonales, Aa. bronchiales, Lymphgefäße, Nerven, schleimbildende Bronchialdrüsen, lymphoretikuläres Gewebe mit Histiozyten (Gewebemakrophagen) und Abfallpartikel (z. B. Kohlenstaub). Auf der Innenseite besitzen die Bronchien ein Flimmerepithel mit Becherzellen und drei weiteren Zellsorten mit zum Teil noch unbekannter Funktion. Dabei handelt es sich um Clara-Zellen, die proteolytische Enzyme und Surfactant als „Anti-Atelektasefaktoren“ freisetzen; Bürstensaumzellen, die wahrscheinlich wie eine Art „Sinuszellen“ funktionieren; und neuroendokrine Zellen, die Polypeptidhormone freisetzen und damit einen Einfluss auf die Durchblutung der Lunge und den Spannungszustand der Lungenmuskulatur haben.

Ab den Bronchiolen fehlen die Knorpelplättchen, Flimmerzellen und Becherzellen zunehmend. Dafür erscheinen aber Glandulae bronchiales, die Muskelschicht wird dicker und die Anzahl an Lymphozyten in der Schleimhaut nimmt zu.

Die Alveolen enden in den Sacculi alveolares (Alveolensäckchen). Diese enthalten Myofibroblasten (kontraktile Zellen), Fibroblasten, Abwehrzellen (Makrophagen, Mastzellen und Lymphozyten) und Pneumozyten I und II (Alveolarzellen) (> Kap. 7.2.2).

Durch den Surfactant (Phospholipidfilm) der Pneumozyten II ist es der Lunge möglich, ihr Volumen bei extremer Exspiration um bis zu 25 % zu verringern, ohne dabei zu verkleben, und sich beim Einatmen wieder mühelos zu vergrößern.

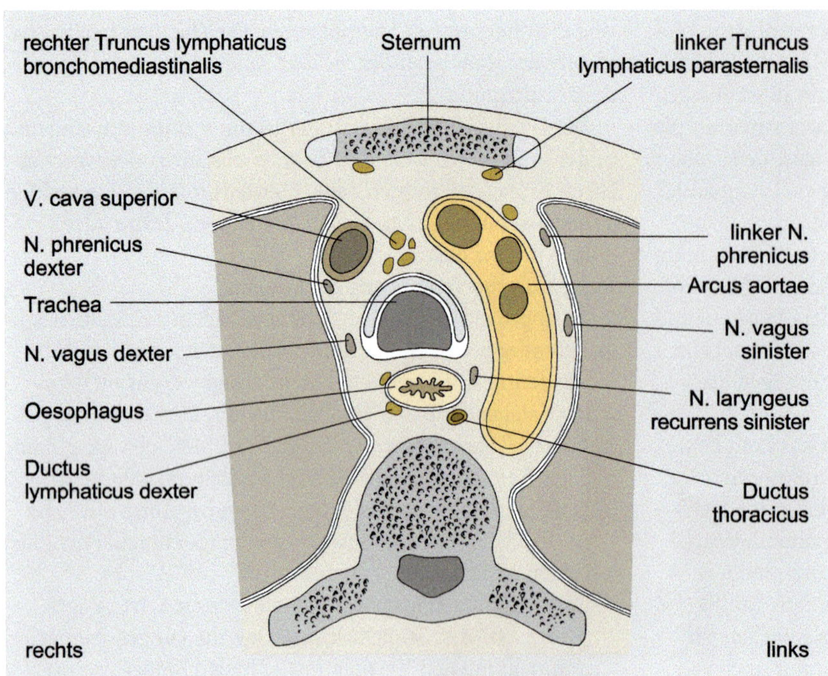

Abb. 7.26 Sicht von kaudal. Querschnitt durch das obere Mediastinum [L190]

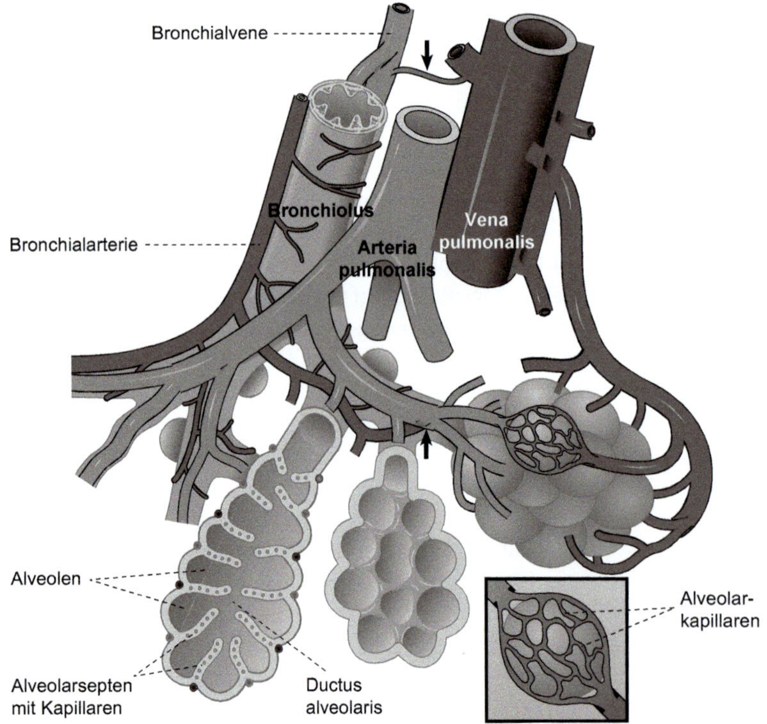

Abb. 7.27 Arteriovenöse Versorgung der Lunge (aus: Welsch 2006) [L107]

Man vermutet, dass sich partikel- und abfallbeladene Makrophagen aus tieferen Teilen der Lunge (und aus anderen Organen, z. B. der Leber) aus ihrem Zellverband lösen und zu den Lymphknoten an den großen Bronchien geführt werden. Hier können sie entweder durch die Alveolarwand „kriechen“ und abgehustet werden oder sie bleiben zunächst im peribronchialen oder subpleuralen Bindegewebe liegen (> Abb. 7.28). Auch können sie zum nächsten regionären Lymphknoten geführt und dort abgebaut bzw. gelagert werden.

Lymphatisch unterscheidet man prinzipiell tiefe (intrapulmonale) und oberflächliche (subpleurale) Lymphgefäße (> Abb. 7.27):

- Lymphgefäße, die dem zentralen Bindegewebssystem folgen und dementsprechend die Bronchien und Aa. pulmonales und Rami bronchiales bis in die Bronchiolen begleiten. Sie fangen blind in Höhe der Bronchioli respiratorii an und setzen sich in mit Klappen versehenen Trunci lymphatici pulmonales hiluswärts fort.

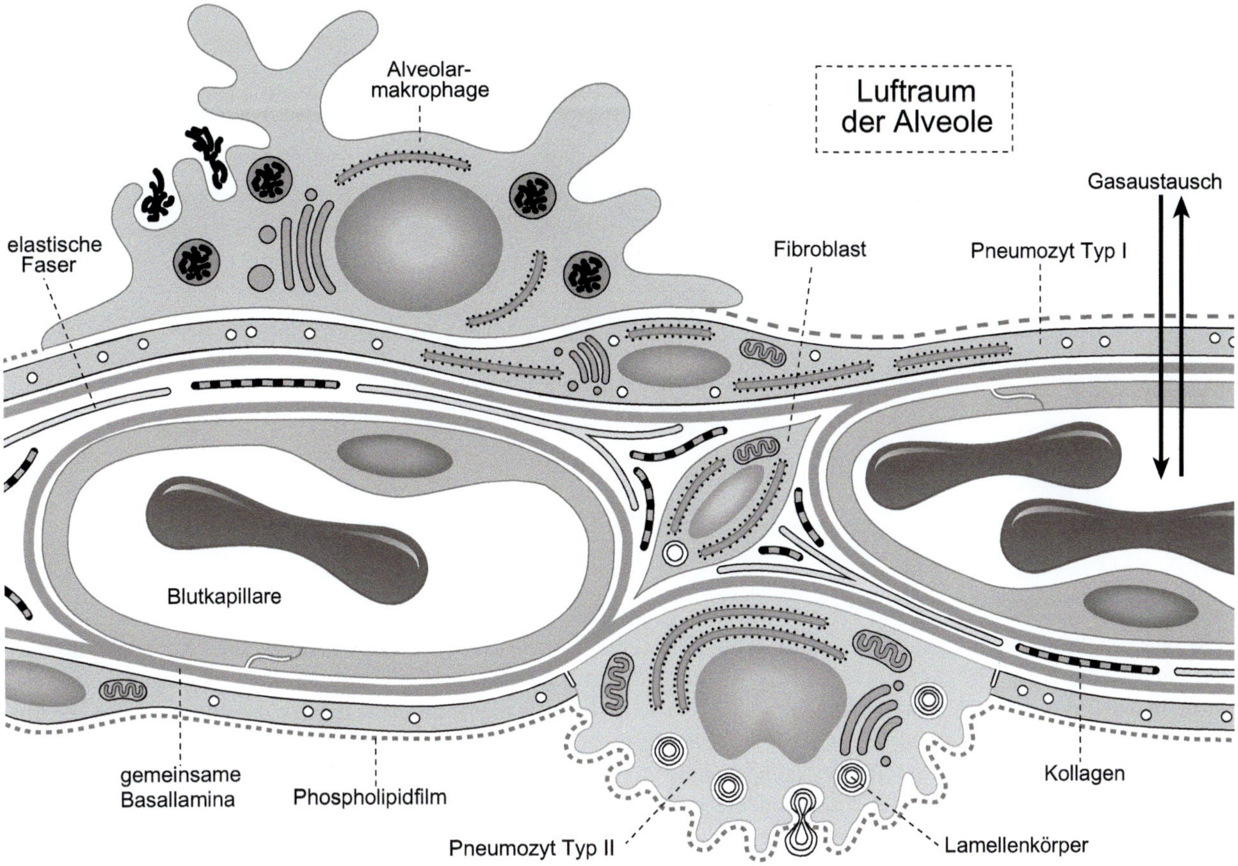

Abb. 7.28 Feinstruktur eines Alveolarseptums (aus: Welsch 2006) [L107]

- Lymphgefäße, die dem peripheren Bindegewebssystem folgen und dementsprechend die Vv. pulmonales begleiten. Sie fangen subpleural mit Kapillaren an, die dann den Vv. pulmonales in die interlobulären Septa folgen und ebenfalls mit Klappen versehen hiluswärts drainieren.

Sowohl die intrapulmonalen als auch die subpleuralen Lymphgefäße drainieren zu Lymphknoten im Bereich des Lungenhilus, den Nodi lymphatici bronchopulmonales, und von dort zu den Nodi lymphatici tracheales. Kranial anastomosieren sie meistens mit den Nodi lymphatici bronchomediastinales.

Auch im Lig. pulmonale und in den interlobulären Spalten ziehen Trunci lymphatici lateropericardiaci zu den Nodi lymphatici tracheales.

Die gesamte rechte Lunge und der Unterlappen der linken Lunge drainieren meistens nach rechts. Nur der Oberlappen der linken Lunge drainiert nach links (Netter 1982).

Die Lymphe der Pleura parietalis wird zu den interkostalen Lymphknoten und von dort zu den Trunci parasternales und dem Ductus thoracicus drainiert. Auch Lymphe aus den oberen interkostalen Räumen kann zu den Nodi lymphatici axillares geleitet werden, weshalb man bei der Lungenuntersuchung am besten auch die Axilla mituntersuchen sollte!

Lymphatische Versorgung des Herzens

Im Perikard finden sich nur wenige Lymphgefäße. Sie drainieren zu den Trunci parasternales und zum Ductus thoracicus.

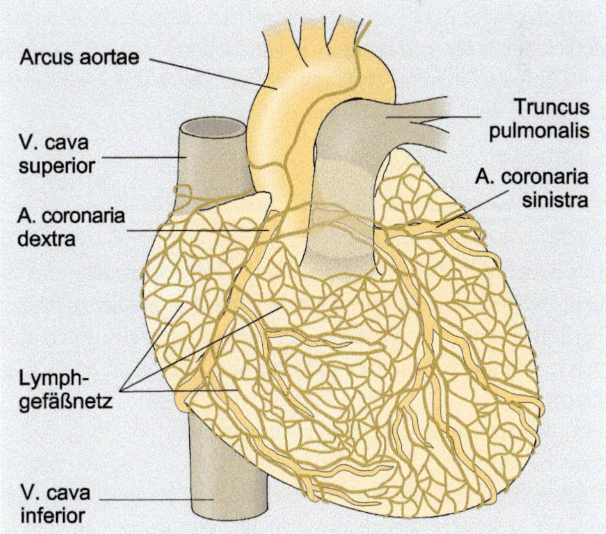

Abb. 7.29 Lymphgefäßnetz des Herzens [L190]

Die Lymphgefäße des Herzens führen Lymphe aus den subendokardialen, myokardialen und subepikardialen Lymphgefäßnetzen, die dann in Lymphgefäße drainieren, die die A. coronaria sinistra und A. coronaria dextra begleiten (> Abb. 7.29). Sie drainieren dann zu den mediastinalen Lymphknoten

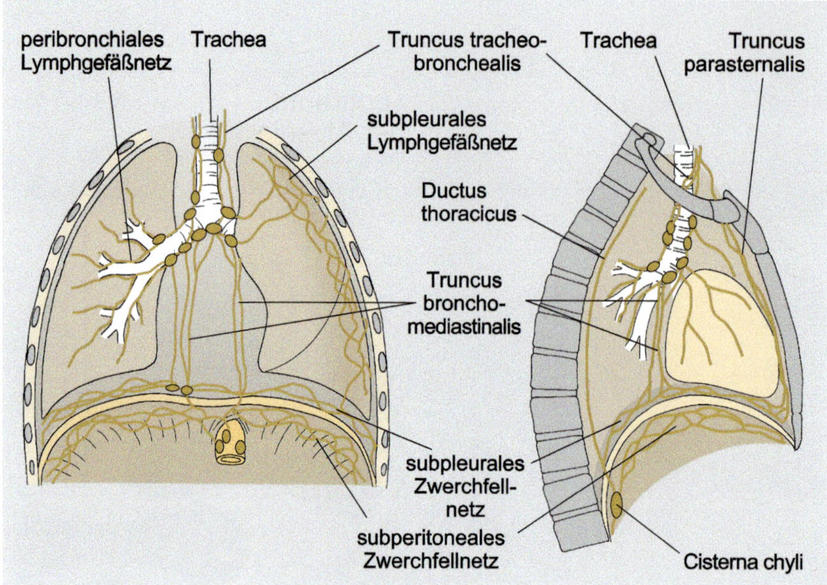

Abb. 7.30 Lymphgefäßnetze des Zwerchfells (modifiziert nach Földi et al. 2005) [L190]

im Bereich der Bifurcatio tracheae und von dort zu den Trunci bronchomediastinales.

Lymphatische Versorgung des Zwerchfells

Die Lymphgefäße der Pleurahöhlenbasis stehen durch das Zwerchfell mit Lymphknoten des Retroperitonealraums in Verbindung. Im Peritoneum parietale, insbesondere im Bereich des Centrum tendineum, finden sich zahlreiche Lymphgefäße. M. Földi et al. sprechen von einem subpleuralen und einem subperitonealen lymphatischen Zwerchfellnetz (Földi et al 2005, ➢ Abb. 7.30). Sie drainieren einerseits zum Ductus thoracicus, der durch den Hiatus aorticus zieht, und stehen anderseits über die Foramina im Zwerchfell mit den mediastinalen Lymphgefäßen in Verbindung. Im Bereich der Zwerchfellunterseite wird Peritonealflüssigkeit resorbiert.

5 Bauchraum

Der Bauchraum wird faszial in einen retroperitonealen und einem peritonealen Raum eingeteilt. Man kann zusätzlich den Peritonealraum des Beckens hinzufügen, der eigentlich nur den unteren Abschnitt des abdominalen Peritonealraums ausmacht.

Peritonealraum und Retroperitonealraum

Sowohl die retroperitonealen als auch die intraperitonealen Organe verfügen über initiale Lymphgefäße. Im Retroperitonealraum ziehen zusätzlich die großen Leitungsbahnen durch. Verklebungen, Spannungen und Druckerhöhungen können deswegen einen enormen Einfluss auf die durchziehenden Leitungsbahnen ausüben.

Vor diesem Hintergrund sei besonders darauf hingewiesen, dass auch der Vertebralkanal über die Foramina intervertebralia zum Retroperitonealraum drainiert. Es spricht für sich, dass die venösen Plexen, die vom Vertebralkanal zum Retroperitonealraum ziehen, nicht über Venenklappen verfügen!

Der Ductus thoracicus ist die größte Lymphbahn im Körper mit einer Gesamtlänge von 36–45 cm. Er beginnt mit der Cisterna chyli, die meistens rechts der anterioren Seite von Th11–L2 hinter dem Crus dextrum des Zwerchfells liegt. Meistens liegt die Cisterna chyli thorakal und ist plexusförmig aus mehreren Lymphkollektoren zusammengesetzt; seltener hat sie einen abdominalen Ursprung (von Lanz und Wachsmuth 2004, Band „Bauch"). Es handelt sich dann eher um eine sackförmige Dilatierung als den Anfang des Ductus thoracicus, die je nach Form 3–8 cm lang und 0,5–1,5 cm breit sein kann.

Der Ductus thoracicus liegt direkt der ventralen Seite der LWS an, steigt dann auf und zieht durch den Hiatus aorticus des Diaphragmas im posterioren Mediastinum kranialwärts. In Höhe des Angulus sternalis zieht er etwas mehr nach links und setzt sich links vom Ösophagus und hinter den Aortenbogen zur Verbindung der linken V. subclavia mit der linken V. brachiocephalica (95 %), selten in den rechten (1 %) oder in beide Venenwinkel (4 %) fort.

Folgende Bereiche drainieren zum Sammelgefäß, der Cisterna chyli, und von dort über den Ductus thoracicus zum Terminus, der V. subclavia (➢ Abb. 7.31):

- Epiduralraum und Duralraum
- intraperitoneale Organe über Lymphgefäße, die in ihren Aufhängungsbändern zum Retroperitonealraum laufen;
- retroperitoneale Organe
- subperitoneale Organe
- Trunci lymphathici aortici, Trunci lymphathici cavales und Trunci lymphathici interaorticocavales, die Lymphe aus dem Becken, den unteren Extremitäten sowie aus der unteren Bauchwand und unteren Rückenwand sammeln. Sie werden manchmal auch als Trunci (Nodi) lymphatici lumbales oder vereinfacht als aortikokavale Lymphknoten bezeichnet.

Die tiefen Lymphgefäße folgen bekanntlich den Arterien, genau so wie viele Venen und neurovegetative Plexen, die sich in

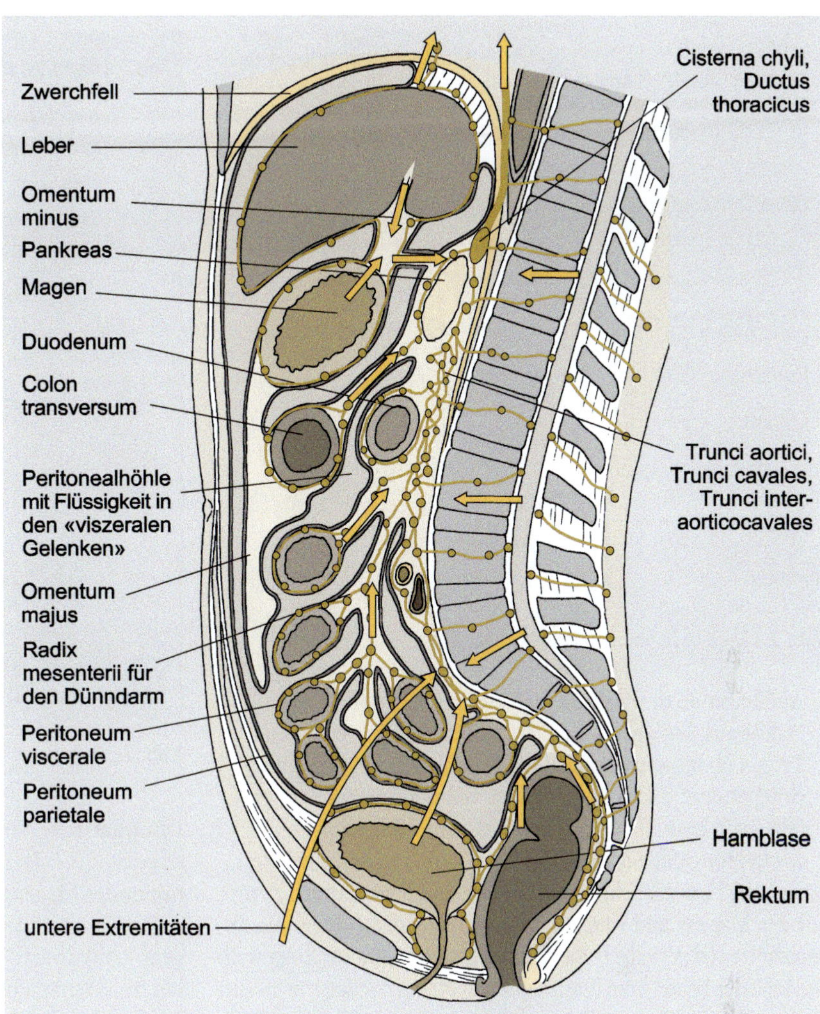

Abb. 7.31 Der Retroperitonealraum als Sammelstelle für Lymphe aus den intraperitonealen und retroperitonealen Organen, den unteren Extremitäten, den Beckenorganen und dem Epidural- und Duralraum [L190]

der gleichen bindegewebigen Straße einen Weg zum Organ bahnen.

Praxistipp

Da alle Hauptleitungen (Aorta, V. cava inferior, Ductus thoracicus und neurovegetative Plexen) sich retroperitoneal befinden, ist es sinnvoll, im abdominalen Bereich zuerst den retroperitonealen Weg frei zu machen und Spannungen zu lösen. Nachher kann man die „Mesos“ (Aufhängungsbänder) der intraperitonealen Organe auf Spannung testen und bei Bedarf behandeln, damit man den Zugangsweg für die versorgenden AVLN-Gefäße öffnet. Die retroperitonealen Organe werden ohnehin über Gefäße, die den retroperitonealen Weg gehen, versorgt.

Lymphgefäße und „Mesos“ der abdominalen Organe

Um die Versorgung der intraperitonealen und retroperitonealen Organe verstehen zu können, braucht man ein gutes dreidimensionales Verständnis der anatomischen Verhältnisse. Die nachfolgenden Ausführungen sollten nur als Basis betrachtet werden, detailliertere Informationen finden sich in Fachwerken der Anatomie und Physiologie. Ohne eine gute Visualisierung wird es fast unmöglich sein, in der Praxis die Versorgungsbahnen und Mesos der Organe zu behandeln!

Lymphatische Versorgung der Leber und Gallenblase: Die lymphatische Versorgung der Leber ist kompliziert.

Die Leber und Gallenblase liegen intraperitoneal. Allgemein kann man sagen, dass die Leber und die Gallenblase über ein tiefes (intrahepatisches) und ein oberflächliches (subperitoneales) lymphatisches Netzwerk verfügen.

Die Lymphkapillaren drainieren generell über zwei Wege (➢ Abb. 7.32):

- Absteigende tiefe Lymphgefäße, oberflächliche Lymphgefäße der Leber aus den unteren Kapselanteilen und Lymphgefäße der Gallenblase drainieren zu den Trunci lymphatici, die der V. portae, der A. hepatica und dem Ductus hepatis communis (Lebergallengang) im Omentum minus nach kaudal folgen. Der lymphatische Truncus hepaticus zieht dann durch die Plica gastropancreatica zum retroperitonealen Raum, wo er in den Nodi lymphatici coeliaci drainiert. Der lymphatische Plexus coeliacus verläuft entlang dem arteriellen Truncus coeliacus und dem neurovegetativen Ganglion coeliacum.

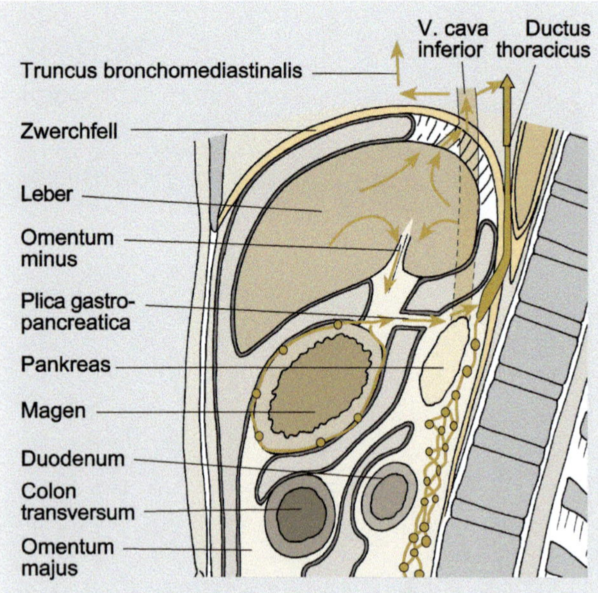

Abb. 7.32 Lymphknoten und Lymphbahnen der Leber [L190]

- Aufsteigende tiefe Lymphgefäße und oberflächliche Lymphgefäße aus den oberen Kapselanteilen drainieren zu den Trunci lymphatici, die den Vv. hepaticae in das Lig. phrenicohepaticum durch das Foramen venae cavae des Zwerchfells nach kranial folgen. Von dort wird die Lymphe über die Lymphgefäße des Mediastiums zum Terminus geleitet.

Das kleine Netz (Omentum minus) zieht von der Curvatura minor des Magens und vom Anfang des folgenden Duodenum als nahezu frontal gestellte Doppel-Bindegewebsplatte zur Eingeweidefläche der Leber. Vom lymphatischen Plexus coeliacus wird die Lymphe zur Cisterna chyli drainiert und von dort über den Ductus thoracicus zum Terminus, der linken V. subclavia, geführt.

Praxistipp

Die Behandlung des Retroperitonealraums, des Omentum minus und der Plica gastropancreatica ist extrem wichtig für die lymphatische Versorgung der Leber und Gallenblase!

Lymphatische Versorgung der Milz und des Corpus pancreatis: Die Milz liegt intraperitoneal, das Pankreas retroperitoneal.

Die Lymphgefäße der Milz ziehen über das Lig. splenorenale zum Retroperitonealraum (> Abb. 7.33). Sie laufen dann retroperitoneal und bekommen Zuflüsse von den Nodi lymphatici pancreatici des Corpus pancreatis, um dann als Nodi lymphatici pancreaticolienales entlang der A. und V. lienalis zu laufen. Sie drainieren dann zu den Nodi lymphatici coeliaci.

Praxistipp

Die Behandlung des Retroperitonealraums, der Faszien der linken Niere und des Lig. splenorenale ist extrem wichtig für die lymphatische Versorgung der Milz und des Corpus pancreatis.

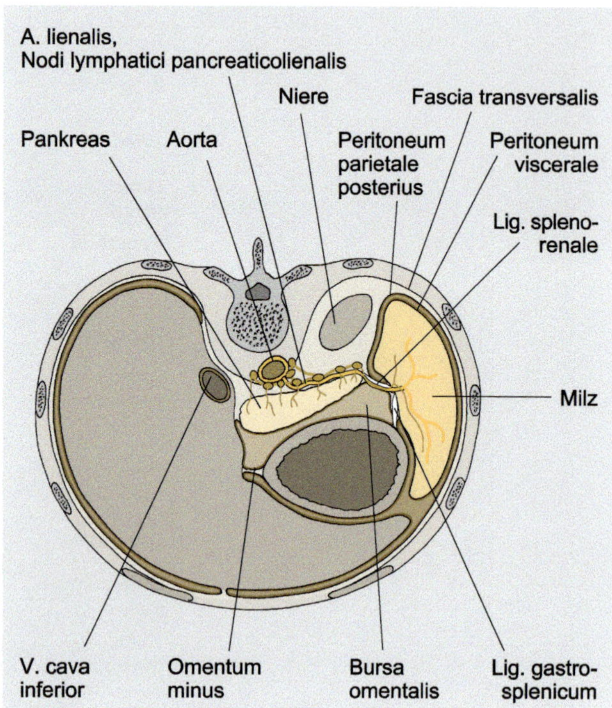

Abb. 7.33 Lymphatische Versorgung von Milz und Pankreas [L190]

Lymphatische Versorgung des Magens: Der Magen liegt intraperitoneal. Das Omentum minus zieht von der Curvatura minor des Magens als Doppelblatt zur Unterseite der Leber.

Das Omentum majus zieht von der Curvatura major des Magens kaudalwärts. Es legt sich wie eine „Schürze" über das Colon transversum und den Dünndarm und biegt im Unterbauch wieder nach kranial um. Das Omentum majus zieht dann kranialwärts und verwächst unter Bildung des Lig. gastrocolicum mit dem Colon transversum und zieht als Lig. gastrosplenicum zum Milzhilus.

Es ist normalerweise sehr beweglich und enthält „Milchflecken" (Ansammlungen von Abwehrzellen) und Fettgewebe (> Kap. 2.5.6 und > Kap. 7.2.2).

Zwischen dem Blatt des Peritoneum viscerale auf der Rückseite des Magens und dem Peritoneum parietale posterius befindet sich eine peritoneale Gleitschicht, die Bursa omentalis. Zwischen der Unterseite der Leber und der Magenvorderseite gibt es ebenfalls eine peritoneale Gleitfläche, den Recessus subhepaticus (hepatogastricus). Eine weitere wichtige peritoneale Gleitfläche liegt zwischen dem Magen und der Milz. Außerdem gibt es eine ligamentäre Verbindung (Lig. gastrosplenicum), durch die versorgende Leitungsbahnen verlaufen (> Abb. 7.34).

Der Magen besitzt einen feinmaschigen lymphatischen Plexus mucosus, einen grobmaschigen Plexus submucosus und einen Plexus subserosus. Es besteht in der Literatur keine Einigkeit, ob diese lymphatischen Plexen des Magens auch Verbindungen mit entsprechenden Geflechten des Duodenums und des Ösophagus haben.

Die subserösen Lymphbahnen drainieren entlang der Aa. gastricae und Aa. gastroomentales (gastroepiploicae).

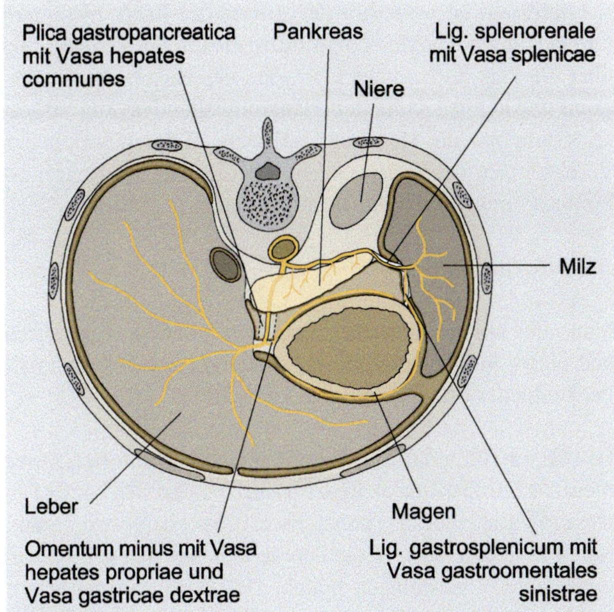

Abb. 7.34 Querschnitt in Höhe des Magens: Gefäßversorgung des Magens [L190]

Wie bei der arteriellen und venösen Versorgung entstehen „Arkaden" entlang der Curvatura minor und der Curvatura major des Magens (➤ Abb. 7.35). Die Arkade der kleinen Kurvatur des Magens wird durch die Nodi lymphatici gastrici sinistri und dextri aufgebaut und bekommt auch Lymphe aus der Kardia. Diese Lymphgefäße ziehen in das Omentum minus und drainieren dann über die Plica gastropancreatica zum lymphatischen Plexus coeliacus. Die Arkade der großen Kurvatur des Magens wird durch die Nodi lymphatici gastroomentales sinistri und dextri aufgebaut. In sie münden zusätzlich noch Lymphgefäße aus dem Omentum majus und aus dem Pylorus.

Die Lymphgefäße des linken Teils der großen Kurvatur (Nodi lymphatici gastroomentales sinistri) anastomosieren mit den Nodi lymphatici lienales und ziehen über das Lig. gastrosplenicum und dann über das Lig. splenorenale zum Retroperitonealraum. Anschließend verlaufen sie retroperitoneal als Nodi lymphatici pancreaticolienales entlang der A. und V. lienalis zum lymphatischen Plexus coeliacus.

Die Lymphgefäße des rechten Teils der großen Kurvatur (Nodi lymphatici gastroomentales dextri) anastomosieren mit den Nodi lymphatici hepatis und ziehen im Omentum minus und in der Plica gastropancreatica zum lymphatischen Plexus coeliacus. Vom lymphatischen Plexus coeliacus wird die Lymphe zur Cisterna chyli drainiert und von dort wiederum über den Ductus thoracicus zum Terminus, der linken V. subclavia, geführt.

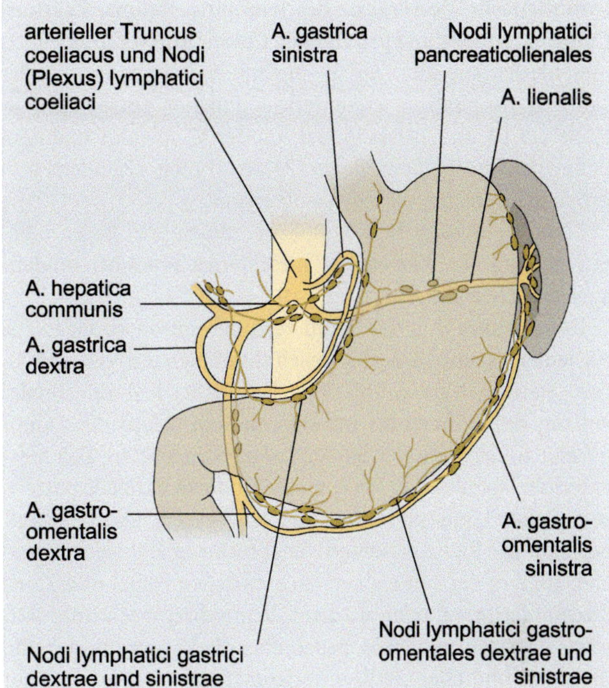

Abb. 7.35 Lymphatische Versorgung des Magens [L190]

Lymphatische Versorgung des Duodenums und des Caput pancreatis: Das Darm-assoziierte Lymphsystem (GALT, ➤ Kap. 7.2.2) ist extrem wichtig für das Abwehrsystem. Die Darmlymphe hat aber nicht nur Abwehrfunktionen, sondern transportiert auch größere Nährstoffmoleküle.

In der Darmwand gibt es vier netzartige Lymphplexi: den Plexus mucosus, den Plexus submucosus, den Plexus intermuscularis und den Plexus subserosus. Typisch für das Ileum sind Ansammlungen von Lymphfollikeln die sog. Peyer'schen Plaques. Einzelne Lymphfollikel lassen sich dagegen im ganzen Magen-Darm-Trakt finden. Die Darmperistaltik übt richtige Pumpbewegungen auf das Lymph- und Blutsystem des Darms aus.

Das Duodenum umgibt das Caput pancreatis; beide liegen retroperitoneal. Sie drainieren beide einerseits zu den Nodi lymphatici pancreaticoduodenales superiores und von dort zum lymphatischen Plexus coeliacus, andererseits zu den Nodi lymphatici pancreaticoduodenales inferiores und von dort zum lymphatischen Plexus mesentericus superior. Vom lymphatischen Plexus coeliacus und vom Plexus mesentericus inferior wird die Lymphe zur Cisterna chyli drainiert und von dort über den Ductus thoracicus zum Terminus, der linken V. subclavia, geführt.

Praxistipp

Die osteopathische Behandlung des Retroperitonealraums, des Omentum minus, des Omentum majus, des Lig. renolienalis sowie des Lig. gastrolienalis ist extrem wichtig für die Versorgung des Magens!

Praxistipp

Für die AVLN-Versorgung (arterielle, venöse, lymphatische und nervale Versorgung) des Duodenums und des Caput pancreatis ist die Mobilität des Retroperitonealraums und die Motilität des Duodenums und des Pankreas äußerst wichtig.

Lymphatische Versorgung des Jejunums, Ileums, Zäkums, Colon ascendens und proximalen Colon transversum: Die A. mesenterica superior, die V. mesenterica superior und der Truncus lymphaticus mesentericus superior entspringen in Höhe des L1 und ziehen dorsal von der V. splenica und dem Pankreas zum Jejunum, Ileum, Zäkum, Colon ascendens und proximalen (rechten) Colon transversum.

Mehr als hundert Nodi lymphatici mesenterici liegen nicht nur entlang der Äste der A. mesenterica superior, sondern auch zwischen den Ästen.

Das Jejunum und das Ileum verlaufen intraperitoneal. Die Aa. jejunales und Aa. ileales ziehen zusammen mit Venen, neurovegetativen Nerven und Nodi lymphatici juxtaintestinales entlang des Dünndarms im Mesenterium (Meso des Dünndarms) zu den betreffenden Dünndarmabschnitten. Das Mesenterium ist mit seiner Radix am Peritoneum parietale posterius auf einer Linie von rechts unten schräg nach links oben aufgehängt. Die Radix mesenterii fängt rechts in Höhe der Ileozäkalklappe in der Mitte einer Linie zwischen Nabel und Spina iliaca anterior superior an, zieht dann schräg nach links aufwärts über den rechten M. psoas, über die V. cava inferior und die Aorta und über die Pars horizontalis des Duodenums zur Flexura duodenojejunalis. Die Flexura duodenojejunalis ist über den M. suspensorius duodeni (Treitz-Muskel), einen Strang glatter Muskelzellen, am Hiatus aorticus des Zwerchfells und an der Aorta aufgehängt. Hier befinden sich häufig Falten und Taschen des Peritoneums (Recessus duodenales, retroduodenales und paraduodenales, Plicae paraduodenale).

Spannungen und Verklebungen in diesem Bereich können die Peristaltik des Duodenums und den Transit des Darminhalts verzögern. Weiterhin können sie auch funktionelle Störungen des Pankreas mit Verdauungsbeschwerden und Blutzuckerproblemen auslösen.

Die Nodi lymphatici juxtaintestinales drainieren die Darmlymphe zu den retroperitoneal gelegenen geflechtförmigen Nodi lymphatici mesenterici superiores, die um den Stamm der A. mesenterica superior verlaufen.

Interessant ist weiterhin der Ansatz der Radix mesenterii und der Radix des Mesocolon transversum. Sie ziehen direkt über die Pars horizontalis bzw. Pars descendens des Duodenums und können dadurch bei lange anhaltendem Zug am Mesenterium bzw. am Mesocolon transversum durch Senkungen, Verklebungen oder Spannungen, den Transit des Nahrungsbreis im Duodenum beeinträchtigen (➤ Abb. 7.40)!

Praxistipp

Man sollte besonders auf eine Spannungs- und Bewegungsfreiheit dieser Aufhängungsstrukturen achten, um eine optimale Peristaltik des Duodenums zu gewährleisten.

Das Zäkum (Blinddarm) und der Appendix vermiformis liegen meistens intraperitoneal. In der Nähe befinden sich häufig Falten und Taschen des Peritoneums, z. B. Recessus retrocaecalis, Recessus ileocaecales, Plicae ileocaecales, wo sich gerne Stauungen und Verklebungen bilden! Der Wurmfortsatz besitzt sogar ein kleines „Aufhängungsband", das Mesoappendix. Die Valva ileocaecalis (Bauhin-Klappe) ist eine sphinkterartige Klappe, die am Ende des Ileums wie eine Papille in das Lumen des Zäkums hineinragt.

Praxistipp

Es ist außerordentlich wichtig, die Mobilität und Motilität dieser Region aufrechtzuerhalten. Da bei der Frau in diesem Bereich auch das Ovar mit seinem Lig. suspensorium ovarii an der Fascia psoatica aufgehängt ist, findet man häufig funktionelle Störungen mit Hypertonien und Verklebungen in diesen Faszien und peritonealen Falten. Die Beckenstrukturen, die Beckengelenke, der ileozäkale Übergang, das Zäkum und die Beckenorgane sollten auf ihre Beweglichkeit untersucht und bei Bedarf behandelt werden. Bei Appendix, M. iliopsoas und Ovar treten manchmal gemeinsame Störungen auf („Genitopsoatic Syndrome", s. Meert 2006). Hormonelle Störungen,

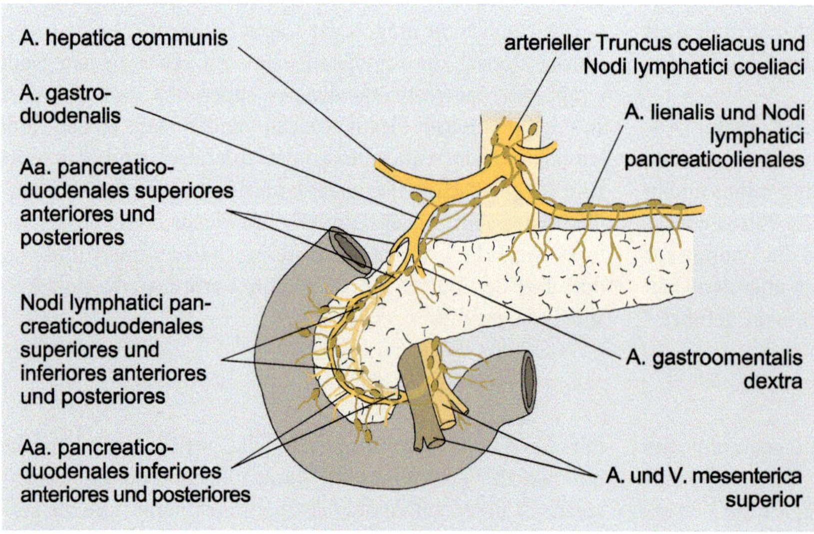

Abb. 7.36 Lymphatische Versorgung des Duodenums und Pankreas [L190]

Iliosakral-Problematik, Schmerzen rechts im Unterbauch, Appendizitis-ähnliche Beschwerden, Ileozäkalklappenstörungen und Rückenschmerzen können dadurch zusammen auftreten.

Die A. ileocolica, A. appendicularis und Aa. caecales ziehen retroperitoneal zusammen mit Venen, Nerven und Nodi lymphatici ileocolici, Nodi lymphatici appendiculares und Nodi lymphatici caecales zu den betreffenden Darmabschnitten. Sie drainieren die Darmlymphe retroperitoneal zu den Nodi lymphatici mesenterici superiores.

Das Colon ascendens verläuft retroperitoneal ventral der rechten Niere nach kranial. Das vordere Blatt der Fascia renalis (Fascia prärenalis oder Fascia von Toldt) trennt das Colon ascendens von der rechten Niere.

Die A. colica dextra zieht retroperitoneal zusammen mit Venen, Nerven und Nodi lymphatici colici dextri durch die Fascia von Toldt (Fascia prärenalis) zu den betreffenden Darmabschnitten. Sie drainieren die Darmlymphe retroperitoneal zu Nodi lymphatici mesenterici superiores.

Das Colon transversum liegt intraperitoneal, an der Innenseite der vorderen Bauchwand und ist wie eine „Hängebrücke" am Zwerchfell aufgehängt. Rechts ist die Flexura coli dextra (Flexura hepatica) und links die Flexura coli sinistra (Flexura splenica oder lienalis) über das Lig. phrenicocolicum am Zwerchfell aufgehängt.

Die A. colica media zieht zusammen mit Venen, Nerven und Nodi lymphatici colici medii ins Mesocolon transversum.

Meistens wird der rechte Teil des Colon transversum von Ästen der A. mesenterica superior (A. colica media dextra) und der linke Teil von Ästen der A. mesenterica inferior (A. colica media sinistra) versorgt.

Das Mesocolon transversum ist mit seiner Radix am Peritoneum parietale posterius auf einer Linie vom Hilum der rechten Niere, über die Mitte der Pars descendens duodeni, über das Caput pancreatis und dann entlang des Vorderrandes des Corpus pancreatis bis zum Hilum der linken Niere aufgehängt.

Die Nodi lymphatici colici medii dextri drainieren die Darmlymphe zuerst durch das Mesocolon transversum und dann

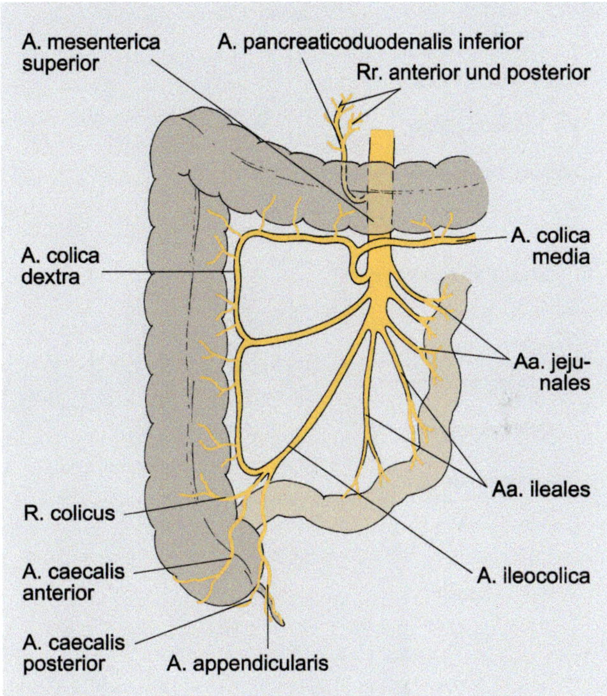

Abb. 7.38 Verzweigung der A. mesenterica superior [L190]

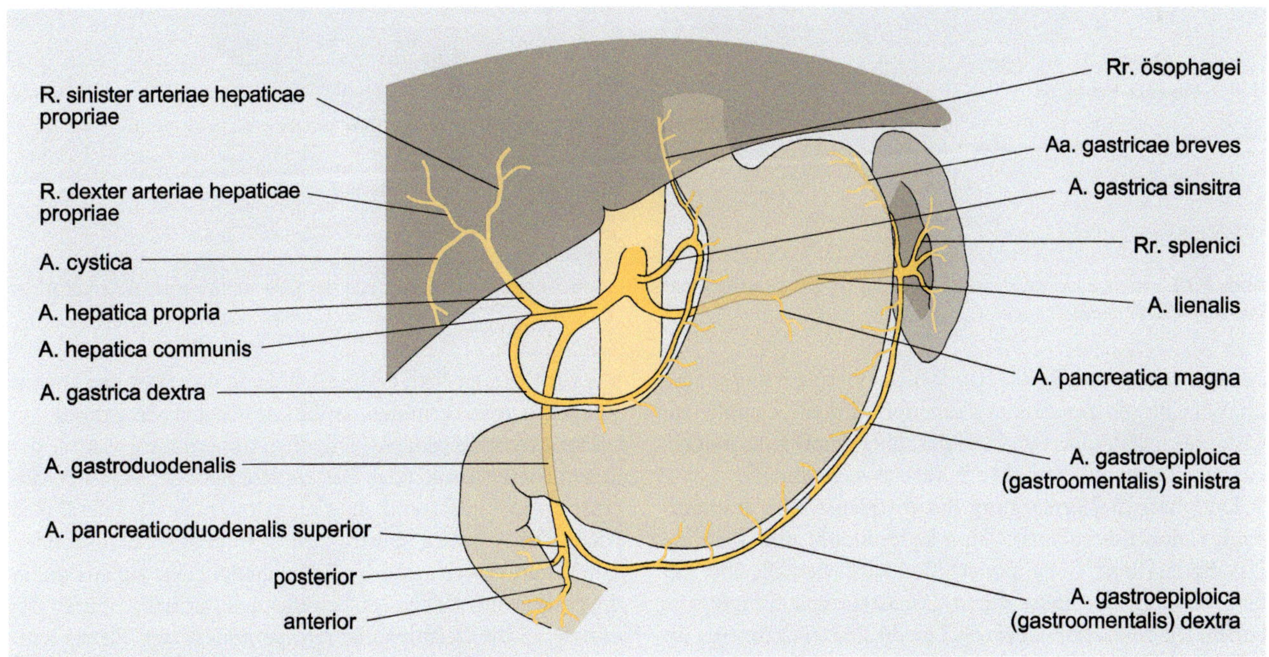

Abb. 7.37 Verzweigungen des arteriellen Truncus coeliacus [L190]

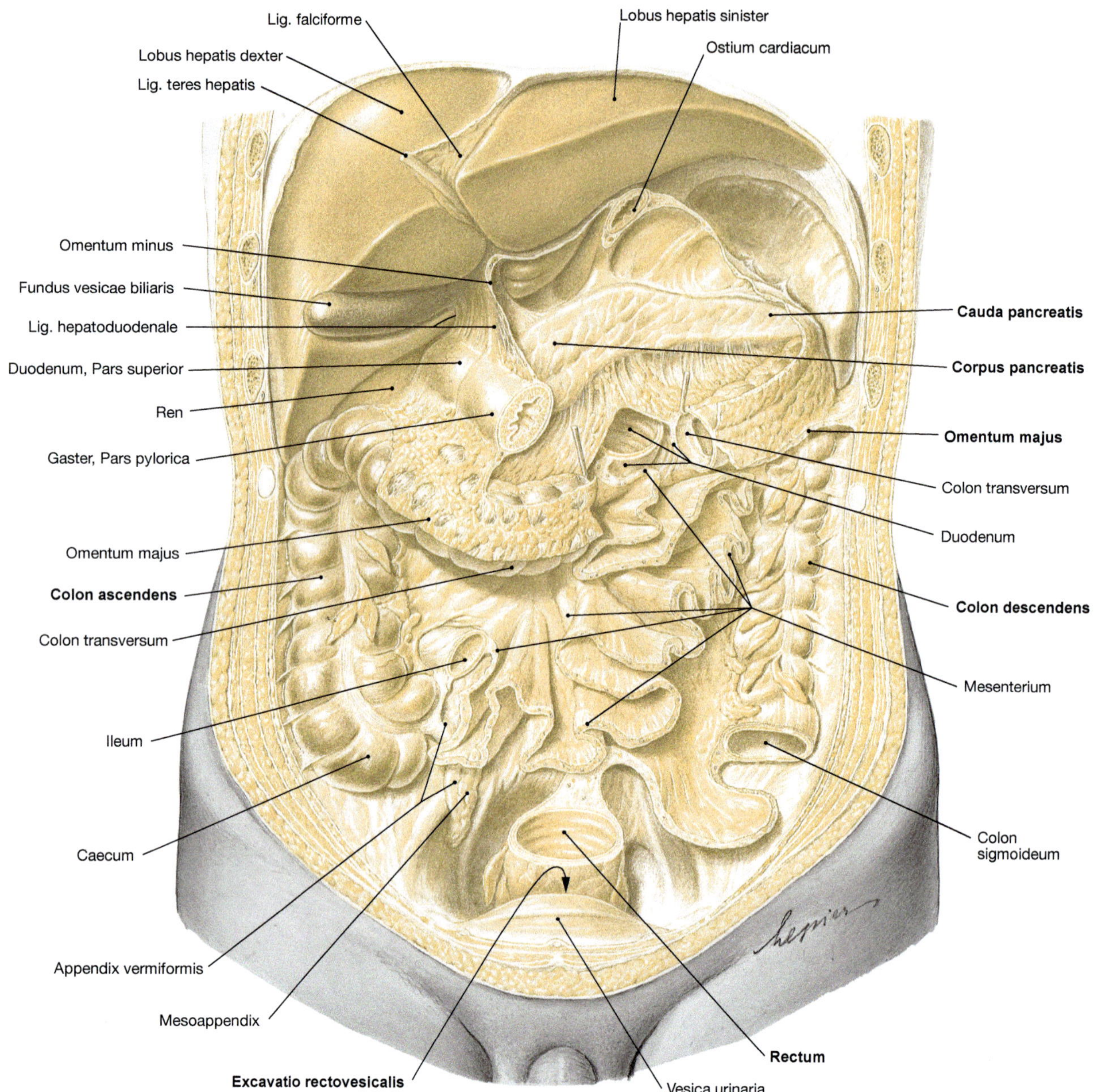

Abb. 7.39 Hintere Bauchwand nach Entfernung der peritonealen Organe. Die Radizes des Mesenteriums und des Colon transversum ziehen über das Duodenum [S007-3-23]

retroperitoneal zum Plexus lymphaticus mesentericus superior. Vom Plexus mesentericus superior wird die Lymphe zur Cisterna chyli drainiert und von dort über den Ductus thoracicus zum Terminus, der linken V. subclavia, geführt.

Lymphatische Versorgung des distalen Colon transversum, Colon descendens, Colon sigmoideum und Rektum: Das distale (linke) Colon transversum wird ebenfalls über Gefäße versorgt, die zuerst durch das Mesocolon transversum laufen. Die Nodi lymphatici colici medii sinistri drainieren die Darmlymphe also zuerst durch das Mesocolon transversum und dann retroperitoneal zum Plexus lymphaticus mesentericus inferior. Vom Plexus mesentericus inferior wird die Lymphe zur Cisterna chyli drainiert und von dort über den Ductus thoracicus zum Terminus, der linken V. subclavia, geführt.

Das Colon descendens verläuft retroperitoneal ventral der linken Niere nach kaudal. Das vordere Blatt der Fascia renalis (Fascia von Toldt) trennt das Colon descendens von der linken Niere. Die A. colica sinistra zieht retroperitoneal zusammen mit Venen, Nerven und Nodi lymphatici colici sinistri durch die Fascia von Toldt zu den betreffenden Darmabschnitten. Sie drainieren die Darmlymphe retroperitoneal zum Plexus lymphaticus mesentericus inferior.

Das Colon descendens geht in Höhe der Crista iliaca in das Colon sigmoideum über. Das Colon sigmoideum verläuft in-

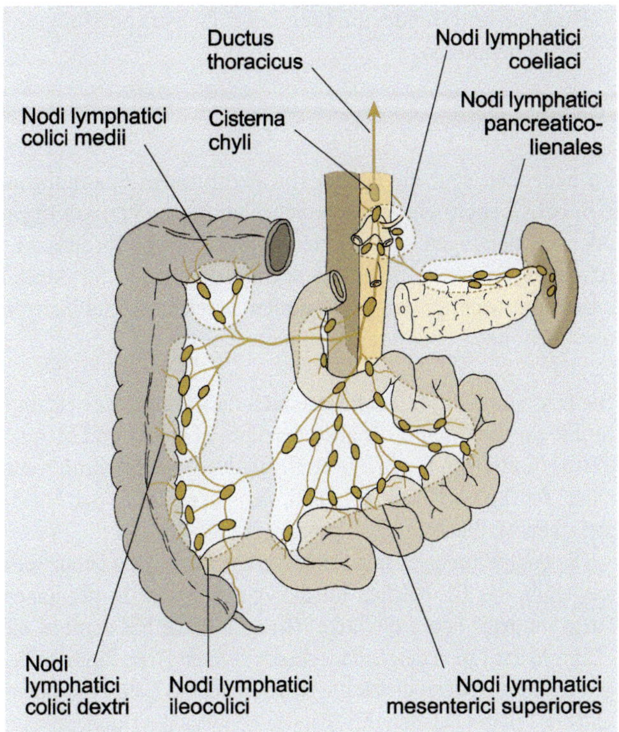

Abb. 7.40 Lymphgefäße des Dünndarms, des proximalen Dickdarms und des Pankreas [L190]

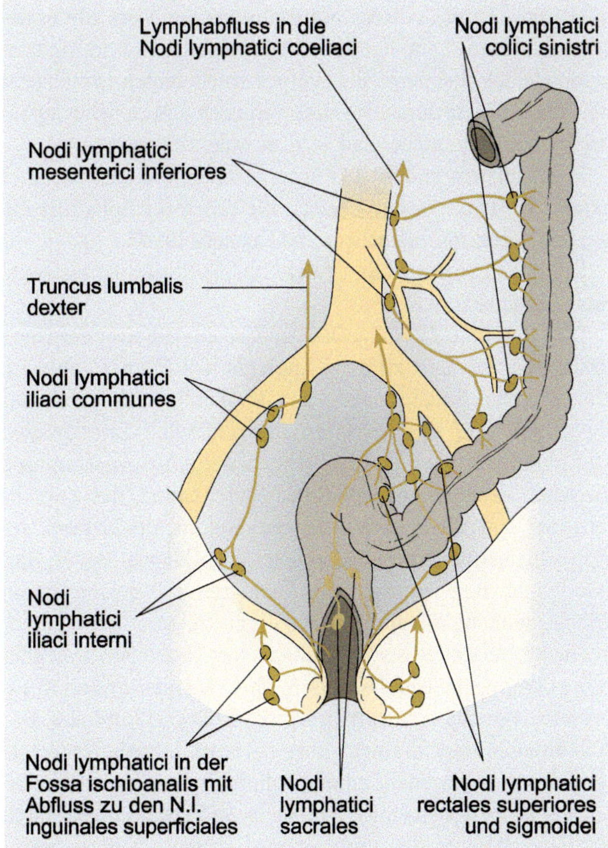

Abb. 7.41 Versorgung des distalen Kolon, Colon descendens, Colon sigmoideum und Rektum (modifiziert nach Rauber und Kopsch 1987) [L190]

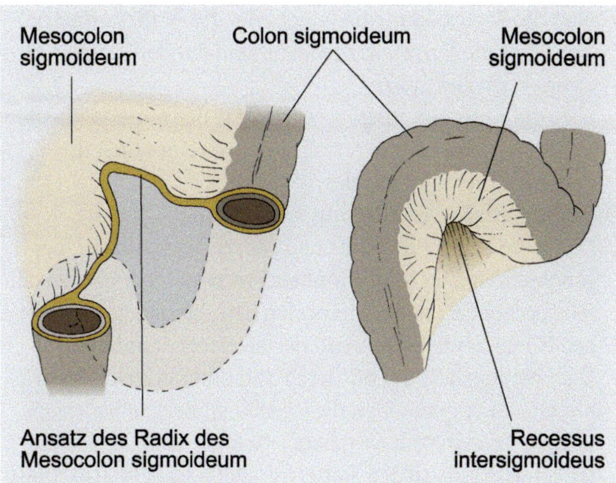

Abb. 7.42 Mesocolon sigmoideum und Aufhängung [L190]

traperitoneal und verfügt über ein individuell unterschiedlich langes Aufhängeband (etwa zwischen 10–50 cm), das Mesocolon sigmoideum.

Die Radix des Mesocolon sigmoideum hängt am Peritoneum parietale posterius, auf einer Linie von der linken Fossa iliaca über den linken M. psoas, die A. und V. iliaca externa sinistra in Richtung des Nabels und biegt dann ventral des linken Ureters nach kaudal um. Die Radix läuft dann in Höhe der Medianlinie kaudalwärts bis zum Niveau von S3 (➤ Abb. 7.42).

Unter dem Ansatz der Radix des Mesocolon sigmoideum befindet sich der Recessus intersigmoideus. Das Colon sigmoideum hat dadurch eine erhebliche Gleitfläche gegenüber den Recessus intersigmoideus.

Die A. sigmoidea zieht durch das Mesocolon sigmoideum zum betreffenden Darmabschnitt. Die Nodi lymphatici sigmoidei drainieren durch das Mesocolon sigmoideum nach retroperitoneal zusammen mit Arterien, Venen und Nerven. Sie drainieren die Darmlymphe dann retroperitoneal zum Plexus lymphaticus mesentericus inferior und von dort natürlich zur Cisterna chyli.

Auf das Colon sigmoideum folgen das Rektum (etwa 12 cm lang) und der Canalis analis (etwa 3–4 cm lang). Das Rektum beginnt etwa in Höhe des S2 oder S3. Die Blutversorgung wird im kranialen Bereich von der A. mesenterica inferior durch die A. rectalis superior übernommen.

Manchmal ist der obere Teil des Rektums mit einem Mesorectum am Peritoneum parietale posterior aufgehängt und damit sehr mobil, sodass man von einem Rectum mobile spricht.

Der darauf folgende Teil des Rektums ist über das Septum rectosacrale fest mit der Fascia transversalis und mit dem Sakrum verbunden und wird dann auch als Rectum fixum bezeichnet.

Die Versorgung des Rektums erfolgt über drei Wege:

- über die A. rectalis superior (einem Ast der A. mesenterica inferior) bzw. über die V. rectalis superior (einem Ast der V. mesenterica inferior) = portales System

- über die A. rectalis media (einem Ast der A. iliaca interna) bzw. über die V. rectalis media (einem Ast der V. iliaca interna) = kavales System
- über die A. rectalis inferior (einem Ast der A. pudenda interna) bzw. über die V. rectalis inferior (einem Ast der V. pudenda interna) = kavales System.

Die lymphatische Versorgung des Rektums

- Der obere Teil des Rektums und der rectosigmoidale Übergang werden über Nodi lymphatici rectales superiores zu den retroperitoneal und im Mesocolon bzw. Mesorectum gelegenen Nodi lymphatici mesenterici inferiores drainiert.
- Die Lymphgefäße des mittleren und unteren Rektums drainieren zu Lymphknoten, die im kleinen Becken liegen: einerseits zu den Nodi lymphatici sacrales medii und laterales, andererseits zu den Nodi lymphatici iliaci interni. Diese Lymphknoten liegen im subperitonealen Bindegewebe im Septum rectosacrale (retrorectale) und im Paraproktium. Die Beweglichkeit und „Durchgängigkeit" dieses Bindegewebes spielt damit ebenso wie die Beweglichkeit des Sakrums eine wichtige Rolle für eine gute Lymphdrainage!
- Die Lymphgefäße der Canalis analis und der Region unterhalb des Beckenbodens drainieren meistens über die Haut zu oberflächlichen Lymphknoten in der Leistenbeuge, den Nodi lymphatici inguinales superficiales. Sie können eventuell auch den Beckenboden durchqueren und zu den Nodi lymphatici iliaci interni und sacrales drainieren.

Lymphatische Versorgung der Nieren und Nebennieren und des Retroperitonealraums

Es ist funktionell wichtig, dass sich der Retroperitonealraum bis in den Subperitonealraum ausdehnt. Diese beiden Räume gehen einfach ineinander über!

Didaktisch lässt sich der Retroperitonealraum in drei Teile gliedern:

- Zwei laterale Teile: die Fossae lumbales links und rechts
- Der mediale Teil wird üblicherweise nicht benannt; ich möchte ihn als prävertebralen Teil bezeichnen.

Die Nieren sind in ihrer faszialen Hülle, der Fascia renalis, sehr mobil; die großen Leitungsbahnen und Lymphgefäße sind ebenfalls in dieser Fascia eingeschlossen. Die Mobilität der Nieren durch die Atembewegungen des Zwerchfells spielt daher eine besondere Rolle für die Lymphdrainage aus dem Bauchraum und aus den unteren Extremitäten. Die Mm. psoas und die LWS wölben sich in den Retroperitonealraum vor, sodass der prävertebrale Teil in der medialen sagittalen Ebene eher flach ist. In diesem prävertebralen Teil verlaufen bzw. befinden sich:

- links die Aorta
- rechts die V. cava inferior
- die Vv. lumbales ascendens
- der Truncus sympathicus in der Rinne zwischen den Wirbelkörpern und dem M. psoas major
- vegetative Nervenplexen: Plexus coeliacus (Solarplexus), Plexus suprarenalis, Plexus renalis, Plexus mesentericus superior, Plexus mesentericus inferior
- Lymphgefäße und der Anfangsteil des Truncus sympathicus
- Pankreas und Duodenum (besonders die Pars horizontalis des Duodenums).

Praxistipp

Zu bedenken sind die Folgen von peritonealen Spannungen, z. B. bei Übergewicht, chronischen Blähungen, Vernarbungen oder Verklebungen und fixierten lumbalen Hyperlordosen. Es ist daher für die retroperitoneal durchziehenden Strukturen besonders wichtig, den peritonealen Bereich zu mobilisieren und peritoneale Spannungen zu reduzieren!

Die Fossa lumbalis bildet im lateralen Bauchraum eine richtige Mulde für die Organe, die zwischen dem M. psoas und M. quadratus lumborum liegen. Sie läuft von der Zwerchfellunterseite leicht schräg nach kaudal-lateral, zur Fossa iliaca, der Mulde zwischen M. iliacus und M. psoas.

Die Fossae lumbales sind mit lockerem Binde- und Fettgewebe ausgefüllt, das Gleitflächen für die Organe bildet. In der linken Fossa lumbalis liegen die linke Niere, die linke Nebenniere, die Milz und das Colon descendens. In der rechten Fossa lumbalis liegen die rechte Niere, die rechte Nebenniere, das Colon ascendens und ein Teil des Duodenums (Pars descendens des Duodenums).

A. Benninghoff und D. Drenckhahn geben intrarenale Lymphgefäße an, die den Aa. interlobares und Aa. arcuatae folgen und im Rindenbereich der Niere bleiben (Benninghoff und Drenckhahn 2003, Band 1). In der Marksubstanz der Niere gibt es anscheinend keine Lymphgefäße. Die interlobulären und Arcuata-Lymphgefäße drainieren die Lymphe zu efferenten Lymphgefäßen, die die Niere durch den Hilus verlassen und zu den lymphatischen Trunci lumbales und aorticocavales drainieren.

M. L. Kuchera und W. A. Kuchera stellen fest, dass bei einer akuten Obstruktion des Ureters, die renale Lymphströmung um 300 % zunimmt (Kuchera und Kuchera 1994).

Über das Lymphgefäßnetz der Capsula fibrosa ist bis heute nur wenig bekannt.

Die efferenten Lymphgefäße der Capsula adiposa der Niere drainieren ebenfalls zu den lymphatischen Trunci lumbales. Nur einzelne Gefäße ziehen laut M. Földi et al. durch das Zwerchfell und drainieren zu den untersten interkostalen Lymphknoten. Földi et al. erwähnen weiterhin Anastomosen zwischen den Lymphgefäßen der Nierenkapsel, des Zwerchfells, der Unterfläche der Leber, des Kolons, des Zäkum, des Appendix vermiformis und des Salpinx (Földi et al. 2005). Dies würde manche Nierenschmerzen erklären, z. B. solche, die im Zusammenhang mit einer Salpingitis auftreten.

Die Kapsel und Rinde der Nebennieren drainieren über efferente Lymphgefäße entlang der A. phrenica inferior und A. suprarenalis media zu den lymphatischen Trunci lumbales. Das Nebennierenmark drainiert über efferente Lymphgefäße entlang der V. suprarenalis zu den lymphatischen Trunci lumbales. Ferner bestehen einige lymphatische Verbindungen durch das Zwerchfell zu den hinteren mediastinalen Lymphknoten (Földi et al 2005). Rechts kann sogar eine Verbindung mit den Lymphgefäßen des Leberhilus vorhanden sein.

Die Ureter drainieren lymphatisch zu den lymphatischen Trunci lumbales und kaudal zu den lymphatischen Trunci iliaci interni. Man unterscheidet weiterhin lymphatisch:

- Ein oberflächliches Netz aus Nodi lymphatici lumbales (praeaortici, aortici laterales, postaortici, praecavales, cavales laterales, postcavales und interaorticocavales), das v. a. die Nierenkapsel, das subkapsuläre Nierengewebe, die Fettkapsel und die Harnleiter drainiert.
- Ein tiefes Netz aus Nodi lymphatici lumbales, das v. a. Lymphe aus dem Organinneren und dem Sinus renalis drainiert.

Die exakte Anatomie des komplizierten renalen Lymphsystems unter physiologischen Bedingungen steht eigentlich noch aus! Trotzdem spielt dieses Organ im Lymphsystem eine wichtige Rolle, weil sich in der Fascia renalis die Nodi lymphatici lumbales, die Cisterna chyli und der Anfang des Ductus thoracicus befinden. Die Nieren führen bei intaktem Fettpolster am Tag über 20.000 atemabhängige Bewegungen aus! Die Atemverschieblichkeit der Nieren kann damit als Pumpe für das abdominale Lymphsystem angesehen werden.

Unter Einfluss der diaphragmalen Bewegung rutscht die Niere in einer „Tasche" (Fascia renalis) an einer „Rampe" oder „Schiene" entlang, die vom M. psoas und M. quadratus lumborum gebildet wird. Die Richtung dieser Schiene ist nach kaudal-lateral-ventral gerichtet.

Neben dem Einfluss des Diaphragmas spielt auch das Nierenpedikel mit A. und V. renalis eine wichtige Rolle. Die großen Gefäße (Aorta und Vena cava inferior) liegen ventral vom Nierenhilus.

Bei der Bewegung nach kaudal wird das Pedikel gespannt, v. a. am Ende der Inspiration. Die Niere kann dabei unter Umständen die Psoasschiene verlassen und nach medial kippen.

Praxistipp

Meiner Meinung nach sollte jede Lymphdrainage von einer Mobilisation der beiden Nieren begleitet werden!

Beide Gefäßnetze drainieren zur Cisterna chyli. Es ist prinzipiell wichtig zu verstehen, dass die gesamten Lymphgefäße der unteren Extremitäten sowie der Bauch- und Beckenorgane durch den Retroperitonealraum verlaufen. Die Beweglichkeit und Funktionalität der Nieren (Wasserhaushalt) sowie die Spannung der renalen Faszien spielen eine entscheidende Rolle für den venösen und lymphatischen Fluss!

Lumbale lymphatische Plexus und ihre Beziehung zu den neurovegetativen Plexus

Auf der Aorta liegen als lymphatische Plexus lumbal die Cisterna chyli, Nodi lymphatici aortici (präaortici, lateroaortici und postaortici), Nodi lymphatici cavales (präcavales, laterocavales, postcavales). Retroperitoneal liegen die Nodi lymphatici interaorticocavales. Sie werden oft auch vereinfacht als Nodi lymphatici lumbales bezeichnet und liegen sehr eng an den neurovegetativen Ganglien.

Sowohl die neurovegetative Versorgung als auch die Gefäßversorgung im abdominalen Bereich werden von fünf „Kommandozentralen" gesteuert, wobei das gesamte Geflecht oft als „Solarplexus" bezeichnet wird (➤ Abb. 7.43):

- Der Plexus lymphaticus coeliacus liegt eng am neurovegetativen Ganglion coeliacum (Th6–Th9 und Nn. vagi). Dieses Ganglion bekommt die Nn. splanchnici thoracici majores aus dem Truncus sympathicus und Fasern der Nn. vagi zur Versorgung der Leber, der Gallenblase, der Milz, des Magens und eines Teils des Pankreas und des Duodenums.
- Der Plexus lymphaticus aorticorenalis befindet sich eng am neurovegetativen Ganglion aorticorenale (Th10–Th12 und Nn. vagi). Dieses Ganglion bekommt die Nn. splanchnici thoracici minores und imi aus dem Truncus sympathicus und Fasern der Nn. Vagi zur Versorgung der Niere, des Ureters und der Nebenniere.
- Der Plexus lymphaticus mesentericus superior liegt eng am neurovegetativen Ganglion mesentericum superius

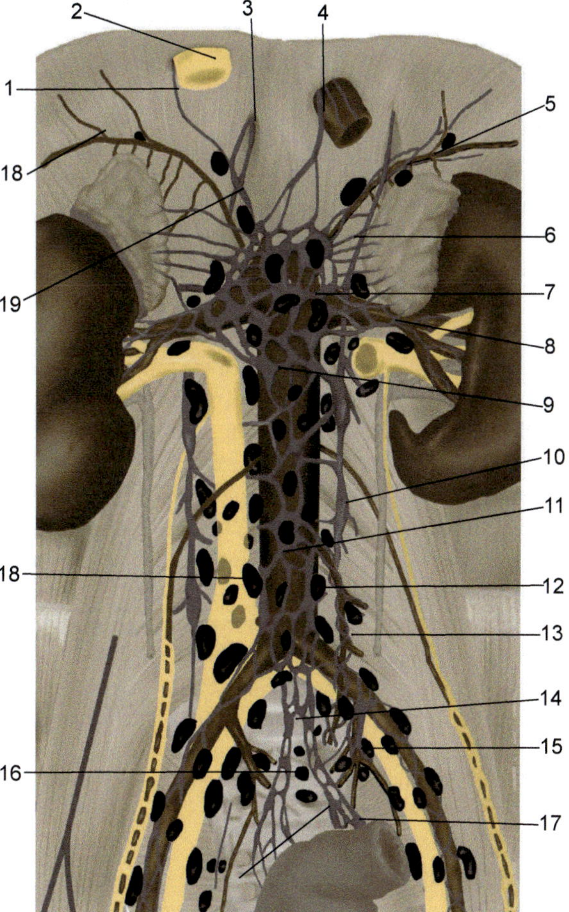

Abb. 7.43 Beziehungen der lumbalen und iliakalen Lymphknoten zu den vegeativen Geflechten und Ganglien, sowie zum Tr. sympathicus. **1** R. abdominalis n. phrenici **2** V. cava inferior **3** Nn. splanchnicus major und minor **4** N. vagus **5** A. phrenica inferior mit Bll. diaphragmatici inferiores **6** Plexus suprarenalis **7** Ggl. und Plexus coeliacus mit Nll. coeliaci **8** Plexus renalis **9** Plexus mesentericus superior mit Nll. mesenterici ventrales **10.** Tr. sympathicus **11** Plexus aorticus abdominalis **12** Nll. lumbales sinistri **13** Plexus mesentericus inferior mit Nll. mesentericic inferiores **14** Plexus hypogastricus superior **15** Plexus iliacus internus **16** Nll. promontorii **17** Plexus hypogastricus inferior sinister **18** Nll. lumbales dextri **19** Ggl. phrenicum. [L134]

(Th10–Th12 und Nn. vagi). Dieses Ganglion bekommt die Nn. splanchnici thoracici minores und imi aus dem Truncus sympathicus und Fasern der Nn. vagi zur Versorgung eines Teils des Duodenums und Pankreas, des Jejunums, des Ileums, des Zäkums, des Appendix, des Colon ascendens und des proximalen Colon transversum.

- Der Plexus lymphaticus mesentericus inferior liegt eng am neurovegetativen Ganglion mesentericum inferius (L1–L2 und Nn. vagi). Dieses Ganglion bekommt die Nn. splanchnici lumbales aus dem Truncus sympathicus und Fasern der Nn. vagi zur Versorgung des distalen Colon transversum, des Colon descendens, des Colon sigmoideum und des proximalen Rektums.
- Der Plexus lymphaticus hypogastricus superior liegt eng am neurovegetativen Plexus hypogastricus superior (L1–L2) in Höhe des Promontoriums vom Sakrum: Dieser neurovegetative Plexus bekommt die Nn. splanchnici lumbales und Fasern der Nn. vagi zur Versorgung des distalen Rektums, des Uterus, der Adnexen, der Harnblase, der Prostata und der Geschlechtsorgane.

Die lumbalen Lymphknoten sind beweglich im lockeren Binde- und Fettgewebe des Retroperitonealraums eingelagert im Gegensatz zu den neurovegetativen Ganglien, die durch ihre Rami communicantes und Rami viscerales mehr fixiert sind.

Die Lymphe aus all diese lumbalen Lymphknoten sammelt sich in der Cisterna chyli und wird über den Ductus thoracicus durch das Zwerchfell nach kranial drainiert. Von da zieht dann der Ductus thoracicus nach oben zur linken V. subclavia.

Der vitale Lymphstrom kann durch ein schwaches oder hypertones Diaphragma, durch eine Torsion der Mesenterien (Lymph- und Venenkapillaren haben sehr dünne Wände und sind empfindlich gegenüber Kompression) oder Spannungen und Verklebungen im Peritoneal- und Retroperitonealbereich behindert werden. **Lymphatische Stauungen können unmittelbar Einfluss auf die benachbarten neurovegetativen Plexen und Ganglien ausüben!**

Darüber hinaus sind der Plexus solaris und die neurovegetativen Ganglien als emotionales Gedächtnis des Körpers anzusehen. Spannungen in diesem Bereich können von emotionalen Belastungen oder Traumen stammen und eine lymphatische Abflussverzögerung bzw. Blockierung verursachen.

Praxistipp

Jede Spannung im Zwerchfellbereich kann also eigentlich eine Stauung in den durchziehenden Lymphbahnen und damit Ödeme (Kongestion) und Verklebungen im Abdomen, dem Becken oder den unteren Extremitäten verursachen. Durch die enge Nachbarschaft zu den neurovegetativen Plexus kann eine Stauung bzw. Verklebung Schmerzsymptome und funktionelle Störungen in den oben erwähnten Organen verursachen. Es ist also notwendig, die Beweglichkeit der abdominalen Organe und deren Mesos ebenso wie die Mobilität des Zwerchfells zu untersuchen und zu behandeln. Jedes Tasten nach diesen Strukturen in der Tiefe des Abdomens sollte sanft und behutsam ausgeführt werden. Abwehrspannungen, Druckempfindlichkeit oder sogar Schmerzen bei der korrekt ausgeführten Palpation können auf Entzündungsvorgänge des betreffenden Organs hindeuten. Die Organe sollten weiter behutsam untersucht werden, eventuell ist eine ärztliche Abklärung notwendig. Schwellungen, Verhärtungen oder Verklebungen in der Tiefe deuten eher auf Lymphödeme hin. Die genaue Palpation, Untersuchung und Behandlung wird im Praxisteil besprochen.

Aufgrund des Durchtritts der Nn. vagi sollte außerdem den Nodi lymphatici juxtacardiaci in der Nähe der Kardia des Magens und des Foramen oesophageum besondere Aufmerksamkeit geschenkt werden. Auch die Nodi lymphatici hepatici im Omentum minus liegen an einer „Durchgangsstrecke" für AVLN-Gefäße. Verklebungen durch lymphatische Stauungen können daher auch diese durchziehenden Nerven belasten.

6 Beckenraum und Subperitonealraum

Die Haut und Subkutis des Beckens und des Gesäßes drainieren zu den inguinalen Lymphknoten. Die tieferen Schichten des Beckens werden über tiefe Lymphbahnen, die die Arterienstämme begleiten, drainiert.

Bemerkung des Autors

Im Beckenraum unterscheidet man faszial den Peritonealraum, den Subperitonealraum, die Fossa ischiorectalis und die Regio glutealis. Ich habe deswegen versucht, diese Regionen auch bei der Beschreibung der lymphatischen Versorgung beizubehalten, wobei der Peritonealraum bereits im Zusammenhang mit dem Abdomen besprochen wurde.

Die Regio glutealis drainiert durch die Foramina supra- und infrapiriforme zum Truncus lymphaticus iliacus internus im Subperitonealraum:

- Truncus lymphaticus glutaeus superior
- Truncus lymphaticus glutaeus inferior.

Die Fossa ischiorectalis wird über den Truncus lymphaticus pudendus internus drainiert. Der Subperitonealraum enthält generell drei große Lymphbahnen (> Abb. 7.44):

- Den bilateralen Truncus lymphaticus iliacus externus, der v. a. die Lymphe des Truncus lymphaticus femoralis, also die untere Extremität, drainiert.
- Den bilateralen Truncus lymphaticus iliacus internus, der die Beckenorgane, den Beckenboden, die Fossa ischiorectalis und die Regio glutealis drainiert. Er sammelt Lymphe aus dem Truncus lymphaticus vesicalis superior, dem Truncus lymphaticus vesicalis inferior, dem Truncus lymphaticus uterinus, dem Truncus lymphaticus rectalis media, dem Truncus lymphaticus pudendus internus, dem Truncus lymphaticus gluteaus superior und dem Truncus lymphaticus gluteaus inferior.
- Den bilateralen Truncus lymphaticus präsacralis.

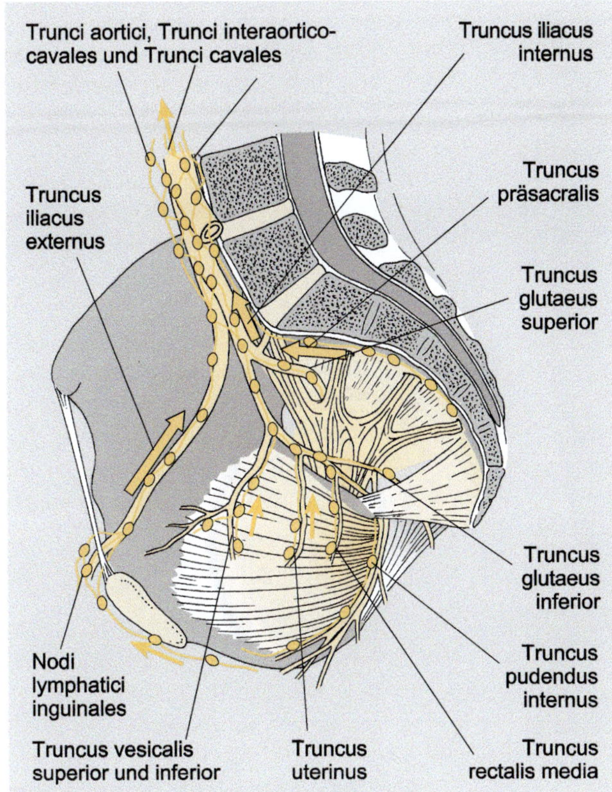

Abb. 7.44 Lymphbahnen der Beckenräume [L190]

Die Trunci lymphatici iliaci externi, Trunci lymphatici iliaci interni und Trunci lymphatici präsacrales drainieren kranialwärts zu den Trunci lymphatici aortici, Trunci lymphatici interaorticocavales und Trunci lymphatici cavales (Trunci lymphatici lumbales) des abdominalen Retroperitonealraums.

Hinweis

Es sei darauf hingewiesen, dass Stauungen und Verklebungen im Becken zu einer Rückstauung der Lymphe im Glutealbereich führen können. Typisch ist dann ein „Flüssigkeitskissen" auf dem Sakrum. Die Mobilität der Beckenorgane und des subperitonealen Bindegewebes sollte dann untersucht und behandelt werden.

Bei Spannungen oder Verklebungen im Retroperitonealraum des Abdomens kann sich also Lymphe im Becken und in den unteren Extremitäten zurückstauen. Die Mobilität der retroperitonealen Organe (Nieren, Pankreas, Duodenum, Colon ascendens und Colon descendens) sollte dann zusätzlich untersucht und behandelt werden.

❼ Untere Extremität

Wie bei der oberen Extremität unterscheidet man bei der unteren Extremität auch ein oberflächliches (epifasziales) und ein tiefes (subfasziales) Lymphsystem. Allgemeine Sammelstelle für die Lymphe der unteren Extremität ist die Leiste mit oberflächlichen und tiefen Lymphknoten.

Oberflächliches Lymphsystem der unteren Extremität

Die Haut der Plantarfläche des Fußes und der Zehen wird, ähnlich wie bei der Hand, über den medialen und lateralen Fußrand zum Fußrücken hin drainiert. Am Unterschenkel und Oberschenkel kann man folgende oberflächliche Lymphbündel unterscheiden (> Abb. 7.45):

- Das ventromediale (oder vordere präfasziale) Bündel (Truncus) drainiert zu den inguinalen Lymphknoten.
- Das dorsolaterale (oder hintere präfasziale) Bündel (Truncus) drainiert zu den poplitealen Lymphknoten.

Die Lymphe der Haut und Subkutis der Zehen, der Fußsohle, des Fußrückens und des Malleolus medialis drainiert über das ventromediale Bündel, das medial der Tibia und der Patella zur medialen Knieseite zieht, wo es zusammenläuft. Das Bündel setzt sich dann als ventromediales Bündel am Oberschenkel fort und zieht zu den inguinalen Lymphknoten, wobei es dem Verlauf der V. saphena magna folgt.

Die Lymphe der Haut und Subkutis des Malleolus lateralis, der Ferse und des mittleren Bereichs der Wade zieht über das dorsolaterale Bündel zu den Lymphknoten der Kniekehle (Nodi lymphatici poplitei) und von dort zu den tiefen femoralen Lymphgefäßen. Das dorsolaterale Bündel folgt dabei dem Verlauf der V. saphena parva. Man unterscheidet Nodi lymphatici popliteales superficiales und profundi, die alle zu den tiefen femoralen Lymphgefäßen drainieren.

Weiterhin werden die Haut und die Subkutis der lateralen Hälfte der Gesäßregion über Lymphbahnen versorgt, die um die laterale Beckenseite biegen und in die inguinalen Lymphknoten im Bereich des Trigonum von Scarpa drainieren.

Die Haut und die Subkutis der medialen Gesäßhälfte und der Genitalien werden über Lymphbahnen versorgt, die nach medial zur Leistenregion umbiegen und zu den inguinalen Lymphknoten drainieren. Interessant ist sicher, dass auch Lymphgefäße aus dem Bereich des Fundus uteri über Lymphgefäße entlang dem Lig. teres uteri zu den oberflächlichen inguinalen Lymphknoten drainieren. Außerdem wird auch die Lymphe aus dem Hautgebiet des Unterbauchs und des unteren Rückens zu den Leistenlymphknoten drainiert.

Bei den oberflächlichen inguinalen Lymphknoten unterscheidet man Lymphknoten, die entlang des Lig. inguinale verlaufen (Nodi lymphatici inguinales superficiales superomediales und Nodi lymphatici inguinales superficiales superolaterales) sowie Lymphknoten (die manchmal fehlen), die mehr vertikal entlang der V. saphena magna verlaufen (Nodi lymphatici inguinales superficiales inferiores). Diese oberflächlichen Lymphknoten sind durch verschiedene Lymphgefäße miteinander verbunden.

Man erschrickt bei der Präparation dieser Lymphknoten oft über ihre Größe. Dies zeigt an, wie wichtig diese sind und wie oft sie bei pathologischen Prozessen betroffen sind.

Die Subkutis oder Unterhaut bildet die Verbindung zwischen der Haut und der oberflächlichen Körperfaszie, hier also der Fascia lata. Die Unterhaut besteht aus einer Bindegewebs-

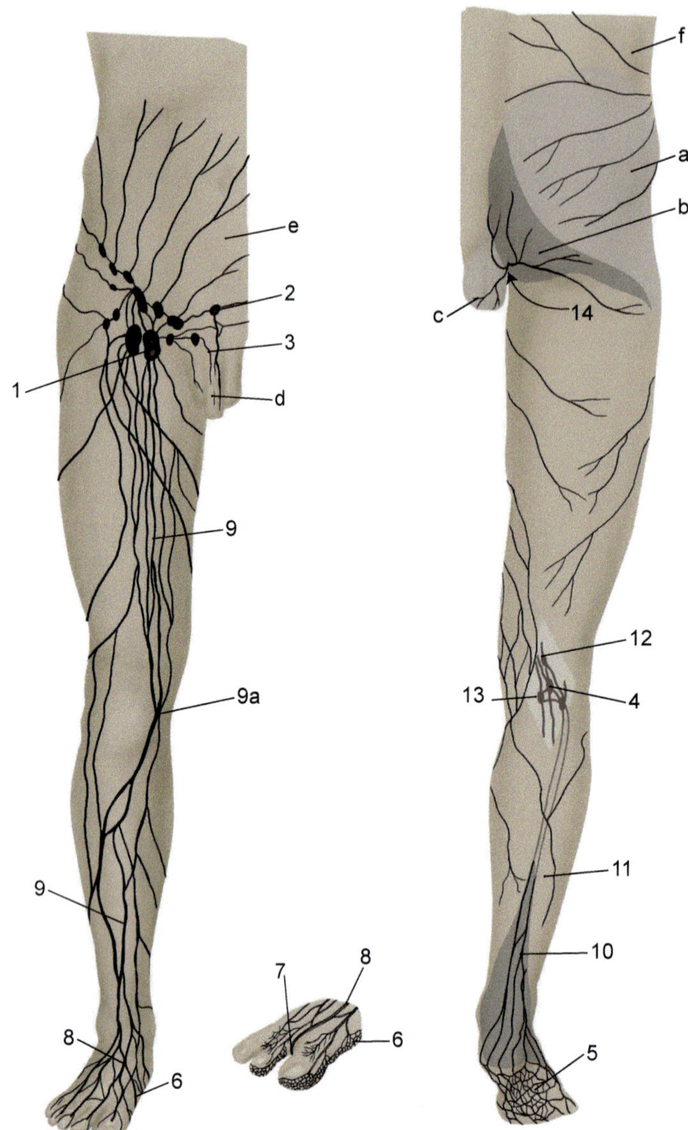

Abb. 7.45 Drainagegebiete der oberflächigen inguinalen und der poplitealen Lymphknoten
a, b Glutealregion **c** Perineum, Anus, Skrotum **d** äußere Genitale **e** vordere Bauchwand **f** Rücken.
1 Nll. inguinales superficiales **2** Nl. Prepubicus **3** Nl. Penis **4** Nll. Poplitei **5** Plexus lymphaticus plantaris **6** Vasa plantaria medialia **7** Vasa plantaria interdigitalia **8** Kollektoren des Dorsum pedis **9** ventromediales Bündel **9** apoplitealer Abschnitt des ventromedialen Bündels: physiologischer Flaschenhals **10** dorsolaterales Bündel **11** Fascia cruris superficialis **12** Hiatus canalis adductorii **13** Vasa lymphatica femoralia **14** Sulcus genitofemoralis [L134]

schicht, die reich an Fettgewebe ist, aber nicht nur als Fettspeicher funktioniert, sondern auch als Verschiebeschicht dient! Bindegewebsfasern durchziehen die Subkutis und unterteilen sie in verschiedene „Kammern", die mit mehr oder weniger Fettgewebe gefüllt sind. Es ist wichtig, hier die Beweglichkeit der faszialen Verschiebeschichten aufrechtzuerhalten.

Die oberflächlichen inguinalen Lymphknoten liegen in dieser Subkutis außerhalb der Fascia lata und der Fascia cribrosa des Hiatus saphenus. Trotzdem bedeckt eine oberflächliche fasziale Schicht die oberflächlichen inguinalen Lymphknoten und trennt sie sozusagen vom relativ ausgeprägten subkutanen Fettgewebe. Diese oberflächliche Schicht ist kranial und medial am Lig. inguinale angeheftet und kaudal und lateral über Bindegewebszüge mit der Fascia lata verbunden.

Am Oberschenkel kann man folgende oberflächliche Lymphgebiete unterscheiden, die jedoch alle zu den inguinalen Lymphknoten drainieren:

- ventromediales Gebiet
- dorsolaterales Gebiet
- laterale Hälfte der Gesäßregion
- mediale Hälfte der Gesäßregion.

Das tiefe Lymphsystem der unteren Extremität

Die tiefen Lymphbahnen folgen den Arterienstämmen und drainieren Lymphe aus den tiefen Lymphgefäßen des Beins und aus den Nodi inguinales superficiales. Der tiefe Lymphknoten in der Lacuna vasorum der Canalis femoralis wird oft als Nodus lymphaticus von Rosenmüller (bzw. von Cloquet bzw. von Pirogoff) angegeben. Er liegt medial der V. femoralis im Anulus femoralis in der Lacuna lymphatica und drainiert zu den Nodi lymphatici iliaci externi und Nodi lymphatici iliaci communes. Insgesamt lassen sich je nach Individuum ein bis drei tiefe inguinale Lymphknoten finden. Man unterscheidet im Oberschenkel:

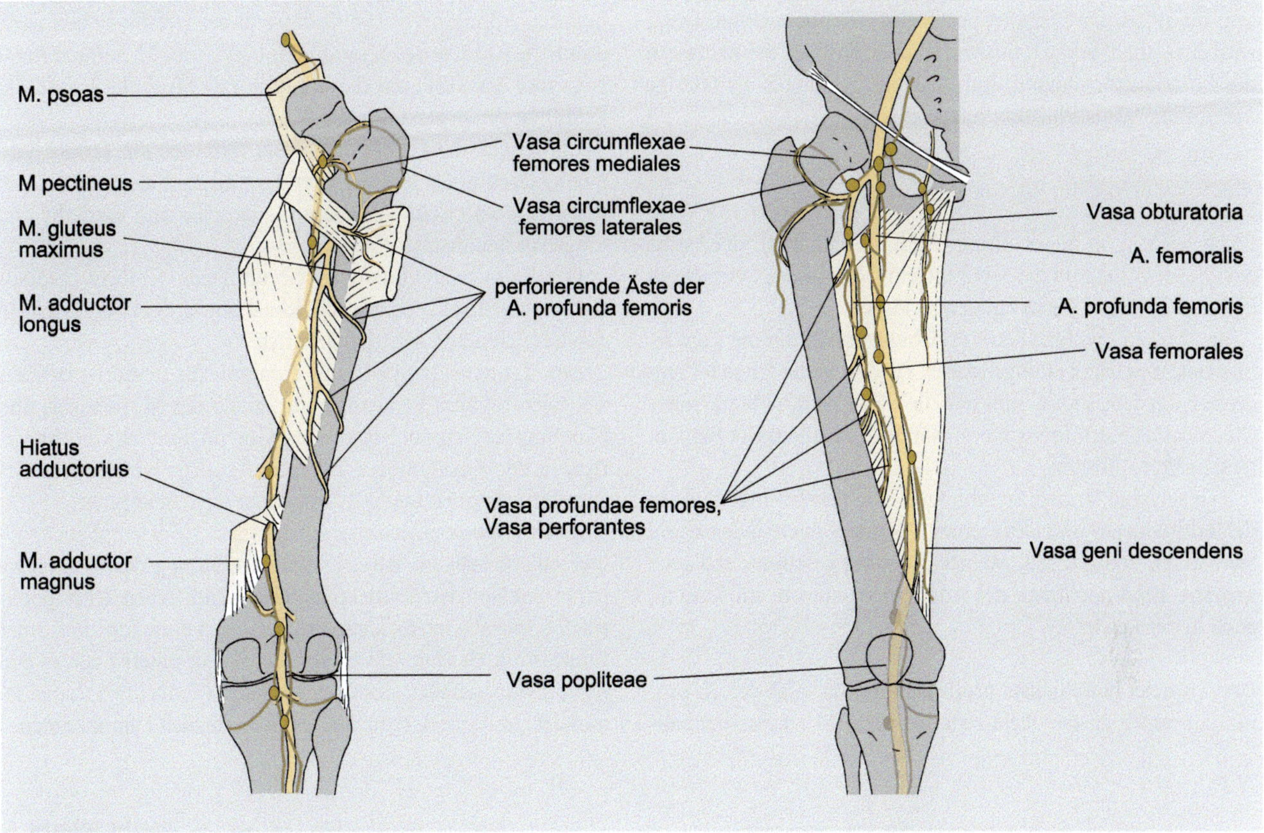

Abb. 7.46 A. profunda femoris und Aa. perforantes [L190]

- Truncus lymphaticus femoralis für die Knieextensoren-Loge und Nodus lymphaticus femoralis anterior
- Truncus lymphaticus profunda femoris für die Knieflexoren-Loge und Adduktoren-Loge und lymphatische Perforansgefäße mit Nodus lymphaticus femoralis posterior
- Truncus lymphaticus obturatoris für die obere Adduktor-Loge im Bereich der Membrana obturatoria und dem Nodus lymphaticus canalis obturatorii
- Truncus lymphaticus circumflexus femoris lateralis und Truncus lymphaticus circumflexus femoris medialis für die Region des Hüftgelenks.

Der Truncus lymphaticus femoralis läuft über das Hüftgelenk in die Grube zwischen M. iliopsoas und M. pectineus unterhalb der Fascia lata. Der Truncus lymphaticus femoralis zieht gemeinsam mit der A. femoralis und der V. femoralis, bedeckt von M. sartorius und seiner Faszie, in der Rinne zwischen M. vastus medialis und M. adductor longus kaudalwärts zum Adduktorenkanal. Das vordere Blatt des Septum intermusculare femoris mediale (SIFM) bildet eine dünne Bindegewebsspalte, die die Vasa femorales enthält (> Abb. 7.47). Es setzt am Labium mediale der Linea aspera zwischen M. vastus medialis und M. adductor magnus an. Es umgreift wie eine Art Hülle den Canalis adductorius (Hunterscher Kanal) und die Adduktoren und bildet dann das hintere Blatt der SIFM, das zwischen dem M. adductor magnus und M. semimembranosus am Labium laterale der Linea aspera ansetzt. Das hintere Blatt des SIFM wird auch oft separat als Sep-

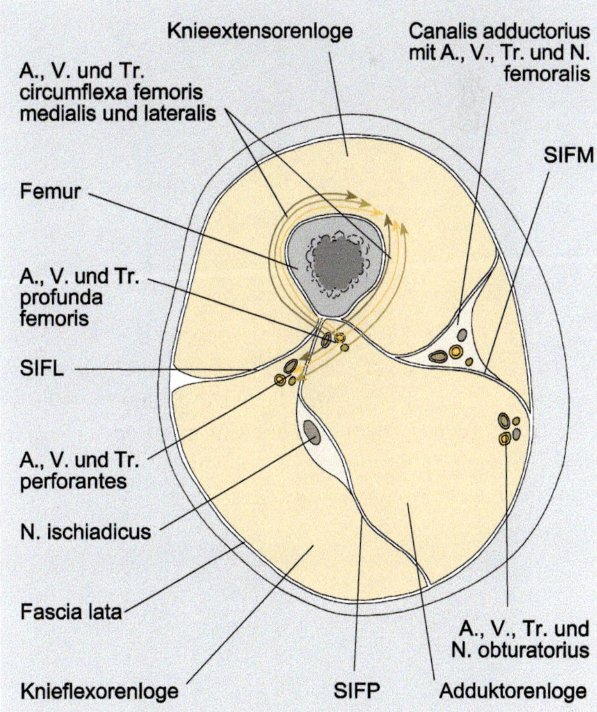

Abb. 7.47 Oberschenkelquerschnitt: Fasziale Logen und Leitungsbahnen [L190]

tum intermusculare femoris posterius (SIFP) bezeichnet. Distal wird der Canalis adductorius von aponeurotischen Sehnenfasern des M. adductor magnus und M. adductor longus als faserige Membrana vastoadductoria verstärkt.

Praxistipp

Es ist wichtig, in dieser Rinne (Adduktorenkanal), die Fascia des M. sartorius und die Septa intermusculare des Oberschenkels von faszialen Verklebungen zu lösen.

Bei starken myofaszialen Verklebungen können die Vasa femorales, bzw. die Leitungsbahnen für den Unterschenkel eingeengt werden, sodass funktionelle Störungen, Ödeme sowie Claudicatio intermittens im vorderen Oberschenkel bzw. Unterschenkel auftreten.

Typisch sind fasziale Spannungen und Verklebungen, die in der Adduktoren- und Flexorenloge Verklebungen, Ödeme und Schmerzen verursachen. Meiner Meinung gehören dazu auch manche Tendinopathien der Adduktoren sowohl im Knie als auch in der Leiste!

Der Truncus lymphaticus profunda femoris folgt der A. profunda femoris in der Tiefe zwischen dem M. vastus medialis und den Adduktoren. Die Endäste dieser Gefäße ziehen dann durch die Ansätze des M. adductor brevis, des M. adductor magnus und des SIFP, um die ischiokrurale Muskulatur und das Femur zu versorgen (➤ Abb. 7.47).

Im Bereich der Hüftgelenkkapsel verlaufen die Trunci lymphatici circumflexi femoris laterales und mediales, gemeinsam mit den Vasa circumflexa femoris lateralis und medialis und umgeben den Femurhals.

Der Truncus lymphaticus circumflexus femoris medialis zieht von ventral-medial nach dorsal hinter dem Femurhals in den Bereich der Fossa trochanterica.

Der Truncus lymphaticus circumflexus femoris lateralis zieht ventral vom Femurhals, unterhalb des M. sartorius und M. rectus femoris nach lateral zur Gegend der Fossa trochanterica, in der Anastomosen mit dem Truncus lymphaticus circumflexus femoris medialis aufgebaut werden können.

In der Fossa poplitea unterscheidet man Nodi lymphatici poplitei superficiales im Bereich der Einmündung der V. saphena parva und Nodi lymphatici poplitei profundi neben der A. poplitea. Sie sind alle relativ klein und deswegen ohne Injektion eines Kontrastmittels eher schwer sichtbar. Sie drainieren alle zu den tiefen Lymphgefäßen des Oberschenkels (Trunci lymphatici femorales) und von dort zu den tiefen inguinalen Lymphknoten.

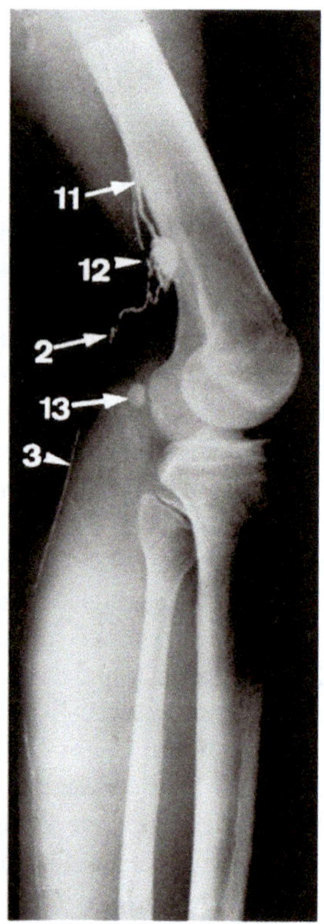

Abb. 7.48 Nll. poplitei; dorsolaterales Bündel. **a** Topographie **1** V. poplitea **2** Nl. poplitei superficialis **3** dorsolaterales Bündel **4** V. saphena parva **5** N. tibialis **6** Nl. tibiofibularis **7** V. ly. politea **8** Nl. juxtaarticularis **9** Nl. intercondylaris **10** Nl. supracondylaris **11** Hiatus canalis adductorii mit V. ly. femoralia **12** Nl. popliteus profundus **13** Fabella. [L134] **b, c** Lymphogramme.

Manchmal kann ein oberflächliches Lymphgefäß der Kniekehle der venösen Anastomose zwischen der V. saphena parva und der V. saphena magna folgen und zu den oberflächlichen inguinalen Lymphknoten drainieren.

Man unterscheidet am Unterschenkel:

- Truncus lymphaticus tibialis anterior und Nodi lymphatici tibiales anteriores
- Truncus lymphaticus tibialis posterior und Nodi lymphatici tibiales posteriores
- Truncus lymphaticus peronaea und Nodus lymphaticus peronealis und tibiofibularis.

Der Truncus lymphaticus tibialis anterior zieht gemeinsam mit den Vasa tibiales anteriores durch die Öffnung in der Membrana interossea cruris. Die Vasa tibiales anteriores zweigen von den Vasa tibialia posterioria nach dem Durchtritt des Sehnenbogens des M. soleus ab und verlaufen dann auf der Vorderfläche der Membrana interossea cruris in der Extensorloge. Die Extensoren bestehen aus M. tibialis anterior, M. extensor digitorum longus und M. extensor hallucis longus.

Praxistipp

Für die Praxis ist es wichtig, die Muskelmasse der Extensoren gegenüber der Membrana interossea beweglich zu halten, damit der Lymphfluss und die venöse Strömung nicht unterbrochen werden.

Die Vasa poplitea und der N. tibialis verlaufen distal unter dem Sehnenbogen des M. soleus und durchbrechen das tiefe Blatt der Fascia cruris, um dann in der tiefen Flexorenloge als Vasa tibialia posterioria und N. tibialis weiterzuziehen. Hier spalten sich die Vasa tibialia posterioria ab und ziehen durch eine Öffnung in der Membrana interossea zur Extensorenloge.

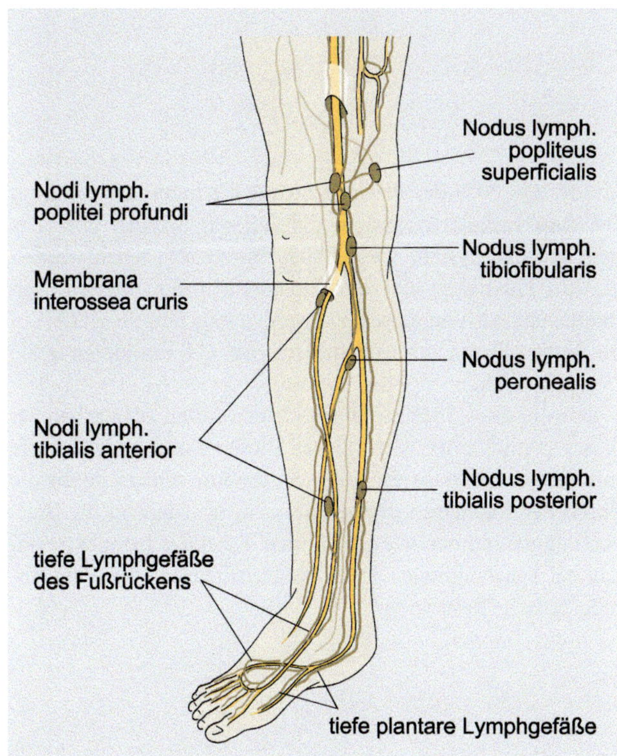

Abb. 7.49 Lymphgefäße des Unterschenkels und des Fußes [L190]

Die Faszie des M. plantaris ist mit der Adventitia der Vasa tibialia posteriora verwachsen und verhindert durch seine Kontraktion bei der Kniebeugung ein Abknicken dieser Gefäße. Aber umgekehrt kann eine kontinuierliche Hypertonie auch eine Behinderung, v. a. der „schwächeren" Venen und des lymphatischen Truncus tibialis anterior, verursachen.

Etwas mehr distal spalten sich die Vasa peronaea (mit dem Truncus lymphaticus peronaeaus) von den Vasa tibialia posterioria ab, die in der tiefen Flexorenloge, nahe der Rückseite der Membrana interossea, distalwärts ziehen. Distal zweigen von den Vasa peronaea die Vasa malleolaria lateralia (mit Truncus lymphaticus malleolaris lateralis) ab, die durch eine Öffnung der Membrana interossea ziehen und den Bereich des Malleolus lateralis versorgen.

Praxistipp

Spannungen in der Membrana interossea cruris und Blockierungen der Fibula können zu Schwellungen im Außenknöchelbereich führen. Es ist deshalb wichtig, die Fibula zu lösen; pumpende Techniken an der Fibula können hier sehr sinnvoll eingesetzt werden.

Weiterhin geben die Vasa peronaea proximal Rami perforantes ab, die durch die Lamina profunda der Fascia cruris und durch das Septum intermusculare cruris posterius (SICP) ziehen (möglicher Engpass!). Sie verlaufen dann gemeinsam mit dem N. peronaeus superficialis in der Peronaeusloge und versorgen den M. peronaeus longus und M. peronaeus brevis.

Die Vasa tibialia posterioria (mit Truncus lymphaticus tibialis posterior) ziehen gemeinsam mit dem N. tibialis in der tiefen Flexorenloge distalwärts und spalten Muskeläste ab, die durch die Lamina profunda der Fascia cruris (möglicher Engpass!) ziehen. Die Muskeln der tiefen Flexorenloge sind der M. tibialis posterior, der M. flexor hallucis longus und der M. flexor digitorum longus. Die oberflächliche Flexorenloge wird durch den M. soleus, den M. plantaris und den M. gastrocnemius gebildet.

Praxistipp

In der Praxis ist es wichtig, die Muskelmasse der Mm. peronaeai gegen die Fibula und die Muskelmasse der Flexoren gegen die Membrana interossea beweglich zu halten, damit der Lymphfluss und die venöse Strömung nicht unterbrochen werden.

Plantare Lymphgefäße des Fußes folgen dem arteriellen Arcus plantaris und drainieren zum Truncus lymphaticus tibialis posterior und Nodus lymphaticus tibialis posterior entlang der A. tibialis posterior. Dorsale Lymphgefäße des Fußes folgen dem arteriellen Arcus dorsalis und drainieren zum Truncus lymphaticus tibialis anterior und Nodus lymphaticus tibialis anterior, entlang der A. tibialis anterior.

7.4 Lymphflüssigkeit

Lymphe ist also die Flüssigkeit, die aus dem arteriellen Kapillarbereich austritt, durch das Interstitium sickert und dann in den Lymphgefäßen aufgefangen wird. Sie besteht aus Wasser, Lymphozyten, Gerinnungsfaktoren, Fetten, Eiweißkörpern, Salzen und enthält manchmal Fremdstoffe (wie Ruß oder Staub) und Bestandteile von Bakterien oder Viren. Aber auch Krebszellen können über das Lymphsystem weitertransportiert werden.

Nach einer Mahlzeit enthält die Lymphe im Ductus thoracicus wasserlösliche Fette und Proteine. Die Farbe der Lymphe ist normalerweise klar („lympha" bedeutet im Lateinischen „klar") und wird durch die Aufnahme von Lipiden gelber und milchiger (chylös). Man hat deswegen früher, d. h. bereits vor hunderten von Jahren, den Ductus thoracicus als „Milchbrustgang" bezeichnet. Die Lymphe enthält ferner Fibrinogen und kann daher auch in gewissem Maße gerinnen.

H. Gallagher et al. deuten an, dass das aktive Pumpen der postnodalen Lymphfasern einen wichtigen Faktor für den Lymphstrom darstellt. Aber der „Output" (Ausstrom) dieser lymphatischen Pumpe ist auch abhängig vom „Input" (Einstrom)! Der Lymphstrom wird normalerweise zyklisch gepumpt, bei ödematösen Zuständen strömt die Lymphe jedoch kontinuierlich (Gallagher et al. 1993). Es ist also notwendig, das Lymphsystem ganzheitlich zu betrachten!

Auch M. Földi et al. betonen die Wichtigkeit der „Lymphpumpe" (Földi 2005).

Körperbewegungen und externe Druckeinflüsse können den Flüssigkeitsstrom im interstitiellen Raum beeinflussen. Die „Ankerfilamente" der initialen Lymphgefäße funktionieren wie eine Art Feder und halten diese Gefäße offen.

V. Aarli und K. Aukland stellten fest, dass ein Außendruck bis etwa 15 mmHg einen ödemverhindernden Effekt hat (Aarli und Aukland 1991).

Wie bereits dargestellt, kann das Lymphsystem seine Strömungskapazität an verschiedene Faktoren anpassen.

Es wird allgemein angenommen, dass im venösen Kapillarbereich die größte Resorption der interstitiellen Flüssigkeit stattfindet und nur etwa 10 % der interstitiellen Flüssigkeit auf lymphatischem Weg abtransportiert wird.

Narben, aber auch hypertone Faszien und Verklebungen oder „Faszien-Dystorsionen" können den Lymphstrom behindern und „Kompartmentsyndrome" auslösen. Die Beweglichkeit der Faszien sollte daher osteopathisch getestet und behandelt werden, um den Lymphstrom anzuregen.

K. J. Pienta und D. S. Coffey fanden heraus, dass Zellen und intrazelluläre Elemente vibrieren und damit Informationen austauschen und eine regulatorische Funktion ausüben (Pienta und Coffey 1991). Bereits im Kapitel über Rheologie wurde festgehalten (> Kap. 3), dass sowohl die extrazelluläre Matrix als auch das Zytoskelett und die intrazelluläre Matrix dabei wie aneinander gekoppelte Oszillatoren wirken. Neben den Bindegewebsfasern kann die Grundsubstanz mit ihren Glykosaminoglykanen, Proteoglykanen und Glykoproteinen die Härte und Viskosität des Gewebes und damit auch die Diffusionsrate von Flüssigkeiten durch das Bindegewebe beeinflussen. M. Földi et al. beschreiben weiterhin sog. „Gewebekanäle" (tissue channels), die als zell- und faserfreie Räume im interstitiellen Bindegewebsraum vorliegen. Es ist nicht klar, ob es sich hier um „Zuflussstraßen" zu den initialen Lymphgefäßen oder um physiologische Räume handelt. Ihre genaue Funktion ist noch ungeklärt.

Der Körper kann als eine riesige Tensegrity-Struktur angesehen werden, die den spezifischen Transfer von Informationen zwischen den Zellen und innerhalb der Zellen durch vibrierende chemomechanische Energie mit harmonischen Wellenbewegungen ermöglicht.

Hinweis

Welches Transfermittel wäre besser geeignet als Flüssigkeit, also Lymphe oder interstitielle Flüssigkeit, um diese Wellen weiterzutransportieren? Das Bindegewebe und die initialen Lymphgefäße können mit sanften Dehnungshaltungen „geöffnet" werden. Dabei kann mit zarten Pump- und Atembewegungen, ohne große Krafteinwirkung, das Zwerchfell durchsaftet und die Gewebeatmung angeregt werden. Aus dieser Sicht erscheint die Behandlung vielleicht weniger „esoterisch", sondern im Gegenteil vielmehr hilfreich.

7.5 Funktionen des Lymphsystems

7.5.1 Flüssigkeitsbalance

Mindestens 50 % der Plasmaproteine, die innerhalb von 24 h aus dem vaskulären System diffundieren, werden über das lymphatische System wieder aufgenommen. Täglich werden ca. 30 l Flüssigkeit aus den Kapillaren in den interstitiellen Raum gefiltert. Von diesen 30 l werden ungefähr 90 % (27 l) in die Blutkapillaren zurückresorbiert; 10 % (3 l) drainieren in die Lymphkapillaren.

Obwohl diese 10 % nur einen kleinen Anteil ausmachen, ist dieser Lymphstrom wichtig, weil Proteine und andere Stoffe mit hohem molekularem Gewicht, die nur schwer durch die Poren der Kapillaren dringen können, trotzdem in die Blutbahn aufgenommen werden können. Es ist das Lymphsystem, das bei Schwankungen im Flüssigkeitshaushalt für eine homöostatische Reserve sorgt.

7.5.2 Reinigungsfunktion

Weil Lymphe ein Filtrat der arteriellen Kapillaren in den extrazellulären Räume bildet, „badet" sie sozusagen alle Organe des

Körpers. Bevor die Lymphe in die Lymphkanäle gelangt, reinigt sie die extrazellulären Räume und entsorgt Exzudate, Bakterien usw. Einmal ins lymphatische System gekommen, führt es diese Substanzen zu den Lymphknoten, die als Filtersysteme funktionieren.

7.5.3 Abwehrfunktion

Eng mit der Reinigungsfunktion verknüpft ist die Abwehrfunktion des Lymphsystems. Durch die Lokalisation und Quantität des lymphatischen Gewebes im Körper kommt es fast unmittelbar mit jedem Toxin und jedem Bakterium oder Virus, die in den Körper eindringen, in Kontakt. Das Lymphsystem ist die erste „Verteidigungslinie" gegen solche Invasionen.

Erworbene Immunität entwickelt sich erst nach Kontakt mit den Antigenen. All diese Antigen-Substanzen beinhalten Proteine-, Polysaccharide- oder Lipoprotein-Komplexe, die für den Körper essenzielle Substanzen sind, um eine erworbene Immunitätsreaktion aufbauen zu können.

Jeder Mensch, der aus genetischen, chemischen oder radiologischen Gründen kein lymphatisches Gewebe besitzt, kann sich nicht gegen antigene Angriffe verteidigen und wird daher sterben!

Das Lymphsystem ist verantwortlich für die Produktion und Aufrechterhaltung der „Verteidigungstruppen" (> Kap. 6); wichtig ist aber auch, dass die Bestandteile des Abwehrsystems sich frei durch das Bindegewebe bewegen können, um einen direkten Kontakt zu den eindringenden Komponenten herstellen zu können.

Bei Verletzungen entsteht eine Entzündung, die für eine erhöhte Vaskularisierung, erhöhte kapillare Filtration und vermehrte Lymphproduktion in diesem Gebiet sorgt. Je größer der Lymphstrom, desto größer der Kontakt zwischen Verteidigungssystem und Toxinen bzw. körperfremde Substanzen.

7.5.4 Ernährung und Proteinkonzentration

Insgesamt zirkulieren etwa 150–200 g Proteine in der Blutbahn.

Wie bereits oben angedeutet, werden 50 % oder mehr der Plasmaproteine über das Lymphsystem in die Blutbahn zurückgebracht, nachdem sie über Blutkapillaren in die extrazellulären Räume gelangt sind.

Viele dieser Proteine können Nährstoffe binden, die die Zellen brauchen. Lange Fettketten, Chylomikronen und Cholesterol werden in großen Mengen vom Lymphsystem des Dünndarms absorbiert. Nach einer fettreichen Mahlzeit enthält der Ductus thoracicus mehr als 2 % Fett.

Die Proteinkonzentration der Lymphe wird mit jener der Interzellularflüssigkeit gleich gehalten. Ist die Proteinkonzentration der Lymphe in den afferenten Gefäßen erhöht, so wird durch die Lymph-Blut-Barriere mehr proteinfreie Flüssigkeit in die Lymphe filtriert, wodurch die Lymphe in den efferenten Gefäße verdünnt wird. Bei niedrigem Proteingehalt der afferenten Lymphe wird hingegen weniger Flüssigkeit in die Lymphe abgegeben und mehr Flüssigkeit in die Blutbahn aufgenommen.

7.6 Strömungsmechanismen der Lymphe

Unterstützend auf den Lymphtransport wirken:

- der interstitielle Flüssigkeitsdruck
- die intrinsische Lymphpumpe
- extrinsische Druckfaktoren
- Beweglichkeit der Diaphragmen (extrinsische Pumpwirkung).

7.6.1 Der interstitielle Flüssigkeitsdruck

Der Transport zwischen Kapillar und Lymphgefäß hängt ab vom:

- Blutkapillardruck: etwa +35 mmHg;
- kolloidosmotischen Druck (KOD, negativer Druck durch Flüssigkeitsbindung von Proteinen) in der Kapillare: etwa −20 mmHg;
- Gewebedruck im Interstitium: etwas -6 bis +8 mmHg.

Jede Erhöhung des interstitiellen Flüssigkeitsdrucks erhöht zu einem gewissen Punkt gleichzeitig die Absorption von Lymphe in den Lymphkapillaren, weil die Poren der initialen Lymphgefäße geöffnet werden.

Im interstitiellen Raum herrscht ein Unterdruck (negativer Druck) von ca. -6 bis +8 mmHg (Weissleder und Schuchhardt 2000). Falls der Druck zu positiv wird, wird er größer als der Druck in den Lymphkapillaren. Dann kollabieren diese Kapillaren und verursachen eine Stauung.

Wie bereits ausgeführt (> Kap. 7.3.2), gibt es nicht nur im Blut, sondern auch in der Gewebeflüssigkeit einen kolloidosmotischen Druck (KOD, Földi 2005).

- Der effektive ultrafiltrierende Druck ist gleich dem Blutkapillardruck minus dem Gewebedruck.
- Der effektive resorbierende Druck ist gleich dem KOD im Blut minus dem KOD im Interstitium.

Im arteriellen Teil der Blutkapillare ist der effektive ultrafiltrierende Druck höher als der effektive resorbierende Druck, was in einer Ultrafiltration resultiert.

Im venösen Teil der Blutkapillare ist dagegen der effektive ultrafiltrierende Druck niedriger als der effektive resorbierende Druck, was in einer Resorption resultiert (> Abb. 7.15).

Verschiedene Faktoren können den interstitiellen Druck erhöhen:

- erhöhter arterieller Druck in den arteriellen Kapillaren (Hypertension)
- niedriger KOD des Plasmas (z. B. bei Leberzirrhose, wobei weniger Plasmaproteine synthetisiert werden)

- mehr interstitielle Flüssigkeitsproteine (z. B. Plasma-Hypoalbuminämie = zu wenig Proteine im Plasma, wie beim Hungern)
- erhöhte Permeabilität der Blutkapillaren
- Verklebungen, Narben im Interstitium.

7.6.2 Die intrinsische Lymphpumpe

Jeder zwischen zwei Klappen gelegene Lymphbahnabschnitt funktioniert als unabhängige Einheit des Lymphangions. Bei Füllung eines Teils einer Lymphbahn wird dieser „aufgebläht", und demzufolge kontrahieren die glatten Muskelzellen und Myofibrozyten in der Wand. Dadurch wird die Lymphe in das nächste Lymphbahnsegment gepumpt, wo sich dieser Prozess wiederholt. Die Steuerung der Lymphangiomotorik erfolgt:

- über das anfallende Lymphvolumen
- durch die neurovegetative Versorgung.

Obwohl die Lymphkapillaren über keine glatten Muskelzellen verfügen, besitzen die endothelialen Zellen kontraktile Fasern (myoendotheliale Fasern), die bei Aufblähung für eine ähnliche Reaktion sorgen. Dabei werden die Kontraktionen der Lymphangione durch eine „Pacemaker"-Aktivität der glatten Muskelzellen in der Wand der Lymphangione initiiert (Gashev 2002). Durch diese Pumpbewegung entsteht im kapillaren Bereich eine Saugwirkung, sodass die Lymphbahnen sozusagen den interstitiellen Raum „melken".

Die intrinsische Lymphpumpe ist v.a. bei Immobilisation, z. B. unter Narkose und beim Schlafen extrem wichtig (Olszewski 1997).

7

7.6.3 Extrinsische Druckfaktoren

Jede moderate Druckeinwirkung von außen auf die Lymphbahn erhöht den Lymphfluss. So wirken z. B. die peristaltischen Bewegungen des Darmrohrs wie richtige Pumpbewegungen auf das Lymphsystem des Darms!

Auch Massagebehandlungen und Bandagierungen können hier unterstützend wirken. Alle Bewegungen der inneren Organe (sowohl Mobilität als auch Motilität), Körperbewegungen, die Muskelpumpe usw. fördern den Lymphstrom.

7.6.4 Beweglichkeit der Diaphragmen

Das Zwerchfell und der negative Druck in der Brusthöhle sorgen ebenfalls für eine Ansaugwirkung. Sehr wichtig sind die intraabdominalen und intrathorakalen Druckschwankungen durch die Atmung.

H. Weissleder und C. Schuchhardt gaben an, dass bei Untersuchungen mit Fluoreszenz-Mikro-Lymphographie rhythmische, respiratorisch synchrone Druckschwankungen bei 41 % der Lymphödempatienten und Kontrollpersonen messbar waren. Dagegen traten spontane atemunabhängige Druckschwankungen mit Hochdruck in den Lymphkapillaren bei 70,4 % der Lymphödempatienten und bei 41,7 % der Kontrollpersonen auf (Weissleder und Schuchhardt 2000).

Eine Optimierung der Wirkung der Diaphragmen ist dabei in der Praxis natürlich ein wichtiger Punkt (➤ Kap. 4 und ➤ Kap. 8).

7.7 Pathophysiologie

Ein intaktes Lymphsystem reagiert auf einen Anstieg der lymphpflichtigen Eiweiß- und Wasserlast mit einer Erhöhung seiner Transportleistung.

Eine Einschränkung der Transportfähigkeit des Lymphsystems führt zu einer Hypertension in den initialen Lymphgefäßen von 15,0 ± 5,2 mmHg im Vergleich zum normalen Druckwert von 7,9 ± 3,4 mmHg (Weissleder und Schuchhardt 2000).

Besteht ein Lymphödem, kommt es zu einer Anreicherung von eiweißreicher Flüssigkeit im Interstitium, was im Gewebe eine ähnliche Reaktion wie bei einer chronischen Entzündung hervorruft:

- Zunahme der Vaskularisation
- erhöhte Gefäßpermeabilität
- Einwanderung von Makrophagen
- erhöhte Proliferation von Gewebe
- Reizung von Nozirezeptoren.

Schließlich kommt es zu einer Verfettung und (schmerzhaften) Fibrosierung des Gewebes. Es können sich sogar maligne Tumoren entwickeln. Die zunehmende Fibrosierung bildet ferner einen Engpass für die benachbarten Lymph- und Blutgefäße.

Im Allgemeinen können die folgenden morphologischen Veränderungen der Lymphgefäße festgestellt werden:

- Hypoplasie, Hyperplasie oder Aplasie von Lymphkollektoren
- Hypoplasie von Lymphknoten, meistens verbunden mit Fibrosierung.

7.7.1 Ursachen von Störungen im Lymphsystem

- Überlastung des Lymph- und Immunsystems: Die Kompensationsmechanismen des Körpers sind ausgeschöpft und exzessive interstitielle Flüssigkeit und Eiweißkonzentration verursachen einen zu hohen Interstitialdruck, verbunden mit einem Kollabieren des Lymphsystems und Ödembildung.
- Schädigungen der Lymphgefäßwand durch Operationen, Traumen, Entzündungen usw.
- Stilllegung der Lymphangiomotorik durch Medikamente, Gifte, Entzündungsstoffe usw.
- Erhöhter venöser Druck z. B. bei Herzerkrankungen, venösen Obstruktionen, Schwangerschaft
- Dilatierung der Arteriolen und Vasokonstriktion der Venolen z. B. bei Einnahme von Kininen und Histaminen

- Abnormaler Proteinmetabolismus, z. B. bei Leberzirrhose, Hungerzuständen usw.
- Inadäquate Drainage durch mechanische Blockierungen, viszerale Fixierungen, Wirbelblockierungen und Narben.

7.7.2 Folgen von Störungen des lymphatischen Systems

Ödeme haben weitreichende Folgen und verursachen nicht nur eine Kompression der Lymphbahnen, sondern auch der vaskulären und neuronalen Strukturen:

- Stauung der interstitiellen Flüssigkeiten mit Änderungen der pH-Werte des umgebenden Gewebes und Anhäufung von Proteinen im Interstitium. Der hohe Proteingehalt ist typisch für ein Lymphödem und unterscheidet es damit von anderen Ödemarten. Dies führt längerfristig zu chronischen Entzündungen, was wiederum Ödeme und eine Anschwemmung von Makrophagen, Fibroblasten und Lymphozyten verursacht. Es entsteht ein Circulus vitiosus und letztendlich eine Fibrosierung. Das Bindegewebe um die Lymphkapillaren fibrosiert, sodass die Lymphkapillaren die Fähigkeit verlieren, sich an die ständig wechselnden Druckverhältnisse der Umgebung anzupassen.
- Eiweißreiche Ödeme und chronische Entzündungen verursachen Verklebungen und Fibrosierungen. Es werden Fibrillen gebildet, die zur Ausbildung eines Netzwerks aus fibrosklerotischem Gewebe führen – zuerst in der direkten Umgebung der betroffenen Lymphgefäße. Weil in der Lymphgefäßwand auch Eiweiß abgelagert wird, entsteht schließlich eine Lymphangiosklerose, die sich kontinuierlich weiter ausdehnt.
- Infiltration von Fibroblasten, die Fibrosis und Kontrakturen im Gewebe aufbauen können.
- Abschneidung der Nährstoffzufuhr zum betroffenen Gewebe, was den Heilungsprozess verzögert.
- Abschneidung der Zufuhr von Hormonen und Medikamenten.
- M. McCarthy wies darauf hin, dass Toxine und Stoffwechselprodukte, die sich in Lymphgefäßen und im Bindegewebe stauen, die Akupunkturmeridiane blockieren können (McCarthy 2003). Um erfolgreich Akupunktur einsetzen zu können, erscheint es sinnvoll, zunächst lymphatischen Stauungen zu lösen!
- Sind die Lymphgefäße des Verdauungstrakts betroffen, führt dies zunächst zu Schwellungen und Verhärtungen retroperitoneal; danach entstehen Ödeme in den Aufhängungsstrukturen des Darms, z. B. dem Mesenterium, dem Mesocolon und dem Mesoappendix. Das Darmgekröse schwillt an und wird druckempfindlich. Auf Dauer entstehen Fibrosierungen und Entzündungen im Bereich des Verdauungstrakts, der umgebenden Muskeln und auch der Gelenke. In zunehmendem Maße treten dann auch Blähungen, ein druckschmerzhafter Darm, Verdauungsstörungen, Allergien, Reizdarm oder sogar Kolitis auf.

Hinweis

Allgemein besteht folgender Ursachen-Folgen-Zusammenhang

Transportstau der Lymphe → eiweißreiches Ödem → Fibrosierung → Störung des lokalen Stoffwechsels → Infektanfälligkeit → Ausdehnung auf benachbarte Strukturen, Gelenke, Sehnen → bis hin zu malignen Prozessen.

7.7.3 Einteilung der Lymphödeme

Allgemein unterscheidet man zwischen primären und sekundären Lymphödemen.

- **Primäre Lymphödeme** sind vererbbar oder angeboren und breiten sich in der Regel von den Zehen und dem Fußrücken aszendierend aus.
- **Sekundäre Lymphödeme** sind erworben, z. B. infektiös, traumatisch, mechanisch, postoperativ oder nach Bestrahlung. Sie sind eher deszendierend, z. B. von der Achsel zur Hand absteigend.

Klinisch werden drei Stadien unterschieden:

- **Stadium I:** spontan reversibles Lymphödem mit einer weichen, teigigen Schwellung der Weichteile. Durch Hochlagerung kann das Ödem spontan abgebaut werden. Es ist möglich, „Dellen" ins Gewebe zu drücken. Ansonsten fehlen Hautveränderungen. Hält das Ödem länger als drei Monate an, spricht man dann von einem chronischen Lymphödem.
- **Stadium II:** spontan irreversibles Lymphödem. Weil hier bereits eine harte, nicht eindrückbare Fibrosierung vorhanden ist, ist eine Rückbildung des Ödems durch Hochlagerung nicht mehr möglich. Durch Verschieben und Rollen des Gewebes kann man die Fibrosierung erkennen. Bei der Lymphangiographie werden initiale Lymphgefäße und periphere Lymphkollektoren durch die Fibrosierung nur reduziert oder gar nicht dargestellt. Häufig sind chronische Hautveränderungen, wie Erysipel (akute, hochrote, mit hohem Fieber einhergehende Hautinfektion), Mykosen, Papillomatose, Fistelbildung usw. vorhanden. Auch Ekzeme mit Rötung, Bläschen, Krustenbildungen und Schuppungen sind möglich.
- **Stadium III:** massives irreversibles Lymphödem, lymphostatische Elephantiasis. Häufig sind hier auch schwere Hautveränderungen feststellbar.

Es ist sicherlich sinnvoll, bei dieser Einteilung genauere Angaben zur Lokalisation (unilateral? bilateral? Abdomen betroffen?), zur Volumenzunahme, zum Schweregrads der Fibrosierung und zur Anwesenheit von Hautveränderungen zu machen!

In schwereren Fällen wird es notwendig sein, dass der Arzt eine Laboruntersuchung oder sogar eine Spezialdiagnostik (Lymphographie, Lymphszintigraphie, MRT, MR-Lymphangiographie, Biopsie usw.) anfordert.

7.8 Kontraindikationen der osteopathischen Behandlung

Es ist unabdingbar, sich in Fachbüchern mit der Anatomie, Physiologie und Pathologie des lymphatischen und vaskulären Systems sowie den Differentialdiagnosen der folgenden Krankheiten vertraut zu machen: Infektionskrankheiten, Angina, Tonsillitis, Milzerkrankungen, Lymphangitis, Erysipel (Wundrose), Lymphödem, M. Hodgkin, Non-Hodgkin-Lymphome, Arteriosklerose, arterielle Embolie, Endangiitis obliterans, Vaskulitiden, Morbus Raynaud, M. Osler (hereditäre Teleangiektasie), Varikosis, Thrombophlebitis, Phlebothrombose, Chronisch-venöse Insuffizienz (CVI), Anämie, Leukämie, chronische lymphatische Leukämie (CLL), chronische myeloische Leukämie (CML), Blutkrankheiten.

Allgemeine Kontraindikationen:

- Frakturen und akute Verletzungen
- maligne Krankheiten des lymphatischen Systems, wie M. Hodgkin und Non-Hodgkin-Lymphome
- traumatische Verletzungen der Milz oder Leber
- akute Hepatitis
- fieberhafte Infektionen, bakterielle und virale Infektionen: hier muss zuerst medikamentös behandelt werden, um eine Ausbreitung zu verhindern!
- akuter Asthma-Anfall
- Ödeme mit Herz- oder Lungenpathologie: Abklärung vom Arzt ist notwendig!
- nicht behandelter maligner Tumor
- frische Thrombosen
- dekompensierte Herzinsuffizienz
- Aneurysmen
- akuter Schlaganfall
- Lymphadenopathie: Veränderungen der Lymphknotens; Lymphknotenvergrößerungen können ein diagnoseweisender Befund bei malignen Erkrankungen sein. Hier muss differenzialdiagnostisch untersucht werden! Gerade deswegen ist auch eine Abstimmung mit dem Arzt und ein Blutbild notwendig.

Folgende Symptome lassen eine Pathologie des lymphatischen und/oder vaskulären Systems vermuten und sollten ärztlich differentialdiagnostisch abgeklärt werden. Sie stellen vorerst eine Kontraindikation für eine osteopathische Behandlung dar:

- Fieber
- nicht abgeklärte Lymphknotenschwellung
- Splenomegalie, Hepatomegalie
- Anämie, Blässe, Müdigkeit, Belastungsdyspnoe, Tachykardie
- Infektionskrankheiten
- Thrombozytopenie mit Hämatomen ohne Verletzungen, Petechien, Nasen- und Zahnfleischbluten
- Hauterkrankungen
- Blutkrankheiten: Anämie, Polyglobulie, Leukämie, Agranulozytose, Polyzythämie, Hämophilie
- akute Halsschmerzen, Schluckbeschwerden, Schwellung und Rötung der Halsschleimhaut, Fieber, eventuell Schüttelfrost, Schwellung und Druckschmerzhaftigkeit der Halslymphknoten (Verdacht auf Angina bzw. Tonsillitis)
- verbackene schmerzlose Lymphknoten: diese müssen immer ärztlich abgeklärt werden!

Es ist im Rahmen dieser Arbeit nicht möglich alle Pathologieformen und Kontraindikationen zu besprechen. Allgemein kann man die Kontraindikationen einteilen in:

- Fieber, akute Entzündungen und Infektionskrankheiten
- Nicht abgeklärte Ödeme oder kardiale Ödeme
- Thrombosen, Embolien, akute Schlaganfälle.

7.8.1 Akute Entzündungen

Alle akut entzündlichen und fieberhaften Prozesse bilden Kontraindikationen, weil sie sich im ganzen Körper ausbreiten können! Zu achten ist auf Fieber, Rötung, Schleimhautschwellung mit Exsudation, Angina oder Entzündungen der harnableitenden Organe.

Bei einer lokalen akuten Entzündung verschließt der Körper die abführenden Lymphbahnen.

Bei Pathologien wie Tuberkulose, Toxoplasmose und Infektionskrankheiten sind Lymphtechniken ebenfalls kontraindiziert.

7.8.2 Ödeme

Normalerweise besteht ein Gleichgewicht zwischen der Filtration aus den arteriellen Kapillaren einerseits und der Reabsorption in den venösen Kapillaren (etwa 90 %) und Lymphkapillaren (etwa 10 %) andererseits. Ein Ungleichgewicht mit erhöhter Filtration hat Ödeme zur Folge. Eine internistische Untersuchung und Behandlung ist erforderlich, um die Ursache des Ödems zu klären!

Ursächlich können hierbei verschiedene Faktoren eine Rolle spielen:

- Erhöhte Filtration, z. B. bei Entzündungen; Entzündungen erhöhen die Kapillarpermeabilität für Albumin und andere Proteine, sodass der onkotische Druck im Interstitium größer wird und vermehrt Flüssigkeit aus den Kapillaren tritt. Das Auftreten von Quaddeln deutet auf eine allergische Reaktion hin.
- Druckerhöhung im venösen System, wie z. B. bei Rechtsherzinsuffizienz, sodass ein Rückstau im Kapillarbereich entsteht. Kardiale Ödeme bei Rechtsherzinsuffizienz sind meistens symmetrisch in den beiden unteren Extremitäten, nicht schmerzhaft und tagsüber schlimmer, um während der Nacht meistens abzunehmen.
- Bei Linksherzinsuffizienz entsteht ein Lungenödem mit erschwerter Atmung und Rasselgeräuschen beim Atmen. Zeichen für eine Herzinsuffizienz sind belastungsabhängige Kurzatmigkeit (oder sogar Ruhedyspnoe), Orthopnoe, sichtbar gestaute Halsvenen, positiver hepatojugulärer Reflux, vermehrtes nächtliches Wasserlassen (Nykturie) durch

den Ödemrückfluss in Rückenlage, Tendenz zu Zyanose, Tendenz zu Aszites (Bauchauftreibung) und Tachykardie (das Herz versucht, seine verminderte Kontraktionskraft durch eine höhere Frequenz zu kompensieren). Sie stellen damit eine Kontraindikation für pumpende zirkulationsfördernde Techniken dar! Lokal umschriebene Schwellungen deuten eher auf Venenthrombosen und eine zusätzliche schmerzhafte Wade auf eine Thrombophlebitis hin. Der Patient soll hier zum Arzt überwiesen und ganzheitlich behandelt werden. Herzinsuffizienz stellt eine Kontraindikation für zirkulationsfördernde Techniken dar.

- Eiweißverlust (Hypalbuminämie) durch Leberpathologie (eingeschränkte Eiweißsynthese durch die kranke Leber), Darmpathologie (eingeschränkte Eiweißaufnahme aus der Nahrung durch den kranken Darm) oder Nierenpathologie (Eiweißverlust durch die kranke Niere) mit verringerter Reabsorption. Fehlen im Plasma Proteine, dann vermindert sich die osmotische Druckdifferenz zwischen dem Interstitium und dem Plasma. Durch die verminderte Reabsorption entstehen teigige Ödeme, vorwiegend an Körperstellen, an denen sich ein höherer Anteil an lockerem Bindegewebe befindet, z. B. im Gesicht, im Augenbereich, im Genitalbereich, im Bereich der Handrücken und im Knöchelbereich. Der Patient sollte zum Arzt überwiesen werden. Erst nach Ausschluss einer Organpathologie, kann osteopathisch, v. a. im Bereich der Leber-, Darm- und Nierenfaszien, sinnvoll behandelt werden. Durch die Entstauung von Ödemen und die Stimulation des Lymphflusses im Bereich des Darms ist eine Verringerung des Eiweißverlustes erreichbar.
- Verminderte Leistungsfähigkeit des Lymphsystems, z. B. bei chronischen Immunschwächen, nach Operationen, bei faszialen Verklebungen. Es sei darauf hingewiesen, dass Stauungen im Lymphsystem auch die Eiweißzirkulation beeinträchtigen und daher immer auch Fibrosierungen im Interstitium entstehen. Meiner Meinung nach wird das Lymphsystem vielfach unterschätzt und oft wird leider erst recht spät eingegriffen. Es muss sich nicht immer um entzündliche oder bakterielle Vorgänge handeln, oft können auch vorübergehende „banale“ Verspannungen im myofaszialem Gewebe sekundär zu stark wuchernden Fibrosierungen führen. Eine der Stärken der osteopathischen Therapie besteht in der Früherkennung und Behandlung dieser Fibrosierungssymptome und seiner Ursachen.
- Posttraumatische Ödeme stellen an sich Indikationen zur Behandlung dar, insbesondere auch durch ihren hohen Eiweißgehalt. Eiweißreiche Ödeme bilden Fibrosen und Verklebungen, die bei nicht adäquater Behandlung oft zu einer Verschlimmerung führen (Bringezu und Schreiner 2001).
- Ödeme rheumatischer Art gehen oft mit schmerzhaften Schwellungen der Gelenke und periartikulären Strukturen einher. Osteopathische Behandlungen können hier unterstützend eingesetzt werden.
- Ödeme bei Tumorbefall mit eventuellem Befall von Lymphknoten. Eine gute Palpation der regionalen Lymphknoten und der klavikulären Lymphknoten sollte daher zur Grunduntersuchung des Patienten gehören.
- Auch hormonelle Problematiken können zu Ödemen führen. Auf die Komplexität des Hormonsystems muss hier nicht extra hingewiesen werden. Nach Ausschluss von Organpathologien durch den Arzt können v. a. die Faszien und die durchziehenden Gefäße der hormonproduzierenden Organe sinnvoll behandelt werden. Osteopathisch wichtig sind hierbei kraniale Techniken zur besseren Durchblutung des Gehirns; sowie fasziale Techniken für die Halsfaszien, die Schilddrüse und Nebenschilddrüse und ihre Gefäße, für die Nebennieren und ihre Gefäße sowie für die Ovarien und Testikel und ihre Gefäße. Häufig sind diese Ödeme einem gewissen Rhythmus oder Zyklus, z. B. im Tagesverlauf, unterworfen.

7.8.3 Thrombosen und Embolien

Eine Thrombose ist ein vollständiger oder teilweiser Verschluss einer Vene (Phlebothrombose), einer Arterie (Arteriothrombose) oder einer Herzhöhle durch einen Thrombus. Ein Thrombus kann verschiedene Formen annehmen:

- Bei Beschädigung des Endothels besteht ein Thrombus aus Gerinnungsfaktoren, Fibrin und Blutzellen, der mit einem fibrinreichen Netzwerk an der Wand befestigt ist.
- Bei Verschluss eines Gefäßes entsteht eher ein lockerer, fibrinarmer Gerinnungsklumpen, der frei im Gefäßlumen treibt und leicht durch geringfügige Bewegungen des Patienten verschleppt werden kann.

Solange ein Patient immobilisiert ist oder akute venöse Thrombosen aufweist, besteht eine akute Emboliegefahr. Eine Embolie ist eine Verstopfung von kleineren Gefäßen durch Klumpen, die vom Blutstrom mitgerissen werden. Die Gefahr einer Lungenembolie ist am größten. Es sei darauf hingewiesen, dass bei Lungenembolien der Thrombus in 90 % der Fälle aus den tiefen Oberschenkel- und Beckenvenen stammt!

Es muss daher unbedingt auf folgende Zeichen geachtet werden, da sie ein erhöhtes Embolierisiko darstellen. Harte fasziale Techniken, insbesondere an der unteren Extremität, sollten bei diesen Patienten unbedingt vermieden werden:

- Übergewicht
- ältere Patienten
- längere Einnahme von oralen Antikonzeptiva
- Krampfadern
- Patienten, bei denen bereits eine Embolie bzw. Thrombose festgestellt wurde. Man sollte deswegen bei der Anamnese stets nachfragen!
- Medikamente, die Einfluss auf die Konstellation des Blutes bzw. der Gefäße haben, z. B. blutverdünnende Medikamente (Marcumar, Tromexan, Sintrom usw.), Betablocker, Digitalis.
- chronische Ödembildung
- Diabetes
- druckempfindliche Waden

- Bettlägerigkeit, Immobilisation einer Extremität (Gips), lange Bus- und Flugreisen
- chronischer Alkoholabusus mit Leberinsuffizienz und mangelnder Produktion von Antithrombin in der Leber.

Man sollte deshalb beim stehenden Patienten auf eine Ödembildung, eine vermehrte Füllung der oberflächlichen Venen und eine Zyanosebildung achten. Eine ausführliche Palpation der Venen sollte immer systematisch von den Fußsohlen über die Wade, die Kniekehle, den Adduktorenkanal bis in die Leiste erfolgen. Schmerzen und Temperaturunterschiede sollten zur Vorsicht mahnen. Damit kein Thrombus verschleppt wird, sind harte Faszientechniken und Pumptechniken bei Thrombosepatienten absolut kontraindiziert bis vom Arzt eine Thrombose- bzw. Emboliegefahr ausgeschlossen worden ist! Auch bei bettlägerigen Patienten sollte man sehr vorsichtig sein.

Praxistipp

Tiefe fasziale Techniken sollten daher immer sehr langsam und behutsam (zart) ausgeführt werden, nicht nur an den unteren Extremitäten, sondern am ganzen Körper!

Erst wenn die Gefahr einer Embolie durch eine Lysetherapie vom Arzt und durch „Anti-Thrombose-Gymnastik" gebannt ist, dürfen Pump- und Faszientechniken ausgeführt werden!

Im Gegensatz zu Thrombosierungen des tiefen Venensystems geht von Thrombosen des oberflächlichen Venensystems keine Emboliegefahr aus.

Eine Thrombophlebitis äußert sich zusätzlich zur Schwellung mit Rötung, Wärme und Druckschmerzhaftigkeit der betroffenen Vene. Dies stellt eine Kontraindikation dar.

Praxistipp

Vermeiden Sie immer feste Drucktechniken bei bestehenden varikösen Venen und ziehen Sie bei faszialen Techniken nicht über größere Venenbahnen.

Vor diesem Hintergrund ist es auch sinnvoll, auf variköse Venen zu achten. Lassen Sie den Patienten aktiv anspannen und achten Sie darauf, ob sich oberflächliche Venen (blow out) eventuell füllen. Das deutet auf insuffiziente Venenklappen im Bereich der Vv. perforantes. Man sollte direkte und harte Faszientechniken bei diesen Venen meiden.

Die häufigste Streuquelle für arterielle Embolien bildet das Herz (Thromben), aber auch arteriosklerotische Plaques (z. B. aus der Aorta oder aus der A. subclavia); auch Klumpen aus Gefäßwandaneurysmen sind als Quelle möglich. Zeichen einer arteriellen Embolie werden im angelsächsischen Sprachgebrauch didaktisch gut dargestellt. Folgende sechs P-Zeichen deuten auf eine arterielle Embolie:

- Pain (Schmerz): oft mit einem peitschenschlagartigen Schmerz als Folge der Verkrampfung des betroffenen Gefäßes und seiner Kollateralen
- Paleness (Blässe): allgemein und eventuell spezifisch der betroffenen Extremität
- Paraesthesia (Missempfindung) in der betroffenen Extremität
- Pulselessness (Pulslosigkeit) peripher des Verschlusses
- Paralysis (Lähmung) in der betroffenen Extremität
- Prostration (Schock).

Der Patient sollte in diesem Fall sofort zum Arzt überwiesen werden!

7.8.4 Entzündliche und maligne Adenopathien

„Aden" stammt eigentlich aus dem Griechischen und steht für „Drüse", weil man früher annahm, dass Lymphknoten Drüsen sind. Adenopathie deutet also auf eine Pathologie der Lymphknoten hin. Man kann generell folgende Pathologien unterscheiden:

- **Lymphome:** Vergrößerte oder angeschwollene Lymphknoten sind an sich keine direkte Kontraindikation. Sie können aber sowohl benigne als auch maligne sein und sollten v. a. bei Verwachsungen oder zusätzlicher Symptomatik vom Arzt kontrolliert werden.
- **Lymphadenitis:** entzündliche Lymphknotenschwellung, d. h. der Lymphknoten ist vergrößert und druckempfindlich und stellt eine Kontraindikation dar.
- **Lymphangitis:** Entzündung der Lymphgefäße; stellt eine Kontraindikation dar.

7.8.5 Maligne Erkrankungen

Manche Autoren (z. B. Preisler et al. 1996) geben an, dass es bisher keine Hinweise auf eine vermehrte Metastasierung nach manueller Lymphdrainage gibt. Andere Autoren (z. B. Herberhold und May 1996) sind jedoch gegenteiliger Meinung und sehen diese Pathologie als Kontraindikation an. Weitere wissenschaftliche Untersuchungen wären hier dringend notwendig.

Wichtig

Bei Krebserkrankungen und bösartigen Erkrankungen des lymphatischen Systems ist eine Rücksprache mit dem behandelnden Arzt erforderlich! Feste Techniken sollen zur Sicherheit vermieden werden, weil die Gefahr besteht, dass sie Metastasierungen fördern.

Tumoren können durch die verschiedensten Faktoren ausgelöst werden. Sie können durch Viren (15 % der malignen Tumoren), ionisierende Strahlen (etwa 10 % der malignen Tumoren), chemische Substanzen oder eine Destabilisierung der genetischen Information entstehen.

Die extrazelluläre Matrix erfüllt eine wesentliche Funktion für die Homöostase des Gewebes: Das Wachstum, die Differenzierung und die Apoptose der epithelialen Zellen werden von der extrazellularen Matrix reguliert. Man geht heute davon aus, dass es kein übergeordnetes Metastasierungsgen gibt (Becker et al. 2002). Es werden eher gewebespezifische Faktoren für die Metastasierung verantwortlich gemacht. Zur Metastasierung ist aber auf jeden Fall die Freisetzung einzelner Zellen oder Zellgruppen aus dem Tumorgewebe notwendig. Der Tumor muss also in der Lage sein, proteolytische Enzyme zu aktivieren und die Basalmembran im Bindegewebe aufzulösen. Nach erfolgreicher Invasion in die Mukosa dringen die Tumorzellen in Blut- und Lymphgefäße ein. Sie strömen mit dem Fluss mit, bis sie sich festsetzen, in das Zielgewebe eindringen und proliferieren.

Man nahm früher an, dass nur wenige Tumorzellen in der Lage sind, das Wirtsgewebe zu erreichen und in dieses einzudringen. H. D. Becker et al. konnten jedoch feststellen, dass es beim Verlassen des Gefäßsystems keinen Unterschied zwischen metastasierenden und nicht-metastasierenden Zellen gibt. Negative und positive Wachstumsfaktoren, die sowohl von den Tumorzellen selbst als auch aus dem umgebenden Gewebe stammen können, entscheiden darüber, ob der Tumor verschwindet, schläft (abwartet oder ruht, eventuell sogar jahrelang) oder proliferiert. Zunächst ernähren sich die Tumorzellen durch Diffusion; sobald das Tumorgewebe eine Größe von 1–2 mm^3 überschreitet, reicht dies jedoch nicht mehr aus. Wenn jetzt Gefäße aussprossen und den Tumor versorgen, kann eine klinisch manifeste Metastasierung entstehen (Becker et al. 2002).

Hinweis

Vor diesem Hintergrund erscheint es dringend notwendig, im Bereich einer Metastasierung keine pumpenden und durchblutungsfördernden Techniken anzuwenden. Auf der anderen Seite kann man sich natürlich fragen, wie Abwehrzellen, Zytostatika und andere Medikamente das tumoröse Gewebe erreichen sollen, wenn es nicht durchblutet werden soll.

❶ Beispiele für Pathologien des Blutes

Anämie

Die Ursache für eine zu geringe Anzahl an Erythrozyten und/oder an Hämoglobin sind vielfältig: okkulte Blutungen (z. B. Darmblutungen), Mangel an wichtigen Aufbaustoffen (z. B. Eisen, Vitamin B_{12}, Folsäure, Eiweiß), Knochenmarkschädigungen oder Niereninsuffizienz (zu wenig Erythropoetinbildung). Typische Symptome sind allgemeine Blässe, Blässe des Zahnfleisches und Nagelbetts, Leistungsminderung, Tachykardie, Atemnot bei Belastung, Schwindelneigung, Kälteempfindlichkeit, schlechtes Gedächtnis und Kopfschmerzen.

Typische Symptome für Mangelerscheinungen wie Eisenmangel oder Vitamin-B_{12}-Mangel sind eine spröde Haut, brüchige Nägel, Mundwinkelrhagaden, Zungenbrennen, Lackzunge (hochrot und glatt) und eine Atrophie der Schleimhäute.

Tab. 7.8.1 Einteilung der Hodgkin-Lymphome nach Ann Arbor (aus: Thomas 1996)

Stadium	Lymphknotenbeteiligung
Stadium I	Befall einer Lymphknotenregion (I) oder eines extralymphatischen Organs bzw. Ortes (I_E)
Stadium II	Befall zweier oder mehrerer Lymphknotenregionen auf einer Seite des Zwerchfells (II) oder lokalisierter Befall eines extralymphatischen Organs und von Lymphknotenregionen auf einer Seite des Zwerchfells (II_E)
Stadium III	Befall von Lymphknotenregionen auf beiden Seiten des Zwerchfells (III), der von einem Befall eines extralymphatischen Organs (III_E) und/oder der Milz (III_S bzw. III_{ES}) begleitet werden kann
Stadium IV	Diffuser oder disseminierter Befall einer oder mehrerer extralymphatischer Organe (z. B. Knochenmark) mit oder ohne Lymphknotenbeteiligung

Polyglobulie

Die Vermehrung von Erythrozyten wird durch durch Sauerstoffmangel, Lungenemphyseme, Herzfehler, den Aufenthalt in großen Höhen und durch bestimmte Vergiftungen (z. B. Kohlenmonoxid, Blausäure) verursacht.

Leukämie

Es handelt sich hier um maligne Veränderungen (qualitativ und quantitativ) und Reifungsstörungen der Leukozyten. Auch die Bildung der Erythrozyten (Anämie) und Thrombozyten (Thrombozytopenie) kann gehemmt sein. Man unterscheidet akute und chronische Leukämie:

- Die akute Leukämie führt innerhalb von wenigen Wochen bzw. Monaten zum Tod. Die Leukozytenzahl kann bei der akuten Leukämie sowohl erhöht als auch erniedrigt sein. Sie kann akut von Schüttelfrost, Fieber, Ulzerationen im Mundbereich, eitrigen Hautinfektionen, Infektionskrankheiten, Petechien und Blutungsneigungen begleitet sein.
- Die chronische Leukämie hat eine bessere Prognose. Sie beginnt schleichend mit Leistungsminderung, Infektanfälligkeit, Lymphknotenschwellungen, Leber- und Milzvergrößerung und immer Leukozytose. Später kommt es dann zusätzlich zu den Symptomen wie bei der akuten Leukämie mit Fieber, Blutungsneigung und schweren Infektionskrankheiten.

Man teilt Leukämie weiterhin in eine myeloische Leukämie (vom Knochenmark ausgehend) und eine lymphatische Leukämie (vom lymphatischen Gewebe ausgehend) ein.

Polyzythämie

Hier sind alle Blutzellarten vermehrt: Erythrozyten, Leukozyten und Thrombozyten. Die Haut ist zyanotisch verfärbt, und es können Schwindelgefühle, Kopfschmerzen, Hautjucken und Ohrensausen vorkommen. Weiterhin besteht eine Bluteindickung mit erhöhter Thrombosegefahr und Blutungsneigung.

Agranulozytose

Es handelt sich hier um einen starken Rückgang der Granulozytenbildung im Knochenmark. Ursache kann eine Allergie auf

7

bestimmte Medikamente (insbesondere auf Schmerzmittel, Beruhigungsmittel, Antibiotika, Antidiabetika) oder eine Reaktion auf Toxine von Krankheitserregern sein.

Hämophilie

Hier liegt eine Blutgerinnungsstörung vor. Es handelt sich um eine Erbkrankheit, die durch die Mutter übertragen wird und an der fast nur Männer erkranken.

7.9 Sinn und Wirkung der osteopathischen Lymphtechniken

Die vorwärts treibende Wirkung der manuellen Lymphdrainage- und venolymphatischen Pumptechniken dürfte heute wohl niemand mehr anzweifeln. Die Bewegungen dürfen aber nicht mit der Intensität normaler Massagehandgriffe ausgeführt werden.

O. Eliska et al. übten Massagetechniken bei Hunden und Menschen mit einem Druck von 70–100 mmHg aus (Eliska et al. 1995). Sie fanden bei einer kraftvoll ausgeführten Massage u. a. Verletzungen der Lymphgefäße, ein Sich-Lösen von subkutanem Bindegewebe, eine Bildung von dicken Gewebekanälen und ein Sich-Lösen von Fettpartikeln, die in die Lymphgefäße eintraten. Die Lymphgefäßveränderungen waren bei Hunden mit Lymphödem und Menschen mit postthrombotischem venösem Ödem größer als bei gesunden Probanden. Man sollte sich also auf jeden Fall bei Ödempatienten mit harten faszialen Techniken zurückhalten. Weitere Untersuchungen wären hier angebracht.

B. J. Chikly berichtet, dass A. T. Still mehrere Lymphtechniken einsetzte, aber diese nie schriftlich niedergelegt hat (Chikly 2005). So ist C. E. Miller laut ihm der Erste, der 1920 eine lymphatische Pumptechnik („die thorakale Pumptechnik") publiziert hat.

Einige interessante Literaturangaben sind nachfolgend angegeben. Weitere Untersuchungen sind notwendig, um den genauen Mechanismus der Techniken und Zusammenhänge zwischen dem Immunsystem und diesen Techniken besser verstehen und beweisen zu können.

- J. W. Measel untersuchte (v. a. bei Pneumokokkeninfektion) Blutwerte eine Stunde nach osteopathischer Behandlung und stellte eine deutliche Zunahme an Leukozyten (v. a. der Lymphozyten) und eine Abnahme von Hämoglobin fest (Measel 1982).
- S. l. Sleszynski et al. führten 1993 eine einjährige randomisierte Studie bei Cholezystektomie-Patienten (n = 42) durch, um zu beweisen, dass eine Atelektase nach einem chirurgischen Eingriff im Oberbauch eine vermeidbare Komplikation ist (Sleszynski und Kelso 1993). Die Versuchsgruppe (n = 21) wurde mit einer lymphatischen Pumpe am Thorax und die Kontrollgruppe (n = 21) mit einer incentiven Spirometrie behandelt. Eine Atelektase trat bei 5 % der Patienten auf, unabhängig davon, ob sie mit Spirometrie oder mit einer lymphatischen Pumpe behandelt wurden. Die Patienten der Versuchsgruppe erholten sich jedoch wesentlich schneller und erreichten schneller die präoperative Vitalkapazität und Einsekundenkapazität als die Patienten in der Kontrollgruppe.
- T. F. Steele et al. untersuchten den Effekt von osteopathisch-lymphatischen Pumptechniken nach einer Hepatitis B-Vakzination (Steele et al. 1996). Die Versuchsgruppe (n = 20) bekam nach der Impfung zwei Wochen lang drei osteopathische Sitzungen pro Woche; die Kontrollgruppe (n = 19) bekam nur die Vakzination. In der Versuchsgruppe wiesen mehr Probanden eine positive Antikörperreaktion auf als in der Kontrollgruppe; die Versuchsgruppe hatte ferner einen höheren Titer an Antikörpern aufzuweisen.
- K. M. Jackson et al. untersuchten anhand einer Pilotstudie ähnliche Effekte von lymphatischen und Milz-Pump-Techniken auf die Antikörperreaktion einer Hepatitis-B-Vakzination (Jackson et al. 1998). Auch hier wurde festgestellt, dass in der osteopathisch behandelten Gruppe mehr Teilnehmer eine positive Antikörperreaktion und auch eine größere Menge an Antikörper aufzuweisen hatten.
- J. Mesina et al. zeigten anhand einer Pilotstudie mit einer Versuchs- und Kontrollgruppe, dass man 20 Min. bis 4 h nach Anwendung von osteopathischen Lymphtechniken (pektorale Traktion und Milzpumpe) eine Zunahme an basophilen Granulozyten nachweisen kann (Mesina et al. 1998). Weitere Untersuchungen des gleichen Teams konnten dies bestätigen (Hampton et al. 1998; 2003).
- S. P. Cavanaugh wies darauf hin, dass osteopathische Techniken nicht nur bei muskuloskeletalen Dysfunktionen, sondern auch bei allgemeinen Krankheiten, z. B. Infektionen der oberen Luftwege, sinnvoll sind (Cavanaugh 1998).
- M. A. Dery et al. demonstrierten an Ratten (Versuchsgruppe n = 32 und Kontrollgruppe n = 31), dass ein mechanischer Druck, der in einer von der Stelle der Lymphbildung weiter entfernten Region augeübt wird, die Aufnahme der Lymphflüssigkeit steigern kann. Sie übten dazu 5 Min. lang mit den Fingern einen bilateralen Druck auf den unteren Rippen aus, unmittelbar gefolgt von einem leichten Klopfen auf das Sternum (Dery 2000).
- D. R. Noll et al. untersuchten 58 ältere Patienten (≥ 60 Jahre) mit akuter Pneumonie (Noll et al. 2000). In der Versuchsgruppe (n = 28) bekamen die Patienten eine standardisierte osteopathische Behandlung, während in der Kontrollgruppe nur leichte Berührungen, ohne eine Bewegung von myofaszialen Strukturen oder Gelenken, ausgeführt wurden. Die osteopathische Behandlung bestand aus sieben Techniken: bilaterale paraspinale Inhibierung, bilaterale Rippenhebung, diaphragmaler myofaszialer Release, kondyläre Dekompression, Weichteiltechniken für die zervikale Muskulatur, myofaszialer Release des anterioren Thoracic Inlet und thorakale lymphatische Pumpe. Die Behandlung bei der Versuchsgruppe und auch die Berührungen bei der Kontrollgruppe dauern insgesamt jeweils 10–15 Min. Jeder Patient wurde zusätzlich von einem Osteopathen untersucht, um eventuelle somatische Dysfunktionen, die nicht Teil der standardisierten Behandlung waren, zu behandeln.

Die Untersucher kamen zu der Schlussfolgerung, dass die osteopathische Behandlung die Dauer der Behandlung mit Antibiotika und des Krankenhausaufenthaltes reduzieren konnte.

- A. D. Becker wies darauf hin, dass osteopathische Behandlungen sinnvoll bei Erkältungen eingesetzt werden können (Becker A. D. 2001). Wird innerhalb der ersten 24 h nach Einsetzen der ersten Symptome behandelt, kann die Erkältung gestoppt werden. Später angefangene Behandlungen sollten täglich, abhängig von der Reaktion des Patienten, durchgeführt werden.
- M. V. Mills et al. untersuchten Kinder im Alter zwischen 6 Monaten und 6 Jahren mit rezidivierender akuter Otitis media (Mills 2003). Die Versuchsgruppe (n = 25) bekam neben der standardmäßigen pädiatrischen Behandlung auch eine osteopathische Behandlung. Die Kontrollgruppe (n = 32) bekam nur die standardmäßige pädiatrische Behandlung. Die Anzahl der normalen Tympanogramme war in der Versuchsgruppe höher als in der Kontrollgruppe. Die osteopathische Behandlung von Kindern mit rezidivierender akuter Otitis media kann daher vorteilhaft sein und die Notwendigkeit von chirurgischen Interventionen sowie den übermäßigen Einsatz von Antibiotika vermeiden oder reduzieren.
- E. M. Knott et al. führten postoperativ osteopathische thorakale und abdominale Pumptechniken bei Hunden durch (Knott et al. 2005). Sie konnten bei der Anwendung der abdominalen Pumpe eine Zunahme des Lymphstroms im Ductus thoracicus von 1,57 ± 0,20 ml/Min. auf 4,80 ± 1,73 ml/Min. und bei der Anwendung der thorakalen Pumpe eine Zunahme von 1,20 ± 0,41 ml/Min. auf 3,45 ± 1,61 ml/Min. feststellen. Die Autoren weisen darauf hin, dass weitere Studien notwendig sind, um mehr Informationen sammeln zu können, inwiefern lymphatische Pumptechniken die Entstehung von Infektionen beeinflussen können.

Interessant sind auch die Zusammenhänge zwischen Bewegung und dem Immunsystem:

B. K. Pedersen stellte fest, dass während Bewegungsgymnastik Lymphozyten, v. a. natürliche Killerzellen, im Blut rekrutiert werden (Pedersen 1996). Bei Muskelschädigungen erhöht sich die Konzentration der Zytokine im Blut. Bei langen Trainingseinheiten verringert sich hingegen die Blutkonzentration an Lymphozyten und ihre Funktionen sind herabgesetzt. Hierbei spielen mehrere Faktoren, wie Adrenalin, Wachstumshormone, Hyperthermie und Hypoxie, eine Rolle.

Moderates Training erhöht die Konzentration der Leukozyten im Blut, ohne eine anschließende Immunsuppression auszulösen. Es gibt weiterhin keine Indikationen, dass akute Trainingseinheiten bei chronisch Kranken, z. B. bei HIV-Infizierten oder Patienten, die an einem chronischen Müdigkeitssyndrom leiden, schädlich für das Immunsystem wären.

G. Ironson et al. unterzogen 23 HIV-positive und 10 HIV-negative Männer 5-mal pro Woche einer 45-minütigen Behandlung, bestehend aus Dehnungs- und Massagetechniken (Ironson et al. 1996). Die Anzahl an natürlichen Killerzellen und deren Aktivität (Zytotoxizität) nahm in der Massagetherapie-Gruppe zu.

T. M. Field beschrieb eine Untersuchung von 36 Patienten mit Mastektomie nach Brustkrebs, nachdem die Bestrahlungstherapie abgeschlossen war (Field 2002). Sie bekamen fünf Wochen lang 3-mal pro Woche eine 30-minütige Ganzkörpermassage. Ängste und Depressionen nahmen in der Massagegruppe ab; parallel nahmen die Dopaminwerte, Serotoninwerte und die Anzahl an NK-Zellen und Lymphozyten zu.

Bemerkung des Autors

Medikamente, wie z. B. Antibiotika, können an Wirkung verlieren. Es besteht wahrscheinlich ein immer währender Wettlauf zwischen den Bakterien, Viren, Pilzen und Würmern auf der einen Seite und den Biochemikern, Genforschern, Mikromedizinern auf der anderen Seite.

K. C. Nicolaou und C. N. C. Boddy stellten fest, dass folgende Krankheitserreger bereits gegen bestimmte Medikamente resistent sind (Nicolaou und Boddy 2003):

- Staphylococcus aureus zu 98 % gegen Penizillin und zu 32 % gegen Methizillin resistent
- Enterococcus faecium zu 70 % gegen Ciprofloxazin und zu 70 % gegen Ampizillin resistent
- Streptococcus pneumoniae zu 10 % gegen Tetrazyklin und zu 37 % gegen Penizillin resistent.

Weitere Untersuchungen wären wünschenswert, um die Mechanismen der manuellen Techniken zur Stimulation des Immunsystems besser verstehen zu können.

7.10 Neurolymphatische Tenderpoints oder Chapman-Reflexe

Der amerikanische Osteopath F. Chapman stellte Anfang des 20. Jahrhunderts einen Katalog mit neurolymphatischen Punkten oder myofaszialen Tenderpoints auf, die in Verbindung mit Organfunktionen stehen und sowohl diagnostisch als auch therapeutisch eingesetzt werden können (Ward 1997).

Die amerikanischen Osteopathen C. Owens und A. H. Chapman (Ward 1997) beschrieben den Chapman-Reflex empirisch als eine Spannung, die den Lymphstrom blockiert und eine Entzündung im myofaszialen Gewebe distal der Blockierung verursacht.

Chapman-Punkte sind anteriore und posteriore knotenförmige Punkte, die sehr tief, oft in der Nähe des Periosts und meistens bilateral auftreten. Sie besitzen einen Durchmesser von 2–3 mm, können als einzelne Punkte (ganglionartig) oder wie an einer „Perlenkette“ aneinander aufgereiht (typisch z. B. beim Reizdarm) vorkommen. Meist fühlen sie sich wie ein gut umschriebenes lokales Ödem an. Sie sind nicht gut verschiebbar und werden bei einer funktionellen Dysfunktion des korrespondierenden Organs vom Patient als extrem scharfe und nadelförmige Schmerzpunkte ohne Ausstrahlung wahrgenom-

7

men. Oft sind für ein Organ sowohl anteriore als auch posteriore Punkte vorhanden.

Die anterioren Punkte werden als Diagnose- bzw. Evaluierungspunkte, die posterioren Punkte als Therapiepunkte zur Stimulation der rhythmischen Kontraktionen der Lymphgefäße eingesetzt. Viele posteriore Punkte befinden sich im paraspinalen Gewebe und werden damit bei den myofaszialen Techniken der Myofaszialketten mitbehandelt.

R.C. Ward sowie W.A. Kuchera und M.L. Kuchera vermuten, dass das sympathische Nervensystem eine wichtige Rolle bei der Entstehung und Aufrechterhaltung der Chapman-Reflexe spielen kann (Ward 1997; Kuchera & Kuchera 1994). Die meisten Organafferenzen ziehen über sympathische Nerven zum Rückenmark.

Bei näherem Betrachten bemerkt man, dass nur manche Chapman-Punkte in dem Bindegewebe liegen, das sympathisch (also neurovegetativ) vom gleichen Segment versorgt wird wie das funktionsgestörte Organ. Es ist aber wichtig, zu verstehen, dass eine Sympathikotonie auch die Aktivität der Schweißdrüsen stört (erhöht) und eine Vasokonstriktion der Blutgefäße auslöst. Meiner Meinung nach werden hierbei v.a. jene Stellen des Bindegewebes betroffen, die physiologisch bereits verdickt und verhärtet sind (und dadurch empfindlicher für eine verminderte Durchblutung sind) und sich dazu im betroffenen neurovegetativen Segment befinden. Beispiele hierfür sind der Übergang von Knochen zum Bindegewebe (z.B. Periost), die Septa intermusculare oder z.B. der Tractus iliotibialis im Segment des Dickdarms. Hierbei ist von Interesse, dass die sympathische Versorgung des Dickdarms aus den Rückenmarkssegmenten Th10–L2 stammt und von diesen Rückenmarkssegmenten auch der Kontraktionszustand der arteriellen Versorgung der unteren Extremität reguliert wird.

Ein fazilitiertes Segment führt also zu einer Vasokonstriktion der angeschlossenen Gewebe. Vielleicht kann eine Reizung des Tractus iliotibialis und des Septum intermusculare femoris laterale bei einer Irritation des Dickdarms hiermit besser verstanden werden.

Andere Chapman-Punkte liegen an strategisch wichtigen Punkten, wobei sie bei Verspannung des umgebenden Bindegewebes (sympathisch verursacht?) den lymphatischen und/oder venösen Fluss behindern und damit stromaufwärts Stauphänomene verursachen können, z.B. die Chapman-Punkte im Bereich des Thoracic Inlet.

Interessant ist auch, dass z.B. die Chapman-Punkte für die Leber und Gallenblase genau mit den Alarmpunkten dieser Organsysteme in der Akupunktur übereinstimmen. Biopsien und mikroskopische Untersuchungen konnten bis heute keine eindeutige Erklärung für diesen Reflex geben und lassen diese Punkte daher leider eher in Vergessenheit geraten (Ward 1997). T.R. Byrnes et al. dagegen fanden eine gute intertherapeutische Verlässlichkeit und eine eindeutige Korrelation zwischen den Aussagen dieser Punkte und Diagnosen der klassischen Medizin (Byrnes et al. 1992).

Die Methode der Chapman-Punkte liefert auf einfache und schnelle Weise zusätzliche Informationen (ohne Positionswechsel des Patienten) und kann für die Erstellung einer Differenzialdiagnose hilfreich sein. Positive Chapman-Punkte sollten den Osteopathen veranlassen, die „verwandten" Organe näher und sorgfältiger zu untersuchen.

Es ist weniger effizient, alle Punkte der Reihe nach zu testen. Besser ist es, einzelne Punkte, sozusagen zur Unterstützung der Differenzialdiagnose zwischen viszeraler oder somatischer Ursache zu testen. Im Anschluss an die Behandlung können sie zur Kontrolle nochmals geprüft werden.

Praxistipp

Zur Behandlung schlage ich eine kreisförmige, 10–30 Sekunden dauernde Massage der posterioren Punkte mit dem Daumen oder Zeigefinger vor. Sind die Punkte sehr empfindlich, dann sollten sie länger massiert werden. Die Behandlung der Chapman-Punkte sollte keine privilegierte Stellung einnehmen und insofern auch nicht überbewertet werden. Es kann sinnvoll sein, Chapman-Punkte neben anderen Techniken einzusetzen, um sowohl neurovegetativ als auch lymphatisch eine bessere Selbstregulierung und Entspannung bzw. Durchblutung zu erreichen. Die Behandlung von Chapman-Punkten kann in eine ganzheitlich orientierte, osteopathische Behandlung eingebaut werden. Praktisch habe ich sie in einige Gruppen zusammengelegt:

- Gruppe der Immun-Abwehr-Chapman-Punkte (➤ Kap. 9.2.9 und ➤ Abb. 9.12)
- Gruppe der gastro-intestinalen Chapman-Punkte (➤ Kap. 9.3.2 und ➤ Abb. 9.52)
- Gruppe der endokrinen Chapman-Punkte (➤ Abb. 9.53)
- Gruppe der respiratorischen Punkteund (➤ Abb. 9.54)

Sind bei der Palpation viele Chapman-Punkte empfindlich, kann das auf eine Dehydrierung hinweisen; der Patient sollte motiviert werden, regelmäßig Wasser ohne Zusatz zu trinken. Der Körper braucht Wasser, um sich über das Lymphsystem selbst reinigen zu können.

KAPITEL

8 Untersuchung und Behandlung der Diaphragmen

Die Diaphragmen bilden die Hauptkomponenten der Pumpsysteme. Bevor man Pumptechniken einsetzt, ist es daher sinnvoll, die Pumpsysteme von Spannungen und Verklebungen zu befreien.

Bemerkung des Autors

Die Diaphragmen werden grundsätzlich nur wenig beachtet. Ich persönlich finde es sehr spannend, mit diesen Strukturen zu arbeiten und bin immer wieder erstaunt, welche weitgehenden Auswirkungen das Behandeln dieser Strukturen hat.

Ich betrachte es als selbstverständlich, dass bei Vorliegen einer Gelenk- oder viszeralen Problematik zusätzliche Tests und Behandlungen (artikuläre, viszerale, myofasziale und kraniosakrale) an diesen Geweben durchgeführt werden. Alle diese zu beschreiben würde allerdings den Rahmen dieses Buches sprengen.

So führen lang andauernde interstitielle Ödeme zu eingeschränkten lymphatischen Funktionen mit einer Ansammlung von toten Zellen, Bakterien, Proteinen und Makromolekülen. Das kann letztendlich in einer Hypoxie und Fibrosierung des Gewebes resultieren! Um die Durchblutung und die Drainage der Körperflüssigkeiten anregen zu können, muss man die „Pumpmechanismen" dieser Flüssigkeiten verstehen (> Kap. 4). Rhythmische Pumptechniken in Kombination mit myofaszialen Lösungs- und artikulären Deblockierungstechniken stellen eine wichtige „ganzkörperliche" Behandlungskette dar:

- Verklebungen und Verspannungen werden gelöst, wodurch die „Durchsaftung" des Gewebes verbessert wird. Es ist zu bedenken, dass hierzu auch manchmal Umstellungen der Ernährung und der Lebensweise (Umgang mit Sport und Bewegung, Umgang mit Stress und Emotionen) notwendig sein können.
- Durch das Lösen der myofaszialen Verklebungen, artikulären Blockierungen und Verspannungen werden damit auch stromabwärts gelegene Ödeme gelöst und die Ausschwemmung von Abfallstoffen aus dem Stauungsbereich ermöglicht.
- Durch das Pumpen wird verhindert, dass die „aufgewühlten" Abfallstoffe sich erneut niederschlagen. Sie werden vielmehr lymphatisch wegtransportiert und schließlich über die Ausscheidungsorgane abgegeben.
- Reparatur- und Abwehrprozesse werden angeregt und die Durchlässigkeit für Abwehr- und Reparaturzellen (und auch für Medikamente!) wird verbessert.
- Entspannende Techniken und Deblockierungstechniken an den Austrittsstellen der sympathischen und parasympathischen Leitungsbahnen führen zu einer Normalisierung des neurovegetativen Gleichgewichts und tragen zu einer dauerhaften Stabilisierung des Gesundheitszustands bei.

❶ Allgemeines Behandlungsschema

Das folgende allgemeine Behandlungsschema zur „Durchsaftung" und Entstauung wird sehr empfohlen und soll dem Therapeut als Leitfaden beim Untersuchen und Behandeln dienen, wobei v. a. die Reihenfolge der Techniken bedeutend ist:

1. Myofasziales Lösen
2. Behandlung und Stimulation der Ausscheidungs- und Entgiftungsorgane
3. Lymphatisches + venöses + intraossäres Pumpen (Durchsaftung des Gewebes)
4. Behandlung und Stimulation der Diaphragmen
5. Artikuläres Lösen und Deblockieren
6. Aktive Übungen und allgemeine Umstellungen (z. B. Ernährungsumstellung, Abbau und positiver Umgang mit Stress)

Es ist sehr wichtig, vor dem Pumpen zunächst das fasziale Gewebe aufzulockern. Sonst verschiebt man u. U. die Stauung nur etwas weiter im Körper. Es erscheint mir weiterhin wichtig, Pumptechniken im ganzen Körper anzuwenden und nicht nur in den Bereichen, in denen die Stauungen auftreten.

Auch die Wichtigkeit der Eigenaktivität des Patienten und die Wertigkeit der aktiven Bewegung (Sport, Krankengymnastik usw.) darf aus osteopathischem „Idealismus" nicht vergessen werden.

Die einzelnen Techniken an sich sind bei diesem Schema eher belanglos. Die Kunst des Osteopathen drückt sich hier vielmehr in dessen Fähigkeit aus, sein Wissen und Können individuell an den Patienten anzupassen und die entscheidenden Techniken strategisch auszuwählen.

8.1 Allgemeine Untersuchung der Diaphragmen durch Schnelltests

8.1.1 Das Zwerchfell

Ausgangsposition Patient in Rückenlage, Therapeut neben dem Patienten stehend.

Ausführung Den Brustkorb des Patienten passiv und leicht von der einen zur anderen Seite verschieben bzw. rollen; dabei bewer-

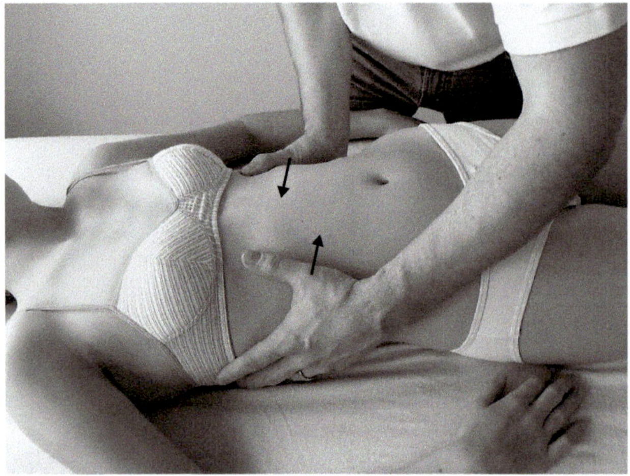

Abb. 8.1 Untersuchung des Zwerchfells

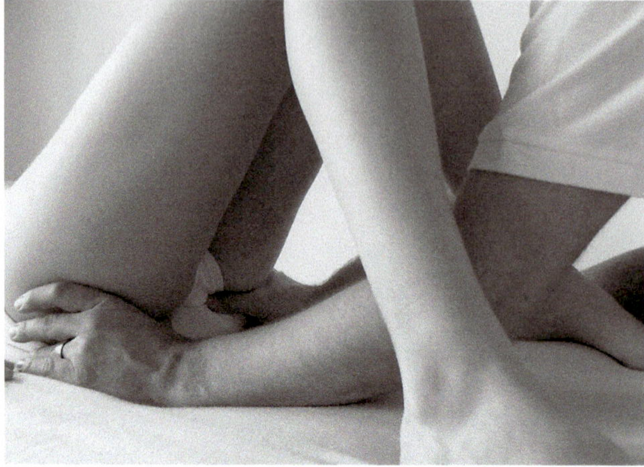

Abb. 8.2 Untersuchung des Beckendiaphragmas

ten, ob diese passive Bewegung leicht und harmonisch ausgeführt warden kann. (➤ Abb. 8.1). Die Bewegung soll leicht und ohne größere Differenzen oder Spannungen zwischen den beiden Seiten ablaufen können. Ein minimaler Unterschied, wobei sich die rechte Seite etwas schwerer bewegt, ist durch die Lage der Leber als normal zu betrachten. Bei Anwesenheit von größeren Spannungsunterschieden sollte das Zwerchfell eingehender untersucht und eventuell behandelt werden (➤ Kap. 4.3 und ➤ Kap. 8.2).

8.1.2 Das Beckendiaphragma

Ausgangsposition Patient in Rückenlage, die Beine angewinkelt, Therapeut neben dem Patienten stehend.

Ausführung Im Sitzen oder Stehen die beiden Tubera ischiadica bilateral umgreifen, die Daumen jeweils medial vom Tuber ischiadicum auf den Bereich des M. levator ani legen (➤ Abb. 8.2). Der Patient soll langsam und tief in den Bauch einatmen und wieder ausatmen. Dabei bewerten, wie gut die Atemwelle im Beckenbodenbereich ankommt und wie der Beckenboden darauf reagiert.

Normalerweise soll der Beckenboden nicht mit einer starken Spannungserhöhung auf die ankommende sanfte Atemdruckwelle reagieren, sondern diese zart abfangen, sodass die Atemwelle im Beckenboden noch spürbar ist (➤ Kap. 4.4). Während des Einatmens nähern sich die Tubera ischiadica etwas an, und das Sakrum posteriorisiert sich leicht. Physiologisch normal ist eine ruhige, harmonische Ausbreitung und Verteilung der Atemwelle vom abdominalen Zwerchfell nach kaudal.

Sind Spannungen vorhanden, sollte das Beckendiaphragma eingehender untersucht und eventuell behandelt werden (➤ Kap. 8.3).

8.1.3 Das Fußdiaphragma

Ausgangsposition Patient in Rückenlage, Therapeut am Fußende des Patienten sitzend.

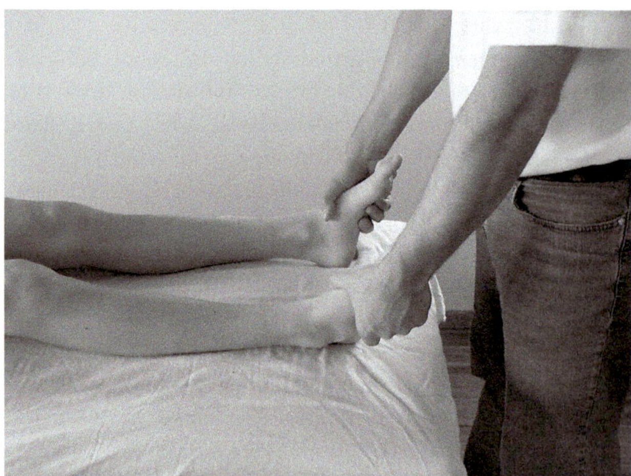

Abb. 8.3 Untersuchung der Fußdiaphragmen

Ausführung Beide Hände umgreifen bilateral von lateral die Füße des Patienten (➤ Abb. 8.3). Der Patient soll langsam und tief ein- und ausatmen. Bewerten, wie gut die Atemwelle im Fußbereich ankommt und wie die untere Extremität darauf reagiert.

Beim tiefen Einatmen drehen sich die Füße normalerweise geringfügig in Plantarflexion und Supination, das Fußgewölbe erhöht sich etwas und die unteren Extremitäten drehen nach außen. Beim tiefen Ausatmen bewegen sich die Füße minimal in Dorsalextension und Pronation; das Fußgewölbe flacht etwas ab und die unteren Extremitäten drehen sich in leichter Innenrotation zurück (➤ Kap. 4.5).

Sind Spannungen vorhanden, sollte das Fußdiaphragma eingehender untersucht und eventuell behandelt werden (➤ Kap. 8.4).

8.1.4 Das thorakale Operkulum

Ausgangsposition Patient in Rückenlage, Therapeut am Kopfende des Patienten sitzend.

Ausführung Beide Hände bilateral flach auf die Schultern des Patienten legen; die Daumen sind dorsal zum Rücken gestreckt und die Finger ventral auf die Brust gestreckt (➤ Abb. 8.4). Der

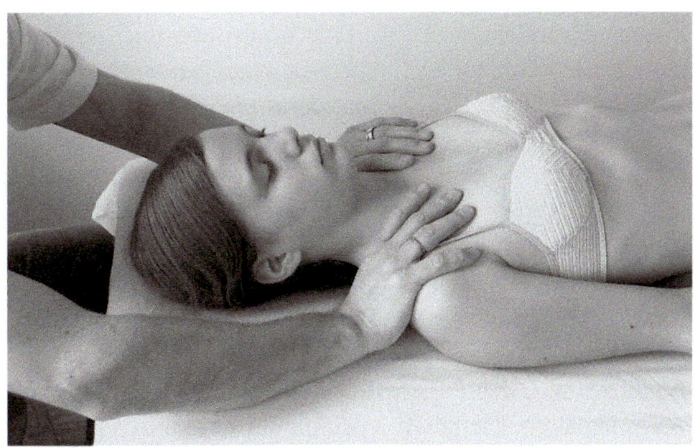

Abb. 8.4 Untersuchung des thorakalen Operkulums

Patient soll tief ein- und ausatmen. Auswerten, wie gut die Atemwelle im thorakalen Bereich ankommt und wie die oberen Rippen und die zervikalen myofaszialen Strukturen darauf reagieren.

Normalerweise erhöht sich die Spannung im thorakalen Operkulum beim tiefen Einatmen. Gleichzeitig drehen sich die oberen Rippen nach außen (Zahnradbewegung) und heben sich mit einer Pumpschwengelbewegung ventral. Die Pleurakuppeln heben sich leicht bilateral und schieben das thorakale Operkulum nach kranial (> Kap. 4.6). Auch sollte die Innenrotation der Rippen und das Senken der Pleurakuppeln beim Ausatmen bewertet werden.

Sind Spannungen vorhanden, sollte das thorakale Operkulum eingehender untersucht und eventuell behandelt werden (> Kap. 8.5).

8.1.5 Das kraniale Diaphragma

Ausgangsposition Patient in Rückenlage, Therapeut am Kopfende des Patienten sitzend.
Ausführung Mit beiden Händen den Schädel des Patienten umgreifen. Die Daumen berühren bilateral leicht das Os frontale, die Zeigefinger berühren bilateral die Alae majores des Os sphenoidale, die Mittelfinger liegen bilateral vor dem Ohr auf dem jeweiligen Os temporale, die Ringfinger bilateral hinter dem Ohr auf dem jeweiligen Os temporale und die kleinen Finger bilateral auf dem Os occipitale (> Abb. 8.5).

Den Kraniosakralrhythmus bzw. Atemrhythmus des Patienten spüren. Während des Einatmens wird der Schädel laterolateral breiter und dorsoventral und kraniokaudal kleiner. Während des Ausatmens vergrößert sich der Schädel dorsoventral und kraniokaudal und verkleinert sich laterolateral (> Kap. 4.7).

Feststellen, inwiefern sich Kraniosakralrhythmus und diaphragmaler Atemrhythmus synchronisieren lassen. Es ist normal, dass der Kraniosakralrhythmus viel langsamer als der diaphragmale Atemrhythmus abläuft. Je besser und länger der Patient abschalten und sich entspannen kann, desto mehr gleichen sich die beiden Rhythmen an.

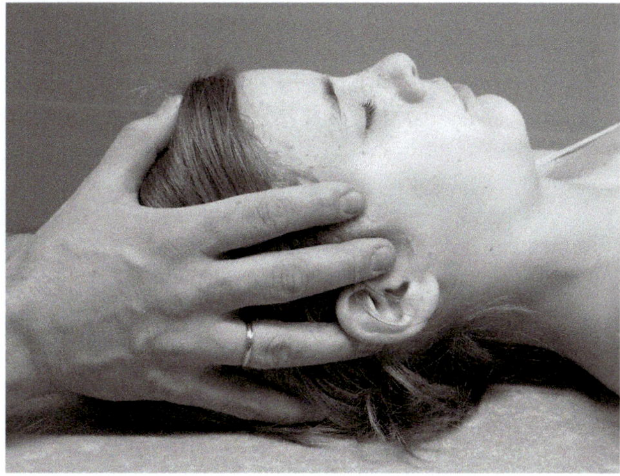

Abb. 8.5 Untersuchung des kranialen Diaphragmas

Sind Spannungen vorhanden, sollte das kraniale Diaphragma eingehender untersucht und eventuell behandelt werden (> Kap. 8.6 und Meert 2012).

8.2 Untersuchung und Behandlung des Zwerchfells

Untersucht wird Folgendes:

- Umgebendes Gewebe des Zwerchfells
- Beweglichkeit des Zwerchfells
- Kraft des Zwerchfells
- Tonus des Zwerchfells
- Koordination zwischen dem Zwerchfell und den umgebenden Myofaszialketten.

8.2.1 Spezifische Untersuchung des Zwerchfells

❶ Inspektion und Palpation

Wenn eine Zwerchfellproblematik vermutet wird sind Anamnesefragen nach kardialer Symptomatik, Refluxsymptomatik, Dysphagie, Atemproblematik, retrosternalen Schmerzen, Stauungsproblematik und Anämie wichtig!

- Inspektion der spontanen Atmung des Patienten. Wie stark ist die Bauchatmung? Wie stark ist die Brustatmung? Werden die Atemhilfsmuskeln in der Schulter-Nacken-Region stark beansprucht?
- Wie sieht die Statik aus, ist diese fixiert oder beweglich?
- Gibt es Eindellungen oder Vorwölbungen am Thorax?
- Wie stark ist die lumbale Lordose? Ist sie fixiert oder beweglich?
- Wie beweglich sind die Rippen VII–XII?
- Wie stark und wo ist die Bauchwölbung? Bauchwölbung oben durch Gärungsprozesse oder entzündliche Veränderungen im Oberbauch? Bauchwölbung mittig durch Gä-

8

rungsprozesse oder entzündliche Veränderungen im Dünndarm? Bauchwölbung unten durch Gärungsprozesse oder entzündliche Veränderungen im Darmbereich oder durch Senkungen der Bauchorgane?
- Liegt eine Rektusdiastase vor, die das Kräfteverhältnis im Bauchraum durcheinander bringt?
- Wie empfindlich und verspannt sind die zervikalen Faszienschichten und die Schulter-Nackenregion?

❷ Allgemeiner Test des Zwerchfells im Sitzen

Ausgangsposition Patient sitzend, Therapeut neben ihm stehend.
Ausführung Eine Hand flach ventral auf das Sternum des Patienten und die andere Hand flach dorsal auf die BWS legen (➤ Abb. 8.6). Den Patienten passiv in Zirkumduktion, Rotation links und rechts bewegen.

Anschließend eine Hand flach abdominal unter den Rippenbogen und die andere Hand flach auf den thorakolumbalen Übergang legen und wiederum eine passive Zirkumduktion ausführen.

Die Leichtigkeit und Harmonie der Bewegungen beurteilen. Eine allgemeine, wenig spezifizierbare Steifigkeit deutet auf Zwerchfellverklebungen hin. Eine lokale, eventuell schmerzhafte Einschränkung bestimmter Bewegungen weist eher auf kostale und/oder vertebrale Blockierungen hin.

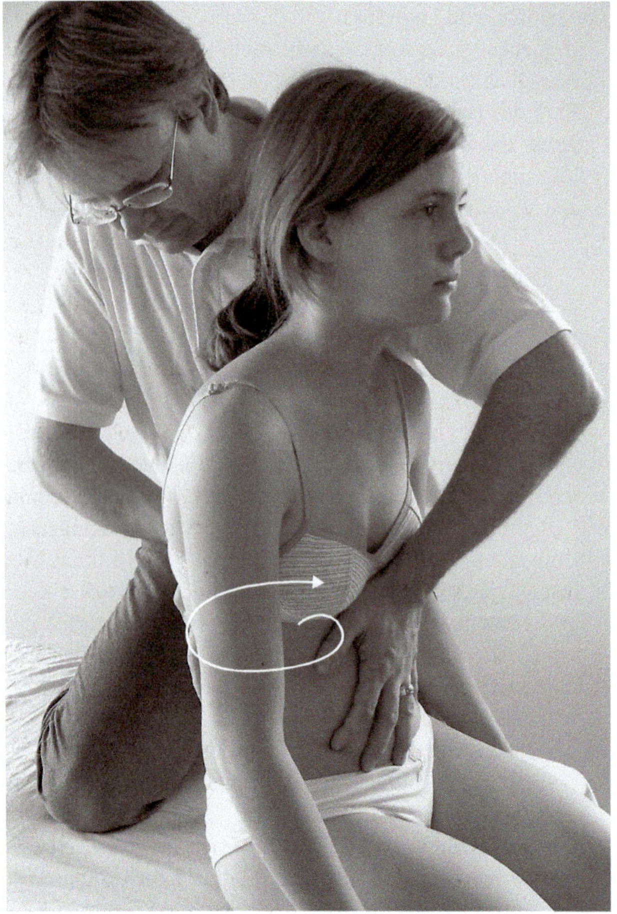

Abb. 8.6 Allgemeiner Test des Zwerchfells im Sitzen

❸ Positions- und Beweglichkeitsbestimmung des Zwerchfells durch Perkussion

Ausgangsposition Patient in Rückenlage, Beine angewinkelt, Therapeut neben dem Patienten stehend.
Ausführung Der Patient soll tief einatmen und dann den Atem anhalten. Die untere Position des Zwerchfells perkutieren.

Der Patient soll tief ausatmen und dann den Atem anhalten. Daraufhin die obere Position des Zwerchfells perkutieren und merken.
Die Perkussion lässt sich gut durchführen:
- Rechts auf der Medioklavikularlinie, um die Position der rechten Zwerchfellkuppel zu bestimmen oder parasternal für den Recessus costomediastinalis (➤ Abb. 8.7). Links ist sie allerdings durch die Position des Herzens und des Magenfundus schwieriger durchführbar.

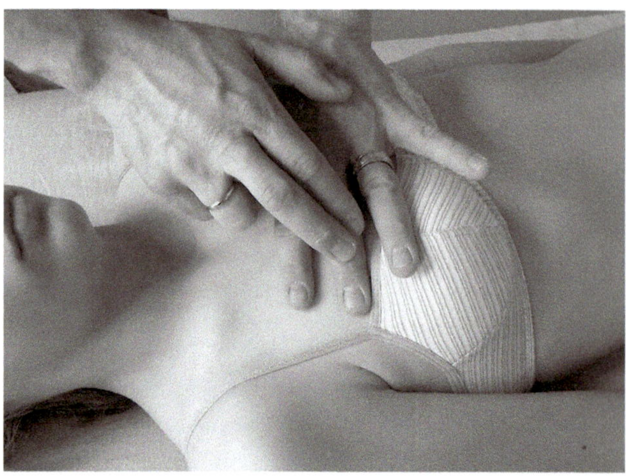

Abb. 8.7 Medioklavikuläre Perkussion des Zwerchfells

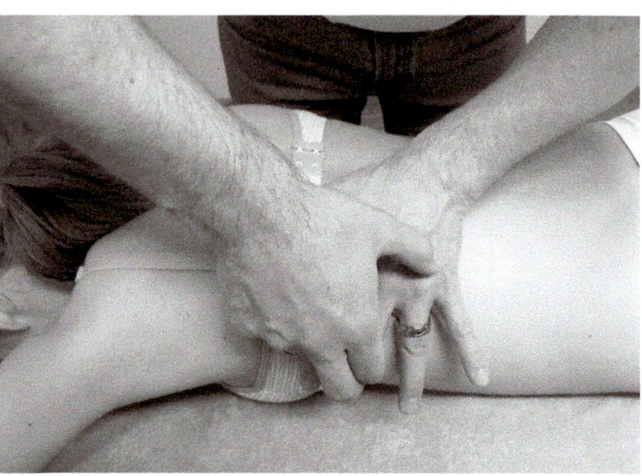

Abb. 8.8 Axilläre Perkussion des Zwerchfells

- In der linken und rechten Axillarlinie für den lateralen Recessus costodiaphragmaticus (> Abb. 8.8).
- Dorsal paravertebral links und rechts für den dorsalen Recessus costodiaphragmaticus (> Abb. 8.9).

Sowohl eine indirekte Perkussion (auf die Finger) als auch eine direkte Perkussion (auf die Rippen) durchführen. Die direkte Perkussion zeigt bei Schmerz eher eine Organpathologie bzw. Rippenverletzung an und deutet bei Ziehen oder bei einem unangenehmen Gefühl eher auf fasziale Verklebungen.

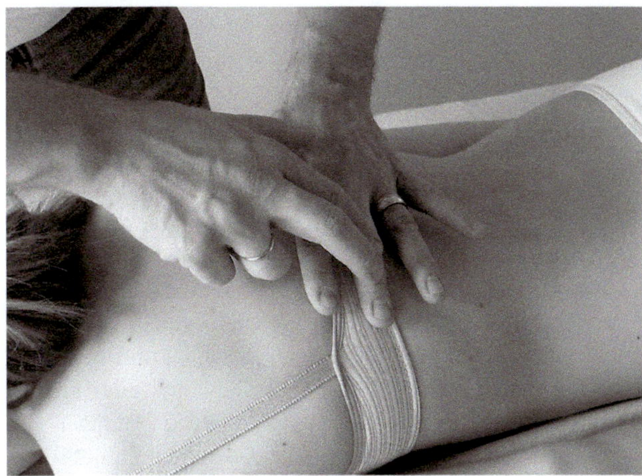

Abb. 8.9 Paravertebrale Perkussion des Zwerchfells

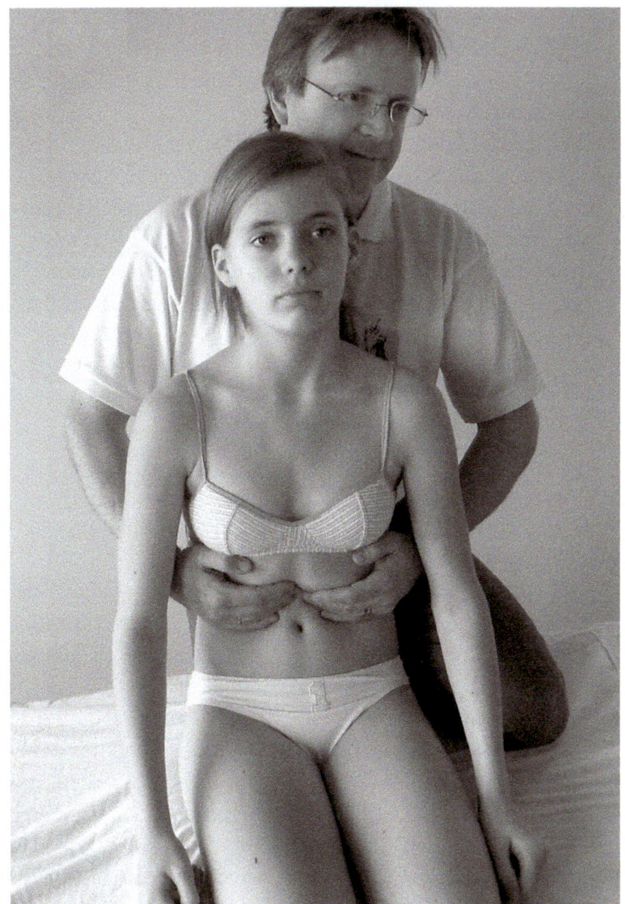

Abb. 8.10 Subdiaphragmaler Beweglichkeitstest des Zwerchfells im Sitzen

In der Mitte der linken Zwerchfellkuppel (medioklavikular links) ist die Perkussion durch die Position des Magenfundus und des Herzens schwieriger. Ein Fehlen der Herzdämpfung soll den Therapeuten zur Vorsicht mahnen; Ursache kann eine Hiatushernie mit Verlagerung des Magens sein. Eine Verlagerung des Magenfundus nach kaudal-medial kann auch auf eine Splenomegalie deuten.

Die Position des Zwerchfells ist wenig aussagekräftig, weil sie individuell von der Thoraxform, vom Alter, von der Kondition und vom Geschlecht abhängt. **Es ist sinnvoller, die Mobilität zwischen maximaler Einatmung und maximaler Ausatmung auszuwerten. Die Mobilität des Zwerchfells sollte mindestens 4 cm betragen.**

❹ Bewegungsausschlag des Zwerchfells bei ruhiger, tiefer Atmung

Teil 1: Subdiaphragmaler Test im Sitzen

Ausgangsposition Patient entspannt sitzend, Therapeut hinter dem Patienten stehend.

Ausführung Die Hände flach unter die subdiaphragmalen Organe (rechts unter die Leber) bzw. direkt unter das Zwerchfell des Patienten legen. Bei ruhiger, spontaner Atmung den Bewegungsausschlag der Hemidiaphragmen mit den aufliegenden Händen bewerten (> Abb. 8.10).

Dann die verschiedenen Einzelabschnitte des Zwerchfells auf ähnliche Weise separat testen:

- Die Finger langsam flach unter die Leber in Höhe der Pars sternalis und Pars costalis des Zwerchfells des Patienten schieben (> Abb. 8.10). Bereits das Eindringen liefert Informationen über die Spannung der Bauchmuskulatur und die Verklebungen im subdiaphragmalen Bereich. In dieser Position soll, wenn man vorher tief genug eingedrungen ist und die Hände sich unter der Leber in Höhe der Pars sternalis befinden, der Patient langsam und ruhig tief einatmen. Die Qualität und Quantität der Beweglichkeit der Pars sternalis bewerten. Bei einer guten Mobilität und einem normalen Tonus des Zwerchfells kippt die Pars sternalis am Ende des tiefen Einatmens nach kaudal und sorgt für eine tastbare Drucksteigerung genau subxiphoidal. Hier lassen sich die meisten Einschränkungen, Verklebungen und Spannungen tasten.
- Für die Pars lumbalis und den Arcus lumbocostalis ist Folgendes am besten: den Patient in homolaterale Seitneigung führen und mit den Fingerspitzen lateral vom Processus transversus von L1 und unterhalb der Rippe XII in die Tiefe gehen (> Abb. 8.11). Beim Einatmen werden die Finger leicht herausgedrückt, beim Ausatmen kann man normalerweise gut in die Tiefe eindringen. Sowohl die Qualität der Bewegung als auch der Bewegungsumfang und die auftretende Spannung können dabei bewertet werden.

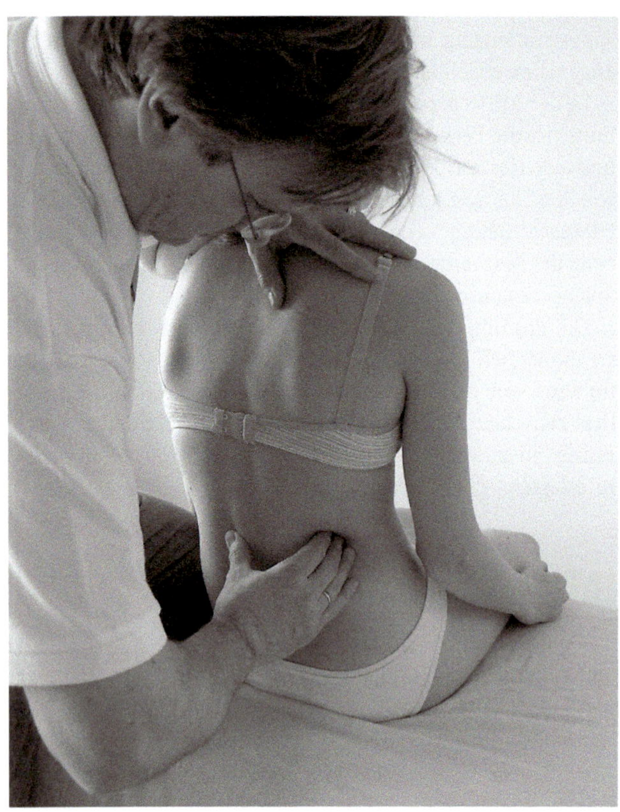

Abb. 8.11 Beweglichkeitstest des Zwerchfells in Höhe des Arcus lumbocostalis

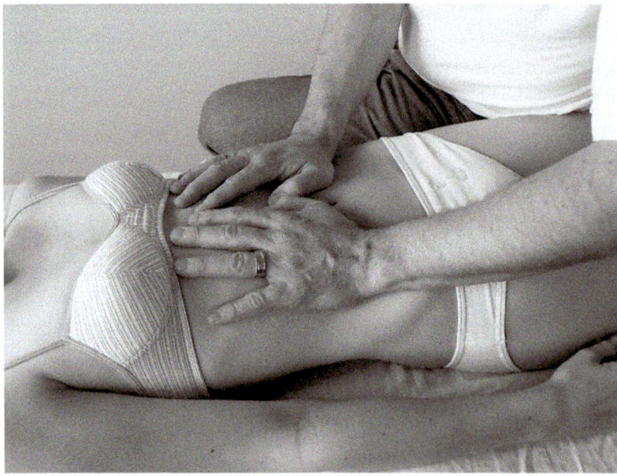

Abb. 8.12 Subdiaphragmaler Beweglichkeitstest des Zwerchfells in Rückenlage

Teil 2: Subdiaphragmaler Test im Liegen

Ausgangsposition Patient in Rückenlage, Beine leicht angewinkelt, Therapeut stehend oder sitzend neben dem Patienten.

Ausführung Die Hände flach nebeneinander unterhalb des Rippenbogens auf das Abdomen legen. Bei ruhiger, spontaner Atmung den Bewegungsausschlag des Zwerchfells palpieren (➢ Abb. 8.12).

Den Bewegungsausschlag und Bewegungsablauf beim Einatmen und Ausatmen vergleichen:

- subdiaphragmal
- umbilikal
- suprapubisch
- Beckenboden

Auswerten, wie tief der Patient in den Bauch atmen kann und wie beweglich die abdominalen Organe dabei sind. Auf die Qualität der Atembewegung achten; diese sollte nicht „stotternd" ablaufen, sondern gleitend sein:

- Seitenunterschiede deuten auf erhöhte Spannungen auf der weniger beweglichen Seite. Vergleichen Sie also den Bewegungsausschlag links mit rechts. Es ist normal, dass sich das rechte Hemidiaphragma (weil es etwas höher steht) etwas mehr bewegt als das linke.
- Wenn keine Bauchatmung vorhanden ist, deutet das auf eine zu hohe Spannung subdiaphragmal oder supradiaphragmal hin; dafür liegt eine kompensatorische forcierte Brustatmung vor. Dies kann sogar auf eine (chronische) Lungenpathologie hindeuten; die sub- und supradiaphragmale Spannung sollte differenzialdiagnostisch abgeklärt werden. Weitere Ursachen sind oft sitzende Tätigkeiten, zu enge Hosen sowie abdominale Spannungen bzw. Verklebungen, wodurch das Zwerchfell immobil wird.
- Eine paradoxe Bauchatmung deutet eher auf eine Disharmonie der Myofaszialketten hin. Während der paradoxen Atmung entsteht den Eindruck, dass das Zwerchfell beim Einatmen steigt und der Bauch eingezogen wird. Während des Ausatmens wird der Bauch vorgewölbt.
- Eine starke Abnahme der „Atemwelle" nach kaudal, sodass diese suprapubisch oder am Beckenboden nicht mehr tastbar ist, deutet auf abdominale Verklebungen bzw. Hypertonie hin. Die Beine sollten hier auf jeden Fall angestellt sein, damit die LWS delordosiert ist und die Atembewegungen auch wirklich bis zum Beckenboden weitergeleitet werden können.

❺ Tonus und Kraft des Zwerchfells während der Atmung

Ausgangsposition Patient in Rückenlage, Beine angewinkelt, Therapeut neben dem Patienten stehend.

Ausführung Eine Hand flach unter den Rippenbogen des Patienten legen, die andere Hand unter die LWS, um zusätzlich die Reaktion der Paravertebralmuskulatur testen zu können (➢ Abb. 8.13).

Beim Einatmen progressiv, aber behutsam von Atmung zu Atmung abdominal mehr Gegendruck ausüben und mit dieser abdominalen Hand den Tonus und die Kraft auswerten, mit der das Zwerchfell gegen die Hand drückt. Mit der anderen Hand die Beteiligung der Rückenstrecker erspüren. Die Rückenstrecker sollten während der ruhigen Atmung nicht aktiviert werden. Der Patient sollte in der Lage sein, einen relativ starken Druck mit dem Zwerchfell aufzubauen ohne unmittelbar die Rückenstrecker einzuschalten.

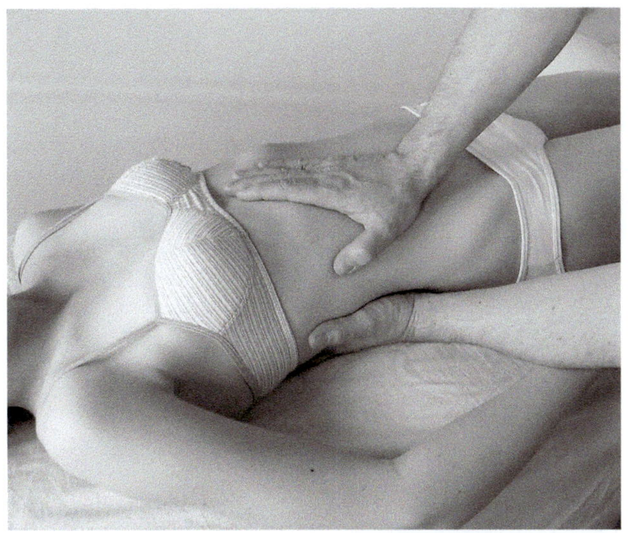

Abb. 8.13 Test des Tonus und der Kraft des Zwerchfells während der Atmung

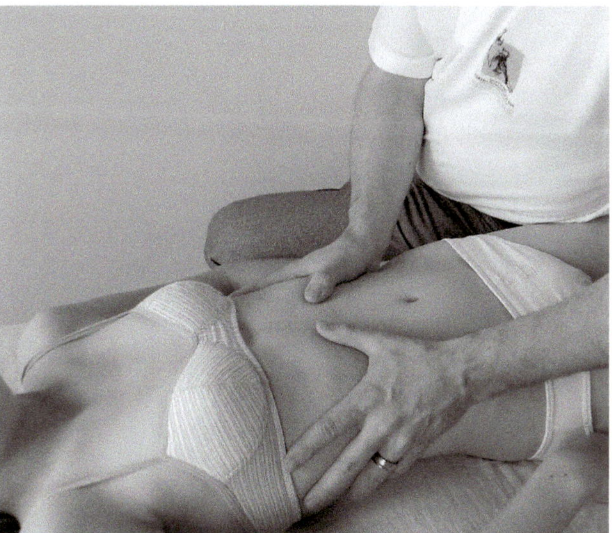

Abb. 8.14 Atembeweglichkeitstest der sechs unteren Rippen

Es ist normal, dass das rechte Hemidiaphragma einen etwas höheren Tonus aufweist als das linke.

❻ Atembeweglichkeit der sechs unteren Rippen (Pars costalis)

Während der ruhigen Atmung (Bauchatmung) sollten sich die unteren Rippen nicht mitbewegen.

Ausgangsposition Patient in Rückenlage (oder im Sitzen), Beine angewinkelt, Therapeut neben dem Patienten stehend.

Ausführung Die Hände flach bilateral auf die unteren sechs Rippen legen (➤ Abb. 8.14).

Beim Einatmen bzw. Ausatmen testen, ob sich die unteren sechs Rippen folgendermaßen bewegen:

- Bewegung im lateralen Bereich nach kranial-lateral bzw. kaudal-medial
- Bewegung im ventralen Bereich nach kranial-ventral bzw. kaudal-dorsal
- Bewegung insgesamt in Außenrotation bzw. Innenrotation.

Anschließend wird das Gleiche während der tiefen Atmung beobachtet.

Beim Testen sollte vor allem auf Folgendes geachtet werden:

- Bewegung nach lateral und in Außenrotation beim tiefen Einatmen: Es darf am Ende des tiefen Einatmens nicht zu einer Bewegungsumkehr (zunehmend nach medial und in Innenrotation) kommen. Das kann auf eine Hypertonie des Zwerchfells oder der Bauchmuskeln oder auf Verklebungen der subdiaphragmalen Recessus bzw. der Recessus costodiaphragmatici bzw. costomediastinales hindeuten.
- Bauchatmung, die bis zum Ende der tiefen Atmung durchgeführt werden sollte. Man trifft manchmal, ab der Mitte der Atembewegung, ein „Flüchten" in die Brustatmung an oder sogar ein Wiedereinziehen des Abdomens am Ende des tiefen Einatmens. Das deutet oft auf Verklebungen im unteren Bereich der Lungen hin. Dabei sollte man auch unbedingt auf Verklebungen im Bereich der Kolonflexuren achten.
- Bewegungseinschränkungen von einzelnen Rippen: Wenn das der Fall ist, handelt es sich meistens um Rippenblockierungen; manchmal ist es sinnvoll, diese Rippe zuerst zu korrigieren.
- Bewegungseinschränkungen von mehreren Rippen gleichzeitig. Wenn das der Fall ist, ist es sinnvoller, zuerst myofasziale Korrekturen der ansetzenden myofaszialen Strukturen und der darunterliegenden Organe (z. B. Lunge, Leber) durchzuführen.

❼ Segmentale Mobilität der Wirbel Th7–L4 und segmentale Beweglichkeit der Rippen VII–XII

Die Pars lumbalis und Pars costalis des Zwerchfells setzen an den Wirbeln Th12–L4 und an den Rippen VII–XII (und damit indirekt über die Kostovertebral- und Kostotransversalgelenke auch an den Wirbeln Th7–Th12) an.

Test der Wirbel Th7–L4

Ausgangsposition Patient im Sitzen, die Arme vor der Brust gekreuzt, Therapeut hinter dem Patienten stehend und mit dem einen Arm von ventral den Rumpf des Patienten umgreifend (➤ Abb. 8.15).

Ausführung Den Patienten nacheinander in Flexion, Extension bzw. Seitneigung links/rechts und Rotation links/rechts bewegen bzw. eine Zirkumduktionsbewegung ausführen. Währenddessen mit der anderen Hand die Beweglichkeit der einzelnen Wirbel am Processus spinosus bzw. an den interapophysären Gelenken auswerten. Dabei wird sowohl die Quantität als auch die Qualität der Mobilität der Wirbel Th7–L4 bewertet.

Der normale Befund entspricht einer freien Beweglichkeit der Wirbelgelenke in allen Richtungen.

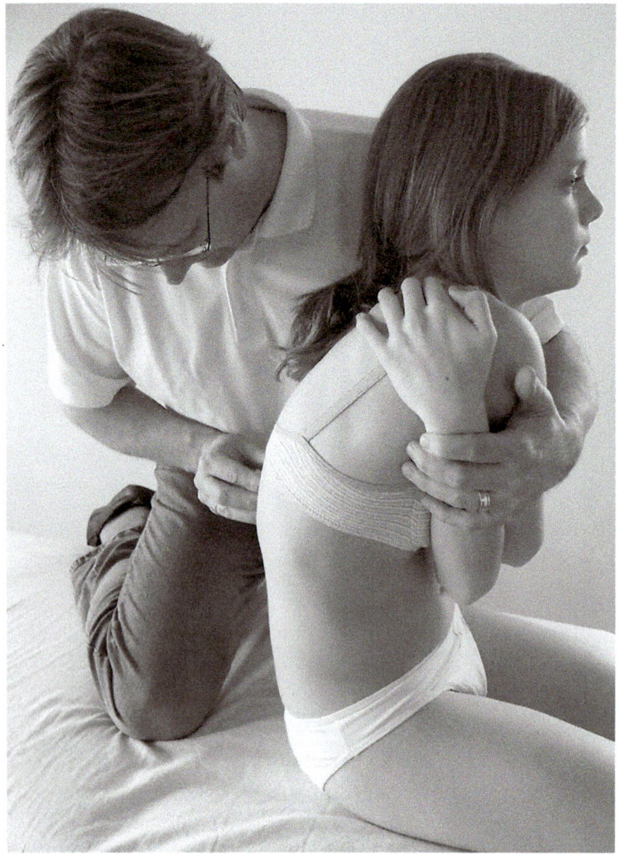

Abb. 8.15 Test der segmentalen Beweglichkeit von Th7–L4

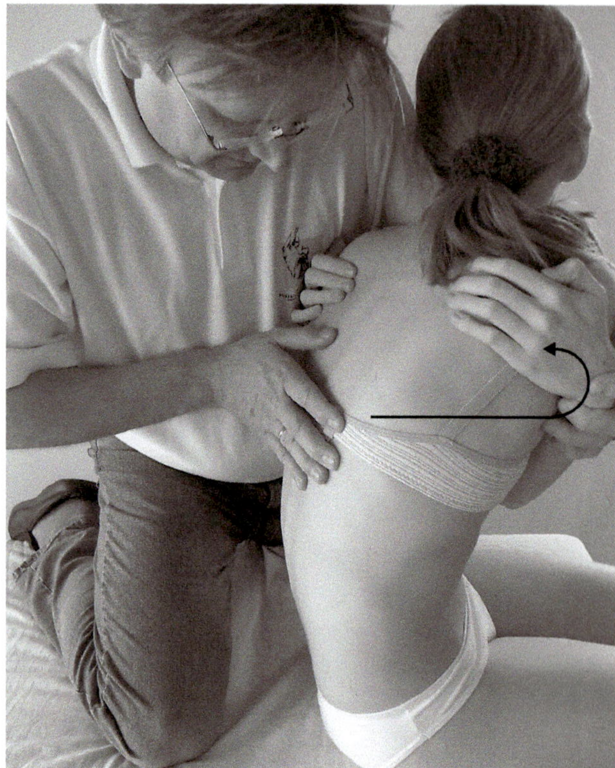

Abb. 8.16 Test der rechten Rippen VII–XII kostovertebral in Innenrotation am Angulus costae

Bei Hypertonie des Diaphragmas abdominalis findet man typischerweise eine Hyperlordosierung des thorakolumbalen Übergangs mit Beweglichkeitseinschränkungen im Bereich von Th7–L4.

Test der Rippen VII–XII

Es ist zu bedenken, dass es sich hierbei um komplexe Tests handelt und mehrere Gelenke und Gewebe gleichzeitig getestet werden (eigentlich ist das meistens der Fall, aber hier besonders!). Es finden nämlich gleichzeitig Bewegungen kostovertebral, kostotransversal, interkostal, kostochondral, kostosternal, myofaszial, intraossär und pleural statt.

Durch Zentrierung und Übung gelingt es, sich auf die verschiedenen Gelenke bzw. Strukturen zu fokussieren.

Ausgangsposition Patient im Sitzen, die Arme vor der Brust gekreuzt, Therapeut hinter dem Patienten stehend und mit dem einen Arm von ventral den Rumpf des Patienten umgreifend.

Ausführung von Test 1 – Rotation der Rippen

Den Rumpf des Patienten in Rotation heterolateral führen, d. h. nach links für die rechte Rippe. Dabei wird Folgendes getestet:

- Beweglichkeit der kostovertebralen und kostotransversalen Innenrotation der Rippen VII–XII am Angulus costae auf der rechten Seite (> Abb. 8.16);
- Beweglichkeit der kostochondralen und kostosternalen Innenrotation der Rippen VII–XII am kostosternalen und kostochondralen Übergang auf der rechten Seite.

Anschließend den Rumpf des Patienten in Rotation zur homolateralen Seite führen, d. h. nach rechts für die rechten Rippen. Dabei wird Folgendes getestet:

- Beweglichkeit der kostovertebralen und kostotransversalen Außenrotation der Rippen VII–XII am Angulus costae auf der rechten Seite;
- Beweglichkeit der kostochondralen und kostosternalen Außenrotation kostosternal der Rippen VII–XII am kostosternalen und kostochondralen Übergang auf der rechten Seite (> Abb. 8.17).

Ausführung von Test 2 – Seitneigung und Flexion/Extension der Rippen

Den Rumpf des Patienten heterolateral bzw. homolateral in Seitneigung führen, d. h. nach links bzw. rechts für die rechten Rippen VII–XII (> Abb. 8.18). Hierbei wird die interkostale Beweglichkeit durch ein interkostales Öffnen bzw. Schließen getestet.

Danach wird der Rumpf des Patienten in Flexion bzw. Extension geführt. Dabei wird auch hier das interkostale Öffnen bzw. Schließen überprüft.

Ausführung von Test 3 – intraossäre Biegsamkeit der Rippen:

Die Rippen VII–XII komprimieren, und zwar nach rechts in laterolateraler und in dorsoventraler Richtung (> Abb. 8.19). Dabei auch die Elastizität beim Loslassen der Kompression („Zurückfedern" der Rippen) erspüren, um die intraossäre Beweglichkeit laterolateral und dorsoventral zu testen. Es ist wichtig, sowohl die „Biegsamkeit" als auch die „Elastizität" der Rippen zu bewerten.

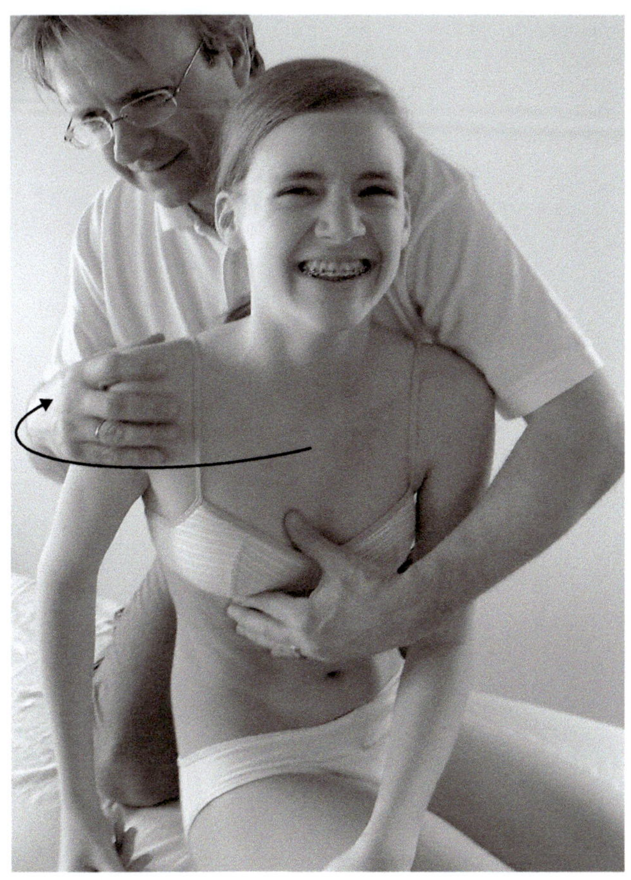

Abb. 8.17 Test der rechten Rippen VII–XII kostosternal in Außenrotation am kostochondralen Übergang

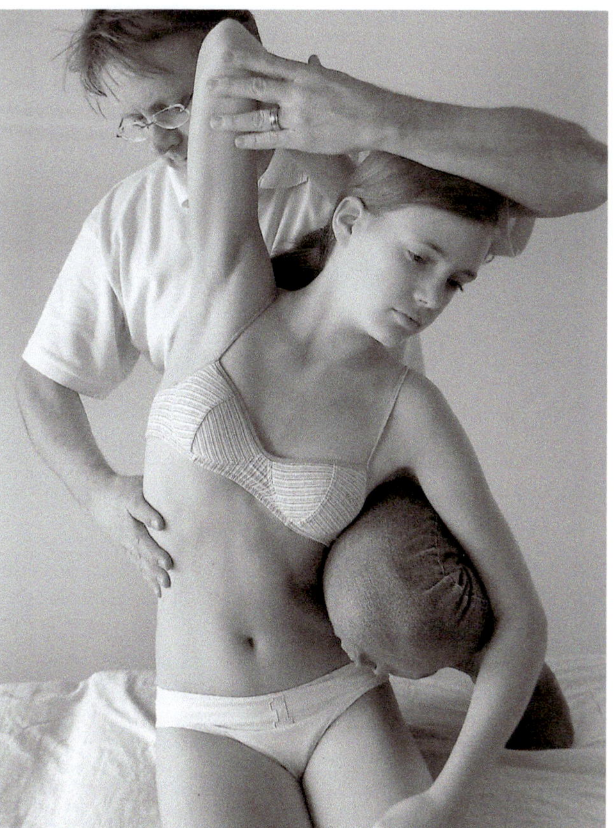

Abb. 8.18 Test der rechten Rippen VII–XII in Seitneigung links interkostal

Ein spürbar erhöhter Widerstand beim Komprimieren, häufig begleitet von einer Abwehrspannung und leichtem (stechendem) Schmerz, deutet eher auf eine lokale Rippenblockierung. Man sollte in diesem Fall auch nach Traumen fragen und ggf. eine Fraktur vom Arzt ausschließen lassen. Wenn auf ähnliche Weise mehrere Rippen betroffen sind, handelt es sich meistens um eine Gruppenläsion mehrerer Rippen mit myofaszialen (und eventuell auch viszeralen) Spannungen.

Ein schmerzfreier, etwas „spröder" und steifer sowie erhöhter Widerstand bei der Kompression in Kombination mit wenig Elastizität der Rippen allgemein, deutet eher auf Osteoporose hin und sollte zur Vorsicht mahnen.

❽ Bewegungsausschlag des Sternums während der Atmung

Wie bereits beschrieben, setzt die Pars sternalis des Zwerchfells am Sternum an (➤ Kap. 4.3.4).

Ausgangsposition Patient in Rückenlage, Beine angewinkelt, Therapeut neben dem Patienten stehend.

Ausführung Eine Hand flach auf das Sternum des Patienten legen. Der Handballen befindet sich in Höhe des Processus xiphoideus, die Finger sind nach kranial gerichtet (➤ Abb. 8.20).

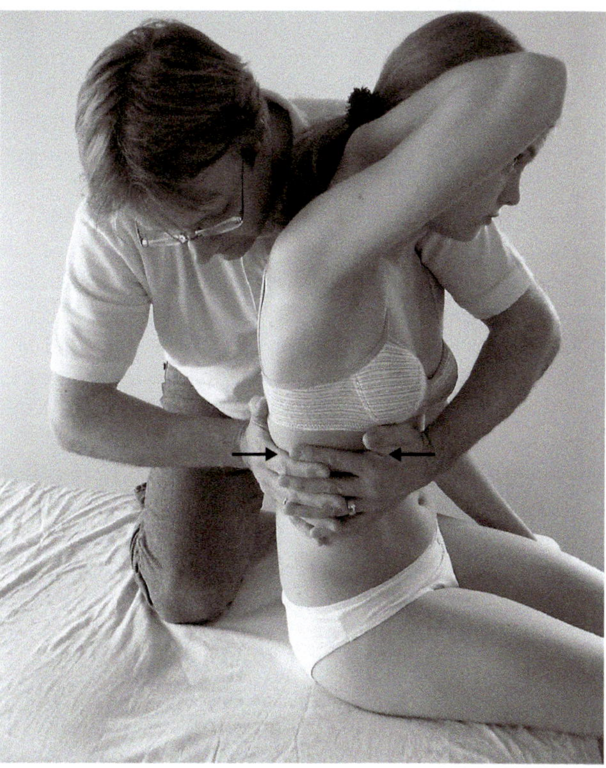

Abb. 8.19 Test der dorsoventralen bzw. laterolateralen intraossären Beweglichkeit der rechten Rippen VII–XII

8

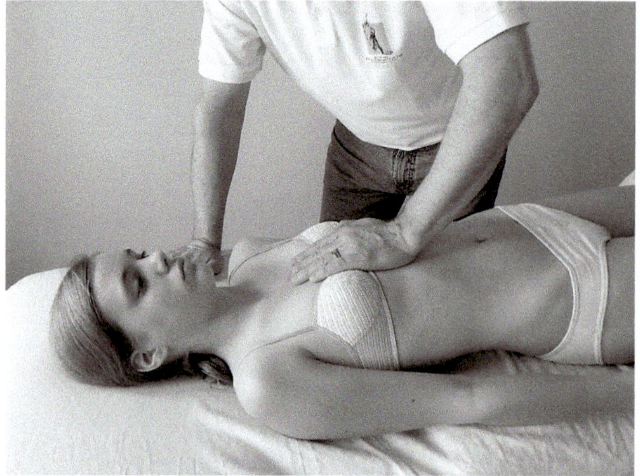

Abb. 8.20 Beweglichkeitstest des Sternums während der Atmung

Der Patient soll ruhig und tief ein- und ausatmen. Dabei die Qualität und Quantität der Beweglichkeit des Sternums bewerten und auf folgende Befunde achten:

- Das Sternum steigt normalerweise beim Einatmen insgesamt nach kranial, bleibt in der Medianebene und macht eine leichte interne „Biegung" zwischen dem Manubrium sterni und dem Corpus sterni.
- Eine zu starke Ausprägung dieser Bewegung des Corpus sterni beim Einatmen, bei der man den Eindruck gewinnt, dass der kaudale Bereich des Corpus sterni in den Brustkorb hineingezogen wird, deutet auf einen Hochstand, eine Hypertonie oder eine Beweglichkeitseinschränkung des Zwerchfells bzw. des M. transversus thoracis. Das Sternum wölbt sich hierbei sozusagen in Höhe des Angulus nach ventral vor, wobei der kraniale Teil des Manubrium sterni und der kaudale Teil des Corpus sterni beide in den Körper gezogen werden.
- Wenn der Angulus sterni beim Einatmen dagegen nach dorsal in den Brustkorb hineingezogen wird, deutet das eher auf medial gelegene mediastinale Spannungen und Verklebungen.
- Eine Abweichung des Sternums von der Medianlinie in Torsion oder Seitneigung deutet auf eine unilaterale Spannung bzw. Verklebung des Mediastinums oder des Lungengewebes auf der Seite, zu der es hingezogen wird. Auch eine Problematik der Kostovertebral- und Kostotransversalgelenke dieser Segmente kann dahinter stecken. Es wird also meistens notwendig sein, den gesamten Thorax zu untersuchen.

⑨ Unabhängigkeit des Zwerchfells von den Myofaszialketten

Ausgangsposition Patient entspannt stehend, Therapeut neben ihm stehend und die Haltung und ruhige Atmung des Patienten beobachtend.

Ausführung Der Patient soll ruhig ein- und ausatmen. Dabei die Veränderungen der Statik während der Atmung beobachten.

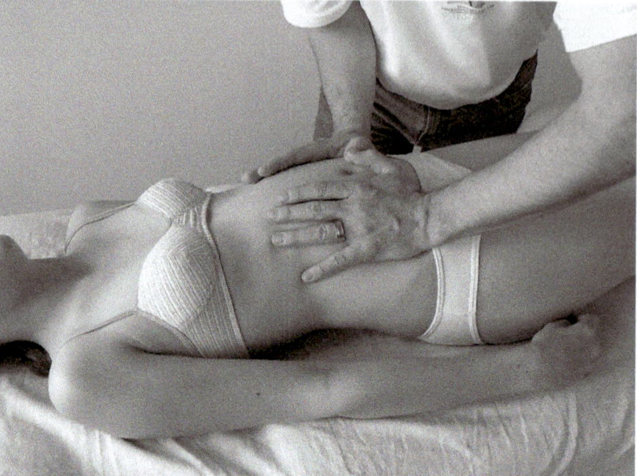

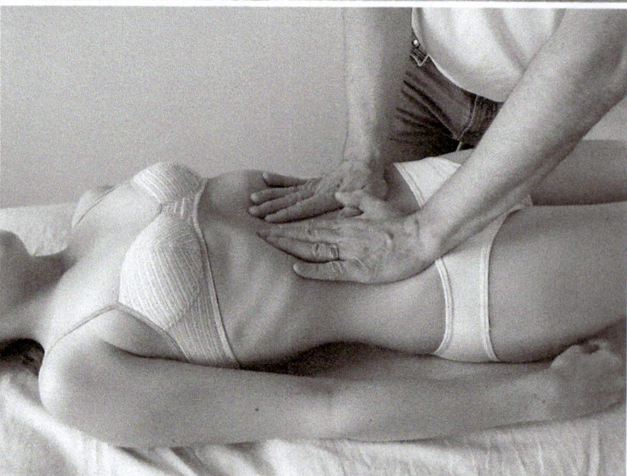

Abb. 8.21 und 8.22 Test der aktiven Mobilität der Bauchräume. Der Patient wird aufgefordert den Bauch zu wölben (Abb. 8.21) bzw. einzuziehen (Abb. 8.22)

Anschließend soll der Patient folgende Haltungen annehmen und halten:

- Kypholordotische (zusammengesackte) Haltung im Stehen;
- Die Arme über den Kopf in Elevation in einer lordotischen (aufgerichteten) Haltung im Stehen oder im Liegen;
- Vierfüßlerstand.

Der Patient soll in der betreffenden Haltung zuerst normal und dann tief ein- und ausatmen. Dabei erneut die eventuellen Haltungsänderungen und den Bewegungsablauf der Atmung beobachten.

Man beobachtet, wie gut der Patient die Bauchatmung ausüben kann, um die Unabhängigkeit des Zwerchfells von den Myofaszialketten zu testen. Normalerweise soll der Patient imstande sein, in verschiedenen Haltungen eine ruhige Bauchatmung ohne Verspannungen der Myofaszialketten auszuführen.

⑩ Aktive Mobilität der Bauchräume

Man unterscheidet zwischen Peritonealraum, Retroperitonealraum und Subperitonealraum.

8

Ausgangsposition Patient in Rückenlage, Therapeut neben dem Patienten stehend. Beide Hände flach nebeneinander auf das Abdomen des Patienten legen.
Ausführung Der Patient soll ruhig durchatmen und unabhängig von der Atmung, den Bauch so weit wie möglich wölben (➤ Abb. 8.21) bzw. einziehen (➤ Abb. 8.22). Dabei passiv den Bewegungen des Abdomens mit den Händen folgen und die Beweglichkeit der verschiedenen Bauchräume vergleichen sowie die Anpassungsfähigkeit des Abdomens und des Thorax an die wechselnden Druckverhältnisse erspüren.

Eine geringe Beweglichkeit ist oft schon ein Hinweis auf subdiaphragmale oder retroperitoneale Verklebungen oder auf eine Disharmonie der Myofaszialketten.

⓫ Beweglichkeitstest der Verknüpfungen des Zwerchfells mit den Myofaszialketten (➤ Kap. 4.3.4)

Das Zwerchfell ist die „Tensegrity-Struktur" des Körpers schlechthin und kann sich demzufolge mit jeder Myofaszialkette des Körpers verknüpfen. Ein Teil dieser Verbindungen wurde bereits als psoatico-diaphragmatico-abdominale Kette (PDAK) besprochen (➤ Kap. 4.3.3). Es ist sinnvoll zu testen, wie beweglich oder verspannt die Verbindungen des Zwerchfells zu den angrenzenden Elementen der Myofaszialketten (M. psoas, Bauchmuskeln, Rückenstrecker) sind.
Kurz zusammengefasst (Meert 2009):

- Die (linke) kreuzende anteriore MFK (KAM) beinhaltet die ventralen Rumpf- und Abdomenmuskeln, die von der homolateralen (linken) Schulter zur heterolateralen (rechten) Beckenseite ziehen. Sie enthält u. a. den homolateralen (linken) Mm. pectorales und M. serratus anterior, den heterolateralen (rechten) M. iliopsoas und als Querverbindung das Zwerchfell, den homolateralen (linken) M. obliquus externus abdominis und den heterolateralen (rechten) M. obliquus internus abdominis.
- Die (linke) gerade anteriore MFK (GAM) beinhaltet die ventralen Rumpf- und Abdomenmuskeln, die von der homolateralen (linken) Schulter zur homolateralen (linken) Beckenseite ziehen. Sie umfasst u. a. den homolateralen (linken) Mm. pectorales, den (linken) M. rectus abdominis, den (linken) M. iliopsoas und das Zwerchfell als Querverbindung.
- Die (linke) kreuzende posteriore MFK (KPM) beinhaltet die dorsalen Rumpf- und Rückenmuskeln, die von der homolateralen (linken) Schulter zur heterolateralen (rechten) Beckenseite ziehen. Sie umfasst die homolateralen (linken) Mm. rhomboidei und M. latissimus dorsi, den homolateralen (linken) M. serratus posterior inferior, ferner den homo- und heterolateralen M. quadratus lumborum, die heterolaterale (rechte) Glutealmuskulatur und den M. tensor fasciae latae, und schließlich das Zwerchfell und den heterolateralen (rechten) M. psoas als Querverbindungen.

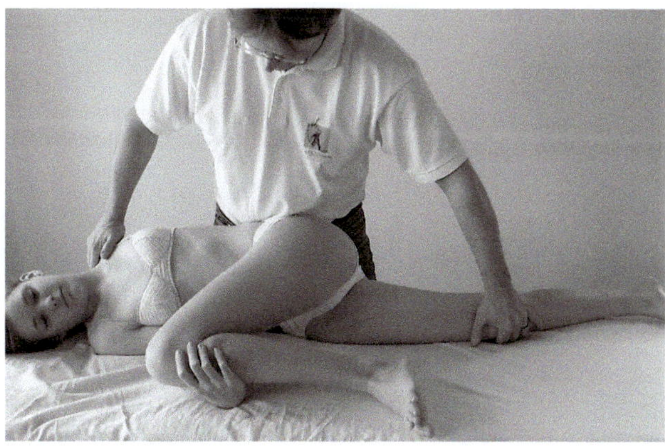

Abb. 8.23 Test der Zwerchfellverbindungen mit den Myofaszialketten in rechter Seitenlage

- Die (linke) gerade posteriore MFK (GPM) beinhaltet die dorsalen Rumpf- und Rückenmuskeln, die von der homolateralen (linken) Schulter zur homolateralen (linken) Beckenseite ziehen. Sie umfasst entsprechend den linken M. erector spinae, die linke Glutealmuskulatur, den linken M. psoas und das Zwerchfell als Querverbindung.

Test der Zwerchfellverbindungen in rechter Seitenlage
In der unten beschriebenen Ausgangsposition in rechter Seitenlage werden insbesondere folgende Teile der Myofaszialketten auf ihre Spannung und Beweglichkeit getestet:

- Der rechte M. psoas major ist mit der rechten Pars lumbalis des Zwerchfells, der linken Pars costalis des Zwerchfells, der linken Pars sternalis des Zwerchfells und von dort mit dem linken M. obliquus externus abdominis und dem rechten M. obliquus internus abdominis verknüpft, sodass viele Teile der linken KAM getestet werden können.
- Der rechte M. psoas major ist mit der rechten Pars lumbalis des Zwerchfells, der rechten Pars costalis des Zwerchfells, der rechten Pars sternalis des Zwerchfells und von dort mit dem rechten M. rectus abdominis verknüpft, sodass viele Teile der rechten GAM getestet werden können.
- Der rechte M. psoas major ist mit der rechten Pars lumbalis des Zwerchfells über die Wirbelsäule auch mit der Rückenstreckermuskulatur verknüpft, sodass viele Teile der rechten KPM auf ihre Beweglichkeit und Spannung getestet werden können.

Ausgangsposition Patient in rechter Seitenlage. Er hält das oben liegende (linke) Bein, das in Richtung Brust angewinkelt wird, mit der untenliegenden (rechten) Hand fest. Das unten liegende (rechte) Bein des Patienten wird in Extension abgelegt. Therapeut hinter dem Patienten stehend und das Becken des Patienten mit seinem Becken abstützend (➤ Abb. 8.23).
Ausführung Das unten liegende (rechte) Bein des Patienten in coxofemorale Extension bringen und die Beweglichkeit der rechten psoatico-diaphragmatischen Verbindungen (➤ Kap. 4.3.4) testen. Dabei bleibt der Oberkörper des Patienten (ohne Rotation) in der Sagittalebene positioniert. Behutsam abdomi-

8

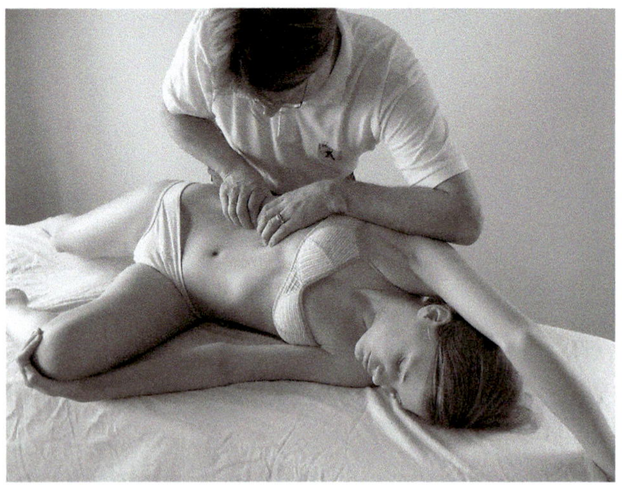

Abb. 8.24 Test der Verbindungen des Zwerchfells mit den Myofaszialketten in linker Seitenlage

nal die Faserrichtungen der Bauchmuskeln, in der Tiefe die Spannung des rechten M. psoas und des Zwerchfells, dorsal die Spannung des linken M. quadratus lumborum und M. erector spinae tasten und evaluieren.

Anschließend eine Extension und Rotation des Patienten-Oberkörpers nach links ausführen, um die Verbindung mit der linken KAM und der rechten KPM zu testen. Den Patienten fragen, ob ein Spannungsgefühl oder Schmerzen auftreten. Darauf achten, ob der Patient leicht atmen kann.

Test der Zwerchfellverbindungen in linker Seitenlage

Ausgangsposition Patient in linker Seitenlage. Er hält das unten liegende (linke) Bein, das in Richtung Brust angewinkelt wird, mit der unten liegenden (linken) Hand fest. Das oben liegende (rechte) Bein des Patienten wird in Extension abgelegt. Therapeut hinter dem Patienten stehend und das Becken des Patienten mit seinem Becken abstützend (> Abb. 8.24).

Ausführung Das oben liegende (rechte) Bein des Patienten in coxofemorale Extension führen und dabei erst die Beweglichkeit der psoatico-diaphragmatischen Verbindungen (> Kap. 4.3.4) testen. Dabei dafür sorgen, dass der Oberkörper des Patienten (ohne Rotation) in der Sagittalebene positioniert bleibt. Zuerst in dieser Position die Beweglichkeit der Ansätze der Bauchmuskeln und des Zwerchfells am rechten Rippenbogen (rechte KAM und rechte GAM) und den darunterliegenden diaphragmalen Recessus untersuchen. Behutsam abdominal die Faserrichtungen der Bauchmuskeln und in der Tiefe nach der Spannung des rechten M. psoas und des Zwerchfells tasten und diese inhibieren; danach die Spannung des M. erector spinae tasten und evaluieren.

Anschließend eine leichte homolaterale Rotation des Patienten-Oberkörpers (nach rechts) ausführen, um auch einen Teil der rechten KAM auf ihre Beweglichkeit und Spannung zu testen. Den Patienten fragen, ob ein Spannungsgefühl oder Schmerzen auftreten. Darauf achten, ob der Patient leicht atmen kann.

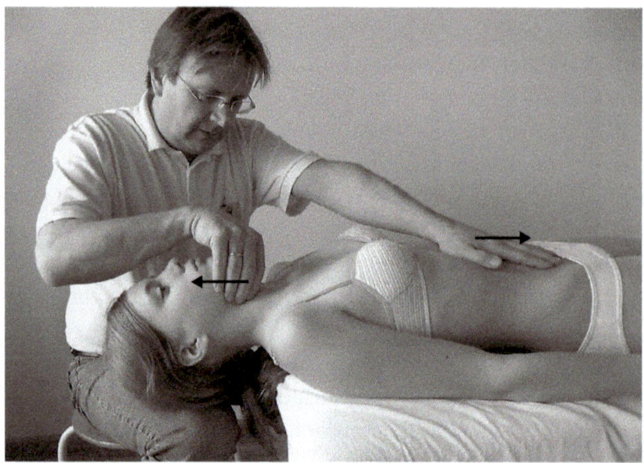

Abb. 8.25 Test der zentralen Sehne am Pharynx

⑫ Allgemeiner Test der zentralen Sehne und des Pharynx

Eine ausführliche Beschreibung, Untersuchung und Behandlung der „zentralen Sehne" befindet sich in meinem Buch „Venolymphatische kraniosakrale Osteopathie" (Meert 2012).

Ausgangsposition Patient in Rückenlage mit dem Kopf über dem Rand der Liege, Therapeut am Kopfende stehend und den Kopf des Patienten mit seinem Oberschenkel stützend. Mit der einen Hand Kontakt mit dem Abdominalbereich des Patienten aufnehmen, die andere Hand palpiert behutsam das Cartilago thyroidea (> Abb. 8.25).

Ausführung Der Patient soll maximal, aber ruhig, durch die Nase ein- und ausatmen. Mit der einen Hand die Abdominalorgane während des Einatmens nach kaudal begleiten. Dabei am Kehlkopf die kaudale Verschiebung während des Einatmens und die kraniale Verschiebung während des Ausatmens fühlen, die normalerweise etwa 2 cm beträgt. Eine eingeschränkte Beweglichkeit deutet auf eine Spannung der myofaszialen Strukturen des Halses und Pharynx (Rachen).

Anschließend wird der Test an der Schädelbasis (Okziput) wiederholt. Dabei erneut mit der einen Hand den Abdominalbereich des Patienten und mit der anderen Hand das Okziput halten (> Abb. 8.26). Bei einer guten Mobilität (Dehnbarkeit) der zentralen Sehne bewegt sich das Okziput während des ruhigen Einatmens leicht in Extension (kraniosakrale Flexion) und während des ruhigen Ausatmens in Flexion (kraniosakrale Extension). Bei einer Hypertonie der zentralen Sehne bewegt sich das Okziput während des Einatmens dagegen in Flexion (kraniosakrale Extension) und während des Ausatmens in Extension (kraniosakrale Flexion).

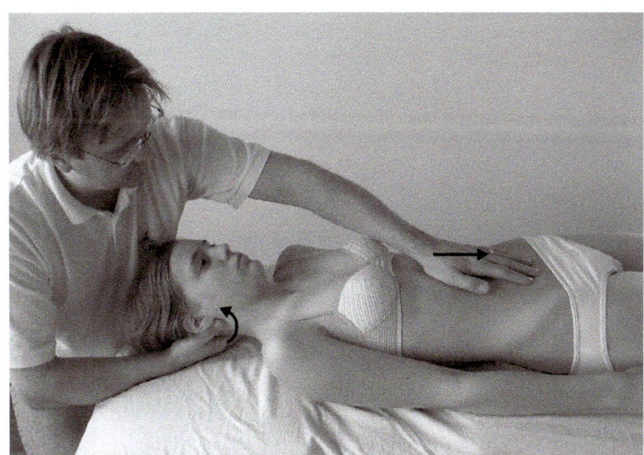

Abb. 8.26 Test der zentralen Sehne am Okziput

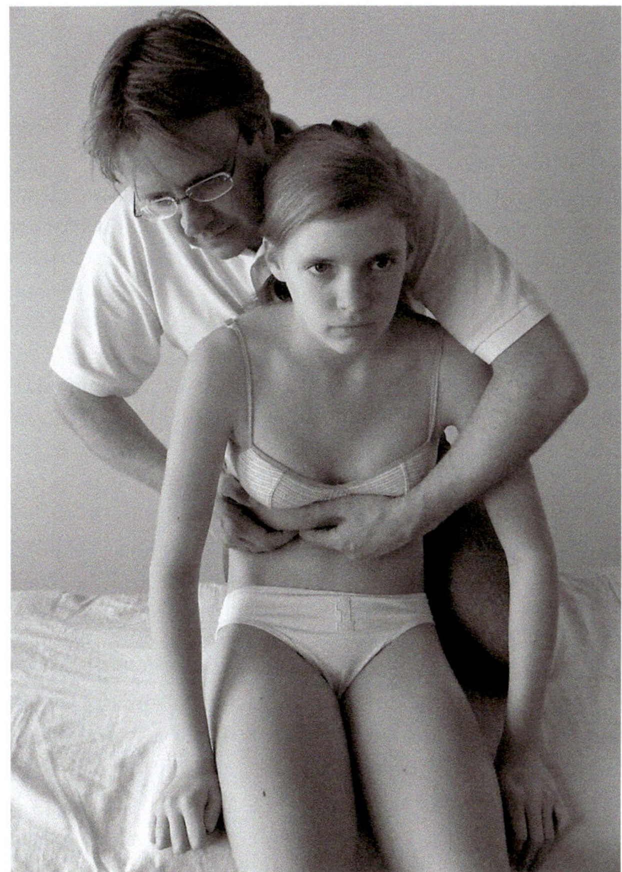

Abb. 8.27 Test der Aufhängung der subdiaphragmalen Organe (hier der Leber) am Zwerchfell

⓭ Test und Behandlung der Aufhängung der subdiaphragmalen Organe am Zwerchfell

Ausgangsposition Patient sitzend, Therapeut hinter ihm stehend.

Ausführung

- **Phase 1:** Nacheinander die Leber, den Magen, die Milz, die Kolonflexuren und die Nieren heben und in der Frontal-, Sagittal- und Transversalebene verschieben. Dabei die Beweglichkeit der Organe bewerten (➤ Abb. 8.27).
- **Phase 2:** Zuerst ein Organ anheben und es dann plötzlich, aber behutsam loslassen. Durch diesen sog. „Recoil" kann die Spannung der Aufhängungsbänder des betreffenden Organes überprüft und behandelt werden.
- **Phase 3:** Nacheinander Magen, Darmstrukturen und Nieren behutsam nach kaudal schieben und wiederum die Beweglichkeit und Spannung der Aufhängungsbänder bewerten und behandeln.

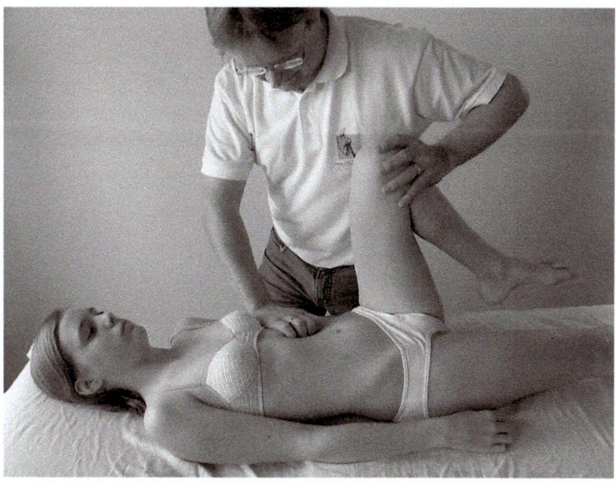

Abb. 8.28 Mobilisation der ventralen Recessus subdiaphragmales und der ventralen Ansätze des Zwerchfells auf der linken Seite

8.2.2 Spezifische Zwerchfellbehandlung

❶ Mobilisation der ventralen Recessus subdiaphragmatici, der ventralen Ansätze des Zwerchfells und der faszialen Gleitschichten in Rückenlage

Ausgangsposition Patient in Rückenlage, Beine gebeugt. Therapeut homolateral (z. B. links) neben dem Patienten stehend.

Handposition Dabei das homolaterale (linke) Knie des Patienten (eventuell auch beide Knie) in eine Hand nehmen. Die Finger der anderen Hand greifen die kostalen Ansätze des Zwerchfells des Patienten auf der homolateralen (linken) Seite (➤ Abb. 8.28).

Ausführung Mit der einen Hand Zirkumduktionsbewegungen mit dem homolateralen (linken) Knie des Patienten (oder mit beiden Knien) ausführen. Währenddessen mit der anderen Hand die verschiedenen Ansätze des Zwerchfells im ventralen kostalen Bereich sanft verschieben und detonisieren.

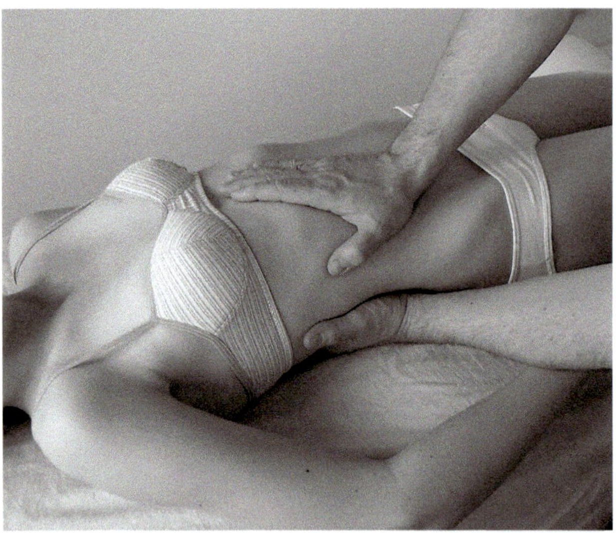

Abb. 8.29 Entspannung und Unwinding (Entwringung) der Verbindungen des Zwerchfells in Rückenlage

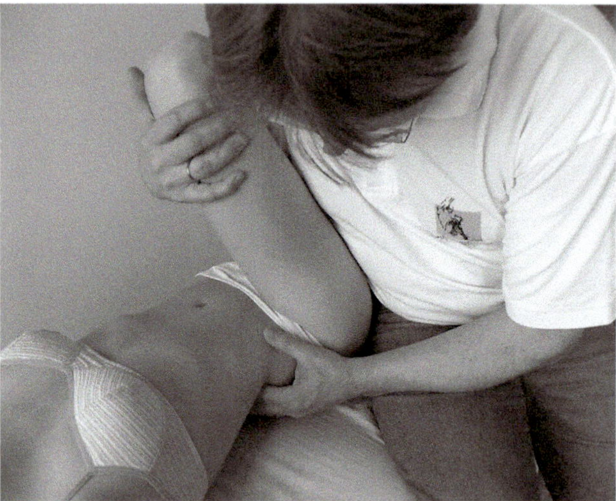

Abb. 8.30 Mobilisation der dorsalen Ansätze des Zwerchfells auf der rechten Seite

❷ Entspannung und Unwinding (Entwringung) der Verbindungen des Zwerchfells in Rückenlage

Ausgangsposition Patient in Rückenlage, Beine gebeugt. Therapeut homolateral (z. B. rechts) neben dem Patienten stehend.

Handposition Mit der einen Hand Kontakt mit den Processus spinosi des thorakolumbalen Übergangs aufnehmen. Die andere Hand flach auf den Bauch unter den homolateralen (rechten) Rippenbogen legen (➤ Abb. 8.29).

Ausführung Der Patient soll tief, aber ruhig ein- und ausatmen. Während des Ausatmens mit der einen Hand die Processus spinosi zu sich ziehen (nach rechts) und gleichzeitig mit der anderen Hand vorsichtig in den Bauch in Richtung der rechten psoatico-diaphragmalen „Kontaktstelle" (Lig. arcuatum medialis) drücken, was eine Annäherung des diaphragmalen Gewebes bedeutet.

Beim anschließenden Einatmen diese Rotation des thorakolumbalen Übergangs entspannt aufrechterhalten. Es werden mehrere Atemzyklen durchlaufen, bis der Therapeut eine tiefe Entspannung und Atmung wahrnimmt. Daraufhin mit beiden Händen dem Nachlassen der Spannungen in der LWS folgen. Es ist sinnvoll, stets beide Seiten zu behandeln.

❸ Mobilisation der dorsalen Ansätze des Zwerchfells in Rückenlage

Ausgangsposition Patient in Rückenlage, Therapeut homolateral (z. B. rechts) neben ihm stehend oder sitzend.

Handposition Mit der einen Hand das homolaterale (rechte) Bein beugen. Mit den Fingerspitzen der anderen Hand auf der homolateralen (rechten) Seite auf den dorsalen Bereich des Lig. arcuatum laterale und die dorsalen Ansätze des Zwerchfells behutsam Druck ausüben (➤ Abb. 8.30).

Ausführung Mit der einen Hand das homolaterale (rechte) Knie so weit in Flexion bringen, bis man mit den Fingern der anderen Hand die abdominale Drucksteigerung im dorsalen Bereich spürt. Auf die fasziale Entspannung warten und dann sanft die verschiedenen Ansätze des Zwerchfells im dorsalen Bereich verschieben.

Dann das homolaterale (rechte) Bein des Patienten in Flexion umgreifen und eventuell etwas in Innenrotation führen. Dadurch ist es möglich, das homolaterale (rechte) Ilium zu mobilisieren, und zwar nach anterior (durch Traktion kaudalwärts), nach posterior (durch weitergehende Hüftflexion), in Inflare (durch Innenrotation) und in Outflare (durch Außenrotation). Unterdessen ist es wichtig, mit der anderen Hand eine intensive Mobilisation der Arkaden von Sénac der Rippen X–XII bis zu den Psoas- und Quadratus-lumborum-Arkaden durchzuführen, ohne dabei Stellen zu übergehen (➤ Kap. 4.3.4).

Um die Mobilisation zusätzlich zu steigern wird der Patient aufgefordert, den homolateralen Arm in Elevation über den Kopf zu heben.

❹ Mobilisation der dorsalen Zwerchfellansätze im Sitzen

Ausgangsposition Behandlung der rechten Seite: Patient sitzend, Therapeut hinter dem Patienten stehend.

Handposition Den einen Arm auf die Schultern des Patienten legen. Mit dem Daumen oder den Fingerspitzen der anderen Hand sanft unter die rechte Rippe XII in Richtung der Quadratus-lumborum-Arkade eindringen (➤ Abb. 8.31).

Ausführung

- **Phase 1:** Den Rumpf des Patienten in homolaterale (rechte) Seitneigung und Extension führen. Währenddessen mit dem Daumen oder den Fingerspitzen behutsam tiefer in

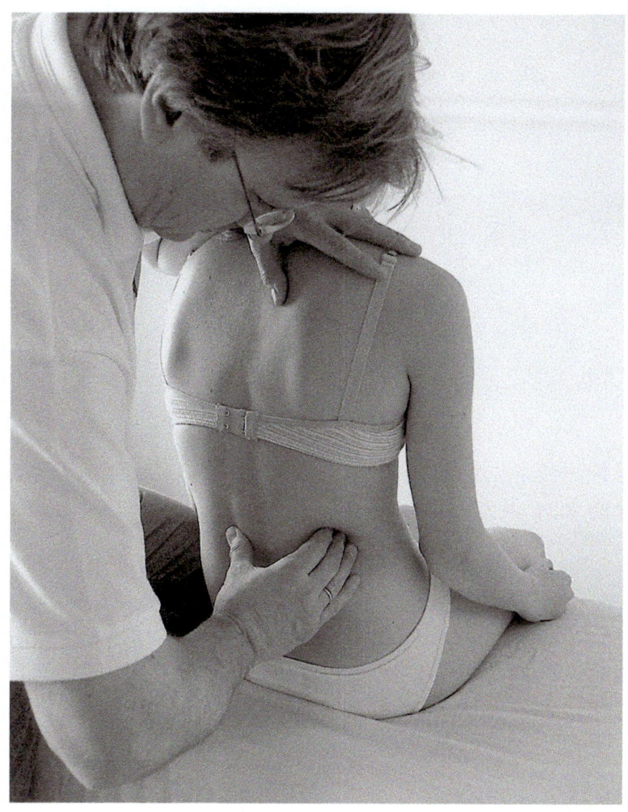

Abb. 8.31 Mobilisation der rechten dorsalen Zwerchfellansätze im Sitzen

Richtung der homolateralen (rechten) Arkaden von Sénac der Rippen X–XII und der homolateralen (rechten) Psoas- und Quadratus-lumborum-Arkaden eindringen. Für die Pars lumbalis und die Arcus lumbocostales ist es am besten, wenn man versucht, mit den Fingerspitzen lateral vom Processus transversus von L1 und unterhalb der Rippe XII in die Tiefe zu gehen. Während der ruhigen, spontanen Atmung kann man die Spannung der Ligg. arcuata, des M. quadratus lumborum, des M. psoas und der Pars lumbalis des Zwerchfells spüren. Beim Einatmen gibt der Therapeut etwas nach und lässt den Patienten die Fingerspitzen leicht herausdrücken. Beim Ausatmen dringt er mit den Fingerspitzen dagegen erneut tiefer ein und verschiebt das Gewebe der Ligg. arcuata, des M. quadratus lumborum, des M. psoas und der Pars lumbalis des Zwerchfells behutsam gegeneinander. Auch das Gewebe der Fascia renalis und der Fascia von Toldt wird hiermit intensiv bearbeitet.

- **Phase 2:** Sobald die Spannung deutlich abgenommen hat, den Rumpf des Patienten in heterolaterale (linke) Seitneigung und homolaterale (rechte) Rotation führen. Dadurch entsteht eine intensivere Dehnung und Verschiebung der faszialen Schichten und Zwerchfellarkaden. Die faszialen Schichten mit dem Daumen oder den Fingerspitzen in den drei Ebenen gegeneinander verschieben.
- **Phase 3:** In dieser Haltung gelingt es, eine rhythmische Bewegung in Flexion (mit Ausatmung) bzw. Extension (mit Einatmung) der Wirbelsäule in Kombination mit einer intensiveren Atmung auszuführen.

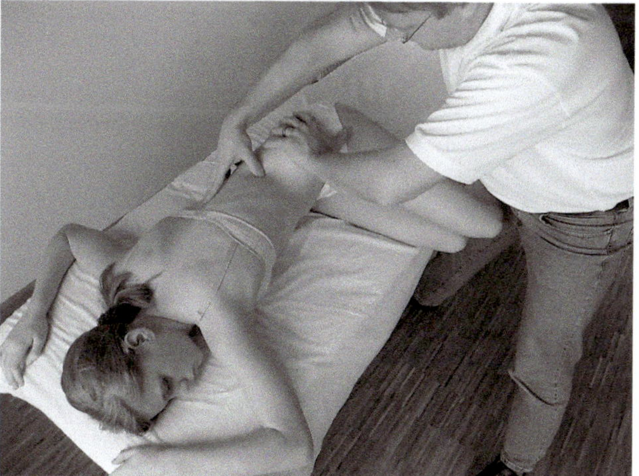

Abb. 8.32 Mobilisation der linken dorsalen Zwerchfellansätze in Dreiviertel-Bauchlage

❺ Mobilisation der dorsalen Zwerchfellansätze in Dreiviertel-Bauchlage

Ausgangsposition Behandlung der linken Seite: Patient in Bauchlage. Therapeut steht (links) neben dem Patienten und bringt beide Beine des Patienten in den Hüften und Knien in Beugung und führt beide gebeugten Beine in Seitenlage rechts, wobei der Oberkörper aber in Bauchlage bleibt (Dreiviertel-Bauchlage). Die Oberschenkel bleiben auf der Liege; die Unterschenkel hängen über die Liege und werden eventuell vom Oberschenkel des Therapeuten abgestützt, sodass die LWS eine Seitneigung nach rechts macht (➢ Abb. 8.32).

Ausführung Mit der einen Hand die Seitneigung der LWS nach rechts aufrechterhalten, indem man das oben liegende (linke) Ilium nach kaudal fixiert. Mit der anderen Hand (evtl. Daumen) behutsam die Spannungen im linken dorsalen Ansatzbereich und den Arkaden des Zwerchfells lösen und die faszialen Schichten verschieben.

❻ Mobilisation der Zwerchfellverbindungen mit den Myofaszialketten in Seitenlage

Mobilisieren der Verbindungen des Zwerchfells und der rechten psoatico-diaphragmatico-abdominalen Kette (PDAK) mit den Myofaszialketten in rechter Seitenlage

Ausgangsposition

Patient in rechter Seitenlage, das oben liegende (linke) Bein mit der unten liegenden (rechten) Hand in Flexion in Richtung Brust festhaltend. Das unten liegende (rechte) Bein wird in Extension abgelegt. Therapeut hinter dem Patienten stehend und das Becken des Patienten mit seinem Becken abstützend (➢ Abb. 8.33).

Ausführung Das unten liegende (rechte) Bein des Patienten in koxofemorale Extension bringen. Beim Ausatmen, eventuell unter kaudaler Traktion, das Bein weiter in Extension bringen.

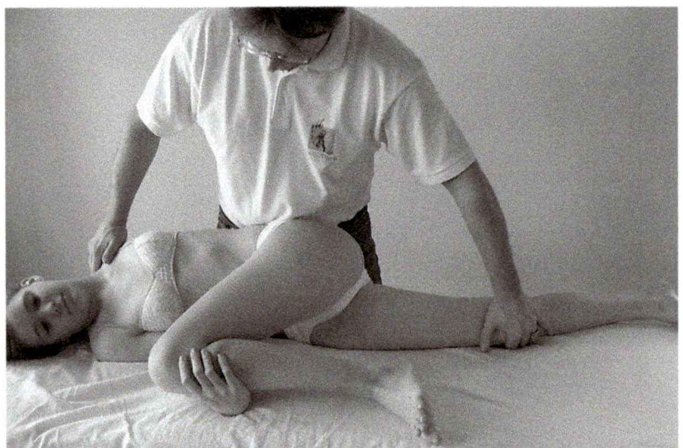

Abb. 8.33 Mobilisation der Verbindungen des Zwerchfells mit den Myofaszialketten in rechter Seitenlage

Zuerst in dieser Position die Ansätze der Bauchmuskeln am linken Rippenbogen (linke Kreuzende Anteriore Myofaszialkette – KAM) behandeln (verschiedene Faserrichtungen verschieben und dehnen) sowie die darunter liegenden diaphragmalen Recessus und die subkostalen faszialen Gleitschichten zwischen den Bauchmuskel- und Zwerchfellansätzen. Danach auch noch die dorsalen Ansätze des linken M. quadratus lumborum und M. erector spinae an den unteren linken Rippen behandeln (faszial verschieben und dehnen). Dann den linken Brustkorb in den drei Ebenen verschieben, um die diaphragmalen Verbindungen so gut wie möglich zu lösen. Folgend zusätzlich eine Rotation des Oberkörpers nach links ausführen, um die Verbindung der rechten Psoaskette mit der linken KAM und der rechten Kreuzenden Posterioren Myofaszialkette (KPM) zu dehnen.

Anschließend diese Mobilisation auch in linker Seitenlage wiederholen.

Mobilisieren der Zwerchfellverbindungen (und der rechten PDAK) mit den Myofaszialketten in linker Seitenlage

Ausgangsposition Patient in linker Seitenlage, das unten liegende (linke) Bein mit der unten liegenden (linken) Hand in Flexion in Richtung Brust festhaltend. Das oben liegende (rechte) Bein wird in Extension abgelegt. Therapeut hinter dem Patienten stehend und das Becken des Patienten mit seinem Becken abstützend (> Abb. 8.34).

Ausführung Das oben liegende (rechte) Bein des Patienten beim Ausatmen in coxofemorale Extension bringen. Dabei zunächst dafür sorgen, dass der Oberkörper des Patienten (ohne Rotation) in der Sagittalebene bleibt.

Dann in dieser Position die Ansätze der Bauchmuskeln am rechten Rippenbogen (rechte KAM und rechte GAM) behandeln (verschiedene Faserrichtungen verschieben und dehnen), ebenso die darunterliegenden diaphragmalen Recessus und subkostalen faszialen Gleitschichten zwischen den Bauchmuskel- und Zwerchfellansätzen. Danach in der Tiefe nach der Spannung des rechten M. psoas tasten und ihn inhibieren. Der M. erector spinae wird dadurch mitbehandelt: seine Muskelfasern werden dabei gelöst und in den verschiedenen Ebenen verschoben. Anschließend zusätzlich eine leichte Rotation des

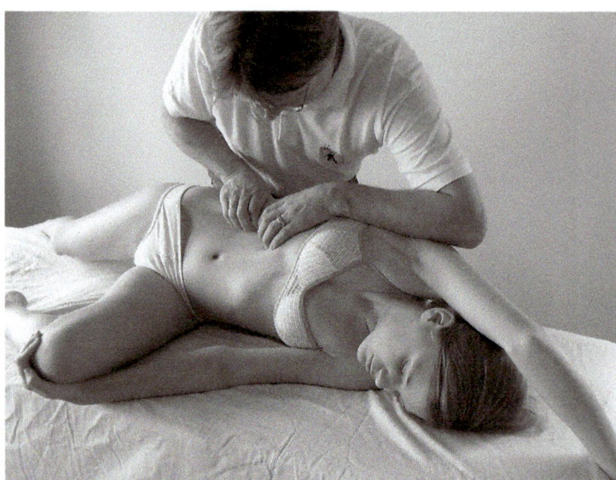

Abb. 8.34 Mobilisieren der Verbindungen des Zwerchfells mit den Myofaszialketten in linker Seitenlage

Oberkörpers nach rechts ausführen, um Teile der rechten KAM zu dehnen; den rechten Brustkorb in den drei Ebenen verschieben, um die diaphragmalen Verbindungen so gut wie möglich zu lösen.

⑦ Lösen der supradiaphragmatischen Recessus

Ausgangsposition Patient in Rückenlage, Beine gebeugt. Therapeut neben dem Patienten stehend. Zuerst die Recessus visualisieren und eventuell noch einmal über tiefe Atmung und Perkussion die Mobilität dieser Recessus der Pleura testen.

Betroffen sind oft die Recessus costodiaphragmatici lateral in den Flanken, die Recessus costomediastinales ventral im Sternumbereich und die Recessus costodiaphragmatici dorsal im Bereich der sehnigen Arkaden.

Ausführung Der Therapeut fordert den Patienten auf, etwas tiefer ein- und auszuatmen. Für die lateralen Recessus costodiaphragmatici in Rückenlage eine Hand flach im Bereich der Axillarlinie auf die unteren Rippen legen und den Rippen während der Ausatmung nach kaudal folgen (> Abb. 8.35). Bei der darauffolgenden Einatmung kurz dagegenhalten, um dann die Rippen zurückschnalzen zu lassen (Recoil).

Für die Recessus costomediastinales in Rückenlage eine Hand flach neben dem Sternum auf die Rippen legen und die Rippen beim Ausatmen v. a. in Innenrotation und nach dorsal begleiten. Bei der darauffolgenden Einatmung kurz dagegenhalten, um dann die Rippen zurückschnalzen zu lassen (Recoil).

Für die dorsalen Recessus costodiaphragmatici wird in Bauchlage eine Hand paravertebral flach direkt auf die unteren Rippen gelegt; die Rippen beim Einatmen v. a. in Innenrotation (Punctum fixum liegt nun am Sternum) und nach ventral begleiten (> Abb. 8.36). Bei der darauffolgenden Einatmung kurz dagegenhalten, um dann die Rippen zurückschnalzen zu lassen (Recoil).

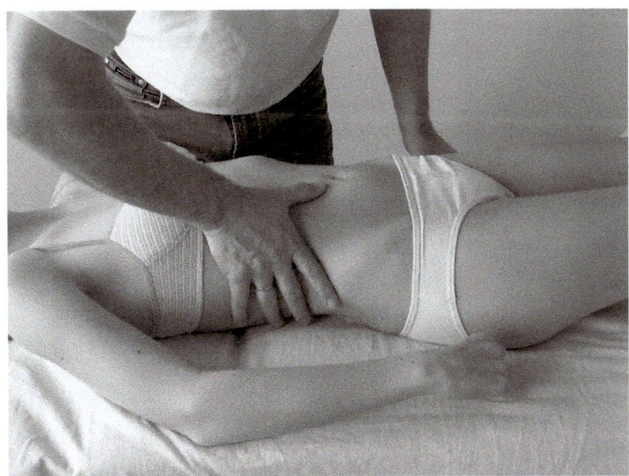

Abb. 8.35 Mobilisieren und Lösen der lateralen Recessus costodiaphragmatici in Rückenlage

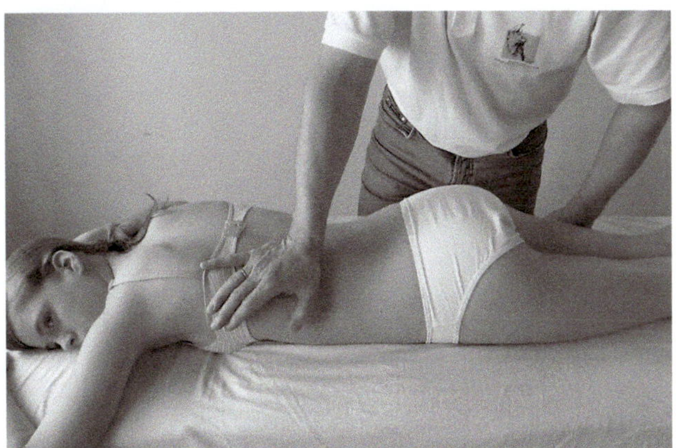

Abb. 8.36 Mobilisieren und Lösen der dorsalen Recessus costodiaphragmatici in Bauchlage

Wichtig
Um extreme Belastungen der Zwerchfellöffnungen zu vermeiden, sollte das Loslassen (Zurückschnalzen – Recoil) der Rippen jeweils nur zu Beginn der Einatmung geschehen!

❽ Unilaterale Zwerchfellbehandlung in Rückenlage – Öffnen der Recessus costodiaphragmatici

Ausgangsposition Patient in Rückenlage, Beine gebeugt. Therapeut neben dem Patienten stehend.

Handposition Zuerst beide Hände links und rechts ventral unter den Rippenrand des Patienten legen. Die Kraft der beiden Zwerchfellkuppeln während der Atmung beurteilen. Die schwächere Zwerchfellseite (z. B. links) lokalisieren.

Der homolaterale (linke) Arm des Patienten wird daraufhin in Elevation positioniert; und den Patienten jetzt in heterolaterale (rechte) Seitneigung führen. Mit beiden Händen flach den homolateralen (linken) Rippenbogen des Patienten umgreifen (> Abb. 8.37).

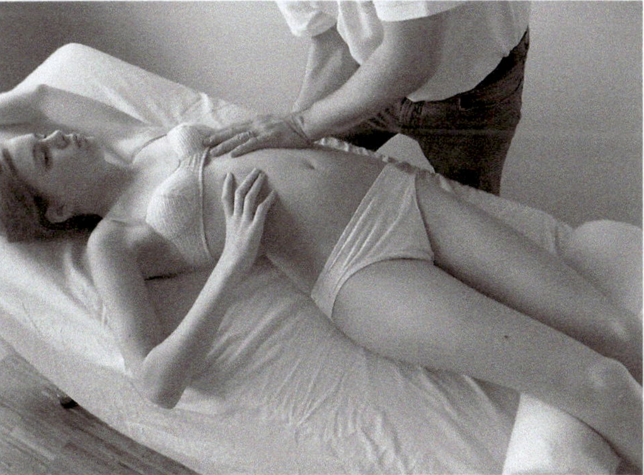

Abb. 8.37 Unilaterales Mobilisieren und Öffnen der linken Recessus costodiaphragmatici in Rückenlage

Ausführung Beim Einatmen hebt der Therapeut den homolateralen (linken) Rippenbogen behutsam nach kraniolateral und behält diese Position bei.

Der Patient wird zusätzlich aufgefordert, mit dem Bauch einzuatmen, damit sich die Recessus costodiaphragmatici öffnen!

Die Positionen werden während einiger weiterer Atmungszüge intensiviert. Zusätzlich kann der Patient aufgefordert werden, den Bauch zu wölben und gewölbt zu halten und dabei maximal einzuatmen.

❾ Unilaterale Zwerchfellbehandlung in Seitenlage – Öffnen der Recessus costodiaphragmatici

Ausgangsposition Patient in Rückenlage, Beine gebeugt. Therapeut neben dem Patienten stehend.

Handposition Beide Hände links und rechts unter den Rippenrand legen. Die Kraft der beiden Zwerchfellkuppeln während der Atmung beurteilen. Die Seite, auf der eine geringere Zwerchfellbewegung gespürt wird, lokalisieren (z. B. links).

Ausführung Der Patient wird aufgefordert, sich auf die heterolaterale (rechte) Seite zu legen und den homolateralen (linken) Arm und das homolaterale (linke) Bein auszustrecken (> Abb. 8.38).

In dieser Haltung mit manueller Unterstützung die Atmung des Patienten intensivieren. Dabei den homolateralen (linken) Rippenrand beim Einatmen nach kranial mobilisieren und während der Ausatmung dort halten. Der Patient wird zudem aufgefordert unter Beibehaltung der Hebung der homolateralen (linken) Rippen v. a. mit dem Bauch einzuatmen und eventuell sogar den Bauch zu wölben, damit sich der Recessus costodiaphragmaticus öffnet.

Es ist auch sinnvoll, das Bein des Patienten stufenweise zu strecken, sodass man mit den Händen auch den M. iliopsoas und die Fascia renalis dehnen und verschieben kann.

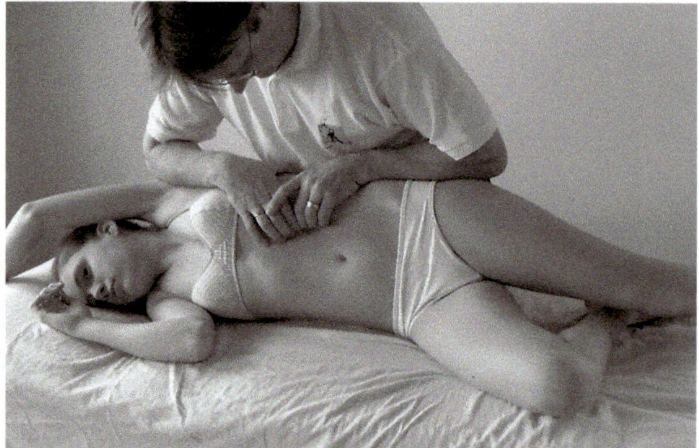

Abb. 8.38 Unilaterales Mobilisieren und Öffnen der linken Recessus costodiaphragmatici in Seitenlage

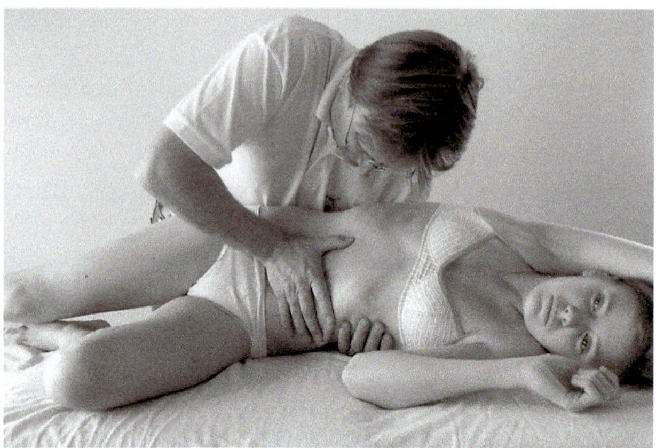

Abb. 8.39 Aktivierung der linken Zwerchfellkuppel in linker Seitenlage

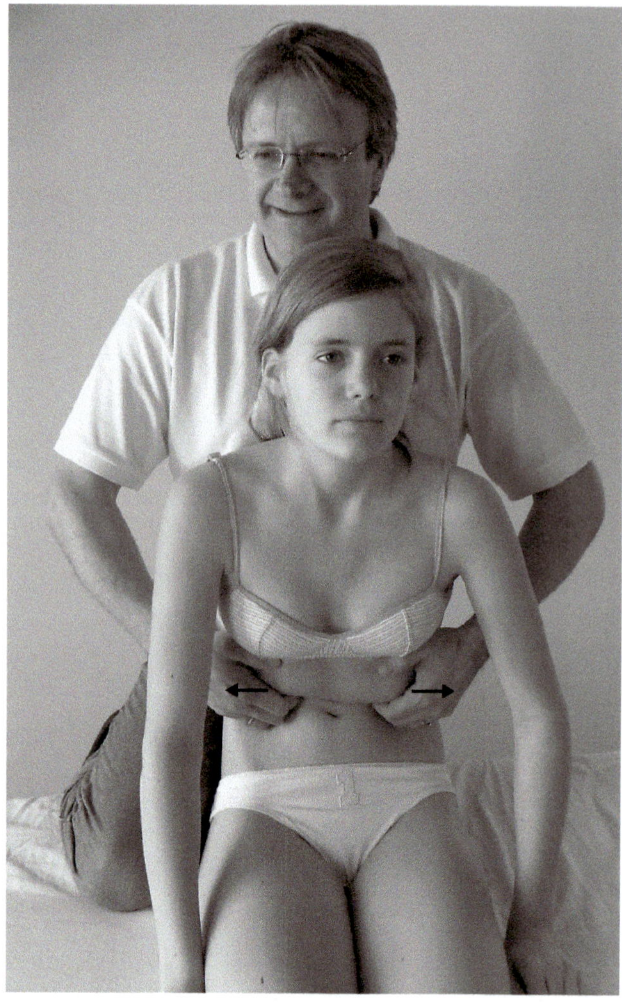

Abb. 8.40 Laterolaterale Zwerchfelldehnung

⑩ Aktivierung einer Zwerchfellkuppel

Ausgangsposition Der Therapeut testet erneut die Kraft des Zwerchfells; der Patient wird jetzt aufgefordert, sich auf die schwächere Seite (z. B. links), zu legen und den heterolateralen (rechten) Arm und das heterolaterale (rechte) Bein auszustrecken. Therapeut hinter dem Patienten stehend.

Ausführung Die kaudale (rechte) Hand flach auf den Unterbauch legen und sehr behutsam das abdominale Paket nach kranial zur unten liegenden (linken) Zwerchfellseite führen. Die kraniale (linke) Hand wird unter die unten liegende (linke) Thoraxseite gelegt und hebt (fixiert) diese Thoraxseite sanft nach kaudal-medial (> Abb. 8.39).

In dieser Haltung mit manueller Unterstützung die Atmung des Patienten intensivieren. Dabei das abdominale Paket beim Ausatmen sachte nach kranial-lateral (links) begleiten und beim anschließenden Einatmen das Abdomen behutsam unter Beibehaltung eines minimalen Gegendrucks (Führungswiderstand) nach kaudal zurückkehren lassen.

Hinweis

Die Kunst liegt darin, das Zwerchfell zu stimulieren und nicht darin, es zu bremsen!

⑪ Laterolaterale Zwerchfelldehnung

Vorsicht

Diese Technik darf bei Anwesenheit von Hernien nur mit äußerster Behutsamkeit ausgeführt werden!

Ausgangsposition Patient im Sitzen, Therapeut hinter ihm stehend.

Ausführung Unter den Armen des Patienten ziemlich lateral die beiden Rippenbögen umgreifen (> Abb. 8.40). Während des Einatmens hebt der Therapeut die Rippenbögen nach kraniolateral und beim anschließenden Ausatmen hält er die Rippen in der Einatmungsposition.

Dieser Vorgang wird behutsam während mehrerer Atemzyklen gesteigert. Es ist unbedingt notwendig, diese Technik auf

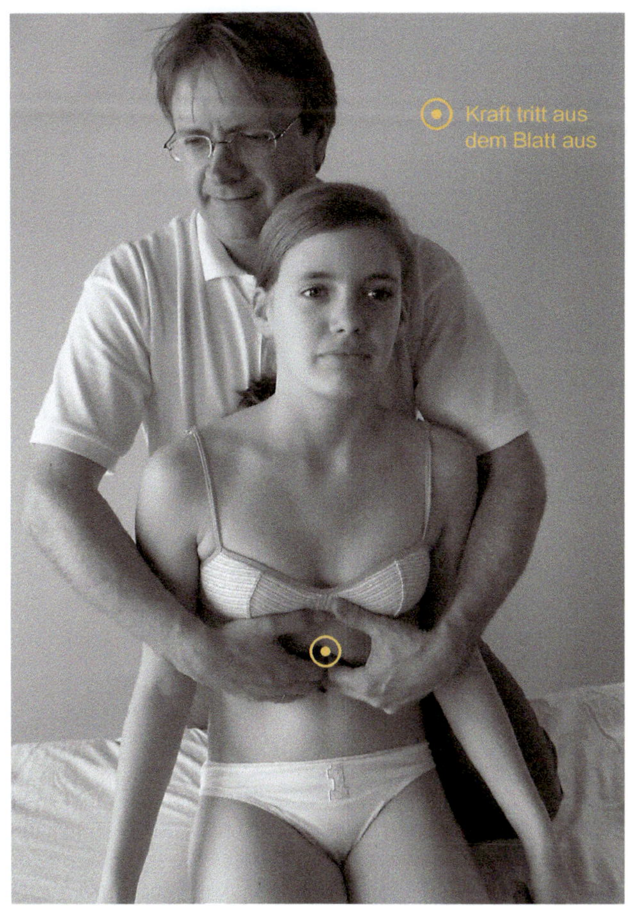

Abb. 8.41 Dorsoventrale Zwerchfelldehnung

den kompletten Ansatzbereich des Zwerchfells auszudehnen, sodass man nicht nur den lateralen, sondern auch den ventrolateralen und dorsolateralen Bereich bearbeitet. Unter Beibehaltung der Dehnungsposition werden darauf „Shifts" des Oberkörpers in verschiedene Richtungen ausgeführt.

⓬ Dorsoventrale Zwerchfelldehnung

Vorsicht
Diese Technik darf bei Anwesenheit von Hernien nur mit äußerster Behutsamkeit ausgeführt werden!

Ausgangsposition Patient im Sitzen, Therapeut hinter ihm stehend.
Ausführung Den Patienten umgreifen. Während der Patient ausatmet mit den Fingerspitzen bilateral ventral unter die beiden Rippenbögen eindringen (> Abb. 8.41). Es ist wichtig, sich behutsam einen Fixierungspunkt für die Fingerspitzen zu suchen.

Beim Einatmen werden die Rippenbögen nach ventral-kranial gehoben und während des Ausatmens dort fixiert.

Dieser Vorgang wird behutsam während mehrerer Atemzyklen wiederholt und sogar gesteigert.

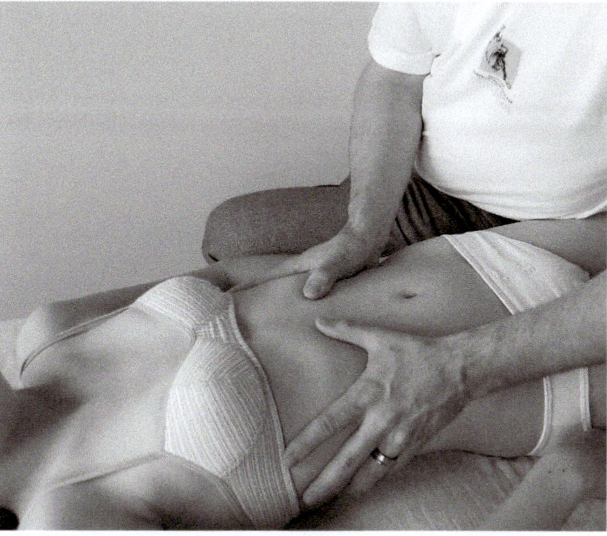

Abb. 8.42 Phase 1 der Aktivierung der Pars sternalis des Zwerchfells

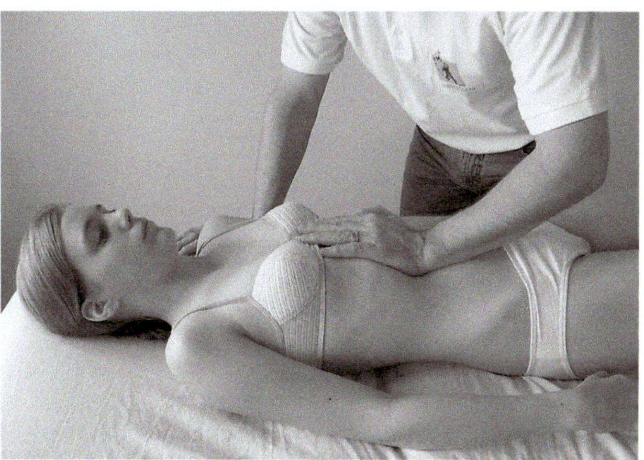

Abb. 8.43 Phase 2 der Aktivierung der Pars sternalis des Zwerchfells

⓭ Aktivierung der Pars sternalis

Ausgangsposition Patient in Rückenlage, Beine gebeugt. Therapeut neben dem Patienten kaudal gerichtet stehend.
Handposition Beide Hände flach bilateral auf die Rippen VI–X legen, wobei die Finger nach dorsal in Längsrichtung der Rippen zeigen (> Abb. 8.42).
Ausführung
- **Phase 1:** Zuerst die Rippen beim Ausatmen in Innenrotation zueinander führen und halten. Daraufhin den Patienten auffordern, tief in den Bauch ein- und auszuatmen (> Abb. 8.42). Beim Einatmen die Rippen in Außenrotation führen und halten. Dann den Patienten auffordern, tief ein- und auszuatmen. Dies wird während mehreren Atemzyklen wiederholt.
- **Phase 2:** Jetzt eine Hand flach unter den Processus xiphoideus legen und während der Einatmung moderat Gegendruck (Führungswiderstand) aufbauen, um die Pars sternalis zu stimulieren (> Abb. 8.43).

8

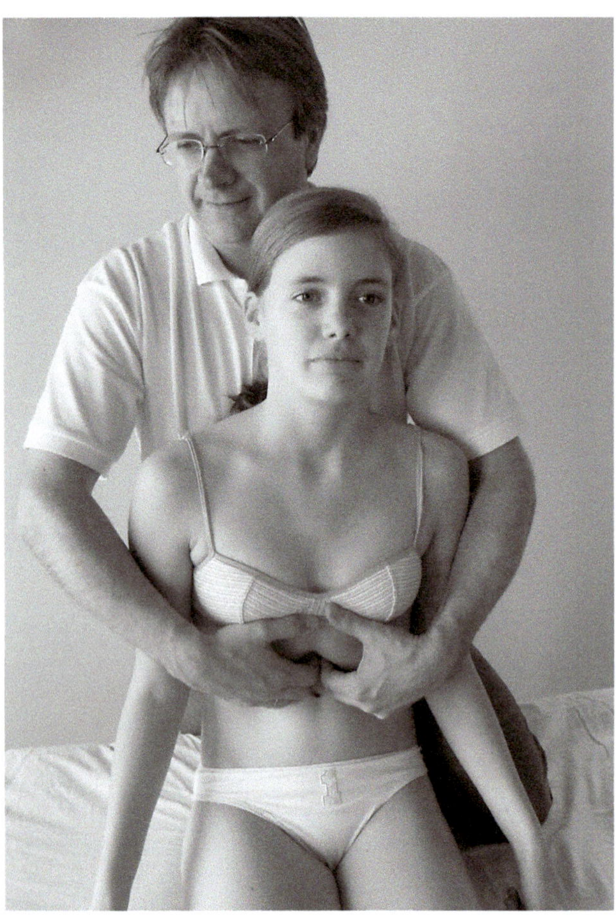

Abb. 8.44 Phase 3 der Aktivierung der Pars sternalis des Zwerchfells

- **Phase 3:** Patient im Sitzen, Therapeut hinter ihm stehend. Jetzt intensiv die Pars sternalis stimulieren: mit den Fingern beider Hände direkten Kontakt mit der Unterseite der Leber und damit indirekt mit der Pars sternalis aufnehmen und beim Einatmen leichten Druck ausüben (Führungswiderstand). Während des Ausatmens die Pars sternalis passiv nach kranial zurückführen (➤ Abb. 8.44).

Hinweis

Auch hier kommt es darauf an, nur so viel Druck (Führungswiderstand) auszuüben, um das Zwerchfell zu stimulieren, ohne es jedoch in seiner Tätigkeit zu bremsen.

⑭ Zugang zur Rektusscheide öffnen

Nachdem die Pars sternalis behandelt worden ist, ist damit auch der Durchgang für die superioren Versorgungs- und Drainagegefäße der Rektusscheide (A. epigastrica superior, V. epigastrica superior und zugehörige Lymphgefäße) freigemacht.

Es ist zu bedenken, dass Spannungen in der Pars sternalis venöse und lymphatische Stauungen innerhalb der Rektusscheide und den Bauchmuskeln verursachen und damit Verklebungen in den Bauchmuskeln auslösen können.

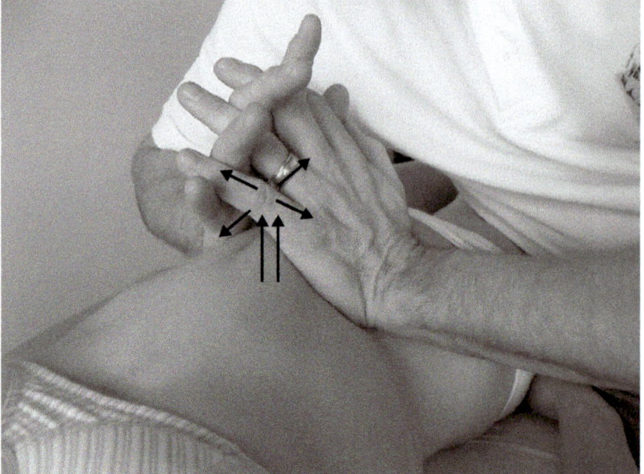

Abb. 8.45 Verklebungen der Rektusscheide lösen

Es bietet sich daher jetzt besonders an, den Zugang zum tiefen abdominalen Bereich und der Rektusscheide zu öffnen. Die entsprechende Technik ist bei der Behandlung des lymphatischen Systems beschrieben (➤ Kap. 9.3.2).

⑮ Verklebungen der Rektusscheide lösen

Ausgangsposition Patient in Rückenlage, Beine angewinkelt. Therapeut neben dem Patienten stehend.
Handposition Mit beiden Handballen die geraden Bauchmuskeln und die Rektusscheide umgreifen.
Ausführung Dieses Paket ventralwärts heben und es nach kraniokaudal, dorsoventral und laterolateral verschieben, um Verklebungen zu lösen (➤ Abb. 8.45). Darauf achten, dass keine Darmstrukturen mit angehoben werden.

⑯ Aktive Zwerchfellbehandlung mit der Atmung

Ausgangsposition Patient in Rückenlage, Beine angewinkelt. Therapeut am Kopfende neben dem Patienten nach kaudal gerichtet stehend.
Handposition Die Hände flach auf den Unterbauch legen und mit den ulnaren Seiten beider Hände links und rechts vom Nabel den Bauch umschließen, um so viel Kontakt wie möglich mit allen Bauchorganen herzustellen (➤ Abb. 8.46).
Ausführung Der Patient wird aufgefordert, tief einzuatmen und gleichzeitig den Bauch zu wölben. Der Therapeut begleitet diese Bewegung des Patienten mit einer leichten Supinationsbewegung der Hände und bewertet den Druck, den das Zwerchfell kaudalwärts aufbaut. Beim anschließenden Ausatmen wird der Patient aufgefordert, den Bauch zu entspannen. Hierbei das abdominale Paket vibrierend nach kranial mobilisieren.

Dieser Vorgang wird so lange wiederholt, bis man eine tiefere Atmung wahrnimmt und eine bessere Entfaltung und intensivere rhythmische Bewegung des Zwerchfells wahrnimmt.

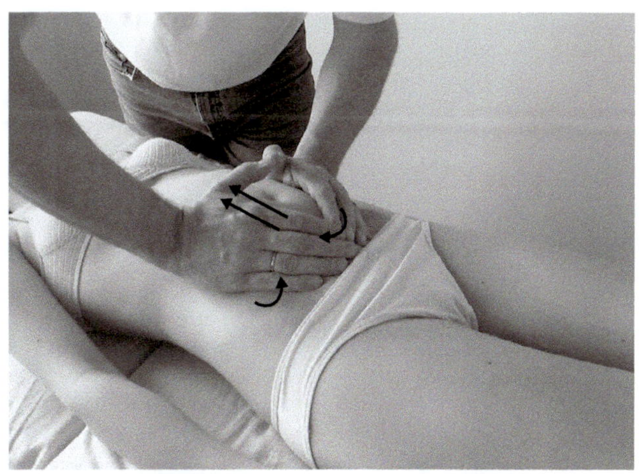

Abb. 8.46 Aktive Zwerchfellbehandlung mit der Atmung

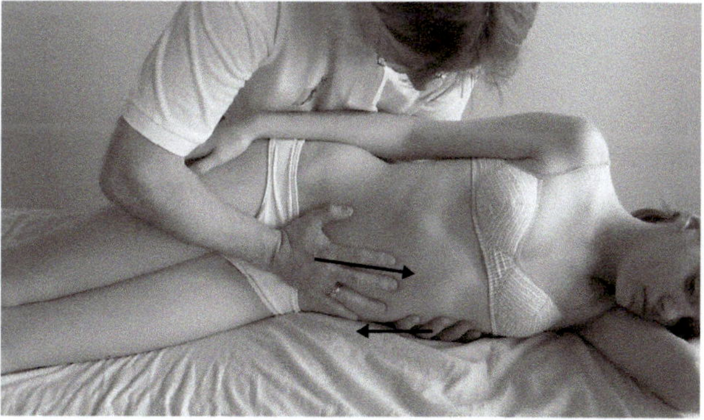

Abb. 8.47 Normalisierung des Tiefstands des linken Hemidiaphragmas und vertikalen Herzens

⑰ Aktivierung der Unabhängigkeit des Zwerchfells

Ausgangsposition Patient in Rückenlage, Beine angewinkelt oder auf einem Würfel gelagert, sodass die LWS delordosiert ist. Therapeut neben dem Patienten sitzend.

Ausführung

- **Phase 1:** Der Patient wird aufgefordert, ruhig, aber maximal auszuatmen und wird darauf aufmerksam gemacht, dass v. a. am Ende einer tiefen Ausatmung die Bauchmuskeln die Tendenz haben, sich anzuspannen. Das ist nicht immer vorteilhaft, weil die Spannung manchmal auch während des Einatmens aufrechterhalten wird. Überprüfen, ob das beim Patienten der Fall ist. Wenn ja, geht man zu den folgenden Phasen über.
- **Phase 2:** Der Patient wird am Ende der Ausatmung aufgefordert, den Bauch einzuziehen und zu halten. Er soll dann weiter tief ein- und ausatmen, wobei der Bauch eingezogen bleibt.
- **Phase 3:** Der Patient wird aufgefordert, erneut ruhig, aber maximal auszuatmen, aber jetzt ohne dass die Bauchmuskeln angespannt oder der Bauch eingezogen wird. Um die Entspannung zu betonen, mit der Hand auf dem Bauch des Patienten vibrieren.
- **Phase 4:** Der Patient wird aufgefordert, beim Einatmen den Bauch zu wölben und gewölbt zu halten. Er soll dann wiederum ruhig unter Beibehaltung der Bauchwölbung weiteratmen.
- **Phase 5:** Der Patient wird nun aufgefordert, ruhig ohne Bauchwölbung zu atmen. Um die Entspannung zu betonen, mit der Hand auf dem Bauch des Patienten vibrieren.

Diese Phasen sollen so lange wiederholt werden, bis der Patient die Atmung entspannt und ruhig ausführen kann. Diese Atemübung sollte zusätzlich auch in anderen Ausgangspositionen (Seitenlage, Vierfüßlerstand, Liegestützposition usw.) eingeübt werden. Achten Sie besonders auf zitternde oder stolpernde Atembewegungen!

⑱ Koordination zwischen Beckenboden und Zwerchfell

Korrigieren Sie vorher eventuell vorhandene Beckenläsionen.

Ausgangsposition Patient in Rückenlage, Beine angewinkelt oder auf einem Würfel gelagert, sodass die LWS delordosiert ist. Therapeut neben dem Patienten sitzend.

Handposition Den Daumen auf das Centrum tendineum des Perineums legen.

Ausführung Der Patient wird aufgefordert tief ein- und auszuatmen. Während der Ausatmung übt der Therapeut einen kranialen Druck auf das Perineum aus. Während der Einatmung lässt sein Druck wieder nach. Es werden so mehrere Atemzyklen durchgeführt, um den Beckenboden mit dem Zwerchfell zu synchronisieren.

⑲ Wiederherstellung der Tensegrity zwischen Zwerchfell und Myofaszialketten

Ausführung Der Patient wird aufgefordert, nacheinander verschiedene Haltungen einzunehmen und diese jeweils beizubehalten. In der jeweiligen Position soll der Patient die ruhige Bauchatmung üben, ohne dabei die Ausgangsposition zu verlieren. Zur Verbesserung der Koordination zwischen dem Zwerchfell und den MFK kann es sehr sinnvoll sein, während dieser Atemübungen den Bauch beim Ausatmen einzuziehen bzw. beim Einatmen zu wölben.

Man sollte dabei von relativ einfachen Positionen wie Stehen oder Sitzen mit einer kyphosierten, lordosierten oder kypholordotischen Haltung progressiv zu schwierigeren Positionen wie z. B. der Liegestützposition übergehen.

⑳ Normalisierung des Tiefstands eines Hemidiaphragmas und des vertikalen Herzens

Ausgangsposition Behandlung der linken Seite: Der Ptient wird aufgefordert, sich auf die homolaterale (linke) Seite zu legen. Therapeut hinter dem Patienten stehend.

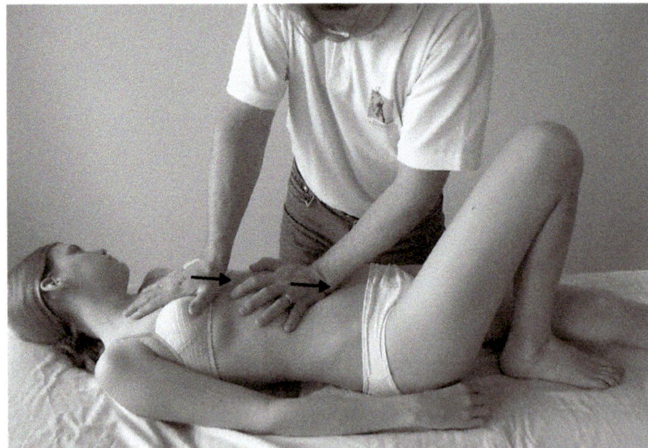

Abb. 8.48 Normalisierung des Hochstands des linken Hemidiaphragmas und horizontalen Herzens

Ausführung: Die kraniale (linke) Hand unter die homolaterale (linke) Thoraxseite des Patienten legen und die kaudale (rechte) Hand flach auf den Unterbauch legen (➤ Abb. 8.47). Bei der Ausatmung des Patienten gleichzeitig sehr behutsam das abdominale Paket mit der kaudalen (rechten) Hand nach kranial zur unten liegenden (linken) Zwerchfellseite und gleichzeitig die unten liegende (linke) Thoraxseite mit der kranialen (linken) Hand nach kaudal führen. Während des anschließenden Einatmens diese Position beibehalten. Es werden so mehrere Atemzyklen durchgeführt.

㉑ Normalisierung des Hochstands eines Hemidiaphragmas und des horizontalen Herzens

Ausgangsposition Behandlung der rechten Seite: Patient in Rückenlage, das linke Bein gestreckt und das rechte Bein gebeugt, der Kopf in homolateraler (linker) Seitneigung und Rotation. Therapeut (links) neben dem Patienten stehend.

Handposition Die kraniale (rechte) Hand auf das Sternum des Patienten und die kaudale (linke) Hand subdiaphragmal auf den Bauch legen (➤ Abb. 8.48). Der Patient wird aufgefordert, ruhig und tief zu atmen.

Ausführung

- **Phase 1:** Während der Ausatmung des Patienten mit der kranialen (rechten) Hand das Sternum (und das Herz) nach kaudal führen und gleichzeitig mit der kaudalen (linken) Hand die subdiaphragmalen Organe und das Zwerchfell räumlich nach kaudal fixieren.
- **Phase 2:** Während der Einatmung mit der kaudalen (linken) Hand die subdiaphragmalen Organe und das Zwerchfell nach kaudal führen. Währenddessen mit der kranialen (rechten) Hand das Sternum kaudalwärts fixieren.

Diese Phasen werden 2–3-mal direkt hintereinander ausgeführt ohne den Druck der einzelnen Phasen nachzulassen. Am Ende der letzten Einatmung wird der Patient aufgefordert, den Atem anzuhalten und dann den Kopf langsam zur heterolateralen (rechten) Seite zu neigen und zu drehen. Der Therapeut belässt die Hände dabei in der fixierten Haltung. Dadurch werden zusätzlich auch die mediastinalen Verbindungen gedehnt und von Spannungen befreit.

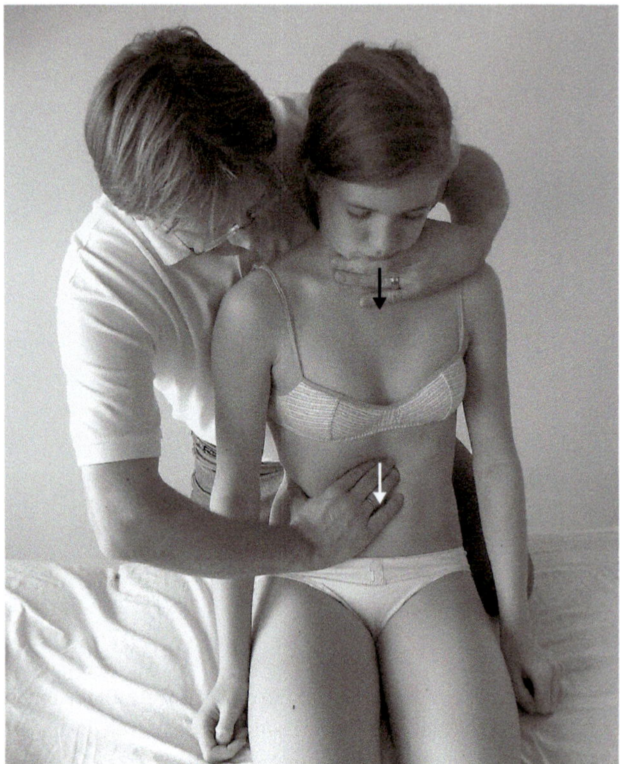

Abb. 8.49 Korrektur der axialen Hernia hiatalis

Wichtig

Es sollte darauf geachtet werden, beim Beenden der Technik den Druck nur langsam abzubauen und nicht plötzlich nachzugeben!

㉒ Korrektur der axialen Hernia hiatalis

Ausgangsposition Patient stehend oder sitzend, Therapeut hinter ihm stehend.

Handposition Eine Hand mit den Fingerspitzen behutsam subxiphoidal auf den Fundus des Magens legen und diesen beim Einatmen behutsam kaudalwärts führen. Die andere Hand auf das Kinn des Patienten legen und die HWS des Patienten in Flexion (Kinn auf die Brust) bringen (➤ Abb. 8.49).

Ausführung Der Patient wird aufgefordert, sich nach vorne zu bücken. Beim tiefen Ausatmen wird der Patient aufgefordert, sich aufzurichten. Der Therapeut achtet währenddessen darauf, den Kaudalzug auf den Magenfundus aufrechtzuerhalten und hält das Kinn des Patienten auf die Brust.

Durch das Aufrichten des Körpers in Kombination mit der Ausatmung wird das Zwerchfell nach kranial geführt, während der Zug der einen Hand auf den Magen diesen gleichzeitig nach kaudal zieht. Man sollte darauf achten, dass der Patient keine Extension der HWS ausführt, weil er dadurch einen Kranialzug auf die Speiseröhre (und damit auch auf den Magen) ausüben würde.

Diesen Vorgang 2–3-mal wiederholen.

23 Korrektur der dreidimensionalen Beweglichkeit des Zwerchfells

➤ Kap. 12.9.1 und ➤ Kap. 12.9.2.

8.3 Untersuchung und Behandlung des Beckenbodens

Zum Beckenboden gehören funktionell die Mm. obturatorii interni und externi, die Membranae obturatoriae, die Mm. coccygei und die Mm. piriformi.

Direkte Indikationen für eine Untersuchung bzw. Behandlung sind z. B. funktionelle Harninkontinenz, funktionelle Stuhlinkontinenz, Harnblasensenkung, Uterussenkung, CPP (chronic pelvic pain), Ödeme der unteren Extremitäten und Hüftgelenkproblematiken. Kontraindikationen sind vor allem Infektionen der Beckenorgane, Organpathologie der Harnblase, des Uterus, des Rektums und der Prostata.

Es kann manchmal notwendig sein, das Becken artikulär und myofaszial komplett zu untersuchen bzw. zu behandeln. Eine Beschreibung der entsprechenden Techniken würde allerdings den Rahmen dieser Arbeit sprengen (genaueres dazu in meinem Buch „Das Becken aus osteopathischer Sicht" [Meert 2009]).

8.3.1 Untersuchung des Tonus der verschiedenen Etagen und Bereiche des Beckendiaphragmas in Rückenlage

Ausgangsposition Patient in Rückenlage, die Beine angewinkelt. Therapeut neben dem Patienten stehend oder sitzend.

Ausführung Mit der einen Hand das homolaterale Bein des Patienten umgreifen (➤ Abb. 8.50 und ➤ Kap. 8.55).

- **Position 1:** Die Fingerspitzen der anderen Hand nehmen medial und etwas dorsal vom Tuber ischiadicum Kontakt mit dem M. levator ani (Diaphragma pelvis oder Perineum anale) auf. Die Spannung und Beweglichkeit (Verschiebbarkeit) des M. levator ani werden beurteilt. Dann wird der Patient aufgefordert tief ein- und auszuatmen. Beurteilen, ob die diaphragmale Atemwelle unten am M. levator ani ankommt. Dieser Vorgang wird auf beiden Seiten durchgeführt.
- **Position 2:** Die Fingerspitzen der anderen Hand nehmen medial und etwas ventral vom Tuber ischiadicum Kontakt mit dem M. transversus perinei (Diaphragma urogenitalis oder Perineum urogenitale) auf. Die Spannung und Beweglichkeit (Verschiebbarkeit) des M. transversus perinei werden beurteilt. Dann wird der Patient aufgefordert, tief ein- und auszuatmen. Beurteilen, ob die diaphragmale Atemwelle unten am M. transversus perinei ankommt. Dies wird auf der linken und rechten Seite durchgeführt.

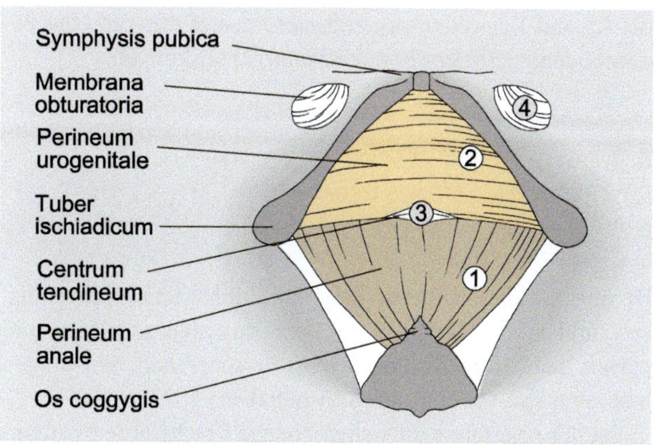

Abb. 8.50 Fingerpositionen 1–4 für die Untersuchung des Beckenbodens [L190]

- **Position 3:** Die Fingerspitzen der anderen Hand nehmen Kontakt mit dem Centrum tendineum zwischen Anus und Peniswurzel bzw. Anus und Vagina auf. Die Spannung und Beweglichkeit (Verschiebbarkeit) des Centrum tendineums werden beurteilt. Dann wird der Patient aufgefordert, tief ein- und auszuatmen. Feststellen, ob die diaphragmale Atemwelle unten am Centrum tendineum ankommt.
- **Position 4:** Die Fingerspitzen oder der Daumen der anderen Hand nehmen Kontakt mit dem inferioren Rand des M. gracilis auf und rutschen bis zum Ramus inferior ossis pubis. Von diesem knöchernen Ramus gleiten die Finger nach lateral und kranial in die Vertiefung zwischen den Adduktorensehnen zur Membrana obturatoria. Die Spannung und Beweglichkeit (Verschiebbarkeit) der Membrana obturatoria und des M. obturatorius externus werden beurteilt. Dann wird der Patient aufgefordert tief ein- und auszuatmen. Beurteilen, ob die diaphragmale Atemwelle unten an der Membrana obturatoria ankommt. Dies auf beiden Seiten durchführen.

Tonusbewertung

Normalerweise fühlt sich der gesunde Beckenboden straff elastisch an und die diaphragmale Atmung ist durch den Beckenboden spürbar. Auch die Verschiebbarkeit des Muskelgewebes und des faszialen Gewebes sollte in diesem Bereich in allen Richtungen straff elastisch und gut durchführbar sein. Bei Frauen insbesondere auch auf Narben (Dammschnitt) und Vorwölbungen (Senkung? Lipom? Geschwulst?) achten.

- Der hypertone Beckenboden fühlt sich starr und fest an, die diaphragmalen Atemwellen sind nicht spürbar.
- Der hypotone Beckenboden fühlt sich vollkommen schlaff an, die diaphragmalen Atemwellen sind jedoch tastbar.

Mobilitätsbewertung

Die Fingerspitzen nacheinander auf die oben beschriebenen Positionen 1–4 legen und den Patienten aufforden, unter Anhalten der Atmung zu pressen. Die Kaudalbewegung des Beckenbodens unter Pressarbeit bewerten. Die Bewegung sollte nicht größer als etwa 1 cm sein. Falls die Kaudalbewegung grö-

8

ßer ist und Vorwölbungen auftreten, deutet dies auf eine Beckenbodeninsuffizienz bzw. Beckenorgansenkungen.

8.3.2 Intravaginale bzw. intrarektale Untersuchung von Kraft und Tonus des Beckenbodens in Rückenlage

Bevor man diese Untersuchung durchführt ist es notwendig, ein aufklärendes Gespräch mit dem Patienten zu führen und vorher seine Einwilligung, eventuell schriftlich, einzuholen bzw. eine Verordnung vom Arzt zu haben.

Bei der Anamnese feststellen, welche Beschwerden vorhanden sind: Wie oft tritt Inkontinenz auf? Bei welchen Aktivitäten tritt Inkontinenz auf?

Es ist auch notwendig, nachzufragen und nachzuschauen, ob eine Uterussenkung (Descensus uteri) bzw. Prolapsus uteri vorliegt. Die Portio (Gebärmuttermund) befindet sich normalerweise etwa 8–10 cm oberhalb des Scheidenausgangs. Eine geringe Senkung findet man fast bei allen Frauen, die geboren haben (Pschyrembel et al. 1991).

Folgende Symptome können auf eine Senkung der Beckenorgane deuten:

- Senkungsgefühl als ob „sich etwas im Scheidenbereich befindet"
- Pollakisurie (häufiges Wasserlassen)
- Wiederkehrende Harnwegsinfektionen
- Stressinkontinenz
- Obstipation oder erschwerte Defäkation, insbesondere bei Vorliegen einer Rektozele, manchmal mit Flatulenz kombiniert.
- Vaginalflatulenz, wobei sich durch die zu lockere Scheidenwand Luft in der Vagina sammelt, die dann bei Bewegungen plötzlich geräuschvoll entweicht.
- Tastbare bzw. sichtbare Senkung der Beckenorgane
- Erhöhter, evt. blutiger Ausfluss (Fluor) durch genitale Infektionen bzw. Druckgeschwüre. Das muss immer vom Arzt abgeklärt werden!
- Eventuell Schmerzen lumbosakral, inguinal und im Unterleib; entstehen durch Zug an den Aufhängungsbändern der Beckenorgane.

❶ Senkungen der verschiedenen Beckenorgane

- Zystozele und/oder Urethrozele: Senkung der Harnblase und/oder der Urethra; tastbar als Vorwölbung an der Vorderseite der Vagina
- Rektozele: Senkung des Rektums, als Vorwölbung an der Hinterseite der Vagina tastbar
- Descensus uteri, Prolapsus uteri oder Hysteroptose: Gebärmuttersenkung.

(> Abb. 8.51)

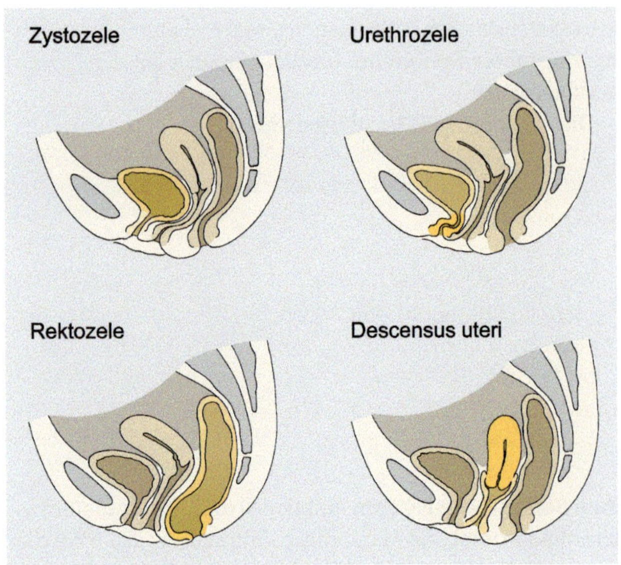

Abb. 8.51 Senkungen der Beckenorgane [L190]

❷ Die drei Grade der Gebärmuttersenkung

- Grad 1: Descensus uteri – kein Teil des Uterus ist außerhalb der Scheide sichtbar
- Grad 2: Partialprolaps – nur ein Teil (z. B. die Portio) liegt außerhalb der Scheide
- Grad 3: Totalprolaps – das ganze Scheidenrohr ist nach außen gestülpt.

Wichtig

Kontraindikationen sollten respektiert werden. Vor allem bei Infektionen, Blutungen, Schwangerschaft und unmittelbar nach der Geburt darf diese Untersuchung vom Osteopathen nicht durchgeführt werden.

Ausgangsposition Patient in Rückenlage, die Beine angewinkelt, Therapeut neben dem Patienten stehend. Der Osteopath legt latexfreie Handschuhe und Gel bereit.

Ausführung **Manuelle Untersuchung:**

Zwei bzw. einen Finger vaginal bzw. anal 3–5 cm einführen. Den Ruhetonus der Schließmuskulatur (M. sphincter urethrae externus bzw. M. sphincter ani externus) bewerten.

Der Patient wird aufgefordert, die vaginale bzw. anale Schließmuskulatur folgendermaßen anzuspannen:

- maximal
- anhaltende Anspannung für 10 Sekunden
- fünf (maximal zehn) Wiederholungen: ruhiges Anspannen, dazwischen jeweils eine Pause von etwa 4 Sekunden
- fünf (maximal zehn) Wiederholungen von schnellen kurzen Anspannungen.

Beurteilt wird die maximale Kraft nach den (angepassten) Grundstufen 0–5 der manuellen Muskelfunktionsdiagnostik (Janda 1994)

- **Grad 0:** keine Kontraktion spürbar;

- **Grad 1:** kaum spürbare Kontraktion ohne sichtbare Bewegung mit etwa 10 % der normalen Muskelkraft;
- **Grad 2:** schwache, aber eindeutig spürbare Kontraktion mit etwa 25 % der normalen Muskelkraft;
- **Grad 3:** mittlere Kontraktion mit etwa 50 % der normalen Muskelkraft; der Patient ist in der Lage, den Damm sichtbar anzuziehen;
- **Grad 4:** gute Kontraktion mit etwa 75 % der normalen Muskelkraft; der Patient kann den Anus bzw. die Vagina gegen leichten Widerstand heben;
- **Grad 5:** normal starke Muskelkraft; der Patient kann die beiden eingeführten und leicht gespreizten Finger zusammendrücken und den Anus bzw. die Vagina gegen kräftigen Widerstand anheben, was einem starken „saugenden" Effekt auf die untersuchenden Finger hat.

Weiterhin wird notiert, wie lange der Patient eine Anspannung halten kann und wie oft er eine Anspannung des Beckenbodens ohne Kraftverlust wiederholen kann.

Perineometrie:
Eine anale bzw. vaginale Manometersonde wird mit einem Kondom überzogen und mit Gleitmittel vaginal vom Patienten, anal vom Therapeuten eingeführt. Das Manometer ist mit einem Biofeedbackgerät (mit visuellem und auditivem Feedback) sowie mit einem Computer mit Bildschirm verbunden.

Generell können **drei funktionelle Grundprobleme** im Kraft- und Tonusbereich des Beckenbodens festgestellt werden (Meert 2009):

- hypertoner Beckenboden
- schlaffer (hypotoner) und schwacher Beckenboden
- dyskoordinierter Beckenboden.

8.3.3 Faszialer Test für das Becken und das Beckendiaphragma

Ausgangsposition Patient in Rückenlage, die Beine angewinkelt. Therapeut neben dem Patienten stehend.
Handposition Eine Hand flach unter das Sakrum des Patienten legen, Zeige- und Ringfinger bilateral im Iliosakralsulkus. Die andere Hand mit dem Unterarm ventral auf die beiden Spinae illiacae anteriores superiores (SIAS) des Patienten legen. Unter Beibehaltung dieser Handposition wird der Patient aufgefordert, die Beine auszustrecken.
Ausführung Der Patient wird nun aufgefordert, tief ein- und auszuatmen. Die Posteriorisierung des Sakrums beim Einatmen und die Anteriorisierung beim Ausatmen bewerten.

Normalerweise läuft diese Sakrumbewegung harmonisch ab. Kann das Sakrum schlecht anteriorisieren, deutet das auf eine Spannung im Beckenausgangsbereich hin.

Mit diesem Test lassen sich aber auch andere Spannungen im Becken finden: Wenn das Sakrum schlecht posteriorisieren kann, deutet das eher auf Spannung im Beckeneingangsbereich. Wenn sich das Sakrum bei der Atmung eher um schräge Achsen bewegt, deutet das auf eine Beckenverdrehung oder auf unilaterale Spannungen. Es ist dann auf jeden Fall sinnvoll, das Becken intensiver zu untersuchen (Meert 2009) (> Abb. 8.52).

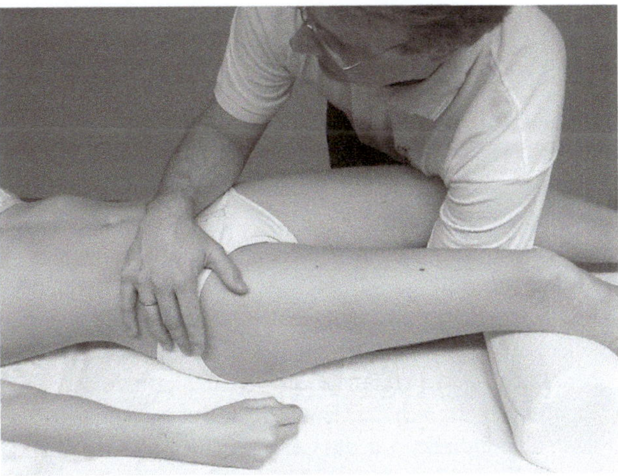

Abb. 8.52 Faszialer Test für das Becken

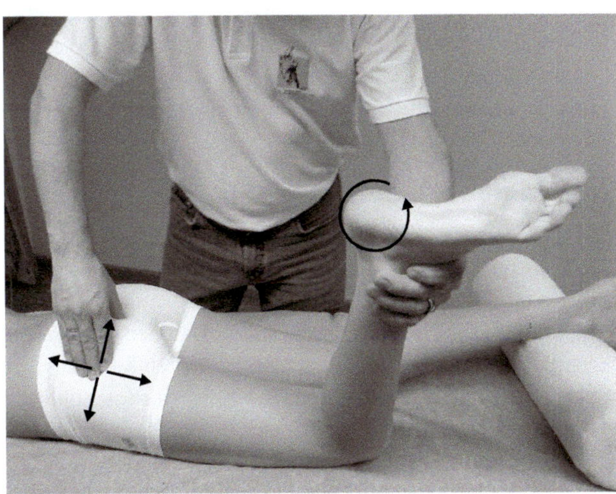

Abb. 8.53 Untersuchung der Mm. obturatorii und Mm. piriformi

8.3.4 Test der Mm. obturatorii und Mm. piriformi

Ausgangsposition Patient in Bauchlage, Kopf neutral. Therapeut heterolateral neben dem Patienten stehend.
Ausführung Mit der kaudalen Hand das gebeugte Bein des Patienten umgreifen und es in Innenrotation führen. Währenddessen mit der kranialen Hand die Spannung und Beweglichkeit (Verschiebbarkeit) des M. obturatorius internus und des M. piriformis untersuchen. Der Ansatz des M. obturatorius externus befindet sich ebenfalls in der Fossa trochanterica und kann hier mitgetestet werden (> Abb. 8.53).

Die Spannung und Beweglichkeit (Verschiebbarkeit) des Ursprungs des M. obturatorius externus können besser in Rückenlage in Höhe der Membrana obturatoria ausgewertet werden (> Kap. 8.3.1, Position 4).

8.3.5 Mobilisation der verschiedenen Bereiche des Beckendiaphragmas

Ausgangsposition Patient in Rückenlage, die Beine angewinkelt. Therapeut neben dem Patienten stehend oder sitzend.
Ausführung Eventuell mit der einen Hand das homolaterale Bein des Patienten umgreifen (> Abb. 8.54 und > Abb. 8.55).

- **Position 1:** Die Fingerspitzen der anderen Hand nehmen medial und etwas dorsal vom Tuber ischiadicum Kontakt mit dem M. levator ani (Diaphragma pelvis oder Perineum anale) auf. Das Gewebe sanft in den drei Ebenen verschieben. Dabei kann direkt mobilisiert werden, d. h. in der Richtung, in der sich das Gewebe nicht gut verschieben lässt; oder indirekt, d. h. das Gewebe in die Richtung führen, in die es sich gut verschieben lässt.
- **Position 2:** Die Fingerspitzen der anderen Hand nehmen medial und etwas ventral vom Tuber ischiadicum Kontakt mit dem M. transversus perinei (Diaphragma urogenitalis oder Perineum urogenitale) auf. Das Gewebe sanft in den drei Ebenen verschieben. Dabei kann direkt oder indirekt mobilisiert werden (s. Position 1).
- **Position 3:** Die Fingerspitzen der anderen Hand nehmen Kontakt mit dem Centrum tendineum zwischen Anus und Peniswurzel bzw. Anus und Vagina auf. Das Gewebe sanft in den drei Ebenen verschieben. Dabei kann direkt oder indirekt mobilisiert werden (s. Position 1).
- **Position 4:** Die Fingerspitzen (oder der Daumen) der anderen Hand nehmen Kontakt mit dem inferioren Rand des M. gracilis auf und gleiten bis zum Ramus inferior ossis pubis. Von diesem knöchernen Ramus gleiten die Finger nach lateral und kranial in die Vertiefung zwischen den Adduktorensehnen zur Membrana obturatoria hin. Das Gewebe sanft in den drei Ebenen verschieben. Dabei kann direkt oder indirekt mobilisiert werden (s. Position 1).

8

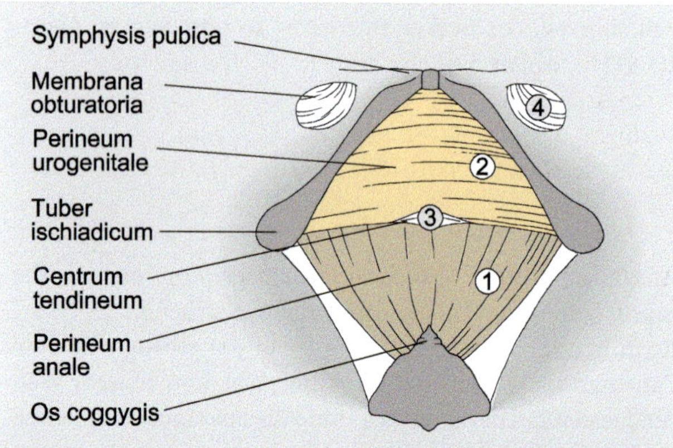

Abb. 8.54 Verschiedene Positionen zur Mobilisation des Beckendiaphragmas [L190]

8.3.6 Mobilisation der verschiedenen Bereiche des Beckendiaphragmas mit der diaphragmalen Atmung

Synchronisation vom abdominalen Diaphragma und Beckendiaphragma.
Ausgangsposition Patient in Rückenlage, die Beine angewinkelt. Therapeut neben dem Patienten stehend oder sitzend.
Ausführung Falls notwendig, das homolaterale Bein des Patienten umgreifen (> Abb. 8.55).

Die Finger der anderen Hand der Reihe nach auf die verschiedenen Bereiche des Beckendiaphragmas legen, die bei der vorigen Technik bereits beschrieben worden sind (> Abb. 8.54). Der Patient wird aufgefordert, entspannt, aber tief in den Bauch ein- und auszuatmen.

Während des diaphragmalen Ausatmens mit den Fingerspitzen behutsam kranialwärts tiefer in das Beckendiaphragma eindringen. Während des diaphragmalen Einatmens den Druck reduzieren und die Finger von der Atemwelle nach kaudal führen lassen. Diesem Rhythmus wird während mehreren Atemzyklen gefolgt, bis sich die Diaphragmen besser auf einander abgestimmt haben und die Atemwelle ruhig synchron verläuft.

8.3.7 Mobilisation der Membrana obturatoria, des M. obturatorius externus und des Lig. infrapubicale

Ausgangsposition Patient in Rückenlage, die Beine angewinkelt. Therapeut neben dem Patienten stehend oder sitzend.
Ausführung Mit der einen Hand das homolaterale Bein des Patienten umgreifen.

Die Fingerspitzen oder der Daumen der anderen Hand nehmen Kontakt mit dem inferioren Rand des M. gracilis und gleiten bis zum Ramus inferior ossis pubis. Von diesem knöcher-

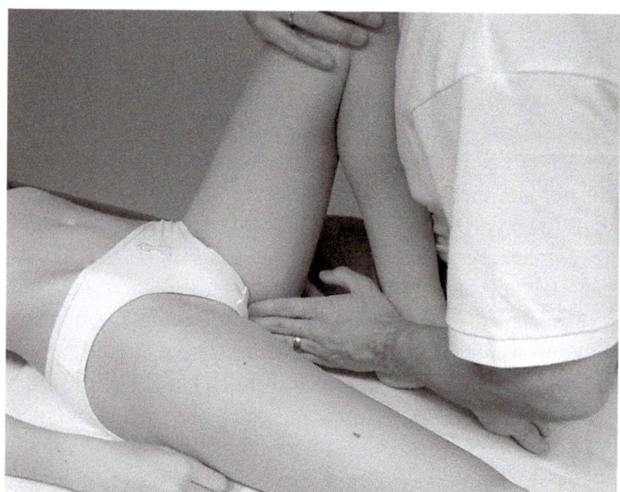

Abb. 8.55 Mobilisation der verschiedenen Anteile des Beckendiaphragmas

nen Ramus gleiten die Finger nach lateral und kranial in die Vertiefung zwischen den Adduktorensehnen zur Membrana obturatoria und zum M. obturatorius externus (> Abb. 8.56).

Das homolaterale Bein langsam mit der einen Hand progressiv hintereinander in Extension, Abduktion, Innen- und Außenrotation führen. Gleichzeitig behutsam und intensiv die Membrana obturatoria, den M. obturatorius externus und das Lig. infrapubicale zwischen den Adduktorensehnen in verschiedene Richtungen mobilisieren.

8.3.8. Mobilisation der Mm. obturatorii und Mm. piriformi

Ausgangsposition Patient in Bauchlage, Kopf neutral. Therapeut heterolateral neben dem Patienten stehend.
Ausführung Mit der kaudalen Hand das gebeugte Bein des Patienten umgreifen und es rhythmisch in Innenrotation führen. Währenddessen mit der kranialen Hand die Fasern des M. obturatorius internus und des M. piriformis in verschiedenen Richtungen verschieben (> Abb. 8.57). Der Ansatz des M. obturatorius externus befindet sich ebenfalls in der Fossa trochanterica und kann hier mitbehandelt werden.

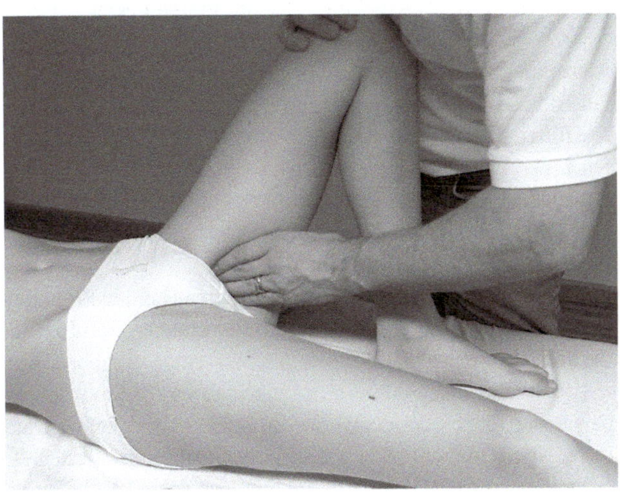

Abb. 8.56 Mobilisation der Membrana obturatoria, des M. obturatorius externus und des Lig. infrapubicale

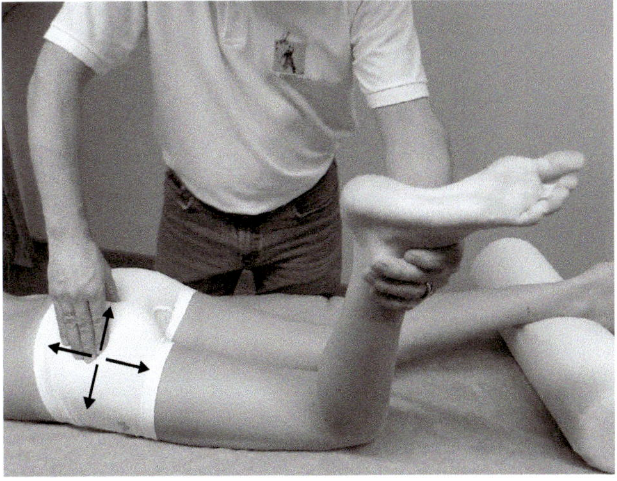

Abb. 8.57 Behandlung der Mm. obturatorii und Mm. piriformi

Der Ursprung des M. obturatorius externus kann dafür besser in Rückenlage in Höhe der Außenfläche der Membrana obturatoria behandelt werden (> Kap. 8.3.7).

8.3.9 Mobilisation des gesamten Beckendiaphragmas in Bauchlage mit der diaphragmalen Atmung

Synchronisation vom abdominalen Diaphragma und Beckendiaphragma.
Ausgangsposition Patient in Bauchlage, Kopf neutral und ein Kissen oder die beiden Hände unter dem Bauch. Therapeut neben dem Patienten stehend oder sitzend.
Ausführung Mit überkreuzten Armen von medial bilateral die Tubera ischiadica des Patienten umgreifen (> Abb. 8.58).

Der Patient wird aufgefordert, tief und ruhig ein- und auszuatmen. Während des diaphragmalen Einatmens die beiden Tubera ischiadica verstärkt zueinander führen und während des diaphragmalen Ausatmens verstärkt auseinander führen. Diesem Rhythmus wird während mehreren Atemzyklen gefolgt, bis sich die Diaphragmen besser aufeinander abgestimmt haben und die Atemwelle ruhig synchron verläuft.

8.3.10 Fasziale Behandlung des Beckens

Ausgangsposition Patient in Rückenlage, die Beine angewinkelt, Therapeut neben dem Patienten stehend.
Handposition Eine Hand flach unter das Sakrum des Patienten legen, Zeige- und Ringfinger bilateral im Iliosakralsulkus. Die andere Hand mit dem Unterarm ventral auf die beiden SIAS des Patienten legen. Unter Beibehaltung dieser Handposition wird der Patient aufgefordert, die Beine auszustrecken.
Ausführung Der Patient wird aufgefordert tief ein- und auszuatmen. Mit der einen Hand die Posteriorisierung des Sakrums des Patienten beim Einatmen intensivieren und diese

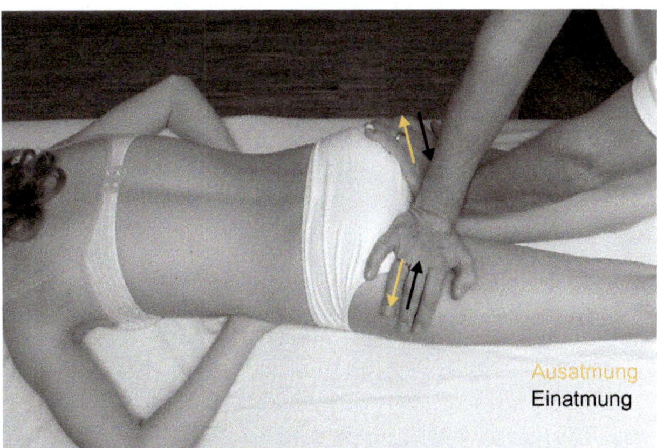

Abb. 8.58 Mobilisation des gesamten Beckendiaphragmas in Bauchlage

8

Position beim Ausatmen beibehalten. Gleichzeitig mit der anderen Hand und dem anderen Unterarm die beiden SIAS des Patienten zueinander schieben. Diese Sakrumpositionen während einiger Atemzyklen aufrecht erhalten, bis das Gewebe zur Ruhe kommt. Dann das Becken und das Sakrum beim Ausatmen sanft und langsam in die Neutralstellung zurückkehren lassen.

Nach einigen ruhigen Atemzyklen ohne eine Intervention mit der einen Hand beim Ausatmen das Sakrum nach anterior führen und diese Position beim Einatmen entsprechend beibehalten. Gleichzeitig mit der anderen Hand und dem anderen Unterarm die beiden SIAS des Patienten auseinander schieben. Auch hier wieder diese Positionen des Sakrums während einiger Atemzyklen aufrecht erhalten, bis man merkt, dass die Spannung um das Sakrum beim Einatmen nachlässt.

Zur faszialen Mobilisation des Beckens ist es sinnvoll, folgende Mobilisationen vorzunehmen:

- Mit dem Unterarm gleichzeitig das rechte und das linke Ilium nach anterior führen. Die andere Hand unterstützt dabei die Posteriorisierung des Sakrums.
- Mit dem Unterarm gleichzeitig das rechte und das linke Ilium nach posterior führen. Die andere Hand unterstützt dabei die Anteriorisierung des Sakrums.
- Mit dem Unterarm gleichzeitig das rechte Ilium nach anterior und das linke Ilium nach posterior führen. Die andere Hand unterstützt dabei die Seitneigung des Sakrums nach links. Das Sakrum und die beide Ossa ilium werden darauf in ihrer Position gehalten und das Sakrum wird während der Atmung des Patienten um die linke schräge Achse nach anterior (L/L) und posterior (L/R) mobilisiert.
- Mit dem Unterarm gleichzeitig das rechte Ilium nach posterior und das linke Ilium nach anterior führen. Die andere Hand unterstützt dabei die Seitneigung des Sakrums nach rechts. Das Sakrum und die beide Ossa ilium werden darauf in ihrer Position gehalten und das Sakrum wird während der Atmung des Patienten um die rechte schräge Achse nach anterior (R/R) und posterior (R/L) mobilisiert.
- Mit dem Unterarm gleichzeitig das rechte Ilium in Außenrotation und das linke Ilium in Innenrotation führen. Die andere Hand unterstützt dabei die Rotation des Sakrums nach links.
- Mit dem Unterarm gleichzeitig das rechte Ilium in Innenrotation und das linke Ilium in Außenrotation führen. Die andere Hand unterstützt dabei die Rotation des Sakrums nach rechts.

8.4 Untersuchung und Behandlung des Fußdiaphragmas

Es kann manchmal notwendig sein, den gesamten Fuß artikulär und myofaszial zu untersuchen bzw. zu behandeln. Die Beschreibung dieser Techniken würde allerdings den Rahmen dieser Arbeit sprengen.

8.4.1 Palpation und Tonusbewertung des Fußdiaphragmas

Ausgangsposition Patient in Rückenlage, Therapeut am Fußende des Patienten stehend.

Ausführung Mit der einen Hand den Fußrücken des Patienten umgreifen und den Fuß zuerst etwas in Supination und Plantarflexion führen. Mit der anderen Hand die Spannung des Fußsohlengewebes bewerten und intensiv die Plantarseite des Fußes abtasten (> Abb. 8.60).

Dann den Fuß des Patienten mit der einen Hand in Pronation und Dorsalextension führen und mit der anderen Hand erneut die Spannung des Fußsohlengewebes bewerten (> Abb. 8.61).

Anschließend den Fuß in einer allgemeinen Zirkumduktionsbewegung rotieren und gleichzeitig intensiv und konzentriert die Fußsohle und die darunterliegenden Strukturen abtasten.

Bei Bedarf müssen auffällige Strukturen und Gelenke intensiver und genauer untersucht werden.

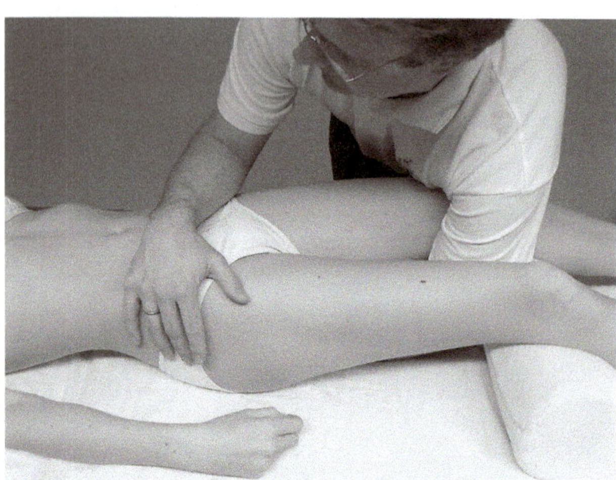

Abb. 8.59 Fasziale Behandlung des Beckens

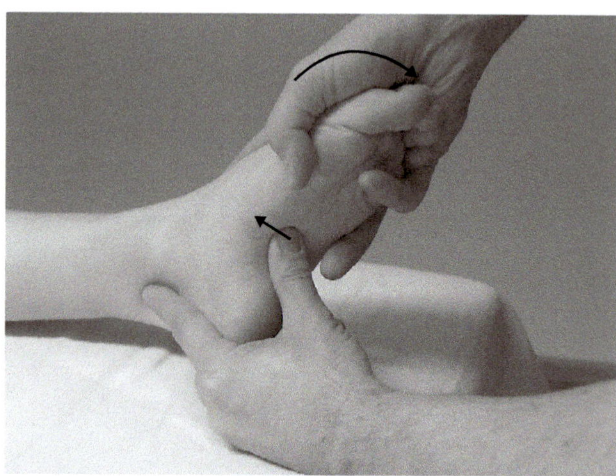

Abb. 8.60 Palpation und Tonusbewertung des Fußdiaphragmas in Plantarflexion und Supination

8.4.2 Rhythmische Mobilisation des Fußdiaphragmas

Ausgangsposition Patient in Rückenlage, Therapeut am Fußende des Patienten nach kaudal gerichtet stehend.
Handposition Mit der einen Hand die Fußaußenkante, mit der anderen Hand die Fußinnenkante umgreifen; die Fingerspitzen zeigen jeweils auf die Fußsohle (➤ Abb. 8.62).
Ausführung

- **Phase 1:** Mit beiden Händen den Fuß in verschiedene Positionen führen und gleichzeitig mit den Fingerspitzen die mittleren Strukturen der Fußsohle kranialwärts und die Fußkanten mit den Daumenballen kaudalwärts drücken. Dabei rhythmisch das Fußdiaphragma in allen Bereichen und Positionen mobilisieren (➤ Abb. 8.62).
- **Phase 2:** Mit den gebeugten proximalen Interkarpalgelenken der einen Hand die Fußsohle intensiv und langsam von distal nach proximal ausstreichen (➤ Abb. 8.63), mit der anderen Hand den Fußrücken stützen.
- **Phase 3:** Es wird jetzt mit der diaphragmalen Atmung als Unterstützung gearbeitet. Der Patient wird aufgefordert tief ein- und auszuatmen. Bei der Einatmung den Fuß leicht in Plantarflexion und Supination führen, beim Ausatmen den Fuß des Patienten leicht in Dorsalextension und Pronation führen. Der Atmung wird während mehrerer Zyklen gefolgt und die Bewegung des Fußdiaphragmas intensiviert.

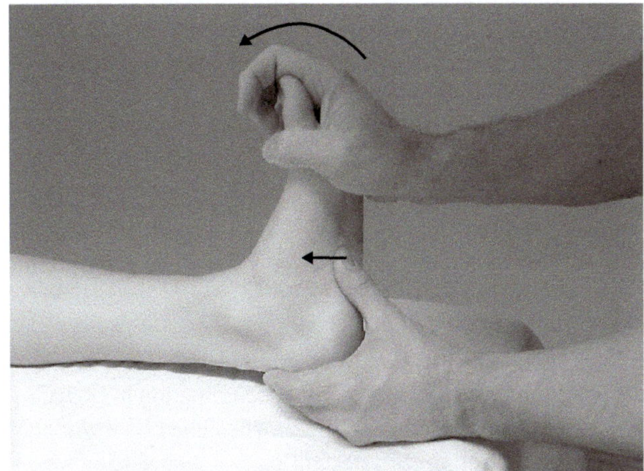

Abb. 8.61 Palpation und Tonusbewertung des Fußdiaphragmas in Dorsalextension und Pronation

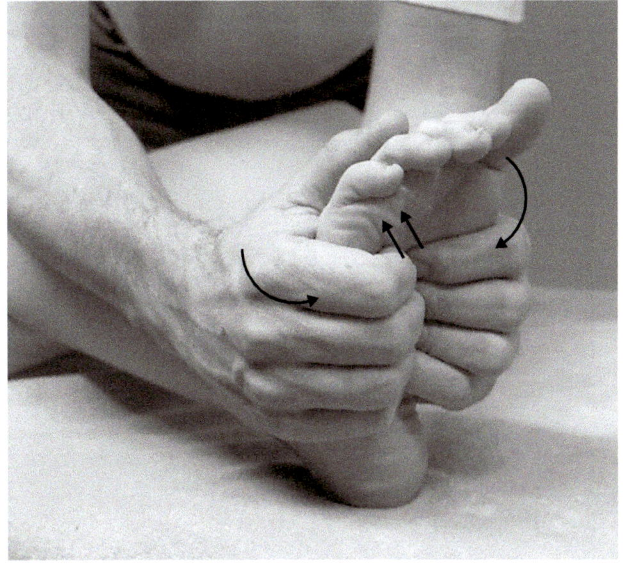

Abb. 8.62 Rhythmische Mobilisation des Fußdiaphragmas

8.4.3 Befreiung des Fußdiaphragmas vom Einfluss der Myofaszialketten

Das Fußdiaphragma ist insbesondere auch von den hinteren Myofaszialketten und der Wadenmuskulatur abhängig.
Ausgangsposition Patient in Rückenlage am Boden, mit den Beinen gegen die Liege in 90° Hüftflexion abgestützt. Therapeut am Fußende des Patienten stehend.
Ausführung

- **Phase 1:** Der Patient wird aufgefordert, die Knie durchzustrecken und gleichzeitig mit beiden Füßen eine Dorsalextension und mit allen Zehen eine „Greifbewegung" auszuführen. Diese Dehnungsposition wird mindestens 30 Sekunden aufrechterhalten. Danach entspannt der Patient kurz die Knie, die Füße und die Zehen, die Dehnung wird dann etwa 3–5-mal wiederholt.
- **Phase 2:** Anschließend wird der Patient aufgefordert, die Knie gestreckt und die Füße in Dorsalextension und Pronation zu halten. Unter Beibehaltung dieser Vorspannung zieht der Therapeut behutsam, aber tief und langsam, mit den gebeugten proximalen Interkarpalgelenken oder mit dem Handballen zunächst vom Fersenbereich bis zu den Zehenballen über die Fußsohlen des Patienten. Anschließend diese Bewegung in umgekehrter Richtung wiederho-

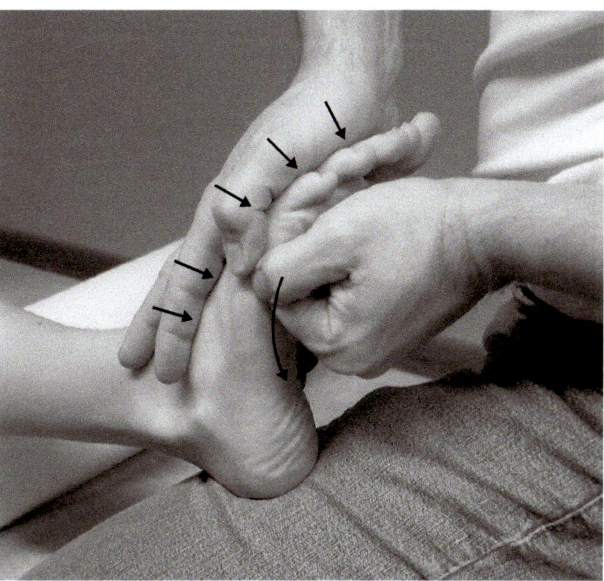

Abb. 8.63 Ausstreichen des Fußdiaphragmas

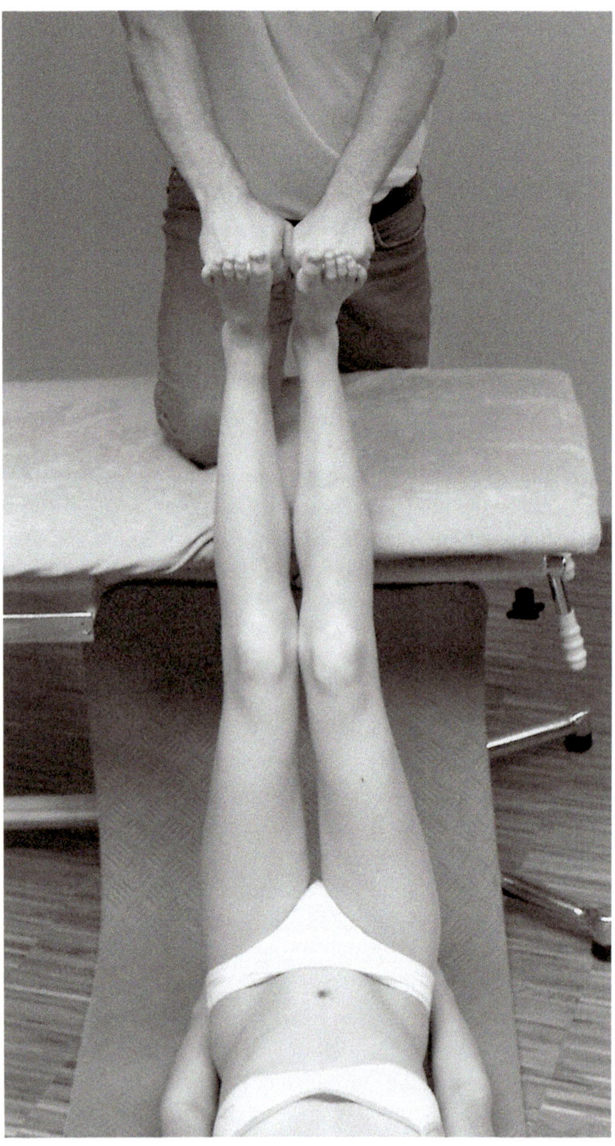

Abb. 8.64 Befreiung des Fußdiaphragmas vom Einfluss der Myofaszialketten

len. Dies löst Verklebungen und Spannungen zwischen den verschiedenen Faszien und Fasern der Fußdiaphragmen (➤ Abb. 8.64). Diese Technik kann bilateral gleichzeitig oder auch unilateral ausgeführt werden.

8.4.4 Spannungs- und Beweglichkeitstest des M. tibialis posterior, M. flexor digitorum longus und M. flexor hallucis longus

Ausgangsposition Patient in Rückenlage, Therapeut am Fußende des Patienten stehend.

Ausführung

- **Phase 1:** Mit der einen Hand den Fuß des Patienten umgreifen und für den M. tibialis posterior-Test in Plantarflexion und Supination führen (Annäherungsposition ➤ Abb. 8.65). Mit der anderen Hand zusätzlich für den M. flexor digitorum longus eine Flexion der Zehen II–V bzw. für den M. flexor hallucis longus eine Flexion der Großzehe durchführen. Die Empfindlichkeit und Entspanntheit der Muskeln bewerten. Ausstrahlende Schmerzen oder ein Ziehen deuten auf eine Hypertonie und Verklebungen in diesen Muskelschichten hin.

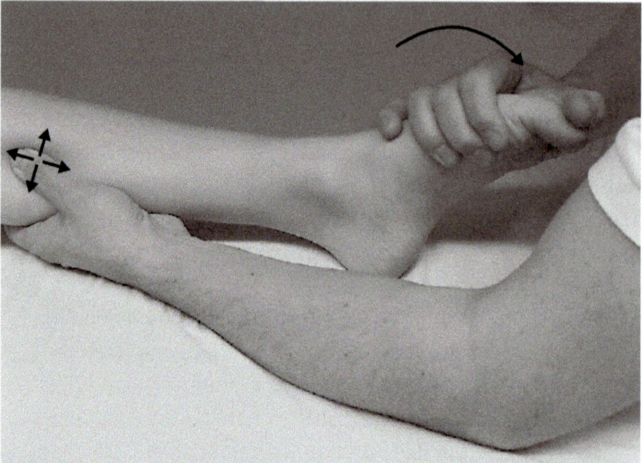

Abb. 8.65 Spannungs- und Beweglichkeitstest des M. tibialis posterior, M. flexor digitorum longus und M. flexor hallucis longus

- **Phase 2:** Der Fuß wird dann folgendermaßen in eine Dehnungsposition geführt:
  - Für den M. tibialis posterior den Fuß mit der einen Hand von Plantarflexion und Supination in Dorsalextension und Pronation führen (➤ Abb. 8.65, ➤ Abb. 8.66).
  - Für den M. flexor digitorum longus den Fuß mit der einen Hand von Plantarflexion und Supination in Dorsalextension und Pronation führen, die Zehen II–V von Plantarflexion in Dorsalextension (➤ Abb. 8.65, ➤ Abb. 8.66).
  - Für den M. flexor hallucis longus den Fuß mit der einen Hand von Plantarflexion und Supination in Dorsalextension und Pronation führen, die Großzehe von Plantarflexion in Dorsalextension (➤ Abb. 8.65, ➤ Abb. 8.66).

Währenddessen mit der anderen Hand behutsam durch die oberflächliche Wadenmuskulatur tasten und in die Tiefe gehen:

- Kaudal vom Arcus tendineus musculi solei (zwischen Tibia und Fibula), um die Verschiebbarkeit und Empfindlichkeit des M. tibialis posterior zu testen;
- Medial zwischen dem medialen Rand der Tibia und dem medialen Rand des M. soleus-gastrocnemius, um der Verschiebbarkeit und Empfindlichkeit des M. flexor digitorum longus nachzugehen.
- Lateral etwa ab Mitte des Unterschenkels nach kaudal, zwischen dem lateralen Rand des M. soleus-gastrocnemius und dem lateralen Rand des M. peronaeus longus, um die Verschiebbarkeit und Empfindlichkeit des M. flexor hallucis longus zu bewerten.

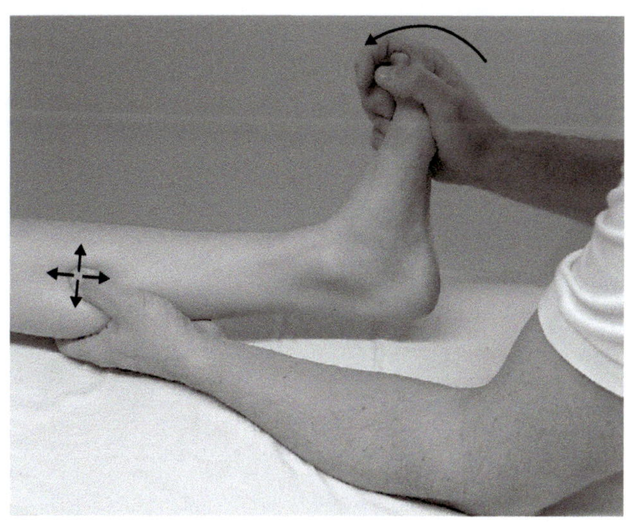

Abb. 8.66 Dehnungstest des M. tibialis posterior, M. flexor digitorum longus und M. flexor hallucis longus

> **Vorsicht**
> Man sollte aufmerksam vorgehen und den ganzen Verlauf der Muskulatur bearbeiten. Bei Anwesenheit von Krampfadern diese Technik äußerst behutsam durchführen!

8.4.5 Fasziale Mobilisation des M. tibialis posterior, M. flexor digitorum longus und M. flexor hallucis longus

Ausgangsposition Patient in Rückenlage, Therapeut am Fußende des Patienten stehend.

Ausführung

- **Phase 1:** Den Fuß des Patienten in Annäherungsposition bringen (> Kap. 8.4.4):
  - Für den M. tibialis posterior mit der einen Hand in Plantarflexion und Supination;
  - Für den M. flexor digitorum longus mit der einen Hand in Plantarflexion und Supination und die Zehen II–V in Plantarflexion;
  - Für den M. flexor hallucis longus mit der einen Hand in Plantarflexion und Supination und der Großzehe in Plantarflexion (> Abb. 8.65).

Mit der anderen Hand behutsam in die Tiefe tasten und die Muskelfasern longitudinal und quer zueinander verschieben:

- Kaudal vom Arcus tendineus musculi solei, zwischen Tibia und Fibula für die Muskelfasern des M. tibialis posterior;
- Durch die oberflächliche Wadenmuskulatur, aber jetzt mehr medial, zwischen dem medialen Rand der Tibia und dem medialen Rand des M. soleus-gastrocnemius für die Muskelfasern des M. flexor digitorum longus;
- Lateral, etwa ab Mitte des Unterschenkels nach kaudal, zwischen dem lateralen Rand des M. soleus-gastrocnemius und dem lateralen Rand des M. peronaeus longus für die Muskelfasern des M. flexor hallucis longus.
- **Phase 2:** Unter Beibehaltung der tiefen Palpation den Fuß des Patienten jetzt langsam und vorsichtig in Dehnungsposition führen; in Dorsalextension und Pronation für den M. tibialis posterior, zusätzlich für den M. flexor digitorum longus mit einer Dorsalextension der Zehen II–V und für den M. flexor hallucis longus mit einer Dorsalextension der Großzehe (> Abb. 8.66). Wenn sehr viel Spannung vorliegt, kann es sinnvoll sein, zusätzlich nur die Dorsalextension auszuführen und die Extension der Großzehe wegzulassen. In dieser vorgedehnten Position erneut die Muskelfasern in die verschiedenen Richtungen verschieben.
- **Phase 3:** Insbesondere die Sehnen des M. flexor digitorum longus und M. flexor hallucis longus sollten ebenfalls auf ihre Verschieblichkeit im Bereich der Fußsohle behandelt werden. Die Sehnen sollten intensiv abgetastet und in die verschiedenen Richtungen verschoben werden, damit fasziale Verklebungen gelöst werden.

> **Vorsicht**
> Man sollte aufmerksam vorgehen und bei Vorhandensein von Krampfadern diese Technik äußerst behutsam durchführen!

8.4.6 Spannungs- und Beweglichkeitstest des M. peronaeus longus

Ausgangsposition Patient in Rückenlage, Therapeut am Fußende des Patienten stehend.

Ausführung

- **Phase 1:** Mit der einen Hand den Fuß des Patienten umgreifen und den Fuß in Dorsalextension und Pronation (Annäherungsposition) führen. Mit dem Daumen der anderen Hand die Beweglichkeit und Entspanntheit des M. peronaeus longus bewerten (> Abb. 8.67). Empfindlichkeit deutet auf eine Hypertonie und Verklebungen in diesen Muskelschichten.
- **Phase 2:** Der Fuß wird dann mit der einen Hand von Dorsalextension/Pronation in Plantarflexion/Supination (Dehnungsposition) geführt. Mit dem Daumen der anderen Hand währenddessen behutsam die laterale Unterschenkelmuskulatur in der oberen Hälfte des Unterschenkels abtasten und die Verschieblichkeit und Empfindlichkeit des M. peroaeus longus prüfen (> Abb. 8.68). Den gesamten Verlauf des Muskels abtasten.

8.4.7 Fasziale Mobilisation des M. peroneaus longus

Ausgangsposition Patientin Rückenlage, Therapeut am Fußende des Patienten stehend.

Ausführung

- **Phase 1:** Zuerst den Fuß des Patienten mit der einen Hand in Annäherungsposition bringen, d. h. in Dorsalextension

8

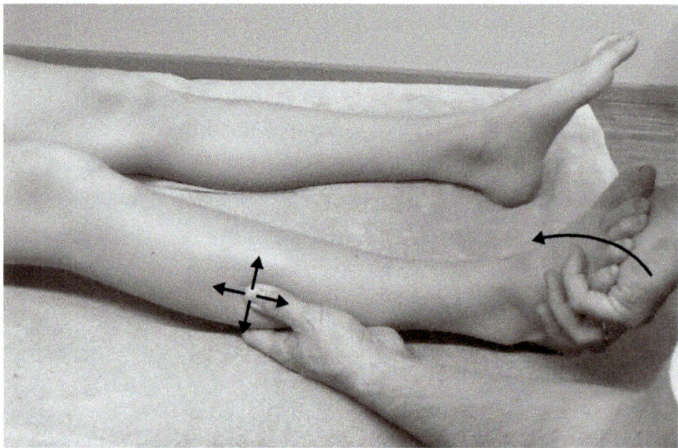

Abb. 8.67 Spannungs- und Beweglichkeitstest des M. peronaeus longus

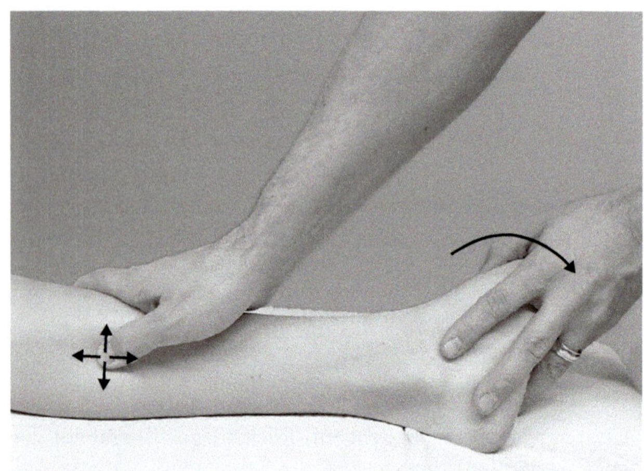

Abb. 8.68 Dehnungstest des M. peronaeus longus

und Pronation. Mit der anderen Hand behutsam die laterale Unterschenkelmuskulatur in der oberen Hälfte des Unterschenkels abtasten und intensiv die Muskelfasern und Anheftungen des M. peronaeus longus in Längs- und Querrichtung verschieben.

- **Phase 2:** Unter Beibehaltung der tiefen Palpation den Fuß des Patienten jetzt langsam und vorsichtig in Dehnungsposition führen, d. h. in Plantarflexion und Supination. Mit der anderen Hand in dieser vorgedehnten Position die Muskelfasern verschieben (➢ Abb. 8.68).

8.4.8 Spannungs- und Beweglichkeitstest des M. tibialis anterior

Ausgangsposition Patient in Rückenlage, Therapeut am Fußende des Patienten stehend.

Ausführung

- **Phase 1:** Mit der einen Hand den Fuß des Patienten umgreifen und den Fuß in Dorsalextension (und Supination) führen (Annäherungsposition). Mit dem Daumen der anderen Hand die Beweglichkeit und Entspanntheit des M. tibialis anterior bewerten. Empfindlichkeit deutet auf Hypertonie und Verklebungen in diesen Muskelschichten hin.

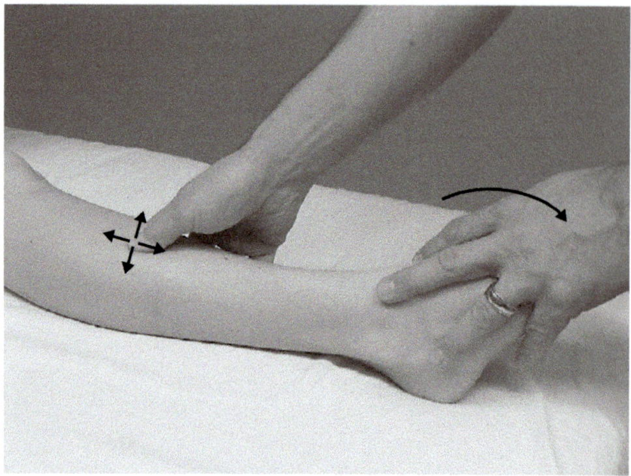

Abb. 8.69 Spannungs- und Beweglichkeitstest des M. tibialis anterior

- **Phase 2:** Dann den Fuß des Patienten mit der einen Hand von Dorsalextension (und Supination) in Plantarflexion (und Pronation) führen (Dehnungsposition). Mit dem Daumen der anderen Hand behutsam die ventrale Unterschenkelmuskulatur in der oberen Hälfte des Unterschenkels abtasten und die Verschiebbarkeit und Empfindlichkeit des M. tibialis anterior prüfen (➢ Abb. 8.69). Den gesamten Verlauf des Muskels abtasten.

8.4.9 Fasziale Mobilisation des M. tibialis anterior

Ausgangsposition Patient in Rückenlage, Therapeut am Fußende des Patienten stehend.

Ausführung

- **Phase 1:** Zuerst den Fuß des Patienten mit der einen Hand in Annäherungsposition führen (Dorsalextension und Supination). Mit der anderen Hand behutsam die ventrale Unterschenkelmuskulatur in der oberen Hälfte des Unterschenkels abtasten und intensiv die Muskelfasern und Anheftungen des M. tibialis anterior in Längs- und Querrichtung verschieben.
- **Phase 2:** Unter Beibehaltung der tiefen Palpation den Fuß jetzt langsam und vorsichtig in Dehnungsposition (in Plantarflexion und Pronation) führen. Mit der anderen Hand in dieser vorgedehnten Position die Muskelfasern verschieben (➢ Abb. 8.69).

8.4.10 Test und Behandlung des unteren Sprunggelenks

Das untere Sprunggelenk (USG) funktioniert als eine Art von Stoßdämpfer. Wichtig sind dabei winzige „Joint-Play"-Bewegungen (Gelenkspielbewegungen), die jedoch leicht verloren gehen können. In einem solchen Fall versuchen dann das Fußdiaphragma und das obere Sprunggelenk, die Stösse abzufan-

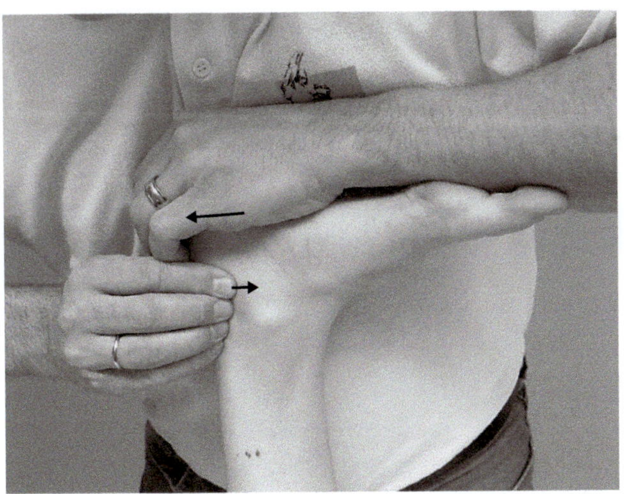

Abb. 8.70 Mobilitätstest des Talus im USG nach anterior bei Dorsalextension

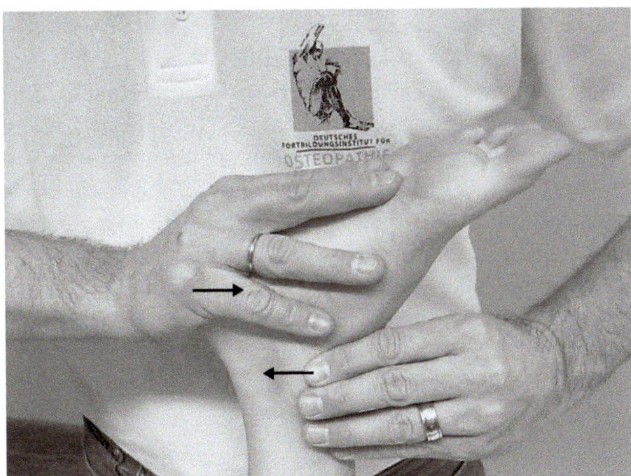

Abb. 8.71 Mobilitätstest des Talus im USG nach posterior bei Plantarflexion

gen. Es wäre also sinnvoll, sich anzueignen, wie man dieses wichtige Gelenk gründlich testet.

Ausgangsposition Behandlung der rechten Seite: Patient in Bauchlage, das homolaterale Knie gebeugt. Therapeut neben dem Patienten stehend.

Ausführung

- **Phase 1 – Dorsalextension:** Mit der kranialen (rechten) Hand den Talus (Processus posterior tali) des Patienten von dorsal zwischen Daumen und Zeigefinger umgreifen. Gleichzeitig den homolateralen Kalkaneus des Patienten mit der kaudalen (linken) Hand umgreifen und den Fuß mit dem Unterarm in eine leichte Dorsalextension führen. Dabei gleichzeitig den Talus nach ventral und der Kalkaneus nach dorsal schieben und diese Gleitbewegungen beurteilen (> Abb. 8.70).
- **Phase 2 – Plantarflexion:** Dann mit der kaudalen Hand den Talus (Collum tali) von ventral zwischen Daumen und Zeigefinger umgreifen. Gleichzeitig den homolateralen Kalkaneus mit der kranialen Hand umgreifen und den Fuß in eine leichte Plantarflexion führen. Dabei gleichzeitig den Talus nach dorsal und den Kalkaneus nach ventral schieben und diese Gleitbewegungen beurteilen (> Abb. 8.71).

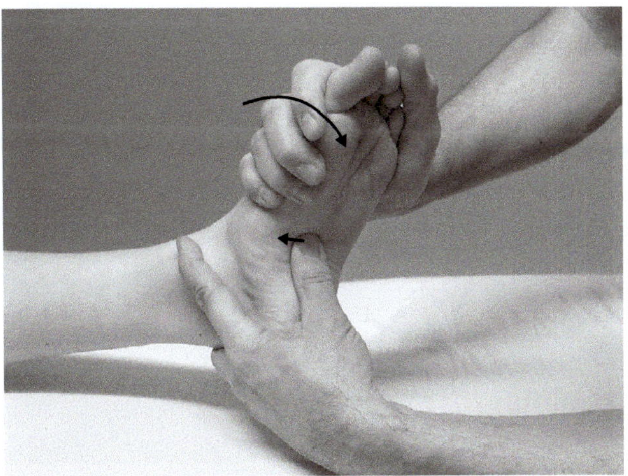

Abb. 8.72 Test der cuboideo-naviculo-calcanearen Verbindung

8.4.11 Test der cuboideo-naviculo-calcanearen Verbindung

Ebenso wie das untere Sprunggelenk übt auch die Verbindung zwischen dem Os cuboideum, dem Os naviculare und dem Kalkaneus einen Stoßdämpfereffekt aus. Auch hier handelt es sich um minimale, aber trotzdem sehr wichtige „Joint-Play"-Bewegungen, die funktionell nicht vergessen werden dürfen.

Ausgangsposition Patient in Rückenlage, Therapeut am Fußende des Patienten stehend.

Handposition Mit der einen Hand die Ferse umgreifen und gleichzeitig den Daumen dieser Hand auf den Processus coronoideus (Processus calcaneus oder Apophysis pyramidalis) des Os cuboideum legen.

Ausführung Mit der einen Hand den Fußrücken des Patienten umgreifen und den Fuß in Plantarflexion und Supination führen (> Abb. 8.72).

Die Entspanntheit und Beweglichkeit des Fußes und der cuboideo-naviculo-calcanearen Verbindung beurteilen.

8.4.12 Lösen der cuboideo-naviculo-calcanearen Verbindung

Ausgangsposition Patient in Bauchlage mit dem homolateralen Bein über dem Rand der Liege. Therapeut homolateral neben dem Patienten kniend.

Handposition Das Knie des Patienten um 90° beugen und den Fuß des hängenden Beins umgreifen, die gekreuzten Daumen werden plantar auf den Processus coronoideus des Os cuboideum und die Finger übereinander auf dem Fußrücken gelegt (> Abb. 8.73).

Ausführung Das Knie und die Hüfte des Patienten rhythmisch abwechselnd in Flexion und Extension führen, wobei der Fuß in Dorsalextension gehalten wird.

Während einer Extensionsbewegung des Patienten-Beins, wobei sich der Fuß zum Therapeuten bewegt, mit beiden Dau-

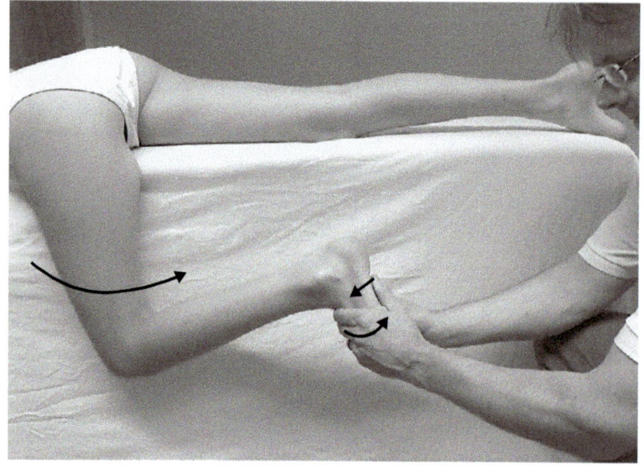

Abb. 8.73 Lösen der cuboideo-naviculo-calcanearen Verbindung

men den medialen Rand des Os cuboideum (Processus coronoideus) und den lateralen Rand des Os naviculare sehr kurz und schnell mit einer Art „Peitschenschlag" nach ventral (zum Fußrücken hin) thrusten.

8.5 Untersuchung und Behandlung des thorakalen Operkulums oder Thoracic Inlet/Outlet

Das thorakale Operkulum bildet sozusagen ein „Tipi", eine Art Indianer-Zelt, wobei die knöcherne Basis des thorakalen Operkulums aus dem zervikothorakalen Übergang, den Akromia, den Spinae scapulae, den ersten Rippen, dem Manubrium sterni und den Klavikulae besteht. Um die Funktionalität des thorakalen Diaphragmas zu verbessern sollten am besten alle diese Strukturen einzeln untersucht und ggf. auch behandelt werden.

Die „Tipi"-Spitze besteht aus dem Hyoid, der Mundbodenmuskulatur und der Schädelbasis.

Das Besprechen der Tests und Behandlung dieser Strukturen würde jedoch den Rahmen dieser Arbeit sprengen, jedoch sei auf mein Buch „Venolymphatische kraniosakrale Osteopathie" verwiesen (Meert 2012).

8.5.1 Palpation, Tonusbewertung, Pumpen und Dehnen des thorakalen Operkulums

Ausgangsposition Patient sitzend oder in Rückenlage, die Beine angewinkelt. Therapeut hinter ihm stehend bzw. am Kopfende des Patienten.

Ausführung Die Finger bilateral auf das thorakale Operkulum des Patienten legen und die Spannung und Beschaffenheit der Halsfaszien und myofaszialen Elemente des thorakalen „Deckels" bewerten (> Abb. 8.74).

Dann den Patienten aufforden, tief ein- und auszuatmen. Beurteilen, ob die diaphragmale Atemwelle behutsam im thorakalen Operkulum „anrollt". V. a. am Ende der Ein- und Ausatmung muss das Gewebe sich noch ausreichend „geschmeidig" und locker anfühlen. Auffällig ist es, wenn sich wenig Spannungsunterschied zwischen der Einatmungs- und Ausatmungsphase feststellen lässt.

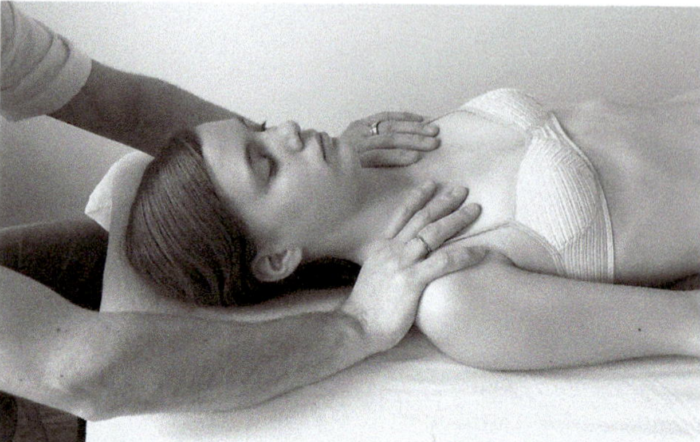

Abb. 8.74 Pumpen und Dehnen des thorakalen Operkulums

Pumpen des thorakalen Operkulums: Die Hände bilateral auf die Schultern des Patienten legen. Den Patienten auffordern, tief ein- und auszuatmen. Beim Ausatmen die Schultern des Patienten nach kaudal und in Innenrotation führen und sie während des Einatmens nur ein wenig nach kranial und in Außenrotation zurückkehren lassen. Das wird während mehrerer Atemzyklen wiederholt, um einen pumpenden Effekt zu erzielen.

Dehnen des thorakalen Operkulums: Zum Dehnen werden die Schultern während des Ausatmens nach kaudal und etwas in Innenrotation geführt und dort gehalten. Während des Einatmens dürfen sich die Schultern nicht heben. Diese Dehnung wird über mehrere Atemzyklen verstärkt und aufrechterhalten.

8.5.2 Myofaszialer Test der HWS und des thorakalen Operkulums

Ausgangsposition Patient sitzend oder in Rückenlage, die Beine angewinkelt. Therapeut hinter dem Patienten stehend oder am Kopfende der Liege sitzend.

Ausführung Den Kopf des Patienten mit der einen Hand halten und die Finger der anderen Hand der Reihe nach auf folgende Stellen legen:

- Auf das Sternum bzw. die Klavikula des Patienten. Den Kopf und die HWS des Patienten (mit geschlossenem Mund) in Extension führen.
- Interspinal auf die HWS des Patienten, zwischen Protuberantia occipitalis externa und Processus spinosus von C7. Den Kopf und die HWS des Patienten in Flexion führen.
- Zwischen Processus mastoideus und Spina scapulae. Den Kopf und die HWS des Patienten in Flexion führen.
- Auf die Klavikula und Schulter des Patienten. Den Kopf und die HWS des Patienten in heterolaterale Seitneigung führen (> Abb. 8.75).
- Auf ein unilaterales Muskelpaket des Nackens. Den Kopf und die HWS des Patienten in heterolaterale Rotation führen.

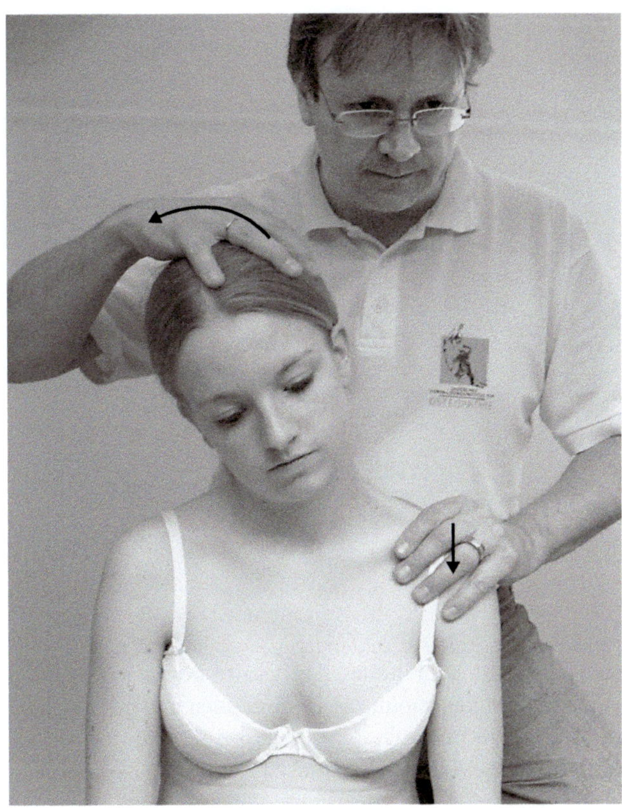

Abb. 8.75 Myofaszialer Test der HWS und des thorakalen Operkulums

- Auf eine Schulter und den M. sternocleidomastoideus. Den Kopf und die HWS des Patienten in Extension, heterolaterale Seitneigung und homolaterale Rotation führen.

Ein schnelles Mitbewegen der Klavikula und/oder eine „ziehende" Spannung bei der Extension der HWS deuten auf eine Beweglichkeitsproblematik in den vorderen Faszien- und Muskellogen und/oder den Eingeweiden des Halses.

Der Abstand zwischen Protuberantia occipitalis externa und Processus spinosus von C7 bzw. zwischen Processus mastoideus und Spina scapulae sollte bei der Flexion der HWS deutlich größer werden. Ein Aufrechterhalten der zervikalen Lordose und/oder eine ziehende Spannung bei der Flexion der HWS deuten auf eine Hypertonie der hinteren myofaszialen Elemente des Nackens. Ist die Beweglichkeit blockiert, deutet dies eher auf einer Bewegungsblockierung der HWS.

Ein schnelles Mitbewegen der Klavikula und/oder Schulter und/oder eine Spannung bei der heterolateralen Seitneigung der HWS deutet auf eine Hypertonie in den lateralen Faszien- und Muskellogen des Nackens.

Eine Einschränkung der Gleitfähigkeit des Muskelpakets und/oder Spannung bei der Rotation der HWS deutet auf Verklebungen und Verspannungen in den Faszien- und Muskellogen des Nackens.

Eine Einschränkung der Gleitfähigkeit der Vagina carotica und des M. sternocleidomastoideus und/oder eine Spannung bei der Dehnung und Bewegung deuten auf Verklebungen und Verspannungen in diesen Faszien- und Muskellogen des Halses.

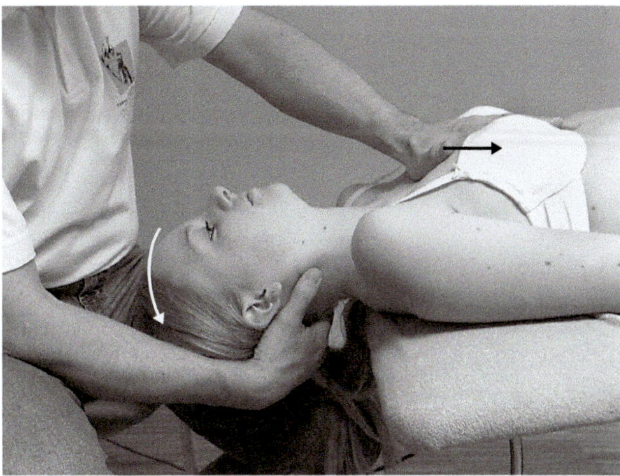

Abb. 8.76 Behandlung der ventralen Anteile des thorakalen Operkulums

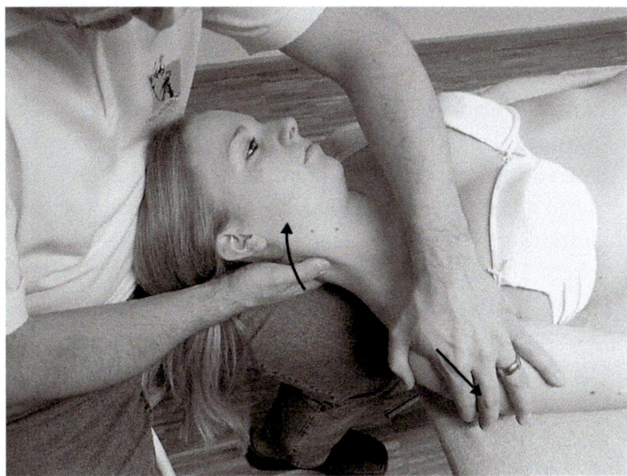

Abb. 8.77 Behandlung der lateralen Anteile des thorakalen Operkulums

8.5.3 Allgemeine Untersuchung und Behandlung der Beweglichkeit des thorakalen Operkulums

Ausgangsposition Patient in Rückenlage, die Beine angewinkelt. Therapeut am Kopfende der Liege sitzend. Das Kopfteil der Liege wird bei Bedarf heruntergeklappt und der Kopf des Patienten mit einer Hand unterstützt.

Ausführung

- Ventrale Anteile des thorakalen Operkulums (➤ Abb. 8.76): Die eine Hand auf das Sternum des Patienten legen und es nach kaudal fixieren. Gleichzeitig den Kopf (mit geschlossenem Mund) behutsam in Extension führen, um die myofaszialen Strukturen zu dehnen.
- Laterale Anteile des thorakalen Operkulums (➤ Abb. 8.77): Die eine Hand auf die Schulter und Klavikula des Patienten legen und sie nach kaudal fixieren. Gleichzeitig den Kopf behutsam in heterolaterale Seitneigung führen, um die myofaszialen Strukturen zu dehnen.
- Dorsale Anteile des thorakalen Operkulums (➤ Abb. 8.78): Die eine Hand auf den zervikothorakalen Übergang des Pa-

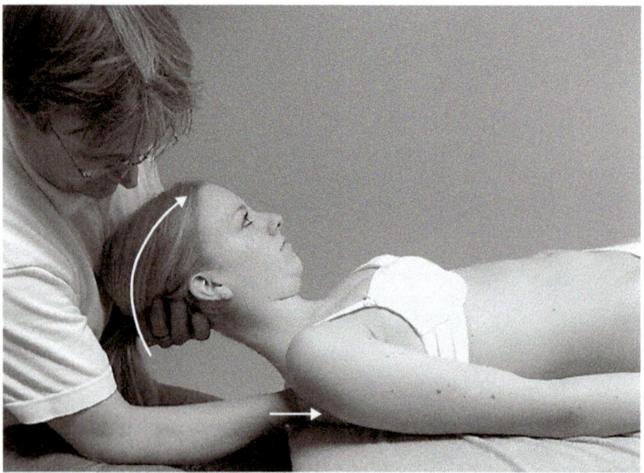

Abb. 8.78 Behandlung der dorsalen Anteile des thorakalen Operkulums

tienten legen und diesen nach kaudal fixieren. Gleichzeitig den Kopf behutsam in Flexion führen, um die myofaszialen Strukturen zu dehnen.

- Anschließend, in jeder der vorher beschriebenen Positionen, sehr langsam und vorsichtig mit einem Daumen oder mit einer Fingerkuppe von kranial nach kaudal in der Faserrichtung durch das myofasziale Gewebe ziehen, um die Verklebungen zwischen den verschiedenen Fasern aufzulockern. Dabei den Druck behutsam an das darunterliegende Gewebe anpassen. Man sollte besonders darauf achten, keinen größeren Druck in Höhe der Schilddrüse und der A. carotis und V. jugularis interna auszuüben!

8.5.4 Artikulärer Test der HWS und des zervikothorakalen Übergangs

8

Ausgangsposition Patient sitzend oder in Rückenlage, die Beine angewinkelt. Therapeut hinter dem Patienten stehend bzw. am Kopfende der Liege.

Handposition Den Kopf des Patienten mit der einen Hand halten, die Finger der anderen Hand dorsal bilateral auf die interapophysären Gelenke der HWS legen (➤ Abb. 8.79).

Ausführung Den Kopf und die HWS des Patienten behutsam hintereinander in Flexion, Extension, Seitneigung homo- und heterolateral, Rotation homo- und heterolateral und Zirkumduktion führen.

Bewegungseinschränkungen, die deutlich als feste „Blockierung" und Verhärtung während einer der Bewegungen der HWS, manchmal mit lokalem Schmerz, tastbar sind, deuten eher auf eine Gelenkproblematik.

Eine ziehende Verzögerung und nicht feste Einschränkung der Beweglichkeit deuten eher auf eine myofasziale Problematik.

Wichtig

Es sei darauf hingewiesen, dass der zervikothorakale und hochthorakale Bereich gerne von Einschränkungen betroffen ist. Kompensatorisch entsteht darauf häufig eine Hypermobilität und Überlastung im mittleren zervikalen Bereich! Es ist wichtig, Einschränkungen im zervikothorakalen und hochthorakalen Bereich nicht zu übersehen und den Rest der HWS trotzdem schonend zu behandeln und zu testen.

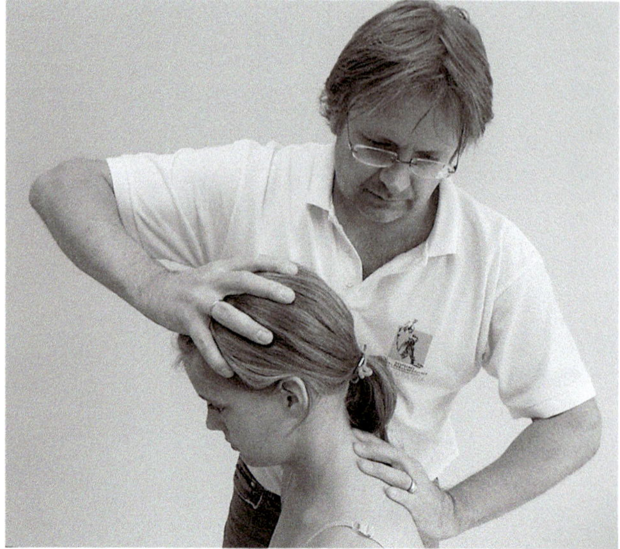

Abb. 8.79 Artikulärer Test der HWS und des zervikothorakalen Übergangs

8.5.5 Behandlung des zervikothorakalen Übergangs

❶ Schonende Mobilisation mit minimalem Hebelarm des zervikothorakalen Übergangs

Bemerkung des Autors

Ich habe diese Technik besonders für Patienten mit einer Instabilität der mittleren HWS oder Bandscheibenproblematik der HWS bis zu C5–C6 entwickelt. Diese Technik erlaubt eine Mobilisation des zervikothorakalen Übergangs und ist trotzdem schonend für die HWS (z. B. Läsion von C7–Th1 in Rotation rechts: ERS_{rechts} oder FRS_{rechts}). Diese Technik kann wunderbar langsam und ohne segmentalen Stress ausgeführt werden, wenn man die Positionierung und Hebelung nicht ausschließlich mit dem Kopf des Patienten, sondern mit dem ganzen Körper des Patienten einstellt. Ein schneller Thrust ist dann überhaupt nicht notwendig und das macht diese Technik äußerst wertvoll!

Ausgangsposition Patient sitzend, der rechte Arm bleibt entspannt neben dem Körper, die linke Hand des Patienten wird im Nacken, mit dem Zeigefinger oberhalb von C6 gelegt. Therapeut links neben dem Patienten stehend.

Handposition Von ventral den Kopf des Patienten umgreifen und die Finger der linken (ventralen) Hand auf die Finger des Patienten legen und genau darauf achten, die HWS bis C7 zu umgreifen.

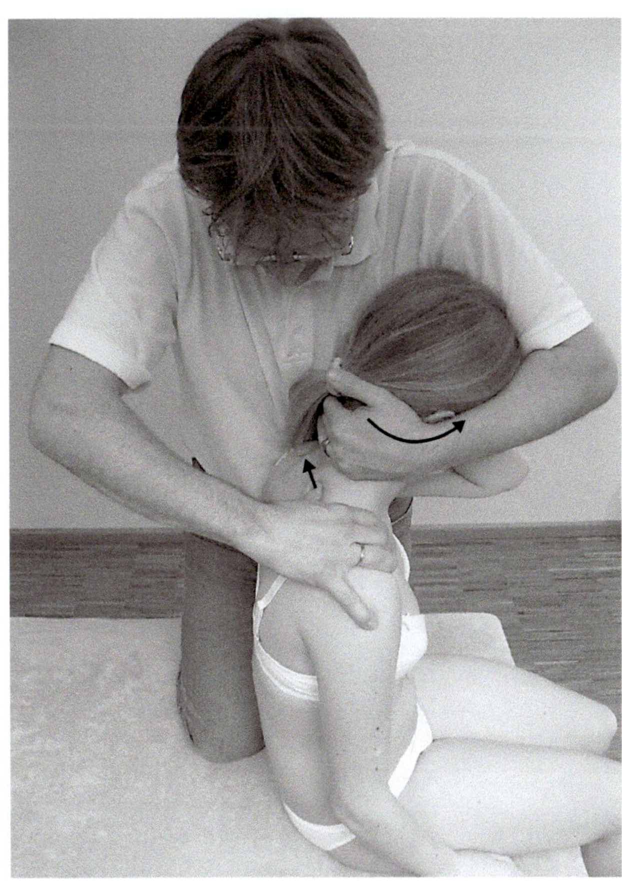

Abb. 8.80 Schonende Mobilisation für den zervikothorakalen Übergang bei einer Rotationsläsion von C7 nach rechts

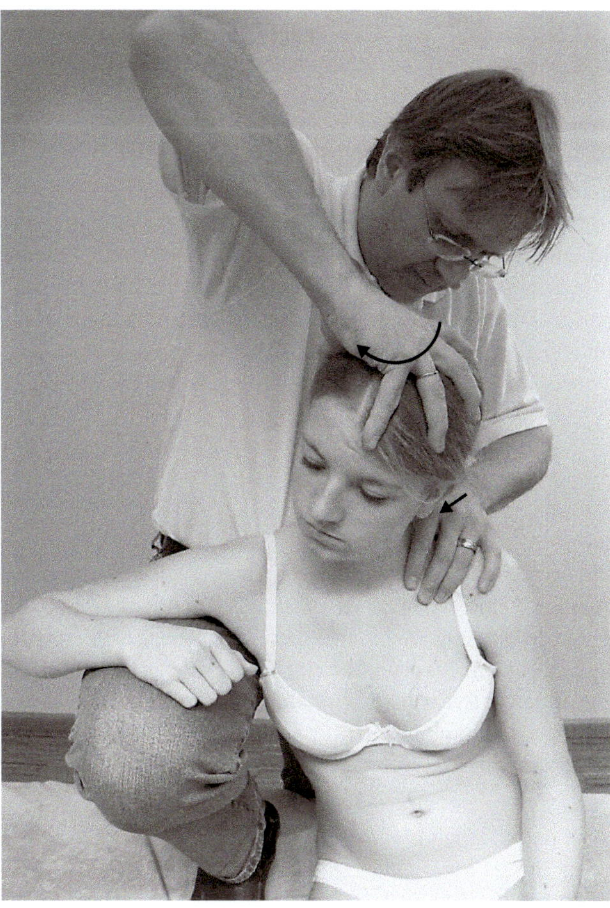

Abb. 8.81 Minimal-Leverage-Thrust für den zervikothorakalen Übergang bei einer Rotationsläsion von C7 nach links ERS_{links} oder FRS_{links}

Die rechte (dorsale) Hand fixiert mit dem Daumen den Processus spinosus von Th1 auf der rechten Seite (➤ Abb. 8.80).
Ausführung Die linke Hand und der Oberkörper des Therapeuten bringen die HWS des Patienten in Flexion oder Extension, Traktion oder Kompression und konzentrieren die Mobilisation der Segmente C7–Th1 auf Rotation nach links oder auch auf Rotation nach links und gleichzeitige Seitneigung nach rechts.

❷ Mobilisation, Minimal-Leverage-Thrust oder Muscle Energy des zervikothorakalen Übergangs

Weil diese Technik in einer nahezu neutralen Position ausgeführt wird, ist sie sehr schonend für die HWS. Es sollte jedoch immer darauf geachtet werden, dass beim Einstellen der Position kein Schmerz oder Ausstrahlung entsteht. Tritt trotzdem Schmerz oder Ausstrahlung auf, darf diese Technik nicht ausgeübt werden (z.B. Läsion von C7–Th1 in Rotation links: ERS_{links} oder FRS_{links}).
Ausgangsposition Patient aufrecht sitzend, Therapeut hinter ihm stehend,
Handposition Mit dem linken Daumen den Processus spinosus von Th1 auf der linken Seite fixieren. Mit der rechten Hand flächig den Kopf des Patienten im parietalen Bereich umgreifen und die Halswirbelsäule in Flexion bringen.
Ausführung Durch eine Positionierung des ganzen Körpers und „Zentrierung" der leichten Kompression wird die Bewegung auf den zervikothorakalen Übergang eingestellt. Beim „Positionierungsspiel" mit dem ganzen Körper des Patienten wird nacheinander eine Flexion oder Extension, eine Kompression, eine Rotation nach links vom Thorax bis zu Th1 und gleichzeitig eine Rotation nach rechts vom Kopf und von HWS bis C7 ausgeführt. Zusätzlich wird auch eine minimale Seitneigung nach links und eine Flexion im Segment C7–Th1 ausgeführt.

Die eigentliche Technik wird daraufhin mit der rechten Hand in einer äußerst minimalen, aber schnellen Rotation nach rechts ausgeführt (wie ein „Birnchen drehen"). Die linke Hand fixiert lediglich den Processus spinosus von Th1 auf der linken Seite (➤ Abb. 8.81).

In dieser relativ „neutralen" Position (und deswegen weitaus sicherer als bei der „maximal Leverage") erst eine Probebehandlung durchführen. Erst wenn diese komplett schmerzfrei und ohne Auslösung von neurologischen Symptomen ist, wird die eigentliche Technik ausgeführt, indem eine minimale schnelle Rotation nach rechts ausgeführt wird.

8

Diese Technik kann als Mobilisation oder auch als Thrust oder Muscle-Energy-Technik eingesetzt werden. Auch diese Technik kann wunderbar langsam und ohne segmentalen Stress ausgeführt werden, wenn man die Positionierung und Hebelung nicht ausschließlich mit dem Kopf des Patienten, sondern mit dem ganzen Körper des Patienten einstellt. Ein schneller Thrust ist dann überhaupt nicht notwendig und das macht diese Technik äußerst wertvoll!

Man kann den Patienten zusätzlich auffordern, kurz und submaximal dagegen zu drücken (sich zur Neutralstellung zurückzudrehen) oder auch sich weiter in der Korrekturrichtung zu drehen; danach wird postisometrisch ohne Thrust mobilisiert.

8.5.6 Test und Behandlung der ersten Rippen

Die erste Rippe besitzt in der chondrosternalen Verbindung meistens keine synoviale Gelenkstruktur, sondern eine knorpelige Verbindung. Dadurch ist diese Verbindung im Vergleich zu den übrigen Rippen zwar sehr stabil, die kostovertebralen und kostotransversalen Gelenke der ersten Rippe sind dafür jedoch umso empfindlicher für Spannungen der umgebenden Gewebe.

❶ Test der aktiven Atembewegungen der ersten Rippe

Ausgangsposition Patient sitzend oder in Rückenlage. Therapeut ventral vom Patienten stehend; uni- oder bilateral der Reihe nach Folgendes ausführen:

1. Die Fingerspitze des Mittelfingers ventral auf den Knorpel der ersten Rippe legen, den Zeigefinger genau dorsal-kaudal der Klavikula und den Daumen durch den lateralen Trapeziusrand genau auf das Tuberculum costae der ersten Rippe (➤ Abb. 8.82).
2. Die Fingerspitzen des Zeige- und Mittelfingers so weit lateral wie möglich medial auf die erste Rippe legen, bevor sie unter der Klavikula verschwindet (➤ Abb. 8.83).
3. Die Fingerspitzen des Zeige- und Mittelfingers auf den Knorpel der ersten Rippe und den Daumen durch den Trapeziusrand auf das Tuberculum costae der ersten Rippe legen (➤ Abb. 8.84).

Ausführung Den Patienten auffordern, tief ein- und auszuatmen und der Reihe nach Folgendes vergleichen:

1. Pumpschwengelbeweglichkeit (in der Sagittalebene) der beiden ersten Rippen: Beim Einatmen wandert der Knorpel der ersten Rippen nach ventral-kranial und das Tuberkulum der ersten Rippen nach kaudal. Beim Ausatmen wandert der Knorpel der ersten Rippen nach dorsal-kaudal und das Tuberkulum der ersten Rippen nach kranial (➤ Abb. 8.82).

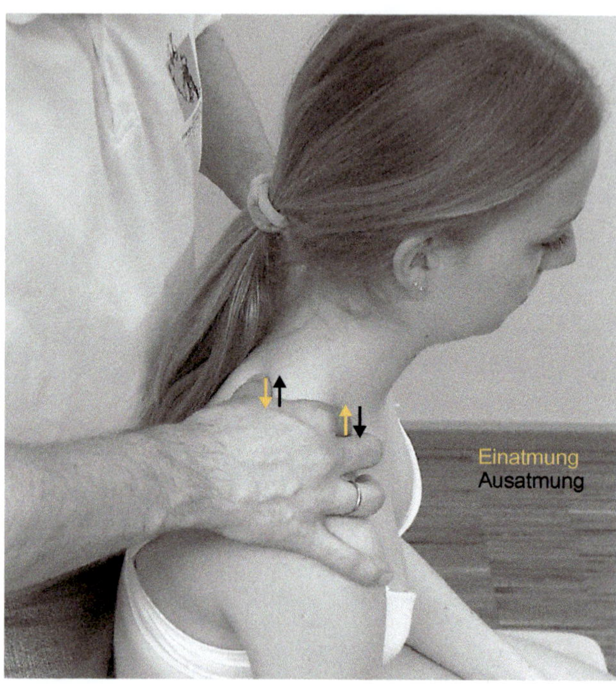

Abb. 8.82 Test der Pumpschwengelbeweglichkeit der ersten Rippe in der Sagittalebene bei der Atmung

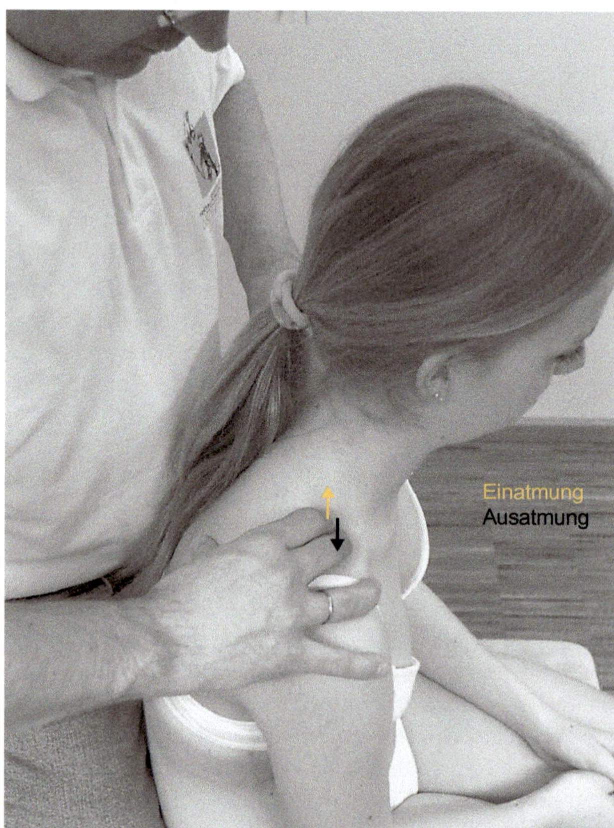

Abb. 8.83 Test der Eimerhenkelbeweglichkeit der ersten Rippe in der Sagittalebene bei der Atmung

8

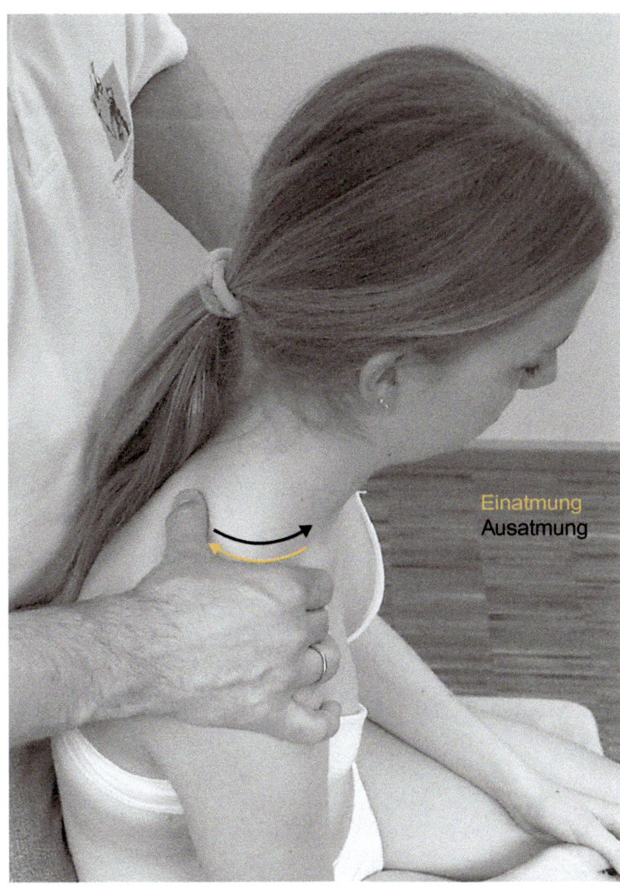

Abb. 8.84 Test der Zahnradbeweglichkeit der ersten Rippe in der Transversalebene bei der Atmung

2. Eimerhenkelbeweglichkeit (in der Frontalebene) der beiden ersten Rippen: Beim Einatmen wandern diese nach lateral-kranial und beim Ausatmen nach medial-kaudal (> Abb. 8.83).
3. Zahnradbeweglichkeit (in der Transversalebene) der beiden ersten Rippen. Beim Einatmen drehen diese nach außen und beim Ausatmen nach innen (> Abb. 8.84).

❷ Untersuchung und Behandlung der passiven kostovertebralen Beweglichkeit der ersten Rippe bei Bewegungen der HWS

In der englischsprachigen Literatur werden keine Rotationsbewegungen der Rippen beschrieben. Dort werden diese Bewegungen als Anteriore-Posteriore-Beweglichkeit der ersten Rippe bezeichnet.

Läsionen der ersten Rippe in Einatmung (Superior-Läsionen) kommen wegen der Spannung der Mm. scalenii häufig vor. Diese spannen bei der homolateralen Seitneigung gegen Widerstand an und ziehen gleichzeitig die Rippe hoch.

Ausgangsposition Patient sitzend, Therapeut neben oder hinter ihm stehend.

Handposition Den Kopf des Patienten mit der einen Hand stützen und mit der anderen Hand der Reihe nach Folgendes ausführen:

1. Die Fingerspitze des Mittelfingers der einen Hand für die Flexion/Extension ventral auf den Knorpel der ersten Rippe legen, der Zeigefinger genau unterhalb der Klavikula und der Daumen durch den Trapeziusrand genau auf das Tuberculum costae der ersten Rippe legen (> Abb. 8.85).
2. Das Mittelglied des gebeugten Zeigefingers der anderen Hand für die Seitneigung, so weit lateral wie möglich, flach auf die erste Rippe legen; (> Abb. 8.86).
3. Die Fingerspitzen der anderen Hand für die Rotation auf den Knorpel der ersten Rippe legen und den Daumen auf das Tuberculum costae der ersten Rippe (> Abb. 8.87).

Ausführung

1. Mit der einen Hand die HWS in Extension führen. Mit der anderen Hand die Pumpschwengelbeweglichkeit (in der Sagittalebene) der ersten Rippe bewerten. Bei der Extension der HWS wandert der Knorpel der ersten Rippe nach ventral-kranial und das Tuberkulum der ersten Rippen nach kaudal. Passiv mit dem Daumen oder mit dem metacarpophalangealen Gelenk des Zeigefingers die Mobilität des Tuberculum costae der ersten Rippe nach kaudal vergrößern (> Abb. 8.85).
2. Mit der einen Hand die HWS in Flexion führen. Mit der anderen Hand die Pumpschwengelbeweglichkeit (in der Sagittalebene) der ersten Rippe bewerten. Bei der Flexion der HWS wandert der Knorpel der ersten Rippe nach dorsal-kaudal und das Tuberkulum der ersten Rippe nach kranial. Passiv mit dem Mittelglied des gebeugten Zeigefingers die Mobilität des Knorpels der ersten Rippe nach kaudal vergrößern (> Abb. 8.86).
3. Mit der einen Hand die HWS in Seitneigung führen, dabei die HWS mit dem Unterarm zur Schonung abstützen, damit keine Belastung der HWS entsteht. Die Eimerhenkelbeweglichkeit (in der Frontalebene) der ersten Rippe bewerten. Bei der Seitneigung heterolateral wandert diese nach kranial und bei der Seitneigung homolateral nach kaudal. Bei der Seitneigung homolateral die erste Rippe passiv mit dem Mittelglied des gebeugten Zeigefingers nach kaudal mobilisieren. Anschließend die Rippe kaudal fixieren und daraufhin die Halswirbelsäule des Patienten heterolateral in Seitneigung führen (> Abb. 8.87).
4. Mit der einen Hand die HWS in Rotation führen und die HWS des Patienten mit dem Unterarm abstützen. Die Zahnradbeweglichkeit (in der Transversalebene) der ersten Rippe mit der anderen Hand bewerten. Bei der heterolateralen Rotation der HWS dreht die erste Rippe nach außen; in Höhe des Tuberculum costae (wandert nach medial) und in Höhe der Cartilago costae (wandert nach ventral-lateral) die Außenrotation bewerten (> Abb. 8.88). Bei der homolateralen Rotation der HWS dreht die erste Rippe nach innen; am Tuberculum costae (wandert nach lateral) und an der Cartilago costae (wandert nach dorsal-medial) die Innenrotation der ersten Rippe bewerten (> Abb. 8.89). Passiv die Rotation der ersten Rippe gemeinsam mit der Rotation der HWS mobilisieren.

8

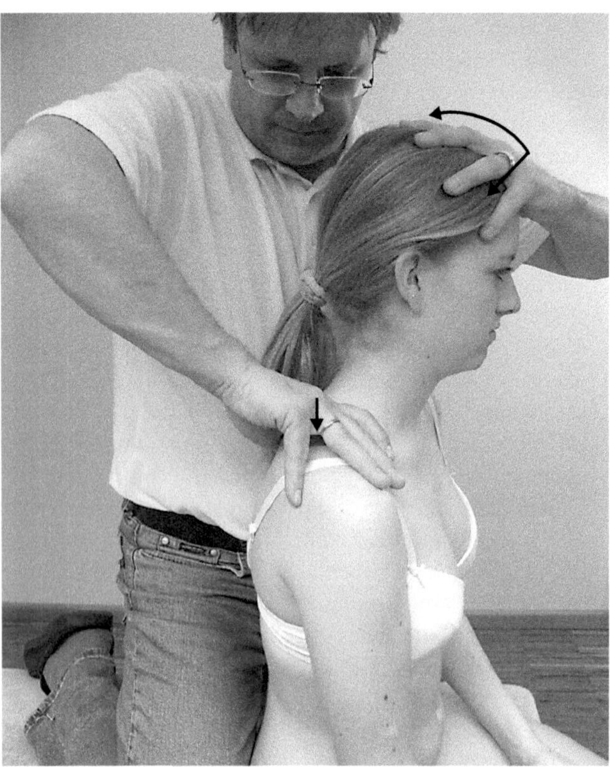

Abb. 8.85 Test der Pumpschwengelbeweglichkeit der ersten Rippe in der Sagittalebene bei der Extension der HWS

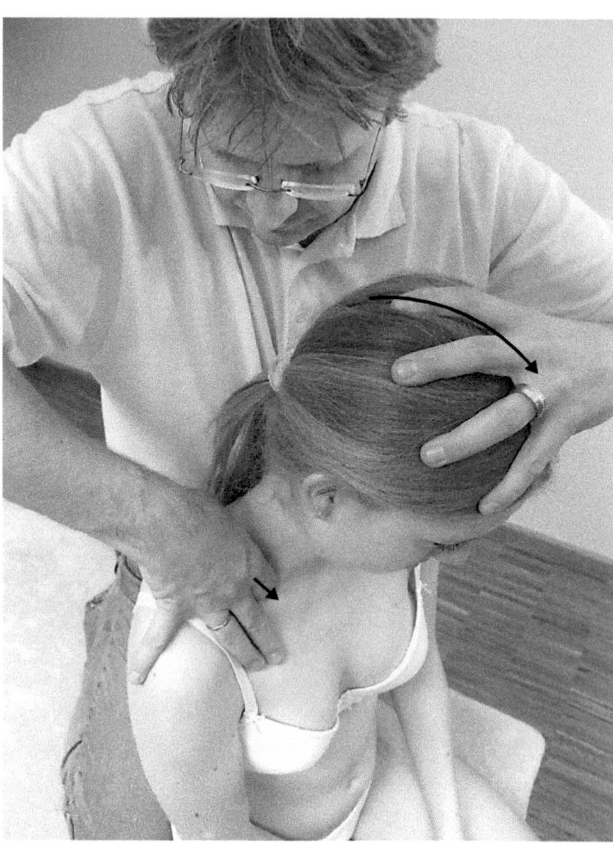

Abb. 8.86 Test der Pumpschwengelbeweglichkeit der ersten Rippe in der Sagittalebene bei der Flexion der HWS

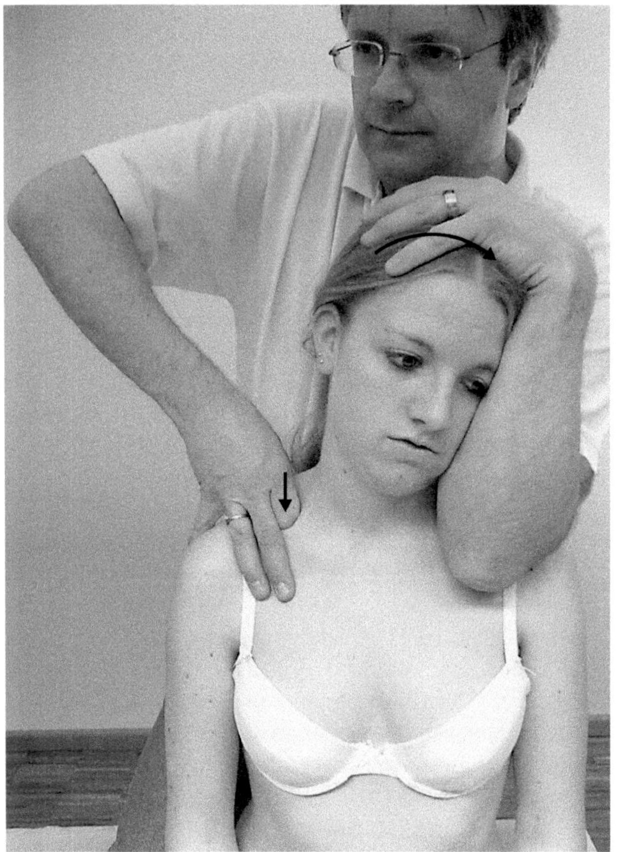

Abb. 8.87 Test der Eimerhenkelbeweglichkeit der ersten Rippe in der Frontalebene bei der Seitneigung der HWS

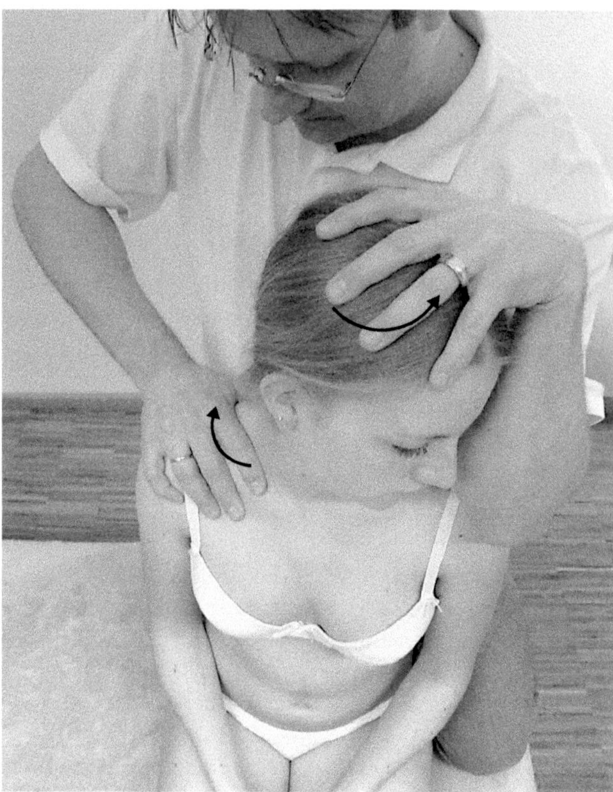

Abb. 8.88 Test der Außenrotation der ersten Rippe in der Transversalebene bei der heterolateralen Rotation der HWS

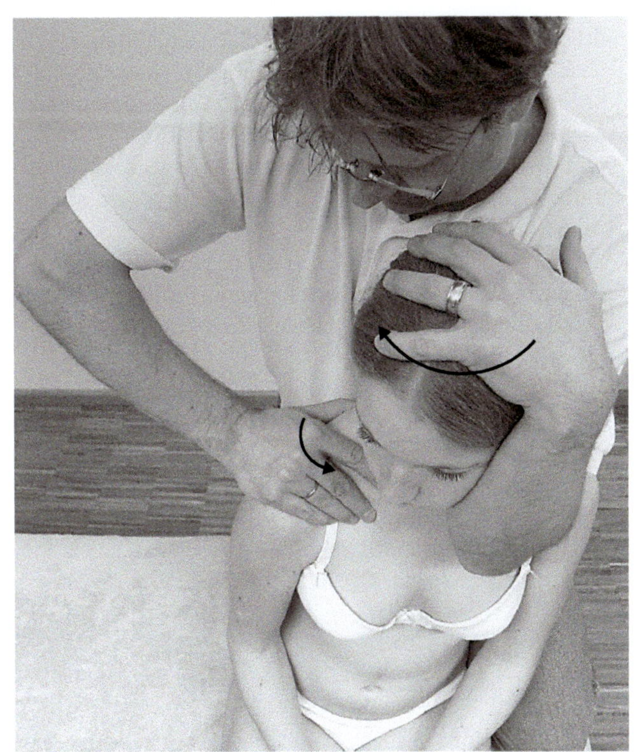

Abb. 8.89 Test der Innenrotation der ersten Rippe in der Transversalebene bei der homolateralen Rotation der HWS

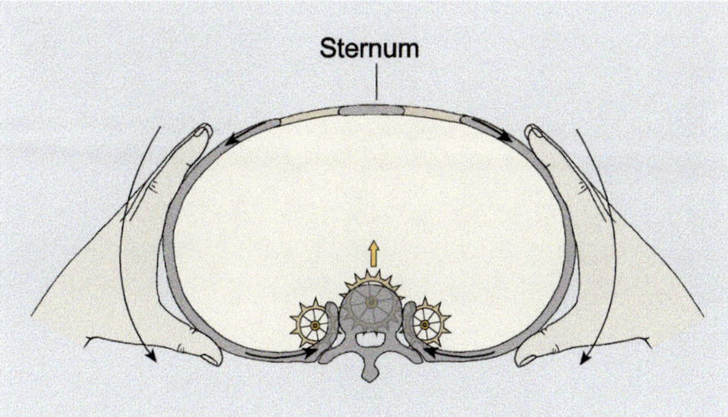

Abb. 8.90 Bilaterale Außenrotation der ersten Rippen [L190]

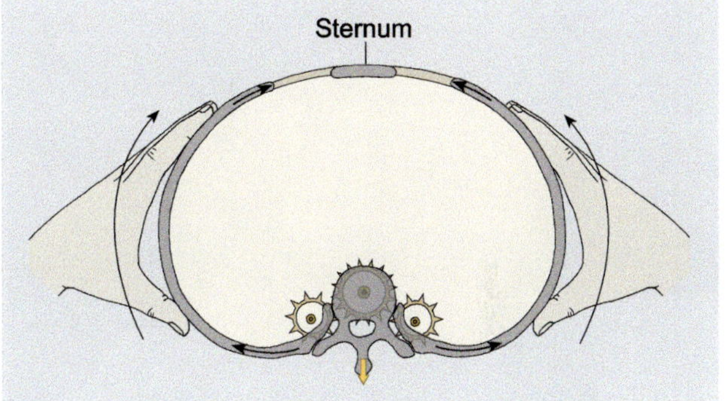

Abb. 8.91 Bilaterale Innenrotation der ersten Rippen [L190]

❸ Alternative: Bilaterale Zahnradbewegung in Außenrotation der ersten Rippen

Ausgangsposition Patient sitzend, Therapeut dorsal vom Patienten stehend.
Handposition Die Fingerspitzen bilateral auf die Cartilagines der ersten Rippen und die Daumen bilateral auf die Tubercula costarum der ersten Rippen legen (> Abb. 8.90).
Ausführung Der Patient wird aufgefordert, sich langsam aufzurichten und die HWS und die BWS zu extendieren. Bilateral in Höhe der Tubercula costarum die Außenrotationsbeweglichkeit der ersten Rippen bewerten. Bei der Mobilisation wird die Außenrotationsbewegung der Rippen mit den Händen verstärkt.

❹ Alternative: Bilaterale Zahnradbewegung in Innenrotation der ersten Rippen

Ausgangsposition Patient sitzend, Therapeut dorsal vom Patienten stehend.
Handposition Die Fingerspitzen bilateral auf die Cartilagines der ersten Rippen und die Daumen bilateral auf das Tuberculum costae der ersten Rippen legen (> Abb. 8.91).
Ausführung Der Patient wird aufgefordert, sich langsam „zusammenzurollen" und dabei die HWS und die BWS zu flektieren. Bilateral in Höhe der Tubercula costarum die Innenrotationsbeweglichkeit der ersten Rippen bewerten. Bei der Mobilisation wird die Innenrotationsbewegung der Rippen mit den Händen verstärkt.

8.5.7 Untersuchung und Behandlung des Sternums (Manubrium sterni)

❶ Test der Abhängigkeit des Sternums von den Halsfaszien

Ausgangsposition Patient sitzend. Therapeut neben dem Patienten stehend und den Rücken des Patienten mit seinem Knie stützend.
Handposition Den Kopf des Patienten mit der einen Hand von oben greifen und mit der anderen Hand das Manubrium sterni des Patienten flach kontaktieren (> Abb. 8.92).
Ausführung Die HWS des Patienten mit der einen Hand in Extension, Flexion, Rotation links und rechts und Seitneigung links und rechts führen. Mit der anderen Hand die Reaktion des Sternums auf die Bewegungen der HWS wahrnehmen. Normalerweise ist eine freie Bewegung der HWS ohne Mitbewegung des Sternums möglich. Bewegt sich das Sternum trotzdem schnell mit, so deutet das auf verkürzte Halsfaszien und eventuell auf Blockierungen der HWS. Dann ist es notwendig, die HWS und die Halsfaszien (das Operkulum) genauer zu untersuchen.

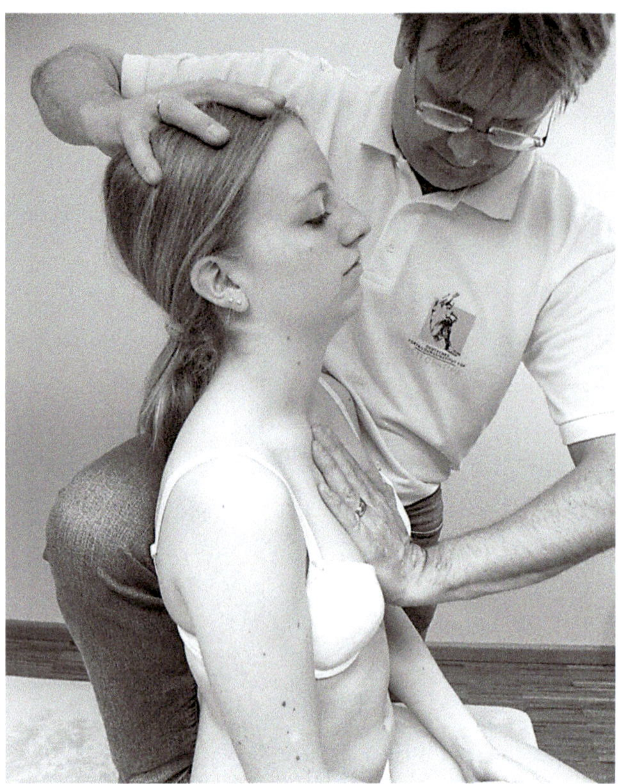

Abb. 8.92 Test der Abhängigkeit des Sternums von den Halsfaszien

❷ Untersuchung und Behandlung der Abhängigkeit des Sternums von den Rippen und der BWS

8

Ausgangsposition Patient sitzend. Therapeut neben dem Patienten stehend und den Rücken des Patienten mit seinem Knie stützend.
Handposition Die eine Hand flach auf das Manubrium sterni des Patienten legen, die andere Hand auf den Kopf des Patienten (➤ Abb. 8.92).
Ausführung Die BWS des Patienten mit der anderen Hand passiv in Extension, Flexion, Rotation links und rechts sowie Seitneigung links und rechts führen.

- Bei der passiven Extension der BWS bewegt sich normalerweise der obere Pol des Manubriums mehr nach kranial als der untere Pol. Dies entspricht einer Streckung (Abflachung) des Sternums in Höhe der Symphysis manubriosternalis (Angulus Ludovici wird abgeflacht).
- Bei der passiven Flexion der BWS bewegt sich der obere Pol des Manubriums mehr nach kaudal als der untere Pol. Dies entspricht einer Biegung des Sternums in Höhe der Symphysis manubriosternalis (Angulus Ludovici ausgeprägter).
- Bei der passiven Oberkörperrotation (z. B. nach links) macht das Manubrium sterni (und auch der Korpus) eine verzögerte, eingeschränkte homolaterale Rotation (nach links), da, hier die Rippen dominieren. Anders ausgedrückt: es findet eine leicht entgegengesetzte Rotation nach rechts statt. Die rechten Rippen nehmen das Manubrium sterni erst etwas verzögert, nach Ausschöpfung der kostovertebralen, kostotransversalen, chondrokostalen und kostosternalen Beweglichkeit mit in Innenrotation und die linken Rippen nehmen es, etwas verzögert, mit in Außenrotation.
- Bei der Seitneigung (nach links oder rechts) von kranial ausgehend verzögert sich die Seitneigung des Sternums, weil die Rippen auf der konkaven Seite zusammen geschoben werden.

Bei Einschränkungen der Beweglichkeit wird mit der einen Hand die Bewegung nicht auf das Sternum, sondern auf die Rippengelenke, die Sternoklavikulargelenke bzw. die Brustwirbelgelenke zentriert, um differenzialdiagnostisch zwischen einer Sternum-, Klavikula- und Rippen-Problematik bzw. BWS-Problematik unterscheiden zu können. Es ist zusätzlich notwendig, die nachfolgenden Tests auszuführen.

❸ Abhängigkeit des Sternums von der Atmung

Ausgangsposition Patient in Rückenlage, Therapeut neben dem Patienten stehend.
Handposition Die Hand flach auf das Brustbein des Patienten legen.
Ausführung Den Patienten auffordern, tief ein- und auszuatmen (➤ Abb. 8.94).

Beim Einatmen verstärkt sich die Krümmung des manubriosternalen Winkels und das Sternum bewegt sich im Ganzen nach ventrokranial.

Beim Ausatmen flacht der manubriosternalen Winkels ab und das Sternum bewegt sich im Ganzen nach dorsokaudal.

Rotationen oder Seitneigungen deuten auf Spannungen im Rippen-, Klavikula- und/oder BWS-Bereich sowie Lungen- oder Mediastinumbereich. Durch Zentrierung der Bewegung auf die Rippen-, Klavikula- bzw. Brustwirbelgelenke kann differenzialdiagnostisch zwischen diesen Gelenken unterschieden werden. Intensivere Tests dieser Gelenke müssen eventuell hinzugezogen werden.

- **Indirekte Behandlungstechnik**: Jener Bewegung des Sternums folgen, die gut verläuft. Diese Bewegung verstärken und das Sternum behutsam während einiger Atemzyklen in dieser Position halten, bis man merkt, dass die Spannung nachlässt.
- **Direkte Behandlungstechnik**: Das Sternum verstärkt in die Richtung mobilisieren, in der sich das Sternum nicht gut bewegen lässt. Entweder wiederholt man diese Richtung während der Atembewegungen oder man hält das Sternum in der korrigierten Richtung und verstärkt die Korrektur während der darauf folgenden Atembewegungen noch mehr, bis die Spannung nachlässt.

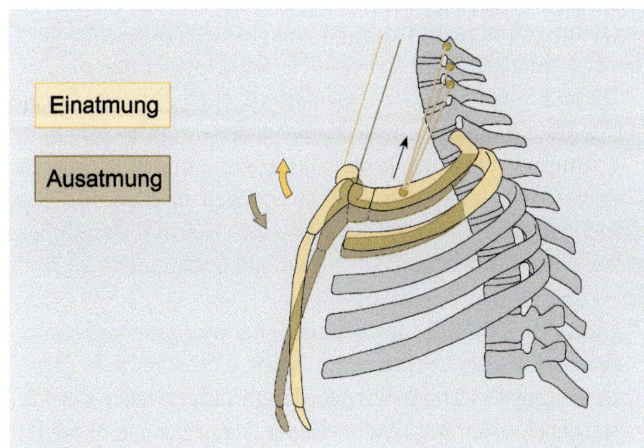

Abb. 8.93 Beweglichkeit des Sternums während der diaphragmalen Atmung [L190]

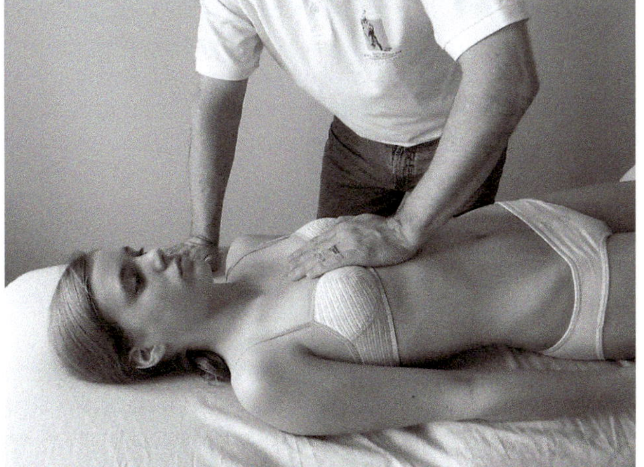

Abb. 8.94 Untersuchung und Behandlung der Beweglichkeit des Sternums während der diaphragmalen Atmung

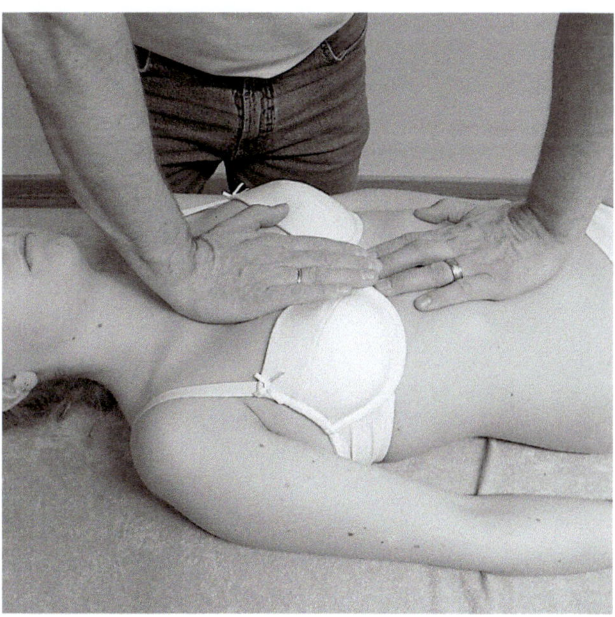

Abb. 8.95 Untersuchung und Behandlung der passiven Beweglichkeit des Sternums

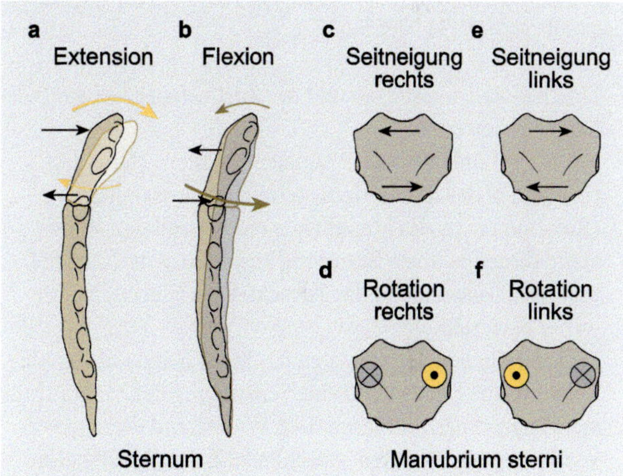

Abb. 8.96 Testbewegungen des Manubrium sterni. **a** Extensionsbewegung des Manubrium sterni mit Betonung des manubriosternalen Winkels, **b** Flexionsbewegung des Manubrium sterni mit Abflachung des manubriosternalen Winkels, **c** Seitneigung des Manubrium sterni nach rechts, **d** Rotation des Manubrium sterni nach rechts, **e** Seitneigung des Manubrium sterni nach links, **f** Rotation des Manubrium sterni nach links [M665/L190]

❹ Untersuchung und Behandlung der passiven Beweglichkeit des Sternums und der Abhängigkeit des Sternums vom mediastinalen Gewebe

Ausgangsposition Patient in Rückenlage, Therapeut neben dem Patienten stehend.

Handposition Mit dem Handballen der kranialen (rechten) Hand Kontakt mit dem Manubrium sterni des Patienten aufnehmen.

Ausführung Die dreidimensionale Beweglichkeit des Manubrium sterni testen (➤ Abb. 8.95 und ➤ 8.96). Die kaudale (linke) Hand kann hierbei eventuell unterstützen:

- Mit dem Handballen der kranialen (rechten) Hand den oberen Pol des Manubrium sterni nach dorsal drücken (Extension des Manubrium sterni) und die Beweglichkeit bzw. den Widerstand dieser passiven Drehung bewerten. Anschließend plötzlich loslassen und das Zurückfedern (Recoil) des Gewebes bewerten.
- Mit dem Handballen der kranialen (rechten) Hand den unteren Pol des Manubrium sterni nach dorsal drücken (Flexion des Manubrium sterni) und die Geschmeidigkeit und den auftretenden Widerstand dieser passiven Bewegung bewerten. Anschließend plötzlich loslassen und das Zurückfedern (Recoil) des Gewebes bewerten.
- Mit dem Handballen der kranialen (rechten) Hand den linken Pol des Manubrium sterni nach dorsal (Rotation links des Manubrium sterni) drücken und dabei die Geschmeidigkeit und den auftretenden Widerstand dieser passiven Bewegung bewerten. Anschließend diesen aufgebauten

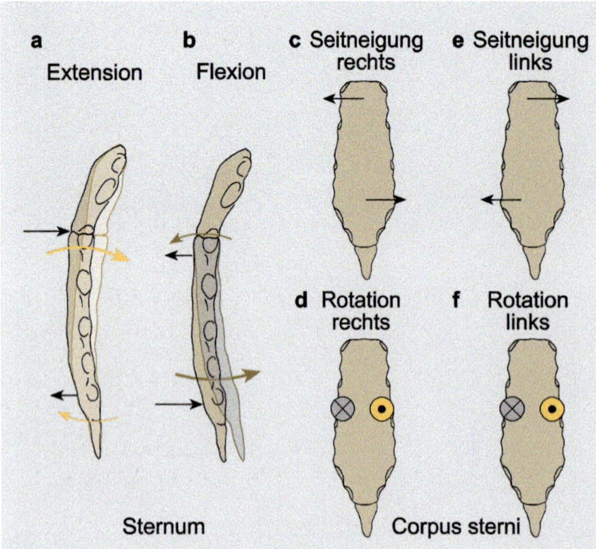

Abb. 8.97 Testbewegungen des Corpus sterni. **a** Extensionsbewegung des Corpus sterni mit Abflachung des manubriosternalen Winkels, **b** Flexionsbewegung des Corpus sterni mit Betonung des manubriosternalen Winkels, **c** Seitneigung des Corpus sterni nach rechts, **d** Rotation des Corpus sterni nach rechts, **e** Seitneigung des Corpus sterni nach links, **f** Rotation des Corpus sterni nach links [M665/L190]

Druck plötzlich loslassen und das Zurückfedern (Recoil) des Gewebes bewerten.

- Mit dem Handballen der kranialen (rechten) Hand den rechten Pol des Manubrium sterni nach dorsal drücken (Rotation rechts des Manubrium sterni) und den Widerstand dieser passiven Bewegung bewerten. Anschließend plötzlich loslassen und das Zurückfedern (Recoil) des Gewebes bewerten.
- Den Handballen der kranialen (rechten) Hand auf das Manubrium sterni legen und eine Seitneigung des Manubrium sterni nach links ausführen. Den Widerstand dieser passiven Bewegung bewerten. Anschließend den Recoil beim Loslassen bewerten.
- Den Handballen der kranialen (rechten) Hand auf das Manubrium sterni legen und eine Seitneigung des Manubrium sterni nach rechts ausführen und den Widerstand dieser passiven Bewegung bewerten. Anschließend den Recoil beim Loslassen bewerten.
- Die flache Hand auf das Manubrium sterni legen und es in die verschiedenen Richtungen der drei Ebenen verschieben: superior, inferior, links, rechts und dorsal. Den Widerstand dieser passiven Bewegung bewerten. Die Beweglichkeit nach ventral kann man anhand des Recoil auswerten, wenn man zuerst einen Druck nach dorsal ausübt und dann plötzlich loslässt.

Spannungen bzw. ein großer Widerstand und eine deutliche Unbeweglichkeit bei den Testbewegungen in einer Richtung deuten auf Blockierungen des zervikothorakalen Übergangs, der Rippengelenke der ersten zwei Rippenpaare und der Sternoklavikulargelenke oder auf Spannungen im oberen Mediastinum.

Ein zögerndes, langsames Zurückfedern des Gewebes deutet auf viel Spannung im mediastinalen Gewebe. Ein hartes Widerstandsgefühl beim Bewegen und ein schnelles, „trockenes“ Zurückschnalzen deuten eher auf Gelenkblockierungen.

Diese Bewegungen können danach auch für den Corpus sterni dreidimensional wiederholt werden (> Abb. 8.97).

Spannungen bzw. ein großer Widerstand und eine deutliche Unbeweglichkeit bei den Testbewegungen in einer Richtung deuten auf Blockierungen der thorakalen Gelenke, der Rippengelenke der Rippenpaare III–X oder auf Spannungen im mittleren und unteren Mediastinum.

- **Indirekte Behandlungstechnik:** Jener Bewegung des Manubriums bzw. des Corpus sterni folgen, die gut verläuft. Diese Bewegung verstärken und das Manubrium bzw. den Corpus sterni behutsam während mehrerer Atemzyklen in dieser Position halten, bis man merkt, dass die Spannung nachlässt.
- **Direkte Behandlungstechnik:** Das Manubrium bzw. den Corpus sterni verstärkt in die Richtung mobilisieren, in der sich das Manubrium bzw. der Corpus sterni nicht gut bewegen lässt. Entweder die Richtung während der Atembewegungen wiederholen oder den Knochen in der korrigierten Richtung halten und die Korrektur während der darauffolgenden Atembewegungen noch mehr verstärken, bis die Spannung nachlässt.

8.5.8 Untersuchung und Behandlung der Klavikula

Die Extremitas sternalis der Klavikula ist dorsoventral konkav und kraniokaudal konvex. Die Incisura clavicularis des Sternums ist dorsoventral konvex und kraniokaudal konkav, sodass das Sternoklavikulargelenk vom Aufbau her wie ein „Sattelgelenk“ aussieht. Durch den linsenförmigen Discus articularis, der mit der Kapsel verwachsen ist, wird die Gelenkhöhle vollständig oder manchmal auch nur unvollständig unterteilt. Der Discus articularis ist hinsichtlich Bau und Form sehr variabel und oft nur unvollständig ausgebildet.

Der Knorpelbelag auf den beiden Gelenkflächen und der 3–5 mm dicken Discus articularis bilden zusammen einen bis zu 1 cm dicken, komprimierbaren „Stoßdämpfer“. Dieser „Stoßdämpfer“ erlaubt es dem Sternoklavikulargelenk, sich nicht nur in der Frontal- und Transversalebene (Elevation-Depression bzw. Pro-Retraktion), sondern auch in der Sagittalebene (Rotation anterior/posterior) um seine Längsachse zu bewegen (> Abb. 8.98). Eine starke, median gerichtete Spannung rund um die Klavikula, z. B. im Falle einer Hypertonie des M. subclavius schiebt die Klavikula sozusagen in das Sternum hinein, sodass sich das Sattelgelenk nur noch zweidimensional, d. h. nur in der Frontal- und Transversalebene, bewegen kann.

Funktionell ist es auch sehr zu beachten, dass die Klavikula über weitaus mehr Verbindungen als nur die Sternoklavikular- und Akromioklavikulargelenke verfügt, nämlich über viele myofasziale Verbindungen (Halsfazien, thorakale Faszien usw.). All diese myofaszialen Strukturen sollten frei beweglich sein, um die Atembeweglichkeit des Thorax und des Operkulums gewährleisten zu können.

8

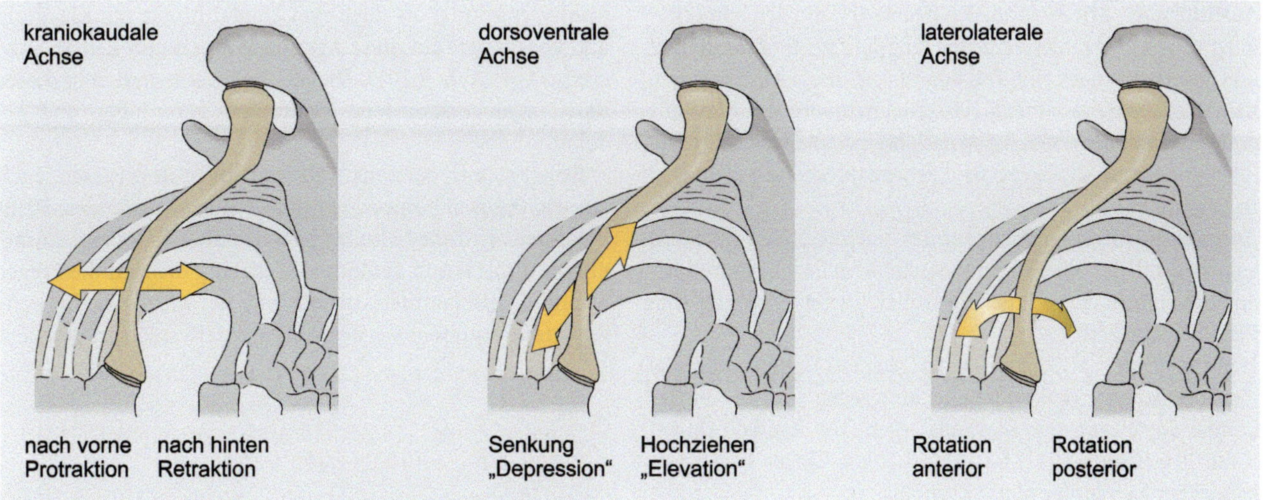

Abb. 8.98 Dreidimensionale Beweglichkeit der Klavikula [M665/L190]

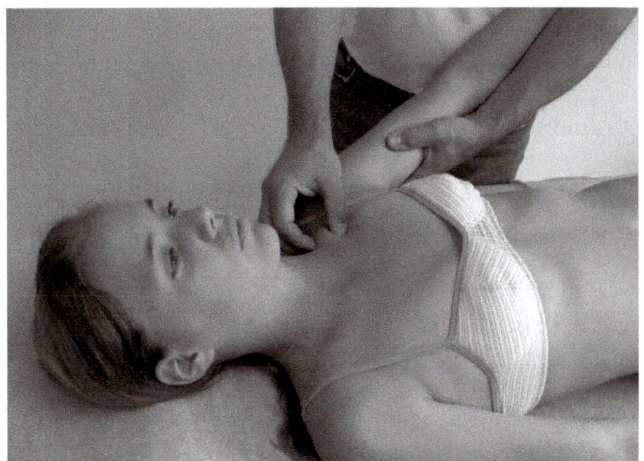

Abb. 8.99 Allgemeine Untersuchung und Behandlung der Beweglichkeit der Klavikula

❶ Allgemeine Untersuchung und Behandlung der Beweglichkeit der Klavikula

Ausgangsposition Patient in Rückenlage, Therapeut homolateral (links) neben dem Patienten stehend.

Handposition Mit der kranialen (rechten) Hand (Finger kranial, Daumen kaudal) die homolaterale (linke) Klavikula des Patienten und mit der kaudalen (linken) Hand den homolateralen (linken) Arm des Patienten umgreifen (> Abb. 8.99).

Ausführung Mit der kaudalen (linken) Hand die homolaterale (linke) Schulter des Patienten in einer Zirkumduktionsbewegung im Uhrzeiger-, bzw. Gegenuhrzeigersinn führen. Mit der kranialen (rechten) Hand die dreidimensionale Geschmeidigkeit und „Freiheit“ der passiven Beweglichkeit der Klavikula bewerten.

Eine ungenügende Beweglichkeit und ein „unharmonischer oder eckiger“ Bewegungsablauf deuten auf Spannungen in den verschiedenen Strukturen, die an der Klavikula befestigt sind. Es kann sich hierbei z. B. um die Sternoklavikulargelenke, die Akromioklavikulargelenke, die Ligg. coracoclaviculare, den M. subclavius, die Halsfaszien, den M. pectoralis major, den M. deltoideus oder den M. trapezius handeln.

Manchmal wird es notwendig sein, die einzelnen Strukturen, die an der Klavikula befestigt sind, einzeln durchzutesten.

Bei der allgemeinen Behandlung kann rhythmisch und pumpend mobilisiert werden.

❷ Untersuchung und Behandlung des M. subclavius und Lig. costoclaviculare

Den M. subclavius des Patienten visualisieren. Der M. subclavius zieht von kaudal-medial über die erste Rippe nach kranial-lateral zur Unterseite der Klavikula.

Weiterhin wird darauf hingewiesen, dass der M. subclavius von den Segmenten C5–C6 versorgt wird. Weil der N. phrenicus die Segmente C3–C5 ansteuert, kann eine Fazilitation des Segments C5 durch fasziale Verklebungen und Reizungen der sub- und supradiaphragmalen Recessus zu einen Output im Myotom von C5 führen. Das kann sich häufig in einer Hypertonie des M. subclavius und der paravertebralen Muskulatur des zervikothorakalen Übergangs äußern. Bei einer hartnäckigen Hypertonie des M. subclavius sollte man daher nicht vergessen, die Mobilität der diaphragmalen Recessus zu testen und zu behandeln.

Der M. subclavius spannt auch die Fascia clavipectoralis und hat damit einen enormen Einfluss auf die Leitungsbahnen der oberen Extremität. Besonders die V. subclavia, die tiefen Lymphbahnen und die Nerven des Plexus brachialis können daher bei Hypertonie des M. subclavius betroffen sein und Ödeme und Parästhesien in der oberen Extremität und der Hand verursachen.

In Rückenlage

Ausgangsposition Patient in Rückenlage, Therapeut homolateral (links) neben dem Patienten stehend.

Handposition Den Daumen der kaudalen (linken) Hand ventral-kaudal der homolateralen (linken) Klavikula auf die linke erste Rippe des Patienten legen und diese nach kaudal-dorsal fixieren.

8

Ausführung Mit der kranialen (rechten) Hand den homolateralen (linken) Arm des Patienten langsam in Elevation führen und gleichzeitig auch eine Traktion ventral- und lateralwärts am Arm ausführen (➤ Abb. 8.100). Dadurch wird die Klavikula progressiv von der ersten Rippe nach kranial und ventral weggeführt und der M. subclavius wird dementsprechend gedehnt.

In Seitenlage

Ausgangsposition Patient auf der heterolateralen (rechten) Seite liegend, der oben liegende (linke) Arm liegt in Retroflexion etwas hinter dem Körper abgestützt. Therapeut dorsal vom Patienten stehend.

Handposition Mit der kranialen (rechten) Hand von kranial die homolaterale (linke) Schulter umgreifen und die Finger kranial-dorsal von der Klavikula legen. Die kaudale (linke) Hand liegt kaudal der Klavikula, d. h. die Finger liegen von kaudal her kaudal-dorsal der Klavikula.

Ausführung Während man die Schulter etwas in Protraktion und Elevation führt, rutscht man mit den Fingern sowohl von kranial als auch von kaudal hinter die Klavikula und kontaktiert auf diese Art und Weise direkt den M. subclavius (➤ Abb. 8.101). Die Muskelfasern werden in dieser Position in verschiedene Richtungen verschoben und gedehnt.

Es hat sich in der Praxis als sehr hilfreich erwiesen, auch eine rhythmisch pumpende Mobilisation anzuwenden. Beim Einatmen wird die Schulter in Retraktion und beim Ausatmen in Protraktion geführt. Gleichzeitig dringen die Finger während des Einatmens tiefer hinter der Klavikula ein, während des Ausatmens werden sie wieder etwas zurückgezogen.

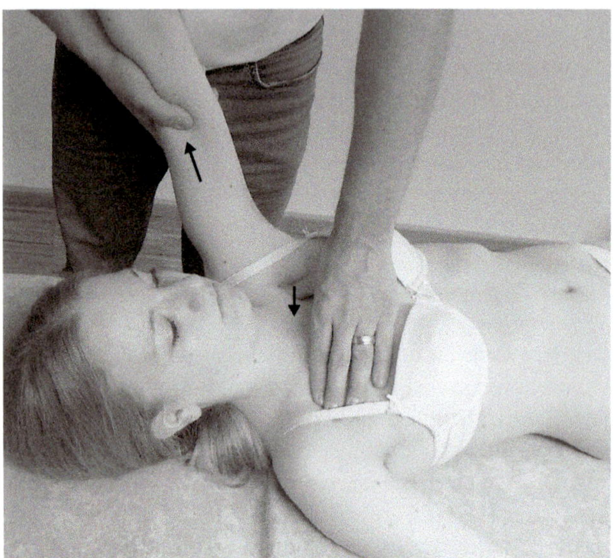

Abb. 8.100 Untersuchung und Behandlung des M. subclavius und Lig. costoclaviculare in Rückenlage

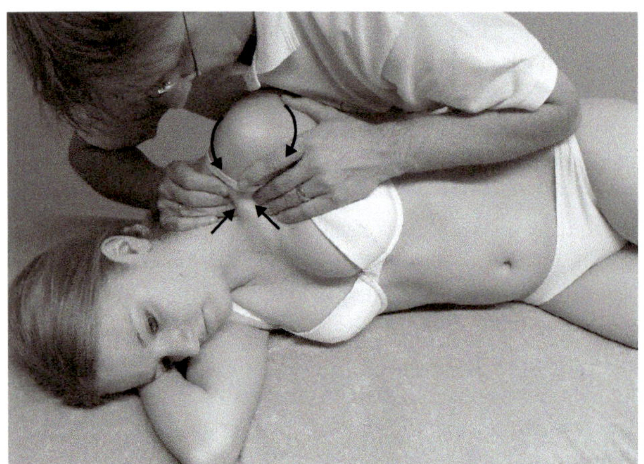

Abb. 8.101 Untersuchung und Behandlung des M. subclavius und Lig. costoclaviculare in Seitenlage

❸ Befreien und Pumpen des Discus articularis des Sternoklavikulargelenks

Ausgangsposition Patient in Rückenlage, Therapeut homolateral (links) neben dem Patienten stehend.

Handposition Den Handballen der kaudalen (linken) Hand auf das Manubrium sterni des Patienten legen und dieses nach heterolateral (rechts) fixieren.

Ausführung Mit der kranialen (rechten) Hand den homolateralen (linken) Arm des Patienten langsam in Elevation führen und gleichzeitig auch eine Traktion nach lateral in der Längsachse des Armes ausführen (➤ Abb. 8.102). Dadurch wird die linke Klavikula progressiv vom Manubrium sterni weggeführt und der Discus articularis dementsprechend „befreit“. Diese Traktion aufrechterhalten, bis man ein Lösen der Spannung im Sternoklavikulargelenk wahrnimmt.

Ein pumpender Effekt lässt sich erreichen, indem man während des Einatmens eine Traktion nach lateral in der Längsachse des Arms und während des Ausatmens eine Kompression nach median in der Längsachse des Arms ausführt. Diesen Vorgang rhythmisch während mehreren Atemzyklen durchführen.

Bilaterale Pumptechnik und Dekompression der Klavikula

Auch die Klavikula-Pumpe, die bei der lymphatischen Behandlung beschrieben wird, ist hier natürlich angebracht (➤ Kap. 9.3.2).

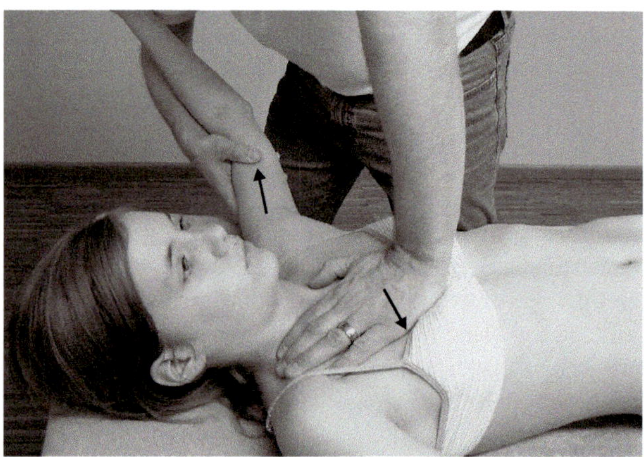

Abb. 8.102 Befreien und Pumpen des Discus articularis des linken Sternoklavikulargelenks

Ausgangsposition Patient in Rückenlage, die Arme in Außenrotation positioniert. Therapeut neben dem Patienten nach kranial gerichtet stehend.
Handposition Die Hände nehmen flach Kontakt mit den beiden Klavikulae des Patienten auf, die Finger sind dabei jeweils nach lateral gerichtet (> Abb. 8.103).
Ausführung Der Patient wird aufgefordert, tief ein- und auszuatmen. Die beiden Hände beim Einatmen behutsam auseinanderschieben, dabei die Klavikulae nach lateral (in ihre Längsrichtung) und die Schultern des Patienten in Retraktion führen. Beim Ausatmen das Gewebe in Neutralstellung zurückkehren lassen und eventuell die beiden Klavikulae nach median (in ihre Längsrichtung) schieben, wobei sich die Schultern etwas in Protraktion führen lassen. Diese Bewegung während mehrerer Atemzyklen wiederholen.

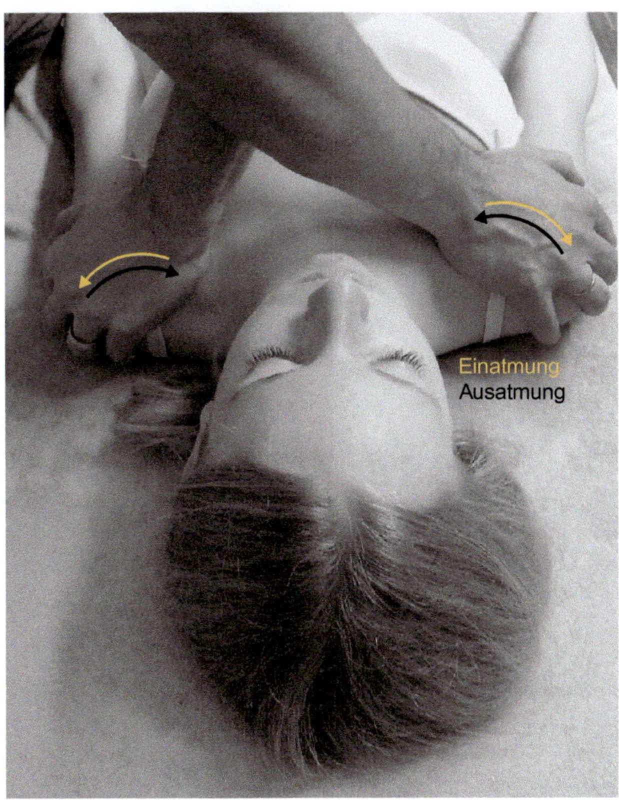

Abb. 8.103 Bilaterales Pumpen und Dekomprimieren der Klavikula

❹ Untersuchung und Behandlung des Lig. coracoclaviculare

Man unterteilt das Lig. coracoclaviculare in das Lig. trapezoideum und das Lig. conoideum (> Abb. 8.104).
Ausgangsposition Patient in Rückenlage, Therapeut homolateral (links) neben dem Patienten am Kopfende der Liege stehend.
Handposition Die Unterarme überkreuzen. Das Os pisiforme der kranialen (rechten) Hand nimmt mit dem linken Processus coracoideus der Skapula des Patienten Kontakt auf. Die kaudale (linke) Hand nimmt mit dem flachen Daumen Kontakt mit dem Unterrand der linken Klavikula des Patienten auf (> Abb. 8.105).
Ausführung Die beiden Hände beim Einatmen behutsam auseinander schieben, d.h. den Processus coracoideus nach kaudal und die Klavikula nach kranial. Dadurch, dass sich die Klavikula und der Processus coracoideus voneinander wegbewegen, kann die Spannung der korakoklavikulären Bänder getestet werden.

Durch eine rhythmische Wiederholung der Testbewegung kann ein mobilisierender Effekt erreicht werden.

❺ Untersuchung und Behandlung des Sternoklavikulargelenks (SCG)

Ausgangsposition Patient in Rückenlage, Therapeut homolateral (links) neben dem Patienten stehend.

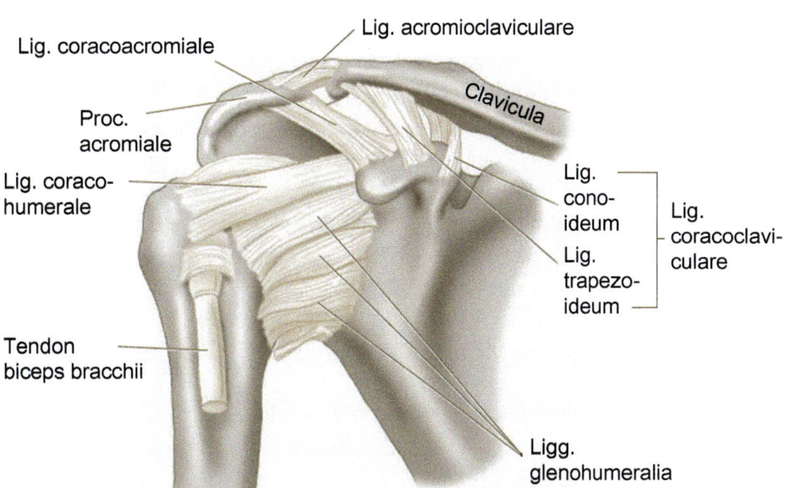

Abb. 8.104 Das Lig. coracoclaviculare [E607]

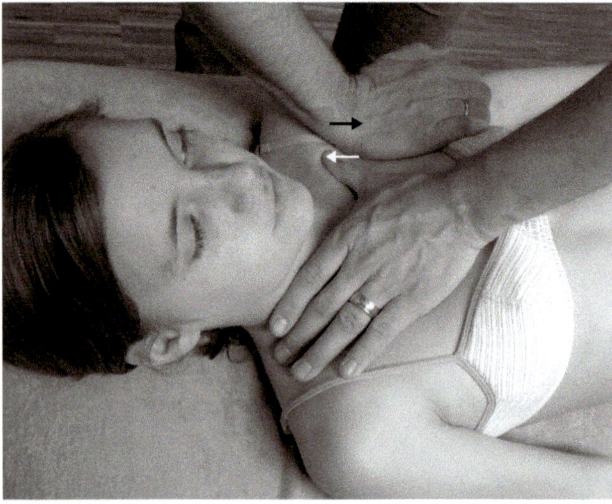

Abb. 8.105 Untersuchung und Behandlung des Lig. coracoclaviculare

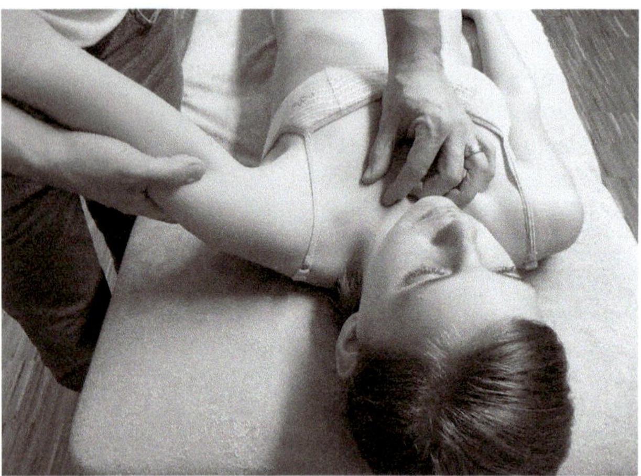

Abb. 8.106 Untersuchung und Behandlung des Sternoklavikulargelenks

Handposition Mit der kranialen (rechten) Hand den homolateralen (linken) Arm des Patienten umgreifen (> Abb. 8.106).

Ausführung Mit den Fingern der kaudalen (linken) Hand die Beweglichkeit des sternalen Endes der Klavikula palpieren. Die kraniale (rechte) Hand führt mit dem Arm des Patienten folgende Bewegungen aus:

- Der homolaterale Arm des Patienten wird in horizontale Abduktion und die Schulter damit in Retraktion geführt. Damit rollt die Klavikula nach dorso-lateral und das sternale Ende gleitet nach dorsal (Konkav-Regel).
- Der homolaterale Arm des Patienten wird in horizontale Adduktion und die Schulter damit in Protraktion geführt. Damit rollt die Klavikula nach ventral-medial und das sternale Ende gleitet nach ventral (Konkav-Regel).
- Die homolaterale Schulter des Patienten in Elevation; damit rollt die Klavikula nach kranial und das sternale Ende gleitet nach kaudal (Konvex-Regel).
- Die homolaterale Schulter des Patienten in Depression; damit rollt die Klavikula nach kaudal und das sternale Ende gleitet nach kranial (Konvex-Regel).

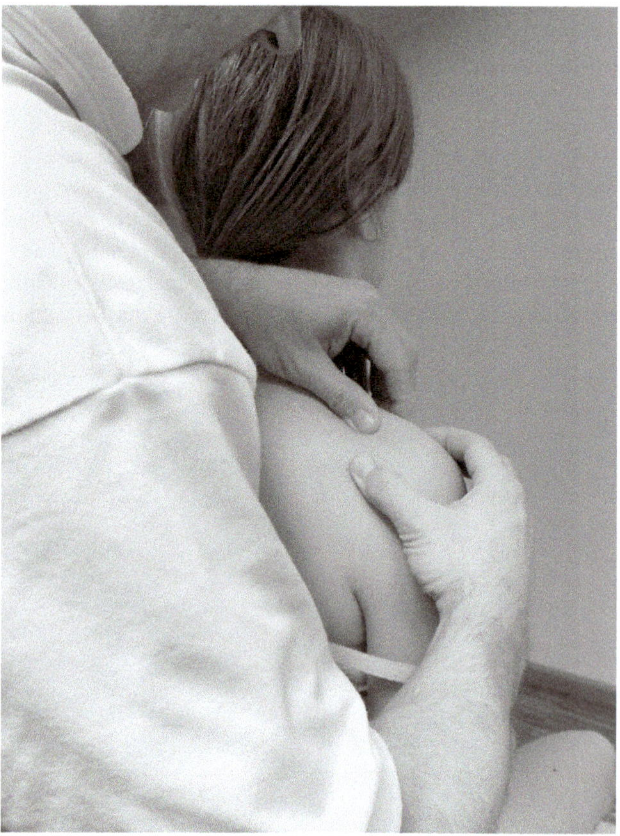

Abb. 8.107 Untersuchung und Behandlung des Akromioklavikulargelenks

- Der gebeugte homolaterale Arm des Patienten wird in horizontaler Abduktion gehalten und in Außenrotation geführt. Damit rollt die Klavikula global nach posterior.
- Der gebeugte homolaterale Arm des Patienten wird in horizontaler Abduktion gehalten und in Innenrotation geführt. Damit rollt die Klavikula global nach anterior.

Bei der Behandlung wird die Klavikula mit der einen Hand intensiv mitgenommen und in der eingeschränkten Richtung mobilisiert.

❻ Untersuchung und Behandlung des Akromioklavikulargelenks (ACG)

Ausgangsposition Behandlung der rechten Seite: Patient sitzend oder in Rückenlage. Therapeut hinter oder homolateral (rechts) neben ihm stehend.

Handposition Mit der einen (rechten) Hand das rechte Akromion des Patienten von lateral und mit der anderen (linken) Hand die rechte Klavikula des Patienten umgreifen (> Abb. 8.107).

Ausführung Das Akromion mit der einen (rechten) Hand fixieren und die Beweglichkeit der Klavikula nach ventral bzw. dorsal mit der anderen (linken) Hand testen. Bei Bedarf kann dementsprechend mobilisiert werden.

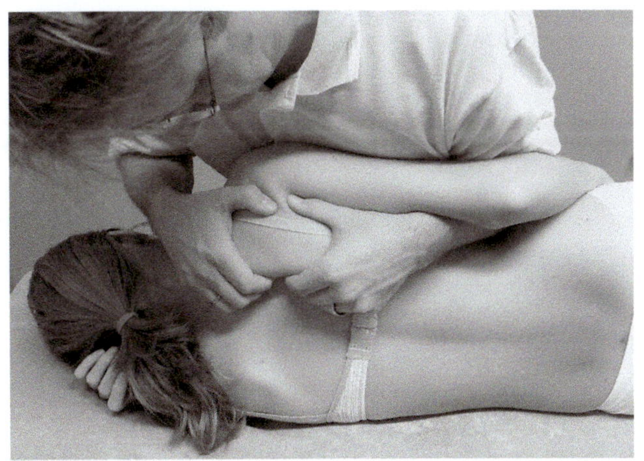

Abb. 8.108 Untersuchung und Behandlung der Skapulabeweglichkeit

⑦ Untersuchung und Behandlung der Skapulabeweglichkeit

Weil das Akromioklavikulargelenk eher zu einer Hypermobilitätsproblematik neigt, erscheint es sinnvoll, die Beweglichkeit der Skapula zu untersuchen, damit einer kompensatorischen Hypermobilität des ACG bei eingeschränkter Skapulabeweglichkeit vorgebeugt werden kann.

Ausgangsposition Patient auf der heterolateralen (linken) Seite liegend, der oben liegende (rechte) Arm wird auf der oben liegenden Körperseite abgestützt. Therapeut ventral vom Patienten stehend (➤ Abb. 8.108).

Handposition Mit der kranialen (rechten) Hand die Skapula des Patienten von kranial umgreifen und mit der kaudalen (linken) Hand von kaudal unter dem homolateralen (rechten) Arm des Patienten durchgreifen. Die Finger der beiden Hände greifen unter den medialen Rand der Skapula.

Ausführung Folgende Bewegungen mit der Skapula ausführen und die Beweglichkeit bewerten:

- Gleit- und Kippbewegung der Skapula nach ventral-lateral mit Protraktion der Schulter;
- Gleit- und Kippbewegung der Skapula nach dorsal-medial mit Retraktion der Schulter;
- Gleit- und Kippbewegung der Skapula nach kranial mit Elevation der Schulter;
- Gleit- und Kippbewegung der Skapula nach kaudal mit Depression der Schulter;
- Gleit- und Kippbewegung der Skapula mit dem Angulus inferior nach medial und dem Angulus superior nach lateral;
- Gleit- und Kippbewegung der Skapula mit dem Angulus inferior nach lateral und dem Angulus superior nach medial;
- Abheben der Margo medialis vom Thorax;
- Dreidimensionale Gleit- und Kippbewegung der Skapula in verschiedene Richtungen.

Bei der Behandlung werden die Bewegungen, die nicht gut „abgeschnitten“ haben, langsam und intensiv wiederholt und die Skapula wird in der eingeschränkten Richtung mobilisiert.

8.6 Untersuchung und Behandlung des kranialen Diaphragmas

Die nachfolgenden Tests eignen sich besonders als Schnelltests („Screening“) im kranialen Bereich und sind auf ein allgemeines Testen und Behandeln beschränkt. (Eine ausfürhliche Besprechung der kranialen Diaphragmen und des Schädels findet sich in meinem Buch „Veno-lymphatische kraniosakrale Osteopathie“ [Meert 2012]).

8.6.1 Untersuchung und Behandlung der Viskoelastizität des Schädels in laterolateraler Richtung

Ausgangsposition Patient in Rückenlage, Kissen unter den Knien. Therapeut am Kopfende der Liege sitzend. Die Unterarme werden auf die Liege abgestützt.

Handposition Den Kopf des Patienten bilateral sanft umgreifen. Die Zeigefinger befinden sich links und rechts in Höhe der Ala major des Os sphenoidale, die Mittelfinger in Höhe des Processus zygomaticus des Os temporale, die Ringfinger in Höhe des Processus mastoideus des Os temporale und die kleinen Finger in Höhe des Okziput (➤ Abb. 8.109).

Ausführung Den Geweberhythmus (Kraniosakralrhythmus) in laterolateraler Richtung bewerten. Anschließend die Viskoelastizität der Knochen und Suturen beim Zusammendrücken und Zurückfedern in laterolateraler Richtung beurteilen.

Als Behandlung kann der Geweberhythmus manuell direkt intensiviert werden. Zusätzlich wird der Patient aufgefordert, tiefer im Rhythmus des Gewebes ein- und auszuatmen. Beim Ausatmen „entleert“ sich der Schädel; dementsprechend lässt der Druck laterolateral nach; beim Einatmen „füllt“ sich der Schädel und der Druck auf den Schädel erhöht sich in laterolateraler Richtung.

8.6.2 Untersuchung und Behandlung der Viskoelastizität des Schädels in dorsoventraler Richtung

Ausgangsposition Patient in Rückenlage, Kissen unter den Knien. Therapeut am Kopfende der Liege sitzend. Die Unterarme werden auf der Liege abgestützt.

Handposition Den Kopf des Patienten sanft umgreifen, eine Hand unter das Okziput und die andere Hand mit gespreizten Fingern auf das Os frontale legen, wobei der Mittelfinger genau auf die Sutura metopica liegt (➤ Abb. 8.110).

Ausführung Den Geweberhythmus (Kraniosakralrhythmus) in dorsoventraler Richtung bewerten. Anschließend die Viskoelastizität der Knochen und der Suturen beim Zusammendrücken und Zurückfedern in dorsoventraler Richtung beurteilen.

Als Behandlung kann der Geweberhythmus manuell direkt intensiviert werden. Zusätzlich kann dem Patienten auf-

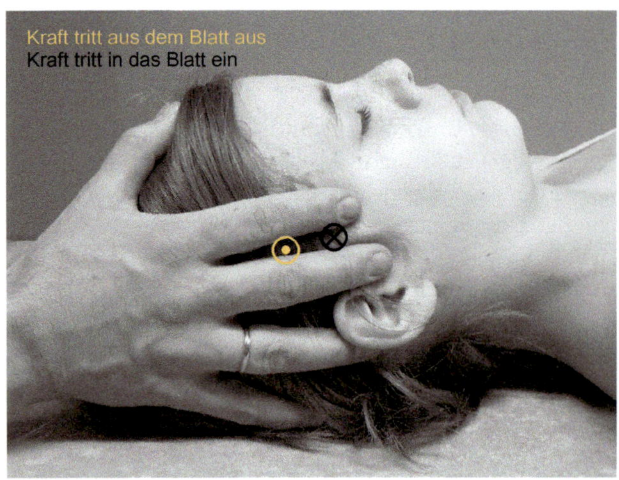

Abb. 8.109 Untersuchung und Behandlung der Viskoelastizität des Schädels in laterolateraler Richtung

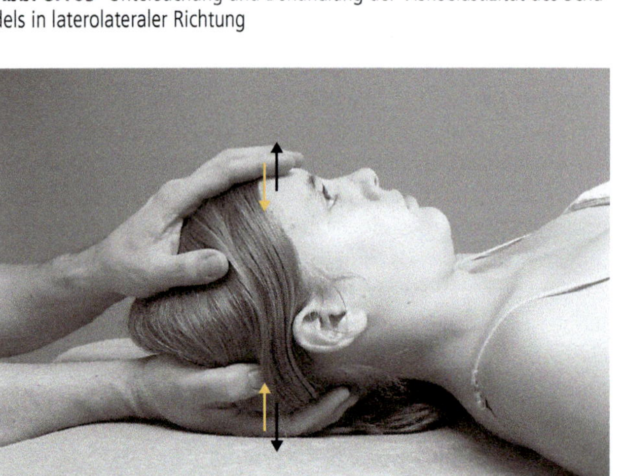

Abb. 8.110 Untersuchung und Behandlung der Viskoelastizität des Schädels in dorsoventraler Richtung

getragen werden, tiefer im Rhythmus des Gewebes ein- und auszuatmen. Beim Einatmen „füllt" sich der Schädel; dementsprechend baut sich der Druck dorsoventral in der Medianebene auf. Beim Ausatmen „entleert" sich der Schädel und der Druck auf den Schädel lässt in dorsoventraler Richtung nach.

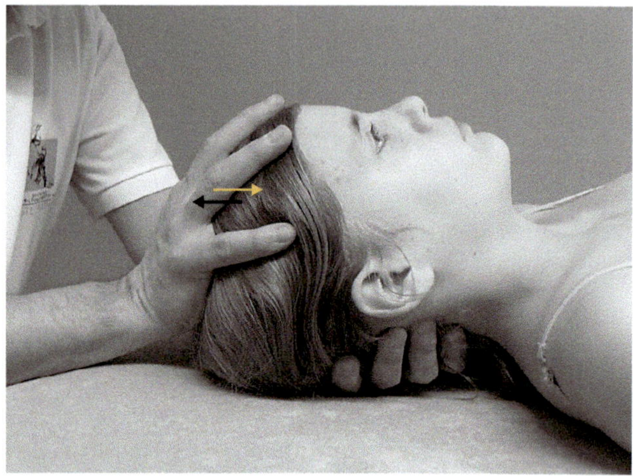

Abb. 8.111 Untersuchung und Behandlung der Viskoelastizität des Schädels in kraniokaudaler Richtung

8.6.3 Untersuchung und Behandlung der Viskoelastizität des Schädels in kraniokaudaler Richtung

Ausgangsposition Patient in Rückenlage, Kissen unter den Knien. Therapeut am Kopfende der Liege sitzend. Die Unterarme werden auf der Liege abgestützt.

Handposition Die eine Hand flach auf das Schädeldach des Patienten legen, die andere Hand umgreift das Okziput des Patienten (➢ Abb. 8.111).

Ausführung Den Geweberhythmus (Kraniosakralrhythmus) in kraniokaudaler Richtung bewerten. Anschließend die Viskoelastizität der Knochen und Suturen beim Zusammendrücken und Zurückfedern in kraniokaudaler Richtung beurteilen.

Als Behandlung kann der Geweberhythmus manuell direkt intensiviert werden. Zusätzlich kann dem Patienten aufgetragen werden, tiefer im Rhythmus des Gewebes ein- und auszuatmen. Beim Einatmen „füllt" sich der Schädel; dementsprechend baut sich der Druck nach kranial auf. Beim Ausatmen „entleert" sich der Schädel und der Druck auf den Schädel lässt in kraniokaudaler Richtung nach.

KAPITEL

9 Behandlung des venösen, lymphatischen und intraossären Flüssigkeitssystems

9.1 Einführung

Die hier dargestellten Techniken stellen sowohl eine Alternative als auch eine Ergänzung zu den „kräftigeren" (stärker belastenden) myofaszialen und artikulären Techniken dar.

Im Gegensatz zum Blutkreislauf besitzt das lymphatische System keine Herzpumpe zur Zirkulation der Flüssigkeiten. Die interstitielle Flüssigkeit wird aber u. a. durch pumpende Eigenbewegungen der Lymphgefäße (Lymphangiomotorik), vergleichbar mit der Peristaltik des Darms, und durch die Eigenbeweglichkeit des Gewebes in Bewegung gehalten. Mit sanften, rhythmisch pumpenden Techniken kann man dies unterstützen.

Weiterhin kann diese Behandlung auch als eine „separate" Behandlung zur Stärkung des Immunsystems aufgebaut werden. Abhängig von den spezifischen Problemen des Patienten sollten regional eventuell noch intensivere und verfeinerte Techniken hinzugefügt werden!

9.1.1 Ziel dieser Behandlung

- Verbesserung der Flüssigkeitsresorption: im Interstitium zirkuliert weitaus mehr Lymphe als die etwa 2,5 l, die täglich in den Venenwinkeln in die Blutbahn drainiert werden. Weil die Wand der initialen Lymphgefäße sehr durchlässig ist, wird bereits viel Wasser von unmittelbar benachbarten Blutkapillaren resorbiert.
- Verbesserung der Durchsaftung, Mikrozirkulation und Respiration des Gewebes: dazu gehört auch das Aufbauen von lympholymphatischen und venolymphatischen Anastomosen. Es sei darauf hingewiesen, dass Lymphangiome, die längere Zeit gegen eine Stauung ankämpfen müssen, oft ihre peristaltische „Eigenmotorik" (Lymphangiomotorik) einstellen.
- Abnahme von Proteinen und Fetten im Interstitium: die in der Blutbahn zirkulierende Proteinmenge beträgt etwa 150–200 g und beinhaltet auch Chylomikrone (Fettaggregate aus mehreren Fettmolekülen mit einer Eiweiß-Phospholipidhülle). Im Laufe von 24 Stunden verlässt mindestens die Hälfte der Proteine im Kapillarbereich die Blutbahn und wird über Lymphgefäße als „lymphpflichtige Eiweißlast" zurück in die Blutbahn befördert. Die Chylomikronen könnten als lymphpflichtige Fettlast angesehen werden. Bei eiweißreichen Ödemen kommt es daher oft zu chronischen Entzündungen mit Bindegewebsproliferation und Fibrosierung (Földi, Földi und Kubik 2005).
- Einstellung eines optimalen pH-Werts im Interstitium.
- Verstärkung der Abwehrkräfte: die Immunzellen, aber auch Zytokine und andere „Hormone" des Immunsystems (humorale Faktoren) können das gestaute Gewebe nur schwer „durchwandern" und schwächen damit das Abwehrsystem. Durch eine gesteigerte „Durchsaftung" des Gewebes kann hier sinnvoll gegengesteuert werden. Auch Medikamente brauchen die „Durchsaftung" des Gewebes um an ihren Wirkungsort zu gelangen.

Nach Földi et al. kann der Körper auf fünferlei Weise auf eine Lymphostase reagieren. Er gibt als Zielsetzung der komplexen physikalischen Entstauungstherapie eine positive Beeinflussung dieser Reaktionen an (Földi, Földi und Kubik 2005):

- Die nicht gestauten Lymphgefäße können kompensatorisch ihr Pumpvolumen erhöhen und möglicherweise einen Umgehungskreislauf bilden.
- Über die Präkollektoren und initialen Lymphgefäße der Haut kann sich unter Umständen ein Umgehungskreislauf bilden.
- Etwa drei Wochen nach der Entstehung der Lymphblockade können sich distal der Stauungstelle neue Lymphgefäßäste (Neoformation) bilden. Bei der Neubildung handelt es sich immer um Lymphgefäße, während sich entfernte Lymphknoten anscheinend nicht regenerieren.
- Es können sich lympho-venöse Anastomosen bilden, wobei Lymphgefäßäste distal der Blockadestelle in die Venen hineinwachsen.
- Es können sich prälymphatische Kanälen bilden, welche die Wasserscheiden überbrücken und interstitielle Flüssigkeit von einen Körperquadrant zum anderen transportieren und somit Stauungsstellen umgehen.

9.1.2 Erkrankungen und Kontraindikationen

Die Kontraindikationen zur Behandlung des Lymphsystems wurden bereits in > Kapitel 7.11 besprochen. Allgemein sind diese einteilbar in:

- Infektionskrankheiten, Fieber und akute Entzündungen
- nicht abgeklärte Ödeme (jedes Lymphödem ist zunächst krebsverdächtig) oder kardiale Ödeme
- Thrombosen, Embolien, akute Schlaganfälle
- Maligne Prozesse.

Zeichen für ein **malignes Lymphödem** sind:
- akute und schnelle Entwicklung des Ödems
- oft sehr schmerzhaft
- B-Symptomatik anwesend: Appetitlosigkeit, Abmagerung, Nachtschweiß
- Schwäche, Müdigkeit
- sichtbare Kollateralvenen.

Zeichen eines **benignen Lymphödem** sind:
- langsame, schleichende Entwicklung des Ödems
- meistens nicht schmerzhaft
- keine B-Symptomatik: keine Appetitlosigkeit, keine Abmagerung, kein Nachtschweiß
- guter Allgemeinzustand
- keine Kollateralvenen.

9.2 Untersuchung des venösen und lymphatischen Systems unter Berücksichtigung von Kontraindikationen

9.2.1 Anamnese und Inspektion

Zur gründlichen Untersuchung gehört eine sorgfältige Anamnese und Inspektion. Es ist aber im Rahmen dieser Arbeit nur möglich, Stichpunkte anzugeben:
- Auslösende Ursache der Symptomatik? Traumen? Operationen? Bestrahlung?
- Ist eine Schwellung vorhanden? Lokalisation der Schwellung? Die Verschiebbarkeit des Bindegewebes, der Haut und der Muskelschichten gegeneinander, aber auch der verschiedenen intraperitonealen Gleitschichten im Abdomen sollte als Standarduntersuchung eingesetzt werden.
- Was ist die Ursache für die Schwellung? J. Styf unterscheidet allgemein zwischen vasogenen Ödemen (z. B. bei Venenobstruktionen, bei erhöhtem abdominalen Druck, bei Hypoproteinämie), Myxödeme (Anreicherung schleimartiger Substanzen in der Leder- und Unterhaut, u. a. bei Hyper- und Hypothyreose) und Lymphödeme (durch angeborene Störung oder erworbenen Verschluss von Lymphbahnen) (Styf 2004).
- Sind Fibrosierungen vorhanden? Anhand des Dellentests prüfen, ob der Eiweißgehalt im angeschwollenen Gewebe hoch oder niedrig ist. Weiterhin sollte die Verschiebbarkeit des Gewebes getestet werden. Bei Fibrosierungen und lange sichtbar bleibenden Dellen ist die Prognose auf jeden Fall vorsichtiger zu erstellen. M. Földi beschreibt, dass Gewebedellen bereits im ersten Stadium eines Lymphödems auftreten. Diese treten ferner immer bei suprafaszialen Ödemen oder eiweißarmen Ödem auf. Bei einem eiweißreichen Lymphödem lassen sich Dellen sogar schon vor Eintritt der Fibrosklerose drücken (Földi, Földi und Kubik 2005).
- Sind Narben vorhanden? Woher stammen die?
- Sind vermehrte und erweiterte Venen sichtbar? Diese deuten auf einem Kollateralkreislauf hin. Sind Krampfadern vorhanden?
- Sind Hautveränderungen anwesend? Sind Entzündungszeichen vorhanden?
- Der Umfang der betroffenen Gliedmaße sollte gemessen und mit der gesunden verglichen werden.
- Nimmt der Patient Medikamente? Bei Einnahme von blutverdünnenden Mitteln sollte der Therapeut äußerst behutsam arbeiten und harte fasziale Techniken meiden.
- Hat der Patient Chemotherapie und/oder Bestrahlung bekommen?
- Ist der Patient oft krank? Wie kräftig ist sein Immunsystem?
- Sind „Compartment Syndromes" vorhanden (➤ Kap. 9.2.4)?
- Ist eine Herzkreislauferkrankung vorhanden? Blutdruck und Herzfrequenz messen. Nimmt der Patient Herzmedikamente (ACE-Hemmer, Betablocker, Diuretika ...)?

9.2.2 Palpation der Lymphknoten und Lymphbahnen

Normalerweise sind Lymphknoten kaum tastbar! Bei der Palpation wird auf Folgendes geachtet:
- Besteht eine Vergrößerung der Lymphknoten, z. B. im Vergleich zur anderen Seite?
- Empfindlichkeit der Lymphknoten gegenüber Druck? Druckempfindlichkeit deutet eher auf eine Entzündung. Maligne Entartungen sind dagegen häufig nicht druckempfindlich.
- Konsistenz und Temperatur der Lymphknoten? Härte und Unregelmäßigkeit der Oberfläche deuten eher auf Malignität. Eine höhere Temperatur deutet oft auf eine Entzündung.
- Entzündlich veränderte Lymphknoten sind vergrößert und druckempfindlich (Lymphadenitis). Die darüberliegende Haut ist rot und entzündet. Wenn oberflächliche Lymphbahnen entzündet sind, können sie als dünne rote Streifen sichtbar sein (Lymphangitis).
- Verschieblichkeit der Lymphknoten? Verwachsungen mit der Umgebung deuten stark auf Malignität. Maligne Lymphknotenschwellungen sind gewöhnlich nicht druckempfindlich und können sehr variable Größen von bis zu 3–4 cm haben. Sie sind meistens sehr fest (gummiartig) und hart und besitzen eine unregelmäßige Oberfläche.
- Wie viele Lymphknoten sind betroffen? Je mehr Knoten betroffen sind, desto eher entsteht der Verdacht auf Malignität.
- Ist die Milz vergrößert und dadurch tastbar? Auch die Milz sollte perkutiert werden (➤ Kap. 11).
- Sind B-Symptome anwesend? Diese Symptome wie Fieber, Nachtschweiß, Abnehmen ohne Grund usw. sind „sekundäre" Symptome, die eventuell auf Malignität deuten können. Achten Sie auch auf Hepatomegalie, Müdigkeit und Leistungsabfall.

9

Vorsicht

Je mehr Kriterien dieser Liste auf Malignität hinweisen, desto mehr Vorsicht sollte man walten lassen; der Patient sollte immer zur Abklärung an den Arzt überwiesen werden!

Vor allem eine Verklebung mit umgebendem Gewebe ist höchst verdächtig für Malignität! Eine generalisierte Lymphknotenschwellung sollte ebenfalls als höchst verdächtig eingestuft werden.

Bei der Routineuntersuchung tastet man jedoch öfters einen oder mehrere kleine, bewegliche, nicht druckempfindliche Lymphknoten. Die klinische Relevanz ist schwer einzuschätzen.

Ist der histologische Befund negativ, dann können diese Lymphknotenschwellungen als Residuen einer abgeklungenen Krankheit angesehen werden. Zervikalen Lymphknotenschwellungen liegen häufig lokale Verletzungen der Mundschleimhaut, Infektionen der Zähne oder oberen Atemwege zugrunde. Bestehen diese Knoten bereits seit einem Jahr oder länger, sind sie häufig unspezifisch und ohne klinischen Befund.

Untersuchungsschemata Weil die Namensgebung in der anatomischen Literatur (Netter 1995, Rauber und Kopsch 1987, Földi, Földi und Kubik 2005) unterschiedlich gehandhabt wird, soll hier versucht werden, ein eigenes didaktisches Schema aufzustellen.

❶ Palpation der Lymphknoten von Kopf und Hals (➤ Abb. 9.1)

Außer den epiduralen Lymphgefäßen der Orbita, der Nasenschleimhaut und der perilymphatische Räume des Innenohrs besitzt das Schädelinnere keine Lymphknoten oder Lymphbahnen. Die Besprechung der Drainage des Liquorsystems und des Lymphsystems des Halses würde allerdings den Rahmen dieser Arbeit sprengen (Meert 2012). Wir beschränken uns hier nur auf ein Abtasten der Lymphknoten der Kopf- und Halsregion.

Die Lymphbahnen des extrakranialen Kopfbereichs sind in der Hals-Nacken-Region der Übersicht halber in zehn Gruppen eingeteilt. Die ersten sechs Gruppen treten bilateral auf und bilden gemeinsam einen horizontalen Ring um den Hals. Die 7.–9. Gruppe verbindet diesen Ring links und rechts vertikal mit den klavikulären Lymphknoten und drainiert schließlich in der V. subclavia der gleichen Seite.

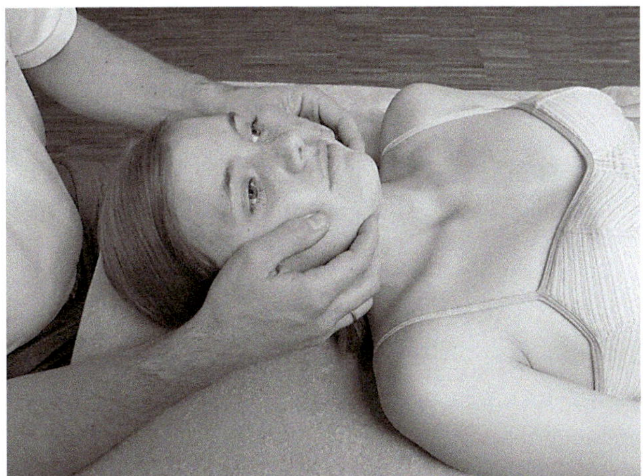

Abb. 9.1 Abtasten der Lymphknoten im Hals-Kopf-Bereich

1. Submentale Gruppe (mittig unter dem Kinn): Nodi lymphatici submentales.
2. Submandibulare Gruppe (unter der Mandibula): Nodi lymphatici submandibulares.
3. Retromandibuäre Gruppe (hinter dem Kieferwinkel): Nodi lymphatici retromandibulares, bzw. faciales, parotidei.
4. Präaurikuläre Gruppe (vor dem Ohr): Nodi lymphatici praeauriculares.
5. Retroaurikuläre Gruppe über dem Processus mastoideus: Nodi lymphatici retroauriculares.
6. Okzipitale Gruppe am Unterrand des Os occipitale: Nodi lymphatici occipitales.
7. Die vordere vertikale Gruppe der tiefen und oberflächlichen Nodi lymphatici cervicales anteriores bilden den Truncus (lymphaticus) cervicalis anterior profundus, der tief ventral der V. jugularis interna läuft und den Truncus lymphaticus cervicalis anterior superficialis, der oberflächlich ventral zwischen der Fascia cervicalis superficialis und der Fascia cervicalis media media läuft (Meert 2012).
8. Die vertikale Gruppe der Nodi lymphatici jugulares interni bildet den Truncus (lymphaticus) jugularis internus tief entlang der V. jugularis interna. Sie drainieren neben den Mundbodenmuskeln und infrahyoidalen Muskeln auch die Schilddrüse und den Kehlkopfapparat. Die Nodi lymphatici retropharyngeales oder der Truncus (lymphaticus) retropharyngealis drainieren den Naso- und Oropharynx und münden meistens in den Truncus jugularis internus.
9. Die hintere vertikale Gruppe bildet den Truncus lymphaticus cervicalis posterior (lateralis) superficialis, der am Vorderrand des M. trapezius verläuft, und den Truncus lymphaticus cervicalis posterior (lateralis) profundus, der unter dem M trapezius durch die Nackenmuskulatur zieht (Meert 2012). Diese laterale Gruppe drainiert auch meistens die Nodi lymphatici occipitales superficiales und profundi.
10. Die supraklavikuläre Gruppe oberhalb der Klavikula: Nodi lymphatici supraclaviculares und die Einmündung der zervikalen Lymphgefäße in den Venenwinkel.

Die reichlich vorhandenen Lymphgefäße des Pharynx, welche die Schleimhäute der Nasenhöhle, der Mundhöhle, des Larynx, des Ösophagus, der Tuba auditiva und der Tonsillen versorgen, verlaufen meistens zuerst retropharyngeal und durchbohren dann die Fascia praetrachealis, um dann zwischen der Fascia praetrachealis und Fascia praevertebralis nach lateral zu den vertikalen Lymphknotengruppen (Truncus jugularis internus) zu ziehen.

Praxistipp

Aus dieser Sicht spielt die Mobilität und Spannungsfreiheit der zervikalen Faszien eine besonders wichtige Rolle für die optimale Drainage der Kopf- und Halsregion (Meert 2012)!

Besonders sollte auch auf verklebte Vergrößerungen der Lymphknoten dorsokranial der linken Klavikula, die als „Virchow-Drüse“ oder „Klavikula-Drüse“ bekannt ist, geachtet werden. Diese Einmündungsstelle des Ductus thoracicus in die V. jugularis sinistra ist häufig ein Ansiedlungsplatz für lymphogene Frühmetastasen von Tumoren, insbesondere von Geschwülsten aus dem Thoraxraum, aber auch aus dem Magen-Darm-Trakt oder dem abdominellen Raum.

❷ Palpation der Lymphknoten der oberen Extremität (> Abb. 9.2)

- Nodi lymphatici epitrochleares vor und hinter dem Epicondylus medialis humeri;
- axilläre Lymphknoten, anterior, mittig und posterior
- Nodi lymphatici bracheales und pectorales
- Nodi lymphatici infraclaviculares.

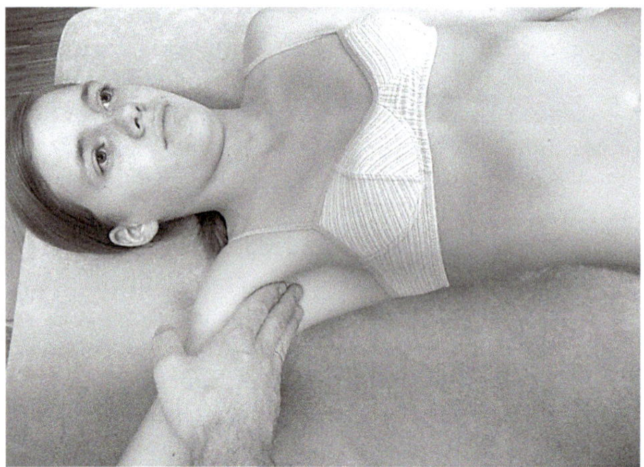

Abb. 9.2 Abtasten der Lymphknoten im axillären Bereich

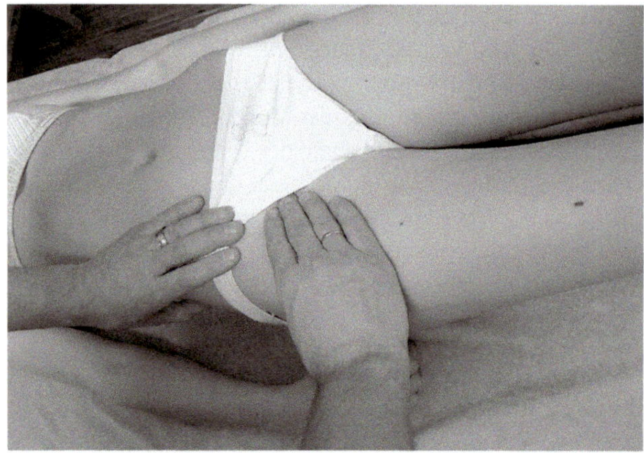

Abb. 9.3 Abtasten der Lymphknoten im inguinalen Bereich

❸ Palpation der Lymphknoten der unteren Extremität (> Abb. 9.3)

- Nodi lymphatici der Fossa poplitea
- Nodi lymphatici inguinales entlang des Lig. inguinale (horizontal) und entlang der V. saphena magna (vertikal).

❹ Untersuchung der Milz, Leber und Nieren

In der Praxis ist es sinnvoll, an dieser Stelle die Untersuchung der Milz, Leber und Nieren auszuführen (> Kap. 11, > Kap. 12, > Kap.13).

9.2.3 Test des Venenpulses und der Herzsuffizienz

Zur Beurteilung der Herzsuffizienz sind folgende Tests sinnvoll:

❶ Puls und Blutdruck

Messen Sie zuerst den Blutdruck und den Puls des Patienten. Nach der WHO liegt die obere Grenze des normalen Blutdrucks bei 140/90 mmHg. Hypertonie wird ab einem dauerhaften Wert von 160/95 mmHg angegeben.

Erhöhte systolische Blutdruckwerte können auf ein abnormes Herzminutenvolumen, auf eine verminderte Elastizität der großen Gefäße (Arteriosklerose), auf endokrine Störungen (Hyperthyreose, Aldosteronismus, Hirntumor) oder auf Nierenerkrankungen hinweisen. Es ist aber wichtig zu berücksichtigen, dass auch Angst, Ärger, vorherige körperliche Anstrengung, Rauchen und sogar eine gefüllte Harnblase den systolischen Druck steigern können. Am besten vor und am Ende der Behandlung nochmals den Blutdruck messen und niemals nur einmal messen.

Erhöhte diastolische Blutdruckwerte über 120 mmHg können Zeichen für eine arterielle Hypertonie sein und sollten immer vom Arzt abgeklärt werden.

Seitenungleiche Blutdruckwerte können mehrfache Ursachen haben, z. B. unilaterale arteriosklerotische Einengungen der A. subclavia, aber auch Hypertonie der A. radialis infolge eines Scalenus-anterior-Syndroms, fasziale Spannungen im Thoracic-Outlet-Bereich oder im Armbereich. Es lohnt sich deswegen den Blutdruck an beiden Armen zu messen und zu vergleichen!

Ein Ruhepuls > 80–100/Min. wird bei Erwachsenen als Tachykardie bezeichnet. Liegt Tachykardie in Kombination mit weiteren positiven Tests, Nykturie und Ödemen vor, kann dies ein Hinweis auf eine Herzinsuffizienz sein.

Ein Ruhepuls < 50/Min. bei Nicht-Leistungssportlern wird Bradykardie genannt. Bradykardie mit Schwindel ist eventuell Zeichen einer Herzrhythmusstörung und sollte differenzialdiagnostisch abgeklärt werden.

Eine Pulsbeschleunigung während des Einatmens und ein Pulsabfall während des Ausatmens bei nicht sportlichen Erwachsenen wird in der klassischen Medizin als respiratorische Arrhythmie bezeichnet. Arrhythmien und Extrasystolen, die unabhängig von der Atmung auftreten, sollten immer differenzialdiagnostisch abgeklärt werden.

❷ Test des hepatojugulären Refluxes

Ausgangsposition Patient in Rückenlage, Therapeut links neben ihm stehend. Therapeut richtet den Oberkörper des Patienten so weit auf, dass die Halsvenen kollabieren.

Ausführung Die kaudale (linke) Hand dorsal unter den unteren rechten Thoraxbereich legen und die kraniale (rechte) Hand ventral auf den unteren rechten Thoraxbereich legen (> Abb. 9.4). Während des Ausatmens einen sanften, aber trotzdem intensiven Druck auf den Thorax und die Leber ausüben und den Druck etwa 30 Sekunden aufrechterhalten. Wenn sich dabei die jugulären Gefäße sichtbar für längere Zeit erweitern, kann das auf eine rechte ventrikuläre Insuffizienz hinweisen, da das rechte Herz das vermehrte Blutangebot nicht abtransportieren kann. Es dürfen dann keine pumpenden Techniken im Thoraxbereich ausgeübt werden.

❸ Test des venösen Drucks der oberen Extremität

Ausgangsposition Patient in Rückenlage. Therapeut neben ihm stehend. Einen Arm oder beide Arme des Patienten zunächst über den Rand der Liege hängen lassen, sodass sich die oberflächlichen Venen sichtbar füllen.

Ausführung Therapeut hebt den Arm des Patienten, oder besser noch beide Arme, des Patienten langsam hoch. Beim Gesunden kollabieren die gefüllten Venen, sobald die gestreckten Arme über das Niveau des rechten Vorhofs gehoben werden.

Eventuell anschließend beide Beine des Patienten gestreckt heben und halten. Wenn sich dabei die jugulären Gefäße sichtbar erweitern, kann das auf eine rechte ventrikuläre Insuffizienz hinweisen.

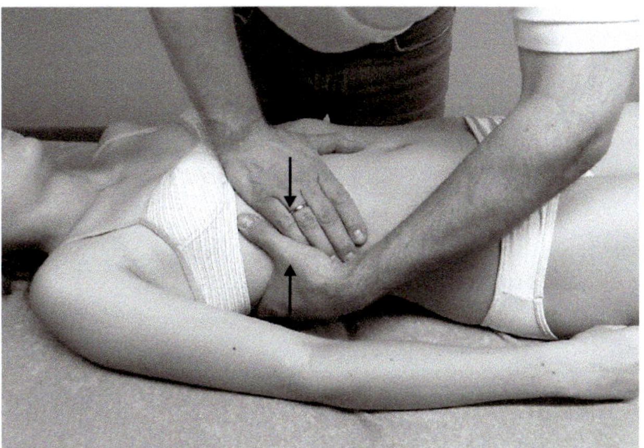

Abb. 9.4 Test des hepatojugulären Refluxes

9.2.4 „Compartment Syndrome"

„Compartments" sind fasziale Gewebe-Flüssigkeitskompartimente (> Kap. 2.2, > Kap. 2.3 und > Kap. 2.8.2), die wiederum in relativ unnachgiebige osteofasziale Logen eingebettet sind.

Niethard et al. definieren ein „Kompartmentsyndrom" als eine Druckerhöhung in einer Muskelloge. Dies führt zu Durchblutungsstörungen in der betroffenen Muskulatur und schließlich zu einer Muskelnekrose und Muskelkontraktur (Niethard et al. 1992). Entscheidend erscheint die Raumnot im betroffenen Kompartiment als Folge des erhöhten Gewebedrucks mit einer Gefäß- und Nervenkompression. Folgende Faktoren können einen erhöhten Gewebedruck verursachen (Zhang et al. 2001, Styf et al. 1998, Wiger et al. 1998):

- Zunahme des Volumens des Kompartimentinhalts, z. B. bei Ödemen (und Hämatomen)
- externe Kompression, z. B. durch zu enge Bandagen oder Kleidung (z. B. BH)
- Abnahme der Elastizität der osteofaszialen Begrenzung des Kompartiments, z. B. bei Vernarbungen, Verklebungen der Faszien usw.
- Muskelspasmierungen, z. B. bei chronischer Überlastung (Sport).

Dabei ist es angebracht, darauf hinzuweisen, dass das Volumen des interstitiellen Raums von Gewebe zu Gewebe stark variiert. In Knorpel beträgt der interstitielle Raum etwa 95 % des Knorpelvolumens, in Muskelgewebe dagegen nur 5 % des Volumens des Muskelgewebes.

J. Styf (2004) unterscheidet beim akuten „Kompartmentsyndrom" drei Stadien:

- **Stadium I:** Erhöhter intramuskulärer Druck mit Schwellung und eingeschränktem Bewegungsumfang. Bei den Extremitäten sollten immer beide Seiten gut miteinander verglichen werden. Es bedarf einer intensiven Schulung und viel Übung um bei der Palpation einen erhöhten intramuskulären Druck zu erkennen.
- **Stadium II:** Verminderte Durchblutung der Muskulatur mit ischämischen Schmerz in Ruhe und Schmerzen bei passiver Dehnung. In einem gestauten Kompartiment verursacht eine passive Dehnung einen wesentlich höheren intramuskulären Druck als in einem nicht-gestauten Kompartiment.
- **Stadium III:** Beeinträchtigte Funktion mit sensorischer und motorischer Dysfunktion. Eine gute Kenntnis der durchziehenden Leitungen (Gefäße und Nerven) ist notwendig, um die auftretenden Symptome in Verbindung zueinander stellen zu können.

Praxistipp

Es ist wichtig, so frühzeitig wie möglich eine Kompartiment-Problematik zu erkennen, um die faszialen Spannungen so schnell wie möglich zu lösen. Anschließend können die gestauten Flüssigkeiten mit direkten Pumptechniken drainiert werden. Eine intensive Palpation der Gewebe gehört zur Basisuntersuchung eines Patienten!

9

9.2.5 Perkussion des Bauch- und Thoraxraums

Ausgangsposition Patient in Rückenlage. Therapeut neben ihm stehend.

Ausführung Behutsam den Thorax des Patienten perkutieren (> Kap. 8.2.1, > Kap. 12.2.2), und zwar paravertebral, axillär und midklavikulär, sowie den Bauchraum von der Medianlinie intensiv bis zur Axillarlinie der Flanken.

Der Perkussionsschall wird allgemein von Folgendem bestimmt:

- Anwesenheit von Luft (tympanitisch) oder Flüssigkeit (gedämpft = Schenkelschall). Darauf achten, ob Blähungen, Verklebungen oder Ödeme vorhanden sind und wo sich diese auffinden lassen.
- Reaktion des Gewebes (Verkrampfung bzw. Entspannung) auf die Perkussion (Vibration), insbesondere der glatten Muskelzellen des perkutierten Gewebes. Man sollte nicht nur zuhören, sondern auch die Qualität der ausgelösten Vibrationen palpatorisch bewerten, indem man äußerst sanft perkutiert. Der aufliegende Finger empfindet bei sonorem Klopfschall leichtere Vibrationen und spürt weniger Widerstand; bei einem Schenkelschall werden die Vibrationen hingegen deutlich stärker empfunden.

Qualitäten der Perkussion:

- Einen sonoren Klopfschall (laut und tief) findet man im Bereich der Lungen.
- Tympanie (hohler Klopfschall wie bei einer Pauke) findet man über luftgefüllten Hohlorganen des Magen-Darm-Trakts, v. a. wenn die Wand des Hohlorgans gespannt und das Organ mit Luft gefüllt ist (Meteorismus).
- Schenkelschall (gedämpfter Klopfschall) findet man über soliden Organen, Flüssigkeitsansammlungen und größeren Tumoren.

➊ Aszitestest

In folgenden Fällen sollte man zusätzlich nach Aszites perkutieren: gedehntes Abdomen, Verstreichen des Nabels, Hautstreifen (Striae distensae), kardiale Problematik und portale Stauungen. Bestätigt sich die Vermutung muss der Patient zum Arzt überwiesen werden.

Ausführung

- Patient in Knie-Ellenbogen-Position (> Abb. 9.5). In dieser Position sammelt sich die Flüssigkeit in der Nabelgegend, sodass der Klopfschall hier gedämpft wird. Eine Hand flach neben den Nabel des Patienten legen und mit den Fingern der anderen Hand auf der gegenüberliegenden Seite des Nabels klopfen. An der tastenden Hand spürt man hierbei das Anschlagen einer Flüssigkeitswelle.
- In Rückenlage sammelt sich die Flüssigkeit dagegen eher dorsal bis in die Flanken, wodurch die Perkussion in der Nabelgegend nun tympanitisch klingt! Von der Medianlinie langsam nach lateral perkutieren. Die Grenze zwischen Gas und Flüssigkeit stellt sich bei Aszites typisch als eine paramediale Sagittallinie links und rechts dar. Die Flanken klingen vor allem dann gedämpft, wenn es sich um eine größere Flüssigkeitsansammlung handelt. In heterolateraler Seitenlage verschwindet die Dämpfung der homolateralen Seite wieder, weil sich die Flüssigkeit nun zur heterolateralen Seite verlagert.

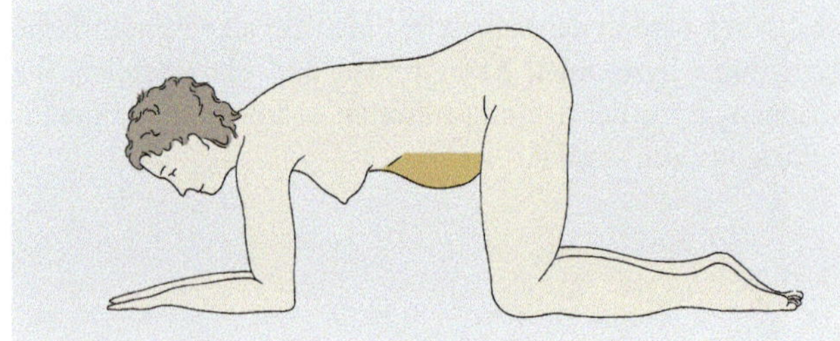

Abb. 9.5 Aszites in der Knie-Ellenbogen-Position. Tympanie in den Flanken und Schenkelschall in der Nabelgegend [L190]

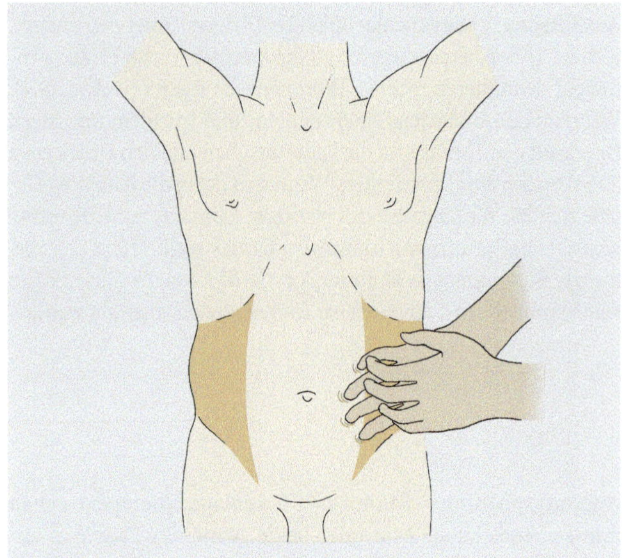

Abb. 9.6 Perkussion bei Aszites in Rückenlage. Schenkelschall in den Flanken und Tympanie in der Nabelgegend [L190]

Typisch für Aszites ist, dass sich die Grenzlinie zwischen Dämpfung und Tympanie bei Lagerungswechsel, z. B. Seitenlage, verändert. Aszites stellt zunächst eine Kontraindikation für die osteopathische Behandlung dar; der Patient muss zum Arzt überwiesen werden.

9.2.6 Palpation der Aorta abdominalis

Ausgangsposition Patient in Rückenlage. Therapeut neben ihm stehend.

Ausführung

- Zuerst in Nabelhöhe des Patienten (hier am einfachsten spürbar) mit den Fingerspitzen beider Hände die Aortapulsation spüren (> Abb. 9.6). Versuchen, die Breite der Bauchaorta zu ertasten, indem man die Finger beider Hände

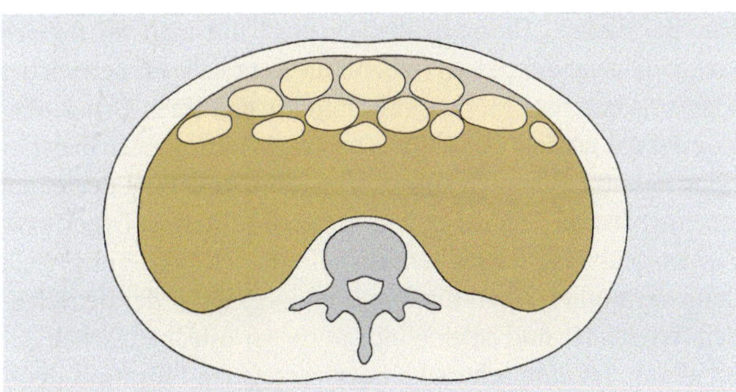

Abb. 9.7 Aszites in Rückenlage mit einer großen Flüssigkeitsansammlung dorsal und im Flankenbereich [L190]

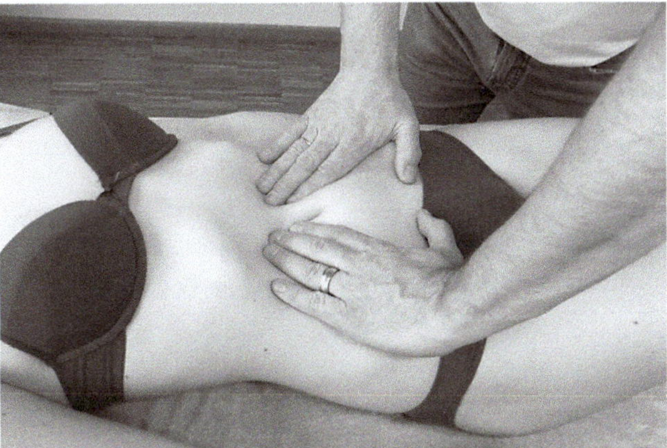

Abb. 9.8 Palpation der Aorta abdominalis

progressiv voneinander entfernt und dabei die Stärke der anschlagenden Pulsationswelle auf seine Finger bewertet. Eine schwache Pulsationswelle und eine Aortenbreite > 3–4 cm kann auf ein Aortenaneurysma hinweisen. Vor allem bei älteren Menschen ist ein Aortenaneurysma keine Seltenheit. Man sollte hier keine abdominellen Techniken einsetzen!

- Anschließend dem Verlauf der Aorta nach kranial und dann nach kaudal folgen. Ein schlangenförmiger Verlauf, wobei die Aorta S-förmig von der Medianlinie abweicht, findet man manchmal bei älteren Patienten mit Arteriosklerose. Dies wird als „Kinking" der Aorta abdominalis bezeichnet. Es soll uns wiederum zur Vorsicht im abdominalen Bereich mahnen. Auch fasziale (intensivere) Techniken im Verlauf der Gefäße sind kontraindiziert.

9.2.7 Inspektion der Beine auf Funktionalität der Venen und auf Anwesenheit von Ödemen

Hautatrophie, Induration (Verhärtung der Haut), dunkelbraune Verfärbung der Haut am Unterschenkel, Ulzeration (Geschwürbildung) und Ödeme sind Zeichen einer bereits fortgeschrittenen Insuffizienz des Venensystems.

Die Wade sollte schmerzfrei palpabel sein, auch sollten keine gestauten Venen sichtbar sein. Oberflächliche Krampfadern (Varizen) sind oft kongenital bedingt und sagen eher wenig über die Funktionalität der tiefen Beinvenen aus (Füeßl und Middeke 2002)!

Eine festere Gewebekonsistenz einer Wade sollte behutsam weiter untersucht werden und kann auf eine Thrombosierung hinweisen. Varizen erhöhen die Thrombophlebitisneigung. Ferner weist eine schmerzhafte Perkussion der Tibia eventuell auf eine Thrombophlebitis der tiefen Venen. Es sollte auf Varizen, Rötungen, Wärme und Druckempfindlichkeit der Venen sowie eine zyanotische Glanzhaut geachtet werden. Schmerzen im Unterschenkel bei der Dorsalflexion des Fußes bei gestrecktem Knie in Rückenlage können auf eine Unterschenkelvenenthrombose hinweisen und sollen zur Vorsicht mahnen. Differenzialdiagnostisch muss hier eine Verkürzung der Wadenmuskulatur von einer tiefen Beinvenenthrombose oder Bandscheibenproblematik unterschieden werden. Tiefe Beinvenenthrombosen können z. B. nach langem Sitzen (Flug- oder Autoreisen) auftreten. Besteht das Risiko einer Thrombose oder Embolie, dann sind stark eingreifende (fasziale) Techniken an den unteren Extremitäten zu vermeiden.

Es ist notwendig, beim stehenden Patienten auf Ödembildung, vermehrte Füllung der oberflächlichen Venen und Zyanosebildung zu achten. In Rückenlage mit hochgelagerten Beinen müssen sich die oberflächlichen Venen sichtbar entstauen. Eine fehlende Entleerung der epifaszialen Unterschenkelvenen deutet evtl. auf eine Venenklappeninsuffizienz der tiefen Venen und Perforansvenen oder auf Herzinsuffizienz.

Der Patient sollte zusätzlich auch die Beinmuskulatur aktiv anspannen. Füllen sich die oberflächlichen Venen („blow out"), so deutet das auf insuffiziente Venenklappen im Bereich der Vv. perforantes. Man sollte direkte und harte Faszientechniken über diesen Venen meiden.

Eine ausführliche Palpation der Venen erfolgt immer systematisch von den Fußsohlen über die Wade, die Kniekehle, den Adduktorenkanal bis zur Leiste. Schmerzen und Temperaturunterschiede sollten zur Vorsicht mahnen und stellen zunächst eine absolute Kontraindikation von festen faszialen Techniken dar, bis differenzialdiagnostisch eine Thrombose bzw. Emboliegefahr ausgeschlossen worden ist!

Praxistipp

Es ist äußerst wichtig, dass tiefe fasziale Techniken, besonders an den unteren Extremitäten, immer sehr langsam und behutsam ausgeführt werden!

An dieser Stelle sei noch einmal an die sechs „P-Zeichen" einer arteriellen Embolie erinnert:

- Pain (Schmerz): oft mit einem peitschenschlagartigen Schmerz als Folge der Verkrampfung des betroffenen Gefäßes und seiner Kollateralen
- Paleness (Blässe): allgemein und eventuell spezifisch der betroffenen Extremität

- Paraesthesia (Missempfindung) in der betroffenen Extremität
- Pulselessness (Pulslosigkeit) peripher des Verschlusses
- Paralysis (Lähmung) in der betroffenen Extremität
- Prostration (Schock).

Test für die Anwesenheit von Ödemen

Ausgangsposition Patient in Rückenlage. Therapeut neben ihm stehend.

Ausführung

- Mit einem Finger am Unterschenkel des Patienten gegen die Tibia oder am Fußrücken gegen einen Mittelfußknochen drücken. Den Druck einige Sekunden aufrechterhalten und ihn langsam steigern. Wenn beim Loslassen eine Delle im Gewebe zurückbleibt und das Gewebe eventuell zudem druckempfindlich ist, ist ein Lymphödem anwesend.
- Für das Stemmer-Zeichen die Haut des Zehenrückens zwischen Daumen und Zeigefinger nehmen, abheben und verschieben. Bei einem Lymphödem lässt sich die Haut nicht oder kaum noch abheben und eine eingedrückte Delle bildet sich weder spontan noch durch Hochlagerung des Beines zurück.

9.2.8 Test der verschiedenen arteriellen Pulsationen inkl. Sotto-Hall-Test (Adson-Wright-Test)

Seitendifferenzen hinsichtlich Synchronizität und Stärke der Pulsation dürfen nicht zu leichtfertig und schnell beurteilt werden. Einerseits sollte uns asynchrone und schwache Pulse, die durch Positionsänderungen und Therapielokalisierungen (s. u.) nicht beeinflussbar sind, zur Vorsicht mahnen. Andererseits stellen asynchrone und schwache Pulse, die schon durch Änderungen der Körperpositionen und Therapielokalisierungen (Druck- bzw. Traktionausübung) beeinflussbar sind, Indikationen zur Behandlung der faszialen Engpässe dar.

Es kann sinnvoll sein, eine Palpation an prädisponierten Stellen vorzunehmen:

- Bereich der A. carotis
- Bereich der A. radialis
- Bereich der A. abdominalis
- Bereich der A. femoralis
- Bereich der A. tibialis posterior.

Mit dem Stethoskop kann man zusätzlich auch auf eventuelle Wirbelgeräusche und Turbulenzen achten; diese können auf Stenosen, Einengungen oder arteriosklerotische Bedingungen hindeuten. Treten Reibegeräusche auf, so weisen diese eher auf Gefäßaneurysmen oder arteriovenöse Fisteln hin. Ein ernsthafter Verdacht sollte differenzialdiagnostisch abgeklärt werden.

Durch Therapielokalisierung an verschiedenen Stellen des Körpers ist eine Abschwächung (Inhibierung) oder Verstärkung (Fazilitation) des Pulses entweder durch leichten Zug (= Entfernung von der Pulsationsstelle) oder durch leichten Schub (= Annäherung zur Pulsationsstelle) der Faszien auslösbar. Bei dieser **„Therapielokalisierung“** übt man im Bereich von möglichen Engpässen (z. B. für die A. radialis im Bereich der Klavikula oder des M. pectoralis minor usw.) einen Druck oder Zug auf das fasziale Gewebe aus und registriert, ob sich die arterielle Pulsation dadurch ändern lässt. Eine Änderung deutet auf eine myofasziale Spannung in dem Bereich, wo man Druck bzw. Zug ausgeübt hat. Dieser Bereich (= Therapielokalisierung) stellt dann vermutlich einen funktionellen Engpass in der betreffenden Arterie dar und ist eine Indikation zur osteopathischen Behandlung. **Ist eine schwache oder verzögerte Pulsation deutlich tastbar, aber nicht durch Therapielokalisierung änderbar, sollte an eine ernsthafte Pathologie gedacht werden, die vom Arzt differenzialdiagnostisch abgeklärt werden muss.**

Eventuell kann man den Patienten auffordern, vor dem Test ein paar aktive Übungen zu machen, um den Kreislauf anzuregen.

Ich habe folgendes Schema zur Untersuchung entwickelt, wobei man **nach Ausschluss von Gefäßerkrankungen** die Synchronizität und Stärke der Pulse miteinander vergleicht:

- bilaterale Pulsationen
- unilaterale Pulsationen
- Sotto-Hall-Test
- Stress-Test des Tibialispulses.

❶ Bilaterale Pulsationen

- Vergleich beider Karotispulse miteinander: leichte unterschiede sind meist auf Spannungen im Thoracic-Outlet-Bereich oder in den zervikalen Faszien zurückzuführen.
- Vergleich beider Radialispulse miteinander: leichte unterschiede sind meist auf Spannungen im Thoracic-Outlet-Bereich oder in den Faszien der oberen Extremität zurückzuführen.
- Vergleich beider Femoralispulse miteinander: leichte unterschiede sind meist auf Spannungen im Beckeneingangsbereich zurückzuführen.
- Vergleich beider Pulsationen der A. tibialis posterior: leichte unterschiede sind meist auf Spannungen im Beckeneingangsbereich oder in den Faszien der unteren Extremität zurückzuführen.

❷ Unilaterale Pulsationen (> Abb. 9.9)

- Vergleich des Radialispuls mit dem homolateralen Karotispuls: Bei schwachem oder verzögerten Radialispuls liegen fasziale Spannungen im Zugang zu dem Gebiet, in dem der Puls am schwächsten ist, vor: in der oberen Extremität, im Hals oder im Thorax. Durch Therapielokalisierung an den Mm. scalenii, der Klavikula, dem M. pectoralis minor, dem Sternum usw. kann versucht werden, den Ort der Spannung genauer zu lokalisieren.
- Vergleich des Femoralispuls mit dem Aortenpuls: Bei schwachem oder verzögertem Femoralispuls liegen fasziale Spannungen im Becken oder Bauch vor. Durch Therapielokalisierung am Bauch, am Beckeneingang, an der Leiste usw. kann man eventuell genauer lokalisieren.

9

- Vergleich des Femoralispuls mit dem homolateralen A.-tibialis-posterior-Puls: Bei schwachem oder verzögertem Tibialispuls liegen fasziale Spannungen in der unteren Extremität vor. Durch Therapielokalisierung an der ventralen faszialen Loge des Unterschenkels, an der Kniekehle, am Adduktorenkanal usw. kann versucht werden, den Ort der Spannung genauer zu lokalisieren.

❸ Sotto-Hall-Test: Stress-Test des Radialispulses (Adson-Wright-Test)

Dieser Test eignet sich zur Therapielokalisierung am Hals, Thoracic Inlet/Outlet, Thorax, Abdomen und an der oberen Extremität (➤ Abb. 9.10).

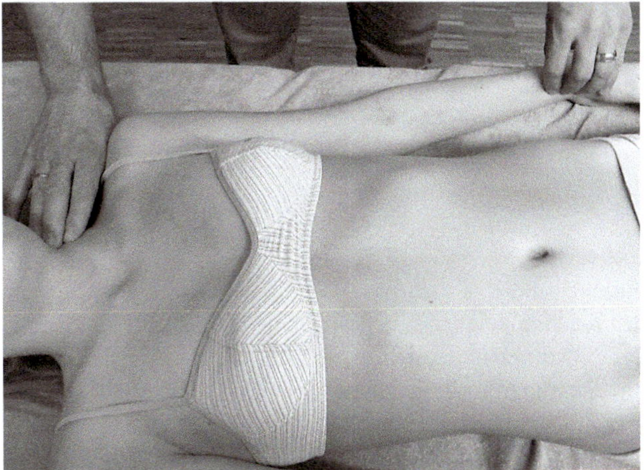

Abb. 9.9 Vergleich des Radialispuls mit dem Karotispuls

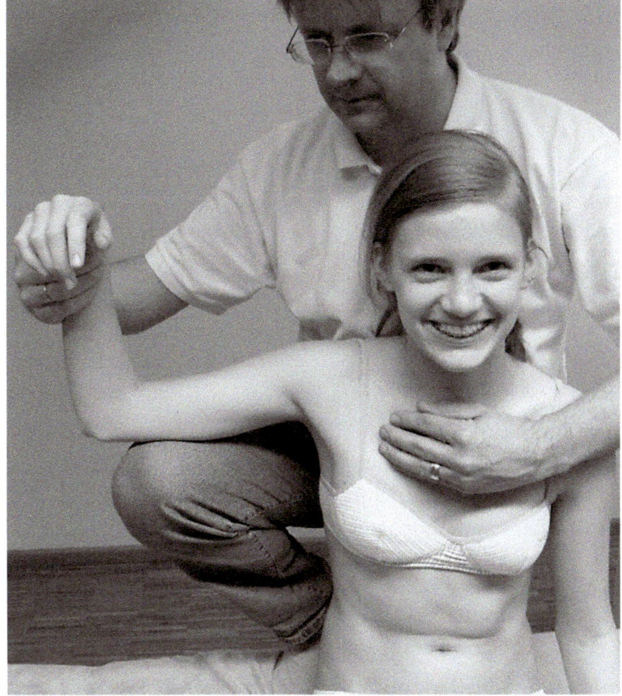

Abb. 9.10 Sotto-Hall-Test mit Therapielokalisation am Thoracic Inlet/Outlet

Ausgangsposition Patient sitzend, Therapeut hinter ihm stehend.

Ausführung Der gebeugte Arm des Patienten wird auf dem Oberschenkel des Therapeuten abgestützt und etwa in 90°-Abduktion so weit in Außenrotation gehoben und gehalten, bis der Puls schwächer wird oder verschwindet. Wenn ein Abschwächen bzw. ein Verstärken des Pulses durch leichte Dehnung (Zug) bestimmter Strukturen und Faszien oder durch leichte Kompression (Schub) dieser Strukturen auslösbar ist (Therapielokalisierung), wird der Test als positiv bewertet. Dadurch wird ein Zusammenhang mit weiter entfernten faszialen Kompartimenten testbar. Zur Therapielokalisierung kann der Einfluss der folgenden Strukturen auf den Radialispuls untersucht werden:

- Rotation der HWS heterolateral und homolateral
- Kaudal- bzw. Kranial- oder Lateralschub auf die Klavikula
- Kaudal- bzw. Kranial- oder Lateralschub auf den Pektoralismuskel und die Pektoralisfaszie
- Kaudal- bzw. Kranial- oder Lateralschub auf das Sternum
- Kaudal- bzw. Kranial- oder Lateralschub auf die abdominalen Organe.

Stress-Test des Tibialispulses

Dieser Test eignet sich zur Therapielokalisierung im Abdomen, im Becken und an der unteren Extremität (➤ Abb. 9.11).

Ausgangsposition Patient in Rückenlage. Therapeut neben ihm stehend.

Ausführung Das Bein des Patienten in neutrale Stellung (oder evtl. in Extension und Knie-Flexion über den Liegenrand) bringen. Mit der kranialen Hand nacheinander am Bauch, am Beckeneingang, im Leistenbereich, im Adduktorenkanal, in der Kniekehle und an der ventralen Loge des Unterschenkels ein leichtes Verschieben nach kranial bzw. kaudal ausüben, während die kaudale Hand die Reaktion des A. tibialis anterior-Pulses registriert. Eine Abschwächung bzw. Verstärkung des Pulses deutet auf einen Zusammenhang mit dem getesteten myofaszialen Bereich. So hat man eine Stelle, wo man therapieren kann, aufgespürt (Therapielokalisierung).

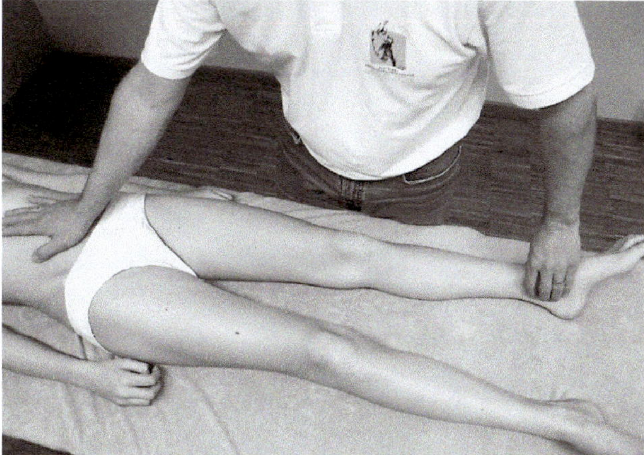

Abb. 9.11 Stress-Test für die A. tibialis posterior mit Therapielokalisation am Bauch

9.2.9 Untersuchung und Behandlung der neurolymphatischen Chapman-Punkte des Immun- und Abwehrsystems

Ausgangsposition Patient in Rückenlage. Therapeut neben ihm stehend.

Ausführung Die anterioren Punkte werden in Rückenlage auf Tastbarkeit und Druckempfindlichkeit untersucht. Sind mehrere anteriore Chapman-Punkte schmerzhaft und der Patient hat Symptome, die auf ein schwaches Immunsystem hindeuten, werden die korrespondierenden posterioren Punkte behandelt.

Dazu werden in Bauchlage die korrespondierenden posterioren Punkte der bei der Untersuchung „auffälligen" Organe mit einer leichten, kreisförmigen Massage für etwa 30–60 Sekunden behandelt.

Die Chapman-Punkte:

- Tonsillen: bilateral
  - anterior: zwischen den Rippen I–II, nahe am Sternum
  - posterior: Mitte zwischen PS (Processus spinosus) und PT (Processus transversus) von C1
- Leber: rechts
  - anterior: lateral vom Sternum, 5. Interkostalraum
  - posterior: zwischen PT und PS von Th5–Th6
- Gallenblase: rechts
  - anterior: lateral vom Sternum, 6. Interkostalraum
  - posterior: zwischen PT von Th6–Th7
- Milz: links
  - anterior: Cartilago der Rippen VII–VIII
  - posterior: zwischen den PT von Th7 und Th8
- Glandula suprarenalis: bilateral
  - anterior: 2–4 cm oberhalb und 2 cm lateral des Nabels
  - posterior: zwischen PS und PT von Th11–Th12
- Appendix und Mesoappendix: rechts
  - anterior und posterior: Spitze der Rippe XII
- Niere: bilateral
  - anterior: 2 cm oberhalb und lateral des Nabels
  - posterior: zwischen PS und PT von Th12–L1
- Lymphknoten der Leiste: bilateral
  - anterior: Ansatz des M. sartorius an der Tibia
  - posterior: unterer Pol des ISG (Iliosakralgelenk).

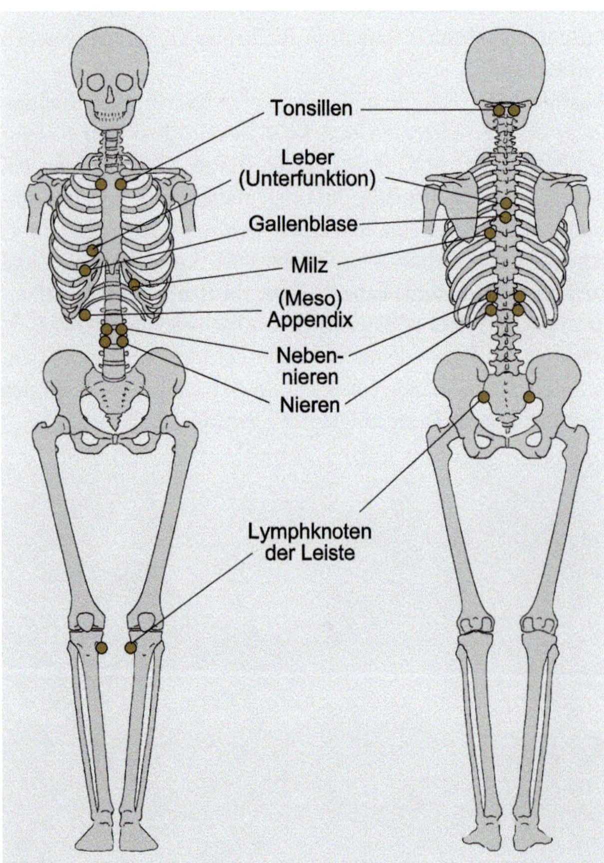

Abb. 9.12 Gruppe der Chapman-Punkte des Immun- und Abwehrsystems [L190]

9.3 Behandlungsschema für das venolymphatische System kaudal des Halsbereichs

Bemerkung des Autors

Ich beschränke mich hier bewusst auf die Behandlung der tieferen Lymphbahnen. Für die Behandlung der oberflächlichen Lymphknoten und -bahnen der Haut und Unterhaut sei hier auf die Techniken der Lymphdrainage hingewiesen. Diese können sinnvoll in das hier dargestellte Behandlungsschema integriert werden.

Weiterhin unterlasse ich es, die korrespondierenden Venen zu benennen, obwohl es sich hier immer sowohl um einen lymphatischen als auch um einen venösen Pumpeffekt handelt!

9.3.1 Wichtige Grundprinzipien der osteopathischen venolymphatischen Behandlung

Es sei vorweg herausgestellt, dass in diesem Buch keine Behandlung der interstitiellen Flüssigkeiten des Schädels, des Halses und des zentralen Nervensystems beschrieben werden. Dazu sei auf mein Buch „Venolymphatische kraniosakrale Osteopathie" hingewiesen (Meert 2012). Die Reihenfolge der Ausführung dieser Techniken erfolgt aus Sicht des Lymphstroms von distal (Mündungsbereich der Lymphbahnen in der V. subclavia) nach proximal (Lymphbahnen im Fußbereich). Die Reihenfolge und Auswahl der nachfolgenden Techniken beruht auf praktischen Erfahrungen. Man kann mit dem nachfolgenden Schema wunderbar eine 3/4 bis 1 Stunde das Immunsystem stärken und Ödeme venolymphatisch behandeln.

Die genaue Anzahl und Reihenfolge dieser Techniken muss individuell unterschiedlich festgelegt werden, d. h. abhängig vom Patient, dessen Diagnose und der jeweiligen Si-

tuation. Das bereits genannte Schema ist hierbei ein guter Leitfaden (➤ 8**).** Je nach Fall können bestimmte Techniken weggelassen, angepasst oder hinzugefügt werden! In den nachfolgenden Kapiteln werden zusätzliche Techniken beschrieben, die hier bei Bedarf eingefügt werden können.

Es wird als selbstverständlich betrachtet, dass bei Vorhandensein von vielen faszialen Verklebungen diese zuerst gelöst werden. Einige wichtige fasziale Techniken werden hier, bzw. wurden bereits beschrieben (➤ 8); es würde allerdings den Rahmen dieser Arbeit sprengen, alle faszialen Techniken darzustellen. **Es sei insbesondere darauf hingewiesen, dass nach den faszialen Lösungstechniken genügend Zeit für lymphatische Drainage- und Pumptechniken eingebaut werden sollte.** Es nützt wenig, den „Staub" (fasziale Verklebungen) im Körper kurz „aufzuwirbeln", ohne diesen dann auch „wegzuspülen". Ohne eine venolymphatische Anschlussbehandlung treten die Verklebungen oft erneut auf – meist an der gleichen Stelle, manchmal etwas weiter entfernt; der Patient kommt dann mit „anderen" Beschwerden wieder.

Möglichkeiten der rhythmischen Arbeit:

- Pumptechniken in einem Rhythmus, den der Osteopath zur allgemeinen Mobilisierung und faszialen Auflockerung selbst vorgibt
- Pumptechniken im Rhythmus der diaphragmalen Atmung
- pumpende Techniken zur Intensivierung des Geweberhythmus, wobei man beide Richtungen, sowohl die Inspiration als auch die Exspiration vorantreibt
- direkte Techniken, wobei man die Richtung, die nicht so gut geht, unterstützt
- indirekte Techniken, wobei man die Fluktuation in die Richtung, in der sie gut zieht, weiterführt
- Stillpoints setzen, wobei man den Punkt zwischen „Flut" und „Ebbe" etwas anhält und das Anlaufen der nächsten Welle damit intensiviert.

Bemerkung des Autors

Persönlich fange ich meistens mit einer faszialen Auflockerung an. Es folgt das Arbeiten mit dem diaphragmalen Rhythmus des Patienten oder mit einem selbst vorgegebenen Rhythmus (z. B. bei Gefahr einer Hyperventilation). Dann verfeinere ich die Technik im Verlauf der Behandlung in Richtung Geweberhythmus (Kraniosakralrhythmus) des Patienten (Meert 2012). Manchmal übe ich noch mehrere Techniken im Geweberhythmus beim Ausklingen der Behandlung als eine Art „Finetuning" aus. Ich werde dieses Vorgehen bei der Beschreibung der Techniken nicht jedes Mal erneut betonen!

Es ist allerdings die Aufgabe des „Übenden", diese Kunst des Osteopathen – die praktischen Fähigkeiten und das zugehörige Fingerspitzengefühl – in praktischen Seminaren zu schärfen und zu vervollständigen.

Es ist weiterhin selbstverständlich äußerst sinnvoll – und auch jederzeit möglich –, osteopathische Techniken mit Techniken aus der Lymphdrainage, Massage, TCM, Elektroakupunktur nach Voll, Kinesiologie oder anderen ganzheitlichen Behandlungsmethoden sowie Kompressionsbandagen zu kombinieren.

9.3.2 Befreien und Aktivieren der wichtigsten venolymphatischen Filterstationen des Thorax-, Bauch- und Beckenraums

❶ Klavikula-Pumpe

Der linke bzw. rechte Venenwinkel bildet hinter dem Sternoklavikulargelenk den zentralen Mündungspunkt des Lymphsystems, in den die Lymphbahnen des ganzen Körpers einmünden. Weil die axillären und infraklavikulären sowie auch die supraklavikulären Lymphknoten durch die Fascia clavipectoralis, bzw. zervikale Faszien ziehen, die an der Klavikula ansetzen, ist das Lösen der Spannungen in diesem Bereich extrem wichtig, um den Lymphfluss im ganzen Körper anzuregen.

W. G. Sutherland stellte fest, dass die physiologische Entleerung des Ductus thoracicus in die V. subclavia sinistra einen sanften und ziemlich einzigartigen siphonartigen, ansaugenden Vorgang im Ductus thoracicus verlangt (Sutherland 2004). Er merkt an, dass der Osteopath diesen Vorgang mithilfe fühlender, sehender, kluger und wissender Finger unterstützen und erleichtern sollte.

Ausgangsposition Patient in Rückenlage, Beine angewinkelt. Therapeut neben ihm stehend.

Handposition Den linken Arm des Patienten in Höhe des Ellenbogens mit der einen Hand und das Sternum mit der anderen Hand umgreifen.

Ausführung

- **Phase 1** Der Patient wird aufgefordert, tief einzuatmen. Währenddessen den linken Arm des Patienten weiter in Abduktion-Elevation führen und diesen in Längsrichtung nach lateral (links) ziehen. Gleichzeitig passiv den „klavikulären" Raum um die linke V. subclavia „öffnen" oder dehnen, indem man das Sternum zur entgegengesetzten (rechten) Seite mo-

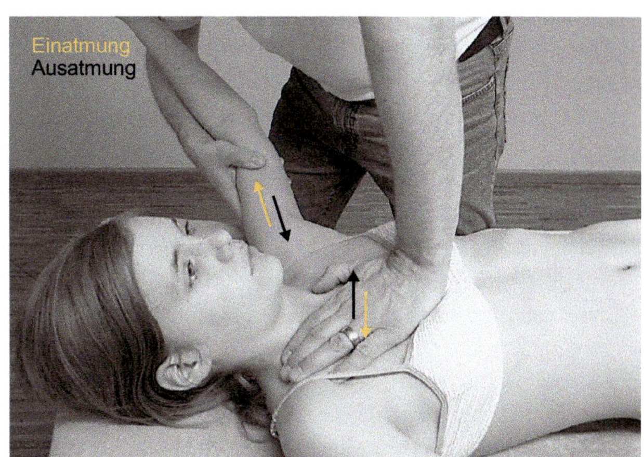

Abb. 9.13 Indirekte Klavikula-Pumpe mithilfe des Sternums – Phase 1

9

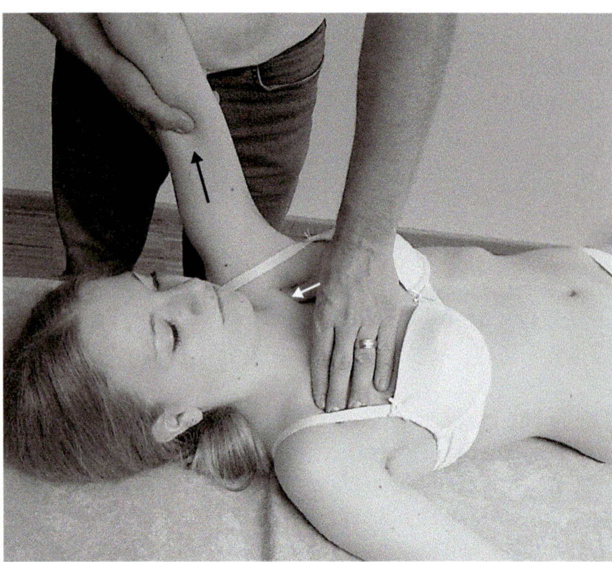

Abb. 9.14 Lösen des infraklavikulären Gewebes – Phase 2

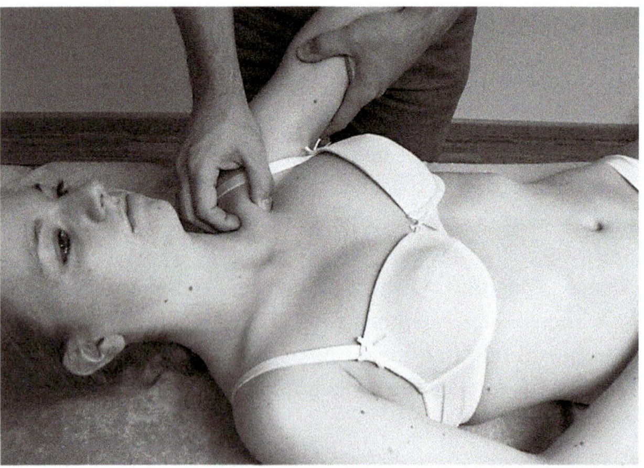

Abb. 9.15 Direkte Klavikula-Pumpe – Phase 3

bilisiert (➤ Abb. 9.13). Während des Ausatmens aus dieser Haltung etwas in Richtung Neutralposition zurückkehren und das Sternum und die Klavikula wieder zueinander schieben. Mehrere Atemzyklen werden rhythmisch durchlaufen, um indirekt einen „Pumpeffekt" (lymphatische Sogwirkung) aufzubauen.

- **Phase 2:** Jetzt das Bindegewebe links infraklavikulär zwischen der ersten Rippe und der Klavikula lösen, indem man mit dem Daumen der einen (linken) Hand das Gewebe nach dorsal schiebt. Gleichzeitig mit der anderen (rechten) Hand eine Traktion ventralwärts am Arm des Patienten ausüben (➤ Abb. 9.14). Damit wird die linke Klavikula und der M. subclavius gegenüber den umgebenden Faszien mobilisiert. Anschließend diese Bewegungen rhythmisch wiederholen, um einen pumpenden Effekt auf den Lymphstrom auszuüben.
- **Phase 3:** Den linken Arm des Patienten mit der einen (rechten) Hand umgreifen und die linke Klavikula mit dem Daumen und den Fingern der anderen (linken) Hand umgreifen (➤ Abb. 9.15). Eine Zirkumduktion mit dem Arm des Patienten ausführen, während man gleichzeitig die Klavikula rhythmisch nach ventral bzw. dorsal mobilisiert.

❷ Pumpe der ersten Rippe

Durch diese Pumptechnik werden neben den Lymphbahnen des Thoracic Inlet/Outlet auch der Truncus lymphaticus suprascapularis und der Truncus lymphaticus dorsalis scapulae angeregt.

Ausgangsposition Patient in Rückenlage, Therapeut am Kopfende sitzend.

Handposition Mit der linken Hand die linke erste Rippe und linke Schulter des Patienten kontaktieren, und zwar mit dem Daumen dorsal und den Fingern ventral. Mit der rechten Hand den Kopf des Patienten am Okziput stützen (➤ Abb. 9.16).

Ausführung Mit der rechten Hand eine Rotation des Kopfes des Patienten nach rechts bzw. nach links ausführen. Gleichzeitig mit der linken Hand die an die Rotation der HWS gekoppelte Rotationsbewegung der ersten Rippe (Schulter) ausführen (Außenrotation der linken ersten Rippe bei der Rotation der HWS nach rechts bzw. Innenrotation der linken ersten Rippe bei der Rotation der HWS nach links, wie zwei Zahnräder).

Zusätzlich kann mittels der Atmung die Beweglichkeit noch verbessert und die Spannung des umgebenden Gewebes abgebaut werden. Das Ausatmen wird dabei mit der Innenrotation der Rippe und das Einatmen mit der Außenrotation der Rippe (Schulter) gekoppelt.

Sowohl die Ausatmungs- als auch die Einatmungsbewegung wird progressiv mit der Rotation in verschiedenen Etappen aufgebaut und einige Male wiederholt.

❸ Pektoralis-Pumpe

Durch die pektorale Traktion wird v. a. die respiratorische Bewegung der Rippen I–VI beim Einatmen vergrößert; gleichzeitig nehmen auch der negative Druck und das Volumen des Thorax zu. W. A. Kuchera und M. L Kuchera geben an, dass das rhythmische Heben der Rippen einen modifizierenden Effekt auf dem Truncus sympathicus ausübt. Weil die größeren Lymphbahnen über eine sympathische Innervierung verfügen, können daher ihrer Meinung nach Techniken für die Rippen den Lymphstrom günstig beeinflüssen (Kuchera und Kuchera 1994).

Die Pektoralis-Pumpe behandelt v. a. die Fascia clavipectoralis. Ferner werden die Lymphbahnen und Venen, die zwischen der Klavikula, dem M. subclavius und den Mm. pectorales einerseits und den Rippen andererseits verlaufen, befreit und rhythmisch gepumpt.

Es darf als selbstverständlich angesehen werden, dass ein Herzschrittmacher oder ein Port für die Chemotherapie eine Kontraindikation für diese Technik darstellen!

Ausgangsposition Patient in Rückenlage mit den Händen auf dem Bauch, die Knie sind gebeugt und die Füße aufgestellt. Therapeut am Kopfende der Liege stehend.

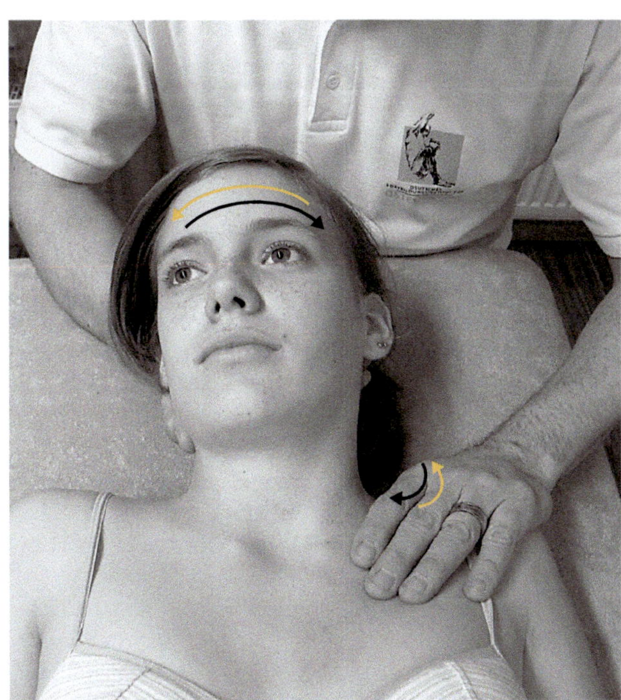

Abb. 9.16 Pumpe der ersten Rippe

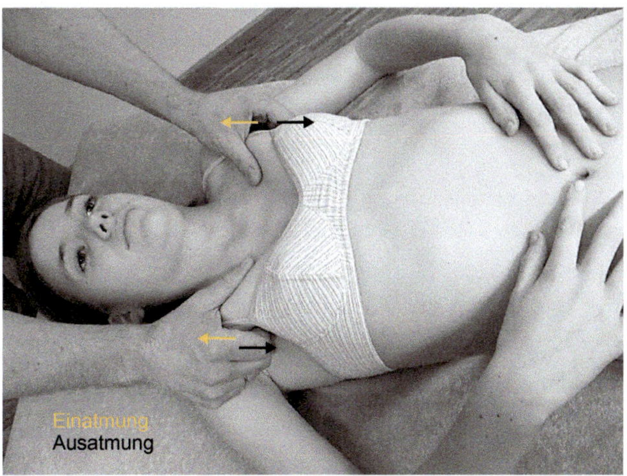

Abb. 9.17 Pektoralis-Pumpe

Handposition Bilateral die vordere Achselfalte und Sehne des M. pectoralis major des Patienten sanft, aber intensiv umgreifen (> Abb. 9.17).

Ausführung

- **Schritt 1:** Der Patient wird aufgefordert, tief einzuatmen. Dann eine sanfte bilaterale Traktion ausüben, die kranialwärts gerichtet ist. Dabei darauf achten, dass das pektorale Gewebe gut nach kranial verschoben und nicht gequetscht wird. Während des Ausatmens wird die Traktion beibehalten. Zusätzlich kann der Patient aufgefordert werden, die Beine während des Ausatmens langsam auszustrecken, um die Dehnung des pektoralen faszialen Gewebes zu verstärken. Es sollten mehrere intensive Atemzyklen durchlaufen werden, bis die Spannung merkbar nachlässt.

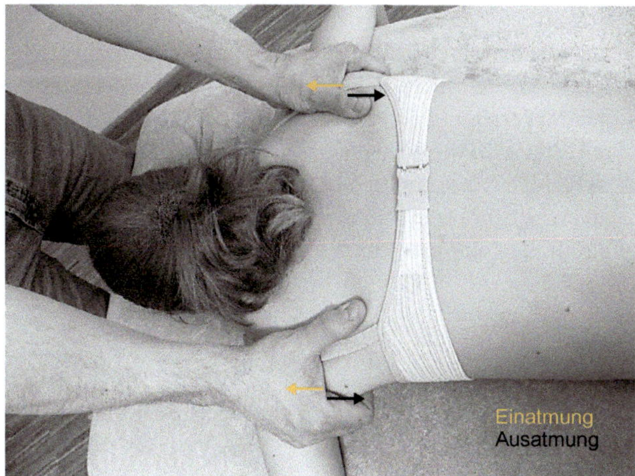

Abb. 9.18 Latissimus-Pumpe

- **Schritt 2:** Der Patient wird aufgefordert, tief auszuatmen. Dann eine sanfte bilaterale Traktion nach kaudal ausüben und das pektorale Gewebe dabei nach kaudal verschieben. Während des Einatmens wird die Traktion beibehalten. Es sollten mehrere intensive Atemzyklen durchlaufen werden, bis die Spannung merkbar nachlässt.
- **Schritt 3:** Der Patient wird aufgefordert, tief ein- und auszuatmen. Während des Einatmens eine kranial gerichtete Traktion und beim nachfolgenden Ausatmen eine kaudal gerichtete Traktion ausüben. Darauf achten, dass ein rhythmischer Übergang der Traktions- und Verschiebebewegungen während der Atembewegungen erreicht wird. Die Handposition einige Male verschieben, damit die komplette vordere Achselfalte bearbeitet wird.

4 Latissimus-Pumpe

Ausgangsposition Patient in Bauchlage mit den Armen in 90°-Abduktion, auf die Armstützen der Liege abgestützt. Therapeut am Kopfende der Liege stehend.

Handposition Bilateral die hintere Achselfalte und Sehne des M. latissimus dorsi sanft, aber intensiv umgreifen (> Abb. 9.18).

Ausführung

- **Schritt 1:** Der Patient wird aufgefordert, tief einzuatmen. Dann eine sanfte bilaterale Traktion nach kranial ausüben. Dabei darauf achten, dass das posteriore axilläre Gewebe gut abgehoben und nach kranial verschoben wird. Während des Ausatmens wird die Traktion beibehalten. Es sollten mehrere intensive Atemzyklen durchlaufen werden, bis die Spannung merkbar nachlässt.
- **Schritt 2:** Der Patient wird aufgefordert, ganz auszuatmen. Dann eine sanfte bilaterale Traktion nach kaudal ausüben und das posteriore axilläre Gewebe dabei nach kaudal verschieben. Während des Einatmens wird die Traktion beibehalten. Es sollten mehrere intensive Atemzyklen durchlaufen werden, bis die Spannung merkbar nachlässt.

- **Schritt 3:** Der Patient wird aufgefordert, tief ein- und auszuatmen. Während des Einatmens eine kranial gerichtete Traktion und beim anschließenden Ausatmen eine kaudal gerichtete Traktion ausüben. Es ist darauf zu achten, einen rhythmischen Übergang dieser Traktions- und Verschiebebewegungen während der Atembewegungen zu erreichen. Die Handposition einige Male verschieben, damit die komplette hintere Achselfalte bearbeitet wird.

5 Sternale Pumpe

Hierbei werden v. a. die vertikalen Lymphbahnen des Thorax und Mediastinums angeregt: die Trunci parasternales, die Trunci bronchomediastinales, der Ductus thoracicus und, falls vorhanden, der Ductus lymphaticus dexter.

Es darf als selbstverständlich angesehen werden, dass ein Herzschrittmacher bzw. eine Herzerkrankung eine Kontraindikation für diese Technick darstellen.

Dorsoventrale sternale Pumpe

Ausgangsposition Patient in Rückenlage. Therapeut am Kopfende stehend. Die Arme des Patienten sind ausgestreckt, Patient hält sich eventuell am Becken des Therapeuten fest. Alternativ kann der Patient ein Handtuch um den Therapeuten schlagen und mit beiden Händen das Handtuch festhalten.

Handposition Sich mit beiden Händen auf das Sternum des Patienten stützen (> Abb. 9.19).

Ausführung

- **Schritt 1:** Der Patient wird aufgefordert, tief und langsam auszuatmen. Beim Ausatmen einen sanften vibrierenden Druck nach dorsokaudal auf das Brustbein des Patienten ausüben. Entsprechend öfters wiederholen.
- **Schritt 2:** Jetzt beide Arme des Patienten umgreifen und sich etwas zurücklehnen, wobei man hier mit dem Körper eine leichte Traktion auf die Arme des Patienten ausübt. Der Patient wird daraufhin aufgefordert, tief und langsam einzuatmen; die Traktion wird beim Einatmen behutsam intensiviert und während des Ausatmens aufrechterhalten.
- **Schritt 3:** Beim Ausatmen einen sanften vibrierenden Druck nach dorsokaudal auf das Brustbein ausüben. Während des darauf folgenden Einatmens mit seinem Körper eine leichte Traktion an den Armen des Patienten ausüben. Diese Vorgänge werden rhythmisch mit der Atmung wiederholt.

Laterolaterale sternale Pumpe: Technik für den M. transversus thoracis

Hier sei nochmals darauf hingewiesen, dass die A. thoracica interna, die V. thoracica interna und der lymphatische Truncus parasternalis bilateral zwischen dem Sternum bzw. den Rippen und dem M. transversus thoracis verlaufen (> Abb. 9.20). Eine Hypertonie des M. transversus thoracis und des Pars sternalis des Zwerchfells kann damit extreme Folgen für diese durchziehenden Strukturen haben und kann Ödeme sowie schmerzhafte Fibrosierungen im Bereich des Rippenknorpels, der Interkostalräume und sogar der Rektusscheide auslösen.

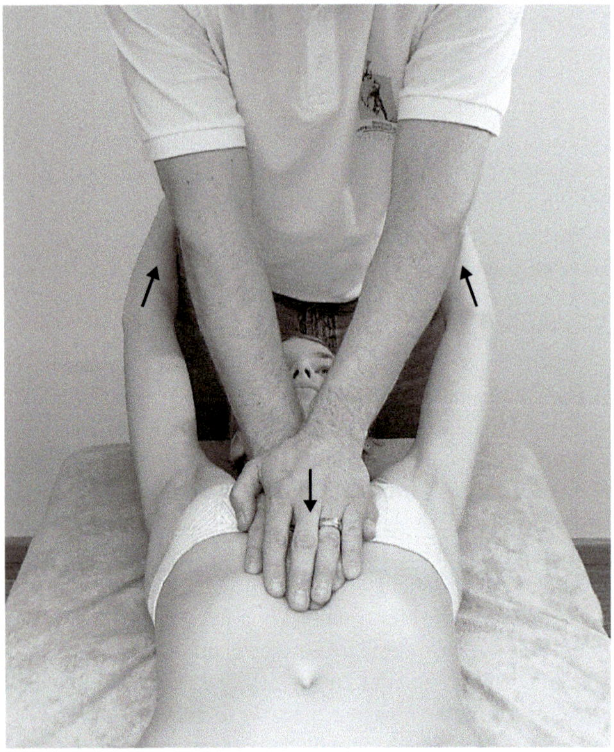

Abb. 9.19 Dorsoventrale sternale Pumpe

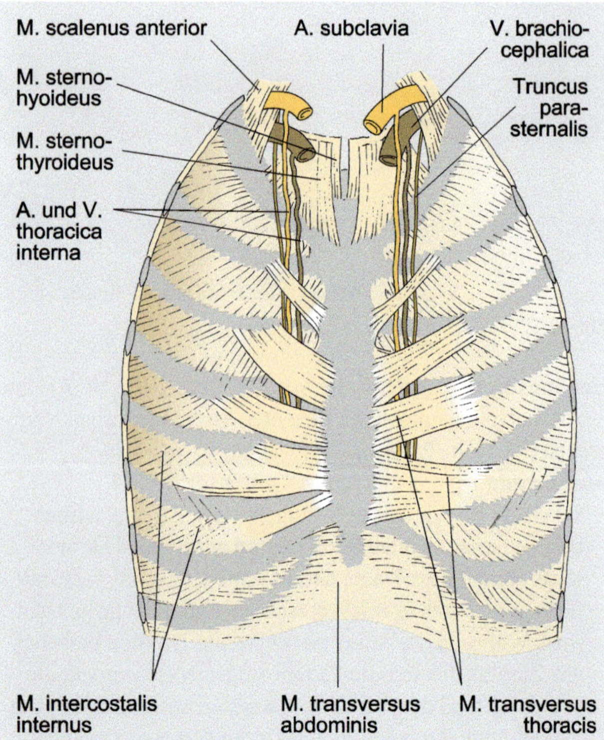

Abb. 9.20 Dorsalsicht auf die vordere Thoraxwand. Der M. transversus thoracis bedeckt die A. und V. thoracica interna sowie den lymphatischen Ductus parasternalis [L190]

Ausgangsposition Patient in Rückenlage. Therapeut am Kopfende oder neben dem Patienten stehend. Die Arme des Patienten sind in Abduktion.

Handposition Sich mit beiden Händen bilateral auf den sternokostalen Übergang der Rippen II–VI des Patienten stützen, die Finger sind dabei nach lateral und die Daumen nach medial gerichtet (> Abb. 9.21).

Ausführung

- **Schritt 1:** Der Patient wird aufgefordert, tief und langsam auszuatmen. Während des Ausatmens einen sanften vibrierenden Druck nach medial auf die Rippen ausüben und diese sozusagen in Innenrotation führen, damit der M. transversus thoracis und Pars sternalis des Zwerchfells entspannt werden. Beim Einatmen den Druck entsprechend aufrechterhalten. Diesen Vorgang öfters wiederholen.
- **Schritt 2:** Der Patient wird aufgefordert, tief und langsam einzuatmen. Beim Einatmen einen sanften vibrierenden Druck nach lateral auf die Rippen ausüben und diese sozusagen in Außenrotation führen, damit der M. transversus thoracis und die Pars sternalis des Zwerchfells gedehnt werden. Beim Ausatmen den Druck entsprechend aufrechterhalten. Diesen Vorgang öfters wiederholen.
- **Schritt 3:** Der Patient wird aufgefordert, tief und langsam zu atmen. Während des Ausatmens einen sanften vibrierenden Druck nach medial auf die Rippen ausüben und diese sozusagen in Innenrotation führen. Während des anschließenden Einatmens einen sanften vibrierenden Druck nach lateral auf die Rippen ausüben und diese sozusagen in Außenrotation führen. Diese Vorgänge werden rhythmisch mit der Atmung wiederholt, um einen Pumpeffekt zu bewirken.

6 Wirbelsäulenpumpe

Hier werden auch die Lymphbahnen des Thorax und des Mediastinums angeregt.

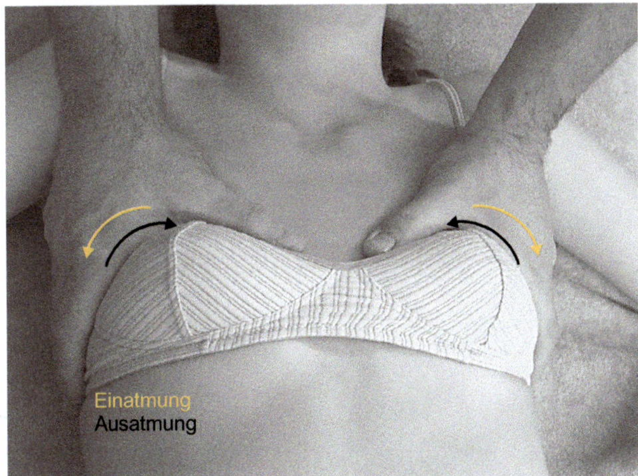

Abb. 9.21 Laterolaterale sternale Pumpe – Technik für den M. transversus thoracis

Ausgangsposition Patient in Bauchlage, die Arme liegen neben dem Körper, Kopf in Neutralstellung. Therapeut neben dem Patienten stehend.

Ausführung

- **Schritt 1:** Beide Hände in der Längsachse der Wirbelsäule aufeinander legen, sodass man bilateral Kontakt mit den Processus transversi hat (> Abb. 9.22). Beim Ausatmen den Bewegungen der Processus transversi nach ventral folgen und zusätzlich den Brustkorb behutsam zusammendrücken. Eventuell kann man Vibrationen hinzufügen.
- **Schritt 2:** Mit den Handballen bilateral mit den Anguli costae der Rippen Kontakt aufnehmen, die Finger sind nach lateral gerichtet (> Abb. 9.23). Beim Einatmen die Rippen intensiv in Innenrotation führen (im Gegensatz zur Rückenlage liegt das Punctum fixum jetzt im Sternum) und dort während einiger Atemzyklen halten.
- **Schritt 3:** Beim Ausatmen die Rippen intensiv in Außenrotation führen (Punctum fixum im Sternum) und während einiger Atemzyklen dort halten.
- **Schritt 4:** Die Rippen rhythmisch während des Einatmens in Innenrotation und während des Ausatmens in Außenrotation führen, damit ein Pumpeffekt erreicht wird.

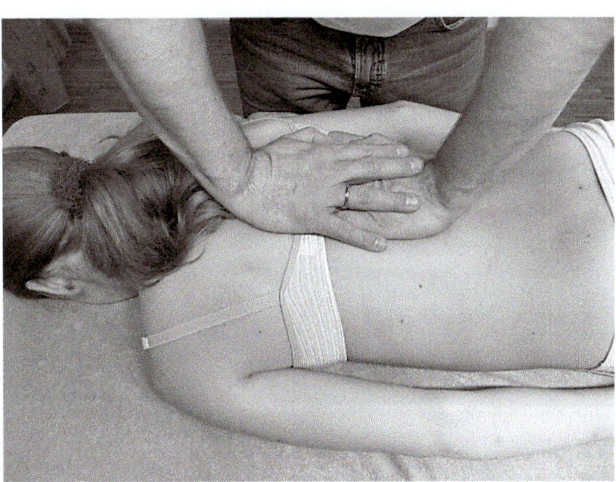

Abb. 9.22 Wirbelsäulenpumpe an den Processus transversi

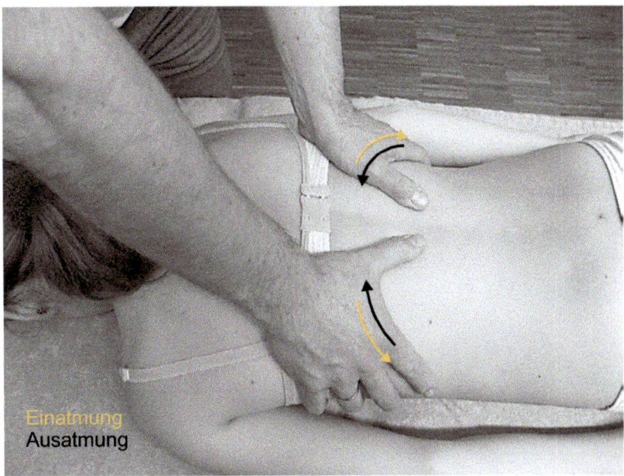

Abb. 9.23 Wirbelsäulenpumpe an den Anguli costae

7 Interkostale Drainage

Drainage zu den parasternalen Lymphknoten und zur V. thoracica interna (Abb. 9.24)

Ausgangsposition Patient in heterolateraler Seitenlage. Therapeut hinter dem Patienten stehend.

Ausführung

- **Schritt 1:** Zuerst die Interkostalräume mit den Fingern sehr behutsam und langsam von der Axillarlinie nach ventral zu den parasternalen Lymphbahnen ausstreichen.
- **Schritt 2:** Danach mit einem Finger in einem Interkostalraum (oder mit mehreren Fingern in mehreren Interkostalräumen gleichzeitig) eine „Abrollbewegung" vom Handballen bis zu den Fingerspitzen behutsam nach ventral in Richtung der Interkostalräume ausführen und die Flüssigkeit sozusagen in Richtung des Sternums drücken. Dieser Druckaufbau kann mechanisch v. a. an das Ausatmen (Innenrotation der Rippen) gekoppelt werden.

Drainage zum Ductus thoracicus und Azygossystem (Abb. 9.25)

Ausgangsposition Patient in heterolateraler Seitenlage. Therapeut vor dem Patienten stehend.

Ausführung

- **Schritt 1:** Die Interkostalräume von der Axillarlinie behutsam und langsam nach dorsal zum Ductus thoracicus ausstreichen.
- **Schritt 2:** Danach mit einem Finger im Interkostalraum (oder mit mehreren Fingern in mehreren Interkostalräumen gleichzeitig) behutsam eine „Abrollbewegung" vom Handballen bis zu den Fingerspitzen in Richtung der Interkostalräume nach dorsal ausführen und die Flüssigkeit in Richtung der Wirbelsäule drücken. Dieser Druckaufbau kann mechanisch v. a. an das Einatmen (Außenrotation der Rippen) gekoppelt werden.

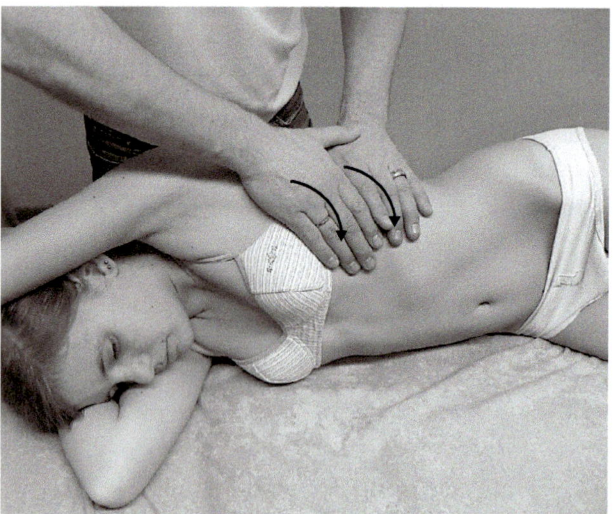

Abb. 9.24 Interkostale Drainage zu den parasternalen Lymphbahnen und zur V. thoracica interna

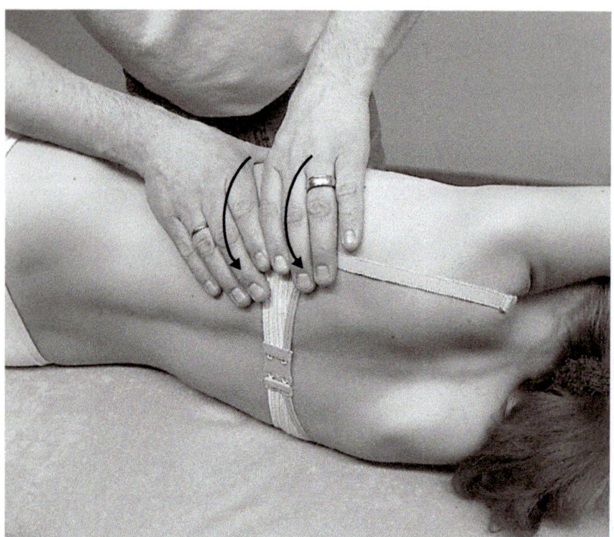

Abb. 9.25 Interkostale Drainage zum Ductus thoracicus und Azygos-System

8 Diaphragma-Dehnung und bilaterale Zwerchfellpumpe

Es ist zu bedenken, dass sowohl der Ductus thoracicus und das venöse Azygos-System als auch die venolymphatischen epigastrischen Leitungsbahnen das Zwerchfell (> 4.3.4) passieren müssen. Weiterhin ist das Zwerchfell durch seine Pumpwirkung für die intrathorakalen und intraabdominalen Druckverhältnisse zuständig.

Man sollte auch C3-C4-C5, den Thoracic Inlet und die mediastinalen Spannungen kontrollieren und eventuell behandeln, um dem N. phrenicus „freie Bahn" zu verschaffen.

Ausgangsposition Patient am Rand der Liege sitzend, die Hände eventuell im Nacken. Therapeut hinter dem Patienten stehend.

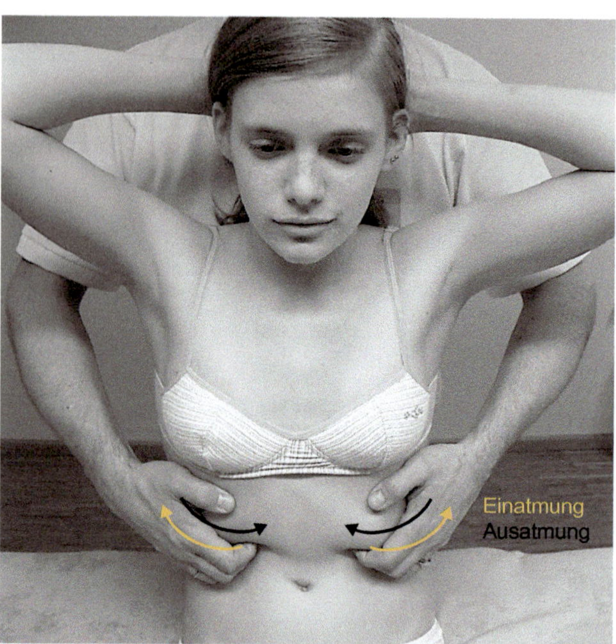

Abb. 9.26 Zwerchfellpumpe

Handposition Bilateral den Rippenbogen umgreifen (➤ Abb. 9.26).

Ausführung

- **Schritt 1 (Zwerchfelldehnung):** Man führt den Patienten zuerst in einer Flexion um die Finger. Der Patient wird dann aufgefordert, langsam zu atmen. Beim Einatmen gleichzeitig behutsam das Zwerchfell und die Rippen bilateral nach lateral und kranial heben. Bei jedem Einatmen werden die Rippen sehr vorsichtig weiter angezogen, während sie beim Ausatmen festgehalten werden. Das wird während 3–5 Atemzyklen wiederholt.
- **Schritt 2:** Diese Technik wird dann systematisch intensiviert; der Ansatz des Zwerchfells wird auf der gesamten ventrolateralen Seite bearbeitet, bis letztendlich sehr tief gearbeitet werden kann, um Fixierungen zu lösen.
- **Schritt 3 (Zwerchfellpumpe):** Rhythmisch pumpen; während des Einatmens die Rippen dabei nach kraniolateral und während des Ausatmens nach kaudomedial führen.

Vor allem am Anfang kann diese Technik oft extrem schmerzhaft sein, sodass eine große Behutsamkeit notwendig ist. Der Patient sollte vorher über die Schmerzhaftigkeit dieser Technik informiert werden. Heftige emotionale Reaktionen während der Behandlung sind möglich. Es ist weiterhin zu bedenken, dass das Zwerchfell enorm viel Energie „schlucken" kann (➤ Kap. 3.8.3), die sich während der Behandlung wieder lösen kann (Hysteresis). Wegen der großen Bedeutung des Zwerchfells habe ich ihm ein spezielles Kapitel gewidmet (➤ Kap. 4.3). Oft müssen zusätzliche Techniken für das Zwerchfell eingesetzt werden (➤ Kap. 8.2).

⑨ Unilaterale Lösung und Dehnung einer Zwerchfellkuppel

Die unilaterale Arbeit am Zwerchfell eignet sich besonders für die Drainage und Entfaltung der Recessus des Zwerchfells, insbesondere der Recessus costodiaphragmatici, Recessus costomediastinales und Recessus phrenicomediastinales. In diesem Bereich bilden sich mit der Zeit besonders gerne Verklebungen, die man unbedingt lösen sollte!

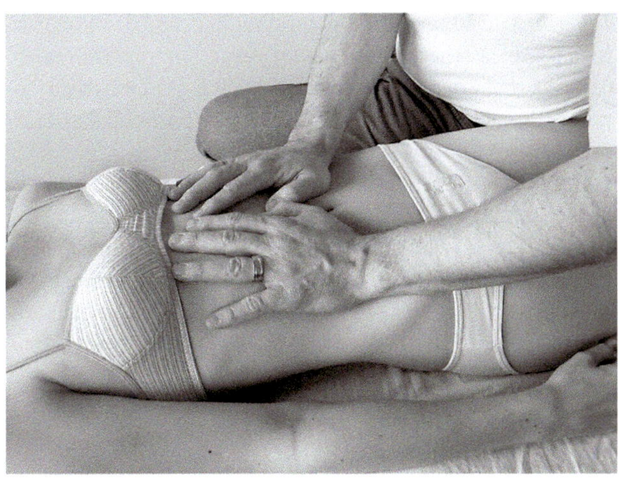

Abb. 9.27 Test, welche Seite des Zwerchfells weniger beweglich ist

Ausgangsposition Patient in Rückenlage, Beine gebeugt. Therapeut neben dem Patienten sitzend.

Handposition Beide Hände links und rechts unter den Rippenrand auf den Oberbauch des Patienten legen. Die Stärke der beiden Zwerchfellkuppeln während der Atmung bewerten. Die Seite mit der geringeren Zwerchfellbewegung lokalisieren (➤ Abb. 9.27).

Obwohl in Seitenlage die unten liegende Seite des Zwerchfells stärker aktiviert wird (➤ Kap. 4.3), behandeln wir venolymphatisch in Seitenlage die oben liegende Seite, weil dort faszial bessere Raum- und Dehnungsverhältnisse vorliegen.

Ausführung Der Patient wird aufgefordert, sich auf die heterolaterale (rechte) Seite zu legen. Therapeut hinter dem Patienten stehend (➤ Abb. 9.28).

- **Schritt 1:** In dieser Haltung wird die fasziale Beweglichkeit mit manueller Unterstützung durch den Therapeuten intensiviert. Dazu den oben liegenden (linken) Rippenrand beim Einatmen nach kranial mobilisieren und beim Ausatmen dort halten. Es sollten mehrere intensive Atemzyklen durchlaufen werden, bis die Spannung merkbar nachlässt.
- **Schritt 2:** Mit der kranialen (rechten) Hand den oben liegenden (linken) Arm des Patienten in Elevation führen und während des Einatmens eine Traktion kranialwärts auf den Arm ausüben. Gleichzeitig den oben liegenden (linken) Rippenbogen heben. Beide Komponenten (Arm und Rippenbogen) beim Ausatmen in Elevation halten. Es sollten mehrere intensive Atemzyklen durchlaufen werden, bis die Spannung merkbar nachlässt.
- **Schritt 3 (unilaterale Zwerchfellpumpe):** In der Ausgangsposition von einem der ersten zwei Schritte wird sowohl das Ein- als auch das Ausatmen betont, sodass eine rhythmische Pumpbewegung entsteht.

⑩ Öffnen des Zugangs zum tiefen abdominalen Bereich

Ausgangsposition Patient in Rückenlage, Beine gebeugt, Arme neben dem Körper. Therapeut neben ihm sitzend oder stehend.

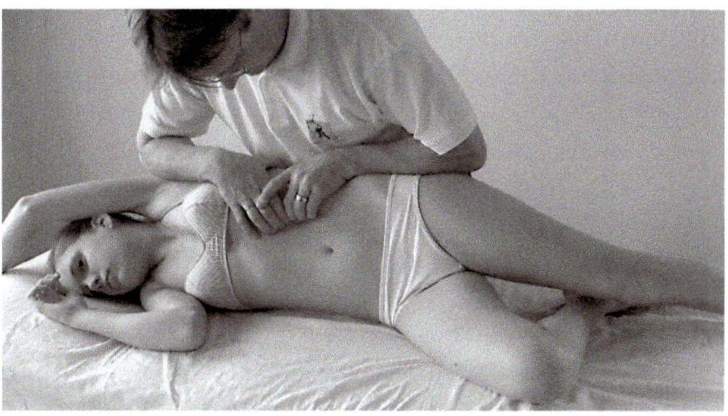

Abb. 9.28 Unilaterale Dehnung und Lösung der Zwerchfellkuppel

Handposition Die kaudale Hand liegt im Bereich des Processus xiphoideus zwischen den beiden Rippenbogen, die kraniale Hand auf den Ossa pubica legen.

Ausführung

- **Schritt 1:** Es ist oft sinnvoll, zuerst indirekt zu arbeiten und Sternum und Ossa pubica beim Ausatmen anzunähern und diese dort bei der darauffolgenden Einatmung zu fixieren. Im Sinne des „Annäherns" ist es sinnvoll, die Beine vorher anzuwinkeln und die Füße entsprechend aufzustellen. Diesen Vorgang über mehrere Atemzyklen wiederholen, bis sich eine Entspannung einstellt.
- **Schritt 2:** Anschließend wird der Patient aufgefordert, seine Arme über den Kopf auszustrecken. Eventuell sind die Beine schon ausgestreckt oder sie werden während der Behandlung beim Einatmen langsam aktiv ausgestreckt. Beim Einatmen (direkte Technik) entfernen sich Sternum und Ossa pubica voneinander sodass sich der Zugang jetzt öffnen kann. Diese Position wird beim Ausatmen beibehalten. Erst wenn diese Bewegung entspannt und ohne eine Erhöhung der subdiaphragmale Spannung möglich ist, ist es sinnvoll weiterzuarbeiten und mehr kaudal gelegene Regionen lymphatisch zu behandeln.
- **Schritt 3:** Während des Einatmens Sternum und Ossa pubica auseinander schieben und während des Ausatmens sich wieder annähern lassen. Man wiederholt diesen Vorgang während mehrerer Atemzyklen, um einen rhythmisch pumpenden Effekt zu erzielen.

Falls notwendig, sollten zusätzliche Techniken zur Behandlung des Zwerchfells (➤ Kap. 8.2) und der subdiaphragmalen Organe eingesetzt werden.

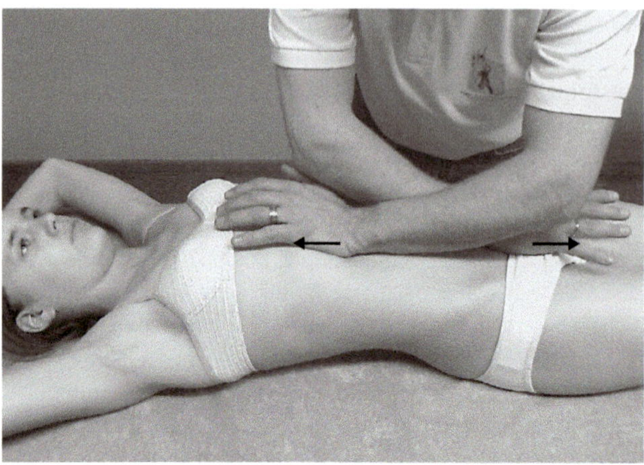

Abb. 9.29 Öffnen des Zugangs zum tiefen abdominalen Bereich

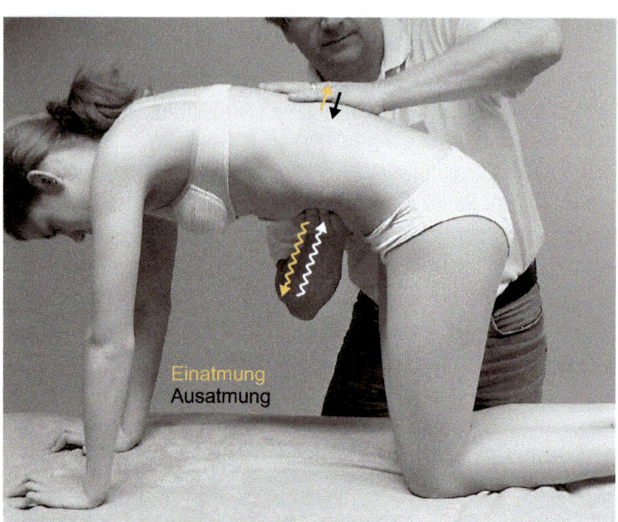

Abb. 9.30 Pumpe der Plica gastropancreatica

⓫ Plica gastropancreatica-Pumpe

Die subdiaphragmalen intraperitonealen Organe Leber und Magen (➤ Kap. 7.3.3) werden durch Gefäße versorgt, die durch die Plica gastropancreatica (bzw. Plica hepatopancreatica) vom Retroperitonealraum zum Organ ziehen. Daher ist es wichtig, diesen „Weg" (Plica) von Spannungen zu befreien.

Ausgangsposition Patient im Vierfüßlerstand auf der Liege kniend, auf beide Hände abgestützt. Therapeut (rechts) neben ihm sitzend oder stehend.

Handposition Eine (rechte) Hand flach auf den Bereich des Rippenbogens in Höhe des Magens und der Unterkante der Leber legen. Den Patienten auffordern, den Bauch „hängen" zu lassen. Mit der anderen (linken) Hand den Rücken des Patienten in Höhe der Projektion des Magens und der Leber stützen (➤ Abb. 9.30).

Ausführung Während des Ausatmens die subdiaphragmalen Organe zart vibrierend nach dorsal anheben (Richtung Decke in Vierfüßlerstand), während des Einatmens die Abstützung der Organe langsam reduzieren und sie nach ventral begleiten (Richtung Boden in Vierfüßlerstand). Diese Bewegungen werden über mehrere Atemzyklen wiederholt.

⓬ Leberpumpe

Die Leber besitzt ein dichtes Lymphgefäßnetz und drainiert zusammen mit Lymphe aus den unteren Teilen der Lunge zum Teil nach kaudal über das Omentum minus und die Plica gastropancreatica (hepatopancreatica) zur „retroperitonealen" Cisterna chyli, zum Teil nach kranial durch das Zwerchfell (Foramen venae cavae) zum Truncus bronchomediastinalis (➤ Kap. 7.3.3).

Durch diese Technik entsteht eine venolymphatische Dekongestionierung (Entstauung) der Leber, was zusätzlich bei der Entgiftung des Körpers hilft. Schon vorher kontrollieren, ob der Sphinkter von Oddi geöffnet ist. Bei Bedarf sollte er zuerst behandelt werden, sodass auch die Gallenflüssigkeit abtransportiert werden kann.

Hinweis

Bei einer Erkrankung der Leber darf die Leberpumpe nicht angewendet werden.

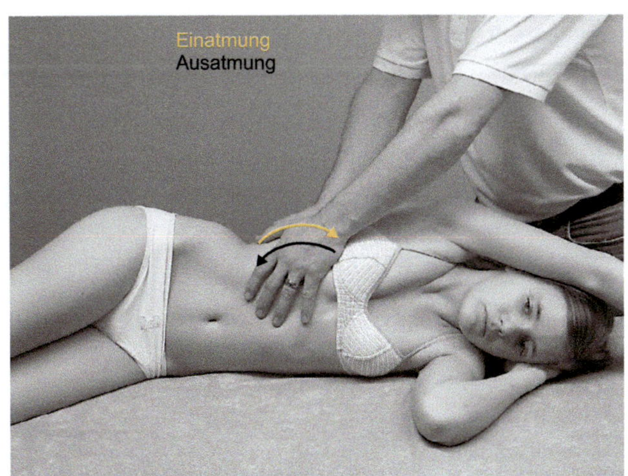

Abb. 9.31 Leberpumpe

Oft ist es sinnvoll, zuerst (d. h. vor den Pumptechniken) die Mobilität und Motilität der Leber mit osteopathischen Techniken zu behandeln (> Kap. 12). Diese Behandlung wird aus didaktischen Gründen erst später besprochen, um die lymphatischen Behandlungen zusammenhängend zu beschreiben.

Ausgangsposition Patient liegt auf der linken Seite. Therapeut hinter dem Patienten nach kaudal gerichtet stehend. Der rechte Arm des Patienten ist nach oben ausgestreckt.

Handposition Die rechte untere Thoraxseite des Patienten mit beiden Händen umgreifen, Finger gespreizt. Für einem guten Kontakt sowohl mit dem hinteren als auch mit dem vorderen Teil des Thorax sorgen (> Abb. 9.31).

Ausführung

- **Schritt 1:** Beim Einatmen werden die Rippen mit nach oben geführt und beim Ausatmen dort gehalten. Die Finger „umkrallen" eventuell die Rippenbogen, um besser ziehen zu können. Es werden mehrere Atemzyklen durchlaufen.
- **Schritt 2:** Beim Ausatmen werden die Rippen vibrierend zueinander und nach kaudal-median gedrückt und dort beim Einatmen gehalten. Der Vorgang wird 3–4-mal wiederholt.
- **Schritt 3:** Beim Einatmen werden die Rippen hochgezogen und beim Ausatmen nach kaudal gedrückt. Diese Bewegungen werden rhythmisch und harmonisch mit der Atmung synchronisiert, um eine optimale Pumpwirkung zu erreichen.

⑬ „Liverflip"

Hinweis
Bei einer Erkrankung der Leber darf diese Technik nicht angewendet werden!

Ausgangsposition Patient auf der linken Seite liegend. Therapeut hinter dem Patienten nach kaudal gerichtet stehend. Der rechte Arm des Patienten ist nach oben ausgestreckt.

Handposition Die rechte untere Thoraxseite des Patienten mit beiden Händen umgreifen, Finger gespreizt (> Abb. 9.31).

Ausführung Der Patient wird aufgefordert, tief ein- und auszuatmen. Der Ausatembewegung der rechten Rippen intensiv folgen und beim anschließenden Einatmen ganz kurz die Rippen im Ausatmungsstand halten, um sie dann plötzlich loszulassen, sodass durch die „Recoilkräfte" die Spannung in den Aufhängungselemente der Leber gelöst wird. Es ist sehr sinnvoll, diesen „Recoil" (= „Flip") öfters und in verschiedenen Bereichen durch Versetzen der Hände zu wiederholen.

⑭ Drainage des Azygos-Systems, der Cisterna chyli und der lumbalen und aortikokavalen Lymphknoten mit Sedierung des Solarplexus

Das Azygos-System, die aortikokavalen Lymphknoten und die Cisterna chyli liegen sehr eng an und auf den neurovegetativen Plexus und Geflechten des Abdomens in einem Bereich zwischen dem Processus xiphoideus und dem Nabel:

- Das Ganglion coeliacum (eventuell links und rechts) versorgt Magen, Duodenum, Leber, Gallenblase, Pankreas und Milz.
- Das Ganglion aorticorenale links und rechts versorgt Niere, Nebenniere, Ureter und Gonaden.
- Das Ganglion mesentericum superius versorgt Jejunum, Ileum, rechten Dickdarm und Gonaden.
- Das Ganglion mesentericum inferius versorgt das linke Kolon und die kleinen Beckenorgane (ohne Gonaden).

Nicht nur pathologische Lymphknotenveränderungen, sondern auch funktionelle venolymphatische Stauungen im retroperitonealen subdiaphragmalen Bindegewebe (z. B. durch Hypertonie des Zwerchfells), können Fibrosierungen im retroperitonealen Bereich um die neurovegetativen Plexus auslösen. Dadurch können einerseits Schmerzsymptome und Funktionsstörungen in den neurovegetativ versorgten Organen und andererseits Energieblockaden fast im ganzen Körper ausgelöst werden.

Der Plexus solarius und die neurovegetativen Ganglien können als emotionales Gedächtnis des Körpers betrachtet werden, sodass in diesem Bereich Wechselwirkungen zwischen Spannungen mit Fibrosierungen bzw. venolymphatischen Stauungen und emotionalen Belastungen auftreten können.

Da diese Technik eine sehr tief greifende Wirkung haben kann, ist eine besonders behutsame Annäherungsweise sinnvoll.

Starke Unterschiede hinsichtlich Temperatur und Konsistenz der Haut und Pulsation der Aorta im Bereich zwischen Processus xiphoideus und Nabel können nach Ausschluss von Organpathologien auf venolymphatische Stauungen im retroperitonealen subdiaphragmalen Bereich deuten.

Phase 1: Energetische Behandlung

Ausgangsposition Patient in Rückenlage, Beine gebeugt. Therapeut neben dem Patienten sitzend.

Ausführung Man benutzt hierzu Punkte des Konzeptionsgefäßes (Jenn Mo oder Ren Mai) (> Abb. 9.32). Es herrscht Uneinigkeit über den Ursprung dieses Gefäßes (Kirschbaum 1995). Das Konzeptionsgefäß läuft von der Mitte des Perineums ventral-kranialwärts in der Medianebene und endet an der Unterlippe. Das Konzeptionsgefäß kann auf viele Organe einwirken:

9

- Die perinealen Punkte beeinflussen die kleinen Beckenorgane.
- Die abdominalen Punkte beeinflussen die Verdauungsorgane.
- Die thorakalen Punkte beeinflussen Herz und Lunge.

Der Ren Mai wird als ein Reservoir für das Yin oder auch als „See des Yin" dargestellt. In diesen See ergießt sich die Energie der drei Yin-Meridiane der unteren Extremität. In der Praxis sind folgende Punkte sinnvoll zur Öffnung der Solarplexusregion und gleichzeitig zur Stärkung der Lebensenergie und Entkrampfung:

Mit den Fingerspitzen wird das Konzeptionsgefäß von der Symphysis pubica bis zum Sulcus mentolabialis langsam ausgestrichen. Mit dem Os pisiforme oder einer Fingerspitze die Motilität der folgenden Punkte harmonisieren:

- Ren 1: auf dem Centrum tendineum zwischen Anus und den großen Labien bzw. zwischen Anus und Hinterrand des Skrotums;
- Ren 6: 1,5 cun (etwa 2 Fingerbreiten) unterhalb der Nabelmitte;
- Ren 12: 4 cun (etwa 4 Fingerbreiten + 1 Daumenbreite) oberhalb der Nabelmitte;
- Ren 17: medial auf dem Sternum, auf Höhe des 4. Interkostalraums;
- Ren 24: medial im Sulcus mentolabialis.

Phase 2: Segmentale Behandlung

- Ganglion coeliacum: Th5–Th9
- Ganglion aorticorenale: Th10–Th12
- Ganglion mesentericum superius: Th10–Th11
- Ganglion mesentericum inferius: Th12–L2.

Die segmentale Untersuchung der Wirbelsäule (WS) wurde bereits in ➤ Kap. 8.2.1 besprochen. Die Behandlung wird auf die eingeschränkten Segmente der WS ausgerichtet.

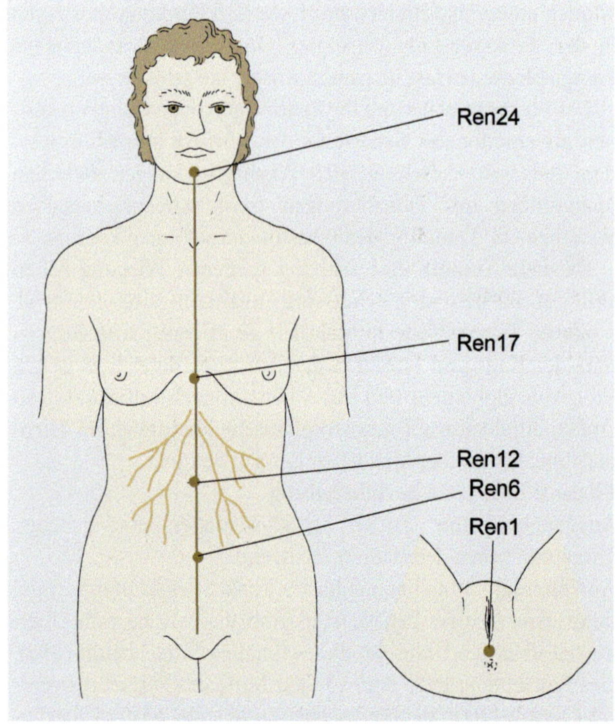

Abb. 9.32 Konzeptionsgefäß (modifiziert nach Kirschbaum, 1996) [L190]

Segmentale Behandlung Th10–L5

Ausgangsposition Der Patient wird in heterolateraler (linker) Seitenlage positioniert, die Beine werden zur Stabilisierung gebeugt. Therapeut ventral vom Patienten stehend.

Ausführung Die Finger der kaudalen (linken) Hand in den interspinalen Zwischenraum des zu untersuchenden Bereichs legen. Mit der kranialen (rechten) Hand den unten liegenden (linken) Arm des Patienten umgreifen. Den Arm leicht nach kranial und ventral ziehen, damit der Rumpf des Patienten nach rechts gedreht wird.

Mit der kaudalen (linken) Hand kontrollieren, wann die Rotation der WS den angesteuerten Bereich erreicht, um die Bewegung dann zu stoppen.

Mit der kranialen (rechten) Hand dann die Palpation der WS übernehmen, um unter Beibehaltung der Rumpfdrehung das untere (linke) Bein mit der kaudalen (linken) Hand etwas zu strecken.

Der kraniale (rechte) Unterarm wird nun auf den Thorax des Patienten und der kaudale (linke) Unterarm auf dem Becken des Patienten abgestützt. Die Hände und Finger auf den zu untersuchenden bzw. behandelnden Bereich der WS zentrieren (➤ Abb. 9.33).

Durch ein Verlagern seines Körpergewichts und Zentrierung des ausgeübten Drucks mit den Fingern kann man nun in verschiedenen Ebenen das angepeilte Segment sehr genau untersuchen und mobilisierend behandeln: mit Flexion, Extension, Seitneigung homolateral, Seitneigung heterolateral, Rotation homolateral, Rotation heterolateral, Kompression, Traktion, Shift ventralwärts und Shift dorsalwärts.

Segmentale Behandlung Th5–Th10

Ausgangsposition Patient in Rückenlage, die Arme vor der Brust überkreuzt. Therapeut neben (hier: links von) ihm stehend.

Handposition Mit der kranialen (rechten) Hand die obere BWS des Patienten umgreifen und dabei den Kopf des Patienten mit dem Unterarm abstützen. Die kaudale (linke) Hand mit dem Daumenballen und der mittleren Phalanx des Mittelfingers („Pistolengriff") auf die beide Processus transversi des Wirbels direkt unterhalb der Läsion legen.

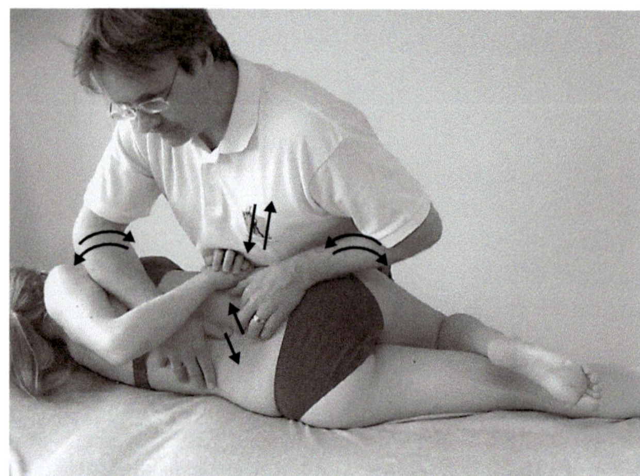

Abb. 9.33 Behandlung der Segmente Th10–L5

Ausführung Den Patienten behutsam auf die kaudale (linke) Hand des Therapeuten legen und mit dem Sternum den Ellenbogen des Patienten stützen (➢ Abb. 9.34).

Durch ein Verlagern seines Körpergewichts, Hebelung des Oberkörpers des Patienten bis zum Wirbel in Läsion und Zentrierung des ausgeübten Drucks mit dem Sternum kann man nun in verschiedenen Ebenen das angepeilte thorakale Segment sehr genau untersuchen und mobilisierend behandeln oder thrusten: mit Flexion, Extension, Seitneigung homolateral, Seitneigung heterolateral, Rotation homolateral, Rotation heterolateral, Kompression, Traktion, Shift ventralwärts und Shift dorsalwärts.

Phase 3: Venolymphatische Behandlung

Ausgangsposition Patient in Rückenlage, Beine gebeugt. Therapeut neben ihm sitzend.

Handposition Die A. abdominalis des Patienten palpieren bzw. visualisieren und dann beide Hände flach auf den Bauch links und rechts neben den Bereich der A. abdominalis legen. Die Aorta befindet sich sozusagen zwischen den beiden Händen (➢ Abb. 9.35).

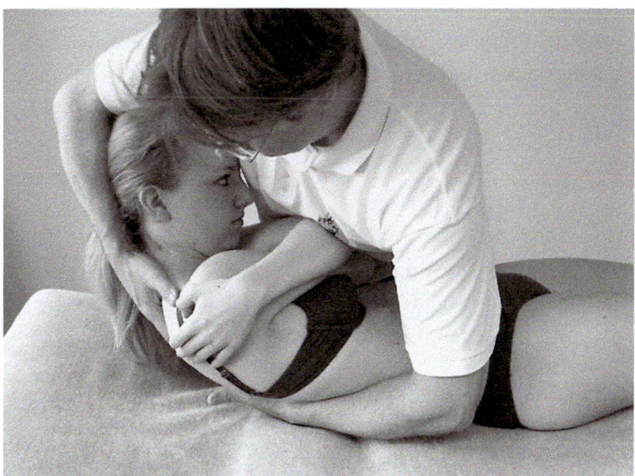

Abb. 9.34 Behandlung der Segmente Th5–Th10

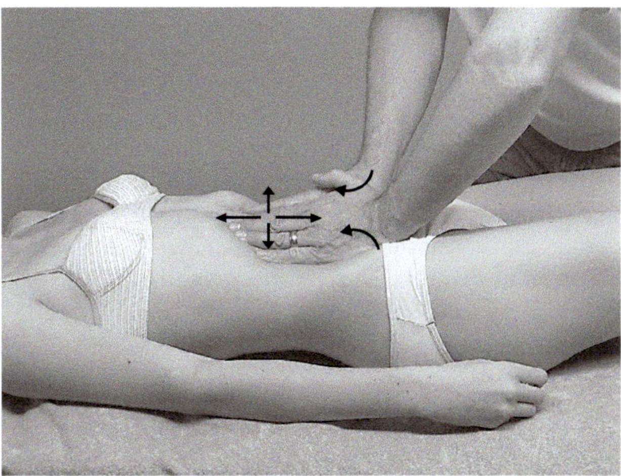

Abb. 9.35 Pumpe der aortikokavalen Lymphknoten

Ausführung Mit beiden Händen gleichzeitig eine nach dorsal-median gerichtete Bewegung sowie eine Supinationsbewegung durchführen, dabei langsam Druck im Bauch aufbauen, als ob man mit beiden Händen die Aorta umfassen möchte. Sehr behutsam den Druck erhöhen bis man die Übertragung des Aortenpulses fühlt und dann etwas nachlassen, bis man die Aortenpulsation gerade nicht mehr fühlt.

- **Schritt 1:** Lateraolaterale und kraniokaudale Verschiebungen ausführen, um das Bindegewebe um die Aorta und Vena cava inferior und damit auch die aortikokavalen Lymphgefäße, das Azygos-System und die neurovegetativen Fasern von Spannungen zu befreien.
- **Schritt 2:** Nach Schritt 1 werden die Atembewegungen des Patienten vom Therapeuten bewusst wahrgenommen. Während des Einatmens zuerst mit den Fingerspitzen den Druck nachlassen, dann mit den Handflächen und als letztes mit den Handballen nachgeben, sodass die Hände wie ein „Schiffchen auf dem Meer schaukeln". Beim Ausatmen wird der Druck nach dorsomedial zuerst mit den Handballen und dann über die Handflächen bis zu den Fingerspitzen wieder aufgebaut. Diese Bewegung wird über mehrere Atemzyklen wiederholt, um eine echte Pumpwirkung auf die aortikokavale Lymphknoten, das Azygos-System und den Ductus thoracicus zu erzielen.

Erst wenn diese „Schaukelbewegung" rhythmisch und harmonisch durchführbar ist, hat man erfolgreich eine Entspannung und intensivere Drainage durchgeführt.

⓯ Magenpumpe (Omentum minus-Pumpe)

Die Kurvaturen des Magens werden besonders stark von vaskulären Arkaden durchblutet und haben für die Magenfunktionen einen besonderen Stellenwert (➢ Kap. 7.3.3). Es ist daher sinnvoll, die Kurvaturen mit dieser Technik vollkommen aggressionsfrei im Rhythmus der Zwerchfellatmung zu behandeln. Insbesondere Patienten mit einem Magenleiden (z. B. Sodbrennen, empfindlicher Magen) reagieren gut auf diese stressfreie Technik, die auch als eine Pumpe für das Omentum minus betrachtet werden kann.

Ausgangsposition Patient in Rückenlage, Beine leicht gebeugt. Therapeut rechts neben dem Patienten sitzend oder stehend.

Handposition Die Curvatura major des Magens palpieren und behutsam die Finger beider Hände nebeneinander entlang dieser Curvatura legen. Die Daumen liegen nebeneinander entlang der Curvatura minor (➢ Abb. 9.36).

Ausführung

- **Schritt 1:** Während des Einatmens den Magen nach kaudal führen und dabei die Curvatura major leicht auseinanderdehnen. Gleichzeitig die Curvatura minor sanft zusammenschieben.
- **Schritt 2:** Während des Ausatmens den Magen nach kranial begleiten und die Curvatura major mit den Fingerspitzen zusammenschieben. Gleichzeitig die Curvatura minor auseinanderdehnen.

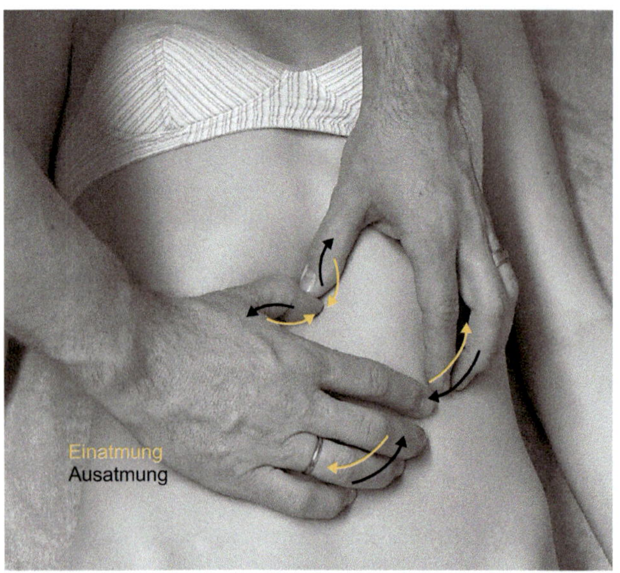

Abb. 9.36 Magenpumpe

Diese Bewegungen werden über mehrere Atemzyklen wiederholt, um eine Pumpwirkung auf die Magenwand und das Omentum minus zu erzielen.

⑯ Milzpumpe und „Spleenflip"

Da bei diesen Techniken nicht nur lymphatisch, sondern auch venös gepumpt wird, ist es notwendig, zuerst die Leber zu entstauen, bevor man die Milz behandelt! Es ist zu bedenken, dass die V. lienalis zur V. portae drainiert!

Vorsicht
Bei einer Erkrankung der Leber oder der Milz darf diese Technik nicht angewendet werden.

Ausgangsposition Patient auf der rechten Seite liegend. Therapeut hinter dem Patienten nach kaudal gerichtet stehend. Der linke Arm des Patienten ist nach oben ausgestreckt.
Handposition Die linke Thoraxseite in Höhe der Milz mit beiden Händen umgreifen, Finger gespreizt. Für einen guten Kontakt sowohl mit den hinteren als auch mit den vorderen Teilen des Thorax sorgen (> Abb. 9.37).
Ausführung

- **Schritt 1:** Beim Einatmen den Rippen nach oben folgen und während des Ausatmens dort halten. (Die Finger greifen eventuell die Rippenbogen, um besser ziehen zu können!) Mehrere Atemzyklen werden durchlaufen.
- **Schritt 2:** Beim Ausatmen werden die Rippen vibrierend zueinander und nach kaudal-median gedrückt und während des Einatmens dort gehalten. Diesen Vorgang 3–4-mal wiederholen.
- **Schritt 3:** Beim Einatmen werden die Rippen hochgezogen und beim Ausatmen nach kaudal gedrückt. Diese Bewegungen werden rhythmisch und harmonisch mit der Atmung kombiniert, um eine optimale Pumpwirkung zu erreichen.

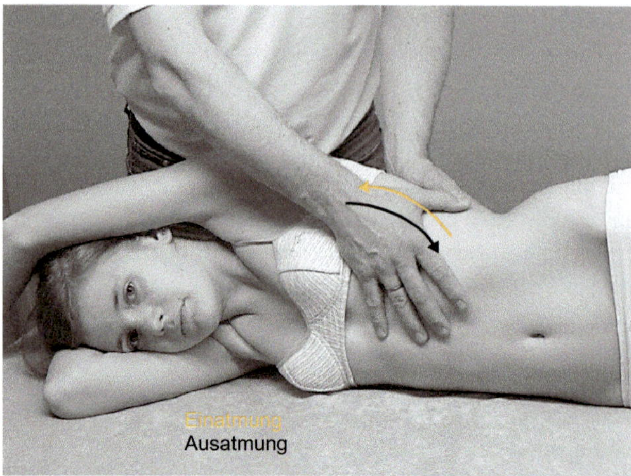

Abb. 9.37 Milzpumpe und „Spleenflip"

- **Schritt 4:** Während des Ausatmens die Rippen nach kaudal führen, um sie zu Beginn des Einatmens kurz unten zu fixieren und dann plötzlich loszulassen („Spleenflip"). Die Recoil-Kräfte werden dabei zur Spannungslösung der Aufhängungsstrukturen der Milz genutzt.

⑰ Abdominale Drainage durch Atmung

Ausgangsposition Patient in Rückenlage. Therapeut neben dem Patienten sitzend.
Handposition Beide Hände im Nabelbereich auf den Bauch des Patienten legen.
Ausführung

- **Schritt 1:** Der Patient wird aufgefordert, tief auszuatmen und dann den Atem anzuhalten.
- **Schritt 2:** Gleich darauf soll der Patienten seinen Bauch wölben, ohne dabei zu atmen. Dabei mit den Händen einen leichten Gegendruck gegen den Bauch des Patienten ausüben.
- **Schritt 3:** Unter Beibehaltung des Gegendrucks und der Bauchwölbung wird der Patient aufgefordert, langsam und tief einzuatmen, sodass der Patient mit dem Tiefertreten seines Zwerchfells die subdiaphragmalen Lymphbahnen und das Azygossystem selber sanft leer pumpt. Während des Ausatmens der Bewegung der Bauchorgane nach kraniodorsal folgen und die Lymphströmung in den retroperitonealen Lymphbahnen kranialwärts unterstützen. Dieser Vorgang wird öfters hintereinander wiederholt, bis sich eine Entspannung einstellt.

⑱ Entstauung des Retroperitonealraums

Ausgangsposition Zur Behandlung der rechten Seite: Patient auf der heterolateralen (linken) Seite liegend. Therapeut dorsal von ihm stehend oder sitzend.

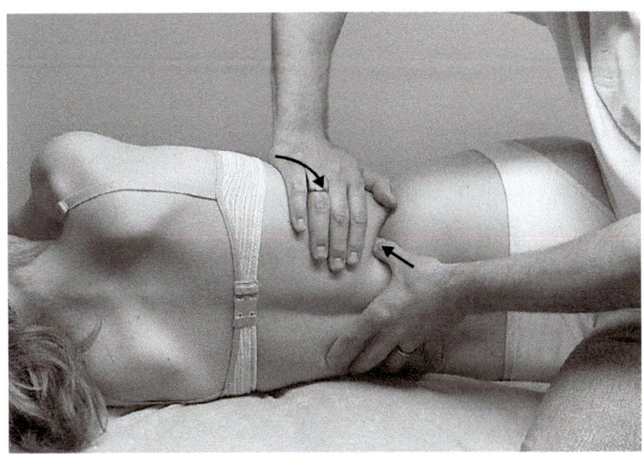

Abb. 9.38 Entstauung des Retroperitonealraums

Ausführung Beim Ausatmen mit dem Daumen der kaudalen (linken) Hand in den rechten Raum von Grynfelt eindringen und gleichzeitig das paravertebrale Gewebe und die rechte Niere von dorsal nach kranioventral schieben.

Die kraniale (rechte) Hand liegt flach auf den homolateralen (rechten) unteren Rippen und mobilisiert diese beim Ausatmen nach kaudaldorsal.

Beim Einatmen das Gewebe und die rechten Rippen etwas, aber nicht ganz, zurückkommen lassen und die Mobilisation während mehrerer Atemzyklen wiederholen, bis sich die Spannung im Raum von Grynfelt erheblich gemindert hat (➢ Abb. 9.38).

Diese Technik eignet sich besonders für eine indirekte Anwendung, wobei man dem Gewebe folgt (Listening). Eine Krepitation deutet allerdings auf eine Fibrosierung der Fascia renalis, wofür in der Regel direkte Behandlungstechniken nötig sind.

⑲ Dehnung der Fascia renalis

Ausgangsposition Zur Behandlung der linken Seite: Patient auf der heterolateralen (rechten) Seite liegend mit dem homolateralen (linken) Arm in Elevation; das homolaterale (linke) Bein hängt in Adduktion über den Rand der Liege. Therapeut dorsal von ihm stehend.

Handposition Mit beiden Händen die homolaterale (linke) Seite des Brustkorbs umgreifen und mit seinem Bein das homolaterale (linke) Bein des Patienten stützen, das über die Liege hängt (➢ Abb. 9.39).

Ausführung Während des Einatmens wird der Patient aufgefordert, seinen homolateralen (linken) Arm aktiv weiter in Elevation zu heben; den Brustkorb des Patienten nach kranial heben und ihn dort halten. Gleichzeitig das homolaterale (linke) Bein des Patienten, das über den Rand der Liege hängt, fixieren, sodass das Becken nicht vom Brustkorb nach kranial mitgezogen und die linke Fascia renalis gedehnt wird.

Dieser Vorgang wird öfters hintereinander wiederholt, bis das Ziehen nachlässt und sich mehr Entspannung einstellt.

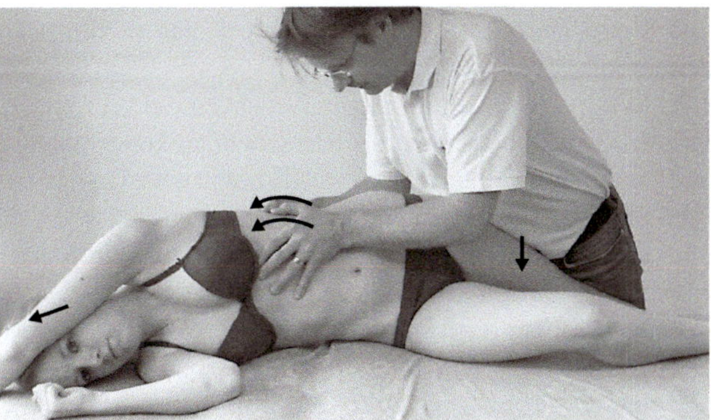

Abb. 9.39 Dehnung der linken Fascia renalis

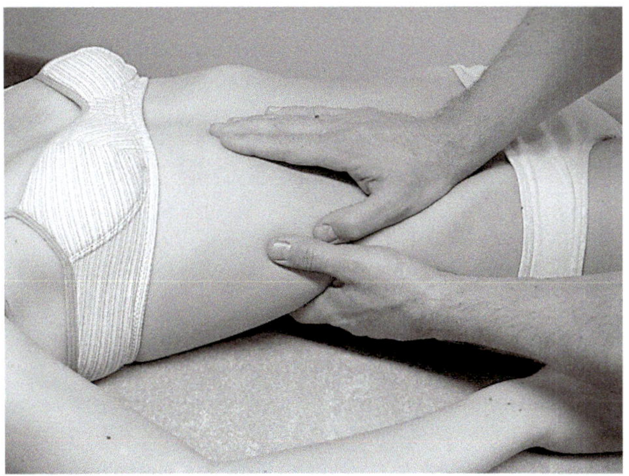

Abb. 9.40 Nierenpumpe links

⑳ Nierenpumpe

Weil die Mobilitätsbewegungen der Nieren einen erheblichen Beitrag zum Lymphstrom leisten, ist es sinnvoll, die Mobilität und Motilität der Nieren komplett zu behandeln. Hierbei wird v. a. der Lymphstrom um die Niere angesteuert.

Eine ausführliche Behandlung der Nieren erfolgt aus didaktischen Gründen später, um die lymphatische Behandlung hier zusammenhängend darstellen zu können (➢ Kap. 13).

Bei einer Unterbrechung des Lymphstroms der Nieren können sich diese bis auf das Doppelte vergrößern. Ferner kann es zu einer Entartung des Nierenparenchyms mit Glomerulonephritis und Nephrosklerose kommen.

Ausgangsposition Patient in Rückenlage, Beine gestreckt oder leicht gebeugt. Therapeut auf der zu behandelnden Seite neben ihm stehend.

Ausführung Beim Ausatmen mit dem Handballen behutsam eindringen und den Unterpol der Niere suchen, wobei man sich am besten am M. psoas major orientiert (➢ Abb. 9.40).

Bei jedem Ausatmen die Niere nach kranial, medial bzw. lateral und in Innenrotation bzw. Außenrotation führen. Beim Einatmen lässt man die Niere nach kaudal zurückkehren und fängt beim nächsten Einatmen behutsam wieder von vorne an und wiederholt öfters. Es handelt sich um eine rhythmische Wiederholung der Mobilisation.

Es ist notwendig, darauf zu achten, nicht zu viel Widerstand und Druck aufzubauen, um die Niere nicht zu komprimieren und so wenig Spannungen wie möglich entstehen zu lassen. Sehr sinnvoll ist es, die Liege kopfüber zu neigen.

Es ist auch sinnvoll, eine Mobilisation der Niere in mehreren Stufen aufzubauen:

- Beim Ausatmen nach kranial und medial bzw. lateral mobilisieren.
- Unter Beibehaltung der vorherigen Stufe wird eine Innen- bzw. Außenrotation hinzugefügt.
- Schließlich die jetzt gelöste mobile Niere während der Atmung in ihrer kraniokaudalen Bewegungsbahn begleiten. Durch ein intensives Atmen und Bewegen der beiden Nieren entsteht ein sehr wichtiger Pumpeffekt für den Retroperitonealraum!
- Immer beide Nieren behandeln.

Indirekte Technik: Dem Unwinding des Gewebes folgen.

㉑ Duodenum-Pumpe

Ausgangsposition Patient in Rückenlage, Beine leicht gebeugt. Therapeut rechts neben ihm stehend.

Handposition Den Handballen der rechten Hand in Höhe der Pars horizontalis des Duodenums (Duo 3), den rechten und den linken Daumen nebeneinander in Höhe der Pars descendens des Duodenums (Duo 2), den linken Zeigefinger in Höhe der Pars superior des Duodenums (Duo 1) und des Magen-Pylorus legen (➤ Abb. 9.41).

Ausführung Beim Einatmen das Duodenum nach kaudal begleiten und gleichzeitig das Duodenum sanft im Uhrzeigersinn (nach links) drehen, wobei man sozusagen die „C-Form" des Duodenums fast zu einer „O-Form" schließt. Das gesamte Duodenum nähert sich dabei dem M. suspensorius duodeni (Treitz-Muskel) an.

Beim anschließenden Ausatmen das Duodenum zurück nach kranial begleiten und gleichzeitig das Duodenum sanft gegen den Uhrzeigersinn (nach rechts) drehen. Sozusagen die O-Form des Duodenums wieder zu einer C-Form öffnen und das gesamte Duodenum dabei vom Treitz-Muskel entfernen.

Eine rhythmische Wiederholung dieser Mobilisation mit der Atmung ausführen.

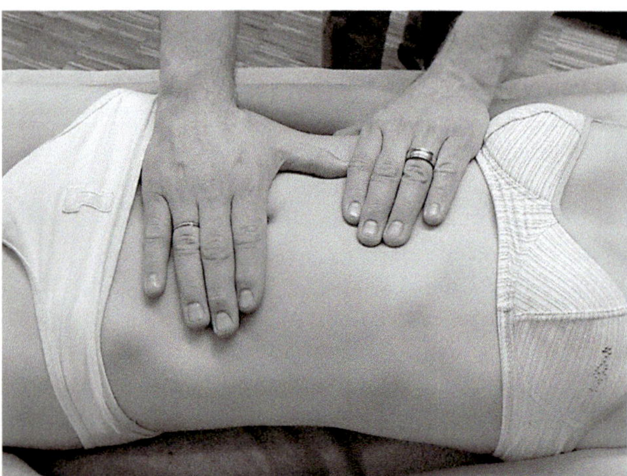

Abb. 9.41 Duodenum-Pumpe

㉒ Pankreas-Pumpe

Das Pankreas ist in die C-Form des Duodenums eingebettet. Oft ist es sinnvoll, zunächst das Duodenum und dann erst das Pankreas zu behandeln.

Ausgangsposition Patient in Rückenlage, Beine gebeugt. Therapeut rechts neben dem Patienten stehend oder sitzend.

Handposition Das Duodenum und den Pankreaskopf palpieren und behutsam den Handballen einer Hand (z. B. die rechte Hand) in Höhe des Pankreaskopfes legen ohne das Organ zu komprimieren. Die rechte Hand wird in der Längsachse des Pankreas auf den Bauch gelegt, d. h. vom Sphinkter von Oddi zur Mitte des linken Rippenbogens (➤ Abb. 9.42).

Ausführung

- **Schritt 1:** Während des Einatmens mit der rechten Hand eine Supination und während des Ausatmens eine Pronation ausführen. Diese Bewegungen werden rhythmisch während mehrerer Atemzyklen wiederholt.
- **Schritt 2:** Während des Einatmens „rollt" die rechte Hand nach rechts auf einen zu, so als ob sie sich auf den Handballen senkrecht erheben würde. Die Hand und das Pankreas drehen sich sozusagen nach rechts um die großen Leitungsbahnen (Aorta und V. cava inferior). Während des Ausatmens rollt sie nach links von einem weg, so als ob sie sich auf die Fingerspitzen stellen würde. Die Hand und das Pankreas drehen sich sozusagen nach links um die großen Leitungsbahnen und drainieren damit das venolymphatische System des Pankreas und der Milz, ebenso wie das abdominale Lymphsystem (Nodi lymphatici aortici, cavales und lumbales) im Bereich der neurovegetativen Ganglia.

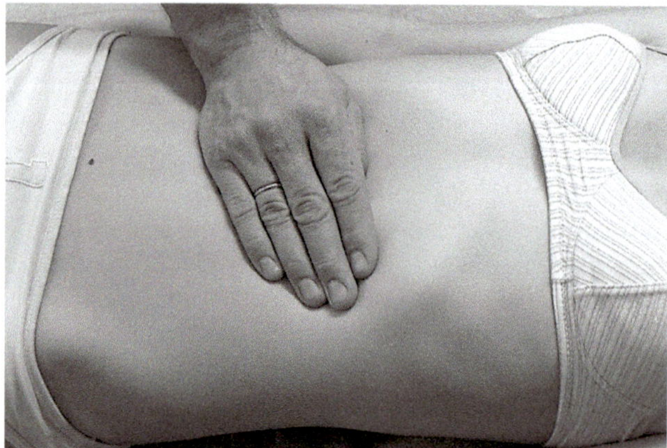

Abb. 9.42 Pankreas-Pumpe

- **Schritt 3:** Die beiden vorher beschriebenen Bewegungen werden mit der Atmung kombiniert damit ein richtiger Pumpeffekt entsteht.

㉓ Drainage der abdominalen Quadranten

Es sollte klar sein, dass die Gleitbewegungen der Organe ebenfalls behandelt werden müssen. Auch wäre es hier möglich zusätzlich venolymphatische Techniken für einzelne Organen einzusetzen. Diese werden in ➤ Kap. 14 separat besprochen, um die Übersichtlichkeit des Behandlungsschemas nicht allzu sehr zu strapazieren.

Auch viszerale Mobilisationen sind hier sehr sinnvoll einsetzbar!

Rechts und links zwischen den Lymphgefäßen der Eileiter, des Appendix, der Colonabschnitte, der Leber, der Milz und des Zwerchfells befinden sich retroperitoneale Anastomosen (Földi, Földi und Kubik 2005). Bei Entzündungen oder Stauungen können dann auch retroperitoneale Verklebungen und Spannungen vom Becken bis zum Zwerchfell entstehen. M. Földi beschreibt in diesem Zusammenhang beispielsweise „Nierenschmerzen" bei einer Salpingitis (Földi, Földi und Kubik 2005).

Einzelne Lymphgefäße treten sogar durch das Zwerchfell und enden in den untersten interkostalen Knoten. Die meisten drainieren aber zum Ductus thoracicus.

Es sei darauf hingewiesen, dass die retroperitonealen Verklebungen die aus den Foramina intervertebralia austretenden Spinalnerven und die paravertebralen neurovegetativen Nervenplexus beeinflussen können. Sie können damit auch (pseudo)-radikuläre Symptome auslösen.

Die Mobilisation der retroperitonealen Faszien und die Drainage dieses Raums erscheint aus dieser Sicht ungemein wichtig.

Ausgangsposition Patient in Rückenlage, Beine angewinkelt. Therapeut neben dem Patienten stehend.

Ausführung Den Abdominalraum in verschiedene Bereiche einteilen:

- **Rechter retroperitonealer Weg:** Therapeut rechts vom Patienten stehend, eine (linke) Hand stützt das Gewebe in der rechten Flanke. Die andere (rechte) Hand kranial anfangend (eventuell, abhängig von der Größe der Hand) stückchenweise kaudalwärts versetzen und systematisch vom Zwerchfell bis zum rechten Beckeneingang auf den Verlauf des Colon ascendens legen, um die venolymphatischen Flüssigkeiten während des Ausatmens tief durch „abrollende" Bewegungen (zuerst die radiale und dann die ulnare Handfläche) der Hand nach kranialmedial zu drainieren. Die eine (linke) Hand sollte lumbal gut unterstützen und etwas Gegendruck nach ventral leisten (➤ Abb. 9.43).
- **Linker retroperitonealer Weg:** Therapeut links vom Patienten stehend, eine (rechte) Hand stützt das Gewebe in der linken Flanke. Die andere (linke) Hand wird kranial anfangend (eventuell) stückchenweise kaudalwärts versetzt und systematisch vom Zwerchfell bis zum linken Beckeneingang auf den Verlauf des Colon descendens gelegt; die venolymphatischen Flüssigkeiten während des Ausatmens tief durch „abrollende" Bewegungen der Hand (zuerst die radiale und dann die ulnare Handfläche) nach kranialmedial drainieren. Die eine (rechte) Hand soll lumbal gut unterstützen und etwas Gegendruck nach ventral leisten (➤ Abb. 9.44).
- **Radix mesenterii:** Therapeut rechts vom Patienten stehend, beide Hände sind mit den Ulnarrändern auf den Verlauf der Radix mesenterii gestützt (von der Ileozäkalklappe bis zum Treitz-Muskel). Beim Einatmen „sammeln" die beiden Hände mit einer Supinationsbewegung die Lymphe aus dem ganzen Dünndarmbereich. Durch eine langsame Pronationsbewegung der beiden Hände werden die venolym-

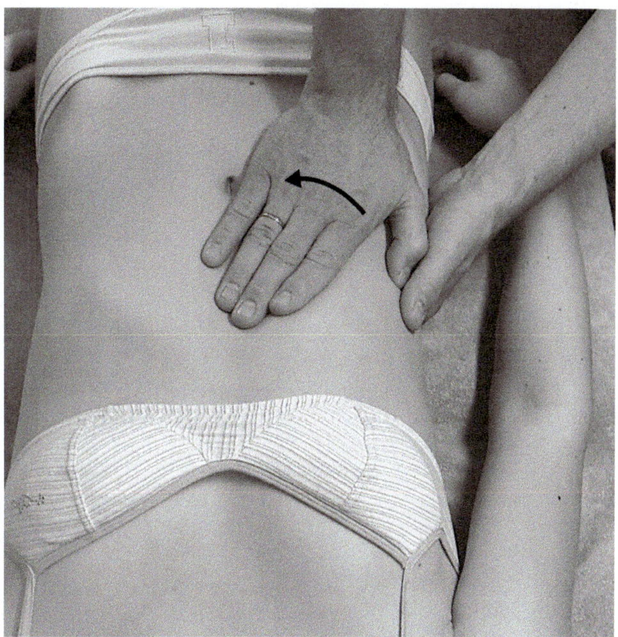

Abb. 9.43 Drainage retroperitoneal rechts

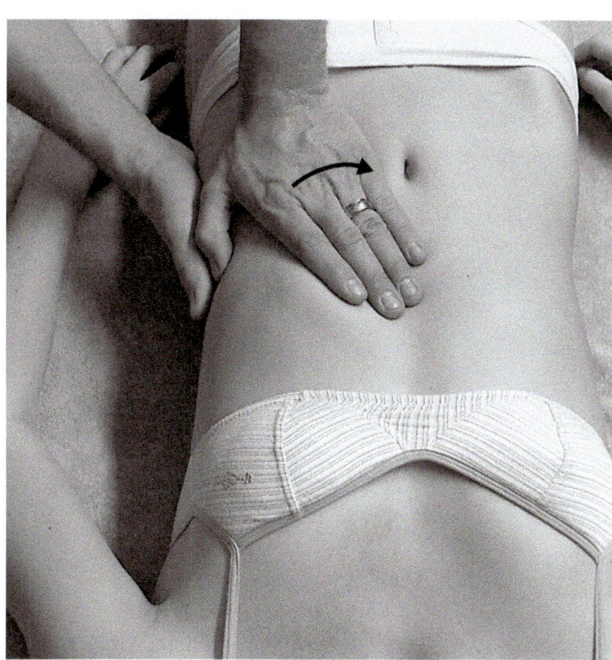

Abb. 9.44 Drainage retroperitoneal links

9

phatischen Flüssigkeiten beim Ausatmen aus der Radix mesenterii zu den retroperitoneal gelegenen Lymphknoten und Venen drainiert (➤ Abb. 9.45).

- **Mesocolon sigmoideum:** Therapeut rechts vom Patienten stehend; mit der einen (rechten) Hand aus dem linken Unterbauchbereich entsprechend sanft zum Ductus thoracicus drainieren. Die andere (linke) Hand unterstützt von dorsal und gibt Gegendruck (➤ Abb. 9.46).

㉔ Lösen der Verklebungen des Omentum majus

Das Omentum majus enthält meistens keine Lymphknoten, aber Lymphbahnen und Milchflecken (Maculae lacteae, ➤ Kap. 7.2.2) entlang der Gefäße, die aus Ästen der Aa. und Vv. gastroomentales (oder gastro-epiploicae) dextrae und sinistrae bestehen. Diese Lymphbahnen drainieren zu den Nodi lymphatici gastroomentales und von dort rechts zum Ductus thoracicus und links zu den Nodi lymphatici lienales, dann von dort zum Ductus thoracicus. Die Milchflecken weisen Lücken auf, sodass die Lymphgefäße mit der Peritonealhöhle Kontakt haben.

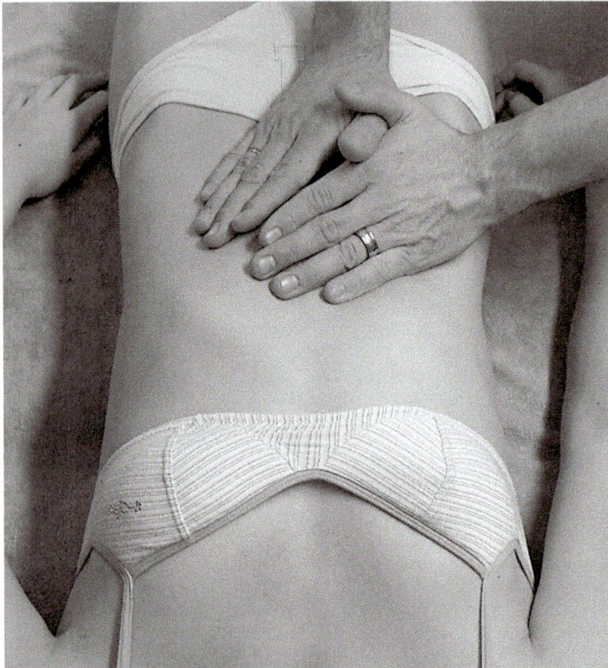

Abb. 9.45 Drainage des Radix mesenterii

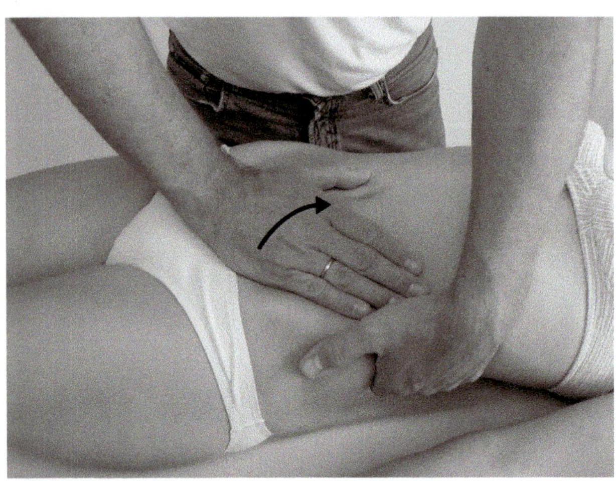

Abb. 9.46 Drainage des Mesocolon sigmoideum

Allerdings können sich zwischen den Bauchorganen und dem Omentum majus Verklebungen bilden. Eine gute Verschieblichkeit ist jedoch für die Funktionalität des Omentum majus (Oberflächenreinigung der Peritonealhöhle) und der Bauchorgane extrem wichtig.

Ausgangsposition Patient in Rückenlage, Beine ausgestreckt. Therapeut neben dem Patienten nach kaudal gerichtet stehend. Unterhalb der Curvatura major des Magens nach dem Omentum majus palpieren.

Ausführung Unterhalb der Curvatura major (etwas unterhalb des Nabels) mit beiden Händen das Omentum majus ohne die Bauchorgane „löffeln“ und es behutsam ventralwärts ziehen. Unter Beibehaltung dieses Zugs verschiebt man es in verschiedenen Richtungen.

Eventuell Wiederholung im Vierfüßlerstand (➤ Abb. 9.47).

㉕ Großes abdominales Manöver

Dieses Manöver dient der allgemeinen Entstauung des Abdomens.

Ausgangsposition Patient in Rückenlage, zuerst mit den Beinen angewinkelt. Therapeut am Kopfende stehend.

Ausführung

- **Schritt 1:** Links und rechts das abdominale Paket (die intraperitonealen Bauchorgane) aus der Beckenschale „löffeln“ und mit beiden Händen das ganze peritoneale Paket umgreifen. Beim Einatmen wird es nach ventral gehoben

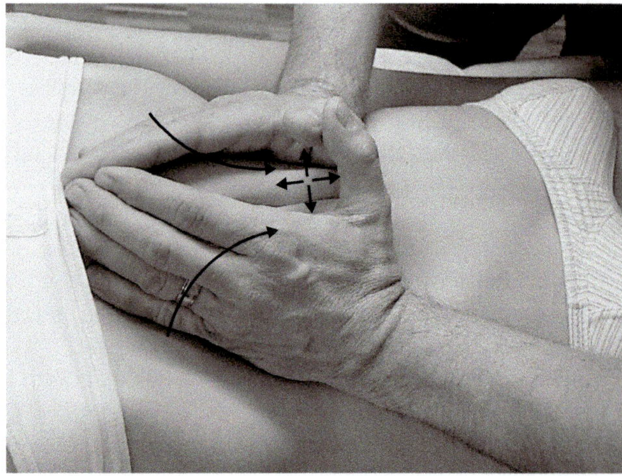

Abb. 9.47 Lösen der Verklebungen des Omentum majus

und während des Ausatmens vorsichtig festgehalten. Beim nächsten Ausatmen wird der Patient aufgefordert, seine Beine auszustrecken. Die Verschiebung des ganzen peritonealen Pakets gegenüber dem retroperitonealen Raum, wo auch das Azygossystem, der Ductus thoracicus und die aortikokavalen Lymphbahnen verlaufen, ist sehr wichtig!

- **Schritt 2:** Das ganze abdominale Paket wird erneut während des Einatmens angehoben. Während des Ausatmens führen beide Hände langsam eine Pronation aus und üben während des „Ausstreichens" einen behutsamen vibrierenden Druck auf das peritoneale Paket aus, um die venolymphatische Flüssigkeiten zum Azygossystem und der V. portae, bzw. zu den aortikokavalen Lymphknoten und zum Ductus thoracicus fließen zu lassen. Eventuell einige Male wiederholen (> Abb. 9.48).

26 Drainage des Beckeneingangs

Die venolymphatischen Gefäße der Harnblase, der Prostata, des Uterus, der Vagina und des Rektums laufen in den Para-Geweben (Parazystium, Parametrium und Paraproktium) zu den Venae, bzw. Nodi lymphatici iliaci interni.

Die Mobilität der Ossa ilia und der Para-Gewebe einerseits und die Drainage und Funktionalität der Organe andererseits beeinflussen sich damit gegenseitig!

Ausgangsposition Behandlung der linken Seite: Patient in Rückenlage. Therapeut (links) neben dem Patienten stehend oder sitzend.

Handposition Das homolaterale (linke) Bein des Patienten mit dem einen (linken) Arm umgreifen und über das Bein das homolaterale (linke) Ilium in Inflare führen. Die andere (rechte) Hand nimmt mit dem Handballen und der ulnaren Seite behutsam Kontakt mit dem Unterbauch homolateral (links) von der Harnblase und dem Uterus auf.

Ausführung Der Patient wird aufgefordert, tief einzuatmen. Beim anschließenden tiefen Ausatmen das linke Ilium (über eine Außenrotation des linken Beines) in Outflare führen und gleichzeitig die Hand über den Handballen von der ulnaren Seite zur palmaren Seite nach kraniolateral abrollen, damit die venolymphatischen Flüssigkeiten aus den medial gelegenen Beckenorganen in lateraler Richtung der iliakalen Gefäße geleitet werden.

Diese Bewegung wird während mehrerer Atemzyklen rhythmisch wiederholt (> Abb. 9.49).

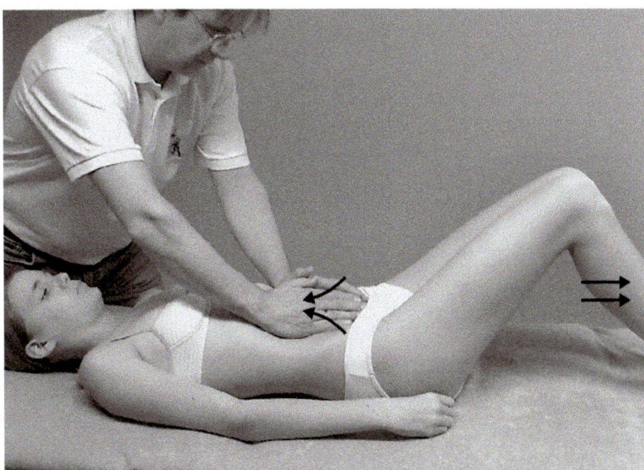

Abb. 9.48 Großes abdominales Manöver

27 Drainage des Beckenausgangs

Ausgangsposition Zur Behandlung der linken Seite: Patient in Rückenlage, Beine angewinkelt. Therapeut (links) neben dem Patienten stehend.

Handposition Die kaudale (linke) Hand sanft mit der palmaren Seite der Fingerspitzen auf den Beckenboden legen. Die kraniale (rechte) Hand nimmt mit der flachen Seite Kontakt mit dem suprapubikalen Bereich auf.

Ausführung Während des Ausatmens die Hände behutsam zueinander führen. Dabei mit der einen Hand tief in den Beckenboden eindringen und mit der anderen Hand tief hinter der Pubis eindringen, bis man eine Druckübertragung zwischen der kranialen und kaudalen Hand wahrnimmt. Während des tiefen Ausatmens wird mit beiden Händen nach kranial mobilisiert, während des Einatmens nach kaudal (> Abb. 9.50).

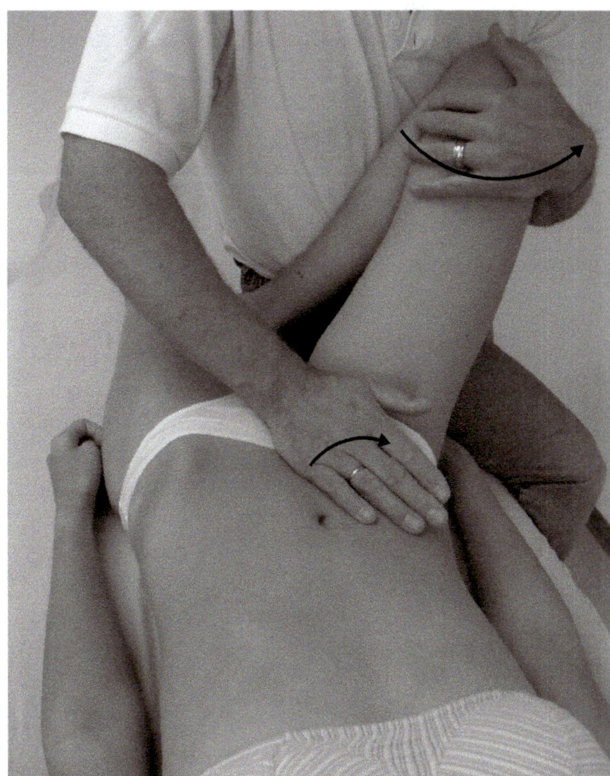

Abb. 9.49 Drainage des Beckeneingangs links

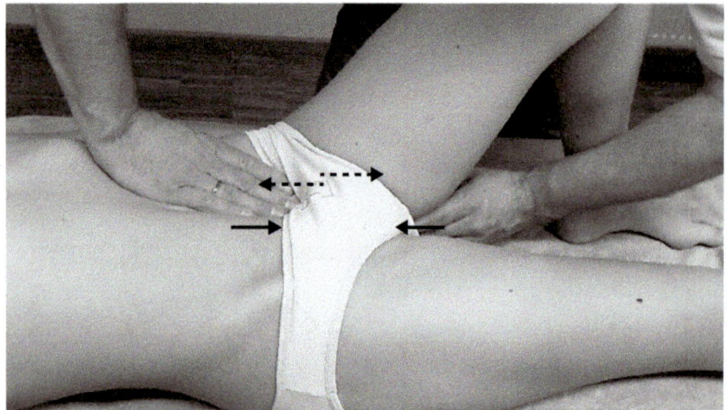

Abb. 9.50 Drainage des Beckenausgangs links

㉘ Sakrum-Pumpe

Allgemein kann man mit dieser Technik die Drainage der präsakralen Gefäße anregen (➤ Kap. 7.3.3), besonders die venolymphatische Drainage des Rektums und des Beckens. Dabei wird vor allem die Drainage zu der V. mesenterica inferior, V. iliaca interna und zu den Nodi lymphatici mesenterici inferiores, Nodi lymphatici sacrales medii und laterales, Nodi lymphatici iliaci interni und Nodi lymphatici inguinales superficiales angeregt. Bei Stauungen im Rektum- und Analbereich kann diese osteopathische Behandlung unterstützend sinnvoll sein, um für eine gute venolymphatische Versorgung zu sorgen. Dabei wird Folgendes behandelt:

- Beweglichkeit der unteren peritonealen Organe und Faszien
- Beweglichkeit des Sakrums, des Rektums und des subperitonealen Bindegewebes
- Beweglichkeit des Beckenbodens und der Faszien des Beckenbodens und der Haut bis zur Leistenregion
- Pumpen der venolymphatischen Flüssigkeiten im Sakrumbereich.

Ausgangsposition Patient in Bauchlage, Arme neben dem Körper, Kopf neutral. Therapeut neben dem Patienten stehend.

Handposition Beide Hände übereinander in der Längsachse auf das Sakrum des Patienten legen.

Ausführung

- **Schritt 1:** Während des Einatmens leicht vibrierend das Posteriorisieren des Sakrums vergrößern. Beim Ausatmen wird das Sakrum leicht fest gehalten. Mehrmals wiederholen.
- **Schritt 2:** Während des Ausatmens leicht vibrierend das Anteriorisieren des Sakrums vergrößern. Beim Einatmen wird das Sakrum leicht fest gehalten. Mehrmals wiederholen.
- **Schritt 3:** Sowohl die Ein- als auch die Ausatmungsbewegungen des Sakrums werden rhythmisch intensiviert, bis sich eine sanfte „Harmonie“ einstellt und ein Pumpeffekt erreicht wird (➤ Abb. 9.51).

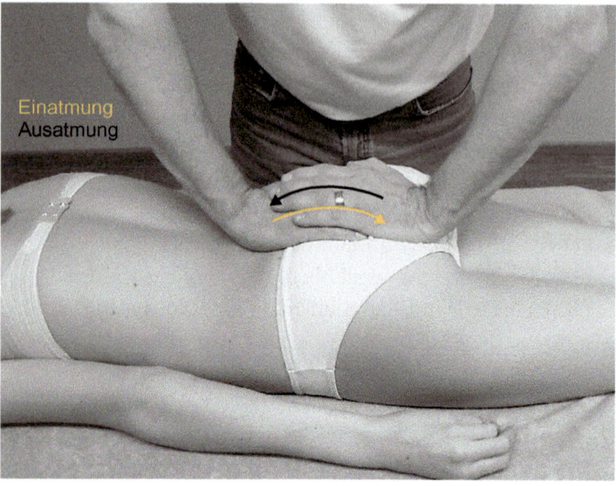

Abb. 9.51 Sakrum-Pumpe

㉙ Untersuchung und Behandlung der neurolymphatischen Chapman-Punkte

Der Patient wird in Rückenlage positioniert, um die anterioren Punkte der nachfolgend aufgelisteten Organe zu testen.

Anschließend werden die korrespondierenden posterioren Punkte der schmerzhaften anterioren Punkte mit einer sanften kreisförmigen Massage etwa 20–30 Sekunden lang behandelt.

Aus praktischen Gründen habe ich oft betroffene Chapman-Punkte in vier große Punktgruppen eingeteilt; manchmal ist es lohnenswert, die ganze Punktgruppe zu stimulieren, falls einige Punkte in einer bestimmten Gruppe beim Testen empfindlich sind.

Die gastrointestinale Gruppe der neurolymphatischen Chapman-Punkte (Abb. 9.52)

- Leber: rechts
  - anterior: lateral vom Sternum, 5. Interkostalraum
  - posterior: zwischen PS (Processus spinosus) und PT (Processus transversus) von Th5–Th6
- Gallenblase: rechts
  - anterior: lateral vom Sternum, 6. Interkostalraum
  - posterior: zwischen PS und PT von Th6–Th7
- Pylorus: rechts
  - anterior: auf der ventralen Fläche des Manubrium sterni
  - posterior: CTG (Kostotransversalgelenk) von Rippe X
- Magen: links
  - anterior: lateral vom Sternum, 5./6. Interkostalraum
  - posterior: zwischen PS und PT von Th5–Th6 und Th6–Th7
- Pankreas: links
  - anterior: Kartilago von Rippe VII–VIII
  - posterior: zwischen PS und PT von Th7–Th8
- Dünndarm: bilateral
  - anterior: Kartilago der Rippen VIII–XI
  - posterior: zwischen den PS und PT von Th8–Th11
- Kolon: bilateral
  - anterior: Tractus iliotibialis
  - posterior: zwischen Crista iliaca und PT von L2–L4.

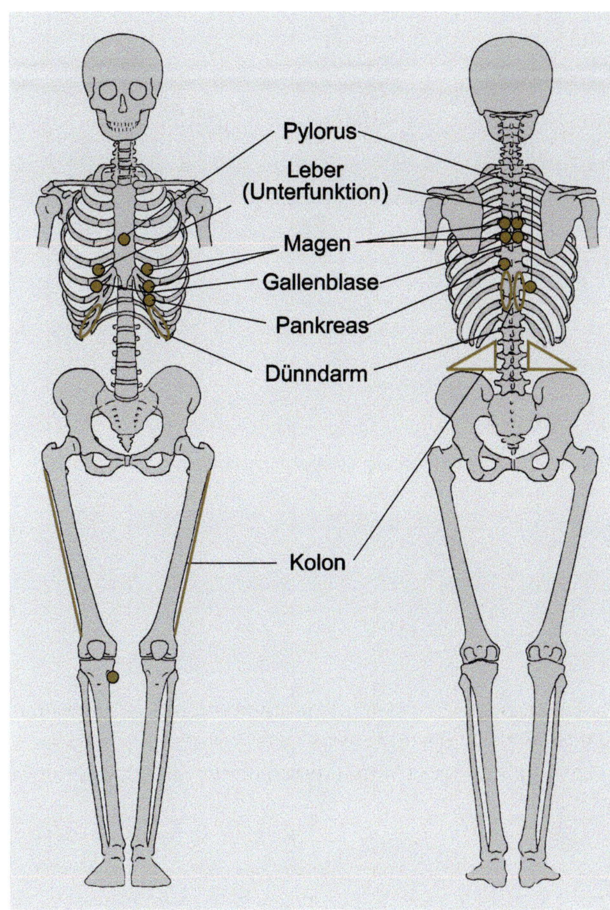

Abb. 9.52 Gruppe der gastrointestinalen Chapman-Punkte [L190]

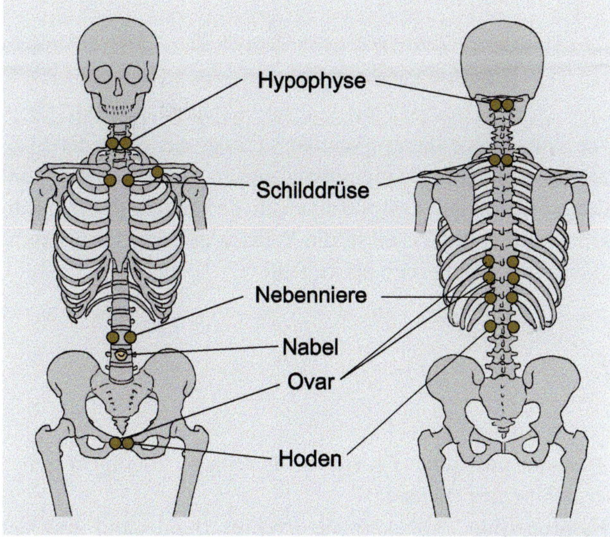

Abb. 9.53 Gruppe der Chapman-Punkte der endokrinen Organe [L190]

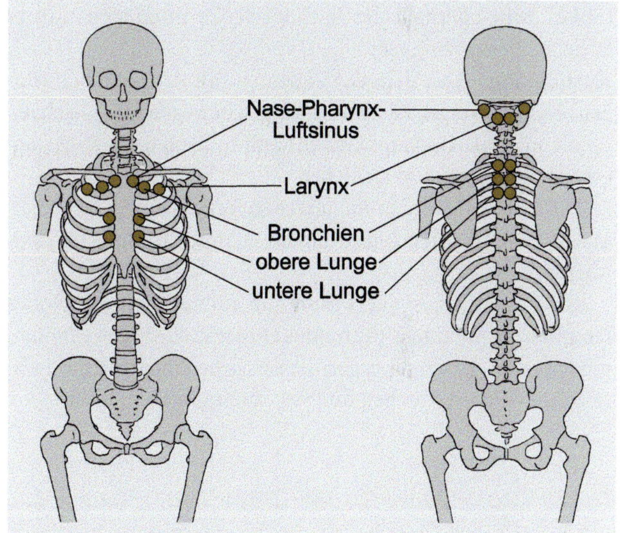

Abb. 9.54 Gruppe der respiratorischen Chapman-Punkte [L190]

Die endokrine Gruppe der neurolymphatischen Chapman-Punkte (Abb. 9.53)

- Hypophyse: (bilateral)
  - anterior: in Höhe der PT von C3–C5
  - posterior: zwischen den PT von C1 und C2
- Glandula thyroidea: (bilateral)
  - anterior: 1. Interkostalraum, nahe am Sternum
  - posterior: zwischen PS und PT von Th2
- Glandula suprarenalis: (bilateral)
  - anterior: 2–4 cm oberhalb und 2 cm lateral vom Nabel
  - posterior: zwischen den PT von Th11 und Th12;
- Ovar: (bilateral)
  - anterior: ventrale Fläche der Symphysis pubica
  - posterior: zwischen den Rippen IX und X, nahe an den PT, zwischen den Rippen X und XI, nahe an den PT
- Testiculus: (bilateral)
  - anterior: auf der ventralen Fläche der Symphysis pubica
  - posterior: in Höhe des PT von L2.

Die respiratorische Gruppe der neurolymphatischen Chapman-Punkte (Abb. 9.54)

- Nase, Pharynx und Luftsinus: bilateral
  - anterior: Rippe I nahe am Sternum
  - posterior: Spitze des PT von C1–C2
- Larynx: (bilateral)
  - anterior: Rippe II, 5–8 cm lateral vom Sternum
  - posterior: zwischen PS und PT von C2
- Bronchien: (bilateral)
  - anterior: 1. Interkostalraum
  - posterior: zwischen PS und PT von Th2
- obere Lunge: (bilateral)
  - anterior: 3. Interkostalraum, nahe am Sternum
  - posterior: zwischen PS und PT von Th3–Th4
- untere Lunge: (bilateral)
  - anterior: 4. Interkostalraum, nahe am Sternum
  - posterior: zwischen PS und PT von Th4–Th5.

Die Immun-Abwehr-Gruppe der neurolymphatischen Chapman-Punkte

➢ Kap. 9.2.9

9

9.3.3 Lösen und Aktivieren der wichtigsten lymphatischen und venösen Filterstationen der unteren Extremität

Die Reihenfolge dieser Techniken erfolgt aus Sicht der Strömungsrichtung der Lymphflüssigkeit von stromabwärts (Mündungsbereich der Lymphbahnen in den inguinalen Lymphknoten, bzw. der Venen in die V. iliaca externa) nach stromaufwärts (Ödembereich bis im Fuß).

❶ Fasziales Lösen der Leistenlymphknoten, z. B. links

Ausgangsposition Patient in Rückenlage. Therapeut neben dem Patienten stehend.
Handposition Die kraniale (rechte) Hand sanft mit der palmaren Seite der Fingerspitzen auf die linke Leistenregion legen. Mit der kaudalen (linken) Hand das zu behandelnde (linke) Bein oberhalb der Sprunggelenke umgreifen und es leicht in Flexion bringen.
Ausführung Das Bein des Patienten mit der kaudalen (linken) Hand in verschiedene Richtungen bewegen und gleichzeitig die inguinalen Lymphknoten sanft in die jeweils entgegengesetzte Richtungen verschieben.

Auf diese Art werden die faszialen Verklebungen der inguinalen Lymphknoten gelöst, um die Lymphströmung zu optimieren.

Es ist wichtig, besonders sanft und aufmerksam den Nodus lymphaticus inguinalis profundus (Rosenmüller oder Cloquet) medial der A. femoralis gegen die Fascia pectinea und das Leistengewebe zu verschieben und von Spannungen zu lösen.

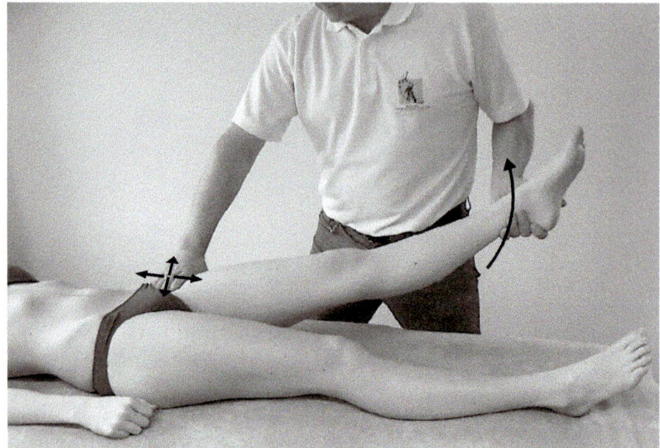

Abb. 9.55 Fasziales Lösen der Leistenlymphknoten auf der linken Seite

❷ Venolymphatische Leistenpumpe

Ausgangsposition Patient in Rückenlage. Therapeut neben dem Patienten stehend.
Handposition Die kraniale (rechte) Hand sanft mit der palmaren Seite der Fingerspitzen auf die Leistenregion legen. Mit der kaudalen (linken) Hand den zu behandelnden (linken) Oberschenkel umgreifen.
Ausführung Eine kaudalgerichtete Traktion am Oberschenkel des Patienten ausüben; gleichzeitig die Finger auf dem Leistengewebe von der radialen zur ulnaren Seite sanft nach kranial abrollen (> Abb. 9.56 und > Abb. 9.57).

Auf ähnliche Weise wird das entspannt liegende Bein des Patienten mit der einen Hand in Außenrotation bzw. in Abduktion geführt, während die Finger der anderen Hand erneut von der radialen zur ulnaren Seite locker abrollen und die Leistenlymphknoten von lateral nach medial leer drücken; dabei werden auch fasziale Spannungen der Leiste gelöst.

Anschließend wird das entspannt liegende Bein des Patienten mit der einen Hand in Innenrotation bzw. in Adduktion geführt, während die Finger der anderen Hand von der ulnaren

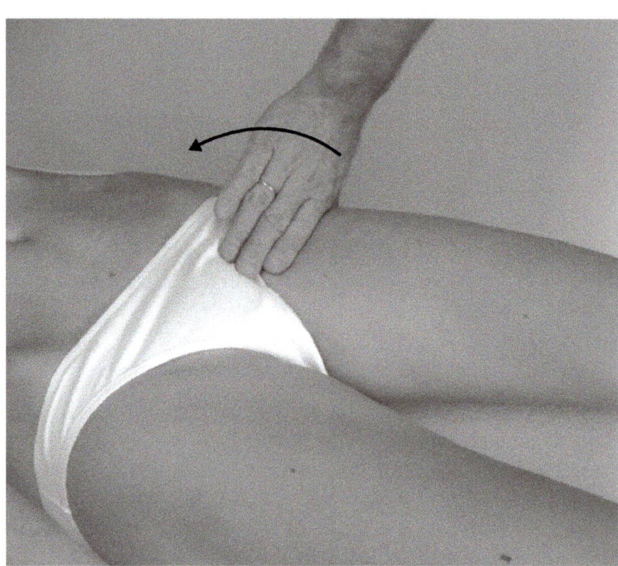

Abb. 9.56 Venolymphatische Leistenpumpe – Startposition: Abrollen von der radialen Handkante

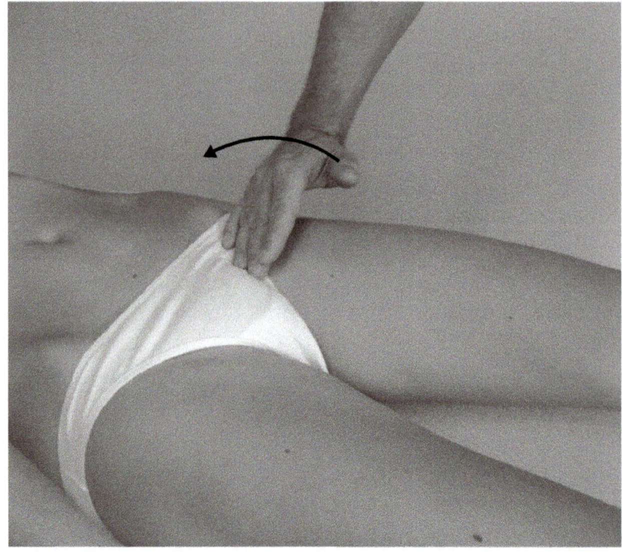

Abb. 9.57 Venolymphatische Leistenpumpe – Endposition: Abrollen bis auf die ulnare Handkante

9

zur radialen Kante locker abrollen und die Leistenlymphknoten jetzt von medial nach lateral entleeren.

Diese Bewegungen werden rhythmisch wiederholt, um einen pumpenden Effekt zu erzielen.

❸ Fasziales Lösen und Pumpen der Sartoriusfaszie

Die Sartoriusfaszie mit dem M. sartorius liegt wie ein „Deckel" auf der Fascia lata und dem Septum intermusculare femorale mediale (SIFM). Das SIFM enthält die großen Leitungsbahnen des Oberschenkels (A. und V. femoralis, Truncus lymphaticus femoralis und N. femoralis). Es ist daher sehr sinnvoll, zuerst das Gewebe des M. sartorius zu lösen, bevor man venolymphatische Pumptechniken einsetzt.

Ausgangsposition Behandlung der linken Seite: Patient in Rückenlage, die Beine entspannt ausgestreckt. Therapeut homolateral (links) neben dem Patienten stehend.

Ausführung Mit der kaudalen (linken) Hand das zu behandelnde (linke) Bein des Patienten umgreifen und langsam in Hüftextension und Knieflexion führen. Gleichzeitg behutsam mit dem Daumen oder mit den Fingerspitzen der kranialen (rechten) Hand entlang dem lateralen und medialen Rand des M. sartorius und zwischen den M. vastus medialis und M. adductor magnus von kaudal nach kranial ziehen. Damit löst man fasziale Spannungen und Verklebungen der Fascia lata, die eine Hülle um den M. sartorius bildet und ferner den Truncus lymphaticus femoralis bedeckt.

Anschließend das Bein des Patienten leicht heben und es mit der kaudalen (linken) Hand in Adduktion und Innenrotation führen (➤ Abb. 9.58). Gleichzeitig mit der kranialen (rechten) Hand den M. sartorius bzw. den M. vastus medialis nach lateral und kranial ziehen, um zusätzlich das fasziale Gewebe und die Lymphgefäße von Spannungen zu lösen. Anschließend das Bein zurück in eine neutrale Position führen, wobei auch der M. sartorius bzw. der M. vastus medialis wieder ruhen können und die Lymphbahnen und Venen sich wieder füllen können. Diese Technik wird rhythmisch wiederholt, um einen Pumpeffekt zu erzielen.

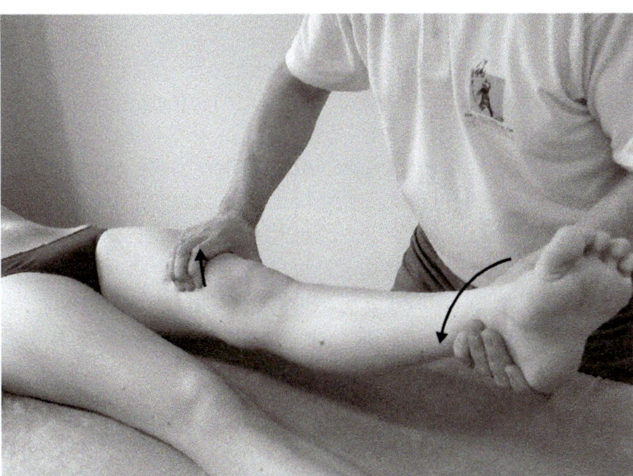

Abb. 9.58 Fasziales Lösen der Sartoriusfaszie auf der linken Seite

❹ Fasziales Lösen der medialen venolymphatischen Leitungsbahnen des Oberschenkels und des Septum intermusculare femorale mediale (SIFM)

Ausgangsposition Behandlung der linken Seite: Patient in Rückenlage, die Beine entspannt ausgestreckt. Therapeut homolateral (links) neben dem Patienten stehend.

Handposition Mit beiden Händen von lateral und medial den zu behandelnden (linken) Oberschenkel des Patienten umgreifen, wobei sich die Daumenspitzen in der Rinne zwischen M. vastus medialis und M. adductor longus positionieren (➤ Abb. 9.59).

Ausführung Sanft in diese muskuläre Rinne eindringen und die beiden Muskel mit den Daumen auseinander führen, um so die Spannungen und Verklebungen in Höhe des SIFM zu lösen. Dieser Vorgang wird rhythmisch wiederholt und kann eventuell an die Atmung gekoppelt werden. Beim Einatmen können die Muskeln dabei auseinander geführt werden, während des Ausatmens wird zur neutralen Position zurückgekehrt.

Es ist wichtig, diese Rinne stufenweise vom Leistenbereich nach kaudal bis zum Adduktorenkanal so gut wie möglich zu bearbeiten.

Anschließend langsam und behutsam die linke Hand in der Tiefe entlang der venolymphatischen Leitungsbahnen (Truncus lymphaticus femoralis und V. femoralis) nach kranial abrollen. Dabei mit dem Handballen sanft einen Druck in der Tiefe ausüben und unter Aufrechterhaltung des Drucks die Hand progressiv nach kranial abrollen, bis sich schließlich nur noch die Fingerspitzen im Bereich des Lig. inguinale in Kontakt mit der Haut des Patienten befinden (➤ Abb. 9.60 und ➤ Abb. 9.61). Diese Abrollbewegung wird etliche Male wiederholt und danach weiter kaudal im Bereich des Adduktoren-

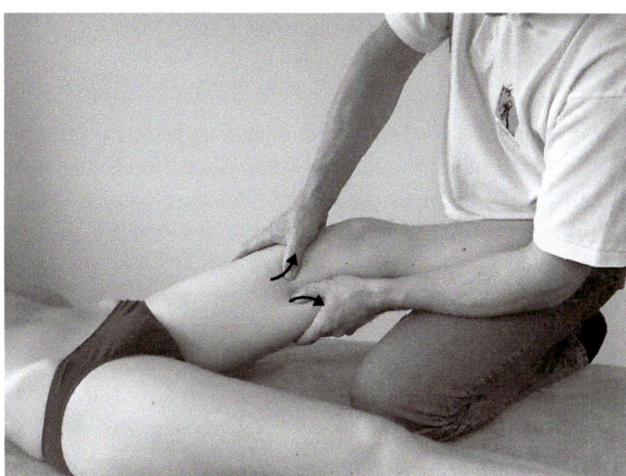

Abb. 9.59 Fasziales Lösen der medialen venolymphatischen Leitungsbahnen des linken Oberschenkels und des Septum intermusculare femorale mediale auf der linken Seite

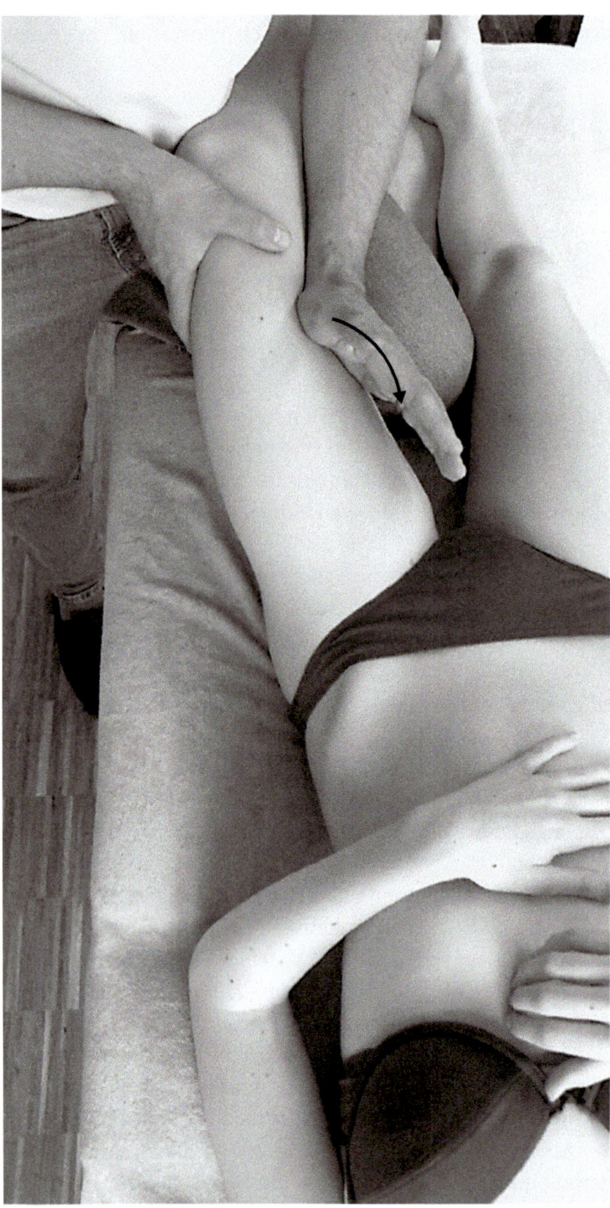

Abb. 9.60 Abrollen entlang des Truncus lymphaticus femoralis, kaudal beginnend mit dem Handballen

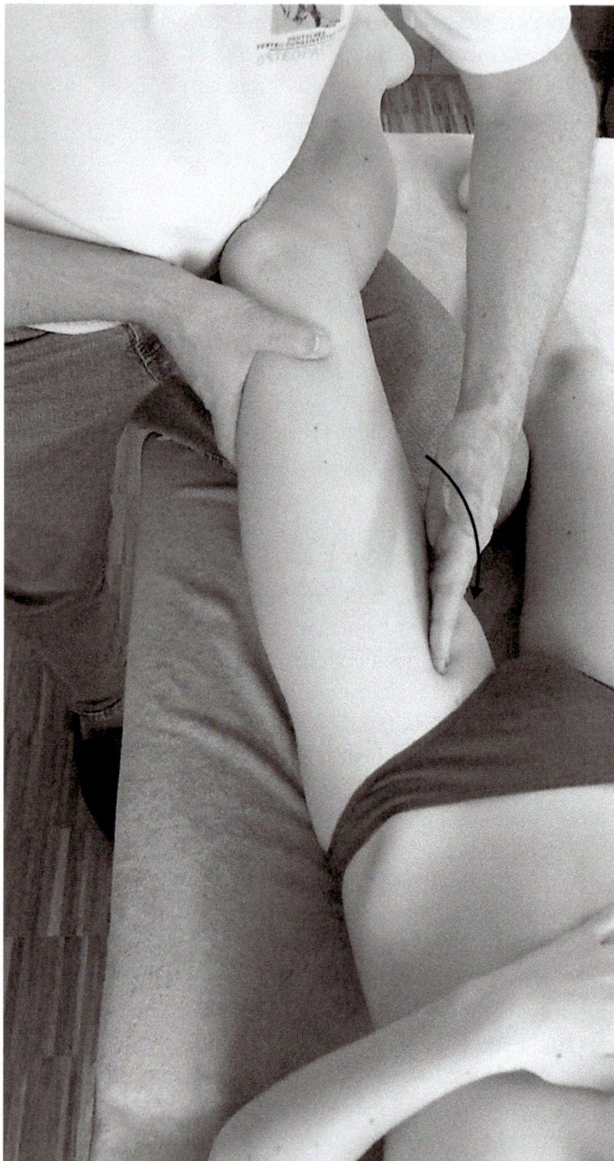

Abb. 9.61 Abrollen entlang des Truncus lymphaticus femoralis, kranial beendend mit den Fingerspitzen

kanals beginnend wiederholt, um so den kompletten Truncus lymphaticus femoralis und die V. femoralis zu bearbeiten.

Man schiebt dabei sozusagen die Flüssigkeit sanft in Richtung der inguinalen Lymphknoten bzw. der V. iliaca externa vor sich her.

❺ Fasziales Lösen des Septum intermusculare femorale posterius (SIFP)

Ausgangsposition Zur Behandlung der linken Seite: Patient in Rückenlage, die Beine entspannt ausgestreckt. Therapeut homolateral (links) neben dem Patienten stehend.

Ausführung Langsam und behutsam mit den Fingerspitzen der kranialen (rechten) Hand und dem Daumen der kaudalen (linken) Hand zwischen M. adductor magnus und M. semimembranosus des zu behandelnden (linken) Beines eindringen und sich dabei von kranial nach kaudal vorarbeiten (➤ Abb. 9.62). Damit löst man durch das Verschieben des Gewebes in verschiedene Richtungen fasziale Spannungen und Verklebungen des SIFP.

Anschließend das Bein des Patienten leicht anheben und es mit der kaudalen (linken) Hand in Abduktion und Außenrotation bzw. in Adduktion und Innenrotation führen. Gleichzeitig mit den Fingerspitzen der kranialen (rechten) Hand zwischen M. adductor magnus und M. semimembranosus eindringen und das Gewebe in verschiedene Richtungen verschieben. Anschließend das Bein zurück in eine neutrale Position führen,

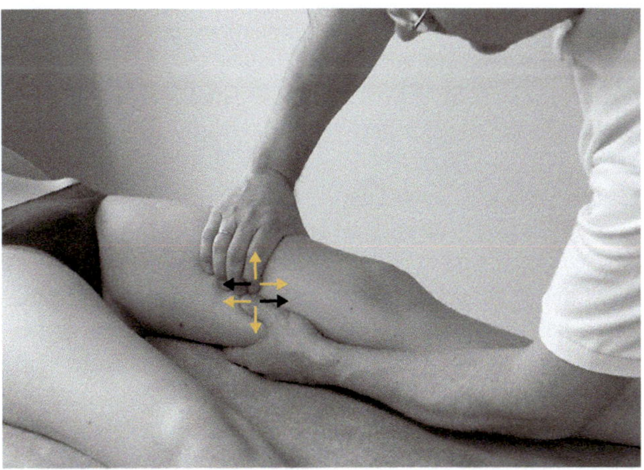

Abb. 9.62 Fasziales Lösen des Septum intermusculare femorale posterius auf der linken Seite

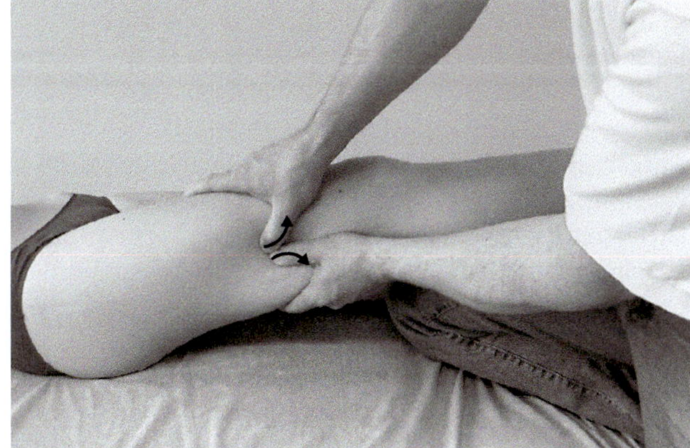

Abb. 9.63 Fasziales Lösen des Septum intermusculare femorale laterale auf der rechten Seite

wobei man die Fingerspitzen aus dem Gewebe zurückzieht. Diese Technik wird rhythmisch wiederholt, damit ein Pumpeffekt auf den Truncus lymphaticus profunda femoris und die V. profunda femoris ausgeübt wird.

Anschließend langsam und behutsam die Hand und die Finger in der Tiefe entlang der lymphatischen Leitungsbahnen von kaudal nach kranial abrollen (ähnlich wie in > Abb. 9.60 und > Abb. 9.61).

❻ Fasziales Lösen des Septum intermusculare femorale laterale (SIFL)

Der Ramus descendens der A. und V. circumflexa femoris lateralis bildet im lateralen Anteil des Oberschenkels Anastomosen mit der A. und V. superior lateralis genus. Der Verlauf ist häufig im Bereich des SIFL, auch tiefe Lymphbahnen verlaufen auf dem gleichen Weg.

Ausgangsposition Behandlung der rechten Seite: Patient in Rückenlage, die Beine entspannt ausgestreckt. Therapeut homolateral (links) neben dem Patienten stehend.

Ausführung Langsam und behutsam mit den Daumen oder mit den Fingerspitzen zwischen M. vastus lateralis und M. biceps femoris von kaudal nach kranial ziehen (> Abb. 9.63).

Damit löst man fasziale Spannungen und Verklebungen der Fascia lata und des SIFL. Besonders direkt oberhalb des Knies ist es angebracht, diese Technik intensiv einzusetzen.

Anschließend das Bein des Patienten leicht anheben und es mit der einen Hand in Abduktion und Außenrotation, bzw. in Adduktion und Innenrotation führen. Gleichzeitig mit der anderen Hand den M. vastus lateralis nach medial und kaudal, bzw. nach lateral und kranial ziehen, um zusätzlich das fasziale Gewebe und die venolymphatische Gefäße zu lösen; dann das Bein zurück in eine neutrale Position führen, wobei auch der M. vastus lateralis wieder ruhen kann.

Diese Technik wird rhythmisch öfters wiederholt. Anschließend langsam und behutsam die Hand und die Finger in der Tiefe entlang der venolymphatischen Leitungsbahnen von kaudal nach kranial abrollen (ähnlich wie in > Abb. 9.60 und > Abb. 9.61).

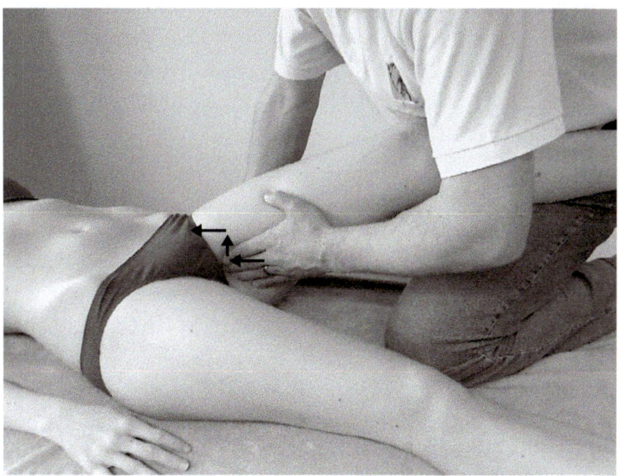

Abb. 9.64 Obturatorius-Pumpe links

❼ Obturatorius-Pumpe

Ausgangsposition Behandlung der linken Seite: Patient in Rückenlage, die Beine entspannt gebeugt. Therapeut homolateral (links) neben dem Patienten stehend.

Handposition Mit den Fingerspitzen der kaudalen (linken) Hand sanft im Leistenbereich unterhalb der Sehne des M. adductor longus in Richtung der Membrana obturatoria eindringen (> Abb. 9.64).

Ausführung Während des Ausatmens mit den Fingerspitzen (eventuell vibrierend) nach lateralkranial in Richtung der Membrana obturatoria tiefer eindringen und diese sozusagen nach kranial schieben. Während des Einatmens die Finger leicht kaudalwärts zurückführen und dabei der abdominalen Atmung folgen, die über das Zwerchfell die Membrana obturatoria nach kaudal drängt.

Mit der abdominalen Atmung den Truncus lymphaticus obturatorius und die V. obturatoria rhythmisch pumpen.

8 Fasziales Lösen der posterioren venolymphatischen Leitungsbahnen des Oberschenkels (Trunci perforantes)

Ausgangsposition Behandlung der rechten Seite: Patient in Bauchlage, die Beine entspannt ausgestreckt. Therapeut homolateral (rechts) neben dem Patienten stehend.
Handposition Das zu behandelnde (rechte) Bein des Patienten mit beiden Händen von lateral und medial umgreifen, wobei sich die Daumenspitzen in der Rinne zwischen M. adductor magnus und M. semimembranosus in der Tiefe positionieren.
Ausführung Sanft in diese muskuläre Rinne eindringen und die beiden Muskeln mit den Daumen auseinander führen (> Abb. 9.65). Das wird rhythmisch wiederholt und kann eventuell an die Atmung gekoppelt werden. Die Muskeln werden dabei während des Einatmens auseinander geführt, während des Ausatmens kehrt man zur neutralen Position zurück.

Es ist wichtig, diese Rinne progressiv (stufenweise) vom Leistenbereich nach kaudal bis zum Kniekehlenbereich so gut wie möglich zu bearbeiten.

9 Posteriore Oberschenkelpumpe

Ausgangsposition Behandlung der rechten Seite: Patient in Bauchlage, die Beine entspannt ausgestreckt. Therapeut neben dem Patienten stehend.
Handposition Die kaudale (linke) Hand flach mit dem Handballen in die Rinne zwischen M. adductor magnus und M. semimembranosus legen; die Fingerspitzen sind kraniomedialwärts in Richtung des Lig. inguinale ausgestreckt.
Ausführung Mit dem Handballen sanft Druck in der Tiefe ausüben und unter Aufrechterhaltung des Drucks die Hand progressiv nach kranial abrollen, bis sich letztendlich nur noch die Fingerspitzen in Kontakt mit dem Gewebe des Patienten befinden (> Abb. 9.66). Diese Abrollbewegung wird etliche Male durchgeführt und danach, weiter kaudal im Bereich des Adduktorenkanals beginnend, wiederholt, um so die V. profunda femoris, den Truncus lymphaticus profunda femoris und die Trunci perforantes zu behandeln.

Dabei schiebt man sozusagen die Flüssigkeit in kranialer Richtung sanft vor sich her.

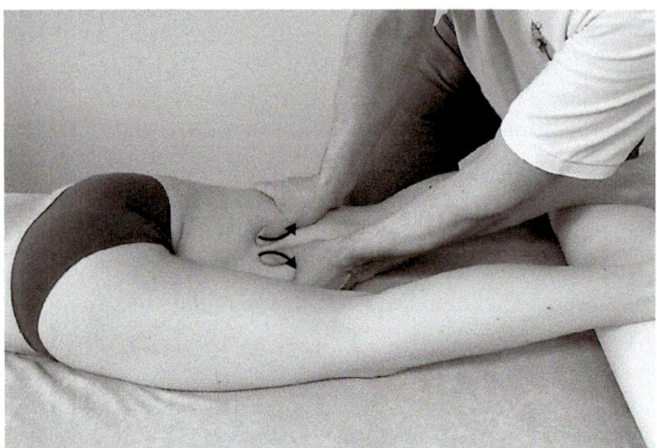

Abb. 9.65 Fasziales Lösen der posterioren venolymphatischen Leitungsbahnen des Oberschenkels (Trunci perforantes) auf der rechten Seite

10 Canalis adductorius-Pumpe

Der Canalis adductorius ist vergleichbar mit einer Pyramide, deren Basis sich kranial an den knöchernen und bindegewebigen Rahmen der Canalis femoralis anschließt und deren Spitze am Hiatus tendineus adductorius liegt.
Ausgangsposition Behandlung der rechten Seite: Patient in Rückenlage, das betroffene (linke) Bein entspannt gebeugt. Therapeut homolateral (links) neben dem Patienten stehend.
Handposition Die Arme überkreuzen und mit dem Daumen der kaudalen (linken) Hand sanft im Leistenbereich unterhalb der Sehne des M. adductor longus in Richtung der Membrana obturatoria eindringen. Mit der kranialen (rechten) Hand die Adduktoren umgreifen und insbesondere mit dem Zeige- oder Mittelfinger das Tuberculum adductorium kontaktieren (> Abb. 9.67).

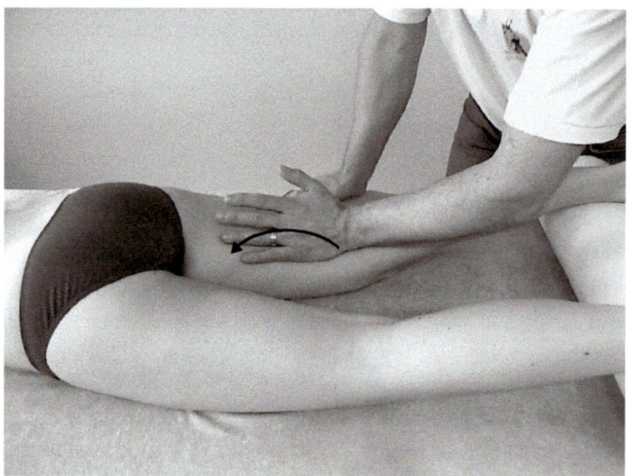

Abb. 9.66 Posteriore Oberschenkelpumpe

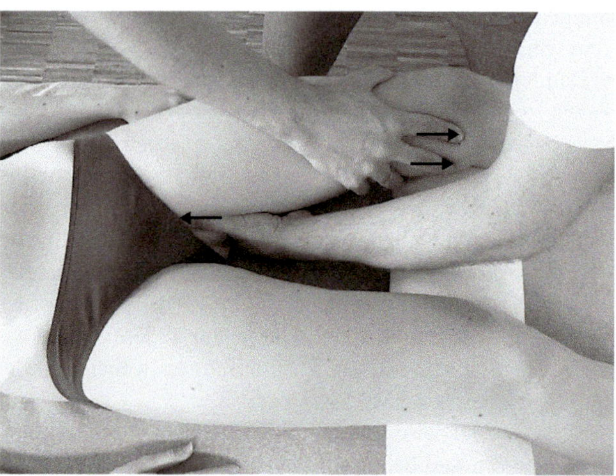

Abb. 9.67 Canalis adductorius-Pumpe auf der linken Seite

9

Ausführung Während des Ausatmens die Hände behutsam auseinander führen und das Tuberculum adductorium nach kaudal schieben. Gleichzeitig mit dem Daumen der einen (linken) Hand in Richtung der Membrana obturatoria tiefer eindringen und diese nach kranial schieben. Dadurch wird der Canalis adductorius in der Länge gedehnt und die vorhandenen Flüssigkeiten weiter kranialwärts geführt. Während des Einatmens entspannt man die Ausgangsposition und kehrt etwas zurück, sodass sich die „Pyramide" wieder füllen kann.

Man regt mit der abdominalen Atmung die V. obturatoria und den Truncus lymphaticus obturatorius an und dehnt den Canalis adductorius rhythmisch in- und auseinander.

⑪ Fasziales Lösen der poplitealen Venen und Lymphknoten

Ausgangsposition Behandlung rechts: Patient in Bauchlage, die Knie entspannt etwas gebeugt. Therapeut homolateral (rechts) neben dem Patienten stehend.
Handposition Die Palmarseite der Finger der kranialen (rechten) Hand flach in die Fossa poplitea legen und mit der kaudalen (linken) Hand den betroffenen (rechten) Unterschenkel des Patienten umgreifen (➤ Abb. 9.68).
Ausführung Das popliteale Gewebe mit der kranialen (rechten) Hand in verschiedenen Richtungen verschieben und gleichzeitig das Knie des Patienten flektieren, extendieren und rotieren.

⑫ Popliteale Pumpe

Ausgangsposition Behandlung der rechten Seite: Patient in Bauchlage, die Knie entspannt gebeugt. Therapeut homolateral (rechts) neben dem Patienten stehend.
Handposition Die Radialseite der Finger der kranialen (rechten) Hand flach in die betroffene (rechte) Fossa poplitea des gebeugten Knies des Patienten legen (➤ Abb. 9.68).

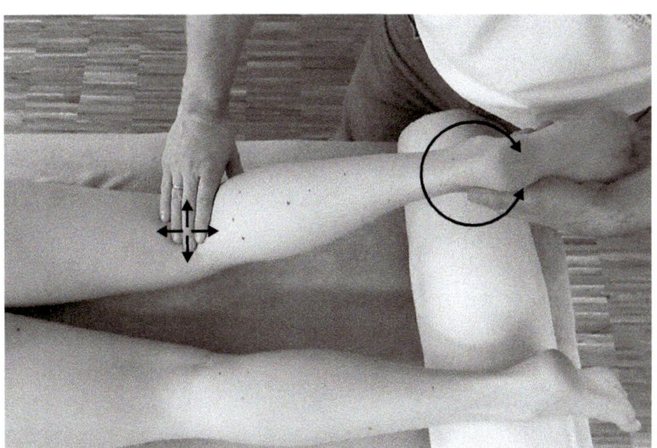

Abb. 9.68 Fasziales Lösen der poplitealen Venen und Lymphknoten auf der rechten Seite

Ausführung Mit den Fingern sanft einen Druck in der Tiefe ausüben und diese während der Extension des Knies langsam von kaudal nach kranial (von der radialen zur ulnaren Seite) in der Fossa poplitea abrollen. Man wiederholt diesen Vorgang mehrmals und regt damit rhythmisch die poplitealen venolymphatische Leitungsbahnen an.

⑬ Fasziales Lösen der Extensorenloge des Unterschenkels

Ausgangsposition Behandlung der rechten Seite: Patient in Rückenlage, das betroffene (rechte) Bein entspannt gestreckt. Therapeut homolateral (rechts) neben dem Patienten stehend.
Handposition Mit der kaudalen (rechten) Hand den homolateralen (rechten) Fuß des Patienten in Dorsalextension umgreifen und den Handballen der kranialen (linken) Hand ventral auf den homolateralen Unterschenkel des Patienten im Bereich der Extensoren-Muskelgruppe legen.
Ausführung Mit den Handballen der kranialen (linken) Hand die Gruppe der Extensoren in verschiedene Richtungen (insbesondere nach kranial) verschieben. Währenddessen mit der kaudalen (rechten) Hand den Fuß des Patienten von Dorsalextension in Plantarflexion führen. Damit werden die faszialen Schichten noch mehr untereinander verschoben und gelöst.

Es ist wichtig, proximal, also im Kniebereich, anzufangen und sich dann progressiv in distaler (Fuß) Richtung vorzuarbeiten.

⑭ Ventrale Unterschenkelpumpe

Ausgangsposition Behandlung der rechten Seite: Patient in Rückenlage, das betroffene (rechte) Bein entspannt gestreckt. Therapeut homolateral (rechts) neben dem Patienten stehend.
Handposition Mit der kaudalen (rechten) Hand den homolateralen (rechten) Fuß des Patienten umgreifen und ihn in Dorsalextension fixieren. Den Handballen der kranialen (lin-

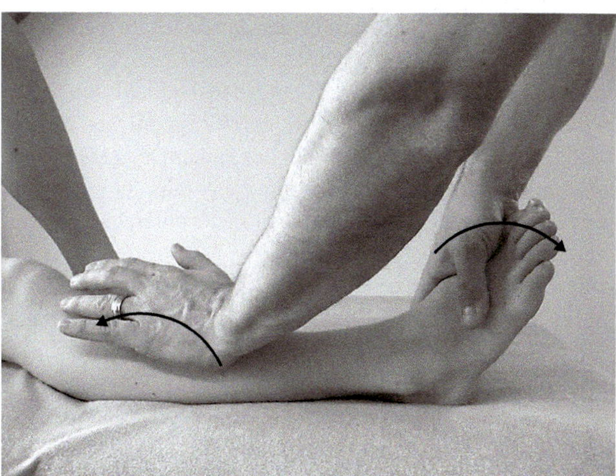

Abb. 9.69 Ventrale Unterschenkelpumpe – Startposition: Abrollen mit dem Handballen von kaudal mit Dorsalextension auf der rechten Seite

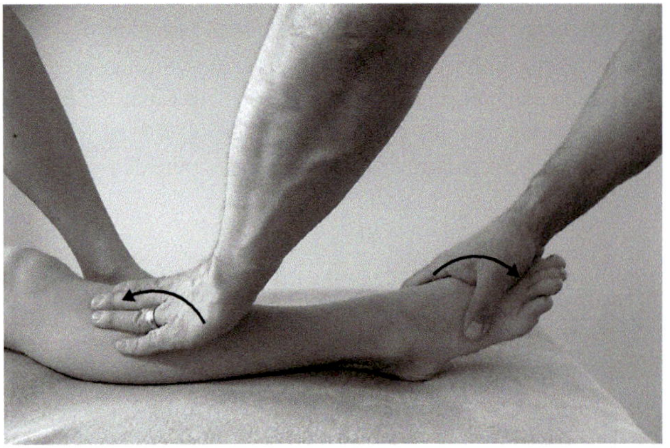

Abb. 9.70 Ventrale Unterschenkelpumpe – Endposition: Abrollen mit der Hand nach kranial mit Plantarflexion auf der rechten Seite

ken) Hand ventral auf den homolateralen (rechten) Unterschenkel des Patienten legen.

Ausführung Sehr sanften, aber dennoch tiefen Druck nach dorsal auf die Extensoren-Muskelgruppe aufbauen. Dann sehr langsam den Handballen der kranialen Hand auf der Extensorengruppe nach kranial abrollen, bis nur noch die Fingerspitzen den Patienten berühren. Währenddessen mit der kaudalen Hand den Fuß des Patienten von Dorsalextension sehr langsam in Plantarflexion führen (> Abb. 9.69 und > Abb. 9.70). Man schiebt sozusagen die Flüssigkeit sanft in kranialer Richtung vor sich her.

⓯ Fasziales Lösen der Peronaeusloge

Ausgangsposition Behandlung der rechten Seite: Patient in Rückenlage, das betroffene (rechte) Bein entspannt gestreckt. Therapeut homolateral (rechts) neben dem Patienten stehend.

Handposition Mit der kaudalen (rechten) Hand den homolateralen (rechten) Fuß des Patienten in Dorsalextension-Pronation umgreifen und den Handballen der kranialen (linken) Hand lateral im Bereich der Peronaeus-Muskelgruppe auf den betroffenen (rechten) Unterschenkel des Patienten legen.

Ausführung Mit dem Handballen der kranialen (linken) Hand die Peronaei-Gruppe in verschiedenen Richtungen (insbesondere nach kranial) verschieben; währenddessen mit der kaudalen (rechten) Hand den Fuß des Patienten von Dorsalextension-Pronation in Plantarflexion-Supination führen. Damit werden die faszialen Schichten noch mehr untereinander verschoben und gelöst.

Es ist wichtig, proximal, also im Kniebereich, anzufangen und sich dann progressiv in distaler Richtung vorzuarbeiten.

⓰ Laterale Unterschenkelpumpe

Ausgangsposition Behandlung der rechten Seite: Patient in Rückenlage, das betroffene (rechte) Bein entspannt gestreckt. Therapeut homolateral (rechts) neben dem Patienten stehend.

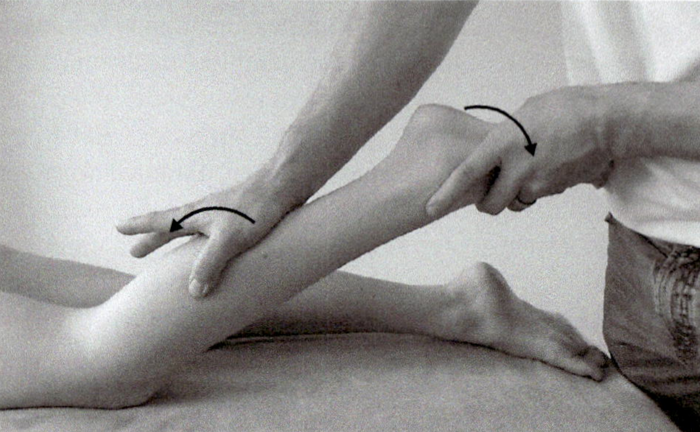

Abb. 9.71 Dorsale Unterschenkelpumpe – Startposition: Abrollen mit dem Handballen von kaudal mit Plantarflexion des linken Fußes

Handposition Mit der kaudalen (rechten) Hand den homolateralen Fuß des Patienten in Dorsalextension-Pronation umgreifen und den Handballen der kranialen (linken) Hand lateral im Bereich der Peronaeus-Muskelgruppe auf den betroffenen (rechten) Unterschenkel des Patienten legen.

Ausführung Sehr sanften, aber dennoch tiefen Druck nach dorsal auf die Peronaeus-Muskelgruppe aufbauen. Dann sehr langsam den Handballen der kranialen (linken) Hand auf der Extensoren-Gruppe nach kranial abrollen, bis nur noch die Fingerspitzen den Patienten berühren. Währenddessen mit der kaudalen (rechten) Hand den Fuß des Patienten von Dorsalextension-Pronation sehr langsam in Plantarflexion-Supination führen. Dabei schiebt man sozusagen die Flüssigkeit sanft in kranialer Richtung vor sich her.

⓱ Fasziales Lösen der Flexorenloge des Unterschenkels

Vorsicht

Bei Anwesenheit von Zeichen für oder Verdacht auf eine Thrombose oder Embolie (> Kap. 7.11.3) darf diese Technik nicht angewendet werden.

Ausgangsposition Behandlung der linken Seite: Patient in Bauchlage, das betroffene (linke) Bein entspannt leicht gebeugt. Therapeut am Fußende der Liege stehend.

Handposition Mit der kaudalen (linken) Hand den betroffenen (linken) Fuß des Patienten in Plantarflexion und mit der kranialen (rechten) Hand die Flexoren-Gruppe (Wade) des Patienten umgreifen (> Abb. 9.71).

Ausführung Mit der kranialen (rechten) Hand die Wadengruppe umgreifen und diese in verschiedenen Richtungen (insbesondere nach kranial) verschieben; währenddessen mit der kaudalen (linken) Hand den Fuß des Patienten von Plantarflexion in Dorsalextension führen. Damit werden die faszialen Schichten der Flexorenloge (insbesondere das tiefe Blatt der Fascia cruris) noch mehr untereinander verschoben und gelöst.

9

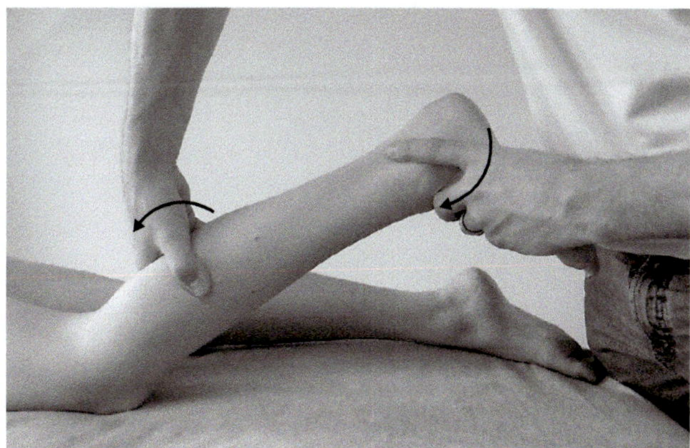

Abb. 9.72 Dorsale Unterschenkelpumpe – Endposition: Abrollen mit der „Gabel" zwischen Daumen und Zeigefinger nach kranial mit Dorsalextension des linken Fußes

Es ist wichtig, proximal, also im Kniebereich, anzufangen und sich dann progressiv in distaler Richtung vorzuarbeiten.

⑱ Dorsale Unterschenkelpumpe

Vorsicht

Bei Anwesenheit von Zeichen für oder Verdacht auf eine Thrombose oder Embolie (> Kap. 7.8) darf diese Technik nicht angewendet werden.

Ausgangsposition Behandlung der linken Seite: Patient in Bauchlage, das betroffene (linke) Bein entspannt leicht gebeugt. Therapeut am Fußende der Liege stehend.

Handposition Mit der kaudalen (linken) Hand den betroffenen (linken) Fuß des Patienten umgreifen und ihn in Plantarflexion fixieren; mit der kranialen (rechten) Hand die Flexorengruppe (Wade) des Patienten umgreifen.

Ausführung Sehr sanften, aber trotzdem tiefen Druck nach dorsal auf die Flexorengruppe aufbauen. Dann sehr langsam den Handballen der kranialen (rechten) Hand auf den Wadenmuskeln nach kranial abrollen; währenddessen mit der kaudalen (linken) Hand den Fuß von Plantarflexion in Dorsalextension führen (> Abb. 9.71 und > Abb. 9.72). Man schiebt sozusagen die Flüssigkeit sanft in Richtung der poplitealen Lymphknoten vor sich her.

⑲ Fibulapumpe

Ausgangsposition Behandlung links: Patient in heterolateraler (rechter) Seitenlage. Die Beine sind gebeugt und der zu behandelnde (linke) Unterschenkel liegt ventral vom unten liegenden (rechten) Bein. Therapeut ventral vom Patienten am Fußende stehend und den homolateralen (linken) Vorderfuß des Patienten gegen seinen (linken) Oberschenkel abstützend.

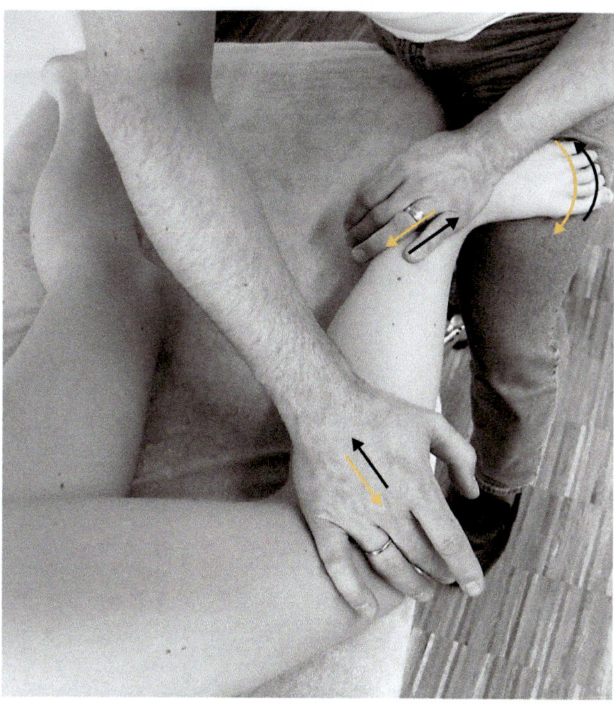

Abb. 9.73 Fibulapumpe auf der linken Seite

Handposition Mit dem Thenar der einen (rechten) Hand von dorsal Kontakt mit dem proximalen Fibulaköpfchen des betroffenen (linken) Beins des Patienten aufnehmen; mit dem Hypothenar der anderen (linken) Hand von ventral Kontakt mit dem Malleolus lateralis des Patienten aufnehmen.

Ausführung Mit seinem (linken) Oberschenkel den betroffenen (linken) Fuß des Patienten langsam und zart in Dorsalextension führen und gleichzeitig das Fibulaköpfchen nach kranialventral und den homolateralen Malleolus lateralis nach kraniodorsal mobilisieren (> Abb. 9.73).

Anschließend den Fuß des Patienten behutsam in Plantarflexion zurückkehren lassen und gleichzeitig das homolaterale Fibulaköpfchen nach kaudaldorsal, den homolateralen Malleolus lateralis nach kaudalventral mobilisieren.

Man wiederholt diesen Vorgang mehrmals und regt damit rhythmisch die Faszien, Venen und Lymphbahnen des Unterschenkels an.

⑳ Allgemeine Unterschenkelpumpe

Ausgangsposition Behandlung der rechten Seite: Patient in Rückenlage, das betroffene (rechte) Bein entspannt gestreckt, der homolaterale (rechte) Fuß des Patienten liegt über dem Rand der Liege. Therapeut am kaudalen Ende der Liege stehend und den homolateralen (rechten) Fuß des Patienten mit dem Oberschenkel in einer leichten Plantarflexion fixieren.

Handposition Von ventral her mit der einen (rechten) Hand den medialen Bereich des Unterschenkels und die Tibia, mit der anderen (linken) Hand den lateralen Bereich des Unterschenkels und die Fibula umgreifen.

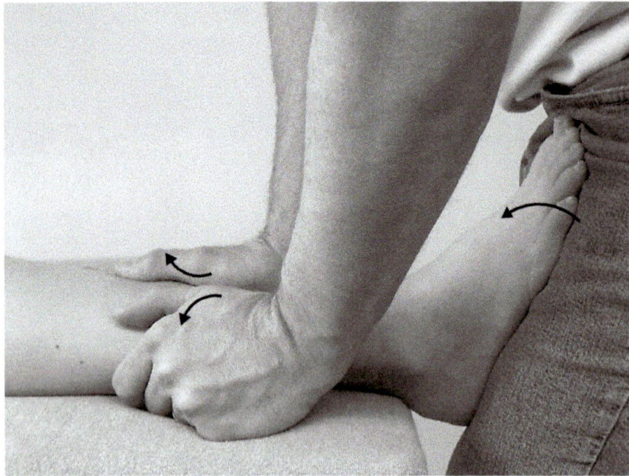

Abb. 9.74 Allgemeine Unterschenkelpumpe auf der rechten Seite

Ausführung Den Fuß des Patienten in Dorsalextension führen; gleichzeitig die Muskelgruppen, die Fibula und die Tibia auseinander schieben und das Gewebe dort halten, bis die Spannung deutlich nachlässt (➤ Abb. 9.74). Man fängt proximal (Kniebereich) an und arbeitet sich nach distal (Fußbereich) vor. Anschließend kann dieser Vorgang rhythmisch pumpend wiederholt werden.

㉑ Zirkuläre venolymphatische Entleerung der unteren Extremität

Ausgangsposition Behandlung der rechten Seite: Patient in Rückenlage. Therapeut homolateral (rechts) neben dem Patienten stehend.

Handposition Das betroffene (rechte) Bein des Patienten so gut wie möglich zirkulär mit beiden Händen umgreifen. Man fängt weit proximal im inguinalen Bereich an. Falls man das Bein nicht komplett umgreifen kann, achtet man darauf, bei der nächsten Griffhaltung den nicht erreichten Bereich mitzubehandeln.

9

Ausführung Mit den ulnaren Rändern beider Hände sehr sanften, aber trotzdem tiefen Druck zueinander aufbauen. Dann sehr langsam die beiden Hände gleichzeitig auf dem Oberschenkel abrollen, bis nur noch die radialen Handkanten mit dem Bein des Patienten Kontakt haben (➤ Abb. 9.75 und ➤ Abb. 9.76). Dabei schiebt man sozusagen die Flüssigkeit in kranialer Richtung sanft vor sich her.

Danach auf ähnliche Weise die komplette untere Extremität inklusive des Fußes „abwandern".

㉒ Pumpen der unteren Extremität mithilfe des Geweberhythmus

Ausgangsposition Behandlung der linken Seite: Patient in Rückenlage. Therapeut am Fußende stehend.

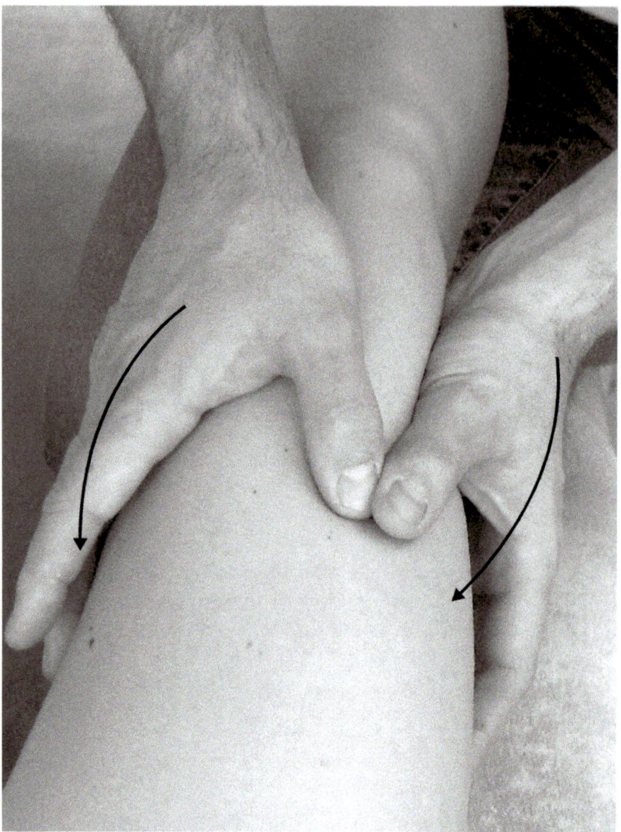

Abb. 9.75 Zirkuläre venolymphatische Entleerung der rechten unteren Extremität – Startposition: mit der ulnaren Kante nach kranial abrollend

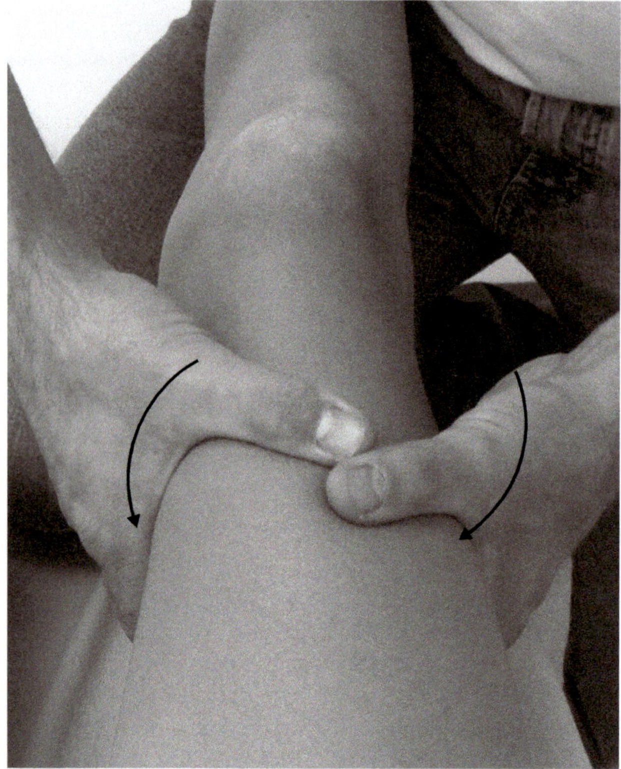

Abb. 9.76 Zirkuläre venolymphatische Entleerung der rechten unteren Extremität – Endposition: bis zur radialen Kante nach kranial abrollend

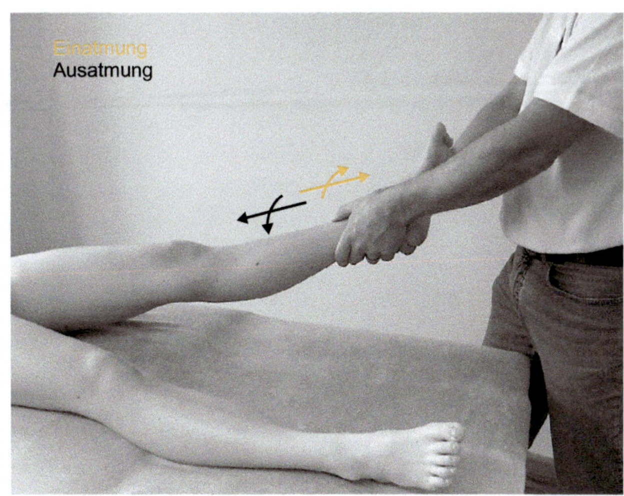

Abb. 9.77 Pumpen der unteren Extremität mithilfe des Geweberhythmus auf der linken Seite

Handposition Das betroffene (linke) Bein des Patienten oberhalb des Sprunggelenks umgreifen. Das Bein des Patienten leicht in Neutralstellung heben (leichte Flexion, Abduktion und Außenrotation, > Abb. 9.77).
Ausgangsposition Eine minimale Traktion in Längsrichtung der unteren Extremität ausüben, bis die Spannung im Hüftgelenk ankommt; den Geweberhythmus aufnehmen.

Während der Inspir-Phase wird der Patient aufgefordert, tief und langsam einzuatmen. Das Bein wird gleichzeitig sanft und behutsam in der Längsachse in minimale Traktion gebracht und die „Neigung" des Gewebes in Außenrotation wird verstärkt.

Während der Exspir-Phase wird der Patient aufgefordert, tief und langsam auszuatmen. Das Bein wird gleichzeitig in der Längsachse minimal und sehr behutsam „zusammengeschoben" und die Neigung des Gewebes in Innenrotation wird verstärkt.

Diesen Vorgang mehrmals wiederholen und damit rhythmisch die venolymphatischen Leitungsbahnen der gesamten unteren Extremität anregen.

9.3.4 Lösen und Aktivieren der wichtigsten venolymphatischen Filterstationen der oberen Extremität

Die Reihenfolge dieser Techniken erfolgt selbstverständlich wiederum vom Mündungsbereich der Lymphbahnen in den axillären Lymphknoten bzw. der Venen in der V. axillaris bis zum Ödembereich (z. B. in der Hand)!

Ich beschränke mich ganz bewusst auf die Behandlung der tieferen Lymphbahnen und Venen. Für die Behandlung der oberflächlichen Lymphknoten und Lymphbahnen der Haut und Unterhaut sei hier wiederum auf die sehr effektiven Techniken der Lymphdrainage hingewiesen. Diese Techniken können jeder Zeit in dieses Behandlungsschema eingefügt werden.

Es darf als selbstverständlich erachtet werden, dass man sich zuerst den Faszien im Bereich der V. subclavia und der Klavikula widmet. Diese sind bereits vorher ausführlich besprochen worden (> Kap. 8.5 und > Kap. 9.3.2).

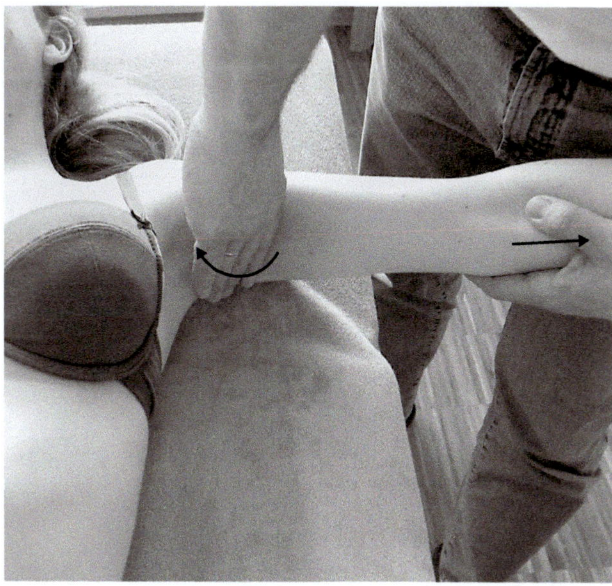

Abb. 9.78 Fasziales Lösen der axillären venolymphatischen Leitungsbahnen der linken Seite – beginnend mit der radialen Handkante

❶ Fasziales Lösen der axillären venolymphatischen Leitungsbahnen

Ausgangsposition Behandlung der linken Seite: Patient in Rückenlage. Therapeut homolateral (links) neben dem Patienten stehend.
Handposition Die kraniale (rechte) Hand sanft mit der palmaren Seite der Fingerspitzen in die Axilla-Region legen. Mit der kaudalen (linken) Hand den zu behandelnden (linken) Arm oberhalb des Ellenbogens umgreifen (> Abb. 9.78).
Ausführung Den linken Arm des Patienten mit der kaudalen (linken) Hand heben und gleichzeitig das Bindegewebe und die oberflächlichen und tiefen axillären Lymphknoten in verschiedene Richtungen sanft verschieben. Den Arm des Patienten in verschiedene Positionen führen; währenddessen die axillären Lymphknoten und Venen in entgegengesetzter Richtung dorsalwärts bzw. ventralwärts und lateralwärts bzw. medialwärts schieben. Auf diese Art werden die faszialen Verklebungen der axillären Lymphknoten und Venen mit der Fascia axillaris und das darunter liegende Gewebe gelöst, um die venolymphatische Strömung zu optimieren.

❷ Axilla-Pumpe

Ausgangsposition Behandlung der linken Seite: Patient in Rückenlage. Therapeut homolateral (links) neben dem Patienten stehend.
Handposition Die kraniale (rechte) Hand sanft mit der palmaren Seite der Fingerspitzen in die axilläre Region legen.

9

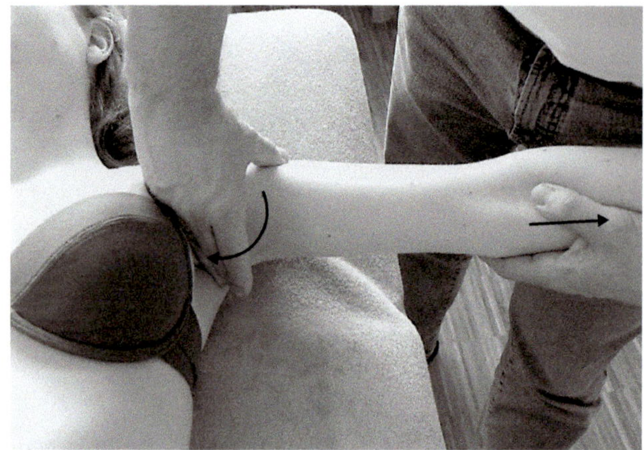

Abb. 9.79 Fasziales Lösen der axillären venolymphatischen Leitungsbahnen der linken Seite – endend mit der ulnaren Handkante

Mit dem kaudalen (linken) Arm den zu behandelnden (linken) Arm des Patienten umgreifen.

Ausführung Eine kaudalgerichtete Traktion am Arm des Patienten ausüben bzw. den Arm in Abduktion führen und gleichzeitig die Hand von der radialen zur ulnaren Kante und von distal nach proximal auf dem axillären Gewebe sanft abrollen (➤ Abb. 9.78 und ➤ Abb. 9.79).

Diese Bewegungen werden rhythmisch wiederholt, um einen pumpenden Effekt zu erzielen.

❸ Fasziales Lösen des Septum intermusculare brachii mediale (SIBM) und mediale Oberarmpumpe

Das SIBM beinhaltet die großen Leitungsbahnen des Oberarms; es ist sinnvoll, dieses Gewebe zuerst zu lösen, bevor man venolymphatische Pumptechniken einsetzt (➤ Kap. 7.3.3).

Ausgangsposition Behandlung der linken Seite: Patient in Rückenlage, die Beine entspannt ausgestreckt auf einer Rolle. Therapeut homolateral (links) neben dem Patienten stehend. Den linken Oberarm des Patienten mit dem rechten Oberschenkel abstützen.

Ausführung Langsam und behutsam mit den Daumen oder den Fingerspitzen das Bindegewebe entlang der medialen Rinne zwischen den Flexoren (M. biceps brachii, M. brachialis, M. brachioradialis) und den Extensoren des Oberarms (M. triceps brachii) verschieben, etwa ab der Tuberositas musculi coracobrachialis bis zum Epicondylus medialis humeri (➤ Abb. 9.80). Dabei werden die Spannungen und Verklebungen des SIBM gelöst.

Anschließend mit dem Handballen sanft Druck in die Tiefe ausüben und unter Aufrechterhaltung des Drucks die Hand progressiv nach kranial abrollen, bis sich schließlich nur noch die Fingerspitzen in Richtung der Achselhöhle in Kontakt mit dem Gewebe des Patienten befinden. Diese Abrollbewegung wird etliche Male ausgeführt. Anschließend wird dieser Vorgang wiederholt, wobei man weiter kaudal im Bereich des SIBM beginnt, um so die V. brachialis und den Truncus lymphaticus brachialis zu behandeln (➤ Abb. 9.81 und ➤ Abb. 9.82).

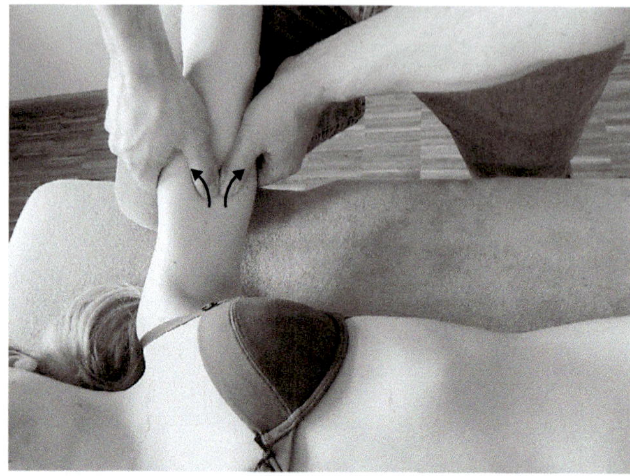

Abb. 9.80 Fasziales Lösen des Septum intermusculare brachii mediale (SIBM) auf der linken Seite

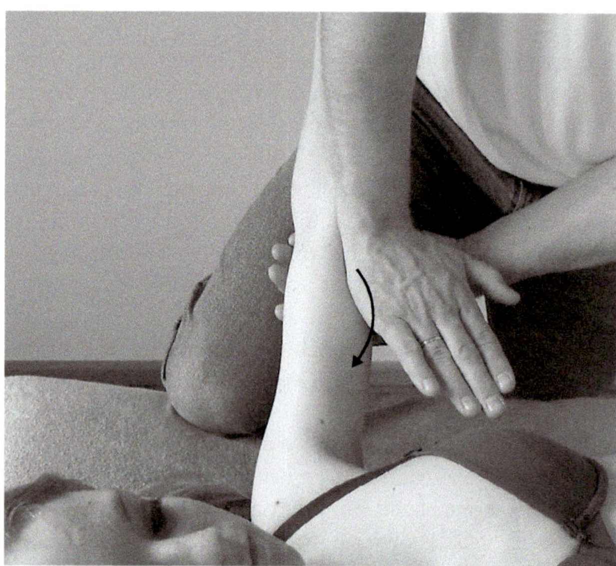

Abb. 9.81 Mediale Oberarmpumpe auf der linken Seite – beginnend mit dem Handballen

Dabei schiebt man sozusagen die Flüssigkeit in kranialer Richtung sanft vor sich her.

❹ Fasziales Lösen der Extensorenloge des Oberarms

Die Extensorenloge des Oberarms beinhaltet die Vasa profunda brachii.

Ausgangsposition Behandlung der linken Seite: Patient in Rückenlage, die Beine entspannt ausgestreckt. Therapeut homolateral (rechts) neben dem Patienten sitzend.

9

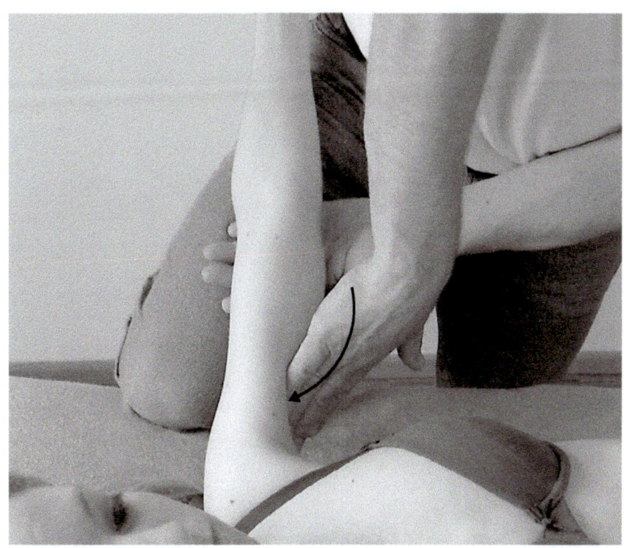

Abb. 9.82 Mediale Oberarmpumpe auf der linken Seite – endend mit den Fingerspitzen

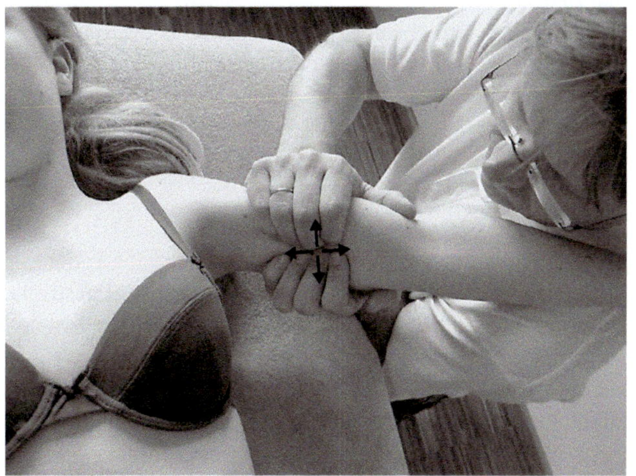

Abb. 9.83 Fasziales Lösen der Extensorenloge des Oberarms auf der linken Seite

Handposition Den zu behandelnden (linken) Arm des Patienten umgreifen und diesen eventuell auf der Schulter des Therapeuten abstützen.

Ausführung Mit der einen Hand die Flexorenloge des Oberarms des Patienten umgreifen, die Fingerspitzen auf dem SIBM; mit der anderen Hand die Extensorenloge des Oberarms des Patienten umgreifen, die Fingerspitzen ebenfalls auf dem SIBM (➤ Abb. 9.83).

Während die Flexorenloge fixiert wird, sanft die Extensorenloge in verschiedene Richtungen verschieben.

❺ Fasziales Lösen des Septum intermusculare brachii laterale (SIBL) und laterale Oberarmpumpe

Das SIBL wird von den Vasa collateralia radialia durchzogen. Es ist sinnvoll, zuerst das umgebende Gewebe der Radialisstraße zu lösen, bevor man venolymphatische Pumptechniken einsetzt.

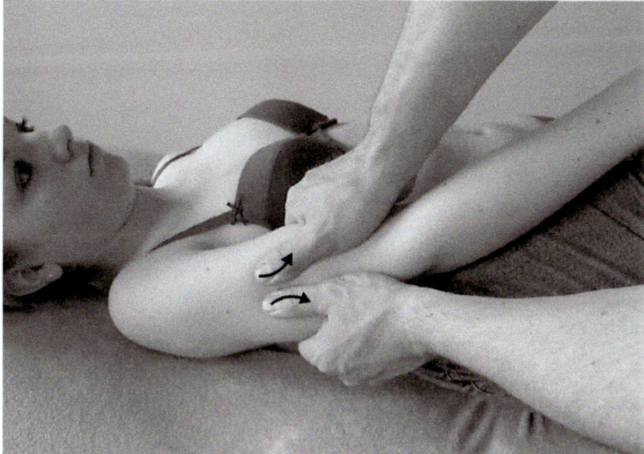

Abb. 9.84 Fasziales Lösen des Septum intermusculare brachii laterale auf der rechten Seite

Ausgangsposition Behandlung der rechten Seite: Patient in Rückenlage, die Beine entspannt ausgestreckt. Therapeut homolateral (rechts) neben dem Patienten stehend.

Handposition Den zu behandelnden (rechten) Arm des Patienten umgreifen, indem die eine Hand um die Flexorenloge und die andere Hand um die Extensorenloge gelegt wird; beide Daumen liegen auf dem SIBL.

Ausführung Langsam und behutsam mit den Daumen das Bindegewebe entlang der lateralen Rinne zwischen den Flexoren (M. biceps brachii, M. brachialis, M. brachioradialis) und den Extensoren des Oberarms (M. triceps brachii) verschieben, und zwar ab der Tuberositas deltoidea bis zum Epicondylus lateralis humeri (➤ Abb. 9.84). Dabei werden Spannungen und Verklebungen des SIBL gelöst.

Anschließend langsam und behutsam die Finger in der Tiefe entlang der venolymphatischen Leitungsbahnen von distal nach proximal abrollen.

❻ Fasziales Lösen der kubitalen Lymphknoten und Venen

In der Ellenbeuge befinden sich individuell sehr unterschiedlich ausgebildete kubitale Venen, Nodi lymphatici cubitales superficiales und profundi. Das lockere Bindegewebe der Ellenbeuge (Stratum cubitale profundum) steht v. a. mit dem SIBM in Verbindung.

Ausgangsposition Behandlung der rechten Seite: Patient in Rückenlagelage, eine Rolle unter den Knien. Therapeut homolateral (rechts) neben dem Patienten stehend.

Handposition Die Palmarseite der Finger der kranialen (rechten) Hand flach in die Fossa cubitalis legen und mit der kaudalen (linken) Hand den zu behandelnden (rechten) Unterarm des Patienten umgreifen (➤ Abb. 9.85).

Ausführung Das kubitale Gewebe mit der kranialen (rechten) Hand in verschiedenen Richtungen verschieben und

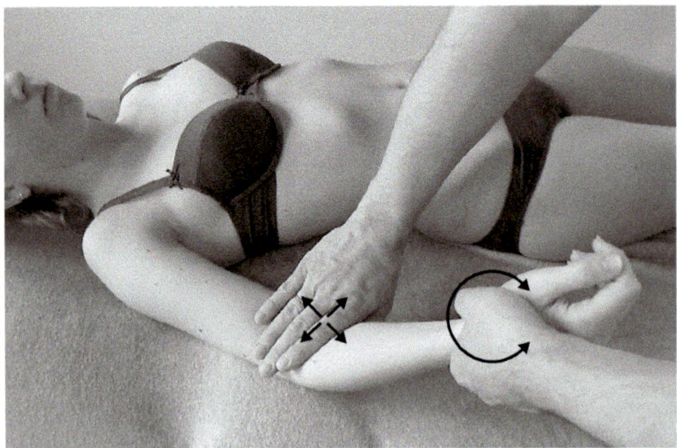

Abb. 9.85 Fasziales Lösen der kubitalen Lymphknoten auf der rechten Seite

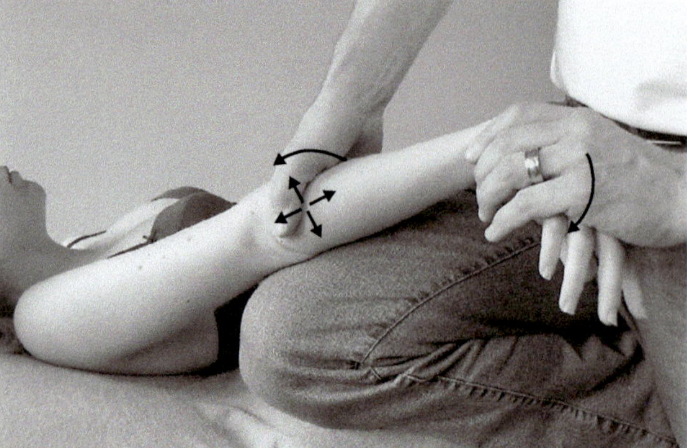

Abb. 9.86 Fasziales Lösen der Extensorenloge des Unterarms auf der rechten Seite

gleichzeitig den Ellenbogen des Patienten flektieren, extendieren und rotieren.

❼ Kubitale Pumpe

Ausgangsposition Behandlung der rechten Seite: Patient in Rückenlage, eine Rolle unter den Knien. Therapeut homolateral (rechts) neben dem Patienten stehend.
Handposition Die Palmarseite der Finger der kranialen (rechten) Hand flach in die Fossa cubitalis des gebeugten Ellenbogens legen und mit der kaudalen (linken) Hand den zu behandelnden (rechten) Unterarm des Patienten umgreifen (➤ Abb. 9.85).
Ausführung Mit den Fingern sanft Druck in die Tiefe ausüben; während der Extension des Ellenbogens die Finger langsam von kaudal nach kranial in der Fossa cubitalis abrollen. Es ist sinnvoll, sich zusätzlich von der Fossa cubitalis zum SIBM vorzuarbeiten.

Man wiederholt diesen Vorgang mehrmals und regt damit rhythmisch die kubitalen Lymphknoten und Venen an.

❽ Fasziales Lösen der Extensorenloge des Unterarms

Ausgangsposition Behandlung der rechten Seite: Patient in Rückenlage, der betroffene (rechte) Arm entspannt gestreckt auf dem rechten Oberschenkel des Therapeuten. Therapeut homolateral (rechts) neben dem Patienten stehend.
Handposition Mit der kaudalen (linken) Hand die homolaterale (rechte) Hand des Patienten und mit der kranialen (rechten) Hand die Extensorengruppe des Unterarms umgreifen.
Ausführung Mit dem Handballen der kranialen (rechten) Hand die Extensorengruppe umgreifen und diese nach proximal ausstreichen (➤ Abb. 9.86). Währenddessen mit der kaudalen (linken) Hand die Hand und Finger des Patienten von Dorsalextension in Palmarflexion und Pronation führen. Damit werden die faszialen Schichten noch mehr untereinander verschoben und gelöst. Anschließend die Hand von der ulnaren zur radialen Handkante auf dem Unterarm des Patienten abrollen, um die venolymphatische Flüssigkeiten nach proximal zu drainieren.

Es ist wichtig, proximal, also im Ellenbogenbereich, anzufangen und sich dann progressiv in distaler Richtung vorzuarbeiten.

❾ Fasziales Lösen der Flexorenloge des Unterarms

Ausgangsposition Behandlung der rechten Seite: Patient in Rückenlage, der betroffene (rechte) Arm entspannt gestreckt auf dem rechten Oberschenkel des Therapeuten. Therapeut homolateral (rechts) neben dem Patienten stehend.
Handposition Mit der kaudalen (linken) Hand die homolaterale (rechte) Hand des Patienten und mit der kranialen (rechten) Hand die Flexoren-Muskelgruppe des Unterarms umgreifen (➤ Abb. 9.87).
Ausführung Mit dem Handballen der kranialen (rechten) Hand die Flexorengruppe umgreifen und diese nach proximal ausstreichen. Währenddessen mit der kaudalen (linken) Hand die Hand und Finger des Patienten von Palmarflexion in Dorsalextension und Supination führen. Damit werden die faszialen Schichten noch mehr untereinander verschoben und gelöst. Anschließend die Hand von der radialen zur ulnaren Handkante auf dem Unterarm des Patienten abrollen, um die venolymphatische Flüssigkeiten nach proximal zu drainieren.

Es ist wichtig, proximal, also im Ellenbogenbereich, anzufangen und sich dann progressiv in distaler Richtung vorzuarbeiten.

❿ Fasziales Lösen der Radialisstraße des Unterarmes und laterale Unterarmpumpe

Die Vasa radialis ziehen unter den Streckermuskeln (Epicondylus-lateralis-Muskeln) durch die Radialisstraße. Es ist sinnvoll, zuerst das Gewebe des SIBL zu lösen, bevor man venolymphatische Pumptechniken einsetzt.

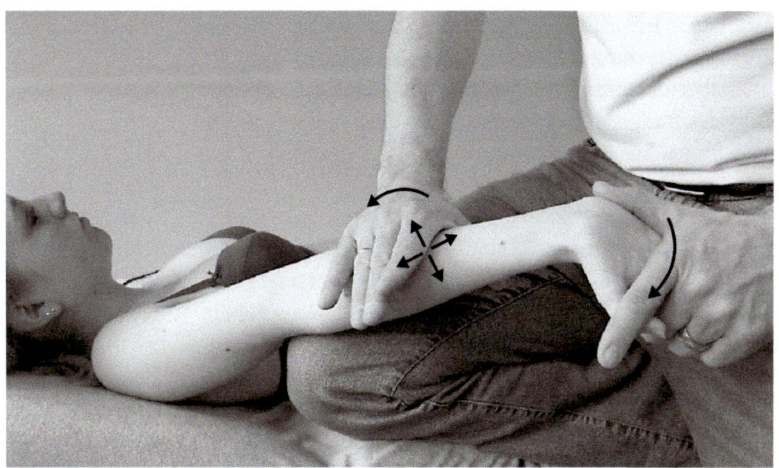

Abb. 9.87 Fasziales Lösen der Flexorenloge des Unterarms auf der rechten Seite

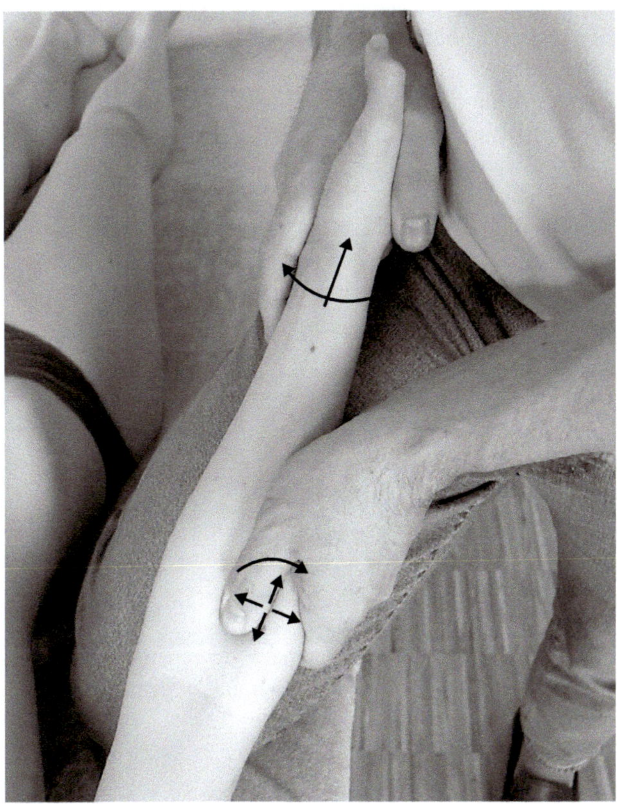

Abb. 9.88 Fasziales Lösen der Radialisstraße am rechten Unterarm

Ausgangsposition Behandlung der rechten Seite: Patient in Rückenlage, der betroffene (rechte) Arm entspannt gestreckt. Therapeut homolateral (rechts) neben dem Patienten stehend.
Handposition Mit der rechten Hand die homolaterale (rechte) Hand des Patienten und mit der linken Hand die radiale Seite des Unterarms des Patienten umgreifen.
Ausführung Das Gewebe volar auf der radialen Seite zwischen den Beugemuskeln (Epicondylus medialis-Muskeln) und den Streckermuskeln (Epicondylus-lateralis-Muskeln), (> Abb. 9.88) in verschiedenen Richtungen verschieben und ausstreichen. Sich behutsam zwischen dem M. brachioradialis und dem M. pronator teres vorarbeiten und zuerst diese Schichten gegeneinander lösen.

Danach ist es wichtig den sog. „Supinatorkanal" zwischen dem Caput humerale und dem Caput ulnare des M. supinator faszial zu bearbeiten und das Muskelgewebe in verschiedenen Richtungen zu verschieben und auszustreichen, um Spannungen und Verklebungen zu lösen. Dazu kann man eventuell gleichzeitig eine Pronation des Unterarmes ausführen.

Nach dem Lösen der Verklebungen die Fingerspitzen oder den Daumenballen langsam in der „Radialisstraße" von distal nach proximal abrollen. Dabei proximal anfangen und sich dann progressiv, jeweils immer mehr distal anfangend, bis zur lateralen Spitze des Radius vorarbeiten.

⓫ Fasziales Lösen der Ulnarisstraße des Unterarmes und mediale Unterarmpumpe

Die Vasa ulnares ziehen unter den Beugermuskeln (Epicondylus-medialis-Muskeln) durch die Ulnarisstraße. Deshalb ist es sinnvoll, zuerst das Gewebe des SIBM zu lösen, bevor man venolymphatische Pumptechniken einsetzt.
Ausgangsposition Behandlung der rechten Seite: Patient in Rückenlage, der betroffene (rechte) Arm entspannt gestreckt. Therapeut homolateral (rechts) neben dem Patienten stehend und den zu behandelnden (rechten) Arm des Patienten auf seinem rechten Oberschenkel abstützend.
Handposition Mit der linken Hand die homolaterale (rechte) Hand des Patienten und mit der rechten Hand die ulnare Seite des (rechten) Unterarms umgreifen.
Ausführung Das Gewebe volar auf der ulnaren Seite zwischen den Beugemuskeln (Epicondylus-medialis-Muskeln) und den Streckermuskeln (Epicondylus-lateralis-Muskeln) in verschiedenen Richtungen verschieben und ausstreichen (> Abb. 9.89).

Sich behutsam zwischen M. pronator teres und M. flexor carpi radialis vorarbeiten und dabei passiv eine Supination des Unterarmes und Extension des Ellenbogens ausführen. Es ist sinnvoll, in dieser Haltung zusätzlich den Muskelbogen des

M. pronator teres zu lösen (auszustreichen), weil er wie eine Schnur über die durchziehenden ulnaren Gefäße gespannt sein kann. Dabei behutsam von der lateralen Seite des mittleren Drittels des Radius zum Processus coronoideus ulnae (Caput ulnare) und weiter zum Epicondylus medialis humeri (Caput humerale) ziehen.

Dann das Gewebe zwischen M. flexor carpi radialis und M. palmaris longus bearbeiten. Darauf das Gewebe zwischen M. palmaris longus und M. flexor carpi ulnaris in der Tiefe bearbeiten und zunächst diese faszialen Schichten jeweils voneinander lösen.

Danach ist es wichtig, unter den vorher beschriebenen Muskeln den sog. Sehnenbogen des M. flexor digitorum superficialis zu lösen, der ebenso wie der M. pronator teres wie ein Seil über die durchziehenden ulnaren Gefäße gespannt sein kann. Dazu eine Dorsalextension der Finger II–V und der Hand ausführen und behutsam das Gewebe zwischen der oberen Hälfte des Radius (Caput radiale) und dem Processus coronoideus ulnae und Epicondylus medialis humeri (Caput humeroulnare) in verschiedenen Richtungen verschieben und ausstreichen um Spannungen und Verklebungen zu lösen.

Nach dem Lösen der Verklebungen die Fingerspitzen oder den Daumenballen langsam in der Ulnarisstraße von distal nach proximal abrollen. Man beginnt dabei proximal (Ellenbogenbereich) und arbeitet sich progressiv (d. h. immer weiter distal anfangend) bis zur lateralen Seite des Os pisiforme vor.

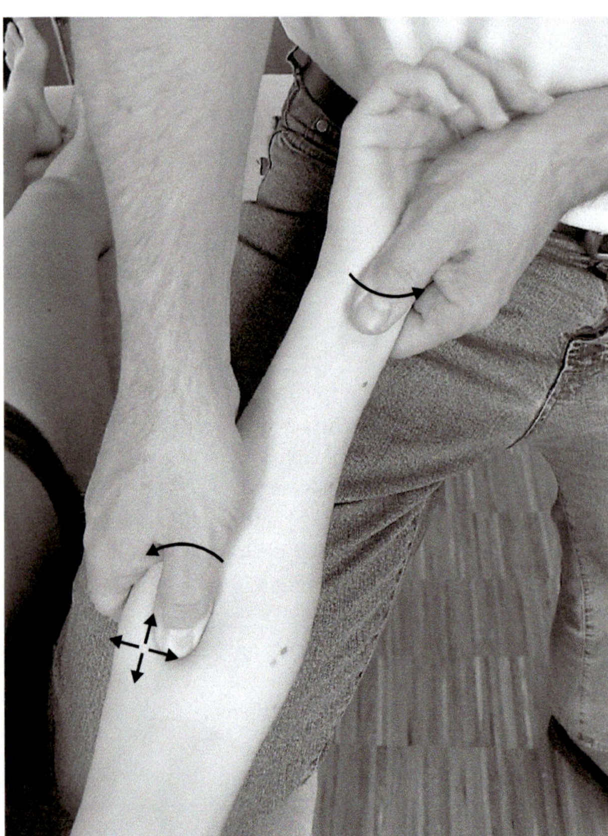

Abb. 9.89 Fasziales Lösen der Ulnarisstraße am rechten Unterarm

⑫ Fasziales Lösen der ventralen Interosseusstraße des Unterarms und ventrale Unterampumpe

Die A., V. und der Truncus lymphaticus interossea anterior ziehen zwischen den Ansätzen der Mm. flexor pollicis longus und flexor digitorum profundus auf der Membrana interossea antebrachii (= ventrale Interosseusstraße) nach distal. Durch die Membrana interossea zweigen Äste nach dorsal ab, die v. a. auch die tiefen Flexoren sowie Radius und Ulna versorgen.

Distal treten sie durch eine Lücke in der Membrana interossea antebrachii auf die Streckseite des Unterarms zur Versorgung des Handrückens; auch zweigen hier kleine Äste zur Versorgung der Handinnenfläche ab.

Ausgangsposition Behandlung der rechten Seite: Patient in Rückenlage, der betroffene (rechte) Arm entspannt in Supination gestreckt. Therapeut homolateral (rechts) neben dem Patienten stehend.

Handposition Von volar her mit der einen Hand die Epicondylus-medialis-Muskeln des Unterarms des Patienten, mit der anderen Hand die Epicondylus-lateralis-Muskeln umgreifen (> Abb. 9.90).

Ausführung Die Muskelgruppen auseinander schieben und in verschiedenen Richtungen gegeneinander verschieben. Proximal anfangen und die Bewegung progressiv mehr distal wiederholen.

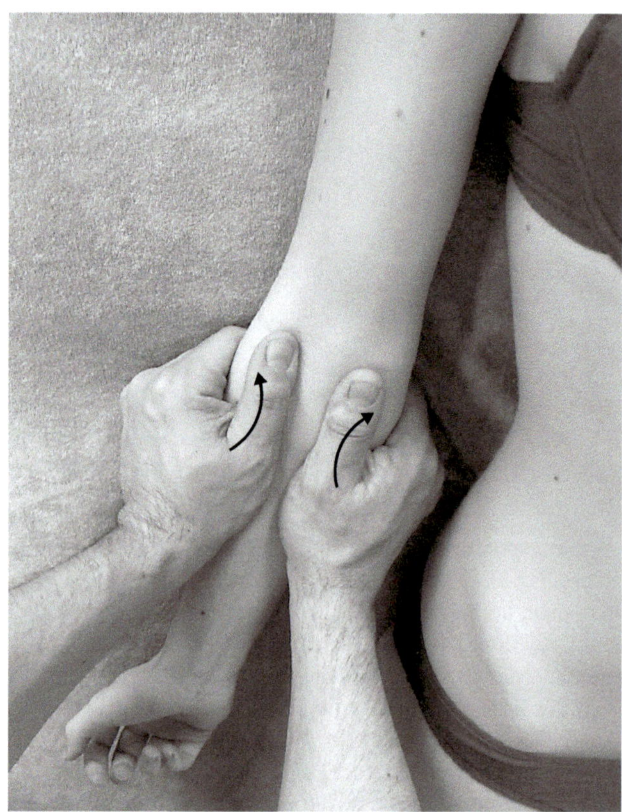

Abb. 9.90 Fasziales Lösen der ventralen Interosseusstraße des Unterarmes auf der rechten Seite

⑬ Fasziales Lösen der dorsalen Interosseusstraße des Unterarms und dorsale Unterampumpe

Die A., V. und der Truncus lymphaticus interossea posterior ziehen unterhalb der Chorda obliqua von ventral durch die Membrana interossea antebrachii auf die Rückseite des Unterarms (= dorsale Interosseusstraße). Sie ziehen dann zwischen den oberflächlichen und tiefen Streckern distalwärts.

Ausgangsposition Behandlung der rechten Seite: Patient in Rückenlage, der betroffene (rechte) Arm entspannt in Pronation gestreckt. Therapeut homolateral (rechts) neben dem Patienten stehend.

Handposition Von dorsal her mit der einen Hand die radial gelegenen Epicondylus-lateralis-Muskeln des Unterarms und mit der anderen Hand die ulnar gelegenen Epicondylus-lateralis-Muskeln des Unterarms umgreifen (> Abb. 9.91).

Ausführung Die Muskelgruppen auseinander schieben und in verschiedenen Richtungen gegeneinander verschieben. Proximal anfangen und die Bewegung progressiv mehr distal wiederholen.

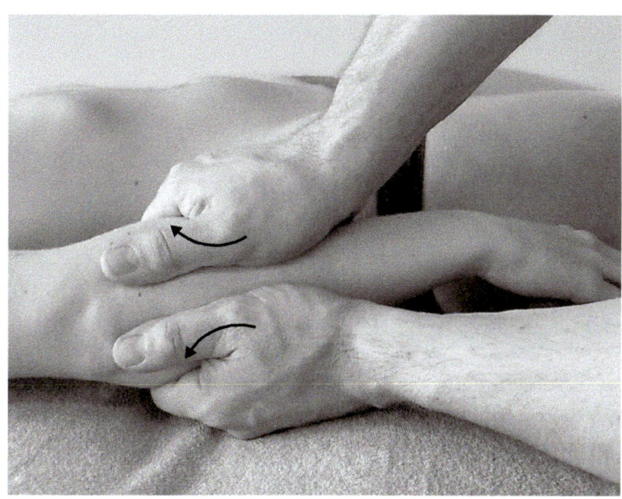

Abb. 9.91 Fasziales Lösen der dorsalen Interosseusstraße am rechten Unterarm

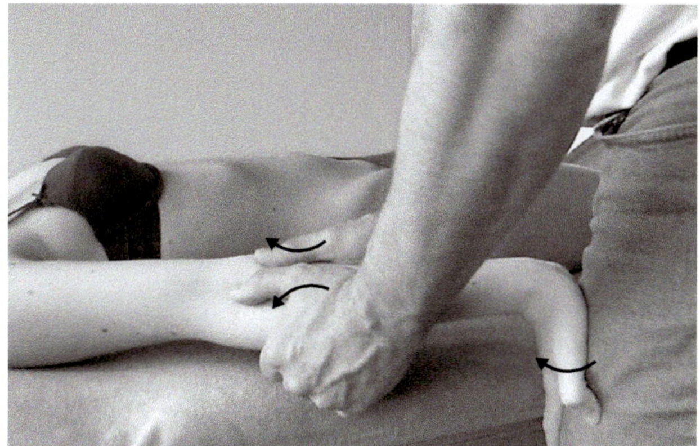

Abb. 9.92 Allgemeine Unterarmpumpe auf der rechten Seite

⑭ Allgemeine Unterarmpumpe

Ausgangsposition Behandlung der rechten Seite: Patient in Rückenlage, der betroffene (rechte) Arm entspannt gestreckt, die homolaterale (rechte) Hand des Patienten liegt über dem Rand der Liege. Therapeut homolateral (rechts) neben dem Patienten stehend.

Handposition Die homolaterale (rechte) Hand des Patienten mit dem Oberschenkel in einer Dorsalextension und die Finger in Extension fixieren. Von volar her mit der einen Hand die Epicondylus-medialis-Muskeln des Unterarms und die Ulna, mit der anderen Hand die Epicondylus-lateralis-Muskeln des Unterarms und den Radius umgreifen (> Abb. 9.92).

Ausführung Die Hand des Patienten mit dem Oberschenkel mehr in Dorsalextension führen und gleichzeitig die Muskelgruppen und den Radius sowie die Ulna auseinander schieben; das Gewebe dort halten, bis die Gewebespannung deutlich nachlässt. Proximal anfangen und diese Bewegung progressiv mehr distal wiederholen.

Es ist auch möglich, rhythmisch und/oder mit der Atmung zu arbeiten. Beim Einatmen das Gewebe (Muskeln und Knochen) in Kombination mit einer Dorsalextension der Hand und Extension der Finger auseinander führen. Anschließend das Gewebe beim Ausatmen langsam loslassen und auch die Hand und die Finger ein wenig in Palmarflexion zurückkehren lassen.

⑮ Zirkuläre venolymphatische Entleerung der oberen Extremität

Ausgangsposition Behandlung der rechten Seite: Patient in Rückenlage. Therapeut homolateral (rechts) neben dem Patienten stehend.

Handposition Den zu behandelnden (rechten) Arm des Patienten so gut wie möglich zirkulär mit beiden Händen umgreifen. Weit proximal im axillären Bereich anfangen. Falls man

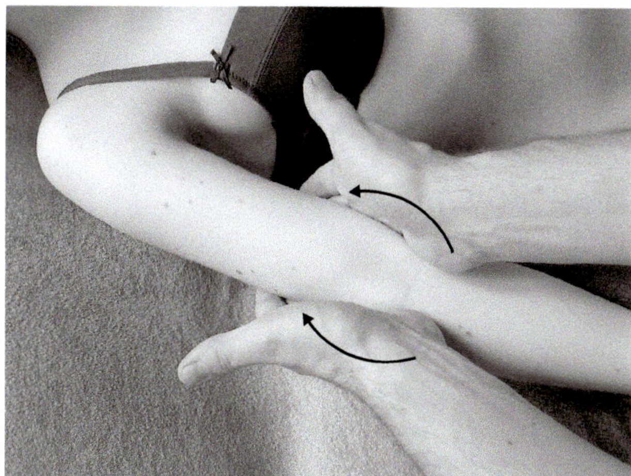

Abb. 9.93 Zirkuläre venolymphatische Entleerung auf der rechten Seite – Anfang der Abrollbewegung mit der ulnaren Handkante

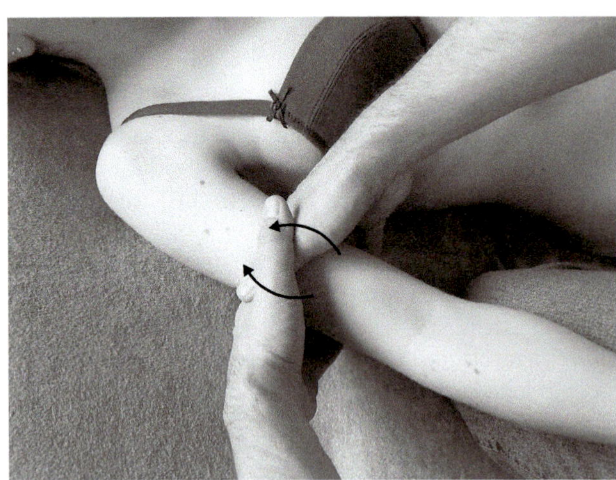

Abb. 9.94 Zirkuläre venolymphatische Entleerung auf der rechten Seite – Ende der Abrollbewegung mit der radialen Handkante

den Arm nicht komplett umgreifen kann, achtet man darauf, bei der nächsten Griffhaltung den nicht erreichten Bereich mit zu behandeln.

Ausführung Mit den ulnaren Rändern beider Hände sehr sanften, aber trotzdem tiefen Druck zueinander aufbauen. Dann sehr langsam die Hände von der ulnaren bis zur radialen Handkante auf dem Arm des Patienten abrollen (> Abb. 9.93 und > Abb. 9.94).

Dabei schiebt man sozusagen die Flüssigkeit sanft in Richtung der axillären Lymphknoten vor sich her. Man wandert danach die komplette obere Extremität bis einschließlich der Hand ab.

16 Pumpen der oberen Extremität mithilfe des Geweberhythmus

Ausgangsposition Behandlung der rechten Seite: Patient in Rückenlage. Therapeut homolateral (rechts) neben dem Patienten stehend.

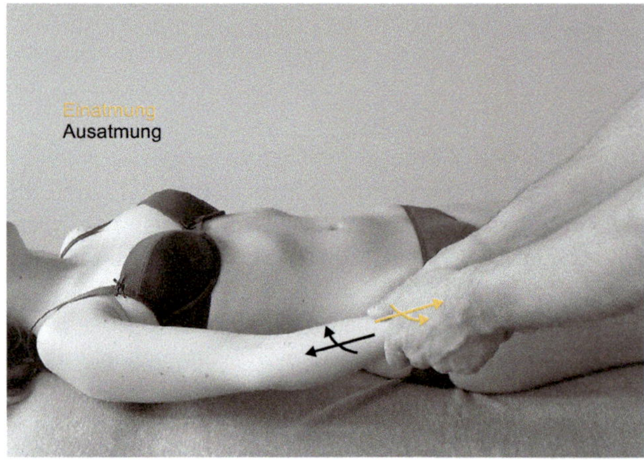

Abb. 9.95 Pumpen der oberen rechten Extremität mithilfe des Geweberhythmus

Handposition Den rechten Arm des Patienten oberhalb des Handgelenks umgreifen. Den Arm leicht in Neutralstellung heben (leichte Flexion, Abduktion und Außenrotation).

Ausführung Eine minimale Traktion in Längsrichtung der oberen Extremität ausüben, bis die Spannung im Schultergelenk ankommt; den Geweberhythmus aufnehmen (> Abb. 9.95).

Während der Inspir-Phase wird der Patient aufgefordert, tief und langsam einzuatmen. Der Arm wird gleichzeitig in der Längsachse in minimale Traktion gebracht, was die „Neigung" des Gewebes in Außenrotation verstärkt.

Während der Exspir-Phase wird der Patient aufgefordert, tief und langsam auszuatmen. Der Arm wird gleichzeitig behutsam und minimal in der Längsachse „zusammengeschoben", wobei sich die Neigung des Gewebes in Innenrotation verstärkt.

Diesen Vorgang mehrmals wiederholen und damit rhythmisch die venolymphatischen Leitungsbahnen der gesamten oberen Extremität anregen.

KAPITEL 10 Allgemeine Kompressions- bzw. Traktionstechniken sowie intraossäre Behandlungstechniken zur Durchsaftung

Es mag zunächst ungewöhnlich erscheinen, mit Kompressionen und Traktionen Körperflüssigkeiten, z. B. in den Knochen, verschieben zu wollen. Es sei daher vorab auf ➤ Kapitel 3 verwiesen (➤ Abb. 2.22).

Folgende Einteilung hinsichtlich der angewendeten „Kraft" erscheint mir hier sinnvoll:

- **Stufe 1** der Kompression bzw. Traktion besteht aus einer minimalen Belastung (einige Gramm bis 100-Gramm-Bereich) des Gewebes, wobei die kollagenen und elastischen Faserstrukturen sozusagen ineinander bzw. auseinander geschoben (gefaltet bzw. gestrafft) werden, sodass eine geringe Flüssigkeitsverschiebung stattfindet → **Kraft 1.**
- **Stufe 2** der Kompression bzw. Traktion besteht aus einer mittelmäßigen Belastung des Gewebes (ein bis mehrere Kilogramm), wobei eine reversible viskoelastische Verformung (Kompressionsverformung bzw. Dehnung) mit starken Flüssigkeitsverschiebungen des Gewebes erfolgt → **Kraft 2.**
- **Stufe 3** der Kompression bzw. Traktion besteht aus einer kräftigen Belastung des Gewebes (z. B. bei Traumen), die zu einer irreversiblen (plastischen) Verformung des Gewebes führt → **Kraft 3.**

Praxistipp

Es sei darauf hingewiesen, dass in der Praxis häufig Stufe 2 angewendet wird und Stufe 1 vergessen wird. Die interstitiellen Flüssigkeitsverschiebungen und die chemisch-mechanisch-elektrisch-elektromagnetische Kommunikation der Gewebezellen über Zytokine, Neurotransmitter, Hormone usw. laufen nicht zeitgleich ab, sodass diese von Therapeuten oft unterschätzt werden. Es ist sehr wichtig zwischen der sehr leichten Kraftanwendung (einige bis 100 Gramm-Bereich) der Stufe 1 und einer kleinen Kraftanwendung (1–2 Kilogrammbereich) der Stufe 2 zu unterscheiden. Besonders eine Kompression, rhythmisch abwechselnd mit einer Traktion, kann die Durchsaftung (Flüssigkeitsaufnahme bzw. -abgabe) im Gewebe anregen. Mit Übung ist es möglich, sich tief in den Körper des Patienten einzufühlen und zu spüren, bis wohin sich die Kompression bzw. Traktion oder Pumpwirkung im Körper des Patienten ausbreitet. Man kann die Kompression bzw. Traktion in den Körper hinein richten, sozusagen bis an die Fußspitzen. Manchmal kann man sogar erhöhte Widerstandsbereiche erspüren, die sich mit etwas Zeit „aufweichen" lassen. Es ist auch immer spannend und sinnvoll, den Patienten zu bitten, mitzuteilen, was und wo er etwas spürt.

Diese Techniken basieren auf empirischen Erkenntnissen; wissenschaftliche Unterstützung wird hier noch benötigt.

Bemerkung des Autors

Meine Hypothese dazu lautet: Das Verschieben von interstitiellen und venolymphatischen Flüssigkeiten im Gewebe und insbesondere in den Knochen und in paraossären Regionen aktiviert den Gewebemetabolismus und bewirkt darüber hinaus ein Verschieben von elektrischen Ladungen, womit auch ein energetischer Impakt dieser Techniken deutlich wird. Die intraossäre Wirkung kann an „elastischen" Knochen, etwa dem Sakrum oder dem Sternum, eher nachvollzogen werden als an kortikalen Knochen (Femur bzw. Humerus). Trotzdem erachte ich es als funktionell sinnvoll, z. B. nach Traumen zur Anregung der Heilungsprozesse, auch das Periost der kortikalen Knochen mit Kompressions- und Traktionstechniken zu behandeln.

In ➤ Kapitel 3 wurden die Knochen hypothetisch mit einem Zylinder verglichen, der über kleine Öffnungen (Canales nutricii) verfügt. Entscheidend bei der Kraftanwendung an Knochen ist vor allem der Zeitfaktor. Die Kompression bzw. Traktion sollte langsam aufgebaut werden und lange gehalten werden. Der Pumprhythmus sollte ebenfalls sehr langsam aufgebaut werden. Ein Kompressions- bzw. Traktionszyklus sollte auf jeden Fall mindestens aus rund 30 Sekunden bestehen.

Weiterhin stellt sich noch die spannende Frage, inwieweit man die Durchblutung des Knochenmarks mit diesen Techniken positiv beeinflussen kann.

10.1 Kompressionspumpe von kranial über die BWS

Ausgangsposition Patient in Bauchlage, die Arme neben dem Körper. Therapeut am Kopfende der Liege sitzend.

Handposition Beide Hände aufeinander auf die BWS des Patienten legen, die Fingerspitzen nach kaudal gerichtet (➤ Abb. 10.1).

Ausführung Während des Ausatmens eine sehr langsame kaudalwärts gerichtete Kompression in der Längsachse der Wirbelsäule ausüben. Während des Einatmens die aufgebaute Kompression aufrechterhalten, um während der darauf folgenden Ausatmung die Kompression weiter aufzubauen.

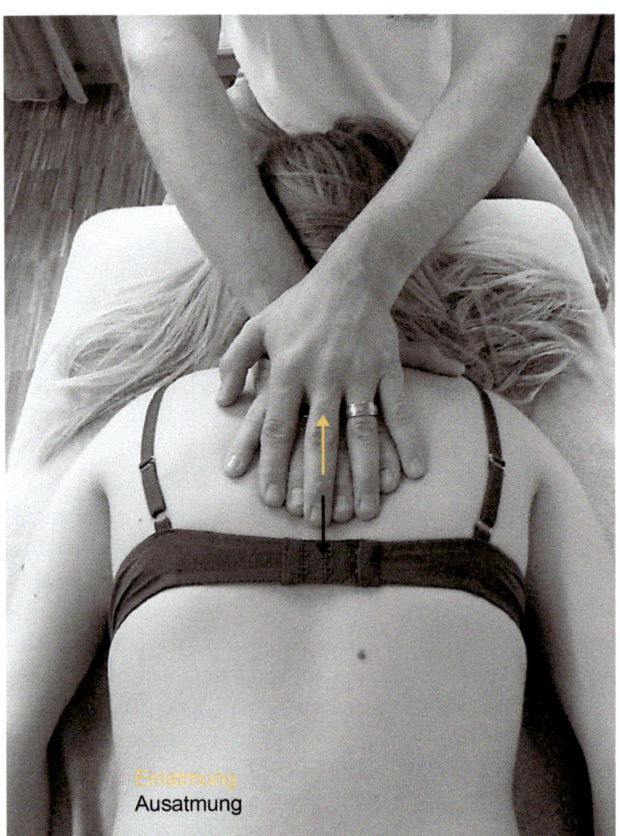

Abb. 10.1 Kompressionspumpe über die BWS

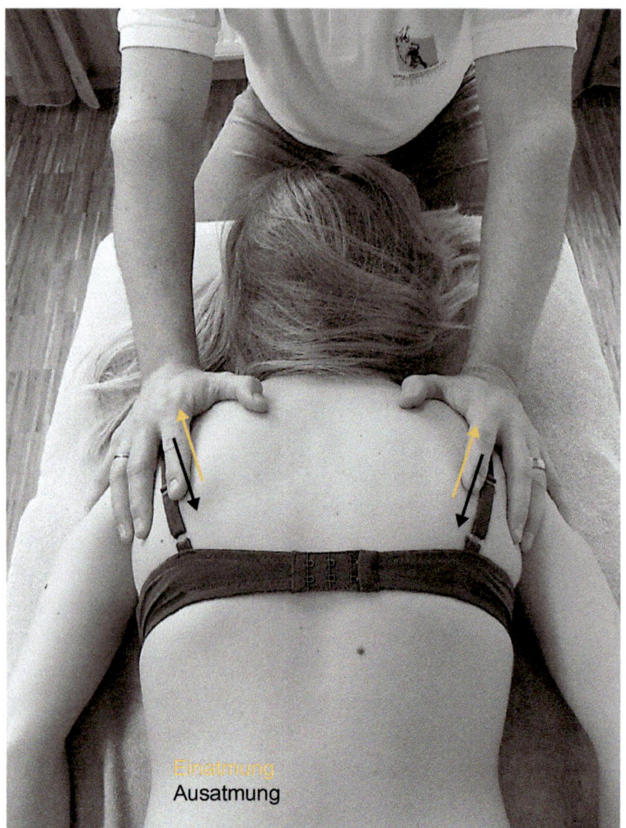

Abb. 10.2 Kompressionspumpe auf den Schultern

Mit etwas Übung ist es möglich, die Kompression auf die verschiedenen Bereiche der Wirbelsäule und schließlich auf das Sakrum zu zentrieren. Die Kompression wird beim Ausatmen bis zum vorgesehenen Bereich aufgebaut; während des Einatmens wird die Belastung dann wieder etwas abgebaut. Auf jeden Fall sanft beginnen und die Kompression nur sehr langsam steigern.

Durch einen wiederholten rhythmischen Auf- und Abbau der Belastung im Einklang mit dem Atemrhythmus wird ein Pumpeffekt im betroffenen Bereich erzielt.

10.2 Kompression des Körpers von kranial über die Schultern

Ausgangsposition Patient in Bauchlage, die Arme neben dem Körper. Therapeut am Kopfende der Liege sitzend.

Handposition Bilateral die Hände flach auf die Schultern des Patienten legen (➤ Abb. 10.2).

Ausführung Während des Ausatmens eine sehr langsame kaudalwärts gerichtete Kompression auf die Schultern ausüben. Während des Einatmens die aufgebaute Kompression aufrechterhalten, um während der darauffolgenden Ausatmung die Kompression weiter aufzubauen. Es ist hier möglich, sowohl eine bilaterale Kompression als auch eine unilaterale, diagonal gerichtete Kompression auszuüben und die Kompression sogar auf bestimmte Bereiche zu „zentrieren".

Alternative

Während des Einatmens in der Kompression nachgeben und der Kranialbewegung der Schultern folgen. Durch einen rhythmischen Auf- und Abbau der Belastung im Einklang mit dem Atemrhythmus kann ein Pumpeffekt im betroffenen Bereich erreicht werden.

10.3 Traktionspumpe der Wirbelsäule in Bauchlage

Ausgangsposition Patient in Bauchlage, die Arme neben dem Körper. Therapeut neben dem Patienten stehend.

Handposition Die Arme überkreuzen; eine Hand flach auf den zervikothorakalen Übergang und die andere flach auf den lumbosakralen Übergang legen (➤ Abb. 10.3).

Ausführung Während des Einatmens die Hände weiter auseinander führen, damit eine Traktion auf die Wirbelsäule entsteht. Während des Ausatmens mit dem Zug nachlassen. Durch einen rhythmischen Auf- und Abbau der Belastung während der Atmung kann ein Pumpeffekt in den betroffenen Bereichen erzielt werden, vor allem jedoch in der Canalis vertebralis und den Foramina intervertebrales. Diese Technik eignet sich besonders für Bandscheibenprobleme und (pseudo-)radikuläre Symptome.

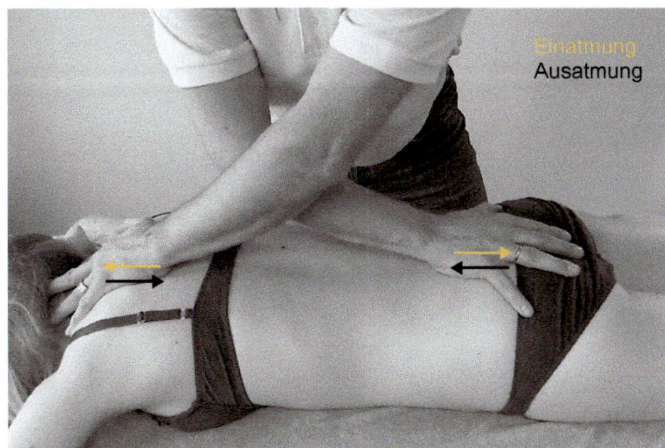

Abb. 10.3 Traktionspumpe der Wirbelsäule in Bauchlage

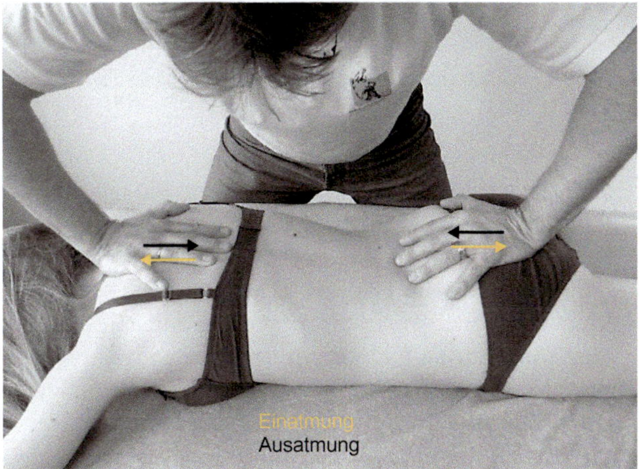

Abb. 10.4 Kompressionspumpe der Wirbelsäule in Bauchlage

10.4 Kompressionspumpe der Wirbelsäule in Bauchlage

Ausgangsposition Patient in Bauchlage, die Arme neben dem Körper. Therapeut (rechts) neben dem Patienten stehend.
Handposition Die kraniale (rechte) Hand flach auf den zervikothorakalen Übergang und die kaudale (linke) Hand flach auf das Sakrum legen, die Hände zueinander gerichtet (> Abb. 10.4).
Ausführung Während des Ausatmens die Hände weiter zueinander führen, damit eine Kompression auf die Wirbelsäule entsteht. Während des Einatmens mit dem Druck nachlassen. Durch einen rhythmischen Auf- und Abbau der Belastung während der Atmung kann ein Pumpeffekt im fokussierten Bereich erreicht werden.

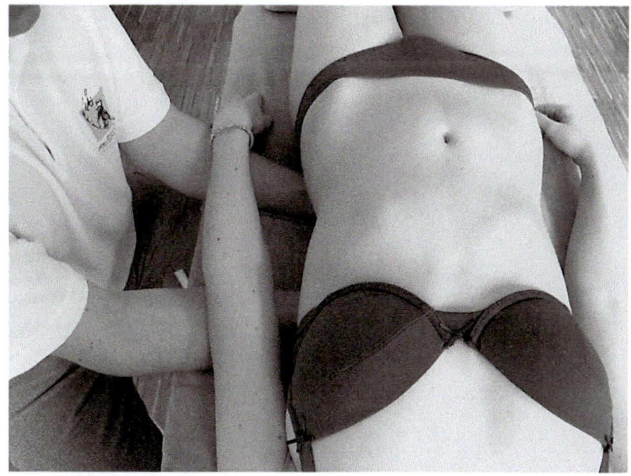

Abb. 10.5 Kompressions-Traktionspumpe eines Wirbelsäulenabschnitts in Rückenlage (hier lumbal)

10.5 Kompressions-Traktions-Pumpe eines Wirbelsäulenabschnitts in Rückenlage

Ausgangsposition Patient in Rückenlage, die Arme neben dem Körper. Therapeut (links) neben dem Patienten sitzend.
Handposition Die kraniale (rechte) Hand flach unter den thorakolumbalen Übergang und die kaudale (linke) Hand flach unter das Sakrum legen (> Abb. 10.5).
Ausführung Während des Einatmens die Hände weiter auseinander und während des Ausatmens wieder zueinander führen. Dadurch entsteht eine abwechselnde Traktions-Kompressions-Belastung auf die LWS. Durch einen rhythmischen Auf- und Abbau der Belastung während der Atmung kann ein Pumpeffekt im fokussierten Bereich erreicht werden, insbesondere in der Canalis vertebralis und den Foramina intervertebrales. Diese Technik eignet sich besonders für Bandscheibenprobleme und (pseudo-)radikuläre Symptome.

10.6 Traktions-Kompressions-Pumpe des Körpers von kranial über die oberen Extremitäten

Ausgangsposition Patient in Rückenlage, die Arme in Elevation. Therapeut am Kopfende der Liege stehend.
Handposition Die Arme des Patienten uni- oder bilateral umgreifen. Es ist auch möglich, die obere Extremität genau oberhalb des Handgelenks, am Unterarm, am Ellenbogen oder am Oberarm zu umgreifen (> Abb. 10.6).
Ausführung **Phase 1:** Während des Einatmens eine sehr langsame kranialwärts gerichtete Traktion an den Armen (bis zum Sakrum) ausüben. Während des Ausatmens die aufgebaute Traktion aufrechterhalten, um während des anschließenden Einatmens die Traktion weiter aufzubauen. Es ist hier möglich,

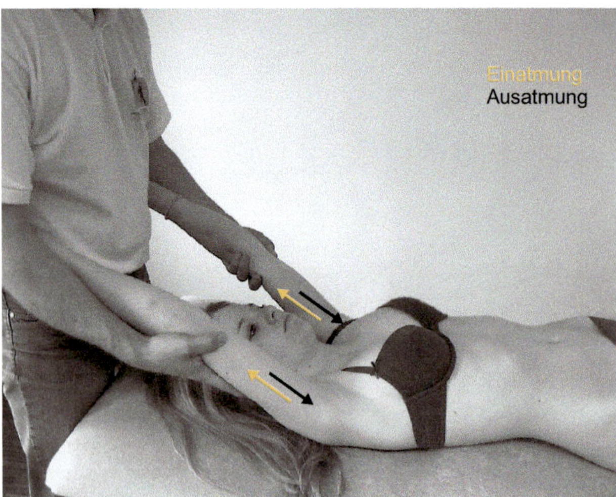

Abb. 10.6 Traktions-Kompressions-Pumpe der Wirbelsäule auf die oberen Extremitäten

eine bilaterale Traktion oder eine unilaterale, diagonal gerichtete Traktion auszuüben.

- **Phase 2:** Während des Ausatmens eine sehr langsame kaudalwärts gerichtete Kompression an den Armen (bis zum Sakrum) ausüben. Während des Einatmens die aufgebaute Kompression aufrechterhalten, um während des anschließenden Ausatmens die Kompression weiter aufzubauen. Es ist hier möglich, eine bilaterale Kompression oder eine unilaterale, diagonal gerichtete Kompression auszuüben.
- **Phase 3:** Wenn ein Widerstandsbereich gefunden wird, die Kraft auf diese Stelle zentrieren. Durch einen rhythmischen Auf- und Abbau der Belastung bis zum fokussierten Bereich im Einklang mit der Atmung kann dort ein lokaler Pumpeffekt erreicht werden.

10.7 Traktions-Kompressions-Pumpe des Körpers von kaudal über die unteren Extremitäten

10

Ausgangsposition Patient in Rückenlage. Therapeut am Fußende stehend.

Handposition Die Beine des Patienten uni- oder bilateral umgreifen. Es ist auch möglich, die untere Extremität genau oberhalb der Sprunggelenke, am Unterschenkel, am Knie oder am Oberschenkel zu umgreifen (> Abb. 10.7).

Ausführung **Phase 1:** Während des Einatmens eine sehr langsame kaudalwärts gerichtete Traktion an den Beinen (bis zum Schädel) ausüben. Während des Ausatmens die aufgebaute Traktion aufrechterhalten, um während des anschließenden Einatmens die Traktion weiter aufzubauen. Es ist hier möglich, eine bilaterale Traktion oder eine unilaterale, diagonal gerichtete Traktion auszuüben.

- **Phase 2:** Während des Ausatmens eine sehr langsame kranialwärts gerichtete Kompression an den Beinen (bis zum Schädel) ausüben. Während des Einatmens die aufgebaute Kompression aufrechterhalten, um während des anschließenden Ausatmens die Kompression weiter aufzubauen. Es ist hier möglich, eine bilaterale Kompression oder eine unilaterale, diagonal gerichtete Kompression auszuüben.
- **Phase 3:** Wenn ein Widerstandsbereich gefunden worden ist, die Kraft auf diese Stelle zentrieren und bündeln. Durch einen rhythmischen Auf- und Abbau und Zentrierung der Belastung während der Atmung kann ein lokaler Pumpeffekt in diesem Bereich erzielt werden.

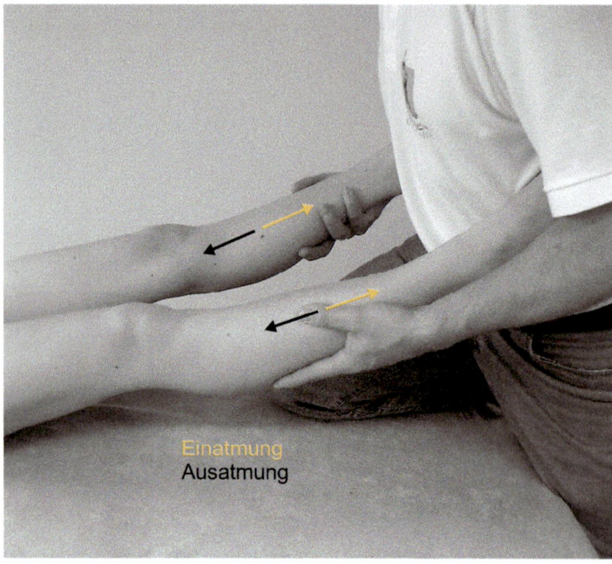

Abb. 10.7 Traktions-Kompressions-Pumpe der Wirbelsäule über die unteren Extremitäten

10.8 Intraossäres Pumpen des Sakrums

Ausgangsposition Patient in Bauchlage, die Beine leicht gebeugt mit einer Rolle unter den Füßen. Therapeut (rechts) neben dem Patienten in Höhe des Beckens stehend.

Handposition Die beiden Hände flach in Längsrichtung des Patienten aufeinander auf das Sakrum legen, die Fingerspitzen sind zueinander gerichtet (> Abb. 10.8).

Ausführung

- **Phase 1:** Während des Einatmens sehr langsam mit beiden Händen eine zueinander gerichtete Kompressionskraft auf das Sakrum ausüben. Dabei das Sakrum sozusagen ventralwärts in sich biegen. Während des Einatmens wird die Kompression beibehalten und während des anschließenden Ausatmens weiter aufgebaut.
- **Phase 2:** Während des Ausatmens eine zueinander gerichtete Kompressionskraft ausüben und während des Einatmens das Sakrum in seine ursprüngliche Form zurückkehren lassen. Durch einen wiederholten rhythmischen Auf- und Abbau der Belastung während der Atmung wird ein intraossärer Pumpeffekt im Sakrum erreicht.

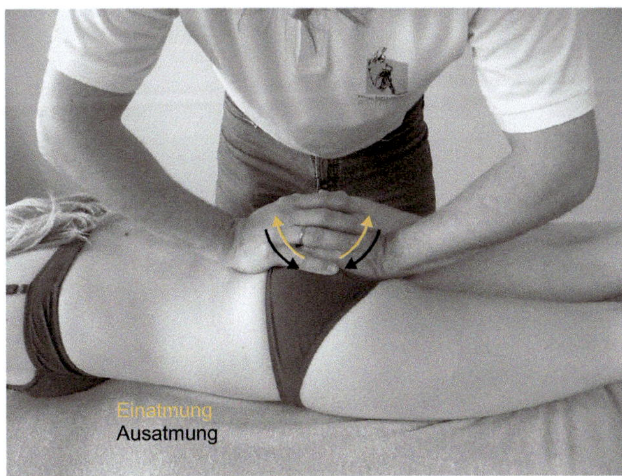

Abb. 10.8 Intraossäres Pumpen des Sakrums

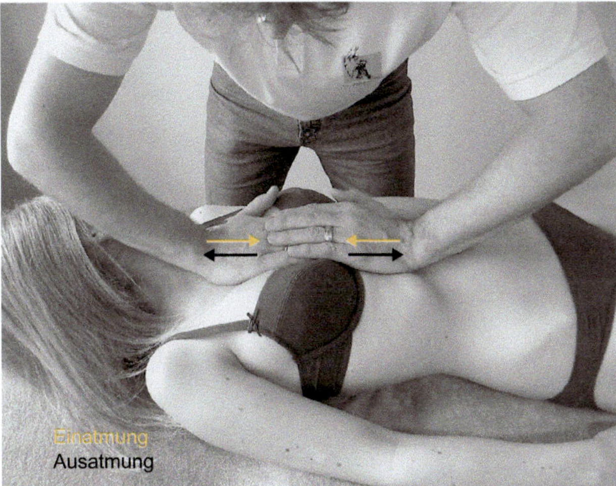

Abb. 10.9 Intraossäres Pumpen des Sternums

10.9 Intraossäres Pumpen des Sternums

Ausgangsposition Patient in Rückenlage, die Beine leicht gebeugt mit einer Rolle unter den Knien. Therapeut neben dem Patienten in Höhe des Thorax stehend.

Handposition Beide Hände flach in Längsrichtung des Patienten aufeinander auf das Sternum legen, die Fingerspitzen sind zueinander gerichtet (> Abb. 10.9).

Ausführung

- **Phase 1:** Während des Einatmens sehr langsam mit beiden Händen eine zu einander gerichtete Kompressionskraft auf das Sternum ausüben. Dabei das Sternum sozusagen in sich dorsalwärts biegen. Während des Ausatmens wird die Kompression beibehalten und während des anschließenden Einatmens weiter aufgebaut.
- **Phase 2:** Während des Einatmens eine zueinander gerichtete Kompressionskraft ausüben; während des Ausatmens das Sternum in seine ursprüngliche Form zurückkehren lassen.

Durch einen wiederholten rhythmischen Auf- und Abbau der Belastung während der Atmung wird ein Pumpeffekt im Sternum intraossär erreicht.

10.10 Durchsaftung der Spongiosa eines langen Knochens

Diese Technik wird im folgenden anhand der linken Fibula dargestellt, ist aber grundsätzlich für jeden zugänglichen Knochen geeignet.

Ausgangsposition Patient in heterolateraler (rechter) Seitenlage, das betroffene (linke) Bein liegt leicht gebeugt vor dem ausgestreckten heterolateralen (rechten) Bein. Therapeut ventral vom Patienten in Höhe des betroffenen (linken) Unterschenkels stehend.

Handposition Die kraniale (linke) Hand flach auf das proximale Ende der Fibula und die kaudale (rechte) Hand flach auf das distale Ende der Fibula des Patienten legen. Die Finger beider Hände zeigen zueinander.

Ausführung Sehr langsam mit beiden Händen eine zueinander gerichtete Kompressionskraft in Längsrichtung der Fibula ausüben (bis zu einer Kraft 2). Dabei die Fibula sozusagen in sich zusammenschieben. Die Kompression wird mindestens 30 Sekunden aufrechterhalten. Dann die Kompression abbauen und mindestens 30 Sekunden warten. Es werden mehrere Zyklen durchlaufen.

10.11 Durchsaftung der Spongiosa eines kurzen Knochens

Ist der Knochen von mehreren Seiten zugänglich, wie im hier dargestellten Beispiel der Kalkaneus, dann ist es sehr sinnvoll, ihn in verschiedenen Richtungen – laterolateral, dorsoventral und kraniokaudal – zu komprimieren und intermittierend zu pumpen.

Ausgangsposition Patient in Bauchlage, das betroffene Bein des Patienten um 90° im Knie angewinkelt. Therapeut am Fußende der Liege stehend.

Handposition Von lateral und medial den Kalkaneus des Patienten umgreifen (> Abb. 10.11).

Ausführung Den Kalkaneus laterolateral langsam komprimieren (bis zu einer Kraft 2); die Kompression wird mindestens 30 Sekunden aufrechterhalten. Dann die Kompression abbauen und mindestens 30 Sekunden warten. Es werden mehrere Zyklen durchlaufen. Nachher auch in dorsoventraler und kraniokaudaler Richtung pumpen.

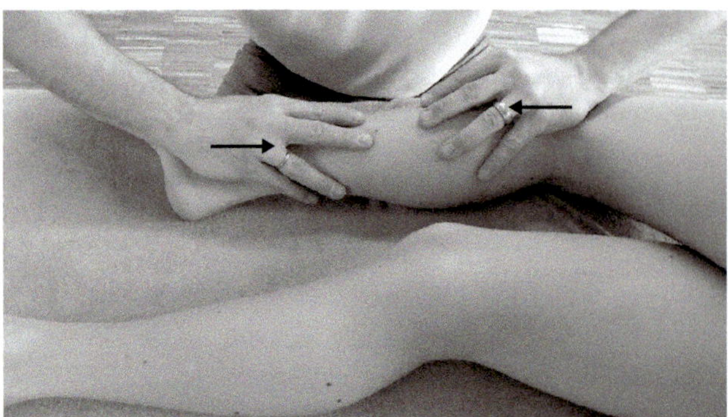

Abb. 10.10 Intraossäres Pumpen der linken Fibula

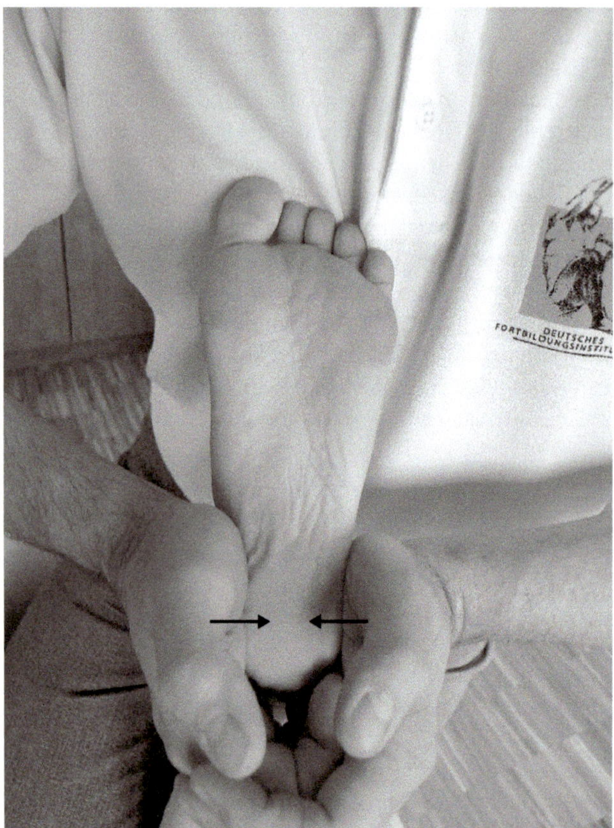

Abb. 10.11 Intraossäres Pumpen des linken Kalkaneus

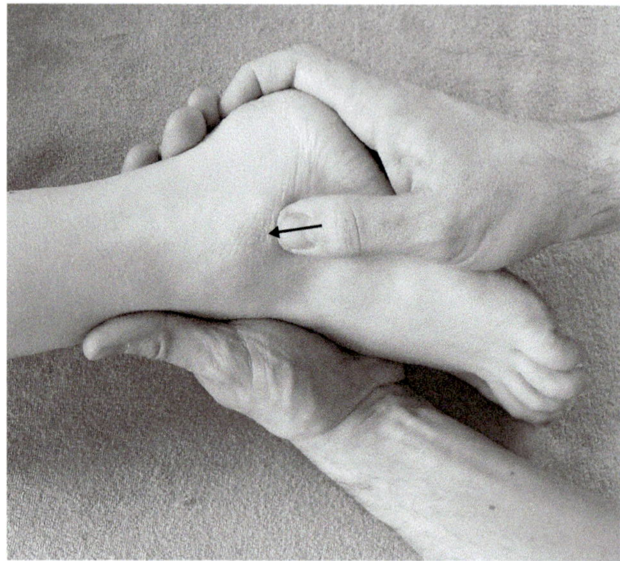

Abb. 10.12 Durchsaftung des Ansatzes des linken Lig. calcaneofibulare mit der Daumenspitze

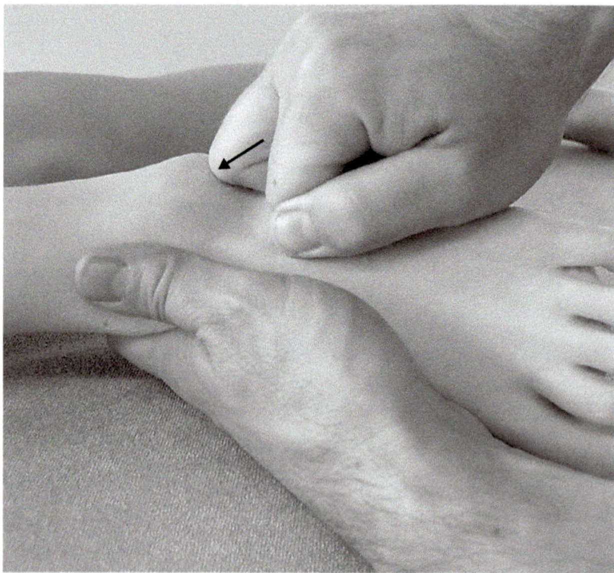

Abb. 10.13 Durchsaftung des Ansatzes des linken Lig. calcaneofibulare mit dem Mittelglied des Mittelfingers

10.12 Durchsaftung eines Bandansatzes bzw. des Periosts

Hierzu wurde die Technik nach S. Typaldos für eine Kontinuumdistorsion modifiziert (Typaldos 1999).

10.12.1 Nicht greifbares Band

Hier soll die Durchsaftung am Beispiel der Überdehnung des linken Lig. calcaneofibulare gezeigt werden.

Ausgangsposition Patient in heterolateraler (rechter) Seitenlage, das homolaterale (linke) Bein liegt leicht gebeugt vor dem ausgestreckten heterolateralen Bein. Therapeut neben dem Patienten in Höhe des betroffenen Beins stehend.

Handposition Die Daumenspitze (➤ Abb. 10.12) oder das Mittelglied des Mittelfingers (➤ Abb. 10.13) auf den Knochenansatz des rechten Lig. calcaneofibulare legen.

Ausführung Langsam, aber intensiv (bis zu einer maximalen Kraft 2 von einigen Kilogramm) das Band in Höhe des Bandansatzes in den Knochen, d. h. in den Kalkaneus bzw. in die Fibula, hinein schieben bzw. komprimieren.

Zusätzlich kann auch das Periost des Kalkaneus um die Insertion des betroffenen Bands mit einer Kraft 2 komprimiert werden. Den Bandansatz langsam komprimieren und die Kompression mindestens 30 Sekunden aufrechterhalten. Dann die Kompression abbauen und mindestens 30 Sekunden warten. Es werden mehrere Zyklen durchlaufen.

Nach Typaldos soll der Druck so lange aufrechterhalten werden, bis eine plötzliche Abnahme des Schmerzes und Abnahme der Festigkeit des Periosts erfolgt. Er ist der Ansicht, dass die knöchernen Komponenten, die in der Übergangszone zwischen Knochen und Ligament feststeckten, in den Knochen zurückgleiten. Falls anschließend die Beweglichkeit nicht wieder hergestellt ist, deutet das auf die Anwesenheit einer weiteren Kontinuumdistorsion im Ansatzbereich dieses Bandes und/oder auf die Anwesenheit einer anderen faszialen Distorsion, die korrigiert werden muss (Typaldos 1999).

Bemerkung des Autors

Ich persönlich lasse den Patienten nach der Behandlung noch etwas liegen und lasse ihn beim Aufstehen das Band nicht sofort maximal belasten. Der Knochen saugt sich nach der Kompression mit Blut voll; eine Reparaturmöglichkeit wird damit intensiviert.

10.12.2 Greifbares Band

Liegt eine Band- oder Sehnenverletzung bzw. ein Sehnenriss vor oder man kann dies noch nicht ausschließen, sollten keine direkten Traktionstechniken ausgeübt werden. Vielmehr sollte zunächst mit Kompressionstechniken, wie oben beschrieben, gearbeitet werden.

Hier soll die Durchsaftung am Beispiel einer Tendinitis der rechten Achillessehne gezeigt werden (vorausgesetzt es liegt kein Sehnenriss vor).

Ausgangsposition Patient in Bauchlage, die Beine liegen leicht gebeugt auf einer Rolle. Therapeut neben dem Patienten in Höhe des betroffenen Beines stehend.

Handposition Die Ansatzstelle der Achillessehne am Kalkaneus mit Daumen und Zeigefinger der kaudalen Hand umgreifen und die direkt darüber liegenden Achillessehne mit Daumen und Zeigefinger der kranialen Hand umgreifen (➤ Abb. 10.14).

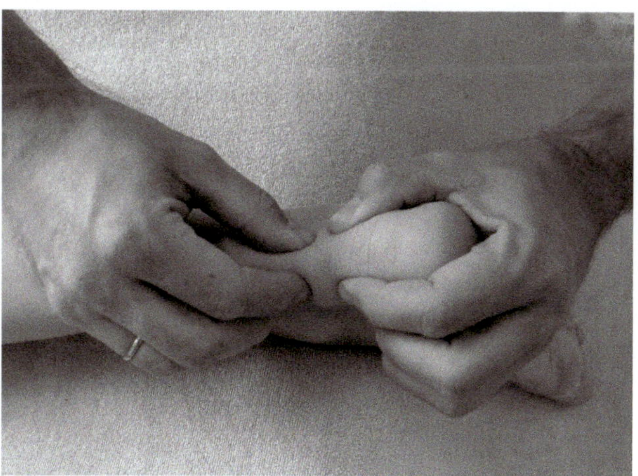

Abb. 10.14 Durchsaftung des Ansatzes der rechten Achillessehne

Ausführung Die Sehne langsam, aber intensiv (bis zu einer geringen Kraft 2 von einigen Kilogramm) in den Knochen hineinschieben.

Danach Ansatz und Sehne behutsam und sehr langsam pumpend in- und auseinander schieben. Diese Vorgänge sollten mehrmals hintereinander wiederholt werden.

Zusätzlich kann auch das Periost des Kalkaneus um die Insertion der betroffenen Sehne mit der Daumenspitze oder mit dem Mittelglied des Mittelfingers mit einer Kraft 2 komprimiert werden. Nach der Behandlung sollte der Patient noch etwas liegen bleiben und beim Aufstehen die Sehne bzw. das Band nicht sofort maximal belasten.

KAPITEL

11 Untersuchung und Behandlung der Milz

Bei „funktionellen Problemen" der Milz spielen manchmal traumatische Ereignisse eine Rolle. Dabei können fasziale Spannungen im Bereich der Aufhängungselemente der Milz eine Minderdurchblutung oder eine Stauung verursachen. Die häufigste Ursache sind jedoch eine Einengung und Einschränkung der subdiaphragmalen Mobilität, die zu einer Mobilitätsstörung und damit auch zu einer schlechten Durchsaftung der Milz führen. Unsere überwiegend im Sitzen stattfindenden Tätigkeiten spielen hierbei eine wichtige Rolle.

Die Behandlung der Milz besteht in erster Linie aus einem Lösen von Spannungen der Ligamente, Faszien und subdiaphragmalen peritonealen Gleitflächen der Milz und ist demzufolge keine Behandlung von Krankheiten des Organes (Milz). Erst in zweiter Linie, wenn die Spannungen abgebaut sind, kann man die Durchblutung und Reparaturfähigkeiten der Milz selbst stimulieren.

11.1 Klinik bei Funktionsstörungen und Pathologie der Milz

Allgemeine Symptome bei einer faszialen Fixierung der Milz sind ein abdominales Druck- und Unwohlgefühl, manchmal auch „Seitenstechen" bei beginnender Belastung auf der linken Seite, eine unerklärliche Müdigkeit, Mattigkeit sowie ein „Nicht-Ausgeschlafen-Sein" (> Kap. 7.2.1). Weiterhin sollte man auch bei einem schwachen Immunsystem und einer Anfälligkeit für Infektionen an eine schlechte Durchsaftung der Milz denken.

Auch parietale Dysfunktionen, wie Blockierungen im Bereich der Wirbel Th5–Th10 und Blockierungen im Bereich der Rippen VI–XI links werden häufig bei mechanischen Problemen der Milz angetroffen.

Die Untersuchung und Behandlung ist normalerweise völlig schmerzfrei! Eine schmerzhafte Palpation lässt zwar keine Aussage darüber zu, ob eine Erkrankung vorliegt, sollte aber zur Vorsicht mahnen. Dieses Zeichen sollte eher als Kontraindikation gewertet werden **und ärztlich abgeklärt werden**.

Allgemeine Zeichen, die auf eine Erkrankung der Milz hindeuten können und deswegen **unbedingt** als Kontraindikation betrachtet werden sollten (der Patient muss zum Arzt überweisen werden um weitere differenzialdiagnostische Untersuchungen durchzuführen zu lassen) sind:

- Splenomegalie; die Milz ist normalerweise nicht tastbar. Jede tastbare Vergrößerung der Milz soll unbedingt vom Arzt untersucht werden. Wenn die Milz unter dem Rippenbogen beim Einatmen tastbar ist, denkt man an eine Milzvergrößerung. Diese kann u. a. mit einer Polycythemia vera (Vermehrung der Erythrozyten im peripheren Blut), einer hämolytischen Anämie, einer viralen oder bakteriellen Infektion (z. B. Mononucleosis, Hepatitis), einer portalen Hypertension, Speicherkrankheiten, Leukämie, Osteomyelofibrose, aber auch mit einem malignen Lymphom zusammenhängen.
- Lymphknotenvergrößerungen
- Bei einer krankhaft erhöhten Tätigkeit der Milz (Hyperspleniesyndrom) ist, neben einer Splenomegalie, im Blutbild eine verminderte Anzahl an Erythrozyten, Leukozyten und/oder Thrombozyten sichtbar (Panzytopenie). Oft ist kompensatorisch auch eine Zunahme unreifer Erythrozyten (Retikulozyten) feststellbar (Herold 2007, Richter 2009)
- Bei einer Asplenie mit einer erniedrigten Milzfunktion (z. B. nach Radiation der Milz) werden vermehrt alternde Blutzellen im Blutbild festgestellt.
- Mononucleosis infectiosa (Pfeiffer'sches Drüsen- oder Studentenfieber): akute, fieberhafte Systemerkrankung des lymphatischen Gewebes durch das Epstein-Barr-Virus mit systemischer reaktiver Hyperplasie des retikulo-endothelialen Systems (RES), Fieber, Lymphknotenschwellung, Spleno- und Hepatomegalie)
- Fieber unbekannter Ursache
- Akute Entzündungen und Infektionen
- Milzbrand oder Anthrax durch den Erreger Bacillus anthracis. Hauptüberträger sind Rinder, Schafe, Schweine und Pferde. Hautmilzbrand mit schmerzlosem, juckendem Bläschen und nachher Hautknötchen (Milzbrandkarbunkel) mit schwarzem, nekrotischem Zentrum und gerötetem, ödematösem Hof. Lungenmilzbrand mit einer hämorrhagischen Bronchopneumonie mit hohem Fieber, Schüttelfrost, Dyspnoe und blutigem Sputum. Darmmilzbrand mit blutigem Erbrechen, blutigem Stuhl, Erbrechen, Meteorismus. Es besteht Meldepflicht für Heilpraktiker bei Verdacht, Erkrankung und Tod (Richter 2009).
- Petechien (kleine, punktförmige Haut- oder Schleimhautblutungen, z. B. bei akuter Leukämie und malignen Lypmherkrankungen)
- Splitterblutungen unter den Fingernägeln
- Portale Hypertension
- Frische Traumen im linken Oberbauch und linken Thorax können mit einer Milzruptur einhergehen. Dabei kann sogar noch nach einer Latenz von Stunden bis Wochen ein Kapselriss

der Milz mit einer Blutung in die Bauchhöhle entstehen. Eventuell sind dabei Schockzeichen vorhanden (Puls erhöht, Blutdruck erniedrigt, Hämoglobin und Hämatokrit erniedrigt).
- Die rektale Palpation des Douglas-Raums ist schmerzhaft, was auf eine akute Entzündung im Peritonealbereich hinweist
- Bauchdeckenspannung
- Schocksymptome

11.2 Topografie und Lage der Milz

Die Milz liegt subdiaphragmal unter der linken Diaphragmakuppel. Zur Orientierung ist es sicher nützlich, eine Perkussion am Abdomen vorzunehmen.

Die Obergrenze der Milz befindet sich ventral ungefähr in Höhe der Rippen VI–VIII links, etwa zwei Fingerbreiten unterhalb der linken Brustwarze und etwas mehr kaudal als die Leber auf der rechten Seite. Die Untergrenze befindet sich normalerweise in Höhe der linken Rippe XI.

11.2.1 Palpation der Milz in Rückenlage

Da die Milz normalerweise nicht tastbar ist, wird sie oft stiefmütterlich behandelt. So ist die Behandlung und Untersuchung auch ganz auf das umgebende Gewebe ausgerichtet. Es sollte aber auf jeden Fall überprüft werden, ob eine Hypertrophie der Milz vorliegt.

Hinweis

Wenn die Milz eines Erwachsenen direkt palpabel ist, ist sie wahrscheinlich gegenüber der Norm vergrößert oder durch einen raumfordernden Prozess im Brustkorb nach kaudal verlagert. Hier muss die Behandlung abgebrochen werden und eine differenzialdiagnostische Abklärung durch den Facharzt erfolgen! Dies ist selbst bei einer nur minimalen Vergrößerung der Milz unbedingt notwendig.

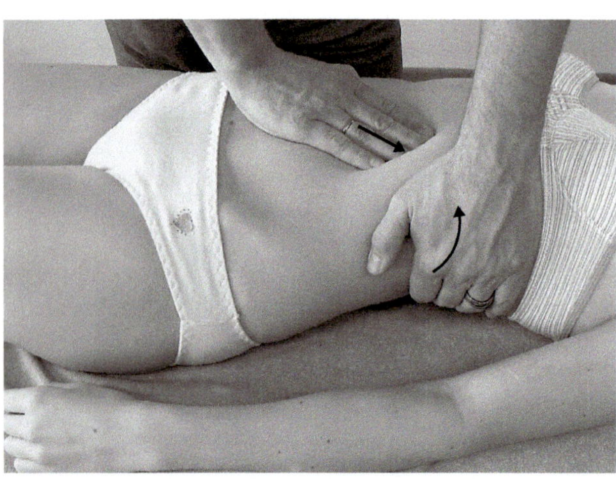

Abb. 11.1 Palpation der Milz in Rückenlage

Ausgangsposition Patient in Rückenlage, eventuell die Beine angewinkelt. Therapeut an der rechten Seite des Patienten stehend.

Handposition Mit der linken Hand die linke untere Thoraxhälfte des Patienten umgreifen und sie behutsam nach ventral-medial heben. Die Finger der rechten Hand mit Hautgewinn schräg über das Abdomen legen, wobei die Fingerspitzen zur linken Axilla deuten. Die Palpation erfolgt in der „Öffnung" lateral der Curvatura major des Magens und medial der unteren Rippen und des Zwerchfells (➢ Abb. 11.1).

Ausführung Am besten beginnt man ausreichend distal, um sicher zu sein, dass man eine eventuell vergrößerte Milz nicht verpasst!

Man lässt den Patienten tief einatmen (mit einem Senken der Milz). Dabei den Druck dorsal von der rechten Hand etwas wegnehmen, aber mit den Fingerspitzen nach kranial untersuchend tasten, ob die Milz palpabel ist.

Ist die Milz vergrößert, so kann der deszendierende Milzrand gefühlt werden, wenn sie unter den Fingern vorbeigleitet.

Ist die Milz nicht tastbar, werden die Fingerspitzen progressiv näher an den linken Rippenbogen gelegt und die Palpation wiederholt. Der letzte Versuch sollte direkt am Rippenbogen unternommen werden.

11.2.2 Palpation der Milz in rechter Seitenlage

Die oben beschriebene Technik in Rückenlage wird in rechter Seitenlage mit Beugung im Knie- und Hüftgelenk wiederholt (➢ Abb. 11.2).

Obwohl sich die Milz in dieser Position durch die Schwerkraft etwas nach rechts und ventral verlagert, sollte sie trotzdem nicht direkt palpabel sein. Eine Vergrößerung kann somit in Seitenlage manchmal bereits früher festgestellt werden.

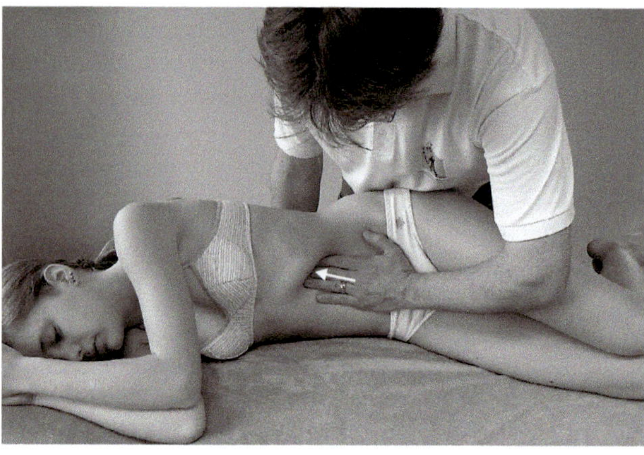

Abb. 11.2 Palpation der Milz in rechter Seitenlage

11.2.3 Perkussion der Milz

Die Perkussion ist nicht einfach und sollte nur in Kombination mit den anderen Untersuchungsmöglichkeiten beurteilt werden!

1 Perkussion in Rückenlage

Ausgangsposition Patient in Rückenlage oder in rechter Seitenlage, die Beine entspannt, Knie mit einer Rolle unterlagert. Therapeut neben dem Patienten stehend.
Ausführung Die Spitze einer normalen Milz liegt hinter der vorderen Axillarlinie und wird ventral durch den luftgefüllten Magen und das Kolon begrenzt. Die Perkussionsgeräusche (Dämpfung) einer normalen Milz werden oft durch Luft im Magen oder im Kolon verändert.

Den Traube-Raum (Fundus-Bereich des Magens) perkutieren, links zwischen der Medianlinie und der linken Medioklavikularlinie, etwa in Höhe der Rippe VI. Der Fundus des Magens lässt sich hier normalerweise tympanitisch perkutieren. Bei Hepatomegalie bzw. Splenomegalie ist der Bereich des tympanischen Klopfschalls von rechts bzw. von links verkleinert.

Die Unterkante der Milz sollte normalerweise die linke Medioklavikularlinie der Rippen X–XI nicht überschreiten.

Es ist nicht verkehrt, auch die Obergrenze mit dem Zwerchfell zu bestimmen. Da, wo die Leber sich rechts etwas höher befindet, an den Rippen IV–V, erreicht die Milz normalerweise nur Rippe V–VI. Die Perkussion ist allerdings auf der linken Seite, wegen der Tympanie des Magenfundus, nicht einfach und oft schwer interpretierbar. Eine Dämpfung des tympanischen Schalls des Magenfundus ist ein Hinweis auf Splenomegalie oder auf Verklebungen des pleuralen Gewebes, bzw. eine Flüssigkeitsansammlung an dem pleuralen Recessus der Lunge.

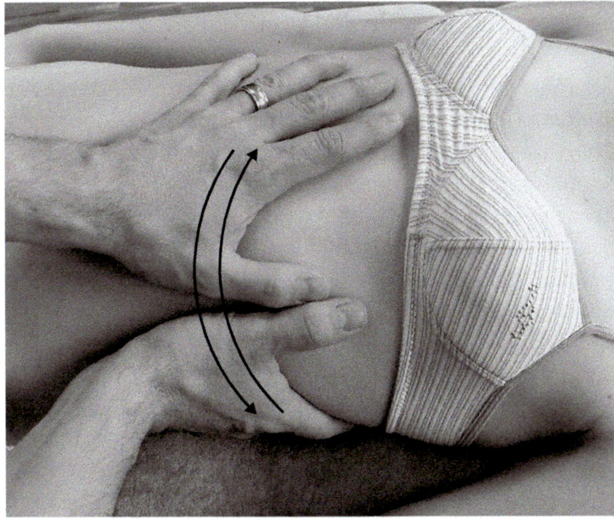

Abb. 11.3 Kosto-splenischer Test

11.2.4 Auskultation von Geräuschen im Abdomen

Das Stethoskop mit der Membranseite auf das Abdomen legen, zuerst unter, danach auf den linken Rippenbogen.

Reibegeräusche treten hier nur selten auf. Das sind Geräusche, die mit der Atmung variieren (Verschwinden bei angehaltenem Atem) und eine Entzündung der peritonealen „Gleitflächen" anzeigen. Sie können aber auch im Zusammenhang mit Tumoren entstehen und sollten differenzialdiagnostisch vom Facharzt abgeklärt werden.

11.2.5 Kosto-splenischer Test

Ausgangsposition Patient in Rückenlage, Therapeut links neben ihm stehend.
Ausführung Die linken Rippen VI-XI mit beiden Hände umgreifen, dabei mit der rechten Hand fest mit den Anguli costae Kontakt aufnehmen. Die linke Hand stützt sich ventral auf den linken Rippenbogen. Die Hände drehen die Rippen VI–XI in Innen- und Außenrotation und werten die Beweglichkeit aus (➢ Abb. 11.3).

Ist die Beweglichkeit von Anfang an gehemmt und treten gleichzeitig Schmerzen auf, weist dies eher auf eine costovertebrale Problematik hin. Ist die Beweglichkeit hingegen nur leicht eingeschränkt oder etwas verzögert und dabei schmerzfrei, deutet dies eher auf eine mechanische (fasziale) Fixierung der Milz hin.

Man kann die linke Seite mit der rechten vergleichen. Dabei sollte man aber bedenken, dass die rechten Rippen VI–XI normalerweise durch die Leber etwas mehr in ihrer Mobilität eingeschränkt sind als die linken Rippen durch die Milz!

11.3 Tonus und Trophik der Milz, das „fazilitierte Segment"

Der Tonus der Milz ist nicht bestimmbar, weil das Organ nicht direkt tastbar ist. Die neuromuskuläre Fazilitation der versorgenden Segmente sorgt für Ausstrahlungen im Metamer.

Efferenzen aus dem Plexus coeliacus und dem Plexus lienalis um die A. lienalis verlaufen:

- parasympathisch über den N. vagus
- sympathisch über den N. splanchnicus thoracicus major (Th6–Th9).

Afferenzen gehen wahrscheinlich über die gleichen Wege zurück und führen zu:

- Wirbelblockierungen Th6–Th9, bzw. Th5–Th10
- Ausstrahlungen links in den Dermatomen Th6–Th9, bzw. Th5–Th10. Hier findet man übrigens auch links in Höhe von Th6–Th7 und Rippe VI–VII die neurolymphatischen Reflexpunkte der Milz nach Chapman (➢ Kap. 9.2.8, ➢ Abb. 9.12).

- Im Bindegewebe werden Störungen in Höhe der Rippen V–IX, sowohl ventral als auch dorsal gefunden. Diese Zonen überlappen mit den Zonen des Pankreas und des Duodenums.
- Über den N. phrenicus entsteht oft eine Fazilitation der Segmente C3–C5, insbesondere mit Ausstrahlung auf der linken Seite im Schulter-Nacken-Bereich (Erb-Zeichen).
- Kraniosakrale Problematik über den N. vagus
- Myotome: Hypertonie der paravertebralen Muskeln in Höhe Th6–Th9, bzw. Th5–Th10 und der Bauchmuskeln (typisch bei Sympathikotonie ist paravertebrale Hypertonie!).

Blockierungen im Bereich C0–C1 und kraniosakrale Läsionen können auf parasympathischem Weg eine Milz-Pankreas-Leber-Duodenum-Magen-Darm-Problematik induzieren. Diese kommt häufig durch weniger ernsthafte Symptome wie Unwohlsein im Bauch, schlechte Verdauung, Juckreiz, Nervosität, Druckgefühl im Oberbauch, Fett- und Zuckerunverträglichkeit (Süßigkeiten und Alkohol) zum Ausdruck.

Eine C3–C5-Problematik kann durch Übertragung von Reizen des parietalen Peritoneum am Zwerchfell über den N. phrenicus entstehen. Spannungen und Verklebungen von subdiaphragmalen Organen, wie beispielsweise auch die Milz, können für eine afferente Überreizung der Segmente C3–C5 sorgen.

Mechanische Störungen der Milz können in Kombination mit Störungen des „hepatopankreatischen Systems" auftreten und von funktionellen Störungen im Leber-Duodenum-Pankreas-Bereich begleitet werden. Erfahrungsgemäß ist hier das emotionale Gleichgewicht des Patienten von großer Bedeutung!

In der chinesischen Medizin spielt die Milz eine große Rolle bei der Verteilung und dem Transport der aufgenommenen Nährstoffe und Flüssigkeiten. Damit sorgt sie auch für einen optimalen Zustand der Muskeln, der Extremitäten und des Bindegewebes. Eine energetisch schwache Milz wird sich dementsprechend in Muskelschwäche äußern.

Die Milz hat ferner die Aufgabe das Blut in den Gefäßen zu halten. Ödeme sind deshalb auch immer Zeichen einer Milzproblematik. (Ein schwacher Kreislauf ist eher ein Problem des Herzens.)

Die Maximalzeit des Milz-Pankreas-Meridians liegt vormittags zwischen 9:00 und 11:00 Uhr. Das Organsystem erreicht dann seine maximale Aktivität und Energie. Schmerzen in diesem Zeitraum deuten eventuell auf eine Problematik des Milz-Pankreas-Meridians hin.

11.4 Mobilität und Motilität der Milz

Über die Mobilität und Motilität der Milz ist wenig bekannt. Trotzdem sollte man versuchen, Spannungen so viel wie möglich zu lösen, zumindest im umgebenden und subdiaphragmalen Gewebe; es ist niemals falsch, die Mobilität und Motilität vorsichtig zu untersuchen.

Ausführung Patient in Rückenlage. Der Therapeut legt die Hand flach auf den linken Rippenbogen und folgt den Bewegungen des subdiaphragmalen Gewebes.

Persönlich betrachte ich die Beweglichkeit der Milz als „Verlängerung" des linken dorsalen Anteils des Zwerchfells.

Beim Einatmen „verschiebt" sich die Milz nach kaudal und medial, sodass sie eine horizontalere Lage einnimmt. Beim Ausatmen kehrt sie nach kranial und lateral zurück und vertikalisiert sich.

Zur Motilität der Milz gibt es keine Angaben, obwohl sie identisch zur Mobilität sein dürfte. Nach Barral und Mercier kann man die Motilität der Milz nicht fühlen (Barral und Mercier 1987). Man kann hier wahrscheinlich nur eine Entspannung des umgebenden Gewebes erreichen.

11.5 Behandlung der Mobilität der Aufhängungsstrukturen und der Funktionalität der Milz

Die nachfolgenden Techniken sind in erster Linie aus praktischen Überlegungen entstanden.

Aus funktioneller Sicht ist es sinnvoll auch die Aufhängungsstrukturen der Leber, der linken Niere, des Magens und des Pancreas mit zu behandeln.

Die Milzpumpe wurde bereits in ➤ Kapitel 9.3.2 beschrieben.

11.5.1 Untersuchung und Behandlung des Lig. phrenicosplenicum

Ausgangsposition Patient sitzt entspannt mit den Unterschenkeln über dem Rand der Liege, die Arme entspannt neben dem Körper. Therapeut steht hinter dem Patienten.

Handposition Den Patienten unter den Armen umfassen, die Finger der linken Hand umklammern den linken Rippenbogen.

Ausführung Den linken Rippenbogen mit der linken Hand sanft etwas nach ventral-kaudal-medial führen (➤ Abb. 11.4). Mit den Fingern der rechten Hand in Richtung der Milz nach kranial-medial eindringen, dabei die Entspannung des umliegenden Gewebes mit der linken Hand registrieren. Plötzlich den Druck mit der rechten Hand nach kranial lösen. Damit testet man durch den Recoil die Empfindlichkeit und Spannung des Lig. phrenicosplenicum.

Direkte Technik: Bei Empfindlichkeit dieses Gewebes eine Behandlung durchführen. Durch abwechselndes Loslassen und Heben entstehen Recoils, sodass die Spannung im Lig. phrenicosplenicum, an dem die Milz „aufgehängt" ist, abgebaut wird.

Diese Technik kann öfters wiederholt werden, um die größten Spannungen zu lösen.

Indirekte Technik (Unwinding): Die Behandlung des Lig. phrenicosplenicum wird am besten mit einer indirekten Technik abgeschlossen. Dazu mit der rechten Hand die Milz sanft

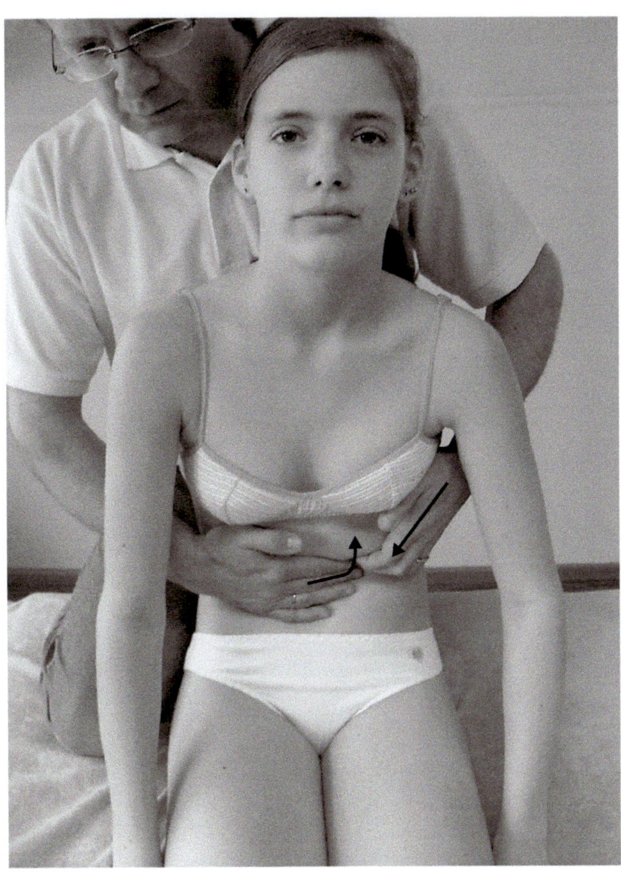

Abb. 11.4 Untersuchung und Behandlung des Lig. phrenicosplenicum

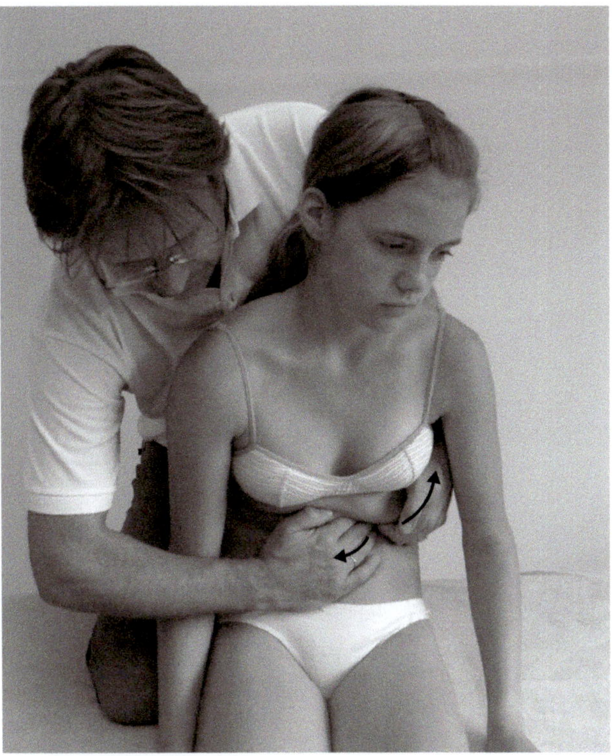

Abb. 11.5 Untersuchung und Behandlung des Lig. phrenicocolicum sinistrum

nach kranial-links führen und mit der linken Hand den linken Rippenbogen behutsam nach kaudal-rechts führen. Dem „Schmelzen" der Spannung folgen und den Patienten in Flexion und linke Seitneigung führen.

11.5.2 Untersuchung und Behandlung des Lig. phrenicocolicum sinistrum

Dieses Band wird auch Lig. sustentaculum lienalis genannt, was dessen Bedeutung, nämlich die Milz zu stützen, betont.

Ausgangsposition Der Patient sitzt entspannt mit den Unterschenkeln über dem Rand der Liege, die Arme entspannt neben dem Körper. Therapeut steht hinter dem Patienten.

Handposition Den Patienten unter den Armen umfassen.

Ausführung Mit den Fingerspitzen der rechten Hand genau unterhalb des linken Rippenbogens, lateral vom Magen, in Richtung der Flexura splenica vom Kolon eindringen. Die linke Hand führt den linken Rippenbogen nach kranial-links und die rechte Hand führt die linke Kolonflexur nach kaudal-rechts (> Abb. 11.5). Beide Hände werden sozusagen auseinander geführt und testen damit ganz vorsichtig die verschiedenen Faserrichtungen des Lig. phrenicocolicum sinistrum:

- in vertikaler Richtung mit Extension des Oberkörpers
- Schräg mit Seitneigung nach rechts und Rotation nach links
- Horizontal mit Rotation nach links.

Direkte Technik: Beide Hände werden wie oben beschrieben auseinander geführt und dehnen die verschiedenen Faserrichtungen des Lig. phrenicocolicum sinistrum. Die Position jeweils aufrechterhalten, bis man eine Entspannung des Gewebes wahrnimmt.

Indirekte Technik (Unwinding): Die Finger bleiben so nah wie möglich auf den Strukturen liegen. Jetzt den Oberkörper des Patienten sanft und langsam bewegen und dabei die Richtung der geringsten Spannung aufsuchen, sodass sich die aufgestaute Spannung im Gewebe löst. Oft findet man die Position mit der geringsten Spannung durch Flexion mit Seitneigung links und Rotation rechts.

11.5.3 Untersuchung und Behandlung der medialen peritonealen Gleitfläche der Milz im Sitzen

Dabei wird die Gleitfläche zwischen dem viszeralen Peritoneum der Curvatura major des Magens und dem viszeralen Peritoneum der medialen Seite der Milz untersucht bzw. behandelt. Der Druck wird auf diese Gleitflächen gerichtet, obwohl diese nicht direkt tastbar sind.

Ausgangsposition Der Patient sitzt entspannt mit den Unterschenkeln über dem Rand der Liege, die Hände liegen im Nacken. Der Therapeut steht hinter dem Patienten und stützt sich dabei mit dem linken Fuß auf die Liege (> Abb. 11.6).

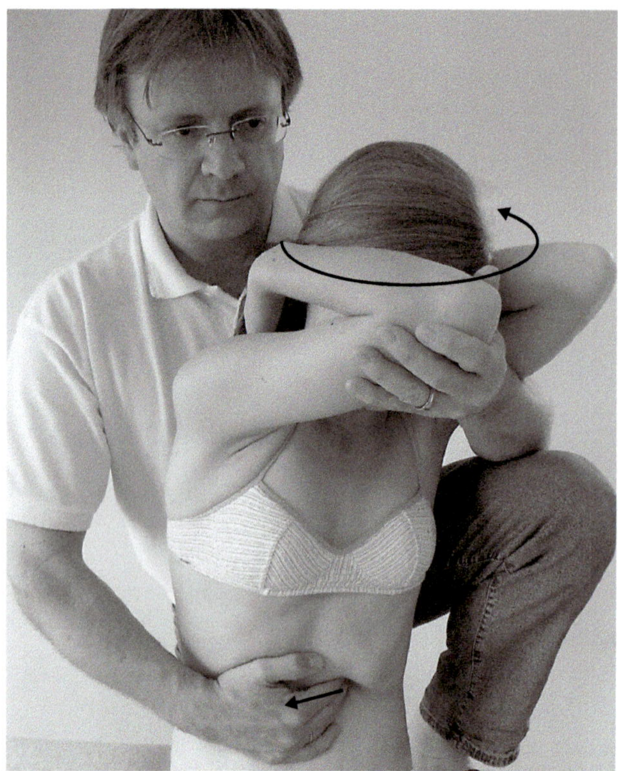

Abb. 11.6 Untersuchung und Behandlung der medialen peritonealen Gleitfläche der Milz im Sitzen

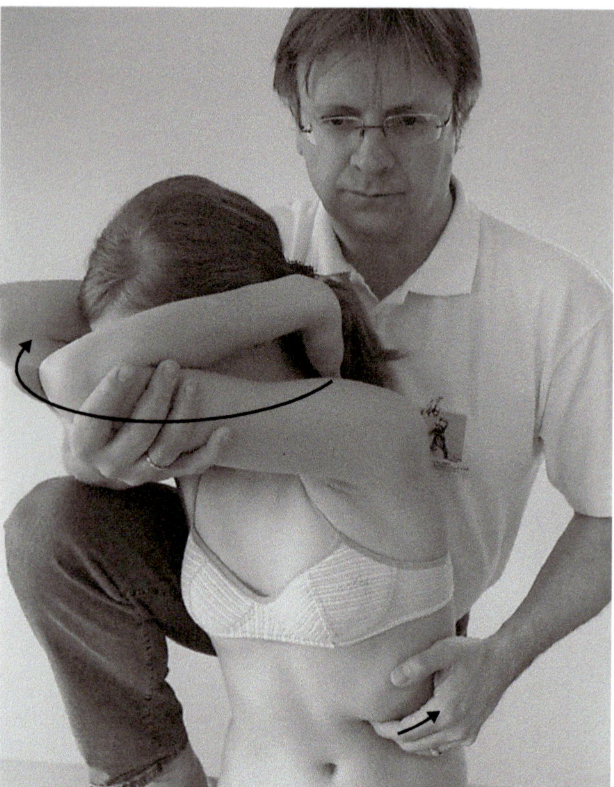

Abb. 11.7 Untersuchung und Behandlung der lateralen peritonealen Gleitfläche der Milz im Sitzen

Handposition Mit der linken Hand die beiden Ellenbogen des Patienten umgreifen und ihn zuerst in eine leichte Flexion, Seitneigung links und Rotation nach rechts bringen, um die maximale Spannungsfreiheit im Oberbauch zu ermöglichen. Der Therapeut stützt sich dabei mit dem linken Ellenbogen auf seinem linken Oberschenkel.

Ausführung Dann vorsichtig mit den Fingern der rechten Hand links subkostal zwischen Milzbereich und Magen eindringen, um die Gleitfähigkeit des Gewebes der medialen peritonealen Gleitfläche der Milz (zwischen lateraler Peritoneumhülle des Magens und Peritoneumhülle der Milz) zu bewerten.

Bei eingeschränkter Beweglichkeit und Empfindlichkeit kann eine Behandlung sinnvoll sein.

Während die rechte Hand versucht, die Curvatura major des Magens nach rechts zu fixieren, mit der linken Hand den Oberkörper des Patienten zuerst moderat in Extension, Seitneigung rechts und Rotation nach links und danach in Rotation nach rechts bringen. Dabei wird ein progressiver Spannungsabbau sowie eine „Öffnung" der medialen peritonealen Gleitfläche der Milz angestrebt. Diese Technik am besten mehrmals wiederholen.

11

11.5.4 Untersuchung und Behandlung der lateralen peritonealen Gleitfläche der Milz im Sitzen

Dabei wird die Gleitfläche zwischen dem parietalen Peritoneum der Rippen und dem viszeralen Peritoneum der Milz untersucht bzw. behandelt. Der Druck soll auf diese Gleitflächen gerichtet werden, obwohl diese nicht direkt getastet werden können.

Ausgangsposition Der Patient sitzt entspannt mit den Unterschenkeln über dem Rand der Liege, die Hände liegen im Nacken. Der Therapeut steht hinter dem Patienten und stützt sich mit dem rechten Fuß auf die Liege sowie mit dem rechten Ellenbogen auf seinem rechten Oberschenkel (> Abb. 11.7).

Handposition Mit der rechten Hand die beiden Ellenbogen des Patienten umgreifen und ihn zuerst in eine leichte Flexion und Rotation nach links bringen, um so viel Spannungsfreiheit wie möglich im Oberbauch zuzulassen.

Ausführung Dann vorsichtig mit den Fingern der linken Hand links subkostal und „lateral der Milz" kranialwärts eindringen, um die Gleitfähigkeit des Gewebes der lateralen peritonealen Gleitfläche der Milz (zwischen lateralen Peritoneumhülle der Milz und Peritoneumhülle des Zwerchfells) zu bewerten.

Bei eingeschränkter Beweglichkeit und Empfindlichkeit kann eine Behandlung sinnvoll sein.

Die Finger der linken Hand gleiten in die laterale peritoneale Gleitfläche der Milz, d.h. zwischen das Zwerchfell und den Milzbereich. Beim Einatmen mit der rechten Hand den Oberkörper des Patienten moderat zuerst in Extension und Rotation nach rechts und danach in Rotation nach links bringen. Diese Technik am besten mehrmals wiederholen.

Dabei wird ein progressiver Spannungsabbau sowie eine „Öffnung“ der lateralen peritonealen Gleitfläche der Milz angestrebt.

11.5.5 Untersuchung und Behandlung der peritonealen Gleitflächen der Milz in Rückenlage mit einem kaudalen langen Hebelarm

Ausgangsposition Der Patient befindet sich in Rückenlage, das linke Knie ist angewinkelt. Der Therapeut steht links neben dem Patienten.

Ausführung

- **Mediale peritoneale Gleitfläche der Milz:** Sich nach kranial richten. Mit der rechten Hand das linke Knie des Patienten umfassen und mit den Fingern der linken Hand Kontakt mit der Curvatura major des Magens suchen (> Abb. 11.8). Das linke Knie des Patienten wird rhythmisch koxofemoral in Flexion und Abduktion, bzw. Adduktion gebracht und die Beweglichkeit der medialen peritonealen Gleitfläche der Milz getestet. Zur Behandlung wird das linke Knie des Patienten wie vorher rhythmisch koxofemoral in Flexion und Abduktion, bzw. Adduktion gebracht und die Curvatura major des Magens nach medial geschoben, bis eine Entspannung wahrgenommen wird.
- **Laterale peritoneale Gleitfläche der Milz:** Sich nach kranial richten. Mit der linken Hand das linke Knie des Patienten umfassen und mit der rechten Hand den linken Rippenbogen umgreifen. Mit den Fingerspitzen der rechten Hand behutsam in Richtung des Zwischenraums zwischen Zwerchfell und Milzbereich eindringen. Das linke Knie des Patienten jetzt rhythmisch koxofemoral in Flexion und Adduktion, bzw. Abduktion bringen und die lateralen Teile der peritonealen Gleitfläche der Milz nach lateral testen und eventuell auch „dehnen“, bis eine Entspannung eintritt (> Abb. 11.9).

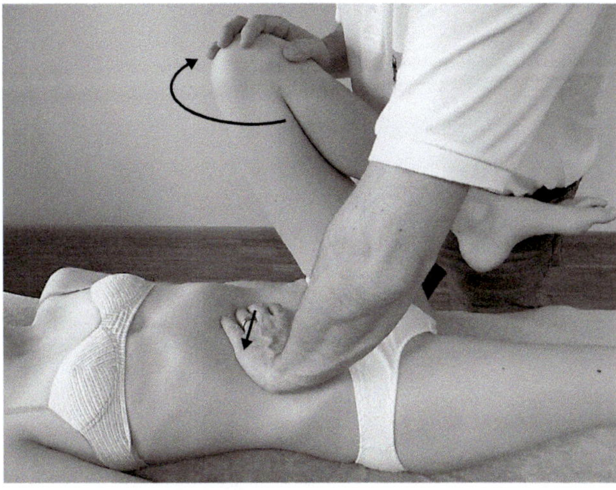

Abb. 11.8 Untersuchung und Behandlung der medialen peritonealen Gleitfläche der Milz in Rückenlage

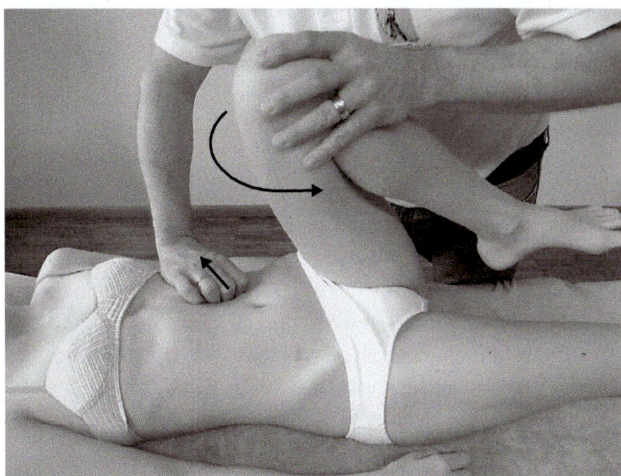

Abb. 11.9 Untersuchung und Behandlung der lateralen peritonealen Gleitfläche der Milz in Rückenlage

11.5.6 Untersuchung und Behandlung der peritonealen Gleitflächen der Milz in rechter Seitenlage

Ausgangsposition Patient in rechter Seitenlage, die Knie leicht gebeugt. Der Therapeut steht hinter dem Patienten.

Ausführung

- **Laterale peritoneale Gleitfläche der Milz:** Mit der rechten Hand die linke untere Rippen in Innenrotation bringen und behutsam die Finger der linken Hand in Richtung des Zwischenraums zwischen Zwerchfell und Milzbereich schieben. Die Verschiebbarkeit des Gewebes testen (> Abb. 11.10). Beim Ausatmen mit den Fingern der linken Hand tiefer in die laterale Milzloge eindringen. Beim Einatmen sich sanft aus diesem Raum herausdrücken lassen. Diese Bewegung während mehrerer Atemzyklen wiederholen.

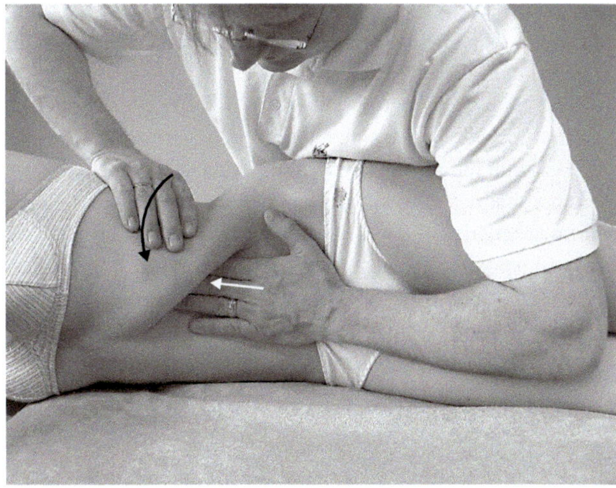

Abb. 11.10 Untersuchung und Behandlung der lateralen peritonealen Gleitfläche der Milz in rechter Seitenlage

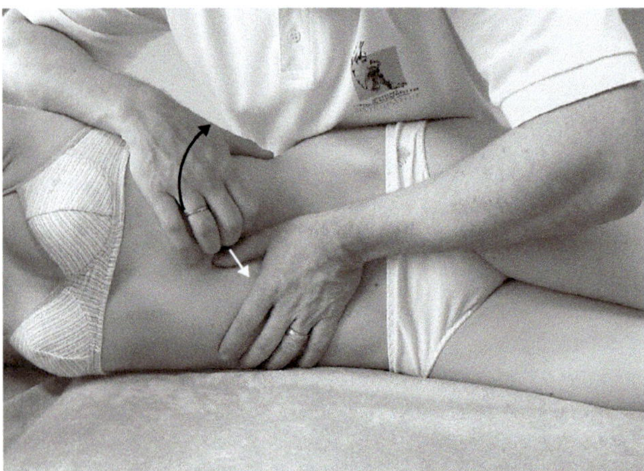

Abb. 11.11 Untersuchung und Behandlung der medialen peritonealen Geitfläche der Milz in rechter Seitenlage

- **Mediale peritoneale Gleitfläche der Milz:** Mit der rechten Hand die linke untere Rippen in Außenrotation bringen und behutsam den Daumen oder die Finger der linken Hand in Richtung des Zwischenraums zwischen Magen und Milzbereich schieben. Die Verschieblichkeit des Gewebes testen (➤ Abb. 11.11). Beim Ausatmen mit den Fingern der linken Hand tiefer in die mediale peritoneale Gleitfläche der Milz eindringen. Beim Einatmen sich durch das sich herabsenkende Gewebe des Patienten sanft aus diesem Raum herausdrücken lassen; die linken Rippen nach links-kranial wegziehen und gleichzeitig auch die Curvatura major des Magens behutsam nach rechts schieben. Diese Bewegung während mehrerer Atemzyklen wiederholen.

11.5.7 Mobilisation der Milz nach kranial

Bemerkungen

- Das Gewebe um die Milz sollte frei sein, um diese Korrektur vornehmen zu können!
- Wie schon oben angedeutet, ist die Milz ein „weiches" Organ und sollte behutsam palpiert und behandelt werden.
- Man kann die Milz selbst nicht direkt tasten, aber man kann über das umgebende Gewebe mechanisch auf die Milz einwirken!

Ausgangsposition Der Patient sitzt entspannt mit den Unterschenkeln über dem Rand der Liege, die Arme entspannt neben dem Körper. Der Therapeut steht hinter dem Patienten und stützt sich am besten mit einem Knie auf die Liege.

Ausführung Den Patienten unter den Armen umfassen und vorsichtig mit den Fingern beider Hände links subkostal in Richtung der Milz eindringen (➤ Abb. 11.12).

Dazu zunächst die Curvatura major des Magens tasten und anschließend lateral davon weg rutschen. Danach das Lig. phrenicocolicum sinistrum suchen, welches sich relativ leicht tasten lässt. Nun laterael und kranial vom Lig. phrenicocolicum sinistrum und der Curvatura major des Magens eindringen, um dort die Milzloge zu finden.

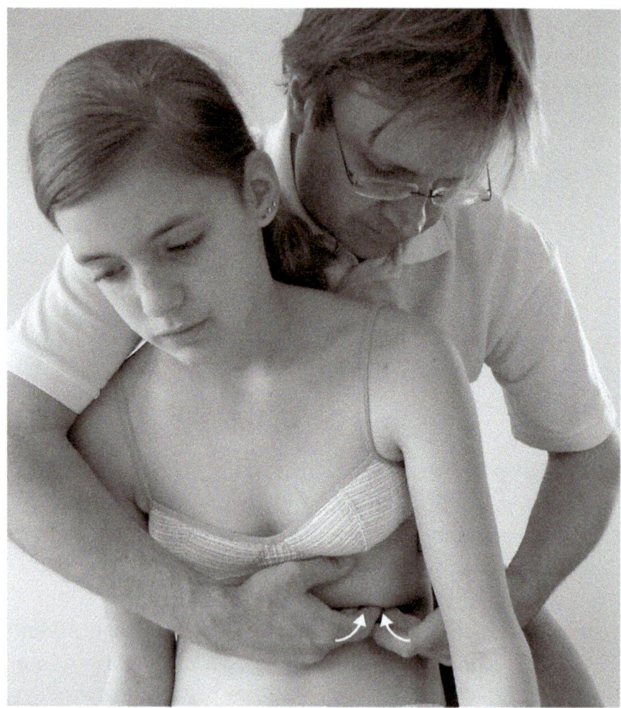

Abb. 11.12 Mobilisation der Milz nach kranial

Der Milz während des Ausatmens nach kranial folgen und diese Position beim nächsten Einatmen beibehalten.

Eventuell kann der Oberkörper des Patienten in Extension und Rotation links gebracht werden. Diesen Vorgang 3–4-mal wiederholen.

Die Behandlung wird am besten mit einer indirekten Mobilisation abgeschlossen. Dazu den Körper des Patienten in die Richtung führen, in der die Spannung am wenigsten wahrnehmbar ist.

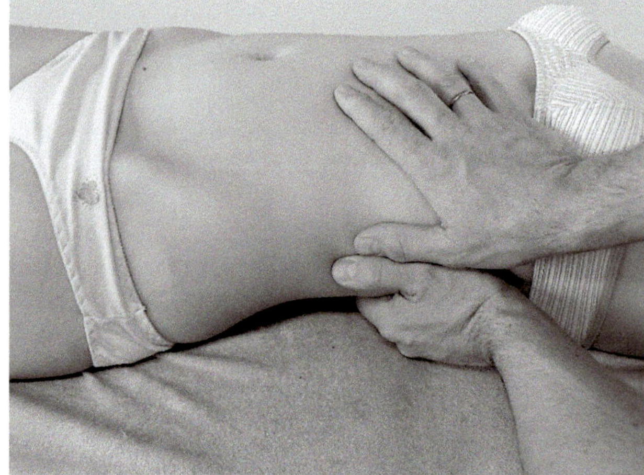

Abb. 11.13 Unwinding für die linken Rippen VI–XI

11.5.8 Unwinding-Technik für die Rippen VI–XI

Oft wird es notwendig sein, die Rippen und auch die BWS parietal zu behandeln. Trotzdem schadet es niemals, ein Unwinding auszuführen.

Ausgangsposition Patient in Rückenlage, Beine entspannt gestreckt. Therapeut links neben dem Patienten nach kaudal gerichtet stehend.

Handposition Die linke Hand unter und die rechte Hand oben auf die Rippen VI–XI legen, dabei einen guten Kontakt mit den hinteren Rippenwinkeln aufbauen (➤ Abb. 11.13).

Ausführung Die Rippen sehr sanft und minimal nach unten, vorne und etwas zueinander schieben. Anschließend wird ein Unwinding durchgeführt. Dabei der Richtung mit der größten und leichtesten Beweglichkeit folgen.

KAPITEL

12 Untersuchung und Behandlung der Leber und Gallenblase

Die Leber ist nicht nur für den Abbau und die Entgiftung von Abfallprodukten zuständig, sondern auch für die Mobilisation der Energiespeicher verantwortlich.

Nach Ausschluss einer Leberpathologie, schadet es nie, die Leber präventiv oder zur Unterstützung des Immunsystems osteopathisch zu behandeln. Allerdings ist es unbedingt notwendig, eine kranke Leber in Ruhe zu lassen. Pathologische Leberbefunde gelten als absolute Kontraindikation für eine osteopathische Leberbehandlung! Es sei wiederum darauf hingewiesen, dass die osteopathische Behandlung eines Organes in erster Linie Spannungen der Ligamente, Faszien und peritonealen Gleitflächen dieses Organes lösen soll und demzufolge keine Behandlung von Krankheiten des Organes (Leber, Gallenblase) beinhaltet. Dafür können aber beispielsweise postinfektiöse Verklebungen (z. B. in den Recessus subphrenici und subhepatici), funktionelle posttraumatische Spannungen in dem die Leber umgebenden Bindegewebe, Anregung des Leberstoffwechsels in Rahmen einer Entgiftung und Diätmaßnahmen usw. als sinnvolle Indikationsbeispiele aufgeführt werden.

Erfahrungsgemäß kommen Leberbeschwerden eher selten isoliert vor, sondern meist in Kombination mit Problemen der Gallenblase, des Pankreas, der Milz und des Duodenums.

12.1 Klinik bei Funktionsstörungen von Leber und Gallenblase

Eine eingehende Beschäftigung mit der Anatomie, Physiologie und Pathologie von Leber und Gallenblase sowie den Differenzialdiagnosen der folgenden Krankheiten ist eine unabdingbare Voraussetzung für die osteopathische Behandlung: Fettleber, chronische Hepatitis, Leberzirrhose, Lebertumoren, Leberschädigung durch Alkoholmissbrauch, arzneimittelbedingte Leberschäden, schwangerschaftsbedingte Leberschäden, Dyskinesie des Gallensystems, Cholelithiasis, Cholezystitis, Gallenwegsentzündung, Ikterus, Verschlussikterus, Tumoren der Gallenblase und Gallenwege.

Wichtig

Alle nachfolgende Zeichen und Symptome im Bereich der Leber und/oder Gallenblase-Gallenwege können auf eine Erkrankung bzw. ein bösartiges Geschehen hinweisen und gelten daher als unbedingte Kontraindikation. Der Patient muss zur differenzialdiagnostischen Abklärung an den Arzt überwiesen werden!

12.1.1 Kontraindikationen und Notwendigkeit einer differenzialdiagnostischen Abklärung:

- Hepatomegalie (Palpation, Kratzauskultation und Perkussion deuten auf eine Lebervergrößerung): Verschiedene Krankheiten können der Grund für eine vergrößerte Leber sein (Adipositas, Rechtsherzinsuffizienz, Metastasierung, Infektionen, Blutkrankheiten, Stoffwechselkrankheiten usw.). Weichheit mit einer Vergrößerung der Leber deutet eher auf Hepatomegalie. Bei der Fettleber ist oft eine vergrößerte, prall elastische Leber spürbar, eventuell mit stärkeren Wölbungen und unregelmäßigem Leberrand.
- Unregelmäßigkeiten der Unterseite der Leber mit Festigkeit (hoher Tonus) der Leber können auf Tumoren hinweisen.
- Druckschmerzhaftigkeit der Leber deutet eher auf eine Entzündung der Leber.
- Eine Verkleinerung (Obergrenze der Leber unterhalb des 5. Interkostalraums, unterer Leberrand deutlich oberhalb des Rippenbogens) bzw. eine Vergrößerung (Obergrenze der Leber oberhalb des 5. Interkostalraums und Untergrenze unterhalb des Rippenbogens) der Leber deutet eventuell auf eine Zirrhose bzw. eine Verfettung der Leber. Bei Leberzirrhose fühlt die Leber sich eher hart und knotig an und ist im fortgeschrittenen Stadium meistens auch verkleinert.
- Tastbare Knoten, Schwellungen und Unregelmäßigkeiten am Unterrand der Leber (Zyste, Metastase, Tumor)
- Ikterus der Haut, Schleimhäute und Skleren mit eventuell starkem Juckreiz. Bei Verdacht auf Hepatitis besteht für Heilpraktiker eine namentliche Meldepflicht an das Gesundheitsamt und für Therapeuten und Heilpraktiker Behandlungsverbot.
- Heller (entfärbter) Stuhl mit dunkler Braunfärbung des (bilirubinhaltigen) Urins, der Schüttelschaum bildet
- Erhöhte Bilirubin- und Urobilinogenwerte im Urin
- Zeichen für Pfortaderhochdruck: Caput medusae (Venenzeichnung unter der abdominalen Haut), Varizen in der Thoraxwand, innere Hämorrhoiden, Juckreiz (Pruritis) durch Einlagerung von Gallensäuren in die Haut, Splenomegalie, Aszites
- Hautauffälligkeiten (Leberhautzeichen): Spider-Naevi (Gefäßspinnen), Palmarerythem (gerötete Handinnenflächen mit Weißfleckung der Haut bei Abkühlung), Plantarerythem, Lackzunge (glatte und rote Zunge), Rhagaden, Uhrglasnägel und Weißfärbung der Nägel

- Hormonelle Störungen durch verminderten Hormonabbau in der Leber. Beim Mann kann dadurch eine Bauchglatze mit Verlust der männlichen Sekundärbehaarung, Hodenatrophie und Gynäkomastie entstehen. Bei Frauen entstehen häufig Störungen oder sogar Ausbleiben der Regelblutung
- Erhöhte Blutungsneigung und Petechien: durch die eingeschränkte Syntheseleistung der Leber werden oft nicht mehr genügend Gerinnungsfaktoren gebildet.
- Unzureichende Albuminsynthese mit Ödemen und Aszites
- Erhöhte Blutwerte von Bilirubin, GOT und GPT, von AP und γ-GT sowie von LDH und GLDH
- Erhöhung des Eisenspiegels, insbesondere des Speichereisens (Ferritin) (Richter 2009)
- Verlängerung der Blutgerinnungszeit durch eine Schädigung der Leberzellen:
- Positives Murphy-Zeichen (akute Cholecystitis)
- Kolikartige Schmerzen im rechten Oberbauch, meistens in die rechte Schulter und den Rücken ausstrahlend
- Verdacht auf Cholelithiasis: Übelkeit (v. a. morgens), Druckgefühl im rechten Oberbauch, Unverträglichkeit bestimmter Speisen (fette Speisen, Hülsenfrüchte, Kaffee)
- Leukozytose mit Linksverschiebung, BKS-Beschleunigung, CRP-Anstieg deuten auf einer akuten Entzündung.

Auch die folgenden allgemeinen Symptome sollten zur Vorsicht mahnen:

- verminderte Leistungsfähigkeit, Müdigkeit, Mattigkeit
- subfebrile Temperatur, Schwitzen
- grippale Symptome und schwache Abwehr, schlechte Wundheilung
- Gewichtsverlust
- gastrointestinale Symptome: Appetitlosigkeit, Übelkeit, Druckgefühl im Oberbauch, eventuell Durchfall, Unverträglichkeit bestimmter Speisen (insbesondere fette Speisen);
- abwechselnd Durchfall und Verstopfungen (oft Hinweis auf Gallenblasenproblematik)
- Druckschmerz im rechten Oberbauch und empfindliche Leber bei Palpation
- rheumatoide Gelenkbeschwerden (Arthralgien)
- Juckreiz, Ekzeme
- nächtliches Aufwachen, besonders zwischen 2:00 und 4:00 Uhr

12.1.2 Ätiologie der mechanischen Leberproblematik

- Extrahepatische Faktoren: Vernarbungen, Verklebungen in der Umgebung der Leber wie Lungen, Pleura, Zwerchfell, Bauchoperationen, Traumen
- Intrahepatische Faktoren: postinfektiöse Zustände und Postintoxikationszustände mit Fibrosierungen des Lebergewebes
- Allgemeine Faktoren: wenig Sport und Bewegung, chronischer Husten, starke emotionale Belastungen

12

Schmerzen der Leber entstehen nur aufgrund von Spannung und Druck auf die bindegewebige Leberkapsel, die viele Schmerzrezeptoren aufweist. Schmerzen treten aber meist erst spät auf, wenn bereits eine ernsthafte Lebererkrankung vorliegt, und sind daher sowohl für den Patienten als auch für den Osteopathen ein schlechter Anzeiger.

Ist der Patient nicht bereit, alte Gewohnheiten (z. B. Essen, Alkohol, Medikamente, Stress, wenig Bewegung) zu überdenken und anzupassen, hat eine osteopathische Behandlung wenig Sinn.

12.2 Topografie: Lage und Größe der Leber und Gallenblase

Anhand von Perkussion, Auskultation und Palpation können zusätzlich wichtige Informationen gewonnen werden.

Die Lebergröße wird anhand der vollständigen Perkussion und Palpation grob eingeschätzt.

Es ist zu bedenken, dass man nur Oberrand, Unterrand und Unterseite der Leber beurteilen kann und daher unsere klinischen Möglichkeiten sehr begrenzt sind. In Wirklichkeit besitzt die Leber individuell sehr unterschiedliche Raumstrukturen.

12.2.1 Lage der Leber

Die Obergrenze der Leber liegt normalerweise rechts in Höhe des 5. Interkostalraums, links etwa tiefer in Höhe des 6. Interkostalraums. Das stimmt bei Männern mit einer Linie unterhalb der Brustwarzen überein. Auf der Körperrückseite projiziert sich der Oberrand in Höhe von Th9–Th10.

Der Unterrand der Leber befindet sich in Höhe des rechten Rippenbogens bis zu einer Fingerbreite kaudal davon, ferner schräg und etwas kaudal des Processus xiphoideus und letztendlich unterhalb und kranial der linken Rippenbogen.

Bei Kindern liegt der Unterrand meist etwas mehr kaudal, ca. 2–3 cm unterhalb des rechten Rippenbogens!

Es empfiehlt sich, vor dem Palpieren zunächst die Lage der Leber mittels Perkussion oder Auskultation zu überprüfen. Dies verringert das Risiko, eine Hepatomegalie zu übersehen oder zu „übertasten“ und erlaubt eine genauere Einschätzung des Leberunterrandes und des Lebergewebes.

12.2.2 Perkussion der Leber

Ausgangsposition Patient in Rückenlage. Therapeut neben dem Patienten stehend.

Ausführung

- **Perkussion kranial:** Die Finger der einen Hand horizontal rechts auf den Brustkorb auf der rechten Medioklavikularlinie in Höhe des 3. Interkostalraums legen und mit dem Mittelfinger der anderen Hand auf den aufgelegten Finger klopfen. Die Perkussion wird dann schrittweise nach kaudal

fortgesetzt, bis der Übergang vom Schenkelschall der Leber zum sonoren Schall der Lunge die Obergrenze der Leber andeutet.
- **Perkussion kaudal:** Anschließend wird die Medioklavikularlinie von der Nabelhöhe schrittweise nach kranial perkutiert. Die Untergrenze der Leber wird durch den Übergang vom tympanischen Schall des Darmpaketes zum „dumpfen“ Schenkelschall der Leber angezeigt.
- **Perkussion lateral:** In der Axillarlinie liegt die Obergrenze der Leber deutlich niedriger, ausser bei einem Pleuraerguss oder einer Pleuraverklebung.

Die Leber ist bei einigen Menschen, insbesondere bei schlankem Körperbau, eher langgestreckt, sodass sich der rechte Lappen nach kaudal ausdehnen kann (Riedel-Lappen). Dies ist nicht pathologisch, sondern nur eine Formvariante. Es ist deswegen notwendig, die Perkussion kaudal (am Unterrand der Leber) zusätzlich v.a. rechts, zwischen Medioklavikularlinie und Axillarlinie, auch mittig in Höhe des Processus xiphoideus und links zwischen Processus xiphoideus und linker Medioklavikularlinie auszuführen, um den Unterrand vorsichtig beurteilen zu können.

Perkussionsbefunde der Leber
- Nicht pathologische Formvarianten (z. B. Riedel-Lappen, häufiger bei Frauen als bei Männern). Eine kleine Leber muss nicht unbedingt pathologisch sein. Da Vegetarier meistens weniger Eiweiß essen, ist ihre Leber oft auch relativ klein.
- Normale Lebergröße, aber insgesamt eine Kaudalverlagerung durch Zwerchfelltiefstand oder Ptosis der Leber
- Hepatomegalie: Immer vorsichtig untersuchen und Tastbefunde beobachten! Eine zusätzliche Schmerzhaftigkeit deutet auf Entzündung oder Stauung hin. Eine zusätzliche Unregelmäßigkeit des Randes und/oder der Unterseite der Leber deutet eher auf Malignität! Der Patient muss unbedingt zur Abklärung zum Arzt überweisen werden!
- Schrumpfleber: klinisch oft schwer feststellbar. Fühlt sich die Leber hart an, kann das auf Zirrhose hindeuten.

Es ist sinnvoll, zusätzlich eine „Klopfprovokation“ im Bereich der rechten Rippen in Höhe der Leber auszuführen. Der Therapeut klopft mit den Fingern direkt auf die Rippen im Bereich der Leber. Entsteht ein deutlicher Schmerz dabei, kann das auf Organerkrankungen hinweisen.

12.2.3 Kratzauskultation der Leber

Diese ermöglicht eventuell eine genauere Positions- und Größenbestimmung der Leber.

Ausgangsposition Patient in Rückenlage, die Beine entspannt auf einer Rolle. Therapeut neben dem Patienten stehend.

Ausführung Die Membranseite des Stethoskops genau auf das Sternum des Patienten in Höhe der Leber legen. Mit einem Holzspatel langsam in kraniokaudaler Richtung über die Haut des Patienten kratzen (> Abb. 12.1). Über der Leber hört man das Kratzen deutlich, unter- und oberhalb der Leber hingegen nicht oder kaum, sodass die Ober- und Untergrenze bestimmt werden können.

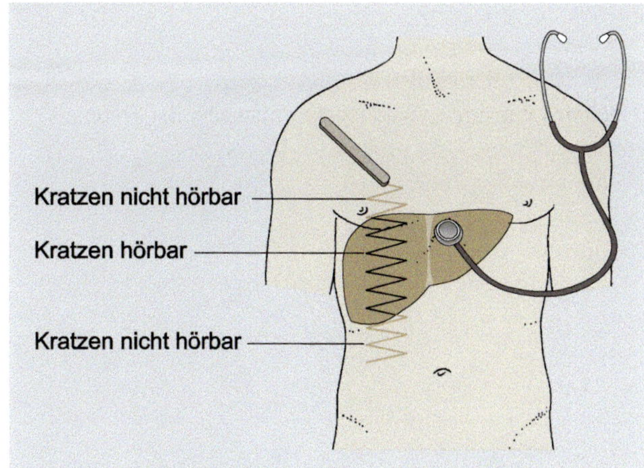

Abb. 12.1 Bestimmung der Lebergröße durch Kratzauskultation [L190]

Auf der linken Seite ist es fast unmöglich, die Oberkante der Leber zu auskultieren oder zu perkutieren, weil das Herz hier unmittelbar oberhalb der Leber auf dem Zwerchfell liegt. Die Spitze der Leber liegt links ungefähr auf der Medioklavikularlinie.

12.2.4 Auskultation über der Leber

Man kann eventuell mit dem Stethoskop nach Strömungsgeräuschen über der Leber suchen. Diese sind meistens pathologisch und sollten unbedingt vom Arzt abgeklärt werden.

Ein leises, in der Ferne hörbares Strömungsgeräusch, das über einer vergrößerten Leber auskultierbar ist, ist immer pathologisch und deutet auf ein primäres Leberzellkarzinom oder akute Hepatitis hin. Lebermetastasen dagegen übertragen keine Strömungsgeräusche.

Ein reibendes Geräusch deutet eher auf Infektionen hin.

12.2.5 Palpation der Leber

Die Leber kann am besten im Sitzen palpiert werden.

Deutlicher Schmerz bei einer leichten Berührung, reflektorische Anspannung, Schonhaltung und Loslassschmerz sind Zeichen, die eher auf eine Peritonitis hindeuten. Diese Zeichen sollten uns vorerst zur Vorsicht mahnen und es sollte besser nicht im Bauchbereich gearbeitet werden. Liegt auch noch Fieber vor, dann sollte die Leber sowieso nicht behandelt werden und der Patient zum Facharzt überwiesen werden.

❶ Untersuchung des vorderen Leberrands im Sitzen

Ausgangsposition Patient sitzend oder liegend, Therapeut hinter ihm stehend.

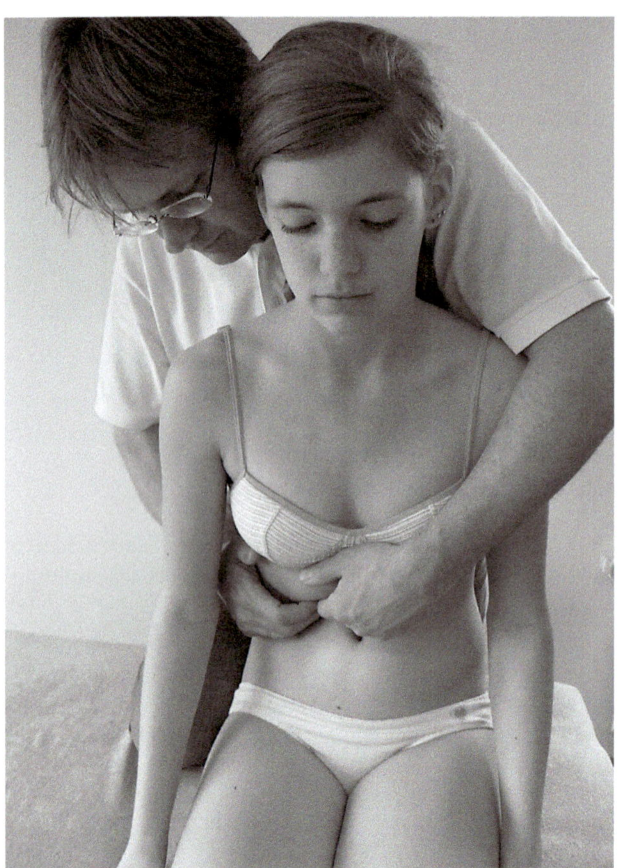

Abb. 12.2 Untersuchung des vorderen Leberrands im Sitzen

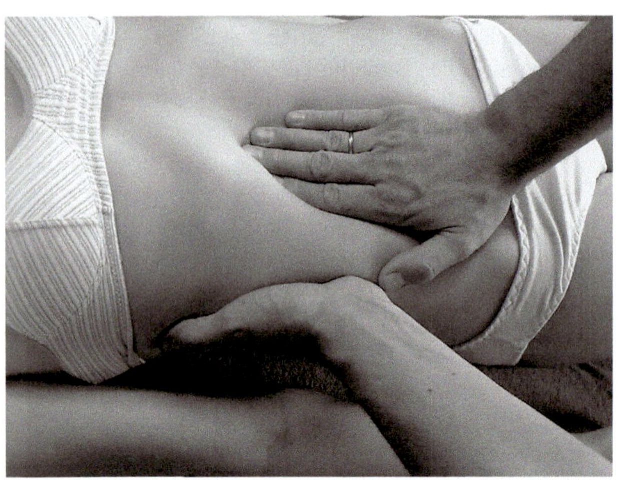

Abb. 12.3 Untersuchung des Leberrands in Rückenlage

Handposition Die Fingerkuppen der Hände unterhalb des (vorher perkutierten) inferioren rechten Leberrands legen (> Abb. 12.2 und > Abb. 12.3).

Ausführung Oft wird hier der Fehler gemacht, zu weit oben anzufangen, sodass man zwischen Diaphragma und Lebervorderseite tastet.

Der Patient wird nun aufgefordert, tiefer ein- und auszuatmen. Während des Einatmens die Finger nach kranial und während des Ausatmens nach kaudal schieben, sodass der Leberrand über die Fingerkuppen „hüpft".

Normalerweise ist der Leberrand scharf begrenzt und mit etwas Erfahrung spürbar. Fühlt sich der Rand abgerundet und weicher an, zeigt dies eher auf eine (beginnende) Verfettung der Leber an.

❷ Untersuchung der Leberunterseite im Sitzen

Anschließend wird die Unterseite der Leber beurteilt (> Abb. 12.2). Dazu ist es notwendig, tiefer in den Bauchraum einzudringen, sodass der Patient passiv etwas nach vorne gebeugt werden sollte. Um die Konsistenz einer normalen Leber beurteilen zu können, braucht man Übung.

Die Leber kann normalerweise mit leichtem Druck schmerzfrei etwas zusammengedrückt werden und hat eine eher weichelastische Konsistenz (etwa wie ein voller Luftballon).

Bei Hepatitis fühlt sie sich sehr weich an, bei einer Fettleber eher teigig und bei Zirrhose hart. Metastasen sind manchmal als steinharte Knoten tastbar! Die alleinige Interpretation der Palpation ist aber sehr ungenau!

Es ist wichtig, vorsichtig die komplette Unterseite, die normalerweise glatt ist, von links nach rechts nach Unregelmäßigkeiten abzutasten. Verhärtungen, Knoten, Unebenheiten etc. deuten eventuell auf Malignität (Überweisung an den Arzt notwendig!)

Eine sehr harte Unterseite deutet eher auf Leberzirrhose. Eine sehr weiche und „ödematöse" Unterseite lässt dagegen auf eine Lebervergrößerung schließen.

Die Unterseite im linken Leberbereich ist meist etwas fester als rechts. Das ist nicht pathologisch!

Bei der Palpation der Unterseite der Leber lässt es sich – v. a. im Bereich des Mittellappens der Leber – nicht vermeiden, nach dorsal das Omentum minus zu kontaktieren (> Kap. 12.9.9). Diese Region ist häufig sehr empfindlich und sollte von daher sehr respektvoll behandelt werden. Vermutet man eine Portalhypertension sollte man dem Bereich der Magenkardia fernbleiben, da sich dort Ösophagus- und Magenfundusvarizen befinden können!

Die intensive Untersuchung und Behandlung des Omentum minus wird später besprochen (> Kap. 12.6, > Kap. 12.9.9).

12.2.6 Palpation der Gallenblase und Gallenwege

Ausgangsposition Patient sitzend, Therapeut hinter dem Patienten stehend.

Ausführung Den Patienten umgreifen, die Finger beider Hände dringen in Höhe der rechten Medioklavikularlinie in den Bauchraum ein. Den Patienten auffordern, tief einzuatmen.

Die Gallenblase liegt auf der Unterseite der Leber in Höhe des rechten lateralen Randes des M. rectus abdominis oder etwas medial der rechten Medioklavikularlinie. V. a. bei Füllung ragt sie über den Leberrand hinaus. Bei Kindern liegt sie häufig etwas mehr medial.

Die Gallenblase liegt normalerweise unter der Peritonealbekleidung der Leber und damit eng an der Leberunterseite. Dringt das Peritoneum tief zwischen Leber und Gallenblase ein, dann kann sie als „Pendelgallenblase" einen hohen Grad von Beweglichkeit erreichen und sich etwa weiter weg von der Unterseite der Leber befinden.

Der Tonus der Gallenblase wird vegetativ und hormonell gesteuert und ist daher sehr variabel. Er ist abhängig vom Füllungszustand, von den neurovegetativen und hormonellen „Befehlen" an die Gallenblase und vom psychischen Zustand des Patienten (v. a. Stress). Es ist zu bedenken, dass der Sympathikus für eine Entspannung der Gallenblase und eine Kontraktion des Sphincter Oddi sorgt. Der Parasympathikus führt dagegen zu einer Anspannung der Gallenblase und einer Entspannung des Sphincter Oddi.

Die Spannung und Größe der Gallenblase wird am besten sanft mithilfe der Atmung getestet und nicht mit direktem manuellem Druck. Die Finger werden beim Ausatmen unter die Gallenblase gelegt und dort gehalten, während der Patient aufgefordert wird, tief einzuatmen. Das Zwerchfell verlagert beim Einatmen die Leber und die Gallenblase nach kaudal gegen die Hände des Osteopathen; wenn sich dadurch die Spannung abnormal erhöht, wird der Patient vor Schmerz den Atem anhalten! Akute Symptomatik und Schmerzen, die beim Einatmen entstehen, sollten uns zur Vorsicht mahnen.

Es ist auch wichtig, darauf hinzuweisen, dass eine plötzliche Druckerhöhung der Gallenblasenwand und der Gallenwege einen Schmerz, ähnlich wie bei der Gallenkolik, auslösen kann. Es sollte daher immer sanft und vorsichtig palpiert werden.

Palpationsbefunde der Gallenblase

- Wenn die Gallenblase leer ist, ist sie nicht palpabel und auch nicht druckempfindlich.
- Eine gefüllte Gallenblase ist dagegen relativ gut tastbar und leicht druckempfindlich.
- Eine stark druckschmerzhafte und eventuell auch geschwollene Gallenblase während der Einatmung mit Anhalten des Atems deutet auf eine Entzündung der Gallenblase hin (positives Murphy-Zeichen).
- Eine vergrößerte und trotzdem schmerzlose Gallenblase (Courvoisier-Zeichen) sollte stark zur Vorsicht mahnen. Sie spricht eher gegen eine Entzündung, dafür mehr für einen Gallenblasenhydrops (Flüssigkeitsansammlung), für chronische Gallensteine oder eventuell sogar in Kombination mit einem Ikterus für einen Verschluss des Ductus choledochus aufgrund eines Pankreaskopfkarzinoms oder Papillenkarzinoms!

Größere Gallensteine (Cholelithiasis) können eventuell sogar palpabel sein. Ist bekannt, dass Gallensteine vorliegen oder es sind Zeichen dafür vorhanden, sollte man in Nähe der Leber, Gallenblase und Gallengänge äußerst behutsam tasten. Bei einer zu fest ausgeführten Palpation besteht die Gefahr einer Gallenblasenperforation!

Bei einer Gallenkolik (Notfall) treten heftige und krampfartige Schmerzen im rechten Oberbauch und im Rücken (Segmentbereich Th6–Th9, bzw. Th5–Th10) auf, die in die rechte Schulter ausstrahlen können. Häufige Begleitsymptome sind vegetative Reaktionen, wie Brechreiz, Schweißausbrüche und Kreislaufprobleme. Zusätzlich kann eine leichte Temperaturerhöhung auftreten.

Verdauungsprobleme, rezidivierende und unerklärbare Rückenschmerzen in den Segmentbereichen Th6–Th9, bzw. Th5–Th10 und Auffälligkeiten bei der Palpation der Gallenblase sollten zur Vorsicht mahnen!

12.3 Trophik und Fazilitation der Segmente

Zusätzlich zu den oben geschilderten Untersuchungen können weitere Informationen über die funktionell verwandten Rückenmarkssegmente gewonnen werden. Diese Segmente können durch Informationen aus den segmentverwandten Organen (subdiaphragmalen Organen) und Faszien überflutet werden, was zu funktionellen Störungen dieser Organe führen kann bzw. auch in die jeweiligen Dermatome, Myotome, Viszerotome und Sklerotome ausstrahlen kann. Man spricht in diesem Fall von „fazilitierten Segmenten".

Im Fall einer Leberproblematik findet man entsprechend oft Folgendes:

- Fazilitation mit Störungen in den Segmenten Th6–Th9, bzw. Th5–Th10 durch Überflutung mit viszeralen Afferenzen aus den subdiaphragmalen Organen Leber, Gallenblase, Magen, Milz, Duodenum und Pankreas. Dabei können sowohl die zugehörigen Dermatome, Myotome (z. B. paravertebrale und interkostale Muskulatur!), Sklerotome als auch Viszerotome betroffen sein.
- Fazilitation mit Störungen in den Segmente C3–C5 durch Überflutung mit faszialen Afferenzen aus den Recessus subphrenici, die über Nn. phrenici weitergeleitet werden.
- Chapman-Punkte (> Kap. 9.2.9, > Abb. 9.12) lassen sich für die Leber rechts ventral, lateral des Sternums im interkostalen Bereich der Rippen V–VI und dorsal zwischen den Processus transversi von Th5–Th6 finden. Für die Gallenblase befinden sie sich rechts auf der Körpervorderseite, lateral des Sternums im interkostalen Bereich der Rippen VI–VII und auf der posterioren Seite zwischen den Processus transversi von Th6–Th7.
- Einschränkungen der Beweglichkeit des Zwerchfells und der unteren rechten Rippen durch mechanische myofasziale Spannungen;
- Einschränkungen der Beweglichkeit der unteren BWS (über die Rippengelenke) durch mechanische myofasziale Spannungen.

In der Praxis stellt man oft fest, dass Leberprobleme oft in den rechten thorakalen Bereich (Th5–Th10) und in die rechte Schulter ausstrahlen („referred pain") und dort als myofasziale Hypertonien zum Ausdruck kommen. Gallenwegsprobleme

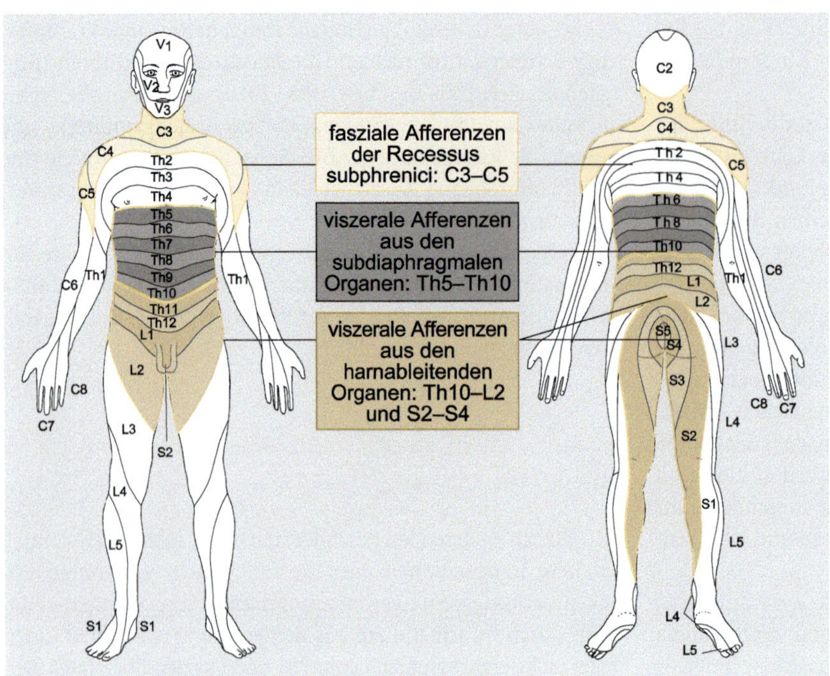

Abb. 12.4 Fazilitierte Segmente der subdiaphragmalen Organe (Leber, Gallenblase, Magen, Milz, Pancreas, Duodenum) und der harnableitenden Organe [L190]

tendieren dafür etwas mehr zur linken Thoraxseite bzw. Schulter. Pankreasstörungen machen sich dagegen eher links im Bereich von Th7–Th8 bemerkbar.

Die Leber ist in der traditionellen chinesischen Medizin das Organ, das Blut speichert bzw. bei Bedarf wieder freisetzt. In der Nacht, wenn der Mensch ruht, kehrt das Blut zur Leber zurück, tagsüber wird es von der Leber für Bewegung und Aktivität bereitgestellt. Die Leber ist ferner Sitz der Gefühle und der Energie.

Spannungen und Fixierungen im Bereich der Leber und Gallenblase können damit nicht nur das Fließen des Blutes und der Energie behindern, sondern auch eine „Stauung" der Emotionen mit Wut und Aggressionen verursachen.

Ein gelblicher Zungenbelag und Zahneindrücke am rechten Zungenrand können auf eine Störung der Leber und der Gallenwege hinweisen. Ein ungesunder Lebensstil mit einem Übermaß an fetten und gebratenen Speisen, Alkohol, Medikamenten, Stress und zu wenig Bewegung belastet die Leber dauerhaft.

12.4 Mobilität und Biomechanik der Leber

Die diaphragmale Mobilität der Leber wurde bereits besprochen (➤ Kap. 4.3.8).

Die Mobilität der gesunden Leber lässt sich vereinfacht wie folgt beschreiben:

Beim Einatmen erfolgt eine Verschiebung nach kaudal und ventral sowie eine kleines „Durchknicken" in der Mitte und eine minimale „Außenrotation". Beim Ausatmen geschieht das Gegenteil: Verschiebung nach kranial und dorsal sowie ein minimales „Aufrichten" in der Mitte und eine winzige „Innenrotation".

Es ist zu bedenken, dass sich die Rippen entgegengesetzt zur Leber bewegen! Sie verschieben sich beim Einatmen nach kranial-lateral und beim Ausatmen nach kaudal-medial.

12.5 Tests und Behandlungen der Mobilität der Aufhängungsstrukturen und der Funktionalität der Leber und Gallenwege

Diese Tests werden am besten im Sitzen ausgeführt.

12.5.1 Test der Organverbindungen der Leber

Ausgangsposition Patient auf der Behandlungsliege sitzend. Therapeut hinter dem Patienten stehend.
Handposition Den Patienten umgreifen, linker Arm über die linke Schulter und rechter Arm unter die rechte Achsel (➤ Abb. 12.2).
Ausführung Sehr langsam und vorsichtig unterhalb des Leberrands eindringen und den Patienten passiv um die Finger beugen. Dann die Leber sanft hochheben, was normalerweise um 1–2 cm möglich ist. Starke Spannungen hierbei und eine Unfähigkeit, die Leber zu heben, deuten auf Restriktionen unterhalb der Leber in den nachfolgend beschriebenen Organverbindungen. Schmerzen bei der Palpation subhepatisch weisen hingegen auf eine Erkrankung des Lebergewebes hin und sollten zur Vorsicht mahnen.

Es ist sinnvoll, die verschiedenen Strukturen separat auf Spannung zu testen. Man fängt rechts an und wandert dann schrittweise nach links:

- Lig. phrenicocolicum dextrum und Gleitfläche zwischen Leber und Colon transversum rechts und eventuell, wenn vorhanden, das Lig. hepatocolicum;
- Lig. hepatorenale und Gleitfläche zwischen Leber und rechter Niere;
- Omentum minus = Lig. hepatoduodenale, Lig. hepatogastricum und Lig. phrenicogastricum.

12.5.2 Test der Aufhängungsbänder der Leber

❶ Test des Lig. triangulare dextrum

Ausgangsposition Patient auf der Behandlungsliege sitzend. Therapeut hinter dem Patienten stehend. Den Patienten in eine leichte Seitneigung nach links bringen (➤ Abb. 12.2).
Ausführung Die Leber rechts in Richtung rechter Schulter heben und kurz hochhalten, um sie dann plötzlich loszulassen. Den „Recoil" (Zurückfederung) der Leber und die Empfindlichkeit der Bänder als Reaktion hierauf bewerten.

❷ Test für das Lig. triangulare sinistrum

Da die Beweglichkeit der Leber links am geringsten ist, ist es sinnvoll, das Lig. auch in Seitneigung links zu testen.
Ausgangsposition Patient auf der Behandlungsliege sitzend. Therapeut hinter dem Patienten stehend.
Ausführung Die Leber links hochheben und dann plötzlich loslassen (s. o.). Den Recoil der Leber und die Empfindlichkeit der Bänder als Reaktion hierauf bewerten.

Empfindlichkeit und Hypertonie dieser Bänder mit Beweglichkeitseinschränkung der Leber können z. B. durch Traumen oder postinfektiös hervorgerufen werden.

Bei einem Autounfall werden durch das abrupte Abbremsen und „in den Gurt schleudern" die schweren Organe durch das Trägheitsmoment nach vorne oder zur Seite beschleunigt. Dadurch werden die Aufhängungsbänder der Organes strapaziert und können sich eventuell verkrampfen. Häufig können auch „kleinere" Traumen (Schlag auf den Bauch oder die Brust) eine Rolle spielen.

12.5.3 Test und Behandlung der Recessus subhepatici

Unterhalb der Leber befinden sich die Recessus subhepatici ventral vom Magen und Omentum minus. Diese Recessus funktionieren sowohl als Gleitflächen (viszerale Gelenke) als auch als Drainageräume. Sie spielen für die „ Schmierfähigkeit" der peritonealen Flüssigkeit, aber auch bei der Abkapselung oder Verbreitung von Entzündungen eine wichtige Rolle.

Die Recessus subhepatici müssen frei beweglich sein, um überhaupt eine Behandlung des Omentum minus möglich zu machen. Da das Peritoneum parietale stark sensibel innerviert ist äußern sich Verklebungen durch Schmerzen beim Bewegen dieses Gewebe.

Aus dem sehr reaktionsfähigen Peritonealepithel können sich phagozytierende Zellen lösen, aber nur wenige Abwehrzellen gelangen aus dem subperitonealen Bindegewebe in die Peritonealflüssigkeit und Recessus um dort ihren Abwehraufgaben nachzukommen.
Ausgangsposition Patient auf der Behandlungsliege sitzend. Therapeut hinter dem Patienten stehend.
Handposition Den Patienten umgreifen, linker Arm über die linke Schulter und rechter Arm unter die rechte Achsel (➤ Abb. 12.2).
Ausführung Sehr langsam und vorsichtig unterhalb des Leberrands eindringen und den Patienten passiv leicht um die Finger beugen. Die Finger gleiten auf die Unterseite der Leber nach dorsal und bewerten die Gleitfähigkeit des Gewebes in den folgenden Bereichen:

- Ganz rechts im Recessus hepatocolicus, zwischen Leberunterseite und Flexura coli dextra
- Rechts, etwas mehr medial (mittig), im Recessus hepatorenalis zwischen Leberunterseite und rechter Niere
- Rechts, aber noch mehr medial, im Recessus hepatoduodenalis zwischen Leberunterseite und Duodenum
- Medial im Recessus hepatoomentalis zwischen Leberunterseite und Omentum minus
- Links im Recessus hepatogastricus zwischen Leberunterseite und Magen
- Ganz links im Recessus hepatolienalis zwischen Leberunterseite und Milz

Zur Behandlung werden diese Griffe öfters wiederholt!

Hinweis
Es ist unbedingt erforderlich, nicht nur die Quantität (1–2 cm) sondern auch auf die Qualität der Beweglichkeit zu achten.

12.5.4 Allgemeiner Test der Recessus der Leber über den Rippen

Dieser Test kann sowohl im Sitzen als auch im Liegen einfach durchgeführt werden.
Ausgangsposition Patient in Rückenlage, Therapeut neben dem Patienten stehend.
Ausführung Die unteren sechs Rippen mit der einen Hand nach medial, ventral und kaudal schieben. Dabei Beweglichkeit und Widerstand beurteilen und anschließend mit der anderen Seite vergleichen (➤ Abb. 12.5).

Anschließend wird auch der Recoil der Rippen getestet. Dies liefert Informationen einerseits über die Elastizität der Rippen (z. B. Osteoporose, Blockierungen), andererseits auch über die Beweglichkeit des darunter liegenden Gewebes (Verklebungen der Recessus subphrenici und subhepatici, Elastizität des Lebergewebes).

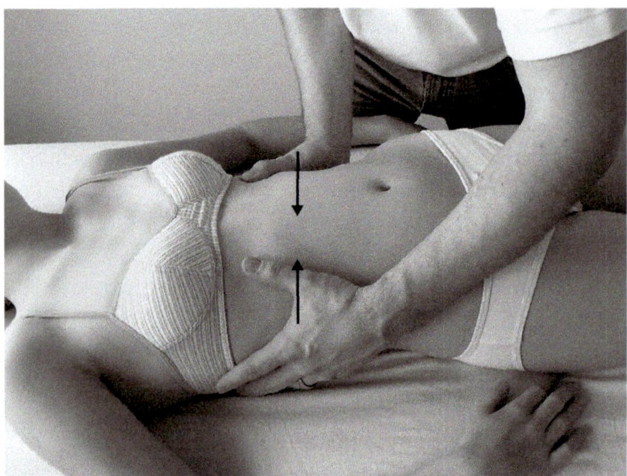

Abb. 12.5 Test der Recessus der Leber

Es ist wichtig zu bedenken, dass die rechte Seite wegen der Leber normalerweise etwas fester ist als die linke Seite.

Differenzialdiagnose

Schmerzen im Bereich der Kostotransversalgelenke oder Kostovertebralgelenke deuten eher auf Rippenprobleme. Ein deutlicher, aber weicherer Widerstand und ein schlechter Recoil weisen dagegen mehr auf eine mechanische Leberproblematik (fasziale Verklebungen) hin. Ein diffuser Schmerz beim Recoil in Kombination mit einer auffälligen Palpation, Perkussion und Symptomatik der Leber kann auf eine Lebererkrankung hindeuten. Der Patient sollte zum Arzt überwiesen werden.

12.6 Test des Omentum minus

Das Omentum minus kann man theoretisch und funktionell in drei Strukturen unterteilen:

- Lig. phrenicogastricum und linker Teil des Lig. hepatogastricum. Lig. hepatogastricum = Pars densa oder Pars condensa des Omentum minus
- Lig. hepatogastricum (rechter Teil) = Pars flaccida des Omentum minus
- Lig. hepatoduodenale = Pars vasculosa des Omentum minus

Bemerkung des Autors

Es sei darauf hingewiesen, dass das Lig. phrenicogastricum klassisch nicht zum Omentum minus gerechnet wird, hier aber aus praktischen Gründen dazu genommen wird.

12.6.1 Allgemeiner Test für das Omentum minus im Sitzen

Ausgangsposition Patient sitzend. Therapeut neben (oder hinter) dem Patienten stehend (oder sitzend).

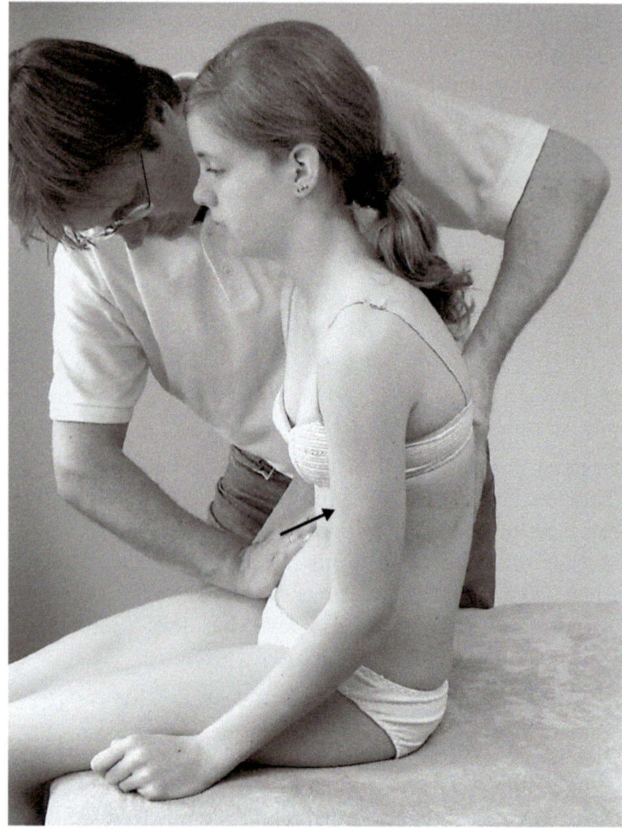

Abb. 12.6 Allgemeiner Test des Omentum minus im Sitzen

Ausführung Mit den Fingerspitzen der einen (rechten) Hand sehr vorsichtig und langsam in Höhe des Omentum minus (rechts von der Kardia und von der Curvatura minor) tief in den Recessus hepatoomentalis eindringen, während der Patient aufgefordert wird, sehr langsam auszuatmen und sich vornüber zu beugen. Die andere (linke) Hand flach in Höhe Th5–Th10 auf den Rücken des Patienten legen. Diese Hand kann die vegetative Reaktion des Patienten (Schwitzen) auswerten (> Abb. 12.6).

Es ist zu bedenken, dass hier viele intensive Spannungsprobleme „zu Hause sind". Dabei handelt es sich längst nicht nur um myofasziale Spannungsprobleme oder um chemische Störungen, sondern manchmal auch um emotionale Spannungen – also höchst sensible und sogar schmerzhafte Spannungen. Es ist sehr wichtig, hier umsichtig und sanft zu handeln. Deswegen sollte man nahe am Patienten stehen, um ihn eventuell „auffangen" zu können.

12.6.2 Test des Lig. phrenicogastricum und des linken Teils des Lig. hepatogastricum

Die Fasern dieser Ligamente (v. a. des Lig. phrenicogastricum) verlaufen kraniokaudal.

Ausgangsposition Patient sitzend, Therapeut hinter dem Patienten stehend.

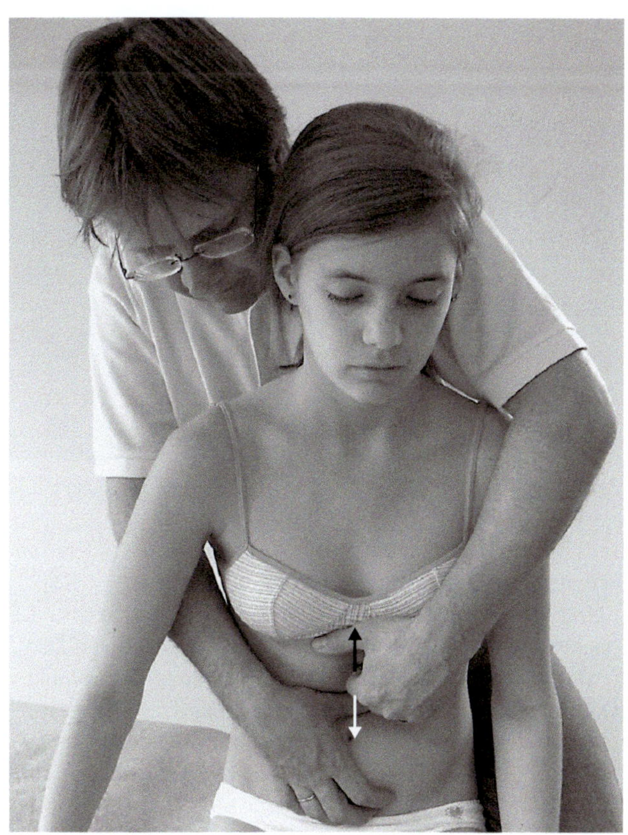

Abb. 12.7 Test der Pars (con)densa des Omentum minus im Sitzen

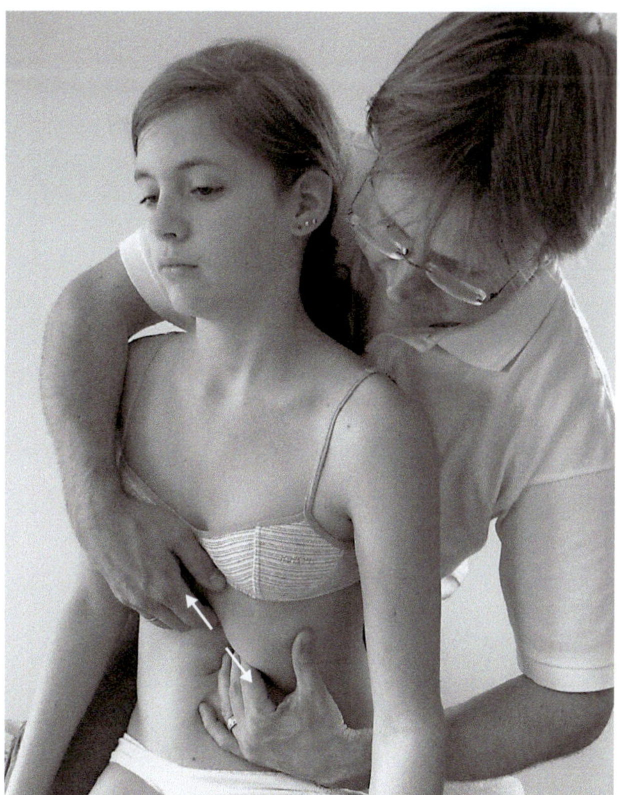

Abb. 12.8 Test der Pars flaccida des Omentum minus im Sitzen

Handposition Mit den Fingern der linken Hand von kranial, mit den Fingern oder dem Daumen der rechten Hand von kaudal palpieren. Dabei orientiert man sich am kraniokaudalen Faserverlauf der Pars densa (linker Teil des Lig. hepatogastricum). Die Magenkardia wird als Orientierungspunkt genutzt. Man findet diese etwas links von der Medianlinie unterhalb des Diaphragmas als eine runde, elastische Struktur. Die Kardia liegt meistens auch etwas links und ventral von der Aorta.

Es ist unbedingt darauf zu achten, direkten Druck auf die Aorta oder auf die Kardia zu vermeiden. Ebenso sollte die Stärke und der Ausschlag der Pulsierung der Aorta bewertet werden (> Abb. 12.7).

Ausführung Test
Etwas links von der Kardia zwischen Zwerchfell und Leber sowie dem Magenfundus eindringen und die Spannung des Lig. phrenicogastricum beurteilen. Dann etwas rechts von der Kardia die linke Seite der Leber und das Zwerchfell nach kranial heben, den Magen nach kaudal führen. Dabei die Reaktion des oberen Teils des Lig. hepatogastricum bewerten.

Dieses Ligament besitzt zwar kräftige Fasern (daher wahrscheinlich der Name „[con]densa“), dennoch sollte man hier immer sehr vorsichtig und äußerst sanft arbeiten und keine direkten harten Techniken einsetzen, da sich um die Kardia bei Portalhypertension Krampfadern ausbilden können.

12.6.3 Test des Lig. hepatogastricum

Diese Fasern verlaufen laterolateral bis schräg von rechts oben nach links unten. Sie sind dünn, durchsichtig, zerreißbar, weich und schlaff, daher werden sie auch als Pars flaccida bezeichet. Man sollte deshalb auch hier sanft und vorsichtig arbeiten.

Ausgangsposition Patient sitzend, Therapeut hinter dem Patienten stehend.

Handposition Mit den Fingern der rechten Hand von kranial und mit den Fingern der linken Hand von kaudal palpieren; sich dabei am schrägen Faserverlauf der Pars flaccida (Lig. hepatogastricum) von kranial rechts nach kaudal links orientieren. Weiterhin die Kardia des Magens als Orientierungspunkt nutzen (> Abb. 12.8).

Ausführung Etwas rechts der Kardia zwischen Leber und Curvatura minor des Magens eindringen und die Spannung beurteilen. Dann die Leber nach kranial und rechts heben, den Magen nach kaudal und links führen und die Reaktion des Lig. hepatogastricum bewerten. Anschließend progressiv auch die mehr kaudalen Teile des Ligaments testen.

12.6.4 Test des Lig. hepatoduodenale

Diese Fasern laufen wiederum kraniokaudal und bilden eine Art Zelt um die Leberpforte mit den dort ein- und austreten-

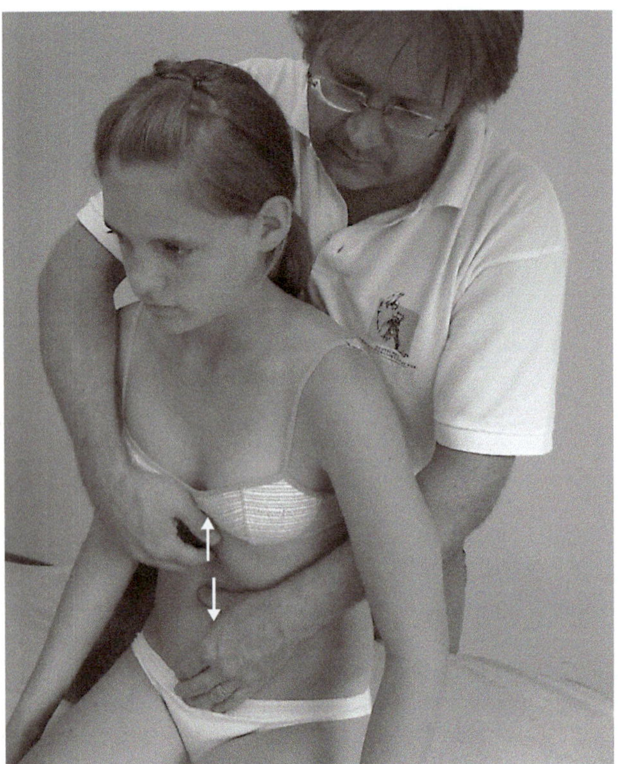

Abb. 12.9 Test der Pars vasculosa des Omentum minus im Sitzen

den Gefäßen. Es sollte klar sein, wie sich eine Hypertonie dieser Fasern auf hier durchziehenden Strukturen auswirken würde.

Ausgangsposition Patient sitzend, Therapeut hinter ihm stehend.

Handposition Mit den Fingern der rechten Hand von kranial und mit dem Daumen oder den Fingern der linken Hand von kaudal palpieren und sich am kraniokaudalen Faserverlauf der Pars vasculosa (Lig. hepatoduodenale) orientieren. Den Pylorus als Orientierungspunkt nutzen. Diesen findet man als eine härtere, runde Zone. Bei gefüllten Magen liegt er eher 2–3 Fingerbreit oberhalb des Nabels und etwas rechts von der Medianlinie. Bei leeren Magen liegt er ungefähr 3–4 Fingerbreit oberhalb des Nabels und etwas links von der Medianlinie. Das Duo 1 (Pars superior des Duodenums) schließt unmittelbar rechts an den Pylorus an (➢ Abb. 12.9).

Ausführung Zwischen Leber und Pars superior des Duodenums eindringen und die Spannung beurteilen. Dann die Leber nach kranial heben und die Reaktion des Lig. hepatoduodenale bewerten.

12.6.5 Test des Sphinkter Oddi

Wenn eine gefüllte Gallenblase schmerzhaft ist, ist es sehr sinnvoll, den M. sphincter ampullae hepatopancreaticae (Oddi) zu tasten. Der Sphincter Oddi ist in Ruhe normalerweise kontrahiert, muss aber periodisch locker lassen können. Dieser Test gibt damit eine nicht unwichtige Möglichkeit, einen Spasmus von diesem Sphinkter von einer sehr ernsthaften Pankreasproblematik zu unterscheiden.

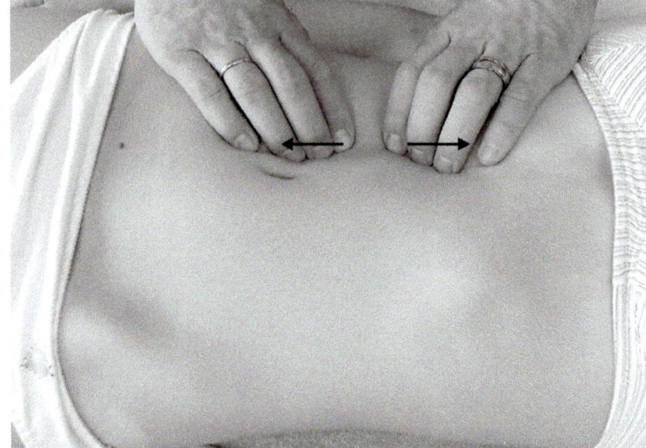

Abb. 12.10 Test des Sphinkter Oddi und des Duo 2 auf Spannung

Der Sphinkter Oddi ist der Schließmuskel des Ductus choledochus und des Ductus pancreaticus in der Wand von Duo 2 (Pars descendens des Duodenums). Die Lage des Sphinkter Oddi ist relativ fixiert, da das Duodenum und das Pankreas retroperitoneal liegen und damit wenig mobil sind. Der Sphinkter Oddi stellt eine etwas festere Zone in Größe einer 1-Euro-Münze dar, die ca. 2 Fingerbreit lateral und 2 Fingerbreit oberhalb des Nabels liegt.

Es wäre unlogisch, das Omentum minus zu behandeln, ohne dabei auch den Sphinkter Oddi zu testen und zu behandeln! Der Sphinkter ist für den Gallenstoffwechsel, das Pankreas und die Verdauung äußerst wichtig.

Ausgangsposition Patient in Rückenlage, Therapeut neben ihm sitzend oder stehend.

Ausführung Mit den Fingerspitzen nach einem verspannten hepatopankreatischen Schließmuskel (Oddi) tasten. Normalerweise ist dieser kaum oder nicht tastbar (➢ Abb. 12.10). Fühlt man jedoch eine tiefe, feste, runde Zone auf der Medianseite des Duo 2, bzw. einen kleinen, stark druckempfindlichen „Ball" in der Größe eines 1-Euro-Geldstücks, deutet dies auf eine Hypertonie des Sphincter Oddi. Wahrscheinlich tastet man hier aber nicht nur den verspannten Sphinkter sondern auch die verspannte Duodenumwand. Es empfiehlt sich daher, auch das Duodenum zu behandeln (➢ Kap. 14.7.1).

12.7 Motilität der Leber und Gallenwege

Die Motilitätsbewegungen sind identisch mit den Mobilitätsbewegungen in den drei Ebenen (➢ Kap. 4.3.8), aber mit einem eigenen und langsameren Rhythmus. Allerdings ist die Namensgebung verwirrend. Die „Exspir-Bewegung" der Motilität stimmt überein mit der dreidimensionalen Bewegung beim Einatmen.

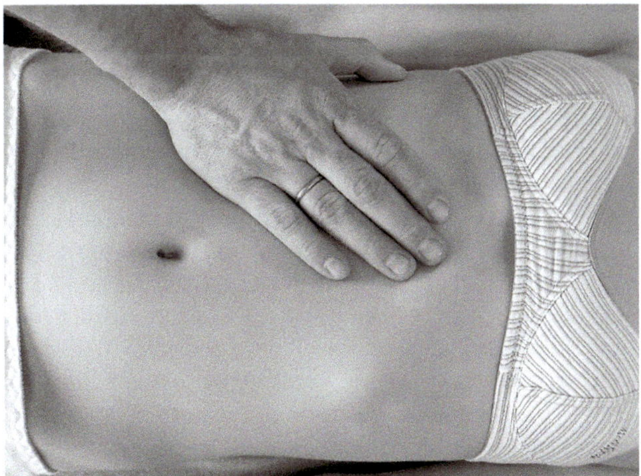

Abb. 12.11 Test der Motilität der Leber und Gallenblase

J. P. Barral und P. Mercier geben folgende Exspir-Motilitätsbewegung der Leber und Gallenblase an (Barral und Mercier 1987):

- Frontalebene: eine Art „Seitneigung“ nach rechts um eine dorsoventrale Achse durch das linke Lig. triangulare der Leber
- Sagittalebene: eine Art „Flexionsbewegung“ um eine laterolaterale Achse, wobei die Leberunterseite nach dorsal-kaudal kippt
- Transversalebene: eine Art „Rotationsbewegung“ nach links um eine dorsoventrale Achse.

Bei der Inspir-Motilitätsbewegung sind die Bewegungsrichtungen genau umgekehrt.

Ausgangsposition Patient in Rückenlage, Therapeut rechts neben ihm sitzend.

Handposition Die rechte Hand liegt völlig entspannt mit dem Mittelfinger auf dem Rippenbogen und mit der Fingerspitze so nah wie möglich am Lig. triangulare sinistrum. Der kleine Finger stimmt dadurch meistens mit dem Leberunterrand überein (➤ Abb. 12.11).

Ausführung Es kann hilfreich sein, die Motilitätsbewegung der Leber in die drei Ebenen aufzuteilen und sie separat zu testen und zu behandeln. Die Amplitude und Leichtigkeit, mit der die Bewegungen ablaufen, vergleichen.

Die Motilität des Sphincter Oddi besteht aus einer langsamen, harmonischen Drehbewegung nach links und rechts in der frontalen Ebene. Dazu den Daumenballen oder Kleinfingerballen (Os pisiforme) auf den Sphinkter legen.

Bei einem hypertonen, geschlossenen Sphinkter fehlt die rhythmische harmonischen Links-Rechts-Rotation. Stattdessen macht er nur eine einseitige stärkere Drehbewegung (starke Linksrotation = Gegenuhrzeigersinn, Rechtsrotation = Uhrzeigersinn) oder die Rotation fällt ganz aus.

12.8 Listenings der Leber und Gallenwege

12.8.1 Allgemeines Listening

Dieser Test ist nur sinnvoll, wenn keine neurologischen oder Gleichgewichtsstörungen vorliegen.

Für eine detailliertere Beschreibung dieses Tests möchte ich auf mein Buch „Das Becken aus Sicht der Osteopathie“ verweisen (Meert 2006).

Ausgangsposition Patient sitzend oder stehend (Füße parallel). Therapeut hinter ihm stehend.

Handposition Eine Hand auf den Schädel des Patienten legen, mit dem Mittelfinger auf der Sutura sagittalis. Die andere Hand entweder zwischen die Schulterblätter oder in den LWS-Bereich legen.

Ausführung Den Patienten bitten, die Augen zu schließen und dabei wahrnehmen, in welche Richtung der Patient direkt nach dem Augenschließen gezogen zu werden scheint. Falls das Resultat beim Wiederholen gleich bleibt, kann man eine Vermutung aufbauen, wo sich die größte Spannung im Körper des Patienten befindet. Diese befindet sich meist in dem Bereich, um den sich der Patient sozusagen „zusammenfaltet“. Im Falle einer Spannung im Leberbereich wird der Patient eine Seitneigung nach rechts und eine leichte Rotation nach links, v. a. um die Rippen IX–X ausführen. Das ist übrigens auch die antalgische bzw. die skoliotische Haltung, die sich bei mechanischen Fixierungen einstellt.

12.8.2 Lokale Listenings

Ausgangsposition Patient in Rückenlage. Therapeut links neben dem Patienten sitzend oder stehend.

Ausführung Die rechte Hand flach mit dem Handteller auf den Nabel legen, die Finger leicht gespreizt und nach kranial gerichtet, Mittelfinger auf der Medianlinie. Keinen Druck ausüben und sich auf das Gewebe des Patienten konzentrieren. Es ist wichtig, sich Zeit zu nehmen und bereit zu sein, die eigenen Gedanken zurückzustellen.

- **Bei Leberproblematik:** Der Handteller wird zum rechten Hypochondrium und in eine Ulnarabduktion gezogen. Dabei hat man das Gefühl, als ob die Hand unter den rechten Rippenbogen gesaugt wird.
- **Gallenblase:** Der Zeigefinger und/oder Daumen wird zum Rippenbogen in Höhe der Medioklavikularlinie gezogen. Jetzt entsteht keine Ulnarabduktionsneigung der Hand.
- **Sphinkter Oddi (und Caput pancreatis):** Der Thenar wird zum Sphinkter gezogen und die Hand wird um die Längsachse gedreht, wobei sie sich auf den radialen Rand des Thenars legt.

12.9 Behandlung der Leber und Gallenwege

12.9.1 Mobilisation der Leberrecessus mit den Rippen im Sitzen

Es ist oft sinnvoll, die Leberrecessus (v.a. die Recessus subphrenici) beweglicher zu machen und von Spannungen bzw. Verklebungen zu befreien, indem man den Thorax und das Zwerchfell im Leberbereich in den drei Ebenen mobilisiert. Dabei werden Fixierungen gelöst, ohne dass eine direkte Einwirkung auf die Leber erfolgt. Diese Techniken können in den meisten Fällen eingesetzt werden, jedoch nicht bei Metastasierungen und akuten Lebererkrankungen.

Ausgangsposition Patient auf der Liege sitzend, Therapeut hinter dem Patienten stehend.

Handposition Die rechten unteren sechs Rippen des Patienten mit der einen Hand von ventral umgreifen und mit der anderen von dorsal.

Ausführung Die rechten Rippen mit beiden Händen fest umgreifen und dreidimensional im Leberbereich in Einatmungs- und Ausatmungsrichtung mobilisieren, um die Gleitflächen zu befreien. In der Frontalebene den Brustkorb des Patienten in Seitneigung nach links und rechts um die Leber herum mobilisieren (> Abb. 12.12).

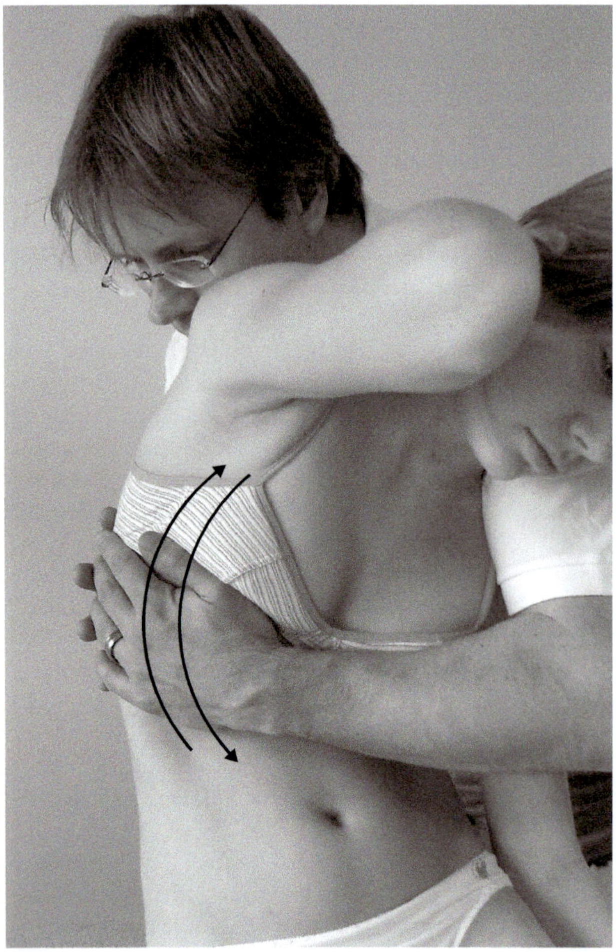

In der Transversalebene den Brustkorb des Patienten in Rotation nach links und rechts um die Leber herum mobilisieren (> Abb. 12.13).

In der Sagittalebene den Brustkorb des Patienten in Flexion und Extension um die Leber herum mobilisieren (> Abb. 12.14).

Achten Sie darauf, „runde" Bewegungen um die Leber herum auszuführen und keinen Druck auf die Leber auszuüben!

Als Steigerung kann man die Rippen mit einer Atembewegung maximal in die entsprechende Atemposition führen und dann bei der darauffolgenden entgegengesetzten Atembewegung einen Recoil (plötzliches Loslassen) ausführen.

Abb. 12.12 Mobilisation der Leberrecessus in der frontalen Ebene im Sitzen

12.9.2 Mobilisation der Leberrecessus mit den Rippen in linker Seitenlage

Ausgangsposition Patient in linker Seitenlage, Therapeut hinter dem Patienten stehend.

Handposition Die rechten unteren sechs Rippen des Patienten mit der einen Hand von ventral umgreifen und mit der anderen von dorsal.

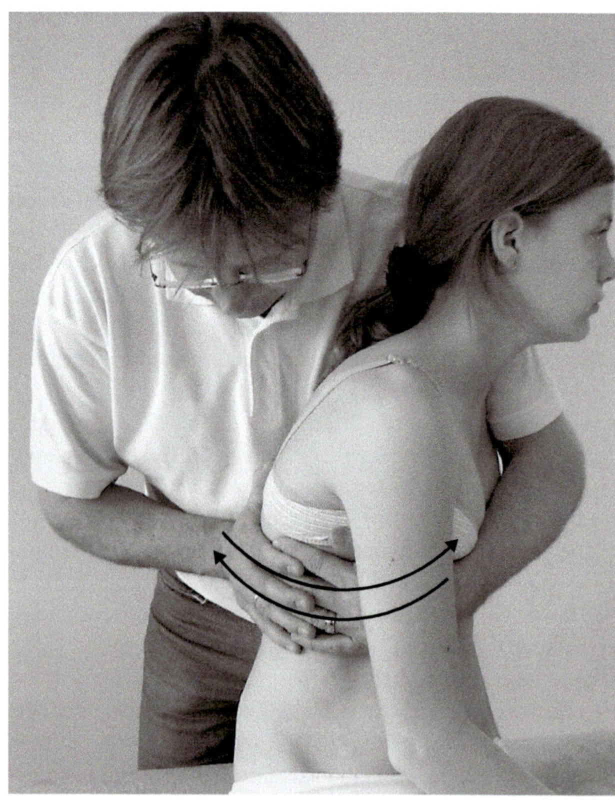

Abb. 12.13 Mobilisation der Leberrecessus in der transversalen Ebene im Sitzen

Ausführung Die Rippen mit beiden Händen fest umgreifen und in den drei Ebenen in Ausatmungs- und Einatmungsrichtung mobilisieren.

In der Frontalebene den Brustkorb des Patienten in Seitneigung nach links und rechts um die Leber herum mobilisieren (> Abb. 12.15).

In der Transversalebene den Brustkorb des Patienten in Rotation nach links und rechts um die Leber herum mobilisieren (> Abb. 12.16).

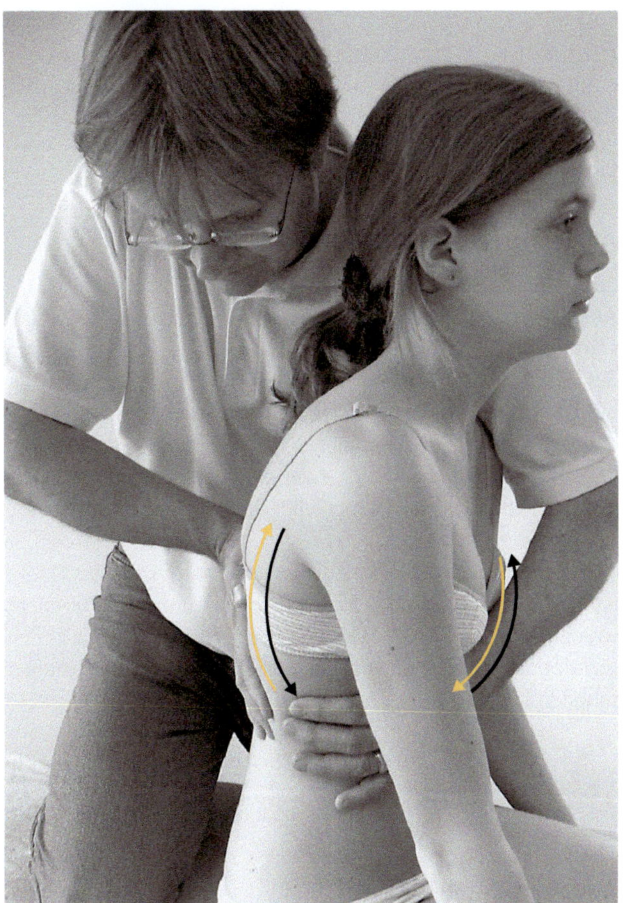
Abb. 12.14 Mobilisation der Leberrecessus in der sagittalen Ebene im Sitzen

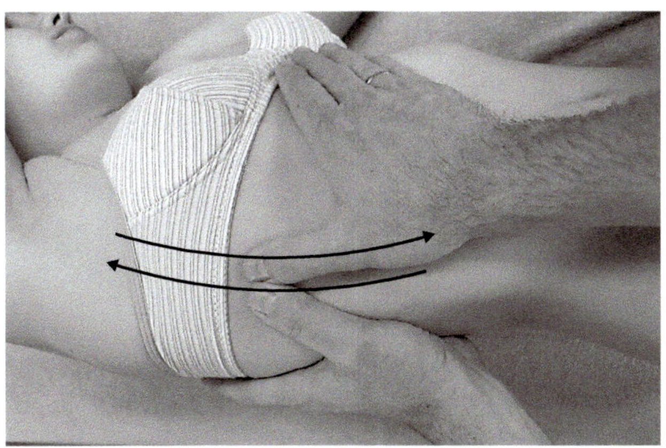
Abb. 12.15 Mobilisation der Leberrecessus in der frontalen Ebene in linker Seitenlage

In der Sagittalebene den Brustkorb des Patienten um die Leber herum in Flexion und Extension bringen (> Abb. 12.17).

Es ist wiederum darauf zu achten, „runde" Bewegungen um die Leber herum ohne jeden Druck auszuführen! Auch hier kann zusätzlich mit der Recoiltechnik gearbeitet werden.

12.9.3 Mobilisation der Leberrecessus mit Gegenhalt an der Leber

Es ist sinnvoll, zuerst die oben genannten Rippentechniken für die Leberrecessus auszuführen (> Kap. 12.9.1 und > Kap. 12.9.2) und dann erst die Techniken für die Leberrecessus mit Gegenhalt an der Leber, da letztere wesentlich intensiver sind und vorsichtig ausgeführt werden müssen!

Es werden auch hier Fixierungen gelöst, aber diesmal mit Techniken, die direkt auf die Leber wirken. Diese Techniken dürfen daher nicht an einer kranken Leber ausgeführt werden (auf Kontraindikationen achten!).

Ausgangsposition Patient auf der Liege sitzend, Therapeut hinter dem Patienten stehend.

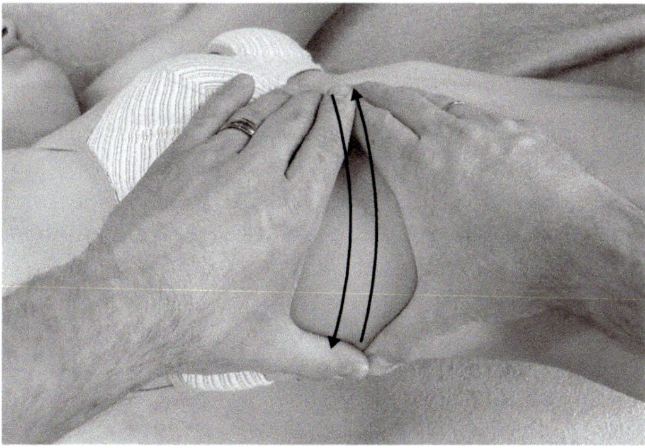
Abb. 12.16 Mobilisation der Leberrecessus in der transversalen Ebene in linker Seitenlage

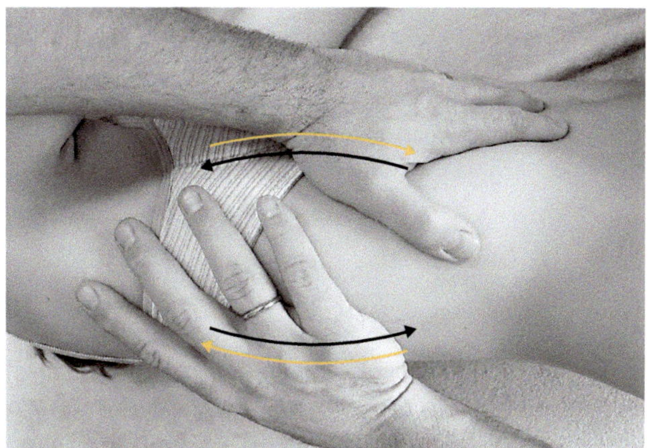
Abb. 12.17 Mobilisation der Leberrecessus in der sagittalen Ebene in linker Seitenlage

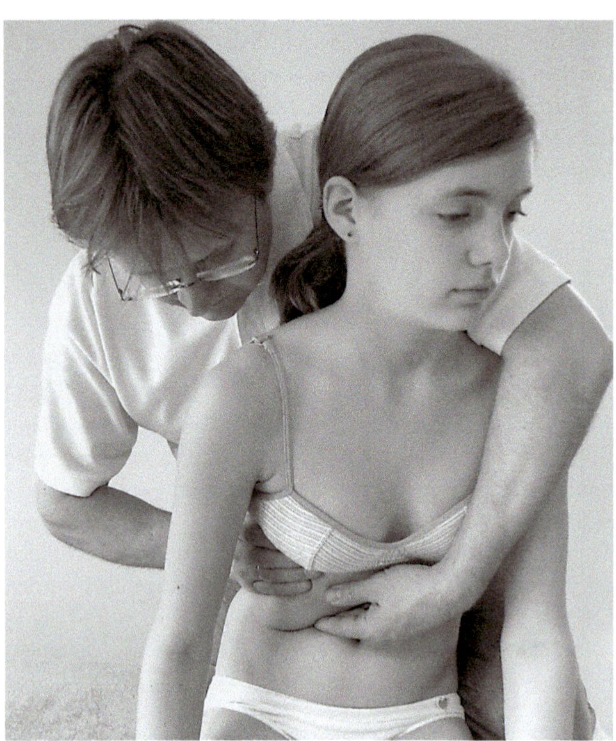

Abb. 12.18 Mobilisation der Leberrecessus mit Gegenhalt an der Leber im Sitzen

Handposition Mit der einen Hand den Oberkörper des Patienten umgreifen und mit der anderen Hand die Unterseite der Leber fixieren (> Abb. 12.18).

Ausführung Der Oberkörper wird jetzt sanft in den drei Ebenen mobilisiert, wobei die Leber jeweils in der entgegengesetzten Richtung behutsam fixiert wird.

In der Frontalebene den Brustkorb des Patienten in Seitneigung nach links und rechts führen. Dabei jeweils die linke bzw. die rechte Leberunterseite fixieren.

In der Transversalebene den Brustkorb des Patienten in Rotation nach links und rechts bringen. Dabei die Leberunterseite so gut wie möglich fixieren.

In der Sagittalebene den Brustkorb des Patienten in Flexion und Extension bringen. Dabei jeweils den ventralen Anteil bzw. soweit wie möglich den dorsalen Anteil der Leberunterseite fixieren.

Diese Techniken können wunderbar mit aktiver Beteiligung des Patienten ausgeführt werden. Die Leberrecessus sind dann allerdings noch schwieriger genau zu lokalisieren.

12.9.4 Heben der Leber bei einer fixierten Ptose im Sitzen

Es bedarf wohl kaum einer Erklärung, dass Fixierungen unterhalb der Leber zuerst gelöst werden müssen. Erst dann kann man die Leber nach kranial mobilisieren.

Ausgangsposition Patient auf der Liege sitzend, Therapeut hinter dem Patienten stehend.

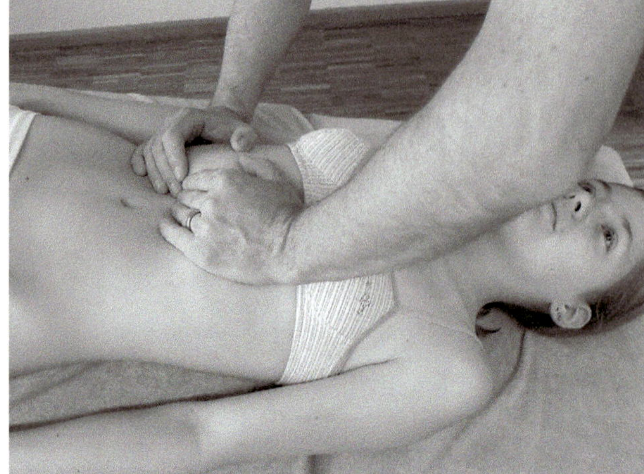

Abb. 12.19 Heben der Leber in Rückenlage

Handposition Den Patienten umgreifen und die Finger sanft unter die Leberunterseite legen (> Abb. 12.2).

Ausführung Beim Ausatmen die Leber ganz sanft kranialwärts (zur rechten Schulter) heben und diese Position während des Einatmens aufrechterhalten bzw. etwas nachgeben. Dies wird während einiger Atemzyklen wiederholt, ohne die Leber dabei zu stark zu komprimieren.

Es ist zu bedenken, dass die Leber maximal 1–2 cm kranialwärts verschiebbar ist. Es handelt sich hier also um eher kleine Bewegungen.

Man könnte meinen, dass die Leber ein sehr robustes Organ ist. Das mag zwar in chemischer Hinsicht stimmen, aber nicht so sehr in mechanischer Hinsicht. Arbeiten Sie von ganz außen rechts nach links, also von der etwas mobileren zur weniger mobilen Leberseite.

12.9.5 Heben der Leber bei einer fixierten Ptose in Rückenlage

Ausgangsposition Patient in Rückenlage, die Beine sind eventuell angewinkelt, die Liege ist geneigt. Therapeut rechts am Kopfende der Liege nach kaudal gerichtet stehend.

Ausführung Sanft mit den Fingerspitzen beider Hände unter die Leberunterseite greifen und die Leber während des Ausatmens heben (> Abb. 12.19).

Achten Sie darauf, die Leber nicht zu sehr zu komprimieren und die Leber erst beim Ausatmen anzuheben.

12.9.6 Dekongestionierende Technik in linker Seitenlage

Dekongestionierende Techniken sind bei Leber- oder Herzerkrankungen absolute Kontraindikationen!

Es ist wichtig, den Patienten darauf hinzuweisen, dass er sich nach dieser Behandlung eventuell unwohl fühlen kann. Von Übelkeit bis hin zu Kopfschmerzen und Hautausschlag

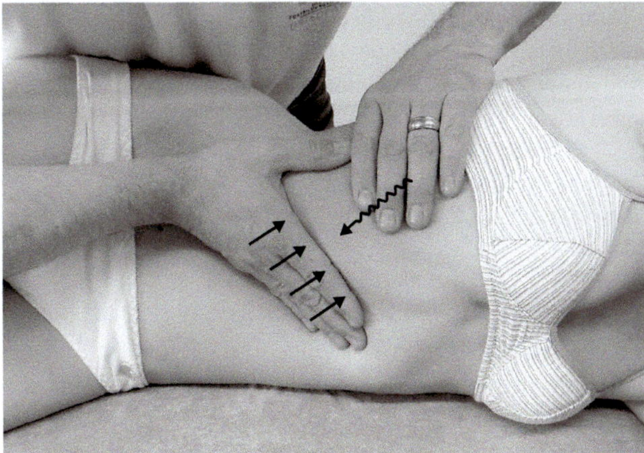

Abb. 12.20 Dekongestionierung der Leber in linker Seitenlage

kann sich die ganze Palette von Lebersymptomen in milder Form bemerkbar machen.

Ausgangsposition Patient in linker Seitenlage, Therapeut hinter dem Patienten stehend.

Handposition Mit der rechten Hand unter die Leber des Patienten greifen und mit der linken Hand die rechten unteren sechs Rippen des Patienten von lateral (rechts) umgreifen (> Abb. 12.20).

Ausführung Den Patienten auffordern, tief ein- und auszuatmen. Die Leber beim Ausatmen sanft nach kranial heben und die Rippen behutsam (eventuell vibrierend) nach kaudal drücken. Beim Einatmen den Druck behutsam aufrechterhalten, sodass der Patient durch die kaudale Verlagerung des Zwerchfells seine Leber selber komprimiert. Den Druck der Hände erst am Ende des Einatmens vorsichtig etwas abbauen. Beim anschließenden Ausatmen das Ganze wiederholen.

Dieser Vorgang wird mehrmals wiederholt, damit ein Pumpeffekt erreicht wird.

12.9.7 Dekongestionierende Technik im Sitzen

Es gilt erneut, besonders vorsichtig zu handeln, auch sind die gleichen Kontraindikationen wie oben (Herz- und Lebererkrankungen) zu beachten!

Ausgangsposition Patient auf der Liege sitzend, Therapeut hinter dem Patienten stehend.

Handposition Den Patienten umgreifen und die Finger sanft unter die Leberunterseite legen (> Abb. 12.2).

Ausführung Beim Ausatmen die Leber ganz sanft kranialwärts heben. Während des Einatmens den Druck aufrechterhalten. Am Ende der Einatmung kann man den Druck ggf. etwas abbauen. Eventuell kann zusätzlich noch eine Seitneigung des Oberkörpers in Richtung der behandelten Leberseite durchgeführt werden.

Diesen Vorgang über mehrere Atemzyklen wiederholen. Dadurch wird die Zirkulation in der Leber und um sie herum erhöht und eine Entstauung erzielt.

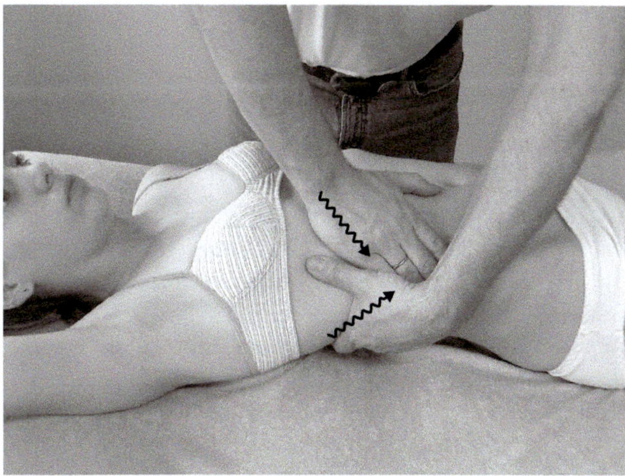

Abb. 12.21 Dekongestionierung der Leber in Rückenlage

12.9.8 Dekongestionierende Technik in Rückenlage

Es gilt erneut, besonders vorsichtig zu handeln. Auch sind die gleichen Kontraindikationen (Herz- und Lebererkrankungen) zu beachten!

Ausgangsposition Patient in Rückenlage, die Beine sind eventuell angewinkelt. Therapeut links neben dem Patienten stehend.

Ausführung Mit beiden Händen die unteren Rippen auf der rechten Seite von dorsal und ventral umgreifen (> Abb. 12.21). Während des Ausatmens die rechte Thoraxseite und die Leber sehr behutsam zwischen den Händen zusammenpressen. Während des Einatmens den Druck behutsam aufrechterhalten und ihn am Ende des Einatmens etwas nachlassen. Beim anschließenden Ausatmen den Druck erneut aufbauen, um eine pumpende Wirkung auf die Leber zu erzeugen.

Man kann auch während des Einatmens plötzlich loslassen, um einen Unterdruck im Organ aufzubauen und damit die Durchblutung im Leberbereich zu verstärken.

12.9.9 Behandlung des Omentum minus

Das Omentum minus stellt unter dem Aspekt der Flüssigkeitsverteilung eine sehr wichtige Struktur im abdominalen Bereich dar.

Das Omentum minus spannt sich zwischen der Unterseite der Leber und der Curvatura minor des Magens. Spannungen im Omentum minus rufen funktionelle Störungen sowohl der Leber als auch der Gallenblase hervor, weil es als peritoneales Doppelblatt alle wichtigen „Leitungen" (V. portae, A. hepatica propria, neurovegetative und lymphatische Leitungen) zur Leber führt bzw. den Ductus hepaticus (Gallengang) von der Leber wegführt.

❶ Allgemeine Behandlung des Omentum minus

Ausgangsposition Patient auf der Liege sitzend, Therapeut neben dem Patienten stehend oder sitzend.
Handposition Die Fingerspitzen der einen Hand unter die Leberunterseite in Höhe des Omentum minus, rechts der Kardia und des Omentum minus legen. Die andere Hand flach auf die BWS zwischen den Schulterblättern legen und die vegetativen Reaktionen des Patienten beurteilen (➢ Abb. 12.6).
Ausführung Während des Ausatmens den Patienten auffordern, sich nach vorne zu beugen. Sanft in den Bauchraum, unter der Leberunterseite, eindringen. Während mehrerer Atemzyklen das Omentum sehr behutsam nach kaudal, kranial, links und rechts „verschieben" und die Spannung abbauen.

Der Patient wird dann gebeten, langsam auszuatmen und sich gleichzeitig aufzurichten. Währenddessen das Omentum minus nach kaudal fixieren.

Weil diese Technik nicht unbedingt angenehm für den Patienten ist, sollte man besonders vorsichtig und respektvoll arbeiten.

❷ Behandlung des linken Teils des Lig. hepatogastricum (und des Lig. phrenicogastricum)

Weil das Lig. phrenicogastricum häufig mit betroffen ist, wird es hier gleich mit behandelt.
Ausgangsposition Patient auf der Liege sitzend, Therapeut hinter dem Patienten stehend.
Handposition Mit den Fingern der linken Hand von kranial und mit den Fingern oder Daumen der rechten Hand von kaudal, links von der Kardia (Lig. phrenicogastricum) palpieren. Sich dabei am kraniokaudalen Faserverlauf des Lig. phrenicogastricum und hepatogastricum (Pars densa) orientieren (➢ Abb. 12.7).
Ausführung Während des Ausatmens ganz sanft die linke Leber kranialwärts heben und den Magenfundus fixieren. Eventuell den Patienten zuerst in Extension bringen, um die Finger besser platzieren zu können. Mit den Fingern beider Hände die Bandansätze zueinander führen (indirekte Technik) und den Patienten dabei eventuell etwas in Flexion bringen. Dem Loslassen und Unwinding der Spannungen folgen und diese Position beibehalten bis die Spannung nachlässt.

Danach mit einer direkten Technik (Dehnung) das Zwerchfell, bzw. die Leberunterseite mit der einen Hand und den Magenfundus mit der anderen Hand während des Einatmens voneinander entfernen und den Patienten dabei eventuell etwas in Extension führen.

Den Vorgang wiederholen und dabei die Finger der einen Hand unmittelbar rechts der Kardia (Lig. hepatogastricum) legen, die Finger der anderen Hand auf die Mitte der Leberunterseite.

Um die Kardia können sich bei Portalhypertension Krampfadern bilden. Man sollte deswegen hier immer sehr vorsichtig und äußerst sanft arbeiten und direkten Druck auf die Kardia vermeiden!

❸ Behandlung des Lig. hepatogastricum

Ausgangsposition Patient auf der Liege sitzend, Therapeut hinter dem Patienten stehend.
Handposition Mit den Fingern der rechten Hand von kranial die Leberunterseite und mit den Fingern der linken Hand von kaudal die Curvatura minor des Magens palpieren. Sich dabei am schrägen Faserverlauf des Lig. hepatogastricum (Pars flaccida) von kranial-rechts nach kaudal-links orientieren (➢ Abb. 12.8).
Ausführung Erneut zuerst mit einer indirekten Technik die Bandansätze zueinander führen und den Patienten dabei eventuell etwas in Flexion und Rotation links bringen. Dem Loslassen und Unwinding der Spannungen folgen und diese Position beibehalten bis die Spannung nachlässt.

Danach während des Ausatmens den Oberkörper des Patienten in Extension und leicht nach rechts drehen und mit der rechten Hand die Leber nach lateral-kranial ziehen. Gleichzeitig mit der linken Hand den Magen fixieren (direkte Technik).

Diese Techniken sollten ebenfalls sanft ausgeführt werden. Man sollte v. a. nicht auf die Gallenblase drücken, um unnötige Schmerzimpulse und die damit verbundenen Spannungen zu vermeiden.

❹ Behandlung des Lig. hepatoduodenale

Ausgangsposition Patient auf der Liege sitzend, Therapeut hinter dem Patienten stehend.
Handposition Mit den Fingern der rechten Hand von kranial die Unterseite der Leber palpieren, mit dem Daumen oder den Fingern der linken Hand von kaudal Duo 1 (Pars superior des Duodenums); sich dabei am kraniokaudalen Faserverlauf des Lig. hepatoduodenale Pars vasculosa orientieren (➢ Abb. 12.9).
Ausführung Erneut zuerst mit einer indirekten Technik die Bandansätze zueinander führen und den Patienten dabei eventuell etwas in Flexion bringen. Dem Loslassen und Unwinding der Spannungen folgen und diese Position beibehalten bis die Spannung nachlässt.

Danach während des Ausatmens die Leber ganz sanft kranialwärts heben und Duo 1 nach kaudal fixieren. Eventuell den Patienten auch noch vorsichtig etwas in Extension bringen (direkte Technik).

❺ Unwinding des Omentum minus

Ausgangsposition Patient auf der Liege sitzend, Therapeut hinter dem Patienten stehend.

Handposition Den Patienten umgreifen und die Fingerspitzen beider Hände unter der Leberunterseite in Höhe des Omentum minus legen.
Ausführung Während des Ausatmens sanft und behutsam in den Bauchraum unter die Leberunterseite eindringen. Dabei auf das „Wegschmelzen" der Spannung warten und dem Körper in die Richtung folgen, in die es ihn zieht. Man sucht sozusagen zusammen mit dem Gewebe die Position, in der am wenigsten Spannung vorliegt.

12.9.10 Behandlung des Sphinkter Oddi

Wie bereits festgestellt, ist es wichtig, diesen Schließmuskel zu entspannen, bevor man dekongestionierende Techniken der Leber ausführt (➤ Kap. 12.6.5).
Ausgangsposition Patient in Rückenlage, die Beine sind eventuell angewinkelt. Therapeut rechts neben dem Patienten stehend.
Ausführung Den Sphincter Oddi 2 Fingerbreit rechts und 2 Fingerbreit kranial vom Nabel palpieren. Ist der Sphinkter hyperton, ist er als runder Knopf tastbar. In diesem Fall versuchen, den Sphinkter mit einer sanften drehenden Massage zu entspannen.

Es ist auch möglich, zuerst die Motilität des Sphinkters zu tasten und danach mit einer Induktionstechnik eine Korrektur auszuführen. Dazu die Bewegung (Links- oder Rechtsdrehung), die sich am einfachsten ausführen lässt, mit einem Mininum an Krafteinsatz verstärken. Es handelt sich bei der Induktionstechnik somit um eine indirekte Technik, sodass dabei eventuell ein „Still-point" (Bewegungsstillstand) durchlaufen werden kann.

Die Sphinkterbehandlung ist oft problematisch; es kann sein, dass es uns nicht so einfach gelingt, ihn zu lösen. Man sollte dann zusätzlich neurovegetative Verbindungen (Nn. vagi) nutzen und mittels parasympathischen Impulsen das Loslassen des Sphincter Oddi zu unterstützen. Kraniosakrale Techniken für das Foramen jugulare und das vierte Hirnventrikel sind hier sehr zweckmäßig. Es ist auch sehr sinnvoll, das Duodenum komplett zu behandeln (➤ Kap. 14). Weiterhin ist auch eine Behandlung (Mobilisation) der sympathischen Segmente Th5–Th10 empfehlenswert.

12.9.11 Behandlung (Drainage) der Gallenblase und Gallengänge

Auch hier ist es ist notwendig, zunächst den Sphincter Oddi frei zu machen. Wenn bekannt ist, dass Gallensteine vorliegen oder Zeichen für Gallensteine vorhanden sind, sollte man die Gallenblasendrainage zur Sicherheit nicht ausführen! Es kann die Gefahr bestehen, die Gallenblase bei einer zu fest ausgeführten Palpation zu perforieren!

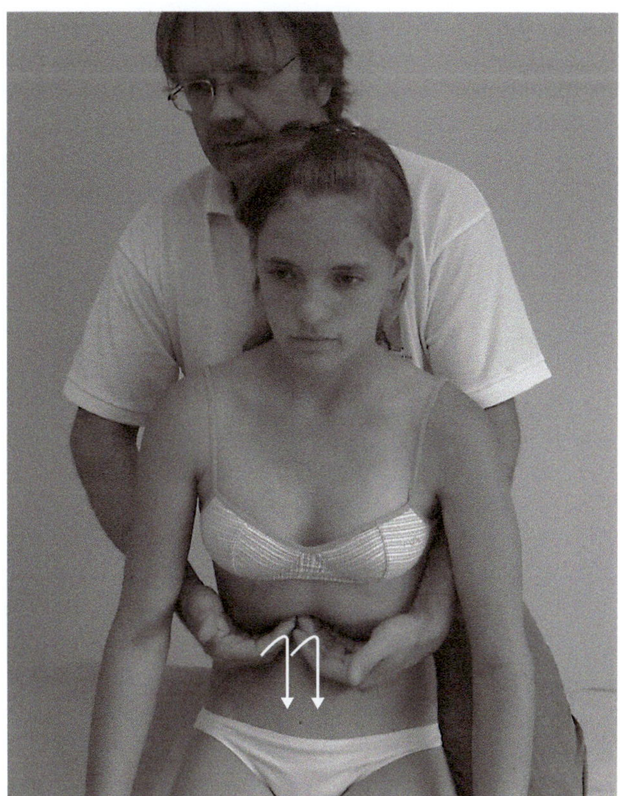

Abb. 12.22 Drainage der Gallenblase und Gallengänge

Die Technik wird immer äußerst behutsam und langsam ausgeführt und sollte bei Schmerzangabe sofort abgebrochen werden.
Ausgangsposition Patient auf der Liege sitzend, Therapeut hinter dem Patienten stehend.
Handposition Den Patienten mit beiden Armen umgreifen und die Fingerspitzen beider Hände auf die Unterseite der Gallenblase legen (➤ Abb. 12.22).
Ausführung Während des Ausatmens sanft und behutsam in den Bauchraum eindringen und zuerst mit leichten, zirkulären Bewegungen die Gallenblase bearbeiten.

Sobald die Spannung nachgelassen hat, beim Ausatmen der Bewegung des Zwerchfells nach kranial folgen und zunächst die Gallenwege nach kaudal und danach die Gallenblase vorsichtig nach kranial-dorsal drainieren. Dies mehrmals wiederholen.

Die Behandlung wird mit einer sehr langsamen und behutsamen „Ausstreichung" der Gallenblase und Gallenwege abgeschlossen, und zwar von ventral-kaudal nach dorsal-kranial, um dann nach kaudal „umzubiegen".

12.9.12 Unwinding des Lig. triangulare sinistrum

Ausgangsposition Patient auf der Liege sitzend, Therapeut hinter dem Patienten stehend.

Handposition Den Patienten umgreifen und die Fingerspitzen unter die linke Leberunterseite in Höhe des Lig. triangulare sinistrum legen.
Ausführung Während des Ausatmens sanft und behutsam in den Bauchraum unter die Leberunterseite eindringen. Dabei auf das „Wegschmelzen" der Spannung warten und dem Körper in die Richtung folgen, in die es ihn zieht.

12.9.13 Behandlung der Motilität von Leber und Gallenblase

Ausgangsposition Patient in Rückenlage, Therapeut rechts neben dem Patienten sitzend.
Handposition Die rechte Hand völlig entspannt mit dem Mittelfinger auf den Rippenbogen legen, wobei die Spitze des Mittelfingers so nah wie möglich am Lig. triangulare sinistrum liegen sollte. Der kleine Finger stimmt dadurch meistens mit dem Leberunterrand überein (➢ Abb. 12.11). Eventuell wird die andere Hand unter die sechs kaudalen Rippen gelegt.
Ausführung Es kann hilfreich sein, diese Bewegung in die drei Ebenen aufzuteilen (➢ Kap. 12.7) und jede Ebene separat zu behandeln: Flexion-Extension der Leber in der sagittalen Ebene (Pro-/Supination der rechten Hand), Seitneigung nach rechts und zurück in die frontale Ebene (Radial-/Ulnarduktion der rechten Hand) und Rotation nach links und zurück in der transversalen Ebene (Flexion/Extension des rechten Handgelenks).

Die Motilität wird mit sogenannten Induktionstechniken behandelt. Dabei wird die Bewegung verstärkt, die am besten abläuft, und nur ein Minimum an Kraft eingesetzt.

Man sollte dem Gewebe Zeit geben und sanft vorgehen – das genügt meistens, ist aber nicht immer einfach. Diese Techniken sind beispielsweise zum Ausgleich am Ende einer Behandlung sehr sinnvoll.

KAPITEL

13 Untersuchung und Behandlung der Nieren und Harnleiter

Die Niere ist ein sehr empfindliches Ausscheidungsorgan. Dies erfordert eine äußerst behutsame Palpation. Allerdings ist die Niere durch ihre tiefe Lage jedoch nur schwer zugänglich.

Die Nieren stehen in enger Beziehung zum M. psoas und dadurch auch zur LWS und den Beckengelenken. Die linke Niere kann man als „Stau-Niere“ bezeichnen mit einer engen venösen Verbindung zu den Genitalorganen, besonders zum linken Ovar bzw. zum linken Testikel. Die rechte Niere kann man eher als „mechanische Niere“ bezeichnen mit einer engen Verbindung zur Leber und zum Colon ascendens (z. B. Leberfixierungen und Blinddarmnarben).

Da die Nieren über ihre Faszien miteinander verbunden sind, ist es immer sinnvoll, beide Nieren zu untersuchen und eventuell auch beide zu behandeln.

Es sei wiederum darauf hingewiesen, dass die osteopathische Behandlung eines Organes in erster Linie aus einem Lösen von Spannungen der Ligamente, Faszien und peritonealen Gleitflächen dieses Organes besteht und demzufolge keine Behandlung von Krankheiten des Organes selbst (Niere, Nebenniere, Harnleiter) beinhaltet. Trotzdem ist es wichtig Kontraindikationen zu erkennen.

Es ist daher notwendig, sich in Fachbüchern mit der Anatomie, Physiologie und Pathologie der Nieren und Harnleiter sowie mit den entsprechenden Differenzialdiagnosen der folgenden Krankheiten vertraut zu machen: Zystitis, akute und chronische Pyelonephritis, akute und chronische Glomerulonephritis, nephrotisches Syndrom, Gichtnephropathie, Analgetika-Nephropathie, Nephrolithiasis, Nierentumoren, Harnblasenkrebs, akute und chronische Niereninsuffizienz, Urämie, angeborene Nierenerkrankungen.

13.1 Klinik bei Funktionsstörungen der Niere

13.1.1 Anamnese

Es sollte immer eine ausführliche Anamnese durchgeführt werden. Folgende Symptome lassen eine Nieren- oder Harnblasenpathologie vermuten und sollten ärztlich differenzialdiagnostisch abgeklärt werden. Sie stellen vorerst eine Kontraindikation für eine osteopathische Behandlung dar:

- Urinmenge? Urinfarbe? Abweichungen sollen uns zur Vorsicht mahnen! Es ist sinnvoll, Urinteststreifen (Stix oder Teststäbchen) zu benutzen; bei Verdacht oder einem positiven Testresultat muss der Patient zum Arzt überweisen werden:
  - Blut im Urin (Hämaturie): kann Folge von einer Glomerulonephritis, Blasenhalsvarizen, Lithiasis usw. sein, aber jedes Auftreten von Blut im Urin kann Zeichen eines Harnblasen- oder Nierentumors sein und sollte deswegen unbedingt vom Arzt abgeklärt werden;
  - Leukozyten im Urin (Leukozyturie): mehr als 20/ml deuten auf einen Harnwegsinfekt hin, evtl. sogar auf Tuberkulose;
  - Erythrozyten: bei mehr als 10/ml kann das auf Glomerulonephritis, Nierenkarzinom, aber auch auf Zystitis, Blasentumor und Prostatakarzinom hinweisen;
  - Proteine im Urin (Proteinurie): bei jeder Nierenkrankheit, aber auch bei Fieber, körperlicher Anstrengung, Herzinsuffizienz, Hypertonie;
  - Glukose im Urin (renale Glukosurie): bei Diabetes mellitus. Das Ergebnis kann aber durch die Einnahme von Fruchtsäften bzw. Vitamin C gestört sein!
  - Keton im Urin: bei Diabetes mellitus, Hungerzustand;
  - Urobilinogen im Urin: Hämolyse, eventuell Hepatitis;
  - Bilirubin im Urin: Verschlussikterus, eventuell Hepatitis.
- Polyurie (erhöhte Urinmenge) kann z. B. durch Nierenerkrankungen (z. B. chronische Niereninsuffizienz), aber auch durch Diabetes mellitus verursacht sein. Eine Anurie (fehlende Urinausscheidung) muss umgehend vom Arzt abgeklärt werden. Häufiges und schmerzhaftes Wasserlassen bzw. schmerzhafter Harndrang deuten eher auf eine Zystitis oder Prostataerkrakung. Leitsymptome der Zystitis sind: Dysurie, Pollakisurie, Nykturie, Harninkontinenz, Blasentenesmen.
- Druckempfindlichkeit der Niere tritt besonders bei akuten Entzündungen, Pyelonephritis, Hydronephrose mit Stauungen und Lithiasis auf.
- Ödem im Gesicht (v. a. Unterlidschwellungen bei Pyelonephritis), Lungenödem, Kopfschmerzen. Bei Kopfschmerzen empfiehlt es sich immer den Blutdruck zu kontrollieren, weil es sich eventuell um sog. „weißen Hochdruck“ handeln kann. („weiß“ wegen des blassen Geischtsausdrucks durch die renale Anämie).
- Proteinurie, Hypoproteinämie, Hyperlipidämie und Ödeme sind Leitsymptome für eine nephrotisches Syndrom.
- Farbe der Haut? Besonders bei einer chronischen Niereninsuffizienz kann eine „ungepflegte“ graubraune Hautverfärbung auftreten, die auf eine Kombination aus Ablagerung

von Harnfarbstoffen in der Haut und eine anämische Blässe zurückzuführen ist. Manchmal verursacht die Urämie einen Juckreiz, sodass Kratzspuren vorhanden sein können. Ferner kann urinöser Mundgeruch auftreten (Foetor uraemicus).

- Anomalien wie Polythelie (Überzahl an Brustwarzen), auffällige Behaarung über dem Sakrum, Missbildungen der Ohrmuscheln können mit Fehlbildungen der Nieren (Doppelniere, Hufeisenniere, malrotierte Niere) zusammenhängen.
- Blutdruck? Häufig liegt bei Nierenerkrankungen Hypertonie vor.
- Leitsymptome einer akuten Glomerulonephritis sind: Hämaturie, Hypertonie und Ödeme aber die Hälfte der Fälle verläuft anscheinend symptomlos (Richter, 2009);
- Fieber? Wenn vorhanden, sollte der Patient immer zum Arzt überweisen werden.
- Leitsymptome einer akuten Pyelonephritis sind: Dysurie (kann auch fehlen), Fieber (eventuell Schüttelfrost), Klopfempfindlichkeit der Nierenlager. Eine chronische Pyelonephritis verläuft oft symptomarm mit Leukozyturie, Kopfschmerzen, Müdigkeit und unklaren Fieberanfällen.
- Auskultation? Bei Nierenarterienstenose ist mit dem Stethoskop zu 40 % ein Strömungsgerausch über der Nierenarterie hörbar.
- Regelmäßige Einnahme von Schmerzmitteln oder Antibiotika kann eine chronische Nierenfunktionsstörung auslösen.
- Blutuntersuchung? Kreatinin, Harnsäure bzw. Harnstoff sowie Phosphat, Sulfat, Ammonium und überschüssige Salze sind harnpflichtige Substanzen, die nur durch die Nieren ausgeschieden werden können und sich bei Nierenfunktionsstörungen zunehmend im Blut anreichern.
- Positive Provokationstests (➤ Kap. 13.2) sollen uns zur Vorsicht mahnen.
- Akute kolikartige Schmerzen deuten eher auf eine Lithiasis oder einen akuten Harnstau, die vom Arzt abgeklärt werden sollten. Ein Tumor entwickelt sich dagegen meistens nur langsam, sodass die sich entwickelnden Harnabflussstörungen eventuell schmerzfrei sind.
- Bei Ödemen sollte vom Arzt geklärt werden, ob sie auf eine Nierenproblematik zurückzuführen sind. Ödeme können allgemein durch vier Mechanismen entstehen:
  - Eiweißmangel im Blut kann sowohl durch Leberinsuffizienz (verminderte Proteinsynthese) als auch durch Proteinverlust (Nierenerkrankung) entstehen;
  - Venöse Stauungen können durch Rechtsherzinsuffizienz (Ödeme v. a. in den unteren Extremitäten), Linksherzinsuffizienz (Ödem in den Lungen) oder durch Thrombosen und venöse Insuffizienz (Ödem eventuell nur unilateral) ausgelöst werden;
  - Einengungen oder Verlegungen der Lymphgefäße durch Narben, Verklebungen, Tumoren und Infektionen (Ödem oft unilateral) können Lymphödeme verursachen;
  - Eine erhöhte Kapillardurchlässigkeit kann durch Entzündungen, Infektionen und Allergien (lokales Ödem, eventuell mit allergischen Reaktionen) verursacht werden.

Hinweis

Es solle darauf geachtet werden, nicht den ersten Urin zu untersuchen. Dieser enthält oft Leukozyten, Erythrozyten, Epithelzellen und Bakterien aus der Harnröhre oder äußeren Geschlechtsorganen. V. a. wenn auch die nachfolgende Untersuchungen und Provokationstests eine Nierenerkrankung vermuten lassen, sollte eine osteopathische Behandlung der Aufhängungsstrukturen der Nieren nicht ausgeführt werden.

13.1.2 Symptome einer funktionellen Nierenproblematik

- Lumbalgie
- Müdigkeit
- Konzentrationsstörungen
- Depressionen
- schlechte Durchblutung der unteren Extremitäten
- Ödeme
- Dysurie
- evt. früheres Trauma (schwerer Sturz, Autounfall)

13.2 Provokationstests

Wenn mehrere der anschließend beschriebenen Provokationstests positiv sind und Symptome eines Nierenproblems (➤ Kap. 13.1) vorhanden sind, muss der Patient zum Arzt überwiesen werden! Auch sollte bedacht werden, dass eine Druckempfindlichkeit im Grynfelt-Raum eventuell auf eine akute Pankreatitis hindeuten kann.

13.2.1 Klopf-Provokation der Niere im Grynfelt-Raum

Ausgangsposition Patient sitzend, Therapeut hinter ihm stehend.

Ausführung Eine Hand mit der Palmarseite auf Höhe des Grynfelt-Raums legen und mit der anderen Hand kurz auf die aufgelegte Hand klopfen (➤ Abb. 13.1). Anschließend dies auf der anderen Seite wiederholen.

Tritt ein deutlicher Schmerz auf, oft mit einem „Nachhall“, kann dies ein Hinweis auf eine Nierenerkrankung sein.

13.2.2 Druck-Provokation der Niere im Grynfelt-Raum

Ausgangsposition Patient sitzend, Therapeut hinter ihm stehend.

Ausführung Passiv eine Lateralflexion zu der zu testenden Seite ausführen und mit gestreckten Fingern kurz und schnell im Grynfelt-Raum nach ventral-medial-kranial drücken

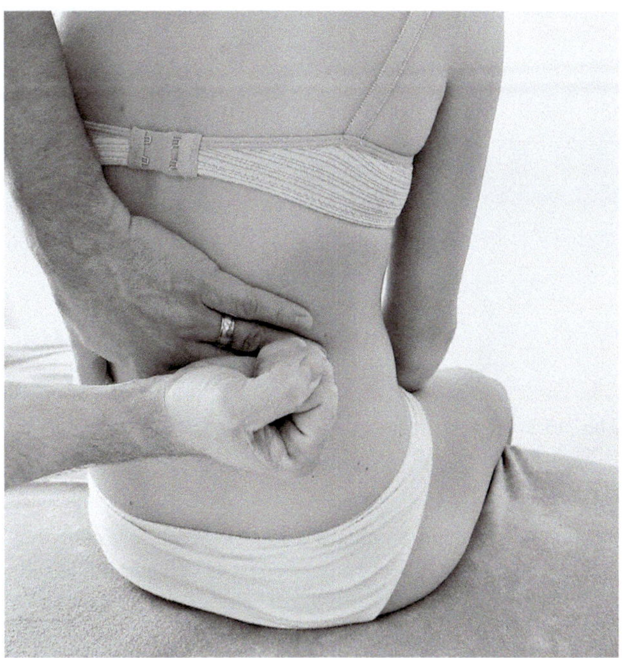

Abb. 13.1 Klopf-Provokation der rechten Niere im Grynfelt-Raum

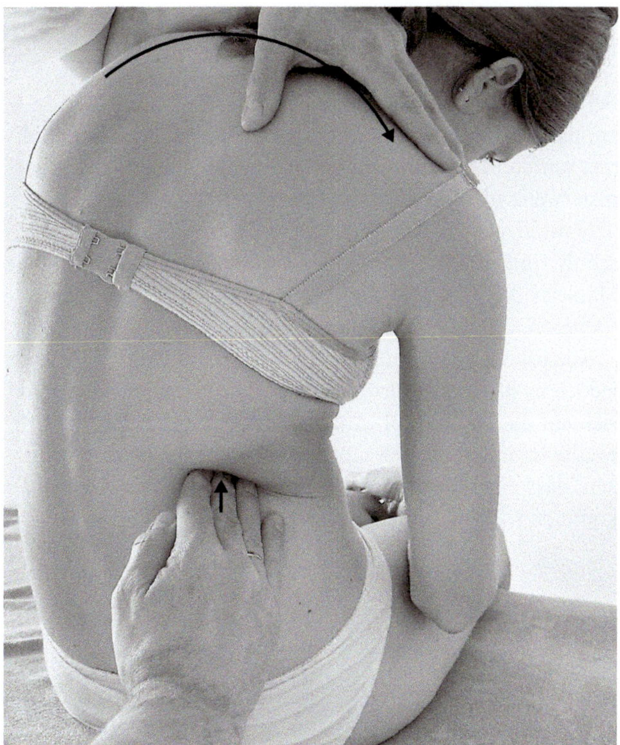

Abb. 13.2 Druck-Provokation der rechten Niere im Grynfelt-Raum

(➤ Abb. 13.2). Dies anschließend bei der anderen Niere wiederholen.

Tritt ein deutlicher Schmerz auf, oft mit einem „Nachhall", kann dies ein Hinweis auf eine Nierenerkrankung sein.

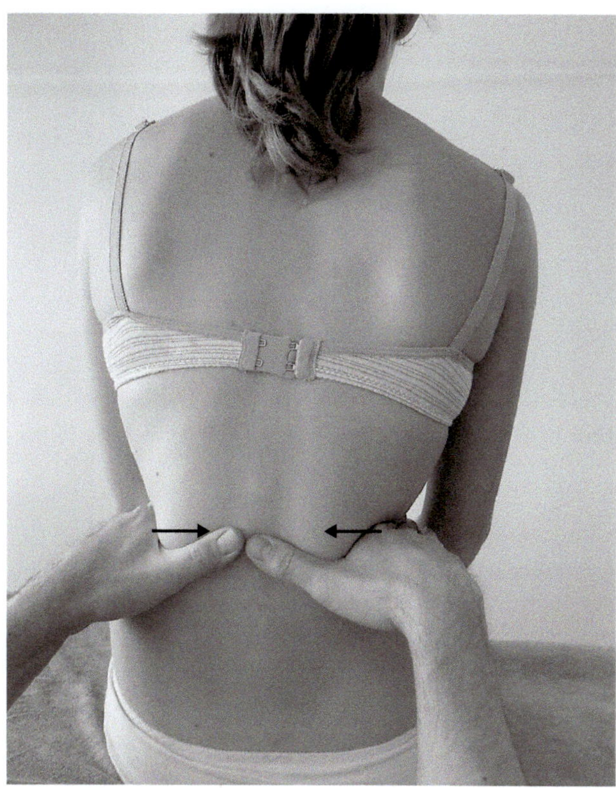

Abb. 13.3 Provokation der unteren Rippen und Interkostalnerven

13.2.3 Provokation der unteren Rippen und Interkostalnerven

Ausgangsposition Patient sitzend, Therapeut hinter ihm stehend.

Ausführung Bilateral die unteren Rippen umfassen und diese beim Ausatmen schnell und kurz nach medial zueinander drücken (➤ Abb. 13.3).

Tritt ein deutlicher Schmerz auf, kann dieser ein Hinweis auf eine Nierenerkrankung sein.

13.2.4 Provokation der Druckempfindlichkeit der Niere

Ausgangsposition Patient in Rückenlage, der Therapeut steht auf der Seite, die untersucht werden soll.

Ausführung Behandlung der rechten Seite: Mit der linken Hand die Lendengegend (zwischen untere Rippen und Crista iliaca) auf der zu untersuchenden (rechten) Seite unterstützen und die rechte Niere ventralwärts heben. Die andere (rechte) Hand flach auf den Bauch, genau oberhalb der zu testenden (rechten) Niere legen. Jetzt beide Hände behutsam zueinander führen und den Patienten bitten, tief ein- und auszuatmen. Das „Vorbeigleiten" der Niere mit den Fingern der rechten Hand abtasten und beurteilen (➤ Abb. 13.4).

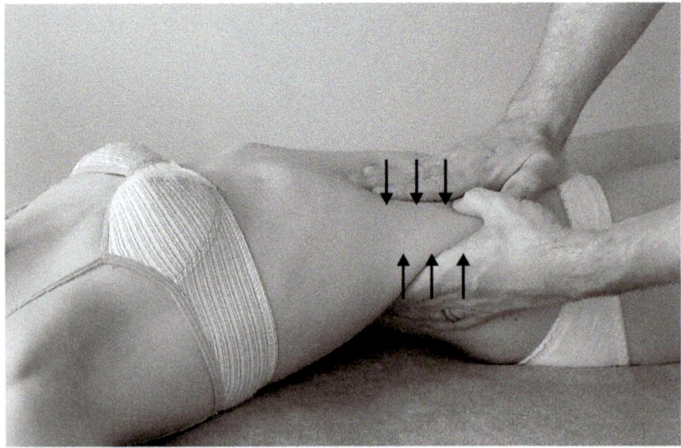

Abb. 13.4 Provokation Druckempfindlichkeit und Palpation der Beschaffenheit der rechten Niere

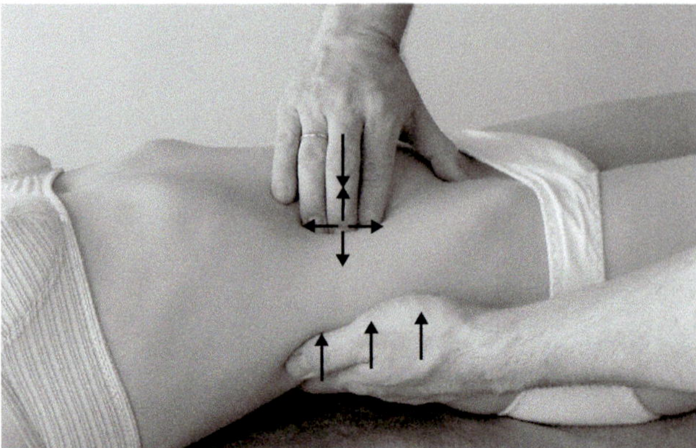

Abb. 13.5 Differenzialtest Organerkrankung ↔ Faszienspannung für die rechte Niere

Eine normale Niere hat eine glatte Oberfläche. Tastbare Unregelmäßigkeiten der Nierenoberfläche und Schmerzen können auf eine Nierenerkrankung hindeuten und sollten (mittels weiterer Palpation und Perkussion) von Darmstrukturen differenziert werden. Der Patient sollte bei Verdacht auf Unregelmäßigkeiten der Nierenoberfläche zur Abklärung zum Arzt überwiesen werden.

Die Konsistenz der Niere ist ziemlich fest-elastisch und fühlt sich normalerweise ganz glatt an. Beim Atmen bewegt sie sich auf und ab.

13.2.5 Differenzialtest Organerkrankung ↔ Faszienspannung

Ausgangsposition Patient in Rückenlage, der Therapeut steht auf der Seite, die untersucht werden soll.

Ausführung Untersuchung der rechten Seite: mit der palmaren Seite der Finger der linken Hand den Grynfelt-Raum unterstützen. Die Fingerspitzen der rechten Hand behutsam im Bereich der Niere zwischen Kolon und Intestinum tenue legen (> Abb. 13.5).

Beide Hände sehr behutsam und sanft kurz zueinander führen und dann schnell wieder zurückführen. Sich systematisch von kaudal nach kranial hocharbeiten um den kompletten Nierenbereich abzutasten.

Nachher beide Hände zueinander führen und das fasziale Gewebe um die Niere in den drei Ebenen (kraniokaudal, laterolateral und dorsoventral) verschieben. Dabei die Beweglichkeit, die Beschaffenheit und die Spannung des Gewebes bewerten.

Klarer Schmerz und Abwehrspannung bei der (behutsamen) „Kompression" kann auf eine entzündliche Nierenerkrankung hindeuten und sollte uns zur äußersten Vorsicht mahnen. Der Patient sollte bei weiteren positiven Testergebnissen zum Arzt geschickt werden. Eine gesunde Niere ist nicht druckschmerzhaft!

Ein unangenehmes Gefühl beim Loslassen und Spannung beim Bewegen in bestimmten Richtungen ohne eine Schmerzangabe deuten dagegen eher auf fasziale Spannung oder Verklebungen. Es dürfte aber klar sein, dass es sich hier nur um ein sehr allgemeines und wenig spezifisches Testverfahren handelt.

13.3 Topografie: Lage, Größe und Tonus der Niere und des Harnleiters

Bei der Palpation fühlt sich die Niere wie ein Stückchen Seife an, das bei Druck sofort wegrutscht. Die Palpation sollte immer sanft und behutsam ausgeführt werden. Eine Niere ist normalerweise nicht druckempfindlich.

Obwohl wir als Osteopathen im Tasten gut und lange geschult sind, besteht das Risiko bei der Palpation intestinale Massen oder Pankreasteile als vermeintliche Nieren zu interpretieren.

Konsistenz und Tonus der Niere kann durch ihre tiefe Lage jedoch nicht direkt beurteilt werden. Die Palpation beschränkt sich auf die Beschaffenheit der ventralen Oberfläche, die Größe, die Lage und die Beweglichkeit der Nieren. Es ist zu bedenken, dass eine Nephroptose nicht selten ist! Auch Anomalien kommen vor: z. B. Hufeisennieren, Doppelniere.

13.3.1 Aufsuchen des Unterpols der Niere

Das Aufsuchen des Unterpols der Niere ist Voraussetzung, um anschließend die Beweglichkeit der Niere zu testen und zu behandeln.

Der Unterpol der rechten Niere ist leichter zu palpieren als der linke. Dieser befindet sich in Rückenlage in Nabelhöhe, ca. 5 cm rechts der Medianlinie. Der linke Unterpol befindet sich dagegen in Rückenlage etwas oberhalb des Nabels, ebenfalls ca. 5 cm links der Medianlinie.

Ausgangsposition Patient in Rückenlage mit leicht gebeugten Beinen, Therapeut neben ihm stehend.

Ausführung Mit der kranialen Hand die Flanke des Patienten heben. Währenddessen mit den Fingerspitzen der kauda-

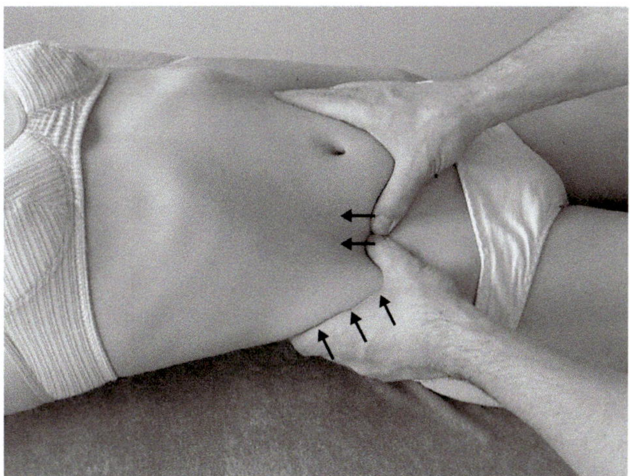

Abb. 13.6 Palpation der rechten Niere mit beiden Daumen

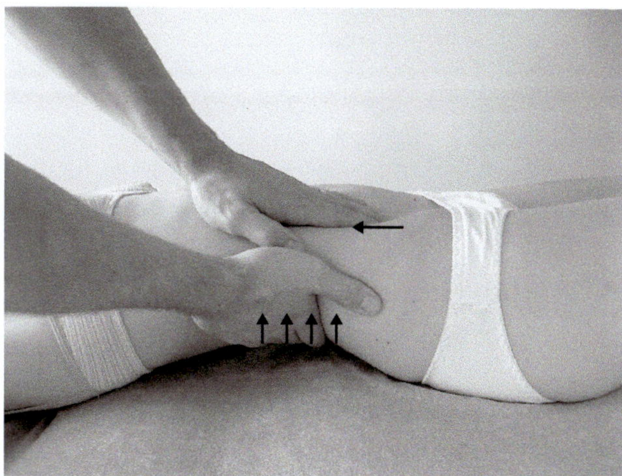

Abb. 13.7 Palpation der rechten Niere mit den Fingerspitzen

len Hand entlang des lateralen Psoasrands von kaudal nach kranial den Unterpol der Niere aufsuchen. Je weniger die Niere fixiert ist, desto schwieriger ist die Palpation. Anders gesagt: Je weniger die Niere beim Aufsuchen gefühlt werden kann, desto größer die Wahrscheinlichkeit, dass sie gut beweglich ist (sie rutscht eben weg) und eine normale Konsistenz hat!

Es ist wichtig, kaudal genug anzufangen, um eine gesenkte Niere nicht zu verpassen, und sich dann schrittweise nach kranial vorzuarbeiten.

Weiterhin ist es wichtig, zunächst die Konsistenz des Kolons und des Intestinum tenue gut zu palpieren und zu perkutieren. Man sollte dann versuchen, zwischen Kolon und Duodenum den M. psoas und daraufhin die Niere zu finden. Man sucht also kaudal zunächst den M. psoas und steigt dann behutsam progressiv am lateralen Psoasrand auf.

Bei starken Abwehrspannungen im Abdominalbereich sollte man stets auf der Hut sein! Bei entzündlichen Erkrankungen ist wegen Hypertonie der überlagernden Muskulatur meist keine Nierenpalpation möglich.

13.3.2 Palpation der Niere mit beiden Daumen

Ausgangsposition Patient in Rückenlage mit leicht gebeugten Beinen, Therapeut steht auf der gleichen Seite, die untersucht werden soll.

Ausführung Zur Untersuchung der rechten Niere sich eventuell mit den Fingern der einen (linken) Hand in der Lendengegend (etwa zwischen unteren Rippen und Crista iliaca) abstützen, die rechte Niere ventralwärts heben und den linken Daumen auf die zu untersuchende (rechte) Seite in Höhe des Nierenunterpols legen. Der andere (rechte) Daumen unterstützt von medial den linken Daumen (➤ Abb. 13.6). Beim Ausatmen mit beiden Daumen abdominal eindringen und dem Außenrand des M. psoas nach kranial-medial folgen. Beim Einatmen tasten, ob die Niere gegen den Daumen stößt.

Sich dann progressiv nach kranial vorarbeiten, bis man Kontakt mit dem Unterpol der Niere bekommt. Testen, ob die Niere bei der Atmung beweglich ist und sich beim „Anstupsen" verschieben lässt. Vorgang entsprechend auf der linken Seite wiederholen!

13.3.3 Palpation mit den Fingerspitzen

Ausgangsposition Patient in Rückenlage mit leicht gebeugten Beinen, Therapeut steht nach kaudal gerichtet (rechts) am Kopfende der Liege.

Ausführung Mit der einen (rechten) Hand die Lendengegend unterstützen. Mit der anderen (linken) Hand beim Ausatmen abdominal eindringen und entlang dem lateralen Rand des Psoas den Unterpol der rechten Niere suchen. Testen, ob die Niere bei der Atmung beweglich ist und sich beim „Anstupsen" verschieben lässt (➤ Abb. 13.7). Vorgang entsprechend auf der linken Seite wiederholen!

13.3.4 Palpation mit dem Handballen

Beispielsweise rechts

Ausgangsposition Patient in Rückenlage mit leicht gebeugten Beinen, Therapeut steht nach kaudal gerichtet (rechts) neben ihm.

Ausführung Mit der einen (linken) Hand die Lendengegend unterstützen. Die Untersuchung wird wie bei ➤ Kap. 13.3.3 ausgeführt, aber jetzt mit dem Handballen der anderen (rechten) Hand (➤ Abb. 13.8). Vorgang entsprechend auf der linken Seite wiederholen!

13.3.5 Palpation des Ureters

Es ist sinnvoll, den Ureterverlauf zu visualisieren und gedanklich auf die Bauchdecke zu projizieren (➤ Abb. 13.21 und

13

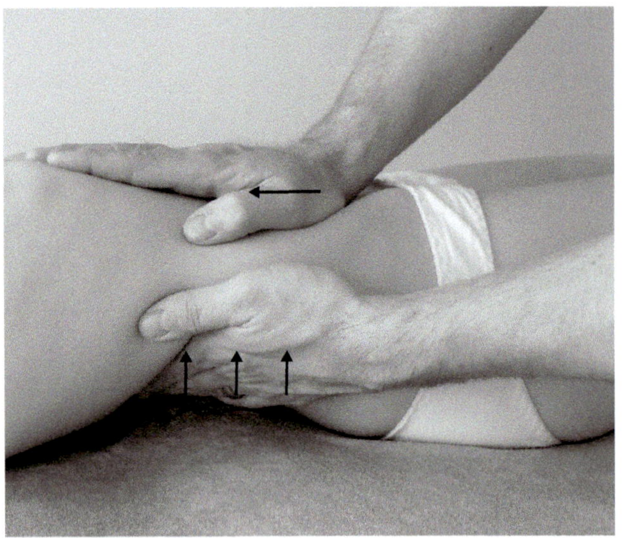

Abb. 13.8 Palpation der rechten Niere mit dem Handballen

> 13.22). Auf dem Psoas vorsichtig den Verlauf des Ureters vom Nierenbecken bis zur Harnblase palpieren.

Eine Hypertonie der Ureterwand kann beim Erwachsenen als etwa bleistiftdickes Hohlorgan tastbar sein und ist eventuell ein Zeichen für Nierengrieß oder Nierensteine. Häufig ist die Palpation hier schmerzhaft, was zur Vorsicht mahnen soll (Patient zur Abklärung an den Arzt überweisen). Es kann demnach therapeutisch sinnvoll sein, bei der Palpation die Ureter-Engstellen anzusteuern und diese auf ihre Empfindlichkeit zu testen:

- Verjüngung des Ureters im Austrittsbereich aus dem Pelvis renalis.
- Besonders der Bereich, in dem der Ureter den Psoas quert und ins kleine Becken zieht, d. h. in etwa in Höhe der Verbindungslinie der beiden SIAS.
- Der Einmündungsbereich in die Harnblase.

13.4 Trophik und Fazilitation der Segmente

Man kann zusätzliche Informationen über die Niere in den funktionell verwandten Segmenten gewinnen.

Bei Nierenbeschwerden kann man folgende funktionelle Störungen finden:

- Fazilitation mit Störungen in den Segmenten Th10–L2 und S2–S4 (> Abb. 12.4). Dabei können sowohl die zugehörigen Dermatome, Myotome (z. B. die Paravertebralmuskulatur, der Iliopsoas, der Beckenboden) und Sklerotome als auch Viszerotome betroffen sein.
- Hypertonie, Irritation und Beweglichkeitsverlust des M. psoas und eventuell auch der dort durch ziehende Plexus lumbalis. Das hat nicht nur Einfluss auf die Beweglichkeit der LWS (Lumbalgie), sondern auch auf das Becken, die Hüftgelenke und das Zwerchfell.
- Chapman-Punkte (> Kap. 9.2.9, > Abb. 9.12) lassen sich bilateral, auf der ventralen Seite des Körpers, 2 cm oberhalb und lateral des Nabels und auf der Dorsalseite des Körpers, zwischen dem Processus spinosus bzw. transversus von Th12–L1 finden.

Es ist immer sinnvoll, die zugehörigen Wirbelsegmente des Organs zu testen, um eine zusätzliche Aussage über die Funktionalität des Organs treffen zu können.

In der traditionellen chinesischen Medizin haben die Nieren zusätzliche Funktionen wie Speicherung der Essenz (Energie), Fortpflanzung, Wachstum und Entwicklung.

Psychisch gehört die Willensstärke zur Niere. Eine Disharmonie äußert sich deswegen aus Sicht der TCM in Angst und Willensschwäche. Bei erschöpften, willenlosen Patienten sollte man daher auch die Nieren berücksichtigen.

Weiterhin werden die Knochen und das Gehirn mit Nieren-Essenz genährt, sodass Knochenstabilität und Geschicklichkeit mit einer guten Nierenfunktion verbunden sind. Myofaszial können Störungen im Bereich des Malleolus medialis, an der Innenseite des Knies, im Leistenbereich, im lateralen Bauchmuskelbereich und im Kopfgelenksbereich vorkommen, wo eine Vereinigung mit dem Blasenmeridian stattfindet.

13.5 Mobilität und Biomechanik der Niere

Die Niere ist von einer eigenen faszialen Tasche (Fascia renalis) umschlossen. Unter Einfluss der diaphragmalen Bewegung (> Kap. 4.3.8) und abhängig von den abdominalen Druckverhältnissen rutscht die Niere dabei in dieser Tasche an einer „Rampe“, die vom M. psoas und M. quadratus lumborum gebildet wird, entlang. Die Richtung dieser Schiene ist nach kaudal-lateral-ventral gerichtet. Laut Finet und Williame ist es an Hand von Ultraschalluntersuchungen kaum möglich eine Systematik in den Bewegungen in diesen verschiedenen Ebenen zu erkennen (Finet und Williame 1996). Es sind Seitneigungen und Rotationen in verschiedenen Richtungen möglich, die aber stark von den abdominalen Druckverhältnissen abhängig sind.

Darüber hinaus üben auch die Psoasschiene, das Pedikel, und die angrenzende Organe einen entscheidenden Einfluss aus. Es ist daher sinnvoll die Kaudalbewegung der Niere nach lateral in der Psoasschiene in Rückenlage während des Einatmens zu testen. Bei einer ausgeprägten Senkung neigt die Niere dazu, die Psoasschiene durch den Zug des Pedikels nach medial zu verlassen.

Es ist ferner sinnvoll, zusätzlich die Beweglichkeit des Unterpols nach lateral und medial zu testen. Beim Ausatmen sollte besonders auf die Kranialbewegung des Unterpols nach medial in der Psoasschiene geachtet werden. Bei einer Nierensenkung (mit Verlassen der Psoasschiene) sollte eventuell mehr nach kranial-lateral (zurückführen in die Psoasschiene) gesteuert werden. Es ist durchaus sinnvoll, auch eine Rotationskomponente (Innen- bzw. Außenrotation) hinzuzufügen, wobei man sich am besten vom Gewebe führen lässt, um Verletzungen zu vermeiden.

13.6 Mobilitätstests der Niere

Wenn sich die Niere senkt, senkt sich nur der proximale Ureteranteil mit, da der Ureter an der Rückseite des posterioren parietalen Peritoneum (PPP) festgeheftet ist. Der dadurch entstehende Knick im Ureter kann zu einer Stauung im Nierenbecken, eventuell sogar zu einer Lithiasis führen. Vor allem bei einer fixierten Senkung (Ptose) wird der Urinfluss oft gestaut.

Auch hier kann, wie bereits unter > Kap. 13.3 besprochen, mit beiden Daumen (> Abb. 13.6), mit den Fingerspitzen (> Abb. 13.7) oder mit dem Handballen (> Abb. 13.8) palpiert werden.

13.6.1 Allgemeiner Mobilitätstest

Ausgangsposition Patient in Rückenlage mit leicht gebeugten Knien, Therapeut neben ihm stehend. Den Unterpol der Niere aufsuchen.

Ausführung Es wird jetzt getestet, ob die Niere beim Einatmen nach kaudal gegen unsere Finger bzw. gegen unseren Handballen stößt und beim Ausatmen wieder nach kranial „verschwindet".

Es gilt bei allen Mobilitätstests der Niere, dass ein Ziehen während der Mobilisierung auf fasziale Fixierungen und Verklebungen deutet; ein deutlicher Schmerz lässt eher an einen pathologischen Nierenbefund denken und sollte zur Vorsicht mahnen.

13.6.2 Spezifischer Mobilitätstest

Ausgangsposition Patient in Rückenlage mit leicht gebeugten Knien, Therapeut neben ihm oder am Kopfende stehend. Den Unterpol der Niere suchen.

Ausführung

- Mobilitätstest kraniokaudal: Die Niere beim Ausatmen nach kranial schieben und beim Einatmen loslassen. Die Beweglichkeit auswerten.
- Mobilitätstest laterolateral: Die Niere beim Ausatmen nach medial und anschließend nach lateral schieben und beim Einatmen loslassen. Die Beweglichkeit nach medial und lateral vergleichen und auswerten.
- Mobilitätstest der Rotation: Diese wird am besten mit dem Handballen getestet. Den Unterpol der Niere mit dem Handballen palpieren. Die Niere sehr behutsam berühren und den Bewegungen der Niere folgen. Dabei beobachten, ob während des Ausatmens eine Innen- oder eine Außenrotation stattfindet.

13.6.3 Allgemeiner faszialer Test der Lendenregion („Spannungstest des PPP")

Ausgangsposition Patient in Rückenlage mit leicht gebeugten Knien, Therapeut neben ihm stehend.

Ausführung Die Hände heben die Lendenregion und damit auch die Nieren bilateral an. Die Spannung wird links und rechts verglichen.

Bei einer Nierenproblematik ist die Spannung auf der betroffenen Seite meist deutlich erhöht. Aber vorsichtig, auch Darmprobleme und funktionelle Störungen des thorakolumbalen Übergangs weisen oft eine erhöhte Spannung im PPP (Peritoneum parietale posterior) auf.

13.7 Motilität der Niere

Die Motilitätsbewegungen der Niere sind fast identisch mit den Mobilitätsbewegungen in den drei Ebenen, nur das Nach-vorne-Kippen um die laterolaterale Achse fehlt laut Barral und Mercier (Barral und Mercier 1983, 1987).

Die Motilität hat einen eigenen, von der diaphragmalen Atmung unabhängigen Rhythmus. Die Motilitätsbewegung in Inspiration (Inspir-Bewegung) besteht laut Barral und Mercier aus einer Senkung, einer Seitneigung nach medial (Unterpol nach lateral) und einer Außenrotation. Bei der Motilitätsbewegung in Exspiration (Exspir-Bewegung) bewegt sich die Niere nach kranial, in einer Seitneigung nach lateral und in einer Innenrotation.

13.8 Behandlung der Aufhängungsstrukturen und der Funktionalität der Niere und des Harnleiters

Da die Nieren sehr tief liegen, können Leberfixierungen, Darmfixierungen usw. bei Nierenproblemen eine ursächliche Rolle spielen und sollten aus diesem Grund vorher behandelt werden! Wie immer gilt: „Osteopathen ändern nicht die Position des Organs, sondern stellen lediglich die physiologische Beweglichkeit so gut wie möglich wieder her."

13.8.1 Korrektur des M. psoas und Lösen der psoatico-renalen Fixierungen in Seitenlage

Ausgangsposition Zur Behandlung der linken Seite: Patient in heterolateraler (rechter) Seitenlage, das unten liegende (rechte) Bein gebeugt. Der Patient fixiert mit der unten liegenden (rechten) Hand das unten liegende (rechte) Bein in Flexion. Therapeut hinter dem Patienten stehend.

Handposition Mit der kaudalen (linken) Hand das oben liegende (linke) Bein des Patienten greifen. Mit den Fingerspitzen der kranialen (rechten) Hand behutsam den Unterpol der linken Niere suchen.

Ausführung Während des Ausatmens mit der kranialen (rechten) Hand den Muskelbauch des oben liegenden (linken) M. psoas kontaktieren und gleichzeitig das oben liegende (linke) Bein in Extension und Adduktion führen. Während des

Einatmens den Psoas nach kaudal ausstreichen und während des Ausatmens nach kranial, bis man eine Entspannung des myofaszialen Gewebes wahrnimmt. Eventuell kann man zusätzlich mit der kranialen Hand Vibrationen auf dem Psoas ausführen.

Anschließend die linke Niere mit der kranialen (rechten) Hand nach kranial führen und erneut gleichzeitig das oben liegende (linke) Bein in Extension und Adduktion bringen.

13.8.2 Lösen der psoatico-renalen Fixierungen in Rückenlage

Ausgangsposition Behandlung der rechten Seite: Patient in Rückenlage, Therapeut auf der zu behandelnden (rechten) Seite am Fußende stehend. Das homolaterale (rechte) Bein des Patienten hängt über dem Rand der Liege. Der Patient fixiert das gebeugte heterolaterale (linke) Bein mit beiden Händen auf die Brust.

Ausführung Mit der einen (rechten) Hand den Muskelbauch des homolateralen (rechten) M. psoas kontaktieren und gleichzeitig mit der anderen (linken) Hand das homolaterale (rechte) Bein in Extension führen. Während des Einatmens den Psoas nach kaudal ausstreichen, während des Ausatmens nach kranial.

Anschließend mit der einen (rechten) Hand den unteren Pol der rechten Niere kontaktieren und unter Beibehaltung der Dehnungsposition der Psoasmuskulatur die Niere beim Ausatmen sehr behutsam nach kranial mobilisieren (> Abb. 13.10).

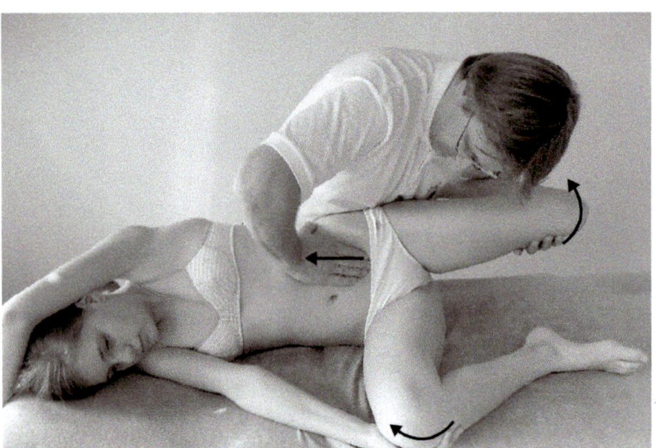

Abb. 13.9 Behandlung des linken M. psoas und der linken psoatico-renalen Fixierungen in rechter Seitenlage

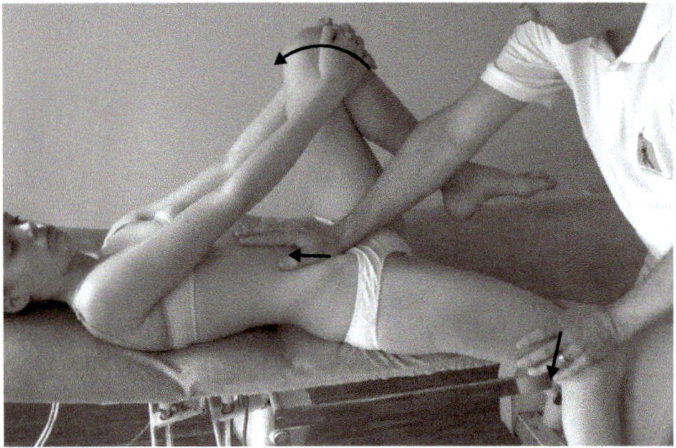

Abb. 13.10 Behandlung des rechten M. psoas und der psoatico-renalen Fixierungen in Rückenlage

13.8.3 Korrektur der Fascia renalis von dorsal in Seitenlage

Ausgangsposition Behandlung der rechten Seite: Patient auf der heterolateralen (linken) Seite liegend. Therapeut dorsal von ihm stehend oder sitzend.

Ausführung Beim Ausatmen mit den Fingerspitzen oder dem Daumen der einen (linken) Hand in den Grynfelt-Raum eindringen und gleichzeitig das paravertebrale und fasziale Gewebe um die Niere in dorsoventraler, kraniokaudaler und laterolateraler Richtung mobilisieren. Die andere (rechte) Hand liegt von ventral flach auf den homolateralen (rechten) unteren Rippen und mobilisiert diese beim Ausatmen synchron nach kaudal-dorsal (> Abb. 13.11). Eine Krepitation des Gewebes deutet auf eine Fibrosierung der Fascia renalis.

Beim Einatmen den Druck der beiden Hände etwas nachlassen und die Mobilisation während mehrerer Atemzyklen wiederholen, bis sich die Spannung im Grynfelt-Raum erheblich verringert hat. Der Patient wird zusätzlich aufgefordert aktiv die LWS durch Beckenkippungen in Lordose bzw. Kyphose zu bewegen, während der Osteopath mit den Fingern die Fascia retrorenalis und das umliegende Gewebe sanft verschiebt und bearbeitet.

Diese Technik eignet sich auch besonders für eine indirekte Anwendung, wobei man das Gewebe in die Richtung bewegt, die am leichtesten geht.

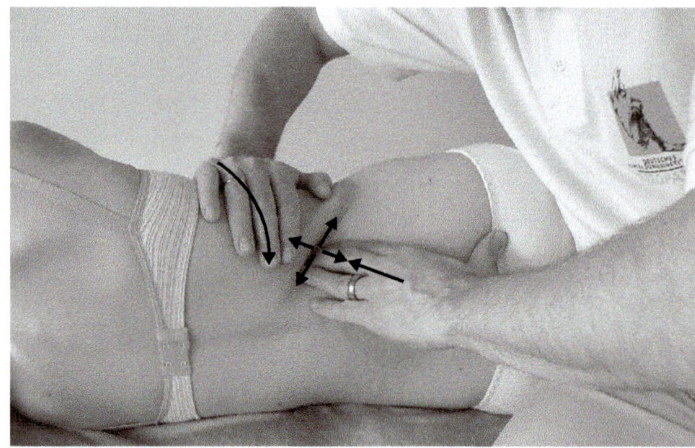

Abb. 13.11 Behandlung der rechten Fascia renalis in linker Seitenlage

13.8.4 Korrektur der Fascia renalis von dorsal mit Hilfe der unteren Extremität in Rückenlage

Ausgangsposition Behandlung der rechten Seite: Patient in Rückenlage, Therapeut auf der zu behandelnden (rechten) Seite neben ihm stehend.

Ausführung Mit der radialen Seite des Zeigefingers der einen (linken) Hand sacht in den Grynfelt-Raum eindringen. Die andere (rechte) Hand nimmt das homolaterale gebeugte (rechte) Knie des Patienten und führt die Hüfte zunächst in Adduktion und Flexion (> Abb. 13.12), danach in Abduktion und Flexion; währenddessen mit der einen (linken) Hand tiefer in den Grynfelt-Raum eindringen und durch ein Verschieben in verschiedene Richtungen die faszialen Gleitflächen von dorsal lösen. Die beiden Hände arbeiten synchron.

13.8.5 Lösen der Fascia renalis von dorsal im Sitzen

Ausgangsposition Behandlung der linken Seite: Patient entspannt auf der Liege sitzend, Therapeut hinter ihm stehend.

Handposition Die Fingerspitzen der einen (linken) Hand sanft auf den linken Grynfelt-Raum legen, lateral der Processus transversi der LWS, d.h. auf der Seite der zu behandelnden (linken) Niere. Mit der anderen (rechten) Hand den Patienten zunächst in eine homolaterale (linke) Seitneigung bringen.

Ausführung

- **Phase 1:** Während des Ausatmens mit den Fingerspitzen tiefer in das Gewebe eindringen, während des Einatmens etwas nachgeben und beim anschließenden Ausatmen erneut tiefer eindringen:
  - Nach ventral-kranial-medial, um das linke Lig. arcuatum mediale des Zwerchfells, den linken M. iliopsoas und die oberen medialen Gleitflächen der linken Fascia renalis zu lösen
  - Nach ventral-kranial-lateral, um das linke Lig. arcuatum laterale des Zwerchfells, den linken M. quadratus lumborum und die oberen lateralen Gleitflächen der linken Fascia renalis zu lösen
  - Nach ventral-kaudal-medial, um die unteren medialen Gleitflächen der linken Fascia renalis zu lösen
  - Nach ventral-kaudal-lateral, um die unteren lateralen Gleitflächen der linken Fascia renalis und die Gleitflächen des Kolons zu lösen.
- **Phase 2:** Während des Ausatmens mit den Fingerspitzen in den oben angegebenen Richtungen tiefer in das Gewebe eindringen und die Finger in dieser Position belassen. Dann den Oberkörper des Patienten behutsam in eine heterolaterale (rechte) Seitneigung und homolaterale (linke) Rotation bringen (> Abb. 13.13). Daraufhin das Gewebe auch in dieser Position des Körpers in verschiedenen Richtungen (dorsoventral, kraniokaudal und laterolateral) mobilisieren.

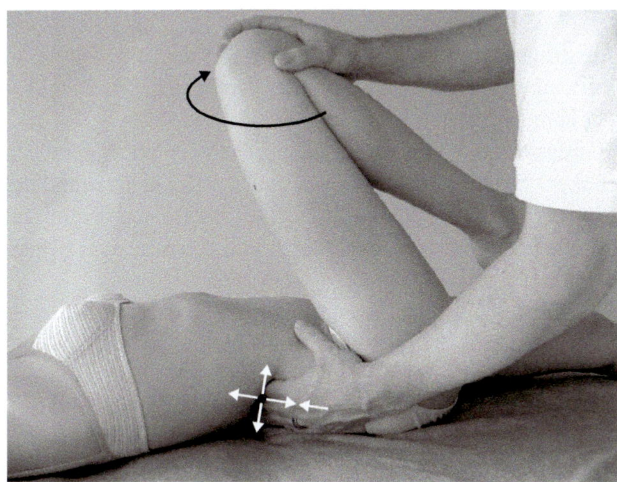

Abb. 13.12 Behandlung der rechten Fascia renalis in Rückenlage

13.8.6 Dehnungstechnik für die Fascia renalis in Rückenlage

Ausgangsposition Behandlung der rechten Seite: Patient in Rückenlage, das heterolaterale (linke) Bein mit der heterolateralen (linken) Hand in Flexion auf die Brust fixierend. Der homolaterale (rechte) Arm liegt in Elevation und das homolaterale

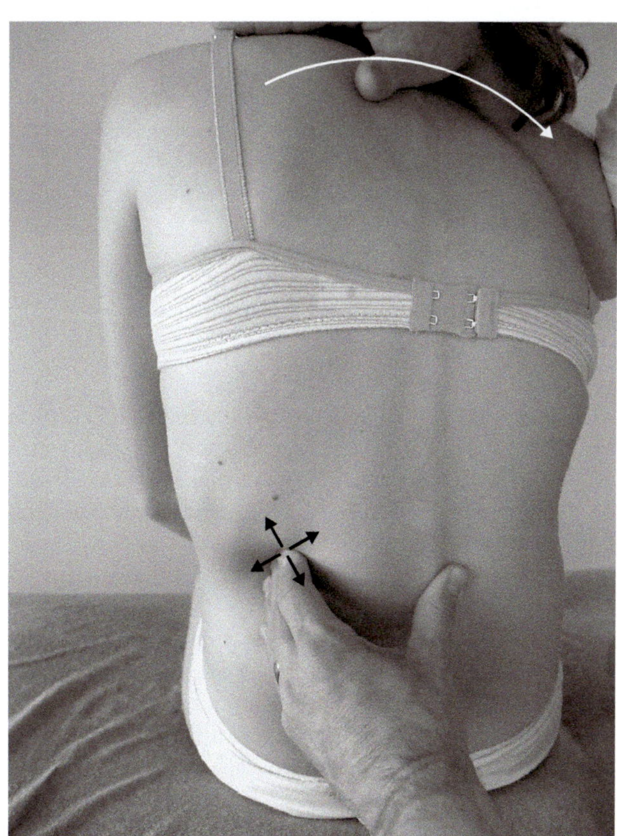

Abb. 13.13 Behandlung der linken Fascia renalis im Sitzen

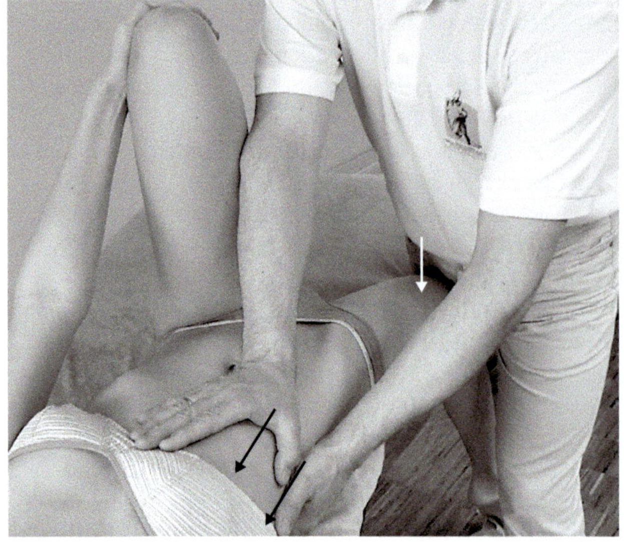

Abb. 13.14 Dehnung der rechten Fascia renalis in Rückenlage

(rechte) Bein hängt über den Rand der Liege. Therapeut homolateral (rechts) neben dem Patienten stehend.
Handposition Der Therapeut umgreift mit der einen (linken) Hand von dorsal die untere rechte Rippen und mit dem Handballen der anderen (rechten) Hand von ventral die untere rechte Rippen (in Höhe des rechten Rippenbogens). Mit dem rechten Oberschenkel das homolaterale (rechte) Bein des Patienten in Extension schieben und fixieren (➤ Abb. 13.14).
Ausführung Während des Einatmens die homolaterale (rechte) Thoraxseite mit beiden Händen im Zangengriff heben und diese Position aufrechterhalten.

Beim Ausatmen den rechten Oberschenkel des Patienten behutsam weiter in Extension drücken, ohne dabei die angehobene Position des Thorax aufzugeben.

Diesen Vorgang, wenn möglich, mehrmals zu wiederholen und dabei die Dehnung weiter intensivieren.

13.8.7 Dehnungstechnik für die Fascia renalis in Seitenlage

Ausgangsposition Behandlung der linken Seite: Patient in heterolateraler (rechter) Seitenlage, das unten liegende (rechte) Bein gebeugt und der homolaterale (linke) Arm in Elevation. Therapeut hinter dem Patienten stehend. Das homolaterale (linke) Bein des Patienten in Adduktion und Extension über den Rand der Liege führen und mit dem Oberschenkel halten.
Handposition und Ausführung Das homolaterale (linke) Bein des Patienten eventuell zwischen den Beinen halten, um eine Traktion und Adduktion ausüben zu können. Mit beiden Händen den homolateralen (linken) Brustkorb des Patienten umgreifen, diesen beim Einatmen nach kranial führen und ihn dort halten (➤ Abb. 13.15). Während des anschließenden Ausatmens mit dem Körper das homolaterale (linke)

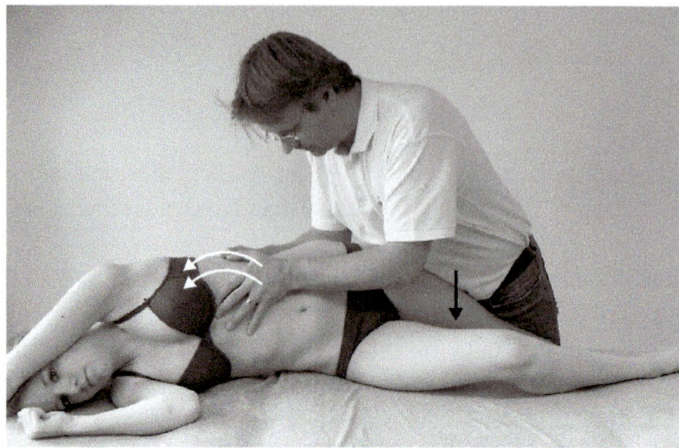

Abb. 13.15 Dehnung der linken Fascia renalis in heterolateraler (rechter) Seitenlage

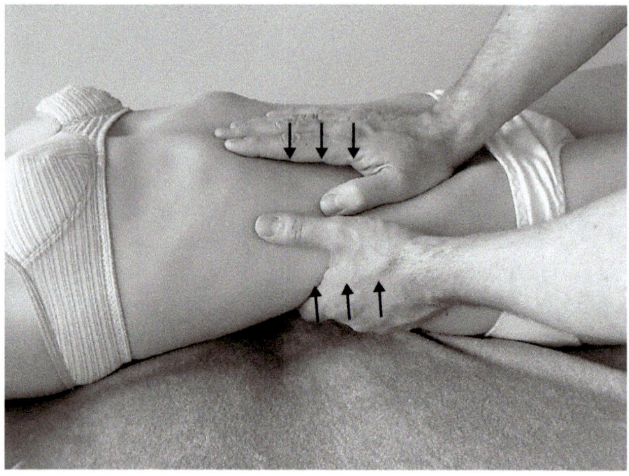

Abb. 13.16 Entspannung der rechten Fascia renalis und des PPP

Bein des Patienten behutsam weiter in Adduktion-Extension führen.

Den Vorgang während mehrerer Atemzyklen wiederholen.

13.8.8 Entspannungstechnik der Fascia renalis und des PPP

Ausgangsposition Behandlung der rechten Seite: Patient in Rückenlage mit einem Kissen unter den Beinen. Therapeut auf der homolateralen (rechten) Seite sitzend.
Handposition Mit den palmaren Seiten der Finger der einen (linken) Hand in den Raum zwischen der Crista iliaca und der Rippe XII fassen. Die andere (rechte) Hand flach ventral auf den Bauch in Höhe der Niere legen und einen leichten Gegendruck nach dorsal ausüben.
Ausführung Mit der einen (linken) Hand das fasziale Gewebe dorsal der Niere nach ventral heben und mit der anderen (rechten) Hand, ohne Gegendruck auszuüben, nur sanft Kontakt mit dem ventralen Gewebe aufnehmen (➤ Abb. 13.16). Dem Unwinding des Gewebes folgen, bis eine Entspannung wahrgenommen wird.

13.8.9 Allgemeine Recoil- und Vibrationstechniken für die Niere

Ausgangsposition Patient in Rückenlage, Beine gestreckt oder leicht gebeugt. Therapeut auf der zu behandelnden Seite neben ihm stehend.
Handposition Man setzt am besten den Daumenhandgriff (> Abb. 13.6) oder den Handballenhandgriff (> Abb. 13.8) ein.
Ausführung Beim Ausatmen behutsam eindringen und den Unterpol der Niere aufsuchen. Jetzt minimale Vibrationsbewegungen in der unbeweglichen Richtung, d. h. nach kranial, medial bzw. lateral und in Innenrotation bzw. Außenrotation ausführen. Diese Bewegungen können dann durch ein „Anstupsen" oder kleine „ Recoilbewegungen" nach kranial und medial bzw. lateral verstärkt werden.

Es ist äußerst wichtig, die Krafteinwirkung hier zu drosseln, damit keine neue Läsionen und/oder Schmerzen verursacht werden.

13.8.10 Mobilisation der Niere in Rückenlage

Ausgangsposition Patient in Rückenlage, Beine gestreckt oder leicht gebeugt. Therapeut auf der zu behandelnden Seite neben ihm stehend.
Handposition Man setzt den Daumenhandgriff (> Abb. 13.6), die Fingerspitzentechnik (> Abb. 13.7) oder den Handballenhandgriff (> Abb. 13.8) ein.
Ausführung Beim Ausatmen behutsam eindringen und den Unterpol der Niere suchen, wobei man sich am besten am Psoas orientiert. Bei jedem Ausatmen die Niere nach kranial führen, dazu auch noch in die Richtung, in die sie sich am besten bewegen lässt, also nach medial bzw. lateral und in Innenrotation bzw. Außenrotation. Während des Einatmens wird diese Position vorsichtig aufrechterhalten. Es ist notwendig, darauf zu achten, nicht auf einmal zu viel Widerstand aufzubauen, um die Niere nicht zu verletzen. Es ist sehr sinnvoll, das Kopfteil der Liege niedriger als das Fußteil zu stellen.

Am besten mehrmals hintereinander behutsam wieder von vorne anfangen und das Vorgehen wiederholen. Es handelt sich also um eine rhythmische Wiederholung der Mobilisation. Es wird hierbei v. a. auf den Lymphstrom in den aortikokavalen und lumbalen Lymphbahnen gezielt, die das pararenale Fettgewebe in der Fascia renalis durchziehen (> Kap. 13.5 und > Kap. 9.3.2).

Es ist sinnvoll, die Mobilisation in drei Stufen aufzubauen:

- Beim Ausatmen wird die Niere nach kranial geführt. Dann zusätzlich in der zweiten Ebene der Bewegung der Niere nach medial bzw. lateral folgen.
- Beim nächsten Ausatmen versuchen, auch die dritte Ebene hinzuzufügen und unter Beibehaltung der vorherigen Bewegungsebenen der Innen- bzw. Außenrotation folgen.
- Schließlich kann man eventuell am Ende der Bewegung nach kranial, medial (bzw. lateral), Innenrotation (bzw. Außenrotation) noch ein sehr kurzes und zartes „Stupsen" (Recoil) ausführen.

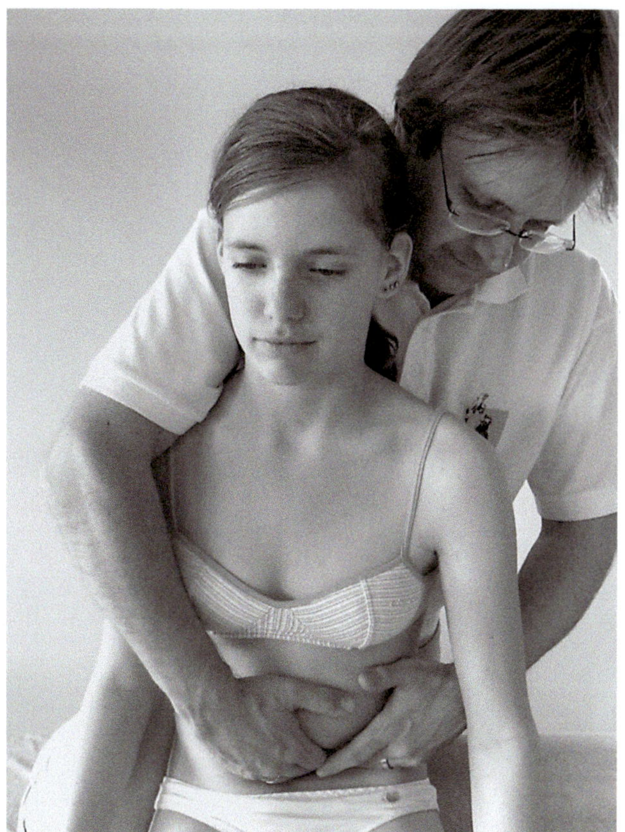

Abb. 13.17 Mobilisation der linken Niere im Sitzen

13.8.11 Mobilisation der Niere im Sitzen

Ausgangsposition Behandlung der rechten Seite: Patient entspannt auf der Liege sitzend, Therapeut hinter ihm stehend.
Handposition Der Patient wird aufgefordert, sich zu entspannen und sich gegen den Bauch des Therapeuten zu lehnen. Den Patienten umfassen und den lateralen Rand des Psoas suchen.

Der Therapeut nimmt einen Hautgewinn und sucht den Unterpol der Niere, wobei der Patient sozusagen in Flexion um die palpierenden Finger geführt wird (> Abb. 13.17).
Ausführung Während des Ausatmens die Niere nach kranial und medial bzw. lateral führen; dabei den Patienten eventuell etwas aufrichten und/oder eine heterolaterale (rechte) Rotation mit dem Oberkörper ausführen.

Während des Einatmens diese Position sehr behutsam beibehalten.

Anschließend den Vorgang mehrmals sanft von Anfang an wiederholen. Es handelt sich hier um eine rhythmische Wiederholung der Mobilisation.

13.8.12 Long-Lever-Technik für die Niere in Rückenlage

Ausgangsposition Behandlung der rechten Seite: Patient in Rückenlage, Therapeut auf der heterolateralen (linken) Seite

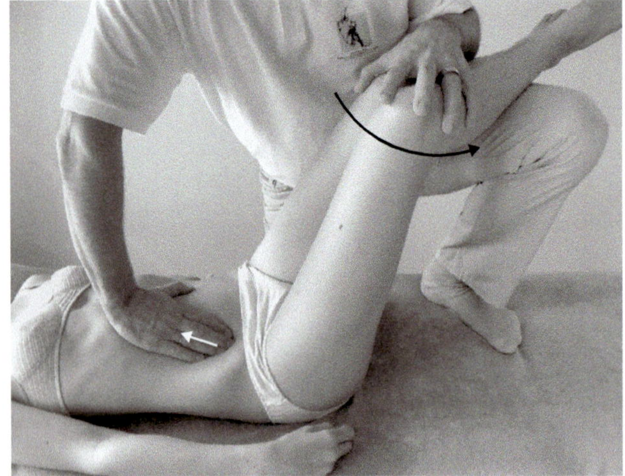

Abb. 13.18 Mobilisation der rechten Niere in Rückenlage mit beiden Beinen als Hebelarm

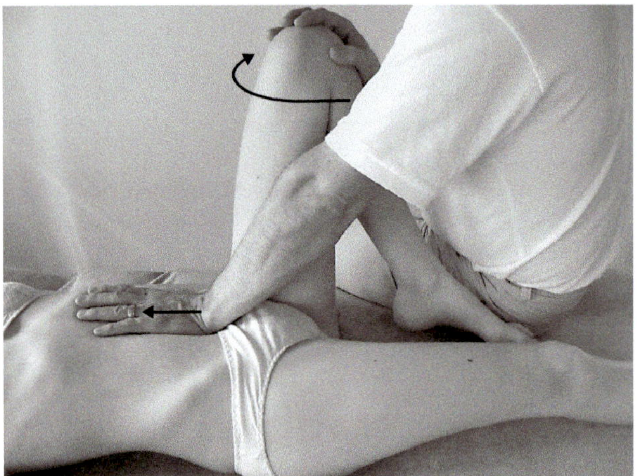

Abb. 13.19 Mobilisation der linken Niere in Rückenlage mit einem Bein als Hebelarm

neben ihm stehend, ein Bein auf der Liege. Die Beine des Patienten auf das Knie legen.

Ausführung Mit den Fingern der kranialen (rechten) Hand von kranial den Unterpol der rechten Niere behutsam umfassen. Die kaudale (linke) Hand umgreift die Knie des Patienten und führt rhythmische Bewegungen mit den Beinen des Patienten als Hebelarm aus, wobei die Niere gleichzeitig mit der anderen Hand nach kranial mobilisiert wird (> Abb. 13.18).

Alternative

Man kann bei dieser Technik auch nur ein Bein als Hebelarm einsetzen. Für die Behandlung der linken Niere steht der Therapeut dabei homolateral (links) neben dem Patienten. Mit der einen (rechten) Hand das homolaterale (linke) Knie des Patienten steuern und mit der anderen (linken) Hand mit dem Handballen die linke Niere des Patienten mobilisieren (> Abb. 13.19).

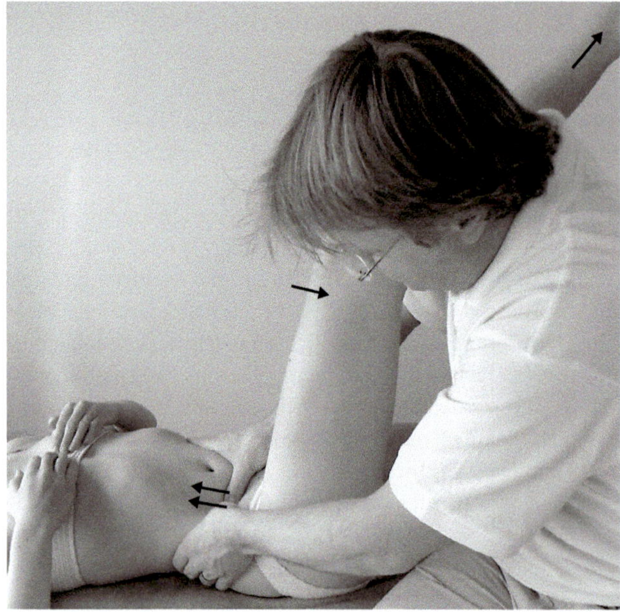

Abb. 13.20 Aktiv unterstützte Mobilisation der rechten Niere mit Long-Lever-Technik in Rückenlage

13.8.13 Aktiv unterstützte Long-Lever-Technik für die Niere in Rückenlage

Ausgangsposition Behandlung der rechten Niere: Patient in Rückenlage, Therapeut auf der zu behandelnden (rechten) Seite neben ihm sitzend. Das Bein der zu behandelnden (rechten) Seite auf die Schulter legen (> Abb. 13.20).

Ausführung Der Patient wird aufgefordert, abwechselnd das Bein kurz gestreckt zu heben und dann wieder auf die Schulter zu legen und herunter zu drücken.

Den Unterpol der Niere suchen und die Niere postisometrisch behutsam nach kranial, medial bzw. lateral und in Innenrotation bzw. Außenrotation mobilisieren.

13.8.14 Dehnung und Mobilisation des Ureters

Ausgangsposition Behandlung der rechten Seite: Patient in Rückenlage, das heterolaterale (linke) Bein gebeugt hingestellt und das homolaterale (rechte) Bein auf eine Knierolle leicht gebeugt legen. Therapeut homolateral (rechts) neben dem Patienten stehend.

Handposition Mit dem Daumen der einen (linken) Hand den Unterpol der rechten Niere suchen, die Finger dieser Hand können dabei die Flanke im Grynfelt-Raum unterstützen. Die Fingerspitzen der anderen (rechten) Hand suchen neben der Medianlinie von medial Kontakt mit dem Ureter (etwas oberhalb der Blasenspitze) und haken dabei sozusagen am Ureter an (> Abb. 13.21).

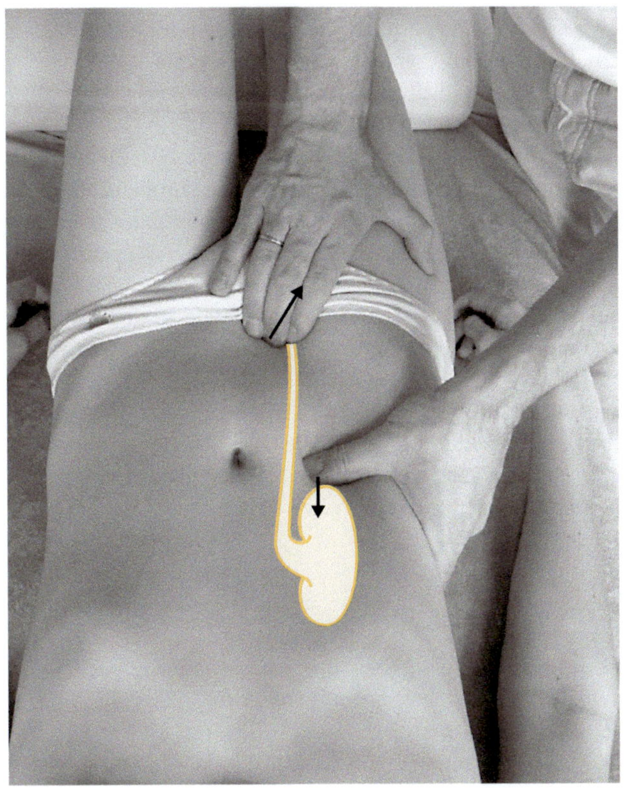

Abb. 13.21 Dehnung und Mobilisation des rechten Ureters

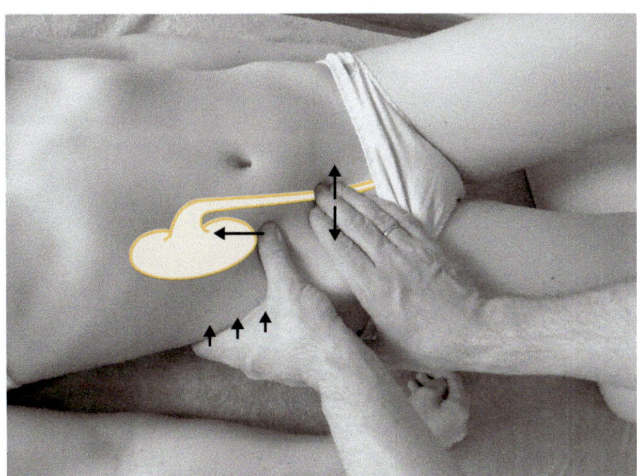

Abb. 13.22 Alternative Dehnung und Mobilisation des rechten Ureters

Ausführung Während des Ausatmens wird die Niere nach kranial begleitet und gleichzeitig die Harnblase mit dem Ureter nach kaudal „fixiert".

Wenn diese Technik nicht schmerzhaft ist, wird der Patient am Ende des Ausatmens aufgefordert, den Atem anzuhalten und das homolaterale (rechte) Bein leicht zu heben. Dabei die rechte Niere behutsam nach kranial fixieren und gleichzeitig mit den Fingerspitzen der kaudalen (rechten) Hand den rechten Ureter behutsam nach kaudal-lateral verschieben und dehnen.

❶ Alternative Mobilisation des Ureters

Ausgangsposition Patient in Rückenlage, das heterolaterale (linke) Bein gebeugt abgestellt und das homolaterale (rechte) Bein leicht gebeugt auf eine Knierolle. Therapeut homolateral (rechts) neben dem Patienten stehend.
Handposition Die Flanke im Grynfelt-Raum mit der einen (linken) Hand unterstützen, dabei mit dem Daumen dieser Hand den Unterpol der rechten Niere aufsuchen. Mit der anderen (rechten) Hand behutsam den Verlauf des Ureters palpieren (➢ Abb. 13.22). Es ist darauf zu achten, keine Reibung entlang der großen Gefäße zu erzeugen.
Ausführung Am besten mit der rechten Hand kranial anfangen und beim Ausatmen den ganzen Verlauf des Ureters auf dem Psoas in verschiedene Richtungen mobilisieren, während die linke Hand die rechte Niere nach kranial schiebt. Beim Einatmen wird der Druck zurückgenommen, sodass er bei jedem Ausatmen erneut aufgebaut werden kann. Anschließend den Ureter nach lateral und nach medial auf ähnliche Art und Weise mobilisieren.

Auch sollte bedacht werden, dass sich die Muskelfasern des Ureters in die Wand der Harnblase fortsetzen und es auch in den Ligg. pubovesicale, den Ligg. puboprostatica und der Vagina glatte Muskelfasern gibt.

13.8.15 Entspannungs- und Entstauungstechnik des Nierenbeckens

Es wäre vernünftig, zuerst die Harnblase, danach den Ureter und erst dann die Niere zu mobilisieren.
Ausgangsposition Behandlung der rechten Seite: Patient in stabiler heterolateraler (rechter) Seitenlage. Therapeut hinter ihm stehend.
Handposition Die kraniale (rechte) Hand flach in Höhe des linken Grynfelt-Raums legen und die linke Niere nach ventral führen.
Ausführung Die Lage der linken Niere visualisieren und mit dem Daumen (oder den Fingerspitzen) der kaudalen (linken) Hand sehr behutsam in Richtung des Nierenbeckens eindringen (➢ Abb. 13.23). Dann eine sanfte, rhythmische, zirkelförmige Massage bzw. Vibration im Bereich des linken Nierenbeckens ausführen, ohne Schmerzen auszulösen! Es ist dabei notwendig, den kraniokaudalen Atembewegungen zu folgen!

13.8.16 Bilaterale Mobilisation der Nieren

Ausgangsposition Patient in Rückenlage mit einem Kissen unter den Beinen, Therapeut neben ihm sitzend.
Handposition Bilateral mit den Handballen Kontakt mit den Unterpolen der Nieren aufnehmen (➢ Abb. 13.24).
Ausführung Den Bewegungen der Nieren im Atemrhythmus folgen, die Bewegungen behutsam intensivieren.

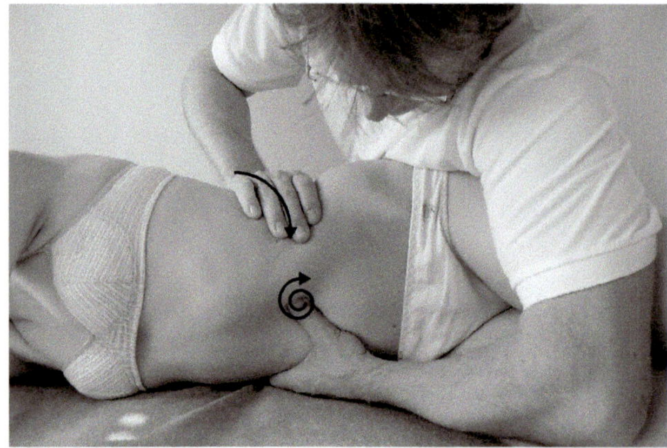

Abb. 13.23 Entspannungs- und Entstauungstechnik des linken Nierenbeckens

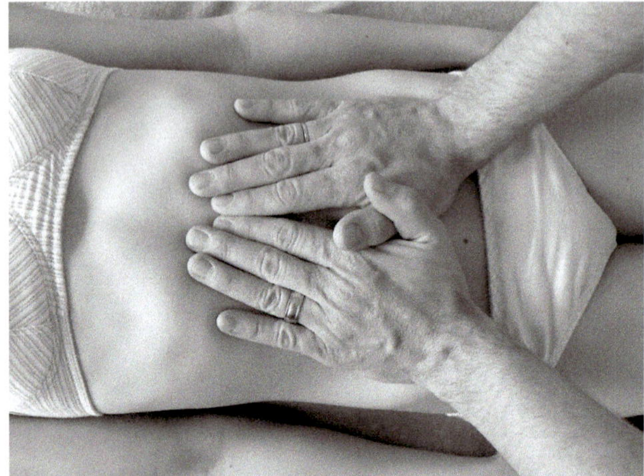

Abb. 13.24 Bilaterale Mobilisation der Nieren

13.8.17 Induktion der Motilität der Nieren

Die Motilität der Nieren ist identisch mit der Mobilität. Man kann die Motilität uni- oder bilateral behandeln. Nachfolgend ist die bilaterale Behandlung beschrieben.

Ausgangsposition Patient in Rückenlage mit einem Kissen unter den Beinen. Therapeut neben ihm sitzend.
Handposition Bilateral oder unilateral mit den Handballen Kontakt zu den Nieren suchen (> Abb. 13.24).
Ausführung Jetzt keinen Druck auf die Nieren ausüben, sondern sich nur anlehnen. Daraufhin den Motilitätsbewegungen der Nieren folgen und diese durch Induktion verbessern. Die Motilitätsbewegung der Niere in Inspiration (Inspir-Bewegung) besteht aus einer Senkung, einer Seitneigung nach medial und einer Außenrotation. Nur minimale Kraft aufwenden und die Bewegungen, die am wenigsten Widerstand erfahren, korrigieren und verstärken, bis sich das Gewebe entspannt, eventuell entsteht ein „Still-point" (Bewegungsstillstand) während der Korrektur. Danach ist die Beweglichkeit oft besser.

Diesen Vorgang wiederholen bis man eine harmonische Motilitätsbewegung der Nieren erreicht hat.

13.8.18 Schlussbemerkungen

Es ist sehr sinnvoll, beide Nieren zu behandeln, auch wenn man den Eindruck hat, dass nur eine Niere in ihrer Beweglichkeit eingeschränkt ist. Die Nieren haben, was die Flüssigkeitsdynamik anbelangt, einen enormen Einfluss auf den Körper und sind häufig von faszialen Verklebungen und Spannungen betroffen.

Wie immer ist zu bedenken, dass es sich hier um die Mobilisierung eines Organs handelt und nicht um die Behandlung einer Gelenkblockierung. Man kann also nicht sanft genug behandeln.

Ich möchte jeden Therapeuten motivieren, bei Anwesenheit von Ödemen und nach Ausschluss von Kontraindikationen eine Mobilisation der Nieren und der Fascia renalis in sein venolymphatisches Behandlungsschema einzubauen.

KAPITEL

14 Untersuchung und Behandlung der Aufhängungsbänder der abdominalen Organe

Die „Mesos" oder Aufhängungsbänder der intraperitonealen Organe (➢ Kap. 2.5.4) werden durch Doppelblätter des Peritoneums aufgebaut. Sie bilden die Führungswege der versorgenden Leitungsbahnen der Organe (Arterien, Venen, Lymphgefäße, Nerven). Jede Spannung, die auf diese Bänder einwirkt, kann somit die Versorgung beeinträchtigen.

Dabei können, stark vereinfacht, vor allem zwei Beeinträchtigungen auftreten:

- Beeinträchtigung der arteriellen und nervösen Versorgung, die v. a. eine funktionelle Störung des Organs zur Folge hat.
- Beeinträchtigung der venösen und lymphatischen Versorgung, was in erster Linie zu einer Stauung führt und in zweiter Linie eine Fibrosierung auslöst. Später kann dies weiterhin Organerkrankungen zur Folge haben.

Die venolymphatischen Faktoren sind sicherlich die Schwächeren in diesem Bunde, denn sie werden bei Spannungen als Erste betroffen. Deshalb erscheint es besonders wichtig, Stauungen so schnell wie möglich aufzuspüren, um einer Fibrosierung vorzubeugen. Hier ist eine osteopathische Untersuchung und Behandlung angebracht.

Die Aufhängungsbänder (Mesos) wurden bereits in ➢ Kapitel 2.7.4 besprochen. Hier soll nun ihre Untersuchung und Behandlung der Reihe nach dargestellt werden.

In der Praxis besteht die Untersuchung des Abdominalraum aus einer Beweglichkeits- und Spannungsprüfung der Mesos, der peritonealen Recessus und des Retroperitonealraums. Die Behandlung beinhaltet sowohl langsame, sanft ausgeführte Techniken zur Detonisierung als auch rhythmisch ausgeführte Techniken zur „Bewässerung" (Durchblutung) der Mesos und peritonealen Recessus.

Die Untersuchung und Behandlung werden nicht separat besprochen, weil beide eigentlich identisch ablaufen (Testbewegungen werden als Behandlung öfters wiederholt). Beim Bewegen des Organs deutet eine reaktive Verstärkung der Spannung auf eine erhöhte Sensibilität der Aufhängungsbänder der Organe. Wenn eine Organerkrankung vom Arzt als Kontraindikation ausgeschlossen worden ist, ist es sinnvoll, diese Spannung abzubauen.

Praxistipp

Das Parenchym und auch die Mesos der meisten Organe sind empfindlich und verletzbar und sollten deswegen immer behutsam behandelt werden. Sowohl die Untersuchung als auch die Behandlung der Bauchorgane sollte stets als angenehm empfunden werden! **Schmerzhafte Techniken im viszeralen Bereich sind grundsätzlich „Kunstfehler" und lösen Abwehrspannung aus.** Im viszeralen Bereich daher als Kraftanwendung nur Stufe 1, bzw. eine sehr leichte Stufe 2 (einige Gramm bis max. 1 kg) ausüben (➢ Kap. 10)!

Goethe äußerte dazu passend: „Sehe mit fühlendem Auge, fühle mit sehender Hand."

Die nachfolgend beschriebenen Techniken können bei Bedarf sinnvoll ins venolymphatische Behandlungsschema von ➢ Kapitel 8 eingefügt werden, aber sie können auch eigenständig für bestimmte Organe eingesetzt werden.

Der Patient sollte am besten so eingestellt werden, dass eine minimale fasziale Spannung um das Organ entsteht (indirekte Technik).

Falls trotzdem Schmerzen auftreten, die sich nicht durch äußerst sanfte, nicht provozierende Wiederholungen der Gleitbewegungen reduzieren lassen, sollte uns das zur Vorsicht mahnen. Es sollte zunächst an eine Organerkrankung gedacht werden und der Patient zum Arzt überwiesen werden.

14.1 Venolymphatische Behandlung der Mesos der Leber und Gallenblase

Das Lig. phrenicohepaticum beinhaltet die Vv. hepaticae, die V. cava inferior, Zweige der A. und V. phrenica inferior, hepatische Lymphbahnen von der kranialen Peripherie der Leber und neurovegetative Fasern des Plexus phrenicus. Die Leber wird grundsätzlich über zwei lymphatische Wege drainiert:

- Aufsteigende tiefe und oberflächliche Lymphgefäße, die im Lig. phrenicohepaticum zu den Nodi lymphatici phrenici drainieren. Von dort kann zum Ductus thoracicus, zu den Trunci lymphatici bronchomediastinales oder zu den Trunci lymphatici parasternales weiter drainiert werden.
- Absteigende tiefe Lymphgefäße drainieren zu den Nodi lymphatici hepatici nach kaudal entlang der A. hepatica propria und V. portae im Omentum minus und von dort über die Plica gastropancreatica zur Cisterna chyli.

Durch ein Lösen der Spannungen um diese zwei Drainagewege wird nicht nur die lymphatische Drainage, sondern auch die venöse, arterielle und neurovegetative Versorgung der Leber verbessert.

Die Untersuchung und Behandlung der Recessus subphrenici und subhepatici ist selbstverständlich wichtig und wurde bei der Untersuchung und Behandlung der Leber (➤ Kap. 12) besprochen.

14.1.1 Venolymphatische Behandlung der Leber und Gallenblase im Vierfüßlerstand

Ausgangsposition Patient im Vierfüßlerstand, Therapeut rechts neben dem Patienten stehend.

Handposition Mit den Handflächen behutsam Kontakt mit dem Vorderrand und der Unterseite der Leber aufnehmen. Darauf achten, dass man wirklich unter dem Vorderrand der Leber palpiert. Mit der flachen linken Hand eventuell Kontakt mit der rechten Flanke und den Rippen in Höhe der Leber aufnehmen (➤ Abb. 14.1).

Ausführung Jetzt darauf achten, keine Kompression der Leber auszuüben, sondern sehr behutsam den Atembewegungen der Leber zu folgen: beim Einatmen nach kaudal-ventral und beim Ausatmen nach kranial-dorsal. Dabei eventuell auftretende kompensatorische Bewegungen des Oberkörpers des Patienten (oft Seitneigung rechts) zulassen. Dadurch, dass die Leber, sozusagen ohne Kompression nur auf den Händen des Osteopathen „schwimmt", wird das Organ durch die eigene Zwerchfellbewegung sanft venolymphatisch massiert und drainiert. Den Patient auffordern, eine stärkere Bauchatmung auszuführen.

14.1.2 Venolymphatische Behandlung der Leber und Gallenblase in Rückenlage

Ausgangsposition Patient in Rückenlage, Therapeut rechts neben dem Patienten stehend.

Handposition Die linke Hand flach unter die rechte Thoraxseite in Höhe der unteren rechten Rippen legen. Die rechte Hand flach auf die rechte Bauchhälfte legen, etwas unterhalb des rechten Rippenbogens. Die Finger der rechten Hand sind parallel zum rechten Rippenbogen des Patienten ausgerichtet.

Ausführung Darauf achten, unter dem Vorderrand der Leber zu palpieren. Mit der linken Hand die rechte Thoraxseite sanft anheben und sie etwas nach medial führen. Mit der rechten Handfläche behutsam, so breit und großflächig wie möglich, Kontakt mit der Unterseite der Leber aufnehmen (➤ Abb. 14.2).

Versuchen, in allen drei Richtungen die kleinstmögliche Spannung des umgebenden Gewebes und der Leber aufzusuchen. Manchmal kann es sinnvoller sein, die rechte Hand auf den Unterbauch oder auf das Sternum zu legen und dieses Gewebe behutsam in Richtung der Leber zu führen. Damit wird die Entspannung noch mehr auf die Leber „zentriert" und das fasziale Gewebe um die Leber noch mehr von Spannungen befreit.

Den Patienten auffordern, tief ein- und auszuatmen. Mit beiden Händen den Bewegungen der Rippen und der Leber folgen. Während des Ausatmens die Leber nach kranial und den rechten Rippen nach medial-kaudal folgen, ohne jedoch eine Kompression der Leber auszuüben. Während des Einatmens der Bewegung der Leber nach kaudal und der Rippen nach kranial-lateral folgen. Ziel ist es, die lymphatische (und venöse) Zirkulation der Leber damit intensiv anzuregen.

14.1.3 Venolymphatische Behandlung der Leber und Gallenblase im Sitzen

Ausgangsposition Patient sitzend, Therapeut hinter dem Patienten stehend.

Handposition Den Patienten bilateral umgreifen und beide Hände flach unter die Leber des Patienten legen.

Ausführung Darauf achten, unter dem Vorderrand der Leber zu palpieren. Den Oberkörper des Patienten mit seinem eigenen Oberkörper steuern und versuchen, in allen drei Ebe-

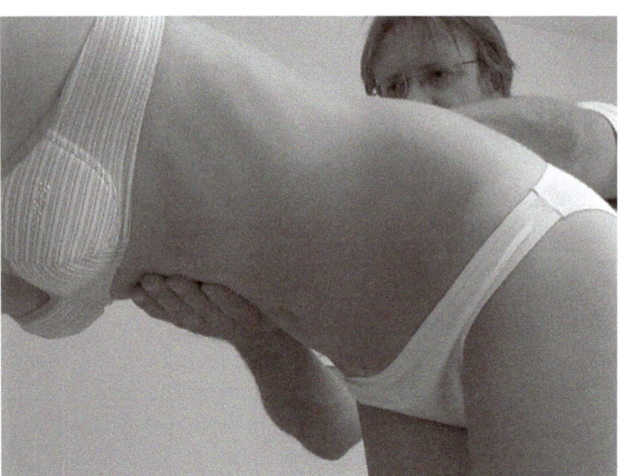

Abb. 14.1 Venolymphatische Behandlung der Leber und Gallenblase im Vierfüßlerstand

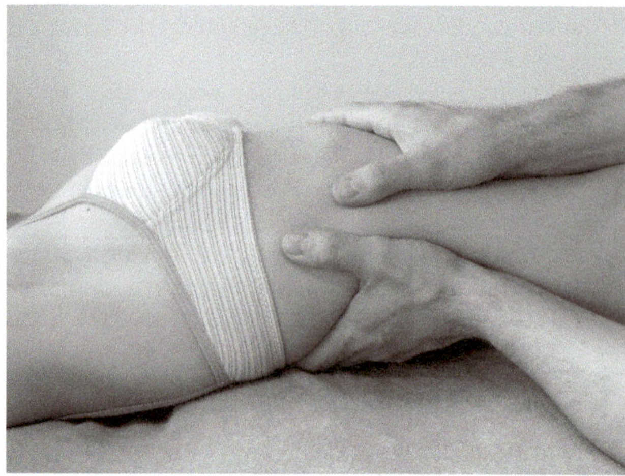

Abb. 14.2 Venolymphatische Behandlung der Leber und Gallenblase in Rückenlage

nen die kleinstmögliche Spannung des umgebenden Gewebes und der Leber aufzusuchen (➢ Abb. 14.3).

Den Patienten auffordern, tief ein- und auszuatmen. Mit beiden Händen den Bewegungen des Gewebes und der Leber folgen, ohne eine direkte Kompression auf die Leber auszuüben. Während des Ausatmens der Leber nach kranial und den rechten Rippen nach medial-kaudal folgen. Während des Einatmens auf die Bewegung der Leber nach kaudal und der Rippen nach kranial-lateral (kon)zentrieren. Es sollte dabei geübt werden, den Bewegungen der Rippen und der Leber gleichzeitig zu folgen

Die Leber „schwimmt" sozusagen lymphatisch im Atemrhythmus auf den Fingern. Ziel ist es, dadurch die lymphatische (und venöse) Zirkulation der Leber intensiv anzuregen.

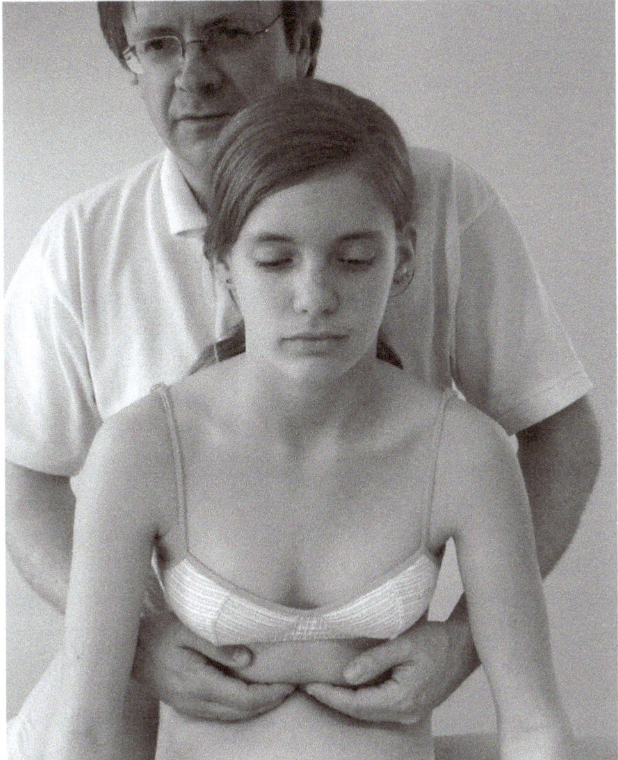

Abb. 14.3 Venolymphatische Behandlung der Leber und Gallenblase im Sitzen

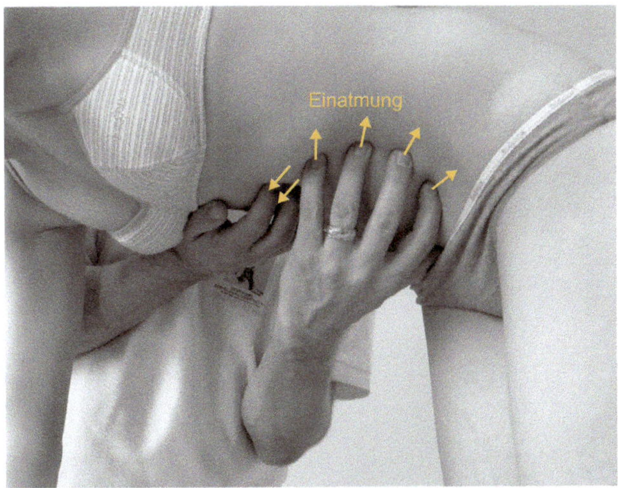

Abb. 14.4 Venolymphatische Behandlung des Omentum minus im Vierfüßlerstand

14.1.4 Venolymphatische Behandlung des Omentum minus

Das Omentum minus wird von wichtigen Leitungsbahnen, wie die V. portae, die A. hepatica propria, extrahepatische Gallengänge, Lymphgefäße und neurovegetative Nerven durchzogen.

Ausgangsposition Patient im Vierfüßlerstand, Therapeut rechts neben dem Patienten stehend.

Handposition Die Hände sind gespreizt. Mit den Flächen der Fingerspitzen der kaudalen (linken) Hand Kontakt mit der Curvatura major des Magens und mit den Flächen der Fingerspitzen der kranialen (rechten) Hand Kontakt mit dem rechten Rippenbogen und damit indirekt mit der Leber aufnehmen (➢ Abb. 14.4).

Ausführung Während des Ausatmens die Hände zueinander führen, d.h. den Magen mit der kaudalen (linken) Hand behutsam zur rechten Schulter des Patienten (nach kranial-rechts) heben und mit der kranialen (rechten) Hand den rechten Rippenbogen zart nach kaudal-links führen. Während des Einatmens die Hände auseinander führen; d.h. den Magen nach kaudal-links zurückkehren lassen, jedoch ohne den Kontakt zu verlieren. Gleichzeitig dem rechten Rippenbogen nach kranial-rechts folgen.

Darauf achten, keine Kompression der Leber bzw. des Magens auszuüben, sondern sehr behutsam den Atembewegungen der Rippen und des Magens folgen. Dabei eventuell auftretende kompensatorische Bewegungen des Oberkörpers des Patienten (Seitneigung rechts oder links) zulassen.

Dadurch, dass die Leber und der Magen sozusagen nur auf den Händen des Osteopathen voneinander weg und zueinander „schwimmen" wird das Omentum minus mit seinen wichtigen Leitungsbahnen sanft venolymphatisch drainiert.

Alternative Man kann diese Behandlung auch in Rückenlage oder im Sitzen ausführen, dabei ist allerdings der Vorteil der „Schwebesituation" der Organe nicht wie im Vierfüßlerstand gegeben.

14.2 Venolymphatische Behandlung des Magens

Der Magen verfügt über einen arterio-veno-lymphatico-nervalen „Versorgungsring", der sowohl entlang der Curvatura minor als auch entlang der Curvatura major verläuft (➢ Kap. 14.5). Viele Patienten mit einem empfindlichen Magen profitieren erfahrungsgemäß von sanftem „Magenpumpen".

- Die Curvatura minor des Magens drainiert hauptsächlich über Lymphgefäße entlang der A. gastrica sinistra bzw. dextra im Omentum minus. Diese Lymphgefäße drainieren zur Plica gastropancreatica und von dort zu den Nodi lymphatici coeliaci und der Cisterna chyli.
- Die Curvatura major des Magens drainiert hauptsächlich über Lymphgefäße entlang der A. gastroepiploica (gastroomentalis) im Omentum majus. Der linke Teil der Curvatura major des Magens drainiert kranialwärts zu den Nodi lymphatici lienales durch das Lig. gastrosplenicum und durch das Lig. splenorenale zum Retroperitonealraum. Über die retroperitoneal gelegenen Nodi lymphatici pancreaticolienales drainieren diese dann entlang der A. splenica und entlang der Längsachse des Pankreas zum lymphatischen Plexus coeliacus. Der rechte Teil der Curvatura major des Magens drainiert kaudalwärts zu den Nodi lymphatici hepatici durch das Omentum minus und durch die Plica gastropancreatica zum lymphatischen Plexus coeliacus.

14.2.1 Venolymphatische Behandlung der Curvatura major und minor

Der Magen wird während des Einatmens „zusammengestaucht" und während des Ausatmens gestreckt (➤ Kap. 14.5). Diese effektive Technik wurde teilweise bereits als Magenpumpe besprochen (➤ Kap. 9.3.2).

Ausgangsposition Patient in Rückenlage, ein Kissen unter den Knien. Therapeut rechts neben dem Patienten stehend.

Handposition Beide Hände flach auf den Bauch des Patienten legen, die Finger sind entlang der Curvatura major des Magens gespreizt, die beiden Daumen liegen entlang der Curvatura minor des Magens (➤ Abb. 14.5).

Ausführung Zuerst das Gewebe mit den Fingerspitzen behutsam entlang der Curvatura major aus- und zueinander verschieben und dann mit den Daumen entlang der Curvatura minor.

Während des Einatmens die Curvatura major behutsam auseinander dehnen und dies während mehrerer Atemzyklen wiederholen. Beim Ausatmen die Curvatura minor vorsichtig auseinander dehnen und dies ebenfalls während mehrerer Atemzyklen wiederholen. Darauf achten, durch Versetzen der Finger die gesamte Curvaturae zu behandeln.

Durch diese Technik werden die Curvatura major bzw. minor sowohl lymphatisch als auch arteriell, venös und nerval angeregt.

Alternative Diese Behandlung kann auch im Vierfüßlerstand ausgeführt werden.

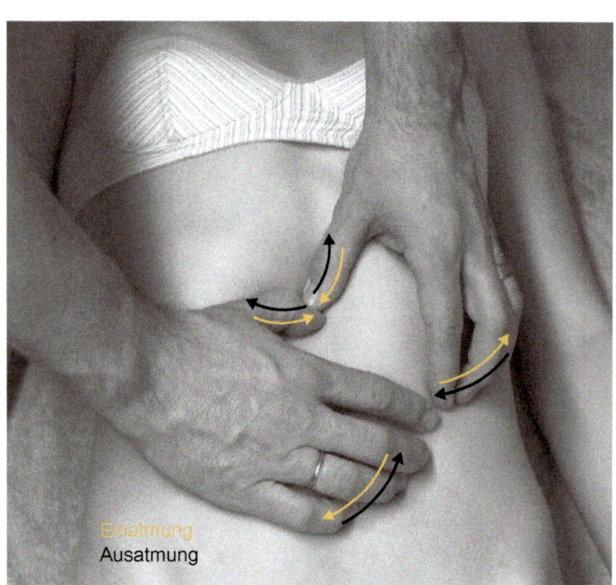

Abb. 14.5 Venolymphatische Behandlung der Curvatura major und minor

14.2.2 Untersuchung und Behandlung der Recessus des Magens, der Kardia und des Pylorus

Der Magen verfügt über verschiedene peritoneale Gleitflächen:

- Recessus gastrolienalis zwischen Milz und Magen
- Recessus hepatogastricus zwischen Leber und Magen
- Recessus subphrenicus sinister inferior zwischen Zwerchfell und Magen
- Bursa omentalis zwischen Rückenwand (PPP) und Magen.

Der Mageneingang (Kardia) und der Magenausgang (Pylorus) sind wichtige Sphinkterstrukturen; ihre Beweglichkeit sollte explizit überprüft werden.

Ausgangsposition Patient in Rückenlage, ein Kissen unter den Knien. Therapeut rechts neben dem Patienten stehend.

Handposition Beide Hände auf den Bauch des Patienten legen. Der ulnare Rand der kaudalen (rechten) Hand liegt entlang der Curvatura major des Magens, der Handballen der kranialen (linken) Hand entlang der Curvatura minor des Magens (➤ Abb. 14.6).

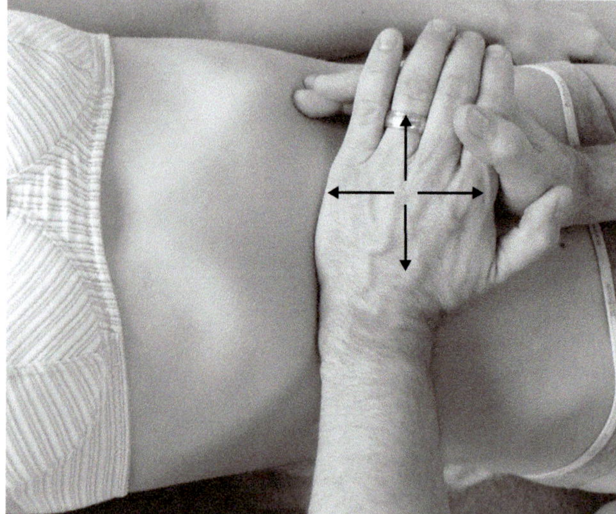

Abb. 14.6 Venolymphatische Behandlung der Recessus des Magens, der Kardia und des Pylorus in Rückenlage

Ausführung Sehr behutsam (ohne Kompression) den Magen in verschiedene Richtungen verschieben. Dann die Kardia mit den Fingerkuppen etwa 2 cm links von der Medianlinie in Höhe des 7. Kostosternalgelenks palpieren. Die Kardia ebenfalls langsam und behutsam in verschiedene Richtungen verschieben.

Anschließend auch die Beweglichkeit des Pylorus mit den Flächen der Fingerspitzen in verschiedenen Richtungen testen. Man findet den Pylorus meistens etwa 4 Patienten-Fingerbreit oberhalb des Nabels – bei leerem Magen etwas mehr links und etwas mehr kranial, bei vollem Magen etwas mehr rechts und etwas mehr kaudal.

Die eingeschränkten Bewegungsrichtungen werden öfters sanft wiederholt, um Verklebungen zu lösen.

14.2.3 Venolymphatische Behandlung des Magens, der Plica gastropancreatica und des Lig. gastrosplenicum im Vierfüßlerstand

Ausgangsposition Patient im Vierfüßlerstand, Therapeut nach kaudal gerichtet rechts neben dem Patienten stehend.
Handposition Mit den gespreizten Fingern der rechten Hand behutsam so breit und großflächig wie möglich Kontakt mit der Curvatura major des Magens aufnehmen, sodass der rechte Handballen direkt auf dem Magen des Patienten liegt. Mit der linken Hand Kontakt mit den unteren Rippen auf der linken Thoraxseite aufnehmen (➤ Abb. 14.7).
Ausführung Die Hände behutsam zueinander führen, um eine fasziale Entspannung zu erreichen, ohne jedoch Druck auf den Magen auszuüben. In allen drei Ebenen jene Haltung im Bereich des Thorax bzw. der Wirbelsäule aufsuchen, die für den Magen am entspannendsten ist.

Sehr behutsam den Atembewegungen des Magens folgen: beim Einatmen nach kaudal-ventral, beim Ausatmen nach kranial-dorsal. Dabei eventuell auftretende kompensatorische Oberkörperbewegungen des Patienten zulassen.

Dadurch, dass der Magen nur auf den Händen des Osteopathen „schwimmt", wird das Organ selbst, die Plica gastropancreatica und das Lig. gastrosplenicum durch die Zwerchfellbewegung sanft venolymphatisch massiert und drainiert.

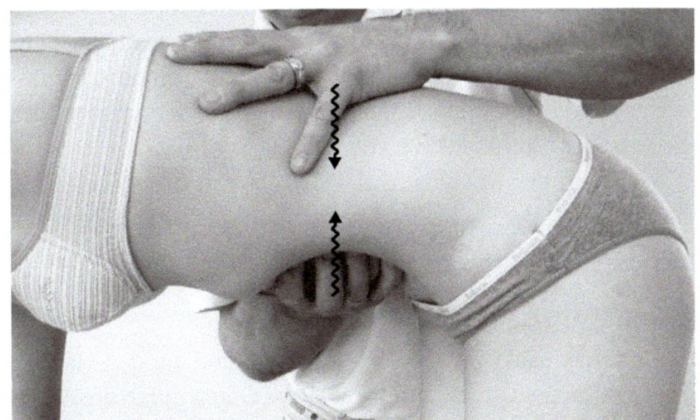

Abb. 14.7 Venolymphatische Behandlung des Magens, der Plica gastropancreatica und des Lig. gastrosplenicum im Vierfüßlerstand

14.2.4 Venolymphatische Behandlung des Magens in Rückenlage

Ausgangsposition Patient in Rückenlage, Therapeut links neben dem Patienten stehend.
Handposition Die rechte Hand flach unter die linke Thoraxseite in Höhe der unteren Rippen legen. Die linke Hand flach auf die linke Bauchseite legen, und zwar mit dem Daumenballen entlang der Curvatura major (➤ Abb. 14.8).
Ausführung Mit der rechten Hand die linke Thoraxseite sanft heben und eine behutsame Kompression nach ventromedial ausführen. Mit der linken Handfläche behutsam so breit und großflächig wie möglich Kontakt mit der Curvatura major des Magens aufnehmen.

Versuchen, in allen drei Ebenen die kleinstmögliche Spannung des umgebenden Gewebes und des Magens aufzusuchen. Manchmal kann es sinnvoller sein, die linke Hand auf den Unterbauch oder auf das Sternum zu legen und dieses Gewebe in Richtung Magen zu führen. Damit wird die Entspannung noch mehr auf den Magen und das umgebende fasziale Gewebe ausgerichtet, um den Magen eventuell noch mehr von Spannungen zu befreien.

Den Patienten auffordern, tief ein- und auszuatmen. Mit beiden Händen (ohne jegliche Kompression auszuüben) den Bewegungen des Gewebes und des Magens folgen. Während des Ausatmens dem Magen nach kranial und den linken Rippen nach medial-kaudal folgen. Während des Einatmens dem Magens nach kaudal und den Rippen nach kranial-lateral folgen. Ziel ist es, die venolymphatische Zirkulation des Magens intensiv anzuregen.

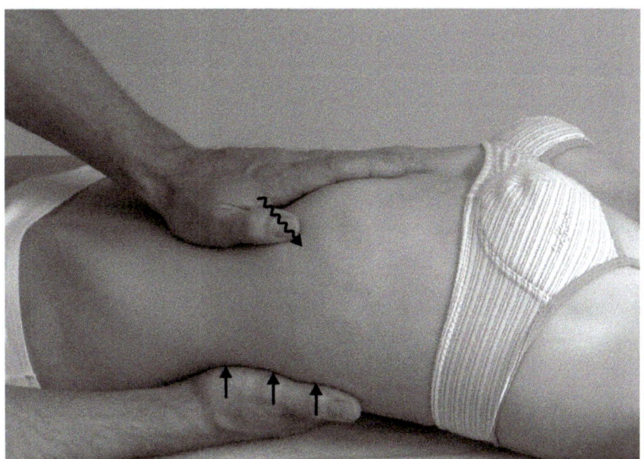

Abb. 14.8 Venolymphatische Behandlung des Magens in Rückenlage

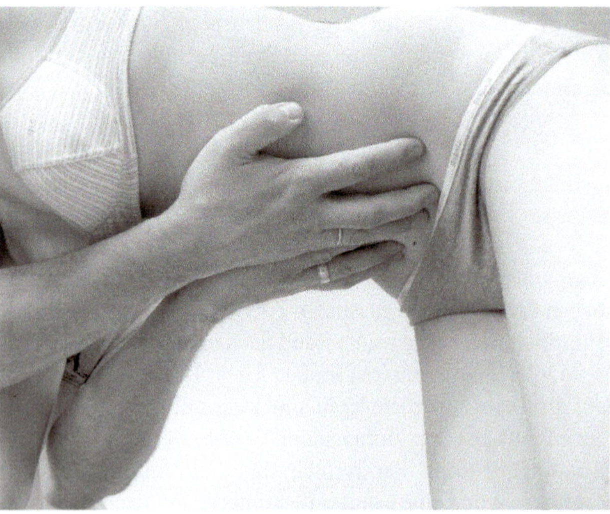

Abb. 14.9 Venolymphatische Behandlung des Omentum majus im Vierfüßlerstand

14.3 Venolymphatische Behandlung des Omentum majus

Das Omentum majus erfüllt eine wichtige Abwehraufgabe im Bauchbereich und zieht wie eine „Schürze" von der Curvatura major des Magens zum Colon transversum. Es kann sich sogar bis in das kleine Becken erstrecken.

Das Lösen des Omentum majus von Verklebungen wurde bereits besprochen (> Kap. 9.3.2).

Ausgangsposition Patient im Vierfüßlerstand, Therapeut neben dem Patienten nach kaudal gerichtet stehend.

Handposition Beide Hände oder eine Hand flach und mit gespreizten Fingern auf den Bauch des Patienten legen. Dabei eventuell mit dem einen Arm zwischen den Armen des Patienten durchgreifen (> Abb. 14.9).

Ausführung Direkt unter der Bauchdecke behutsam Kontakt mit dem Omentum majus aufnehmen. Während des Ausatmens das Omentum majus kranialwärts führen, während des Einatmens kaudalwärts. Es ist wichtig, den einzelnen Bewegungsrichtungen des Omentum majus zu folgen, um es dann in der entgegengesetzten Richtung zu mobilisieren und Verklebungen zu lösen (> Kap. 9.3.2). Um das Gewebe noch mehr zu entspannen, kann man hier zusätzlich mit den Händen vibrieren.

Ist im Peritoneum ein Entzündungsherd vorhanden, neigt das Omentum majus dazu, sich zu diesem hin zu verschieben, um ihn abzudecken und einzukapseln. Manchmal weist das Omentum majus deswegen auch Verklebungen und Verwachsungen mit Darmschlingen oder mit der Bauchwand auf.

Nachdem man ggf. diese Verklebungen durch fasziales Verschieben gelöst hat, ist es sinnvoll, den Eigenbewegungen des Omentum während den Atembewegungen zu folgen und damit die venolymphatische Versorgung anzuregen.

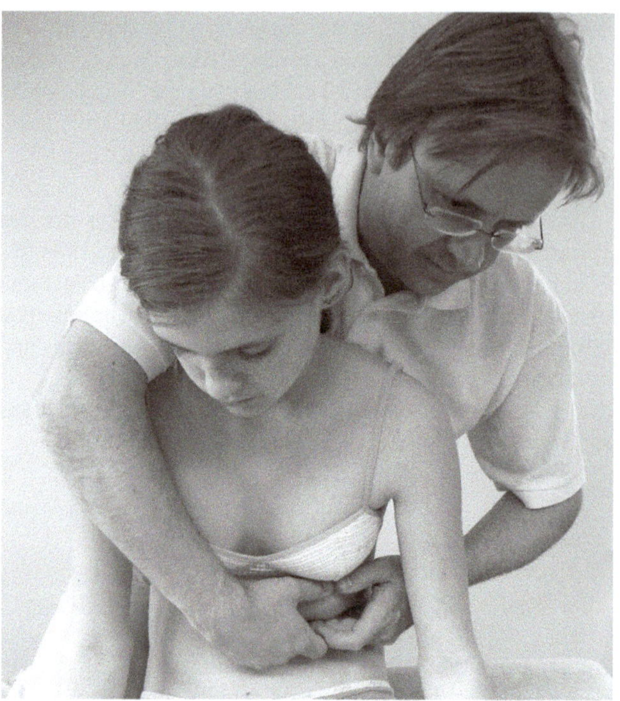

Abb. 14.10 Venolymphatische Behandlung der Milz im Sitzen

14.4 Venolymphatische Behandlung der Milz

Die Lymphgefäße der Milz ziehen durch das Lig. splenorenale zum Retroperitonealraum. Über die retroperitoneal gelegenen Nodi lymphatici pancreaticolienales drainieren diese dann entlang der A. splenica und entlang der Längsachse des Pankreas zum lymphatischen Plexus coeliacus. Detailliertere Behandlungstechniken für die Milz finden sich in > Kapitel 11.

Ausgangsposition Patient sitzend, Therapeut hinter dem Patienten stehend.

Handposition Den Patienten umgreifen und beide Hände links von der Curvatura major des Magens unter die Milz des Patienten legen.

Ausführung Den Oberkörper des Patienten mit seinem eigenen Oberkörper steuern und versuchen, in allen drei Ebenen (Flexion-Extension, Seitneigung links-rechts, Rotation links-rechts) jeweils die kleinstmögliche Spannung der umgebenden Gewebe der Milz zu lokalisieren (> Abb. 14.10).

Während des Ausatmens das Gewebe mit den Händen behutsam zur linken Schulter des Patienten (nach kranial-dorsal-links, in Richtung der Milz) heben, aber ohne Kompression auf die Milz auszuüben. Während des Einatmens der Milz nach kaudal-ventral-rechts folgen.

Dadurch, dass die Milz ohne Kompression auf den Händen des Osteopathen „schwimmt", wird das Organ durch die Atembewegungen des Zwerchfells sanft venolymphatisch massiert.

Alternative Diese Behandlung kann auch in Rückenlage oder im Vierfüßlerstand ausgeführt werden.

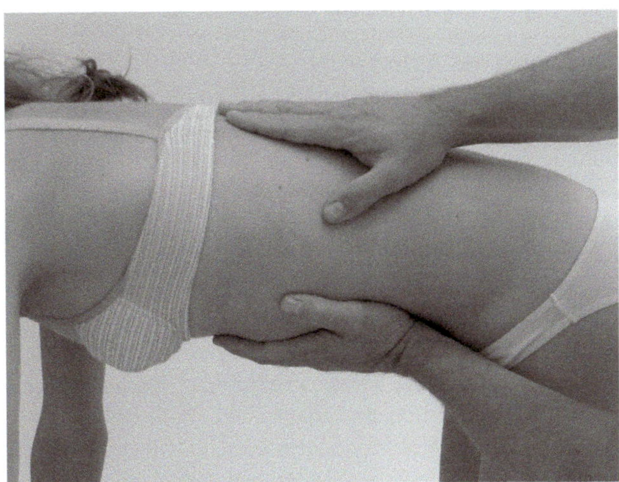

Abb. 14.11 Venolymphatische Behandlung der Nieren, Nebennieren und des Retroperitonealraums im Vierfüßlerstand, Therapeut homolateral

14.5 Venolymphatische Behandlung der Nieren, Nebennieren und des Retroperitonealraums

Die Nieren liegen retroperitoneal. Weil die arteriellen, venösen und lymphatischen Leitungsbahnen durch das Fettgewebe der zusammengeschlossenen Fasciae renales ziehen, stellt die Atembewegung der Nieren eine Flüssigkeitspumpe im Abdominalraum dar (➤ Kap. 7.6.3 und ➤ Kap. 13).

Ausgangsposition Patient im Vierfüßlerstand, Therapeut homolateral (links) neben dem Patienten stehend.

Handposition Mit der flachen linken Hand behutsam Kontakt mit der linken Niere aufnehmen. Mit der rechten Hand die linke Flanke des Patienten stützen (➤ Abb. 14.11).

Ausführung Während des Ausatmens die linke Niere mit der linken Hand behutsam nach kranial führen, aber ohne Druck auf die Niere auszuüben. Während des Einatmens der Niere nach kaudal folgen.

Dadurch dass die Niere ventralwärts „hängt" und auf den Händen des Osteopathen „schwimmt", wird das Organ und der retroperitoneale Raum durch die Atembewegungen des Zwerchfells sanft lymphatisch massiert.

14.6 Venolymphatische Behandlung des Pankreas

Das Pankreas und das Duodenum liegen beide retroperitoneal. Der Corpus pancreatis drainiert gemeinsam mit der Milz über die Nodi lymphatici pancreaticolienales entlang der A. und V. splenica zu den Nodi lymphatici coeliaci.

Das Caput pancreatis drainiert gemeinsam mit dem Duodenum zu den Nodi lymphatici pancreaticoduodenales superiores und den Nodi lymphatici pancreaticoduodenales inferiores. Von dort wird weiter zum retroperitonealen lymphatischen Plexus mesentericus superior drainiert.

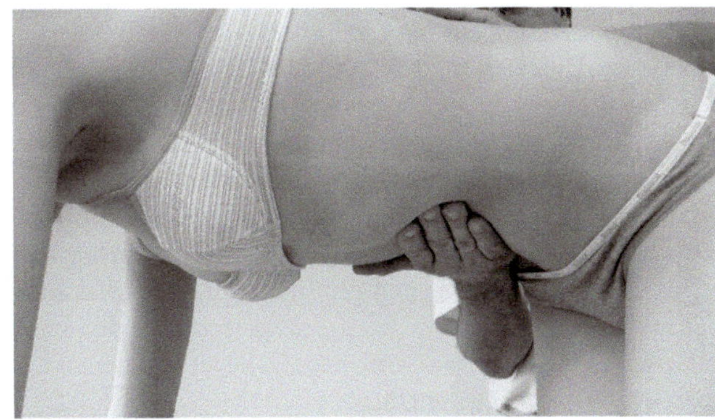

Abb. 14.12 Venolymphatische Behandlung des Pankreas im Vierfüßlerstand, Therapeut heterolateral

Ausgangsposition Patient im Vierfüßlerstand, Therapeut heterolateral (rechts) neben dem Patienten stehend.

Handposition Die linke Hand liegt dorsal auf der LWS in Höhe des Pankreas. Die rechte Hand liegt flach auf dem Bauch des Patienten im Verlauf des Pankreas (von rechts-kaudal nach links-kranial) mit dem Handballen auf dem Caput pancreatis und den Fingerspitzen in Richtung des M. suspensorius duodeni (Treitz) bzw. darüber hinaus (➤ Abb. 14.12). Sich dabei am M. suspensorius duodeni von Treitz (2 Fingerbreit links und kranial vom Nabel) und am duodenalen Ring, den man vorher intensiv abtastet, orientieren.

Ausführung Während des Einatmens behutsam und ohne Kompressionsdruck dem Pankreas nach kaudal (mit Supination der Hand) und während des Ausatmens nach kranial (mit Pronation der Hand) folgen. Eventuell zusätzlich auftretenden Bewegungen des Pankreas (z. B. oft eine Rotation nach rechts um eine kraniokaudale Achse während des Einatmens) folgen und diese nicht abbremsen. Diese Bewegungen werden während mehrerer Atemzyklen verfolgt.

Alternative Diese Behandlung kann auch in Rückenlage ausgeführt werden (➤ Kap. 9.3.2).

14.7 Venolymphatische Behandlung des Duodenums

14.7.1 Palpation und Detonisierung des Duodenums

Die **Pars superior** (Duo 1) des Duodenums liegt in etwa vor dem 1.–2. Lendenwirbel. Sie läuft wenige Zentimeter an der inferioren Seite der Leber nach rechts hinten aufwärts und geht dann unter dem Gallenblasenhals in einer Biegung (Flexura duodeni superior) in die Pars descendens über, die Kontakt mit der Leber hat.

Die Rückseite des Duo 1 ist durch Bindegewebe mit der Vorderwand der Bursa omentalis, mit der V. portae und dem Ductus choledochus verbunden. Hinter der Pars superior (oder Pars descendens) kreuzt der Ductus choledochus, aus dem Lig. hepatoduodenale kommend, am Pankreaskopf entlang abwärts zur medialen Seite der Hinterwand den Pars descendens.

Die V. portae zieht aufwärts zur Leberpforte. Hinter der Pars superior verläuft zudem die A. gastroduodenalis, die der Duodenalwand so eng anliegt, dass sie von Duodenalgeschwüren angenagt werden kann (Rauber und Kopsch 1987, Band II).

Die Palpation ist nicht einfach: Man sucht am besten zuerst den Pylorus (4 Fingerbreit oberhalb des Nabels, etwas links bei leerem Magen oder 2–3 Fingerbreit oberhalb des Nabels etwas rechts bei vollem Magen) und geht dann direkt medial vom Gallenblasenrand (lateraler Rand des M. rectus abdominis) aus. Damit visualisiert man auch das Lig. hepatoduodenale als lateralen Teil des Omentum minus.

Die **Pars descendens** (Duo 2) des Duodenums zieht retroperitoneal rechts der Wirbelsäule von L1 bis L4 vor dem Hilum der im Retroperitonealraum gelegenen rechten Niere abwärts. Vor dem oberen Anteil der Pars descendens liegt der Gallenblasenfundus. Der untere Anteil ist ferner seitlich von der rechten Kolonflexur bedeckt. Hinter der Pars descendens liegen die rechte Nebenniere sowie die rechte Niere mit Nierenbecken und Ureter.

Der Ductus choledochus tritt, häufig gemeinsam mit dem Ductus pancreaticus (Wirsing), etwa auf der Mitte des hinteren Umfangs der Pars descendens von oben schräg in die Wand des Zwölffingerdarms ein, und zwar durch den Sphincter ampullae hepatopancreaticae von Oddi (Sphinkter von Oddi).

Etwas oberhalb dieser Mündung kann auf der Papilla duodeni minor ein zusätzlicher Ausführungsgang des Pankreas, der Ductus pancreaticus accessorius (Santorini), münden.

Zur Palpation visualisiert und palpiert man zuerst das Colon ascendens. Die Fingerkuppen wandern in Höhe des Nabels vom medialen Rand des Colon ascendens in einen Sulkus zwischen Colon ascendens und Duo 2. Man tastet und beurteilt den lateralen Rand des Duodenums nach kranial und nach kaudal. Tastet man weiter nach medial, wandert man über ein kleines Rohr, die Pars descendens des Duodenums.

In der Tiefe zwischen Colon ascendens und Duo 2 begegnet man der rechten Niere. Zwei Fingerbreit lateral und kranial rechts vom Nabel findet man den Sphinkter von Oddi. Er liegt auf der medialen Seite des Duo 2 etwas posterior und verlangt eine relativ „tiefe" Palpation. Wenn er spasmiert ist, fühlt er sich wie eine Verdichtung an. Die Palpation des Duo kranialwärts ist dabei schwieriger als kaudalwärts.

Die Pars descendens des Duodenums geht in einer Biegung (Flexura duodeni inferior) in Höhe des 3.–4. Lendenwirbels in die **Pars horizontalis** (Duo 3) über, die damit sozusagen eine Brücke über L3–L4 bildet. Die Pars horizontalis kreuzt vor der V. cava inferior und vor der Aorta zur linken Seite und mündet dabei ohne deutliche Biegung in die Pars ascendens (Duo 4) ein. Die Pars horizontalis ist dabei mit dem M. psoas, der V. cava inferior, der Aorta und dem Pankreaskopf verbunden. Über die Vorderfläche der Pars horizontalis hinweg verlaufen zwischen Incisura pancreatica und Radix mesenterii die A. mesenterica superior und die V. mesenterica superior. Die Pars horizontalis ist ventral mit dem Radix mesenterii verbunden.

Bemerkung des Autors

Es stellt sich meiner Meinung nach die Frage, ob bei lang anhaltendem Zug am Mesenterium (z. B. bei Senkungen des Dünndarms, Narben im Unterbauch mit Verklebungen des Dünndarms) und an der A. mesenterica superior die Pars horizontalis des Duodenum abgeklemmt und funktionell gestört werden könnte?

Die **Pars ascendens** (Duo 4) des Duodenums steigt schließlich schräg vor der Bauchaorta zur Flexura duodenojejunalis auf. Das Duo 4 läuft an der lateralen Grenze der Bauchaorta nach kranial, deren Pulsation als Anhaltspunkt für die Palpation des Duo 4 dient. Die Flexura duodenojejunalis mit dem M. von Treitz lässt sich 2 Fingerbreit lateral und kranial links vom Nabel ertasten.

Bei einem Spasmus des M. von Treitz fühlt sich dieser hart an. Er kann dann die Flexura duodenojejunalis verschlossen halten und somit als eine Art „funktioneller Sphinkter" wirken. In der Flexura duodenojejunalis in Höhe des 1. bis 2. Lendenwirbels links der Wirbelsäule geht die retroperitoneal verlagerte Pars ascendens des Duodenums in das intraperitoneal liegende Jejunum über. Der duodenojejunale Übergang ist relativ fest fixiert und wird in der Radiologie oft als Referenzpunkt genutzt.

❶ Längsdehnung und Pumpe des Duo 1 (Pars superior)

Ausgangsposition Patient in Rückenlage, Kissen unter den Beinen. Therapeut rechts neben dem Patienten stehend.
Ausführung Mit den Fingerspitzen der linken Hand die Flexura duodeni superior nach lateral-kranial fixieren. Die Finger der rechten Hand bewegen den Anfang des Duodenums im Bereich des Pylorus nach median und etwas nach inferior (> Abb. 14.13). Es ist sinnvoll, diese Längsdehnung während der Ausatmung durchzuführen und sie beim Einatmen wieder zu lösen, sodass ein venolymphatischer Pumpeffekt entsteht.

❷ Längsdehnung und Pumpe des Duo 2 (Pars descendens)

Diese Dehnung eignet sich natürlich auch gut als Behandlung des Sphinkters von Oddi. Anschließend sollte immer die rechte Niere untersucht und eventuell auch behandelt werden!
Ausgangsposition Patient in Rückenlage, Kissen unter den Beinen. Therapeut rechts neben dem Patienten stehend.
Handposition Mit den Fingern der linken Hand das Duodenum in Höhe der Flexura duodeni superior fixieren. Mit den Fingern der rechten Hand das Duodenum in Höhe der Flexura duodeni inferior fixieren (> Abb. 14.14).

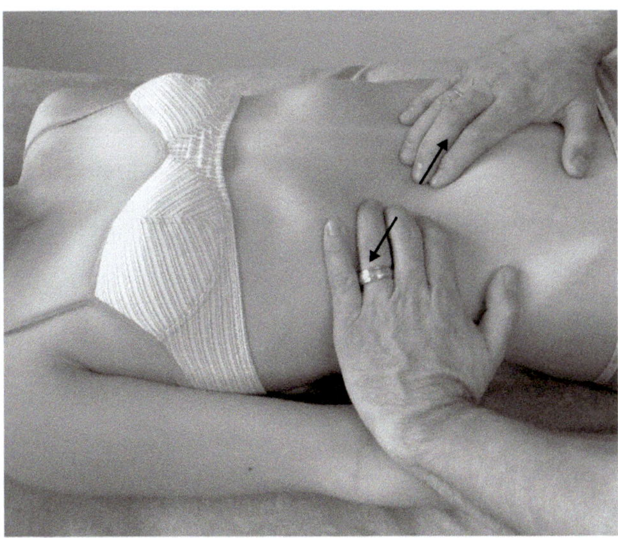

Abb. 14.13 Venolymphatische Behandlung und Längsdehnung der Pars superior des Duodenums in Rückenlage

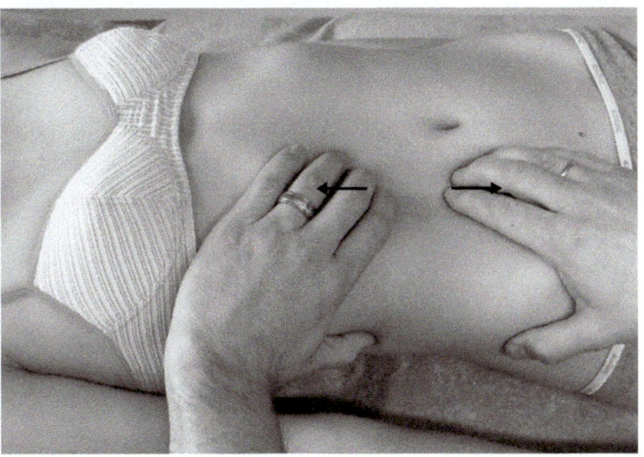

Abb. 14.14 Venolymphatische Behandlung und Längsdehnung der Pars descendens des Duodenums in Rückenlage

Ausführung Während des Ausatmens mit den Fingern das Duo 2 auseinanderdehnen und die innere Spannung des Duo 2 abbauen. Es ist sinnvoll, diese Längsdehnung während der Ausatmung durchzuführen und sie beim Einatmen wieder zu lösen, sodass ein venolymphatischer Pumpeffekt entsteht.

❸ Dehnung und Pumpe des lateralen Rands des Duo 2 (Pars descendens)

Ausgangsposition Patient in rechter Seitenlage, Therapeut hinter dem Patienten stehend.

Handposition Lateraler Rand: Mit den Fingern beider Hände behutsam zwischen dem medialen Rand des Colon ascendens und dem lateralen Rand des Duo 2 eindringen (➤ Abb. 14.15).

Ausführung Beide Hände heben das Duo 2 nach median und ziehen es, eventuell während des Ausatmens etwas auseinander. Während des Einatmens wieder nachgeben. Diese Bewegung wird mehrmals wiederholt, um einen venolymphatischen Pumpeffekt zu erreichen.

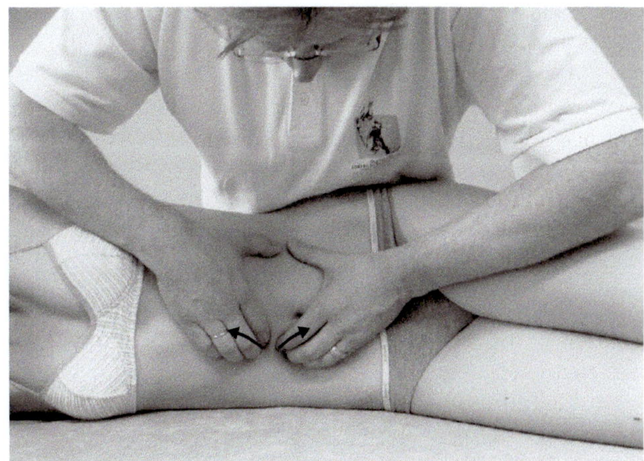

Abb. 14.15 Venolymphatische Behandlung und Längsdehnung des lateralen Rands der Pars descendens des Duodenums in rechter Seitenlage

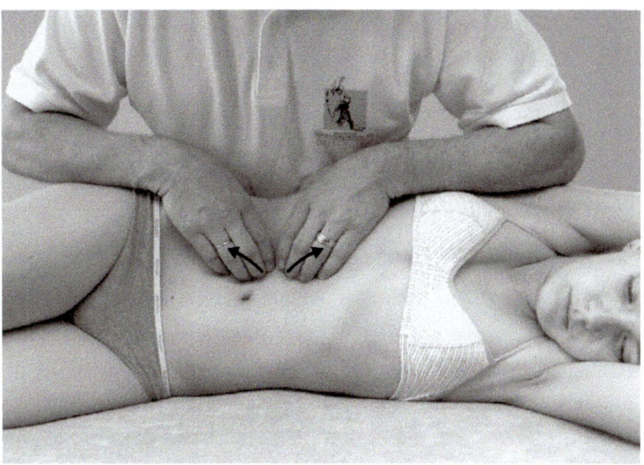

Abb. 14.16 Lymphatische Behandlung und Längsdehnung des medialen Randes der Pars descendens des Duodenums in linker Seitenlage

❹ Dehnung und Pumpe des medialen Rands des Duo 2 (Pars descendens)

Ausgangsposition Patient in linker Seitenlage, Therapeut hinter dem Patienten stehend.

Handposition Mit den Fingern beider Hände behutsam zwischen dem medialen Rand des Duo 2 und dem Pankreaskopf eindringen (➤ Abb. 14.16).

Ausführung Mit beiden Händen das Duo nach lateral-rechts heben und es während des Ausatmens auch etwas auseinander dehnen. Während des Einatmens wieder nachgeben. Diese Bewegung wird mehrmals wiederholt, um einen venolymphatischen Pumpeffekt zu erzielen.

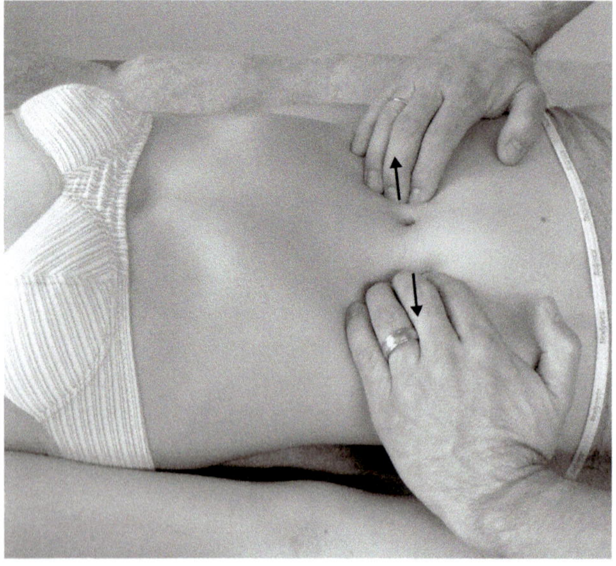

Abb. 14.17 Venolymphatische Behandlung und Längsdehnung der Pars horizontalis des Duodenums in Rückenlage

❺ Längsdehnung und Pumpe des Duo 3 (Pars horizontalis)

Ausgangsposition Patient in Rückenlage, Kissen unter den Beinen. Therapeut neben dem Patienten stehend.
Handposition Mit den Fingern der linken Hand die Flexura duodeni inferior und das Duo 2 nach rechts fixieren. Mit den Fingern der rechten Hand den medialen Rand der Pars ascendens des Duodenums (in Höhe des lateralen Randes der Aorta) greifen und sie nach links führen (➤ Abb. 14.17).
Ausführung Während des Ausatmens dehnen die Finger das Duo 3 auseinander und bauen die innere Spannung des Duo 3 ab. Es ist sinnvoll, diese Längsdehnung während der Ausatmung durchzuführen und sie beim Einatmen wieder zu lösen, sodass ein venolymphatischer Pumpeffekt entsteht.

❻ Längsdehnung und Pumpe des Duo 4 (Pars ascendens)

Ausgangsposition Patient in Rückenlage, Kissen unter den Beinen. Therapeut rechts neben dem Patienten stehend.
Handposition Mit den Fingern der rechten Hand das Duodenum rechts in Höhe der Pars horizontalis oder der Flexura duodeni inferior nach kaudal-rechts fixieren. Mit den Fingern der linken Hand die Flexura duodenojejunalis nach kranial-links halten (➤ Abb. 14.18).
Ausführung Während des Ausatmens mit den Fingern das Duo 4 auseinander dehnen und die innere Spannung des Duo 4 abbauen. Beim Einatmen die Dehnung wieder lösen, sodass ein venolymphatischer Pumpeffekt erreicht wird.

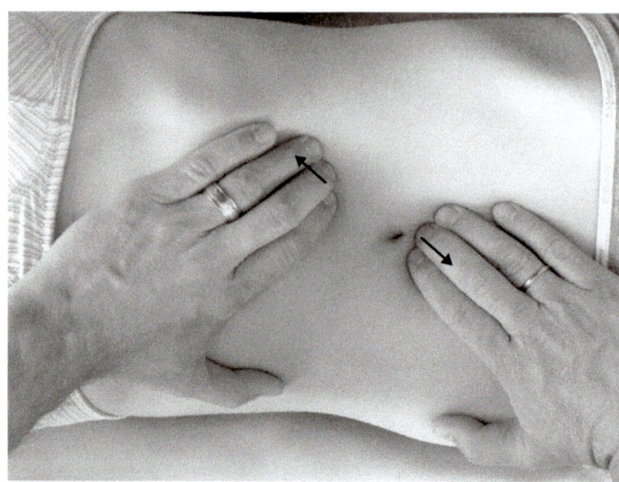

Abb. 14.18 Venolymphatische Behandlung und Längsdehnung der Pars ascendens des Duodenums in Rückenlage

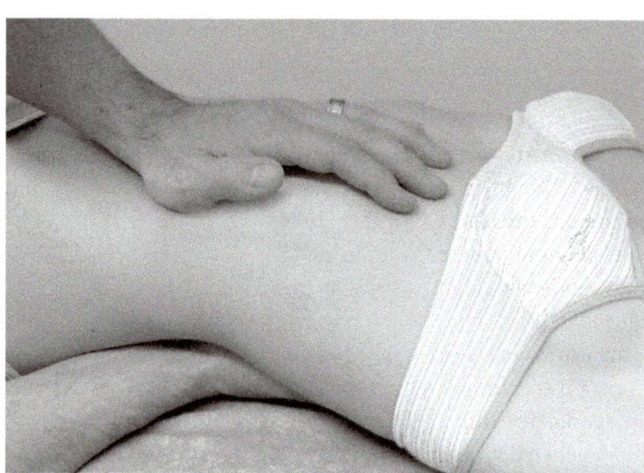

Abb. 14.19 Lymphatische Behandlung der Flexura duodenojejunalis und des M. suspensorius duodeni von Treitz in Rückenlage

❼ Lösen der Flexura duodenojejunalis und des M. suspensorius duodeni von Treitz

Ausgangsposition Patient in Rückenlage, ein Kissen unter den Knien, Therapeut links neben dem Patienten stehend.
Handposition Mit dem Os pisiforme der linken Hand behutsam in Höhe des M. suspensorius duodeni von Treitz eindringen, etwa 2 Patienten-Fingerbreit oberhalb und links vom Nabel. Mit der rechten Hand mit dem Daumenballen die linken Processus transversi des thorakolumbalen Übergangs (Th12–L2) kontaktieren (➤ Abb. 14.19).
Ausführung Während des Ausatmens beide Hände sanft zueinander führen. Während des Einatmens sie von der Zwerchfellbewegung auseinander treiben lassen. Mehreren Atemzyklen folgen, bis man eine Entspannung im Bereich des Treitzmuskels wahrnimmt.

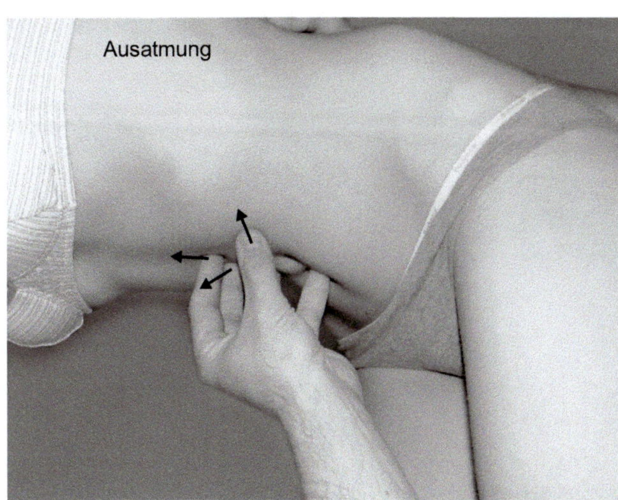

Abb. 14.20 Venolymphatische Behandlung des Duodenums im Vierfüßlerstand

14.7.2 Duodenum-Pumpe im Vierfüßlerstand

Das Pankreas und das Duodenum liegen beide retroperitoneal. Das Duodenum schmiegt sich ventral der Wirbelsäule wie ein nach links offenes „C" um den Pankreaskopf.

Das Caput pancreatis drainiert gemeinsam mit dem Duodenum in die Nodi lymphatici pancreaticoduodenales superiores und die Nodi lymphatici pancreaticoduodenales inferiores. Von dort wird weiter zum retroperitonealen lymphatischen Plexus mesentericus superior drainiert.

Ausgangsposition Patient im Vierfüßlerstand, Therapeut links neben dem Patienten stehend.

Handposition Die rechte Hand dorsal in Höhe der Projektion des Duodenums auf die LWS legen und die Finger der linken Hand im Verlauf des Duodenums auf den Bauch des Patienten legen (➤ Abb. 14.20). Sich dabei am M. suspensorius duodeni von Treitz (2 Fingerbreit links und kranial vom Nabel) und am duodenalen Ring (C-Form nach links offen), den man vorher intensiv abgetastet und gelöst hat, orientieren.

Ausführung Während des Einatmens der Bewegung des Duodenums nach kaudal folgen, wobei sich die C-Form des Duodenums zu einer O-Form schließt. Währnend des Ausatmens das Duodenum nach kranial begleiten, wobei sich die O-Form des Duodenums zu einer C-Form öffnet. Diesen Bewegungen während mehrerer Atemzyklen folgen.

Alternative Duodenum-Pumpe in Rückenlage (➤ Kap. 9.3.2).

14.8 Venolymphatische Behandlung des Dünndarms

Der restliche Dünndarm (Intestinum tenue), das Jejunum und Ileum, liegt intraperitoneal und ist über die Radix mesenterii aufgehängt. Die Radix mesenterii enthält alle versorgenden arterio-veno-lymphatico-nervalen Leitungen. Die Lymphknoten und Venen der Dünndarmschlingen drainieren zu den Leitungsbahnen in der Radix mesenterii und von dort weiter zu den retroperitonealen Hauptleitungsbahnen (Cisterna chyli, bzw. V. portae).

Normalerweise lassen sich weich-elastischen Dünndarmschlingen gänzlich schmerzfrei und ohne Abwehrspannung abtasten. Dabei kann man in der Regel ohne Druckempfindlichkeit so tief in den Bauch eindringen, dass man sogar die Wirbelsäule von ventral durch den Bauch abtasten kann.

Stauungen im tiefen (retroperitonealen) venolymphatischen System haben oft Einfluss auf die Drainage des Mesenteriums und des Mesokolons. Die venolymphatischen Flüssigkeiten stauen sich bis ins Mesenterium bzw. bis in die peritonealen Hüllen um die Dünndarm- bzw. Dickdarmschlingen. Es entsteht sozusagen ein Radixödem mit aufgequollenem Mesenterium und sogar mit aufgequollenen Darmabschnitten (➤ Abb. 14.21). Die Dünndarmschlingen werden dadurch sehr druckempfindlich und schlechter verschiebbar.

Der Bauch wird durch die retroperitoneale venolymphatische Stauung zunehmend hart und empfindlich. Oft bildet sich zusätzlich ein Rückstau im Epiduralbereich der Wirbelsäule mit Radikulopathie, ohne dass die Bandscheibe betroffen ist. Es entsteht ein Circulus vitiosus, wobei in einzelnen Darmabschnitten lokale Entzündungen entstehen, die zunehmend zu Verklebungen führen, zunächst retroperitoneal, dann zwischen den peritonealen Gleitflächen der Darmschlingen. Diese vergrößern wiederum das Ödem und es entsteht ein „Leaky Gut", der den Körper mit Antigenen überflutet, sodass chronische Entzündungen auftreten (➤ Kap. 2.11).

Weil die Rezirkulation und das Homing der Lymphozyten (➤ Kap. 6.4.2) und damit auch der Austausch von immunologischen Informationen durch das Ödem stark behindert werden, leidet auf Dauer auch das Immunsystem des Patienten.

Die Behandlung der abdominalen Mesos und des Darms ist daher zur Stärkung des Immunsystems besonders wichtig!

Die lymphatische Behandlung der Radix mesenterii in Rückenlage wurde bereits bei der Drainage der abdominalen Quadranten besprochen (➤ Kap. 9.3.2).

14.8.1 Untersuchung und Behandlung der Recessus des Dünndarmpakets mit dem großen abdominalen Manöver

Das Dünndarmpaket verfügt über verschiedene peritoneale Gleitflächen (Recessus):

- links zwischen dem Dünndarmpaket und dem Colon descendens bzw. dem linken Colon transversum
- rechts zwischen dem Dünndarmpaket und dem Colon ascendens bzw. dem rechten Colon transversum.

Ausgangsposition Patient in Rückenlage, ein Kissen unter den Knien. Therapeut etwas kaudal neben dem Patienten stehend (➤ Kap. 9.3.2).

Ausführung Mit beiden Händen flach und behutsam das Dünndarmpaket des Patienten umgreifen und es in verschie-

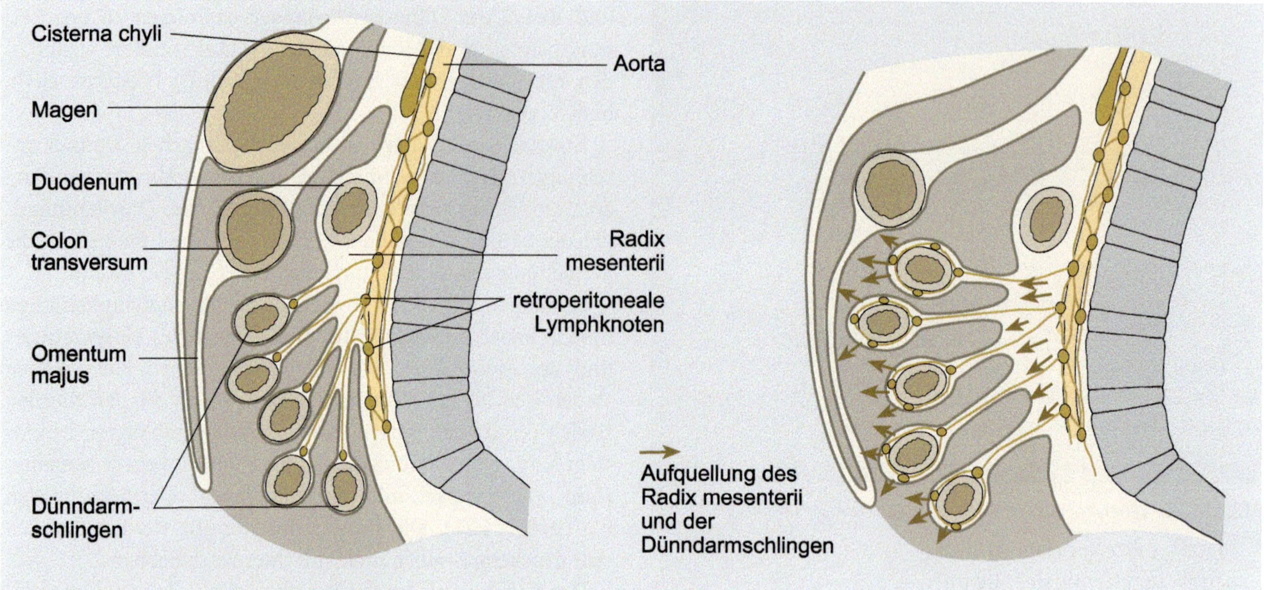

Abb. 14.21 (Links) Normalzustand. (Rechts) Aufquellung der Radix mesenterii und der Dünndarmschlingen, wobei sich der Bauch oft hart und spitz nach vorne wölbt (L190)

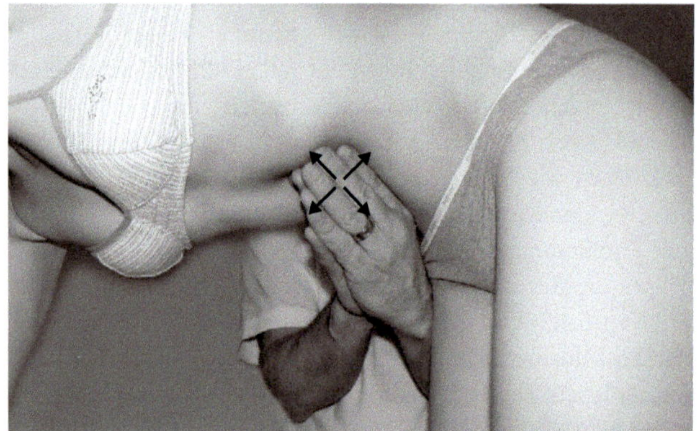

Abb. 14.22 Lymphatische Behandlung der Radix mesenterii im Vierfüßlerstand

dene Richtungen verschieben (> Abb. 9.48). Die Bewegung, die am schlechtesten durchführbar ist, wird öfters sanft und behutsam wiederholt, bis sich die Spannung löst. Es ist wichtig, diese Bewegungen vorsichtig auszuführen und Schmerz zu respektieren.

14.8.2 Fasziale Lösung der Radix mesenterii im Vierfüßlerstand

Ausgangsposition Patient im Vierfüßlerstand, ein Kissen unter den Knien. Therapeut etwas kaudal rechts neben dem Patienten stehend.

Ausführung Mit beiden radialen Handkanten (oder mit einer flachen Hand) behutsam die Radix mesenterii umgreifen; sich dabei an der Ileozäkalklappe (Mitte der Linie Nabel/rechte SIAS) und dem M. suspensorius duodeni von Treitz (2 Fingerbreit links und kranial vom Nabel, > Abb. 14.22) orientieren. Die Radix mesenterii in verschiedene Richtungen verschieben. Die Bewegung, die am schlechtesten durchführbar ist, wird öfters sanft und behutsam wiederholt, bis sich die Spannung löst.

14.9 Venolymphatische Behandlung des Dickdarms

Der Dickdarm bildet einen nach kaudal geöffneten Ring in M-Form, der das Dünndarmpaket umrahmt. Die Fascia von Toldt links und rechts, der Meso-Appendix, das Mesocolon transversum und das Mesocolon sigmoideum enthalten die arterio-veno-lymphatico-nervalen Leitungen für den Dickdarm.

Die Lymphbahnen des „rechten Dickdarms" (Appendix, Zäkum, Colon ascendens und rechte Hälfte des Colon transversum) sammeln sich im retroperitoneal gelegenen Plexus lymphaticus mesentericus superior.

Die Lymphbahnen des „linken Dickdarms" (linke Hälfte des Colon transversum, Colon descendens, Colon sigmoideum) drainieren zum retroperitoneal gelegenen Plexus lymphaticus mesentericus inferior.

Auch der Dickdarm kann durch eine retroperitoneale Lymphstauung beeinflusst werden. Das Lymphödem breitet sich dabei bis in die peritoneale Hülle des betroffenen Dickdarmabschnitts aus. Der Dickdarm quillt auf, verklebt und wird empfindlich.

14.9.1 Untersuchung und Behandlung der Recessus des Zäkums und des Appendix

Das Zäkum und der Appendix verfügen über verschiedene peritoneale Gleitflächen (Recessus):

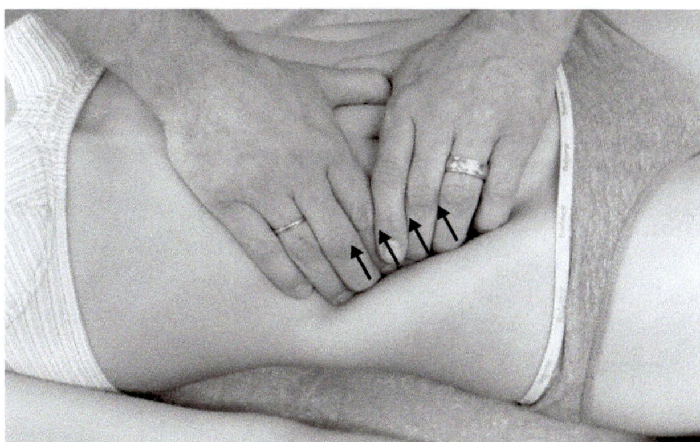

Abb. 14.23 Untersuchung und Behandlung der Recessus des Zäkums und des Appendix in Rückenlage

- Recessus ileocaecalis: superior kranial zwischen Zäkum und terminalem Ileum
- Recessus ileocaecalis inferior: kaudal zwischen Zäkum, Appendix und terminalem Ileum
- Recessus retrocaecalis: zwischem Zäkum und Rückenwand (PPP)
- Recessus paracaecalis: zwischem Zäkum und lateraler Beckenwand bzw. zwischen Zäkum, Appendix und oberem Rektum.

Ausgangsposition Patient in Rückenlage, ein Kissen unter den Knien. Therapeut links neben dem Patienten stehend.

Ausführung Mit den Fingerspitzen beider Hände behutsam zwischen der lateralen Beckenwand (M. iliacus) und dem Zäkum eindringen. Das Zäkum nach medial (links) und in kraniokaudaler Richtung verschieben (➤ Abb. 14.23). Dann auf die rechte Seite des Patienten wechseln und mit den Fingerspitzen beider Hände behutsam zwischen den Dünndarm und das Zäkum greifen und das Zäkum nach kranial, nach lateral (rechts) und in kraniokaudaler Richtung verschieben. Verklebungen sind hier häufig auf den Appendix bzw. den Meso-Appendix zurückzuführen.

Die Bewegung, die am schlechtesten durchführbar ist, wird mehrmals sanft und behutsam wiederholt, bis sich die Spannung löst. Es ist wichtig, diese Bewegungen vorsichtig und ohne Schmerz auszuführen. Danach das Zäkum mit beiden Händen umgreifen und es in verschiedene Richtungen verschieben.

Ein Palpations- und Loslassschmerz im Bereich des McBurney-Punkts (Mitte der Linie von der rechten Spina iliaca anterior superior zum Nabel), des Lanz-Punkts (rechter Drittelpunkt der beide SIAS verbindenden Linie) und Schmerzen beim Ausdrücken des Koloninhalts in Richtung Zäkum (Rovsing-Zeichen), können auf eine Appendizitis hinweisen. Ursachen können aber auch Hypertonie der Ileozäkalklappe, Nierensteine, ein hypotoner Ureter oder eine Ovaritis sein. Es sollten weitere differenzialdiagnostische Tests durchgeführt werden und der Patient sollte zum Arzt überwiesen werden.

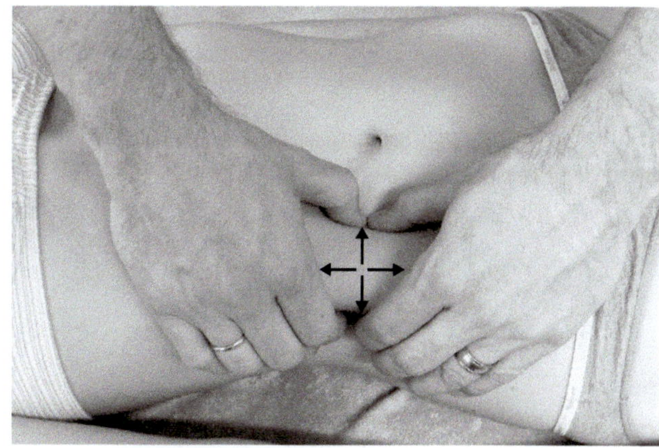

Abb. 14.24 Untersuchung und Behandlung der Recessus des Colon ascendens und in Rückenlage

14.9.2 Untersuchung und Behandlung der Recessus des Colon ascendens und des Colon descendens in Rückenlage

Das Colon ascendens verfügt über verschiedene peritoneale Gleitflächen (Recessus):

- zwischen dem Colon ascendens und der lateralen Abdomenwand
- zwischen dem Colon ascendens und dem Dünndarmpaket.

Das Colon descendens besitzt ebenfalls verschiedene Gleitflächen (Recessus):

- zwischen dem Colon descendens und der lateralen Abdomenwand
- zwischen dem Colon descendens und dem Dünndarmpaket.

Ausgangsposition Patient in Rückenlage, ein Kissen unter den Knien. Therapeut links neben dem Patienten stehend.

Ausführung Mit den Fingerspitzen beider Hände behutsam zwischen der lateralen Bauchwand und dem Colon ascendens bzw. Colon descendens eindringen; mit den Daumen zwischen dem Colon ascendens und dem Dünndarmpaket eindringen und das Colon ascendens zunächst nach medial, nach lateral und kraniokaudal verschieben (➤ Abb. 14.24).

Die Bewegung, die am schlechtesten durchführbar ist, wird mehrmals sanft und behutsam wiederholt, bis sich die Spannung löst. Es ist wichtig, diese Bewegungen vorsichtig und ohne Schmerz auszuführen.

14.9.3 Pumpe des Colon ascendens und des Colon descendens im Vierfüßlerstand

Ausgangsposition Patient im Vierfüßlerstand, Therapeut (rechts für das Colon descendens und links für das Colon ascendens) neben dem Patienten stehend.

Ausführung Mit den Fingern der rechten Hand lateral und dem Daumen der rechten Hand medial das Colon descendens bzw. Colon ascendens behutsam umgreifen (➤ Abb. 14.25). Man beginnt dabei mit dem kaudalen Abschnitt des Colon de-

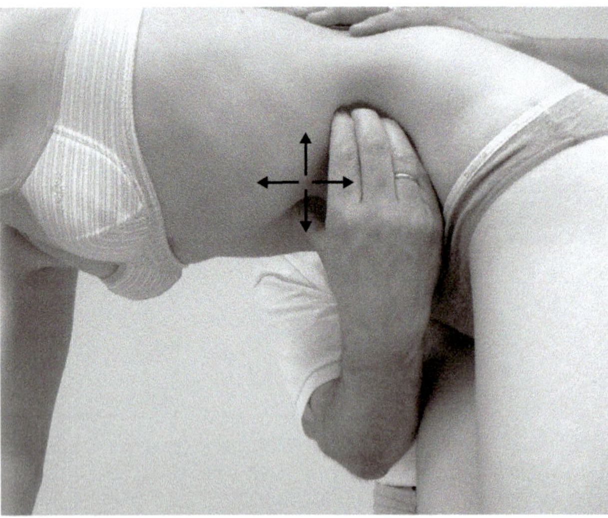

Abb. 14.25 Colon descendens-Pumpe im Vierfüßlerstand

scendens und folgt dann dem Kolon bis zum kaudalen Abschnitt des Colon ascendens. Die linke Hand unterstützt die homolaterale (linke) Flanke des Patienten. Das Kolon in verschiedene Richtungen verschieben. Die Bewegung, die am schlechtesten durchführbar ist, wird mehrmals sanft und behutsam wiederholt, bis sich die Spannung löst.

Dem Dickdarm während des Einatmens nach kaudal und in Außen- oder Innenrotation folgen, ohne dabei Druck auf den Darm auszuüben. Während des Ausatmens der Bewegung des Dickdarms nach kranial und in Innen- oder Außenrotation folgen. Damit wird ein pumpender lymphatischer Effekt erzielt.

14.9.4 Untersuchung und Behandlung der Recessus des Colon sigmoideum in Rücken- und Seitenlage

Das Colon sigmoideum verfügt über verschiedene peritoneale Gleitflächen (Recessus):

- zwischen dem lateralen Teil des Colon sigmoideum und dem medialen Teil des Colon sigmoideum (Recessus intersigmoideus)
- zwischen dem Colon sigmoideum und dem Dünndarmpaket
- zwischen dem Colon sigmoideum und der lateralen Beckenwand.

❶ Linker Recessus zwischen Colon sigmoideum und Dünndarmpaket, bzw. Beckenwand

Ausgangsposition Patient in Rückenlage, ein Kissen unter den Knien. Therapeut rechts neben dem Patienten stehend.
Ausführung Mit den Fingerspitzen beider Hände behutsam zwischen Dünndarmpaket und Colon sigmoideum des Patienten eindringen und das Dünndarmpaket nach kranial verschieben (➤ Abb. 14.26). Diese Bewegung mehrmals sanft und behutsam wiederholen, bis sich die Spannung löst und die Beweglichkeit des linken Recessus zwischen dem Colon sigmoideum und dem Dünndarmpaket bessert. Es ist wichtig, diese Bewegungen vorsichtig und ohne Schmerz auszuführen. Danach auch die Beweglichkeit zwischen dem Colon sigmoideus und dem M. iliacus auf ähnliche Weise behandeln.

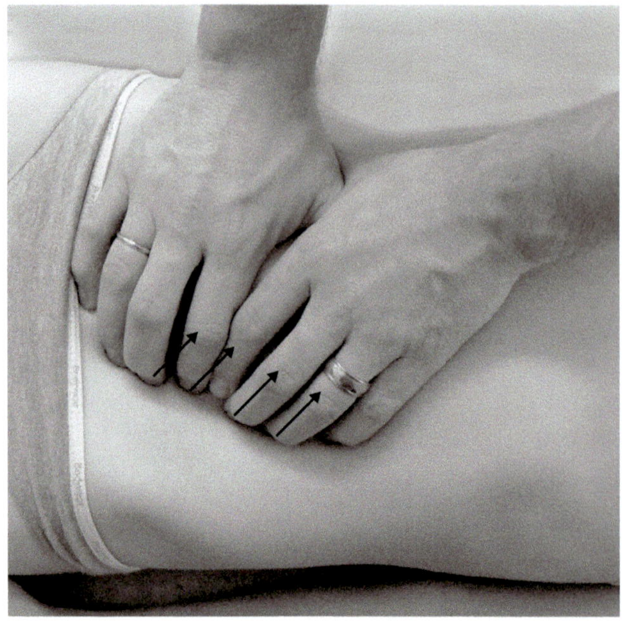

Abb. 14.26 Untersuchung und Behandlung des linken Recessus zwischen Colon sigmoideum und Dünndarmpaket in Rückenlage

❷ Recessus zwischen dem lateralen Teil des Colon sigmoideum und dem medialen Teil des Colon sigmoideum

Ausgangsposition Patient in linker Seitenlage, Therapeut hinter dem Patienten stehend.
Ausführung Die Fingerspitzen beider Hände behutsam kranialwärts zwischen den lateralen und den medialen Teil des Colon sigmoideum (= Recessus intersigmoideus) schieben und diese sanft auseinander dehnen (➤ Abb. 14.27). Diese Bewegung mehrmals sanft und behutsam wiederholen, bis sich die Spannung löst, die Beweglichkeit des Recessus zwischen dem lateralen und medialen Teil des Colon sigmoideum bessert und sich ein lymphatischer Pumpeffekt einstellt. Es ist wichtig, diese Bewegungen vorsichtig und ohne Schmerz auszuführen.

14.9.5 Untersuchung und Behandlung der Flexura coli in Seitenlage

Die Flexura coli dextra (hepatica) und die Flexura coli sinistra (lienalis oder splenica) sind funktionell sehr wichtige Strukturen, bei denen erfahrungsgemäß oft eine Hypertonie vorliegt. Dadurch können Stauungen im Darmtransit entstehen, die zu Blähungen führen.

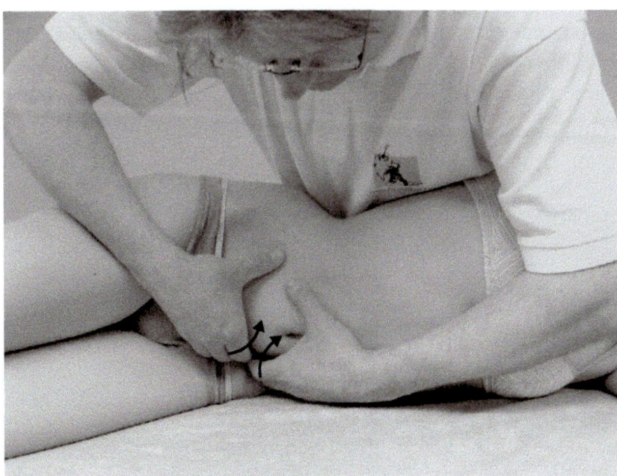

Abb. 14.27 Untersuchung und Behandlung des Recessus zwischen dem lateralen Teil des Colon sigmoideum und dem medialen Teil des Colon sigmoideum in linker Seitenlage

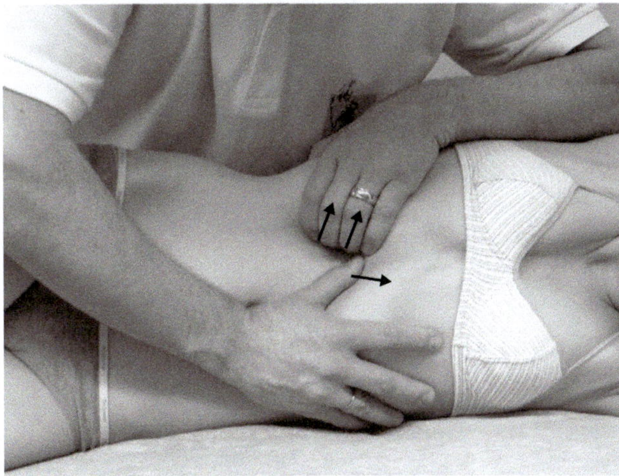

Abb. 14.28 Test und Behandlung der Flexura hepatica in linker Seitenlage

❶ Flexura hepatica

Ausgangsposition Patient in linker Seitenlage, der rechte Arm des Patienten wird in Elevation über den Kopf positioniert. Therapeut hinter dem Patienten stehend.

Ausführung Mit den Fingerspitzen der kranialen (linken) Hand und dem Daumen der kaudalen (rechten) Hand behutsam unter dem linken Rippenbogen zwischen Colon ascendens und Colon transversum eindringen (➤ Abb. 14.28). Während des Ausatmens das Colon ascendens und das Colon transversum sanft auseinander dehnen; beim anschließenden Einatmen sanft nachgeben. Mehreren Atemzyklen folgen, bis sich eine deutliche Spannungsabnahme im Bereich der Flexura einstellt. Diese Bewegung mehrmals sanft und behutsam wiederholen, bis sich die Spannung weiter löst und sich ein lymphatischer Pumpeffekt einstellt.

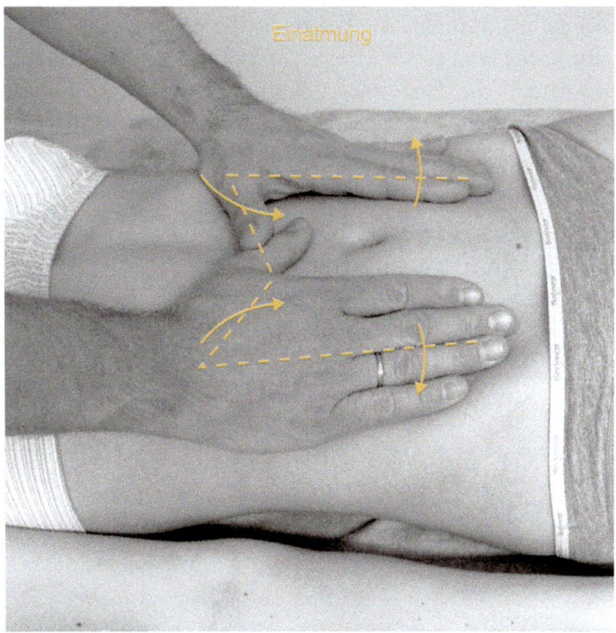

Abb. 14.29 Venolymphatische Pumpe des Dickdarms in Rückenlage

❷ Flexura lienalis

Ausgangsposition Patient in rechter Seitenlage, der linke Arm des Patienten wird in Elevation über den Kopf positioniert. Therapeut hinter dem Patienten stehend.

Ausführung Mit den Fingerspitzen der kranialen (rechten) Hand und dem Daumen der kaudalen (linken) Hand behutsam unter dem rechten Rippenbogen zwischen Colon descendens und Colon transversum eindringen. Während des Ausatmens das Colon descendens und das Colon transversum sanft auseinander dehnen und beim anschließenden Einatmen sanft nachgeben. Mehreren Atemzyklen folgen, bis sich eine deutliche Spannungsabnahme im Bereich der Flexura einstellt. Diese Bewegung mehrmals sanft und behutsam wiederholen, bis sich die Spannung weiter löst und sich ein lymphatischer Pumpeffekt einstellt.

14.9.6 Venolymphatische Dickdarm-Pumpe in Rückenlage

Ausgangsposition Patient in Rückenlage, ein Kissen unter den Knien. Therapeut kaudal gerichtet etwas kranial neben dem Patienten stehend.

Handposition Mit beiden Händen den auf dem Kopf stehenden Großbuchstaben „M" bilden. Die Finger bilateral flach im Verlauf des Colon ascendens bzw. descendens auf den Bauch des Patienten legen; die Daumen sind nebeneinander kaudal-medialwärts und zueinander gerichtet und liegen auf dem Colon transversum (➤ Abb. 14.29).

Ausführung Dem Dickdarm während des Einatmens nach kaudal-medial folgen (Zusammenstauchen der M-Form des

Dickdarms). Während des Ausatmens der Bewegung des Dickdarms nach kranial-lateral folgen (Aufrichten der M-Form des Dickdarms); die Hände nähern sich dabei einander an und die Daumen gleiten übereinander. Danach die beiden Hände weiter kaudal bilateral auf die Kolonabschnitte legen. Während des Einatmens den Kolonabschnitten nach kaudal und in Außen- oder Innenrotation folgen. Während des Ausatmens der Bewegung nach kranial und in Innen- oder Außenrotation folgen. Dabei haben die Druckverhältnisse im Bauch sowie die Mobilität des Dünndarms anscheinend einen Einfluss auf die Innen- bzw. Außenrotation.

KAPITEL

15 Untersuchung und Behandlung des thorakalen Bindegewebes

15.1 Lungen- und Pleuragewebe

Es ist notwendig, sich in Fachbüchern mit der Anatomie, Physiologie und Pathologie der Lungen vertraut zu machen, ebenso mit den Differenzialdiagnosen der folgenden Krankheiten: akute Bronchitis, chronische Bronchitis, Lungenemphysem, Cor pulmonale, Bronchiektase, Asthma bronchiale, Bronchialkarzinom, Vena-cava-superior-Syndrom, Fibrom und Chondrom der Lunge, Pneumonie, Tuberkulose, schwer akutes respiratorisches Syndrom (SARS), Atelektase, Pneumothorax, Lungenödem, Lungenembolie, allergische Alveolitis, Pleuritis, Pleuraerguss, Lungenfibrose, Silikose, Pneumokoniose, Asbestose, Pleuraschwarte, Sarkoidose (Morbus Boeck), Mukoviszidose, Sklerodermie, Lungenmetastasen, Mediastinaltumore, Pleuramesotheliom.

Folgende Symptome lassen eine Lungenpathologie vermuten und sollten vom Arzt differenzialdiagnostisch abgeklärt werden. Sie stellen vorerst eine Kontraindikation für eine osteopathische Behandlung dar:

- Husten mit oder ohne Auswurf: jeder Husten, der länger als 3 Wochen anhält, sollte ärztlich abgeklärt werden!
- retrosternaler Schmerz, Angst, Beklemmungsgefühl, Schweißausbruch (Verdacht auf Lungenembolie-Lungeninfarkt → Notarzt verständigen und halbsitzende Lagerung)
- grippale Symptome
- Auswurf: weißlich-schleimig. Bei Bakterienbesiedlung ist der Auswurf grünlich-eitrig.
- Blutiges Sputum (Hämoptyse) und Bluthusten (Hämoptoe)
- Fieber mit oder ohne Schüttelfrost
- Kopfschmerzen, Schnupfen, Niesen, Abgeschlagenheit, Muskel- und Gliederschmerzen, Schwindel
- Bewusstseinsstörungen
- Uhrglasnägel, Trommelschlägelfinger
- feuchte grobblasige Rasselgeräusche (akute Bronchitis) oder trockene Rasselgeräusche (chronische Bronchitis)
- Pathologische Atemgeräusche bei der Auskultation der Atemgeräusche:
  - kontinuierliche Nebengeräusche: „trockene“ Rasselgeräusche (Pfeifen, Brummen, Giemen) und amphorische Atemgeräusche.
  - diskontinuierliche Nebengeräusche: inspiratorischer Stridor, expiratorischer Stridor, feine und grobe Rasselgeräusche (alte Bezeichnung „feuchte“ Rasselgeräusche), Crepitatio (Knisterrasseln) und Reibegeräusche
- akute Entzündungszeichen im Blutbild: Leukozytose, Linksverschiebung, BKS beschleunigt, CRP erhöht. Eventuell Polyglobulie bei chronischer Bronchitis. Leukopenie eher bei einer viralen Entzündung.
- Änderungen der Thoraxform
- Dyspnoe mit Stridor
- Tachypnoe, Tachykardie
- Atemnot → Belastungsdyspnoe → Ruhedyspnoe
- Emphysemtypen: Hypoxämie mit trockenem Reizhusten (sog. „pink puffer“) oder Zyanose mit Husten und Auswurf (sog. „blue bloater“)
- Asthma-Anfall: es handelt sich hierbei immer um ein Notfall (Notarzt rufen!). Niemand kann vorhersagen ob und wann der Anfall zurückgehen wird.
- Ödeme, prall gefüllte Venen und Zyanose im Bereich von Kopf, Hals und ober Extremität (Verdacht auf Vena-cava-superior-Syndrom)
- Granulome: knotenartige Gewebeneubildung an Haut, Lymphknoten, Skelettmuskeln, Augen, Leber, Herz, Lunge usw. (Verdacht auf Sarkoidose)
- CREST-Syndrom bei Sklerodermie: Calcinosis (Kalkablagerungen), Morbus Raynaud, Hypomotilität des Ösophagus, Sklerodaktilie (Sklerose der Fingerhaut), Teleangiektasie (Erweiterung kleiner Gefäße)
- B-Symptomatik: nicht-erklärbare Gewichtsabnahme, leichtes Fieber, Nachtschweiß, Müdigkeit, Lymphknotenschwellungen
- Reizung des Plexus brachialis, der A. und V. subclavia → Paresen und Parästhesien im Arm und der Hand
- Reizung des Ganglion stellatum und Truncus sympathicus → „Horner-Syndrom“: Miosis, Ptosis und Enophtalmus.
- Atmungstypen?
  - Bauchatmung? Brustatmung? Nachschleppen?
  - Orthopnoe: Linksherzinsuffizienz
  - Tachypnoe: O_2-Mangel
  - Hyperventilation: oft psychogen
  - Bradypnoe: Störung des Atemzentrums
  - Kussmaul-Atmung: Azidose
  - Biot-Atmung: Störung des Atemzentrums, Hirnödem, Hirnblutung
  - Cheyne-Stoke-Atmung: schwere Störung des Atemzentrums, Herzinsuffizienz, Enzephalitis
  - Paradoxe Atmung: Rippenserienfraktur, Pneumothorax
  - Inverse Atmung: komplette Blockade oder Verlegung der Luftwege
  - Agonale Atmung: Gehirn- oder Rückenmarksschaden

15.2 Herz-, Perikard- und Mediastinumgewebe

Es ist notwendig sich in Fachbüchern mit der Pathogenese und den Differenzialdiagnose der folgenden Krankheiten vertraut zu machen: linker Herzinsuffizienz, rechter Herzinsuffizienz, Endokarditis, Myokarditis, Perikarditis, rheumatisches Fieber, Mitralklappenstenose, Mitralklappeninsuffizienz, Mitralklappenprolaps, Aortenklappenstenose, Aortenklappeninsiffizienz, angeborene Herzfehler, Vorhofseptumdefekt, Kammerseptumdefekt, offener Ductus Botalli, Fallo-Tetralogie, Transposition der großen Gefäße, Pulmonalklappenstenose, Aortenisthmusstenose, Aortenbogenanomalien, Herzrhythmusstörungen, Angina pectoris, Herzinfarkt.

Folgende Symptome können eine Herzpathologie andeuten und sollten differenzialdiagnostisch abgeklärt werden. Sie stellen vorerst eine Kontraindikation für eine osteopathische Behandlung dar:

- zyanotische Verfärbung (rötlich, rötlich-bläulich, bläulich) oder hypoxämische Verfärbung (Blässe): v. a. Gesicht, Lippen, Finger und Zehen
- Teleangiektasien: erweiterte Hautgefäße, typisch an den Wangen und der Nase
- Atemnot und Atemstörungen (Dyspnoe): zunächst bei körperlicher Belastung, später auch bei zunehmend leichteren Anstrengungen.
- retrosternale Schmerzen mit Enge- oder Druckgefühl (Angina pectoris), ausstrahlend in den linken Arm, die linke Schulter, die linke Mandibula-Hälfte, den Oberbauch oder Rücken. Selten (aber möglich) sind auch Schmerzen in der rechten Schulter oder im rechten Arm.
- Schwindel, Angstgefühle, Kollapsneigung, Ohnmachtsanfälle, Krämpfe, unangenehmes Herzklopfen
- verminderte Belastungs- und Leistungsfähigkeit
- gestaute Halsvenen
- Ödeme: insbesondere bilaterale Knöchelödeme, die über Nacht in Kombination mit Nykturie zurückgehen
- Zeichen der Rechtsherzinsuffizienz: sichtbare Venenstauung im Hals, bilaterale Ödeme der unteren Extremitäten, Nykturie, Stauungsleber (eventuell druckempfindliche Leber, Aszites), Stauungsgastritis, Stauungsnieren mit Proteinurie, Ödeme (anfangs v. a. abends an den Knöcheln), Gewichtszunahme, Pleuraerguss usw.
- Symptome der Linksherzinsuffizienz: Atemnot (zuerst nur bei Belastung und fortschreitend auch in Ruhe), Orthopnoe (Atembeschwerden im Liegen), Zyanose, Tachypnoe, Stauungsbronchitis, nächtliche Asthma cardiale (Aufwachen mit Atemnot, Herzklopfen und Husten), Lungenödem
- Veränderungen der Herztöne und Herzgeräusche bei der Auskultation ärztlich abklären lassen.
- Abweichungen vom Normbereich der Blutdruckwerte für unter 50-Jährige nach WHO: 90 mmHg–140 mmHg und vom Normbereich der Blutdruckwerte für über 50-Jährige nach WHO: 90–95 mmHg bis 140–160 mmHg. Abweichungen ärztlich abklären.
- Abweichungen (Tachykardie, Bradykardie) von der normalen Herzfrequenz in Ruhe: normal bei Erwachsenen ist eine Herzfrequenz von 60–80 Schläge pro Minute. Abweichungen sollten ärztlich abgeklärt werden.
- Extrasystolen sollten ärztlich abgeklärt werden.
- Zeichen einer akuten Endokarditis (mildere Zeichen bei der subakuten Endokarditis): Schüttelfrost, Schwäche, hohes Fieber, Herzinsuffizienz, Anämie, Petechien (punktförmige Hautblutungen) und Purpura (fleckförmige Hautblutungen) an der Schleimhaut des Mundes und der Augenbindehaut, Gelenkbeschwerden, linsengroße schmerzhafte rötliche Knötchen, besonders an Fingern und Zehen (Osler-Knötchen),
  Blutbild: Leukozytose mit Linksverschiebung, BKS beschleunigt, CRP erhöht, Thrombozytopenie, Anämie; bei infektiösenr Endokarditis kultureller Erregernachweis im Blut (Streptokokken, Staphylokokken usw. oder Pilze)
- Reibegeräusche hinter dem Sternum bei der Auskultation
- Bluthusten (Hämoptyse)

15.3 Venolymphatische Behandlung des thorakalen Bindegewebes

Schmerzhafte Techniken im viszeralen Bereich sind grundsätzlich „Kunstfehler“ und lösen eine Abwehrspannung aus. Im viszeralen Bereich sollte bezüglich der Kraftanwendung nur Stufe 1, bzw. eine sehr leichte Stufe 2 (einige Gramm bis max. 1 Kilogramm) ausgeübt werden.

Organkrankheiten sollten vor einer Behandlung vom Arzt ausgeschlossen werden. Falls trotzdem Schmerzen auftreten, die sich nicht durch äußerst sanfte, nicht provozierende Wiederholungen der Gleitbewegungen reduzieren lassen, sollte dies zur Vorsicht mahnen. Man sollte zunächst eine Organerkrankung in Erwägung ziehen und den Patient zum Arzt überweisen.

Nach Ausheilung von bronchopulmonalen, kardialen und mediastinalen Erkrankungen bleiben oft Verklebungen und Restriktionen zurück, die immer wieder zu venolymphatischen Stauungen führen. Erfahrungsgemäß können derlei Restriktionen mit der Zeit skoliotische und kypholordotische Haltungen verursachen, insbesondere bei Kindern. Die nachfolgenden Techniken bieten einen sinnvollen Ansatz zur Behandlung derartiger Verklebungen und Restriktionen. Weitere wissenschaftliche Untersuchungen wären jedoch notwendig.

15.3.1 Venolymphatische Pumpe der Trachea und des infrahyalen Bindegewebes

Ausgangsposition Patient in entspannter Rückenlage. Therapeut sitzt etwas lateral am Kopfende.

Ausführung Der Therapeut umgreift mit Daumen und Fingerkuppen der kranialen (linken) Hand sehr sanft die Cartilago thyroidea und Cartilago cricoidea des Patienten. Mit der kau-

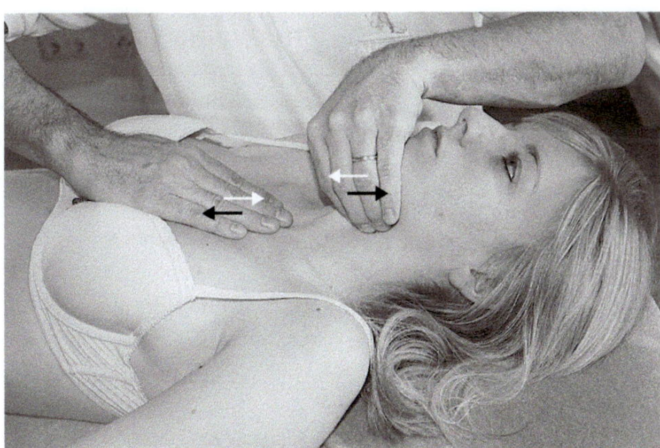

Abb. 15.1 Venolymphatische Pumpe der Trachea und des infrahyalen Bindegewebes.

dalen (rechten) Hand nimmt er Kontakt mit dem Sternum auf, führt es nach dorsal und zentriert sein Druck auf die Trachea.

Während der Einatmung führt er beide Hände und das Gewebe kraniokaudal zueinander. Während der Ausatmung führt er beide Hände und das Gewebe kraniokaudal auseinander. Man wiederholt diesen Vorgang bis ein Lösen des Gewebes und ein Nachlassen des Widerstandes spürbar wird.

Durch eine rhythmisch pumpende, nicht-aggressive Behandlung kann die venolymphatische Durchsaftung der Trachea und der infrahyalen Muskeln und Bindegewebsstrukturen intensiviert werden (➤ Abb. 15.1).

15.3.2 Venolymphatische Pumpe eines Bronchus principalis

Ausgangsposition Patient in entspannter Rückenlage. Therapeut sitzt am Kopfende.

Ausführung Behandlung des rechten Bronchus principalis.

Der Therapeut fixiert mit der heterolateralen (linken) Hand sehr sanft die Trachea nach heterolateral (links) und kranial. Die andere Hand nimmt mit dem Handballen in Höhe des Angulus sterni Kontakt mit dem Sternum auf, die Finger liegen parallel zur Längsachse des homolateralen (rechten) Bronchus principalis. Der Therapeut richtet und zentriert den Druck auf das Sternum dorsalwärts zum homolateralen (rechten) Bronchus principalis.

Der Patient wird aufgefortdert eine Bauchatmung auszuüben. Der Therapeut führt während der Einatmung beide Hände (unter Aufrechterhaltung des Drucks auf dem Sternum) und demzufolge auch die Trachea und den (rechten) Bronchus principalis sanft auseinander. Während der Ausatmung lässt er beide Hände und das Gewebe zurückkehren. Man wiederholt diesen Vorgang bis ein Lösen des Gewebes und ein Nachlassen des Widerstandes spürbar wird (➤ Abb. 15.2).

Durch eine rhythmisch pumpende, nicht-aggressive Behandlung kann die venolymphatische Durchsaftung des Bronchus principalis und der Bindegewebsstrukturen des Mediastinum superius intensiviert werden.

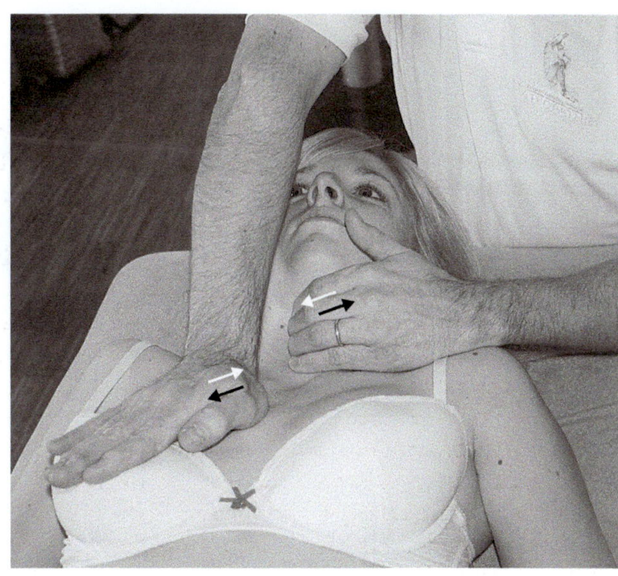

Abb. 15.2 Venolymphatische Pumpe eines Bronchus principalis

15.3.3 Venolymphatische Pumpe der Bifurcatio tracheae, Membrana bronchopericardiaca und der Nodi lymphatici bronchomediastinales

Ausgangsposition Patient in entspannter Rückenlage. Therapeut sitzt am Kopfende.

Ausführung Der Therapeut überkreuzt die Hände und nimmt mit beiden Hypothenar bilateral in Höhe des Angulus sterni Kontakt mit dem Sternum auf. Die Finger sind dabei jeweils in der Längsachse des Bronchus principalis ausgerichtet. Der Therapeut richtet und zentriert mit den Händen den Druck auf das Sternum dorsalwärts, und zwar jeweils zum heterolateralen Bronchus principalis. Dieser Druck wird bilateral weiterhin aufrechterhalten.

Der Patient wird aufgefordert eine Bauchatmung auszuüben. Der Therapeut führt während der Einatmung beide Hände (unter Aufrechterhaltung des Drucks auf dem Sternum) nach kaudal und in Ulnardeviation zueinander und demzufolge auch beide Bronchi principales sanft zueinander. Die Membrana bronchopericardiaca wird hierbei sanft in laterolateraler Richtung entspannt. Während der Ausatmung führt er beide Hände (unter Aufrechterhaltung des Drucks auf das Sternum) nach kranial und in Radialdeviation sanft auseinander; demzufolge werden auch beide Bronchi principales auseinander geführt. Die Membrana bronchopericardiaca wird hierbei sanft in laterolateraler Richtung gedehnt. Man wiederholt diesen Vorgang bis ein Lösen des Gewebes und ein Nachlassen des Widerstandes spürbar wird.

Durch eine rhythmisch pumpende, nicht-aggressive Behandlung kann die venolymphatische Durchsaftung der Bifurcatio tracheae, der bronchomediastinalen Lymphknoten und der Bindegewebsstrukturen des Mediastinum inferius anterius und medium intensiviert werden.

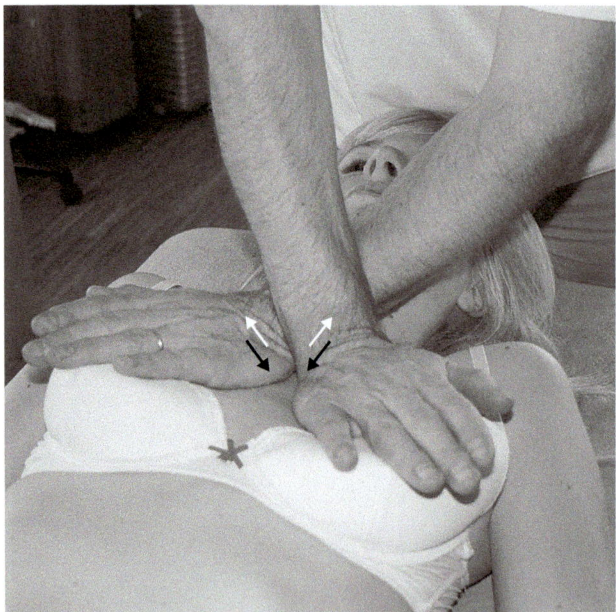

Abb. 15.3 Venolymphatische Pumpe der Bifurcatio tracheae, Membrana bronchopericardiaca und Nodi lymphatici bronchomediastinales

15.3.4 Allgemeine venolymphatische Pumpe der Lungenaufhängung

Tastbare Unregelmäßigkeiten und verbackene „Knoten" im Bereich der Lungenaufhängung sollten uns zur Vorsicht mahnen und können z. B. auf eine Virchow-Drüse oder einen Lungenspitzentumor hindeuten. Der Patient sollte zur Abklärung zum Arzt überwiesen werden und die Lungenaufhängung sollte nicht behandelt werden.

Ausgangsposition Patient in entspannter Rückenlage. Therapeut sitzt am Kopfende.

Ausführung Behandlung der Aufhängung der rechten Lunge.

Der Therapeut tastet das Gewebe im Bereich der Cupula pleurae an der Innenseite der ersten Rippe behutsam ab. Während der Ausatmung führt er mit der homolateralen (rechten) Hand sehr sanft die Cupula pleurae nach kaudal und mit der heterolateralen (linken) Hand den Kopf des Patienten in eine heterolaterale (linke) Seitneigung. Während der Einatmung führt er den Kopf und die Lungenkuppel zurück zur Neutralposition. Man wiederholt diesen Vorgang bis ein Lösen des Gewebes und ein Nachlassen des Widerstandes spürbar wird.

Durch eine rhythmisch pumpende, nicht-aggressive Behandlung kann die venolymphatische Durchsaftung der Lungenaufhängung und der lateralen myofaszialen Strukturen des Nackens intensiviert werden (> Abb. 15.4).

15.3.5 Venolymphatische Pumpe des Lig. vertebropleurale

Ausgangsposition Patient in entspannter Rückenlage. Therapeut sitzt am Kopfende.

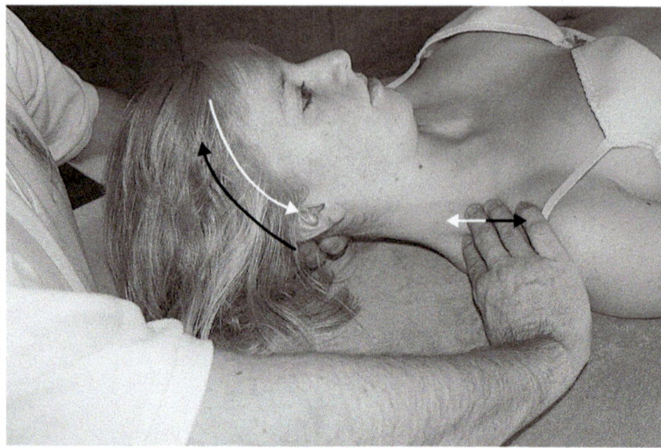

Abb. 15.4 Allgemeine venolymphatische Pumpe der Lungenaufhängung

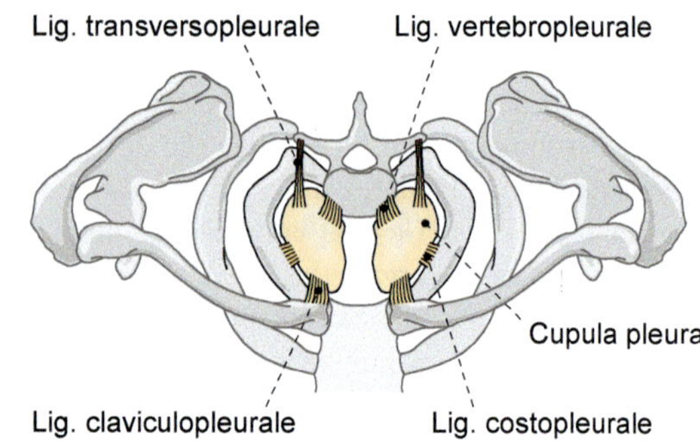

Abb. 15.5 Aufhängung der Cupula pleurae (aus Meert 2006) [L106]

Ausführung Behandlung der Aufhängung der rechten Lunge (> Abb. 15.5).

Der Therapeut fixiert mit den Fingern der homolateralen (rechten) Hand das Gewebe im Bereich der (rechten) Cupula pleurae von ventral nach dorsal. Mit der heterolateralen (linken) Hand führt er während der Einatmung den Kopf des Patienten in heterolaterale Rotation und Seitneigung (nach links). Während der Ausatmung führt er den Kopf des Patienten zurück in Neutralstellung und die Cupula pleurae zurück nach ventral. Man wiederholt diesen Vorgang bis ein Lösen des Gewebes und ein Nachlassen des Widerstandes spürbar wird.

Durch eine rhythmisch pumpende, nicht-aggressive Behandlung kann die venolymphatische Durchsaftung des Lig. vertebropleurale und der lateralen myofaszialen Strukturen des Nackens intensiviert werden (> Abb. 15.6).

15.3.6 Venolymphatische Pumpe des Lig. transversopleurale

Ausgangsposition Patient in entspannter Rückenlage. Therapeut sitzt am Kopfende.

Ausführung Behandlung der rechten Seite bzw. Aufhängung der rechten Lunge (> Abb. 15.5).

Der Therapeut fixiert mit dem Daumen der homolateralen (rechten) Hand das Gewebe im Bereich der (rechten) Cupula pleurae von dorsal nach ventral. Mit der heterolateralen (lin-

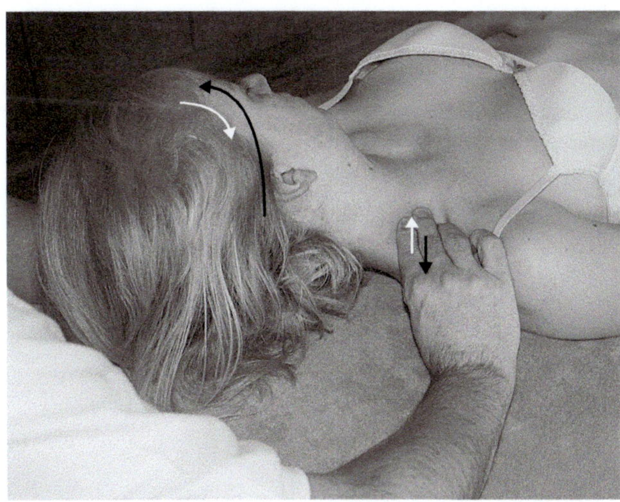

Abb. 15.6 Venolymphatische Pumpe des Lig. vertebropleurale rechts

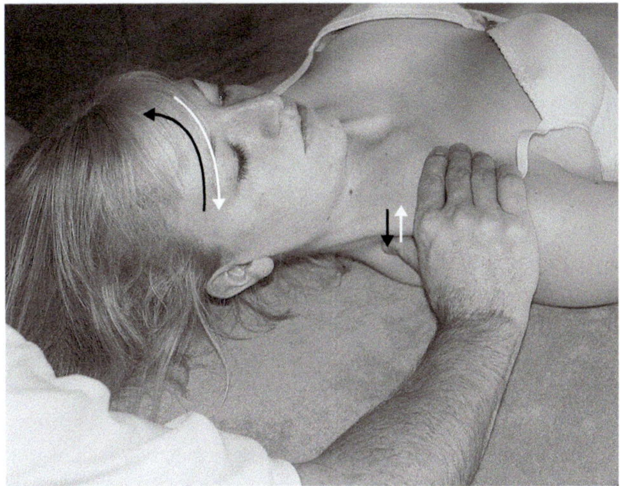

Abb. 15.7 Venolymphatische Pumpe des Lig. transversopleurale rechts

ken) Hand führt er während der Einatmung den Kopf des Patienten in homolaterale Rotation (rechts) und heterolaterale Seitneigung (nach links). Während der Ausatmung führt er den Kopf des Patienten zurück zur Neutralposition und die Cupula pleurae zurück nach dorsal. Man wiederholt diesen Vorgang bis ein Lösen des Gewebes und ein Nachlassen des Widerstandes spürbar wird.

Durch eine rhythmisch pumpende, nicht-aggressive Behandlung kann die venolymphatische Durchsaftung des Lig. transversopleurale und der lateralen myofaszialen Strukturen des Nackens intensiviert werden (➤ Abb. 15.7).

15.3.7 Venolymphatische Pumpe des Lig. costopleurale und Lig. claviculopleurale

Ausgangsposition Patient in entspannter Seitenlage heterolateral (rechts). Therapeut steht hinter dem Patienten. Der homolaterale (linke) Arm des Patienten wird in leichter Retroflexion gehalten.

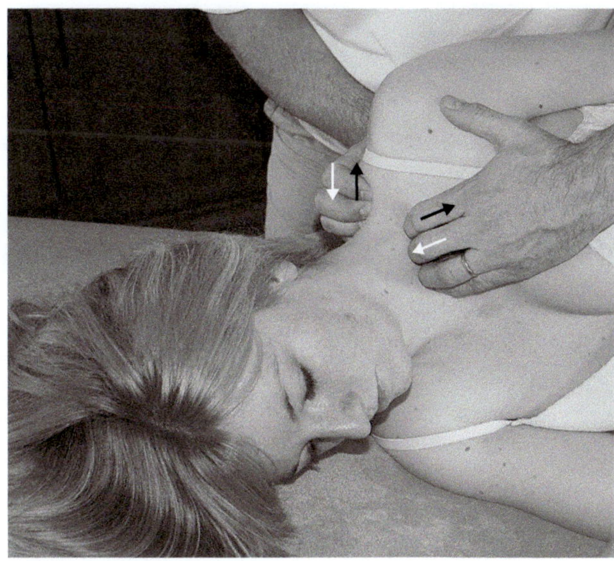

Abb. 15.8 Venolymphatische Pumpe des Lig. costopleurale und Lig. claviculopleurale links

Ausführung Behandlung der linken Seite (Aufhängung der linken Lunge ➤ Abb. 15.5).

Die Finger beider Hände tasten behutsam die Cupula pleurae ab. Die Finger der kaudalen (linken) Hand dringen behutsam dorsal der Clavicula und ventral der Cupula pleurae im Gewebe ein. Die Finger der kranialen (rechten) Hand dringen sachte ventral des Angulus costae der ersten Rippe und dorsal der Cupula pleurae ins Gewebe ein.

Während der Ausatmung dringen die Finger beider Hände tiefer ins Gewebe ein und führen die Schulter und die Cupula pleurae kaudalwärts und die Clavicula und den Angulus costae der ersten Rippe sanft auseinander. Während der Einatmung begleiten die Finger die Schulter und das Gewebe rund um der Cupula pleurae nach kranial und die Clavicula und den Angulus costae der ersten Rippe zueinander. Man wiederholt diesen Vorgang bis ein Lösen des Gewebes und ein Nachlassen des Widerstandes spürbar wird.

Durch eine rhythmisch pumpende, nicht-aggressive Behandlung kann die venolymphatische Durchsaftung des Lig. costopleurale und Lig. claviculopleurale und der lateralen myofaszialen Strukturen des Nackens intensiviert werden (➤ Abb. 15.8).

15.3.8 Untersuchung und Mobilisation der Recessus costomediastinales anterior et posterior

Ausgangsposition Patient in entspannter Rückenlage, der homolaterale (rechte) Arm in Elevation. Therapeut steht homolateral (rechts) neben den Patienten.

Ausführung Behandlung der rechten Seite (z. B. Recessus costomediastinales der rechten Lunge, ➤ Abb. 2.6).

Der Therapeut legt eine (rechte) Hand flach auf die Costosternalgelenke der (rechten) Rippen II–VI, die Finger sind nach homolateral (rechts) außen gerichtet. Die andere (linke)

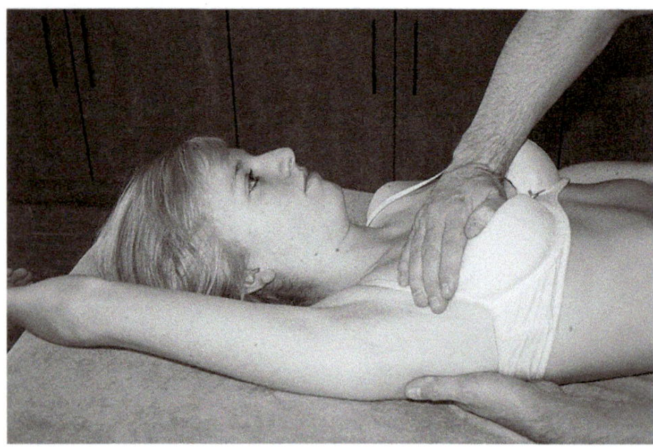

Abb. 15.9 Untersuchung und Mobilisation der Recessus costomediastinales anterior et posterior.

Hand wird flach unter den Anguli costae der (rechten) Rippen II–VI gelegt, die Finger sind nach medial zur Körpermitte gerichtet.

Während der Einatmung verstärkt der Therapeut die Zahnradbewegung (in der Transversalebene) der Rippen II–VI und führt diese Rippen und die Pleura parietalis in eine maximale Außenrotation (> Abb. 8.90) und fixiert sie in dieser Position. Die Einatmungsstellung der Rippen wird beibehalten, der Patient wird aufgefordert ganz auszuatmen. Dieser Vorgang sollte mehrmals wiederholt werden bis man ein Lösen des Gewebes wahrnimmt. Eventuell kann man die Rippen plötzlich auslassen um durch das Zurückfedern des Gewebes die Verklebungen zwischen der Pleura visceralis und der Pleura parietalis soviel wie möglich zu lösen.

Während der Ausatmung verstärkt der Therapeut die Zahnradbewegung (in der Transversalebene) der Rippen II–VI und führt diese Rippen und die Pleura parietalis in einer maximalen Innenrotation (> Abb. 8.90) und fixiert sie in dieser Position. Er fordert unter Beibehaltung der Ausatmungsposition der Rippen den Patienten darauf auf tief einzuatmen. Dieser Vorgang sollte mehrmals wiederholt werden bis man ein Lösen des Gewebes wahrnimmt. Eventuell kann man die Rippen plötzlich auslassen um durch das Zurückfedern des Gewebes die Verklebungen zwischen der Pleura visceralis und der Pleura parietalis soviel wie möglich zu lösen. Man wiederholt diesen Vorgang bis ein Lösen des Gewebes und ein Nachlassen des Widerstandes spürbar wird (> Abb. 15.9).

Venolymphatische Pumpe: Durch eine rhythmisch pumpende, nichtaggressive Bewegung der Rippen in Außen- und Innenrotation in der Transversalebene kann die venolymphatische Durchsaftung der Lungen intensiviert werden.

15.3.9 Untersuchung und Mobilisation der Recessus costodiaphragmatici anterior et posterior

Ausgangsposition Patient in entspannter Rückenlage, der homolaterale (rechte) Arm in Elevation. Therapeut steht homolateral (rechts) neben den Patienten.

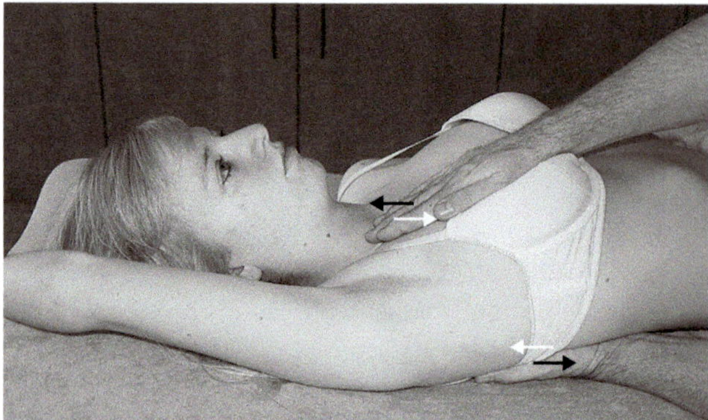

Abb. 15.10 Untersuchung und Mobilisation der Recessus costodiaphragmatici anterior et posterior

Ausführung Behandlung der rechten Seite (z. B. Recessus costodiaphragmatici der rechten Lunge, > Abb. 2.6).

Der Therapeut legt eine (rechte) Hand flach auf die Costosternalgelenke der (rechten) Rippen IV–VIII, die Finger sind nach kranial gerichtet. Die andere (linke) Hand wird flach unter den Anguli costae der (rechten) Rippen VI–XII gelegt, die Finger sind nach kaudal gerichtet.

Während der Einatmung verstärkt der Therapeut die Pumpschwengelbewegung (in der Sagittalebene) der Rippen IV–XII und führt diese Rippen und die Pleura parietalis in eine maximale Hebung (> Abb. 4.32 und > Abb. 4.33) und fixiert sie in dieser Position. Die Einatmungsstellung der Rippen wird beibehalten, der Patient wird aufgefordert ganz auszuatmen. Dieser Vorgang sollte mehrmals wiederholt werden bis man ein Lösen des Gewebes wahrnimmt. Eventuell kann man die Rippen plötzlich auslassen um durch das Zurückfedern des Gewebes die Verklebungen zwischen der Pleura visceralis und der Pleura parietalis soviel wie möglich zu lösen.

Während der Ausatmung verstärkt der Therapeut die Pumpschwengelbewegung (in der Sagittalebene) der Rippen IV–XII und führt diese Rippen und die Pleura parietalis in eine maximale Senkung (> Abb. 4.32 und > Abb. 4.33) und fixiert sie in dieser Position. Er fordert unter Beibehaltung der Ausatmungsposition der Rippen den Patienten auf tief einzuatmen. Dieser Vorgang sollte mehrmals wiederholt werden bis man ein Lösen des Gewebes wahrnimmt. Eventuell kann man die Rippen plötzlich auslassen um durch das Zurückfedern des Gewebes die Verklebungen zwischen der Pleura visceralis und der Pleura parietalis soviel wie möglich zu lösen. Man wiederholt diesen Vorgang bis ein Lösen des Gewebes und ein Nachlassen des Widerstandes spürbar wird (> Abb. 15.10).

Venolymphatische Pumpe: Durch eine rhythmisch pumpende, nichtaggressive Bewegung der Rippen in Hebung und Senkung in der Sagittalebene kann die venolymphatische Durchsaftung der Lungen intensiviert werden.

15.3.10 Untersuchung und Mobilisation des Recessus costodiaphragmaticus lateralis

Ausgangsposition Patient in entspannter Rückenlage, der homolaterale (rechte) Arm in Elevation. Therapeut steht homolateral (rechts) neben den Patienten.

Ausführung Behandlung der rechten Seite (z. B. Recessus costodiaphragmatici der rechten Lunge, ➤ Abb. 2.6).

Der Therapeut umgreift mit beiden Händen die (rechten) Rippen VI–XII von lateral. Die Finger sind nach ventral bzw. dorsal gerichtet.

Während der Einatmung verstärkt der Therapeut die Eimerhenkelbewegung (in der Frontalebene) der Rippen VI–XII und führt diese Rippen und die Pleura parietalis in eine maximale Hebung (➤ Abb. 4.32 und ➤ Kap. 4.33) und fixiert sie in dieser Position. Die Einatmungsstellung der Rippen wird beibehalten, der Patient wird aufgefordert ganz auszuatmen. Dieser Vorgang sollte mehrmals wiederholt werden bis man ein Lösen des Gewebes wahrnimmt. Eventuell kann man die Rippen plötzlich auslassen um durch das Zurückfedern des Gewebes soviel wie möglich Verklebungen zwischen der Pleura visceralis und der Pleura parietalis zu lösen.

Während der Ausatmung verstärkt der Therapeut die Eimerhenkelbewegung (in der Frontalebene) der Rippen VI–XII und führt diese Rippen und die Pleura parietalis in einer maximalen Senkung (➤ Abb. 4.32 und ➤ Kap. 4.33) und fixiert sie in dieser Position. Er fordert unter Beibehaltung der Ausatmungsposition der Rippen den Patienten darauf auf tief einzuatmen. Dieser Vorgang sollte mehrmals wiederholt werden bis man ein Lösen des Gewebes wahrnimmt. Eventuell kann man die Rippen plötzlich auslassen um durch das Zurückfedern des Gewebes soviel wie möglich Verklebungen zwischen der Pleura visceralis und der Pleura parietalis zu lösen. Man wiederholt diesen Vorgang bis ein Lösen des Gewebes und ein Nachlassen des Widerstandes spürbar wird (➤ Abb. 15.11).

Venolymphatische Pumpe: Durch eine rhythmisch pumpende, nichtaggressive Bewegung der Rippen in Hebung und Senkung in der Frontalebene kann die venolymphatische Durchsaftung der Lungen intensiviert werden.

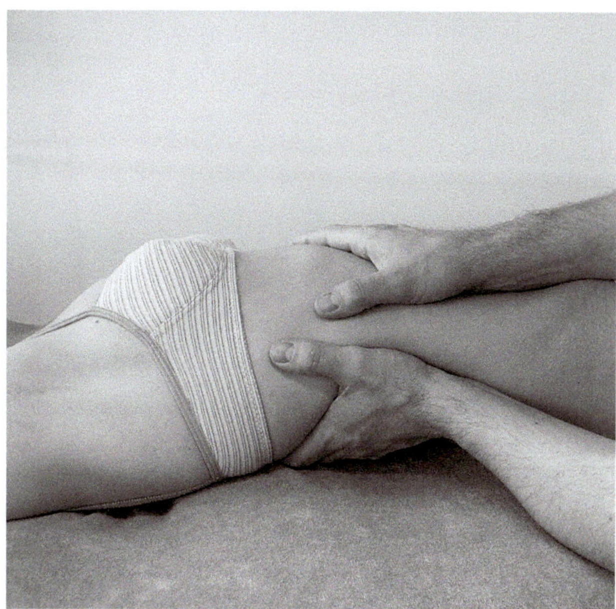

Abb. 15.11 Untersuchung und Mobilisation des Recessus costodiaphragmaticus lateralis.

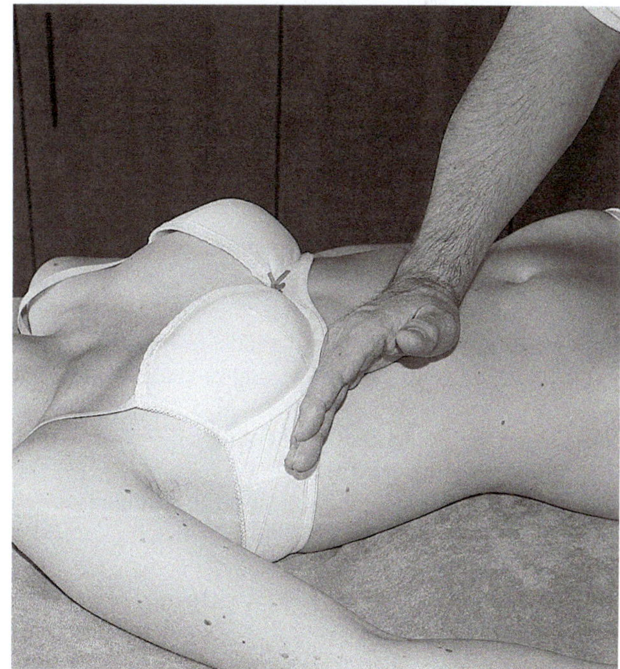

Abb. 15.12 Mobilisation der Recessus pleurales der Lunge

15.3.11 Mobilisation der Recessus pleurales mit Recoiltechniken

Ausgangsposition Patient in entspannter Rückenlage, anschließend in entspannter Bauchlage. Therapeut steht neben den Patienten.

Ausführung Behandlung der rechten Seite (z. B. Recessus costomediastinales und costodiaphragmatici der rechten Lunge, ➤ Abb. 2.6).

Der Therapeut legt eine Hand in Pronation mit dem Hypothenar ventral auf dem sternocostalen Bereich bzw. lateral im Rippenbogenbereich und dorsal im costovertebralen Bereich. Der Therapeut übt einen leichten Druck auf die Rippen in Richtung Inspirations- bzw. Exspirationsbewegung aus und fixiert die Rippen in der jeweiligen Richtung während der darauf folgenden Atembewegung. Mit einer schnellen Supinationsbewegung lässt er die Rippen aus der Fixation in der Atembewegung zurückfedern. Man wiederholt diesen Vorgang bis ein Lösen des Gewebes und ein Nachlassen des Widerstandes spürbar wird (➤ Abb. 15.12).

Der Therapeut versucht durch diese Recoilbewegungen die Verklebungen zwischen der Pleura visceralis und der Pleura parietalis so viel wie möglich zu lösen. Diese Verklebungen treten vermehrt in den Recessus pleurales auf und verursachen

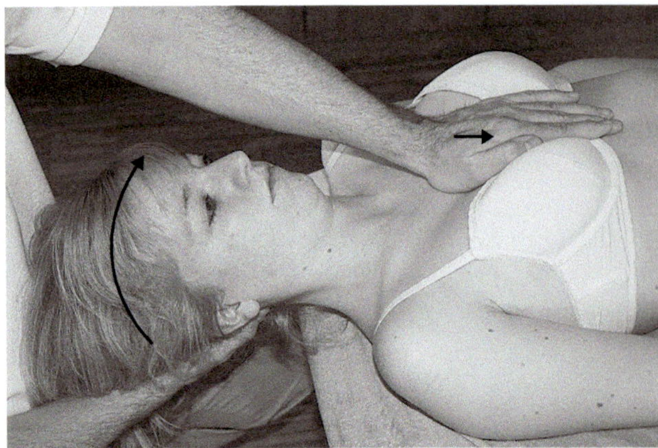

Abb. 15.13 Mobilisation der Pleura parietalis gegen das Perikard mit einem Hebelarm.

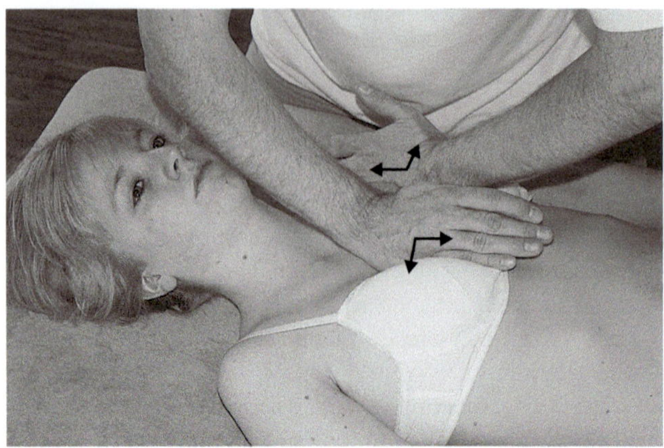

Abb. 15.14 Direkte Mobilisation der Lunge (Pleura parietalis) gegen das Mediastinum (Perikard)

demzufolge (hypothetisch) skoliotische Haltungen, Thoraxdeformitäten und venolymphatische Stauungen.

15.3.12 Mobilisation der Pleura parietalis gegen das Perikard mit einem Hebelarm

Ausgangsposition Patient in entspannter Rückenlage. Therapeut sitzt am Kopfende.

Ausführung Der Therapeut stützt den Kopf des Patienten mit der einen (rechten) Hand und nimmt mit der anderen (linken) flachen Hand Kontakt mit dem Sternum des Patienten auf.

Während der Ausatmung richtet und zentriert er den Druck behutsam auf das Sternum in Richtung des Herzens und begleitet es nach kaudal, wo er es fixiert. Während der Einatmung führt er mit der anderen Hand die HWS in Extension, einen leichten Posteriorshift und Seitneigung zu einer Seite. Diesen Vorgang für beide Seiten wiederholen. Man wiederholt diesen Vorgang bis ein Lösen des Gewebes und ein Nachlassen des Widerstandes spürbar wird.

Das Ziel dieser Behandlung besteht darin, Spannungen zwischen dem Perikard und den Pleura parietalis zu lösen (> Abb. 15.13).

Venolymphatische Pumpe: Die Bewegung von Sternum und Perikard wird in kaudaler Richtung leicht fixiert, gleichzeitig wird die Seitneigung der HWS während der Einatmung intensiviert. Während der Ausatmung wird die HWS und das sternale Gewebe zur Neutralstellung zurückgeführt. So entsteht eine rhythmische, nichtaggressive venolymphatische Durchsaftung der pleuroperikardialen Kontaktfläche. Insbesondere die A. pleuropericardiaca, V. pleuropericardiaca, Truncus bronchomediastinalis und N. phrenicus verlaufen in dieser Kontaktfläche.

15.3.13 Direkte Mobilisation der Lunge (Pleura parietalis) gegen das Mediastinum (Perikard) ohne Hebelarm

Ausgangsposition Patient in entspannter Rückenlage. Therapeut steht homolateral (links) neben den Patienten.

Ausführung Behandlung gegenüber dem Perikard (> Abb. 2.6).

Der Therapeut legt die kraniale (rechte) Hand mit der Ulnarkante auf das Sternum in Höhe des Herzens, Finger nach kaudal gerichtet. Die kaudale (linke) Hand liegt mit der Ulnarkante auf den (linken) Rippen in Höhe der (linken) Lunge. Der Therapeut richtet und zentriert den Druck beider Hände behutsam in die Tiefe zwischen Perikard und Pleura parietali der (linken) Lunge.

Der Patient wird aufgefordert, nicht zu tief zu atmen. Der Therapeut führt beide Hände sachte auseinander: die kraniale (rechte) Hand nach kaudal und die kaudale (linke) Hand nach kranial und löst die Spannungen zwischen Mediastinum (Perikard) und Lunge (Pleura parietalis). Man wiederholt diesen Vorgang bis ein Lösen des Gewebes und ein Nachlassen des Widerstandes spürbar wird (> Abb. 15.14).

Venolymphatische Pumpe: Während der Ausatmung wird das Sternum nach kaudal begleitet, Rippen und Lunge werden gleichzeitig behutsam nach kranial geführt. Während der Einatmung begleitet man das Sternum nach kranial, Rippen und Lunge führt man nach kaudal. Damit entsteht eine rhythmische, nicht-aggressive venolymphatische Durchsaftung der pleuroperikardialen Kontaktfläche.

15.3.14 Direkte Mobilisation der kompletten Lunge gegen das Mediastinum ohne Hebelarm

Ausgangsposition Behandlung der linken Lunge gegen das Mediastinum: Patient in entspannter Seitenlage heterolateral

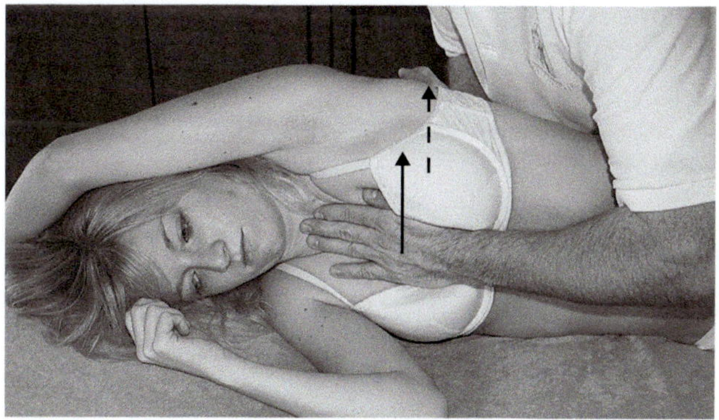

Abb. 15.15 Direkte Mobilisation der Lunge (Pleura parietalis) gegen das Mediastinum (Perikard) ohne Hebelarm

(rechts). Therapeut steht hinter dem Patienten. Der homolaterale (linke) Arm des Patienten in Elevation.

Ausführung Die eine (linke) Hand wird ventral flach auf das Sternum des Patienten gelegt, die andere (rechte) Hand bedeckt flach so viel wie möglich die Anguli costae der Rippen II–VIII.

Der Therapeut hebt die homolaterale (linke) Thoraxhälfte und (linke) Lunge lateralwärts deckenwärts ab. Damit entfernt er das Lungengewebe leicht vom Hilum und „befreit" die Lungengefäße. Unter Beibehaltung des Lateralzuges verschiebt er die Thoraxhälfte in dorsoventraler und kraniokaudaler Richtung, um Spannungen und Verklebungen zu lösen. Man wiederholt diesen Vorgang bis ein Lösen des Gewebes und ein Nachlassen des Widerstandes spürbar wird (> Abb. 15.15).

Venolymphatische Pumpe: Während der Einatmung hebt der Therapeut die Thoraxhälfte lateralwärts in Richtung Decke weg. Während der Ausatmung lässt er das Gewebe zur Neutralstellung zurückkehren. Damit entsteht eine rhythmische, nichtaggressive venolymphatische Durchsaftung der pleuroperikardialen Kontaktfläche und der Strukturen im Lungenhilum.

15.3.15 Untersuchung und Behandlung der Mobilität der Fissura obliqua

Ausgangsposition Behandlung der linken Seite: Patient in entspannter Seitenlage heterolateral (rechts). Therapeut steht hinter dem Patienten. Der homolaterale (linke) Arm des Patienten in Elevation.

Ausführung Die Fissura obliqua findet man bei beiden Lungen (> Abb. 2.6 und > Abb. 2.7). Sie zieht vom Processus spinosus von Th3-Th4 zum costochondralen Übergang der Rippe VI.

Der Therapeut legt die kraniale (rechte) Hand auf die homolaterale (linke) Thoraxseite, kranial der Fissura obliqua, Finger parallel zur Fissura obliqua nach kaudal-ventral gerichtet. Die kaudale (linke) Hand wird ebenfalls auf die homolaterale (linke) Thoraxseite gelegt, aber kaudal der Fissura obliqua, die Finger parallel zur Fissura obliqua nach kaudal-ventral gerichtet (> Abb. 15.16).

- 1. Der Therapeut zentriert den Druck mit der jeweiligen Hand auf den Thorax und auf den Lungenlobus. Unabhängig von der Atmung verschiebt er den oberen Thoraxbereich mit dem Lobus superior (und Lobus medius für die rechte Lunge) in Außenrotation und den unteren Thoraxbereich mit Lobus inferior in Innenrotation. Nachher verschiebt er beide Bereiche in der umgekehrten Richtung.
- 2. Der Therapeut fixiert vermehrt einen (den oberen bzw. unteren) Thorax- und Lungenlappenbereich und verstärkt gleichzeitig die Innen- und Außenrotation des anderen (unteren bzw. oberen) Thorax- und Lungenlappenbereichs.

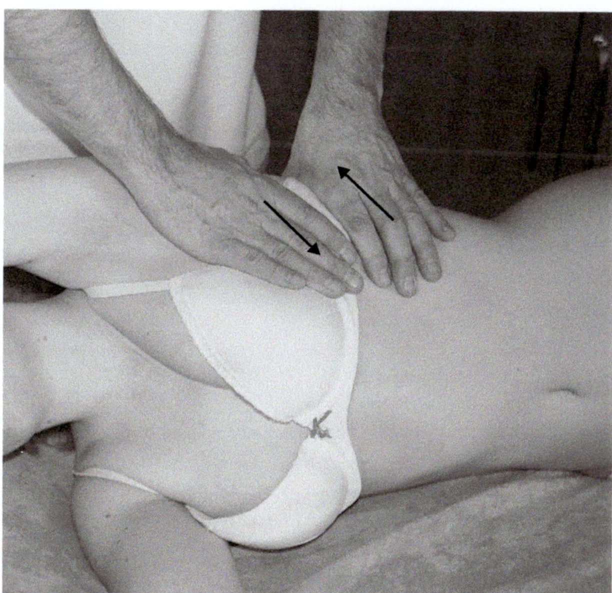

Abb. 15.16 Mobilisation der linken Fissura obliqua.

Man wiederholt diesen Vorgang bis ein Lösen des Gewebes und ein Nachlassen des Widerstandes spürbar wird. Weil sich in den Fissurae erfahrungsgemäß relativ viel Verklebungen ausbilden können, ist es sinnvoll diese mittels dieser Mobilisationen zu lösen.

15.3.16 Untersuchung und Behandlung der Mobilität der Fissura horizontalis

Der Ablauf ist der gleiche wie bei der Mobilisation der Fissura obliqua in linker Seitenlage.

Die rechte Lunge verfügt über zwei Fissurae: eine Fissura obliqua und eine Fissura horizontalis (> Abb. 2.6 und > Abb. 2.7). Die Fissura horizontalis teilt die rechte Lunge nochmals. Sie zieht von der rechten medioaxillären Linie auf Höhe der Rippe V zum chondrosternalen Übergang der Rippe IV.

15.3.17 Untersuchung und Behandlung der Mobilität des Lobus pulmonalis gegen den Bronchus lobaris

Ausgangsposition Patient in entspannter Rückenlage. Therapeut steht am Kopfende.

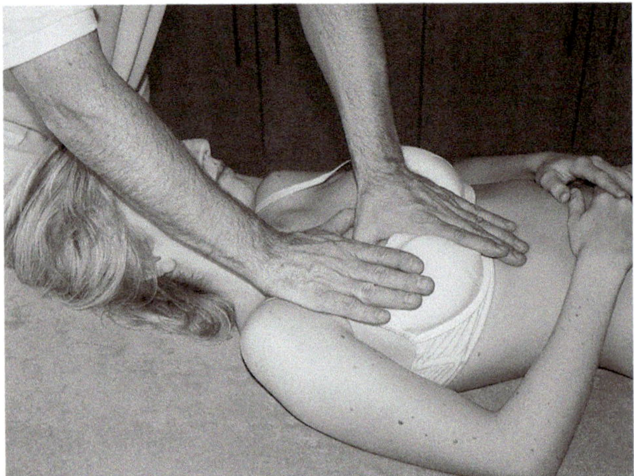

Abb. 15.17 Mobilisation der linken Fissura obliqua.

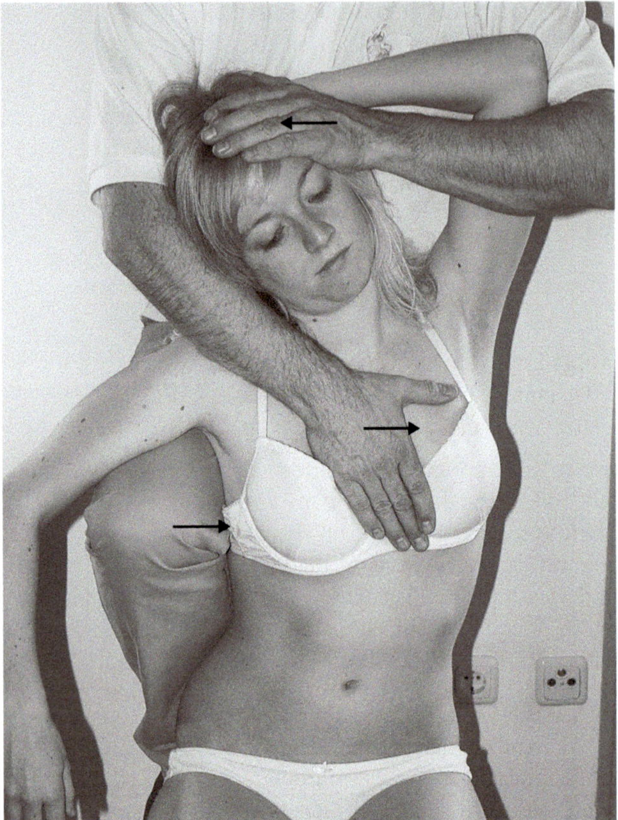

Abb. 15.18 Mobilisation des linken mediastinalen, pulmonalen und pleuroperikardialen Gewebes

Ausführung
Lobus superior: Der Therapeut legt eine (linke) Hand flach auf das Sternum, der Daumen liegt im Verlauf des (rechten) Bronchus lobaris superior, leicht nach kranial-lateral gerichtet. Die andere (rechte) Hand wird flach auf den Daumen der einen Hand und auf die oberen Rippen gelegt. Der Therapeut zentriert den Druck mit der einen (linken) Hand behutsam in die Tiefe zum Bereich des Bronchus lobaris superior und erhält diesen Druck aufrecht. Die andere (rechte) Hand verstärkt die Pumpschwengelbewegung der oberen Rippen und demzufolge auch die Rotationsbewegung des Lobus superior um den Bronchus lobaris superior während der Ein- und Ausatmung. Dadurch entsteht eine venolymphatische Pumpwirkung im Gewebe des Lobus superior und eine Mobilitätsverbesserung des Lungengewebes (➤ Abb. 15.17).
Lobus medius: Der Therapeut legt eine (linke) Hand flach auf das Sternum, der Daumen liegt im Verlauf des (rechten) Bronchus lobaris medius, leicht nach kaudal-lateral gerichtet. Die andere (rechte) Hand wird flach auf den Daumen der einen Hand und auf die mittleren Rippen gelegt. Der Therapeut zentriert den Druck mit der einen (linken) Hand behutsam in die Tiefe zum Bereich des Bronchus lobaris medius und erhält dieser Druck aufrecht. Die andere (rechte) Hand verstärkt die Pumpschwengelbewegung der mittleren Rippen und demzufolge auch die Rotationsbewegung des Lobus medius um den Bronchus lobaris medius während der Ein- und Ausatmung. Dadurch entsteht eine venolymphatische Pumpwirkung im Gewebe des Lobus medius und eine Mobilitätsverbesserung des Lungengewebes.
Lobus inferior: Der Therapeut legt eine (linke) Hand flach auf das Sternum, der Daumen liegt im Verlauf des (rechten) Bronchus lobaris inferior, nach kaudal gerichtet. Die andere (rechte) Hand wird flach auf den Daumen der einen Hand und auf den mittleren-unteren Rippen gelegt. Der Therapeut zentriert den Druck mit der einen (linken) Hand behutsam in die Tiefe zum Bereich des Bronchus lobaris inferior und erhält dieser Druck aufrecht. Die andere (rechte) Hand verstärkt die Innen-Außenrotationsbewegung der mittleren-unteren Rippen und demzufolge auch die Rotationsbewegung des Lobus medius um den Bronchus lobaris medius während der Ein- und Ausatmung. Dadurch entsteht eine venolymphatische Pumpwirkung im Gewebe des Lobus inferior und eine Mobilitätsverbesserung des Lungengewebes.

Man wiederholt diesen Vorgang bis ein Lösen des Gewebes und ein Nachlassen des Widerstandes spürbar wird.

15.3.18 Untersuchung und Behandlung der Mobilität des Lig. pulmonale, der Membrana bronchopericardiaca, des mediastinalen und pleuroperikardialen Gewebes

Ausgangsposition Behandlung der linken Seite: Patient sitzt, mit dem heterolateralen (rechten) Arm über das heterolaterale (rechte) Bein des Therapeuten und dem homolateralen (linken) Arm in Eleveation. Therapeut steht hinter dem Patienten.
Ausführung Der Patient wird aufgefordert tief in den Bauch einzuatmen und den Bauch gleichzeitig vorzuwölben. Der Therapeut führt mit der homolateralen (linken) Hand Kopf und HWS des Patienten in heterolaterale (rechte) Seitneigung. Das heterolaterale (rechte) Bein des Therapeuten dient als Hypomochlion für die heterolaterale (rechte) Seitneigung des Thorax des Patienten. Der Therapeut führt mit der heterolateralen

(rechten) Hand das Sternum und den Thorax in einen homolateralen (linker) Sideshift. Die Dehnungsposition wird während der darauf folgenden Ausatmung aufrechterhalten.

Man wiederholt diesen Vorgang bis ein Lösen des Gewebes und ein Nachlassen des Widerstandes spürbar wird (➤ Abb. 15.18).

15.3.19 Venolymphatische Pumpe für den Truncus sympathicus, den Ductus thoracicus und das Azygossystem

Ausgangsposition Behandlung der linken Seite: Patient in entspannter Seitenlage heterolateral (rechts). Therapeut steht hinter dem Patienten. Der homolaterale (linke) Arm des Patienten in Elevation.

Ausführung Der Therapeut nimmt mit dem kaudalen (linken) Unterarm Kontakt mit dem ventralen, sternalen und abdominalen Bereich auf. Mit dem kranialen (rechten) Unterarm wird der Kontakt mit dem homolateralen (linken) paravertebralen Bereich hergestellt.

Während einer tiefen Einatmung rotiert der Therapeut mit beiden Armen die homolaterale (linke) Thoraxseite in Außenrotation und hebt sie auch etwas lateralwärts (in Richtung Decke) ab.

Während der tiefen Ausatmung rotiert er mit beiden Armen die homolaterale (linke) Thoraxseite in Innenrotation und führt sie auch leicht medianwärts (in Richtung Boden) (➤ Abb. 15.19).

Die V. azygos bzw. hemiazygos, der Truncus sympathicus und der Ductus thoracicus verlaufen im posterioren mediastinalen Bereich. Durch diese Technik entsteht eine rhythmische, nicht-aggressive venolymphatische Durchsaftung dieser Strukturen.

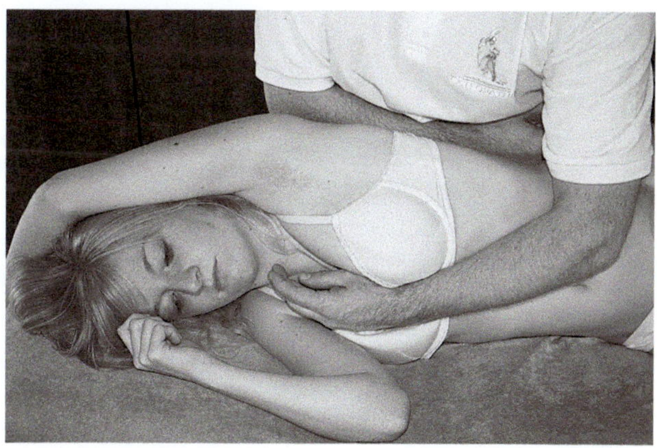

Abb. 15.19 Mobilisation des linken Truncus sympathicus, Ductus thoracicus und Hemi-Azygossystems

15.3.20 Untersuchung und Behandlung des Mediastinum anterius

Diese Technik wurde bereits bei der Untersuchung bzw. Behandlung der passiven Beweglichkeit des Sternums und der Abhängigkeit des Sternums vom mediastinalen Gewebe beschrieben (➤ Kap. 8.5.7).

LITERATURVERZEICHNIS

Aarli V, Aukland K: Oedema-preventing mechanisms in a low-compliant tissue: studies on the rat tail. Acta Physiologica Scandinavia, 1991; 141: 489–495.

Abehsera A: Craniosacrale Osteopathie unter der Lupe – Teil I: Die Kritik. Osteopathische Medizin, 2001; 4: 4–9.

Abehsera A: Craniosacrale Osteopathie unter der Lupe – Teil II. Osteopathische Medizin, 2002; 4: 12–15.

Adler C-P.: Knochenkrankheiten. Diagnostik makroskopischer, histologischer und radiologischer Strukturveränderungen des Skeletts. 2005, Springer-Verlag, Berlin.

Agur AMR: Grants Anatomie – Atlas und Lehrbuch. Enke, Stuttgart, 1999.

Anderson J. W.: Whole grains protect against atherosclerotic cardiovascular disease. 2006 – The Proceedings of the Nutrition Society, 62, S. 135–142

Appenzeller O, Vinken PJ, Bruyn GW: Handbook of clinical neurology – The autonomic nervous system – Part I, Elsevier, Amsterdam, 1999.

Appenzeller O, Vinken PJ, Bruyn GW: Handbook of clinical neurology – The autonomic nervous system – Part II, Elsevier, Amsterdam, 2000.

Aronson NE, Houtz PK, Villarruel S, Conhaim RL, Watson KE, Lai-Fook SJ: Effect of concentration and hyaluronidase on restriction of hetastarch flux through lung interstitial segments. Microvascular Research, 2003; 66, 3: 218–226.

Aschoff J, Saint Paul U von, Wever R: Die Lebensdauer von Fliegen unter dem Einfluss von Zeitverschiebungen. Naturwissenschaft, 1971: 58, 574.

Babyak M., Blumenthal J. A., Herman S., Khatri P., Doraiswamy M., Moore K., Craighead W. E., Baldewicz T. T., Krishnan K. R.: Exercise treatment for major depression: maintenance of therapeutic benefit at 10 months. 2000 – Psychosomatic Medicine, 62, S. 633–638.

Baier G, Stahl S: Rhythmen des Lebens. Beat und Off-Beat in Kopf und Körper. Manuskriptdienst des Südwestrundfunkdienst, 2002.

Baier G: Nichtlineare chemische Systeme. Nachr. Chem. Tech. Lab., 1994; 42: 604–606.

Baier G: Rhythmus. Tanz in Körper und Gehirn. Rowohlt Taschenbuch, Reinbek, 2001.

Baier G, Sahle S: Hyperchaos and chaotic hierarchy in low-dimensional chemical systems. J. Chem. Phys., 1994; 100: 8.907–8.911.

Baier-Jagodzinski G.: Essen – Trinken – Lebensstil – Warum Orthomolekulare Medizin? 2007 – Books on Demand GmbH, Norderstedt.

Balint M: Die Urform der Liebe und die Technik der Psychoanalyse. Klett, Stuttgart, 1976.

Ball P.: Water as an active constituent in cell biology. 2008 – Chemical Reviews, 108, 1, 74–108.

Barnard R. J., Gonzalez J. H., Liva M. E., Ngo T. H.: Effects of a low-fat, high-fiber diet and exercise program on breast cancer risk factors in vivo and tumor cell growth and apoptosis in vitro. 2006, Nutrition and Cancer, 55, 1, 28–34.

Barral JP, Mathieu J P, Mercier P: Diagnostic articulaire vertebral. Maloine, Paris, 1981.

Barral JP, Mercier P: Manipulations viscerales 1. Maloine, Paris, 1983.

Barral JP, Mercier P: Manipulations viscerales 2. Maloine, Paris, 1987.

Barral JP, Croibier A: Approche osteopathique du traumatisme. Actes graphiques, Saint-Etienne, 1997.

Bates B: Klinische Untersuchung des Patienten. Schattauer, Stuttgart, 1993.

Bauer J: Das Gedächtnis des Körpers. Wie Beziehungen und Lebensstile unsere Gene steuern. Eichborn, Frankfurt am Main, 2002.

Bazhenov DV, Blinova NV: Morphological and functional characteristics of the urogenital diaphragm in women. Morfologiia, 2002; 122, 4: 64–67.

Becker AD: Osteopathic treatment of the common cold. Journal of the American Osteopathic Association, 2001; 101, 8: 461–463.

Becker HD, Hohenberger W, Junginger T, Schlag PM: Chirurgische Onkologie, Thieme, Stuttgart, 2002.

Becker RE: Life in motion. Stillness Press, Portland, Oregon, 1997.

Becker R: Cranial therapy revisited. Osteopathic Annals, 1977; 5: 316–334.

Beckmann G, Rüffer A, Sonnenschein B: Antimikrobielle Wirkstoffe in Kräutern, Gewürzen und sonstigen pflanzlichen Drogen. Thesen zur möglichen Beeinflussung des intestinalen Milieus auf „natürlichem" Wege. Ärztezeitschrift für Naturheilverfahren, 1998; 39: 96–102.

Beckmann G, Rüffer A: Mikroökologie des Darmes. Grundlagen, Diagnostik, Therapie. Schlütersche, Hannover, 2000.

Bellinger DL, Felten SY, Felten DL: Sympathetic and peptidergic innerveation of the immune System. Aus „Nociception and the Neuroendocrine-Immune Connection". American Academy of Osteopathy, Indianapolis, 1994; 182–237.

Bellissent-Funel M. C.: Hydrophilic-hydrophobic interplay: from model systems to living systems. 2005 – Comptes Rendus Geosciences, 337, 1, 173–179.

Benninghoff A, Drenckhahn D: Anatomie, Band 1. Elsevier, München, 2003.

Benninghoff A, Drenckhahn D: Anatomie, Band 2. Elsevier, München, 2004.

Beverley B., Simon D.: Survival in people with type 2 diabetes as a function of HbA1c. 2010 – Lancet, 375, S. 438–440.

Bibby S R, Urban J P: Effect of nutrient deprivation on the viability of intervertebral disc cells. European spine Journal, 2004; 27.

Bierbach E: Naturheilpraxis Heute. Elsevier, München, 2006.

Biesalski H-K., Fürst P., Kasper H. et al: Ernährungsmedizin. 2004 – Thieme, Stuttgart.

Bjelakovic G., Nikolova D., Gluud L. L., Simonetti R. G., Gluud C.: Mortality in randomized trials of antioxidant supplements for primary and secondary prevention: systematic review and meta-analysis. The Journal of the American Medical Association, 2007, 297, 8, S. 842–857.

Bjelakovic G., Nikolova D., Gluud L. L., Simonetti R. G., Gluud C.: Antioxidant supplements for prevention of mortality in healthy participants and patients with various diseases. Cochrane Database of Systematic Reviews, 2008 April 16; 2, CD007176.

Blech J.: Bewegung. Die Kraft, die Krankheiten besiegt und das Leben verlängert. 2007 – S. Fischer Verlag GmbH, Frankfurt am Main.

Blechschmidt E.: Anatomie und Ontogenese des Menschen. 1978 – Fe-Medienverlag, Kißlegg, Deutschland.

Blechschmidt E.: The ontogenetic basis of human anatomy: The biodynamic approach to development from conception to adulthood. 2004 – North Atlantic Books, Berkeley, California.

Blood AJ et al.: Emotional responses to pleasant and unpleasant music correlate with activity in paralimbic brain regions. Nature Neuroscience, 1999; 2: 382–387.

Blood AJ, Zatorre RJ: Intensely pleasurable responses to music correlate with activity in brain regions implicated in reward and emotion. PNAS (Proceedings of the National Academy of Science of the United States of America), 2001; 98 (20): 11.818–11.823.

Bouchet A., Cuilleret J.: Anatomie topographique descriptive et fonctionnelle. 2 le cou, le thorax. 1991 Simep/Masson, Paris.

Bouchet A., Cuilleret J.: Anatomie topographique descriptive et fonctionnelle. 4 l'abdomen, la région rétro-péritonéale, le petit bassin, le périnée. 2001 Simep/Masson, Paris.

Bogduk N: Klinische Anatomie von Lendenwirbelsäule und Sakrum. Springer, Berlin, 2000.

Bois D, Berger E: Une thérapie manuelle de la profondeur. Méthode Danis Bois, Fasciathérapie-Pulsologie. Editions de la Maisnie, Paris, 1990.

Boriek AM, Rodarte JR: Effects of transverse fiber stiffness and central tendon on displacement and shape of a simple diaphragm model. Journal of Applied Physiology, 1997; 82, 5: 1.626–1.636.

Bouchard C., Shephard R. J., Stephens T., Sutton J. R.: Exercise, fitness and health: a consensus of current knowledge. 1990 – Human Kinetics Europe Ltd, Leeds, UK.

Bourlioux P, Koletzko B, Guarner F, Braesco V: The intestine and its microflora are partners for the protection of the host: report on the Danone Symposium „The intelligent intestine" held in Paris, June 14, 2002. The American Journal of Clinical Nutrition, 2003; 78, 4: 675–683.

Brabant EG, Ranft U: Pulsatilität von Hormonsystemen als physiologisches Prinzip. In Hesch R D: Endokrinologie. Urban & Schwarzenberg, München, 1989.

Bressel EG, McNair PJ: The effect of prolonged static and cyclic stretching on ankle joint stiffness, torque relaxation and gait in people with stroke. Physical therapy, 2002; 82, 9: 880–887.

Breul R: Die Blätter der Fascia renalis. Osteopathische Medizin, Heft 2, 2002; 21–24.

Brinckmann P, Frobin W, Leivseth G: Orthopädische Biomechanik. Thieme, Stuttgart, 2000.

Bringezu G, Schreiner O: Lehrbuch der Entstauungstherapie. Band 1. Springer, Heidelberg, 2001.

Bringezu G, Schreiner O: Lehrbuch der Entstauungstherapie. Band 2. Springer, Heidelberg, 2001.

Brookes D: Lectures on cranial osteopathy. Thorsons, Wellinborough, 1981.

Bünte H: Chirurgie. Naturwissenschaft und Handwerk. Urban & Schwarzenberg, München, 1996.

Burstein AH, Reilly DT, Martens M: Aging of bone tissue: mechanical properties. Journal of Bone Joint Surgery, 1976; 58 (1): 82–86.

Buschmann MD, Gluzband YA, Grodzinsky AJ, Hunziker EB: Mechanical compression modulates matrix biosynthesis in chondrocyte/agarose culture. Journal of cell science, 1995; 108: 1.497–1.508.

Buschmann MD, Grodzinsky AJ: A molecular model of proteoglycan-associated electrostatic forces in cartilage mechanics. Journal of biomechanical engineering, 1995; 117 (2): 179–192.

Butler AM, Walsh WR: Mechanical response of ankle ligaments at low loads. Foot & ankle international, 2004; 25, 1: 8–12.

Butler DS: Mobilisation des Nervensystems. Springer, Heidelberg, 1995.

Byrnes TR, Kuchera ML, Guffey JM, Steele KM, Beatty DR, Haman JL, Lockwood MD: Correlation of palpatory findings with visceral diagnoses. Journal of the American Osteopathic Association, 1992; 9: 1.177.

Cabanac M: Keeping a cool head. News in Physiol. Sciences, 1986, 1: 41–44.

Cala SJ, Edyvean J, Engel LA: Chest wall and trunk muscle acticity during inspiratory loading. Journal of Applied Physiology, 1992; 73, 6: 2.373–2.381.

Calmat A, Leclerc du Sablon M, Honnart F, Leguerrier A, Cabrol C: Le ligament phrenico-gastrique, existe t' il? Bulletin de l' association des anatomistes, 1976; 60, 171: 651–654.

Calvin WH: Die Sprache des Gehirns. Wie in unserem Bewusstsein Gedanken entstehen. Deutscher Taschenbuch, München, 2002.

Campbell TC, Campbell TM: China Study. Die wissenschaftliche Begründung für eine vegane Ernährungsweise. 2011 – Verlag Systemische Medizin AG, Bad Kötzting.

Cantu RI, Grodin AJ: Myofascial Manipulation. Theory and Clinical Application. Aspen Publishers, Gaithersburg, Maryland, 2001.

Caporossi R: Le systeme neurovegetatif et ses troubles fonctionelles. Editions de Verlaque, Aix en Provence, 1995.

Carano A, Siciliani G: Effects of continuous and intermittent forces on human fibroblasts in vitro. European Journal of orthodontics, 1996; 18 (1): 19–26.

Carmelo A, Ficola A, Fravolini ML, LaCava M, Maira G, Mangiola A: Intracranial Pressure and cerebral Blood flow Regulation: A new Hypothesis to explain the „Windkessel" Phenomenon. Acta Neurochir Suppl, 2002; 81: 113–116.

Carreiro JE: Pädiatrie aus osteopathischer Sicht. 2004 – Elsevier, München.

Castella LF, Buscemi L, Godbout C, Meister JJ, Hinz B.: A new lock-step mechanism of matrix remodelling based on subcellular contractile events. Journal of Cell Science, 2010, 123, 1.751–1.760.

Cavanaugh SP: Application of osteopathic principles to a viral upper respiratory infection. Journal of the American Osteopathic Association, 1998; 98, 1: 19–20.

Caversaccio M, Peschel O, Arnold W: The drainage of cerebrospinal fluid into the lymphatic system of the neck in humans. Journal for oto-rhino-laryngology and its related specialties, 1996; 58, 3: 164–166.

Cehernyshev OY, Vein AM, Mathew NT, Kolosova OA, Kailasam J, Frolov A, Danilov AB, Meadors L, Gentry P, Alexandrov AV: Blood flow velocity and pulsatility index differences in patients with unilateral migraine. Headache, 2001; 41, 7: 704–709.

Chaitow L: Soft-Tissue Manipulation. Healing Arts Press, Rochester, Vermont, 1988.

Chaitow L: Muscle Energy Techniques. Churchill Livingstone, Edingburgh, 1996.

Chaitow L: Palpation Skills. Assessment and Diagnosis Through Touch. Churchill Livingstone, New York, 1997.

Chaitow L, DeLany J: Modern Neuromuscular Techniques. Churchill Livingstone, New Yor, 1996.

Chan JM, Stampfer MJ, Ma J, Gann P, Gaziano JM, Pollak M, Giovannucci E: Insulin-like growth factor-I (IGF-I) and IGF binding protein-3 as predictors of advanced-stage prostate cancer. 2002 – Journal of the National Cancer Institute, 94, 14, 1.099–1.106.

Chaplin M. F.: The importance of cell water. 2004 – Science in Society, 24, 42–45.

Chaudhry H., Schleip R., Ji Z., Bukiet B., Maney M., Findley T.: Three-dimensional mathematical model for deformation of human fasciae in manual therapy. 2008 – Journal of the American Osteopathy Association, 108, 8, S. 379–390.

Chayenes P, Verdie JC, Moscovici J, Zadeh J, Vaysse P, Becue J: Microsurgical anatomy of the internal vertebral venous plexuses. Surgical-Radiologic Anatomy, 1998; 20, 1: 47–51.

Chen CS, Ingber DE: Tensegrity and mechanoregulation: from skeleton to cytoskeleton. Osteoarthritis Cartilage, 1999; 7 (1): 81–94.

Chen TS, Chen PS: Intestinal autointoxication: a medical leitmotif. Journal of clinical autointoxication, 1989; 11, (4): 434–441.

Chevrot A: Neue Beurteilung des intersomatischen Gelenks. Manuelle Medizin, 1996; 34: 201–205.

Chikly BJ: Manual techniques addressing the lymphatic system: origons and development. Journal of the American Osteopathic Association, 2005; 105, 10: 457–464.

Chiquet M, Matthisson M, Koch M, Tannheimer M, Chiquet-Ehrismann R: Regulation of extracellular matrix synthesis by mechanical stress. Biochemistry and cell biology, 1996; 74, 6: 737–744.

Cho E., Smith-Warner S. A., Spiegelman D., Beeson W. L., van den Brandt P. A., Colditz G. A., Folsom A. R. et al: Dairy foods, calcium, and colorectal cancer: a pooled analysis of 10 cohort studies. 2004 – Journal of the National Cancer Institute, 96, S. 1.015–1.022.

Civelek M, Ainslie K, Garanich JS, Tarbell JM: Smooth Muscle Cells contract in response to fluid flow via a Ca^{2+} Independent Signaling Mechanism. J. Appl. Physiol., 2002; 734–748.

Claeys JA: Hersengestoorde kinderen. Vroegdiagnose en Vroegbehandeling. J. A. Claeys en Garant Uitgevers n. v., Leuven, 1993.

Classen M, Diehl V, Kochsiek K: Innere Medizin. Urban & Schwarzenberg, München, 1994.

Cluzel P, Similowski T, Chartrand-Lefebvre C, Zelter M, Derenne J-P, Grenier PA: Diaphragm and Chest Wall: Assessment of the Inspiratory Pump with MR Imaging-Preliminary Observations. Radiology, 2000; 215: 574–583.

Cohen E, Mier A, Heywood P, Murphy K, Boultbee J, Guz A: Diaphragmatic movement in hemiplegic patients measured by ultrasonography. Thorax, 1994; 49, 9: 890–895.

Comeaux Z: Facilitated oscillatory release – a dynamic method of neuromuscular and ligamentous/articular assessment and treatment. Journal of Bodywork and Movement Therapies, 2005; 9: 88–98.

Comolet R: Biomécanique circulatoire. Masson, Paris, 1984.

Corning HK: Lehrbuch der topographischen Anatomie. Bergmann, München, 1949.

Coy J. F., Dressler D., Wilde J., Schubert P.: Mutations in the transketolase-like gene TKTL1: clinical implications for neurodegenerative diseases, diabetes and cancer. 2005 – Clinical Laboratory, 51, 5–6, S. 257–273.

Crow WT: Wirkungen der Manipulation auf das Bindegewebe. Osteopathische Medizin, 2001; 2: 4–7.

Currie C. J., Peters J. R., Tynan A, Evans M., Heine R. J., Bracco O. L., Zagar T., Poole C. D.: Survival as a function of HbA1c in people with type 2 diabetes. 2010 – Lancet, 375, S. 481–489.

Dai LY, Xu YK, Zhang WM, Zhou ZH: Influence of flexion-extension motion of lumbar spine on lumbosacral dural sac. An experimental study. Chinese medical journal, 1991; 104, 6: 498–502.

Damasio AR: Der Spinoza-Effekt. Wie Gefühle unser Leben bestimmen. Ullstein, München, 2003.

Damasio AR: Descartes' Error: Emotion, Reason and the human brain. Putnam, New York, 1994.

Davies NJ: Chiropractic Pediatrics. A clinical Handbook. Churchill Livingstone, Edingburgh, 2000.

Dean NA, Mitchell BS: Anatomic relation between the nuchal ligament (ligamentum nuchae) and the spinal dura mater in the craniocervical region. Clinical Anatomy, 2002; 15, 3: 182–185.

De Cock J: Manuele Therapie. Etio- und Osteopathie in de craniale Regio. Private Publishing, Buggenhout, Belgium, 1988.

Deetjen P., Speckmann E.-J., Hescheler J.: Physiologie – 2005, Elsevier, München.

Degenhardt BF, Kuchera ML: Update on osteopathic medical concepts and the lymphatic system. Journal of the American Osteopathic Association, 1996; 96 (2): 97–100.

De Lorenzo A., Del Gobbo V., Premrov M. G., Bigioni M., Galvano F., Di Renzo L.: Normal-weight obese syndrome: early inflammation. American Journal of clinical nutrition, 2007, 85, S. 40–45.

De Morree JJ: Dynamiek van het menselijk bindweefsel. Bohn Stafleu Van Loghum, Houten/Zaventem, 1993.

Denys-Struyf G: Le manuel du mezieriste, Tome I. Editions Frison-Roche, Paris, 1996.

Denys-Struyf G: Le manuel du mezieriste, Tome II. Editions Frison-Roche, Paris, 1996.

Dery M. A, Yonuschot G, Winterson BJ: The effects of manually applied intermittent pulsation pressure to rat ventral thorax on lymph transport. Lymphology, 2000; 33, 2: 58–61.

De Troyer A, Legrand A, Wilson TA: Respiratory mechanical advantage of the canine external and internal intercostals muscles. The Journal of Physiology, 1999; 518: 283–289.

De Waal F: Der gute Affe. Deutscher Taschenbuch, München, 2000.

Desmouliére A, Chaponnier C, Gabbiani G: Tissue repair, contraction, and the myofibroblasts. Wound Repair and Regeneration, 2005, 13, 7–12.

DiMonaco C, Tanzilli O, DiRosa R, Amoroso A: Amyloidosis: state of the art. Minerva medica, 1995; 86 (7–8): 291–297.

DiGiovanna EL, Schiowitz S: An Osteopathic Approach to Diagnosis and Treatment. Lippincott-Raven, Philadelphia, 1997.

Di Renzo L., Galvano F., Orlandi C., Bianchi A., Di Giacomo C., La Fauci L., Acquaviva R., De Lorenzo A.: Oxidative stress in normal-weight obese syndrome. Obesity, 2010, 18, 11, S. 2.125–2.130.

DiZerega GS, Rodgers KE: The peritoneum. Springer, New York, 1992.

Dölken M: Was muss ein Manualtherapeut über die Physiologie des Bindegewebes und die Entwicklung einer Bewegungseinschränkung wissen? Manuelle Medizin, 2002; 40: 169–176.

Doi SQ, Rasaiah S, Tack I, Mysore JJ et al: Low-protein diet suppresses serum insulin-like growth factor-I and decelerates the progression of growth hormone-induced glomerulosclerosis. 2001 – American Journal of Nephrology, 21, 4, 331–339.

Domenighetti G et al.: Revisiting the most informed consumer of surgical services – the physician patient. International Journal of Technology Assessment in Health Care, 1993; 9, 4: 505–513.

Dorgan J. F., Hunsberger s. A., McMahon R. P., Kwiterovich P. O. et al: Diet and sex hormones in girls: findings from a randomized controlled clinical trial. 2003, Journal of the National Cancer Institute, 95, 2, 132–141.

Dorit RL: Symbiose. Bevir wir uns zu Tode siegen. Spektrum der Wissenschaft. Dossier 3/2011, Infektionskrankheiten, Kampf den Keimen, S. 78–82.

Dorschner W, Biesold M, Schmidt F, Stolzenburg JU: The dispute about the external sphincter and the urogenital diaphragm. Journal of urology, 1999; 162, 6: 1.942–1.945.

Dorschner W, Stolzenburg JU, Neuhaus J: Anatomische Grundlagen der Harninkontinenz. Der Urologe, 2001; 40, 3: 234–238.

Dorschner W, Stolzenburg JU: A new theory of micturition and urinary continence based on histomorphological studies. The two parts of the m. sphincter urethrae: physiological importance for continence in rest and stress. Urologia internationals, 1994; 52, 4: 185–188.

Douwes F., van Hattem B.: Nährstoffe. Bausteine für ein gesundes Leben. 2007 – Der Ratgeberverlag, Hamburg.

Drukker J, Jansen JC: Compendium anatomie, Deel I. De tijdstroom, Lochem, 1975.

Dudel J, Menzel R, Schmidt RF: Neurowissenschaft. Vom Molekül zur Kognition. Springer, Heidelberg, 2001.

Duong B, Low M, Moseley AM, Lee RY, Herbert RD: Time course of stress relaxation and recovery in human ankles. Clinical biomechanics, 2001; 16, 7: 601–607.

Eccles JC: Die Evolution des Gehirns – die Erschaffung des Selbst. Piper, München, 2002.

Ehlert U., von Känel R.: Psychoendokrinologie und Pschyoimmunologie. 2011 – Springer-Verlag, Berlin.

Eliska O, Eliskova M: Are peripherical lymphatics damaged by high pressure manual massage? Lymphology, 1995; 28, 1: 1–3.

Emoto M: The message from water. Hado Kyoikusha, Tokio, 2001.

Enzmann DR, Pelc NJ: Brain motion: movement with Phase-Contrast MRI. Radiology, 1992; 185 (3): 653–660.

Ernst E: Colonic irrigation and the theory of autointoxication: a triumph of ignorance over science. Journal of clinical gastroenterology, 1997; 24, (4): 196–198.

Erwin WM, Jackson PC, Homonko DA: Innervation of the human costovertebral joint: implications for clinical back pain syndromes. Journal of manipulative and physiologic therapies, 2000; 23, 6: 395–403.

Faraci ML, Kadel KA, Heistad DD: Vascular responses of dura mater. American Journal of Physiology, 1989; 257: 157–161.

Farfan HF, Cossette JW, Robertson GH, Wells RV, Kraus H: The effects of torsion on the lumbar intervertebral joints: the role of torsion in the production of disc degeneration. Journal of bone and joint surgery, 1970; 52 (3): 468–497.

Fayer M. D., Moilanen D. E., Wong D., Rosenfeld D. E., Fenn E. E.: Water dynamics in salt solutions studied with ultrafast 2D IR vibrational echo spectroscopy. 2009 – Accounts of Chemical Research, 15, 42 (9), 1.210–1.219.

Feinberg DA, Mark AS: Human brain motion and cerebrospinal fluid circulation demonstrated with MR velocity imaging. Radiology, 1987; 163 (3): 793–799.

Feipel V, Berghe MV, Rooze MA: No effects of cervical spine motion on cranial dura mater strain. Clinical Biomechanics, 2003; 18, 5: 389–392.

Felgenhauer K, Beuche W: Labordiagnostik neurologischer Erkrankungen. Thieme, Stuttgart, 1999.

Fenn E. E., Wong D. B., Fayer M. D.: Water dynamics at neutral and ionic interfaces. 2009 – Proceedings of the National Academy of Sciences of the United States of America, 106, 36, 15.243–15.248.

Ferguson A: Cranial Osteopathy: a new perspective. Journal of the Academy of Applied Osteopathy, 1991; 1, 4: 12–16.

Feyerer G.: Besser leben mit Weizenallergie und Zöliakie. 2008 – Oesch Verlag, Zürich.

Field TM: Massage therapy for immune disorders. Aus Rich GJ: Massage therapy. The evidence for practice. Mosby, Edingburgh, 2002: 47–56.

Finet G, Williame Ch: Biomémetrie de la dynamique viscérale et nouvelles normalisations ostéopathiques. Editions Roger Jollois, Limoges, 1992.

Finlay BB: Mikrobenwelt. Die gefährlichen Tricks der Bakterien. Spektrum der Wissenschaft. Dossier 3/2011, Infektionskrankheiten, Kampf den Keimen, S. 14–21.

Flindt R.: Biologie in Zahlen. Eine Datensammlung in Tabellen mit über 10.000 Einzelwerten. 2003 – Spektrum Akademischer Verlag, Heidelberg.

Földi M, Földi E, Kubik S: Lehrbuch der Lymphologie. Elsevier, München, 2005.

Ford E. S., Mokdad A. H.: Fruit and vegetable consumption and diabetes mellitus incidence among U. S. adults. 2001 – Preventive Medicine, 32, S. 33–39.

Franck S.: Test Puten- und Truthahnfleisch – Dumme Pute. 2001 – Öko-Test, Heft 4, S. 10–13.

Frauenfelder H., Chen G., Berendzen J., Fenimore P. W., Jansson H., McMahon B. H., Stroe I., Swenson J., Young R. D.: A unified model of protein dynamics. 2009 – Proceedings of the National Academy of Sciences of the United States of America, 106, 13, 5.129–5.134.

Franklin E: Dance Imagery for technique and performance. Human Kinetics, Champaign, Illinois, 1996.

Franklin E: Locker sein macht stark. Kösel, München, 2000.

Fraser G. E., Sabate J., Beeson W. L., Strahan T. M.: A possible protective effect of nut consumption on risk of coronary heart disease. The Adventist Health Study. 1992 – Archives of internal medicine, 152, S. 1.416–1.424

Fratacci MD, Kimball WR, Wain JC, Kacmarek RM, Polaner DM, Zapol WM: Diaphragmatic shortening after thiracic surgery in humans. Effects of mechanical ventilation and thoracic epidural anesthesia. Anesthesiology, 1993; 79, 4: 654–665.

Freud S: Briefe an Wilhelm Fließ. Fischer, Frankfurt, 1999.

Friedrich G, Preiss G: Lehren mit Köpfchen. Gehirn & Geist, 2002; 4: 64–70.

Froese AB, Bryan AC: Effects of anaesthesia and paralysis on diaphragmatic mechanics in man. Anesthesiology, 1974; 41: 242–255.

Fryette HH: Principles of osteopathic technic. American Academy of Osteopathy, Indianapolis, 1954.

Frymann VM: A study of the rhythmic motions of the living cranium. Journal of the American osteopathic association. 1971; 70: 928–945.

Fuchs N.: Mit Nährstoffen heilen. Eine Einführung in die komplexe Orthomolekulare Nährstoff-Therapie. 2007, Ralf Reglin Verlag Köln.

Fuchs T. A., Abed U., Gossmann C., Hurwitz R., Schulze I., Wahn V., Weinrauch Y., Brinkmann V., Zychlinsky A.: Novel cell death programm leads to neutrophil extracellular traps. Journal of Cell Biology, 2007, 176, 2, S. 231–241.

Füeßl HS, Middeke M: Anamnese und klinische Untersuchung. Thieme, Stuttgart, 2002.

Fulford R: Puls des Lebens. Jolandos, Pähl, 2005.

Gabarel B, Roques M: Les fasciae en medecine osteopathique. Maloine, Paris, 1985.

Gagey P-M, Weber B: Posturologie. Régulation et dérèglements de la station debout. Masson, Paris, 1999.

Galbraith CG, Sheetz MP: A micromachined device provides a new bend on fibroblast traction forces. Proceedings of the national Academ of Sciences of the USA, Cell Biology, 1997; 94: 9.114–9.118.

Galis F: Why do most mammals have seven cervical vertebrae? Developmental constraints, Hox genes and cancer. Journal of Experimental Zoology, 1999; 285: 19–26.

Gallagher H, Garewal D, Drake RE, Gabel JC: Estimation of lymph flow by relating lymphatic pump function to passive flow curves. Lymphology, 1993; 26, 2: 56–60.

Gao X., LaValley M. P., Tucker K. L.: Prospective studies of dairy product and calcium intakes and prostate cancer risk: a meta-analysis. 2005 – Journal of the National Cancer Institute, 97, S. 1.768–1.777

Gashev AA: Physiologic aspects of lymphatic contractile function: current perspectives. Annals of the New York Academy of Sciences, 2002; 979: 178–196.

Gashev A. A. Davis M. J., Zawieja D. C.: Inhibition of the active lymph pump by flow in rat mesenteric lymphatics and thoracic duct. 2002 – Journal of Physiology, 540.3, S. 1.023–1.037.

Gauthier AP, Verbanck S, Estenne M, Segebarth C, Macklem PT, Paiva M: Three-dimensional reconstruction of the in vivo human diaphragm shape at different lung volumes. Journal of applied Physiology, 1994; 76: 495–506.

Gazzaniga MS, Ivry RB, Mangun GR: Cognitive neuroscience. The biology of the mind. WW Norton & Company, Inc., New York, 2002.

Gemsa D, Kalden JR, Resch K: Immunologie. Thieme, Stuttgart, 1997.

Genkinger J. M., Hunter D. J., Spiegelman D., Anderson K. E., Arslan A., Beeson W. L., Buring J. E. et al: Dairy products and ovarian cancer: a pooled analysis of 12 cohort studies. 2006 – Cancer epidemiology, biomarkers & prevention, 15, S. 364–372.

Georg-Hyslop PHSt: Hilfe bei Alzheimer? Spektrum der Wissenschaft. 2003; 3: 73–79.

Gerdesmeyer L, Rechl H, Wagenpfeil S, Ulmer M, Lampe R, Wagner K: Minimally invasive percutaneous epidural neurolysis in chronic radiculopathy. A prospective feasibility trial. Der Orthopäde, 2003; 32, 20: 869–876.

Gibson GJ: Diaphragmatic paresis: pathophysiology, clinical features and investigation. Thorax, 1989; 44: 960–970.

Gierada DS, Curtin JJ, Erickson SJ, Prost RW, Strandt JA, Goodman LR: Diaphragmatic motion: fast gradient-recalled-echo MR imaging in helathy subjects. Radiology, 1995; 194, 3: 879–884.

Giessibl FJ, Herz M, Mannhart J: Friction traced to the single atom. Proceedings of the National Academy of sciences of the United States of America, 2002; 99 (19): 12.006–10.

Gleeson M., Bishop N. C., Stensel D. J., Lindley M. R., Mastana S. S., Nimmo M. A.: The anti-inflammatory effects of exercise: mechanisms and implications for the prevention and treatment of disease. Nature Reviews. Immunology, 2011.

Glomp I.: Krebsprävention durch ernährung. Vitaminpillen können Gemüse nicht ersetzen. Deutsches Ärzteblatt, 1997, 94, 5, A-216.

Gomez JE, Thurston GB: Comparisons of the oscillatorx shear viscoelasticity and composition of pathological synovial fluids. Biorheology, 1993; 30: 409–427.

Gots RE: Medical hypothesis and medical practice: autointoxication and multiple chemical sensitivities. Regulatory toxicology and pharmacology, 1993: 18 (1): 2–12.

Gottlob R, May R: Venous valves. John Libbey, New York, 1986.

Green C, Craig WM, Bassett K, Kazanjian A: A systematic Review and critical appraisal of the scientific evidence on craniosacral therapy Joint Health Technology Assessment Series – British Columbia Office of Health Technology Assessment, 1999.

Greenman P, Mc Partland J: Cranial findings and iatrogenesis from craniosacral manipulation in patients with traumatic brain syndrome. Journal of the Amercican Osteopathic Association, 1995; 95 (3): 182–192.

Greitz D: Cerebrospinal fluid circulation and associated intracranial dynamics. A radiologic investigation using MRI and radionuclide cisternography. Acta radiologica, Supplementum, 1993; 386: 1–23.

Greitz D et al.: Pulsatile brain movements and associated hydrodynamics studied by magnetic resonance phase imaging, the Monro-Kelli Doctrine revisited. Radiology, 1992; 34: 370–380.

Greitz D, Franck A, Nordell B: On the pulsatile nature of intracranial and spinal CSF-circulation demonstrated by MR imaging. Acta Radiologica, 1993; 34, 4: 321–328.

Greitz D, Hannerz J: A proposed model of cerebrospinal fluid circulation: observations with radionuclide cisternography. American Journal of Neuroradiology, 1996; 17: 431–438.

Grieve GP: Moderne manuele therapie van de wervelkolom, Deel I. De tijdstroom, Lochem, 1988.

Grieve GP: Moderne manuele therapie van de wervelkolom, Deel II. De tijdstroom, Lochem, 1989.

Grieve GP: De wervelkolom. De tijdstroom, Lochem, 1991.

Grill M.: Vitamin €. 2012 – Der Spiegel, 3, S. 70–79.

Gröber U.: Orthomolekulare Medizin. 2008 – Wissenschaftliche Verlagsgesellschaft mbH, Stuttgart.

Gröber U.: Metabolic Tuning statt Doping. 2008 – Hirzel Verlag, Stuttgart.

Groen RJ, Groenewegen HJ, van Alpen HA, Hoogland PV: Morphology of the human internal vertebral venous plexus: a cadaver study after intravenous Araldite CY 221 injection. The anatomical Record, 1997; 249, 2: 285–294.
Grönemeyer D: Mensch bleiben. Herder, Freiburg, 2003.
Guilak F: The deformation behavior and viscoelastic properties of chondrocytes in articular cartilage. Biorheology, 2000; 17 (1–2): 27–44.
Guillaume JP: Entwicklungen und Perspektiven der kraniofazialen Osteopathie. Osteopathische Medizin, 2002; 2: 9–12.
Guimberteau J-C.: Promenades sous la peau. 2004 – Elsevier, Paris.
Guimberteau J-C.: Die Gleitfähigkeit subkutaner Strukturen beim Menschen – eine Einführung – 2008 – Osteopathische Medizin, 9, 1, S. 4–16.
Gutmann W. F.: Die Evolution hydraulischer Konstruktionen. Organismische Wandlung statt altdarwinistischer Anpasssung. 1995 – Verlag Waldemar Framer, Frankfurt am Main.
Hack GD, Koritzer RT, Robinson WL, Hallgren RC, Greenman PE: Anatomic relation between the rectus capitis posterior minor muscle and the dura mater. Spine, 1995; 20, 23: 2.484–2.486.
Hamada J, Fujioka S, Ushio Y: Experimental investigation of lumbar epidural pressare measurement. Neurosurgery, 1993; 32 (5), 817–821.
Hampton D, Evans R, Banihashem M: Lymphatic pump techniques induce a transient basophilia. Journal of Osteopathic Medicine, Australia, 2003; 6, 1: 41.
Hampton D, Hultgren K, Goldstein J, Brutico A, Blackman C, Evans R, Mesina J: Basophilia occurs following lymphatic pump techniques. Journal of the American Osteopathic Association, 1998; 98, 7: 391.
Hartenbach W: Die Cholesterin-Lüge. Herbig, München, 2003.
Hartman LS: Handbook of osteopathic technique. NMK Publishers, Hadley Wood, 1983.
Hartman SE, Norton JM: Interexaminer Reliability and cranial osteopathy. The scientific review of alternative medicine, 2002; 6, 1: 23–34.
Haseltine WA: Neue Waffen gegen Viren. Spektrum der Wissenschaft, 2003; 3: 62–69.
Hassler CR, Rybicki EF, Cummings KD, Clark LC: Quantification of bone stresses during remodeling. Journal of Biomechanics, 1980; 13: 185–190.
Heidari B, FitzPatrick D, Synnott K, McCormack D: Modelling of annulus fibrosus imbalance as an aetiological factor in adolescent idiopathic scoliosis. Clinical biomechanics, 2004; 19, 3: 217–224.
Heidemann SR et al.: Direct observations of the mechanical behaviors of the cytoskeleton in living fibroblasts. J. Cell. Biol., 1999; 145, 1: 109–122.
Heifetz MD, Weiss M: Detection of skull expansion with increased intracranial pressure. Journal of Neurosurgery, 1981; 55 (5): 811–812.
Heine H: Lehrbuch der biologischen Medizin. Hippokrates, Stuttgart, 1997.
Heinzeller T, Büsing CM: Histologie, Histopathologie und Zytologie für den Einstieg. Thieme, Stuttgart, 2001.
Helm C. E., Fleury M. E., Zisch A. H., Boschetti F., Swartz M. A.: Synergy between interstitial flow and VEGF directs capillary morphogenesis in vitro through a gradient amplification mechanism. 2005 – Applied Biological Sciences, 102, 44, S. 15.779–15.784.
Helsmoortel J, Hirth T, Wührl P: Lehrbuch der viszeralen Osteopathie. Peritoneale Organe. Thieme, Stuttgart, 2002.
Hendel B, Ferreira P: Wasser und Salz. Urquell des Lebens. INA, Herrsching, 2001.
Hennig J.: Psychoneuroimmunologie. 1998 – Hogrefe-Verlag, Göttingen.
Herberhold C, May R: Erhöht sich das Risiko einer Fernmetastasierung von Kopf- und Halstumoren nach manueller Lymphdrainage? Lymphologica Jahresband, 1996; 86–90.
Herold G.: Innere Medizin – 2007, Gerd Herold, Köln.
Hettenkofer H-J: Rheumatologie. Diagnostik – Klinik – Therapie. Thieme, Stuttgart, 2001.
Hildebrandt G, Moser M, Lehofer M: Chronobiologie und Chronomedizin, Hippokrates, Stuttgart, 1998.
Hinz B, Gabbiani G: Mechanisms of force generation and transmission by myofibroblasts. Current Opinion in Biotechnology, 2003, 14, 538–546.
Hinz B.: Formation and function of the myofibroblast during tissue repair. Journal of Investigative Dermatology, 2007, 127, 526–537.
Hirabayashi Y, Saitoh K, Fukuda H, Igarashi T, Shimizu R, Seo N: Magnetic resonance imaging of the extradural space of the thoracic spine. British Journal of Anaesthesia, 1997; 79, 5: 563–566.
Hitzenberger G: Hypertonie und Chronobiologie. Journal für Hypertonie, 2001; 5 (4): 16–19.
Ho M-W.: The rainbow and the worm. The physics of organisms. 2008 – World Scientific Publishing, New Jersey.
Hodges PW, Butler JE, McKenzie DK, Gandevia SC: Contraction of the human diaphragm during rapid postural adjustments. Journal of Physiology, 1997; 505, 2: 539–548.
Hodges PW, Gandevia SC: Activation of the human diaphragm during a repetitive postural task. Journal of Physiology, 1997; 522, 1: 165–175.
Hodges PW, Heijnen I, Gandevia SC: Postural activity of the diaphragm is reduced in humans when respiratory demand increases. Journal of Physiology, 1997; 537, 3: 999–1.008.
Hoffman-Goetz L: Exercise and immune function. CRC Press, Inc., Florida, 1996.
Hollander D: Intestinal permeability, leaky gut and intestinal disorders. Current gastroenterology reports, 1999; 1, 5: 410–416.
Holländer GA: Immunologie. Grundlagen für Klinik und Praxis. Elsevier, München, 2006.
Holm S, Holm AK, Ekstrom L, Karladani A, Hannson T: Experimental disc degeneration due to endplate injury. Journal of spinal disorders & techniques, 2004; 17, 1: 64–71.
Hooton EA: Apes, Men and Morons. Ayer Co. Publishing, Manchester, 1937.
Hoyer J, Köhler R, Distler A: Mechanosensitive cation channels in aortic endothelium of normotensive and hypertensive rats. Hypertension, 1997; 30: 112–119.
Huch R, Bauer C: Mensch, Körper, Krankheit. Elsevier, München, 2003.
Huijing P. A., Hollander P., Findley T. W., Schleip R.: Fascia Research II. Basic Science and implications for conventional and complementary health care. 2009 – Elsevier, Münich.
Huncharek M., Muscat J., Kupelnick B.: Dairy products, dietary calcium and vitamin D intake as risk factors for prostate cancer: a meta-analysis of 26.769 cases from 45 observational studies. 2008 – Nutrition and Cancer, 60, S. 421–441
Hussain SNA: Regulation of ventilatory muscle blood flow. Journal of Applied Physiology, 1996; 81, 4: 1.455–1.468.
Ingber DE, Jamieson J: Cells as tensegrity structures. Architectural regulation of histodifferentiation by physical forces transduced over basement membrane. Aus: Andersonn LL, Gahmberg CG, Kblom PE: Gene expression during normal and malignant differentiation. Academic Press, New York, 1985; 13–32.
Ingber DE: Integrins, tensegrity and mechanotransduction. Gravitational and Space Biology Bulletin; 1997; 10 (2): 49–55.
Ingber D. E.: Tensegrity I. Cell structure and hierarchical systems biology. 2003 – Journal of Cell Science, 116, 7, S. 1.157–1.173.
Ingber D. E.: Tensegrity II. How structural networks influence cellular information processing networks. 2003 – Journal of Cell Science, 116, 8, S. 1.397–1.408.
Ingber D. E.: Tensegrity-based mechanosensing from macro to micro. 2008 – Progress in biophysics and molecular biology. 97, 2–3, S. 163–179.
International Human Genome Sequencing Consortium: Finishing the euchromatic sequence of the human genome. 2004, Nature, 431, S. 931–945.
Ironson G, Field T, Scafidi F: Massage therapy is associated with enhancement of the immune system's cytotoxic capacity. Journal of Consulting and Clinical Psychology, 1996; 84: 205–218.
Ito M, Kakizaki F, Tsuzura Y, Yamada M: Immediate effect of respiratory muscle stretch gymnastics and diaphragmatic breathing on respiratory pattern. Respiratory Muscle Conditioning Group. Internal Medicine, 1999; 38, 2: 126–132.
Iwasawa T, Kawamoto M, Yoshiike Y, Saito K, Matsubara S: Normal in-plane respiratory motion of the bilateral hemidiaphragms evaluated by

sequentially substracted fast magnetic resonance images. Journal of Thoracic Imaging, 1999; 14, 2: 130–134.

Jackson KM, Steele TF, Dugan EP, Kukulka G, Blue W, Roberts A: Effect of lymphatic and splenic pump techniques on the antibody response to hepatitis B vaccine: a pilot study. Journal of the American Osteopathic Association, 1998; 98 (3): 155–160.

Jacobs D. R. Jr., Marquart L., Slavin J., Kushi L. H.: Whole-grain intake and cancer: an expanded review and meta-analysis. 1998 – Nutrition and Cancer, 30, S. 85–96.

Jaffrin MY, Goubel F: Biomécanique des fluides et des tissus. Masson, Paris, 1998.

Janda V: Manuelle Muskelfunktionsdiagnostik. Ullstein, Berlin, 1994.

Janeway CA., Travers P, Walport M, Shlomchik MJ: Immunobiology. The immune system in health and disease. Garland Science Publishing, New York, 2005.

Janmey P. A., Euteneuer U., Traub P., Schliwa M.: Viscoelastic properties of vimentin compared with other filamentous biopolymer networks. 1991 – The Journal of cell biology, 113, 1, S. 155–160.

Janmey P., Schmidt C.: Experimental measurements of intracellular mechanics. In „Mofrad M. R. K., Kamm R. D.: Cytoskeletal mechanics. 2006 – Cambridge University Press, Cambridge."

Jänig W, Häbler H-J: Organization of the autonomic nervous system: structure and function. Aus: Vinken PJ, Bruyn GW: Handbook of clinical neurology – The autonomic nervous system, Part 1. Elsevier, Amsterdam, 1999; 1–52.

Jaroszyk F., Marzec E.: Dielectric properties of BAT collagen in the temperature range of thermal denaturation. 1993 – Berichte der Bunsengesellschaft für Physikalische Chemie, 97, 868–872.

Jealous J: Healing and the natural World. Alternative Therapies, 1997; 3, 1: 5–7.

Jensen-Jarolim E. et al.: Hot Spices Influence Permeability of Human Intestinal Epithelial Monolayers. Journal of Nutrition, 1998, 128, S. 577–581.

Jensen-Jarolim E.: Gastrointestinaltrakt: Mukosale Pathophysiologie und Immunologie. 2006, Springer, Berlin.

Jiang R., Jacobs D. R. Jr., Mayer-Davis E., Szklo M., Herrington D., Jenny N. S., Kronmal R., Barr R. G.: Nut and seed consumption and inflammatory markers in the multi-ethnic study of atherosclerosis. 2006 – American Journal of epidemiology, 163, S. 222–231.

Jirout J: Die Rolle des Kriechens im Gelenkspiel der HWS. Übersicht des gegenwärtigen Standes eigener Forschung. Manuelle Medizin, 1996; 34: 183–185.

Johannessen W, Vresilovic EJ, Wright AC, Elliott DM: Intervertebral disc mechanics are restored following cyclic loading and unloaded recovery. Annals of biomedical engineering, 2004; 32, 1: 70–76.

Johnson GM, Zhang M, Jones DG: The fine connective tissue architecture of the human ligamentum nuchae. Spine, 2000; 25, 1: 5–9.

Kaiser J et al.: Self-initiation of EEG-based communication in paralysed patients. Clin. Neurophysiol, 2001; 112 (3): 551–554.

Kaltenborn FM: Wirbelsäule – Manuelle Untersuchung und Mobilisation. Olaf Norlis Bokhandel, Oslo, 1992.

Kandel ER, Schwartz JH, Jessell TM: Neurowissenschaften – eine Einführung. Spektrum Akademischer Verlag, Berlin, 1996.

Kanter M. A.: The lymphatic system: an historical perspective. Plastic and reconstructive surgery, 1987, 79, 1, S. 131–139.

Kapandji IA: Bewegingsleer. Deel II: de onderste Extremiteit. Bohn, Scheltema & Holkema, Utrecht/Antwerpen, 1986.

Kappert A: Lehrbuch und Atlas der Angiologie. Huber, Bern, 1998.

Kasper H.: Ernährungsmedizin und Diätetik. Elsevier, München, 2009.

Kasseroller R: Kompendium der manuellen Lymphdrainage nach Dr. Vodder. Haug, Stuttgart, 1999.

Katoh K., Kano Y., Noda Y.: Rho-associated kinase-dependent contraction of stress fibres and the organization of focal adhesions. 2011 – Journal of the Royal Society, 8, S. 305–311.

Katsuda S, Kaji T: Atherosclerosis and Extracellular Matrix. Journal of Atherosclerosis and Thrombosis, 2003; 10, 5: 267–274.

Kelley D. E.: Skeletal muscle fat oxidation: timing and flexibility are everything. 2005 – Journal of Clinical Investigation, 115, S. 1.699–1.702.

Kempermann G, Gage FH: Genetic determinants of adult hippocampal neurogenesis correlate with acquisition, but not probe trial performance, in the water maze task. European journal of neuroscience, 2002; 16 (1): 129–136.

Kempermann G, Gast D, Gage FH: Neuroplasticity in old age: sustained fivefold induction of hippocampal neurogenesis by long-term environmental enrichment. Annals of neurology, 2002; 52 (2): 133–134.

Kern M.: Wisdom in the body. The craniosacral approach to essential health. 2005, North Atlantic Books, Berkeley, California.

Key T., Endogenous Hormones and Breast Cancer Collaborative Group: Circulating sex hormones and breast cancer risk factors in postmenopausal women: reanalysis of 13 studies. 2011 – British Journal of Cancer, 105, 709–722.

Kesse E., Boutron-Ruault M. C., Norat T., Riboli E., Clavel-Chapelon: Dietary calcium, phosphorus, vitamin D, dairy products and the risk of colorectal adenoma and cancer among French women of the E3N-EPIC prospective study. 2005 – International Journal of Cancer, 117, S. 137–144.

Khakoo G. A., Lack G.: Introduction of solids to the infant diet. 2004 – Archives of disease in childhood, 89, 4, S. 295.

Khan MF, Falk RH: Amyloidosis. Postgraduate medical Journal, 2001; 77 (913): 686–693.

Kim C, Li B, Papaiconomou C, Zakharov A, Johnston M: Functional impact of lympangiogenesis on fluid transport after lymph node excision. Lymphology, 2003; 36, 3: 111–119.

Kim YJ, Sah RL, Grodzinsky AJ, Plaas AH, Sandy JD: Mechanical regulation of cartilage biosynthetic behaviour: physical stimuli. Archives of biochemistry and biophysics, 1994; 15, 311 (1): 1–12.

Kirkaldy-Willis WH, Farfan HF: Instability of the lumbar spine. Clinical Orthopaedics and Related Research, 1982; 165: 110–123.

Kirschbaum B: Die 8 außerordentlichen Gefäße in der traditionellen chinesischen Medizin. Medizinisch Literarische Verlagsgesellschaft, Uelzen, 1995.

Kjaer M: Role of extracellular matrix in adaptation of tendon and skeletal muscle to mechanical loading. Physiological Reviews, 2004; 84, 2: 649–698.

Klasmann JJ: Gesundes Schwingen. Psychologie heute, 2005; 32, 7: 20–29.

Klein P, Sommerfeld P: Biomechanik der menschlichen Gelenke. Band I. Elsevier, München, 2004.

Klinke R, Silbernagl S: Lehrbuch der Physiologie. Thieme, Stuttgart, 1996.

Knasmüller S., DeMarini D. M., Johnson I., Gerhäuser C.: Chemoprevention of cancer and DNA damage by dietary factors. 2009 – Wiley-VCH-Verlag GmbH & Co. KGaA, Weinheim.

Knott EM, Tune JD, Stoll ST, Downey HF: Increased lymphatic flow in the thoracic duct during manipulative intervention. Journal of the American Osteopathic Association, 2005; 105, 10: 447–456.

Knott M, Voss DE: Proprioceptive neuromuscular facilitation: Patterns and techniques. Harper & Row, Philadelphia, 1968.

Knox R: On the relation subsisting between the time of day and various functions of the human body; and on the manner in which pulsation of the heart and arteries are affected by muscular exertion. Edingburgh medical and surgical journal, 1815; 11: 52–65.

Köhler A, Zimmer E-A: Grenzen des Normalen und Anfänge des Pathologischen im Röntgenbild des Skeletts. Thieme, Stuttgart, 1989.

Kohler R, Degenhardt C, Kuhn M, Runkel N, Paul M, Hoyer J: Expression and function of endothelial Ca(2+)-activated K(+)-channels in human mesenteric artery: a single-cell reverse transriptase-polymerase chain reaction and electrophysiological study in situ. Circulatory Research, 2000; 87: 496–503.

Kondo T, Arita H, Ohta Y, Yamabayashi H: Role of the mediastinum as a part of the chest wall: analyzed by computed tomography. Respiration, 1989; 56, 1–2: 116–126.

Korr IM: The collected papers of Irvin M. Korr, Vol. I. American Academy of Osteopathy, Indianapolis, 1995.

Korr IM: The collected papers of Irvin M. Korr, Vol. II. American Academy of Osteopathy, Indianapolis, 1997.

Korr IM: The neurobiologic Mechanisms in manipulative Therapy. Plenum, New York, 1978.

Kotchoubey B et al: Self-regulation of slow cortical potentials in epilepsy: a retrial with analysis of influencing factors. Epilepsy Res, 1996; 25 (3): 296–276.

Koula-Jenik H., Kraft M., Miko M., Schulz R-J.: Leitfaden Ernährungsmedizin. 2006, Elsevier, München.

Koushik A., Hunter D. J., Spiegelman D., Anderson K. E., Arslan A. A., Beeson W. L.: Fruits and vegetables and ovarian cancer risk in a pooled analysis of 12 cohort studies. 2005 – Cancer epidemiology, biomarkers & prevention, 14, S. 2.160–2.167.

Krack A, Sharma R, Figulla HR, Anker SD: The importance of the gastrointestinal system in the pathogenesis of heart failure. European heart journal, 2005; 24.

Krämer J, Köster O: MRT – Atlas der Lendenwirbelsäule. Thieme, Stuttgart, 2001.

Krämer J: Bandscheibenbedingte Erkrankungen. Thieme, Stuttgart, 1986.

Kräuslich H-G: Influenza & Co. Die Macht der Viren. Spektrum der Wissenschaft. Dossier 3/2011, Infektionskrankheiten, Kampf den Keimen, S. 6–13.

Kremer H.: Die stille Revolution der Krebs- und AIDS-Medizin. 2006 – Ehlers-Verlag GmbH, Wolfratshausen.

Kroto H: Space, Stars, C60 and soot. Science, 1988; 242: 1.139–1.145.

Kubo K, Kanehisa H, Fukunago T: Effect of stretching training on the viscoelastic properties of human tendon structures in vivo. Journal of applied physiology, 2002; 92, 2: 595–601.

Kuchera WA, Kuchera ML: Osteopathic Considerations in Systemic Dysfunction. Greyden, Columbus, Ohio, 1994.

Kuchera WA, Kuchera ML: Osteopathic Principles in Practice. Greyden, Columbus, Ohio, 1994.

Kugler P: Zelle, Organ, Mensch. Elsevier, München, 2006.

Kunert W: Wirbelsäule und innere Medizin. Enke, Stuttgart, 1975.

Kurbel S, Kurbel B, Belovari T, Maric S, Steiner R, Bozic D: Model of interstitial pressure as a result of cyclical changes in the capillary wall fluid transport. Medical hypotheses, 2001; 57, 2: 161–166.

LaBan MM, Wilkins JC, Wesolowski DP, Bergeon B, Szappanyos BJ: Paravertebral venous plexus distention (Batson's): an inciting etiologic agent in lumbar radiculopathy as observed by venous angiography. American Journal of physical medicine & rehabilitation, 2001; 80, 2: 129–133.

Laing IA, Teele RL, Srak AR: Diaphragmatic movement in newborn infants. Journal of Pediatrics, 1988; 112, 4: 638–643.

Lambert GA, Michalicek J, Regaglia F: Responses of the dural circulation to electrical stimulation of the trigeminal ganglion in the cat. Clinical and experimental pharmacology & physiology, 1997; 24, 6: 377–390.

Lanou A. J., Berkow S. E., Barnard N. D.: Calcium, dairy products, and bone health in children and young adults: a reevaluation of the evidence. 2005 – Pediatrics, 115, S. 736–743.

Lederman E: Fundamentals of Manual Therapy. Churchill Livingstone, New York, 1997.

Leeds S. E.: Three centuries of history of the lymphatic system. Surgery, Gynecology & Obstetrics, 1977, 144, 6, S. 927–934.

Lees S. J., Booth F. W.: Physical inactivity is a disease. 2006 – World Review of nutrition and dietetics, 95, S. 73–79.

Lemaire JJ, Khalil T, Cervenansky F, Gindre G, Boire JY, Bazin JE, Irthum B, Chazal J: Slow pressure waves in the cranial enclosure. Acta neurochirurgica, 2002; 144 (3): 243–254.

Levin SM: A different approach to the mechanics of the human pelvis: Tensegrity. Aus: Vleeming A, Mooney V, Dorman T, Snijders C, Stoeckart R: Movement, stability & low back pain. The essential role of the pelvis. Churchill Livingstone, New York, 1997; 157–167.

Levy LM, DiChiro G: MR phase imaging and cerebrospinal fluid flow in the head and spine. Neuroradiology, 1990; 32 (5): 399–406.

Lewit K: Manuelle Medizin. Elsevier, München, 2006.

Liem KF, Bemis WE, Walker WF, Grande L: Functional Anatomy of the Vertebrates. An evolutionary Perspective. Harcourt College, Orlando, Florida, 2001.

Liermann D, Kirchner J: Angiographische Diagnostik und Therapie. Thieme, Stuttgart, 1997.

Lin J., Zhang S. M., Cook N. R., Rexrode K. M., Liu S., Manson J. E., Lee I. M., Buring J. E.: Dietary intakes of fruit, vegetables, and fiber, and risk of colorectal cancer in a prospective cohort of women (United States). 2005 – Cancer Causes Control, 16, S. 225–233.

Lippert H: Lehrbuch Anatomie. Elsevier, München, 2003.

Lipschitz M, Bernstein-Lipschitz L, Nathan H: Thoracic sympathetic trunk compression by osteophytes associated with arthritis of the costovertebral joint. Anatomical and clinical considerations. Acta anatomica, 1988; 132, 1: 48–54.

Lipton B. H.: Intelligente Zellen. Wie Erfahrungen unsere Gene steuern. 2008 – KOHA-Verlag GmbH, Burgrain.

Littlejohn JM, Wernham J, Hall TE: The mechanics of the spine and pelvis. Lecture notes – Maidstone College of Osteopathy, Maidstone, Kent, 1960.

Liu S., Manson J. E., Lee I. M., Cole S. R., Hennekens C. H., Willett W. C., Buring J. E.: Fruit and vegetable intake and risk of cardiovascular disease: the Women's Health Study. 2000 – The American Journal of Clinical Nutrition, 72, S. 922–928.

Liu S., Manson J. E., Stampfer M. J., Hu F. B., Giovannucci E., Colditz G. A., Hennekens C. H., Willett W. C.: A prospective study of wholegrain intake and risk of type 2 diabetes mellitus in US women. 2000 – American Journal of public health, 90, S. 1.409–1.415.

Liu S., Serdula M., Janket S. J., Cook N. R., Sesso H. D., Willett W. C., Manson J. E., Buring J. E.: A prospective study of fruit and vegetable intake and the risk of type 2 diabetes in women. 2004 – Diabetes Care, 27, S. 2.993–2.996

Liu Z, Li N, Neu J: Tight junctions, leaky intestines and pediatric dieases. Acta paediatrica, 2005; 94, 4: 386–393.

Löffler G., Petrides P. E., Heinrich P. C.: Biochemie und Pathobiochemie. 2007 – Springer Medizin Verlag Heidelberg.

Logan BK, Jones AW: Endogenous ethanol „auto-brewery syndrome" as a drunk-driving defence challenge. Medicine, science and the law, 2000; 40 (3): 206–215.

Lu J, Ebraheim NA, Ouyang J, Yeasting RA: Cervical venous structure in the inter-transverse and intra-transverse foraminal region: an anatomic study. American Journal of orthopedics, 2000; 29, 3: 196–198.

Lüllmann-Rauch R.: Histologie. 2009 – Thieme, Stuttgart.

MacLean PD: The triune brain in evolution. Kluwer Academic Publishers Group, Dordrecht, 1990.

Magoun HI: Osteopathy in the cranial field. Northwest Printing, Inc., Boise, Idaho, 1976.

Maier SE et al.: Brain and cerebrospinal fluid motion: real time quantification with M-Mode MRI. Radiology, 1994; 193 (2): 447–483.

Male D: Immunologie auf einen Blick, Elsevier, München, 2005.

Manley E Jr, Provenzano PP, Heisey D, Lakes R, Vanderby R Jr: Required test duration for group comparisons in ligament viscoelasticity: a statistical approach. Biorheology, 2003; 40 (4): 441–450.

Martin M: Umweltmeidzin für Heilpraktiker. 1996 – Aescura, Urban & Schwarzenberg, München.

Martin M.: Gastroenterologische Aspekte in der Naturheilkunde. 2000 – Ralf Reglin Verlag, Köln.

Martin M.: Säuren, Basen und Entgiftung in der naturheilkundlichen Praxis. 2005 – Ralf Reglin Verlag, Köln.

Martin M: Labormedizin in der Naturheilkunde. Elsevier, München, 2006.

Martin M, Resch K.: Immunologie. 2009 – Verlag Eugen Ulmer, Stuttgart.

Martinez-Gomez D., Gomez-Martinez S., Ruiz J. R., Diaz L. E. et al: Objectively-measured and self-reported physical activity and fitness in relation to inflammatory markers in European adolescents: The HELENA Study. Atherosclerosis, 2012, 221, 1, S. 260–267.

Marshall J., Hamman R. F., Baxter J.: High-fat, low-carbohaydrate diet and the etiology of non-insulin-dependent diabetes mellitus: the San Luis Valley Study. 1991 – American Journal of Epidemiology, 134, 590–603.

Matsumoto T et al.: Mechanical and dimensional adaptation of rat aorta to hypertension. J. Biomech. Eng., 1994; 116: 278–283.

May A, Weiller C: PET and Doppler sonography in headaches. Der Schmerz, 1996; 17, 3: 140–145.

McKeown N. M.: Whole grain intake and insulin sensivity: evidence from observational studies. 2004 – Nutrition reviews, 62, S. 286–292

McBride LJ: Textbook of urinalysis and body fluids: a clinical approach. Lippincott-Raven, Philadelphia, 1998.

McCarthy M: Lymphatic therapy for toxic decongestion. Selected case studies for therapists and patients. Churchill Livingstone, London, 2003.

McEwen B., Lasley E. N.: The end of stress as we know it. 2004 – Joseph Henry Press, Washington DC.

McGrath J. L., Dewey C. F.: Cell dynamics and the actin cytoskeleton. In „Mofrad M. R. K., Kamm R. D.: Cytoskeletal mechanics. – 2006, Cambridge University Press, Cambridge".

McPartland JM, Mein EA: Entrainment and the cranial rhythmic impulse. Alternative therapies in health and medicine. 1997; 3 (1): 40–45.

McTiernan A., Wu L., Chen C., Chlebowski R., Mossavar-Rahmani Y., Modugno F., Perri M. G., Stanczyk F. Z., Van Horn L., Wang C. Y.; Women's Health Initiative Investigators: Relation of BMI and physical activity to sex hormones in postmenopausal women. 2006 – Obesity, 14, S. 1.662–1.677.

Meallet S, Peyriere J: L'ostéopathie tissulaire. Les lesions tendineuses, Tome I. Editions de Verlaque. Aix-en-Provence, 1987.

Measel JW Jr: The effect of the lymphatic pump on the immune response: preliminary studies on the antibody response to pneumonococcal polysaccharide assayed by bacterial agglutination and passive hemagglutination. Journal of the Amercica Osteopathy Association, 1982; 82, (1): 28–31 59–62.

Meert G. F.: Das Becken aus Sicht der Osteopathie. Elsevier, München, 2006.

Meert G. F.: Veno-lymphatische kraniosakrale Osteopathie. Elsevier, München, 2012.

Mehrbod M., Mofrad M. R. K.: On the significance of microtubule flexural behavior in cytoskeletal mechanics. 2011 – Public Library of Science, 6, 10, e25627.

Meltzer K. R., Standley P. R.: Modeled repetitive motion strain and indirect osteopathic manipulative techniques in regulation of human fibroblast proliferation and interleukin secretion. Journal of the American Osteopathic Assosiation, 2007, 107, 12, S. 527–536.

Meyer-Abich K. M.: Was es bedeutet, gesund zu sein. Philosophie der Medizin. Carl-Hanser-Verlag, München, 2010.

Meyer K. A., Kushi L. H., Jacobs D. R., Slavin J., Sellers T. A., Folsom A. R.: Carbohydrates, dietary fiber, and incident type 2 diabetes in older women. 2000 – American Journal of Clinical Nutrition, 71, S. 921–930

Messina J, Hampton D, Evans R, Ziegler T, Mikeska C, Thomas K, Ferretti J: Transient basophilia following the application of lymphatic pump techniques: a pilot study. 1998; 2: 91–94.

Micieli G, Cavallini A: The autonomic nervous system and cerebrovascular disease. Aus: Vinken PJ, Bruyn GW: Handbook of clinical neurology, Part II, Elsevier, Amsterdam, 2000; 361–384.

Miklus DJ et al.: Oscillatory Motion of the normal cervical spinal cord. Radiology, 1994; 192 (1): 117–121.

Millenson JR: Die Einheit von Körper und Seele. Die Bedeutung der Psyche in der Ganzheitlichen Medizin. Verlag für Ganzheitliche Medizin Dr. Erich Wühr, Kötzting/Bayer. Wald, 1998.

Miller H. E., Rigelhof F., Marquart L., Prakash A., Kanter M.: Antioxidant content of whole grain breakfast cereals, fruits and vegetables. 2000 – Journal of the American College of Nutrition, 19, (3 Suppl), S. 312S–319S

Mills MV, Henley CE, Barnes LL, Carreiro JE, Degenhardt BF: The use of osteopathic manipulative treatment as adjuvant therapy in children with recurrent acute otitis media. Archives of pediatrics & adolescent medicine, 2003; 157, 9: 861–866.

Mims C. et al: Medizinische Mikrobiologie – Infektiologie. 2006, Elsevier, München.

Mitchell FL, Mitchell PKG: The Muscle Energy Manual, Volume I, Concepts and mechanisms – The musculoskeletal screen – Cervical region evaluation and treatment. MET Press, Michigan, 1995.

Mitchell FL, Mitchell PKG: The Muscle Energy Manual, Volume II, Evaluation and treatment of the thoracic spine, lumbar spine and rib cage. MET Press, Michigan, 1998.

Mitterberger MC, Mattesich M, Klaver E, Piza-Katzer H, Zwerschke W.: Reduced insulin-like growth factor-I serum levels in formerly obese women subjected to laparoscopic-adjustable gastric banding or diet-induced long-term caloric restriction. 2011 – The Journals of Gerontology. Series A, Biological Sciences and Medical Sciences, 23, Epub ahead of print.

Mofrad M. R. K., Kamm R. D.: Cytoskeletal mechanics. Models and measurements. 2006 – Cambridge University Press, Cambridge.

Mondoa E., Kitei M.: Gesunde Zucker. Hans-Nietsch-Verlag, Freiburg, 2004.

Moore KL, Persaud TVN: Embryologie. Schattauer, Stuttgart, 1996.

Moore KL: Grundlagen der medizinischen Embryologie. Enke, Stuttgart, 1996.

Mukuddem-Petersen J., Oosthuizen W., Jerling J. C.: A systematic review of the effects of nuts on blood lipid profiles in humans. 2005 – The Journal of nutrition, 135, S. 2.082–2.089

Muller CA, Autenrieth IB, Peschel A: Innate defenses of the intestinal epithelial barrier. Cellular and molecular life sciences. 2005; 62, 12: 1.297–1.307.

Muller HFJ: Karl Jaspers Forum, Target Article 24. Concept-Dynamics and the history of reality, subject and the encompassing, 2000: http://www.mcgill.ca/douglas/fdg/kjf/

Myers T: Anatomy Trains. Elsevier, München, 2004.

Mygind N, Dahl R, Søren P, Thestrup-Pedersen K: Allergologie. Weltbild, Augsburg, 2000.

Nadvornik P, Duros J, Tertsch D: The function of the fluid compartment. Part I. Zentralblatt für Neurochirurgie, 1980; 41 (4): 319–326.

Nakamura K, Urayama K, Hoshino Y: Lumbar cerebrospinal fluid pulse wave rising from pulsations of both the spinal cord and the brain in humans. Spinal Cord, 1997; 35 (11): 735–739.

Napoli C., Williams-Ignarro S., De Nigris F. et al: Long-term combined beneficial effects of physical training and metabolic treatment on atherosclerosis in hypercholesterolemic mice. Proceedings of the National Academy of Sciences of the Unites States of America, 2004, 101, 23, S. 8.797–8.802

Nathan H, Feuerstein M: Angulated course of spinal nerve roots. Journal of neurosurgery, 1970; 32: 349–352.

National Cancer Institute: Beta carotene and vitamin A halted in lung cancer prevention trial. Pressemitteilung von 18-1-1996.

Nelson KE, Sergueef N, Lipinski CM, Chapman AR, Glonek T: Cranial rhythmic impulse releted to the Traube-Hering-Mayer oscillation: comparing laser-Doppler flowmetry and palpation. Journal of the American Osteopathic Association, 2001; 101 (3): 163–173.

Netter FH: Niere und Harnwege. Farbatlanten der Medizin, Band II. Thieme, Stuttgart, 1983.

Netter FH: Atmungsorgane. Farbatlanten der Medizin, Band IV. Thieme, Stuttgart, 1982.

Netter FH: Nervensystem I. Neuroanatomie und Physiologie. Farbatlanten der Medizin, Band V. Thieme, Stuttgart, 1987.

Netter FH: Nervensystem II. Klinische Neurologie. Farbatlanten der Medizin, Band VI. Thieme, Stuttgart, 1989.

Netter FH: Atlas der Anatomie des Menschen. Ciba-Geigy, Basel, 1995.

Ng C. P., Helm C. L., Swartz M. A.: Interstitial flow differentially stimulates blood and lymphatic endothelial cell morphogenesis in vitro. 2004 – Microvascular Research, 68, 3, S. 258–264.

Nicolaou KC, Boddy CNC: Neue Chancen bei Antibiotika-Resistenz. Spektrum der Wissenschaft, 2003; 3: 44–51.

Niethard FU, Pfeil J: Orthopädie. Hippokrates, Stuttgart, 1992.

Nilius B, Droogmans G: Ion channels and their functional role in vascular endothelium. Physiological Reviews, 2001; 81: 1.415–1.459.

Noll DR, Shores JH, Gamber RG, Herron KM, Swift J: Benefits of osteopathic manipulative treatment for hospitalized elderly patients with pneumonia. Journal of the American osteopathic association, 2000, 100, 12: 776–782.

Norton JM: A challenge to the concept of craniosacral interaction. Academy of applied osteopathy journal, 1996; 6 (4): 15–21.

Norton JM: A tissue pressure model for palpatory perception of the cranial rhythmic impulse. Journal of the American osteopathic association, 1991; 91 (10): 975–984.

Norton JM, Sibley G, Broder-Oldach R: Characterisation of the cranial rhythmic impulse in healthy human adults. Academy of applied osteopathy journal, 1992; 2 (3): 9–26.

Nudo RJ: Functional and structural plasticity in motor cortex: implications for stroke recovery. Physical medicine and rehabilitation clinics of North America, 2003; 14 (1): 57–76.

Obeid T, Awada A, Mousali Y, Nusair M, Muhayawi S, Memish S: Extensive radiculopathy: a manifestation of intracranial hypertension. European Journal of neurology, 2000; 7, 5: 549–553.

Oberholzer MJ: Pathologie verstehen. Thieme, Stuttgart, 2001.

Olszewski WL: Contractility of human legs lymphatics: Clinical implications. Scope on Phlebology and Lymphology, 1997; 4: 16–20.

Olszewski WL: Contractility patterns of normal and pathologically changed human lymphatics. Annals of the New York Academy of Sciences, 2002; 979: 52–63, 76–79.

Oschman JL: Energiemedizin. Elsevier, München, 2006.

Osterloh K., Gaethgens P., Pries A. R.: Determination of microvascular flow pattern formation in vivo. Heart and Circulatory Physiology, 2000, 278, 4, 1.142–1.152.

Ozerdem B, Tozeren A: Physical response of collagen gels to tensile strain. Journal of biomechanical Engineering, 1995; 117: 397–401.

Panjabi MM, White AA: Biomechanics in the musculuskeletal System. Churchill Livingstone, New York, 2001.

Panjabi MM: Clinical spinal instability and low back pain. Lournal of electromyography and kinesiology, 2003; 13, 4: 371–379.

Park Y., Hunter D. J., Spiegelman D., Bergkvist L., Berrino F., van den Brandt P. A., Buring J. E., Colditz G. A., Freudenheim J. L., Fuchs C. S., et al: Dietary fiber intake and risk of colorectal cancera. A pooled analysis of prospective studies. 2005 – The Journal of the American Medical Association, 294, S. 2.849–2.857.

Parke WW: The significance of venous return impairment in ischemic radiculopathy and myelopathy. The orthopaedic Clinics of North America, 1991; 22, 2: 213–221.

Parodi P. W.: Dairy product consumption and the risk of breast cancer. 2005 – Journal of the American College of Nutrition, 24 (6 Suppl), S. 556S–568S

Pauwels F: Die Bedeutung der Bauprinzipien der unteren Extremität für die Beanspruchung des Beinskelettes. Zeitschrift für Anatomie und Entwicklungsgeschichte, 1950; 114: 525–538.

Pearce P: Structure in nature as a strategy for design. MIT Press, Cambridge, 1978.

Pedersen BK: Immune response to acute exercise. Aus: Hoffman-Goetz L: Exercise and immune function. CRC Press, Inc., Florida, 1996; 79–92.

Pedersen B. K., Saltin B.: Evidence for prescribing exercise as therapy in chronic disease. 2006 – Scandivian Journa of Medicine & Science in Sports, 16 (Suppl. 1), S. 3–63.

Penning L: Hals- und Lendenwirbelsäule in Biomechanik und Pathologie. Pflaum, München, 2000.

Person JR, Bernhard JD: Autointoxication revisited. Journal of the American Academy of Dermatology, 1986; 15, (3): 559–563.

Peto S., Gillis P.: Fiber-to-field angle dependence of proton nuclear magnetic relaxation in collagen. 1990 – Magnetic Resonance Imaging, 8, 6, 703–712.

Petrella S. et al: Relationship of the celiac trunk with median arcuate ligament of the diaphragm – 2006 –International Journal of Morphology, 24, 2, S. 263–274.

Piechulla B, Roenneberg T: Chronobiologie – Wie tickt unsere biologische Uhr? Biologen heute, 1999; 4.

Pienta KJ, Coffey DS: Cellular harmonic information transfer through a tissue tensegrity-matrix system. Medical Hypotheses, 1991; 34, 1: 88–95.

Pies J.: Heilende Zucker. Gesund durch Glykonährstoffe. VAK Verlags GmbH, Kirchzarten; 2007.

Pietrzik K., Golly I., Loew D.: Handbuch Vitamine: Für Prophylaxe, Therapie und Beratung. Elsevier, München, 2007.

Pinel JPJ.: Biopsychologie. Spektrum Akademischer Verlag, Berlin, 2001.

Pinto PS, Sirlin CB, Andrade-Barreto OA, Brown MA, Mindelzun RE, Mattrey RF: Cisterna chyli at routine abdominal MR Imaging: a normal anatomic structure in the retrocrural space. 2004 RadioGraphics, 24, S. 809–817.

Pipelzadeh MH, Naylor IL: Investigation of comparative pharmalogical responsiveness of rat subcutaneous fascia and excisional wound granulation tissues. Journal of Faculty of Pharmacy Tehran University of Medical Sciences, 2003, 11, 4, 152–156

Pischinger A, Heine H: Das System der Grundregulation. Haug, Stuttgart, 2004.

Platzer W: Pernkopf Anatomie, Band I, Brust und obere Extremität. Urban & Schwarzenberg, München, 1991.

Platzer W: Pernkopf Anatomie, Band II, Bauch, Becken und untere Extremität. Urban & Schwarzenberg, München, 1991.

Platzer W: Pernkopf Anatomie, Band III, Kopf und Hals. Urban & Schwarzenberg, München, 1991.

Podgoreanu MV, Stout RG, El-Moalem HE, Silverman DG: Synchronous Rhythmical Vasomotion in the Human Cutaneous Microvasculature during Nonpulsatile Cardiopulmonary Bypass. Anesthesiology, 2002; 97, 5: 1.110–1.117.

Podlas H, Allen KL, Bunt EA: Computed tomography studies of human brain movements. South African Journal of Surgery, 1984; 22 (1): 57–63.

Pollack G. H.: Cells, gels and the engines of life. 2001 – Ebner and Sons Publishers, Seattle Washington.

Pollack G. H.: The cell as a biomaterial. 2002 – Journal of materials science: materials in medicine, 13, 811–821.

Praest BM, Greiling H, Kock R: Assay of synovial fluid parameters: hyaluronan concentration as a potential marker for joint diseases. Clinica Chimica Acta, 1997; 31, 266 (2): 117–128.

Preisler V, Hagen R, Hoppe F: Nimmt durch die Manuelle Lymphdrainage die Inzidenz lokoregionärer Rezidive bei therapierten Kopf-Hals-Tumoren zu? Lymphologica Jahresband, 1996; 63.

Provenzano P, Lakes R, Keenan T, Vanderby R Jr: Nonlinear ligament viscoelasticity. Annals of biomedical engineering, 2001; 29 (10): 908–914.

Pschyrembel W, Strauss G, Petri E: Praktische Gynäkologie für Studium, Klinik und Praxis. Walter de Gruyter, Berlin, 1991.

Pulverer G, Ko HL, Roszkowski W, Beuth J, Yassin A, Jeljaszewicz J: Digestive tract microflora liberates low molecular weight peptides with immunotriggering activity. Zentralblatt für Bakteriologie, 1990; 272, 3: 318–327.

Pulverer G, Lioe Ko H, Beuth J: Microflora-associated defense stimulating factors. Scandinavian journal of gastroenterology. Supplement, 1997; 222: 107–111.

Qin L. Q., Xu J. Y., Wang P. Y., Hashi A., Hoshi K., Sato A.: Milk/dairy products consumption, galactose metabolism and ovarian cancer: meta-analysis of epidemiological studies. 2005 – European Journal of Cancer Prevention, 14, S. 13–19

Quinn TM, Grodzinsky AJ, Buschmann MD, Kim, YJ, Hunziker EB: Mechanical compression alters proteoglycan deposition and matrix deformation around individual cells in cartilage explants. Journal of cell science, 1998; 111 (5): 573–583.

Rabin BS, Moyna NM, Kusnecov A, Zhou D, Shurin MR: Neuroendocrine effects on immunity. Aus: Hoffman-Goetz L: Exercise and immune function. CRC Press, Inc., Florida, 1996; 21–37.

Rabischong P, Louis R, Vignaud J, Massare C: Le disque intervertebral. Anatomia clinica, 1978; 1: 55–64.

Rassow J., Hauser K., Netzker R., Deutzmann R.: Biochemie – Duale Reihe. 2008 – Georg Thieme Verlag KG, Stuttgart.

Rauber A, Kopsch F: Anatomie des Menschen, Band I, Bewegungsapparat. Thieme, Stuttgart, 1987.

Rauber A, Kopsch F: Anatomie des Menschen, Band II, Innere Organe. Thieme, Stuttgart, 1987.

Rauber A, Kopsch F: Anatomie des Menschen, Band III, Nervensystem, Sinnesorgane. Thieme, Stuttgart, 1987.

Rauber A, Kopsch F: Anatomie des Menschen, Band IV, Topographie der Organsysteme, Systematik der peripheren Leitungsbahnen. Thieme, Stuttgart, 1987.

Rauch E: Lehrbuch der Diagnostik und Therapie nach F.X. Mayr. Haug, Stuttgart, 1999.

Reed R.K., Liden A., Rubin K.: Edema and fluid dynamics in connective tissue remodelling. Journal of molecular and cellular cardiology, 48, 2010, S. 518–523.

Reglin F.: Bausteine des Lebens. Aminosäuren in der Orthomolekularen Medizin. 2003 – Ralf Reglin verlag, Köln.

Reichert H: Neurobiologie. Thieme, Stuttgart, 2000.

Reilly GC, Haut TR, Yellowley CE, Donahue HJ, Jacobs CR: Fluid flow induced PGE-2 release by bone cells is reduced by glycocalyx degradation whereas calcium signals are not. Biorheology, 2003; 40, 6: 591–603.

Remer T., Manz F.: Potential renal acid load of foods and its influence on urine pH. 1995 – Journal of the American Dietetic Association, 95, S. 791–797.

Richard J-P: Die Wirbelsäule aus Sicht der Osteopathie. Verlag für Ganzheitliche Medizin Dr. Erich Wühr, Kötzting/Bayer. Wald, 1993.

Richter I: Atlas für Heilpraktiker. Elsevier, München, 2009.

Riede U-N, Schaefer H-E: Allgemeine und spezielle Pathologie. Thieme, Stuttgart, 1999.

Ristow M., Zarse K., Oberbach A., Klöting N., Birringer M., Kiehntopf N., Stumvoll M., Kahn C.R., Blüher M.: Antioxidants prevent health-promoting effects of physical exercise in humans. 2009 – Proceedings of the National Academy of Sciences of the USA, 106, 21, S. 8.665–8.670.

Robbie DL: Tensional forces in the human body. Orthopaedic Review, 1977; 6: 45–48.

Rochlitz S: Why do Music Conductors live into their 90's? Human Ecology Balancing Sciences, Inc., New York, 1993.

Rocken C, Shakespeare A: Pathology, diagnosis and pathogenesis of AA amyloidosis. Virchows Archiv, 2002; 440 (2): 111–122.

Rockstroh B et al.: Cortical self-regulation in patients with epilepsies. Epilepsy Res. 1993; 14 (1): 63–72.

Roemheld L: Innere Medizin mit Berücksichtigung klinischer Untersuchungsmethoden. Müller & Steinicke, München, 1952.

Rohen JW: Morphologie des menschlichen Organismus. Freies Geistesleben & Urachhaus, Stuttgart, 2000.

Rohen JW, Lütjen-Decroll E: Funktionelle Histologie. Schattauer, Stuttgart, 2000.

Rolander SD: Motion of the lumbar spine with special reference to the stabilising effect of posterior fusion. Acta Orthopaedica Scandinavia Supplement, 1966; 90: 1–144.

Rolf IP: Rolfing. Bearbeitet und herausgegeben von Peter Schwind, erschienen bei Irisiana im Heinrich Hugendubel Verlag, Kreuzlingen/München, 1997.

Romer AS, Parsons TS: Vergleichende Anatomie der Wirbeltiere. Paul Parey, Berlin, 1983.

Rosenbauer KA, Engelhardt JP, Koch H, Stüttgen U: Klinische Anatomie der Kopf- und Halsregion für Zahnmediziner. Thieme, Stuttgart, 1998.

Rossetti RS, Bisogno EM: Anatomo-histological study of the cos-to-transverse and costo.vertebral joints of healthy and arthrosic individuals. Rassegna medica sarda, 1960; 62: 1.009–1.026.

Rousset H, Sauron C, Barouky R: Clinical or biological symptoms leading to the search for amyloidosis. La Revue de medicine interne, 2000; 21 (2): 161–166.

Rowlands M-A., Gunnell D., Harris R., Vatten L.J., Holly J.M.P., Martin R.M.: Circulating insulin-like growth factor (IGF) peptides and prostate cancer risk: a systemic review and meta-analysis. 2009 – International Journal of Cancer, 124, 10, 2.416–2.429.

Royder J: Fluid hydraulics in human Physiology. Amercican Academy Osteopathy Journal, 1997: 11.

Rubanyi GM, Freay AD, Kauser K, Johns A, Harder DR: Mechanoreception by the endothelium: mediators and mechanisms of pressure- and flow-induced vascular responses. Blood Vessels, 1990; 27: 246–257.

Rubner J: Vom Wissen und Fühlen. Einführung in die Erforschung des Gehirns. Deutscher Taschenbuch, München, 2004.

Rutkowski J.M., Swartz M.A.: A driving force for change: interstitial flow as a morphoregulator. 2006 – Trends in Cell Biology, 17, 1, 44–50.

Sah RL, Kim YJ, Doong JY, Grodzinsky AJ, Plaas AH, Sandy JD: Biosynthetic response of cartilage explants to dynamic compression. Journal of orthopaedic research, 1989; 7 (5): 619–636.

Sahay KB, Mehrotra R, Sachdeva U, Banerji AK: Elastomechanical charakterization of brain tissues. Journal of biomechanics, 1992; 25 (3): 319–326.

Salbreux G., Joanny J.F., Prost J., Pullarkat P.: Shape oscillations of non-adhering fibroblast cells. 2007 – Physical Biology, 4, S. 268–284.

Sander FF: Der Säure-Basenhaushalt des menschlichen Organismus. Hippokrates, Stuttgart, 1999.

Scapinelli R: Antireflux mechanisms in veins draining the upper territority of the vertebral column and spinal cord in man. Clinical Anatomy, 2000; 13, 6: 410–415.

Schalow G, Zach G: Neuronal reorganization through oscillator formation training in patients with CNS lesions. Journal of the Peripheral Nervous System, 1998; 3, 3: 165–188.

Schleicher P: Immunkompaß. Mosaik, München, 1999.

Schleip R: Faszien und Nervensystem. Osteopathische Medizin, 2003; 4, 1: 20–28.

Schleip R.: Active fascial contractility. Implications for musculoskeletal mechanics. Dissertation, Ulm University, Department of Applied Physiology – 2006.

Schleip R.: Hinweise auf eine fasziale Rhythmizität? 2010 – Deutsche Zeitschrift für Osteopathie, 8, 4, S. 6–7.

Schleip R., Findley T., Chaitow L., Huijing P.: Fascia in manual Therapy. Churchill Livingstone, Elsevier, Edingburgh, 2012.

Schmidt RF, Unsicker K: Lehrbuch Vorklinik – Teil A: Anatomie, Biochemie und Physiologie der Zelle. Deutscher Ärzte-Verlag, Köln, 2003.

Schmidt RF, Unsicker K: Lehrbuch Vorklinik – Teil B: Anatomie, Biochemie und Physiologie des Nervensystems, der Sinnesorgane und des Bewegungsapparats. Deutscher Ärzte-Verlag, Köln, 2003.

Schmidt RF, Unsicker K: Lehrbuch Vorklinik – Teil C: Anatomie, Biochemie und Physiologie der vegetativen Organsysteme. Deutscher Ärzte-Verlag, Köln, 2003.

Schmidt-Lucke C, Borgdstrom P, Schmidt-Lucke J: Low frequency flow-motion/(vasomotion) during patho-physiological conditions. Life Sciences, 2002; 71: 2.713.

Schmiedel V: Ganzheitliche Diätetik. Ernährungsformen, Heilfasten, Orthomolekulare Medizin. Aescura, Urban & Schwarzenberg, München, 1998.

Schmitt L: Atemheilkunst. Humata Verlag Harold S. Blume, Bern, 1981.

Schulte D.: Therapie für Körper und Geist. 2009 – Einblick, Deutsches Krebsforschungszentrum in der Heimholtz-Gemeinschaft, Ausgabe 3, S. 10–12.

Schultz RL, Feitis R: The endless Web. Fascial anatomy and physical reality. North Atlantic Books, Berkeley, California, 1996.

Schulz T., Peters C., Michna H.: Bewegungstherapie und Sport in der Krebstherapie und -nachsorge. 2005 – Deutsche Zeitschrift für Onkologie, 37, 4, S. 159–168.

Schumacher G-H, Christ BEA: Embryonale Entwicklung und Fehlbildungen des Menschen. Ullstein, Berlin, 1993.

Schwartz F et al.: Akzeptanz von Standardtherapien bei niedergelassenen Fachärzten – Potentiale für die Qualitätssicherung? – Die Krankenversicherung, 1996; 48, 3: 75–83.

Schwegler JS: Der Mensch – Anatomie und Physiologie. Thieme, Stuttgart, 1998.

Schwenk T.: Das sensible Chaos. 2003 – Verlag Freies Geistesleben, Stuttgart.

Schwind P: Faszien- und Membrantechnik. Elsevier, München, 2003.

Scott D, Coleman PJ, Mason RM, Levick JR: Concentration dependence of interstitial flow buffering by hyaluronan in synovial joints. Microvascular Research, 2000; 59: 345–353.

Secomb TW, Hsu R, Pries AR: A model for red blood cell motion in glycocalyx-lined capillaries. American Journal of Physiology, 1998; 274: H1.016 – H1.022.

Secomb TW: Mechanics of blood flow in the microcirculation. Symposia of the Society for Experimental Biology, 1995; 49: 305–321.

Segerstrom SC, Miller GE: Psychological Stress and the human immune System: a Meta-analytic study of 30 years of inquiry. Psychological Bulletin, 2004; 130, 4: 601–630.

Servan-Schreiber D: Die neue Medizin der Emotionen. Antje Kunstmann, München, 2004.

Shea M. J.: Biodynamic Craniosacral Therapy – Volume one. 2007 – North Atlantic Books, Berkeley, California, USA.

Shea M. J.: Biodynamic Craniosacral Therapy – Volume two. 2008 – North Atlantic Books, Berkeley, California, USA.

Sheldrake R.: Das schöpferische Universum. Die Theorie des morphogenetischen Feldes. 2008 – Nymphenburger in der F. A. Herbig Verlagsbuchhandlung GmbH, München.

Shors TJ, Miesegaes G, Beylin A, Zhao M, Rydel T, Gould E: Neurogenesis in the adult is involved in the formation of trace memories. Nature, 2001; 410 (6826): 372–376.

Shors TJ, Townsend DA, Zhao M, Kozorovitskiy Y, Gould E: Neurogenesis may relate to some but not all types of hippocampal-dependent learning. Hippocampus, 2002; 12 (5): 578–584.

Sieden LS: Buckminster Fuller's universe. Perseus books group, New York, 2000.

Sieminski A. L., Hebbel R. P., Gooch K. J.: The relative magnitudes of endothelial force generation and matrix stiffness modulate capillary morphogenesis in vitro. 2004 – Experimental Cell Research, 297, 2, 574–584.

Silbernagl S., Despopoulos A.: Taschenatlas Physiologie. 2007 – Thieme, Stuttgart.

Sills F.: Craniosacral Biodynamics. Vol. One: The breath of life, biodynamics, and fundamental skills. 2001 – North Atlantic Books, Berkeley, California.

Sills F.: Craniosacral Biodynamics. Vol. Two: The primal midline and the organization of the body. 2004 – North Atlantic Books, Berkeley, California.

Sinowatz F, Seitz J, Bergmann M, Petzoldt U, Fanghänel J: Embryologie des Menschen. Deutscher Ärzte-Verlag, Köln, 1999.

Sleszynski S. L., Kelso A. F.: Comparison of thoracic manipulation with incentive spirometry in preventing postoperative atelectasis. Journal of the American Osteopathic Association, 1993, 93, 8, S. 834–838, 843–845.

Sodeman WA, Sodeman TM: Pathologic physiology: mechanisms of disease. Harcourt Publishers Ltd, Philadelphia, 1985.

Solomonow M, Baratta RV, Zhou BH, Burger E, Zieske A, Gedalia A: Muscular dysfunction elicted by creep of lumbar viscoelastic tissue. Journal of electromyography and kinesiology, 2003; 13 (4): 381–396.

Sommerfeld P, Kaider A, Klein P: Inter- und Intratester-Reliabilität der Palpation des Primären Respiratorischen Mechanismus innerhalb des Cranialen Konzeptes. Osteopathische Medizin, 2005; 5, 4: 4–10.

Souchard Ph-E: Le diaphragme. Maloine, Paris, 1980.

Spinas GA, Fischli S: Endokrinologie und Stoffwechsel. Thieme, Stuttgart, 2001.

Spitzer M: Musik im Kopf. Schattauer, Stuttgart, 2002.

Springer SP, Deutsch G: Linkes Rechtes Gehirn. Funktionelle Asymmetrien. Spektrum Akademischer Verlag, Heidelberg, 1993.

Stamenović D.: Models of cytoskeletal mechanics based on tensegrity. In „Mofrad M. R. K., Kamm R. D.: Cytoskeletal mechanics. 2006 – Cambridge University Press, Cambridge."

Staubesand J, Li Y: Zum Feinbau der Fascia cruris mit besonderer Berücksichtigung epi- und intrafaszialer Nerven. Manuelle Medizin, 1996; 34, 5: 196–200.

Stecco C., Gagey O, Belloni A et al: Anatomy of the deep fascia of the upper limb. Second part: study of innervation. Morphologie, 2007, 91, 292, 38–43.

Steele TF, Jackson KM, Dugan EP: The effect of osteopathic manipulative treatment on the antibody response to Hepatitis B Vaccine. Journal of the American Osteopathic Association, 1996; 96 (9): 554.

Stenger A: The effect of diaphragmatic activity on gastric function. Zeitschrift für die gesamte experimentelle Medizin, 1953; 15, 8: 546–551.

Stergiopulos N, Meister JJ: Biomechanical and physiological aspects of arterial vasomotion. Aus: Jaffrin MY, Caro CG: Biological flows, Plenum Press, New York, 1995; 137–158.

Still AT: Das große Still-Kompendium. Jolandos, Pähl, 2002.

Stirban A., Negrean M., Stratmann B. et al: Benfotiamine prevents macro- and microvascular endothelial function and oxidative stress following a meal rich in advanced glycation end products in individuals with type 2 diabetes. 2006 – Diabetes Care, 29, S. 2.064–2.071.

Stone C: Science in the art of osteopathy. Osteopathic principles and practice. Stanley Thornes Ltd, Cheltenham, UK, 1999.

Storck U: Technik der Massage. Thieme, Stuttgart, 2004.

Storey E: Growth and remodelling of bone and bones. American Journal of orthodontics, 1972; 62, 2: 142–165.

Storey E: Tissue response to the movement of bones. American Journal of orthodontics, 1973; 63, 3: 229–247.

Stossier H: Praxishandbuch der modernen Mayr-Medizin. Haug, Stuttgart, 2003.

Strik C, Klose U, Kiefer C, Grodd W: Slow Rhythmic Oscillations in Intracranial Cerebrospinal Fluid Flow and Blood Flow: Registered by MRI. Acta Neurochirurgica (Suppl), 2002; 81: 139–142.

Ströhle A., Wolters M., Hahn A.: Ernährung und Tumorerkrankungen des Kolons und Rektums – was ist wissenschaftlich gesichert? 2007 – Medizinische Monatszeitschrift für Pharmazeuten, 30, 1, S. 25–32.

Ströhle A.: Rück- und Seitenblicke im Zeitalter der Ernährungsver(w)irrung. Eine Hommage an Werner Kollath. 2009 – Ralf Reglin Verlag Köln.

Strogatz S: Synchron. Vom rätselhaften Rhythmus der Natur. Berlin Verlag, Berlin, 2004.

Strohman R: Epigenesis: the missing beat in biotechnology? Biotechnology, 1994; 12, 2: 156–164.

Struyf-Denys G: De spier- en gewrichtskettingen. ICTGDS; Brüssel, 1987.

Styf J, Wiger P: Abnormally increased intramuscular pressure in human legs: comparison of two experimental models. Journal of trauma, 1998; 45, 1: 133–139.

Styf J: Compartment syndromes. Diagnosis, Treatment and Complications. CRC Press, Florida, 2004.

Su X, Wachtel RE, Gebhart GF: Mechanosensitive potassium channels in rat colon sensory neurons. Journal of Neurophysiology, 2000; 84: 836–843.

Sulyma MG, Wormer EJ: Lexikon Angiologie – Phlebologie, Band I. Medikon, München, 1992.

Sulyma MG, Wormer EJ: Lexikon Angiologie – Phlebologie, Band II. Medikon, München, 1992.

Sutherland WG: Das große Sutherland-Kompendium. Jolandos, Pähl, 2004.

Suwatanapongched T, Gierada DS, Slone RM, Pilgram TK, Tuteur PG: Variation in diaphragm position and shape in adults with normal pulmonary function. Chest, 2003; 123, 6: 2.019–2.027.

Swank GM, Deitch EA: Role of the gut in multiple organ failure: bacterial translocation and permeability changes. World Journal of Surgery, 1996; 20 (4): 411–417.

Tajaddini A, Brown LV, Lai-Fook SJ: Effect of hydratation on lung interstitial permeabilità response albumin and hyaluronidase. Journal of Applied Physiology, 1994; 76, 2: 578–583.

Tanaka E, Miyawaki Y, delPozo R, Tanne K: Changes in the biomechanical properties of the rat interparietal suture incident to continuous tensile force application. Archives of oral biology, 2000; 45, 12: 1.059–1.064.

Tempelhof S, Weingart JR: Chapman-Reflexe. Osteopathische Medizin, 2001; 2 (4).

Teyssandier MJ: Das funktionelle thorakale Scharnier. Mythos oder Realität? Manuelle Medizin, 1998; 36: 259–261.

Thabe H: Electromyography as documentation of findings in the Therapy of head joint and iliac-linked blockages. Manuelle Medizin, 1982; 20: 131.

Thiel W: Photographic Atlas of Practical Anatomy, Vol. I. Springer, Berlin, 1999.

Thiel W: Photographic Atlas of Practical Anatomy, Vol. II. Springer, Berlin, 1999.

Thomas C: Allgemeine Pathologie. Schattauer, Stuttgart, 1995.

Thomas C: Spezielle Pathologie. Schattauer, Stuttgart, 1996.

Thornton GM, Oliynyk A, Frank CB, Shrive NG: Ligament creep cannot be predicted from stress relaxation at lowstress: a biomechanical study of the rabbit medial collateral ligament. Journal of orthopaedic research, 1997; 15 (5): 652–656.

Tittel K: Beschreibende und funktionelle Anatomie des Menschen. Elsevier, München, 2000.

Todd M: The thinking body, Reprint of 1937. Dance Horizons, New York, 1972.

Toft E, Sinkjaer T, Kalund S, Espersen GT: Biomechanical properties of the human ankle in relation to passive stretch. Journal of biomechanics, 1989; 22: 1.129–1.132.

Travell JG, Simons DG: Myofascial Pain and Dysfunction. The Trigger Point Manual – Vol. I. Williams & Wilkins, Baltimore, 1983.

Travell JG, Simons DG: Myofascial Pain and Dysfunction. The Trigger Point Manual – Vol. II. Williams & Wilkins, Baltimore, 1992.

Trepel M: Neuroanatomie. Elsevier, München, 2004.

Trowbridge C: Andrew Taylor Still – Geschichte der Osteopathie. Jolandos, Pähl, 2002.

Typaldos S: Orthopathische Medizin: die Verbindung von Orthopädie und Osteopathie. Verlag für Ganzheitliche Medizin, Dr. Erich Wühr GmbH, Kötzting, Bayer. Wald, 1999.

Tyrrell AR, Reilly T, Troup JDG: Circadian variation in stature and the effects of spinal loading. Spine, 1985; 10: 161.

Unal O, Arslan H, Uzun K, Ozbay B, Sakarya ME: Evaluation of diaphragmatic movement with MR fluoroscopy in chronic obstructive pulmonary disease. Clinical Imaging, 2000; 24, 6: 347–350.

Upledger JE: Craniosacral therapy II. Beyond the dura. Eastland Press, Seattle, 1987.

Upledger JE: Somatoemotionale Praxis der craniosacralen Therapie. Haug, Heidelberg, 1999.

Upledger JE, Vredevoogd JD: Craniosacral Therapy. Eastland Press, Seattle, 1983.

Upledger JE: A brain is born. Exploring the birth and development of the central nervous system. North Atlantic Books, Berkeley, California, 1996.

Urayama K: Origin of lumbar cerebrospinal fluid pulse wave. Spine 1994; 19 (4): 441–445.

Vainio H., Weiderpass E.: Fruit and vegetables in cancer prevention. 2006 – Nutrition and Cancer, 54, 1, S. 111–142.

Vaishnav RN et al.: Effect of hypertension on elasticity and geometry of aortic tissue from dogs. J. Biomech. Eng., 1990; 112: 70–74.

Van Cleef JF, Ribreau C, Cloarec M: Valvules parietales de la saphene interne. Phlebologie, 1991; 44, (3): 639–647.

Van den Berg F et al.: Angewandte Physiologie I. Das Bindegewebe des Bewegungsapparates verstehen und beeinflussen. Thieme, Stuttgart, 1999.

Van den Berg F et al.: Angewandte Physiologie II. Organsysteme verstehen und beeinflussen. Thieme, Stuttgart, 2000.

Van den Berg F et al.: Angewandte Physiologie III. Therapie, Training, Tests. Thieme, Stuttgart, 2001.

Van der Kuip M, Hoogland PV, Groen RJM: Human radicular veins: regulation of venous reflux in the absence of valves. The anatomical record, 1999; 254: 173–180.

Van der Wal J.: The architecture of the connective tissue in the musculoskeletal system – an often overlooked functional parameter as to proprioception in the locomotor apparatus. 2009 – International Journal of therapeutic massage and bodywork, 2, 4, S. 9–23.

Van Wingerden BAM: Bindegewebe in der Rehabilitation. Scripo Schaan Liechtenstein, 1998.

Venugopal A. M., Stewart R. H., Laine G. A., Dongaonkar R. M., Quick C. M.: Lymphangion coordination minimally affects mean flow in lymphatic vessels. 2007 – American Journal of Physiology – Heart, Circulation, Physiology, 293, H 1.183–H 1.189.

Vinken PJ, Bruyn GW: Handbook of clinical neurology – The autonomic nervous system, Part I. Elsevier, Amsterdam, 1999.

Vinken PJ, Bruyn GW: Handbook of clinical neurology – The autonomic nervous system, Part II. Elsevier, Amsterdam, 2000.

Vleeming A, Mooney V, Dorman T, Snijders C, Stoeckart R: Movement, stability & low back pain. The essential role of the pelvis. Churchill Livingstone, New York, 1997.

Von KänelE.: Psycho-endokrinologie und Psycho-immunologie. 2011 – Springer-Verlag, Berlin.

Von Koerber K., Männle T., Leitzmann C.: Vollwert-Ernährung. 2006 – Karl F. Haug Verlag, Stuttgart.

Von Lanz T, Wachsmuth W: Bauch. Springer, Berlin, 1993–2004.

Von Lanz T, Wachsmuth W: Kopf, Teil A, übergeordnete Systeme. Springer, Berlin, 1985–2004.

Von Lanz T, Wachsmuth W: Praktische Anatomie, Bauch. Springer, Berlin, 2004.

Von Lanz T, Wachsmuth W: Praktische Anatomie, Rücken. Springer, Berlin, 2003.

Wagner O. I., Rammensee S., Korde N., Wen Q., Leterrier J-F., Janmey P. A.: Softness, strength and self-repair in intermediate filament networks. 2007 – Experimental cell research, 313, 10, S. 2.228–2.235.

Walsch AJ, Lotz JC: Biological response of the intervertebral disc to dynamic loading. Journal of biomechanics, 2004; 37, 3: 329–337.

Walsh N. P., Gleeson M., Shephard R. J. et al: Position Statement. Part one: Immune function and exercise. Exercise Immunology Review, 2011, 17, S. 6–63

Walsch CT, Fischbach MA: Antibiotika. Ausgefeilte Strategien gegen Superkeime. Spektrum der Wissenschaft. Dossier 3/2011, Infektionskrankheiten, Kampf den Keimen, S. 28–35.

Walter M, Kiefer M, Leonhardt S, Steudel WI, Isermann R: Online Analysis of Intracranial Pressure Waves. Acta Neurochirurgica (Suppl), 2002; 81: 161–162.

Wang N., Stamenović: Contribution of intermediate filaments to cell stiffness, stiffening, and growth. 2000 – American Journal of Physiology and Cell Physiology, 279, S. C188 – C194.

Wang N et al.: Mechanical behavior in living cells consistent with the tensegrity model. Proc. Natl. Acad. Sci. USA, 2001; 98 (14): 7.765–7.770.

Wang N, Butler JP, Ingber DE: Microtransduction across the cell surface and through the cytoskeleton. Science, 1993; 260: 1.124–1.127.

Ward M. H., Lopez-Carrillo L.: Dietary factors and the risk of gastric cancer in Mexico city. 1999 – American Journal of Epidemiology, 149, 10, S. 925–932

Ward RC: Foundations for Osteopathic Medicine. Williams & Wilkins, Baltimore, 1997.

Weber B, Lieners C: ImuPro 300 Nahrungsmittel-Immunprofil. Ausführliche wissenschaftliche Informationen über die Zusammenhänge von Nahrungsmittelunverträglichkeiten und chronischen Beschwerden. Therapeuteninformation Version 1.1. Evomed MedizinService GmbH, Darmstadt, 2003.

Weinbaum S, Zhang X, Han Y, Vink H, Cowin SC: Mechanotransduction and flow across the endothelial glycocalyx. Proceedings of the National Academy of Sciences (USA), 2003; 100: 7.988–7.995.

Weishaupt D, Schmid MR, Zanetti M, Boos N, Romanowski B, Kissling RO, Dvorak J, Hodler J: Positional MR Imaging of the lumbar spine: Does it demonstrate nerve root compromise not visible at conventional MR Imaging? Radiology, 2000; 215, 1: 247–253.

Weiss H: Kranker Darm – kranker Körper. Haug, Stuttgart, 1994.

Weiss JA, Gardiner JC, Bonifasi-Lista C: Ligament material behavior is nonlinear, visoelastic and rate-independent under shear loading. Journal of biomechanics, 2002; 35 (7): 943–950.

Weissleder H, Schuchhardt C: Erkrankungen des Lymphgefäßsystems. Viavital, Köln, 2000.

Welch KM: Concepts of migraine headache pathogenesis: insights into mechanics of chronicity and new drug targets. Neurological Sciences, 2003; 24, 2: 149–153.

Welsch U: Sobotta – Atlas Histologie. Elsevier, München, 2005.

Welsch U: Sobotta – Lehrbuch Histologie. Elsevier, München, 2006.

Wendt L: Die Eiweißspeicher-Krankheiten. Haug, Stuttgart, 1987.

Westerlind K.: Physical Activity and cancer prvention – Mechanisms. 2003 – Medicine and science in sports and exercise, 35, 11, S. 1.834–1.840.

Whitaker RH, Borley NR: Anatomiekompaß. Thieme, Stuttgart, 1997.

White AA, Panjabi MM: Clinical biomechanics of the spine. J. B. Lippincott Company, Philadelphia, 1990.

Whitehead NP, Weerakkody NS, Gregory JE, Morgan DL, Proske U: Changes in passive tension of muscle in humans and animals after eccentric exercise. Journal of physiology, 2001; 1: 593–604.

Whitelaw WA: Shape and size of the human diaphragm in vivo. Journal of applied Physiologie, 1987; 62, 1: 180–186.

Wiger P, Styf J: Effects of limb elevation on abnormally increased intramuscular pressure, blood perfusion pressure and foot sensation: an experimental study in humans. Journal of orthopaedic trauma, 1998; 12, 5: 343–347.

Wildermuth S, Zanetti M, Duewell S, Schmid MR, Romanowski B, Benini A, Boni T, Jodler J: Lumbar spine: quantitative and qualitative assessment of positional (upright flexion and extension) MR Imaging and myelography. Radiology, 1998; 207, 2: 391–398.

Wilke A, Orth J, Wolf U, Hohlweg A, Griss P: Der thorakale Bandscheibenvorfall. Eine diagnostische Herausforderung. Manuelle Medizin, 1997; 35: 86–89.

Willard FH: The muscular, ligamentous and neural structure of the low back pain and its relation to back pain. Aus: Vleeming A, Mooney V, Dorman T, Snijders C, Stoeckart R: Movement, stability & low back pain. The essential role of the pelvis. Churchill Livingstone, New York, 1997.

Williams PL, Warwick R: Gray's anatomy. Churchill Livingstone, Edinburgh, 1980.

Wilson FR: Die Hand – Geniestreich der Evolution. Ihr Einfluss auf Gehirn, Sprache und Kultur des Menschen. Rowohlt Taschenbuch, Reinbek, 2002.

Wilson TA, Legrand A, Gevenois P-A, DeTroyer A: Respiratory effects of the external and internal intercostal muscles in humans. The Journal of Physiology, 2001; 530 (2): 319–339.

Winkel D, Aufdemkampe G, Meijer OG, Opitz G: Nichtoperative Orthopädie und Manualtherapie – Teil IV/1: Diagnostik und Therapie der Wirbelsäule. Gustav Fischer, Stuttgart, 1992.

Winkel D, Aufdemkampe G, Meijer OG, Opitz G: Nichtoperative Orthopädie und Manualtherapie – Teil IV/2: Diagnostik und Therapie der Wirbelsäule. Gustav Fischer, Stuttgart, 2001.

Witasek A, Traweger Ch, Gritsch P, Kogelnig R, Trötscher G: Einflüsse von basischen Mineralsalzen auf den menschlichen Organismus unter standardisierten Ernährungsbedingungen. Acta medica empira, 1996; 45 (8): 477–488.

Wittlinger H, Wittlinger G: Lehrbuch der manuellen Lymphdrainage nach Dr. Vodder. Haug, Stuttgart, 2001.

Wittmann DH: The compartment syndrome of the abdominal cavity. 2000 – Journal of Intensive Care Medicine, 15, S. 201–220.

Wong M, Wuethrich P, Buschmann MD, Eggli P, Hunziker E: Chondrocyte biosynthesis correlates with local tissue strain in statically compressed adult articular cartilage. Journal of orthopaedic research, 1997; 15 (2): 189–196.

Woods J, Woods R: A physical finding related to psychiatric disorders. Journal of the American Osteopathic Association, 1961; 60: 988–993.

World Cancer Research Fund/American Institue for Cancer Research: Food, Nutrition, Physical Activity and the prevention of cancer: a global perspective. Washington DC: AICR, 2007.

Worlitschek M: Die Praxis des Säure-Basen-Haushaltes. Haug, Stuttgart, 2000.

Wren TA, Lindsey DP, Beaupre GS, Carter DR: Effects of creep and cyclic loading on the mechanical properties and failure of human Achilles tendons. Annals of biomedical engineering, 2003; 31 (7): 710–717.

Wu T., Giovannucci E., Pischon T., Hankinson S. E., Ma J., Rifia N., Rimm E. B.: Fructose, glycemic load, and quantity and quality of carbohydrate in relation to plasma C-peptide concentrations in US women. 2004 – The American Journal of clinical nutrition, 80, S. 1.043–1.049

Wu YJ, Wu TT, Liu YH, Ho HH, Luo SF: Correlation of acoustic velocità of synovial fluid with markers of inflammation in arthritic patients. Journal of the Formosan Medical Association, Taiwan Yi Zhi, 2001; 100 (9): 631–634.

Wührl P: Ganz ganzheitlich: Was von den Teilen in der Ganzheit übrig bleibt. Osteopathische Medizin, 2004; 2: 24–27.

Yahia LH, Pigeon P, Des Rosiers EA: Viscoelastic properties of the human lumbodorsal fascia. Journal of biomedical engineering, 1993; 15 (5): 425–429.

Yang G., Im H-J., Wang J. H-C.: Repetitive mechanical stretching modulates IL-1β induced COX-2, MMP-1 expression, and PGE2 production in human patellar tendon fibroblasts. Gene, 2005, 363, S. 166–172.

Ye H., Naguib N., Gogotsi Y.: TEM Study of water in carbon nanotubes. 2004, JOEL News Magazine, 39, 2, 2–7.

Yuan Q, Dougherty L, Margulies SS: In vivo human cervical spinal cord deformation and displacement in flexion. Spine, 1998; 23, 15: 1.677–1.683.

Zalpour Ch: Für die Physiotherapie: Anatomie Physiologie. Elsevier, München, 2006.

Zanakis M et al.: Objective measurement of the CRI with manipulation and palpation of the sacrum. Journal of the American Osteopathic Association, 1996; 96 (9): 551–552.

Zang Q, Styf J, Lindberg LG: Effects of limb elevation on increased intramuscular pressure on human tibialis anterior muscle blood flow. European Journal of Applied Physiology, 2001; 85, 6: 567–571.

Zawieja DC: Lymphatic Microcirculation. Microcirculation, 1996; 3, 2: 241–243.

Zorn A., Schleip R., Klingler W.: Structural Integration. 2004 – European fascia research report, 32, 4, S. 4–10.

Zucker A: Chapman's reflexes: medicine or metaphysics? Aus: Osteopathic Vision, Yearbook 1995–96, American Academy of Osteopathy, Indianapolis, 1996; 148–151.

Zylka-Menhorn V.: Ist die Lymphadenektomie nicht mehr zeitgemäß? 2009 – Deutsches Ärzteblatt, 106, 26, S. A1353–A1358

Register

G

M

N